H. H. Waldvogel

Analgetika – Antinozizeptiva – Adjuvanzien

Springer-Verlag Berlin Heidelberg GmbH

Herman Hans Waldvogel

Analgetika
Antinozizeptiva
Adjuvanzien

Handbuch für die Schmerzpraxis

2., völlig überarbeitete und erweiterte Auflage

Unter Mitarbeit von
B. Aicher, C. Allgaier, F. Anton, E. Beubler, A. Borgeat, B. Bromm, K. Brune
W. Diemer, G. Geisslinger, J. M. Fox, G. Haag, H.-J. Häbler, U. Hankemeier
T. Herdegen, B. Hinz, P. Holzer, R. Keller, S. Knecht, N. Kohnen, M. Lempa
J. Lötsch, K. Messlinger, B. Möller, E. Neugebauer, M. Petersen
W. G. Richter, N. Rohleder, M. Schäfer, H.-G. Schaible, R. Sittl, C. Stein
I. Tegeder, A. R. von Hochstetter, C. Wilder-Smith, O. Wilder-Smith
H. Zeilhofer, W. Zieglgänsberger

Mit einem Geleitwort von K.A. Lehmann

Mit 72 Abbildungen und 45 Tabellen

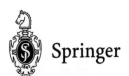

Springer

Dr. Herman Hans Waldvogel

La Forestière, Piolan
F-74500 St. Paul en Chablais
Frankreich

Ergänzendes Material zu diesem Buch finden Sie auf http://extras.springer.com

ISBN 978-3-642-63005-7

Die Deutsche Bibliothek-CIP-Einheitsaufnahme
Waldvogel, Herman Hans:
Analgetika, Antinozizeptiva, Adjuvanzien : Handbuch für die Schmerzpraxis /
Herman H. Waldvogel. - 2., völlig überarb. und erw. Aufl. – Berlin ; Heidelberg ; New York ;
Barcelona ; Hongkong ; London ; Mailand ; Paris ; Singapur ; Tokio : Springer, 2001
 ISBN 978-3-642-63005-7   ISBN 978-3-642-56710-0 (eBook)
 DOI 10.1007/978-3-642-56710-0

http://www.springer.de

© Springer-Verlag Berlin Heidelberg 1996, 2001
Ursprünglich erschienen bei Springer-Verlag Berlin Heidelberg 2001

Umschlaggestaltung: de'blik, Berlin
Satz: Cicero Lasersatz, Dinkelscherben
Gedruckt auf säurefreiem Papier   SPIN 10653431   22/3130 - 5 4 3 2 1 0

Im Andenken
an den deutschen Anästhesiepionier
und Schmerztherapeuten
Ernst von der Porten
(1884–1940)

Geleitwort zur 2. Auflage

Geleitworte zu schreiben, gehört zu den häufigen Verpflichtungen von Präsidenten, und man sollte annehmen, dass sie im Laufe der Zeit mehr oder weniger zügig aus der Feder fließen. Wenn ich auf das zurückblicke, was ich selbst in den letzten Jahren verfasst habe, gibt es verschiedene Rekorde: das kürzeste, das umfangreichste, das schönste ... Und jetzt kommt ein neuer Rekord hinzu: noch nie habe ich so lange für ein Vorwort gebraucht! In praktisch jedem Kapitel dieses Buches bin ich beim Durchblättern gefesselt hängengeblieben, habe neue Anregungen für die eigene Schmerzvorlesung verarbeitet, Notizen für Referate gemacht und Abbildungen eingescannt – aus den eingeplanten Stunden wurde eine ganze Woche. Danach drängte sich mir die Abwandlung eines bekannten Werbeslogans auf: »Es gibt viel zu wissen, lernen wir es!«

Schon im Geleitwort zur 1. Auflage wurde darauf hingewiesen, dass sich die Autoren einer gewaltigen Aufgabe stellten. Sie dürfen heute voller Stolz bestätigt bekommen, dass sie diese auch gelöst haben.

Was, verehrter Leser, ist die vorliegende Publikation? Ein Handbuch der Pharmakotherapie des Schmerzes, ein lexikales Nachschlagwerk, ein Glaubensbekenntnis? Ich meine, von allen etwas, und das nicht zu wenig. Pharmakotherapie des Schmerzes, davon sind die Autoren überzeugt, ist angewandte Physiologie und Pathophysiologie, und hierauf konzentrieren sie sich mit unglaublicher Liebe zum Detail.

Dass Nozizeption nicht identisch ist mit Schmerz, wird heutzutage keinen Schmerzexperten mehr überraschen; dass die am häufigsten verwendeten *Schmerzmittel* aber eigentlich nur Anti*nozizeptiva* sind, vielleicht doch.

»Analgetika« im weitesten Sinne stehen unbestreitbar im Zentrum unserer Bemühungen, Schmerzen zu bekämpfen, wenngleich natürlich nicht außer Acht gelassen werden darf, dass – je nach Art und Ausmaß der Erkrankung – nichtmedikamentöse Verfahren wie z. B. Physiotherapie oder psychologische Schmerzbewältigungskonzepte einen immer höheren Stellenwert erlangen, ganz im Sinne unserer heutigen Vorstellungen von einem bio-psycho-sozialen Schmerzmodell. Somit ist es für jeden Schmerztherapeuten außerordentlich wichtig, sich über die Möglichkeiten und potenziellen Gefahren der eingesetzten Pharmaka gründlich zu informieren.

Das in diesem Buch zusammengetragene Fach- und Hintergrundwissen wird dabei eine unschätzbare Hilfe sein. Ich bin ganz sicher, dass sich Referenten bei Fortbildungsveranstaltungen, Autoren wissenschaftlicher Publikationen oder Hochschullehrer im Studentenunterricht bald kaum noch vorstellen können, wie sie frühere Beiträge jemals ohne ein solch universales Lexikon der klinischen Pharmakologie von Analgetika vorbereiten konnten.

Und für alle anderen? Lassen Sie sich ganz einfach inspirieren vom Engagement der Autoren, von ihrer Begeisterung, den Blick für eine »holistische« Medizin zu schärfen! Unsere Schmerzpatienten brauchen eine Lobby, sie brauchen gut ausgebildete, selbstkritische und engagierte Therapeuten. In diesem Sinne wünsche ich dem vorliegenden Buch nicht nur, dass es viele offene Fragen beantworten, sondern auch die Zahl derjenigen vergrößern möge, die sich aktiv und effektiv, d. h. stets der wissenschaftlichen Wahrheit verpflichtet, der vornehmsten Aufgabe des Arztes widmen: Leiden zu lindern.

Köln, im November 2000

Professor *Klaus A. Lehmann*
Präsident der Deutschen Gesellschaft zum Studium
des Schmerzes (DGSS)

Geleitwort zur 1. Auflage

Schmerzen gehören zur häufigsten Motivation, einen Arzt aufzusuchen. Das Warnsystem Schmerz ist für den Arzt die wichtigste Sonde zum Einstieg in die Diagnose. Was aber, wenn der Schmerz sich verselbständigt und selbst zur behandlungsbedürftigen Krankheit wird?

Fragt man nach der Bedeutung der Schmerzbehandlung für den durchschnittlichen Arzt, dann kann man etwas zynisch feststellen: In ihren Sonntagsreden halten viele Ärzte die Schmerzbehandlung für eine ihrer wichtigsten und vornehmsten Aufgaben, in der Praxis wissen sie aber nicht sehr viel darüber. Viele chronisch leidende Patienten sind auf grausame Weise unterversorgt. Das alles geschieht auf dem Hintergrund einer Schmerzforschung, die sich in den letzten 20 Jahren stürmisch entwickelt hat.

Die Autoren dieses Buches haben sich eine schier übermenschliche Aufgabe gestellt: Sie wollen den aktuellen Stand der Grundforschung darstellen und aus dieser Grundlagenforschung Konzepte entwickeln, die es dem Arzt ermöglichen sollen, ohne Zuflucht zu nebelhaften paramedizinischen Konzepten klare Therapieentscheidungen zu treffen. Dazu stellen sie in den Mittelpunkt die Stufen der physiologischen Verarbeitung im nozizeptiven System. Bei der stürmischen Entwicklung der Schmerzforschung in den letzten Jahren ist naturgemäß ein Stillstand und damit eine endgültige Abklärung der Konzepte noch nicht erreicht. Üblicherweise rechnet man mit einer Zeitverzögerung von etwa 10 Jahren, bis ein Konzept aus der experimentellen Forschung in die klinische Praxis überführt werden kann.

Die Kühnheit des Ansatzes dieses Buches liegt darin, daß die Autoren aus dem aktuellen Stand der Schmerzforschung einfache Schemata abzuleiten suchen, die dem Therapeuten als Grundlage seines Handelns dienen können. Manche dieser Konzepte werden naturgemäß kontrovers sein. Entscheidend ist aber, daß hier der ernsthafte und im ganzen gelungene Versuch unternommen wird, die Forschung direkt für die Therapie fruchtbar zu machen.

Die Fülle des Wissens, das die Autoren in diesem Buch zusammenbringen, ist imponierend. Jeder Leser, der sich darauf einläßt, wird eine große Zahl von Anregungen erhalten, auf deren Hintergrund er sein ärztliches Handeln überprüfen kann.

Wenn auf diese Weise der Dialog zwischen Grundlagenforschung und der Praxis des Schmerztherapeuten neu belebt wird, dann wird dieses umfassende Buch der Medizin einen großen Dienst erweisen.

Ich hoffe sehr, daß die Autoren den »naturwissenschaftlich orientierten Schmerzpraktiker« finden werden, der in diese Auseinandersetzung eintritt. Dieses Buch wird ihm dazu ein guter Wegweiser sein.

Erlangen, im Januar 1996

Professor *H. O. Handwerker*

Vorwort zur 2. Auflage

Der in diesem Ausmaß unerwartete Erfolg der 1. Auflage hat diesem Buchprojekt sozusagen Flügel verliehen.

Es handelt sich hier um ein »Teambuch«, an dem sich motivierte und international bekannte Mitarbeiter und Berater engagiert haben: Überschneidungen sind minimal, Vernetzungen und Weitblick sowie der »rote Faden« sind gewahrt.

Das Buchteam umfasst nun ausgewiesene Mitarbeiter und Berater aus dem Gebiet der Algesiologie, Anästhesiologie, Pharmakologie, Psychologie, Chirurgie, Theologie, Physiologie, Anatomie, Pneumologie, Intensivtherapie, Neurologie, Arbeitsmedizin und last but not least Rheumatologie.

Die Verbreitung der Kunde über die erste erfolgreiche Äthernarkose 1846 – heute anhand von alten Schiffsverbindungen, Passagierlisten bis in die hintersten Provinzspitäler des Kontinents exakt rekonstruierbar – erfolgte in direkter Abhängigkeit der damaligen Transport- und Informationssysteme.

In ähnlicher Weise konnte die vorliegende Neuauflage in so kurzer Zeit nur dank neuester Internet-Informationsbahnen zwischen den Beteiligten geschaffen werden.

Ausgebaut wurde v. a. der Buchteil F (»Antinozizeptiva«), dem eine Art Brückenfunktion zukommt, indem in konzentrierter Form auch putative Antinozizeptiva etc. mit Bezugnahme auf die im Buch A beschriebenen physiologischen Mechanismen diskutiert werden.

Buch K (»Kinetik«) wurde in einen allgemeintheoretischen sowie einen praxisbezogenen Teil ausgebaut und verselbständigt.

Aus Platzgründen mussten die Literaturangaben der Allgemeineinführungen sowie diejenigen der standardisierten Wirkstoffprofile auf eine CD-ROM »verlagert« werden: die Literatursammlung konnte damit nicht nur gewahrt, sondern auch bis ins Jahr 2000 aktualisiert werden.

Hiermit möchte ich meinen unglaublich motivierten, engagierten und in Lehre und Forschung involvierten Kollegen meine tiefe Dankbarkeit und meinen aufrichtigen Dank aussprechen.

Der Leser verzeihe es dem Buchautor, den Glossarteil quasi als persönlichen Teil leicht provokativ gestaltet zu haben; er soll daran die fast unendliche Mühe »erah-

nen«, die hinter diesen leider unvollständigen Daten steckt; beispielsweise war es mir nur in jahrelangen Bemühungen (E-Mails, Faxe, Briefe etc.) gelungen, das Todesdatum des großen Forschers Yngve Zotterman in Erfahrung zu bringen. In diesem Kontext bitte ich die Leser darum, uns Daten, Fakten, Anregungen, Kritiken und Korrekturen zukommen zu lassen.

Eine Pharmakotherapie des Schmerzes soll effektiv und effizient sein … Vor falschen klinischen Voraussetzungen werden wir Ärzte nie gefeit sein. Aber wir müssen dafür sorgen, immer Mensch zu sein.

Archie Cochrane hatte sich einmal bei einem »unbekannten Soldaten« diagnostisch getäuscht. Seine tief menschliche Haltung hat aber obsiegt. In *One Man's Medicine* (London: BMJ, Memoir Club, 1989, S. 82) ist dies wunderbar beschrieben:

»The ward was full, so I put him in my room as he was moribund and screaming and I did not want to wake the ward. I examined him. He had obvious gross bilateral cavitation and a severe pleural rub. I thought the latter was the cause of the pain and screaming. I had no morphia, just aspirin, which had no effect. I felt desperate. I knew very little Russian then and there was no one in the ward who did. I finally instinctively sat down on the bed and took him in my arms, and the screaming stopped almost at once. He died peacefully in my arms a few hours later. It was not the pleurisy that caused the screaming, but loneliness. It was a wonderful education about the care of the dying. I was ashamed of my misdiagnosis and kept the story secret.«

Wir alle sind froh, dass die 2. Auflage fertiggestellt ist; trotzdem werden uns die vielen Momente der fruchtbaren, freundschaftlichen Diskussionen und Dialoge möglicherweise in den nächsten Monaten etwas fehlen.

Vielen Dank auch für die unzähligen wichtigen Ratschläge, Hinweise und Dokumentationen, die ich von Frau Prof. Albe-Fessard (Paris), Herrn Prof. Ainsley Iggo (Edinburgh), Herrn Prof. W. Jänig (Kiel), Herrn Priv.-Doz. M. Curatolo (Bern), Hern Prof. K. Hempel (Hamburg), Herrn Prof. Jens Ellrich (Hamburg), Herrn Prof. Robin McAllen (Melbourne), Herrn Prof. W. Gielen

(Köln), Herrn Prof. Volker Höllt (Magdeburg), Herrn Prof. Yuriy V. Arkhipenko (Moskau) erhalten habe.

Mein besonderer Dank gilt auch dem Springer-Verlag, der in mühevoller Kleinarbeit die vielen »Puzzles« für dieses Werk zusammengetragen hat und somit die Realisation erst ermöglichten. Insbesondere möchte ich mich hier bei Herrn Engelbrecht, Frau Berg, Herrn Picht und Herrn Günther sowie Herrn Kusche (externe Herstellung) bedanken.

Die Zusammenarbeit mit der Firma Boehringer-Ingelheim, insbesondere mit Herrn Dr. Aicher, gestaltete sich besonders angenehm und fruchtbar.

St. Paul en Chablais, im November 2000   *H.H. Waldvogel*

Vorwort zur 1. Auflage

Dieses Schmerzmittelbuch soll tägliche Routine und Konvention durch Faszination und Attraktion ersetzen und somit den Graben zwischen »praktischer Alltagsmedizin« und »elitärer Algesiologie« überbrücken helfen: das Buch richtet sich deshalb nicht nur an Algesiologen, Anästhesiologen, Chirurgen, Unfallmediziner, Onkologen, Rheumatologen, sondern auch an den praktischen Allgemeinarzt, den selbständigen Landarzt sowie den Medizin Studierenden.

Die lebensnahe Wissenschaft der Physiologie bietet sich an, allgemeine Wirkungsmechanismen der Natur zu erforschen und zu verstehen, so auch diejenigen der Nozizeption und Antinozizeption. Das in diesem Buch der Physiologie entlehnte Arbeitskonzept umfaßt die 4 Transfunktionen der Nozitransduktion, Nozitransmision, Nozitransformation bis Nozitranslation. Dieser Arbeitsrahmen hilft nicht nur, die Informationsflut aus Forschung und Klinik zu kanalisieren, sondern auch laufend an wissenschaftlichen Kriterien überprüf- und reproduzierbaren Therapiestrategien zu optimieren.

Teleologisch gehört das Phänomen Schmerz zu einem umfassenden Körperschutz- und Abwehrsystem, wobei sich immer mehr Unterschiede zwischen eigentlichen Schaden- und sog. Schmerzphänomenen abzeichnen: der in diesem Buch zum 1. Mal gemachte klare Unterschied zwischen antinozizeptiver und analgetischer Therapie soll dies unterstreichen.

Alle 4 Funktionen der an der Antinozizeption beteiligten Nervenabschnitte werden, weil nur unzulänglich erforscht, unterschätzt. Zur Illustration hier 5 Beispiele: die Übersetzung einer körperfremden schädigenden Energie in ein körpereigenes Signal durch Nozizeptoren, die sog. Transduktion, ist bis heute unerklärbar. Die peripheren schmerzmodulierenden, nach Biomembranschädigung multiplen aktivierbaren Zell- und Gewebereaktionen sind nur bruchstückhaft bekannt. Das Spinalganglion der Primäraferenz ist ein »black box«, die beispielsweise einmal eines der vielen endogenen Schmerzpeptide, die Substanz P, zur zentripetalen synaptischen Modulation freisetzt und zum andermal den Transport dieser Substanz zur Nozimodulation ins periphere Gewebe initiiert. Der Ablauf äußerst komplizierter und nur im Ansatz erforschter intrazellulärer Funktionskaskaden zwischen aktivierten Zellmembranrezeptoren und Zellkern eröffnet neue und sogar zeitliche Dimensionen der Schmerzprozessierung, deren klinische Konsequenzen nur spekulativ erahnt werden. Schließlich ist selbst die neuronale Verknüpfungskunst der Natur nur im Ansatz bekannt: direkte spinozerebrale Schmerzbahnen sind erst seit wenigen Monaten nachgewiesen worden; dank Indizien postuliert man supraspinale diffuse Hemmschleifen.

Die junge Erkenntnis, daß sowohl das Opioid- als auch das Prostaglandinsystem ubiquitär im Organismus vertreten sind, gibt uns wertvolle Hinweise, Wirkungen und Nebenwirkungen der 2 in der Klinik eingesetzten Analgetikahauptgruppen, nämlich der Opioide und der antipyretischen Analgetika, vom Wirkungsmechanismus her besser zu verstehen. Dank Identifikation von Opioidrezeptoren ist beispielsweise die rückenmarknahe Applikation spezifischer Exoliganden zuerst am Tier, dann in der Klinik eingeführt worden.

Möglicherweise flößt die Unermeßlichkeit dieses faszinierenden Schmerzuniversums Angst ein. Wenn wir den nächtlichen Sternenhimmel beobachten, sind wir von seiner Schönheit und Größe tief beeindruckt, hegen aber fast instinktiv Ängste, weil wir dieses Universum nicht begreifen, auch wenn wir Stephen Hawkings Bücher auf dem Nachttisch liegen haben. Ähnlich mag es Kollegen gehen, die die Welt der wissenschaftlichen Antinozizeption mit seinen unzähligen Türen und Hintertüren zu reproduzierbaren, überprüf- und meßbaren molekular-kausal-organotropen Beziehungen erst gar nicht aufmachen wollen, sondern ein bequemeres »systemfremdes« alternatives Medizinalsystem ohne konzeptkongruente Wirksamkeitsprüfungen aller Art fordern.

Um Schmerzen angemessen behandeln zu können, müssen sie gemessen werden: dies kann mit einfachsten Hilfsmitteln wie Analogskalen erfolgen. Das Buch soll mithelfen, die überfällige Quantifizierung von »Notsignalen« wie Schmerz, Nausea und Emesis im Rahmen der üblichen Bestandesaufnahme und Dokumentation der »Leidensdaten« eines Patienten, endlich in die Tat umzusetzen!

Das Studium der faszinierenden Antinozizeption soll ein besseres Verständnis von Wirkmechanismen einsetzbarer Therapeutika, die Akzeptanz entsprechender unerwünschter Nebenwirkungen, das Erarbeiten verschiedenster Therapiepläne und endlich die Akzeptanz des Unzulänglichen, letztlich also eine Humanisierung und Optimalisierung der Schmerzklinik fördern.

Mein Wissensdurst wurde geweckt durch meine Eltern, durch Lehrer H. Steiner an der Luzerner Volksschule, die Luzerner Gymnasialprofessoren A. Hüppy und J. Vital Kopp sowie Basler Universitätslehrer wie Adolf Portmann, Rudolf Nissen, Karl Bucher und Friedrich Rintelen, der in seiner Einführung zur Augenheilkunde die unpathetische Zuneigung zum kranken Mitmenschen als Leitmotiv der ärztlichen Kunst mit den Worten von Georges Duhamel (1884–1966, Frontarzt im 1. Weltkrieg) schildert: »La sympathie est notre meilleure chance de nous évader de l'égoisme«.

Das Buch wäre nicht realisierbar gewesen ohne die freundschaftliche und entscheidende Mitarbeit von F. Anton, K. Brune, E. Beubler, den Brüdern Wilder-Schmith, J. und C. Schittny sowie T. Hoffmann.

Um die Gestaltung haben sich die Mitarbeiter des »Teams A« im Springer-Verlag verdient gemacht; stellvertretend sei Herr Lothar Picht genannt, der mit viel Geduld und professionellem Geschick in kürzester Zeit die redaktionelle Satzvorbereitung erledigte.

Ihnen allen sei herzlich gedankt.

St. Paul en Chablais im November 1995

H. H. Waldvogel

Mitarbeiter und Berater

Aicher, Bernhard, Dr. rer. nat.
St. Gallenerstr. 21
D-89079 Ulm

Allgaier, Clemens, Prof. Dr. ret. nat.
Institut f. Pharmakologie u. Toxikologie
Universität Leipzig
Härtelstr. 16-18
D-04107 Leipzig

Anton, Fernand, Priv.-Doz. Dr. physiol. et phil.
Centre Universitaire de Luxembourg
162 A, Avenue de la Faiencerie
Luxembourg 1511

Beubler, Eckhard, Univ.-Prof. Mag. Dr.
Institut für Experimentelle und Klinische
Pharmakologie
Karl-Franzens-Universität Graz
Universitätsplatz 4
A-8010 Graz

Borgeat, Alain, Priv.-Doz. Dr. med.
Leitender Arzt Abteilung für Anästhesie
Orthopädische Universitätsklinik Balgrist
Forchstraße 340
CH-8008 Zürich

Bromm, Burkhart, Prof. Dr. rer. nat. Dr. med.
Abteilung Neurophysiologie des Instituts für
Physiologie der Universität Hamburg
Universitätskrankenhaus Eppendorf
Martinistraße 52
D-20246 Hamburg

Brune, Kay, Prof. Dr. med. Dr. h.c.
Institut für experimentelle und klinische
Pharmakologie und Toxikologie
Friedrich-Alexander-Universität
Erlangen-Nürnberg
Fahrstraße 17
D-91054 Erlangen

Diemer, Wolf, Dr. med.
Oberarzt Klinik und Poliklinik für Anästhesiologie
und Intensivmedizin, Schmerzambulanz
Ernst-Moritz-Arndt-Universität Greifswald
Sauerbruchstraße
D-17487 Greifswald

Fox, Johannes M., Prof. Dr. Dr.
Universität des Saarlandes
Fachbereich Theoretische Medizin
und Merz + Co., Frankfurt
Otterweg 9
D-50859 Köln

Geisslinger, Gerd, Prof. Dr. med. Dr. rer. nat.
Institut für klinische Pharmakologie
Johann-Wolfgang-Goethe-Universität
Theodor-Stern-Kai 7
D-60590 Frankfurt am Main

Haag, Gunther, Prof. Dr.
Chefarzt
Elztal-Klinik
Pfauenstr. 6
D-79215 Elzach Oberprechtal

Häbler, Heinz-Joachim, Priv.-Doz. Dr. med.
Physiologisches Institut
der Christian-Albrechts-Universität zu Kiel
Hermann-Rodewald-Straße 5
D-24118 Kiel

Hankemeier, Ulrich B., Dr. med.
Klinik für Anästhesiologie,
Intensiv- und Schmerztherapie
Ev. Johannes-Krankenhaus
Schildescher Str. 99
D-33611 Bielefeld

Herdegen , Thomas, Prof. Dr. med.
Institut für Pharmakologie
Universität Kiel
Hospitalstrasse 3
D-24105 Kiel

Hinz, Burkhard, Dr. rer. nat.
Institut für experimentelle und klinische
Pharmakologie und Toxikologie
Friedrich-Alexander-Universität
Erlangen-Nürnberg
Fahrstraße 17
D-91054 Erlangen

Holzer, Peter, Ao. Univ.-Prof. Mag. Dr.
Univ.-Doz. für Neuropharmakologie
Institut für experimentelle und klinische
Pharmakologie
Karl-Franzens-Universität Graz
Universitätsplatz 4
A-8010 Graz

Keller, Roland, Prof. Dr. med.
Chefarzt
Klinik Barmelweid
CH-5017 Barmelweid

Knecht, Stefan, Priv. Doz. Dr. med.
Oberarzt der Klinik für Neurologie
Universität Münster
D-48129 Münster

Kohnen, Norbert, Priv.-Doz. Dr. med.
Internist, Arbeitsmediziner, Medizinhistoriker
Institut für Geschichte der Medizin
Heinrich-Heine-Universität Düsseldorf
D-40225 Düsseldorf

Lempa, Maria, Dr. med. et Dipl.-Theol.
Chirurgische Klinik,
Kreiskrankenhaus Grevenbroich
Von-Werth-Strasse 5
D-41515 Grevenbroich

Lötsch, Jörn, Dr. med.
Institut für klinische Pharmakologie
Klinikum der Johann-Wolfgang-Goethe-Universität
Theodor-Stern-Kai 7
D-69590 Frankfurt am Main

Messlinger, Karl B., Prof. Dr. med.
Institut für Physiologie und experimentelle
Pathophysiologie
Universität Erlangen-Nürnberg
Universitätsstrasse 17
D-91054 Erlangen

Möller, Burkhard, Dr. med.
Rheumazentrum Rhein-Main
Medizinische Klinik III –
Schwerpunkt Rheumatologie
Klinikum und Orthopädische Universitätsklinik
Johann-Wolfgang-Goethe-Universität
Marienburgerstraße 2
D-60528 Frankfurt am Main

Neugebauer, Edmund, Prof. Dr. rer. nat.
Biochemische und Experimentelle Abteilung
der Universität Köln
II. Chirurgischer Lehrstuhl, Universität zu Köln
Ostmerheimerstrasse 200
D-51109 Köln

Petersen, Marlene, Prof. Dr. med.
Institut für Physiologie II –
Schwerpunkt Neurophysiologie
Bayerische Julius-Maximilians-Universität
Würzburg
Sanderring 2
D-97070 Würzburg

Richter, Wolfgang G., Dipl.-Psych.
Klinik für Anästhesiologie,
Intensiv- und Schmerztherapie
Ev. Johannes-Krankenhaus Bielefeld
Schildescher Straße 99
D-33611 Bielefeld

Rohleder, Nicolas, Dipl.-Psych.
Forschungszentrum für Psychobiologie
und Psychosomatik
Schwerpunkt Schmerzforschung
Friedrich-Wilhelm-Straße 23
D-54290 Trier

Schäfer, Michael, Dr. med.
Klinik für Anästhesiologie und operative
Intensivmedizin
Universitätsklinikum Benjamin Franklin
Freie Universität Berlin
Hindenburgdamm 30
D-12200 Berlin

Schaible, Hans-Georg, Prof. Dr. med.
Klinikum der Friedrich-Schiller-Universität Jena
Institut für Physiologie
Teichgraben 8
D-07740 Jena

Sittl, Harald, Dr. med.
  Klinik für Anästhesiologie
  Friedrich-Alexander-Universität
  Erlangen-Nürnberg
  Krankenhausstr. 12
  D-91054 Erlangen

Stein, Christoph, Prof. Dr. med.
  Klinik für Anästhesiologie und operative
  Intensivmedizin
  Universitätsklinikum Benjamin Franklin
  Freie Universität Berlin
  Hindenburgdamm 30
  D-12200 Berlin

Tegeder, Irmgard, Dr. med.
  Institut für klinische Pharmakologie
  Klinikum der Johann-Wolfgang-Goethe-Universität
  Theodor-Stern-Kai 7
  D-69590 Frankfurt am Main

von Hochstetter, Arthur Richard, Priv.-Doz. Dr. med.
  Anatomie-Institut Enge
  Tödistraße 48
  CH-8039 Zürich

Wilder-Smith, C. und O., Dres. med.
  Visceral Therapeutic Centre
  Klinik Beausite
  Schänzlihalde 11
  CH-3000 Bern 25

Zeilhofer, Hanns Ulrich, Priv.-Doz. Dr. med.
  Molekulare Pharmakologie
  Institut für experimentelle und klinische
  Pharmakologie und Toxikologie
  Friedrich-Alexander-Universität
  Erlangen-Nürnberg
  Fahrstraße 17
  D-91054 Erlangen

Zieglgänsberger, Walter, Prof. Dr. med.
  Max-Planck-Institut für Psychiatrie
  Kraepelinstraße 2
  D-80804 München

Inhaltsverzeichnis

Buch B:
Allgemeine Pharmakologie zentraler Schmerzmittel

Buch C:
Spezielle Pharmakologie:
Wirkstoffprofile zentraler Analgetika

Buch F:
Antinozizeptiva

Buch G:
Wirkstoffprofile Antinozizeptiva, Antirheumatika, Adjuvanzien, Diverse

CD-ROM (Anlage zum Buch): Literaturnachweise

Buch A: Von der Schmerzphysiologie zur Schmerztherapie

Mitarbeiter:

Bernhard Aicher, Clemens Allgaier, Fernand Anton, Burkhart Bromm, Gunther Haag, Thomas Herdegen, Peter Holzer, Heinz-Joachim Häbler, Stefan Knecht, Karl B. Messlinger, Marlene Petersen, N. Rohleder, Hans-Georg Schaible, Herman Hans Waldvogel, Clive Wilder-Smith, Oliver Wilder-Smith

Einführung

> Nothing begins, and nothing ends,
> That is not paid with moan
> For we are born in other's pain
> and perish in our own.
> (THOMPSON FRANCIS 1859–1907: DAISY)

Der Hamburger Ernst von der → Porten hat schon 1928 die moderne Schmerzmedizin klar umrissen:

> »Unter den Maßnahmen zur praktischen Therapie des Schmerzes sollen die physikalischen, medikamentösen und psychotherapeutischen Methoden berücksichtigt werden, wie sie in Gestalt von zahlreichen Mitteln und Methoden von allen Sonderfächern der Medizin angewendet werden.«
> (VON DER PORTEN 1928)

Ein halbes Jahrhundert später, 1973/74, wurde in Seattle die Internationale Gesellschaft zum Studium des Schmerzes (IASP) gegründet, die 25 Jahre danach in einer internationalen, multidisziplinären Gesellschaft in über 86 Ländern mehr als 6300 Mitglieder (Wissenschafter, Ärzte, Zahnärzte, Psychologen, Pflegerinnen/Pfleger, Physiotherapeuten etc.) umfasst, in über 56 Länder in straff organisierten Ländersektionen vertreten ist und über regelmässige Meetings, Arbeitsgruppen und eigene Publikationsorgane (u. a. »Pain«; in Deutschland »Der Schmerz«) das Fach Algesiologie bzw. Schmerzmedizin offizialisiert hat.

Die Koordination internationaler, multi- und interdisziplinärer Arbeit hat u. a. auch zu einer Flut von neuen Erkenntnissen aus Praxis und Forschung geführt, die jedem dank modernen Kommunikationsmitteln wie Internet, Medline etc. praktisch sofort zur Verfügung stehen.

Der Schmerzarzt, – Algesiologe –, braucht deshalb aber auch ein Arbeitskonzept, um die von einer Einzelperson nicht mehr zu bewältigende Informationsflut aus Forschung und Klinik zu übersehen, einzubinden und sie dann optimal in die Praxis zu übersetzen.

Eine adäquate Pharmakotherapie des Schmerzes berücksichtigt empirische und naturwissenschaftliche Erkenntnisse aus den Fächern Physiologie, Pathophysiologie, Anatomie, Pharmakologie, Neurologie, Anästhesiologie, Psychologie, Philosophie, Soziologie usw. und »last but *not* least« aus der täglichen Schmerzpraxis.

Das in diesem Buch angewendete Arbeitskonzept unterscheidet zwischen einem peripheren und einem zentralen Körperkompartiment und untersucht die prinzipiellen Vorgänge der Schmerzentstehung, Schmerzleitung, Schmerzmodulation und Schmerzwahrnehmung, die sich in der peripheren und zentralen Neuraxis abspielen.

> **Merke**
>
> Die Bezeichnung Neuraxis wird unterschiedlich gehandhabt: im klassischen, physiologischen Sinne bezeichnet sie das ZNS mit Kortex, Hirnstamm und Rückenmark (eine Unterbrechung der Neuraxis wird als Spinalisation bezeichnet). In der Schmerzmedizin wird der Begriff »Neuraxis« zunehmend auf die alle, nämlich auf die peripheren und zentralen, der Nozizeption dienenden neuronalen Strukturen ausgedehnt.

Das periphere Körperkompartiment wird didaktisch limitiert durch die Strukturen oberflächlicher Gewebe und Sensoren (bzw. Nozisensor) und durch die präsynaptische Membran bzw. durch das Ende der Primärafferenz im Rückenmark.

Das zentrale Kompartiment beginnt entsprechend im synaptischen Spalt zwischen Erst- und Zweitafferenz und beinhaltet somit ausschließlich Strukturen des zentralen Nervensystems.

In bezug auf die Pharmakotherapie ist das periphere vom zentralen Kompartiment durch die sog. Blut-Hirn-Barriere getrennt: die rückenmarknahe Applikation von Wirkstoffen ist eine Technik, Wirkstoffe direkt in den entsprechenden zentralen Teil der noxische Signale verarbeitenden zentralen Teil der Neuraxis zu applizieren.

Die relative Schwäche der von uns postulierten, »didaktischen« Einteilung in ein peripheres und ein zentrales Kompartiment wird klar, wenn man berücksichtigt, dass beispielsweise die sog. Blut-Hirn-Barriere nicht nur eine partiell-passive Schutzbarriere ist, sondern über multiple aktive Transportsysteme verfügt.

Andere trennende Biomembrane wie diejenige der sog. Plazentarbarriere verfügen auch über wichtige, eigene metabolische Funktionsmechanismen: entsprechende die Pharmakotherapie des Schmerzes betreffende Auswirkungen solcher Biomembrane werden im Buch K (Kinetik) beschrieben.

In der Neuraxis spielen sich folgende 4 »Transfunktionen« des Nozizeptionssystems ab:
- Nozitransduktion,
- Nozitransformation,
- Nozitransmission,
- Nozitranslation.

Dieses Konzept der »4 Transfunktionen« beinhaltet automatisch eine ganzheitliche Beurteilung des Schmerzpatienten, eine multidisziplinäre und wissenschaftliche Betrachtungsweise, wo die Grenzen unseres Wissens laufend sich kund tun und letztlich die Akzeptanz des Unzulänglichen und damit die ärztliche Weisheit fördern.

Die Neuraxis der Nozizeption stellt teleologisch das wichtigste Warn- und Abwehrsystem dar. Als Nozisensorsystem (nach Sherrington 1906) ist es mit nichtneuronalen Mechanismen des Blut- und Lymph-, Hormonal- und Immunsystems vernetzt: ein Aspekt, dem in der Algesiologie zunehmend Bedeutung geschenkt wird.

> »In der Wissenschaft liegt das Heil der Medizin.« (BERNHARD VON NAUNYN 1869)

> »It is surely a great criticism of our profession that we have not organised a critical summary, by specialty or subspecialty, adapted periodically, of all relevant randomised controlled trials«
> (A.L. COCHRANE (NUFFIELD 1972))

Hermann Ebbinghaus (1850–1909) stellte die Regel auf, dass bereits eine geringfügige Zunahme des Lernstoffes eine beträchtliche Erhöhung der für das Behalten notwendigen *Wiederholungen* erfordert. Um die Informationsflut, die uns Physiologen, Pharmakologen und Kliniker tagtäglich aus der Schmerzforschung beschert, einigermaßen zu meistern, brauchen wir *Wiederholungen*: sie sind mittels Assoziationspunkten [...] (»assoziatives Denken und Memorieren!«) gekennzeichnet.

Die 4 »Trans«-Funktionen

Siehe Abbildung A-1.

Nozitransduktion

Als sog. Nozitransduktion kann man die Umwandlung mechanischer, chemischer (inklusive osmotischer),

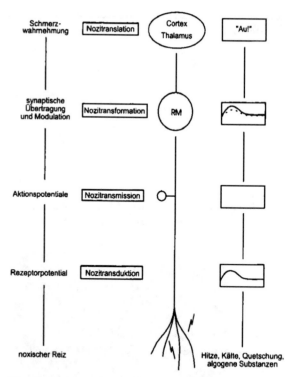

Abb. A-1. Die Achse der 4 *Trans*funktionen. Bei jedem Übergang von einer Transfunktion zur nächsten kann die Nozizeption oder das Schmerzentstehen moduliert, also auch therapeutisch beeinflußt werden. (Siehe auch Abb. zu „neuroaxilen Applikationen in Buch K sowie Abb. A-46)

thermischer (inkl. elektromagnetischer) schädigender (noxischer) Reize in ein spezifisches Nervensignal bezeichnen.

Diese Umwandlung erfolgt durch spezifische Sensoren. Da diese Sensoren noxische Reize umwandeln, werden sie auch als Nozisensoren bezeichnet (früher: Nozizeptoren – übersetzt »Schadenerfasser« nach dem Oxforder Physiologen Sir Charles Sherrington, Nobelpreis 1932; heute wird die Bezeichnung Nozi[re]zeptor zugunsten von Nozisensor bevorzugt, um die Bezeichnung Rezeptor ausschließlich für Rezeptoren bzw. Ligandenbindungsstellen zu verwenden).

Die exakten Transduktionsmechanismen der Nozisensorenerkennung und Umwandlung noxischer Reize in kodierte Neurosignale – sind (noch) unbekannt.

Das Schmerzsystem verfügt über 2 Arten von Nozisensoren: es sind dies die freien Nervenendigungen der A_δ- und C-Fasern (s. unten).

Die Nozisensoren werden nach ihrem Transduktionscode klassifiziert (s. unten Einteilung nach → Edmeads u. → Gebhart).

Nozisensoren, die nur durch wiederholte Extremreize aktiviert bzw. rekrutiert werden, werden als → schlafende Nozisensoren bezeichnet. Schmerzen, die über Stimulation von Nozisensoren entstehen, werden auch als nozizeptive Schmerzen bezeichnet (s. unten).

Siehe Therapie: Nozitransduktionshemmung durch Kälteapplikation, topische Anästhesie etc.

Nozitransformation

Der Begriff Nozitransformation bezeichnet die Modulation eines durch Nozitransduktion entstandenen Nervensignals.

In der Peripherie kann dies vorwiegend durch Entzündungsfaktoren (s. »Entzündungsmilieu«, peripheres »Mikromilieu«), auf zentraler Ebene durch eine spinale Modulation des Signals im synaptischen Spalt zwischen Primärafferenz und Zweitafferenz (s. »synaptisches Milieu«) sowie durch supraspinale Mechanismen erfolgen.

Das periphere Milieu kann akut (z. B. Sonnenbrand) oder chronisch (z. B. chronische Polyarthritis) sensibilisiert werden über folgende 3 Hauptmechanismen:
- Freisetzung algetischer Substanzen aus geschädigten Zellen
- Freisetzung von Substanz P durch Primärafferenz bzw. Nozisensoren
- Rekrutierung des autonomen Nervensystems.

Beispiel: beim sonnenbrandlädierten Rücken wird der üblicherweise kaum wahrgenommene Hemdendruck als unangenehm (im Sinne einer → Allodynie) bis schmerzhaft (in Sinne einer → Hyperalgesie) empfunden (Iggo 1974).

> Die missbräuchliche akute Sensibilisierung im Pferdesport: ... das Pferd sei am Kronenrand derart empfindlich gewesen, dass es reagiert habe »wie bei einem elektrischen Schock«. Am Kronenrand geht das Horn des Hufes in die weiche Haut über, diese Stelle ist darum besonders sensibel. Wird dort »geblistert«, also eine scharfe Salbe aufgebracht, empfindet das Pferd starke Schmerzen, wenn es gegen eine Hindernisstange schlägt. So soll es dazu gebracht werden, die Beine über dem Sprung hochzureißen (*Die Welt*, Sportteil vom 21.11.1999)

Das Gleiche ist auf spinaler Ebene möglich. Durch langanhaltenden und starken Input noxischer Signale auf spinaler Ebene kann die dort physiologischerweise vorhandene Filtrierung (z. B. durch deszendierende kortikospinale Hemmbahnen) überfordert werden. Dies kann zu intrazellulären Langzeitveränderungen der Zweitafferenz kommen (s. Plastizität; s. Schmerzgedächtnis).

Siehe Therapie: peripheres Entzündungsmilieu (z. B. Entzündungshemmer vom Typ COX-2-Inhibitoren, Kortikosteroide etc.)

Siehe Therapie: spinales synaptisches Milieu: therapeutische spinale Barrage (z. B. rückenmarknahe Opioide, NMDA-Antagonisten etc.)

Siehe Therapie: prophylaktischer Schutz vor Sensibilisierung (z. B. Cox-2-Hemmung [peripheres Entzündungsmilieu], optimale spinale Barrage [synaptisches Milieu])

Nozitransmission

Der Begriff Nozitransmission sei in diesem Buch definiert als die nervale Fortleitung sowohl von Aktionspotentialen als auch deren Analogen (bzw. chemische, synaptische Neurotransmitterquanten). Diese Definition ist im Unterschied zur derjenigen der Neuropharmakologen, die säuberlich unterscheiden zwischen Transmission (präsynaptische Freisetzung von Transmitterstoffen und postsynaptische Aktivierung bzw. Hemmung des Folgeneurons) sowie Konduktion (nervale Fortleitung von Aktionspotentialen).

Die Nozitransmission erfolgt peripher über über A_δ- und C-Primärafferenzen (s. unten). Im zentralen Körperkompartiment wird die Nozitransmission kompliziert, nämlich durch Verschaltung mit Zweit-, Inter- und Drittneuronen etc. (s. unter spinales und supraspinales Kompartiment).

Siehe Therapie: Nozitransmissionshemmung durch Lokoregionalanästhesie etc.

Siehe Therapie: keine Nozitranslation während tiefer Allgemeinanästhesie

Nozitranslation

Die Nozitranslation entspricht einer »Übersetzen zentraler neuronaler Aktivitäts*muster* in die bewusste Empfindung und Wahrnehmung zum bewussten Erleben des Schmerzes« (Koella 1983); sie entspricht der üblicherweise gebrauchten Bezeichnung → Perzeption (lat. percipio: erfasse geistig, nehme wahr, empfinde).

Das molekulare Übersetzen neuronaler Aktivitätsmuster in subkortikale (z. B. periphere im Spinalganglion; spinale in Rückenmarkschichten oder supraspinal im Hippocampus etc.) intrazelluläre Strukturen (s. unter Schmerzgedächtnis; molekulare Translation über

Transskriptionskaskaden etc.) kann mit einer *partiellen* Nozitranslation verglichen werden (partiell, weil keine Bewusstseinsbildung damit verbunden ist, aber doch intrazelluläre Spuren nachweisbar sind).

Der exakte Mechanismus des Umsetzens einer nervalen Botschaft in ein Bewusstseins- und Erlebnisphänomen Schmerz ist ein Rätsel.

> »Kein höheres Lebewesen ohne Schmerz – aber ohne Schmerz auch kein höheres Leben.«
> (Rudolf Frey 1978)

> »Schmerz ist nicht nur ein Problem, sondern ein Geheimnis.«
> (Butytendijk 1962)

> Stressinduzierte Analgesie
> (Tricklebank u. Curzon 1984)

Henry Beechers Erfahrung im 2. Weltkrieg, dass schlachtgestresste, schwerverletzte Soldaten oft weit weniger Analgetika konsumierten als Zivilisten, die sich zu gleicher Zeit selektiven Operationen in Krankenhäusern unterzogen (Beecher 1946), wird jeder Anästhesist bestätigen, der Land- und Stadtbevölkerung betreut oder in der Dritten Welt gearbeitet hat.

Turk u. Kerns ließen Versuchspersonen die Hand bis zur Erreichung der Toleranzgrenze in Eiswasser legen. Obwohl nach einer halben Minute alle Patienten über Schmerzen verspürten (die neurophysiologische Nozizeption ist hier also konstant), zogen nach 1 min 40% aller Probanden die Hand aus dem Eiswasser, 60% aller Probanden aber erst nach dem programmierten Versuchsende von 5 min (Turk et al. 1983; Turk u. Kerns 1984).

Der neurophysiologische Nozizeptionsablauf:
- Nozitransduktion,
- Nozitransmission,
- Nozitransformation,
- Nozitranslation,

ist qualitativ von Individuum zu Individuum erstaunlich konstant (Ausnahme: gewisse neuronale Reorganisationen nach Schädigung des Nozitransmissionsystems, s. unten). Die Nozizeption wird aber durch quantitative Faktoren (Entzündungsreaktion, endogene spinale und supraspinale Schmerzkontrolle, s. unten) beeinflusst: das Endglied, die Nozitranslation oder das Schmerzempfinden ist bei gleichen nozizeptiven Voraussetzungen von Patient zu Patient erheblich verschieden: dies muss die praktische Pharmakotherapie des Schmerzes berücksichtigen (s. unter: Optimierung der Schmerztherapie, Buch H/J).

Definition Schmerz

Es ist einfacher, den Schmerz zu spüren, als ihn zu definieren.

Die Definition der → Internationalen Vereinigung zum Studium des Schmerzes (IASP 1986), auf Vorschläge von Harold → Merskey basierend (Merskey 1986), umschreibt »Schmerz« als ein »unangenehmes Sinnes- und Gefühlserlebnis, das mit aktueller oder potentieller Gewebeschädigung verknüpft ist oder mit den Begriffen einer solchen Schädigung beschrieben wird«.

Wir können auch sagen, dass Schmerz eine perzeptive Verhaltensänderung des gesamten Organismus gegenüber noxischen Reizen ist.

Schmerz kann auftreten nach und bei
1. Störung des Gleichgewichts zwischen nozizeptivem Einstrom und dessen zentraler Kontrolle (Gewebsschädigung, Hypoaktivität oder Hyperaktivität der endogenen Schmerzkontrolle)
2. Störung des Nozizeptionsystems,
3. Störung des Perzeptionssystems.

Demgemäß können wir eine → Schmerzeinteilung nach Pathogenese vornehmen (s. Abschnitt Schmerzeinteilung).

Schmerz, Nozizeption: Unterschiede

Schmerz (griech. algos) ist ein subjektives Psychophänomen, entstanden durch ein ins Bewusstsein übersetztes Signalmuster. Schmerz ist der »bellende Wachhund der Gesundheit«: er weist uns auf eine Verletzung hin, zwingt uns, Heilung anzustreben und einen Arzt aufzusuchen, das schmerzende Glied ruhig zu halten, damit es rasch gesunden kann.

Unter Nozizeption (lat. nocere, schädigen; noxa, noxae, der Schaden; recipere, aufnehmen, empfangen) verstehen wir dagegen alle neurophysiologisch nachweisbaren Mechanismen, mit denen schädigende Reize erkannt und verarbeitet werden.

Nur ein verschwindend kleiner Bruchteil dieser nozizeptiver Aktivität gelangt aber in das Bewusstsein und wird als Schmerz empfunden.

Weitaus die meisten Nozitransmissions- und (partiellen) Nozitranslationsmechanismen verlaufen subkortikal oder subzerebral.

Neben der Reizaufnahme (Nozitransduktion) – und Verarbeitung (Nozitransformation) sind auch nozifensive Reaktionen, wie motorische Fluchtreflexe (Wegziehreflexe; auch nach Sherrington »nozifensive Reflexe«) oder autonome Reaktionen, etwa Änderungen der Kreislaufparameter oder Schweißausbrüche involviert: dies erlaubt uns eine »objektive Noziometrie« (s. nächste Seite).

Nozizeption ist somit nicht mit Schmerz identisch, und Schmerz kann nicht mit Nozizeption gleichgesetzt werden. Antinozizeption bedeutet folglich nicht notwendigerweise Analgesie und Analgesie ist nicht mit Antinozizeption gleichzusetzen (s. auch Buch F: Analgetika, Antinozizeptiva).

Zwar ist im allgemeinen eine Aktivierung nozizeptiver Neurone Voraussetzung für kortikale Aktivität, die mit der Empfindung Schmerz einhergeht, das muss jedoch nicht zwingend der Fall sein, wie bei → psychogenem oder seelischem Schmerz. Umgekehrt kann nozizeptive Aktivität bis in integrative Zentren des Gehirns verfolgt werden, ohne dass es zu einem Schmerzerleben kommt, etwa unter Allgemeinanästhesie. Experimentell kann die Nozitransduktionsrate von Nozisensoren sogar an isolierten Organkulturen mit standardisiertem extrazellulärem Milieu (s. unten: »peripheres Milieu«) erforscht werden.

Aus diesem Sinne wird in diesem Buch das Monitoring peri- und postoperativer Nozizeptionskorrelate (von dem der Anästhesist indirekt ableitet, ob der Patient Schmerzen verspüre oder nicht) als »Nozizeptiometrie« von der eigentlichen Schmerzmessung bzw. »Algesimetrie« klar abgetrennt.

Diese (bisher unübliche) dialektische Trennung macht auch klar, dass zwischen pharmakologischer Antinozizeption und pharmakologischer Analgesie unterschieden werden muß.

Diese Unterscheidung wird allerdings etwas verwischt, wenn wir kortikale Neuronenaktivität messen, die mit der subjektiv angegebenen Schmerzhaftigkeit experimenteller Reize einhergeht. Es gelingt heute auch am Menschen durch nichtinvasive bildgebende Techniken, wie der Magnetenzephalographie (s. unten), kortikale Neuronenaktivität zu messen, die mit der subjektiven Schmerzhaftigkeit experimenteller Reize einhergeht.

Beispiele zur Verdeutlichung:

- ein dekapitiertes Huhn zeigt massive Nozizeption, hat jedoch keinen Schmerz (klinischer Slogan »no brain - no pain«). Bei einem zerebralen Tod, etwa durch Unfall, wird kein Analgetikum gegeben.
- »Analgetika« werden in der Regel zunächst im Tierversuch getestet. Konkret, an gesunden Tieren werden Test-Schmerzreize gesetzt und nozizeptive Reflexe gemessen, Fluchtreflexe, tail flick, skin twitch-Reaktionen. Solche Experimente beweisen im besten Fall antinozizeptive Eigenschaften, aber nicht zwingend analgetische Potenz. Analgetika-Untersuchungen können auch direkt am Menschen durchgeführt

werden (s. unten), nachdem entsprechende Schmerzmodelle und nichtinvasive Messverfahren zur Verfügung stehen.

- Während einer Allgemeinanästhesie (Schmerzausschaltung) können somatische (Muskelabwehr, → Cp_{50} Wert), hämodynamische (Hypertension, Tachykardie, Bradykardie, Vasokonstriktion, Vasodilatation etc.), autonome (Schwitzen, Tränen), adrenerge (Katecholamine, Hormone) Reaktionen sowie EEG-Veränderungen quantifiziert werden und in Bezug auf entsprechende nozizeptive Stimulation gebracht werden: eine Plasmakonzentration von 240 ng/ml Alfentanil blockt somatische, hämodynamische und autonome Reaktionen bei Hautinzision. Es braucht jedoch eine wesentlich höhere Plasmakonzentration im Gleichgewicht ($C_{steady\ state}$ 520 ng/ml), um die durch Hautinzision induzierbaren EEG-Veränderungen (messbar als → Spectral Edge Index) zu eliminieren (Glass et al. 1993, Scott et al. 1991). In beiden Fällen reagiert der Patient in Bezug auf unwillkürliche Körperabwehr, Hämodynamik und autonome Reaktion (Pupillen, Schwitzen, Tränen etc.) gleich: es darf eine komplette Schmerzausschaltung angenommen werden: trotzdem kann man bei der niedrigeren Plasmakonzentration nozizeptive elektroenzephalographische Veränderungen feststellen.

Das Gleiche gilt für die postoperative Phase: Absenz von Schmerz in der postoperativen Phase heisst nicht Absenz von Nozizeption, und damit nicht automatisch Vermeidung von zentralen plastischen Vorgängen, z. B. auf spinaler Ebene: so reagiert der an Fallot-Tetralogie operierte Neugeborene unter Sufentanil-Monotherapie in Bezug auf Beurteilung der klinischen Analgesie (Verhalten wie Weinen etc.) gleich wie unter einer »antinozizeptiveren« Kombination Sufentanil + Benzodiazepin. Die Kombinationsgruppe weist aber wesentlich weniger zirkulierende Katecholamine auf: bei offenbar gleichem analgetischem Schutz ist bei der Kombinationstherapie der antinozizeptive Schutz besser bzw. der Stress kleiner (Barankay et al. 1992; Arbeiten von Anand; s. auch unten: Diskussion der partiellen Nozitranslation auf spinaler Ebene: c-fos etc.).

Nozizeptiometrie, Nozizeptionsmonitoring

Die Bezeichnung Nozizeptiometrie wird bisher in der Klinik (Ausnahme: perioperatives Monitoring, s. unten) nicht angewandt.

Die Nozizeptiometrie ist die Messung bzw. exakte Quantifizierung von physiologischen Vorgängen in Bezug auf Aufnahme (Nozitransduktion), Weiterleitung (Nozitransmission) oder Verarbeitung (Nozitransformation; intrazelluläre Nozitranslation) noxischer Signale.

Zu diesem Zweck werden definierte noxische Stimuli oder Schmerzreize gesetzt, die selektiv, oder zumindestens vorzugsweise, ausschließlich nozizeptive Afferenzen aktivieren, und die daraus basierenden Reaktionen messen. Mechanismen der Nozizeption werden daher v. a. im Tierversuch erforscht, doch gelingt dieses heute auch am Menschen unter definierten experimentellen Bedingungen.

Nozizeptionsmonitoring

Der Begriff des Nozizeptionsmonitoring ist in der Klinik dagegen geläufig. Er umfasst das Monitoring von somatischen, hämodynamischen, autonomen, hormonalen und elektroenzephalographischen Untersuchungen in Zusammenhang mit gesetzten noxischen Stimuli (Intubation, Hautinzision, Spaltung des Brustbeins usw.).

Das Nozizeptionsmonitoring ist damit praktisch weitgehend mit der historisch gewachsenen, ungenauen aber in der Klinik geläufigen Bezeichnung der sogenannten *objektiven* Algesimetrie vergleichbar.

Experimentelle Nozizeptiometrie am Tier

Die Messung nozizeptiver Reflexe und Reaktionen auf definierte experimentelle Reize wird seit jeher am Tier durchgeführt zur Erforschung des schmerzleitenden und schmerzverarbeitenden Nervensystems. Dies gilt v. a. für chronische Schmerzmodelle und invasive Messungen am Spinalmark und Gehirn. Es gibt mittlerweile jedoch auch eine Reihe von Schmerzmodellen und Reaktionen, die nichtinvasiv am gesunden Probanden und sogar am Patienten durchgeführt werden können.

Folgende Testanordnungen sind in der experimentellen Nozizeptiometrie gängig:

A. der Schutzreflexe bzw. Abwehrreflexe auf schädigende Reize in Form kurzzeitiger (phasischer, akuter) Reizung nozizeptiver Afferenzen:

A.1 Thermische Reiztests:
→ »tail-flick test«;
→ »tail immersion test«;
→ »hot plate test«: Exposition des Versuchstieres auf geheizte Flächen (>55°C; ab > 42°C stufenweise erhöhend etc.);
Laser-Pulse;
»cold plate test«,
Freezing;
Kaltwasserschwimmen etc.
Beim (nichtstandardisierten) »tail flick test« wird der Schwanz einer (leicht narkotisierten oder wachen immobilisierten) Ratte ins heiße Wasser von 55°C eingetaucht und gemessen, wie schnell der Schwanz zurückgezogen oder in der Horizontal-Vertikal-Achse bewegt wird (in einer anderen Anordnung wird der Schwanz über einem kleinen Fenster plaziert, wo eine fokussierte und dosierbare Wärmestrahlung abgegeben wird und gleichzeitig die Schwanzbewegung aus diesem Strahl hinaus aufgezeichnet wird). Bei normalen nichtmedizierten Ratten erfolgt diese Reaktion sofort nach Eintauchen; nach Gabe von Analgetika verspätet. Hohe Analgetikadosen unterdrücken diese Fluchtreaktion komplett; merke: bei einigen Wirkstoffen wie Cannabinoide etc. wird auch die zentrale Motoriksteuerung gehemmt, sodass eine verzögerte Reaktionsbereitschaft nicht unbedingt einem analgetischen Effekt gleichzusetzen ist! (Ein längeres Eintauchen als 10 Sekunden wird in diesem Test zur Vermeidung von Verletzungen des Rattenschwanzes nicht zugelassen). Beim sog. »hot plate test« (Eddy u. Leimbach 1953) wird ähnlich vorgegangen: je nach Modifikation der Testanordnung wird in der Regel das Versuchstier auf sukkessiv gewärmten Metallplatten ausgesetzt und die Reaktion beobachtet (Pfotenlecken, Abspringen, Reaktionszeit etc.). Beide Tests sind relativ primitiv und unspezifisch. Beim »tail flick test« wird eher eine spinale, beim hot-plate-test eine supraspinale Verarbeitung untersucht (so ist z. B. der hot-plate-test nützlich bei der Untersuchung des Opioidsystems).

A.2 Mechanische Reiztests:
»paw pressure test«,
»tail pinch test«;
mechanische Distention von Hohlorganen (→ viszerale Schmerzmechanismen).

A.3 Elektrische Reiztests:
somatische und viszerale Schmerzen (z.B. elektrische Herzmuskelreizung → »chest pain«),
elektrische Ösophagusreizung; Frobert et al. 1995).

A.4 Chemische Reiztests:
Formalintest (z.B. s.c.-Injektion in die Pfote),
lokale Injektion von Bienen- und anderen Giften,
intraperitoneale Applikation von Reizstoffen (»chemically induced writhing« [»sich winden«]);
intrathekale Applikation spezifischer pronozizeptiver Substanzen (z.B. → Substanz P),
chemisch lokale Induktion von Entzündungen (Pfote: Irisch Moos etc.; Gelenke: Harnsäure etc.; abgetötete Bakterien als Toxine etc.; Muskelgewebe etc.).
Anwendung von CO_2.
Anwendung von → Capsaicin.
Instillation von Cyclophosphamid in die Blase etc.

A.5 Infrarot-Laserstimulation (s. unten).

A.6 Auswertung von Läsionen durch Strahlung (z.B. UV-Strahlung etc.).

A.7 Chirurgisch definierte Gewebe-Läsionen (z.B. experimentelle Kreuzbanddurchtrennung).

A.8 In vivo-Infusion von isotoner/hypertoner Kochsalzlösung in Muskelkompartiment (Humanversuche an Probanden).

B. Messungen von Reaktionen auf chronische Reizung nozizeptiver Afferenzen (→ neuropathische Schmerzen) in Form von standardisierten Nervenläsionen:

B.1 Standardisierte Nervenläsionen (Neurombildung, indem nach traumatischer Nervendurchtrennung der Nervenstumpf in ein Plastikrohr geleitet wird). Nervenläsionen durch partielle bis totale Unterbindungen (z. B. → Bennett-Xie-Modell). Nervenschädigung durch Kälteeinwirkung, durch Ischämie etc.

B.2 Chemische Stimulation an frisch gesetzten Nervenfaserläsionen (Durchtrennung, Ligatur) mit → Bradykinin, → PG E2, → Histamin, → 5-HT, Protonen (pH < 7,0), hypertone Kochsalzlösungen, → Capsaicin und sogenannte »Entzündungssuppen« (»inflammatory soups« = Lösungen, die eine Mischung verschiedener Entzündungsmediatoren enthalten).

B.3 Chemische Stimulation (z. B. Entzündungssuppe) am tierexperimentell freigesetzten, intakten Nerven (siehe unten: experimentelle Neuritis im Abschnitt neuropathische Schmerzen).

B.4 Beobachtungen beim Versuchstier, bei denen typische Systemerkrankungen mit entsprechenden peripheren Nervendysfunktionen ausgelöst werden (zum Beispiel Streptozotozin-induzierter Diabetes und periphere Neuropathie).

B.5 Standardisierte Läsionen zentraler Schmerzbahnen (z. B. Ischämie-induzierte Läsion des Rückenmarks mittels Laser).

C. Viszerale Entzündungsmodelle

Volumetrisch-mechanische Reizungen (GI-Trakt, Urogenitaltrakt) mit und ohne Entzündungsmodell:

- lokale chemische Irritation (HCl, Essigsäure, Formalin, Senföl, Bienengift etc.),
- Infektionsmodell (Parasiten [z. B. Nematoden], Bakterien [z. B. H. pylori]),
- Immunaktivierung (Trinitrobenzen, Dintrobenzen, Typ 1 (IgE) Hypersensibilisierung, Immunkomplexdepots, Autoimmunverfahren).

D. Messungen von Reaktionen auf noxische Reize beim gentechnisch veränderten Tiermodell

Beispiele: Versuchstiere bei denen gentechnisch das Nozizeptionssystem verändert wurde, beispielsweise durch Elimination der μ-Opioidrezeptoren (s. Buch B) oder des Enzymsystems COX-1 bzw. COX-2 (s. Buch D).

Experimentelle Nozizeptiometrie am Menschen

Auch am Menschen lassen sich heute nicht-invasiv Reaktionen messen, die durch Aktivierung des nozizeptiven Systems entstehen. Eine solche Aktivierung kann experimentell durch geeignete phasische oder tonische Schmerzmodelle erfolgen (Nozizeptiometrie und Algesimetrie überschneiden sich hier).

Um zwischen akuten reinen Schmerzreizen in gesunden Geweben und Schmerzreizen in entzündeten Geweben zu unterscheiden, kann in der Versuchsanordnung die die Nervenfaser umgebende Gewebe mit Senföl und anderen reizenden Stoffen vorbehandelt werden, sodass selektiv Nozisensoren erregt werden und eine → neurogene Entzündung ausgelöst wird. (Andere Substanzen wie Carregenan, eine Agar-Agar-ähnliche Polysaccharidmischung, können ebenfalls eine Entzündungsreaktion auslösen: sie eignen sich für den Tierversuch; s. auch oben assoziativ: Missbrauch im Pferdesport.)

Damit wird die Versuchsanordnung auch für entzündete Gewebe einsetzbar, beziehungsweise die unterschiedliche Reaktion eines gesunden und eines reizvorgeschädigten Gewebes beobachtbar. Diese Versuchsanordnungen zeigen in der Folge auch, dass die Schmerzphänomene nicht identisch sind: eine entzündete Haut reagiert auf Streicheln mit einer veränderten, nämlich »unangenehm bis schmerzhaften« Empfindung: sie wird – nicht mit der → »Hyperalgesie« zu verwechseln – als → Allodynie bezeichnet , weil sie auf einen sonst nicht schmerzhaften Reiz (Streicheln) auftritt. Die Schmerzqualität der Allodynie (s. unten) kann oft mehr unangenehm denn schmerzhaft empfunden werden: allerdings tun Berührungen nach einer Sensibilisierung z. B. durch UV-Bestrahlung wirklich weh. Die im gleichen Versuch feststellbare → Hyperalgesie (s. unten) auf Druck (Bleistiftdruck) bezeichnet eine andere, nämlich »übermässige Schmerzempfindung« auf einen sonst mindestens leicht schmerzhaften Stimulus.

In der Forschung werden jedoch v. a. kurze, gut definierte experimentelle Reize verwendet, die selektiv das nozizeptive System aktivieren. Die gefürchtete Chronifizierung von Schmerz kann auf einer Verarbeitung phasischer Schmerzreize beruhen, die durch Reizwiederholung zu Sensibilisierung, oder auch durch Bahnung atypischer Schmerzwege zu Kortikalisierungsprozessen führt (s. unten).

Bestimmte Körperregionen bieten sich für experimentelle Stimulationen besonders an: so die ausschließlich von A_δ- und C-Fasern innervierte Zahnpulpa, daneben auch die Nasenschleimhaut etc.

Je nach Stimulationstechnik kann mehr oder weniger eine spezifische Reizung von Nozisensoren erzielt werden. Bei weniger spezifischen Anordnungen besteht die Gefahr, andere als Nozi-Sensoren zu stimulieren und entsprechend die Resultate zu invalidisieren. Mit ansteigender Stimulationsintensität wird zuerst die Wahrnehmungsstelle und dann die Schmerzschwelle erreicht. Die sog. Toleranzschwelle gibt den Endpunkt des Empfindungsbereiches an, an dem der Patient Schmerzen wahrnimmt, sie aber noch toleriert.

Es muss aber daran erinnert werden, dass unsere genauen Kenntnisse von nichtnozizeptiven und nozizeptiven Sensoren beispielsweise in der Haut noch sehr lakunär sind: wenn man Hautafferenzen beispielsweise auf standardisierte, nichtschädliche Hautdeformationen ableitet, kann man Niedrig- und Hochschwellenfasern unterscheiden; bei solchen Niedrigschwellenfasern wird erst seit kurzen ein bislang unbekanntes Phänomen beschrieben, nämlich dass solche Fasern nach langanhaltenden nichtnoxischen Faltungsreiz verzögert, aber dann – im Sinne eines Akzelerationsphänomens – mit vermehrtem Feuern reagieren (Vallbo et al. 1999).

Phasische Schmerzmodelle

Experimentelle Voraussetzungen für die Messung schmerzrelevanter Gehirnpotentiale (nach Bromm)

1. Der Reiz soll reliabel Schmerz induzieren, ohne das Gewebe zu verletzen, auch nicht nach wiederholter Applikation.
2. Der Reiz muss steil und kurz sein, wenn reizkorrelierte Mittelungstechnik angewendet wird, um den Zeitpunkt der Nozizeptor-Aktivierung genau zu definieren.
3. Reizfolgen müssen randomisiert hinsichtlich Intensität (z. B. 1,5- und 3-fache Schmerzschwelle) und Intervall (z. B. 8–20 s) appliziert werden, um habituative Einflüsse zu minimieren.
4. Vigilanzniveau und Reizzuwendung der Versuchsperson sind sorgfältig unter Kontrolle zu halten, auch in langen Sitzungen. Probanden müssen sorgfältig selektiert und eingeübt werden, Experimente sind zu exakt gleichen Tageszeiten durchzuführen.

Da diese reizbedingten Reaktionen immer einer starken Varianz unterliegen, sind wiederholte Messungen erforderlich. Dies erfordert spezielle Anforderungen an Reiz und Versuchsablauf (s. oben). Natürlich muss der experimentelle Reiz reliabel schmerzhaft, aber nicht gewebsschädigend sein. Zur Anwendung von Mittelungstechniken, wie bei den → evozierten Gehirnpotentialen, wo Reizwiederholungen gemittelt werden sollen, sollte der Zeitpunkt der Nozizeptor-Aktivierung genau bekannt sein; hierfür sind inpulsartige kurze Reize anzuwenden. Chronische und persistierende Schmerzmodelle sind für Mittelungstechniken weniger oder gar nicht geeignet.

Die durch phasische Schmerzmodelle ausgelösten Reaktionen zeigen im allgemeinen ein stark habituatives Verhalten: wiederholte experimentelle Schmerzauslösung führt zu einer Änderung der Schmerzbewertung. Die entsprechenden Mechanismen laufen größtenteils als Habituation bereits auf Rückenmarksebene ab, wie ausführlich untersucht worden ist (z. B. Bromm u. Scharein 1982a). Eine entscheidende Voraussetzung für die Quantifizierung experimentell ausgelöster Schmerzsensationen ist daher die randomisierte Reizapplikation hinsichtlich Interstimulus-Intervallen

und, vor allem, der Intensität: jeder nächste Reiz wird dann von der Versuchsperson als maximal schmerzhaft erwartet, was jedoch nur gelegentlich der Fall ist. Dies hält die Vigilanz der Versuchsperson auch in langanhaltenden Sitzungen konstant hoch.

Nach reichlicher Erfahrung mit mechanischen und elektrischen Haut- und Zahnreizen sowie kutanen Hitzereizen werden insbesondere 2 »Schmerzmodelle« für die Untersuchung nozizeptiver Aktivität am Menschen weltweit verwendet:

A. Der kurze Hitzereiz, ausgelöst durch den Infrarot-Laserstimulator (kurz: Laserreiz)

Laserstimulatoren sind heute in der klinischen Diagnostik zur Überprüfung normaler und gestörter Nozizeption weit verbreitet. Diese Stimulatoren senden kurze Hitzepakete von wenigen ms Dauer aus, die unsichtbar, unhörbar und berührungslos auf das zu untersuchende Hautareal gegeben werden: ein zusätzlich eingeblendeter sichtbarer Helium-Neon-Laserstrahl markiert den Reizort. Mittlerweile ist ein Thulium-Laserstimulator kommerziell für die neurologische Praxis verfügbar. Um dieses Prinzip zu verstehen, muss man wissen, dass die nozizeptiven Hautafferenzen in den alleroberfächlichsten Hautschichten unter und sogar in der Epidermis enden (Abb. A-2b). Dies ist sehr sinnvoll, da Schmerz eine Alarmfunktion ausübt, und die entsprechenden Sensoren somit nicht oberflächlich genug in der Haut liegen können. Bei einer Wellenlänge von 2 µm, wie sie der Thulium-Laser-

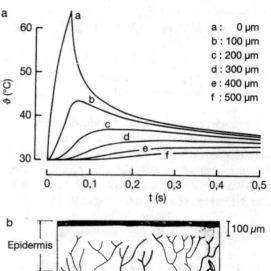

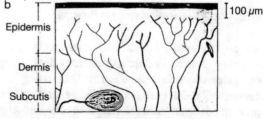

Abb. A-2a, b. Erläuterungen s. Text

stimulator aussendet, gibt es keine Reflektion an der Haut und die gesamte Strahlungsenergie wird vollständig in den oberflächlichsten Hautschichten innerhalb von wenigen 100 μg absorbiert (Abb. A-2a). Damit werden somit ausschließlich oder zumindestens hauptsächlich die dort endenden nozizeptiven Afferenzen, die sind A_δ-Fasern mit Leitungsgeschwindigkeiten um 14 m/s und C-Afferenzen (s. unten) von durchschnittlich etwa 0,8 m/s aktiviert und zweifelsfreie Schmerzsensationen ausgelöst. Der Laserstimulator eignet sich damit ausgezeichnet zur Funktionskontrolle dünner kutaner Afferenzen und des Vorderseitenstrangs in der klinischen Praxis; zusammen mit Laser-evozierten zerebralen Potentialen kann er zur klinischen Untersuchung normaler und gestörter Schmerzempfindung eingesetzt werden (s. unten).

B. Der intrakutane elektrische Reiz
Dieser eignet sich besonders für quantitative pharmakologische Studien, da er sehr leicht angewendet werden kann und außerordentlich reliable Schmerzsensationen innerhalb und zwischen wiederholten, langanhaltenden Sitzungen erzeugt. Hierbei wird durch eine standardisierte Methode ein dünnes Loch durch die oberflächlichste Hornhaut der zu reizenden Stelle punktförmig abgetragen (z.B. Mittelfingerbeere). Dadurch wird der Reiz direkt an die freien Nervenendigungen nozizeptiver Afferenzen herangeführt und eine stechend-heisse, brennende Schmerzempfindung hervorgerufen, die sich grundsätzlich von der bekannten Parästhesie unterscheidet, wie sie bei konventionellen transkutan applizierten elektrischen Hautreizen empfunden wird.

Diverse nozizeptiometrische Messverfahren beim Menschen

Es gibt eine ganze Reihe von nozizeptiven Reaktionen, die eine Quantifizierung nozizeptiver Aktivität am Menschen erlauben; Abbildung A-3 stellt einige vor:
- die mikroneurographische Ableitung an der peripheren nozizeptiven Afferenz
- motorische Fluchtreflexe (z. B. nozifensiver Wegziehreflex)
- sudomotorische oder andere autonome Reaktionen (Pupillometrie) und die
- Messung zentraler (spinaler, supraspinaler) Potentiale in Antwort auf schmerzhafte Reizung.

Mikroneurographie

Die Mikroneurographie MNG ist ein 1967 eingeführtes, minimalinvasives »Schmerzmessverfahren«, mit der mittels perkutaner Metallelektroden (z.B. Wolframelektroden; Elektroden mit 1 oder 2 Ableitungen etc.) periphere Nerven am Probanden und Patienten untersucht werden können (Handwerker 1984; Torebjörk et al. 1984; Gandevia u. Hales 1997).

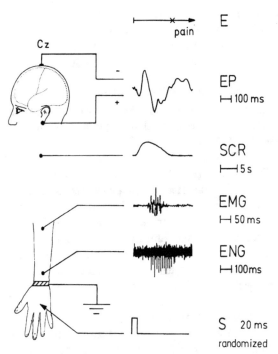

Abb. A-3. Erläuterungen s. Text

Die Technik ist anspruchsvoll; der Proband darf während der Sitzung die betroffene Extremität nicht bewegen. Die Positionierung der Mikroelektrode kann intrazellulär und extrazellulär erfolgen; bei extrazellulärer Positionierung können in der Nähe der Ranvier'schen Schnürringe (s. unten) offenbar auch Aktionspotentiale abgegriffen werden. Es besteht auch die Möglichkeit, dass ein Aktionspotential durch die Technik per se deformiert wird oder dass die Nozitransmission an der Implantationsstelle verlangsamt oder sogar blockiert wird (Inglis et al. 1996; Wu et al. 1998).

Die Mikroneurographie erlaubt, das Feuern von nozizeptiven Primärafferenzen (A_δ-, C-Fasern) nach standardisierten peripheren Stimuli im entsprechenden rezeptiven Feld abzugreifen, zu verstärken, aufzuzeichnen und sie gleichzeitig in Korrelation mit der dabei auslösbaren subjektiven Empfindungsintensität zu setzen, mit anderen Worten über einen standardisierten, externen Reiz werden periphere Nozisensoren zur Nozitransduktion veranlasst. Das entsprechend ausgelöste Nervensignal wird mikroneurographisch auf Höhe der peripheren Nozitransmissionsstrecke (Primärafferenz) zwischen Nozisensor und kortikalen Strukturen abgegriffen und aufgezeichnet. Dabei sind die Schmerzschwellen (Nozitranslation) höher als die eigentlichen Aktivierungsschwellen der Nozisensoren (Gybels et al. 1979). Zudem besteht ein zeitlicher Unterschied zwischen Nozitransduktion und Nozitranslation (Adriansen et al. 1980). Ebenso ist es prinzipiell möglich, dass über repetierte Stimuli, über evt. Verletzung der Nervenfasern das periphere Entzündungsmilieu über eine neurogene Entzündungsreaktion (s. unten) aktiviert wird. Trotz Entwicklung atraumatischer Elektroden etc. sind bei dieser Technik auch reversible Nervenschädigungen möglich (Rice et al. 1994).

Die gleichzeitige Mikrostimulation und Aufzeichnung von identifizieren Primärafferenzen im Humanversuch ist schwierig, weil offenbar andere Nervenfasern mit ähnlichen Schwellenwerten mitbetroffen werden (Calancie u. Stein 1988).

Die perkutane Mikroneurographie unterscheidet sich von den im Tierversuch eingesetzten axonalen invasiven Fasertechniken, wo der untersuchte Nerv über eine bestimmte Strecke freipräpariert wird und mit feinen Pinzetten dann dünne Filamente, die nur noch wenige Nervenfasern enthalten, herausgezupft und für die Ableitung der neuronalen Aktivität auf eine Metallelektrode aufgelegt werden.

Motorische Abwehrreaktionen

Motorische Abwehrreflexe sind Nozifensorreflexe im Rahmen der motorischen Flucht- und Schutzfunktionen (Nozifensorsystem nach Sherrington); sie sind nicht zu verwechseln mit motorischen Reflexen, die durch nichtnozizeptive Afferenzen ausgelöst werden können (z.B. Gruppe-II-Afferenzen aus Muskelspindeln).

RIII-Reflexe (»spinal nociceptive withdrawal reflex«)

RIII sind EMG-Aufzeichnungen von Flexormuskeln nach standardisierter kutaner elektrischer Hautreizung, die sich in 3 Komponenten aufteilen lassen; ob diese Komponenten spezifischen (nozizeptiven) spinalen, medullären und supraspinalen Reflexmodulationen zuzuschreiben sind, ist Gegenstand von Diskussionen; es scheint, dass spinale RIII-Reflexantworten beispielsweise durch supraspinale Phänomene wie Überraschungsreaktion (»startle reaction«) überlagert werden (Dowman 1992, Willer 1995).

Die genaue Zusammensetzung der an einem solchen Abwehr-Reflex – der übrigens erst postnatal ausreift (Holmberg u. Schouenborg 1996, s. auch unten) – beteiligten Nervenfasern ist nicht bekannt.

Bei Auslösung des Reflexes können multirezeptive Neurone und nozispezifische Neurone im Rückenmark identifiziert werden, wobei vor, während und nach Auslösung der Reflexe höchst unterschiedliche Aktivitätsmuster nachweisbar sind (Morgan 1998).

Autonome (vegetative) Antworten

Durch noxische Reize kann über zentrale Mechanismen das autonome, insbesondere sympathische NS in seiner Aktivität beeinflusst werden. Entsprechende Veränderungen der Herzfrequenz, der Leitfähigkeit der Haut, der Hauttemperatur, Stressreaktionen (s. auch Buch H/J) etc. können als vegetative Korrelate bezeichnet werden.

Vegetative Korrelate auf standardisierte mikroneurographisch Nervenfaserstimulationen können etwa auch durch das nichtinvasive Verfahren der Thermographie erfasst werden. Eine durch das Schmerzereignis induzierte Vasodilatation und Vasokonstriktion wird durch vegetative sympathische Reflexe vermittelt. Sie kann durch Laser-Doppler-Flowmetrie quantifiziert werden. Eigentlich wird nach noxischen Reizen eine rasche Konstriktion gesehen, die durch Sympathikusaktivität bedingt ist. Danach folgt mit langsameren Zeitgängen eine lokale Vasodilatation, die auf → neurogene Entzündung zurückgeht (Axonreflex, CRRP- und Substanz-P-Freisetzung, Mastzellendegranulation etc.). Nach lang dauernden Schmerzreizen kann thermographisch auf der ipsilateralen und segmentalen Seite eine anhaltende Vasokonstriktion als *Schmerzbezugsreaktion* nachgewiesen werden, wogegen die akute sympathische, bilateral erfassbare Reaktion als unspezifisches *Arousalphänomen* beurteilt wird. Damit können durch Lateralisation thermographisch erfassbare teilweise unspezifische Phänomene auseinandergehalten werden.

Evozierte Gehirnpotentiale

Evozierte Potentiale sind Potentialänderungen am Gehirn, die nach definierten Reizen, so z.B.
- akustischen (z.B. Brainstem Auditory Evoked Potentials [BAEP]),
- olfaktorischen,
- somatosensorischen (Sensory Evoked Potentials [SEP]),
- visuellen Reize (z.B. Visual Evoked Potentials [VEP]) etc. ablaufen.

Sie werden als Summenpotentiale von der Hirnoberfläche abgeleitet und dank moderner Mittelungsverfahren analysiert. Evozierte Gehirnpotentiale erlauben somit die Messung dynamischer Abläufe im ZNS im Kontext definierter Verhaltens- oder Reizmuster (Barlow 1973, Lopes da Silva 1976, Walter 1972).

Die Messung evozierter Gehirnpotentiale in einem Latenzbereich größer als 80 ms (kognitive Gehirnpotentiale, schmerzrelevante Komponenten) stellen einen Zugang zur individuellen Schmerzmessung dar, die in der objektiven Algesimetrie verwendet wird und dort besprochen werden soll.

Besonders bewährt in der objektiven Algesimetrie hat sich die Registrierung von reizbedingten Veränderungen im EEG. Wir alle kennen den klinischen Nutzen evozierter zerebraler Potentiale in der klinischen Diagnostik normaler und gestörter afferenter Leitungsbahnen. Der untersuchte Sinneskanal wird durch wiederholte Reize adäquat aktiviert, und nach Mittelung erkennt man im EEG typische reizbedingte Veränderungen. Das gilt auch und besonders für somatosensorisch evozierte Potentiale (SEP) nach elektrischer

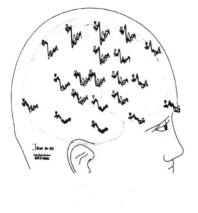

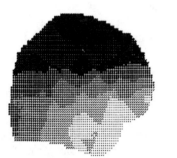

20
26
33
40
47
54
61
67
74
81

Abb. A-4. Erläuterungen s. Text

Scheitel, also in der Mitte des Kopfes, gemessen werden (Abb. A-4). Diese späten Potentiale gelten allgemein als Ausdruck einer kognitiven Reizverarbeitung, wie Reizerkennung, Lokalisation, Reizstärkenabschätzung und natürlich auch die Abschätzung der Schmerzhaftigkeit eines Reizes, wenn unter streng kontrollierten Laborbedingungen gearbeitet wird. Dies wurde v. a. durch Anwendung multivariater statistischer Methoden nachgewiesen (Bromm u. Scharein 1982a); die resultierenden Komponenten wurden als »schmerzrelevante Potentiale« in die Literatur eingeführt. Die Amplituden dieser schmerzrelevanten Komponenten hängen von der subjektiv empfundenen Schmerzstärke ab; bei Patienten mit gestörter Schmerzempfindung sind sie entsprechend moduliert; wirksame Analgetika schwächen diese Komponenten signifikant gegen Placebo ab.

Laser-evozierte Potentiale zur Dokumentation gestörter Schmerzempfindung

Da Laserreize besonders die dünnsten und marklosen nozizeptiven Afferenzen aktivieren, die besonders langsam leiten, treten die Laser-evozierten Gehirnpotentiale (LEPs) besonders spät auf, z. B. bei Laserreizen auf den Fußrücken nach frühestens 250 ms (A_δ-Faseraktivierung) bis 1200 ms (reine C-Faseraktivierung). Mittlerweile stehen Normdaten und Normvarianzen, auch altersabhängig, über durch Laserreize ausgelöste Schmerzempfindungen und Laser-evozierte zerebrale Potentiale (LEP) zur Verfügung (Treede et al. 1995). Auf diesem Boden wurden zahllose Patienten mit gestörter Schmerzempfindung untersucht, z. B. bei Syringomyelie, Hirninfarkten, Polyneuropathien, Wurzelinfektionen a.m. (siehe z. B. Übersicht bei Treede et al. 1995).

Abbildung A-5 gibt ein Beispiel einer partiellen Wurzelschädigung im Bereich C7/C8 nach einem Verkehrsunfall. Die klinische Untersuchung ergab keine objektiv nachweisbaren Veränderungen nach üblicher Nervenstammreizung, obwohl die Patienten über einen

Nervenstammreizung. Dort werden allerdings v. a. die sogenannten frühen Komponenten untersucht, die – je nach Reizort und aktiviertem Faserspektrum – nach etwa 10–30 ms nach Reizapplikation auftreten und der Aktivität im kontralateralen primären somatosensorischen Rindenareal zugeordnet werden. Anders dagegen, wenn nozizeptive Afferenzen durch adäquate Reize (z. B. Laserreize) aktiviert werden.

Bei der kortikalen Verarbeitung einer nozizeptiven Aktivierung über sogenannte später evozierter Potentiale, die erst nach etwa 150 ms auftreten, kann überall über der Kopfhaut, am besten jedoch über dem

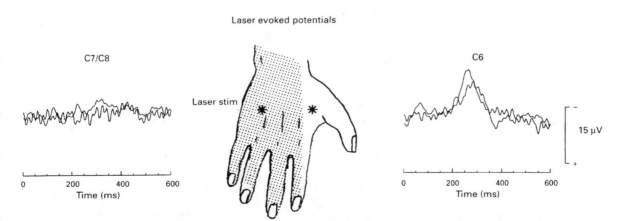

Abb. A-5. Laser-evozierte Potentiale

Ausfall der Schmerzempfindung klagten und sich immer wieder in dem betroffenen Dermatom verletzten. Die Untersuchung mit dem Laserstimulator dagegen objektivierte den Befund: Innerhalb des schraffierten Bereiches ließen sich Laser-evozierte Potentiale nicht auslösen, während dies zweifelsfrei an allen anderen Körperarealen gelang. Mit anderen Worten, Dermatome für nozizeptive Afferenzen können sich von solchen für mechanosensible Afferenzen unterscheiden. Der Grund liegt darin, dass die dicken markhaltigen Nervenfasern sich in den hinteren Wurzeln über ein größeres Längenareal verspreizen, sodass genügend Afferenzen in unbeschädigten Nachbarwurzeln die notwendige Information zerebralwärts leiten. Das Schmerzsystem dagegen scheint nur eine sehr eng umschriebene Eingangswurzel aufzuweisen, die im vorliegenden Fall zerstört war. Mit diesem Verkehrsgutachten konnte somit die von der Patientin subjektiv angegebene Störung im Schmerzsystem objektiviert werden.

Wichtig ist die Anwendung von Normdaten nach Laserreizung v. a. auch zur Differenzierung verschiedener Patientengruppen. So stellt sich heraus, dass Krebspatienten eine deutlich niedrigere Schmerzschwelle auf experimentelle Reize aufweisen. Hier erzeugen Laser-Impulse unterhalb der mittleren Schmerzschwelle deutliche Schmerzsensationen und schmerzrelevante Potentiale. Das ist ein zeichen dafür, dass Krebspatienten einen stärkeren »Approach« zum Schmerz haben, jeder Schmerz könnte ein Zeichen des drohenden Todes sein und wird daher stärker bewertet als beim Gesunden.

Dies sind einfache Beispiele für die Anwendung Laser-evozierter Potentiale in der Objektivierung von Schmerz; für ausführliche Beschreibungen sei auf die einschlägige Literatur verwiesen (Treede et al. 1995; Bromm u. Lorenz 1998).

Der intrakutane elektrische Reiz zum Nachweis analgetischer Wirksamkeit

Im Experimentallabor lassen sich quantitative Wirksamkeitsvergleiche von Analgetika mittels eines standardisierten elektrischen Intrakutanreizes dokumentieren.

Die experimentellen Sitzungen folgen einem exakt vorgegebenen Versuchsablauf; die Stichproben sind sorgfältig auf Homogenität ausgesucht, um interindividuelle Streubreiten zu minimieren. Auch lassen sich kontinuierliche Konzentrations-Kontrollen der Wirksubstanzen im Serum bestimmen, was am Patienten i.a. kaum möglich ist. Generell werden mehrere Präparate gegeneinander und gegen Placebo im Doppel-Blind-Versuch geprüft unter sogenannten »repeated measures« – Bedingungen: Jeder Proband erhält genau einmal jedes Mittel; Randomisierung der Medikationen erfolgt in Form lateinischer Quadrate: Mit Abschluss der Studie ist jedes Präparat an jedem Versuchstag mit glei-

cher Häufigkeit gegeben worden, sodass habituative Effekte bei Sitzungswiederholungen auf allen Behandlungen gleichmäßig verteilt sind. Standard-Dosierung ist die doppelte klinische Einzeldosis. Sämtliche Sitzungen werden in exakt gleichen Abständen durchgeführt, z.B. alle 7 Tage, abhängig von der Auswaschkinetik der untersuchten Substanzen. Jede Experimentalsitzung dauert üblicherweise 4–6 h, je nach vorgegebenen Postmedikations-Zeitraum. Die experimentellen Test-Schmerzreize werden randomisiert mit variierenden Intensitäten und Intervallen blockweise (z.B. 40 oder 80 Reize) appliziert und die Messvariablen dann off-line für gleiche Reizintensitäten gemittelt.

Auch im Analgetikatest mit dem intrakutanen Schmerzmodell beweist die Analyse schmerzrelevanter zerebraler Potentiale die höchste Diskriminierbarkeit normaler und medikamentös reduzierter Schmerzempfindung. Hinsichtlich Einzelheiten ist auf die Literatur zu verweisen (z.B. Übersichtsartikel Scharein u. Bromm 1998).

Abbildung A-6 gibt eine Übersicht der Ergebnisse aus der vergleichenden Evaluation von Analgetikawirkungen mit dem intrakutanen Schmerzmodell. Auf der Ordinate ist die durch die jeweilige Testsubstanz bewirkte subjektiv empfundene Linderung der Schmerzstärke dargestellt, auf der Abszisse die Abnahmen in den durch die Schmerzreize evozierten Potentiale. Jeder Punkt beschreibt eine Substanz, die – mit anderen – in einer Studie an 25-32 Probanden durchgeführt wurde.

Nur einige Prüfsubstanzen sind hier als Beispiele genannt. Es zeigt sich zunächst eine erstaunlich hohe Korrelation der Wirksamkeit von Analgetika auf der subjektiven und auf der objektiven Messebene. Jeder Punkt der Abbildung A-6 ist das Ergebnis einer Studie an mindestens 20 Probanden (bei schwachwirksamen Analgetika sind es 32 Probanden). Der studienübergreifende Vergleich ist möglich aufgrund des konstant gehaltenen experimentellen Versuchsablaufs mit vergleichbaren Probanden-Kollektiven. Der hohe Korre-

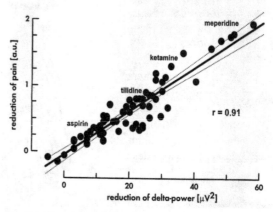

Abb. A-6. Erläuterungen s. Text

lationskoeffizient R = 0,93 besagt, dass mit über 90% Wahrscheinlichkeit der objektiv erhaltene Messwert die Analgesiestärke im subjektiven Bereich voraussagt. Diese Beziehung ist besonders wichtig, wenn der Patient nicht in der Lage ist, seine Schmerzen anzugeben (Bewusstseintrübung etc.).

Weiter zeigt die Abbildung, dass die klinisch bekannte Wirkungsstärke der eingeführten Analgetika sich im Experimentalmodell widerspiegelt: In der Nähe von 0 häufen sich die Werte unter Placebo. Deutlich tritt ein Effekt bereits unter den Wirkstoffen vom Typ sAA (z. B. unter Acetylsalicylsäure). Stärker ist der analgetische Effekt bei schwachen Opioiden wie Tramadol, Tilidin oder Dihydrocodein und noch markanter unter Pethidin. Neuentwickelte Substanzen können so am experimentellen Schmerzmodellen geprüft und entsprechend klassifiziert werden.

Algesimetrie (Schmerzmessung)

Während die Nozizeptometrie v. a. am Tier durchgeführt wird und z. B. bei Analgetikatests in der Präklinik auch durchgeführt werden muss, kann die Algesimetrie, also eine eigentliche Schmerzmessung eigentlich nur am Menschen erfolgen; denn der Mensch ist in der Lage, seine Empfindungen zu verbalisieren und uns mitzuteilen, an welcher Stelle, wie stark und wie aggressiv er Schmerzen empfindet. Entsprechend stehen in der Algesimetrie psychologische Testverfahren und Fragebögen im Vordergrund. Heute, am Ende der »Dekade des Gehirns«, gibt es jedoch eine Vielzahl nichtinvasiver Verfahren, mit denen es möglich ist, neuronale Aktivität in bestimmten Hirnarealen zu identifizieren und zu lokalisieren, die mit bestimmt mentalen oder kognitiven Leistungen einhergehen. Auch Schmerz ist eine mentale Leistung.

Bevor ein Symptom wie Schmerz *angemessen* behandelt werden kann, muss es gemessen werden.

Die frühe subjektive Algesimetrie maß die Schmerzschwelle oder diejenige Reizstärke, bei der beim Probanden eine Schmerzsensation auftrat.

Die moderne experimentelle psychophysikalische Algesimetrie mißt nicht nur Schmerzschwellen, sondern überschwellige Reiz-Antwort-Beziehungen, also z. B. die Kodierung von unterschiedlich schmerzhaften Reizen (Kennlinien) und deren Beeinflussung durch bestimmte z. B. pharmakologische Manipulationen.

Bei der psychophysikalischen experimentellen oder klinischen Algesimetrie beim Probanden werden also die subjektiven Aussagen des Probanden erforscht, weil eine direkte objektivierbare Erfassung des Schmerzes nicht möglich ist.

Die klinische Schmerzmessung wird meistens mit → Skalen und Fragebögen durchgeführt, die die Schmerz-

intensität mittels verbaler Schätzskalen oder visueller Analogskalen, also sogenannten Anzeigemethoden angeben. Diese Anzeigemethoden basieren also auf rein subjektiven Angaben. Diese Technik erfordert somit eine verbale oder nichtverbale Kommunikation mit dem Patienten. Ist diese Kommunikation nicht möglich, kann die subjektive Algesimetrie nicht durchgeführt werden (klinisches Beispiel: Säuglinge, psychisch Kranke).

> Die provokative Aussage von Leresche »Alles ist unmessbar« kann relativiert werden: Eine experimentelle Schmerzmessung ist einigermaßen reproduzier- und quantifizierbar, wenn die Versuchsanordnung sinnvoll und vernünftig ist.

Schmerzkomponenten und deren Messung (Tierversuch, Humanversuch, Klinik)
(Vgl. Abb. A-7 und A-8.)

1. Sensorisch-diskriminative Komponenten
Die Schmerz*lokalisation*, die Schmerz*dauer* sowie die Schmerz*intensität* kann mit Hilfe der *subjektiven Algesimetrie* erfasst werden (nur Humanversuch, Klinik).

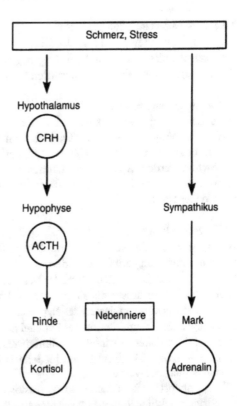

Abb. A-7. Schmerz und Streßantwort: Hypothalamus-Hypophyse-Nebennierenachse und Sympathikus

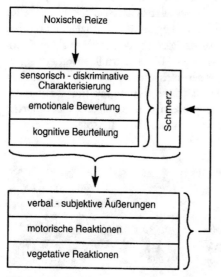

Abb. A-8. Die Komponenten des Schmerzes und die Dimensionen der Schmerzäußerung

2. Emotionale Komponenten

Emotionale Komponenten können durch die *klinische Beobachtung (z.B. Tierversuch: Apathie)* oder mit psychometrischen Verfahren erfasst werden (z.B.: »verbal descriptor scale« nach Gracely). Umgekehrt ist die Rolle psychologischer Faktoren zur Schmerzkontrolle (Persönlichkeitsprofil etc.) leicht erforschbar und dementsprechend in der Fachliteratur gut vertreten (Craig 1984, Dubner 1988, Arbeiten von Melzack, Turk).

3. Kognitiv-bewertende Komponenten

Die subjektive Bewertung und Interpretation des Schmerzerlebnisses kann auf → *Fragebögen* und in *Schmerztagebüchern* festgehalten werden (Klinik).

4. Motorische Komponenten

Motorische Komponenten können im Tierversuch (→ »tail-withdrawal-test«, Pfotenschütteln etc. im Formalintest) oder in der Klinik (Mimik, Körperhaltung) beobachtet werden. Analog dazu können im Humanversuch nozifensive Reflexe quantifiziert werden (z.B. nach Willer 1977).

4.1 Nozizeptive Reflexe

Willer verglich die Amplitude des Biceps-femoris-Reflexes mit den entsprechenden schmerzhaften Reizen: mit elektrischen Reize wird der N. suralis direkt oder indirekt über dessen distale rezeptiven Hautfelder (bestehend aus kutanen Fasern des N. peroneus comm. und des N. tibialis, um den Aussenknöchel zum seitlichen Fußrand ziehend) stimuliert (Humanversuche an Probanden). Dabei können 2 verschiedene Reflexantworten beobachtet werden:

– Reflexantwort 1 (RII): Latenz kurz; Auslöseschwelle niedrig (= taktiler Reflex, Muskelspindelreflex durch nicht nozizeptive Afferenzen)

– Reflexantwort 2 (RIII): Latenz lang, Schwellenwert hoch (= nozizeptiver Reflex) und identisch mit dem Schwellenwert für Schmerz.

Nach wiederholten Reizen kann eine temporale Summation (nach repetitiven Reizen Erhöhung der Reflexantwort, Erhöhung der Schmerzsensation und Erniedrigung der Reizschwelle) beim Menschen hervorgerufen werden, die elektromyographisch objektivierbar ist (Arend-Nielsen et al. 1994).

5. Vegetative Komponenten

Autonome Komponenten können als objektive physiologische Schmerzkorrelate gemessen und interpretiert werden. Allerdings sind vegetative Messparameter im Schmerzbereich problematisch, da das Phänomen der schnellen Adaptation und Habituation möglich ist.

6. Stresskomponenten

Bei inadäquater Analgesie reagiert der Organismus mit einer messbaren Stressantwort (stimulationsinduzierte Plasmakonzentrationveränderungen von Noradrenalin, Adrenalin, ACTH, Kortisol, Glukose usw.: »Stressfaktoren«, s. Buch H/J). Stressfaktoren sind auch bei klinisch optimaler Analgesie erhöht; die *komplette* Unterdrückung von Stressfaktoren erfordert eine quantitativ und qualitativ ungleich besseren Antinozizeptions- und Analgesieschutz mit selektiver potenter spinaler Barrage (Arbeiten von Anand; Wolf et al. 1992; Wolf u. Hughes 1993; Schulze et al. 1988, Eoffey et al. 1985; Vergleiche auch Diskussion um klinische Wertbarkeit präemptiver Methoden!).

Wie weiter oben dargestellt, muss zwischen »therapeutischer Antinozizeption« und »Analgesie« unterschieden werden: eine Ultraschall-geleitete intra-abdominale Blutentnahme (intrahepatische Vene) beim Fetus zur diagnostischen Karyotyp-Bestimmung/therapeutischen Transfusion induziert eine Stressreaktion mit einer Erhöhung des *fetalen* Plasmakortisol- sowie → β-Endorphinkonzentration; gleichzeitig krümmen sich die Föten im Ultraschallbild und zeigen eine Hyperpnö: Hinweise auf ein Schmerzereignis (Quinn et al. 1993; Giannakoulopoulos et al. 1994).

7. Kombinationen

Misst man gleichzeitig mehrere dieser Komponenten, kann man auch über *nichtinvasive* Messungen in Bezug auf Nozizeptiometrie oder auch Schmerzmessung aussagekräftige Resultate beim Menschen (Probanden) erhalten.

Beispielsweise kann mit unterschiedlichen Stromstärken ein oberflächlicher Beinnerv der Knöchelgegend gereizt werden. Die motorische Reflexantwort wird über Elektroden am Oberschenkel, somato-sensorisch-evozierte Hirnpotentiale über entsprechende Kopfhautelektroden gleichzeitig abgegriffen. Mit verschiedenen Stromstärken wird nun ein Aktionspotential des peripheren Nerven ausgelöst. Man kann aufgrund der *Summenaktionspotentiale (und nicht einzelner Aktionspotentiale, die dem Alles-oder Nichts-Gesetz unterliegen)* die sukzessive Rekrutierung von (nichtnozizeptiven) A_β-Fasern (s. unten) gefolgt von A_δ-Fasern (mit Ausnahme der desynchronisiert und kaum summierbaren C-Fasersignale) nachweisen. Die gleichzeitige Messung von motorischen (spinalen) Abwehrreflexen (→ RIII-Reflexe), subjektiven Schmerzen und EEG-Antworten erlaubt eine mindestens spekulative Form, spinale und supraspinale Nozizeption, Schmerzen sowie Störfaktoren (Beispiel: Überraschungsreaktionen bzw. → »startle response«) in nichtinvasiven Versuchsanordnungen zu trennen (Dowman 1991, 1992, 1993).

Eine exakte Erfassung aller einzelner subjektiver und objektiver Stress- und Schmerzkomponenten ist in der Regel unmöglich: eine annähernde Erfassung dieser Komponenten kann dank → *multidimensionalen* Schmerzmessungen erfolgen.

Subjektive Algesimetrie
(Vgl. Abb. A-9.)
Im Gegensatz zum experimentellen Schmerz wird der klinische Schmerz als Leiden empfunden. Dieser subjektive, interindividuell unterschiedliche Leidensschmerz kann durch die Methode der subjektiven

Algesimetrie gemessen werden. Folgende Instrumente stehen zur Verfügung:

Skalen und Fragebögen
Es gibt mehrere in der Forschung und Praxis verwendete Skalen, Fragebögen und Inventare, auch computerisierte Abfragen im Taschenformat.

Deskriptive Skalen
Deskriptive Skalen sind verbale Schätzskalen, auf denen der Patient die Wahl hat zwischen Schmerzkategorien. Schmerzkategorien können sein: kein Schmerz/leichter Schmerz/mäßiger Schmerz/starker Schmerz/unerträglicher Schmerz. Deskriptive Skalen sind einfache Skalen, die beispielsweise für eine Bewertung des akuten postoperativen Schmerzes gut einsetzbar sind, aber v.a. bei chronischen Schmerzen der Mehrdimensionalität des Schmerzes nicht gerecht werden.

Numerische Skalen
Numerische Skalen sind meist in Dezimaleinheiten aufgeteilt, wobei beispielsweise die Zahl 0 kein Schmerz bedeutet und die Zahl 10 unerträglicher Schmerz. Sie sind leichter auswertbar als die in nur 5 Schmerzkategorien aufgeteilten deskriptiven Skalen. Numerische Skalen können, um dem Patienten die Aufgabe zu erleichtern, mit schriftlichen oder symbolischen Kommentaren zusätzlich versehen werden.

a   Kreuzen Sie bitte das Wort an, das die Stärke Ihres Schmerzes am besten beschreibt!

keine	leicht	mäßig	stark	sehr stark	unerträglich

b   Geben Sie bitte die Stärke Ihrer Schmerzen an, indem Sie eine Zahl zuordnen!

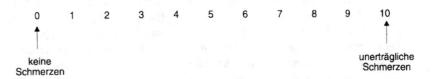

c   Markieren Sie mit einem Kreuz die Stelle auf der Skala, die der Stärke Ihrer Schmerzen entspricht!

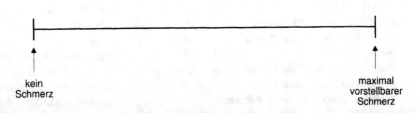

Abb. A-9a–c. Skalen zur Schmerzmessung: *a* verbale Skala, *b* visuelle Analogskala

Möglicherweise werden numerische Skalen von den Patienten besser verstanden und ausgefüllt als → analoge-visuelle Skalen (Jensen et al. 1986) und »0–10 Skalen« besser als Fragebögen (Boeckstyns u. Backer 1989).

Visuelle Analogskalen

Die graphische Darstellung von Schmerz mittels visueller Skala wurde vor etwas mehr als 20 Jahren eingeführt (Scott u. Huskisson 1976). Die einfachste visuelle Analogskala besteht in einer kontinuierlichen nichtgraduierten 10–15 cm horizontalen (oder vertikalen) Linie. Die 2 Endpunkte der Linie repräsentieren »keine Schmerzen« bzw. »maximale, unaushaltbare Schmerzen«. Auf dieser Linie gibt der Patient seinem Ermessen nach die empfundene Schmerzstärke mit einem Strich an. Die vom Patienten nichteinsehbare Seite kann ähnlich den numerischen Skalen in mm Einheiten graduiert sein, die für die Krankengeschichte den Patientenanalogwert in mm oder cm Einheiten überträgt.

Einige Patienten sind allerdings nicht imstande, eine visuelle Analogskala korrekt auszufüllen (Revill et al. 1976, Kremer et al. 1980, Carlsson 1983). Durch eine adäquate Erklärung und ein entsprechendes Training kann dem allerdings erfolgreich entgegengewirkt werden (Aicher, persönliche Mitteilung).

Andere Patienten (Kleinkinder, Psychischkranke etc) können nicht kommunizieren bzw. sich ausdrücken: hier hat die Beobachtung der Schmerzkorrelate (Schreien, Weinen, Körperhaltung, Gesichtsausdruck usw.) Priorität (Jay u. Elliott 1984, Jeans 1983).

Mehrdimensionale Skalen

Dieses Verfahren erfasst verschiedene Schmerzkomponenten, die in einem Schmerzfragebogen zusammengefasst sind. So kennt Melzacks McGill-Schmerzfragebogen beispielsweise folgende Schmerzadjektive:

aufblitzend, ausstrahlend, ausströmend, beißend, betäubend, blind machend, bohrend, bösartig, brennend, drückend, dumpf, durchbrechend, durchdringend, einschießend, eisig, ekelhaft, entsetzlich, entzündet, erbärmlich, ermüdend, erschöpfend, flackernd, flüchtig, furchtbar, fürchterlich, gleichbleibend, grausam, hämmernd, heftig ziehend, heiß, juckend, kalt, kneifend, krampfend, kribbelnd, kühl, kurzandauernd, marternd, mörderisch, nadelstichartig, nagend, peinigend, periodisch, piksend, pochend, pressend, pulsierend, quetschend, reißend, regelmäßig, sanft, scharf, schlagend, schlauchend, schneidend, schnell vorübergehend, schnellend, schrecklich, sengend, sich ausbreitend, siedend, stark reizend, stechend, stetig, stoßweise, Übelkeit erregend, unangenehm, ununterbrochen, vernichtend, verspannend, wehtuend, wiederkehrend, würghaft, zerfleischend, zerfressend, zermalmend, zerreißend, zerrend, ziehend, zitternd, zwickend.

Der McGill-Fragebogen ist nicht für die Erhebung akuter (z.B.) postoperativer nozizeptiver Schmerzzustände, sondern für die Schmerzpraxis chronischer oder pathologischer Schmerzzzustände geeignet.

Computergestützte interaktive Graphikskalen

Sie basiert auf der dank Computertechnik farbig-animierten, interaktiven, kontinuierlichen (Bildschirm)-darstellung (Graphiken) von Schmerzqualitäten wie Druck, Brennen, Stechen, Klopfen in Kombination mit einer visuellen Skala. Die graphischen Darstellungen wurden abgeleitet von Zeichnungen von Schmerzkranken (Swanston et al. 1993).

Komplizierte Psychometrik:
Schmerz + Angst + Depression + Fatigue

In der Praxis ist ein Schmerzerlebnis oft mit subjektiver Angst verbunden; gerade diese Vernetzung erschwert oft die Prüfung des klinisch relevanten Schmerzes (Malow et al. 1989; Weisenberg 1987).

Schmerz kann auch per se Depressionen auslösen (Dohrenwend et al. 1999, s. Buch H/J).

Dasselbe gilt für Angst- oder Angstzustände: jeder Anästhesist kennt die Situation, wo der Patient unter objektivierbarer, optimaler Epiduralanalgesie am Anfang oder beim Abklingen der Anästhesie stöhnt oder aufschreit (etwa bei Empfindung von taktilen Reizen oder Vibrationen durch die Chirurgenhand oder Tourniquet), im Gespräch aber erklärt, keinen Schmerz zu empfinden: offenbar genügt ein Verspüren von schmerzlosem Druck sowie Angst, um den Patienten leiden zu lassen; umgekehrt ist es in der Regel möglich, durch erklärende Worte dem Patienten die Angst, aber auch die Schmerzhaftigkeit zu nehmen.

Bei »On demand«-Analgesietechnik mag der Patient eine Analgetikadosis bei aufkommenden Angstgefühl abrufen, weil zwischen Schmerz und Angst nicht zu unterscheiden vermag.

Umgekehrt mag der Patient durch das Vorhandensein einer → PCA Anlage soweit versichert sein, dass er trotz Schmerzen die PCA-Repetitionsdosis nicht abruft, weil die Erwartungsangst, kein Schmerzmittel im richtigen Moment zu erhalten, wegfällt.

In der modernen Algesiologie werden deshalb Kofaktoren wie Depression, Angst, Fatigue in klinischen Erhebungen und Therapieplänen integriert. Dies kann mit Hilfe von sog. Ratings (»Einschätzung«) und Interviews (»Gespräch«, Dialog) erfolgen und dokumentiert werden (»Scores« und »Questionnaires«).

Folgende gängigen Questionnaires (Fragebögen) erfassen Zusammenhänge zwischen akuter, chronischer Angst und akuten, chronischen Schmerzen, Angst und Depression bei Rehabilitation, Angst und Depression im Kontext von akuten Erkrankungen, terminalen Schmerzzuständen, Diagnostizierung maligner Erkrankungen, Hospitalisierung und Trennung von Umgebung (z. B. Kinder), Rehabilitation etc.:

- Amsterdam Preoperative Anxiety and Information Scale (APAIS; Moerman et al. 1996)
- Beck Anxiety Inventory (BAI; Beck et al. 1988; Kabacoll et al. 1997; Osman et al. 1997)
- Screen Child Anxiety Related Emotional Disorders SCARED: dieses standardisierte Rating basiert auf 5 Kategorien (Angst, Schmerz, Trennungs- und Umgebungsängste) und kann für Kinder (und deren Eltern) eingesetzt werden (Birmaher et al. 1997).
- Depression Anxiety Stress Scales DASS (Brown et al. 1997)
- Fear of Pain Questionnaire FPQ (McNeil u. Rainwater 1998)
- Fear-Avoidance Beliefs Questionnaire FABQ (Waddell et al. 1993: ein Questionnaire, der bei chronischen Rückenschmerzen eingesetzt wird)
- Hospital Anxiety and Depression Scale (HAD; untersucht die Beziehung Schmerz, Angst, Depression bei hospitalisierten chir. und med. Patienten, Aylard et al. 1987)
- Pain Anxiety Symptoms Scale (PASS; Larsen et al. 1997)
- Spielberger State-Trait Anxiety Inventory STAI (McCracken et al. 1996)
- State Anxiety Inventory Scale (SAIS; Carey et al. 1994; Shuldham et al. 1995)

Einige validierte Testverfahren erfassen die für ältere bzw. geriatrische, oft multimorbide Patienten zugeschnittenen Funktionsbeschreibungen bzw. biomedizinischen, psychologischen und sozialten Daten wie Bewertung von selbstständigen Aktivitäten bzw. Lebensführung, kognitive Leistungen wie zeitliche und örtliche Orientierung, Alt- und Neu-Gedächtnis, Stimmung und emotionale Verfassung, Verhaltensstörungen etc. (sog. Geriatric Assessment); zugrunde liegt dieser Einteilung die sog. International Classification of Impairment, Disabilities und Handicaps der WHO (ICIDHI 1980) sowie Int. Classification of Impairment, Activities, und Participation (WHO ICIDH-2 1998), die auf pragmatische Weise versucht, die beim älteren Menschen ausgesprochene Abhängigkeit zwischen Krankheit (»Disease«) und Krankheitsschädigung (»Impairment«), Funktionsbeeinträchtigung (»Activities«, »Disability«), soziale Integration und Partizipation (»Participation«) und Behinderung (»Handicap«) bzw. Kontext (»Contextual factors«) umfassen, wobei in der Regel die einzelnen Stufen ineinander übergehen und der Faktor Schmerz auf allen Stufen eine wichtige Rolle spielen kann und zwar insbesondere im Rahmen von Erkrankungen des Bewegungsapparates (Circulus vitiosus von Schmerz = Leiden + Immobilisation + Hilflosigkeit = Isolation = Depression = Inaktivität = erhöhtes Leiden und Schmerz), neuropathischen Schmerzen sowie Schmerzzuständen bei Malignomen:

- Geriatric Depression Scale (GDS)
- Activitities of Daily Living (Barthel-Index)
- Mini Mental Status (MMS, NMS)
- Nurses' Observation Scale of Geriatric Patients (NOSGER).

Zu den Verfahren einer Schmerzerfassung gehört auch das Erfassen des Schmerzmittel*konsums* und dessen *Vergleich* mit den klinisch objektivierten Verhaltensbeobachtungen und anderer Schmerzkorrelate.

Gracely hat 1984 elegant dargestellt, dass die Schmerzmessung über einfache visuelle Schmerzskalen reproduzierbar ist: er hat Patienten standardisierten Laborschmerzen unterworfen und diese Schmerz-Reiz-Beziehung auf einer X-Y-Skala dargestellt (vgl. Abb. A-10). Dieselben Patienten haben nach einer späteren Ereignis von akuten (diesmal operativ bedingten) Schmerzen die gleiche Skala ausgefüllt: das Resultat war verblüffend: die Relation Schmerz-Reiz war auf der X-Y-Skala praktisch gleich wie nach den standardisierten Laborschmerzen. Man darf daraus auf eine gewisse psychische Metrik schließen. In der Praxis dürfen also solche Skalen mit rechtem Erfolg eingesetzt werden. Die beschriebene Metrik wird bei Auftreten zusätzlicher Faktoren wie akute Schmerzzunahme oder unerwartet verlängerte Schmerzdauer gestört.

Zusammenfassend kann gesagt werden, dass in der Klinik mittels subjektiver Algesiemetrie in Form einfacher Kategorial- und Analogskalen eine einfache, für den Patienten verständliche und für den Arzt zuverlässige und auswertbare Schmerzmessmethode zur Verfügung steht, die für eine Optimalisierung und eine Qualitätskontrolle der Schmerztherapie unerlässlich sind (s. auch Buch H/J).

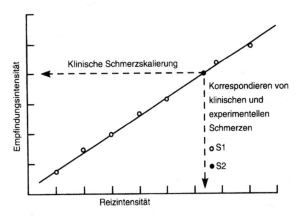

Abb. A-10. Vergleich der Quantifizierung von experimentellen und klinischen Schmerzen. Auf der X-Achse wird der Schmerzgrad (klinischer Slang: »Rating«) angegeben, auf der Y-Achse die Reizanordnung. Die Punkte S1 (Laborschmerz) sind praktisch mit den Punkten S2 (Operationsschmerz) identisch und befinden sich auf einer reproduzierbaren Geraden, die so die psychische Metrik darstellt. Für die Praxis heißt dies, dass die Anwendung von visuellen und anderen Skalen durchaus reproduzierbare Situationen darstellt, also legitim ist. (Nach Graceley 1984)

> »Make pain visible!«
> (Rawal: s. Buchteil Schmerzmanagement)
>
> Ohne Dokumentation keine Therapie,
> keine Therapieverbesserung: keine Quali-
> tätskontrolle
> (s. Buchteil Schmerzmanagement)

Objektive Algesimetrie

Das Ziel der objektiven Algesimetrie ist die Erfassung und Messung von neuronaler Aktivität, die mit der subjektiven Schmerzeinschätzung einhergeht.

Funktionelle bildgebende Verfahren sind z. B.:
– die Positronen-Emissions-Tomographie (PET),
– die Single-Photon-Emissions-Computertomographie (SPECT),
– die funktionelle Magnetresonanztomographie (fMRT) und die
– Vielkanal-Elektro- und Magnetenzephalographie (EEG, MEG).

Solche Verfahren messen nicht unbedingt direkt die neuronale Aktivität im Gehirn, sondern anschließende Stoffwechselprozesse, die meist erst nach mehreren Sekunden auftreten. Das EEG (oder MEG, s. unten) erlaubt dagegen ein Monitoring reizausgelöster neuronaler Aktivität in Echtzeit.

Mehrdimensionale Algesimetrie

Die sog. mehrdimensionale Algesimetrie erfasst *subjektive* und *objektive* Reaktionen auf Schmerzreize (vgl. Abb. A-11 und A-12).

Viszerale Nozizeptio- und Algesimetrie

Gastrointestinale Schmerzsymptome spielen in der Schmerzpraxis eine wichtige, zunehmend erkannte Rolle. Die Bestimmung der viszeralen Sensibilität und Schmerzempfindung im Ösophagus und im anorektalen Bereich hat in den letzten Jahren grundlegende und völlig neue Einblicke in die Pathogenese von bisher schlecht verstandenen, hauptsächlich sogenannt »funktionellen Beschwerden«, ermöglicht. Hier ist v. a. an → »*irritable bowel disease*« (IBS), → »*chest pain*« oder auch an die Dyspepsie zu denken. Zusätzlich kann die Sensibilität in chronischen, inflammatorischen, gastrointestinalen Leiden, analog der Oberflächensensibilität, verändert sein (Klauser 1993, Cannon u. Benjamin 1993, Prior et al. 1993). Die Messung von Perzeptions- und

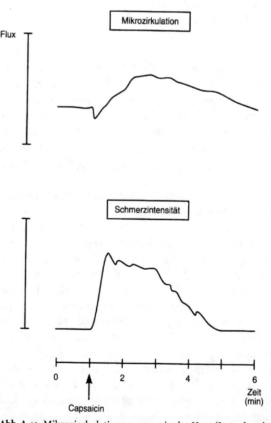

Abb. A-12. Mikrozirkulationsmessung in der Haut (Laserdoppler-Flowmetrie) bei intrakutaner Injektion einer algogenen Substanz (Capsaicin): Einer unmittelbar einsetzenden Vasokonstriktion (Sympathikusaktivierung) folgt eine langsamer einsetzende Vasodilation, die auf lokale Freisetzung von Neuropeptiden zurückggeht (Axonreflex und neurogene Entzündung (s. Abb. A-23 und A-24

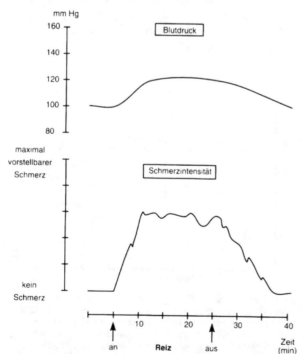

Abb. A-11. Erhöhung des mittleren arteriellen Blutdrucks bei anhaltenden experimentell induzierten Gesichtsschmerzen (definiertes Quetschen des Massetermuskels)

Schmerzschwellen im anorektalen Bereich ist in der Abklärung von fäkaler Inkontinenz und chronischer Obstipation zunehmend Routine; eine Differenzierung von neurogenen und muskulären Ursachen ist in Verbindung mit der Manometrie möglich (Henry u. Swash 1992). Es werden hauptsächlich intraluminale Ballons (mechanische Nozizeption) und elektrische und thermische Reize verwendet. Das Vorliegen einer Entzündung moduliert auch hier die Schmerzaufbereitung. ähnlich wie wir es von somatischen Schmerzen kennen: → Sensibilisierung viszeraler Nozisensoren.

Nozizeptiometrie und Algesimetrie: Grenzen

Da eigentliche Schmerzphänomene nicht gemessen werden können, sind deshalb entsprechende Labor- als auch klinische Untersuchungen immer mit großer Vorsicht zu interpretieren.

Hypertension und Tachykardie während einer Allgemeinanästhesie per inhalationem können als Korrelate eines mangelnden Antinozizeptionsschutzes bzw. einer zu oberflächlichen Anästhesieführung interpretiert werden. Differentialdiagnostisch ist jedoch auch eine anästhesiebedingte Hypoventilation bzw. Hyperkapnie in Betracht zu ziehen. Dieses alltägliche Beispiel weist auf die *Grenzen* bzw. mögliche Fehlinterpretationen der sogenannten objektiven Schmerzmessung hin.

Keele hat schon 1966 die auch später gemachte empirische Tatsache (Huskisson 1974) Vieler in Worte gefasst, nämlich, dass des Patienten Schmerzerfahrung aussagekräftiger sei als jegliche Messung objektiver »Schmerzkriterien« (Keele 1966a).

Zur Einteilung der Schmerzen

Einteilung des Schmerzes nach pathogenetischen Kriterien

Die pathogenetische Einteilung der Schmerzen unterscheidet:
I.   den somatogenen Schmerz,
II. den neuropathischen
     (Synonym: neurogenen) Schmerz,
III. den psychogenen Schmerz.

Somatogener Schmerz

Körperlich (somatogen oder physiogen) bedingte Schmerzen werden als somatogene Schmerzen bezeichnet (s. auch: psychogene Schmerzen).

Die somatogenen Schmerzen werden klassischerweise unterteilt in:
1. → somatische Schmerzen,
2. → viszerale Schmerzen.

Somatogene Schmerzen können akut, subakut oder chronisch sein. Klassische somatogene Schmerzzustände sind posttraumatische und → postoperative Schmerzzustände.

Die überlieferte Unterscheidung in somatische und viszerale Schmerzen wird heutzutage diskutiert (s. unten). Vielfach werden diese Bezeichnungen ersetzt durch den moderneren Begriff »nozizeptive Schmerzen« (Grund: sowohl somatische als auch viszerale Schmerzen entstehen über Aktivierung von entsprechenden Nozisensoren im Körperbereich).

Neuropathischer Schmerz (Synonym: neurogener Schmerz)

Neben der Bezeichnung »neurogen« (in den Nervenzellen entstehend [engl. neurogenic]) wird auch der Ausdruck neuropathisch (»Schädigung des Nerven«) häufig gebraucht.

Der neuropathische Schmerz entsteht durch Läsion, Entzündung oder Dysfunktion eines Teils der → Neuraxis: eine definitive axonale Schädigung ist offenbar nicht notwending (s. unten: tierexperimentelle Neuritis ohne axonale Schädigung und neuropathische Schmerzen, Eliav et al. 1999).

Neuropathische Schmerzen werden eingeteilt werden in periphere, zentrale oder gemischte neuropathische Schmerzen:
- periphere neuropathische Schmerzen nach Schädigung somatosensorischer Nerven [z.B. Polyneuropathie, Neuralgien, Phantomschmerz etc.])
- zentrale neuropathische Schmerzen (nach Schädigung von Nerven und Nervenkernen des ZNS) und
- gemischt-neuropathische Schmerzen (betrifft somatosensorische Nerven mit zusätzlicher Beteiligung von Nerven des autonomen Nervensystems: z.B. → CRPS [komplexe regionale Schmerzsyndroms bzw. »complex regional pain syndrome«], → Reflexdystrophie, → Kausalgie, → Algodystrophie).

In der Klinik sind neuropathische Schmerzen meist assoziiert mit
- posttraumatischen Neuromen,
- Nervenschädigungen durch Immobilisation und Paralyse,
- Plexusschädigungen,
- Postamputation,
- Querschnittsverletzungen (Para- und Tetraplegie),
- diabetische Neuropathie,
- ischämische Neuropathie,
- alkoholische Neuropathie,

- Neuropathie bei Mangelernährung,
- Neuropathie nach Bestrahlung,
- Neuropathie nach Viruserkrankung (z.B. Guillain-Barré-Syndrom, Herpes etc.),
- Neuropathie nach implantierten reaktiven Alloprothesen (z.B. Silikon etc.),
- Neuropathie bei Systemerkrankungen (z.B. multiple Sklerose),
- Schädigungen des ZNS (z.B. Zerebralinsult, Thalamusinfarkt etc.; s. unten).

Im Gegensatz zu nozizeptiven (somatischen, viszeralen meist akuten) Schmerzen, denen eine Verletzung von peripherem Haut-, Binde- oder Muskelgewebe oder tiefen viszeralen Gewebestrukturen zugrundeliegt und die sich in Abhängigkeit der Heilungsphase zurückbilden, induzieren in der Regel periphere Nervenläsionen nicht nur Kurzzeit-, sondern auch komplizierte Langzeitmechanismen.

Folgende Mechanismen können für neuropathischen Schmerzen verantwortlich sein:

1. degenerative und entzündlich-degenerative Nervenreaktion (z.B. bei Diabetes mellitus, Said et al. 1997; demyelisinierenden Polyneuropathien wie multiple Sklerose, Guillain-Barré- und Sjögren-Syndrom etc., Albers u. Kelly 1989, Pentland u. Donald 1994).
2. entzündliche temporäre Nervenreaktion ohne wesentlichen Axonschaden (s. unten experimentelle Neuritis; Eliav et al. 1999; akute entzündliche Reaktionen bei Chemotherapie, Herpes Zoster etc.)
3. posttraumatische pathologische periphere Nervenreaktion und Nerventätigkeit
   a) ektopische Impulse
      - Läsionsstelle von peripheren Nerven (Ochoa u. Torebjörk 1980)
      - posttraumatische Nervenspriessungen (Wall u. Devor 1983, Wall et al. 1974)
      - posttraumatische Neurombildung (Devor u. Govrin-Lippmann 1985)
   b) pathologische elektrische Kurzschlüsse zwischen Nervenfasern (Bildung von Ephapsen; Überschlagen »cross-talk«; Bennett 1991a,b; Calvin et al. 1982)
   c) pathologische Aktivität des peripheren Nozisensors bzw. Dendriten
   d) pathologische Aktivität des spinalen Neuriten (gesteigerte Spontanaktivität)
   e) pathologische Ausspriessung des spinalen Neuriten und entsprechendem Fehlen physiologisch vorgesehener → synaptischer Kontrolle (Woolf et al. 1992)
   f) pathologische Interferenzen (→ Dialog zwischen autonomen sympathischen Efferenzen und nozizeptiven Afferenzen, s. unten)
   g) pathologische Axonreflexe

   h) Hemmung der präsynaptischen Inhibitionsmechanismen (spinale Terminals von Afferenzen; Laird u. Bennett 1992)
4. posttraumatische plastische Veränderung der spinalen und supraspinalen Schmerzverarbeitung:
   a) posttraumatische Veränderung der spinalen und supraspinalen neuronalen Schmerzverarbeitung (Price et al. 1991, Davar et al. 1991, Mao et al. 1992a,b,c,d, Thompson et al. 1990, 1991):
      - räumliche Ausdehnung der Aktivität spinale Laminae V–VI
      - erhöhte Aktivität → NMDA-Neurone
      - spinothalamische Bahnung (Palecek et al. 1992, 1993).

Im Tiermodell werden neuropathische Schmerzen durch experimentelle lokale Kompressionsschädigung etc. ausgelöst (z.B. s. unten: Bennett-Modell).

Neuropathische Schmerzen sind auch ohne axonale Schädigung möglich (z.b. bei akuten und chronischen Neuritiden): tierexperimentell wurde am freigelegten, intakten Nerven durch Applikation einer Entzündungssuppe eine lokale, temporäre Neuritis induziert. Die so induzierte fokale Neuritis induzierte das klinische Bild von neuropathischen Schmerzen am distalen Nervenende. Lichtmikroskopisch war ein fokales Ödem sowie eine endoneuriale Infiltration von Immun- bzw. Entzündungszellen (Granulozyten, Lymphozyten) nachweisbar; immunozytochemisch CD4- und CD8 T-Lymphozyten im Epi- und Endoneurium (shamkontrollierte Tierversuche; Eliav et al. 1999).

Neuropathische Schmerzen unterscheiden sich in Bezug auf
- Schmerzqualität,
- Schmerzlokalisation,
- Schmerzdauer
von nozizeptiven Schmerzen.

Schmerzqualität

Die Schmerzqualität neuropathischer Schmerzen lässt sich v. a. mit Adjektiven wie brennend, stechend, elektrisierend, zerreißend etc. beschreiben.

Der klinisch-neurologische Befund zeigt oft Sensibilitätsstörungen der betroffenen Gebiete mit abnormen Sensationen wie
→ Allodynie
→ Dysästhesie
→ Hypalgesie
→ Hyperalgesie
→ Hypästhesie
→ Hyperästhesie
→ Hyperpathie

Im betroffenen Gebiet kann es zu paradoxen Situationen kommen, indem im neuropathisch betroffen

Gebiet eine Hypästhesie bis Anästhesie besteht bei gleichzeitiger Hypersensibilität auf leichte mechanische Reize (Allodynie; Jensen 1996), vergleichbar einem → Phantomschmerz (mit dem Unterschied, dass das betroffene Gebiet physisch noch vorhanden ist: s. Deafferenzierungsschmerz).

Die Schmerzqualität (für nozizeptive und neuropathischen Schmerzperzeption) wird vorwiegend durch das Fasersystem (A_δ-, C-Fasern) bestimmt.

Schmerzlokalisation

Neuropathische Schmerzen können von einer Aura sowie autonomer Symptomatik begleitet sein (s. unten). Neuropathische Schmerzen werden oft entsprechend der befallenen Nervengebiete in die Peripherie projiziert; es besteht aber auch die Möglichkeit von »extraterritorialen« Schmerzen (Schmerzen in innervierten Gebieten, die mit dem betroffenen peripheren Nerven funktionell getrennt sind), wie dies nach tierexperimentellen Mononeuropathien nachgewiesen worden ist (Tal u. Bennett 1994).

Die Schmerzlokalisation (für nozizeptive und neuropathische Schmerzen) scheint nicht vom Fasersystem, sondern von supraspinalen Perzeptionsmodi bestimmt zu werden und hängt insbesondere vom stimulierten Innervationsgebiet ab: bei experimenteller Reizung (Mikrostimulation) hochinnervierter Gebiete (Hände) können die geblindeten Probanden auch bei spezifischer C-Faser Reizung den Reizort gut erkennen, bei niedriginnervierten Gebieten (viszerale Reize) ist dies nicht der Fall (Koltzenburg et al. 1993).

Schmerzdauer

Neuropathische Schmerzen entstehen meist verzögert, erst nach Tagen, Wochen oder Monaten nach Nervenläsionen (z. B. periphere traumatische Nervenläsionen nach falscher Lagerung, intraneuraler Injektion von Medikamenten, periphere entzündliche Nervenläsionen nach Herpesinfektion etc.).

Der neuropathische Schmerz ist in der Regel ein chronischer Schmerz, pathophysiologisch vom chronisch-nozizeptivem (definierbare Schädigung) und chronisch-idiopathischen (nichtdefinierbare Schädigung) Schmerz abzugrenzen.

Die Pharmakotherapie neuropathischer Schmerzen ist entsprechend der komplexen und teilweise unklaren Pathophysiologie schwierig: aus diesem Grunde sind a priori vorsichtige pharmakotherapeutische und stimulationsinduzierende kombinierte Analgesieverfahren gegenüber endgültigen, destruktiven neurochirurgischen Verfahren vorzuziehen.

Im Gegensatz zu somatogenen Schmerzen, wo die periphere Schmerzmodulation (→ saure antipyretische Analgetika) sowie die zentrale Modulation und Perzeption (→ zentrale Analgetika vom Opioidtyp, Para-

cetamol) im Vordergrund stehen, kommen in der Behandlung neurogener Schmerzen Wirkstoffe vom Typ → Na-Membrankanalblocker (Buch F/G), NMDA-Antagonisten (Buch F/G), dann auch Antidepressiva, Neuroleptika, Antikonvulsiva zum Einsatz (s. Interferenz; Buch F/G) sowie neuerdings aber auch Opioide (z. B. s. Tramadol Wirkstoffprofil Buch C) sowie NMDA-Antagonisten (z. B. Low-dose-Ketamin, s. Buch G).

Neuropathische Schmerzen werden in ihrer klinischen Bedeutung oft unterbewertet und nicht ernst genommen (z. B. Schmerzen bei Rückenmarksquerschnittsläsionen, nach Amputationen etc.) weil es für den Arzt offenbar schwierig ist, solche Schmerzvorgänge, wo die »intakte Peripherie ausgeschaltet ist, bzw. kein peripherer nozizeptiver Input vorhanden ist« zu verstehen. → Melzack zitiert die »inadequacy of the traditional peripheralist view« der Schmerzgenese (Melzack 1993) und kritisiert die Überbewertung der traditionellen Meinung, eine »intakte Peripherie« sei Garant für Absenz von Schmerzen.

> Marie Francois Xavier Bichat (frz. Anatom und Physiologe 1771-1802): »La peau est la limite sensitive de notre âme.« Dieses »Dogma« der intakten Peripherie ist nicht mehr korrekt.

→ »Deafferenzierungsschmerzen« sind neuropathische Schmerzzustandes nach »De-Afferenzierung«, d. h. nach partieller bis vollständiger Unterbrechung des afferenten Informationsflusses.

Allodynie

Der Begriff Allodynie bezeichnet unangenehme bis schmerzhafte Sensationen durch mechanische, thermische Stimuli, die normalerweise nicht als schmerzhaft empfunden werden (s. auch unten: Rekrutierung von A_β-Fasern bei spinaler Sensibilisierung).

Bei der Allodynie ist die Reizmodalität nicht schmerzhaft, die Sensation aber schmerzhaft: das Nozitransmissionssystem ist bei der Allodynie nicht gestört, sondern die Nozitranslation (die Empfindung der Stimuli ist deformiert und verändert).

In welchen klinischen und experimentellen Situationen kann Allodynie auftreten bzw. ausgelöst werden?
- nach Sensibilisierung des peripheren Milieus (z. B. beim Sonnenbrand wird das Hemdtragen als unangenehm [Dysästhesie] bis schmerzhaft [Allodynie] empfunden; Iggo 1974);
- nach experimenteller Sensibilisierung peripherer Nozisensoren (z. B. topische Capsaicinapplikation; Mohammadian et al. 1998);
- nach experimenteller Sensibilisierung viszeraler Nozisensoren durch Histamin und Serotonin; Coelho et al. 1998);

- nach photochemisch-induzierter experimenteller peripherer Nervenläsion (Kupers et al. 1998);
- nach photochemisch-induzierter experimenteller Rückenmarksläsion (z. B. i.v.-Erythrosin B – Gabe + Laserbestrahlung = konsekutive Ischämieschaden des Rückenmarks; Hao et al. 1991);
- nach experimenteller Reizung oder Schädigung des spinalen Milieus, z. B.:
  - nach Schädigung physiologischer spinaler Hemmsysteme Glyzin und GABAA durch Strychnin- (Glyzin-Rezeptor-Antagonist) + Bicucullin-Gabe (GABAA-Rezeptor-Antagonist; Onaka et al. 1996).
  - nach intrathekaler Gabe von Nociceptin (Minami et al. 1997);
  - nach intrathekaler Gabe von PG F2α, PG E2 (Minami et al. 1992, 1994);
  - nach intrathekaler Gabe von Dynorphin A (Laughlin et al. 1997);
  - nach intrathekaler Gabe von Strychnin (Sherman u. Loomis 1994);
  - bei pathologischem Feuern kortikaler Strukturen (s. Diskussion unten);
- iatrogen (Schmerzpraxis): bei terminalen Schmerzzuständen sind beispielsweise bei Kindern unter Morphinlangzeittherapie heftigste Allodynie-Zuständen beschrieben worden: die Kinder schreien vor heftigsten Allodynie-Schmerz schon beim leichten Berühren der Haut auf: diese iatrogene Allodynie wird zzt. Morphinmetaboliten wie Normorphin-3-Glukuronid oder M-3-G zugeschrieben (s. auch Buch C; »Opioidrotating« bei Allodynie).

Tierexperimenteller Nachweis: das Versuchstier reagiert auf normalen mechanischen Druck (z. B. → Frey-Haare) mit Abwehrreaktionen.

Die genauen Wirkmechanismen, die zu Allodynie führen, sind nicht bekannt. Es gibt spontane Allodynie-artige Schmerzen in Absenz jeglicher peripherer Stimulation.

Das weiter unten beschriebene Proteinkinase-System ist bei Allodynie-Phänomenen involviert.

Man nimmt an, dass umschriebene Nervenläsionen für eine Allodynie verantwortlich sein können: entsprechende neurologische Testverfahren sind aber nicht vorhanden.

Bei der Trigeminusneuralgie kann leichtes Streicheln im Gesicht (bzw. Triggerzonen) unerträgliche Schmerzen bereiten und dies in Sekundenschnelle: dieses Phänomen kann man kaum mit einer Sensibilisierung von peripheren Nozisensoren erklären und die üblichen Analgetika sind in diesem Fall wirkungslos (von einigen Forschern wird dieses Beispiel nicht als Allodynie akzeptiert, obwohl definitionsgemäss die Bezeichnungsfaktoren für das Phänomen voll erfüllt sind; persönliche Mitteilung Albe-Fessard). Früher hat man versucht, die entsprechend verantwortlich gehalte-

nen Afferenzen chirurgisch zu unterbrechen: das Resultat war aber oft schlechter, weil man durch die Unterbrechung sog. → Deafferenzierungsschmerzen auslöste; die heutigen chirurgischen Manipulationen im Bereich des Gg. Gasseri induzieren keine Deafferenzierungsschmerzen mehr (möglicherweise, weil der Input nur reduziert und nicht eliminert wird (pers. Mitteilung Albe-Fessard).

Sofortige Allodynieschmerzen (s. oben) werden auch mit pathologischem, epileptiformen Entladungen in Zusammenhang gebracht: tierexperimentell kann eine solche Form von Allodynie durch die Applikation von zentralstimulierenden Wirkstoffen induziert werden (Sakai et al. 1979). Antiepileptika können bei der Behandlung von Allodynie eingesetzt werden (s. Buch F). Möglicherweise fördern epileptische Foci die Nozitransmission in einem solchen Ausmaß, dass während des Feuerns ein ungehindertes Passieren von zentripetalen nozizeptiven Signalmustern, die normalerweise auf zentraler Ebene filtriert und gehemmt würden, möglich ist (Albe-Fessard u. McKenzie 2000).

> Opioidinduzierte Allodynie
> (Buch B, Checkliste
> »UAW Opioide«, Buch C)
>
> Nozizeptin-induzierte Allodynie
> (Buch B)
>
> Allodynie: NMDA-Rezeptor
> (Buch A)

Glycinhemmsystem

Glycin ist ein spinaler hemmender Neurotransmitter (s. unten). Man vermutet, dass bei Ausfall des physiologischen Glyzinhemmsystems im Hinterhorn A_β-Fasern oder WDR-Neurone (normalerweise nichtweitergeleitete) niederschwellige, nichtnozizeptive Inputs an das nozizeptive System weiterleiten (= spinale Sensibilisierung; Konvergenz)

Folgende tierexperimentelle Studien unterstützen diese These:

1. die spinale Blockade von (hemmenden) Glycinrezeptoren durch den (kompetitiven Glycinantagonist) Strychnin löst Allodynie aus (Yaksh 1993);
2. dieser Effekt kann dosisabhängig, kompetitiv durch intrathekale Gabe von Glycin aufgehoben werden (Sherman u. Loomis 1996);
3. dieser Effekt kann ebenfalls durch orale Gabe des Glycin-Prodrugs Milacemide (2-n-pentylaminoacetamid) aufgehoben werden. Das Glycin-Prodrug Milacemide passiert die Blut-Hirnbarriere und wird im Liquor durch die Monoaminooxidase-B zu Glycinamid und dann zu Glycin biotransformiert (Khandwala u. Loomis 1998).

Dysästhesie, Parästhesie, Dysästhesiesyndrom

Der Begriff Dysästhesie bezeichnet alle abnormen Sensationen, die als unangenehm (aber nicht schmerzhaft) empfunden werden.

Dysästhesien können auch durch nichtnoxische Stimuli ausgelöst werden und spontan auftreten.

Bei idiopathischer Polyneuritis wurden äußerst seltene Fälle von Kälte-induzierter Dysästhesie beschrieben (Kashihara u. Yabuki 1987). Lokale Dysästhesie kann durch peripherneurale (postoperative Nervenläsionen, Nervenkompressionen, lokale Medikationen [z. B. Ciprofloxacin]) sowie zentralneurale Schädigungen (temporär nach rückenmarknahen Techniken, chronisch nach Rückenmarkläsionen, Hirnschlag etc.) aber auch bei psychischen Störungen auftreten (Hampf et al. 1987).

Parästhesien sind im Gegensatz zu Dysästhesien ebenfalls abnorme Sensationen, die aber per definitionem nicht als unangenehm (und auch nicht als schmerzhaft) empfunden werden.

Als kutanes Dysästhesiesyndrom wird eine chronische Hautsymptomatik bezeichnet mit neuropathischen Schmerzen, die durch psychischen oder physischen Stress getriggert werden können, – bei absenten objektivierbaren Hautveränderungen.

Hyperalgesie, Hypalgesie

Der Begriff Hyperalgesie bezeichnet eine erhöhte Schmerzhaftigkeit nach *schmerzhaften* mechanischen, thermischen, chemischen Stimulationen.

Teleologisch kann man das Phänomen der Hyperalgesie als Schutzmechanismus interpretieren: es soll eine weitere Exposition des erkrankten Körperteils verhindern.

Die Schmerzschwelle auf Reize ist bei der Hyperalgesie erniedrigt: die Stimulus-Reizantwortkurve nach links verschoben.

Man unterscheidet eine primäre und eine sekundäre Hyperalgesie.

Als → primäre (= periphere) Hyperalgesie wird eine erhöhte Schmerzhaftigkeit im lädierten Gewebegebiet bezeichnet, wogegen als die → sekundäre (= zentrale) Hyperalgesie im ursprünglich nicht betroffenen, der Gewebsläsion unmittelbar angrenzenden Gewebezone auftritt (nach Lewis 1942; Treede et al. 1992).

Wie und wann kann eine Hyperalgesie auftreten (Beispiele)?

Die Sensibilisierung kann peripher (Raja et al. 1988) und/oder zentral erfolgen, nämlich bei

- Sensibilisierung des peripheren Milieus z. B. durch Entzündungsfaktoren:
  - experimenteller »peripheren Sensibilisierung«:
    - z. B. intraartikuläre Injektion von → Substanz P und → Capsaicin: diese Reaktion kann durch NK1-, Bradykinin B1/B2- sowie IL-1β-Rezeptorblocker antagonisiert werden (Davis u. Perkins 1996);
    - nach experimentller Isländischmoosapplikation kann eine thermische Hyperalgesie nachgewiesen werden (durch NK-1/NK-2-Rezeptorantagonisten gehemmt Sluka et al. 1997);
  - Sensibilisierung von Muskelnozisensoren (experimentell durch Injektion einer Bradykinin-Serotoninmischung, Babenko et al. 1999);
- Sensibilisierung der spinalen Neurone (Treede et al. 1992) mit Vergrößerung der rezeptiven Felder, verstärktes neuronales Feuern, erniedrigte Schwellenwerte für Feuern, Rekrutierung und Reorganisation von Faser- und entsprechenden Transmittersystemen etc., so z. B.:
- nach (tierexperimenteller) Entzündung kann eine erhöhte Rekrutierung von (normalerweise nicht dem Nozizeptionssystem zugehörenden) → A_β-Fasern nachgewiesen werden, die zusätzlich statt in die tieferen Rexed Laminae III–V in die oberflächliche Substantia gelatinosa spriessen; normalerweise nichtnoxische Signale vermittelnde A_β-Fasern scheinen ebenfalls unter diesen Bedingungen über Interneurone noxische Signale in die SG zu übermitteln (= plastische Reorganisation der → SG im Entzündungsmodell (Ratte; Nakatsuka et al. 1999).
- multiple spinale Transmittersysteme wie spinale COX-Systeme (s. unten; Willingdale et al. 1997, Dirig et al. 1998), des spinalen → Nerve Growth Factor NGF (thermische, mechanische Hyperalgesie; Lewin u. Mendell 1993).
- bei tierexperimentellen Nervenschädigungen z. B. nach → Bennett kann eine induzierbare Hyperalgesie durch experimentelle Ausschaltung des autonomen Nervensystem reduziert werden (Shir u. Seltzer 1991).

Nozitransmission in das supraspinale Kompartiment mit anschließender supraspinaler Nozitransformation bis Nozitranslation (z. B. spino-zerebraler Fasciculus gracilis mit Projektion in Nucleus gracilis [s. unten], aber auch andere aszendierende System: eine (tierexperimentell ausgelöste) mechanische Hyperalgesie (und Allodynie) nach Osteotomie kann durch Unterbrechung dieser Bahnen vor Setzung des Traumas verhindert werden (Houghton et al. 1999).

Hyperalgesie – wie auch Allodynie (s. oben) kann nach Langzeitmorphintherapie beobachtet werden: das Phänomen wird einer Akkumulation der aktiven Morphinmetaboliten Normormophin-3-Glukuronid sowie M-3-G zu Zusammenhang gebracht; bei zu niedriger intrathekaler → Opioidmedikation ist Hyperalgesie auch beschrieben worden (Buch B).

Hypästhesie, Hyperästhesie, Hyperhaphie

Die Begriffe Hyperästhesie bzw. Hypästhesie bezeichnen gesteigerte/reduzierte Empfindlichkeit für Reize, insbesondere repetierte Stimuli.

Der Begriff Hyperhaphie bezeichnet erhöhte Empfindlichkeit für taktile Reize.

Hyperpathie

Der Begriff Hyperpathie bezeichnet plötzlich auf Stimulation, insbesondere repetierte Stimulation, einschießende, unverhältnismässige Schmerzsymptome, wobei die auslösbaren Stimulationen schwer identifizier- und lokalisierbar sind und die auslösbaren Schmerzen explosivartig auftreten und diffus ausstrahlen.

Neuropathische Schmerzen und Klinik: Bemerkungen, Kasuistik

Perioperative neuropathische Schmerzen

Perioperative akzidentelle Nervenschädigungen (v. a. N. ulnaris, N. ischiadicus bzw. Brachialplexus und lumbosakrale Nerven; Rückenmark etc.) können perioperativ geschädigt werden. Als Folge treten in der Regel selten und vorzüglich bei männlichen Patienten neuropathische Schmerzen auf: akut (in der Regel nach 4–5 Tagen), aber auch nach einer gewissen Latenz (bis mehrere Wochen nach Eingriff, was in den USA zu Diskussionen in Bezug auf sog. »malpractice suits« geführt hat, Warner 1999).

Erste Symptome für eine neuropathische Entwicklung sind Parästhesien im betreffenden Gebiet. Perioperativ sind pathologische somatosensorisch evozierten Potentiale abgeleitet worden (Hickey et al. 1993); dieses Nervenmonitoring aber wie Hickey et al. als Prädiktor für postoperative Neuropathien anzusehen, ist aufgrund anderer Daten (perioperativ temporär pathologische SEP [Brachialplexus] in direkter Abhängigkeit mit der Sternalspaltung bei Thorakothomien ohne postoperative Nervenschäden, Seal et al. 1997) nicht indiziert (Seal et al. 1997).

Die exakten Wirkmechanismen (mechanische Nervenschäden durch Druck bei falscher Lagerung, Nervenschäden durch Lokalanästhetika, Schäden durch Kanülen; chirurgische Sektionen oder Traktionen mit direkten oder indirekten Nervenschädigungen etc.) post-perioperativer neuropathischer Schmerzsyndrome und Nervendysfunktionen sind nicht bekannt: dies soll bei amerik. (häufigen) »malpractice suits« (»keine Schuld-Anerkennung- oder – Zuweisung«) berücksichtigt worden sein (Kroll et al. 1990; Cheney et al. 1999).

Eine Untersuchung bei 100 (100%) Patienten nach Rückenmarksverletzungen ergab eine hohe Inzidenz von posttraumatischen neuropathischen Schmerzen (64%; davon 21% mit starken Schmerzen): Muskel-Skelettschmerzen (v. a. nach Läsionen auf thorakaler Ebene) sowie Schmerzen unterhalb der Läsion standen im Vordergrund. Allodynie trat bei unvollständiger Läsion des Rückenmarks, bei zervikalen Läsionen besonders auf (Siddal et al. 1999).

Neuropathische Schmerzen bei Tumorerkrankungen

Terminale Schmerzzustände bei Malignomerkrankung sind in der Regel gemischte Schmerzen (s. unten): neben nozizeptiven Schmerzen sind wegen fortschreitenden Nervenläsionen (Kompression durch Primärtumor oder Metastasen; Infiltration etc.) neuropathische Komponenten sehr häufig. Eine Analyse bei 593 Patienten ergab nozizeptive Schmerzen bei 380, neuropathische Schmerzen bei 32 und gemischte Schmerzen bei 181 Patienten: bei Berücksichtigung dieser Schmerzgenese ist eine entsprechend angepasste Pharmakotherapie (systemische Analgetika, Antidepressiva, Antikonvulsiva, Lokoregionalblockaden, Kortikosteroide etc.) mit befriedigendem Ergebnis möglich (Grond et al. 1999).

Periphere neuropathische Schmerzen können differentialdiagnostisch falsch interpretiert werden: ein Beispiel sind perianale neuropathische Schmerzen bei (nicht diagnostiziertem) – Rektumkarzinom (im Frühstadium) (Radbruch et al. 1991).

Neuropathische Schmerzen und perinatale Medizin

Bei Risikogeburten ist die Inzidenz von perinatalen Nervenschäden mit entsprechenden Nervenläsionen (v. a. Brachialplexus, N. fazialis betreffend) höher (Perlow et al. 1996); allerdings werden diese Nervenschäden im Rahmen der neurologischen Abklärung weiterverfolgt (es gibt keine Daten in Bezug auf entsprechende neuropathische Schmerzbilder).

Neuropathische Schmerzen bei systemischen, neurotoxischen Erkrankungen

Periphere neuropathische Schmerzzustände sind häufig bei systemischen neurotoxischen Erkrankungen wie Diabetes mellitus vorhanden, auch in Absenz entsprechender Gewebeläsionen wie Ulzera etc. (Veves et al. 1993).

Hereditäre neuropathische Schmerzsyndrome

Hereditäre periphere Neuropathien (z. B. M. Charcot-Marie-Tooth, Déjérine-Syndrom etc.) können mit neuropathischen Schmerzsyndromen assoziiert sein (Warner et al. 1999).

Neuropathische [neurogene] Schmerzen und sympathisches Nervensystem

Kriegschirurgen wie → Paré, → Mitchell und → Leriche beschrieben und postulierten Zusammenhänge zwischen posttraumatischen Schmerzzuständen nach Nervenläsionen sowie Beteiligung des sympathischen Nervensystems (Mitchell et al. 1864; Leriche 1916).

Mitchells Beschreibung von Schmerzen nach Nervenverletzungen begünstigte die Annahme, Kausalgien (neurogene Schmerzen nach Nervenverletzungen) seien auf reine periphere Nervenläsionen zurückzuführen; der Franzose Leriche hatte mit seiner Theorie eines in diesen Schmerzmustern implizierten Circulus vitiosus bis in jüngste Zeit großen Einfluss.

Später ergänzte Livingston in seinem 1943 erschienenen Buch über Kausalgien ein Konzept der Schmerzgenese mit der These von fokalen nervösen Entladungen zwischen Rückenmark und Peripherie und damit Aktivierung von zentralen Schmerzzentren.

Sympathische Reflexdystrophie, SMP (Sympathetically Maintained Pain)

Der heute gängige Begriff »sympathische Reflexdystrophie« (SMP) umfast alle Schmerzzustände, bei denen in einem kleineren bis größeren Umfang autonome Efferenzen das periphere Nozizeptionssystem (s. unten: Dialog zwischen Nozisensor und peripheren Efferenzen) beeinflussen. Entsprechend können sympathikolytische Verfahren bei diesen Schmerzzuständen wirkungsvoll sein.

Die historische Sammelbezeichnung Algodystrophie umfasst Schmerzsyndrome, die nach traumatischen Nervenläsionen auftreten können und sich im Rahmen einer Kausalgie manifestieren: als Kausalgie wurden früher v. a. nach Schussverletzungen auftretende neuropathische Schmerzzustände bezeichnet, die durch leichte taktile, aber auch andere Reize (→ »Xerosalgie«, »Sympsychalgie«) auslösbar sind und auch unabhängig des betroffenen Innervationsgebietes an entfernten Körperstellen auftreten (»Synästhesalgie«), so auch an der gegenseitigen Extremität (»Alloparalgie«). Wie in der Folge dargestellt, werden heute die entsprechenden klinischen Schmerzsymptome enger gefasst bzw. definiert.

Wichtigste SMP-Schmerzzustände sind:
- → CRPS bzw. CRPS I und CRPS II.
- → Phantomschmerzen
- neuropathische Schmerzzustände bei Systemerkrankungen (Diabetes, Herpes Zoster Infektionen etc.),
- → Neuralgien.

Komplexes regionales Schmerzsyndrom, CRPS (Complex Regional Pain Syndrome)

Bekannte algodystrophische Syndrome sind u. a. → Sudeck-Syndrom (1900, 1901/1902); posttraumatische Osteoporose und Osteoatrophie, traumatische Angio- und Vasospasmen, Schulter-Hand-Syndrom etc.

Die Bezeichnung CRPS umfasst lokale Schmerzsyndrome, die mit vasomotorischen und sudomotorischen Dysfunktionen gekoppelt sind. Früher: Reflexdystrophie, Kausalgie. Unter der Leitung der IASP wurde 1994 eine taxonomische Vereinheitlichung in 2 Untergruppen, CRPS Typ 1 und CRPS Typ 2 vorgeschlagen (Merskey u. Bogduk 1994) sowie durch Stanton-Hicks et al. 1995 an einem Workshop in Berlin-Dahlem besprochen. Typ 1 unterscheidet sich von Typ 2 durch die Genese (s. unten). Von weiteren Arbeitsgruppen wie Bruehl et al. (1998, zitiert in Bruehl et al. 1999) wurde in der Folge beanstandet, dass aufgrund statistischer Analysen die klinische Zeichen und Symptome vasomotorischer Veränderungen unabhängig von sudomotorischen Veränderungen und Ödemen zu betrachten sei. Unberücksichtigt seien ebenfalls wesentliche klinische Zeichen wie Muskelschwäche, Tremor, Bewegunsstörungen, Dystonie, Haut-, Haar- und Nägeltrophikstörungen.

Die Arbeitsgruppe um Brühl et al. (1999) schlägt vor, folgende klinische Zeichen oder Symptome systematisch in die Checkliste zu integrieren (abgekürzt):
- brennender Schmerz, Hyperästhesie, Temperaturasymmetrie, Farbveränderungen, Schweissfunktionsveränderungen, Ödeme, Haar-, Haut- und Nagelveränderungen, Schwäche, Tremor und Dystonie, reduzierte Beweglichkeit, sowie Hyperalgesie und Allodynie.

Aus den folgenden Kategorien muss mindestens 1 Kriterium nachweisbar sein:
- Sensorik: Hyperästhesie; abnorme Empfindung beim Nadeltest (Hyperalgesie) oder leichten taktiler Berührung (Allodynie);
- Vasomotorik: Temperaturasymmetrie und/oder Hautfarbeveränderungen- und/oder -asymmetrie.
- Sudomotorik: manifestes Ödem und/oder Schweissfunktionsveränderungen- und/oder Asymmetrie
- Motorik und Trophik: reduzierte Beweglichkeit und/oder Motorikdysfunktion (Schwäche, Tremor, Dystonie) und/oder trophische Veränderungen des Haut-, Haar- oder Nagelorgans.

Typ 1 Komplexes regionales Schmerzsyndrom, Complex Regional Pain Syndrome CRPS (früher: Sympathetic Reflex Dystrophy [SRD] bzw. sympathische Reflexdystrophie; M. Sudeck)

Typ 1 CRPS stützt sich auf die 3 Punkte Anamnese, klinische Hauptsymptomatik und klinische Begleitsymptomatik:

1. Anamnese

In der Anamnese sind Gewebeschädigungen nachweisbar, die aber nicht unbedingt definiert sein müssen (z. B. repetitive banale Gewebeschädigungen, Traumata, aber auch Immobilisation, Herzinfarkt, Schlaganfall etc.).

2. Klinische Hauptsymptomatik

Unproportionierte kontuierliche Spontanschmerzen, → Allodynie und → Hyperalgesie. Die peripheren Schmerzphänomene sind nicht unbedingt limitiert auf das periphere Versorgungsgebiet eines einzelnen Nerven. Die Schmerzen sind in Bezug auf die Anfangsschädigung überproportional. Es besteht oft diffuser Tiefenschmerz, der beim aufrechten Patienten verstärkt ist, und auf periphere Sympathikolyse oft anspricht.

3. Klinische Begleitsymptomatik

Fakultativ im entsprechenden Schmerzbereich Gewebeveränderungen (Gewebeödem, abnorme Perfusion, abnorme Sudomotortätigkeit).

Für die Punkte 1–3 dürfen keinen anderen erklärbaren diagnostischen Gründe aufführbar sein: beispielsweise Schmerzen und Funktionsänderungen im Sinne 2. und 3., aber proportional einer entsprechenden Anfangsschädigung (zum Beispiel neuropathische Schmerzen mit Gewebeveränderung bei einem Diabetiker würden nicht in die Gruppe CRPS 1 fallen, weil sie in Bezug auf Ursache, Ausmaß und Proportionalität erklärbar wären, nämlich mit der Diagnose einer diabetischen Neuropathie).

Typ 2 Komplexes regionales Schmerzsyndrom, Complex Regional Pain Syndrome (CRPS; früher: Kausalgie)

Typ 2 CRPS stützt sich auf die 3 Punkte Anamnese, klinische Hauptsymptomatik und klinische Begleitsymptomatik.

1. Anamnese

In der Anamnese ist eine Nervenschädigung bzw. Läsion der → Neuraxis nachzuweisen.

2. Klinische Hauptsymptomatik

Im Vordergrund stehen Spontanschmerzen, → Allodynie, → Hyperalgesie. Die Schmerzphänomene beschränkten sich nicht auf das Versorgungsgebiet eines einzelnen Nerven. Die Schmerzsymptomatik ist in Bezug auf die Anfangsschädigung überproportional.

3. Klinische Begleitsymptomatik

Fakultativ sind im betroffenen Schmerzbereich Gewebeveränderungen (Gewebeödem, abnorme Perfusion, abnorme Sudomotortätigkeit) nachzuweisen.

Für die Punkte 1–3 dürfen keine anderen erklärbaren diagnostischen Gründe aufführbar sein.

Stumpfschmerzen, Phantomschmerzen, Phantomsensationen

Schon der französische Kriegschirurg Ambroise → Paré (1510–1590) unterschied prä- und posttraumatische Amputationsschmerzen, Phantom- und Stumpfschmerzen, Phantomschmerzen und nichtschmerzhafte Phantomsensationen und postulierte periphere und zentrale Schmerzmechanismen für diese Phänomene.

Stumpfschmerzen

Stumpfschmerzen sind Schmerzen von → neuropathischen Schmerzcharakter im Bereich des Operationsstumpfes v. a. nach Gliedamputationen.

Stumpfschmerzen sind Schmerzen, die im Bereich des peripheren Amputationsstumpfes durch abnorme → neuropathische Nozitransduktionsmechanismen induziert werden.

Die Inzidenz von Stumpffschmerzen in den Arbeiten von Jensen et al. betrug unmittelbar postoperativ um 60% und reduzierte sich dann in den ersten 6 Monaten auf 22% (Jensen et al. 1983); sie ist höher bei Patienten, die Phantomschmerzen entwickeln (Montoya et al. 1997).

Die bei Stumpfschmerz implizierten Wirkmechanismen werden im Abschnitt → neurogene/neuropathische Schmerzen diskutiert.

Stumpfschmerzähnliche Sensationen

Es gibt auch Schmerzbilder und schmerzfreie periphere Gewebeschädigungen, die in keine der genannten Klassifikationen völlig hineinpassen: in einer retrospektiven Übersicht an 352 Patienten mit a.v.-Shunts (chronisches Nierenversagen, Hämodialyse) ergab folgende Komplikationen bzw. gemischte Schmerzzustände:

- Handperfusionsstörungen ohne Schmerzen (4,3%);
- a.-v.- Fistelbildungen (1,8%), teilweise mit schmerzhaften Dysästhesieformen (Betäubungs- und Kältegefühl);
- schwere periphere Perfusionsstörungen mit ausgeprägter Störung der Sensorik, Fehlen des Pulses und schwersten Schmerzen (ca. 2%);
- Verlust der Hand wegen Gangrän bzw. Amputation (< 1%).

Die Inzidenz an schweren Störungen war gehäuft bei systemischen Begleiterkrankungen wie Diabetes mellitus, systemischer Lupus erythematosus, arterielle Hypertension, periphere und koronorare Gefäßkrankheiten (Morsy et al. 1998).

Mit Schmerzzuständen einhergehende Gewebsnekrosen und Gewebsschädigungen sind nach intraarterieller Chemotherapie bei Sarkomerkrankung von Extremitäten beschrieben worden (Bezwada et al. 1998).

Phantomschmerzen

Phantomschmerzen sind neuropathische Schmerzen, die auf ein fehlendes Körperorgan bzw. Körperglied bezogen werden.

Sie sind in der Regel selten konstant, sondern treten intermittierend auf. Schmerzfreie, stumme Perioden können Tage, Wochen oder Jahre dauern. Stumme Phantomschmerzen können nach Jahren durch diverse Stimuli aktiviert werden.

Phantomsensationen

Phantomsensationen sind nichtschmerzhafte Sensationen, die auf ein fehlendes Körperorgan bzw. Körperglied bezogen werden (vgl. Abb. A-13).

Es können somatische und viszerale Phantomschmerzen und Phantomsensationen unterschieden werden: sie treten nach Abtragung somatischer wie auch viszeraler Strukturen auf.

Die Inzidenz von Phantomphänomenen ist allgemein hoch und beträgt zwischen 60–80%, ohne Relation zu Alter, Geschlecht, Ort und Grund der Amputation (Sherman u. Sherman 1983, Jensen et al. 1985; Melzack et al. 1997, Wartan et al. 1997).

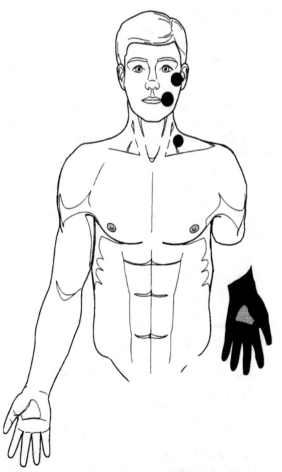

Abb. A-13. Beispiel einer durch Misslokalisation von Berührungsreizen im Gesicht ausgelösten Phantomwahrnehmung der amputierten linken Hand.

Die Inzidenz von nichtschmerzhaften Phantomsensationen nach Gliedamputationen beträgt > 80%; die Lokalisation dieser Sensationen scheint sich v. a. in den ersten 6 Monaten von proximal nach distal zu verändern. Sensationen waren u. a. kinästhetischer Art (Sensationen von Länge u. Kürze des amputierten Gliedes, seines Volumens oder anderen räumlichen Eindrücken; Jensen et al. 1983, 1984, 1985).

Die Inzidenz nichtschmerzhafter Phantomsensationen ist höher bei Patienten, die Phantomschmerz aufweisen als bei schmerzfreien Patienten (Montoya et al. 1997).

Somatische Phantomschmerzen nach Organgebieten
Gliederamputationen

Gliederamputationen sind die häufigste Ursache von Phantomschmerzen (Jensen et al. 1983, 1984, 1985, 1986; Sherman u. Sherman 1983, Sherman et al. 1987, 1989, 1992; Houghton et al. 1994).

Die Inzidenz von Phantomschmerzen nach Amputationen a priori gesunder Glieder ist hoch und beträgt ca. 55–80%. Es besteht ein enger Zusammenhang zwischen Phantomschmerzen und (nichtschmerzhaften) Phantomsensationen (Sherman u. Sherman 1983, Wartan et al. 1997).

Die Inzidenz von postoperativen Phantomschmerzen bei Gliederamputationen ist höher bei Patienten, die langdauernde und starke Präamputationsschmerzen aufweisen; bei Langzeit-Phantomschmerzen scheint der Präamputationsschmerz keinen Einfluss zu haben; in der Regel kann sich der Phantomschmerz nach den ersten 6 Monaten quantitativ und qualitativ ändern und bleibt dann konstant (Jensen et al. 1985, Katz u. Melzack 1990).

Junge Kinder (< 6 Jahre) und Personen mit congenitaler Absenz von Gliedmassen weisen in 20–50% der Fälle nichtschmerzhafte Phantomsensationen und Phantomschmerzen auf (Melzack et al. 1997). Die höchste Inzidenz von bis 100% weist die Altergruppe der Adoleszenten auf: hier ist sie unabhängig der Amputationsindikation (Trauma, Malignom, congenitale Anormalität; Krane u. Heller 1995).

Kasuistiken:

- Eine 74-jährige Patienten, bei der 24 Jahre zuvor wegen eines Leiomyosarkoms eine Amputation oberhalb des Knies vorgenommen werden musste, entwickelte plötzlich zunehmende Phantomschmerzen (amputierter Fuß) bei gleichzeitiger Zunahme von Rückenbeschwerden. Der Grund für die Rückenbeschwerden war eine maligne metastatische Invasion wegen eines Primärtumors, die offenbar nach 24 Jahren imstande war, das Phantomschmerzmemory zu aktivieren (Chang et al. 1997).
- Ein Patient mit vorherig chirurgisch behandeltem Karpaltunnelsyndrom wurde später am rechten Arm amputiert. Postoperativ Entwicklung eines Phantom-

schmerzes, der durch Reizung in der Wangengegend ausgelöst werden konnte (Halligan et al. 1993).

- Ein 55-jähriger Patient mit Myokardinfarkt 1975 und 1985. Bypassoperationen 1985 und 1990. Kardiogener Schock bei 2. Intervention 1990 mit komplizierter Reanimation (intraartoische Ballonpumpe etc.). Wegen Ischämie und Sepsis Amputation rechtes Bein. 4 Tage danach Phantomschmerzen. In der Folge Reduktion des Phantombeins (»Teleskopie-Phänomen«) mit Zurückbildung der Schmerzen ohne Stumpfschmerzen. Wegen schlechtem kardiovaskulärem Zustand Herztransplantation 1997. Unmittelbar postoperativ Verstärkung der Phantomsensationen- und Schmerzen: Verbesserung kardiovaskuläre Funktion = Verbesserung der Stumpfdurchblutung = Verlängerung Phantombein + Schmerzzunahme (Satchithananda et al. 1998).

- Im Alter von 13 Jahren wurde einem Patienten wegen kongenitaler arterio-venöser Malformation ein Bein amputiert. 44 Jahre später entwickelte der Patient neuropathische Phantomschmerzen (»lanzierende Schmerzen wie mit einem Messer«) im amputierten Glied. Monate später wurde beim Patienten ein Diabetes diagnostiziert und in der Folge entwickelte der Patient eine bilaterale neuropathische, therapieresistente Schmerzen (Rajbhandari et al. 1999).

Orofazialbereich

Phantomschmerzen im Orofazialbereich sind nach Zahnextraktionen etc. beschrieben worden (Marbach 1993,1996; Battrum u. Gutmann 1996, Pöllmann 1990).

Brustamputation

Nach Mastektomie können in bis zu 20% postoperative neuropathische Schmerzen auftreten, besonders bei jungen Patientinnen; die Ursache wird in der chirurgischen Läsion von Nerven, besonders in der Axilla-Gegend vermutet (Vecht et al. 1989). Der neuropathische Schmerzcharakter ist typisch (einschliessend, lanzinierend etc.). Im Angelsächsischen wird das Schmerzsyndrom »post mastectomy pain syndrome« (PMPS) genannt (Übersicht Smith et al. 1999).

Das Auftreten von Phantomschmerzen nach Brustamputation ist erheblich und beträgt anfänglich 13–15% in den ersten postoperativen Wochen; spätere phantomartige Narbenschmerzen sollen in bis 30% auftreten: sie sind vergleichbar mit dem »Stumpfschmerz« nach Amputation von Extremitäten (Arbeiten von Kroner et al. 1989, 1992).

In anderen Studien war die Inzidenz von Phantombrustschmerzen sogar noch höher (> 50%), wobei die Mehrzahl der betroffenen Frauen (ca. 60%) diese Symptomatik dem Arzt nicht mitteilten (Jamison et al. 1979, Scholz 1993).

Die Phantomschmerzen beziehen sich auf die Brust, auf die entsprechenden Dissektionsstellen sowie oft auch auf die Gegend der Brustwarze (Abraham u. Lllewellyn-Jones 1983; Jamison et al. 1979; Kroner et al. 1989, 1992; Kwekkeboom 1996; Lierman 1988, Moore u. Stayton 1981; Poma et al. 1996; Scholz 1993; Staps et al. 1985).

Viszerale Phantomschmerzen und -sensationen nach Organgebieten

Als viszerale Phantomschmerzen werden Phantomschmerzen aus Organgebieten der sog. Viszera oder Eingeweide, aber auch der Organgebiete der großen Körperhöhlen (Schädel-, Brust-, Bauch-, Beckenhöhle) bezeichnet.

Der Input viszeraler Schadensignale gegenüber somatischen Strukturen ist wahrscheinlich geringer; in der Katze hat man die Zahl der spinalen viszeralen Afferenzen auf 1,5–2,5% aller spinalen Afferenzen geschätzt (Jänig u. Morrison 1986).

Augen

Bei 53 Patienten mußte wegen eines Malignoms das Auge enukleirt werden. Phantomschmerzen und Phantomsensationen entwickelten sich in der 1. postoperativen Woche bis zu 6 Monaten mit einer Inzidenz von ca. 30% (Phantomschmerzen) bzw. 60% (Sensationen), wobei Patienten mit Kopfschmerzanamnese eine erhöhte Inzidenz zu Phantomphänomenen aufwiesen (Nicolodi et al. 1997).

Herz

Ein Fallbericht über einen 49-jährigen Mann, dem Jahre zuvor der linke Arm über dem Ellbogen amputiert werden mußte. Anamnestisch starke ausstrahlende Effort-Schmerzen in den linken amputierten Arm mit ST-Ischämiezeichen beim Belastungs-EKG; eine erfolgreiche koronare Bypassoperation eliminierte die konoräre Hypoperfusion bzw. Ischämie und die Angina-Phantomschmerzen traten nicht mehr auf (Martin et al. 1994).

Uterus

Nach Hysterektomien können phantomartige Sensationen (z. B. Kontraktionen) auftreten (Dorpat 1971).

Blase, Prostata

Fälle von Phantomsensationen, die im Bereich Blase und Prostata durch Palpation, beim Urinieren etc. auslösbar sind, werden vereinzelt beschrieben (Maloney u. Darling 1966).

Eine Fallbeschreibung von Blasenphantomschmerz nach Zystektomie (in dieser Arbeit werden andere publizierte Fälle von Phantomsensationen nach Rückenmarkschädigung sowie bei Hämodialysepatienten beschrieben, Brena u. Sammons 1997).

Rektum, Anus, Perineum

Die Inzidenz von Phantomschmerzen und Sensationen nach abdomino-perinealer Rektumamputation ist relativ hoch und beträgt bis zu 65%, wobei nichtschmerzhafte Sensationen wie »fehlendes Rektum, Phantomflatus, Faeces im Rektum, perineale Phantomsekretionen, Hämorrhoidsensationen« überwiegen, bei 20% der Patienten aber auch schmerzhafte, dysästhetische Sensationen vom neuropathischen Schmerztyp (einschießende Schmerzen, »pricking«, Brennen, Schmerzen wie bei hartem Stuhlgang bei Hämorrhoiden) auftraten (Lubbers 1984; Ovesen et al. 1991).

Differentialdiagnostisch muss unterschieden werden zwischen postoperativen Phantomschmerzen und Schmerzen, die aufgrund maligner neoplastischer Formationen neu auftreten (Boas et al. 1993, s. oben).

Wie weiter unten beschrieben sind auch primär auftretende neuropathische perianale Schmerzen bei (nicht diagnostiziertem, Frühstadium-)Rektumkarzinom in Betracht zu ziehen (Radbruch et al. 1991).

Deafferenzierung: Deafferenzierungsphantomschmerzen

Unter Deafferenzierung versteht man die traumatische oder operative Ausschaltung der sensiblen Impulse.

Als Deafferenzierungsschmerzen werden neuropathische Schmerzzustände inklusive Phantomschmerzen und -sensationen (Conomy 1973) bezeichnet, die nach einer Deafferenzierung auftreten, beispielsweise nach Brachialplexusschädigungen, Wurzelausrissen, Querschnittsläsionen.

Beim Deafferenzierungsschmerz ist das afferente Transmissionssystem beschädigt (peripher oder/und zentral): es ist aber nicht unbedingt erforderlich, dass die Transmissionsschädigung exklusiv das nozizeptive System betrifft (Albe-Fessard u. McKenzie 2000).

Im betroffenen, demarkierten kutanen Innervationsfeld können in der Regel keine Sensationen auf mechanische Stimuli (leichte bis noxische) ausgelöst werden; in diesem Areal verspürt der Patient aber oft unerträgliche Schmerzen: um die betroffenen Areale bestehen Zonen mit anormalen Sensationen. Der Deafferenzierungsschmerz ist vergleichbar einem Phantomschmerz: die schmerzhafte Zone ist anästhesiert, reagiert nicht auf taktile Reize, aber der Patient verspürt Schmerzen in dieser betroffenen Zone. Deafferenzierungsschmerzen – wie Allodynie – reagieren kaum auf Schmerzmittel, die nozizeptiven Schmerz reduzieren.

Deafferenzierungsschmerzen sind je nach Läsionshöhe verschieden: wird ein peripher Nerv lädiert, können die zentralen afferenten Fasern wegen der Intaktheit des Spinalganglions neu ausspriessen und die sofortige Deafferenzierung rückgängig machen. In diesen Fällen sind wegen zusätzlicher möglicher Neurombildung Mischschmerzen möglich (Deafferenzierungsschmerz sowie abnorme objektive Sensationen aus nachspriessenden Afferenzen). Bei Schädigung des Spinalganglions ist der Nerv endgültig geschädigt. Wegen der Überlappung der Dermatome ist eine Schädigung von mindestens 3 Wurzeln (bzw. Radix dorsalis von Spinalnerven) notwendig, um ein Deafferenzierungsschmerzsyndrom zu erzeugen; bei einer Schädigung von 4–5 Radizes bildet sich ein Deafferenzierungssyndrom fast immer: als Ursache wird eine spinale (tierexperimentell messbare) Hyperaktivität diskutiert (Albe-Fessard, persönliche Mitteilung)

Anästhesiologische Deafferenzierung

Eine temporäre Unterbrechung der Neuraxis durch Nervenblockaden, Lokoregionalanästhesien kann Phantomschmerzen und -sensationen auslösen und beim Vorgeschädigten solche triggern; darüber sind Fallbeschreibungen vorhanden (Mihic u. Pinkert 1981; Mackenzie 1983; Fiddler u. Hindman 1991).

Werden Phantomschmerzen durch eine solche temporäre und therapeutische Unterbrechung der Neuraxis getriggert, wird als Therapie eine optimale rückenmarknahe Barrage (Opioide + α2-Agonisten) empfohlen; bei entsprechender Anamnese sind Lokoregionalanästhesien nicht kontraindiziert, sofern für eine entsprechende spezifische spinale Barrage gesorgt wird (als Alternative zu der in solchen Fällen früher angewandten Allgemeinanästhesie, Gentili u. Bonnet 1993; Tessler u. Kleiman 1994, Uncles et al. 1996).

Chirurgische Denervierung, Reinnervationsphänomene

Das autonome Nervensystem ist über spinale Reflexbögen ständig mit dem peripheren Nozizeptionsinflux in Verbindung. Eine Denervierung kann deshalb, wie wir das bereits beschrieben haben, im Rahmen chronischer Schmerzzustände Auswirkungen im weitesten Sinne auf die Gewebetrophik haben: dystrophische Schmerzsyndrome ($\rightarrow$ sympathische Reflexdystrophie, Algodystrophie: vgl. neue Taxonomie: CRPS!). 1916 publizierte Leriche über die Exzision einer autonominnvervierten Gefäßscheide wegen »Kausalgie« nach Schussverletzung (Leriche 1916); 1925 publizierte Mandl Ergebnisse über Ausschaltung des autonomen Nervensystems durch paravertebrale Blockade bei Angina Pectoris Anfällen (Mandl 1925).

Die Herztransplantationschirurgie stellt in Bezug auf klinische Denervierungsphänomene eine Sondersituation dar, indem sie ein a priori vom autonomen Nervensystem »gänzlich dekonnektiertes gut überwachbares Organ« verpflanzt.

Die Beobachtung, dass transplantierte Patienten auch bei Auftreten von Ischämieschäden im transplantierten »neuen« Organ nie oder sehr selten pektanginöse Beschwerden zeigen, könnte auf eine Absenz der autonomen Innervation zurückzuführen sein oder über Phänomene, wie sie weiter unten unter »Chest Pain« (Syndrom X) beschrieben sind.

Eine sekundäre Reinnervation ist im Tierversuch nachgewiesen worden; beim Menschen ist sie aufgrund indirekter Untersuchungen anzunehmen: Fälle von pektanginösen Schmerzzuständen sind seit 1991 publiziert, wie dies der nächste Abschnitt beschreibt:

Das transplantierte Herz ist neuronal vom übrigen autonomen Nervensystem getrennt: also de-afferenziert. Herztransplantierte Patienten leiden deshalb nicht an Angina-pectoris-Schmerzen. Dies aber offenbar nur solange eine autonome Reinnervation ausbleibt. Die Objektivierung einer Wiederherstellung der autonomen Innervation bei Herztransplantierten aufgrund hämodynamischer und anderer Studien ist schwierig; im Tierversuch allerdings ist eine Reinnervation nach 6–12 Monaten nachzuweisen (Norvell u. Lower 1973, Kaye et al. 1977). Deren qualitatives und quantitatives Ausmaß ist jedoch unbekannt. Mittels Tyramin lassen sich intakte sympathische Nerventerminale zur Noradrenalinfreisetzung provozieren. Ein positiver Tyramin-Provokationstest (Erhöhung der kardialen Noradrenalinfreisetzung) erfordert kardiale Noradrenalinspeicher bzw. intakte autonome Nerventerminale (Forman et al. 1984). Bei Herztransplantierten lässt sich so eine autonome Reinnervation indirekt nachweisen (Wilson et al. 1991). Die Arbeitsgruppe um Stark publizierte 1991 fünf Fälle von Herztransplantierten, bei denen Jahre nach Transplantation aufgrund klinischer Verdachte (zunehmende Anstrengungsdyspnoe etc.) oder Routine-Nachuntersuchungen, elektrokardiographisch und angiographisch schwere intraluminale Veränderungen der Herzkranzgefäße nachgewiesen werden konnten. Zwei dieser Patienten (42 Monate nach Transplantation) litten gleichzeitig an typischen Angina pectoris Anfällen, drei dieser Patienten war in Bezug auf *Schmerz*symptomatik jedoch beschwerdefrei. Die intravenöse Gabe von 55 µg Tyramin/kgKG ergab bei den Schmerzpatienten eine ausgeprägte, jedoch keine intrakardiale Noradrenalinfreisetzung bei den schmerzfreien Patienten. Die Autoren schließen daraus, dass Angina pectoris Anfälle bei Herztransplantierten im Gegensatz zu überlieferten Regeln wegen möglicher autonomer Reinnervation durchaus kardialer Ursache sein können (Stark et al. 1991).

Phantom-Schmerzmechanismen:
Beobachtungen, Hypothesen

Während Phantomschmerzen konnten Veränderungen der elektromyographischen Aktivität an Stumpfmuskeln aufgezeichnet werden: möglicherweise sind Perfusionsveränderungen im Stumpfgebiet für Schmerzen von brennendem Charakter mitverantwortlich (Sherman et al. 1987, 19989, 1992; Sherman u. Sherman 1983).

Phantomschmerzen werden – wie alle Schmerzzustände – durch psychologische Faktoren wie Stress und Depressionen beeinflusst und auch ausgelöst bzw. getriggert: deshalb sind psychophysiologische adjuvante Therapieansätze wie Biofeedback und Relaxation in der Behandlung von Phantomschmerzen einzubeziehen.

Im Gegensatz zu früheren Annahmen scheinen eigentliche Persönlichkeitsstrukturen keinen Einfluss auf die Entwicklung von Phantomschmerzen zu haben (Sherman et al. 1987; Arena et al. 1990; Hill et al. 1996).

Kasuistiken:
- Amputationsgeschädigte wiesen im Vergleich zum Gesunden bei EEG- und EMG-Untersuchungen (visuell-verbal evozierte Potentiale; EMG-Ableitungen am Amputationsstumpf) signifikant verschiedene Reaktionen auf (z.B. EEG erhöhte und verzögerte Potentiale; EMG: verstärkte Reaktionen auf der geschädigten Seite; Larbig et al. 1996).
- Nach einem Hirninfarkt (CT-Scan-Lokalisation: → hintere innere Kapsel) verschwinden bei einem Patienten die vor dem Infarkt auftretenden Phantomschmerzen (Yarnitsky et al. 1988).
- Polytraumatiker, linksseitiger Hirnstamminfarkt, Amputation rechtes Bein. Postoperativ Stumpfschmerzsyndrom (Allodynie) sowie spontane und taktil getriggerte Phantomschmerzen. Klinik: Sensorik rechte Körperhälfte inklusive Stumpfregion reduziert bei normalen Vibrations- und Berührungstest. Erfolgloser Therapieversuch: Sympathikumblockade + rückenmarknahe Analgesie. Arbeitshypothesen: neben thalamischen und kortikalen somatosensorischen Memories sind wahrscheinlich auch andere Fasersysteme, nämlich das Hinterstrangsystem (→ A_β-Fasern) sowie a priori klinisch nicht vermutete Nozitransduktionsaktivität tieferer somatischer Strukturen mitverantwortlich für Phantomschmerzen (Baron u. Maier 1995).
- Während einer korrekt sitzenden Epiduralanästhesie für die chirurgische Entfernung einer Osteosynthesemetallplatte am Femur entwickelte der Patient parallel der Anästhesie, aber unabhängig der chirurgischen Intervention Phantomschmerzen und -sensationen, die bei Abklingen der Epiduralanästhesie entsprechend sich völlig zurückbildeten (Mihic u. Pinkert 1981).

1. Spinale Plastizität

Man nimmt an, dass die Verarbeitung viszeral-nozizeptiver Inputs auf spinaler Ebene prinzipiell vergleichbar ist mit derjenigen somatisch-nozizeptiver Inputs: dies wird im Abschnitt → spinale Schmerzverarbeitung diskutiert. Entsprechend kann ein starker oder repetierter Input aus viszeralen Nozisensoren das spinale (Filtrations-)Milieu überlasten und dort zu intrazellulären Transskriptionskaskaden (De-novo-Expression von Neurotransmittern, Rezeptoren etc.) mit dem Resultat eines spinalen wind-up Phänomens (s. unten).

2. Kortikale Reorganisation

Eine Reorganisation kortikaler Strukturen (z. B. →
somatosensorischer Kortex) erfolgt nach Amputationen offenbar in direkter positiver Abhängigkeit des
Auftretens von schmerzhaften Phantomschmerzen; bei
kongenital Amputierten oder Amputieren ohne
Schmerzphantomsensationen ist sie nicht nachweisbar;
die kortikale Reorganisation kann auch kurzfristig
rückgängig gemacht werden durch eine erfolgreiche
periphere Barrage mittels Lokoregionalblock; in der
Regel bleiben triggerbare Phantomschmerzen konstant,
die Ausdehnung und Lokalisation der Areale, womit sie
getriggert werden können, ändert sich interindividuell
und konstant (Knecht et al. 1995; Montoya et al. 1998;
Flor et al. 1995, 1998)

Die Bedeutung der Plastizität des zerebralen Kortex
wurde mittels eines einfachen Tricks aufgezeigt. Ein
vertikaler Spiegel wurde vor Phantomschmerzpatienten
so aufgestellt, dass der Patient ähnlich wie in einer virtuellen Realitätsbox seitenverkehrt das gesunde Glied
beobachten konnte. Die Bewegung der gesunden Hand,
spiegelverkehrt als Phantomhand interpretiert, induzierte das Gefühl, dass die amputierte, fehlende Hand
sich bewegte und dies auch in Patienten, die seit Jahren
kein kinetisches Gefühl im amputierten Glied verspürt
hatten. Ein Patient verspürte beim Experiment einen
kurzen Schmerzreiz im Phantomglied, andere verspürten spastische Schmerze, die bei Handöffnung (gesunde
Hand) im Spiegel sich zurückbildeten. In einem
Patienten veränderte sich das Phantomgefühl definitiv,
in dem nur noch die Hand in die Nähe der Schulter projiziert wurde. Einige Patienten verspürten Phantomschmerzen auf Reize der gesunden Hand beim
Betrachten des Spiegelbildes im Sinne einer →
Synästhesie (Ramachandran u. Rogers-Ramachandran
1996).

Aufgrund dieser Beobachtungen nimmt man an dass
1. Phantomschmerzen über zentrale Relais (s. unter
   supraspinales Kompartiment) vermittelt werden, die
   nach Amputation funktionell intakt und relativ konstant bleiben und zusätzlich
2. ein dynamischer Dialog (»Austausch von Signalmustern«) zwischen Peripherie (Triggerpunkte) und
   ZNS (rezeptive Felder) entsteht (Birbaumer et al.
   1997; Doetsch 1997; Flor et al. 1995; Flor et al. 1998;
   Knecht et al. 1998).

Der Patient mit Schmerzen an
6 Armen

Fällt diese kortikale Reorganisation auf geschädigte
zentrale Substrate (z. B. nach Hirninfarkt, s. unten),
kann potentiell ein Phantomschmerz entstehen, der
»verschiedene zentrale Bilder mehrbelichtet«: so sind
Fälle beschrieben, wo nach Hirninfarkten der Patient
Phantomschmerzen an multiplen Extremitäten, beispielsweise an 6 Armen empfand (Sellal et al. 1996;
Halligan u. Marshall 1995).

Plastizität und pharmakotherapeutische Ansätze

»preemptive analgesia«

Das nozi- und antinozizeptive System ist durch nozizeptive Inputs verformbar, veränderlich, kurz: plastisch:
man spricht deshalb von der Plastizität des nozizeptiven Systems.

Repetierte, starke noxische Stimuli induzieren intrazelluläre molekulare Veränderungen (s. auch → genetische Komponenten der Nozizeption), d. h. Langzeitveränderungen des Nozizeptionssystems und sekundär
anderer Systeme – beispielsweise das autonome
Nervensystem oder »seelische Bereiche« – zu temporären Kurzzeit- aber auch Langzeitanpassungen auf
peripherer, spinaler und supraspinaler Ebene.

Tierexperimentell kann nachgewiesen werden, dass
schon lokalisierte, kurze schädigende Reize die spinale
Schmerzmodulation sensibilisieren: auf repetitie
schädigende Reize reagiert das Versuchstier überproportional (Dougherty u. Willis 1991; Kenshalo et al. 1979;
Perl et al. 1974; Simone et al. 1991; Coderre u. Melzack
1987, Coderre et al. 1990); eine prä-traumatische
Blockierung des nozizeptiven Inputs auf spinaler Ebene
scheint diese Sensibilisierung zu verhindern (Dickenson u. Sullivan 1987b; Wall 1988; s. Diskussion präemptiver Antinozizeptionschutz- oder Analgesie).

1972 postulierte Price die zentrale Prozessierung aufgrund der Beobachtung dieser Summierungseffekte, die
wahrscheinlich v. a. über → NMDA-Rezeptoren und
exzitatorische Aminosäuren vermittelt werden (Davies
u. Lodge 1987; Dickenson u. Sullivan 1987a, 1990; Woolf
1983; Woolf u. Thompson 1991) und durch sog. →
NMDA-Antagonisten aufhebbar ist: die »preemptive«
intrathekale Gabe eines spezifischen NMDA-Antagonisten hemmt signifikant die spinale Reaktion auf
nozizeptiven Input im Tierversuch (Freunds Adjuvanz
Pfoten; Upregulierung spinale Dynorphin mRNS-Expression, Zhang et al. 1998).

Zelluläre und interzelluläre Anpassungsmechanismen umfassen:
- Quantitative Veränderung von Rezeptorpopulationen
  (z. B. »up-down regulation«);
- Qualitative Veränderung von Rezeptorpopulatione
  (z. B. Affinitätsveränderungen, Collingridge u. Singer
  1990): siehe v. a. → NMDA-Rezeptoren);
- Entgleisen der Neurotransmittersysteme (z. B. exzitatorische Neurotransmitter);
- Intrazellulär-nukleäre Mechanismen wie poststimulatorische Genexpression (Hunt et al. 1987; Noguchi et

al. 1991, 1992; Morgan u. Curran 1989): s. auch → spinale Datenverarbeitung, Transskriptionskaskade;

- Veränderung der neuronalen Prozessierung im Sinne einer neuronalen Plastizität (Dubner u. Ruda 1992) mit Erniedrigung der Schwellenwerte für eintreffende Inputs und Veränderung peripherer rezeptiver Felder (→ »neurogene Entzündung«, → sekundäre Hyperalgesie).
- Neuronale Rekrutierung: Verstärkung der Abwehrreflexe (z. B. »Bahnung« nozizeptiver Abwehrreflexe), Rekrutierung des autonomen Nervensystems: repetierte Stimuli über C-Fasern sensibilisieren Neurone im spinalen Hinterhorn mit Zunahme des Feuerns sowie neuronaler Nachentladungen der spinalen nozizeptiven Neuronen (Mendell 1966). Auf spinaler Ebene kann die motorische Komponente des Beugereflexes durch einschießende C-Afferenzen angebahnt werden, wobei gleichzeitig die peripheren hyperreagiblen rezeptiven Felder expandieren und die Hinterhornzellen allmählich auf niedrigere Reize reagieren bzw. ihre Schwellenwerte erniedrigen (vgl. Abb. A-14 und A-15; Coderre u. Melzack 1992; Treede et al. 1992; Woolf 1989; Woolf u. Thompson 1991; Dubner 1991). Durch periphere Entzündungen aktivierte Beugereflexe können durch Wirkstoffe, die die spinale Nozitransformation im Sinne eines »winddown« hemmen, reduziert bzw. kontrolliert werden (z. B. Galanin, Xu et al. 1998).

Eine solche plastische Veränderung des spinalen Milieus kann mit dem »Aufziehen einer Schmerzuhr« verglichen werden (engl. »wind-up«). Insbesonders die Population der WDR-Neurone reagiert nach repetierter Stimulation mit spontaner Zunahme von Aktionspotentialen, Hyperreaktion auf weitere Reize mit Vergrößerung der rezeptiven Felder: die »Schmerzuhr

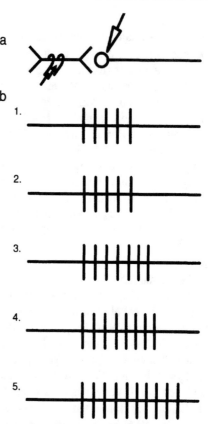

Abb. A-15. Beispiel von »wind-up«. Oben: *(a)* elektrische Reizung einer primären Afferenz, Ableitung des transsynaptisch erregten Hinterhornneurons. Unten *(b)*: Zunahme der durch jeweils wiederholte (identische) Reize ausgelösten Aktionspotentiale

kann aber auch überzogen werden«: massiver nozizeptiver Input aus der Peripherie, z. B. bei einer Autotomie, führt über → NMDA-kontrollierte Kanäle zu einer intrazellulären Anreicherung von → Ca^{2+}-Ionen. Bei kleinen Neuronen (z. B. hemmende Interneurone) wird dann ein neurotoxischer Pegel erreicht, der zum Absterben der Zelle führt (Dubner 1992).

Die vorsorgliche Blockierung nozizeptiver Informationen durch präemptive Analgesie wird weiter unten besprochen (Abschnitt: präemptive Analgesie).

Eine optimale pharmakotherapeutische Antinozizeption *sowie* Schmerztherapie soll diese plastischen Nozizeptionsprozesse verhindern helfen. Ähnliche Anpassungen oder Adaptationen besprechen wir später als Folge chronischer Zuführung von Opioiden im Abschnitt → Toleranz und Entzug.

In der postoperativen Phase ist im Vergleich zu einem nichtoperierten Patientengut die Schmerzschwelle (z. B. überprüfbar durch elektrische Reizung von peripheren Fußnerven und Messung des Abwehrflexionsreflexes) erniedrigt. Ein nozizeptiver Flexionsreflex kann bei den operierten Patienten in den ersten postoperativen Tagen mit signifikant niedrigeren Stromstärken ausgelöst werden (Dahl et al. 1992). Die Relevanz solcher Messungen bleibt allerdings relativ,

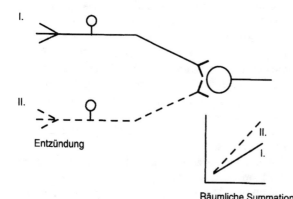

Abb. A-14. Rekrutierung von stummen Nozizeptoren. Zusätzlich zu den bisher bekannten Nozizeptoren *(I)* werden in Entzündungsherden Sensoren *(II)*, die unter physiologischen Bedingungen nicht erregbar sind (stumme Nozizeptoren), aktiviert. Im Hinterhorn führt die räumliche Summation des Inputs aus der Peripherie zu verstärkter nozizeptiver Informationsverarbeitung

solange es keine Standardisierung der Messbedingungen (Zeitpunkt der Messung, Analgetikagabe etc.) gibt.

An narkotisierten laminektomierten Ratten (L_1-L_3) wurden (extrazellulär) die auf periphere Stimulation (Kneifen) induzierten Inputs bzw. Summe der Aktionspotentiale von 600–800 µm tiefen Fasern abgegriffen. Danach wurde mit elektrischen 2 ms langen Pulsen (zu 0,5 und 0,1 Hz) über den rezeptiven Feldern transkutan stimuliert. Spinal nach 90–300 ms eintreffende Potentiale wurden als C-Faserpotentiale ausgewertet und zwar vor und nach Gabe von intrathekalem Morphin. In einer zweiten Serie wurde statt der peripheren transkutanen Nervenstimulation eine periphere Formalinentzündung gesetzt. Entsprechendes in den ersten 10 min auftretendes spinales Feuern wurde als Erstphase, spätes bis zu 50 min nach Formalininjektion auftretendes Feuern als Spätphase definiert. Beim zweiten Experiment wurde der NMDA-Agonist → DAGOL intrathekal angewendet. Beide Phasen wurden dosisabhängig durch intrathekales Morphin gehemmt, unabhängig ob Morphin vor oder nach elektrischer Stimulation gegeben wurde: das Timing der Morphingabe hatte keinen Einfluss. Der NMDA-Agonist DAGOL hingegen hemmte die Zweitphase in signifikant ausdrücklicherer Art, wenn er *vor* der Formalininjektion gegeben war (Chapman et al. 1994).

Die »preemptive analgesia technique (zu deutsch präemptive Analgesie bzw. antinoziceptive Vorbehandlung oder »Vorausanalgesie«), nimmt hypothetisch an, dass eine spezifische Analgesietechnik (→ Chapmans Arbeit 1994!) vor dem Auftreten des schmerzauslösenden Traumas (Operation) die nachfolgende Schmerzsymptomatik reduzieren hilft, weil die entstehenden Afferenzen im zentralen Schmerzkompartiment durch die vorherige Analgesie weniger die Plastizität (die sich ausbreitende Verarbeitung des noziceptiven Inputs auf spinaler und supraspinaler Ebene) beeinflussen würden; Arbeiten von Katz et al. 1992a,1992b,1993a,1993b; Woolf 1983, 1989; Woolf u. Wall 1986; Coderre u. Melzack 1987).

Folgende präemptive Techniken wurden in der perioperativen Medizin durchgeführt:
1. präoperative systemische Pharmakotherapie (Opioide + antipyretischen Analgetika; Kiss u. Killian 1992; Richmond et al. 1993; Dupuis et al. 1988; Murphy u. Medley 1993; Claeys et al. 1992; Nordbladh et al. 1991, Lascelles et al. 1997, Wilder-Smith et al. 1998);
2. präoperative Lokal- oder Infiltrationsanästhesie (Ejlersen et al. 1992; Tverskoy et al. 1990; Jebeles et al. 1991, Willard u. Blair 1997; Campbell u. Kendrick 1997; Gordon et al. 1997);
3. präoperative Regional- und Lokoregionalanästhesie mit LA + spezifischen Exoliganden (Bugedo et al. 1990, Dierking et al. 1992; Bach et al. 1988; Holthusen

et al. 1994; Rice et al. 1990; Dahl et al. 1992, Nikolajsen et al. 1997, Gottschalk et al. 1998, Wong et al. 1997);
4. präoperativ multimodal (Kombinationen von 1–3; Doyle u. Bowler 1998).

Kritische Beurteilung

Die aus der Tierforschung abgeleitete Arbeitshypothese der »preemptive analgesia technique« ist aufgrund widersprüchlicher klinischer Resultate nicht allgemein akzeptiert.

Hier als Pars pro toto einige oft zitierte Arbeiten:

»Pro's«
- Präoperative spinale Blockade: postoperative Inzidenz von → Phantomschmerzen bei Beinamputierten signifikant gesenkt (Bach et al. 1988).
- Die sofortige Gabe von Amitryptylin im Moment der Diagnostizierung einer Herpesinfektion ist vorteilhaft (Bowsher 1997: »preemptive« treatment).
- Präemptive Vorbehandlung NMDA-Antagonist Ketamin + Morphin + LA rückenmarknahe = erhöhter antinoziceptiver Schutz vs. Allgemeinanästhesie oder postoperative Analgesie (Wong et al. 1997).
- Eine präemptive epidurale Blockade mit Bupivacain und Fentanyl reduziert signifikant postoperative Kurz- und Langzeitschmerzen (Gottschalk et al. 1998).

»Kontra's«
- Präoperativer multimodaler Antinoziceptionsschutz: kein Einfluss auf die Inzidenz postoperativer Schmerzen (Kavanagh et al. 1994).
- Die präoperative Gabe von Indometacin (200 mg rektal am Vorabend vor Thorakotomien) zur »vorbeugenden« Hemmung der zu erwartenden durch das Operationstrauma ausgelösten Prostaglandinredaktionskaskaden gegenüber der Kontrollgruppe (randomisierte, kontrollierte, prospektive Studie) blieb ohne Effekt (Murphy u. Medley 1993).
- Posterolaterale Thorakotomie (i.v.- Morphin + i.m. Diclofenac + interkostale Nervenblockade präemptiv vs. identische Analgesie kurz vor Anästhesieende): klinisch nicht signifikante Unterschiede ohne Auswirkungen auf Langzeitschmerzmechanismen; Doyle u. Bowler 1998).
- Die präemptive Gabe von Low-dose-Ketamin i.v. hat keinen Einfluss auf postoperative Schmerzzustände bei Mastektomien (Adam et al. 1999).

Methodologische Probleme: von der »präemptiven Analgesie« zur »balancierten präemptiven Analgesie«

1. Was heißt präemptive Analgesie? Sofern die Annahme, die präemptive Analgesie entspräche einer vorsorglichen Barrage des noziceptiven Entstehens

oder Einstroms in das → spinale Kompartiment stimmt, so entsprechen viele Studiendesigns nicht dieser Forderung: beispielsweise sind in der Studie von Nikolajsen et al. 1997 (mit dem Resultat: »kein Vorteil einer präemptiven Barrage«) Amputationen bei *vorbestehenden* neuropathischen Schmerzzuständen vorgenommen worden (z.B. Amputationen wegen vaskulären Gründen bzw. Schmerzen, diabetischen Neuropathien etc.): bei vorbestehenden neuropathischen Schmerzzuständen von einer präemptiven Barrage des nozizeptiven Inputs zu sprechen, ist jedoch sinnarm und widerspricht der obigen Definition.

2. Was erfordert eine präemptive Analgesie? Sofern die Annahme stimmt, dass bei peripheren akuten Gewebeschädigungen multiple Mechanismen aktiviert werden, ist für die entsprechende präemptive Blockade eines zu erwartenden nozizeptiven spinalen Einstroms eine spezifische, genügend starke und genügend lange multimodale Blockade notwendig. Studiendesigns, die beispielsweise das Prinzip der präemptiven Blockade mit einer Monomedikation (z.B. Low-dose-Ketamin, s. oben) zu testen versuchen, können diesen Anforderungen a priori nicht genügen: sie sind sinnarm. Ebenfalls sinnarm sind Versuchsanordnungen, bei denen die Gesamtheit des Innervationsgebietes unberücksichtigt bleibt (z.B. bei intraabdominalen Eingriffen, wo der nozizeptive Einstrom sich nicht auf wenige lumbale Segmente beschränkt): eine präemptiv gesetzte Nozizeptionsbarrage (Morphin epidural) bei Berücksichtigung des entsprechenden möglichen nozizeptiven Einstroms war effektiv bei Operationen der unteren Gliedmassen; bei größeren intraabdominalen Eingriffen versagte jedoch die präemptive Blockade (Aida et al. 1999). Die Bezeichnung »balanced preemptive analgesie« wurde vorgeschlagen, um einer differenzierten präemptiven Analgesietechnik das Wort zu reden (Amantea et al. 1999).

3. Welches Ausmaß muss die spinale Antinozizeptionsbarrage haben? Im Gegensatz zu den oben zitierten Tierversuchen, wo lokalisierte thermische oder chemische Nervenschädigungen gesetzt worden waren, ist der nozizeptive Input bei operativen Traumen in der Humanmedizin nicht nur unvergleichlich intensiver und länger, sondern entsprechend den gesetzten Gewebeläsionen komplexer und zudem ebenfalls mit komplexen Gewebeentzündungsreaktionen begleitet. Dies entspricht einem kontinuierlichen langfristigen nozizeptiven Input, der eine entsprechende anhaltende und genügende antinozizeptive Behandlung erfordert. Die äußerst widersprüchlichen Untersuchungsergebnisse bei Wundinfiltrationen, intraartikulären Instillationen etc. mögen ebenfalls Ausdruck sein, dass in den entsprechenden Studiendesigns das Ausmaß, die Länge des nozizeptiven Inputs entsprechend unterschiedlich und damit nicht vergleichbar war.

Konklusion

Es gibt genügend Hinweise aus Forschung und Klinik, dass eine präemptive Analgesie sinnvoll ist. Allerdings fehlen aufgrund ungenügender Definitionen, Standardisierungen usw. entsprechende Daten und Fakten, um den exakten klinischen Stellenwert einer präemptiven Analgesietechnik abzuschätzen (Pasqualucci 1998).

In jedem Fall sollten folgende Punkte berücksichtigt werden:

1. Die präemptive Barrage muss eine spinale Barrage *vor* Eintreffen des zu erwartenden Inputs an nozizeptiven Signalen sicherstellen.

2. Bei chronischem nozizeptivem Input wie bei vorbestehenden neuropathischen Schmerzzuständen ist die Bezeichnung präemptive Analgesie sinnarm, weil eben ein nozizeptiver Input vorbesteht.

3. Bei Behandlungsbeginn im Moment einer Diagnosestellung (z.B. Herpes-Infektion) ist die Bezeichnung präemptive Analgesie sinnarm, weil ein nozizeptiver Input wahrscheinlich schon stattgefunden hat.

4. Die präemptive Barrage muss mit spezifischen Wirkstoffen durchgeführt werden und zwar in einer Dosierung, die für eine spinale Rezeptorenblockade *genügend stark und genügend lang* ist. Ebenfalls muss das entsprechende Innervationsgebiet voll abgedeckt werden.

Insbesonders in der Amputationschirurgie (s. Phantomschmerz) werden entsprechend einem »balancierten« multimodalen Barrageschutz folgende Wirkstoffe diskutiert:

> **Siehe Therapie:** rückenmarknahe Opioidgabe NMDA-System/Ketamin(Buch F/G), Clonazepam, Calcitonin, i.v.-Lidocain, trizyklische Antidepressiva.

Die prophylaktisch-spezifische Hemmung des ebenfalls im Rahmen der allgemeinen Antizozieption funktionierenden »Nozifensorsystem Übelkeit, Würgen und Erbrechen« hat sich jedenfalls vor stark emetogener Reizung (Cisplatinchemotherapie) durchgesetzt: vom Prinzip her ist diese spezifische Vorbehandlung auf einen zu erwarteten proemetischen Input ebenfalls eine präemptive Technik (Grund: Verhindern einer Aversion bzw. konditionierten Nausea und Emesis, Übersicht Waldvogel 1995; Diskussion auch in Buch H/J).

Psychogener Schmerz

Definition

Psychogene Schmerzen sind Schmerzen psychogenen Ursprungs (also ohne somatogene Ursachen).

Psychogene Schmerzen imponieren als schwere und anhaltende Schmerzzustände: eine *Relation* zu einer faßbaren somatischen Erkrankung fehlt.

Psychogene Schmerzen sind von der amerikanischen Psychiatriegesellschaft als eigentliche selbständige diagnostische Einheit definiert worden.

In der täglichen Schmerzpraxis spielen psychogene Schmerzen, weil selten, eine untergeordnete Rolle.

Algogenes Psychosyndrom
Eine primordiale Rolle dagegen spielen psychische Reaktionsmuster, die mit akuten und insbesondere chronischen somatogenen Schmerzzuständen liiert sind: solche psychischen Reaktion sind abhängig von der Grunderkrankung (z.B. Krebserkrankung) und vom Schmerz per se. Deshalb spricht man auch vom »algogenen Psychosyndrom« beschrieben.

Allgemein beeinflussen sich Soma und Psyche gegenseitig. Psychische Faktoren beeinflussen die »somatische Peripherie« (psychosomatische Erkrankung oder Reaktion) und umgekehrt (z.B. s. Buch H): im ersten Fall können auch klinische Schmerzbilder als Psychoreaktion auf Umwelt (»Kindheitstraumen« etc.) von sogenannten »pain prone personalities« (»Schmerzpersönlichkeiten«) empfunden und gehegt werden.

Neue Wissenschaft:
Psychoneuroimmunologie

Die Diagnose »psychogene« Schmerzen ist schwierig und muss differentialdiagnostisch gesichert sein: dies schützt Patienten und Ärzte vor unnötigen Operationen, die in Verkennung der Situation oft einem verhängnisvollen Ablauf als falscher Mittel der Wahl eingesetzt werden und die dann in therapieresistenten teils psychogenen, teils iatrogen verursachten chronischen Schmerzzuständen im Rahmen eines Circulus vitiosus nicht nur chronifizieren, sondern sich laufend verschlimmern (Engel 1959, Pelissier et al. 1981).

Der praktische Schmerztherapeut soll psychogene Schmerzen als solche erkennen, um den Patienten im Rahmen der interdisziplinären Schmerzambulanz an das zuständige Psychologen-Psychiaterteam verweisen zu können.

Einteilung des Schmerzes nach pathophysiologischen Kriterien

Schmerzen können in folgende 3 *pathophysiologische* Kategorien eingeteilt werden:
1. nozizeptive Schmerzen
2. neuropathische Schmerzen
3. idiopathische Schmerzen

Nozizeptiver Schmerz

Der nozizeptive Schmerz entsteht über Aktivierung von Nozisensoren bzw. des → A_δ- und C-Fasersystems.

Die Bezeichnung nozizeptiver Schmerz entspricht dem in der Einteilung nach Schmerzgenese beschriebenen älteren Bezeichung des → somatogenen (+ viszeralen) Schmerzes.

Irritationen: Irritationssensoren

Multimodale somatische und viszerale Sensoren können durch potentiell noxische oder noxische Stimuli aktiviert werden und Phänomene auslösen, die aber nicht als Schmerzphänomene perzipiert werden (z.B. Jucken/Pruritus) oder die zu allgemeinen Nozifensormechanismen gerechnet werden (z.B. Nies- und Hustenreflex).

Irritationssensoren gehören wie das C-Fasersystem zu den langsamleitenden Fasersystemen (s. auch opioidinduzierter Pruritus: Buch B).

Neuropathischer Schmerz

Neuropathische Schmerzen sind Schmerzen aufgrund von Läsionen des peripheren oder zentralen Nervensystem, mit oder ohne Beteiligung des sympathischen Nervensystems.

Der neuropathische Schmerz entspricht dem in der Einteilung nach Schmerzgenese behandelten → *neurogenen* Schmerzes.

Der »zentrale Schmerz« – durch die franz. Schule, so Julian de Ajuriaguerra (1937) in der anatomo-klinischen Tradition der Salpêtrière-Schule (Paris; → Déjerine) früh beschrieben -

ist mit einer Läsion des zentralen Nervensystems assoziiert (IASP, Noordenbos 1959; Merskey 1986; Boivie 1989).

Idiopathischer Schmerz

Beim idiopathischen (meist exzessiven) Schmerz ist in der Regel kein Zusammenhang mit dem Schmerzausmass und einer Organpathologie nachweisbar.

Es besteht ein enger Zusammenhang mit dem Auftreten von chronisch-idiopathischen Schmerzen und Depression (Almay 1987; Loldrup et al. 1989; s. Antidepressiva).

Bei Kindern wird das Auftreten von gewissen chronisch-idiopathischen Schmerzzuständen mit psychosozialen Faktoren in Zusammenhang gebracht (Aasland et al. 1997): es ist auffällig, dass es sich bei diesem Krankengut oft um Kinder handelt, die an einer schweren Grunderkrankung (z.B. juvenile Arthritis) leiden; das obige Beispiel zeigt, dass die Schmerzdefinitionen oft eine Papierform darstellen: denn Kinder, die an der schrecklichen Krankheit juvenile Arthritis leiden, dürften wohl an Mischschmerzen leiden, mit Zusammenwirken von nozizeptiven (juvenile Arthritis) und psychogenen (Wissen um das Handicap der Krankheit etc.) Schmerzursachen. Die Bezeichnung idiopathisch dürfte deshalb jenen »idiopathischen« Erkrankungen in der Medizin entsprechen, die im Laufe der Entwicklung und Fortschritte der Medizin dank besserer Erkenntnisse laufend abgebaut worden sind. Die ehrlichste Definition wäre nach Meinung des Hrsg., dass die Bezeichnung »idiopathische« Schmerzen für die Schmerzzustände zutreffend wären, deren pathophysiologischer Hintergrund aufgrund fehlenden medizinischen Wissens unbekannt ist.

Einteilung nach dem Entstehungsort der Schmerzen

Je nach Entstehung und Entstehungsort der Schmerzen können wir unterscheiden zwischen somatogenen, neurogenen und psychogenen Schmerzen. Wie oben beschrieben, wird der Begriff »somatogen« heute durch den Begriff »nozizeptiv« abgelöst und der Begriff neurogen wird oft durch den Begriff »neuropathisch« ersetzt.

Die somatogenen (nozizeptiven) Schmerzen werden in der Regel unterteilt in somatische und viszerale Schmerzen.

Grund dieser althergebrachten Einteilungspraxis ist die verschiedene Innervation tiefer Strukturen, die teilweise über »somatische«, teilweise über »autonome« Nerven (übriges Eingeweide; notabene: die Bezeichnung »autonome« Nerven wird heute ebenfalls genauer definiert, s. unter »autonomes Nervensystem«) verläuft. In beiden Fällen sind die gleichen Nozisensoren (A$_\delta$-, C-; allerdings funktionell und im Ausmaß unterschiedlich) für die Nozitransduktion verantwortlich (s. Klassifikation nach → Edmeads und nach → Gebhart). Die Einteilung in somatische bzw. somatogene Schmerzen modifizieren wir demnach (Abb. A-16):

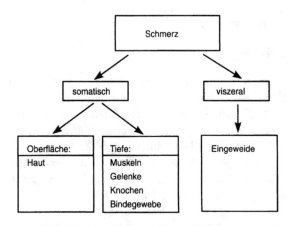

Abb. A-16. Einteilung nach Ursprungsort des Schmerzes

1. nozizeptiv-somatische Schmerzen
2. nozizeptiv-viszerale Schmerzen

Somatischer Schmerz

Der nozizeptiv-somatische Schmerz entsteht durch Stimulation von Nozisensoren im Bereich:
A. Hautoberfläche (sog. »Oberflächenschmerz«)
B. Körpertiefe (sog. »Tiefenschmerz«)
   – Muskelgewebe
   – Bindegewebe
   – Knochengewebe
   – Gelenke
   – somatisch innervierte Viszera
   – Peritoneum parietale
   – Mesenterialwurzel
     – Mesokolon
     – Omentum minus
     – Retroperitonealraum

Entsprechend der Stimulation von Nozisensoren wird die Schmerzqualität beeinflust (s. Transduktionsmodalität). Die Schmerzlokalisation wird wahrscheinlich durch die Innervationsdichte sowie durch supraspinale Modulation in den kortikalen Projektionsfeldern und weniger durch den Fasertyp (A$_\delta$- oder C-Faser) beeinflusst (s. unten). Die Schmerzschwelle schließlich wird von der Sensormodalität sowie vom Transduktionsmilieu (s. unten) beeinflusst.

Nozizeptiv-somatischer Oberflächenschmerz: zeitliche Dimensionen

Die somatischen Nozisensoren werden im Abschnitt Klassifikation beschrieben. Die zentripetale Nozitransmission (bzw. Konduktion) läuft über 2 unterschiedlich rasche Systeme ab. Damit kann das ZNS eine zeitliche Unterscheidung in einen sog. Erst- sowie einen Zweitschmerz vornehmen:

1. A_δ-Fasersystem (Funktion: Übermittlung schneller Signalmuster)
   - → »Erstschmerz«: nach Head teleologisch als »epikritischer Schmerz« zur Fluchtreaktion interpretiert (»Hände weg von der heissen Herdplatte«);
   - Schmerzcharakter: »spitz«, schneidend und präzis lokalisiert;
   - Übermittlungsgeschwindigkeit zwischen peripherem Nozisensor und ZNS: ca. 0,05 s (Lewis 1936; Lewis u. Pochin 1937).
2. C-Fasersystem (Funktion: Übermittlung langsamer, polysynaptisch modulierter Signalmuster).
   - → »Zweitschmerz«; nach Head teleologisch ein »protopathischer Schmerz« (Schutzfunktion: z.B. »Immobilisation der Hand nach Verbrennung«)
   - Schmerzcharakter »dumpf, diffus, schlecht lokalisierbar« Schmerz (Achtung: im geblindeten Probandenexperiment konnte aber mittels Mikrostimulationstests nachgewiesen werden, dass spezifische periphere noxische C-Faser-Stimulationen durchaus lokalisieren können (Koltzenburg et al. 1993): es wird vermutet, dass die »schlechtere Lokalisierbarkeit« des stimulierten C-Faserschmerzes durch supraspinale Modulation in den entsprechenden kortikalen Projektionsfeldern entsteht.
   - Übermittlungsgeschwindigkeit peripherer Nozisensor-ZNS-Leitungszeit: ca. 1,5 Sekunden bzw. Leitungsgeschwindigkeit 0,5–2 m/s (Clark et al. 1935; Collins et al. 1960; Price 1972, 1976; Price et al. 1977; Price u. Dubner 1977; Barrell u. Price 1975).

Erst- und Zweitschmerz können im Hautbezirk durch einfaches Kneifen ausgelöst werden (beim Selbstversuch soll das Kneifen kurz, stark und lokalisiert erfolgen, ansonsten sich die 2 Schmerzphänomene überlappen und schlecht ausmachbar sind; in der Experimentalphysiologie wird das Quetschen von Interdigitalfalten bevorzugt).

Das Phänomen des Erst- und Zweitschmerz gilt allerdings nur für den ersten Augenblick und hat für die Schmerzpraxis nur einen akademischen Wert. In der Klinik während eines Gewebetraumas oder einer Entzündung feuern wenige Minuten nach einer noxischen Reizung beide Fasersysteme praktisch gleichzeitig.

Das Erst- und Zweitschmerzphänomen ist auch nur für entsprechend lange Nerven gültig (weil der Faktor der unterschiedlichen Übermittlungsgeschwindigkeit nur bei entsprechend langen Übermittlungswegen zum Tragen kommt).

Bei repetierten Reizen kompliziert sich wegen einer → neurogenen Reaktion (»neurogene Entzündung bzw. antidrome Freisetzung algogener Substanzen durch die betroffene Primärafferenzen) die Hyperalgesie im Bereich der Stimulation wie folgt:

1. → primäre Hyperalgesie = erhöhte Schmerzperzeption bei repetiertem Reiz II im Bereich Reizort I.
2. → sekundäre Hyperalgesie = erhöhte Schmerzperzeption bei späterer Stimulation II in dem durch neurogene Entzündung ausgebreiteten perzeptiven Feld außerhalb des Reizortes I.

Die primäre Hyperalgesie ist ein Zeichen einer → peripheren Sensibilisierung (antidrome, vom Spinalganglion gesteuerte Reaktion der Primärafferenz), die sekundäre Hyperalgesie ein Zeichen einer → spinalen Sensibilisierung.

Das historische Selbstexperiment von Henry Head

Henry Head hatte sich 1903 seinen Radialnerv und den N. cutaneus externus durchgeschnitten, um die daraus folgenden Schmerzphänomene an sich zu beobachten. Er notierte zunächst ein Verschwinden des gutlokalisierbaren, feingraduierten Oberflächenschmerzes während 7 Monaten, wonach die qualitativ stark veränderte Schmerz-, Wärme- und taktile Sensibilität sich langsam erholten. In dieser Regenerationsphase war die gesamte Sensibilität, insbesondere die Schmerzempfindung empfindlich gestört und verändert. Reize wurden verschieden interpretiert, falsch oder schlecht lokalisiert. Wiederum waren auf gewisse Reize die Empfindungen extrem gesteigert und ohne jegliche Abstufung.

Ungefähr nach 1 Jahr erlangte Head wieder die als epikritische Sensibilität bezeichnete feine normale Schmerzempfindung mit exakter Lokalisation und feiner Abstufung. Diese Beobachtungen ließen Head das Konzept eines »funktionellen Dualismus« im Nervensystem postulieren (epikritischer und protopathischer Schmerz; Head 1905); nach heutiger Sicht beobachtete aber Head ein gemischtes noziezeptives-neuropathisches Schmerzereignis (Hautsensoren etc., Nervenläsion).

Nozizeptiv-somatischer Tiefenschmerz

Somatische Tiefschmerzen entstehen durch Nozisensorenreizung bei

- Gewebeschädigung (O_2-Mangel etc.; Beispiel Tourniquetschmerz),
- Gewebeuntergang (Nekrose),
- mechanischer, chemischer und thermischer Stimulation,
- Entzündungen im Bereich:
  • Muskelgewebe,
  • Bindegewebe
  • Knochengewebe,
  • Gelenke;

– somatisch innervierte Viszera:
  – Peritoneum parietale,
  – Mesenterialwurzel,
  – Mesokolon,
  – Omentum minus,
  – Retroperitonealraum.

Die Nozitransduktion erfolgt durch das A_δ- und C-Faser-Nozisensorensystem wie im oberflächlichen Hautkompartiment. Aus methodologischen Gründen ist die Erforschung des tiefen somatischen Nozizeptionssystems weniger vorangeschritten als diejenige von oberflächlichen Strukturen.

Die Arbeiten von Schmidt u. Schaible haben nachgewiesen, dass tiefe somatische Strukturen wie Gelenke ebenfalls über schnell leitende nozizeptive Afferenzen verfügen (Schaible u. Schmidt 1985, Mense 1993).

Entzündungsvorgänge in tieferen somatischen Strukturen können Nozisensoren sensibilisieren (Coggeshall et al. 1983): dies ist vergleichbar mit der Rolle des »Entzündungsmilieus« bei oberflächlicher Nozisensorenstimulation.

Der spinale nozizeptive Input aus tiefem Muskelgewebe (C-Fasern) ist quantitativ und qualitativ verschieden von nozizeptivem Input aus dem Hautbereich; die entsprechend unterschiedliche spinale Exzitabilität kann am Beugereflex getestet werden (Wall u. Woolf 1984, Woolf u. Wall 1986); bei viszeralen Nozisensoren sind ähnliche unterschiedliche Phänomene nachweisbar (s. unten).

Somatische Tiefschmerzen sind von dumpfem bis schneidendem Charakter, lokalisierbar, in die Umgebung ausstrahlend und kontinuierlich. Die teleologische Bedeutung ist wahrscheinlich, dass nozizeptive Schmerzen aus tiefen somatischen Strukturen eine protopathische Funktion haben: der Patient vermeidet Lagewechsel, Erschütterungen etc.; somatische Tiefenschmerzen aus dem Retroperitoneum können durch Einnahme der Sitzposition gemildert werden. Bei Befall des parietalen Peritoneums ist gleichzeitig eine »défense musculaire« möglich. Dies ist vergleichbar mit den protopathisch interpretierbaren, weiter unten beschriebenen viszeralen Schmerzen (ähnlicher Schmerzcharakter, gleiche protopathische Funktion).

Bei somatischen Tiefenschmerzen ist – wie bei den viszeralen Schmerzen (s. unten) – auch das Phänomen des → »übertragenen Schmerzes« möglich (vgl. Abb. A-17). Dieses Phänomen ist in der Klinik häufig zu beobachten (z. B. in Zusammenhang mit myofaszialen Triggerpunkten).

Beim übertragenen somatischen Schmerz kann in den entsprechenden Head-Zonen eine erhöhte Empfindlichkeit für äußere Reize im Sinne einer → Hyperpathie oder → Hyperalgesie auftreten; ebenfalls können reflektorisch erhöhte Muskelspannungen auftreten (McLellan u. Goodell 1942; Giamberardino et al. 1994).

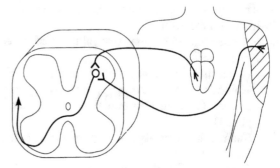

Abb. A-17. Übertragene Schmerzen können u. a. dadurch erklärt werden, daß bestimmte nozizeptive Hinterhornneurone konvergenten Input von kutanen und viszeralen Afferenzen bekommen. Individuelle Lebenserfahrungen (Anstoßen, kleinere Verletzungen usw.) führen in der Regel dazu, daß eine Aktivierung der entsprechenden zentralen Neurone zu Schmerzen führt, die der Haut zugeordnet werden.

Experimentell (Probanden) wurde ein übertragener Schmerz durch Infusion hypertoner Kochsalzlösung in den M. tibialis anterior induziert (lokale Muskelschmerzen, aber auch übertragene Schmerzen distal der Muskelstimulation in einem Hautfeld über dem ventralen Knöchel). In diesem Versuch wurden mechanische, thermische sowie Laserreize sowohl im betroffenen Muskelgebiet als auch über der distalen, ventralen Knöchelzone appliziert und kontinuierlich die Schmerzschwellen getestet. Je nach Reizart wurden unterschiedliche (erniedrigte, erhöhte) Schwellenwerte für die entsprechenden Reize sowohl im betroffenen Muskel als auch im Gebiet des übertragenen Schmerzes festgestellt. Kontinuierlicher Muskelschmerz kann also die Modalität der entsprechenden übertragenen Schmerzen beeinflussen kann und umgekehrt (Graven-Nielsen et al. 1997). Wird im gleichen Experiment zwischen dem betroffenen Muskel und dem Hautfeld des übertragenen Schmerzes die Nervenübertragung spezifisch und kontrolliert (nichtmyelinisierte Nervenfasern, Kontrolltest der Sensibilität am Fußrücken) ausgeschaltet, wird der übertragene Schmerzes um ca. 40% reduziert (unabhängig der Art der Nervenblockade bzw. Kompressionsblock, Kompressionsblock mit lokaler i.v.-Anästhesieblockade): übertragene Schmerzen sind also nicht nur von peripheren, sondern auch von zentralen Mechanismen abhängig; in der Peripherie partizipieren ebenfalls Fasersysteme (myelinisierte Fasern), die a priori nicht dem Nozizeptionssystem zugeordnet werden: ähnliche Phänomene der Partizipation anderer Fasersystem an nozizeptiven Vorgängen werden weiter unten an anderer Stelle beschrieben (Laursen et al. 1999).

Folgende Mechanismen werden beim Phänomen des übertragenen Schmerzes diskutiert:

1. Afferenzen, die verzweigt sind und deren Äste sowohl tiefe als auch oberflächliche Strukturen versorgen.

2. multiple Afferenzen, die mit ihren präsynaptischen Terminalen auf ein gemeinsames → Zweitneuron im Hinterhorn des Rückenmarks konvergieren (sog. Konvergenzprinzip).
3. segmentale autonom-sympathische und motorische Reflexe, die in ihrem Innervationsgebiet das Schmerzgeschehen fördern.
4. zentrale Verarbeitung (s. Plastizität und »memory« Funktion).

Kopfschmerzen

Die derzeit gültige Klassifikation von Kopfschmerzerkrankungen der International Headache Society (IHS) 1988 teilt die Kopfschmerzsyndrome in 13 Kategorien mit insgesamt 129 verschiedenen Subtypen ein (Headache Classification Committee of the IHS; 1988). Die wichtigsten Kopfschmerzformen, an denen 90–95% aller Kopfschmerzpatienten leiden, sind die Migräne mit und ohne Aura, der Kopfschmerz vom Spannungstyp sowie der Kopfschmerz bei chronischer Substanzwirkung, der üblicherweise auch als medikamenteninduzierter Kopfschmerz bezeichnet wird. Insgesamt leiden etwa 4% der Männer und 3% der Frauen an chronischen Kopfschmerzen. Die primären Kopfschmerzen (Migräne, Kopfschmerz vom Spannungstyp, Cluster-Kopfschmerz) gelten als eigenständige Erkrankungen, denen keine organische Ursache zugrunde liegt.

Migräne

Bei der Migräne handelt es sich um Kopfschmerzattacken mit einer Dauer von 4–72 Stunden. Der Schmerz ist vorwiegend einseitig, sein Charakter pulsierend und die Intensität mäßig bis stark, so daß übliche Alltagsaktivitäten erschwert oder unmöglich gemacht werden. Bei üblicher körperlicher Aktivität wird der Schmerz meist verstärkt. Während des Kopfschmerzes treten Begleiterscheinungen wie Übelkeit und/oder Erbrechen sowie Geräusch- und Lichtempfindlichkeit auf.

Bei der Migräne mit Aura treten zusätzlich neurologische Symptome auf, die sich allmählich über 5–20 Minuten hinweg entwickeln und weniger als 60 Minuten anhalten. Kopfschmerz, Übelkeit und/oder Lichtempfindlichkeit schließen sich üblicherweise direkt an die neurologische Aurasymptomatik an, oder folgen ihr nach einem freien Intervall von weniger als einer Stunde. Die Kopfschmerzphase kann in Einzelfällen auch vollständig fehlen. Die typische Aura besteht in Sehstörungen, halbseitigen Sensibilitätsstörungen, Hemiparese, Sprachstörungen oder einer Kombination solcher Symptome.

Als wesentliche pathophysiologische Faktoren im Rahmen einer Migräneattacke gelten derzeit die Dilatation intracranieller Arterien sowie die Aktivierung perivaskulärer trigeminaler Neurone, die zur Freisetzung von vasoaktiven und Schmerzreize übermittelnden Neuropeptiden führt. In der Grundlagenforschung zur Migräne konnte durch den Einsatz rezeptorselektiver Antikörper die Verteilung der 5-HT1-Rezeptoren in menschlichen Blutgefäßen und im Innervationsgebiet des Nervus trigeminus untersucht werden. Seither ist bekannt, daß an den menschlichen Blutgefäßen der Rezeptorsubtyp $5-HT_{1B}$ vorherrschend ist, mit wesentlich höherer Dichte in den meningialen Arterien als in den Koronararterien.

Kopfschmerz vom Spannungstyp

Von einem chronischen Kopfschmerz vom Spannungstyp spricht man, wenn an wenigstens 15 Tagen pro Monat innerhalb eines Zeitraums von wenigstens 6 Monaten Kopfschmerzen auftreten. Dieser Kopfschmerz ist üblicherweise drückend bis ziehend, in der Intensität leicht bis mäßig, beidseitig und verstärkt sich nicht bei körperlicher Aktivität. Übelkeit, Geräusch- und Lichtempfindlichkeit können vorkommen, sind aber eher selten.

Die IHS-Klassifikation (Headache Classification Committee of the IHS; 1988) des Kopfschmerzes vom Spannungstyp gibt ursächliche Faktoren für das Kopfschmerzgeschehen an, z. B. eine oromandibuläre Dysfunktion, psychosozialer und muskulärer Streß, Angst, Depressionen. Trotz eingehender Analyse findet sich bei vielen Patienten keine faßbare Ursache der Kopfschmerzsymptomatik. Offensichtlich bestehen pathophysiologische Mechanismen, die wir nicht kennen bzw. durch heutige Untersuchungsmethoden nicht erfassen können.

Nicht wenige Patienten leiden an einem sogenannten Kombinationskopfschmerz, d. h. sowohl an Migräne, wie auch an einem chronischen Kopfschmerz vom Spannungstyp. Außerdem kann sich bei beiden Kopfschmerzformen zusätzlich ein medikamenteninduzierter Kopfschmerz entwickeln (s.u.).

Cluster-Kopfschmerz

Der sogenannte Cluster-Kopfschmerz tritt relativ selten und dann vor allem bei Männern auf. Es handelt sich dabei um Attacken eines äußerst starken, streng einseitig lokalisierten Schmerzes vor allem im Augen- und/oder Schläfenbereich von 15–180 Minuten Dauer. Die Attackenhäufigkeit liegt zwischen einer Attacke jeden 2. Tag bis zu 8 Attacken pro Tag. Folgende Begleitsymptome sind zu beobachten: Gerötetes und tränendes Auge, laufende Nase, vermehrtes Schwitzen im Bereich von Stirn und Gesicht, Miosis, Ptosis sowie Lidödem. Die Attacken treten in Serien auf, die Wochen oder Monate dauern. Zwischengeschaltet sind Remissionszeiten, die üblicherweise Monate oder Jahre dauern.

Medikamenteninduzierter Kopfschmerz

Der Kopfschmerz bei chronischer Substanzwirkung tritt nach Einnahme täglicher Dosen von Analgetika, ergotaminhaltigen Medikamenten oder Triptanen über mindestens 3 Monate hinweg auf. Dieser Kopfschmerz ist chronisch, d. h. er besteht 15 Tage oder mehr pro Monat und verschwindet meist innerhalb von 10–14 Tagen nach Absetzen der Substanz. Er ist diffus, pulsierend und unterscheidet sich vom Migränekopfschmerz durch das Fehlen von Kopfschmerzattacken und/oder fehlende Begleitsymptome.

Nach den Kriterien der IHS setzt die Diagnose »Ergotaminkopfschmerz« voraus, daß über mindestens 3 Monate täglich Ergotamin (oral mindestens 2 mg, rektal mindestens 1 mg) eingenommen wurde.

Voraussetzung für den sogenannten Analgetika-Kopfschmerz ist die Einnahme von mindestens 50 g Aspirin oder eines vergleichbaren Analgetikums pro Monat oder mindestens 100 Tabletten eines Kombinationspräparates pro Monat. Eine klare Diagnose kann nur dadurch gestellt werden, daß sich der substanzinduzierte Kopfschmerz nach dem Absetzen der Substanz bessert. Zurück bleibt üblicherweise das primäre Kopfschmerzleiden. Es gibt keinen Hinweis darauf, dass coffeinhaltige Analgetika in größerem Maße für die Entwicklung von medikamenteninduzierten Kopfschmerzen verantwortlich sind als Monoanalgetika oder Migränemittel. Es gibt ebenso keinen Hinweis darauf, dass der Entzug von coffeinhaltigen Analgetika schwieriger ist, als der Entzug anderer Medikamente, die zu medikamenteninduzierten Kopfschmerzen geführt haben (Feinstein et. al. 2000).

Zur Vermeidung eines medikamenteninduzierten Kopfschmerzes sollte Kopfschmerzpatienten geraten werden, nicht häufiger als an 10 Tagen und nicht länger als 3 Tage hintereinander Schmerz- oder Migränemittel einzunehmen.

Diagnose

Die Kopfschmerzdiagnose kann durch eine genaue Anamnese sowie eine allgemeine körperliche Untersuchung zum Ausschluß sekundärer Ursachen erfolgen. In mehr als 90% der Fälle ist für den untersuchenden Arzt keine apparative Untersuchung wie EEG, Röntgen, CT etc. notwendig.

Eine Indikation für ein craniales Computertomogramm besteht beispielsweise nur dann, wenn ein pathologischer neurologischer Status erhoben wird, eine Anfallsanamnese besteht oder Synkopen auftraten. Ebenso bei Persönlichkeitsveränderungen oder wenn der Kopfschmerz ganz akut nach psychischer und physischer Belastung oder nach einem Trauma auftrat. Hat sich die Kopfschmerzsymptomatik in letzter Zeit deutlich verändert, so sollte ebenfalls ein CT durchgeführt werden. Ebenso wenn bei dem Patienten eine Tumorangst besteht, die durch entsprechende Aufklärung und Beratung nicht ausgeräumt werden kann. Im Rahmen einer Kopfschmerzanamnese müssen folgende Aspekte erfaßt werden: Frequenzdauer, Intensität, Lokalisation

und evtl. Seitenbetonung der Kopfschmerzen, das Lebensalter zum Zeitpunkt des erstmaligen Auftretens, die begleitenden Symptome, evtl. Vorboten, der Schmerzcharakter und eine evtl. Änderung der Symptomatik in der letzten Zeit. Weitere Fragen sollten sich auf mögliche Triggerfaktoren beziehen und selbstverständlich muß die bisherige Medikation incl. Hormontherapie genau erfaßt werden. Darüber hinaus ist neben einer Familienanamnese eine allgemeine internistische sowie bei Frauen eine gynäkologische Anamnese unabdingbar.

Die Diagnose der häufigsten Kopfschmerzformen basiert vor allem auf dem Ablauf der Kopfschmerzattacken oder -perioden. Es ist daher äußerst sinnvoll und wichtig, wenn Kopfschmerzpatienten ein sogenanntes Kopfschmerztagebuch führen.

Behandlungsprinzipien

Zu den wichtigen Kopfschmerzformen liegen Therapieempfehlungen der Deutschen Migräne- und Kopfschmerzgesellschaft (DMKG) (Pfaffenrath et al. 1998; Diener et al. 2000) sowie der Arzneimittelkommission der Deutschen Ärzteschaft vor (Arzneiverordnung in der Praxis 1996).

Behandlung der Migräneattacke

Analgetika

Bei der Migräne ist grundsätzlich zu unterscheiden zwischen der medikamentösen und der nicht-medikamentösen Therapie des Migräneanfalls sowie einer eventuell indizierten Prophylaxe.

Bei der medikamentösen Anfallsbehandlung sollte ein Antiemetikum dem Schmerzmittel vorgeschaltet werden (außer bei den Triptanen). Das Antiemetikum soll nicht nur die Übelkeit und den Brechreiz vermindern, sondern vor allem durch eine Verbesserung der Kinetik im Magen-Darm-Trakt die Resorption des danach eingenommenen Schmerzmittels verbessern. Die bei leichten bis mittelschweren Attacken wirksamen Analgetika ASS, Paracetamol, Ibuprofen, Naproxen sowie die fixe Kombination aus ASS, Paracetamol und Coffein sollten ausreichend dosiert werden (pro Einzeldosis: 1000 mg ASS oder Paracetamol, 400-600 mg Ibuprofen, 500-1000 mg Naproxen bzw. 1–2 Tabletten des Kombinationspräparates).

Mutterkornalkaloide

Die Wirkung von Mutterkornalkaloiden in der Behandlung der Migräne ist in methodisch guten Studien bisher kaum untersucht. In Vergleichsstudien mit Triptanen schneiden sie stets deutlich schlechter ab. Nebenwirkungen wie Erbrechen, Übelkeit und Kältegefühle sowie allgemeine Kreislaufprobleme erlauben den Migränepatienten nach Ergotamineinnahme meistens nicht wieder zum normalen Alltag zurückkehren zu können. Da die orale Resorption von Ergotamin schlecht und variabel ist sollte Ergotamin stets in Suppositorienform in einer Dosis von 2 mg verordnet werden. Dihydroergotamin wird nach oraler Gabe noch schlechter resorbiert und sollte entweder i. m. oder s. c. angewandt werden.

Triptane

Die Serotonin-Agonisten Naratriptan, Rizatriptan, Sumatriptan und Zolmitriptan stellen eine wesentliche Bereicherung der medikamentösen Behandlung von Migräneattacken dar. An den Neuronen des N. trigeminus, der in der Pathophysiologie der Migräne eine wesentliche Rolle spielt, dominieren sowohl $5HT_{1B}$- als auch $5HT_{1D}$-Rezeptoren. Alle Triptane sind sogenannte Serotonin- oder 5-HT1-Agonisten, die selektiv vor allem an den $5HT_{1B/D}$-Rezeptoren wirken. Die Triptane greifen zum einen vasokonstriktorisch an den Rezeptoren, der in der Migräneattacke erweiterten meningealen Blutgefäße an.

Zum anderen verhindern sie an den $5HT_{1B}$-/$_{1D}$-Rezeptoren der Äste des N. trigeminus die Freisetzung von vasodilatatorischen Neuropetiden, wie Substanz P und CGRP (Calcitonin Gene related Peptide). Sie verhindern dadurch die bei der Migräneattacke ablaufende Entzündungsreaktion an den intracraniellen Blutgefäßen, vor allem der Dura mater. Darüber hinaus unterbrechen Triptane die Weiterleitung von Schmerzreizen von den perivaskulären Trigeminusfasern zum Cortex.

Die neueren Triptane überwinden die Bluthirnschranke und hemmen so die Reaktionen der Neurone des trigeminalen Nucleus caudalis im Hirnstamm. Bedeutsam ist, dass die Triptane selektiv an den meningealen Arterien vasokonstriktorisch wirken und keine oder nur eine geringe vasokonstriktorische Wirkung an den Koronararterien haben. Ergotamine wirken dagegen auch an den alpha-adrenergen Rezeptoren und führen zu vasokonstriktorischen Effekten auch in der Peripherie.

Die Triptane führen bei etwa 60% der Migränepatienten zu einer deutlichen Erleichterung der Attacke und bei etwa 40–45 % zu einer völligen Schmerzfreiheit nach 2 Stunden. Im Gegensatz zu den ergotaminhaltigen Präparaten beseitigen sie im Allgemeinen auch die Begleitsymptome, wie Übelkeit, Erbrechen, Geräusch- und Lichtempfindlichkeit. An Nebenwirkungen werden vor allem Müdigkeit, Benommenheit, Schwindel- Wärme- und Schwächegefühle berichtet. Ein allgemeiner Nachteil der Triptane ist das relativ häufige Wiederauftreten der Beschwerden nach erfolgreicher Kupierung einer Migräneattacke durch Triptane, das bei bis zu 40% der Attacken auftreten kann (sog. Headache recurrence). Der Grund hierfür ist in der relativ kurzen Halbwertszeit der Triptane zu vermuten, die zwischen 2 und 6 Stunden liegt.

Die Hoffnung auf eine Reduzierung der Recurrence-Häufigkeit war ein Motiv für die Weiterentwicklung der Triptane. Allerdings zeigt auch das Triptan mit der bisher längsten Halbwertszeit von 6 Stunden (Naratriptan) noch eine deutliche Recurrence-Rate. Durch eine Verbesserung der oralen Bioverfügbarkeit, die bei Sumatriptan nur bei 14% lag, konnte die orale Dosis bei den neueren Triptanen deutlich reduziert werden.

Die klinische Erfahrung spricht bisher nicht für einen deutlichen Unterschied zwischen den Triptanen. Lediglich Naratriptan benötigt relativ lange Zeit bis zur Erreichung der Wirksamkeit im Vergleich zu den anderen Triptanen, ist allerdings auch relativ nebenwirkungsarm. Problematisch ist bei allen Triptanen der relativ hohe Preis sowie die Beobachtung, dass unter dem Gebrauch von Triptanen sich der Abstand zwischen den Migräneattacken evtl. verkürzen und sich relativ rasch ein medikamenteninduzierter Kopfschmerz entwickeln kann. Auch Triptane sollten daher höchstens an 10 Tagen/Monat und höchstens an 3 Tagen hintereinander eingenommen werden. Von den Weiterentwicklungen der Triptane ist zu erhoffen, dass die Recurrence-Häufigkeit und die Nebenwirkungsrate reduziert wird, bei gleichzeitig noch rascherem Eintritt der Wirkung. Durch selektive Rezeptorbindung, nicht nur an den 5HT1-, sondern auch an den 5HT7-Rezeptoren wäre ein vasodilatatorischer Effekt an den Koronararterien zu erwarten. Bereits jetzt haben die Triptane allerdings zu einer erheblichen Verbesserung der Lebensqualität von Millionen Betroffenen geführt.

Migräneprophylaxe

Eine Indikation zur medikamentösen Migräneprophylaxe besteht dann, wenn
- mehr als 3 Attacken/Monat, die auf eine Attackentherapie nicht ansprechen oder wenn Nebenwirkungen der Attackentherapie nicht toleriert werden.
- Migräneattacken regelmäßig länger als 48 Stunden andauern
- die Attacken subjektiv als unerträglich empfunden werden
- häufig Attacken mit länger anhaltenden neurologischen Ausfällen auftreten

Als prophylaktisch wirksam haben sich folgende Medikamente erwiesen (Reihenfolge entspricht dem Stellenwert in der Migränetherapie):
1. Beta-Rezeptorenblocker und Flunarizin.
2. Valproinsäure.
3. Naproxen (als Kurzzeitprophylaxe bei menstrueller Migräne)

Die Wirksamkeit von Magnesium ist fraglich. Amitriptylin und Amitriptylinoxid können zur Prophylaxe gegeben werden, wenn eine Kombination mit einem Spannungskopfschmerz oder zusätzlich eine Depression besteht. Bei der zyklusgebundenen Migräne kann eine Prophylaxe mit zweimal 500 mg Naproxen 4 Tage vor bis 3 Tage nach der Periode versucht werden.

Die Migräneprophylaktika müssen grundsätzlich einschleichend dosiert werden. Die Wirksamkeit einer Prophylaxe kann erst nach zwei bis drei Monaten beurteilt werden. Eine erfolgreiche Prophylaxe sollte über sechs bis neun Monate durchgeführt werden. Danach sollte das Medikament ausschleichend abgesetzt werden und der Verlauf über zwei bis drei Monate beobachtet werden. Wenn notwendig, muß dann erneut mit einer medikamentösen Prophylaxe begonnen werden. Nicht sinnvoll ist eine medikamentöse Prophylaxe beim medikamenteninduzierten Kopfschmerz. Hier muß unbedingt zuerst ein Entzug (ambulant oder stationär) durchgeführt werden.

Behandlung der Spannungskopfschmerzen

Bei nur gelegentlich auftretenden Spannungskopfschmerzen können an höchstens 10 Tagen pro Monat ASS, Paracetamol in einer Einzeldosis bis 1000 mg oder die nicht-steroidalen Antirheumatika Ibuprofen (400–600 mg) oder Naproxen (500–1100 mg) sowie die fixe Kombination aus ASS, Paracetamol und Coffein (1–2 Tabletten) eingenommen werden.

Der chronische Spannungskopfschmerz sollte nicht mit Analgetika sondern prophylaktisch mit trizyklischen Antidepressiva behandelt werden (z.B. 25–150 mg Amitriptylin pro Tag).

Man vermutet, daß bei Patienten mit Spannungskopfschmerzen die Schmerzempfindlichkeit infolge einer Störung der Neurotransmitterfunktion gestört ist. Durch die Gabe von Antidepressiva soll diese gestörte Neurotransmitterfunktion korrigiert werden. Der Erfolg einer prophylaktischen Therapie kann frühestens nach 6–8 Wochen beurteilt werden.

Behandlung der Cluster-Kopfschmerzen

Auch hier muß zwischen Attackenbehandlung und Prophylaxe unterschieden werden. Zur Attackenkupierung ist in erster Linie die Sauerstoffinhalation zu empfehlen. Hierdurch wird üblicherweise innerhalb von 10 Minuten Schmerzfreiheit erreicht. Ähnliches gilt für die s.c. Injektion von Sumatriptan.

Zur Prophylaxe episodischer Cluster-Kopfschmerzen hat sich Verapamil und zur Prophylaxe chronischer Cluster-Kopfschmerzen außerdem Lithium bewährt.

Nozizeptiv-viszeraler Schmerz

Der Begriff viszeraler Schmerz oder Eingeweideschmerz leitet sich aus dem Lateinischen ab: viscera = Eingeweide.

Viszeraler Schmerz kann entstehen durch ischämische, chemische, thermische, mechanische Reize etc. wie:

– Gewebeschädigung (Sauerstoffmangel etc.),
– Gewebeuntergang (Nekrose),
– Dehnung viszeraler Gewebe (Hohlorgane),
– Zerrung viszeraler Gewebe,
– mechanische Reize (intensive Kontraktion der glatten Muskulatur),
– akute Volumenzunahme und Pulsdruck insbesondere von Hohlorganen oder von sensiblen Organkapseln (Milz, Leber). Die mit der Distention der Gallenblase und ableitender Gallenwege induzierten Schmerzen wurden schon früh beschrieben (Zollinger 1933).

Nozizeptiv-viszerale Nozitransduktion und Nozitransformation

Die viszerale Nozitransduktion erfolgt über → viszerale Nozisensoren.

»Viszerale« Nozisensoren (A_δ-, C-Fasern, schlafende Nozisensoren) reagieren offenbar anders als »somatische« Nozisensoren (A_δ-, C-Fasern, schlafende Nozisensoren).

Ein Grund dafür ist z.B. die Innervationsdichte der Nozisensoren: im Vergleich zur großen viszeralen Oberfläche, die auf > 2 m² geschätzt wird, ist die Innervationsdichte im Vergleich zum somatischen Einzugsbereich im Verhältnis 1: 10 weitaus geringer (Schätzzahlen, Faustregel!).

Man vermutet auch, dass viszerale Nozisensoren mit Osmo-, Baro-, Chemo- und anderen Sensoren vergesellschaftet sind im Gegensatz zu den oberflächlichen somatischen Nozisensoren, die mit Temperatur- und Berührungssinnsensoren vergesellschaftet sind (vgl. auch Abb. A-18).

Die viszerale Schmerzqualität ist brennend, bohrend, kolikartig, schlecht lokalisierbar mit häufiger

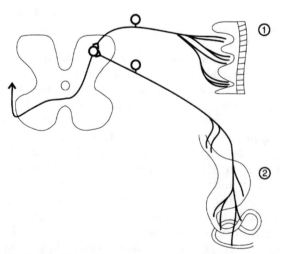

Abb. A-18. In Tierexperimenten hat man keine Hinterhornneurone gefunden, die ausschließlich Informationen von Viszera ① bekommen. Diese Neurone erhalten immer zusätzlichen konvergenten Input von somatosensorischen Fasern ②

periumbilikaler Ausstrahlung. Der Patient kann ruhelos sein und »sich vor Schmerz winden«, weil er instinktiv durch Lagewechsel seine Schmerzen zu beruhigen sucht (protopathische Schmerzen).

Die viszerale Nozitransduktionsrate kann durch ein entsprechendes Mikromilieu (z.B. Entzündungsvorgänge) sensibilisiert werden.

Die für somatische Oberflächenschmerzen beschriebene Dualität (→ Erst- und Zweitschmerz) ist einfach durch entsprechende Experimentalanordnungen (Hitzepulse etc.) zu erforschen; der Nachweis von entsprechenden viszeralen Erst- und Zweitschmerzen ist bislang dagegen nicht gelungen: da aber C- bzw. A_δ-Fasern vorhanden sind, müßte diese Phänomen bei geeigneter Stimulationsmethodik nachweisbar sein.

Das Phänomen des → »übertragenen Schmerzes« kommt bei den viszeralen Schmerzen ebenfalls vor: entsprechende Mechanismen sind denjenigen beim oben beschriebenen somatischen übertragenen Schmerz vergleichbar. Tierexperimentell können übertragene nozizeptiv-viszerale Schmerz reproduzierbar ausgelöst werden: beispielsweise durch eine chemisch-induzierte Uterusentzündung, die in einer neurogenen Entzündung entsprechender Dermatome resultiert (Wesselmann u. Lai 1997).

Psychische Begleitsymptome nozizeptiv-somatischer Tiefschmerzen und nozizeptiv-viszeraler Schmerzen:

Nozizeptiv-somatische Tief- und nozizeptiv-viszerale Schmerzen provozieren im Gegensatz zu nozizeptiv-somatischen Oberflächenschmerzen (»Erstschmerzen«) keine Fluchtreaktion, sondern eine Ruhigstellungsreaktion, deren teleologischer Sinn einer »protopathischen Reaktion« entspricht.

In diesem Kontext sind nozizeptiv-somatische Tiefschmerzen und nozizeptiv-viszerale Schmerzen oft von folgenden psychischen und autonomen akuten Symptomen begleitet:
- Unlust (teleologisch: Immobilisation, Inaktivität)
- Krankheitsgefühl (teleologisch: Warnzeichen)
- autonomer Symptomkomplex (s. auch oben: Algesimetrie) mit
  - akuter Übelkeit, Würgen und Erbrechen (teleologisch: Warn- und Entgiftungsfunktion; s. auch Buch H/J),
  - Herz-Kreislauf-Manifestationen wie Hypotension, Bradykardie (teleologisch: Immobilisation, im Gegenteil zu Hypertension, Tachykardie bei Stress bzw. »Angriffsstimmung«, s. Buch H/J),
  - erhöhter Schweißsekretion.

Viszerale Schmerzen und Klinik

Abdominale Schmerzen können entsprechend des Innervationsmusters bzw. entsprechend den aktivierten Nozisensoren nozizeptiv-somatisch, nozizeptiv-visze-ralen, aber auch extraabdominalen Ursprungs (entsprechende übertragene Schmerzen) sein.

Entsprechend des in der Regel ausgedehnten Innervationsmusters muss dies bei einer präemptiven Analgesie berücksichtigt werden: erfasst die spinale Blockade nur einen begrenzten nozizeptiven Input auf spinaler Ebene (z.B. lumbosakraler Input, jedoch nicht Afferenzen über den gemischten N. vagus), sind präemptive Methoden a priori lückenhaft oder unwirksam (in diesen Fällen hat also das an anderer Stelle diskutierte Modell der präemptiven Technik nicht versagt, sondern ein Teil des nozizeptiven Inputs ist wegen mangelnder pathophysiologischen Überlegungen nicht blockiert worden).

Die als intestinale Koliken bezeichneten heftigen, in wechselndem Intervall auftretenden Schmerzen sind nozizeptiv-viszerale Schmerzen, die durch eine Zerrung, Dehnung oder Kontraktion eines Hohlorgans auftreten. Der Beginn einer Appendicitis acuta kann sich durch einen viszeralen kolikartigen Schmerz manifestieren. Der umschriebene Schmerz im rechten Unterbauch beim gleichen Krankheitsbild jedoch weist auf eine nozizeptiv-somatische Nervenbeteiligung hin, nämlich auf eine Entzündung des parietalen Peritoneums.

Der evt. vorhandene Abwehrspann ist Ausdruck einer reflektorische Aktivierung motorischer spinaler Efferenzen (viszerosomatische Reflexe, s. unten).

Abdominalschmerzen extraabdominalen Ursprungs etwa bei Herpes zoster können extraabdominalen, nämlich radikulären (neuropathischen) Ursprungs sein.

Für eine Appendektomie wird eine Infiltrationsanästhesie der Bauchwand durchgeführt. Das Herausluxieren des Ileums kann autonome Reaktionen wie Nausea, Emesis, Bradykardie, Hypotension auslösen, während das Durchtrennen des Appendix selbst schmerzlos ist.

Unter Epiduralanästhesie während eines Kaiserschnitts wird zusätzlich eine Tubenligatur durchgeführt: die chirurgische Durchtrennung dieses Organs erfordert keine zusätzliche Vertiefung der Epiduralanästhesie. Wird hingegen durch Abknicken der Blasenkatheter die Blase gedehnt, verspürt die Patientin trotz optimaler Lokoregionalanästhesie sofort zunehmend diffuse starke Schmerzen (klinisch vergleichbar mit somatischen → »Tourniquet-Schmerzen«).

Viszerale chronische Schmerzzustände (→ IBS etc.) sind multifaktoriell beeinflussbar durch:
- chronische psychosoziale Stressoren;
- akute emotionale Traumata (Vergewaltigung in der Jugend: s. auch Pain Prone Personalities);
- physische Stressoren bzw. intestinales Nozitransduktionsmilieu (akute gastro-intestinale Entzündungen etc.);
- psychische Faktoren (Depression, Ängstlichkeit etc.);

– Entgleisung pronozizeptiver Systeme auf spinaler und supraspinaler Ebene (s. unten).

Entsprechend einsetzbare adjuvante Therapeutika sind u.a. → Anticholinergika, Spasmolytika, trizyklische Antidepressiva, Anxiolytika.

Reflektorische Beziehungen zwischen Muskeln und Eingeweide ergeben die für die Diagnostik wertvollen viszerosomatischen Reflexe.

Die Übertragung nozizeptiv-viszerale Schmerzphänomene erfolgen in Dermatome bzw. Head-Zonen (s. folgende Tabelle).

Head-Zonen

Organ	Innervation	Ausstrahlung
Diaphragma, zentraler Teil	C_3-C_5	Halsregion, Deltoideusregion
Diaphragma, peripherer Teil	Th_6-Th_{10}	peripheres Diaphragma
Herz	C_5-Th_6	Xiphoid, Kinn, linker Arm
Ösophagus	Th_1-Th_6	Xiphoid, Kleinfinger
Oberbauchorgane	Th_6-Th_8	Xiphoid, Epigastrium, Schulter
Dünndarm, rechtes Hemicolon	Th_9-Th_{10}	Periumbilikal
linkes Hemicolon	Th_{11}-Th_{12}	Unterbauch
Nierenbecken	Th_{10}-L_1	Inguinalgegend

Der Grund für diese dermatomalen Regeln sind teilweise embryonaler Natur. Herz und Arm beispielsweise haben die gleiche segmentale Herkunft: s. oben Projektion aufs gleiche Hinterhornneuron als Hauptmechanismus.

Häufige viszerale Schmerzsyndrome und Nozizeption

Funktionelle Dyspepsie

Dyspepsie-Patienten weisen eine erhöhte gastrale Sensibilität für mechanische und Dehnungsreize auf.

Viszerales Schmerzsyndrom
(»irritable bowel syndrome«, IBS)

Viele Patienten mit funktionellen abdominalen Schmerzsyndromen reagieren auf viszerale Stimulationen mit einer Hyperalgesie, wobei sie gegenüber somatischen Reizen normal reagieren (Untersuchungen an IBS-Patienten;Whitehead et al. 1990).

Die viszerale Empfindlichkeit auf Stimuli ist nicht nur nach GI-Region verschieden, sondern wird durch multiple Faktoren wie gleichzeitige somatische Stimuli, Stress, Nahrungsaufnahme etc. beeinflusst. Man nimmt deshalb an, dass komplizierte Mechanismen diesem Schmerzsyndrom zugrunde liegen (z.B. veränderte viszeralere Nozitransduktion, veränderte zentrale Nozi-Prozessierung, Malagelada 1998).

Dies erklärt auch die übliche, polypragmatische Pharmakotherapie dieser Schmerzsyndrome mit Einsatz von Spasmolytika, Anxiolytika, niedrig dosierten trizyklischen Antidepressiva; daneben werden psychotherapeutischer Methoden angewandt. Wegen fehlender Daten sind keine Aussagen über die Effektivität dieser therapeutischen Ansätze möglich.

Der synthetische κ-Rezeptor (KOR)-Agonist Fedotozine erhöht die Schwellenwerte auf gastrale, zunehmend isobarische und isovolämische Dehnungsreize (randomisierte Placebo-kontrollierte Doppelblindstudie an gesunden Probanden; Coffin et al. 1996). Peripher wirkende κ-Agonisten sind deshalb in der vorklinischen Prüfung von gastrointestinalen Therapeutika in Diskussion.

Viszerales Schmerzsyndrom »Chest Pain«

Pektanginöse Schmerzen können durch direkte elektrische Myokardreizung, durch Injizieren von Kontrastmitteln in die Koronargefässe und durch provozierte Ischämie (physikalische Belastung, Dobutamin etc.) ausgelöst werden.

Patienten mit nachgewiesener Ischämie können auch schmerzfrei sein (»silent myocardial ischemia« bzw. stumme Myokardischämie; Pepine 1986; Hering et al. 1999).

Patienten mit erhöhter ösophagealer Sensibilität weisen bei Reflux oder Ösophagusdilatation Schmerzzustände auf, die klinisch mit den pektanginösen Schmerzen identisch sind und mit solchen verwechselt werden können (Cannon 1998).

Die Stimulation des Thalamus kann eine pektanginöse Symptomatik auslösen (Lenz et al. 1994)

Als Syndrom »X« (Kemp et al. 1973; Chauhan et al. 1994) wird ein vorwiegend bei Frauen auftretender, untypischer »Koronarschmerz« ohne Nachweis einer koronar-induzierten Ischämie bezeichnet (insofern ein »idiopathischer Schmerz«, s. oben): diskutierte Mechanismen sind sowohl peripherer (z.B. Insulin-Resistenz, Hyperinsulinämie, hohe Triglyzeride sowie erniedrigte Fraktion von low-density Lipoprotein Cholesterol and have higher concentrations of triglycerides and lower high density, Swan et al. 1994) als auch zentraler Art (Hypofunktion des endogenen Opioidsystems; Fedele et al. 1998).

Die Arbeitsgruppe von Rosen (Rosen et al. 1994, 1996) untersuchte die Beziehungen zwischen zerebralen Perfusionsänderungen und Patienten, bei denen durch Dobutamininfusion nachweislich eine Ischämie (EKG-kontrolliert) ausgelöst wurde. Aufgrund der verschiedenen PET-Resultate (beziehungsweise verschiedenen zentralen Perfusionsregionen) wurden folgende 3 Gruppen unterschieden:

1. Patienten ohne pektanginöse Schmerzen: PET Perfusion ↑ Hirnstamm, Thalamus, rechter Frontalkortex.
2. Patienten mit pektanginösen Schmerzen: PET Perfusion ↑ Hirnstamm, Thalamus, Frontalkortex + zusätzlich (gegenüber Gruppe 1): vorderer und ventraler cingulärer Kortex, linker Schläfenkortex.
3. Patienten mit Syndrom X (pektanginöse Schmerzen, EKG-ST-Depression, aber normale Koronaro-

gramme): PET Perfusion ↑ Mittelhirn, rechter Thalamus, Insel, frontale und präfrontale Kortizes.

Diese 3 Phänomene viszeraler Schmerzsymptomatik wurden vom pathophysiologischen Standpunkt wie folgt interpretiert:

1. Patienten ohne pektanginöse Schmerzen (»silent ischemia«) = zu hohe subkortikale Filtrationsrate

Hier sollen subkortikale Strukturen wie Thalamus den nozizeptiven Input so stark filtern, dass kein nozizeptives Signal die Kortizes erreicht und somit auch eine kortikale Nozitranslation bzw. Perzeption wegfällt.

2. Patienten mit pektanginösen Beschwerden

Bei diesen Patienten soll die subkortikale Filtration von nozizeptiven viszeralen Inputs adäquat sein: entsprechend werden höhere Zentren über die Gefahr informiert bzw. Schmerz wird perzepiert.

3. Patienten mit Syndrom X (Schmerzen, aber normale Koronarien)

Bei diesen Patienten nimmt man eine ungenügende subkortikale Filtration des viszeralen Inputs an. Somit erreichen auch nicht-nozizeptive Inputs die entsprechenden kortikalen Strukturen, wo eine übermässige Signaltranslationsrate fälschlicherweise das Phänomen »Schmerz« interpretiert (Nozitranslation).

Aus diesen aus vorläufigen Forschungsresultaten abgeleiteten Arbeitshypothesen werden folgende mögliche Therapiestrategien diskutiert:
– Ausschließen einer koronaren Herzkrankheit mittels EKG, Herzkatheter etc. unter/ohne physische Belastung, Dobutamintest etc.,
– Ausschließen einer gastro-intestinalen Erkrankung v. a. bei Patienten mit Regurgitation, Dysphagie, H. pylori-Infektion etc. (gastroenterologische Abklärung),
– interdisziplinäre Abklärung in Schmerzklinik: mögliche Pharmakotherapie u.a.: → trizyklische Antidepressiva (Patienten der Gruppe 3; Therapiesinn: Erhöhung des subkortikalen Filtrierens (»gatings«) durch entsprechende Wirkstoffe (Cannon et al. 1998).

Viszera und peripheres autonomes NS

Nozitransduktions-Signalmuster aus den Viszera gelangen über spinale Nerven sowie Afferenzen des gemischten → N. vagus zum ZNS.

Man nimmt an, dass noxische Reize, die zu Schmerzen führen, ausschließlich über spinale Afferenzen vermittelt werden. Vagale Afferenzen übermitteln auch noxische Informationen aus dem Gastrointestinaltrakt: diese führen aber in der Regel nicht zu einer Schmerzempfindung (s. unten; eine Ausnahme bilden vagale Afferenzen der Trachea).

Autonome Efferenzen regulieren u. a. die Motilität der viszeralen Hohlorgane und Sekretionsprozesse. Möglicherweise interferieren sie dabei im pronozizeptiven Sinn z. B. über verstärkte Säuresekretion im Magen oder durch starke Kontraktion von Hohlorganen mit der viszeralen Nozitransduktion.

Bei chronischer Reizung viszeraler Nozisensoren (z. B. bei entzündlichen Vorgängen) können reflektorisch autonome Neurone aktiviert werden, so dass es zu einem Circulus vitiosus kommen kann (s. auch unten: Rolle des autonomen Nervensystems).

N. vagus (N. X)

Der gemischte X. Hirnnerv N. vagus enthält:
– »somatische« Afferenzen aus der Haut des äußeren Ohrganges (»N. Arnold«)
– »viszerale«Afferenzen (Pharynx, Larynx, Thorax, Abdomen, Presso- und Chemosensoren)
– autonome Efferenzen (parasympathisches autonomes NS für Thorax- und Abdominalorgane)
– motorische Efferenzen (Larynx, Pharynx).

Als Ganglion nodosum wird das kaudale Ganglion des sensorischen Anteils des N. vagus bezeichnet. Seine unipolaren Zellen sind afferent-sensorisch und projizieren in den → Ncl. tractus solitarii; seine Afferenzen sind vom Typ A_δ- und C und enthalten Neuropeptide (z. B. Substanz P, CGRP; Zhuo et al. 1995).

Vagale viszerale Afferenzen sind offenbar sehr spezialisiert: ihre Informationen beziehen sie aus freien Nervenendigungen, die als multi- oder monomodale Mechano, Chemo-, Gluko-, Thermo-, Osmosensoren, Serotonin [5-HT_3-Rezeptoren]-Sensoren funktionieren (Mei 1983).

Im Tierversuch kann nachgewiesen werden, dass das Aktivitätsmuster der kardiopulmonalen, diaphragmatischen und subdiaphragmatischen Vagusafferenzen artenspezifisch die Nozizeption hemmt oder fördert; vereinfacht muss man sich vorstellen, dass vagale Afferenzen in Zielkerne wie z. B. Ncl. tractus solitarius (speziesspezifisch) projizieren, wo die entsprechenden Signalmuster verarbeitet werden.

Entsprechend können autonome Efferenzen, aber auch über deszendierende serotoninerge und noradrenerge Hemmsysteme (spinale Nozitransformation; Randich u. Gebhart 1992) aktiviert werden (Regulation Herz-Kreislauf-System, Atmung und Verdauung, Husten; Übelkeit, Würgen und Erbrechen).

Im Tierexperiment (Ratte) kann durch subdiaphragmale, elektrische Reizung von Fasern des N. vagus ein antinozizeptiver Effekt ausgelöst werden (Tail-Flick Antwort auf thermische, periphere Reize vermindert; Thurston u. Randich 1992).

Bei tierexperimenteller elektrischer oder chemischer Reizung vagaler viszeraler Afferenzen können in zentralen Strukturen Reaktionspotentiale und eine c-Fos-Expression nachgewiesen werden (Schuligoi et al. 1998; Tougas et al. 1993); wie oben kurz angedeutet, wird offenbar eine noxischer Input im ZNS so prozessiert und filtriert, dass es in der Regel nicht zu einer Nozitranslation bzw. Perzeption kommt (Ausnahme: tracheale Afferenzen).

Viszerale Afferenzen im Bereich der Leberpfortader leiten Warn- und Schadensignale über periphere Veränderungen der Energiehomöostase an das zentrale autonome NS weiter (Lutz et al. 1996): proinflammatorische Zytokine (IL-1 etc.) aktivieren vagale Afferenzen; entsprechend werden Signalmuster an den → Ncl. tractus solitarii weitergeleitet, der dann seinerseits die entsprechenden Informationen (z. B. proemetisches Signal, noxisches Signal bei Entzündungen) an die entsprechenden zentralen Verarbeitungsstellen weitervermittelt (Maier et al. 1998).

[*Anmerkung:* Die an anderer Stelle beschriebene diffuse noxische Inhibitionskontrolle DNIC betrifft ausschließlich das spinale und trigeminale System, wird durch noxische Reize ausgelöst und ist stets inhibitorisch = Unterschied zu vagalviszeralen Afferenzen, die als nicht-noziziptives System verschiedenste Signalmuster verarbeiten und die Noziziption offenbar hemmen und/oder fördern können].

Einteilung der Schmerzen in zeitlicher Abhängigkeit des Heilungsverlaufs

Akuter Schmerz

Akuter Schmerz entsteht in der Folge einer Gewebeverletzung und ist nach Zeitdauer und Intensität abhängig vom Heilungsprozess: der akute Schmerz repräsentiert somit ein Krankheits*symptom*.

Der akute Schmerz kann – je nach auslösender Grunderkrankung – mehr oder weniger über eine begrenzte Zeiteinheit konstant sein, und sich als → Durchbruchschmerz [Synonym: »breakthrough pain«, »incident pain«] im Rahmen einer
- Mobilisation (z. B.: »postoperative Physiotherapie«),
- bei Niesen, Husten,
- Essen, Defäkation,
- Würgen und Brechen

etc. manifestieren. Der akute Schmerz kann sich auch als → übertragener Schmerz klinisch manifestieren.

Die Entstehung akuter Schmerzen durch periphere Gewebsläsion ergibt in vielen Fällen ein Anzeichen auf Erkrankung. Da die periphernoziziptive Innervation von Organ zu Organ, von Ort zu Ort quantitativ und qualitativ ändert, fehlt eine direkte Proportion zwi-

schen Gewebsschädigung und Erkrankungsgrad: minimale Zahnläsionen können heftigsten hellen Zahnschmerz verursachen, eine Ovialkarzinose kann durchaus zu spät wegen Absenz von Schmerzen in einem Spätstadium (z. B. wegen Aszitesentwicklung oder Routinesonographiescreening) zufälligerweise entdeckt werden.

Beim akuten Schmerz beobachten wir motorische Reaktionen aufgrund des sensorischmotorischen Reflexbogens (Fluchtreaktion; Tail-flick-Test, Pfotenschütteln nach subkutaner Formalininjektion), Haltungsänderungen (gekrümmter Patient bei Magenschmerzen), Schmerzgesicht (LeResche 1982). Diese Reaktionen können, wie oben beschrieben, klinisch ausgewertet werden.

Zum akuten Schmerzgeschehen gehört in der Regel auch die Angst (Chapman 1985; Johnson et al. 1978). Dies kompliziert beispielsweise automatische Medikationen wie die »On-demand«-Analgesiemethode (die nicht differenziert zwischen Schmerz und Angst) oder die unmittelbare postoperative Klinik beim unvorbereiteten Patienten, der beispielsweise nicht »gelernt« hat, Schmerz in Zusammenhang mit vitalen oft unangenehmen, weil schmerzerzeugenden physikalischen Maßnahmen zu differenzieren.

Chronischer Schmerz

La maladie douleur
(René Leriche 1937)

Chronischer Schmerz kann entstehen durch eine Hyperstimulation des nozizeptiven Systems, d. h. prolongierte Stimulation von
- Nozisensoren,
- Nervenfasern bzw. Neurone des nozizeptiven Systems (s. auch neuropathischer Schmerz) sowie den entsprechenden
- zentralen Projektionskernen des nozizeptiven Systems (s. auch zentraler Schmerz).

Eine Überlastung durch Hyperstimulation mag zur einer permanenten Dysfunktionen der spinalen und supraspinalen Nozitransformation führen wegen permanenter plastischer Veränderungen entsprechender prä- und postsynaptischer Systeme (dysfunktionierende second-messenger-Systeme, neue interneuronale Verschaltungen etc.) mit dem Resultat eines permanenten Ungleichgewichts der Förderung und Hemmung des nozizeptiven Inputs auf spinaler und supraspinaler Ebene: dies könnte man mit einer eigentlichen Erkrankung dieser Systeme bezeichnen.

Zwischen akuten und chronischen Schmerzzuständen bestehen fliessende Übergänge und *Mischformen,* wie beispielsweise bei Erkrankungen, die über lange Zeit somatische Krankheitsprozesse mit parallelen Schmerzzuständen aufweisen oder etwa beim Karzinompatienten, der nach Monaten sowohl chronische Schmerzzustände verspürt als auch aufgepfropfte, plötzlich einschießende akute Schmerzen im Sinne von neurogenen Schmerzen oder auch nur durch die Tumorerkrankung ausgelöste Durchbruchschmerzen (Break-through-Schmerzen).

Häufige Eigenschaften der chronischen Schmerzen sind (nach Curatolo, pers. Mitteilung):
- Diskrepanz zwischen objektiven Befunden und Schmerzintensität,
- Depression,
- Psychosoziale Probleme,
- Arbeitsunfähigkeit,
- Periodizität der Schmerzen.

Der chronische Schmerz steht nicht mehr in einer zeitlicher Abhängigkeit mit dem Heilungsverlauf (Bonica 1983; Chapman 1985): der chronische Schmerz hat sich so verselbständigt, dass er selber zu einer Krankheit geworden ist (Leriche 1937; Sternbach et al. 1976; Sternbach 1981).

Chronische Schmerzzustände beinhalten immer eine Ausdehnung der Schmerzantwort auf den ganzen Organismus; eine psychische Mitbeteiligung kann sowohl Personalität als auch Lebensweise ändern (Fordyce 1976; vgl. auch Abb. A-19).

In diesem Zusammenhang spricht man auch vom *Schmerzkranken*. Ein Schmerzzustand gilt im allgemeinen nach einer Dauer von 3 Monaten als chronisch (Intern. Klassifikation 1986).

Die von Sternbach eingeführte Ausdifferenzierung (und in angelsächsischen Ländern übliche Bezeichnung) von chronischem »benignem« Schmerz gegenüber »malignen« Schmerzen bei terminalen Krebserkrankungen wird jeder aufgeben, der einen an chronischer Polyarthritis-Schmerzen geplagten Patienten behandelt hat. Der Arzt wird wegen der folgenden chronischen Schmerzsyndrome oft vom Patienten aufgesucht: chronische Kopfschmerzen, chronische Rückenschmerzen, chronische Gelenkschmerzen. Wegen der Vielfältigkeit der Krankheitsgründe und wegen fehlender Taxonomie fehlen präzise Statistiken.

Zur statistisch besseren Erfassung (Möglichkeit des Vergleichens von Therapiemodellen mit großem Patientengut und damit sinnvollen Doppelblindstudien) werden diese chronischen Schmerzzustände in den letzten Jahren kodifiziert nach Körperregion, Organsystem, Schmerzcharakter, Schmerzintensität und Ätiologie: mit dieser Kodifizierung sowie einer standardisierten Taxonomie erhofft man sich zuverlässigere, vergleichbare Daten aus Forschung und Klinik zu erhalten.

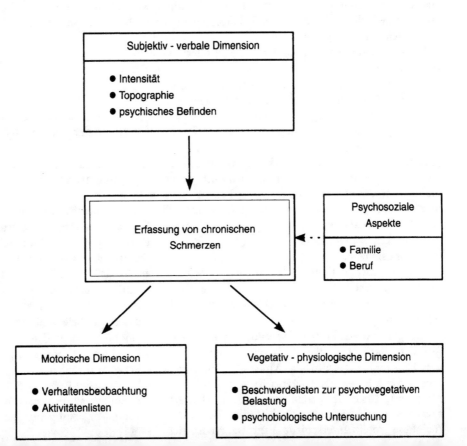

Abb. A-19. Komplexität der multimodalen Erfassung chronischer Schmerzen

Unterschiede akuter Schmerz und chronischer Schmerz

Akuter Schmerz	Chronischer Schmerz
Biologische Warn- und Schutzfunktion	keine biologische Warn- und Schutzfunktion
Auf Heilungsstadium limitiert	keine Limitation, Dauer > 3 Monate
Schmerzursachen erkennbar	Schmerzursachen in der Regel komplex, oft nicht erkennbar
Kausale Therapie hilft	kausale Therapie in der Regel nicht möglich
Nozisensorenschmerz	komplexe Ursachen mit neuropathischer Beteiligung
In der Regel keine Sequelen	Chronifizierung mit Persönlichkeitsveränderung
Lebensqualität temporär verändert	Lebensqualität in der Regel definitiv verändert

Einteilung der Schmerzen nach Intensität, Lokalisation und Charakter

Nach Schmerz*intensität* kann man leichte, starke und stärkste Schmerzen unterscheiden.

Nach Schmerz*charakter* kann man vereinfacht hell oder dumpfe Schmerzen beschreiben, aber auch differenzierter, wie dies z. B. der → McGill Fragebogen (78 Schmerzcharakter-Adjektive, s. oben).

Schmerzen können lokalisierbar-begrenzt oder diffus-ausstrahlend sein.

Von der Schmerz*intensität* wurde früher eine Einteilung von Schmerz*mittel* abgeleitet (schwache [minor] bzw. starke Analgetika [major analgesics]).

Diese klassische Einteilung ist sinnarm: Zahnschmerzen können durchaus heftiger sein als Bauchschmerzen (der französische Hofchirurg Ambroise Paré des 16. Jahrhunderts: »La douleur des dents est la plus grande et cruelle qui soit entre toutes les douleurs, sans mort«): in diesem Fall sind »weak analgesics« indiziert vom Typ saure antipyretische Analgetika; ein Einsatz von »starken Schmerzmittel bzw. major analgesics« wäre nicht sinnvoll.

Neuere saure antipyretische Analgetika wie → Ketorolac (s. Buch E), → (Glafenin s. Buch E) sind ebenfalls stark wirksame Analgetika bei nozizeptiv-somatischen Schmerzen.

Analgetika werden je nach Wirkstoff in µg, mg oder g dosiert: die therapeutischen Wirkstoffkonzentrationen können bei spezifischen Wirkstoffen im Nanomolarbereich liegen. Als Referenzwirkstoffe werden oft Morphin (»starkes Schmerzmittel«) und Azetylsalizylsäure (»schwaches Schmerzmittel«) zitiert. Der Grund für diese Potenzunterschiede liegt wahrscheinlich darin, dass die Gruppe der zentralen Schmerzmittel vom Typ Opioid spezifisch-rezeptoral wirken, antipyretische Analgetika relativ unspezifisch wirken.

Phasischer Schmerz, tonischer Schmerz

In der Schmerzforschung wird zwischen phasischen und tonischen Schmerzen unterschieden. Dieser Unterschied kann nur bei Schmerztests ausgelöst werden, die länger andauern (z. B. längeres Quetschen einer Hautfalte), kaum jedoch bei ultrakurzen Reizen (z. B. Laserreiz).

Der phasische Schmerz wird tierexperimentell z. B. im → »tail flick test« untersucht: er entspricht dem plötzlichen, scharfen, aber bald abklingenden Schmerz; er aktiviert v. a. über das laterale System (lange, dicke, raschleitende Fasern im Traktus neospinothalamicus, via Thalamus zum somatosensorischen Kortex, s. unten) höhere Zentren.

Der tonische (= kontinuierliche), später auftretende Schmerz (z. B. → Formalintest oder neuerdings auch Bienengiftinjektionen etc.) aktiviert über das mediale System (v. a. Traktus paläospinothalamicus bzw. kurze, dünne, langsam leitende Fasern via Formatio reticularis, zentrales Hirngrau, Hypothalamus, limbisches System etc.) via Hirnstamm »tiefergelegene« Hirnzentren (u. a. Auslösung autonomer suprasegmentaler Reize); bei Reizung kann eine c-Fos Expression im Hippocampus nachgewiesen werden (Ceccarelli et al. 1999).

Einteilung der Schmerzen nach klinischen Kriterien

Postoperativer Schmerz

Der postoperative Schmerz ist ein akuter nozizeptiver Schmerz, der seine wichtigsten Komponenten aus der Nozizeption (bzw. Heilungsdauer), seiner höherer Verarbeitung sowie seiner affektiven Seite der Angstauslösung oder Missstimmung bezieht. Diese Komplexität der Behandlung eines Geschehens, muss bei der postoperativen Schmerzbehandlung, die in der Regel auf wenige Tage limitiert ist, beachtet werden. Die Meinung, postoperative Schmerzen seien in den ersten 3 Tagen stark, gehört zu den verallgemeinernden und falschen Vorurteilen.

In gewissen Fällen (z. B. Chirurgie invasiver Tumoren) können akute nozizeptive Schmerzen akuten oder chronischen neuropathischen Schmerzen aufgepfropft sein.

Postoperative Schmerzen können in der Regel selbst nach grössten Eingriffen mit PCA und rückenmarknaher Anästhesie befriedigend behandelt werden. Die meisten Patienten haben keine Schmerzen in Ruhe und nur leichte Schmerzen bei Husten, Mobilisation etc. Eine adäquate Analgesie (und entsprechend Qualitätskontrolle) muss diese Faktoren (Mobilisation, Physiotherapie, Umlagern etc.) berücksichtigen.

Die Problematik adäquat behandelter postoperativer Schmerzen liegt nicht am Mangel von Therapie, sondern an den fachlich und organisatorisch ungenügenden Schmerzdiensten (s. Buch K).

Das Konzept der »balanced analgesia technique« (Waldvogel 1983) umfasst die Hemmung der Nozitransduktion im peripheren Kompartiment (»peripheres Nozitransduktionsmilieu«) sowie Hemmung der Nozitransformation durch eine spinale Barrage (»spinales synaptisches Milieu«).

Die Kombination von spezifischen Wirkstoffen im Sinne einer Optimierung der spinalen Barrage gewinnt zunehmend an Bedeutung.

UAW am Beispiel der rückenmarknahen Kombinationsanalgesie. (Mod. nach M. Curatolo)

	LA	Opioide	Clonidin
Analgesie	+	+	+
Hypotension	+		+
Bradykardie	+		+
Motorische Blockade	+		
Nausea und Emesis		+	
Urinretention	+	+	
Pruritus		+	
Atemdepression		+	+
Sedation		+	+
Konvulsionen	+	(+)	

Nach Curatolo (persönliche Mitteilung) ist die Kombination LA-Opioid von der Tabelle her die beste Kombination. Sie ist auch tatsächlich die am häufigsten gebrauchte rückenmarknahe postoperative Analgesietechnik.

Die präemptive Analgesietechnik (s. oben) hat das Ziel, das postoperative Schmerzgeschehen durch Verhinderung der → Aufziehphase (»wind-up« der durch nozizeptive Reizung erfolgten Sensibilisierung zentraler Neurone) zu hemmen: die grundsätzliche Problematik der verschieden gewerteten präemptiven Technik liegt im Fehlen eines Consensus bzw. Standardisierung der Technik begründet (s. oben).

Die postoperative Schmerztherapie ist in der Regel viel erfolgreicher als die Therapie chronischer Schmerzsyndrome.

Malignomschmerz

In der angelsächsischen Literatur werden Malignom-induzierte Schmerzen auch als »maligne Schmerzzustände« bezeichnet, eine äußerst sinnarme Bezeichnung, denn chronische jahrelange Schmerzzustände beim Rheumatiker sind kaum als »benigne« zu bezeichnen; im Gegenteil zu chronischen Schmerzzuständen beim Rheumatiker können »maligne« Schmerzzustände in der Regel leichter angegangen werden, weil aus ethischen Gründen therapeutische Verfahren gewählt werden können, die beim Rheumatiker nicht oder kaum einsetzbar sind (z.B. rückenmarknahe Opioidgabe via PCA-Technik etc.).

Malignomschmerzen haben je nach Art und Stadium der Erkrankung sowie der eingesetzten Therapie (Chirurgie, Radio- und Chemotherapie etc.) eine gemischte Genese, nämlich:

1. → nozizeptiv-somatogen (Oberflächenschmerz, Tiefenschmerz) je nach Tumorlokalisation, Tumorgröße, Metastasierung)
2. → nozizeptiv-viszeral
3. neuropathisch (Kompression und invasive Schädigung durch Malignome)

Psychoonkologie

4. psychogen (inkl. durch Primärerkrankung induzierte Depressionen, Dysphorien, Suizidalität, Gefühle der Wert- und Hoffnungslosigkeit etc.)

Aufgrund des meist gemischten Schmerzcharakters sowie der dynamischen Grunderkrankung müssen Malignomschmerzen laufend ausdifferenziert bzw. analysiert werden.

Dies betrifft insbesondere sog. → Durchbruchschmerzen (»break-through« bzw. »incident pain«): sie sind meist multifaktoriell bedingt: z..B. Metastasierung, sekundäre Hyperkalzämie, kaskadenartige peritumorale Ödemreaktionen, Freisetzung von algetischen Substanzen (s. auch Buch F).

Körperkompartimente

Der Begriff Kompartiment wird verschieden gebraucht.

Funktionelle Reaktionsräume können wir in der Klinik als Kompartimente bezeichnen. Die vereinfachte Unterteilung in ein peripheres und zentrales Kompartiment wird in diesem Buch konsequent durchgeführt (s. oben); die oben beschriebenen 4-Transfunktionen der Nozizeption (Nozitransduktion, Nozitransformation, Nozitransmission, Nozitranslation) spielen sich ab in:

1. peripheres Nozizeptionskompartiment,
2. zentrales Nozizeptionskompartiment:
   a) spinales,
   b) supraspinales Kompartiment.

Das periphere Kompartiment

Das periphere Kompartiment können wir als den Raum zwischen Nozisensor und peripherem präsynaptischen Nerventerminal, dem Ort der »Übergabe einer spezifischen Nervennachricht an das zentrale Nervensystem« (→ spinale Synapse bzw. zentripetales Nerventerminal) definieren:

– Das periphere Kompartiment fängt am Nozisensor an.
– Das periphere Kompartiment endet an der Präsynapse der 1. Afferenz.
– Die → Synapse zwischen Primärafferenz und nachgeschaltetem Neuron (→ Interneuron) bildet die virtuelle Trennschicht zwischen peripherem und zentralem Kompartiment.
– Das zentrale Kompartiment beginnt an der postsynaptischen Membran des nachgeschalteten Neurons.

Diese didaktische Einteilung unterscheidet folgende 3 Hauptmechanismen:

1. Nozitransduktion (= spezifische Umsetzung von noxischen Reizen durch somatische oder viszerale Nozisensoren, s. oben).
2. Nozitransformation: die Modulation des nozizeptiven Signalmusters durch das periphere → »Mikro-Milieu« (nicht zu verwechseln mit dem spinalen »synaptischen Milieu«).
3. Nozitransmission: die zentripetale Weiterleitung von nozizeptiven Signalen vom Sensor bis an die präsynaptische Membran der Primärafferenz.

Nozisensoren

Die Nozitransduktion erfolgt durch Nozisensoren. Nozisensoren sind spezifische Empfangseinrichtungen für schädliche Reize oder Noxen.

Nozisensoren werden funktionell nach ihren Antworteigenschaften bei mechanischer, thermischer und chemischer Stimulation klassifiziert (s. unten Einteilung nach Edmeads).

Vermutlich existieren in allen Geweben auch → schlafende Nozisensoren. Als schlafend werden Nozisensoren definiert, wenn sie auf physiologische Reize selbst stärkster Qualität nicht reagieren. Sie können aber aktiviert werden durch zusätzliche Faktoren wie Mediatoren etc. (z.B. Entzündungsmediatoren): vermutlich sind einige schlafende Nozisensoren chemospezifisch und reagieren deshalb nur bei entsprechender spezifischer Reizung.

Der verschiedene (rasche und langsame) Übertragungsmodus erlaubt eine räumliche und zeitliche Summierung bzw. eine differenzierte, komplexe Schmerzverarbeitung auf zentraler Ebene (inkl. zentraler → Sensibilisierung; Michaelis et al. 1996).

Somatische Nozisensoren könnten als »exteronozizeptive« und viszerale als »endonozizeptive« Sensorensystem interpretiert werden.

Somatische Nozitransduktion

Klassifikation der 3 somatischen Nozisensoren
(nach Edmeads 1983)

Dass die Stimulation von A_δ- und C-Fasern akuten Schmerz auslöst, geht auf die Arbeiten von → Yngve Zotterman (1939) zurück.

Der exakte Transduktionsmechanismus der somatischen Nozisensoren ist unbekannt; möglicherweise sind in den rezeptiven axonalen freien Nervenabschnitten Membrankanäle vorhanden, die auf entsprechende mechanische und thermische Stimuli sich verformen und aktiviert werden. Die Transduktionsmodalität der somatischen Nozisensoren ist verschieden (s. Einteilung).

Schmerzsensoren sind die freien Nervenverästelungen der afferenten A_δ- und C-Fasern. Eigentliche anatomisch-histologisch als Schmerzsensoren definierbare Substrate sind bislang nicht nachgewiesen worden (vgl. andere intrakutane und subkutane Organellen des Tast- und Vibrationssinns etc.).

A_δ- und C-Fasern unterscheiden sich in der ultrastrukturellen Anatomie grob wie folgt:
– A_δ-Fasern
  – durch individuelle Schwannzelle versorgt
  – myelinisiert
  – in den freien Nervenendigungen häufig perlartige Axonverdickungen (Mitochondrien, Vesikel, evtl. Nozisensororganelle etc.)
  – freie Nervenendigungen unvollständig von der Schwann-Zelle umschlossen bzw. im direkten Kontakt mit Umgebung
  – Transduktionsmodus mono- oder polymodal sowie schlafend (s. unten)
– C-Fasern
  – in Nervenbündeln (sog. Remak-Bündeln) verlaufend
  – Schwann-Zelle versorgt ganzes Bündel
  – nicht myelinisiert
  – Transduktionsmodalität polymodal, aber auch monomodal (s. unten), sowie schlafend bzw. C-mechano-insensitive-Hitze-insensitive CM_iH_i (s. unten)

Nozisensoren bzw. als Nozisensoren funktionierende, freie Nervenendigungen finden sich in der Haut in unterschiedlicher Dichte. Sie bestehen meist aus Bündeln unmyelinisierter Nervenfasern, welche bäumchenartig verzweigt sind und damit über entsprechend große rezeptive Abschnitte verfügen. Mutmasslich rezeptive Stellen finden sich entlang der Verzweigungen des gesamten »sensorischen Endbäumchens«. In diesem peripheren Terminal sind »sensorische« → Neuropeptide nachweisbar (→ Mikromilieu, → neurogene Entzündung, efferent-chemische Funktionen der Primärafferenzen).

Nozisensoren reagieren auf externe, aber auch auf interne Noxen (sog. »Autonoxen«).

Perzeptive Hautfelder weisen eine Sensorendichte von ca. 100–200 freien Nervenendigungen pro Quadratzentimeter auf; die Sensorendichte tief-somatischer und viszeraler Regionen ist unbekannt (und wahrscheinlich kleiner).

Nozisensoren können unimodal (d. h. auf einen definierten Reiztyp) oder polymodal reagieren.

Somatisch-viszerale Nozisensoren sind Afferenzen vom Typ:
1. A_δ- Nozisensoren
2. C- Nozisensoren
3. mechanoinsensitive (schlafende) Nozisensoren (Nozisensoren, die vermutlich nur unter pathophysiologischen Bedingungen, z.B. bei Entzündungen o.ä., aktiviert werden).

Die somatische Nozitransduktion erfolgt über:
1. unimodale A-Mechano-Rezeptoren
2. A-Mechano-Thermo-Rezeptoren
3. polymodale C-Mechano-Thermo-Chemo-Rezeptoren

Andere, wenn auch seltenere Typen sind zusätzlich nachgewiesen:
1. C-mechano-kalt (C-mh)
2. C-heat (C-h)
3. C-mechano (C-m)
4. A_δ-mechano-cold (A-mc)(Kress 1992, Lynn u. Carpenter 1982)

Nozitransduktionsfähige Nozisensoren haben 3 Eigenschaften:
1. die Eigenschaft, uni- oder aber polymodal zu sein,
2. die Eigenschaft, den A- oder aber den C-Fasern zuzugehören und
3. die Eigenschaft, mechanische, thermische oder chemische Reize umwandeln zu können.

Nozisensoren haben unter physiologischen Bedingungen *keine* Ruheaktivität.

Nozisensoren unterscheiden sich u. a. in ihrer Leitungsgeschwindigkeit (s. unten), Reizschwelle, Reizmodalität bzw. Spezifität, dem Verhalten bei Reizwiederholung sowie Schmerzqualität (s. unten): das

myelinisierte, schnelleitende A_δ-Fasersystem kann durch relativ schwache elektrische Ströme gereizt werden und induziert »stechende« Schmerzen; bei Reizwiederholung wird das auslösbare Schmerzphänomen schwächer. Umgekehrt benötigt das C-Fasersystem experimentell stärkere elektrische Stromstösse, induziert »dumpfe« Schmerzen und wird durch repetitive Reize aktiviert (s. unten: Doppelschmerzphänomen etc.).

Nozisensoren können z.B. durch Entzündungsmediatoren sensibilisiert werden, was zur Folge hat, dass sie Ruheaktivität entwickeln, ihre Aktivierungsschwelle für mechanische Reize und Hitzereize absinkt und sich ihre Reaktion auf diese Reize quantitativ stärker wird. Mechanoinsensitive (schlafende) Nozisensoren können unter diesen Bedingungen ebenfalls sensibilisiert (d. h. aktiviert werden).

Etwa 80–90% eines peripheren Nervs bestehen aus sensorischen und autonomen C-Fasern.

Etwa ein Viertel davon sind vermutlich autonome (sympathische) Axone.

Das C-Fasersystem leite nicht nur nozizeptive Signale: Wärmesensoren leiten auch über das C-Fasersystem ab.

Somatische Einzugsgebiete

Entsprechend der Einteilung der somatischen Schmerzen (→ Klassifikation der Schmerzen) in somatisch-oberflächliche und somatisch-tiefe Schmerzen werden folgende Einzugsgebiete unterschieden:

Sensoren und Nozisensoren Körperoberfläche, Hautorgan allgemein

Das uns von der (oft feindlichen) Umwelt trennende Hautorgan ist das grösste Sinnesorgan. Entsprechend ist auch das Nozizeptionssystem ausgebaut.

Im Hautorgan unterscheiden wir zunächst (sensorische und nozizeptive) Primärafferenzen und terminale Efferenzen des autonomen NS.

Myelinisierte somatische Nerven formen subkutane und intradermale Nervenplexus mit freien Endigungen und solche mit Korpuskeln. Die freien Endigungen verästeln sich in die Dermis, Epidermis sowie epitheliale Haarwurzelscheiden. Es können 5 Mechanosensoren unterschieden werden: Merkelscheiben (langsam adaptierend I), Ruffinikörperchen (langsam adaptierend II), Meissnerkörperchen (schnell adaptierend I), Pacinikorpuskeln (schnell adaptierend II) und Haarfollikelsensoren (schnell adaptierend). Die Mechanosensoren unterscheiden sich in Bezug auf Kodierung der Reizamplitude, Reizgeschwindigkeit und Reizbeschleunigung. Thermo- und Nozisensoren sind freie Nervenendigungen. Autonome Efferenzen sind feine, nichtmyelinisierte Faserendigungen in engem Kontakt mit den Hautorganen mit Ausnahme der Talgdrüsen; die Schweissdrüsen sind cholinerg innerviert (Reznik 1996).

In der Haut unterscheidet man hochschwellige Mechano-Nozisensoren (high-threshold mechano-nociceptors, HTMs), welche vorwiegend von A_δ-Fasern gebildet werden, von mechano- und hitzesensiblen Nozisensoren, die entweder zu den A_δ- (Gruppe III-Axone, A mechano-heat nociceptors, »AMH«) oder den C-Afferenzen (Gruppe IV-Axone, C mechano-heat nociceptors bzw. »CMH«) gerechnet werden.

Die meisten unmyelinisierten nozizeptiven Primärafferenzen sind polymodal (mechanische, thermische [>43–47°C], chemische Reize).

Nozisensoren tiefe Gewebe (Muskeln, Bindegewebe, Knochen, Gelenke), somatisch innervierte Viszera

A_δ- und C-Afferenzen der tiefen (somatisch innervierten) Gewebe (Muskeln, Gelenke, Teile der Viszera) werden vorwiegend nach ihrer Mechanosensibilität klassifiziert; hochschwellige Afferenzen sind nur durch noxische mechanische Stimuli erregbar (sog. »Spezifitätskonzept« der Nozizeption).

Somatische Nozisensoren, differenzierte Nervenblockaden und therapeutische Lokalanästhesie

Je nach Myelinisierung sowie Wirkstofftyp können bei experimentellen differentiellen (wegen möglicher Nervenkompressionsschäden kurzfristigen) Nervenblockaden durch Druck folgende Phänomene beobachtet werden:
- bei mechanischen, ischämischen Stimuli (z.B. BD-Manschette etc.) wird zuerst das myelinisierte (nichtnozizeptive) A_α- und A_β-System betroffen mit dem Resultat eines Sensibilitätsverlusts für nicht-nozizeptive taktile Reize im entsprechenden Innervationsgebiet.
- Bei weiterer Zunahme eines experimentellen Druckes auf die Nervenbahnen wird das nozizeptive A_δ-System blockiert mit dem Resultat einer Hypästhesie auf thermische (Kälte-) –Reize. Gleichzeitig ist es möglich, dass nun Schmerzen wahrgenommen werden, die über das nichtmyelinisierte und druckexperimentell noch nicht geblockte C-Fasersystem übertragen werden.

Ähnliche Phänomene können am Beginn und beim Abklingen einer therapeutischen Lokalanästhesie in umgekehrter Reihenfolge beobachtet werden (Grund: das C-Fasersystem wird durch Lokalanästhetika schneller blockiert; beispielsweise verspürt der Patient gegen Ende einer Epiduralanästhesie [z.B. Extremitäteneingriff] keine Schmerzen, jedoch schon Anzeichen einer Restitution der nicht-nozizeptiven A-Systeme [α, β]. In Verbindung mit aufkommender Angst (s. weiter unten) kann der Patient diese Situation als eigentliches Schmerzerlebnis interpretieren, das aber nach Aufklärung über die Sachverhalte (»die Operation ist fast fertig; Sie werden keine Schmerzen spüren, Sie spüren aber schon Ihr Bein wieder«) in der Regel nur noch als entsprechende nichtnoxisches Erlebnis empfunden wird.

Spinale Projektionsebenen der somatischen Primärafferenzen

Das afferente A_δ- oder C-Fasersystem projiziert in die Rexed Lamina I, Substantia gelatinosa (Lamina II/III) und Lamina V, und zwar in die folgenden 3 spinalen Neurontypen:
1. WDR-Neurone
   - A_β-,
   - A_δ-hochschwellig,
   - A_δ-thermo sowie
   - C-polymodal.
2. Nozisensor-spezifische Neurone
   A_δ-hochschwellig,
   A_δ-thermo,
   C-polymodal
3. Nozisensor-spezifische Neurone
   (A-hochschwellig), Laminae

In Lamina I befinden sich viele Nozisensor-spezifische Neurone, in Lamina V relativ mehr WDR-Neurone. WDR-Neurone sind multirezeptive Neurone, die nach repetierten Schmerzreizen sensibilisiert reagieren (s. wind-up-Phänomen).

Die Lamina II (Substantia gelatinosa) ist mit der Lamina V mit einem komplizierten Interneuronsystem verbunden (s. unten: spinales Kompartiment).

Beim Tier sind Neurone in den Laminae III,IV und V Primärafferenzen nachgewiesen worden, die über Neurokinin-1-Rezeptoren verfügen und sich mit dorsalen Dendriten in den oberflächlichen Hinterhorn-Schichten verästeln mit vorwiegenden Verbindungen zu Substanz-P-immunoreaktiven Primärafferenzen (Naim et al. 1997).

Viszerale Nozitransduktion

Klassifikation der 3 viszeralen Nozisensoren

(mod. nach Gebhart etc.)

Viszeraler Schmerz ist auf die Aktivierung von spinalen Afferenzen und nicht auf die Aktivierung von vagalen Afferenzen (s. oben unter N. Vagus) zurückzuführen.

Viszeral ausgelöster Schmerz unterscheidet sich in einigen Punkten vom somatisch ausgelösten.

Viszeraler Schmerz ist in der Regel diffus und schlecht lokalisierbar: dies wird teilweise auf die geringe Zahl spinaler viszeraler Afferenzen zurückgeführt.

Im Gegensatz zu den spezialisierten »oberflächlichen« Nozisensoren, ist es Gegenstand einer kontroversen Diskussion, ob »tiefe« (viszerale, aber auch tiefe

»somatische«) Nozisensoren ebenso eine eigene spezialisierte Population darstellen, die gegenüber einer
anderen Population nicht nozizeptiver Afferenzen klar
abgegrenzt werden kann.

Bei evakuativen Organen, von denen nicht schmerzhafte und schmerzhafte Empfindungen ausgehen können, kennt man beispielsweise nicht die funktionell-
anatomisch-biochemischen Unterschiede zwischen viszeralen Afferenzen, die ins Bewusstsein übersetzt z.B.
den Zustand »voller Darm; Darmentleerung erwünscht«
(nichtnozizeptive Zustandsmeldung) und »schmerzhafte Darmkolik« (nozizeptives Warnsignal) melden.

Primärafferenzen aus dem Bereich Nasoziliar-,
Sagitalsinus- und Durabereich (Tierversuch) scheinen
eine relativ homogene Population von polymodalen
Nozisensoren darzustellen, die insbesondere vorzüglich
auf chemische Reize reagieren (Bove u. Moskowitz
1997).

Viszerale Schmerzen sind oft mit typischen somati-
schen Schmerzen bzw. Strukturen (Haut etc.: → Head-
Zonen) verbunden: sie werden als projizierte
Schmerzen (»referred pain«) bezeichnet.

Viszerale Nozisensoren sind:

1. A_δ- Nozisensoren,
2. C- Nozisensoren,
3. »schlafende« Nozisensoren.

Schlafende viszerale Nozisensoren haben wahrscheinlich eine polymodale (mechano-thermo-chemische)
Transduktionsmodalität. Sie repräsentieren schätzungsweise ca. 5–10% der viszeralen Afferenzen. Eine
Versuchsanordnung, schlafende viszerale Nozisensoren
zu aktivieren, wäre beispielsweise Kolondehnung nach
Instillation von reizendem Senföl.

Außer den schlafenen Nozisensoren können nach
funktionellen Gesichtspunkten 2 Arten von viszeralen
Afferenzen unterschieden werden:

1. Afferenzen (ca. 70–80%) mit niedriger mechanischer Schwelle (A_δ-Afferenzen). Sie melden kleinste
nicht-noxische Druckänderungen (z.B. <5 mm
Dehnungsdrücke) an höhere Zentren, kodieren aber
auch noch im höheren, noxischen Bereich. So melden diese Fasern Druckerhöhungen auch weiter,
wenn die unter 2. beschriebenen Gefahrenmelder zu
feuern anfangen. Afferenzen mit diesen Charakteristika haben eine niedrige Impulsfrequenz im
Bereich niedrigen Druckes und steigern diese kontinuierlich bei höheren Drücken bis in den noxischen
Bereich im Sinne des sog. Intensitätskonzeptes
(Abb. Blasenfüllungsdruck). Diese Afferenzen kommen wahrscheinlich nur in den viszeralen Organen
vor, von denen schmerzhafte und nichtschmerzhafte
Empfindungen auslösbar sind und die in autonome
Regulationen eingebunden sind (z.B.: Harnblase,
Kolon). Die Bezeichnung Nozisensoren ist nicht ganz
adäquat, da sich ihre wichtigsten Funktionen

(Anpassung des Verhaltens, Organregulation) gerade
im niederen Druckbereich abspielen.
2. Afferenzen (ca. 20–30%), die erst ab höheren, potentiell gefährlichen - also noxischen -Werten feuern.
Sie sind imstande, größere Druckveränderungen
(z.B. >30 mmHg Distentionsdruck) zu melden.
Afferenzen dieser Art kommen in manchen
Organen, von denen ausser Schmerz keine Empfindung auslösbar ist, ausschließlich vor.

Wie das somatische Nozitransduktionssystem kennt
auch das viszerale System »schlafende Nozisensoren«
sowie das Phänomen der Sensibilisierung: durch Änderung des viszeralen chemischen Mikromilieus (z.B. bei
Entzündung) können Fasern mit niedrigem mechano-
sensitiven Schwellenwert (1), Fasern mit hohem
Schwellenwert (2) sensibilisiert sowie »schlafende
Fasern« aktiviert (d. h. aufgeweckt) werden – analog
den Verhältnissen der somatischen Nozitransduktion
(vgl. Abb. A-20).

Unterschiede zwischen viszeraler und somatischer Nozitransduktion (nach Gebhart)

	Viszerale Nozi-transduktion	Somatische Nozi-transduktion
Verletzung	Nicht unbedingt	Ja
Übertragener Schmerz	Ja	Nein*
Lokalisation	schlecht	präzis
Primäre Hyperalgesie	Ja	Ja
Sekundäre Hyperalgesie	Ja	Ja

*Neuere Untersuchungen haben jedoch gezeigt, das übertragene Schmerzen auch bei
tiefsomatischen Reizen nachweisbar sind (s. oben).

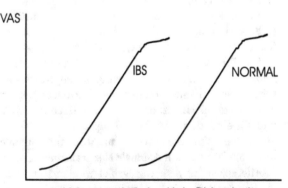

Abb. A-20. Blasenfüllungsversuch. *Vertikalachse:* Ableitung von
niederschwelligen Afferenzen (1), hochschwelligen Afferenzen (2).
Horizontalachse: Volumenzunahme. Die Impulsaktivität der
Fasern (1) beginnt mit niedrigsten Volumenänderungen und
erhöht sich entsprechend der Volumenzunahme laufend und über
das Niveau der Aktivität der Fasern vom Typ (2). Fasern (2) fangen
an, bei einer Volumenzunahme X aktiv zu werden, erreichen aber
bei maximal tolerierter Blasenfüllung nicht die maximale
Aktivität der Fasern (1) (Arbeiten von Gebhart; Arbeiten aus dem
Labor Jänig: Häbler et al. 1990; 1993a, b). Bei Sensibilisierung:
»Linksverschiebung«

Viszerale Einzugsgebiete

Viszerale Nozisensoren sind in Schleimhäuten, glatten Muskeln, Serosa und Mesenterium lokalisiert. Der Transduktionsmechanismus der viszeralen Nozisensoren ist unbekannt. Gegenüber den somatischen A_δ-Nozisensoren und C-Nozisensoren weisen sie eine wesentlich kleinere Innervationsdichte auf. Wahrscheinlich ist die Transduktionsmodalität der viszeralen Nozisensoren inklusive der schlafenden Nozisensoren polymodal.

Viszerale Afferenzen sind in anatomischer Nachbarschaft zu autonom-sympathischen Efferenzen (Nn. splanchnici majores et minores u. a.), autonom-parasympathische Efferenzen (N. splanchnicus pelvinus) und ziehen durch prä- und paravertebrale Ganglien.

Spinale Projektionsebenen viszeraler Nozisensoren

Spinale viszerale Primärafferenzen enden wie somatische Nozisensoren in den oberflächlichen Laminae I, II (Substantia gelatinosa) des Hinterhorns. Allerdings scheinen viszerale Afferenzen im Rückenmark verstärkt auch in die tieferen Laminae IV, IV und X zu projizieren und eine weitaus höhere kollaterale Verzweigung als somatische Nozisensoren aufzuweisen (Arbeiten von Sugiura).

Viszerale Primärafferenzen des N. vagus, die keine wesentliche Rolle für die viszerale Nozizeption (Diskussion s. oben) spielen, enden direkt im → Ncl. tractus solitarii in der Medulla oblongata.

Die Rolle des autonomen peripheren NS und des (autonomen) enteralen Nervensystems

Viszerale Afferenzen sind Transmissionssysteme für zentripetale Signalmeldungen: sie können in ihrem Innervationsgebiet durch Freisetzung von Neuropeptiden aber auch eine efferente Funktion ausüben (z. B. antidrome Funktionen: Vasodilatation, Beeinflussung von Motilität und Sekretion).

Die Projektionsbahnen spinaler viszeraler Afferenzen sind denjenigen der somatischen Nozitransmission ähnlich: sie verlaufen über periphere Nerven bzw. Fasern ins Hinterhorn (Lamina I, II, aber auch V und X); die interneuronale und supraspinalen Sekundärneurone sind beschrieben im Abschnitt »Spinale Nozitransformation und spinale Nozitransmission«.

Afferenzen aus dem Vagalgebiet werden somatotopisch in den zentralen vagalen Endkernen des Ncl. tractus solitarii somatotopisch verarbeitet (Jänig 1996). Efferente autonome postganglionäre Fasern mit Varikositäten sind in unmittelbarer Nähe von Arteriolen der Dünndarm-Submukosa sowie in der Schleimhaut nachgewiesen worden und zwar mit Strukturen, die denjenigen der motorischen Endplatte vergleichbar sind (Luff et al. 1987). Ob autonome Efferenzen u. a. nicht nur adrenerg sondern auch über glutaminerge Regulationen bei der Dialogaufnahme mit Nozisen-

Reizantwort

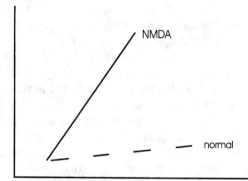

NMDA

normal

Viszerale Stimulationsintensität

Abb. A-21. Sensibilisierung viszerales Nozitransduktionssystem. *Horizontalachse:* Volumenzunahme eines intestinalen Versuchsballons. *Vertikalachse:* VAS (inkl. Schwellen, wo der Proband/Versuchstier Sensationen verspürt und wo er anfängt, Schmerzen zu verspüren). Normalkurve: S-förmig

soren verfügen, wie dies bei oberflächlichen Nozisensoren nachgewiesen worden ist (s. unten), bleibt offen.

Die Rolle des enteralen Nervensystems im Kontext von viszeraler Nozizeption ist noch nicht erforscht, obwohl enterale Neurone und enterale Neuropeptide sehr wahrscheinlich bei entzündlichen Darmerkrankungen und beim Irritable-bowel-Syndrom eine Rolle spielen (Bueno et al. 1997; Holzer 1998c).

Die Kurve zeigt bei einem Entzündungsreiz (Tierversuch, Applikation von 1 pmol NMDA auf spinale Synapsen): Linksverschiebung (Abb. A-21). Die Schwelle, bei der der gesunde Proband eine Sensation verspürt, ist gesunken (die nach links verschobene Schmerzschwelle kann als Allodynie interpretiert werden, die gesteigerte Schmerzempfindung auf primär schmerzhafte Reizstärken kann als Hyperalgesie verstanden werden).

Klinisch sind beim Patienten mit IBS-Symptomatik gleichzeitig die »referred« Hautzonen gegenüber dem Gesunden vergrößert.

Konklusion: die viszerale Nozitransduktion im Entzündungsmodell ist mit dem somatischen Nozitransduktionsmodell vergleichbar.

Viszerale Einzugsgebiete und Klinik

Durch viszerale Nozitransduktion induzierte klinische Schmerzzustände gehören zu den häufigsten chronischen Schmerzzuständen überhaupt.

Es betrifft dies akute viszerale Schmerzzustände (entzündlich, posttraumatisch, postchirurgisch) sowie chronische viszerale Schmerzzustände (IBS, Chest Pain).

Nozitransformation: peripheres Kompartiment

Der Zusammenhang zwischen Gewebsreaktionen (Entzündung- und Heilphasen) und Modulation der

Nozitransduktionsrate wurde durch Lewis erkannt (Lewis 1936). Die Nozitransduktionsrate des A_δ- und C-Fasersystem wird durch multiple Faktoren (oft ungenau und verschieden bezeichnet als »Mediator«, »Modulator«: Diskussion s. unten) bestimmt bzw. dynamisch und kontinuierlich moduliert: der Ausdruck »Mikromilieu der Nozizeption« eignet sich deshalb gut, die Multimodalität dieses dynamischen Geschehens zu umschreiben.

In Bezug auf das periphere Nozisensorenmilieu gibt es einige Unterschiede zwischen den oberflächlichen Nozisensoren bzw. Primärafferenzen im somatisch-oberflächlichen Kompartiment und viszeralen Nozisensoren bzw. Primärafferenzen im viszeralen Mikromilieu.

In beiden Fällen wird aber das Nozitransduktionsmilieu prinzipiell durch ähnliche Faktoren moduliert, nämlich (s. auch Abb. A-23):
- äußere Noxen
- innere Noxen
- Nozisensormodulation über
  - Homöoastase (Temperatur, Metabolismus)
  - neurogene Regulation (antidrome Regulation Primärafferenz)
  - lokale Kontrolle über Mediatoren (via Zell- und Gewebereaktionen, s. unten)
  - Efferenzen des autonomen NS (Noradrenalin, Prostaglandine, Glutamat)
- »Telekontrolle« (Immunsystem [Mastzellen: Dines u. Powell 1997] und Hormonsysteme)

Nach starkem Kneifen der Haut beobachtet man:
1. Einen → Erstschmerz (**Dolor**)
2. Eine erythematöse Gewebereaktion: nach einer reflektorischen Hautblässe wird die Haut gerötet, erwärmt (**Rubor, Calor**; → NGF, → CGRP, → Substanz P)
3. Ein Gewebe-Ödem (**Tumor** bzw. Quaddel)

> Notae vero inflammationis sunt quattuor: rubor et tumor cum calore et dolore. (CELSUS)

4. Einen → Zweitschmerz. Wird das Kneifen wiederholt oder verstärkt:
   a) Eine schmerzhafte Überempfindlichkeit auf nichtnozizeptive Reize wie Streicheln (→ Hyperästhesie, → Allodynie)
   b) Verstärkte Schmerzhaftigkeit auf erneutes Kneifen (→ primäre Hyperalgesie)
   c) ein erythematöse Hofbildung außerhalb des eigentlichen Kneiftraumas (→ räumliche Ausbreitung, Umgebungserythem bzw. »Flare«)
   d) eine verstärkte Schmerzhaftigkeit außerhalb des eigentlichen Kneiftraumas im Sinne einer hyperalgetischen Hofzone (→ sekundäre Hyperalgesie)

> Schmerz ist mehrdimensional.

Bei diesem einfachen Testkneifen erkennen wir, dass sich der Schmerz quantitativ und qualitativ in mehren Dimensionen bewegt bzw. »mehrdimensional« wird, nämlich
1. ausstrahlt (»räumliche Ausbreitung«: → sekundäre Hyperalgesie)
2. zeitlich vom Stimulus eigenständig ist (»zeitliche Ausbreitung«)
3. zeitlich bei repetierter Stimulation summiert (»zeitliche Schmerzveränderung« = → wind up)

Diese Mehrdimensionalität setzt komplizierte intrazelluläre Mechanismen bzw. eine → Plastizität aller Abschnitt der (zentralen) Neuraxis voraus (Schoenen 1990; Slosberg 1990; Herdegen et al. 1991; Coghill et al. 1991, 1993; Pertovaara et al.1997).

Schmerzmehrdimensionalität und Schmerzpraxis

Head hat auf die Schmerzphänomenologie hingewiesen und einen epikritischen Erstschmerz und protopathischen Zweitschmerz unterschieden (Head 1905).

Später hat Hardy das Phänomen der → primären und → sekundären Hyperalgesie definiert (Hardy et al. 1950).

Das Phänomen von zeitlichen und räumlichen Schmerzcharakteristika wurde v. a. von Noordenbos im Zusammenhang mit neuropathischen, postherpetischen Schmerzzuständen studiert (Noordenbos 1959).

Wie im Abschnitt »Oberflächenschmerz« erläutert wird, lädt die Vielfalt von ähnlichen Begriffen mit verschiedenem Inhalt zu *Verwechslungen*:
- der Begriff Erstschmerz bezeichnet die Sensation des erstperzeptierten Schmerzes;
- der Begriff Zweitschmerz eine spätere Zweitschmerzperzeption im Laufe der gleichen peripheren Nozisensorenreizung.

Die Begriffe »epikritisch« und »protopathisch« sind teleologische Adjektive, die den physiologischen Sinn des Schmerzes deuten sollen.

Bei repetierter Reizung verändert sich die Schmerzperzeption: der Begriff »primäre Hyperalgesie« bezeichnet an Ort der gesetzten Erst-Schädigung auslösbare Schmerzphänomene; der Begriff sekundäre Hyperalgesie betrifft die außerhalb, aber in der Nachbarschaft der gesetzten Schädigung auslösbare Phänomen der *Sensibilisierung* für Schmerz.

Die nach Kneifen auftretende räumlich-zeitliche Ausbreitung der Gewebereaktion im *gesunden* Gewebebereich kann experimentell auch durch verschiedene experimentelle Reize wie Formalin-Injektion nach

Dubuisson (Dubuisson u. Dennis 1977) oder thermischer Stimulation ausgelöst werden (Price 1976). Lokale Formalin-Injektionen haben jedoch den Nachteil, dass ungewollt ein Teil der Injektionsflüssigkeit in die Umgebung abfließt und Artefakte (neuronales Feuern wegen Gewebsschädigung bis Gewebstod) bewirkt. In Diskussion steht heute die Alternative der s.c.-Bienengiftinjektion (Chen et al. 1999).

Als Reizantwort beobachtet man sofortiges, kurzes Feuern von C-Fasern, nach minutenlanger Ruhe folgt niedriges Spontanfeuern. Klinisch scheint der 1. Schmerz auf repetierte Reize gleichzubleiben oder abzunehmen: dies wird durch Abstumpfung der A_δ-Nozisensoren erklärt (Price 1976).

Unter genügender *repetierter* Reizung summiert der *Zweitschmerz* hingegen progredient: ein repetierter standardisierter gleichbleibender Stimulus induziert einen gegenüber dem ersten Stimulus signifikant erhöhten Schmerz (Pedersen et al. 1998). Diese summierte primäre Hyperalgesiereaktion ist abhängig von der Art der Reizquelle bzw. der Art der Nozisensorsensibilisierung (Kilo et al. 1994).

Parallel kann man ein zweites unabhängiges Phänomen beachten: nämlich eine → sekundäre Hyperalgesie (= erhöhte Schmerzreaktion ausserhalb der Stimulation) mit Erweiterung der peripheren rezeptiven Felder (Cook et al. 1987; Woolf u. King 1990; Malmberg u. Yaksh 1993; Dickenson u. Sullivan 1987a,b; Dubuisson u. Dennis 1977; Wheeler-Aceto et al. 1990). Die im gesunden Gewebe auftretende »Hofreaktion« wird durch antidrome Aktivierung anderer nicht-beteiligter Nozisensoren erklärt (Fitzgerald u. Lynn 1979): dies ist auf spinaler Ebene möglich wegen spinaler Interkonnektionen (→ Laminae Substantia Gelatinsosa II und V, VI) von WDR-Neuronen (Coghill et al. 1991, 1993). Das Zweitschmerzphänomen kann im experimentellen Test mit lokaler Reizung der sich ausbreitenden rezeptiven Felder sowie durch supraspinale Einflüsse wie psychologische Beeinflussung reduziert werden (Price 1976).

Die Zweitphase (»Schmerzaufziehphase«) wird durch pronozizeptive, langsame und schnelle Transmitter (→ Substanz P und Glutamat) über → NK₁ bzw. → NMDA-Rezeptoren bzw. WDR-Neurone vermittelt (Yamamoto u. Yaksh 1991, 1992, Yamamoto et al. 1993): das spinale Prostaglandin- bzw. COX-2-System ist dabei mitbeteiligt (Goppelt-Struebe et al. 1997; Willingale et al. 1997).

Die räumliche und zeitliche spinale Phase der sekundären Hyperalgesie kann durch spezifische NMDA-Antagonisten geblockt werden (thermische Stimuli, Ketamin, DB-Cross-over-Studie; Warncke et al. 1997).

Beide Phänomene scheinen zentral gesteuert zu werden, das wind-up-Phänomen eher via homosynaptische Bahnung, die sekundäre Hyperalgesie eher via heterosynaptische Bahnung (Magerl et al. 1998).

Primäre Hyperalgesie

Als »primäre Hyperalgesie« werden posttraumatischen Sensibilitätsveränderungen im Bereich der traumatischen Gewebezone bezeichnet; sie entstehen über periphere Schmerzmodulationsmechanismen im Sinne einer Gewebsentzündung bzw. über eine erhöhte Sensibilisierung der Nozisensoren (Raja et al. 1984; Treede 1991)

Sekundäre Hyperalgesie

Als »sekundäre Hyperalgesie« werden Sensibilitätsveränderungen im Bereich des benachbarten, *gesunden* Gewebes bezeichnet; sie bezieht ihre nozizeptive Information, in zeitlicher Abhängigkeit, aus der Zone der primären Hyperalgesie, ist spinalen Ursprungs (»wind-up«, retrograde neurogene Entzündung, Rekrutierungsphänomen), plastisch und auch supraspinalen Modulationen unterworfen (LaMotte et al. 1984, 1991, 1992; Baumann et al. 1991; Simone et al. 1989, 1991; Möiniche et al. 1993; Coghill 1991, 1993, Price et al. 1977; Urban et al. 1996; Pertovaara 1998).

Nozisensor-Mikromilieu:
Sensibilisierung von somatischen Nozisensoren

Definition Sensibilisierung

Unter Sensibilisierung nozizeptiver Neurone versteht man die Erniedrigung der Erregbarkeitsschwelle, die Erhöhung der Zahl der Impulsentladungen auf adäquate Reize sowie die Entwicklung von Spontanaktivität (Abb. A-22).

Das Sensibilisierungphänomen betrifft im Prinzip alle Nozisensoren, somit alle somatischen und viszeralen Primärafferenzen.

Der häufigste Grund für Sensibilisierung ist die Entzündung.

Andere Gründe sind Impulsbildungen in verletzten Nerven, die eine erhöhte Mechano- und Chemosensibilität entwickeln.

Die Sensibilisierung kann peripherer (primäre Hyperalgesie, »peripheres Mikromilieu«) und zentraler Art (spinales »synaptisches Milieu«, »wind-up«, erhöhte Transmission [SP, Glutamat, Aspartat]) sein.

Das Nozizeptionssystem ist plastisch: ein anhaltender nozizeptiver Input sensibilisiert → spinale Kompartiment (→ wind-up, → NMDA-R).

Siehe Therapie: eine spinale Sensibilisierung muss vermieden werden.

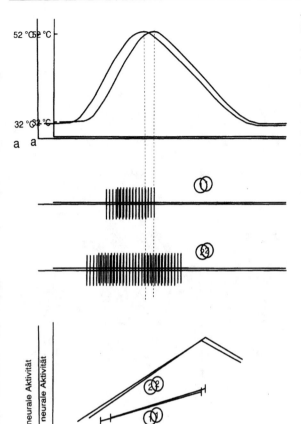

Abb. A-22. Beispiel für Sensibilisierung von nozizeptiven primären Afferenzen (primäre Hyperalgesie). *a* Zeitverlauf und Intensität eines applizierten Hitzereizes; *darunter:* Antworten des Nozizeptors bei 1. Reiz und bei Applikation eines 2. Reizes nach 3 min; *b* Reizantwort; Beziehungen eines Nozizeptors: Entladungsverhalten bei aufsteigenden Temperaturen vor ① und nach ② Sensibilisierung. Man bemerkt bei ② eine Erniedrigung der Entladungsschwelle, eine steilere Temperaturkodierung und eine langsam abfallende Nachentladung nach Ende des Reizes.

Mediatoren

Die Bezeichnung Mediator wird verschieden verwendet.

Wir bezeichnen in diesem Buch Mediatoren als Substanzen, die extrasynaptisch das Nozizeptionssystem modulieren; dies im Gegensatz zu → Neurotransmitter, die über synaptische Mechanismen modulieren

Einige Substanzen haben sowohl eine Mediator- als auch eine Neurotransmitterfunktion, was in den folgenden Sätzen am Beispiel der Substanz P erläutert werden soll.

Die Substanz P (eingehende Diskussion s. unten) ist gemäß unserer Definition
- ein (sog.) Mediator (Grund: antidrome, zentrifugale, pronozizeptive Wirkung im peripheren Transduktionsmilieu);
- ein Neurotransmitter (Grund: zentripetale, pronozizeptive Substanz des »synaptischen Milieus«).

Einige Substanzen können bei intradermaler Applikation selbst Schmerz auslösen, so K^+-Ionen (wie jeder weiß, der über periphere Venen Kaliuminfusionen verabreicht), Histamin oder → Bradykinin.

In der Regel ist aber für die periphere Sensibilisierung von Nozisensoren bzw. das Vollbild der traumatischen Gewebeentzündung bzw. eine Kombination von pronozizeptiven, proinflammatorischen Mediatoren notwendig (Jargon:«algogene chemische Suppe«; vgl. Abb. A-23 und A-24).

Unter gewissen Umständen kann auch das autonome Nervensystem rekrutiert werden mit:
1. noradrenerge, prostaglandinerge und glutaminerg gesteuerte Dialogaufnahme zwischen postganglionären autonomen Fasern und Primärafferenzen;

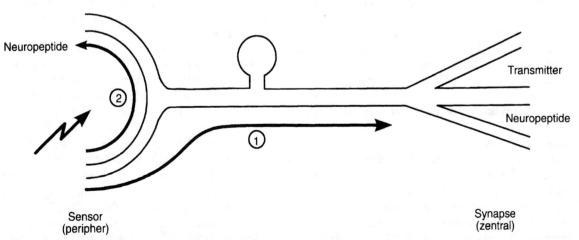

Abb. A-23. Orthodrome ① und antidrome ② Weiterleitung von Aktionspotentialen in erregten nozizeptiven primären Afferenzen. Zusätzlich zur Freisetzung von klassischen Transmittern und Neuropeptiden aus der zentralen Endigung kommt es in der Peripherie zum Ausschütten von Neuropeptiden (Axonreflex)

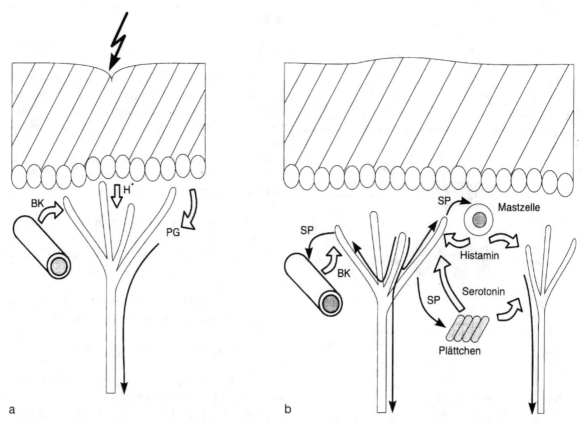

Abb. A-24. Chemisches Mikromeilieu des Nozizeptors. *a* Verschiedene körpereigene Substanzen können Nozizeptoren erregen und/oder sensibilisieren. Nach entsprechenden Transduktions- und Transformationsprozessen laufen Aktionspotentiale in Richtung Zentralnervensystem. *b* Aktionspotentiale laufen nicht nur am Stammaxon entlang, sondern gelangen auch in Verästelungen (Kollaterale) der peripheren Endigung (Axonreflex). Dort werden Neuropeptide freigesetzt, die über Mastzelldegranulation zu einer Histaminausschüttung führen sowie in Thrombozyten die Freisetzung von Serotonin bewirken. Alle diese Substanzen haben einerseits vaskuläre Effekte (Vasodilatation, Plasmaextravasation) und stimulieren oder sensibilisieren andererseits die Nozizeptoren. Das Gesamtbild bezeichnet man als neurogene Entzündung (*BK* Bradykinin aus Plasmakininogen, *H⁺* Protonen in saurem Entzündungsmilieu, *PG* Prostaglandine aus geschädigten Zellen, *SP* Substanz P und andere Neuropeptide)

2. Expression entsprechender Zielrezeptoren vom Typ α-2, NMDA, AMPA, Kainat etc. durch die betroffenen Primärafferenzen sowie auch benachbarten postganglionären sympathischen Fasern (s. unten).

Bei einer Gewebsschädigung, die in der Regel zu Entzündungsreaktionen, Schmerz, Wundheilungsreaktionen etc. führt, können prinzipiell folgende algetische, »pronozizeptive« Mediatoren beteiligt sein:

1. Mediatoren aus geschädigten Zellen

Ionen (H⁺, K⁺, pH)

Protonen sind nicht nur unerwünschtes Nebenprodukte bei anaeroben Vorgängen wie Ischämie etc., sondern Mediatoren mit *protektiver Warnrolle*, indem sie über pH-Veränderungen oder direkt gewisse Nozisensoren stimulieren, und gleichzeitig auch kardiovaskuläre und respiratorische Gegenmechanismen aktivieren (Bevan u. Geppetti 1994; Hong et al. 1997; Steen et al. 1992, 1995). Bradykinin sensibilisiert

Nozisensoren speziell in Bezug auf Protonen bzw. niedriges pH (Stucky et al. 1998). Der Effekt einer Gewebe-Azidose auf Sensibilisierung von Nozisensoren scheint kodiert zu sein und nur für einen »physiologisch vertretbaren« Bereich (pH > 6) zu funktionieren (Hamamoto et al. 1998).

Daneben induzieren Protonen weitere, noch nicht abgeklärte Reaktionen, die auf Sensibilisierung bzw. Rekrutierung weiterer Nozisensoren hinauslaufen.

Die von Protonen induzierte Nozitransduktion erfolgt über spezifische H⁺-Kanäle (ASIC: acid-sensing ionic channel; Waldmann et al. 1997), die im peripheren und zentralen NS nachweisbar sind. Die von Protonen induzierte neurale Aktivierung hat Ähnlichkeiten mit von → Vanilloiden (→ Capsaicin) induzierter Aktivierung: die Applikation einer sauren Lösung (pH 5) auf dem isolierten Vagusnerv (in vitro, Meerschweinchen, Trachea-Fasern) induziert wie Applikation von Capsaicin Feuern von C-Fasern (jedoch nicht A$_\delta$-Fasern). Die Effekte beider Stimuli kann durch den Capsaicin-Antagonisten Capsazepin unterdrückt werden (Fox et al. 1995). Die Interaktionen zwischen Protonen und den → Vanilloid- bzw. Capsaicinrezeptoren, insbesondere dem klonierten Vanilloidrezeptor 1 (VR1), sind noch nicht vollständig aufgeklärt. VR-Bindungsstellen wurden an peripheren und zentralen Afferenzen, in den Spinalganglien, im spinalen Trigeminuskern sowie im Nucleus tractus solitarii etc. nachgewiesen (Szallasi u. Blumberg 1992; Szallasi 1995; Caterina et al. 1997). Die Ergebnisse mit Capsazepin sind mit Vorbehalt zu interpretieren, da dieser Capsaicin-Antagonist auch unspezifisch Ionenkanäle in der Zellmembran blockieren kann (Docherty et al. 1997; Liu u. Simon 1997).

Akute Schmerzen bei Vorfällen des N. pulposus können durch direkte Reizung der Spinalganglien mit sauren Mukopolysacchariden (pH 5) zustande kommen (pers. Mitteilung Prof. Reeh).

Die Rolle anderer extra- und intrazellulärer Ionen bzw. transmembraner Ionenkanäle sowie entsprechender potentieller Therapeutika (z. B. Protonenkanalblocker als Antinozizeptiva) im Nozizeptionssystem wird im Buch F beschrieben.

Gase

Gase wie O_2, NO, CO etc. sind Gegenstand der Forschung intrazellulärer Signalübertragung; diese Gase scheinen wichtige koregulative Messenger-Funktionen bei Hypoxie zu haben (Liu et al. 1998; Duranteau et al. 1998). Sie haben ebenfalls Neurotransmitterfunktionen: → spinales Kompartiment.

> Putative Antinozizeptiva:
> NOS-Hemmer (Buch F)

Freie Sauerstoffverbindungen

Freier aktiver O_2 entsteht jede Sekunde in unserem Körper, v. a. in den Mitochondrien, wo O_2 unter Energiegewinnung zu Wasser reduziert wird. Enzymkomplexe neutralisieren dabei die so entstehenden Radikale. Die biologische O_2-Reduktion erfolgt monovalent und bivalent: schrittweise werden dazu Elektronen in die O_2-Kettenreaktion eingeführt unter Bildung von reaktiven O_2-Spezies wie Peroxiden (H_2O_2), Superoxiden (O_2^-), freiem Sauerstoff O_2 und Hydroxylierung (OH-Bindung). Enzymsysteme (Dismutase, Myeloperoxidase etc.) schützen den Körper vor der Sauerstofftoxizität. Dieser O_2-Zyklus ist in einem delikaten Gleichgewicht. Einerseits bedient sich der Organismus der toxischen Fähigkeit des Sauerstoffs (Bakterienvernichtung, Fremdzellenvernichtung; putativer intrazellulärer Messenger), andererseits schützt er sich vor dessen autodestruktiver Potenz, was unter pathologischen Bedingungen (Trauma, Sauerstoffmangel: Ischämie etc.) nicht immer gelingt: Gewebe-

schädigungen und Entzündungsvorgänge setzen reaktive O_2-Verbindungen (Radikale etc.) frei (→ 12-Lipoxygenaseweg, → 5-Lipoxygenaseweg, → Cyclooxygenaseweg) mit entsprechenden Entzündungsreaktionen.

Freier Sauerstoff O_2 scheint eine physiologische Rolle als intrazellulärer Messenger zu haben. Herzmuskelzellen reduzieren die Kontraktionen sowie den O_2-Verbrauch unter Hypoxiebedingungen. Ebenfalls vermindert wird die Leistung der zellulären Zytochrom-Oxidase, indem die mitochondriale Balance gestört wird zugunsten einer erhöhten Produktion von reaktiven O_2-Spezies (Duranteau et al. 1998).

O_2-Radikale verfügen über freie Elektronen, sind reaktiv und schädigen Biomoleküle (Lipide, Proteine, Kohlenhydrate, Nukleinsäuren, Enzyme: »oxidativer Stress«) durch Entzug eines Elektrons oxidativ; die so geschädigten Biomembranen werden durchlässig, verlieren ihre Funktion, induzieren weitgehende Entzündungsreaktionen und sterben schließlich ab.

> Oxidierte Lipide stinken
> (»ranziges Fett«).

Da Lipide im peripheren und zentralen Nervensystem in besonders hoher Konzentration vorkommen, wäre hier eine durch Radikale induzierte Lipidschädigung besonders gefährlich. [Der Einsatz von sogenannten Megadosen von Kortikosteroiden bei Rückenmarksschädigung mag in diesem Sinne zellmembranstabilisierend vor der Aggression durch freie Radikale schützen. Weitere neue Wirkstoffe wie Aminosteroide und → Lazaroide, die spezifischer die Lipidperoxidation hemmen sollen, sind in Entwicklung].

Als (relativ gutartiges) Beispiel: das körpereigene Synovialgleitmittel Hyaluronidase wird durch O_2-Superoxidradikale depolymerisiert (Deby et al. 1980) und damit zerstört. Gewebeschädigungen wie banale Knochenbrüche usw. generieren O_2-Radikale (Symons 1996).

Viszerale stumme C-Faserafferenzen können durch reaktive O_2-Komponenten aktiviert werden (Stahl et al. 1993).

Die Applikation von Hydrogenperoxid auf frei präparierte Hautnerven (Ratte) hatte allerdings keinen Einfluss auf das Feuern von Nozisensoren bzw. auf deren Reaktion auf thermische und mechanische Reize (Kress et al. 1995).

Scavenger (Wirkstoffe, die reaktive O_2-Verbindungen neutralisieren) sind imstande, die Expression von → IL-1, → TNF-α sowie (durch toxische Lipopolysaccharide induzierte) → COX-2 zu unterdrücken. Im selben Versuch konnte neben der Aktivierung des COX-2–Systems durch reaktive O_2-Verbindungen auch das zelluläre Enzymsystem der Protein-Tyrosin-

Phosphatase aktiviert werden: diese System ist wichtig für intrazelluläre Phosphorylierungs-Vorgänge intrazellulärer Reaktionssysteme und wird physiologischerweise durch thermische und chemische Stimulationen aktiviert (Feng et al. 1995).

> Putative Antinozizeptiva:
> Radikalfänger (Buch F)

Der Einfluss von reaktiven O_2-Verbindungen, physiologischen Scavengers (Vitamine E, C) ist am Beispiel der juvenilen Angiopathia retinae (nach dem Birminghamer Augenarzt Henry Eales, 1852–1913, auch als Eales-Syndrom bezeichnet) in einer klinischen Arbeit untersucht worden: der Grad der inflammatorischen Gewebeveränderungen wie Perivaskulitis etc. war direkt abhängig von der Konzentration der chemisch nachgewiesenen freien O_2- und Lipidverbindungen sowie abhängig am Mangel vorhandener Antioxydantien (Vitamine E,C) im Vergleich zur gesunden Kontrollgruppe (Bhooma et al. 1997).

Bei der rheumatischen Arthritis migrieren aktivierte Phagozyten und Leukozyten in die Synovialflüssigkeit und periartikuläre Gewebe. Man nimmt an, dass aktivierte Immunzellen (v. a. Phagozyten) reaktive Sauerstoffverbindungen abgeben und dadurch die Entzündungsreaktion pro-oxidativ unterstützen. Gewisse Metallverbindungen beeinflussen diese toxische Sauerstoffproduktion: Eisen kann sie und damit die arthritische Entzündung verstärken, Gold und Zink immobilisieren die Makrophagen und reduzieren so die toxische Sauerstoffwirkung, das Kupfer-Zink-haltige Enzym Superoxid-Dismutase SOD wirkt intraartikulär gegeben als Scavenger und hemmt die arthritische Entzündung (Aseth et al. 1998).

Kohlenmonoxid CO

Das auch im ZNS nachweisbare Enzym Hämoxygenase formt das Gas-Signal CO, das vasodilatatorische Eigenschaften hat und ein Aktivator der Guanylatcyclase ist (Dawson u. Snyder 1994). Kohlenmonoxid ist ein putativer Neurotransmitter und wird im Abschnitt spinale Nozitransformation erwähnt.

Stickstoffmonoxid (Nitritoxid) NO

Das NO-System (konstitutionelle NO-Synthase; induzierbare NO-Synthase) ist – vergleichbar mit dem COX-System – ubiquitär, wobei das induzierbare NO-System in Entzündungen eine wichtige Rolle spielt. NO ist auch ein zentraler gasförmiger Neurotransmitter.

Im Wundbereich kann Arginin zu NO und Citrullin durch die → NO-Synthase NOS metabolisiert werden. Die induzierbare Isoform der NO-Synthase kann bei Gewebeläsionen über Immunzellen (Makrophagen) große Mengen von NO freisetzen (Schäffer et al. 1997).

NO hat vasodilatatorische Eigenschaften und ist bei intrakutaner Applikation schmerzhaft (< 0.7 mM NO; Holthusen u. Arndt 1995).

Sensible Neurone verfügen über eine NO-Synthase. Die kutane Applikation eines NO-Synthaseblockers (L-NAME) hatte keinen Effekt auf Nozitransduktionsrate noxisch-thermischer und noxisch-mechanischer Stimuli (Holthusen u. Ding 1997), reduzierte jedoch beim Formalintest in der Maus die zweite hyperalgetische Schmerzphase (Goettl u. Larsson 1996).

NO hat eine wichtige Rolle als ultrarapider, gasförmiger (und deshalb dreidimensionaler) Neurotransmitter in der → spinalen und supraspinalen Nozitransduktion/Nozitransmission; s. auch: primäre viszerale Afferenzen → NTS (Dawson et al. 1992).

Zelluläre Enzymsysteme

Endogene intrazelluläre Enzymsysteme wie → NO-Synthase, zyklische Adenosin- und Guanosin-Monophosphat/Ca^{2+}-Systeme (cAMP; cGMP; Holthusen u. Arndt 1995; Holthusen 1997), → COX und → LIPOX können über Freisetzung entsprechender Substanzen Nozi-Sensoren sensibilisieren.

Die intrathekale Gabe von

1. NOS-Inhibitoren,
2. »Aradichonsäurekaskadenhemmern« (Kortikosteroid Dexamethason),
3. Proteinkinase-C-Hemmern (s. unten)

induziert im experimentellen Tierschmerzmodell (s.c.-Injektion von Formalin in die Hinterpfote, Ratte; Coderre u. Yashpal 1994) einen signifikant antinozizeptiven Effekt in Bezug auf die tonische, aber nicht akute Schmerzphase (im Sinner einer → Hyperalgesie), wobei die Abwehrreflexe auf mechanische oder thermische Reize unverändert blieben. Umgekehrt konnte im gleichen Versuch ein eindeutig pronozizeptiver Effekt induziert werden durch die Applikation von

1. NO-Stimulation (NO-Donator; perivaskuläres NO-System: vaskulärer Schmerz bei Injektionen von Bradykinin oder hyperosmolarer Lösungen ist wahrscheinlich von einem intakten endogenen NO-System abhängig (Kindgen-Milles u. Arndt 1996, s. unten),
2. Stimulation der Arachidonsäurekaskaden (s. unten),
3. Proteinkinase C (s. unten),
4. L-Glutamat (s. unten),
5. Substanz P (Yashpal et al. 1982, s. unten).

Theoretisch wäre es denkbar, durch therapeutische Inaktivierung solcher Enzym- bzw. Messengersysteme Nozisensoren zu »inaktivieren«.

Zellfragmente (→ C_5 Fragmente, Lipide)

Aus den geschädigten Zellen stammende C_5-(Komplement)-Fragmente, die ihrerseits chemotaktische Faktoren (ECF-A) der Anaphylaxie, neutrophile und mononukleäre Komplementsysteme sowie Proteasen (neutrophil-lysosomale Produkte) und → Superoxide herstellen. Anfallende Proteasen aktivieren wiederum das → Kininsystem und die → Blutgerinnungskaskaden.

Tierexperimentell wurde der Intrathekalraum (Ratte) mit einem künstlichen Liquor perfundiert bei gleichzeitiger Ableitung der Feuerungsrate von Neuren des im Hirnstamm situierten kaudalen Ncl. trigeminus: in diese Kernregion projizieren meningeale Afferenzen. Die bolusartige Zugabe einer pH-gepufferten Kombination von Entzündungsmediatoren (Histamin, Bradykinin, Serotonin, PG E2) löste ein Feuern aus; diese Aktivierung konnte durch Thrombozytenhaltige Suspensionen sowie hitze-inaktiviertes Plasma nicht erzielt werden; die Perfusion mit thrombozytenarmen Plasma induzierte eine ebenso heftige Reaktion wie diejenige, die durch die Perfusion mit der Kombination von Entzündungsfaktoren induziert werden konnte: daraus kann geschlossen werden, dass das im Plasma vorhandene Komplementsystem bzw. hitzelabile Komplementfragmente potentiell Nozisensoren der weichen Hirnhäute stimulieren können (Ebersberger et al. 1999: s. auch Diskussion um postspinale Kopfschmerzen).

2. Durch Zellschädigung aktivierte enzymatische und immunologische Reaktionskaskaden

Zellen verfügen über mehrere Biomembranen: so ist jedes Zellorganell selber mit Doppel-Lipidmembranen mit einer Dicke von nur einem hunderttausendstel Millimeter geschützt. Der Werkstoff Lipid erlaubt Biegsamkeit und leichte Verformbarkeit, Wasserfestigkeit, aber auch Leichtigkeit und Stabilität: »Ohne Arachidonsäure könnten wir uns gar nicht bewegen. Wir wären steif wie eine Kerze« (John Vane).

Lipiddoppelschichten sind für wasserlösliche Stoffe, besonders in ionisierter Form (→ Biomembrangängigkeit von Wirkstoffen), undurchlässig und funktionieren so als selektive Biomembranen, indem das passive Penetrieren von unlöslichen Stoffen unmöglich gemacht wird. Lösliche Stoffe sind Gase, Äthylalkohol und lipidlösliche Wirkstoffe. Die Zellmembranen verfügen daneben über verschiedene Transportwege (spezifische Zellkanäle für Wasser, Proteine, Ionen etc.) und aktive Transportsysteme. Zellmembranen besitzen ebenfalls spezifische Erkennungsorte für Botenstoffe bzw. Endo- oder Exoliganden: → Rezeptoren.

Die Lipidbiomembranen enthalten veresterte Arachidonsäure, die ihrerseits eine essentielle ungesättigte Fettsäure ist und mit der Nahrung aufgenommen wird.

Im normalen Zellzustand ist die Konzentration freier Arachidonate minimal. Dies ändert sich bei mechanischer, thermischer, chemischer etc. Schädigung der Zelle.

Über Aktivierung verschiedener, komplexer Enzymsysteme wie Phospholipasen C, insbesondere höhermolekulare intrazelluläre PLA2, Glyceridlipasen werden die stabilen Arachidonat-Esterverbindungen wiederaufgebrochen mit Bildung von Diglyceriden und freien Arachidonaten, die dann kaskadenartig über multiple Enzymsysteme → COX oder → LIPOX zu biologisch aktiven, kinetisch und dynamisch ganz unterschiedlichen Metaboliten weiter abgebaut werden.

Die in der Klinik zzt. im Vordergrund stehenden Systeme sind das COX- und das LIPOX-System bzw. deren bioaktive Abbauprodukte Prostanoide bzw. Leukotriene (s. unten).

- BuchD/E: Cyclooxygenase 1, 2 Isoenzyme
- Antiinflammatorische Therapeutika: Hemmer der induzierbaren NO-Synthetase (s. Buch F)
- ZNS-COX- Hemmer, Antiphlogistika, Analgetika (s. Buch D/E)
- Putative Antitumorwirkstoffe (Induzierbare COX-2; s. Buch F)
- COX-Enzyme und Wirkstoffinduzierbare UAW: s. Buch E

COX-1, COX-2, LIPOX: die Arachidonsäure-«Kaskade»

1964 wurde durch die schwedischen Biochemiker S. Bergström und B. Samuelsson nachgewiesen, dass bei Zellschädigung über die in Phospholipid-Biomembranen veresterte und enzymatisch (Phospholipasen) auf Reiz freigesetzte Arachidonsäure biologisch wichtige Abbauprodukte freigesetzt werden.

Endprodukte der Arachidonsäurekaskade, v. a. Prostaglandine spielen in peripheren und zentralen Nozizeptionsmechanismen sowie in der Thermoregulation eine wichtige Rolle. Auf spinaler Ebene scheint das prostaglandinerge System (wahrscheinlich über→ Phospholipase A2 aktiviert) mit spinalen monoaminergen Systemen bzw. deren putativen Rezeptoren: α-1-R, M-1-R, 5-HT-2-R funktionell vernetzt (Kanterman et al. 1990a,b,c): dies wird im Abschnitt → spinales Kompartiment näher diskutiert.

Eine fragile Zellmembran liefert mehr, eine stabilisierte Zellmembran liefert bei Stimulus/Trauma weniger Lipidsubstanzen zur Arachidonsäureherstellung.

Es wurden bislang 2 Isoformen der Cyclooxygenase beschrieben (näheres s. Buch D/E):

- die Cyclooxygenase-1 (abgekürzt COX-1): sie wird als konstitutives Enzymsystem beschrieben, dass für vitale Organautoregulationsfunktionen wichtig ist,
- die Cyclooxygenase-2 (abgekürzt COX-2): sie wird als induktives Enzymsystem beschrieben, das bei inflammatorischen Prozessen sowie in der Zellentartung bzw. Karzinogenese eine Rolle spielt.

Die Bezeichnung »induzierbar« ist nur teilweise korrekt (Entzündungen), sondern auch irreführend: das COX-2 ist vital bzw. konstitutiv für:

- Nierenfunktion (s. unten),
- zentrale Vorgänge der Nozizeption (vgl. spinales und supraspinales COX-System; Paracetamol etc., s. unten),
- Geburtsvorgang (COX-2-Knock-out-Mäuse gebären nicht! Tsuboi et al. 2000),
- Pankreasfunktionen (z. B. Insulinfreisetzung),
- Heilungsvorgänge (z. B. Magenulzera).

Die multiplen Zwischen-Produkte der COX-Kaskaden haben wichtige biologische Funktionen: sie sind u. a. in der peripheren und zentralen Modulation von Schmerz (also Nozitransformation), Fieber und Entzündungsreaktionen mitinvolviert.

Die klinische Rolle der »induktiven« und »konstitutionellen« COX-Systeme wird im Buch D und E (Checkliste antipyretische saure Analgetika) gesondert und ausführlich diskutiert: die Einführung spezifischer COX-2 Hemmer sollte theoretisch die Inzidenz von UAW reduzieren.

Erste klinische Erfahrungen bestätigen dies: dennoch muss man sich fragen, weshalb COX-2 Knock-out-Mäuse im Gegensatz zu COX-1 Knock-out-Mäuse eine signifkant schlechtere intrauterine und postnatale Überlebensrate aufweisen und ob das therapeutische ausknocken der COX-2 nicht in Bezug auf allfällige Heilungsphasen gefährlich ist.

COX-Abbauprodukte

Prostanoide

Der Begriff Prostanoide umfasst die Gruppe der Eicosanoide, Derivate von mehrfach ungesättigten C20-Fettsäuren, die über den COX-Weg gebildet werden (Prostaglandine, Thromboxane, s. unten).

Prostanoide und Schmerzmechanismen

Prostanoide sind wichtige Modulatoren peripherer und zentraler Mechanismen der Nozizeption:

1. Periphere Funktionen: Modulation der
  Nozitransduktionsrate, Veränderung des Mikromilieu
Prostanoide sensibilisieren die Nozisensoren oder erhöhen die Gefäßpermeabilität bzw. das Phänomen der Extravasation ($\rightarrow$ Substanz P, CGRP): werden Prostaglandine in niedriger Dosis intradermal, i.v. oder i.a. appliziert, erzeugen sie dosisabhängig Erythem und Ödem (Calor, Rubor, Tumor; Cohen u. Perl 1990).

Prostaglandine werden nicht nur aus geschädigten Zellmembranen enzymatisch freigesetzt, sondern auch durch postganglionäre autonome sympathische Efferenzen (Gonzales et al. 1989).

Zum Entzündungsvollbild mit Tumor, Rubor, Calor, Dolor und Functio laesa braucht es neben Prostanoiden noch zusätzliche Mediatoren wie $\rightarrow$ Kinine, $\rightarrow$ Histamin, Zytokinine etc.

Im Tierexperiment eingesetzte proinflammatorische Mediatorkombinationen umfassen Kombinationen von beispielsweise Substanz P + CGRP, Substanz P + Bradykinin (Louis 1989; Shabata 1986): ähnliche Mediatorkombinationen wie SP + CGRP + EAA sind auch an der spinalen Nozitransformation mitbeteiligt (Smullin et al. 1990; s. unten).

2. Zentrale Funktionen:
  spinale und supraspinale Nozitransformation
Prostanoide sind in der spinalen und supraspinalen Modulation der Nozizeption involviert: dies wird im Abschnitt »spinales Kompartiment« erläutert (s. auch oben: Hyperalgesie, Allodynie).

Daneben sind Prostanoide wichtige Signalstoffe bzw. Neurotransmitter für die periphere und zentrale Thermo-Homöostase (vgl. antipyretische Analgetika; Buch D).

Prostaglandine

Alle bekannten Prostaglandine entstehen aus mehrfach ungesättigten C20-Fettsäuren, v. a. der Arachidonsäure, aber auch der Dihomo-γ-Linolensäure und Eicosapentaensäure: sie heißen deshalb auch *Eikosanoide*. Der Begriff Eikosanoid und Prostanoide wird synonym gebraucht.

Vane nennt in seinem Buch über Aspirin 1992 mehr als *87 bekannte Arachidonsäure-Abbauprodukte*. Aus diesem Grunde ist die nachfolgende Aufzählung und Beschreibung der Prostanoide *rudimentär*.

Viele Prostanoide haben eine kurze biologische Halbwertszeit (z. B. Thromboxan B2, TXB2 von 30 s.; PGI$_2$ wird nach PG I$_2$ und in ca. 3 min zum inaktiven PG F$_{1\alpha}$ hydrolisiert): entsprechend sind sie schwierig nachzuweisen und zu erforschen.

PG-Rezeptoren

Man kennt verschiedene Prostaglandinrezeptoren und PG-Rezeptorsubtypen.

PGE weisen eine Affinität auf EP-Rezeptoren (von dem man noch 4 weitere Subtypen kennt) auf, PGI eine Affinität auf IP-Rezeptoren, TBX auf TP-Rezeptoren und PGD eine Affinität auf DP-Rezeptoren.

Alle PG-Rezeptoren sind G-Protein-gekoppelt und weisen 7 transmembrane Domänen auf. Die nachgeschalteten Effektormechanismen sind unterschiedlich: z. B. aktivieren TP-Rezeptoren die Phosholipase C (Resultat: intrazelluläre Ca^{2+}-Konzentration $\uparrow$); IP-Rezeptoren aktivieren die Adenylatzyklase (Resultat: intrazelluläre Ca^{2+}-Konzentration $\downarrow$).

Schmerzklinik: im Vordergrund scheint der $\rightarrow$ EP-1-Rezeptor (schmerzvermittelnd) sowie der $\rightarrow$ EP-3

Rezeptor (Sensibilisierung Nozisensoren; gastrische Homöoastase) zu sein (s. unten).

Isoprostane

Isoprostane sind bioaktive PG-ähnliche Substanzen. Sie entstehen in vitro- und in vivo über durch freie Radikale katalysierte Oxidationsvorgänge.

Chemisch können sie unterschieden werden durch einen F-Typ Prostanring (F2-Isoprostane) oder D- bzw. E-Typ Prostanring.

Prostaglandine G

PGG ist ein zyklisches Intermediärprodukt der COX-Kaskade, das zu PGH abgebaut wird.

Prostaglandine H

PGH entsteht aus dem instabilen intermediären PGG und ist Ausgangspunkt in der COX-Kaskade zur Gruppe der
→ Prostacycline (Enzym: Prostacyclin-Synthase)
→ Thromboxane (Enzym: Thromboxan-Synthase)
Hauptgruppe: → PGD, → PGE, → PGF.

PGI (Prostacyclin)

PGI wird über die PGI-Synthase aus PGH biosynthetisiert. Es besitzt eine Halbwertszeit von 3 Minuten und wird hydrolytisch in das physiologisch aktive und vergleichsweise stabile 6-Keto-Prostaglandin Fα umgewandelt.

Der menschliche IP-Rezeptor besteht aus 386 Aminosäuren mit einem Molekulargewicht um 40'961.

PGI2 hemmt über eine Steigerung der cAMP-Synthese die Plättchenaggreggation und wirkt vasodilatierend (Boie et al. 1994).

Biofunktionen Prostacyclin PGI$_2$ und Nozizeption
PGI2 wird bei Gewebeschäden und Entzündungsvorgängen produziert. Der entsprechende IP-Rezeptor ist auf Primärafferenzen nachgewiesen; der IP-Rezeptor ist bezug auf Nozizeption, insbesondere Ödem- und Schmerzbildung, mindestens so wichtig wie der EP2-Rezeptor (Bley et al. 1998).

Genetisch manipulierte »Knock-out«-Mäuse ohne IP-Rezeptoren sind lebensfähig, reproduktiv, normotensiv; sie weisen neben einer reduzierter Entzündungsreaktion bzw. Nozitransduktionsrate nach experimenteller Irischmoosinjektion eine erhöhte Thromboseinzidenz auf (Murata et al. 1997).

Thromboxane

Thromboxane A2

TXA2, in Blutplättchen gebildet, wird rasch in TXB2 umgewandelt.

TXA2 ist ein potenter Plättchen-Aggregationsinduktor und Vasokonstriktor (Kaninchen: sog. Aorta contracting substance). Bislang sind 2 Subrezeptoren bekannt: TXA2-Rezeptor-E und TXA2-Rezeptor-P (Yukawa et al. 1997).

Thromboxane B2

TXB2 ist eine stabile, über TXA2 entstandene bioaktive Substanz, die wichtig ist in der »platelet-release reaction« (ADP, Serotonin-Freisetzung).

Prostaglandine D

PGD$_2$

PGD$_2$ synthethisiert und freigesetzt von Entzündungszellen wie aktivierten Mastzelle und alveolären Makrophagen wirkt über TP-Rezeptoren bronchokonstriktorisch und zytotoxisch. PGD2 scheint den platelet-activating-factor zu hemmen

Biodegradation PGD2: via 2 verschiedene PGD-Synthasen (Glutathion-unabhängig/Glutathionabhängig) in PG-Serie vom Typ J.

Biofunktionen PGD2 und Nozizeption
- Bronchokonstriktion (per inhalationem ca. 20-mal potenter als Histamin!, Sampson et al. 1997)
- Spinale Schmerzmodulation: die intrathekale Gabe von PGD2 neutralisiert eine → Nociceptin-induzierte Allodynie (aber nicht Hyperalgesie; Minami et al. 1997)
- Vasodilatation (Alving et al. 1991)
- Spinale Schmerzmodulation: die intrathekale Gabe von PGD2 (0,5–3 ng/Maus; Hot Plate und Writhing Test) induziert eine Hyperalgesie (Uda et al. 1990)
- Hemmt iNOS (glatte Muskelzellen, Ratte, Nagoshi et al. 1998)

Prostaglandine E

PGEs sind 1,3 Hydroxyketone (Position C9 bzw. C11). Man unterscheidet:
- PGE$_1$ (Alprostadil)
- PGE$_2$
- PGE$_3$

Sie werden auch als primäre PG bezeichnet (weil sie im Organismus unhängig synthetisiert werden und nicht voneinander abhängen).

Alle PGEs haben immunhemmende Eigenschaften (Abnahme von IL-1-Aktivität und Produktion, Makrophagenaktivität, TNFα/β-Produktion, IFN-γ; Haynes et al. 1992).

Biofunktionen und Nozizeption PGE1
- Antinozizeption: offene Frage: ist der EP-1-Rezeptor Analgesie-vermittelnd?
- PGE$_1$ und Metaboliten induzieren synergistisch mit dem NO-System eine Vasodilatation und hemmen die Plättchenaggregation (Pallapies u. Peskar 1993)

- als Therapeutikum zur Offenhaltung des Duetus arteriosus bei herzkranken Neugeborenen (Rikard 1993)
- Niedrig dosiertes PGE_1 per infusionem oder per inhalationem hat beim Adult Distress Syndrom ähnlichen Effekt wie die therapeutische Gabe von NO (Putensen et al. 1998).
- Die therapeutische Kombination von Lidocain + PGE_1 reduziert den kardiovaskulären Stress bei Extubation (Nishina et al. 1997).
- Der therapeutische Nutzen von PGE1 bei Transplantationen ist die Downregulation von Adhäsionsmolekülen bzw. Leukozytenadhäsion und Leukozytenmigration (Lou et al. 1998).
- Intraartieriell appliziertes PGE_1 induziert eine Veränderung der Muskelperfusion um 80% (PET-Messung); wobei eine i.v.- Gabe keinen Einfluss hatte (weil möglicherweise durch First Pass Effekt Lungen neutralisiert, Schellong et al. 1998).
- Ileumkontraktion, gastrointestinale Nebenwirkungen, Diarrhoe (Cattral et al. 1994).
- Arthritische Knochenveränderungen (Cattral et al. 1994).
- Therapeutikum bei erektilen Funktionsstörungen (Porst 1996).

Biofunktionen und therapeutische Indikationen/Konsequenzen PGE2
- Nozizeption: die intradermale Injektion von PE_2 induziert eine »weal and flare« Reaktion sowie dosisabhängig eine Hyperalgesie (Sciberras et al. 1987).
- Nozizeption: hyperalgetische und allodynische Eigenschaften je nach EP-Rezeptorsubtyp: EP-1 und EP-2 Rezeptor Hyperalgesie und Allodynie? (Minami et al. 1994a,b).
- Nozizeption: zentral in hypothalamische Region appliziert: thermische Hyperalgesie (EP3-Rezeptor, Hosoi et al. 1997).
- Nozizeption: PGE_2 (nicht aber TXB2) sensibilisiert Na^+-Kanäle von Nozisensoren und induziert Hyperalgesie (Gold et al. 1996).
- Lokale Entzündung: PGE_2-Produktion steigt via COX-2 (Zhang et al. 1997).
- Uterus-Plazenta-System am Termin: Serumkonzentration PGE_2 steigt, amniotische Flüssigkeitskonzentration PGE_2 mit verschiedenen Wirkungen (Rezeptorsubtypen?): Vasokonstriktion (Plazentargefässe), Vasodilatation (Uterusgefässe; Sastry et al. 1997).
- intravaginales Abortivum Trimenon I–II (Jain u. Mishell 1994).
- Ischiasschmerzen können partiell als chemisch induzierte Radikulitis verstanden werden: im Tierversuch induziert PGE_2 in einem In-vitro-Modell ein Feuern von Spinalnerven, das durch die Gabe des Kortikosteroids Triamcinolon aufgehoben werden kann (Muramoto et al. 1997).

Biofunktionen PGE3 und Nozizeption
Die intraplantare Injektion von PGE3 zeigt im Tierversuch proinflammatorisch-ödematöse Eigenschaften (Hawkes et al. 1992).

Prostaglandine F
Die PGFs ($PGF_{1\alpha}$, $PGF_{2\alpha}$, $PGF_{3\alpha}$) sind 1,3-Diole (OH-Gruppen an C9 und C11): α beschreibt die Position der OH-Gruppe an C9.

$PGF2\alpha$ wird über die PGF-Synthase aus PGH2 biosynthetisiert.

Die PGFs besitzen uterostimulierende, bronchokonstriktive Eigenschaften.

Biofunktionen und therapeutische Indikationen/Konsequenzen $PGF_{1\alpha}$
Keine Daten

Biofunktionen und therapeutische Indikationen/Konsequenzen $PGF_{2\alpha}$
$PGF_{2\alpha}$ hemmt die uterine iNO-Synthase RNS bzw. die NO-Produktion; umgekehrt kann NO eine $PGF_{2\alpha}$-induzierte vorzeitige Wehentätigkeit hemmen (Dong et al. 1997).

Bronchokonstriktion: Histamin stimuliert selektiv die Produktion von $PGF_{2\alpha}$ der glatten Bronchialmuskulatur; beide Faktoren induzieren synergistisch eine Bronchokonstriktion (Knight et al. 1997).

Biofunktionen $PGF_{3\alpha}$ und therapeutische Indikationen/Konsequenzen
Keine Daten.

Lipoxygenase-Abbauprodukte
Auch dieser Abbauweg ist äußerst kompliziert und impliziert verschiedenste Lipoxygenasen (5-Lipoxygenase, 12-Lipoxygenase, 15-Lipoxygenase) und Intermediärprodukte.

5-LIPOX
Enzym, das die Oxidation von Arachidonsäure zu 5-Hydroperoxyarachidonat (5-HPETE) katalysiert, das seinerseits durch Peroxidasen zu 5-Hydroxy-6,8,11,14-Eikosatetraenoat (5-HETE) abgebaut wird.

Endprodukte der 5-LIPOX sind die →Leukotriene.

12-LIPOX
Enzym, das die Oxidation von Arachidonsäure zu 12-Hydroperoxyarachidonat (12-HPETE), das dann über Peroxidasen zu 12-Hydroxy-5,8,10,14-Eikosatetraenoat (12-HETE) abgebaut wird (v. a. Thrombozyten).

Hepoxillin ist ein Endprodukt von 12-HPETE.

15-LIPOX
Enzym, das die Oxidation von Arachidonsäure zu 15-Hydroperoxyarachidonat (15-HPETE) katalysiert, das

dann zu 15-Hydroxy-5,8,11,13-Eikosatetraenoat (15-HETE) abgebaut wird.

Die 15-LIPOX kommt v. a. in Neutrophilen und Lymphozyten vor. Endprodukte sind die Lipoxine A und B

LIPOX- Intermediärprodukte

5-, 12-,15-HPETE; 5-, 12-,15-HETE; Lipoxine A,B; Hepoxiline

Die Gruppe der HPETE sind instabile Intermediärprodukte der LIPOX-Kaskade (vergleichbar den PGG und PGH der COX-Kaskade).

Die HPETE-Gruppe wird enzymatisch oder nichtenzymatisch zu den entsprechenden Hydroxyfettsäuren abgebaut.

Biologische Funktionen, insbesondere in Bezug auf Nozizeption

Die biologischen Funktionen der LIPOX-Intermediärprodukte sind mit Ausnahme der Leukotriene wenig bekannt.

5-HETE induziert beispielsweise uterine Kontraktionen und ist beim Geburtsvorgang Koregulator (Edwin et al. 1996).

Lipoxin A (LXA) und Lipoxin B (LXB) modulieren die Aktivität von Natural Killer Zellen (Ramstedt et al. 1985).

Im Gegensatz zum offenbar spontan ablaufenden → COX-System muss das LIPOX-System durch zusätzliche Faktoren aktiviert werden: diskutiert wird u. a. eine Erhöhung der intrazellulären Ca^{2+}-Ionenkonzentration. Als Endstufen entstehen unter anderem die Leukotriene, die so heißen, weil sie zuerst von Samuelsson in Leukozyten nachgewiesen werden konnten und chemisch eine sogenannte konjugierte Triene-Struktur (Trien: chem. Symbolik für 3 konjugierte Doppelbindungen) besitzen.

Die Leukotriene-Kombination LTC4/LTD4/LTE4 entspricht der früheren sogenannten »slow reacting substance of anaphylaxis« (SRS-A).

Die über das Enzym LIPOX vermittelten Arachidonsäureabbauwirkstoffe beeinflussen:
- die Zellaktivität (Phagozytose beispielsweise)
- die Zellpermeabilität
- die Stimulation von zytokinetischen Prozessen (Peptidsysteme der Interferone und Interleukine)
- Modulation der Chemotaxis.

LIPOX-Endprodukte sind verantwortlich für Vorgänge, die letzten Endes klinisch den komplizierten Heilungsprozess abrunden als
- Endothelreaktion mit Blutgerinnung,
- Endothelalterung inkl. Atherogenesis,
- Exsudation mit erhöhter Permeabilität,
- Fieber,
- Rekrutierung,

- Ausdifferenzierung und Proliferation von spezialisierten Zellen (Nekroseabsorption, Gewebeproliferation usw.).

Leukotriene

Leukotriene sind chemische Mediatoren, die aus der Arachidonsäure über die 5-LIPOX mit 5-HPETE als Zwischenprodukt gebildet werden.

Leukotriene sind im ZNS und in der Peripherie nachgewiesen worden. Die physiologischen Funktionen der Leukotriene sind nur mangelhaft bekannt.

Periphere Leukotriene sind im Abwehrdiapositiv der oberen Atemwege (Bronchokonstriktion, Mukussekretion: Elimination von inhalierten Giften) und Gastrointestinaltrakt (Kontraktion der glatten Muskulatur: Expulsion von Giften und Parasiten) involviert.

Eine andere wichtige Funktion ist die Vermittlung von Entzündung sowie Host Abwehr. Die sog. cysteinyl-Leukotriene (LTC4, LTD4, LTE4) sind an inflammatorischen Vorgängen mitbeteiligt (s. unten).

Die *zentralen* Leukotriensysteme werden in Zusammenhang gebracht mit »Gonadotropin-releasing hormones« und dem hippocampalen Somatastatin-System; ihre genauen Funktionen sind aber unbekannt.

5-HPETE ist die Muttersubstanz, aus der entweder LTA4 (LTA-Synthase assoziiert mit 5-LIPOX) oder die Peptidoleukotriene (*Synonym:* Cysteinyl-Leukotriene) entstehen:

LTA4
LTB4
LTC4: LTA4 konjugiert mit Glutathion (C4-Synthase)
LTD4: Abspaltung des Glutamylrestes aus LTC4
    (γ-Glutamyl-Transpeptidase)
LTE4: Abspaltung des Glycinrestes aus LTD4
    (Dipeptidase)

Die Leukotriene LTC4, LTD4 und LTE4 werden auch als Peptidleukotriene bzw. Cysteinyl-Leukotriene zusammengefasst.

Putative Rezeptoren sind: LTB4-Rezeptor (geklont), LTC4-Rezeptor, LTD4-Rezeptor und LTE4-Rezeptor.

Leukotrien A4

LTA4 ist chemisch eine unstabile Epoxidform aus dem Präkursor 5-HPETE gebildet unter Entfernung eines Protons an C-10 sowie Dehydration.

LTA4 ist biologischer Vorläufer, der Cysteinyl-Leukotriene C4, D4 und E4 sowie LTB4, via Glutathion-S-Transferase in LTC4 oder via Epoxid-Hydrolase in 5,6-di-HETE abgebaut.

Biologische Funktionen LTA4
Keine Daten

Leukotrien B4

Biologische Funktionen LTB4 und Nozizeption
LTB4 ist ein proinflammatorischer Mediator, der v. a. durch neutrophile Leukozyten synthetisiert wird. Die LTB4 Synthese wird durch andere Mediatoren wie Endotoxin, Komplementfragmente, TNF, gewisse Interleukine erhöht.

Funktion: LTB4 induziert eine Rekrutierung und Aktivierung von Neutrophilen, Monozyten, Eosinophilen sowie T-Zellen sowie die Neosynthese von multiplen proinflammatorischen Zytokinen und Mediatoren mit dem Resultat einer Stimulation von Degranulation, Chemo- und Leukotaxis, der Produktion von freien Sauerstoffradikalen, der weiteren Freisetzung von Arachidonsäure etc.; bei verschiedenen Entzündungskrankheiten ist die Konzentration von LTB4 entsprechend der Entzündungsaktivität erhöht (Crooks u. Stockley 1998).

LTB4 hat hyperalgetische Eigenschaften (Bisgaard u. Kristensen 1985; Levine et al. 1984).

LTB4 wird im Kontext von Pruritus diskutiert: die intradermale Applikation von LTB4, nicht aber von PGE2, verursachte bei den Versuchstieren Abwehrreaktionen bzw. Kratzen (Andoh u. Kuraishi 1998).

Leukotrien C4

Biologische Funktionen LTC4 und Nozizeption
Vorkommen v. a. in Makrophagen, Mastzellen, antigensensibilisiertem Lungengewebe. LTC4 induziert Bronchokonstriktion und stimuliert die bronchiale Sekretion.

Die proinflammatorischen LTC4 und LTD4 gehören zu den stärksten Bronchokonstriktoren und sind ca. 1000-mal potenter als Histamin!

Die intrakoronare Gabe von 2 nmol LTC4 bei 15 herzgesunden Probanden ergab eine Erniedrigung des mittleren art. Druckes, einen kompensierenden Pulsanstieg sowie eine temporäre sekundäre sympathisch-autonome Reaktion mit Anstieg von Adrenalin und NA (idem wie LTD4-Gabe, Vigorito et al. 1997).

> Asthma bronchiale: proinflammatorische bronchokonstriktorische Cysteinyl Leukotriene – Neue Asthmamittel: nichtsteroidale antiinflammatorische Leukotriene-Rezeptor-Antagonisten (Buch F).

Leukotrien D4

Biologische Funktionen LTD4
Aktivierung glatter Muskulatur (Bronchokonstriktion, Vasokonstriktion Arteriolen, jedoch Vasodilatation

venöse Seite), Erhöhung der Gefäßpermeabilität. Die Applikation von LTD4 in die linke Koronararterie beim Gesunden induzierte einen schnelleinsetzenden, ca. viertelstündlichen Druckabfall des mittleren art. Druckes mit paralleler Erhöhung der Pulsrate, gefolgt von einer reversiblen Erhöhung von Adrenalin und NA bzw. Erhöhung des koronaren Widerstands und Erhöhung der Sauerstoffextraktionsrate (Vigorito et al. 1997).

Leukotrien E4

Biologische Funktionen LT E4
Wahrscheinlich ähnlich wie LTC4 und LTD4.

Bei Patienten mit chronisch obstruktiven Lungenerkrankungen ist die Serumkonzentration von LTE4 signifikant gegenüber Gesunden erhöht (Shindo et al. 1997).

Systemische Neuropeptide

Gewebshormone: Kallikrein-Kininogen-Kininsystem
Kinine wie → Bradykinin und → Kallidin sind Gewebshormone, die bei Gewebsschädigung an Ort und Stelle aus ihren Vorstufen freigesetzt werden und eine wichtige Rolle im Nozizeptionssystem haben.
Kinin-induzierte Wirkungen sind:
  Vasodilatation,
  erhöhte Gefäßpermeabilität,
  Stimulation von Immunzellen,
  Sensibilisierung von Nozisensoren,
  erhöhte vaskuläre Permeabilität (posttraumatisches Ödem),
  Synthese und Freisetzung von proinflammatorischen Mediatoren (→ PG, → Zytokine, → freie Radikale, → NO) sowohl im peripheren als auch im zentralen Kompartiment (z.B. Neuroglia; Veränderung der Blut-Hirnbarriere; Walker et al. 1995).

Kinin-Zielrezeptoren sind: → B_1- und B_2-Rezeptoren.

Bradykininrezeptoren sind G-Protein-gekuppelte Zelloberflächenrezeptoren für proinflammatorische Peptidkinine. Man unterscheidet zur Zeit 2 Subrezeptoren (B_1; B_2).

B_1-Rezeptoren scheinen in chronisch-entzündlichen Vorgängen (inkl. persistierende Hyperalgesie) und B_2-Rezeptoren eher in akut-entzündlichen Vorgängen mit Ödembildung und akutem Entzündungsschmerz involviert zu sein (Hall 1997).

In gesunden Ratten hemmt des-Arg9[Leu8]Bradykinin (30 nmol/kg i.v. oder s.c.; enges therapeutisches Fenster wegen möglicherweise partiell agonistischer Aktivität) Irisch-Moos-induzierte Hyperalgesie sowie die Spätphase beim Formalintest. Dieser Effekt kann bei der arthritischen Ratte nicht ausgelöst werden. Dagegen verstärkte der B_1-Rezeptoragonist des-

[Arg9]Bradykinin (100 nmol/kg i.v.) die Hyperalgesie. Die implantare Injektion von Bradykinin (10 nmol) sowie Irischmoos (0,6 mg) ergab keinen nozizeptiven Effekt bei Knock-out-Mäusen ohne B_2-Rezeptoren, obwohl bei diesen Ratten ein intraplantärer Formalintest inklusive Hemmung der dabei auftretenden späten Phase mit des-Arg9[Leu8]Bradykinin sowie eine thermale Hyperalgesie mit Freunds Adjuvans beobachtet werden konnte.

Bradykinin

Bradykinin ist ein Nonapeptid mit der Aminosäuresequenz H-Arg-Pro-Pro-Gly-Phe-Ser-Pro-Phe-Arg-OH. Der Metabolit von Bradykinin, des-[Arg9]Bradykinin ist ebenfalls bioaktiv.

Bradykinin und das Kinin → Kallidin sind die hauptsächlichsten enzymatisch (Proteolyse) nach peripheren Läsionen entstandenen Kininogenabkömmlinge, auch Kallikreine genannt (Kaplan 1989, 1989).

Bradykinin ist ein enzymatisch geformter, kurzlebiger Messenger, der eine arterioläre Vasodilatation sowie Kapillärpermeabilität induziert. Bradykinin wird auch bei Asthmaattacken von Mastzellen freigesetzt, fungiert im Intestinaltrakt als Vasodilatator, fördert pronozizeptiv die periphere Nozitransduktionsrate bei Gewebeschädigung; darüber hinaus ist Bradykinin ein putativer Neurotransmitter (Guilbaud et al. 1976).

Bradykinin induziert via G-Protein und Secondmessenger-Reaktionskaskaden eine Sensibilisierung von Nozisensoren, die vereinfacht über Aktivierung von Kationenkanäle bzw. intrazellulärem Ca^{2+}-Einstrom, aber auch über Ca^{2+}-unabhängige depolarisierende Kanäle erfolgt: über entsprechende Gegenmassnahmen wie Inaktivierung des G-Proteins, Aktivierung von Kaliumionenkanälen etc. kann das Zellmembranpotential wieder hergestellt werden; diese Gegenreaktion ist v. a. bei repetierter Bradykinin-induzierter Reizung möglich (Tachyphyllaxie, s. Buch B).

Die s.c.-Gabe von Bradykinin in die Pfotensohle erzeugt beim Versuchstier einen Schmerz (bzw. Flexorreflex = nozifensiver Fluchtreflex) der betroffenen Extremität; dieser bradykinininduzierte Schmerz ist durch lokale Gabe von μ-Rezeptor (MOR-) und δ-Rezeptor (DOR-) Agonisten aufhebbar (Tokuyama et al. 1998).

Während Koronarokklusion ist die Serumkonzentration von Bradykinin im Koronarsinus signifikant erhöht; epikardial appliziertes Bradykinin induziert ähnliche Signalmuster bei spinalen kardialen Primärafferenzen wie experimenteller Koronarverschluss (Guttermann et al. 1998).

Nach experimenteller Nervenligatur wird in Hinterhornnerven die Expression von B_1-Rezeptoren, aber insbesondere von B_2-Rezeptoren signifikant aktiviert (Petersen et al. 1998).

> **Peripheres Nozitransduktionsmilieu ⇔ Hormonachse Nebenniere, Vagus**

Die intradermale Bradykinin-Applikation beim Versuchstier mit Vagotomie induziert eine Verstärkung der Hyperalgesie (Schwellenwerte für mechanisch auslösbare Reaktionen signifikant erniedrigt); wird der Versuch bei »sham« (pseudo)-vagotomierten und vagotomierten Ratten bei gleichzeitiger Entfernung oder Denervierung der Nebennierenrinde vorgenommen, wird der durch die Vagotomie induzierbare Effekt (Verstärkung Hyperalgesie, Erniedrigung mechanische Schwelle) neutralisiert (Khasar et al. 1998).

Bradykinin erzeugt bei Probanden bei intradermaler Anwendung (0,1–10 nmol, verdünnt in 10 μl) dosisabhängigen Schmerz, eine Hyperalgesie gegenüber Wärmestimuli sowie eine lokalen Gewebereaktion, die als Erythem imponiert (Kindegen-Milles et al. 1994). Dieser algogene Effekt scheint von einem intakten NO-System abhängig zu sein (Kindgen-Milles u. Arndt 1996). Erstaunlicherweise erzeugt diese Bradykinininjektion jedoch keine Hyperalgesie auf *mechanische* Stimuli. Eine Zweitinjektion an gleicher Stelle zeigt eine wesentlich abgeschwächte Reaktion, sodass man eine Tachyphylaxie in Bezug auf Bradykinin annehmen muss (Manning et al. 1991, Lang et al. 1990). Nozisensoren können durch die *Kombination* Bradykinin + Leukotriene sensibilisiert werden (Taiwo et al. 1988, Martin 1990). Extravasation bzw. Ödembildung wird durch die Mediatorkombination Bradykinin + Substanz P gefördert (Shabata et al. 1986). Die Bradykininwirkungen auf den Nozisensor werden spezifisch durch auf Nozisensorterminale nachweisbare B_2-Rezeptoren vermittelt (Dray et al. 1988, Dray u. Perkins 1993; Steranka et al. 1988).

Die Applikation von Bradykinin auf die Nasenschleimhaut induziert das Bild einer akuten Rhinitis mit Involvierung des B_2-Rezeptors (Rajakulasingam et al. 1992).

Bradykinin bewirkt ebenfalls die Freisetzung von →TNF-α.

Neuropeptid Y (NPY)

Das Neuropeptid Y besteht aus einer Sequenz von 36 Aminosäuren. Es ist in vielen Organen, auch in autonomen noradrenergen Neuronen nachweisbar. Ebenfalls ist NPY in Primärafferenzen sowie in den spinalen Projektions-Laminae I, II, V und X nachgewiesen worden.

Putative Funktionen sind: Modulator von Vasodilatation/Vasokonstriktion (möglicherweise als Antagonist zu einer noradnergen Vasokonstriktion; Ferrell et al. 1997), Natriuresis, Drüsensekretion, und Aktivität von glatter Muskulatur, Hypophysenfunktion, sowie gewisse Verhaltensweisen (z. B. Nahrungsaufnahme).

Folgende NPY- Subrezeptoren sind bekannt: NPY_1 und NPY_2. Weitere Subrezeptoren NPY3 und NPY4 werden diskutiert.

Die mRNS für den Subrezeptor NPY_2 sind in Spinalganglien und autonomen Ganglien nachgewiesen worden und zwar in → CGRP-haltigen Afferenzen wahrscheinlich viszeraler Prominenz (Ratte, Affe; Zhang et al. 1997c).

Die intrathekale Gabe von NPY schützt das Versuchstier vor thermischen, nicht aber vor mechanischen Stimuli. Nach Nervenläsionen ändert sich dies: NPY induziert beim Versuchstier mit experimentell gesetzter Nervenläsion eine signifikante Hyperalgesie auf mechanische Reize, wahrscheinlich über Vermittlung von NPY_1-Rezeptoren (White 1997). Es wird vermutet, dass das NPY-System den nozizeptiven Input nach Nervenläsionen moduliert (Mantyh et al. 1994).

3. Neuronal freigesetzte Substanzen (Primärafferenzen)

Tachykinine

Als Tachykinine werden biologisch aktive Peptide mit der gemeinsamen C-terminalen-Sequenz »-Phe-X-Gly-Leu-Met-NH2« bezeichnet (X = aromatische oder aliphatische Aminosäure).

Die in Mammalia vorkommenden Tachykinine sind:
1. Substanz P (SP)
2. Neurokinin A (NKA)
3. Neurokinin B (NKB)
4. am N-Terminus verlängerte Formen von NKA:
   a) Neuropeptid K (NPK)
   b) Neuropeptid γ (NPγ)

Molekularbiologie der Tachykinine

Wie andere biologisch aktive Peptide entstehen die Tachykinine durch enzymatische Abspaltung von Precursor-Proteinen, den Präprotachykininen (PPT). Diese PPT werden durch 2 verschiedene Gene kodiert, PPT-A und PPT-B. PPT-A enthält die Sequenzen sowohl für SP als auch NKA, während PPT ausschließlich NKB kodiert. Die Transkriptionsvorgänge des PPT-A Gens sind in ihrem komplexen Ablauf genau charakterisiert. So können aus der Primär-RNA von PTT-A durch »alternatives Splicing« 4 verschiedene Formen von PPT-A mRNA entstehen, die α-PPT, β-PPT, γ-PPT und δ-PPT genannt werden. Sustanz P kann durch Translation aller 4 Formen dieser mRNA synthetisiert werden, während NKA nur von β-PPT und γ-PTT kodiert wird. NPK und NPγ entstehen durch Translation von β-PPT bzw. γ-PPT (Nakanishi 1987; Carter u. Krause 1990; Harmar et al. 1990).

Tachykinine sind Überträgerstoffe zentraler Neurone, primärer Afferenzen (langsame Transmitter) und autonomer enteraler Neurone im Gastrointestinaltrakt. In somatischen und viszeralen Afferenzen vieler Mammaliaspezies kommen SP und NKA in Koexistenz

mit CGRP vor (Meerschweinchen: Zheng u. Lawson 1997; Ratte: Perry u. Lawson 1998). Substanz P und NKA werden auch in enteralen Neuronen exprimiert, während NKB nur in Neuronen des ZNS nachzuweisen ist.

Molekulare Pharmakologie von Tachykininrezeptoren

Die meisten (jedoch nicht alle) biologischen Wirkungen von Tachykininen werden durch spezifische Tachykininrezeptoren vermittelt. Auf molekularem Niveau sind bisher 3 verschiedene Tachykininrezeptoren kloniert und charakterisiert worden:
1. NK-1 (SP)
2. NK-2 (NKA)
3. NK-3 (NKB)

Alle 3 Tachykininrezeptoren gehören zur Superfamilie der mit G-Proteinen gekoppelten Membranrezeptoren, die 7 Transmembran-Domänen aufweisen (Nakanishi 1991; Khawaja u. Rogers 1996; spinale Transmittersysteme).

Obwohl sich die 3 Rezeptoren hinsichtlich ihrer Afinität zu Substanz P, NKA und NKA unterscheiden, sind die Unterschiede relativ klein und rechtfertigen nicht, NK-1-Rezeptoren als SP-Rezeptoren, NK-2-Rezeptoren als NKA- und NK-3-Rezeptoren als NKB-Rezeptoren zu bezeichnen. Pharmakologisch können die 3 bekannten Tachykininrezeptoren mittels hochaktiver Nonpeptid-Rezeptorantagonisten gut differenziert werden.

Beispiele für NK-1-Antagonisten sind CP-99,994; SR-140,333; GR-203,040; LY-306,740 und MK-869. GR-94,800, SR-144190 und MEN-11,420 sind typische NK-2-Antagonisten, während unter den NK-3-Antagonisten SR-142,801, PD-161.182 und SB-223,412 zu finden sind. Bei der Anwendung dieser im allgemeinen gut verträglichen Substanzen ist darauf zu achten, dass die meisten Tachykinin-Antagonisten in ihrer Potenz und Wirkstärke große Speziesunterschiede aufweisen. In der Regel wirken Tachykinin-Antagonisten mit hoher Affinität für die humanen Tachykininrezeptoren auch gut am Meerschweinchen, jedoch sehr schlecht an der Ratte. Bei manchen der Antagonisten ist überdies zu bedenken, dass sie in höherer Dosierung auch unspezifisch Ionenkanäle in der Zellmembran blockieren können (Beispiel: der NK-1-Antagonist CP-96,345).

Die Tachykinine werden durch verschiedene Enzyme, in erster Linie durch membranständige Endopeptidasen, abgebaut. Außerdem werden Tachykinine nach Bindung an Tachykininrezeptoren mit diesen internalisiert (Mantyh et al. 1995). Intrazellulär werden die Agonisten-Rezeptoren-Komplexe aufgetrennt, die Tachykinine enzymatisch degradiert, die Rezeptoren rezykliert und in die Membran wiedereingebaut. Bei Leberzirrhosepatienten ist aufgrund der eingeschränkten metabolischen Kapazität der Leber die Plasmakonzentration von Substanz P erhöht (Chu et al. 1997). Außerdem wird endogene Substanz P im Plasma an Albumin gebunden und so vor enzymatischer Degradation geschützt (Corbally et al. 1990).

Substanz P allgemein

Die Substanz P ist das am längsten bekannte Tachykinin und Neuropeptid, wurde es doch schon 1931 durch → Euler u. Gaddum entdeckt, aber erst 1970 in seiner Aminosäurensequenz (Arg-Pro-Lys-Pro-Gln-Gln-Phe-Phe-Gly-Leu-Met-NH$_2$) charakterisiert (Holzer u. Holzer-Petsche 1997).

Aufgrund ihrer langen Geschichte gehört Substanz P zu den best untersuchten Neuropeptiden. Obwohl sie lange Zeit primär als ein »Schmerzpeptid« galt, ist nunmehr klar, dass Substanz P und mit ihr die anderen Tachykinine eine viel weiter reichende physiologische und pathophysiologische Bedeutung besitzen.

Verwirrenderweise bedeutete das »P« in Substanz P nicht »pain« sondern Pulver, weil dieses Tachykinin zunächst als Pulverextrakt aus dem Hirn und Gastrointestinaltrakt von großen Tieren (Pferden) dargestellt wurde (von Euler u. Gaddum 1931). Es lohnt sich aber, als »falsche« Eselsbrücke das »P« für pain zu memorieren.

Der Gruppenname »Tachykinin« leitet sich von der pharmakologischen Eigenschaft ab, glattmuskuläre Organe viel rascher zu einer Kontraktion anzuregen als → Bradykinin.

Die physiologische und insbesonders pathophysiologische Rolle der Tachykinine ist trotz der umfangreichen Untersuchungen dieser Peptidfamilie nicht vollständig erforscht. Obwohl hinsichtlich ihrer zellulären Lokalisation Substanz P und die anderen Tachykinine primär Neuropeptide sind, ist Substanz P im Organismus nahezu ubiquitär in allen Organen und Körperflüssigkeiten nachweisbar, so auch im Speichel, Sputum und in der Tränenflüssigkeit (Varnell et al. 1997).

In letzter Zeit setzt sich die Erkenntnis durch, dass Substanz P beispielsweise im Sputum nicht primär aus Nerven sondern eher von Immunzellen (Monozyten-Makrophagen) stammt.

Vorderhand können folgende durch die Substanz P beeinflussbare bzw. gesteuerte Hauptfunktionskreise beschrieben werden:

1. neurogene Entzündung bzw. → Mikromilieu Nozisensoren
2. → spinale/supraspinale Neurotransmitterrolle in der Neuraxis der Nozizeption
3. Neurotransmitter → zentrale autonome Funktionskreise (Beispiel: Vasomotorenregulierung)
4. Modulation von Organfunktionen (in der Regel als Kofaktor/Kotransmitter zusammen mit anderen Peptiden wie CGRP, VIP sowie NO); Beispiele:
   4.1 Niere/Blase/Urethra: Resorption in proximalen Tubuli, Blasenfunktion. Substanz P reguliert renale tubuläre Reabsorptionsmechanismen, was möglicherweise die Funktion peptiderger Nervenfasern des Nierenkortex widerspiegelt (Fildes u. Atkins 1997, Smet et al. 1997). Die Gabe von GLNVA (Glyceral Nonivamid), eines Capsaicin-Analogs, führt zu einer Erhöhung der glomerulären Filtrationsrate, des Urinflusses, der Kalium- und Natriumausscheidung und zu einer Erniedrigung der tubulären Reabsorptionsmechanismen trotz induzierter Hypotension (Lo et al. 1997).
   4.2 Gastrointestinaltrakt: vaskuläre, motorische und immunologische Rolle bei normalen, aber auch chronisch entzündeten Abschnitten wie Magen, Colon und Rektum (Bernstein et al. 1993; Holzer u. Holzer-Petsche 1997, Lördal et al. 1997; Holzer 1998b).
   4.3 Atemwege: Mukussekretion, Diameterregulierung, Ziliarfunktion und Kontrolle der vaskulären Permeabiliatät (Joos et al. 1994).
   4.4 Hautorgan: Da Substanz P, NKA und CGRP v. a. in Hautbezirken mit taktilen Funktionen nachweisbar sind, scheint die Rolle der Tachykinine mit der Hautfunktion zu variieren (Eedy et al. 1994).
5. Verbindung zum Immunsystem: Einerseits synthetisieren sowohl Nerven- als auch Immunzellen (Monozyten/Makrophagen) Tachykinine, andererseits exprimieren Nerven-, Immun- und Organzellen Tachykininrezeptoren (Eglezos et al. 1991; Wang et al. 1995; Kincy-Cain u. Bost 1997; Ho et al. 1997; Maggi 1997a; Levite et al. 1998)

> Warn- und Abwehrsystem: Peptiderge (Tachykinine, CGRP, VIP, Opioide etc.) Innervierung von Lymphorganen schließt »psycho-neuroimmuno-endokrinen Funktionskreis« (Weihe et al. 1991).

6. Kofaktor für Organabwehrfunktionskreise
   6.1 Beispiel Endothelzellen: NO, Vasodilatation und vaskuläre Permeabilität (Newby et al. 1997).
   6.2 Beispiel Atemwege: Regulierung von Sekretion, Ziliarfunktion und Bronchialdiameter, Interaktionen mit NO, Prostanoiden, Galanin, Somatostatin u. a. (Schlosser et al. 1995; Wagner et al. 1995).
7. Tumorfaktoren (Carcinoide, Karzinome): Tachykinine als Tumormarker, Tumortherapeutika? Die Substanz P wird von Carcinoidtumoren sezerniert (Conlon et al. 1985) und ist in Malignomen wie Schilddrüsen-Karzinom (Skrabanek et al. 1979) und Phäochromozytom nachweisbar. Manche antagonistische Substanz-P-Analoge haben einen breitspektrigen »Neuropeptide Growth Factor Antagonist

Character« und könnten deshalb möglicherweise als Antitumor-Therapeutika eingesetzt werden (Everard et al. 1993; Jones et al. 1996; s. auch Buch E: COX-2 Isomer und Carcinogenese).

Substanz P in primären Afferenzen: Funktion bei neurogener Entzündung und Nozitransmission

Im Nervensystem ist die Substanz P v. a. in Neuronen mit feinen myelinisierten und nichtmyelinisierten Axonen nachweisbar, was sowohl für die primär afferenten Neurone der Haut (sowohl peripher sensornah als auch im präsynaptischen Terminal), der Schleimhäute, Viszera und Gefäße, für die enteralen Neurone des Gastrointestinaltrakts und die SP-haltigen Neurone des ZNS gilt (Hökfelt et al. 1977; Cuello et al. 1978; Buck et al. 1981; Katz u. Karten 1980; Mai et al. 1986, Otsuka et al. 1982; Cesaro 1984; Duggan et al. 1988; Zhou u. Livett 1990; Kowall et al. 1993):

1. Peripheres Kompartiment: A_δ-, C-Fasern, Spinalganglien, Trigeminuskerne, Nn. splanchnici, sympathischer Grenzstrang, Gg. nodosum.
2. Zentrales Kompartiment
   a) spinales Kompartiment (prä/postsynaptisch; Substantia gelatinosa, Laminae I, II, III)
   b) supraspinales Kompartiment (Kortex, Basalganglien bzw striatonigrales System, Striatum, Hypothalamus, Substantia nigra, Habenulo-interpedunkuläres System, Putamen [offenbar altersabhängige Reduktion], Hirnstamm).

Perivaskuläre Nerven: die i.a.-Infusion von Substanz P ist nicht schmerzauslösend, aber verstärkt bei Anwesenheit von Adenosin dessen algogenes Potential signifikant (Gaspardone et al. 1994).

Neurogene Entzündung

> Defensorreaktion Vasodilatation:
> - Zystitis und Schmerzen
> - Irritable-bowel-Syndrom
> - entzündlich-allergische Atemwegerkrankungen?

Substanz P ist ein wichtiger, aber nicht der einzige Mediator der sog. → neurogenen Entzündung, eines Vorganges, der deshalb so heisst, weil er durch Freisetzung von vaso- und immunoaktiven Transmittersubstanzen aus den peripheren Endigungen primärer Afferenzen zustandekommt (s. auch → Axonreflex als Nozifensor-Teilmechanismus).

Diese Transmitter umfassen neben der Substanz P und NKA auch → CGRP und andere Neuropeptide. Die Hauptkomponenten einer neurogenen Entzündung bestehen in Arteriolen-Dilatation, Erhöhung der Venolenpermeabilität und Emigration von Granulo-

zyten (Maggi 1997a; Holzer 1998a). Außerdem kann es in den Atemwegen, im Gastrointestinal- und Urogenitaltrakt zu einer Kontraktion der nichtvaskulären glatten Muskulatur kommen. Bei diesen Reaktionen sind auch nicht-neurale Mediatoren wie NO beteiligt, welches von Substanz P aus Endothelzellen freigesetzt werden kann. In den späteren Stadien der neurogenen Entzündungsreaktion scheinen auch Mastzellen und deren Mediatoren ins Spiel zu kommen. Dies mag mit der Aktivität von Substanz P zusammenhängen, in höheren Konzentrationen Histamin und andere Faktoren aus Mastzellen freizusetzen (Holzer 1998a). Dieser Effekt von Substanz P auf Mastzellen scheint nicht durch Tachykininrezeptoren, sondern durch direkte Interaktion des basischen Peptids mit G-Proteinen in der Mastzellmembran zustandezukommen.

Die detaillierte Ausprägung neurogener Entzündungsreaktionen variiert mit den betroffenen Geweben. Zahlreiche experimentelle Studien der neurogenen Entzündung wurden an der Haut von Versuchstieren und menschlichen Probanden durchgeführt. Das Hautorgan verfügt über feinste neuronale Netze, deren Ultrastruktur dank immunohistochemischer Verfahren aufgeklärt wird. Für dieses Organ weiß man am längsten, dass Funktionen wie Blutfluss, Gefäßpermeabilität und Rekrutierung von Immunzellen teilweise durch Primärafferenzen und deren peripher freigesetzte Transmitter gesteuert oder zumindest moduliert werden.

Die neurogene Dilatation von Arteriolen im Hautbereich der Ratte wird primär über CGRP bzw. CGRP-1-Rezeptoren vermittelt, während die Erhöhung der Gefäßpermeabilität mit nachfolgender Extravasation von Plasmaproteinen und Granulozyten auf die Aktivierung von NK-1-Rezeptoren durch Substanz P zurückgeht. In transgenen Mäusen, in denen das PPT-A-Gen (Cao et al. 1998) oder das NK-1-Rezeptor-Gen (De Felipe et al. 1998) ausgeschaltet wurde, fehlt die durch sensible Nervenstimulation hervorgerufene Plasmaprotein-Extravasation weitgehend. Was die relative Aktivität von Substanz P als Vasodilator betrifft, bestehen erhebliche regionale und Speziesunterschiede. An Probanden (n=8) führte die Injektion von Substanz P (1–8 pmol/min) in die A. brachialis dosisabhängig zu einer Vasodilatation im Vorderarm, während in einer höheren Dosierung von 16 pmol/min eine systemische Vasodilatation mit Gesichtsflushing sowie ein Hautödem im Perfusionsgebiet beobachtet wurde (Newby et al. 1997).

Für das pathophysiologische Verständnis neurogener Entzündungsreaktionen gilt es zu bedenken, dass Primärafferenzen durch multiple immunologische und entzündliche Faktoren wie IL-1, Prostanoide, NO, Protonen, Bradykinin, Histamin und Serotonin beeinflusst werden, wie dies weiter unten beschrieben ist. Daher kann postuliert werden, dass die Homöostase des Hautorgans durch efferente Leistungen peptiderger Primäraffferenzen mitreguliert wird. Es gibt tatsächlich Hinweise, dass Substanz P bei entzündlich-immunen, zytokinabhängigen Reaktionskaskaden des Mikroendotheliums in der Haut koaktiviert wird und somit als Defensormechanismus zur Homöostase des Hautorgans beiträgt (Egan et al. 1998).

Umgekehrt sind dysfunktionierende, hyperaktive Primäraffferenzen potentielle Faktoren für allergische und hyperreaktive Hautreaktionen und Hauterkrankungen (Holzer 1998a). In diesem Zusammenhang gilt es anzuführen, dass im Tierversuch eine lose Nervenligatur (→ Bennet Modelle) in der betreffenden Peripherie einen Zustand auslösen kann, der mit dem einer RSD mit erhöhter Hautperfusion (gemessen mittels Laser-Doppler-Flowmetrie) vergleichbar ist: verstärkte Freisetzung von Substanz P aus C-Fasern, Hyperämie und Gewebeödem. Diese durch eine partielle periphere Nervenläsion ausgelöste Entzündungsreaktion ist eindeutig neurogener Natur, da sie durch perineurale Applikation von Capsaicin, das selektiv nur sensible Nervenfasern defunktionalisiert, rückgängig gemacht werden kann (Daemen et al. 1998).

> **»Gewebe-Tabasco« Capsaicin (Substanz-P-Depletor)**

Im Bereich der Atemwege ist Substanz P Ko-Modulator mit Protaglandinen und NO bei entzündlich-allergischen Vorgängen, die sich klinisch u. a. mit Rhinitis, veränderter Ziliartätigkeit und Bronchokonstriktion manifestieren (Schlosser et al. 1995; Sanico et al. 1998). Eine Beteiligung von Tachykininen beim klinischen Syndrom der bronchialen Hyperreaktivität mit Bronchokonstriktion, Sekretion, Vasodilatation, Aktivierung von Entzündungszellen und veränderter Trophik der glatten Muskelzellen, Epithelzellen und Fibroblasten ist darum sehr wahrscheinlich (Reynolds et al. 1997). In Mäusen verhindert ein Knock-out von NK-1-Rezeptoren die durch Immunkomplexe induzierte Entzündung (Vasculitis) in der Lunge (Bozic et al. 1996). Während also entzündliche Reaktionen primär durch NK-1-Rezeptoren mediiert werden, gehen die bronchokonstriktorischen Effekte von Tachykininen in erster Linie auf Aktivierung von NK-2-Rezeptoren zurück (Joos et al. 1994).

Autoradiographische Studien mit Patienten, die an chronischer interstitieller Zystitis litten, ergaben eine Aufregulierung von Substanz P bzw. NK-1-Rezeptoren im Vaskulärbett der Blase. Die Freisetzung von indirekt proalgetischen Faktoren wie Substanz P wird als möglicher Mechanismus von chronischen schmerzhaften Blasenbeschwerden diskutiert (Marchand et al. 1998).

Im Gastrointestinaltrakt könnte Substanz P und andere Neuropeptide in vielfältiger Weise an den klinischen Manifestationen des Irritable-bowel-Syndrome und entzündlicher Erkrankungen beteiligt sein (Holzer 1988c). Neben ihrer prodiarrhoischen und proinflammatorischen Wirkung beeinflussen Tachykinine auch die Darmmotorik und können bei Darmentzündung prodiarrhoische »giant contractions« hervorrufen (Tsukamoto et al. 1997; Croci et al. 1997).

> **Pharmakotherapie: Antitachykinine als putative Antinozizeptiva/Antidiarrhoika?**

Substanz P und Nozizeption

Die Substanz P der primären Afferenten wird in den Spinalganglien gebildet. Untersuchungen an der Ratte haben gezeigt, dass je nach Innervationsgebiet 20–80% der jeweiligen Afferenzen Substanz P enthalten, wobei die viszeralen Afferenzen bis zu 80%, Muskelafferenzen bis zu 50%, und Hautafferenzen bis zu 20% SP-positiv sind (Perry u. Lawson 1998). Bezogen auf alle Somata exprimieren aber nur 16–28% der Spinalganglienzellen dieses Tachykinin. Nach der Synthese in den Somata wird Substanz P wie andere Peptid-Transmitter axonal sowohl in die distalen Endigungen afferenter Nervenfasern in der Peripherie als auch in die zentralen Endigungen im Hinterhorn des Rückenmarks transportiert.

Substanz P und peripheres Kompartiment

In der Peripherie wird Substanz P beim Prozess der neurogenen Entzündung freigesetzt (efferente Leistung der Primäraffferenzen). Die dadurch hervorgerufenen entzündlichen Reaktionen können das Mikromilieu dergestalt modifizieren, dass dadurch die peripheren Nozisensoren sensibilisiert werden (Maggi 1997b). Es ist wahrscheinlich, dass auf diese Weise Substanz P indirekt pronozizeptiv wirkt, wie experimentelle Studien zeigen. So führt Substanz P bei intraarterieller Infusion zu keiner Aktivierung von perivaskulären afferenten Nervenfasern und ist per se nicht schmerzauslösend. Bei Anwesenheit von Adenosin kann Substanz P jedoch dessen algogenes Potential signifikant verstärken (Gaspardone et al. 1994). Ähnliche Vorgänge werden auch für den Gastrointestinaltrakt (Bueno et al. 1997; Maggi 1997b; Holzer 1998c) und andere Organe diskutiert.

Im Gastrointestinaltrakt sind Substanz P und NKA nicht nur Transmitter primärer Afferenzen sondern auch enteraler Neurone. Aus diesen Neuronen freigesetzte Tachykinine beteiligen sich an der Kontrolle der gastrointestinalen Motilität, Sekretion und anderer Darmfunktionen (Holzer u. Holzer-Petsche 1997). Versuche an der Ratte zeigen überdies, dass Tachykinine in der viszeralen Nozizeption mitwirken. So führt Dehnung des Rektums mittels eines Ballons zu einer reflektorischen Hemmung der Dickdarm-motilität und zu einer Kontraktion der Abdominal-muskulatur (»Bauchkrampf«), die als Schmerzreaktion anzusehen ist. Die reflektorische Dickdarmatonie wurde durch NK-1-Antagonisten, die abdominelle Schmerzreaktion durch NK-2-Antagonisten gehemmt (Julia et al. 1994). Die abdominellen Krämpfe nach intraperitonealer Gabe von Essigsäure werden gleichermaßen durch NK-2-Antagonisten verhindert (Julia u. Bueno 1997). Aus diesen Versuchen ist aller-dings nicht klar, ob die Transmissionsvorgänge über NK-2-Rezeptoren im Gastrointestinaltrakt oder im Rückenmark ablaufen (Holzer 1988c). Ein Wirkort im Gastrointestinaltrakt ist jedoch nicht von der Hand zu weisen. Patienten mit einer schmerzhaften Nonulcus-Dyspepsie weisen erhöhte Substanz-P-Spiegel in der Magenmukosa auf (Kaneko et al. 1993), und eine mit Dextran ausgelöste Colitis an der Ratte geht ebenfalls mit Schmerzreaktionen und einer Aufregulierung von Substanz P in der Colonwand einher (Kishimoto et al. 1994). In dieselbe Richtung weist der Befund, dass Ratten nach einer experimentellen Infektion mit dem Wurm Nippostrongylus brasiliensis verstärkt auf intestinale Distension mit kardiovaskulären Verän-derungen reagieren, dass diese Hypersensibilisierung NK-2-Rezeptoren involviert und auf intestinale Regionen mit einer Hypermastocytose beschränkt ist (McLean et al. 1997).

Substanz P und spinales Kompartiment

Bei eintreffenden Impulsen wird Substanz P von den zentralen Endigungen sensibler Neurone im Hinter-horn des Rückenmarks freigesetzt, wo sie mit Glutamat als Kotransmitter zwischen Primär- und Sekundär-Afferenzen fungiert. Substanz P gilt als pronozizeptiver langsamer Neurotransmitter, der bei der Schmerz-übertragung sowohl prä- als auch postsynaptisch mit Glutamat und NMDA-Rezeptoren kooperiert (Lembeck 1953; Liu et al. 1997). Diese Prozesse werden im Kapitel spinale Nozitransformation, spinale Neurotransmitter näher erläutert. Die Transmitterwirkung von Substanz P im Rückenmark wird einerseits durch enzymatische Degradation des Peptids begrenzt, wobei zumindest 2 Enzymsysteme beteiligt sind, die auch im Liquor vor-kommen (Duggan et al. 1992; Karlsson et al. 1997), und andererseits durch Internalisierung der SP-Rezeptoren-Komplexe beendet (Mantyh et al. 1995). Lokal-anästhetika in millimolarer Konzentration, wie sie bei-spielsweise bei rückenmarknaher Applikation vorhan-den sind, blockieren den intrazellulären Ca^{2+}-Influx, der durch Substanz P via NK-1-Rezeptoren induziert wird (Li et al. 1995).

Die Bedeutung von Tachykininen für die Schmerz-transmission geht auch aus Untersuchungen an trans-genen Mäusen hervor (Cao et al. 1998; De Felipe et al. 1998; Zimmer et al. 1998). Interessant ist, dass Knock-

out des PPT-A-Gens nur Reaktionen auf Schmerzreize hoher Intensität vermindert, während die Reaktionen auf niedrig-intensive Reize thermischer, chemischer und mechanischer Natur unverändert bleiben (Cao et al. 1998). Ausschaltung des NK-1-Rezeptor-Gens verhin-dert die spinale Sensibilisierung und das Wind-up nach repetitiver Stimulierung afferenter C-Fasern, während akute Schmerzreaktionen nicht betroffen sind (De Felipe et al. 1998). Weiterhin zeigte sich, dass NK-1-Rezeptoren bei der durch Stress induzierten Analgesie beteiligt sind und dass die Ausschaltung des NK-1-Rezeptor-Gens die Aggression im »Resident-Intruder-Test« männlicher Mäuse stark abschwächt (De Felipe et al. 1998). Von möglicher Bedeutung für die Schmerz-therapie könnte auch sein, dass zentralgängige NK-1-Rezeptor-Antagonisten eine antidepressive Wirkung haben (Kramer et al. 1998).

> – Nozifensorsystem Schmerz: Neurotransmitter Substanz P bzw. NK-1-Rezeptoren: wind-up durch NK-1-Rezeptorantago-nisten reduziert?
> – Nozifensorsystem Übelkeit, Erbrechen, Würgen: Neurotransmitter Substanz P bzw. NK-1-Rezeptoren: Protrahiertes Erbrechen (Delayed Emesis) kann durch NK-2-Rezeptor-Antagonisten verhindert werden (s. Buch H/J und F)

Calcitonin-Gene-Related-Peptide-Familie

Zu dieser Familie gehören u. a.:
- Calcitonin Gene-Related Peptide (CGRP, einem 37-Aminosäurenpeptid in Nervenzellen),
- Amylin (ein 37-Aminosäurenpeptid der Pankreas β-Zellen),
- Adrenomedullin (ein vasoaktives 52-Aminosäuren-peptid),
- Calcitonin (CT; Wimalawansa 1997).

CGRP ist ein prominentes Peptid primärer afferenter Neurone.

In der Ratte enthalten je nach Innervationsgebiet 50–100% der jeweiligen Afferenzen CGRP, wobei die vis-zeralen Afferenzen bis zu 100%, Muskelafferenzen bis zu 70%, und Hautafferenzen bis zu 50% CGRP-positiv sind (Perry u. Lawson 1998). Bezogen auf alle Somata expri-mieren im Durchschnitt etwa 50% der Spinalganglien-zellen dieses Neuropeptid. Wie oben erwähnt koexistiert Substanz P mit CGRP in primären Afferenzen.

Die biologischen Wirkungen von CGRP werden durch spezifische Rezeptoren vermittelt, wobei bisher nur ein Rezeptor, CGRP-1-Rezeptor genannt, teilweise charakterisiert wurde. Wie Substanz P ist CGRP an der neurogenen Entzündung beteiligt, wo es v. a. für die Arteriolendilatation verantwortlich zeichnet (Holzer 1998a). In der Magenmukosa stellen CGRP-haltige spinale Afferenzen ein neurales Alarmsystem dar, das bei Eindringen von luminaler Säure in die Mukosa aktiviert wird und über eine Steigerung der Mukosadurchblutung und andere Mechanismen die Widerstandsfähigkeit der Magenmukosa gegenüber Säureschäden erhöht (Holzer 1998b).

CGRP scheint bei der viszeralen (Friese et al. 1997; Julia u. Bueno 1997; Plourde et al. 1997) und somatischen (Seybold et al. 1995) Nozizeption als pronozieptiver Transmitter afferenter Neurone im Rückenmark von Bedeutung zu sein. Entzündung führt zu einer Aufregulierung des afferenten CGRP Systems (Seybold et al. 1995).

Cholecystokinin CCK, CCK-Analoge, Zärulein

Cholezystokinin ist ein 33-Aminosäuren-Peptid, dass in peripheren (sezerniert von der Schleimhaut des oberen Intestinaltrakts) und zentralen Strukturen (ZNS) vorkommt. CCK induziert Kontraktionen der Gallenblase, Freisetzung von pankreatischen Verdauungsenzymen etc.

Das Amphibien Dekapeptid → Caerulein ist ein CCK-Analogon.

Phylogenetisch ist das Peptid CCK mit dem Peptid Gastrin verwandt: beide haben einen gemeinsamen funktionellen N-Terminus, nämlich Trp-Met-Asp-Phen-NH$_2$ (Johnson 1998).

Die verschiedenen Funktionen von CCK umfassen im wesentlichen:

- regulatorisches Hormon des Gastrointestinaltrakts (Funktion der Gallenblase, des Pankreas etc.),
- Immunomodulator (intestinale Schleimhautbarrierenfunktion etc.),
- Neuroregulator Hunger,
- Neurotransmitter ZNS.

Derzeit werden 2 Subrezeptoren unterschieden: CCK$_A$- und CCK$_B$-Rezeptoren. Sie konnten u. a. im Ganglion nodosum (→ N. vagus) nachgewiesen werden (Moriarty et al. 1997). Das reproduktive Verhalten wird durch die »Funktions-Trias« Cholezystokinin, → Substanz P und → Methioninenkephalin über das limbisch-hypothalamische System reguliert.

Cholezystokinin, Schmerzmechanismen, Immunsystem

CCK wurde früh schon als »Anti-Opioid« bezeichnet (Faris et al. 1983), weil es die zentrale Opioidanalgesie hemmt. In peripheren Nozisensoren bzw. Primärafferenzen ist das CCK-System auch vertreten: hier hemmt es offenbar nicht via endogenes CCK, sondern über das → Proteinkinase C-System (s. unten) das entsprechende periphere Opioidsystem und zwar via CCK-B, nicht aber CCK-A Rezeptoren (Schäfer et al. 1998).

Morphin beeinflusst das spinale CCK-System: es induziert beim gesunden sowie axotomierten Versuchstier eine Erhöhung der spinalen CCK-Konzentration, hat jedoch keinen Einfluss auf die spinale CCK-Konzentration beim Versuchstier mit experimenteller Entzündungsreaktion; die Komedikation Morphin + CCK-B-Rezeptorantagonist erhöht den antinoziptiven Effekt in Abhängigkeit von Entzündungsstadium bzw. Intensität der Hyperalgesie: ein möglicher Hinweis auf die verschiedene Effektivität von Morphin bei verschiedenen Schmerzzuständen (Irisch-Moos-induzierte Entzündung; de Araujo et al. 1998; Perrot et al. 1998).

Nach chemischer Reizung (KCl) von Primärafferenzen kann auf spinaler Ebene eine erhöhte CCK-ähnliche Immunoreaktivität (CCK-B-Rezeptoren) nachgewiesen werden aber nur bei intakten Nerven. Nach systemischer Gabe eines CCK-Antagonisten liess sich aber auch nach Axotomie eine Erhöhung der spinalen CCK-Immunoreaktivität nachweisen (Gustafsson et al. 1998).

Umgekehrt antagonisieren Opioide die Freisetzung von CCK und Substanz P (Hypothalamus, PAG).

Opioide aktivieren die Expression von CKK mRNA im → Mandelkern. Diese Modulation ist vom Hormonstatus sowie vom Opioidsubtyp abhängig: östrogenbehandelte ovariektomierte Ratten weisen erhöhte Konzentrationen in mRNA bezüglich Cholezystokinin, aber auch Präproenkephalin (→ Buch B) sowie Präprotachykinin in verschiedenen zentralen Kerngebieten auf. Der Opioidantagonist → Naltrexon sowie der δ-R (DOR-)Antagonist Naltrindol (jedoch nicht durch μ-R (MOR-)Antagonisten) potenzierten die östrogen-induzierte Expression von CCK-mRNA je nach Kerngebiet signifikant, jedoch nicht die übrigen der hier zitierten mRNA. Zusammenfassend muss man annehmen, dass endogene Opioidliganden je nach Subrezeptor limbische und hypothalamische Kerngebiete und damit indirekt auch die Funktionsachse zur NRR beeinflussen (Eckersell u. Micevych 1997).

Das Pankreasstimulierende Peptid Zärulein, ein CCK-Agonist, potenziert eine durch Morphin-induzierte Antinozizeption; die Morphin-induzierte Antinozizeption kann durch CCK-Antagonisten nicht aufgehoben werden, jedoch die durch Zärulein-induzierte Potenzierung (Rezayat et al. 1997).

CCK reguliert das Schleimhautabwehrsystem Immunoglobulin A (IgA). Glukokortikoide hemmen dieses Immunsystem, das beispielsweise bei intestinaler Bakterieninfektion wichtig ist. Die Gabe von CCK-Agonisten schützt im Tierversuch die intestinale Schleimhautbarriere (Alverdy et al. 1997).

Placebo + Opioidsystem ⇔
Nocebo + CCK-System

- Placebo- und Noceboversuche: Patienten wurde mit Einverständnis geblindet Kochsalzlösung gegeben mit der Information, dieser »Wirkstoff« könnte eine erhöhte Schmerzempfindlichkeit (Hyperalgesie) auslösen (die Autoren nennen dies: »Nocebo- versuch«). Die Wirkung war in der Tat einer positi- ven Placebowirkung, hier »Nocebowirkung«, ver- gleichbar. Dieser positive Noceboeffekt – d. h. durch Kochsalzlösung induzierte Hyperalgesie – konnte durch die Gabe des CCK-Antagonisten Proglumid dosisabhängig, nicht aber durch Naloxon neutrali- siert werden. Die Autoren schließen daraus, dass der primäre hyperalgetische Noceboeffekt nicht Opioid- sondern CCK-vermittelt ist (Benedetti et al. 1997).

Der antinozizeptive Effekt von CCK konnte im Maus- Hot-Plate-Test durch selektive CCK-Antagonisten nicht antagonisiert werden: ein Hinweis auf weitere unbe- kannte Mechnismen (Interaktion mit Opioid-Rezep- toren etc.) oder CCK-Subrezeptoren (Williams et al. 1997).

Galanin

Galanin ist ein aus 29 Aminosäuren bestehendes Peptid, das peripher und zentral vorkommt.
Funktionen von Galamin sind:
1. Neurotransmitter (spinal, supraspinal)
2. Transmittermodulator: hemmt die Freisetzung von ACh (Hippocampus: Galanin ist involviert in Lernprozessvermögen), Serotonin, Glutamat und NA (v. a. Hippocampus und Locus coeruleus; Xu et al. 1998)
3. Hormonmodulator: stimuliert Freisetzung von Hormonen wie Wachstumshormon (Cuerda et al. 1998), Prolaktin; Galanin ist ein hemmender Modu- lator der Glukose-induzierten Insulinfreisetzung; Galanin, mit Östrogen in hypophysären lactotrophen Zellen kolokalisiert, scheint die hypophysäre Hormonproduktion und Freisetzung mitzuregulie- ren (Cai et al. 1998)
4. stimuliert Nahrungsaufnahme (Fett): im Tier- versuch induziert in den N. tractus solitarii appli- ziertes Galanin eine Futteraufnahme (Koegler u. Ritter 1998)

Diskutiert wird Galanin als pathophysiologischer Kofaktor bei Erkrankungen oder pathologischen Zuständen wie M. Alzheimer, Schmerz, Depression (Bartfai et al. 1993; Kask et al. 1997).

Es werden weitere noch nicht identifizierte galanin- artige Peptide postuliert (Wang et al. 1997).

Galaninrezeptoren: bislang sind 2 Subtypen von Galaninrezeptoren geklont und analysiert worden: $Gal_{1,2}$-Rezeptoren (Howard et al. 1997, Blomquist et al. 1998) funktionierend über Gi/Go-Proteine; bei Konfor- mationsänderung Hemmung der Adenylylcyclase, Öff-

nung von K^+-Kanälen, Schließung von Na^+-Kanälen (s. spinale Nozitransmission).

Galanin ist in zentralen nichtneuronalen Zellen (Astrozyten) in Ko-Lokalisation mit cholinergen M- Rezeptoren nachweisbar (Hösli et al. 1997).

Galanin und Nozizeption/Antinozizeption

Galanin ist in der Primärafferenz inkl. Spinalganglion nachweisbar. Nach experimenteller Nervenläsion kann Galanin immunoreaktiv in Primärafferenzen sowie ent- sprechenden oberflächlichen HH-Laminae nachgewie- sen werden (Ma u. Bisby 1997). Galanin – intrathekal appliziert – soll mechanisch-, aber nicht thermisch- nozizeptiven Input auf spinaler Ebene modulieren (Kuraishi et al. 1991, Wiesenfeld-Hallin et al. 1992).

Die intrazerebrale Injektion von Galanin/Galanin- Derivate mit verschiedenen Terminals hatte keinen antinozizeptiven Effekt, in Kombination aber mit Morphin wurde ein synergistischer antinozizeptiver Effekt beobachtet (Przewlocka et al. 1995).

Intrathekale Galanin-Antagonisten blockieren den antinozizeptiven Effekt von intrathekalem Morphin (Ratte, Reimann et al. 1994).

Siehe auch: Galanin als Neurotransmitter auf spina- ler und supraspinaler Ebene.

> Pharmakotherapie: Galaninantagonisten: M. Alzheimer, Depression, Störungen der Nahrungsaufnahme
>
> Pharmakotherapie: Galaninagonisten für chronische Schmerzzustände?

Neurotensin, NT-Analoge, Xenin

Neurotensin ist ein ursprünglich aus dem bovinen Hypothalamus, später aus dem bovinen Intestinaltrakt isoliertes Tridekapeptid mit der Aminosäurensequenz: pGlu-Leu-Tyr-Glu-Asn-Lys-Pro-Arg-Arg-Pro-Tyr-Ile- Leu). Neuromedin-N (Lys-Ile-Pro-Tyr-Ile-Leu) ist ein NT-Analogon. Die Rolle des NT-ähnlichen 25- Aminosäurenpeptids Xenin ist unbekannt.

NT wird peripher (v. a. intestinale Schleimhaut etc.) und zentral (Nervenzellen, Synzytialzellen etc.) synthe- tisiert. Das Peptid NT passiert die Blut-Hirnbarriere nicht; die experimentelle Injektion in periphere und zentrale Kompartimente löst somit unterschiedliche Reaktionen aus.

Die biologische Aktivität von NT umfasst:
- periphere Funktionen (je nach Tierspezies u. a. Verdauungstrakt: hepatische und pankreatische Sekretion, Duodenalrelaxation, Ileum-Kolonkontrak- tionen, Uteruskontraktionen. Hypotension etc.)

- zentrale Funktionen (ZNS: Neurotransmitter; Modulator der Funktionsachse Hypothalamus-Hypophyse-NNR-Gonaden)
- Modulator Funktionsachse Hypophyse-NNR
- Immunfunktionen (Evers et al. 1994)

NT-Rezeptoren sind in verschiedenen Geweben nachgewiesen worden; im ZNS wurde NT v. a. im hypothalamischen Bereich sowie im → NTS nachgewiesen, wo es autonome Relais der Kreislaufregulation moduliert (Ciriello u. Zhang 1997).

Es gibt Hinweise auf NT-Rezeptorsubtypen (s. unten): bislang sind jedoch 2 Subtypen identifiziert bzw. kloniert worden (s. Buch B). NT-Rezeptoren können durch die Bindung mit NT irreversibel internalisiert werden; sie sollen intrazelluläre Enzymsysteme auslösen (Vincent 1995, Hermans et al. 1997).

Die Rolle von Neurotensin wird bei gewissen ZNS-Erkrankungen (z. B. Schizophrenie, M. Parkinsons, M. Alzheimer) diskutiert.

Im Hypothalamus ist NT in dopaminergen Neuronen kolokalisiert (Bachelet et al. 1997).

Neurotensin, Nozizeption/Schmerzmechanismen, Stress

Die Injektion von Neurotensin in die rostroventrale mediale Medulla (RVM) moduliert dosisabhängig die zentrale Nozitransformation (in picomolarer Niedrigdosierung pronozizeptive Effekte, in nanomolarer höherer Dosierung antinozizeptive Effekte). Der pronozizeptive Effekt von picomolarem Neurotensin kann durch den nichtpeptidergen NT-Antagonisten SR 48692 aufgehoben werden (Ratte, tail flick test). Je nach NT-Dosierung wird aber dieser Effekt verstärkt oder sogar neutralisiert (die Autoren vermuten die Präsenz von NT-Subrezeptoren). Der NT-Antagonist SR 48692 hat bei Mikroinjektion in die RVM per se antinozizeptive Eigenschaften (Smith et al. 1997).

Die zentrale Gabe von Neurotensin induziert einen hypothermen sowie einen antinozizeptiven und offenbar durch unterschiedliche (noch nicht identifizierte) Rezeptorsubtypen induzierten Effekt (Tyler et al. 1998).

Neurotensin in picomolarer Dosierung in → rostroventrale mediale Medullakerne injiziert, hat eine antinozizeptive Wirkung; höhere (nanomolare) NT-Dosierung induziert eine pronozizeptive Wirkung (Ratte, Tail-flick test, Urban u. Gebhart 1997).

Die lokale Applikation des spezifischen NT-Antagonist (SR 48692) induziert ebenfalls dosisabhängig die neurotensinerge Modulationen der Nozizeption (pro- bis antinozizeptiv): ein Hinweis für die Existenz multipler NT-Subrezeptoren.

Demgegenüber widerspricht die Erfahrung, dass die intrazerebrale Anwendung eines selektiven NT-abbauenden Enzyms (Endopeptidase) einen antinozizeptiven Effekt induziert (Maus, Hot Plate test; Vincent et al. 1997). Die Applikation von NT in den Seitenventrikel

und/oder → Ncl. accumbens schützt die Ratte vor stress-induzierten (Kaltwasser-Exposition) Veränderungen der Gastrointestinalschleimhaut: die Schleimhautperfusion bleibt intakt und das protektive endogen PGE2-System (→ COX und GI-Trakt, Buch D) verstärkt sich (Kauffman 1997).

Die Stress-Antwort der Funktionsachse Hypothalamus-Hypophyse-NNR wird durch NT ko-reguliert. Die Applikation des spezifischen NT-R-Antagonisten SR 49692 in den paraventrikulären Nucleus des → Hypothalamus blockierte zirkadiane und stress-induzierte Aktivitäten dieser Funktionsachse (ACTH Sekretion, Corticosteron, Corticotropin-releasing Hormone CRH; Rowe et al. 1997).

Peptide vom Opioidtyp
(Enkephaline, Dynorphin, Nociceptin)

In entzündeten Geweben (Synovialflüssigkeit) konnten an primären Afferenzen Opioidrezeptoren, endogene Opioidliganden (β-Endorphin, Met-Enkephalin), entsprechende Abbauenzyme (Enkephalinase) nachgewiesen werden (Appelboom et al. 1991; Bjurholm et al. 1990; Lawrence et al. 1992; Stein 1990 et al. 1993; Hassan et al. 1993; Przewlocki et al. 1992; Lawrence et al. 1992; Barth et al. 1990; Yoshino et al. 1992). Das periphere opioiderge System beeinflusst u. a. die Nozitransduktionsrate sowie die Nozitransmission: dies wird im Buch B beschrieben.

Unter Halothan-Allgemeinanästhesie wurden Ratten in das rechte Kniegelenk Kaolin (ein stark irritierendes Aluminiumsilikatpulver) und Irisch-Moos instilliert, um eine akute Arthritis auszulösen. Das akut entzündete Kniegelenk wurde dann mechanischen Kompressionsreizen ausgesetzt und zwar bis zu einem Punkt, wo durch die Cuff-induzierte Kompression das autonome NS mit einer Erhöhung des arteriellen Blutdrucks reagiert. Der antinozizeptive Effekt von intrathekalem vs. i.m.- vs. intraartikulär applizierten μ-, δ-, κ-R-Agonisten sowie Opioidantagonisten wurde gemessen an der Hemmung dieses autonomen Blutdruckreflexes. Ergebnisse: μ-Rezeptor- (MOR-) und δ-Rezeptor (DOR-)-Agonisten induzierten bei intrathekaler Gabe, aber auch bei intraartikulärer (> i.m.-Gabe!) Applikation dosisabhängig (und in Abhängigkeit ihrer intrinischen Opioidpotenz) eine antinozizeptive Wirkung. Die antinozizeptive Wirkung durch intraartikuläre Opioidagonisten konnte durch i.m.-Gabe von Naloxon antagonisiert werden, ein Hinweis, dass das periphere Opioidsystem auch bei schmerzhaften Entzündungsvorgängen involviert ist (Nagasaka et al. 1996).

Irisch-Moos-induzierte periphere Entzündungsmodell induzieren eine erhöhte Expression von messenger RNS für Präpronociceptin im spinalen Hinterhorn innerhalb von 30 min. (zu einem Zeitpunkt, an dem keine auslösbare Hyperästhesie etc. klinisch auslösbar war, Ratte; Andoh et al. 1997).

4. Aus spezialisierten Zellen (Mastozyten, Thrombozyten, enterochromaffine Zellen etc.) freisetzte Substanzen

Amine
Histamin

Histamin, chemisch ein Ergamin (β-Imidazolyläthylamin), ist ein stark basisches bioaktives Amin, dass über enzymatische Decarboxylierung (Histidin- oder L-Aminosäure-Decarboxylase) aus Histidin gebildet wird.

Der Abbauweg von Histamin erfolgt über

a) Diaminoxidase
b) Bakterien (N-Acetylhistamin) sowie
c) Histamin-Methyltransferase (zum Hauptmetaboliten N-Methyl-Histamin)

Histamin hat periphere Aktionen (Bronchokonstriktion, Vasodilatation) und ist ein zentraler Neurotransmitter.

Histamin gehört zu den sogenannten präformierten, in Mastzellen gespeicherten Mediatoren. Die physiologische Serum-H-Konzentration beträgt 1,5-2,1-2,9 nmol/l.

Im Experiment erzeugt die lokale oberflächliche Applikation von Histamin in die Haut → Jucken (Pruritus), bei tiefer Gewebe-Applikation Schmerzen.

Antigene, Komplemente, chemische Substanzen (zum Beispiel → Morphin, → Codein), physikalische Stimuli sowie die Mediatorkombination Bradykinin + Tachykinine (insbes. Substanz P; Les u. Pearce 1990, Devillier et al. 1986) führen zu einer Histaminfreisetzung aus Mastzellen; die so induzierte Histaminwirkung ist dosisabhängig (Faustregel):

- Plasmakonzentration <1 ng/ml führt zu *lokalen* Histaminreaktionen (Erythem, Ödem, »allokenis«-Pruritus)
- Plasmakonzentration >1 ng/ml führt zu *systemischen* Reaktionen
- Plasmakonzentration > 12 ng/ml führt zur *anaphylaktischen* Reaktion (Arbeiten von Busse)

Patienten mit aktiven dermatitischen Erkrankungen wie Psoriasis, atopischem Ekzem oder Urtikaria weisen bei iontophoretischer Histaminapplikation eine verminderte »itching«-Rate und verminderte Hautreaktionen (»flare«) auf (Heyer et al. 1998).

Der durch tiefe Histaminapplikation erzeugbare Schmerz ist ein Folge einer direkten Reizung der Nozisensoren. Gleichzeitig stimuliert Histamin die → Phospholipase A$_2$ bzw. die Neubildung anderer Gewebemediatoren wie Prostanoide (PGE, Prostacycline) und aktiviert damit das → Prostaglandinsystem und verstärkt somit im synergistischen Sinne das Schmerzgeschehen (Juan 1981). Die systemische Histaminwirkung wird über → Histamin-R-1-3 vermittelt. Die vasodilatatorische H-Wirkung involviert das NO-System sowie ATP-sensitive K$^+$-Kanäle (Champion u. Kadowitz 1997). Die durch Capsaicin auslösbare neurogene Entzündung ist vom peripheren Histamin-System unabhängig; die intradermale Injektion von Substanz P induzierte eine Freisetzung von Histamin, verbunden mit weal-and flare- Hautreaktionen, jedoch ohne Schmerz; die lokale Applikation von Capsaicinsalbe (2%) induziert eine kutane Hyperperfusion, Brennen, aber keine H-Freisetzung (Petersen et al. 1997).

Im ZNS kann die Depolarisation von Neuronen über H$_1$-Rezeptoren das NMDA-System induzieren, v. a. bei niedriger Mg-Konzentration (Payne u. Neuman 1997). Die potentielle Rolle von Histamin bei experimentell induzierter Arthritis sowie rheumatoider Arthritis bei Patienten wurde untersucht: lymphozytäre, synoviale und Knochenmarkzellen waren in Bezug auf H$_2$-Rezeptoren downreguliert. Synovialzellen der Arthritispatienten produzierten nach Gabe von H$_2$-Agonisten keine Hyaluronsäure; die H$_2$-Rezeptorenfunktion konnte durch Transfer von gesunden Lymphozyten und Knochenmarkzellen wiederhergestellt werden: Indizien für die pathogenetische Beteiligung des Histaminsystems bei entzündlichen Gelenkserkrankungen (Tanaka et al. 1997).

Inhibitoren des Enzyms Histamin-Methyltransferase erhöhen den Anteil verfügbaren Histamins im ZNS und haben eine antinozizeptive Wirkung (Malmberg-Aiello et al. 1997).

> Pharmakotherapie: histaminerge Antinozizeptiva?
>
> Pathophysiologischer algetischer Stimulus, pruritogener Stimulus.
>
> Schmerz und Itching

- Bei der mit Barbituratanästhesierten Ratte wurden einzelne WDR-Neurone abgeleitet. Der Einfluss von mechanischen und thermischen Stimuli wurde untersucht im Kontext einer intrakutanen Histamininjektion: 84% der abgeleiteten Hinterhorn-Neurone

Organsystem	Effekt	Rezeptorsubtyp
Bronchialsystem	Bronchokonstriktion	H$_1$
Ileum	Kontraktion	H$_1$
Ileum	Relaxation	H$_2$
Uterus	Relaxation	H$_2$
Magen	Salzsäureproduktion	H$_2$
Herz	Chronotropie (Sinusknoten)	H$_2$
Herz	Bathmotropie	H$_2$
Herz	Inotropie	H$_1$
Herz	Dromotropie (AV)	H$_1$
ZNS	Wachheitszustand	H$_1$
ZNS	Nausea und Emesis	H$_1$, H$_2$

reagierten auf die Histamininjektion mit einer kurzen phasischen Entladung, gefolgt von einer variablen »After-discharge-Phase«; das Feld der low-threshold mechanisch rezeptiven Felder vergrößerte sich signifikant; dies jedoch ohne erhöhte Sensibilität auf Druckreize. Dieser Effekt konnte durch die Gabe eines spezifischen H_1-Blockers, aber auch (naloxonreversibel) durch systemische Morphingabe sowie → PAG-Stimulation reduziert werden (Carstens 1997).

Die Glutamatfreisetzung aus Synaptosomen (Hippocampus) wurden nach supramaximaler depolarisierender Stimulation (KCl-Infusion) durch Histamin signifikant verstärkt: ein Indiz, dass zentrale glutaminerge Neurone durch Histamin via H_1-R oder H_2-R moduliert werden (Rodriguez et al. 1997).

Kortex-Scheiben der Maus/Ratte wurden mit radioaktiv markiertem NA inkubiert und danach ausgewaschen. Durch elektrische Stimulation wurden danach auslösbare Ströme gemessen. Diese waren durch lokale Gabe von Histamin und spezifischen H_3-R-Agonisten sowie den spezifischen Prostaglandinhemmer bzw. EP_3-R-Agonist Sulproston signifikant gehemmt. Eine vorherige H-Rezeptorenblockade bzw. EP_3-R-Blockade veränderte in unterschiedlicher Weise die durch H- bzw. EP_3 Blockade induzierten synaptischen Ströme bzw. NA-Freisetzung (Schlicker u. Marr 1997).

Die intraartikuläre Applikation von Histamin im Tierexperiment (Kniegelenk, Ratte) induzierte eine durch Radioimmunoassay nachweisbare bilaterale, lokale Erhöhung der Konzentration von Substanz P, Neurokinin A sowie CGRP-like Immunoreaktivität (CGRP, NPY): durch eine intraperitonäale. Applikation von Histamin konnte dieser Effekt auch im zerebrospinalen Liquor reproduziert werden (Bileviciute et al. 1997).

Serotonin (5-HT)

Serotonin, ein Indol-Derivat (5-Hydroxytryptamin), wird aus L-Tryptophan biosynthetisiert und hat multiple bioaktive Funktionen.

Serotoninerge Neurone befinden sich v. a. im Gastrointestinaltrakt (Nozitransduktionsfunktion via 5-HT_3-Rezeptoren im Warn- und Abwehrsystem ÜWE, s. Buch H/J); serotoninerge Neurone sind in der zentralen Schmerzverarbeitung involviert (Messing u. Lytle 1977).

Serotonin reaktiviert Na^+-Kanäle von Nozisensoren und induziert Hyperalgesie (Gold et al. 1996)

Bei ca. 30% kutaner Primärafferenzen, aber auch in dicken myelinisierten Afferenzen bzw. Pacini-Korpuskeln wurde immunohistochemisch der Subrezeptor 5-HT_{2A} nachgewiesen (Carlton u. Coggeshall 1997).

In der Ratte konnte durch Capsaicinstimulation von Primärafferenzen eine neurogene Entzündung bzw. Extravasation von Protein nachgewiesen werden, die offenbar v. a. über 5-HT_2-Rezeptoren sowie NK_1-Rezeptoren aktivierbar und durch spezifische 5-HT_2-Antagonisten (Ketanserin) bzw. NK_1-Antagonisten komplett aufhebbar war (Germonpré et al. 1997).

Serotonin ist ein wichtiger Neurotransmitter für die → spinale und supraspinale Nozitransformation/Nozitransmission. Die intrathekale Gabe von 5,6-Dihydroxytryptamin induziert eine naloxonreversible Hypoalgesie (Brodie u. Proudfit 1981).

Serotonin und Sensibilisierung von Primärafferenzen: synergistische Interaktionen mit → Bradykinin, → Prostanoiode, → Zytokinine, → Histamin möglich.

Immunologische Faktoren

> Nozifensorsysteme:
> elektrisch-chemische neuronale Signalsysteme + immunhumorale Signalsysteme = in Bezug auf Distanz und Zeit mehrdimensionale/-mehrkanalige/vernetzte Signalaustauschsysteme!

Zum Immunsystem (lat. Immunis = frei von etwas) werden humorale und zellvermittelte Stoffe (Antikörper, Lymphokine), Abwehrzellen (spezifische T-Zellen bzw. T-Zellrezeptoren sowie B-Lymphozyten, »unspezifische« Phagozyten, Makrophagen und Stoffgeneratoren (Knochenmark, Immunorgane wie Thymus, Lymphorgane etc.) gezählt.

Es bestehen Beziehungen bzw. ein »kontinuierlicher Dialog« zwischen Immun- und Schmerzsystem (s. auch Buch B: Opioid- und Immunsystem).

Zytokine, Peptidhormone und Neurotransmitter mit vergleichbarer Struktur sind im ZNS, im endokrin-hormonalen System sowie im Immunsystem nachweisbar: sie sind Botschafter bzw. Überträger von Signalen, Befehlen, Auslösen von Reaktionen und Memorybildner zwischen diesen eng kommunizierenden 3 Systemen:
– ZNS
– Hormon- und
– Immunsystem.

> ZNS = potentieller Immunoregulator
> Immunsystem = mobiler Sensor für äußere Reize, die durch das periphere Nervensystem nicht erbracht werden (Ader et al. 1990)

Immunfaktoren wie → Zytokine, TNF-α, Growth-Faktoren, auch Interleukine sind in der peripheren wie auch zentralen Nozizeptionsverarbeitung impliziert. Nach experimenteller Nervenläsion bei Versuchstieren konnten solche Immunfaktoren zentral nachgewiesen werden (DeLeo et al. 1997).

Das endogene Opioidsystem kann sowohl durch das periphere als auch das zentrale NS aktiviert werden. Von Immunzellen freigesetzte Endorphine wie β-Endorphin und Enkephalin aktivieren Zytokine und → CRF. Die Aktivierung des peripheren Opioidsystems sowie der entsprechenden Nozitransduktionsrate unter Entzündungsbedingungen wird also vom NS (Primäraffenz), aber auch vom Immunsystem getragen (Herz 1995).

Nach Gewebeschädigung und Stress ablaufende intrazelluläre Reaktionskaskaden werden partiell vom Immunsystem reguliert (→ Schmerzsystem: Transskriptionskaskaden inkl. Memories; Brostrom u. Brostrom 1998).

> Zukünftige Pharmakotherapie chronischer Schmerzzustände: adjuvante Immunotherapie? (Buch F und G).

Vasoactive intestinal polypeptide (VIP), Pituitary Adenylate Cyclase Activating Polypeptide (PACAP)

VIP-erge Nerven sowie VIP-Sub-Rezeptoren ($VIP_{1,2}$) sind in Lymphorganen, die mit dem Immunsystem verbunden sind, konzentriert nachweisbar und in Entzündungsreaktionen verschiedener Organe (Lungen, Blase) involviert, wobei die Rolle dieser Peptidklasse noch nicht geklärt ist. Synthetische VIP-ähnliche Substanzen sind in neuroendokrinen Erkrankungen (hypothalamische-hypophysär-adrenale Funktionsachse) eingesetzt worden (Bellinger et al. 1996).

Die iontophoretische Applikation von VIP und PACAP auf Primärafferenzen im Hinterhorn induzierte eine Aktivierung auf nozizeptive Reize, wobei Neurone ohne nozizeptive Aktivität nicht reagierten (Dickinson et al. 1997).

Neurotrophin Nerve Growth Factor

Der Immunfaktor IL-1β induziert die Synthese und Freisetzung des NGF.

TNF-α

Der Tumor Necrosis Factor ist ein Serumglykoprotein mit einem MG von ca. 70 000 Da, produziert durch aktivierte Makrophagen, Leukozyten.

TNF hat eine nekrotisierende Eigenschaft gegenüber Tumorzellen. Zielrezeptoren gehören zur Nerve Growth Factor Rezeptorfamilie; derzeit werden TNF-α und β unterschieden. Bei schweren Traumata und Infektionen, die zur Schocksymptomatik führen, sind erhöhte Konzentrationen proinflammatorischer Zytokine, insbesondere TNF-α nachweisbar. Intakte periphere Sensorterminale sind notwendig, um die nach Gabe von toxischen bakteriellen Lipopolysacchariden

auftretende Sekretion von Tachykininen und TNF-α zu ermöglichen. Wird im Tierexperiment der Nozisensor zerstört, wird das Tachykinin- und TNF-α-System hinunterreguliert. Eine spezifische Blockade des NK-1-Rezeptors (Zielrezeptor für SP) hat den gleichen Effekt wie die Zerstörung des Sensors (Dickerson et al. 1998).

Die Freisetzung von → TNF-α bewirkt die Freisetzung von Il-1 und Il-8, die ihrerseits über den COX-Zyklus Metaboliten sowie sympathikomimetische Amine freisetzen mit entsprechender Sensibilisierung von Nozisensoren (Ferreira 1993).

Die intraplantare Injektion von → Freunds Adjuvans (erwachsene Ratte) induziert ein schnelles Pfotenödem mit Hyperalgesie (Hot Plate Test, mechanische Schmerzschwellenwerte für Flexionsreflexe etc.). Gleichzeitig wurde eine signifikante Erhöhung von TNF-α, Il-1β und → NGF in der entzündeten (und in einem geringeren Ausmaß in der kontralateralen gesunden) Pfote nachgewiesen. Die lokale Nachinjektion von TNF-α induzierte pronozizeptive Effekte, die durch TNF-α-Antisera reduziert werden konnte (Woolf et al. 1997).

Die thermische durch TNF induzierbare thermische Hyperalgesie und mechanische Allodynie ist im Tierexperiment durch Neutralisierung des TNF-Rezeptors-1, jedoch nicht TNF-Rezeptors-2, aufhebbar (Sommer et al. 1998).

> Therapeutische Blockierung von TNF-α bei RA (Buch F/G).

Corticotropin-releasing factor CRF

CRF und CRF-Rezeptoren (nachgewiesen in peripheren und zentralen Strukturen) sind für die Koordination von endokrinen, autonomen, immunologischen Reaktionen sowie Verhaltensweisen in Stress-Situationen von Bedeutung. Die CRF-Subrezeptorfamilie (CRF1 und CRF2) gehört zur Klasse der Protein-G-gekoppelten Rezeptoren mit struktureller Ähnlichkeit mit Calzitonin, VIP, Growth-hormone-releasing Hormonrezeptoren.

Das lipophile Peptid CRF gelangt vom ZNS über aktive spezifische Transportmechanismen zentrifugal in das Blutsystem; es wird angenommen, dass bei i.v.-Anwendung – obwohl nicht nachgewiesen – CRF auch im Nanogrammbereich von der Peripherie in das ZNS gelangt (Lariviere u. Melzack 2000).

Das zentrale CRF-System ist in der Aktivation (z. B. stressinduziert) der Funktionsachse Hypothalamus-Hypophyse-Nebenniere beteiligt (Freisetzung von adrenokorticotropen Hormonen mit nachfolgender Freisetzung von Kortikosteroiden). In folgenden ZNS-Strukturen ist CRF in der Schmerzmodulation involviert (nach Lariviere u. Melzack 2000; s. auch unten: supraspinale Strukturen):

- Mandelkerne (eminentia mediana)
- Ncl. hypothalamicus ant.
  (Ncl. paraventricularis hypothalami)
- Ncl. arcuatus (aquäduktales Grau)
- Hippocampus (Raphekerne)
- Cortices (medianer präfrontaler cortex, cortex cingulatus, cortex insulae)
- laterale Habenula (ventrobasaler Hypothalamus)
- lateraler Hypothalamus
  (ventromedialer Ncl. hypothalamus)
- Locus coeruleus (Zone incerta; nicht-adrenerege deszendierende Hemmbahnen?)
- Rückenmark (substantia gelatinosa;
  nichtadrenerge deszendierende Hemmbahnen?)

Das periphere CRF-System ist nachweisbar in:
- vordere Hypophyse
- Nebennierenrinde
- Immunzellen

und ist wahrscheinlich involviert in der Immunabwehr von Entzündungen inklusive Freisetzung von opioidergen Peptiden aus Immunzellen (periphere Nozitransduktionshemmung: s. auch periphere Mikromilieu; Schäfer et al. 1997).

Periphere CRF-Überfunktionen werden mit gewissen chronischen autoimmunen Entzündungsreaktionen (z.B. rheumatische Arthritis), zentrale CRF-Überfunktionen mit neurodegenerativen Erkrankungen (M. Alzheimer, M. Parkinson, M. Huntington) sowie Angst, Depression in Verbindung gebracht (De Souza 1995).

Die periphere Funktion von CRF ist nicht eindeutig. Je nach Dosierung kann im Tierversuch pro- als auch antientzündliche Reaktionen ausgelöst werden (Correa et al. 1997).

Die experimentelle Kolondehnung löst eine erhöhte, reizabhängige und reversible Aktivität im → Locuscoeruleus-System aus. Durch intrazerebrale Applikation eines CRF-Antagonisten kann diese Reaktion im Bereich niedriger bis mittlerer Reizstärken reduziert werden: ein Hinweis auf die Involvierung des zentralen CRF-Systems in der zentralen Noziprozessierung (Lechner et al. 1997).

Doxorubicin-induzierte chemotherapeutische Muskellähmung bei Blepharospasmus etc. induziert eine ungewollte lokale Entzündung. Die Injektion von 75–150 μg CRF (verschiedene Tierspezies) vor Doxorubicin-Applikation reduzierte den Influx von Entzündungszellen (Monozyten, Makrophagen) ohne Einfluss auf das Entzündungsödem sowie die Ausdehnung der Gewebeentzündung (McLoon u. Wirtschafter 1997).

Analgetischer Effekt: im Tierversuch kann CRF im Verlauf der gesamten (peripheren und zentralen) Neuraxis einen analgetischen Effekt induzieren. Das Dosis-Wirkungs-Verhältnis scheint artspezifisch und sehr eng im Nanogrammbereich zu sein (Erklärung für widersprüchliche Forschungsergebnisse; Lariviere u. Melzack 2000). Dieser Effekt kann auch per se und in Absenz von Stress (stressinduzierte Analgesie über CRF-System) und β-Endorphin nachgewiesen werden; CRF vermittelt eine Analgesie bei vorhandenen Entzündungsvorgängen und es wird angenommen, dass CRF v. a. bei chronischen Schmerzzuständen eine Rolle spielt (positiver Effekt nach Applikation im Entzündungsmodell bzw. bei tonisch anhaltenden Schmerzreizen).

CRF und Opioidsystem: CRF-induzierte Analgesie bei intrathekaler Applikation scheint über den KOR vermittelt zu sein: intrathekales CRF antagonisiert den analgetischen Effekt von s.c.- Morphin und intrazerebrales CRF antagonisiert den analgetischen Effekt von β-Endorphin (Song u. Takemori 1991; Williams et al. 1986, zitiert in Lariviere u. Melzack 2000). Interaktionen zwischen dem Opioid- und dem CRF-System sind vorhanden, aber aus den vorliegenden, widersprüchlichen Forschungsergebnissen nicht erklärbar.

5. Diverses

Diverse Endoliganden/Rezeptoren/Enzym-Systeme werden im Zusammenhang mit Nozizeption diskutiert.

Proteinkinase-Systeme

Proteinkinasen sind intrazelluläre, phospholierende Enzym-Systeme mit der Grund-Reaktion: ATP + Protein $\Leftrightarrow$ ADP + Phosphoprotein. Eines der wichtigsten Proteinkinasesysteme ist das Proteinkinasesystem C (PKC), das in multiplen Isoformen existiert (Isoformen $\alpha/\beta/\gamma/\varepsilon$).

Das Ca-abhängige PKC-System ist u. a. involviert in Nozizeption (v. a. plastische Verarbeitung von noxischen Signalen), sowie Lern – und Gedächtnisfunktionen (beides vitale Funktionen für ein Defensorsystem wie das Nozifensorsystem!).

Das PKC-System ist bei der Ratte schon frühembryonal nachweisbar; seine größte Ausbreitung erfolgt in der pränatalen Phase, nach der es sich sukzessive zurückbildet. Man nimmt deshalb an, dass das PKC-System für die Entwicklung und Reife (z. B. Gen-Expression, Proteinsynthese, Reifeprozesse, Ausbildung von Synapsen etc.) der neuronalen Netzwerke im Rückenmark wichtig ist (Akinori 1998).

PKC ist ein Modulator des peripheren Nozizeptions-Milieu: tierexperimentell kann durch thermische Reize eine Freisetzung von CGRP induziert werden, die durch Bradykinin und PKC gefördert wird (Kessler et al. 1999).

Das PKC ist aber auch auf zentraler Ebene des Nozizeptionssystems, nämlich im synaptischen Milieu involviert: so ist PKC-γ ein wichtiger »second messenger« von Interneuronen in der Substantia gelatinosa. Knock-out-Mäuse, bei denen dies Enzym fehlt, scheinen über eine unveränderte Nozizeption bei akuten Schädigungen zu verfügen, entwickeln aber bei chronischen noxischen Inputs nicht wie normale Tiere neuropathische Phänomene wie Allodynie (Petersen-Zeitz u. Basbaum, Übersicht 1999); ähnliches ist bei PKC-ε Knock-out-Mäusen beim peripheren Entzündungsmodell nachgewiesen worden (Khasar et al. 1999). Die Aktivierung stummer spinaler Synapsen scheint durch das PKC- System getriggert zu werden. (Li et al. 1999). Die Subform PKC-γ scheint nur im ZNS vertreten zu sein. In der → Substantia gelatinosa ist dieser Subtyp des PKC-Systems möglicherweise ein Schlüsselsystem für die interneuronale Nozitransformation mit der Lamina Rexed V: Knock-out Mäuse entwickeln kein wind-up bzw. Langzeitsensibilisierungen, reagieren aber auf akute noxische Reize durchaus normal (Martin u. Basbaum 1998, zit. in Petersen-Zeitz u. Basbaum 1999).

Neben dem PKC ist auch das Proteinkinase A-System als cAMP-abhängiges Second-messenger-System in der Nozizeption involviert: man nimmt an, dass dieses System notwendig ist für eine vollständige Nozitransduktion nach Gewebeschädigung, im Gegensatz zum PKC-System, dass in der Nozitransduktion bei Nervenschädigung, also bei der Genese von neuropathischen Schmerzen wichtig ist (Petersen-Zeitz u. Basbaum 1999).

Endotheline

Die Endotheline beinhalten eine ubiquitäre Biopeptidfamilie.

Der Name stammt vom vaskulären Endothelorgan (»Endothel«), das insgesamt ein Organgewicht von 1,5 kg aufweist und entsprechend der Gefäßverteilung über den ganzen Körper verteilt ist: Endotheline stammen vom Endothelium, aber auch von anderen Gewebezellen ab.

Das Endothelsystem funktioniert im »Leitungsrohr für das Blut« und ko-reguliert spezifisch, biodynamisch folgende komplizierte Vorgänge:
- Balance Koagulation – Thrombose/Hämostase/ Fibrinolyse,
- Gefäßtonus,
- Biomembran bzw. deren passive und aktiven Transportsysteme für die Regulation von Flüssigkeit, Makromolekülen etc. und zwar je nach Lokalisation (Blut-Hirn-Barrieren, Leberbett, Muskelperfusion, Nierenbett etc.),
- Biosynthese und Bioelimination (Surfacerezeptoren [Leukozyten], Hormone, Mediatoren [Eikosanoide bzw. Prostaglandine, Endotheline etc.] mit entsprechend sekundärer Beeinflussung von
  - Organperfusion (z. B. Nierensystem)
  - Entzündungsreaktionen

- Angiogenesis etc. (Hollenberg et al. 1994; Bassenge 1996)

Endotheline sind auch pathogenetische Faktoren bei Atherosklerose, Vaskulitiden, hämolytischem urämischen Syndrom, Prä-eklampsie etc.

Man unterscheidet derzeit Endothelin-1, Endothelin-2, Endothelin-3-Isoformen sowie Endothelin-verwandte Iso-Peptide. Die Endotheline haben eine Sequenz von 21 Aminosäuren, die jedoch nicht identisch ist.

Entsprechende Zielrezeptoren sind die ET-R 1,2,3; postuliert werden auch zusätzliche Subtypen (A,B).

Im Tierexperiment sind schon niedrigste Dosen von Endothelinen, potenten Vasokonstriktoren, tödlich, indem sie bei hoher ubiquitärer Rezeptorbindung offenbar das gesamte kardiovaskuläre System zum Erliegen bringen. Die im schweizerischen Graubünden (Engadin) vorkommende Giftschlange Viper actractaspis engaddensis synthetisiert das den Endothelinen ähnliche Gift vom Typ Sarafotoxin (Kolb 1991).

Endothelin-1

Endothelin-1 ist ein 21-Aminosäurenpeptid, das in multiplen Gewebezellen (u. a. auch Endothel, glatte Gefäßmuskulatur und Endometrium) inklusive zentrale Neurone und Astrozyten vorkommt und dort u. a. die Vasomotorik, die Zellproliferation etc. moduliert.

Endothelin-2

Das Endothelin-2 ist ein 21-Aminosäurenpeptid, das v. a. im Nieren- und Intestinalsystem, aber auch im Myokard, in der Plazenta, im Uterus nachgewiesen werden. Seine Funktion ist nicht klar.

Endotheline und Nozizeption, Entzündung

Endotheline sind in tierexperimentell induzierten Entzündungen in erhöhter Konzentration nachweisbar und sie potenzieren die durch Formalin induzierte Entzündungsreaktion im Tierexperiment (Bertelli et al. 1992; Piovezan et al. 1997). Endotheline sind in der proinflammatorischen neurogenen Extravasation involviert (Brändli et al. 1996). Der Endothelinantagonist Bosentan ist fähig, die während Migräne auftretende Extravasation im Bereich der Dura Mater signifikant zu reduzieren, allerdings ohne Einfluss auf das schmerzhafte Migräne-Geschehen (May et al. 1996).

Endotheline sind involviert bei akuten Entzündungsvorgängen der Luftwege: sie aktivieren Schleimhautreaktionen (Sekretproduktion, Ödem), wirken stark bronchokonstriktorisch und unterstützen Entzündungsreaktionen (Finsnes et al. 1997). Die Aktivierung des Endothelinsystem erfolgt wahrscheinlich über →Zytokine wie Il-2 und TNF-α.

Exzitatorische Aminosäuren

Glutamat: s. unter postganglionäre sympathische Fasern (peripheres Mikromilieu). Glutamat wird im Abschnitt spinales Kompartiment besprochen (exzitatorische Neurotransmitter).

Somatostatin

Somatostatin ist ein 14-Aminosäurenpeptid, das über multiple Subrezeptoren (SST_{1-5}) diverse Funktionen induziert:

1. Hormonfunktionen
   a) peripher: via Pankreas (Freisetzung über δ-Zellen)
   b) zentral bzw. Neurohormon via Hypothalamus (Hemmer der Somatotropinfreisetzung)
2. Neurotransmitterfunktion
   a) peripher: Nozitransduktion/Nozitransformation (antiinflammatorisch-antinozizeptive Eigenschaften; Corsi et al. 1997; Heppelmann u. Pawlak 1997)
   b) zentral: Nozitransformation (Chrubasik et al. 1984).
3. Organregulator
4. Immunomodulator

Über SST-Rezeptoren wird u. a. die Freisetzung von hypophysären Wachstumshormonen sowie endokringastrointestinale Funktionen (Resorption und Nutzung von Nahrungsstoffen etc.) und Nierenfunktion (inkl. glomeruläre PG-Synthese, Phosphat-, Wasser- und Natrium-Ausscheidung) moduliert. Somatostatin moduliert die Freisetzung von IL-6 im ZNS (Grimaldi et al. 1997). Experimentelle Läsionen cholinerger Fasersysteme im Hippocampus induziert erhöhte Bereitschaft für Konvulsionen im Tierversuch (Jolkkonen et al. 1997). Die Rolle von Somatostatin in der peripheren und zentralen Nozizeption ist ungenügend erforscht. Somatostatin wurde als lokales Antiphlogistikum in der Sportmedizin versuchsweise getestet: s. Buch F.

Nerve Growth Factor (Nervenwachstumsfaktor) NGF

Der NGF gehört zur Superfamilie der Neutrophine.

Die Signaltransduktion von NGF wie für die meisten Wachstums- und Ausdifferenzierungsfaktoren (NGF, analgetischer »brain-derived neurotrophic factor« BDNF, Neurotrophin-3 NT-3, sowie NT-4) erfolgt über die entsprechenden zytoplasmatischen Rezeptordomänen (Protein-Tyrosin-Kinase-Rezeptoren), nämlich:

p75 (NGF)
trkA (NGF)
trkB (BDNF, NT-4)
trkC (NT-3)
trkE (?)

Der Nervenwachstumsfaktor (Levi-Montalcini) ist ein Protein für

1. das Überleben gewisser embryonaler autonomer und sensorischer Nerven *pränatal* (offenbar v. a. in der Frühphase),
2. das Überleben gewisser autonomer Nerven *postnatal*,
3. das phänotypische Ausdifferenzieren gewisser Nervenzellen *postnatal*,
4. gewisse noch ungeklärte physiologische Nervenfunktionen (v. a. im unmyelinisierten Nerv beim Erwachsenen).

All dies spielt eine wichtige neurotrophische, aber auch eine noch weitgehend spekulative funktionelle Rolle, wie die folgenden Fragmente zeigen.

NGF und Nozizeption, Schmerzmechanismen (insbesondere Allodynie)

Menschen mit pathologischem Genom (Fehlen von trkA etc.) weisen geschädigte Nozizeptionsmechanismen (Formen kongenitaler Analgesie) auf: unvollständige Ausbildung von feinen unmyelinisierten Fasersystemen mit entsprechendem Ausfall von Nozisensoren und autonomen Funktionen (Beispiel: → CIPA; Rosenberg et al. 1994). Knock-out-Mäuse, bei denen der NGF-Zielrezeptor trkA fehlt, weisen geschädigte C-Fasersysteme und eine reduzierte Fähigkeit auf, thermische, mechanische und chemische noxische Reize zu vermitteln.

NGF verstärkt die Expression von Bradykininbindungsstellen, und zwar nur bei Präsenz intakter Neurotropinrezeptoren p75 (in vitro, Rückenmarkzellen; Petersen et al. 1998).

Da NGF für die Entwicklung, das Überleben und die Regenerationn v. a. autonomer und feiner sensorischer Nerven wichtig ist, mag die Substanz putative Wirkstoffeigenschaften bei Polyneuropathien haben; allerdings steht dies im Widerspruch zu der Tatsache, dass die intradermale Applikation von 1–2 μg NGF bei 16 Probanden innerhalb von 3 h eine langanhaltende Veränderung der Nozitransduktion im Sinne einer thermischen Hyperalgesie sowie eine Druckallodynie induzierte (Dyck et al. 1997).

Der NGF wird für die bei Fibromyalgie beschriebenen Schmerzformen vom Typ Allodynie mitverantwortlich gemacht (neben 5-HT, SP, Dynorphin A; Russell 1998).

Die an anderer Stelle beschriebene, unter gewissen Bedingungen vorkommende Dialogaufnahme zwischen postganglionären autonomen Fasern und Primärafferenzen scheint durch eine verstärkte Expression von NGF seitens der betroffenen Primärafferenzen mitgesteuert zu sein; experimentell NGF-geschädigte Primärafferenzen werden durch autonome Nervenfasern mit »aufgesucht« (Walsh u. Kawaja 1998).

Im Tierversuch können mit aktiver oder passiver Immunisierung gegenüber NGF 60% der → C-mechano-heat-Fasern im Entwicklungsstadium (pränatal, perinatal, nicht aber beim Erwachsenentier) zum Absterben gebracht werden. Sie werden offenbar durch nur auf mechanische Stimulation ansprechbare C-Fasern ersetzt. Dies betrifft anscheinend v. a. unmyelinisierte, feine, neuropeptidhaltige Nervenzellen, die in die oberflächlichen Hinterhornzellen projizieren.

Der NGF ist ebenfalls für die → antidrom organisierte Vasodilatation (Axonreflex) unentbehrlich: das bei Hautstimulation auftretende Reizerythem wird durch die Substanz P, »calcitonin-gene-related peptide« (CGRP) sowie NGF vermittelt (Anand et al. 1994). Beim Leprakranken, der auf Hautreiz keine Schmerzreaktion und nur eine minimale Erythemreaktion zeigt, ist der NGF im betroffenen Gewebe drastisch erniedrigt (Anand et al. 1994; Karanth et al. 1989; Lee et al. 1922).

Die Rolle des NGF beim Erwachsenen ist unklar, doch werden beim Erwachsenen NGF-Rezeptoren auf A_δ-Fasern nachgewiesen. So kann von anderen Zellen produzierter NGF über den Rezeptor sich an die Nervenmembran binden, und dann axonal transportiert werden, um die neuronale Produktion von → Substanz P, → CGRP etc. zu induzieren. Theoretisch könnten diese Rezeptoren also den Angriffspunkt für neue Analgetika oder analgetische Adjuvanzien bilden.

Wird beim Versuchstier Ratte intraperitoneal NGF verabreicht, entwickelt die Ratte eine ausgeprägte Sensibilität auf schmerzhafte Wärme-und Druckreize, aber offenbar keine spontanen Schmerzen. Dies entspräche einer Hitze-Druck-Hyperalgesie, wie sie auch bei Entzündungsprozessen zu beobachten ist.

Die intrazerebroventrikuläre Injektion von TNF-α induziert im Tierversuch (Ratte; laterale Hirnventrikel; Withdrawal-test mit Hitzestimulation) eine sowohl durch COX-Hemmer (Diclofenac) als auch spez. Interleukin-1-Antagonisten hemmbare thermale Hyperalgesie: ein Hinweis, dass eine TNF-induzierte zentrale Hyperalgesie sowohl von zentralem Interleukin-1 als auch von zentralen COX-Reaktionen abhängig ist (Oka et al. 1996).

Der NGF ist in lädierten oder entzündeten Geweben drastisch erhöht, wahrscheinlich durch aus Hautkeratinozyten, Fibroblasten freigesetzten weiteren Gewebefaktoren wie
- *Fibroblasten Growth Factor* (FGF)
- *Interleukin*$_{1\beta}$ (IL-1 β)
- *Tumor Necrosis Factor* α (TNF-α)
- Plättchenwachstumsfaktor (»platelet-derived growth factor«; PDGF)
- (verschiedene) »*transforming growth factors* (TGF)
- »*epidermal growth factor*« (EGF)

Der NGF kann Mastzellen zur Histaminfreisetzung stimulieren.

Zusammenfassend und stark vereinfachend scheint der NGF 3 Hauptfunktionen auszuüben:

1. Der NGF ist ein embryonaler Vitalfaktor für Nozisensoren.
2. Der NGF ist ein postnataler Ausdifferenzierungsfaktor für Nozisensoren (Gewebeprotektion).
3. Der NGF hat eine → Mediatorrolle (Hyperalgesie, Entzündung, Immunprozesse etc.).

> Pharmakotherapie:
> Tumor Necrosis Factor Receptor (p75)-Fc
> Fusion Protein (TNFR:Fc):
> Buch F (Antirheumatika)
>
> Neue Entzündungshemmer:
> TNF-α-Antikörper für M. Crohn, neuropathische Schmerzzustände etc.?
> (Targan et al. 1997)

Vanilloide: Capsaicin; Vanilloidrezeptoren

Capsaicin ist der scharfe Stoff im roten Pfeffer (Capsicum annuum) und seinen Varietäten wie Paprika, Chilli und Jalapeno. Chemisch gesehen ist Capsaicin ein Vanillinamid-Derivat, dessen Bedeutung für die Schmerzphysiologie erstmals vom ungarischen Pharmakologen N. Jancsn beschrieben wurde. Nur primäre Afferenzen exprimieren Rezeptoren für Capsaicin, welche Vanilloid-Rezeptoren genannt werden (Szallasi 1995). Einer dieser Rezeptoren, der Vanilloid-Rezeptor 1 (VR1), wurde kloniert und wird von spinalen und trigeminalen Afferenzen exprimiert (Caterina et al. 1998). Der Capsaicinrezeptor vagaler Afferenzen scheint strukturell vom VR1 der spinalen Afferenzen unterschiedlich zu sein (Holzer 1988d).

VR1 ist ein nichtselektiver Ionenkanal, durch den bei Aktivierung große Mengen von Ca^{2+}-Ionen ins Zellinnere gelangen. Dadurch kommt es zur Depolarisation der Zellmembran und zur fortgeleiteten Erregung der Nervenfasern. Interessanterweise wird VR1 auch von noxischer Hitze erregt und scheint somit als Hitzerezeptor zu fungieren (Caterina et al. 1997), was erklärt, warum Capsaicin eine brennende Schmerzempfindung auslöst.

Klinisch werden topische Zubereitungen von Capsaicin (zwischen 0,025% und 0,075%) bei unterschiedlichen, z. T. therapieresistenten Schmerzzuständen angewandt (z. B. bei rheumatischen Schmerzen, Muskel- und Nervenschmerzen).

Die Verabreichung sehr hoher Dosen von Capsaicin an neugeborenen Ratten führt zu einer lebenslangen Degeneration einer großen Anzahl von C-Faser-Neuronen (Jancsne et al. 1998). In klinischen Studien, in denen topisches Capsaicin über mehrere Wochen angewandt wurde, wurden neurotoxische Effekte demgegenüber nicht berichtet (siehe Buch G). In der experimentellen und angewandten Schmerzforschung (Experimentalphysiologie) wird Capsaicin aus 2 Gründen angewandt:

1. zur selektiven Stimulierung afferenter Neurone und zur Auslösung von Schmerz (→ Pfeffersprays) und
2. zur vorübergehenden oder permanenten Ausschaltung von capsaicinempfindlichen Afferenzen (pharmakologisches Knock-out).

Exzitatorische Wirkung von Capsaicin

Capsaicinrezeptoren können an den peripheren wie zentralen Bereichen afferenter Neurone nachgewiesen werden (Szallasi 1995). Topikal oder intradermal appliziertes Capsaicin erzeugt Empfindungen, die von Wärme bis zu einem schmerzhaften Brennen reichen. »Zuviel Tabasco in der Suppe« lässt ein Gefühl von pelziger Unempfindlichkeit entstehen, ähnlich einer Lokalanästhesie oder Dysästhesie. Neben der fortgeleiteten Erregung induzieren niedrige Dosen von Capsaicin über die lokale Freisetzung von CGRP und Substanz P die für die neurogene Entzündung typischen Gewebereaktionen (LaMotte 1992; Geppetti et al. 1992; Franco-Cereceda et al. 1987; Bittner u. Lahann 1984), die auch die Rekrutierung weiterer Mediatorkaskaden (z.B. Histamin) miteinschließen. Capsaicin kann auf diese Weise eine Gewebeentzündung imitieren, wie sie beispielsweise nach einem Sonnenbrand zu beobachten ist. Niedrigdosiertes Capsaicin wird somit in der Schmerzforschung eingesetzt, um in der Peripherie einerseits reproduzierbar neurogene Entzündungsreaktionen auszulösen und damit ein die Nozizeption förderndes Milieu zu erzeugen, und andererseits um nozizeptive Afferenzen direkt zu stimulieren und die von ihnen ausgehenden Schmerzreaktionen zu untersuchen.

Pfeffersprays

Die sogenannten Pfeffersprays stellen eine besondere Anwendung der schmerzerzeugenden Wirkung von Capsaicin oder Nonivamid dar. Pfeffersprays werden mittlerweile von der Polizei verschiedener Staaten als Distanzwaffe eingesetzt, um aggressiven Personen Herr zu werden, ohne von der Schußwaffe oder anderen physikalischen Waffen mit permanenter Verletzungsgefahr Gebrauch machen zu müssen. Die Pfeffersprays haben dabei auch gegenüber Tränengas den Vorteil, keine bleibende organische Verletzung zu erzeugen. Das Prinzip des Pfeffersprays besteht darin, dass eine capsaicinhaltige Lösung gezielt auf das Gesicht aufgesprüht wird. Die ungeheure Schmerzwirkung, die durch den Kontakt von Capsaicin oder Nonivamid mit dem Auge, der Mund- und Nasenschleimhaut sofort einsetzt, überwältigt die besprühte Person im wahrsten Sinn des Wortes. Außerdem ist der Blepharospasmus so stark, dass die besprühte Person eine gewisse Zeit die Augen gar nicht öffnen kann. Die schmerzhafte Wirkung des Pfeffersprays hält durch Desensibilisierung nicht länger als 30–45 min an. Überdies kann die Schmerzwirkung durch reichlich kaltes Wasser rasch abgekürzt werden.

Inhibitorische Wirkung von Capsaicin

Die Bindung von Capsaicin führt zu einem starken Ca^{2+}-Einstrom in Nervenfaser. Als Folge dieses Primäreffekts kommt es zu einer funktionellen Stillegung der Nervenfasern, zu einer Depletion der enthaltenen Neuropeptide CGRP und Substanz P (welche durch eine indirekte Hemmung der Peptid-Neusynthese vergrößert wird) und unter experimentellen Bedingungen zu morphologisch sichtbaren Zellschäden (Holzer 1991). Diese Schäden werden nicht durch Capsaicin selbst, sondern durch Ca^{2+}-aktivierte intrazelluläre Proteasen und durch osmotische Lyse nach NaCl- und Wasser-Einstrom hervorgerufen. Diese Wirkung von Capsaicin wird durch den Nervenwachstumsfaktor antagonisiert, der seinerseits auch die Expersion von Neuropeptidgenen beeinflusst (Miller et al. 1982; Winter et al. 1988; Lindsay u. Harman 1989).

Die schmerzlindernde Wirkung bei der topikalen Applikation niedrigdosierten Capsaicins zur Behandlung therapieresistenter neuropathischer Schmerzzustände (Levy et al. 1991) ist auf eine periphere Axonopathie zurückzuführen (Simone et al. 1998). Der Patient verspürt nicht nur ein Wärmegefühl, sondern hat mehrere Wochen lang eine erniedrigte Reizschwelle für Wärme (Fowler 1988; Carpenter u. Lynn 1981, 1983; Handwerker 1987): s. Wirkstoffprofil Capsaicin (Buchteile Antinoziteptiva, Adjuvanzien).

Axonreflex, Nozisensorsystem

Der rote (erythematöse) Hof um eine fokale Capsaicin-Injektion in der Haut kommt durch einen Axonreflex zustande.

Der Axonreflex ist Teil des Abwehrdispositivs: er soll u.a. – über lokale Vasodilatation (Erythem) – die Perfusion der betroffenen Region verbessern und eine erhöhte Abtransportkapazität bereitstellen. Unter gewissen Umständen (repetierte Gewebereize) erschöpfen die nerveneigenen Reflexe z.B. die Bildung des im nächsten Abschnitts beschriebenen neurotrophen Faktors → NGF, der u.a. für die Neuropeptidneosynthese notwendig ist. Fällt aus irgendeinem Grunde die neurogene Komponente des Axonreflexes aus, nehmen die beteiligten Nerven Schaden und verschwinden letztendlich. Man kann sich vorstellen, dass allmählich dieses nach Sir Thomas Lewis (1936) bezeichnete Nozifensor-System zu einer Algodystrophie entartet, wo wir nicht mehr den entzündlichen Hof, sondern im Sinne einer → Algodystrophie gestörte Gewebebezirke vorfinden (s. auch: → Genablesung, Plastizität).

Axonreflex und Migräne

Ein Axonreflex scheint bei der Entstehung der Migräne eine Rolle zu spielen (Saxena u. de Boer 1991).

Bei der Migräne wird eine Aktivitätsveränderung im → Raphe Nucleus und → Locus coeruleus angenommen. Diese Aktivitätsänderung führt via serotoninergen und adrenerg-gesteuerten Efferenzen zu einer zerebralen Vasodilatation v. a. im Bereich der Duragefäße. Dadurch werden perivaskuläre Afferenzen des fünften Hirnnerven erregt. Diese erregten Afferenzen führen zentripetal zu verschiedenen Kernen. Die klinische Symptomatik beinhaltet den typischen Migräne-Kopfschmerz, Photophobie, Nausea und Emesis. Es wird nun vermutet, dass zwischen den perivaskulären Afferenzterminalen, dem peripheren Nervenabschnitt des fünften Hirnnerven (bis Nervenganglion) sowie den peripheren Efferenzterminalen des gleichen Nerven eine Art hyperaktiver »innernervlicher« Reflexbogen entsteht. Die gereizten Afferenzen initiieren retrograd eine Synthese von vasoaktiven und algetischen Substanzen im Spinalganglion und deren Freisetzung in Terminals. Diese Substanzen fließen axonal an die perivaskulären Terminals und unterstützen dort die lokale, neurogene Entzündung. Die Verarmung an Substanz P durch die periphere topische, intranasale Applikation von → Capsaicin mag offenbar diesen Circulus vitiosus unterbinden: intranasal appliziertes Capsaicin reduziert bei Migräne-Kranken die Frequenz und Heftigkeit von Anfällen (→ Buch G).

> Therapeutische topische Capsaicinapplikation bei neuropathischen Schmerzen (Buch F/G)

Nozisensor-Mikromilieu und autonome Efferenzen

Sowohl das → »somatische« als auch das → »viszerale« Nozisensormilieu werden dauernd, z. B. im Zusammenhanmg mit der neurogenen Gefäßregulation, von autonomen Efferenzen beeinflusst. Unter physiologischen Regulationsbedingungen führen exogen zugeführtes Noradrenalin oder sympathisch ausgelöste Vasokonstriktion allerdings nicht zu einer Aktivierung dieser Nozisensoren.

Das autonome NS: Allgemeines

Das periphere autonome Nervensystem besteht aus der Hintereinanderschaltung von präganglionären und postganglionären (efferenten) Nervenfasern, die durch autonome Ganglien verknüpft sind und die entspre-

chenden autonom regulierten Organ innervieren. Die Dreiteilung des autonomen NS (Sympathikus oder thorakolumbales System; Parasympathikus oder kraniosakrales System sowie Darmnervensystem) geht auf → Langley zurück.

Sympathikus

Präganglionäre Fasern

Die präganglionären Zellkörper des Sympathikus liegen in der intermediären Zone des thorakolumbalen Rückenmarks. Die meist dünn myelinisierten, relativ kurzen Axone verlassen das Rückenmark über die Vorderwurzeln und Rami communicantes albi. Ein Teil der präganglionären Neurone zieht in den ipsilateralen sympathischen Grenzstrang, um dort in den paravertebralen Ganglien synaptisch auf jeweils mehrere postganglionäre Neurone umzuschalten. Ein anderer Teil kreuzt den Grenzstrang und projiziert über spezielle Nerven (Nn splanchnici major et minor u. a.) zu den unpaaren prävertebralen Ganglien und bildet dort Synapsen mit postganglionären Neuronen.

Die sympathischen präganglionären Neurone stehen unter deszendierender Kontrolle durch supraspinale Neurone. Besonders wichtig sind deszendierende Projektionen aus der sog. rostro-ventro-lateralen Medulla oblongata (RVLM) und dem Hypothalamus. Über diese supraspinalen Kerngebiete kann das limbische System Einfluss auf sympathische Funktionen nehmen (psychosomatische Einflüsse!).

Postganglionäre Fasern

Von den paravertebralen sympathischen Ganglien ziehen die unmyelinisierten postganglionären Fasern mehrheitlich über die Rami communicantes grisei, die Spinalnerven und die peripheren Nerven zu den somatischen Erfolgsorganen des Rumpfes und der Extremitäten und über spezielle Nerven zu Organen im Kopfbereich und Brustraum. Von den prävertebralen Ganglien ziehen unmyelinisierte postganglionäre Axone zu Zielorganen im Bauch- und Beckenraum. Im Vergleich zum parasympathischen System liegen die sympathischen Ganglien relativ weit entfernt von den Erfolgsorganen. Die postganglionären Axone bilden in der Peripherie Plexus mit einer Vielzahl von Varikositäten, aus denen sie Transmitter freisetzen.

Die meisten postganglionären sympathischen Neurone sind noradrenerg: Aktionspotentiale setzen aus den Varikositäten Noradrenalin frei, zusammen mit Co-Transmittern wie ATP und Neuropeptid Y. Die Funktion dieser Co-Transmitter ist noch nicht endgültig geklärt.

Nach der Freisetzung aus den Varikositäten wird Noradrenalin nicht nur wieder aufgenommen und teilweise enzymatisch abgebaut, sondern wird auch auf dem Blutwege abtransportiert. Die Noradrenalinkonzentration im peripheren Blut ist deshalb ein Marker für die Höhe der sympathischen Aktivität. Es gibt Hinweise darauf, dass sympathische Varikositäten an der glatten Muskulatur der Blutgefäße strukturell echte Synapsen bilden (Luff et al. 1987), vergleichbar mit der neuromuskulären Endplatte an quergestreiften Muskeln, doch ist dieses Konzept nicht unumstritten.

Postganglionäre sympathische Fasern beeinflussen das Mikromilieu der Nozitransduktion im entzündetem Gewebe. Als pronozizeptive Substanzen setzen die postganglionären sympathischen Fasern, bei denen elektronenmikroskopisch im Axon Mitochondrien, Neurofilamente und Microtubuli nachweisbar sind, folgende Substanzen frei:
- Noradrenalin
- Glutamat
- Prostaglandine

Tierexperimentell kann nachgewiesen werden, dass im Entzündungsmodell postganglionäre sympathische Fasern entsprechende Zielrezeptoren, nämlich ionotrope Glutamatrezeptoren exprimieren (Coggeshall u. Carlton 1999): die glutaminerge Aktivierung postganglionärer sympathischer Fasern im Entzündungsmodell aktiviert seinerseits die vermehrte Freisetzung von Noradrenalin und Prostaglandinen.

Parasympathikus

Präganglionäre Fasern
Die präganglionären Zellkörper des parasympathischen Systems liegen im Mesenzephalon und Pons, im verlängertem Mark sowie im Sakralmark. Die parasympathischen Fasern verlaufen in den Hirnnerven III, VII, IX und v. a. im N. vagus (N.X) zu den entsprechenden Erfolgsorganen. Die für die Kontrolle der Organe des Thorax- und Bauchraumes wichtigen präganglionären Neurone des N. vagus liegen im Nucleus dorsalis, N.X und im Nucleus ambiguus. Die präganglionären Zellkörper des sakralen Parasympathikus liegen ähnlich wie die sympathischen präganglionären Neurone in der Intermediärzone des Rückenmarks. Sie verlaufen im N. splanchnicus pelvinus v. a. zu den Beckenorganen.

Postganglionäre Fasern
Im Vergleich zu den sympathischen postganglionären Fasern sind die parasympathischen postganglionären Fasern kurz .

Der sakrale Teil des Parasympathikus ist essentiell für die Regulation der Ausscheidungsfunktionen. Er steht unter deszendierender Kontrolle durch supraspinale Kerngebiete. Wie beim Sympathikus kann das Großhirn über das limbische System Einfluss auf parasympathische Funktionen nehmen (psychosomatische Einflüsse!).

Vergleichbar mit der differenzierten sowohl zentralen als auch peripheren Organisation des sympathischen Efferenzsystem, sind die parasympathischen Efferenzen in Bezug auf die entsprechenden Zielorgane hochdifferenziert organisiert (ZNS und Peripherie): die Zielorgane werden durch deszendierende Bahnen funktionsspezifisch angesteuert.

Beispiele: sympathische Vasokonstriktorneurone, die Widerstandsgefäße in der Skelettmuskulatur und im Splanchnikusgebiet innervieren, sind v.a. in Regelkreise eingeschaltet, die der Regelung des arteriellen Blutdrucks dienen. Hingegen sind Blutgefäße in der Haut v. a. in die Thermoregulation involviert (Jänig 1985; Wallin und Fagius 1988). Sympathische Neurone mit nicht-vaskulären Zielorganen in den Viszera sind in Regelkreise involviert, die zur Steuerung der Motilität der Hohlorgane, von Sekretionsprozesse u. ä. dienen, sind aber nicht Teil kardiovaskulärer Regelkreise (Jänig und McLachlan 1992). Die Funktionsspezifität wird bei der Übertragung in sympathischen Ganglien gewahrt.

Darmnervensystem (enterisches Nervensystem)
Die dritte eigenständige Komponente des vegetativen Nervensystems ist das Darmnervensystem (enterisches NS), bestehend aus Plexus myentericus (Auerbach-Plexus) und Plexus submucosus (Meissner-Plexus). Die Plexus bestehen aus lokalen afferenten Neuronen mit Sensorfunktion, Interneuronen und Motoneuronen. Es bestehen vielfältige erregende und hemmende synaptische Verknüpfungen zwischen den Neuronen, innerhalb der Plexus auch über relativ lange Distanzen in kraniokaudaler Richtung. Das Darmnervensystem reguliert die elementaren Prozesse der Resorption, Sekretion und der Darmmotilität, die auch nach Durchtrennung der extrinsischen parasympathischen und sympathischen Nerven nicht beeinträchtigt sind. Letztere greifen in die neuronalen Programme des Darmnervensystems modulatorisch ein. Manche postganglionären parasympathischen Neurone sind gleichzeitig Neurone des Darmnervensystems; sympathische postganglionäre

> Das autonome Nervensystem garantiert eine fortlaufend-dynamische Anpassung und Integration der somatomotorischen, somatosensorischen (Nozizeption, Schmerz), autonomen und neuroendokrinen Systeme in Bezug auf optimales Anpassen zum Überleben (Abwehrverhalten nach Hess, Erkennen der Situation und Flucht, Adaptation der Organfunktionen an die fortlaufend sich ändernden Bedürfnisse wie Wach-Schlaf-Zustände, Adaptation auf Stress und Schmerz etc.).

Axone bilden synaptische Kontakte mit Neuronen des enterischen NS. Nur die Blutgefäße und seltener glatte Muskelzellen des Darms werden direkt innerviert, d. h. werden nicht durch das neuronale Netzwerk des Darmnervensystems kontrolliert, sondern direkt vom ZNS.

Die Aktivierung von Nozisensoren in der Haut führt ebenso wie die starke Aktivierung von viszeralen Afferenzen zu starken skelettomotorischen und vegetativen Reflexen. Die vegetativen Reflexe sind entweder spinal-segmental organisiert und/oder involvieren eine supraspinale Komponente. Diese Reflexe sind z.B. bei peripheren Entzündungen mit verstärktem afferenten Zustrom von Nozisensoren verstärkt. Möglicherweise können manche dieser Reflexe im Sinne eines positiven Feedbacks die (schmerzhafte) pathophysiologische Gegebenheit verstärken (Jänig u. Häbler 1995).

Die Ausdrücke »sympathische« oder »parasympathische Afferenzen«, sollten nicht gebraucht werden, weil Afferenzen grundsätzlich nicht dem vegetativen System zugehören, obwohl sie mit efferenten, sympathischen oder parasympathischen, Axonen im selben peripheren Nerven verlaufen können. Die Begriffe sympathisch bzw. parasympathisch sollten daher nur für die entsprechenden vegetativen Efferenzen gebraucht werden.

Höhere Zentren, besonders der Hypothalamus, steuern und koordinieren die vegetativen Funktionen und integrieren diese mit endokrinen Regulationen und somatomotorischen Aktionen zu elementaren Verhaltensprogrammen, die an die Erfordernisse des Individuums angepasst sind (z.B. Abwehr- und Fluchtverhalten, Nahrungsaufnahme, Thermoregulation usw.). Solche elementaren Programme, die auch Verhaltensstrategien als Reaktion auf nozizeptive Meldung von der Körperoberfläche und den Viszera enthalten, scheinen in Kolumnen des → PAG angeordnet zu sein.

Nozisensoren und Sympathikus

Eine Kommunikation zwischen postganglionären sympathischen Efferenzen und Nozisensoren besteht unter physiologischen Bedingungen nicht: Nozisensoren werden unter physiologischen Bedingungen durch Katecholamine bzw. Sympathikusstimulation nicht aktiviert. Allerdings kann die lokale Applikation von Noradrenalin zu einer Hyperalgesie auf Hitzestimulation führen (Drummond 1996).

Die intradermale Injektion von Capsaicin erzeugt Schmerz, Hyperästhesie auf mechanische Stimulation und eine Hyperalgesie auf Hitzestimulation (Sensibilisierung von Nozisensoren durch Capsaicin). Es gibt Hinweise darauf, dass diese Phänomene durch Noradrenalin verstärkt und durch Bockade von α-Rezeptoren vermidert werden kann (Drummond 1995, 1998; Kinnman et al. 1997). Die Hitzehyperalgesie in Capsaicin-sensibilisierter Haut konnte jedoch auch mit anderen Vasokonstriktorsubstanzen wie Angiotensin

und Vasopressin verstärkt werden (Drummond 1998). Deshalb muss in Zukunft noch genauer geklärt werden, inwieweit sympathische Efferenzen einen über die Vasokonstriktion an sich hinausgehenden spezifischen Effekt haben.

Unter pathophysiologischen Bedingungen (Nervenläsionen, evtl. Entzündungen; → neuropathische Schmerzen, Abschnitt Schmerzklassifikation) kann es zu einem Dialog zwischen sympathischen Efferenzen und primären Afferenzen kommen (Jänig et al. 1996). Dies kann dazu führen, dass das sympathische NS gewisse Schmerzzustände initiiert oder unterhält. In diesen Fällen können Blockaden der sympathischen Efferenzen (Guanethidin lokal oder Grenzstrangblockaden) temporär oder permanent für die Therapie solcher Schmerzzustände genutzt werden.

I. autonomes NS: periphere Nervenläsionen

Als mögliche Mechanismen für sympathisch unterhalten Schmerz (SMP, Sympathetically Maintained Pain) *nach peripheren Nervenläsionen* sind im Tierversuch folgende Interaktionen zwischen sympathischen und primär afferenten Neuronen gezeigt worden:

I. 1 Noradrenalinvermittelte chemische Kopplung zwischen sympathischen Efferenzen und Nozisensoren in der Peripherie

Unmyelinisierte Afferenzen (vermutlich Nozisensoren) aus einem durch Kreuzanastomose zweier Nerven entstandenen Neurom bei der Katze konnten durch Stimulation des sympathischen Grenzstrangs aktiviert werden (Häbler et al. 1987). Nach experimenteller partieller Nervenläsion bei Ratten entwickelten die Endigungen der intakt gebliebenen unmyelinisierten polymodalen Nozisensoren eine Erregbarkeit auf Stimulation sympathischer Neurone. Diese Erregung konnte durch Blockade des α_2-Rezeptorsubtyps aufgehoben werden worden (Sato u. Perl 1991). In diesen Fällen fand die sympathisch-afferente Kopplung einmal an der Läsionsstelle oder distal davon statt und betraf von der Läsion betroffene Afferenzen; im zweiten Fall handelte es sich um nicht lädierte Nozisensoren und deren kollateral ausgesproßte Endigungen distal der Läsionsstelle.

I.2 Noradrenalinvermittelte Kopplung zwischen sympathischen Efferenzen und afferenten Neuronen im Spinalganglion (DRG)

Nach Läsion des N. ischiadicus oder des Spinalnerven L5 in Ratten entwickelt ein Teil der myelinisierten Afferenzen, die nicht der Gruppe der Nozisensoren angehören, Ruheaktivität und kann durch Stimulation des sympathischen Grenzstrangs und durch Noradrenalin aktiviert werden (Devor et al. 1994; Leem et al. 1997). Dieser Effekt lässt sich wieder durch Blockade des α_2-Rezeptors antagonisieren. Die sympathisch-afferente Kopplung findet in diesem Fall höchstwahrscheinlich im Spinalganglion statt. Immunhistochemische Untersuchungen haben gezeigt, dass nach der Nervenläsion sympathische Axone im Spinalganglion aus den perivaskulären Plexus aussprossen und um die Zellkörper der größeren afferenten Neurone korbähnliche Strukturen bilden (McLachlan et al. 1993). Nach Nervenläsion geht ein Teil der Nozisensoren zugrunde und macht im Rückenmark dadurch synaptische Kontakte in oberflächlichen Schichten (I, II bzw. Substantia gelatinosa) des Hinterhorns frei. Nun werden dort strukturelle Reorganisationsvorgänge induziert, im Laufe derer die zentralen Endigungen nicht-nozizeptiver Afferenzen, die normalerweise in den Laminae III und IV enden, in die normalerweise den Nozisensoren vorbehaltene Schicht II einsprossen (Woolf et al. 1992). Die zur Zeit gültige Vorstellung über den Mechanismus der sympathisch-afferenten Kopplung in diesen Tiermodellen geht davon aus, dass die Zellkörper vorwiegend nicht-nozizeptiver Neurone durch die ausgesproßten sympathischen Axone im DRG über α_2-Rezeptoren aktiviert werden und diese Aktivität über die Reorganisation im Hinterhorn des Rückmarks Anschluss an das zentrale nozizeptive System gewinnt. Allerdings sind zentrale Punkte dieser Hypothese noch ungeklärt. Neuere Untersuchungen haben zudem ergeben, dass die sympathisch-afferente Kopplung nach Spinalnervenläsion wahrscheinlich zum Großteil indirekt durch die Vasokonstriktion im DRG bedingt ist (s. Mechanismus 3).

I.3 Sympathisch-afferente Kopplung
infolge einer veränderten Regulation der Mikrozirkulation

Eine abnorm verstärkte, lang anhaltende sympathisch vermittelte Vasokonstriktion verbunden mit Denervierungs- und Reinnervierungsvorgängen nach Nervenläsion und daraus folgender Hyperreaktivität der Blutgefäße auf Noradrenalin (Jänig u. McLachlan 1994) könnte im Bereich der peripheren Endigungen der Nozisensoren zu einer Veränderung des Mikromilieus führen und zu einer Sensibilisierung oder Aktivierung der Nozisensoren. Drummond (1998) konnte in normaler und capsaicin-sensibilisierter Haut zeigen, dass Vasokonstriktorsubstanzen über diesen Mechanismus unspezifisch eine Sensibilisierung von Nozisensoren auf Hitzereize herbeiführen können.

I.4 Sympathisch-afferente Kopplung
durch direkte elektrische Kopplung

Eine direkte elektrische Kuppelung zwischen postganglionären sympathischen Axonen und Axonen von Nozisensoren (Ephapsenbildung) an der Selle der Nervenläsion oder anderswo im Verlauf des Nerven ist eine weiterer, allerdings hypothetischer, Mechanismus.

Als Auslöser für die unter normalen Umständen nicht zu beobachtende sympathisch-afferente Kopplung werden neurotrophe Substanzen vermutet, die durch die Nervenläsion oder Gewebeläsion freigesetzt und durch die afferenten Axone retrograd zum DRG transportiert werden. Hier können sie zur verstärkten Synthese von bestimmten Neuropeptiden, α_2-Rezeptoren und Neurotrophinrezeptoren führen.

Untersuchungen an Patienten mit SMP haben keine Hinweise darauf ergeben, dass die sympathische Aktivität in der betroffenen Extremität pathologisch erhöht ist. Im Gegenteil, Casale und Elam (1992) fanden in mikroneurographischen Registrierungen eine völlig normale sympathische Aktivität, während Drummond et al. (1991) durch Seitenvergleich der Noradrenalinfreisetzung im venösen Blut sogar Hinweise für eine erniedrigte sympathische Aktivität in der betroffenen Extremität fanden. Bei quantitativ unveränderter sympathischer Aktivität könnte eine pathologische zentrale Verarbeitung der afferenten Information mit der Folge qualitativ veränderter sympathischer Reflexe zum SMP beitragen (Blumberg u. Jänig 1983).

II. autonomes NS: Entzündungen, Mikromilieu

Als mögliche Mechanismen für sympathisch unterhaltenen Schmerz (SMP, Sympathetically Maintained Pain) *bei Entzündungen* wird folgender Mechanismus der Interaktion zwischen sympathischen und primär afferenten Neuronen postuliert:

Die Arbeitsgruppe von Jon Levine (Levine u. Taiwo 1994) hat Hinweise dafür gefunden, dass Bradykinin, das bei einer Entzündung im Gewebe entsteht, aber auch Noradrenalin über Bradykinin- bzw. α_2-Rezeptoren auf den sympathischen Varikositäten die Freisetzung von Prostaglandinen (PGI2 und E2) aus den postganglionären Endigungen bewirkt. Diese Prostaglandine können dann die Endigungen von Nozisensoren sensibilisieren, was zu Allodynie und Hyperalgesie führt. Die Freisetzung der PG aus den sympathischen Varikositäten ist wahrscheinlich nicht von der zentral generierten Aktivität in den postganglionären sympathischen Neuronen abhängig, sondern hängt lediglich von der Anwesenheit der Varikositäten ab. Konsequenterweise dürften in Fällen, in denen dieser Mechanismus vorliegt, Grenzstrangblockaden ohne Wirkung sein.

Neueste tierexperimentelle Daten ergeben, dass im Entzündungsmodell postganglionäre Fasern ebenfalls glutaminerg gesteuert sind (s. oben, Coggeshall u. Carlton 1999).

Viszerales Nozisensormilieu: Sensibilisierung

Vergleichbar mit dem → somatischen Mikromilieu wird das viszerale Mikromilieu durch lokale Läsionen, Entzündungen, und Immunreaktionen beeinflusst mit dem Resultat, dass die viszerale Nozitransduktionsrate (= »periphere Sensibilisierung«) steigt und konsekutiv mit einem massiven, verlängerten Input auf spinaler und supraspinaler Ebene und der Möglichkeit der »zentralen Sensibilisierung« einhergeht.

Aus methodologisch verständlichen Gründen ist das viszerale Mikromilieu weniger gut untersucht, weil weniger zugänglich.

Der Einfluss des autonomen enteralen NS sowie des peripheren autonomen NS auf das viszerale Nozitransduktionsmilieu ist wenig untersucht.

Änderung des Mikromilieu haben nachweislich Änderungen der intestinalen Peristaltik zur Folge (s. unten).

Folgende Mediatoren verändern die viszerale Nozitransduktion und sind Gegenstand der Forschung: → 5-Hydroxytryptamin (Serotonin), → Bradykinin, → Tachykinine, → CGRP sowie → Neurotrophine. Folgende Mediatoren beeinflussen die zentripetale Nozitransmission von viszeralen Strukturen zu spinalen und supraspinalen Strukturen: → Somatostatin, → Opioide, → Cholecystokinin, → Oxytocin, → Adenosin, pro-inflammatorische Modulatoren des Immunsystems wie → Interleukin IL-1β, → TNF-α (Bueno et al. 1997; Watkins et al. 1995).

Die Applikation von → Capsaisin auf viszerale Afferenzen induziert – vergleichbar somatischen Afferenzen – eine neurogene Entzündung, die partiell durch die antidrome Freisetzung von → Substanz P verursacht wird. Die lokale Applikation von Capsaicin im Gastrointestinaltrakt verursacht eine Extravasation v. a. in der Submukosa des Dünndarms, nicht aber im Magen oder Kolon; im mit Nematoden infizierten Darm konnte eine Erhöhung der Substanz P nachgewiesen werden (Sann et al. 1996; Agro u. Stanisz 1993). Der Entzündungsmediator Substanz P wird durch das Zelloberflächenenzym Neutral Endopeptidase (NEP) abgebaut: dieses ist bei experimentell gereiztem Dünndarm (Nematodentest; Schleimhaut und glatte Muskulatur) beim Versuchstier erheblich erniedrigt: ein Indiz für eine entsprechend erhöhte Konzentration von Substanz P (Hwang et al. 1993). Eine Entzündung des Darms bedingt eine erhöhte Motilität. Teleologisch kann man dieses Phänomen mit dem Abwehr- und Warnsignal »Nausea und Emesis« vergleichen: oral eingenommene, aber noch nicht resorbierte Gifte werden in einer fiktiven Elimination (oralwärts Emesis, aboralwärts Diarrhö; erhöhte und gestörte Motilitätsmuster) entsorgt (Übersicht: Waldvogel 1995). Bei Entzündungen reagiert der GI-Trakt ebenfalls mit einem erhöhten Motilitätsmuster: beim sog. → Nematodentest verstärken sich die Muskelaktionen und induzieren eine erhöhte Motilität (teleologisch: Expulsion der schädigenden Nematoden; Vallance et al. 1997). Neben Funktionsänderungen (erhöhte Kontraktionenswerte auf weitere Reize wie KCl, Carbachol oder elektrische Feldreize) werden auch anatomische Strukturen verändert und zwar die Höhe der Villi (um 50%) und die Tiefe der Krypten (ca. 50%), wobei die veränderten Kontraktionsmuster noch wochenlang weiterbestehen (Barbara et al. 1997). Ähnlich wie C-Fasern je nach

Lokalisation (oberflächliche, tiefe somatische Strukturen) verschieden auf Reize reagieren (tiefe Strukturen: anhaltendes Feuern; Woolf u. Wall 1986), so nimmt man an, dass viszerale Strukturen je nach Lokalisation ebenso reagieren (Arbeiten von Collins) und entsprechend sekundäre Einflüße wie Entzündung (akute, chronische; chemische Irritation, infektiöse Irritation, über Immunsystem vermittelte Irritation) das viszerale Mikromilieu des GI-Trakts nachhaltend beeinflussen.

Die Instillation von Essigsäure in das Kolon (Ratte) induziert eine Sensibilisierung auf kolorektale Dehnungsreize. Mit Capsaicin-vorbehandelte Versuchstiere zeigen keine Sensibilisierung. Die systemische Gabe von → CGRP-Antagonisten neutralisiert ebenfalls die Sensibilisierung auf intestinale Essigsäurereizung, wogegen die i.v.- Gabe von CGRP die Schmerzantworten auf kolorektale Dehnung (gemessen an motorischspinalen Reflexen bzw. abodminalen Muskelkontraktionen) signifikant erhöht (Plourde et al. 1997).

Viszerale Afferenzen können über → extrazentrale Reflexe (Afferenz kommuniziert über Kollateralen mit benachbarten Efferenzen) sowie → anterograde (antidrome) Freisetzung von Transmittern oder Substanzen) theoretisch *efferente* Funktionen ausüben (z. B. Erhöhung der Transduktionsrate, aber auch Veränderung lokaler Funktionen wie Motilität, Sekretion, Perfusion, Plasmaextravasation, Trophik: vgl. Nozitransduktion, Nozitransmission und Mikromilieu!). Diese efferente Funktion kann souverän, unabhängig von höheren Kontrollstellen wie ZNS oder autonomes NS (prävertebrale sympathische Ganglien) erfolgen.

Wahrscheinlich wird je nach Intensität z. B. der viszeralen Nozitransduktionsrate kaskadenartig Stufe um Stufe, angefangen von lokaler Milieuveränderung über Modulation der spinalen autonomen Prozessierung (»veränderte spinale Reflexe«) bis zur partiellen/totalen Nozitranslation (»Unterbewusstsein und Schmerz« »Schmerz, Unwohlsein, Diskomfort«) durchgespielt.

Ischämischer Schmerz als Folge peripherer Durchblutungsstörungen beispielsweise bei Diabetes kann therapeutisch mit elektrischer, segmentaler Reizung des Rückenmarks beeinflusst werden.

Unter Spinal Cord Stimulation können klinisch folgende Phänomene beobachtet werden: erhöhte (v. a. mikrovaskuläre) Perfusion im entsprechenden Segment, verbesserte Oxygenation (p_{tc} O_2 ↑), nachlassende Schmerzen, verlängerte Gehstrecken sowie Heilen der Ulzerationen.

Folgende Mechanismen mögen involviert sein: spinale TENS verändert segmental die elektrische Entladungsrate- oder Entladungsqualität autonomer Efferenzen (zum Beispiel mit Zielorgan Vaskulärbett). Die Steuerung der Vasokonstriktion und Vasodilatation unterliegt komplizierten fern- und lokalgesteuerten Regulatoren und betrifft den Dialog zwischen eng benachbarten Efferenzen und Afferenzen (Vaskulär- und Perivaskulärinnervation). Die autonome Fernsteuerung der Efferenzen ist noradrenerg, zu einem Teil aber gemischt; Vasokonstriktion: noradrenerg, Vasodilatation cholinerg und über andere putative Transmitter. Das Zielorgan Gefäß wird von Afferenzen des Typs A_δ und C innerviert (nozizeptive Funktionen!). Diese können über chemisch-efferente Kontrolle die Transduktionsrate, aber auch das Mikromilieu verändern. Dieses Mikromilieu wird im Falle der Gefäße durch myogene Faktoren (z.B. autoregulative Pacemaker-funktionen), endotheliale Faktoren (z.B. NO) aber auch äußere Faktoren wie Kälteexposition zusätzlich beeinflusst. Ein weiterer Wirkmechanismus wird dargestellt durch im Blut zirkulierende Substanzen wie Noradrenalin oder Hormone (Vasopressin, Angiotensin II).

Zusammenfassend: der therapeutische Effekt der spinalen TENS bei peripheren schmerzhaften Gefäßerkrankungen lässt sich vom Standpunkt des Pathophysiologen grundsätzlich erklären. Die implizierten hypothetischen Wirkmechanismen sind jedoch schlecht untersucht und Gegenstand der modernen Schmerzforschung unter Einsatz modernster Mittel (Quantifizierung der mitbeteiligten Faktoren wie Perfusionsmessung mit Doppler Flowmeter; Gewebetemperaturmessung mit Laser Thermometrie, Verbesserung der Mikromethoden in Bezug auf Nervenfaserstimulation etc.) (Jänig 1994).

Die Integritätsregel

> Fällt eine einzelne Funktion in diesem eng zusammenhängenden System aus, so wird nach einiger Zeit das ganze übrige System mitbeeinflusst. Man spricht auch von der → Plastizität des nozizeptiven Systems.

Ein Ausfall des peripheren Haut-Nozisensoren beispielsweise bei Diabetes, oder Verbrennung dritten Grades hat nach einer gewissen Zeit eine Rückwirkung auf das entsprechende Spinalganglion, dann auch auf weitere benachbarte spinale Verbindungsstellen haben. Ein Extremfall scheint der → Deafferenzierungsschmerz zu sein: eine Schädigung des peripheren Nerven führt schlussendlich zu einer permanenten Beeinflussung supraspinaler, thalamischer Strukturen und zieht dann sogar eine pathologische Perzeption nach sich, die nicht mehr durch peripher oder spinal angreifende Therapien beeinflussbar ist (Scadding 1981).

Der Anästhesist kennt Ähnliches bei der Behandlung von Verbrennungen. In wenigen Stunden wechseln bei diesen Patienten die Muskarinrezeptoren der quergestreiften Muskulatur. Sie nehmen an Quantität ab und verändern sich auch qualitativ: auf Exposition depolarisierender Muskelrelaxanzien vermitteln sie gefährliche Hyperkaliämien sowie eine qualitativ veränderte Muskelkontraktion etc.

Der Internist kennt die Veränderungen des peripheren sensoriellen und autonomen Nervensystems nach akuter Durchtrennung des Rückenmarks. Nach einer Verletzung kommt es zu einer Reorganisation der gesamten Rückenmarksfunktionen. Als erstes stellen sich gewisse autonome Reflexe wie reflektorische Blasenentleerung wieder ein, dann folgen Beugereflexe und später Streckreflexe. Klinisch ändert sich aber das Reflexbild: so überwiegen Beugereflexe, sodass beispielsweise beim Auslösen des Fußsohlenreflexes nicht eine physiologische Plantarflexion bzw. Streckung der Zehen, sondern eine Dorsalflexion und Zehenspreizung (z.B. Zeichen von Babinsky) auftritt.

Im Tierversuch wird nach Ansetzen einer iatrogen *peripheren* Nervenschädigung klinisch Autotomie (»Selbstverstümmelung«) beobachtet. Dies wird gemeinhin als Ausdruck stärkster unerträglicher → Deafferenzierungsschmerzen interpretiert. Die Selbstverstümmelung könnte jedoch auch durch Parästhesien verursacht sein, weil das Tier das taube Glied einfach nicht mehr zum eigenen Körper zuordnen kann. Bei diesen Versuchstieren können auf *zentraler* Ebene eine verminderte Konzentration des Endoliganden β-Endorphin gemessen werden. Ähnliches gilt für Opioidrezeptorenpopulationen, die nach Anlegen einer Hinterwurzeldurchtrennung bei der Ratte abnehmen (Panerai 1987; Zajac 1989).

Zusammenfassung: periphere Nozitransformation (Modulation)

Die Verarbeitung eines noxischen Signals vom Sensor (peripherer somatischer/viszeraler Nozisensor A_δ, C) bis zur 1. Relaisstation (spinale Synapse zwischen Primärafferenz und Zweitafferenz) umfasst die Funktionen der
- Nozitransduktion (Sensor),
- Nozitransformation (peripheres Mikromilieu) und
- Nozitransmission (Primärafferenzen).

Die Nozitransduktionsrate kann moduliert werden (Mikromilieu, saure antipyretische Analgetika + → Entzündungs-Mediatoren).

Die Primärafferenz verfügt über die Fähigkeit, das Mikromilieu und damit die Nozitransduktionsrate über chemische antidrome Efferenzen zu sensibilisieren (→ neurogene Entzündungskaskade mit kapillärer Permeabilitätserhöhung bzw. Extravasatbildung).

Die Primärafferenz verfügt über die Fähigkeit, die Zweitafferenz bzw. das spinale Transformationskompartiment über repetitive Reize zu sensibilisieren.

Nozitransmission

Die periphere Nozitransmission vom Sensor zur präsynaptischen Spalte wird durch die Primärafferenzen bewerkstelligt.

Primärafferenz, primär afferentes noziteptives Neuron

Die Funktion der Primärafferenz ist
1. Nozitransduktion (erfolgt durch peripheren terminalen Sensorkopf: s. → Nozitransduktion)
2. Nozitransmission
3. Nozitransformation
   a) peripher (→ Mikromilieu: antidrome Abgabe von neuronal im entsprechenden Spinalganglion synthetisierten und axonal transportierten *Mediatoren* wie Substanz P)
   b) zentral (→ synaptisches Milieu: orthodrome Abgabe von neuronal im entsprechenden Spinalganglion synthetisierten und axonal transportierten *Neurotransmittern* wie Substanz P [Diskussion über Mediator- und Neurotransmitterfunktion von Substanz P weiter oben])

> Das übergeordnete Ziel afferenter Neurone ist die Protektion und Aufrechterhaltung der Struktur peripherer Gewebe (JÄNIG 1995).

Die Primärafferenzen der Nozizeption sind:
– A_δ-Fasern: sie übermitteln den → Erstschmerz und ermöglichen eine »Fluchtreaktion«
– C-Fasern: sie übermitteln den → Zweitschmerz und signalisieren das Vorhandensein einer »Gewebereaktion«

Eine dreidimensionale neuronale Verflechtung erfolgt auf
a) peripherer
b) spinaler und
c) supraspinaler Stufe.

Wahrscheinlich sind schon die Hautnozisensoren kollateralmäßig verflechtet.

In der Peripherie können unter gewissen Umständen Primärafferenzen mit autonomen Efferenzen (s. dort) in Kommukation treten und zwar auf der gesamten Länge ihres peripheren Verlaufs (vom Sensorkopf bis zum Spinalganglion: s. autonomes NS). Die Funktion der Afferenzen ist äußerst komplex und kann nicht einer einfachen Transmissionsfunktion verglichen werden. Die Funktionen der Afferenzen werden durch deren Zellkörper im → Spinalganglion (Synthese- und Transportsysteme von Rezeptoren etc.) gesteuert.

Die Primärafferenz unterhält einen komplexen, dynamischen Dialog sowohl mit der Peripherie (Modulation der Nozitransduktionsrate über antidrome Freisetzung von pronozizeptivem Mediatoren ins → Mikromilieu) als auch mit der zentralen Synapse (Freisetzung von Neurotransmittern und Modulation der synaptischen Nozitransformation).

Darüber hinaus verfügt die Primärafferenz über die Möglichkeit, mit Hilfe von kollateralen Ausspriessungen einen Dialog mit autonomen Efferenzen aufzunehmen, indem sie peptiderge Synapsen mit noradrenergen Neuronen in prävertebralen Ganglien bilden mit der Möglichkeit von extraspinalen Reflexscheifen (Arbeiten von Jänig; s. → autonomes NS). Die implizierten axoplasmatischen Transportsysteme sind noch unzureichend untersucht.

Afferenzen können auf spinaler Ebene mit → Interneuronen und und Zweitneuronen verschaltet werden.

Die neuronale Vernetzung wird ergänzt durch die Möglichkeit, dass die Nervenzelle auf chemischem Weg das synaptische Geschehen zusätzlich beeinflussen kann (durch schnelle Transmitter wie Aminosäure und langsamer Mediatoren wie Neuropeptide, die teilweise – s. Genablesung – von den gereizten Zellen bei Reizung individuell an die Reizsituation angepasst werden können).

Klassifizierung der peripheren Fasersysteme
Klassifizierung nach Erlanger u. Gasser

Typ	Myelin	Durchmesser (µm)	Konduktion (m/s)	Funktion	Empfindlichkeit Lokalanästhetika**
Aα	++++	12–20*	100*	motorische Propriozeption	+
Aβ	+++	5–12*	50*	Tastsinn (Hautafferenzen)	+
Aγ	++	3–6*	20	Muskeltonus (M-Spindeln)	+
A_δ	+	2–5*	15*	Temperatur, Nozizeption	++
B	+	3*	7*	sympathisch präganglionär	+++
C	0	1*	1*	Nozizeption, symp. postg.	++

*Anmerkungen: *Mittelwerte, **empirisch.*

Die Klassifizierung in A-Fasersubtypen und C-Fasern geschieht nach dem Faserdurchmesser (s. unten). Dicke A_β-Fasern übermitteln Berührungsreize, aber keine Schmerzreize: ihre Feuerfrequenz nimmt mit zunehmender Reizung nicht zu.

Dickere, myelinisierte Fasern (A_β-) können jedoch unter pathologischen Zuständen rekrutiert werden und Aufgaben der Nozitransmission übernehmen (z. B. Allodynie auf taktile Reize oder pathologisches, kollaterales Spriessen der spinalen Afferenzterminale nach Läsionen der Primärafferenzen; Doubell et al. 1997).

Die hauptsächliche Transmission von Schmerzsignalen erfolgt über A_δ- und C-Fasern, deren freie Verästelungen ja die entsprechenden Nozisensoren bilden.

Die Fasersysteme unterscheiden sich untereinander durch spezifische biomolekulare Unterschiede (z.B. Expression von Rezeptoren bzw. Subrezeptoren).

Funktionen der A_δ-Fasern

Die A_δ-Fasern erfüllen die Transduktions- und Transmissionsfunktion für schädigende mechanische Reize, v.a. mit spitzem Schmerzcharakter (Nadelschmerz). Deshalb heißt ein Teil der A_δ-Fasern auch hochschwellige Mechanozeptoren (s. Einteilung nach Edmeads). Andere A_δ-Fasern reagieren dagegen auf thermische Reize und werden deshalb hochschwellige Thermozeptoren genannt.

A_δ-Fasern können durch entsprechende Mediatoren des peripheren Transduktionsmilieus aktiviert werden.

Als rezeptives Feld wird derjenige Hautbezirk oder Gewebebezirk benannt, der von einer einzelnen Nervenfaser versorgt wird. Das rezeptives Feld der A-Fasern beträgt nur einige Quadratmillimeter. Die rezeptiven Felder sind oft überlappend. Deshalb vergröbern sich auf spinaler Ebene die rezeptiven Felder, weil mehrere und sich teilweise überlappende Hautareale zusammengefasst werden.

Funktionen der C-Fasern

Die meisten C-Fasern reagieren gegenüber den myelinisierten Axone nichtselektiv (polymodal) und relativ hochschwellig.

Das C-Fasersystem kann durch entsprechende Mediatoren des peripheren Transduktionsmilieus aktiviert werden.

Das rezeptive Feld der C-Fasern ist kleiner als bei A-Fasern. Der Zellkörper dieser Fasern liegt im Wirbelkanalganglion.

Etwa 20% der C-Fasern gehören dem autonomen Nervensystem an. Entsprechend haben sie ihren Zellkörper im paravertebralen sympathischen Seitenstrang liegen.

Andere Fasersysteme

Ontogenese: auch nichtnozizeptive Systeme sind in der fetal-neonatalen Phase an der Nozitransmission beteiligt.

A_α-Fasern sind stark myelinisiert und haben einen entsprechenden raschen Übertragungsmodus für Propriozeptivität und Bewegungssinn aus Muskeln und Gelenken.

A_α-Fasern gehören in der Regel zu Motoneuronen; gelegentlich aber auch zu niederschwelligen Sensoren, die in der Regel über A_β-Fasern leiten.

A_β-Fasern sind stark myelinisierte, schnell transmittierende Axone der Haut mit der Funktion, leichte Berührung und Abbiegung der Haare zu registrieren. Bei ihrem Eintreffen ins Hinterhorn, und zwar in der Lamina V nach Rexed können sie im Hinterhorn Erregung durch A_δ- und C-Fasern hemmen ($\rightarrow$ TENS; Gate Control).

A_β-Fasern können nozizeptive sekundäre Neurone unterschwellig erregen, ohne Auslösung von »spikes«. Bei entsprechender Vorsensibilisierung kommt es zu überschwelligen Erregungen, die sich als $\rightarrow$ Allodynie oder sekundäre $\rightarrow$ Hyperalgesie nach thermischen oder chemischen Hautläsionen manifestiert (Raja et al. 1984; Torebjörk 1974; Torebjörk et al. 1992; LaMotte 1991).

Die Skelettmuskulatur verfügt über »ergozeptive« bzw. »kontraktionssensitive« Sensoren in Form von nicht-myelinisierten und entsprechend langsam-leitenden Afferenzen mit teilweise sehr niedriger Erregungsschwelle: sie scheinen für die feine Organsteuerung wichtig zu sein; andere ähnliche Fasersysteme bzw. Sensoren können durch noxische Reize stimuliert werden (low threshold mechanosensitive LTM und high threshold mechanoreceptive HTM); die genaue Bedeutung dieser Fasersysteme ist noch ungeklärt: sie sollen auch in viszeralen Strukturen (s. unten) vorkommen.

Im Hinterhorn können nozizeptive Afferenzen konvergent auf multizeptive Zweitneurone umgeschaltet werden. Die Zusammenführung von nozizeptiven und nichtnozizeptiven (beispielsweise Mechanozeptoren mit niedriger Reizschwelle) in solche auch $\rightarrow$ WDR (»wide dynamic range«) Neurone ist ein Beispiele von Konvergenz, indem das Zweitneuron synaptische Endungen von mehreren Afferenzen vereinigt. Um das Zweitneuron zu erregen, müssen mehrere Afferenzen erregt sein. Wenn eine Afferenz zu einer im Zweitneuron fortgeleiteten Anwort führen soll, so muss diese schon von anderer Seite - beispielsweise durch repetitive Reize - unterschwellig erregt sein. Die konvergente Schalttechnik mit nichtnozizeptiven Fasern ermöglicht die Differenzierung - also die Diskrimination - von nozizeptiven Reizen sowie das Phänomen der Summierung (Price et al. 1977, 1989; Dubner 1986).

Nervenfasern des $\rightarrow$ autonomen Systems sind ebenfalls in der Lage, nozizeptive Informationen zu leiten (siehe: $\rightarrow$ Schmerz und Denervierung). Dabei können sie in den somatosensiblen Nerven verlaufen und entfernt in autonomen Ganglien ihre Perikarya haben. Sie erreichen die spinale Ebene über die »rami communicantes« bzw. die Rückenmarkshinterwurzel und teilweise über die Vorderwurzel (→ Gesetz nach Bell-Magendie).

Die Funktion von WDR-Neuronen

Die Abkürzung WDR steht für wide-dynamic-range und bezeichnet Neurone, die Inputs von peripheren niedrigschwelligen Mechanorezeptoren (über A_β-Fasern), von hochschwelligen mechanorezeptiven Afferenten (A_δ-Fasern), von Thermorezeptoren (A_δ-Fasern) sowie von polymodalen nozizeptiven Afferenzen über C-Fasern erhalten. WDR Neurone werden auch MR oder *multireceptive neurones* genannt. Die WDR Neurone sind v. a. in → Lamina V vertreten.

Damit gehören die WDR Neurone zu den drei die Hinterhornstrukturen prozessierenden nozizeptiven Neuronen (WDR, spezifische A_δ-und spezifische C-Faser-Neurone sowie spezifische Neurone für Inputs über A_δ-Fasern aus hochschwelligen Mechanorezeptoren), die ihren Input von den drei nach Edmeads beschriebenen peripheren Nozisensoren erhält.

Die nach repetierter Hautstimulation zu beobachtende räumliche Ausbreitung bzw. Ausstrahlung des Schmerzes wird der rostro-kaudalen Rekrutierung von spinalen WDR Neurone zugeschrieben (Coghill 1991).

Die Informationsverarbeitung über WDR-Neurone bedeutet nicht ein Verlassen des schmerzverarbeitenden Systems. WDR-Neurone erhalten ja per definitionem Input sowohl von niederschwelligen als auch von hochschwelligen Sensoren und scheinen nach Dubner und Mitarbeitern sogar für die sensorisch-diskriminative Komponente von Schmerz besonders bedeutsam zu sein.

Spinalganglion und Nozizeption

Die Zellkörper (Soma, Spinalganglienzelle, »dorsal root ganglion« [DRG]) primärer Afferenzen, also die von Nozisensoren, Mechanosensoren und Thermosensoren, liegen komprimiert in den Spinalganglien, in einer Anzahl bis zu einigen Tausend. Von großem pathophysiologischen Interesse für die Nozizeption ist, dass der Phänotyp der Nozisensoren sich unter pathophysiologischen Bedingungen ändern kann; insbesondere dann, wenn eine Entzündung im Innervationsgebiet vorliegt oder chronischer Druck auf den periphären Nerven ausgeübt wird. Die Veränderung des Phänotyps kann Ursache von Hyperalgesie und chronischen Schmerzen sein. Der Zellkörper des betroffenen Neurons ist dabei die »Schaltzentrale«. Weiterhin treten nicht nur Veränderungen der Nozisensoren selbst auf, sondern es kommt auch zu Veränderungen von sympathischen Fasern und immunkompetenten Zellen innerhalb des Ganglions: sympathische Fasern können aussprossen und Makrophagen einwandern.

Anatomie, Funktion, Chemie

Die Spinalganglien liegen in der Wirbelsäule in den Foramina intervertebralia. Sie enthalten die Zellkörper von primären Afferenzen, die von nichtneuronalen Satellitenzellen umgeben sind; ihre Funktion ist erst lückenhaft aufgeklärt. Vom Zellkörper aus läuft ein Axon in das periphere Innervationsgebiet der primären Afferenz, ein zweites zum Hinterhorn des Rückenmarks, welches dort in oberflächlichen Laminae (»somatische Afferenzen«), oder in tiefer gelegenen Schichten (»viszerale Afferenzen«) endet. Die erste synaptische Übertragung noxischer Information aus der Peripherie findet im Rückenmark statt. Im Unterschied zu den sympathischen Ganglien gibt es in den Spinalganglien keine synaptische Übertragung auf nachgeschaltete Neurone. Dies gilt unter normalen Bedingungen für alle primären Afferenzen, im Unterschied zu den efferenten Neuronen.

Zur Morphologie und Chemie der Spinalganglienzellen

Die ersten Unterscheidungskriterien für Populationen von Zellkörpern primärer Afferenzen waren morphologischer Art, basierend auf ihrer unterschiedlichen Größe (Lawson 1979). So zeigte sich, dass Zellkörper mit großem Durchmesser in der Regel myelinisierte Axone haben und prinzipiell auf niederschwellige mechanische Reize antworten. Dagegen haben Zellkörper mit kleinem Durchmesser unmyelinisierte Axone und reagieren auf noxische oder thermische Reize, sind also Nozisensoren oder Thermorezeptoren.

In den letzten Jahren wurde es v. a. mit Hilfe von molekularbiologischen, elektrophysiologischen und immunhistochemischen Methoden möglich, einzelne Populationen von Zellkörpern bezüglich ihrer Synthese von Neuropeptiden sowie ihrer Expression von liganden- und spannungsgesteuerten Membranrezeptoren zu unterscheiden. Hinsichtlich der Synthese von Neuropeptiden lassen sich Zellkörper von Nozisensoren in zwei Gruppen einteilen: die peptidergen und die nicht-peptidergen Neurone. Die peptidergen enthalten Neuropeptide wie Substanz P → (SP) und ›calcitonin gene-related peptide‹ → (CGRP). Spezifisch für Nozisensoren ist die Expression von Tetrodotoxin-resistenten spannungsgesteuerten Natriumkanälen, die an der Generierung von Aktionspotentialen beteiligt sind.

Ein weiteres wichtiges Unterscheidungskriterium innerhalb der primären Afferenzen ist ihre Reaktion auf Neurotrophine. So fungiert bei Nozisensoren das Neurotrophin ›nerve growth factor‹ → (NGF) während der Embryonalentwicklung als ein Überlebensfaktor (Lewin et al. 1992); im adulten Tier hingegen ist NGF an der Ausbildung des Phänotyps beteiligt, jedoch nur in den peptidergen Nozisensoren (Verge et al. 1996). NGF übt seine Wirkung durch Bindung an zwei unterschiedliche Rezeptortypen aus, zum einen durch Bindung an eine Tyrosinkinase, auch als trkA Rezeptor bezeichnet, zum anderen durch Bindung an einen Rezeptor, der strukturell der Familie der TNF-Rezeptoren zuzuordnen ist und entsprechend seinem Molekulargewicht als p75 Rezeptor bezeichnet wird (Smith et al. 1994). Die Exprimierung der Neurotrophinrezeptoren in den Zellkörpern primärer Afferenzen ist charakteristisch. So ist in adulten Ratten der trkA Rezeptor in etwa 40%, der Neurotrophinrezeptor, p75 hingegen in etwa 75% der Zellkörper von primären Afferenzen exprimiert (McMahon et al. 1994; Wright und Snider 1995).

Für chemosensitive Nozisensoren ist die Expression des Vanilloidrezeptors VR1 spezifisch (Caterina et al. 1997). An ihn bindet die in Paprikapflanzen enthaltene scharfe Substanz Capsaicin. Obgleich Capsaicin keine endogene Substanz ist, ist sie für die Schmerzforschung von Bedeutung. Bei wiederholter topischer Applikation desensibilisiert Capsaicin Nozisensoren. So wird es als topisches Arzneimittel in einer Konzentration von 0,025% und 0,075% z. B. bei Patienten mit Trigeminusneuralgie (Fusco et al. 1991), diabetischer Neuropathie (Scheffler et al. 1991; Capsaicin Study Group 1991) und post-herpetischer Neuralgie (Peikert et al. 1991) eingesetzt.

Zur Funktion der Spinalganglienzelle

Die primäre Afferenz ist die erste Steuereinheit der Noziceptions-Neuraxis (s. verschiedene Definition des Begriffs: → Neuraxis). In ihrem Zellkörper werden u. a. Rezeptor- und Kanalproteine sowie Neurotransmitter synthetisiert und antidrom an den Sensorkopf oder orthodrom an das synaptische Interface im Rückenmark transportiert. Die für die Transportrichtung entscheidenden Mechanismen sind erst wenig bekannt, ebenso die Mechanismen, die den Zellkörper befähigen, seine Arbeitsleistung dynamisch an den noxischen Input anzupassen. Ein Beispiel für eine differentielle Verteilung ist das Neuropeptid Substanz P. Etwa 90% des im Zellkörper synthetisierten Substanz P gelangt zu den peripheren Endigungen, der Rest wird zu der Synapse im Rückenmark transportiert. Im Rückenmark hat Substanz P die Funktion eines Neurotransmitters bzw. Neuromodulators, an der peripheren Endigung hingegen verursacht es lokale Entzündungsreaktionen → (neurogene Entzündung) wie Vasodilatation, Plasmaextravasation, Degranulation von Mastzellen und eine vermehrte Zellproliferation. Die Beteiligung von Nozisensoren an der Genese einer Entzündung zeigt deutlich, dass Nozisensoren neben der afferenten Funktion auch eine efferente Funktion haben (Holzer u. Maggi 1998).

Vom Zellkörper aus gelangt nicht nur Information – in Form von Substanzen – zu den Endigungen; er erhält umgekehrt auch Informationen aus dem Innervationsgebiet. Diese können zum einen elektrischer Art sein: im Fall der Nozisensoren in der Form von noxischen Reizen, die an den peripheren Endigungen in ein elektrisches Signal umgewandelt werden. Zum anderen kann die Information biochemischer Art sein: hierbei werden Substanzen aus dem Innervationsgebiet retrograd zum Zellkörper transportiert. Ein Beispiel der biochemischen Kommunikation zwischen dem Innervationsgebiet des Nozisensors und seinem Zellkörper ist das Neurotrophin NGF. NGF wird in nicht-neuronalen Zellen der Haut, wie z. B. Fibroblasten und Keratinozyten, synthetisiert, freigesetzt, von Nozisensoren gebunden und retrograd zum Zellkörper transportiert (Übersicht bei Thoenen 1991). Dort ist NGF in sehr verschiedenen Funktionen an der Regulation der Synthese von Proteinen beteiligt. Zu nennen wären das Neuropeptid Substanz P (Donnerer et al. 1992; Vedder et al. 1993; Verge et al. 1996), Proteine spannungsgesteuerter Natrium-Kanäle (Omri und Meiri 1990) und Rezeptorproteine für algogene Substanzen wie Capsaicin (Bevan und Winter 1995) und Bradykinin (Petersen et al. 1998a). Steigt unter pathophysiologischen Bedingungen die NGF-Konzentration im Innervationsgebiet an, wie es bei einer Entzündung der Fall ist (Donnerer et al. 1992; Woolf et al. 1994), ändert sich damit auch die Synthese der NGF-abhängigen Proteine im Zellkörper und damit auch der Phänotyp und die Funktion des Nozisensors.

Was passiert im Spinalganglion und in den Spinalganglienzellen nach Verletzung eines peripheren Nerven?

Spinalganglienzellen als Modell zur Untersuchung plastischer Veränderungen

Schädigung von peripheren Nerven führt zu multiplen Veränderungen in den betroffenen Neuronen; hier ist insbesondere die Konzentration von Peptiden und Enzymen sowie die Dichte von Rezeptoren zu erwähnen. Bisher ist es aus methodischen Gründen nicht möglich, auf zellulärer Ebene Untersuchungen der plastischen Veränderungen von primären Afferenzen an ihren peripheren Endigungen anzustellen, hingegen ist es möglich, Zellkörper zu untersuchen. Diese lassen sich isolieren und auch kultivieren und sie haben ähnliche Eigenschaften wie ihre peripheren Endigungen *in vivo*. Deshalb eignen sie sich zur Untersuchung von Mechanismen, die an der Sensibilisierung und Aktivierung von Nozisensoren beteiligt sind.

Ektope elektrische Aktivität im Spinalganglion

Traumatische mechanische Verletzung eines peripheren Nerven → (Axotomie) kann beim Menschen mit abnormalen Empfindungen wie Hyperalgesie und Allodynie, einschließlich chronischem Schmerz, einhergehen. Mit Hilfe von Tiermodellen konnte eine Beteiligung der Zellkörper gezeigt werden. So wurden ektope elektrische Aktivitäten und abnorme Reaktionen auf Substanzen nicht nur am Ort der Nervenverletzung (Wall u. Gutnick 1974a, b), sondern auch im ›unverletzten‹ Spinalganglion nachgewiesen (Burchiel 1984a,b; Wall u. Devor 1983; Devor u. Wall 1990; Kajander et al. 1992). Veränderungen im Spinalganglion nach mechanischer Nervverletzung wurden bereits in den 1970er Jahren beobachtet und kollektiv als ›axotomy response‹ bezeichnet (Lieberman 1971). Die hieran beteiligten Mechanismen betreffen wahrscheinlich

1. Interaktion zwischen benachbarten Spinalganglienzellen,
2. Interaktionen mit dem sympathischen Nervensystem (Abb. A-25),
3. Interaktion mit immunkompetenten Zellen (Abb. A-26).

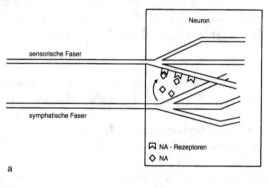

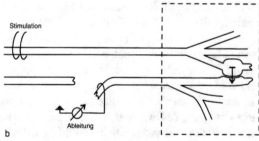

Abb. A-25a, b. Der pathologische Informationsaustausch zwischen sensorischen und autonomen Fasern kann chemisch oder elektrisch erfolgen. *a* Im Neuron eines gemischten Nervs können aussprossende nozizeptive Fasern Noradrenalin- (*NA*-)Rezeptoren exprimieren. Diese Fasern reagieren dann auf Sympathikusaktivität. Der induzierte Schmerz steigert wiederum die Sympathikuserregung, und so schaukelt sich das System im Sinne eines Circulus vitiosus hoch. *b* In Neuromen (*gestrichelter Kasten*) können unmittelbare, kurzgeschlossene Kontakte (Ephapsen) zwischen benachbarten aussprossenden Fasern zu einem Überspringen der Aktivität führen. Diese ephaptisch induzierte Aktivität kann man nachweisen, indem man intakte Nervenfasern proximal stimuliert und dann von distalen Stümpfen parallel laufender durchtrennter Fasern ableitet.

ad 1: Interaktion zwischen benachbarten Spinalganglienzellen

Nach einer Nervenläsion können sich benachbarte Neurone gegenseitig elektrisch beeinflussen. Diese Interaktion wird mit dem englischen Begriff »cross-depolarization« bezeichnet. Tetanische Stimulation von primären Afferenzen (jedoch nicht Einzelpulsstimulation) induzierte in anderen primären Afferenzen elektrische Aktivität, die durch Phentolamin beeinflusst werden konnte (Devor et al. 1994). Unter normalen Bedingungen werden unterschwellige elektrische Ströme nach Nervenläsion überschwellig, insbesondere in Neuronen mit myelinisierten Fasern (Devor u. Wall 1990); vereinfacht kann man dies mit dem Verhalten von → ›schlafenden Nozisensoren‹ vergleichen, die unter bestimmten Bedingungen, wie z. B. einer Entzündung, aktiviert werden können (Schmidt u. Schaible 1994).

ad 2: Interaktion mit dem sympathischen Nervensystem

Nach peripheren Nerven- und Gewebeschädigungen kann es durch Aussprossen von sympathischen Neuronen im Spinalganglion zu Interaktionen zwischen dem sympathischen (efferenten, postganglionären) Nervensystem und primären Afferenzen kommen (McLachlan et al. 1993; Chung et al. 1997; Ramer u. Bisby 1997). Außerdem wurde nach Nervenverletzung eine *De-novo-Expression* von α-Adrenorezeptoren auf den Zellkörper primärer Afferenzen gezeigt, also für Transmitter sympathischer Neurone (Petersen et al. 1996). Verschiedene α_2-Subtypen (2A-[RG20], 2B-[RNG]. 2C-[RG10]) sind sowohl in efferenten sympathischen postganglionären Fasern wie auch in Spinalganglien nachgewiesen worden: ein Hinweis, dass durch die Vielfalt von Rezeptoren neuronale Veränderungen nach Nervenläsionen, Entzündungen etc. in feiner Abstimmung beeinflusst werden können (Gold et al. 1997).

Wie weiter unten beschrieben, exprimieren autonome Efferenten bei peripheren Nerven- und Gewebeschädigungen ebenfalls Glutaminrezeptoren: d. h. autonome Efferenten sind adrenerg und glutaminerg gesteuert.

Nach peripheren experimentellen Nervenläsionen (Durchschneiden des *N. ischiadicus* bei der Ratte) konnten spontane ektope Entladungen im Spinalganglion beobachtet werden (Kajander et al. 1992; Study u. Kral 1996). Bei gleichzeitiger Stimulation von postganglionären sympathischen Efferenzen änderte sich diese Aktivität. In den meisten Fällen kam es zu einer Aktivitätszunahme, die durch den α-Antagonisten Phentolamin blockiert werden konnte (Devor et al. 1994). Dies sind Hinweise, dass das Spinalganglion Ursprungsort posttraumatischer elektrischer Aktivität sein und zur Entstehung von Schmerzen und Hyperalgesie beitragen kann.

Das für das Aussprossen sympathischer Fasern verantwortliche Signal ist bisher nicht bekannt, Wachs-

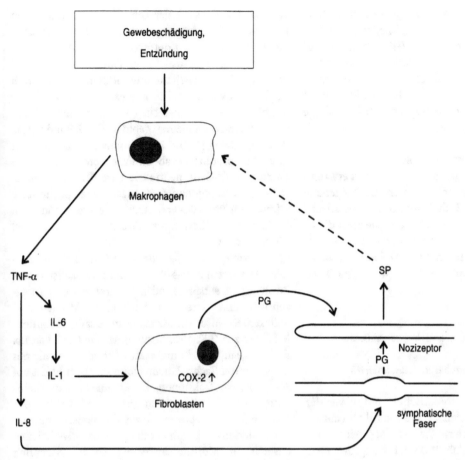

Abb. A-26. Beispiel für Wechselwirkungen zwischen Nervenfasern und Immunsystem. (*TNF* Tumornekrosefaktor, *IL* Interleukin, *COX* Cyclooxygenase, *PG* Prostaglandine, *SP* Substanz P). (Nach Carr et al. 1992)

tumsfaktoren wie NGF könnten jedoch eine Rolle spielen. So zeigen Mäuse, die durch Genveränderung eine Überexpression von NGF aufweisen, nach peripherer Nervenläsion ein Aussprossen von sympathischen Fasern in das Innervationsgebiet der primären Afferenzen. Eine Interaktion zwischen dem efferenten postganglionären sympathischen Nervensystem und den primären Afferenzen nach einer Nervenverletzung findet nicht nur im Spinalganglion statt, sondern auch im peripheren Innervationsgebiet und möglicherweise auch im Rückenmark.

ad 3: Interaktion mit immunkompetenten Zellen
Neben einer ›*de novo*‹ Interaktion mit dem sympathischen Nervensystem gibt es möglicherweise auch eine solche mit dem Immunsystem. So wandern nach einer Nervenverletzung Makrophagen in das unverletzte Spinalganglion (Lu u. Richardson 1993). Aktivierte Makrophagen können Zytokine freisetzen, die dann innerhalb des Spinalganglions auf die Zellkörper wirken. Unter solchen pathophysiologischen Bedingungen können die Zellkörper – obwohl selbst unverletzt – Ursprungsort elektrischer Aktivität sein und somit ein

Ort der Entstehung von Schmerzen oder schmerzfördernder Mechanismen.

Neuropeptide und Membranrezeptoren in Spinalganglienzellen
Nach einer Nervendurchtrennung kommt es zu gravierenden Veränderungen in der Synthese von Neuropeptiden und Membranrezeptoren in den Zellkörpern selbst. So findet man beispielsweise eine Abnahme der Synthese der Neuropeptide Substanz P, CGRP und Somatostatin (Fitzgerald et al. 1985; Lindsay u. Hamar 1989). Andere Neuropeptide wie Galanin, VIP, CCK und NPY (Wakisaka et al. 1991; Hökfelt et al. 1994; Zhang et al. 1993a,b; Zhang et al. 1994) werden dagegen hochreguliert. Bekannt sind auch Veränderungen in der Expression von Rezeptoren für NGF (Ernfors et al. 1993; Sebert und Shooter 1993; Krekoski et al. 1996; Zhou et al. 1996), Rezeptoren für Bradykinin (Petersen et al. 1998b) und δ-Opioidrezeptoren (Zhang et al. 1998), um nur einige zu nennen. Weiterhin kommt es zu Veränderungen der Expression von spannungsgesteuerten Natrium-Kanälen (Cummins und Waxman 1997; Rizzo et al. 1995) und zu Veränderungen in der Expression

von Enzymen wie der Stickstoffmonoxidsynthase NOS (Verge et al. 1992; Zhang er al. 1993c; Vizzard et al. 1995). Einige der Axotomie-induzierten Veränderungen können unter experimentellen Bedingungen durch Applikation von NGF oder ›glial-derived neurotrophic factor‹ (GDNF) verhindert werden. Hier wirkt NGF auf peptiderge Neurone und GDNF auf nicht-peptiderge Neurone (Bennett et al. 1998).

Spinalganglion und Pharmakotherapie

Im Buchabschnitt → Allgemeine Kinetik wird erwähnt, dass versucht wird, invasiv direkt in die Umgebung eines betreffenen Spinalganglions spezifische Wirkstoffe anzubringen. Der teleologische Sinn dieser Applikation ist vorderhand spekulativ: sollen die entsprechenden Zielrezeptoren (z. B. Opioidrezeptoren) am Beginn ihres axonalen Transports spezifisch blockiert werden?

Viszerale Nozitransformation und Nozitransmission

Zentrale Inhibition das peripheren autonomen NS

Die nach Stimulation somatischer und viszeraler Afferenzen oder intrathekaler Gabe von Nikotin auftretende Bradykinin-induzierte Extravasation wird durch das vagale System moduliert. Es wird angenommen, dass vagale Afferenzen die Hypothalamus-Hypophyse-NNR-Funktionsachse durch Hemmung afferenter Signale ko-moduliert. Nach Vagotomie der zöliakalischen, nicht aber gastro-hepatischen vagalen Afferenzen wird die Bradykinin-induzierte Extravasation deutlich gehemmt (Miao et al. 1997).

Ischämie-induzierte Stimulation (experimentelle Okklusion mesenterieller z. B. zöliakaler Arterien) induziert ein Feuern des viszeralen C-Fasersystems in Abhängigkeit der Ischämiedauer. Die Summation dieser Signale durch Rekrutierung stimulierter viszeraler Primärafferenzen löst dann entsprechend quantifizierte kardiovaskuläre oder gastrointestinale Reflexe aus (Pan et al. 1997a), wobei offenbar mechanische Reize bzw. Motilitätsmuster keinen Einfluss auf die Primärafferenzen haben (Pan et al. 1997b)

Experimentell kurze Ischämiephasen (10 Min.) stimulieren viszerale A_δ- und C-Fasern mit entsprechenden kardiovaskulären Reflexantworten. In den Reperfusionsphasen können in der Pfortader sowie im intestinalen Lymphgefässsystem signifikant erhöhte Histamin- und Serotoninwerte gemessen werden, die möglicherweise eine Rolle in Bezug auf Sensibilisierung von viszeralen Primärafferenzen haben (Katze; Okklusion Aorta; HPLC-Messung von Serotonin, Histamin; Fu et al. 1997).

Die chemische Reizung des Peritoneums (Ratte, Essigsäure i.p.; → CGRP i.p.) induziert einen nozizepti-

ven Reiz (»Schmerz«), der anhand der reflektorischen Kontraktion der quergestreiften Abdominalmuskulatur durch Zählung von Kontraktionen semiquantifiziert werden kann. Diese Reaktion entfällt zum grössten Teil bei Capsaicin-vorbehandelten Ratten sowie durch Applikation von μ- und κ- Agonisten sowie den COX-Inhibitoren → Indometacin (partieller Effekt: Essigsäure-induzierte Reizung geblockt, CGRP-induzierte Reizung effektlos). Die i.p. Administration von PGE1 und PGE2 produzierte abdominale Kontraktionen, die durch hCGRP-Gabe neutralisiert werden konnten. Es wird daher angenommen, dass eine peritoneale Stimulation über PG-Freisetzung die Freisetzung von CGRP aus viszeralen Primärafferenzen stimuliert (Friese et al. 1997).

Calcitonin-related peptides (→ CGRP) sind in viszeralen Afferenzen mit → Tachykininen kolokalisiert und involviert in entsprechenden viszerosensitiven (nozizeptiven und viszeromotorischen) Reaktionen und Reflexen. Es wurde die Magendarmpassage, abdominale Schmerzen (»Kontraktionen«) auf die Gabe von i.p. Essigsäure untersucht und zwar in Zusammenhang mit der Gabe von Tachykininantagonisten (kein Effekt auf Abdominalkontraktionen, Effekt auf Motilitätshemmung), CGRP-Antagonisten (Effekt auf Kontraktionen): $NK_{1\ u.2}$-Rezeptoren sowie die Freisetzung von CGRP sind involviert in der durch nozizeptive Reizung ausgelösten Motilitätsänderung sowie viszeralen Schmerzen (Julia u. Buéno 1997).

Zusammenfassung: das periphere Schmerzkompartiment

Folgende 3 Grundfunktionen der Nozizeption laufen im peripheren Kompartiment ab:

---

1. Die Nozitransduktionsfunktion

Der Nozisensor wandelt eine äußere schädigenden thermische, mechanische oder chemische Energie in ein spezifisches neuronales Schadsignal um. Wie dies erfolgt, ist ungeklärt.

---

2. Die Nozitransformationsfunktion (»Modulation«)

Das Schadsignal wird durch → Mediatoren aus den geschädigten Gewebezellen, die den Nozisensoren sensibilisieren, moduliert (peripheres Mikromilieu der Transduktion; Entzündungsmilieu). Die *periphere* Modulation erfolgt aber auch *neuronal* über zentripetale Aktivierung der afferenten Fasern: antidrom (peripherwärts) werden dann aus dem betroffenen Zellkörper bzw. entsprechenden Spinalganglion Schmerzpeptide in die Schadenzone transportiert und am Nozisensor freigesetzt: dies führt zur lokalen Schmerzerhöhung bzw. Sensibilisierung (sogenannter Axonreflex). Zusätzlich kann der betroffene Nozisensor bzw. afferente Nerv sowohl peripher als auch spinal weitere Nervenfasersysteme rekrutieren.

Zusammenfassend kennen wir folgende periphere chemische und nervale Modulationsfunktionen (= peripheres Nozitransduktionsmilieu):

1. Die Freisetzung von algetischen Substanzen aus benachbarten geschädigten Zellen: die Freisetzung von chemischen Stoffen und Mediatoren aus geschädigten Geweben und Ankurbeln von komplizierten Kettenreaktionen (klinische Entzündungssymptomatik mit Calor,Tumor, Rubor, Dolor).
2. Die Freisetzung der Substanz P und anderen Neuropeptiden aus
   – peripheren Nervenvesikeln bzw. aus dem Zellkörper im Spinalganglion mit nachfolgendem axonalen, antidromen Transport zur Peripherie im Sinne eines Axonreflexes.
3. Dialogaufnahme zu postganglionären autonomen sympathischen Efferenzen auf Höhe peripherer Sensor und Spinalganglion: über dieses sympathische autonome NS wird das Prostaglandinsystem bzw. die Produktion von Prostanoiden und Leukotrienvorstufen aus Zellphospholipiden noradrenerg, dopaminerg und glutaminerg ankurbelt sowie die Perfusionsbedingungen im Bereich des Nozisensors verändert.
4. Freisetzung von Substanzen aus dem → Immunsystem.

3. Die Nozitransmissionsfunktion

Das Nervensignal wird zur nächsten → spinalen Übermittlungsstelle transportiert (Funktion der Primärafferenz).

Die Transmission kann beispielsweise durch Lokalanästhetika unterbrochen werden. Im Sinne der → Integritätsregel beeinflusst die periphere Nozizeption die höhere → spinale Nozizeptionsverarbeitung. Die Nozitransduktion und zentripetale Nozitransmission werden dabei von einer *einzigen* peripheren Nervenfaser geleistet; die Nozitransformation über nichtneuronale und neuronale Mediatoren.

Der periphere sensible Nerv bzw. Nozisensor ist das
1. Neuron der Schmerzbahn, auch Primärafferenz genannt.

Er besteht aus den folgenden 4 Nervenabschnitten:
1. einen oder mehrere periphere »Terminale« mit Sensorfunktion: Nozitransduktion

2. einem Nerven-Axon als Signalleitung: Nozitransmission
3. Spinalganglion: Synthese-und Steuerungseinheit der Nervenzelle
4. Einen oder mehrere proximale »Terminale« (spinale präsynaptische Platte): synaptische chemische Modulation und elektrische Relaisverschaltung. An der präsynaptischen Platte finden wir Membranrezeptoren vor.

Der Nervenfortsatz zwischen Peripherie und Perikaryon bzw. Ganglion spinale wird durch den Nervendendriten, die kurze Verbindung zwischen Ganglion und Hinterhorn bzw. Hinterwurzel durch den Neurit gebildet; beide gehören funktionell zum peripheren Nervensystem.

Die nach Gewebsschädigung auftretende antidrome Reaktion ist teilweise opioiderg gesteuert und kann durch Opioidagonisten gehemmt werden (Yonehara 1992; Barber 1993; Shakhanbeh 1993): in diesem Sinne haben Opioide auch eine periphere analgetische Wirkung (Barber 1992; Stein 1993).

Die im Laufe eines Gewebstraumas induzierbaren Reaktionskaskaden können durch Prophylaxe (minimal invasive chirurgische Techniken vs. maximal invasive Techniken; evt. → präemptive Analgesie) verkleinert werden.

Pharmakologisch können Zellmembrane stabilisiert bzw. Auslösung der posttraumatischen Lipidkaskaden reduziert werden durch:
1. Kortikosteroide: sie stabilisieren die Lipidabbauphase im Abschnitt *vor* der Arachidonsäure (s. Lipocortine, Phospholipase A_2)
2. Saure antipyretisch-antiphlogistische Analgetika: sie stabilisieren in der Abbauphase *nach* der Arachidonsäure.

Ob die prätraumatische Gabe von *sauren* antipyretisch-antiphlogistischen Analgetika, Opioide oder Schwermetallen (Endoperoxidneutralisation), die durch das Trauma auslösbare Entzündungsreaktion hemmen kann und somit die posttraumatische klinische Analgesie verbessert, wird im Abschnitt → präemptive Analgesie (preemptive analgesia) kurz diskutiert.

Bei invasiven neoplastischen Weichteilinfiltrationen (v. a. Kopf-, Nackengegend; massive Lebermetastasierung; Beckenkarzinose) sind membranstabilisierende Kortikosteroide zur »Abschwellung« und Schmerzbeeinflussung indiziert (allein oder in Kombination mit eigentlichen Analgetika). Im gleichen Sinne können bei diesen Fällen Radiotherapie oder Diuretikagabe den Gewebedruck der Infiltration auf die gesunden Gewebe zu reduzieren.

Nicht nur Opiodrezeptoren (Lawrence 1992), endogene analgetisch wirksame Opioide wie β-Endorphin und Met-Enkephalin (Stein 1993; Yoshino 1992), sondern auch das Neuropeptid (Substanz P, Enkephaline) spaltende Enzym Enkephalinase kann in der entzündeten Synovialflüssigkeit nachgewiesen werden und zwar in quantitativer Abhängigkeit vorhandener Entzündungszellen wie Lymphozyten und Granulozyten (Appelboom 1991).

So beeinflussen Mediatoren und Nozisensoren sich gegenseitig, als ob eine Schmerzuhr aufgezogen würde (= periphere Sensibilisierung, die ihrerseits die spinale Sensibilisierung bzw. wind-up Phänomene über entsprechend erhöhten nozizeptiven Input unterhält). Damit darf die *Peripherie als erste Station einer Schmerzbearbeitung* bezeichnet werden, im Gegensatz zur spinalen Ebene, wo zusätzlich eine Informationsverarbeitung stattfindet (ob die peripheren Spinalganglien eine Informationsverarbeitung leisten, ist unbekannt).

Das spinale Kompartiment

Auf spinaler Ebene erfolgt eine komplexe Verarbeitung des nozizeptiven Eingangs. Die nozizeptive Information wird hierbei *verhaltensmässig* verarbeitet: d. h. auf spinaler Ebene erfolgen höhere, sinnvolle Gesamtkörperreaktionen auf periphere Reize im Rahmen eines Nozifensorsystems.

Ein einfaches Tierexperiment belegt dies:

Der Wischreflex des dekapitierten Frosches
Ein dekapitierter Frosch reagiert auf eine schädigende Noxe überraschend *differenziert*. Wird der Froschrücken auf der rechten Rückenseite mit einem in Essigsäure getränkten Tupfer gereizt, so wischt sich der dekapitierte Frosch die Noxe mit dem rechten Bein ab. Diese Abwehrbewegung können wir aufgrund des Gesagten als einfachen reflektorisch-motorischen spinalen Abwehrreflex verstehen. Wird nun aber zusätzlich das rechte Bein amputiert, reagiert der mutilierte Frosch auf einen erneuten Reiz mit einer *sinnvollen* Abwehrbewegung des verbliebenen linken Beines. Diese Abwehr kann nicht einfach als stereotyper Abwehrreflex interpretiert werden (Lembeck 1989). Eine solche differenzierte Abwehr kann nur erfolgen, wenn komplexe Schaltsysteme und modulierbare Programme vorhanden sind. Neben den klassischen elektrochemo-physiologischen Abläufen induzieren akute und v. a. chronische nozizeptive Eingänge auch molekulare Veränderungen im Zellinnern der nozizeptiven Neurone.

Auf spinaler Ebene erfolgt also eine komplexe *Verarbeitung* von nozizeptiven Signalen, die sich in die folgenden Funktionen zusammenfassen lassen:
1. Funktion der Nozitransmission
2. Funktion der Nozitransformation (»spinales Nozitransformationsmilieu«)
3. Funktion der (partiellen) Nozitranslation (Plastizität, »Schmerzgedächtnis«)

Nozitransmission und spinales Kompartiment

Aufbau von Relais

Afferenzen können auf spinaler und supraspinaler Ebene verschiedene Verbindungen eingehen und so mit nachgeschalteten Nervenzellen ein neuronales Verbundsystem oder *Relais* bilden. Der Einstrom peripherer Signale über sogenannte Primärafferenzen wird weitergeschaltet auf nachfolgende afferente und efferente Zweitneurone oder/und Interneurone. Zweitneurone können auf supraspinaler Ebene auf → Drittneurone weitergeschaltet werden.

Zweitneuron

Als Zweitneuron verstehen wir ein nachgeschaltetes Neuron. Das Zweitneuron kann afferent oder efferent wirken:

1. als zentripetale Zweitafferenz
Aus der Peripherie eintreffende nozizeptive Informationen werden in supraspinale Kerngebiete weitergeleitet. Dies erfolgt zum großen Teil über den → Vorderseitenstrang, der die nozizeptive Information zum Thalamus (Tractus spinothalamicus) und/oder zu Kernen des Hirnstamms (Tractus spinoreticularis) weiterleitet. Auch andere aszendierende Bahnen leiten nozizeptive Information, nämlich propriospinale Fasersysteme, die Hinterseitenstränge (über 90% der Lamina I Neurone, dieser Strang führt sonst klassischerweise die absteigende Hemmung), und postsynaptische Fasern in den Hintersträngen (Umschaltung in den Hinterstrangkernen).

Eine *Drittafferenz* besteht beispielsweise zwischen dem lateralen thalamischen Terminal und dem → Kortex im Falle der aufsteigenden neospinothalamischen Bahn.

2. als zentrifugale Efferenz
Zweitefferenzen schließen den Reflexbogen segmentaler autonomer oder motorischer Reflexe. Autonom sympathische Reflexe haben eine große Bedeutung bei der Entstehung mancher chronischer Schmerzzustände. → Motorische Reflexe dienen zur Abwehr (→ Beugereflex).

Während segmentale Reaktionen in der Regel physiologische Gegenregulationen zur Abwehr noxischer Reize vermitteln, können reflektorische Reaktionen in manchen Fällen auch pronozizeptive Funktionen haben (z. B. Hartspann, der seinerseits schmerzhaft ist).

Interneuron

Als Interneuron bezeichnen wir ein Zwischen- oder Schaltneuron. Wir unterscheiden afferente und efferente Interneurone: sie verstärken oder hemmen – als zwischen Afferenzen und Efferenzen dazwischengeschaltete Elemente – oligo- oder polysynaptische Funktionskreise und Funktionsketten. Diese über eigene multiple Transmittersysteme (*Koexistenzregel*) verfügende Vernetzung ermöglicht eine Modulation der neuronalen Datenverarbeitung. Die interneuronalen Kreise können auf spinaler Ebene eine Verbindung und damit Verarbeitungsmöglichkeit auch mit Neuronen eingehen, die keine nozizeptive sensorische Informationen übermitteln.

Ein Teil der spinalen Interneurone der Schmerzverarbeitung wirkt hemmend auf die aszendierende Schmerzmeldung und/oder regulierend auf den Signalaustausch zwischen der Erstafferenz und der Zweitafferenz. In den erwähnten spinalen Laminae I bis III der Substantia gelatinosa Rolandi sind Morphin-rezeptoren in großer Konzentration vorhanden, sowie eine Anzahl noch nicht vollständig bekannter und erforschter spinaler Mediatoren. Diese Übermittler werden beim Eintreffen der peripheren elektrischen Reizung ausgeschüttet und verändern das elektrische Verhalten der Efferenzen. Es passiert also das gleiche wie an der motorischen Endplatte: eine Folge von Aktionspotentialen wird in eine neuropharmakologische bzw. chemische Information kodiert; diese erzeugt auf der postsynaptischen Seite wiederum elektrische Potentialveränderungen. Der biologische Trick, eine elektrische Signalmeldung über chemische Kodifizierung unendlich zu variieren, ist vergleichbar mit der feinen Regulation des Muskeltonus über die Acetylcholinfreisetzung. Diese Schaltstelle bietet sich also an, die Informationskette »Schmerz« zu unterbrechen oder zu modifizieren: dies ist die stark modifizierte und wesentlich ergänzte (Erfindung der Rezeptoren und spezifischer Transmittersysteme) Grundidee der 1965 berühmt gewordenen → »Gate-control-Theorie« von Melzack u. Wall (1965).

Hemmende Interneurone sind relativ klein. Es wurde spekuliert, dass durch einen massiven afferenten Eingang aus der Peripherie über NMDA-Kanäle möglicherweise eine Anreicherung von intrazellulären Ca^{2+}-Ionen verursacht wird, die neurotoxisch ist und damit

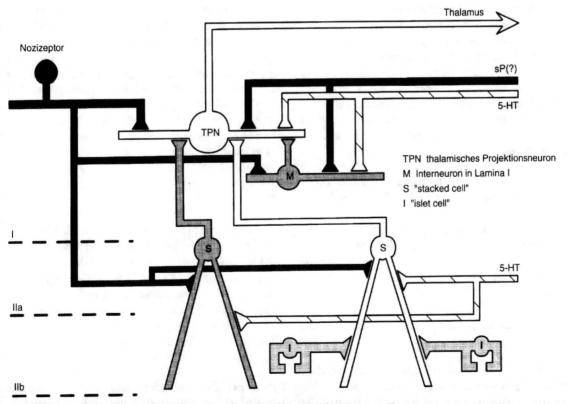

Abb. A-27. Haupttypen von Interneuronen in der Substantia gelatinosa. Erläuterungen s. Text

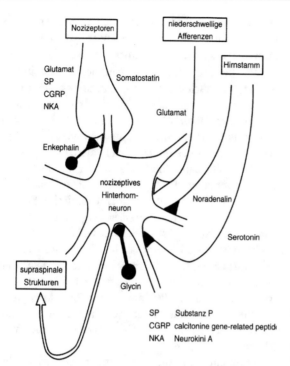

Abb. A-28. Beispiele für erregende und hemmende (*gefüllte Synapsen*) Verschaltungsmöglichkeiten im Hinterhorn. Prä- und postsynaptische Hemmung sind angedeutet.

langanhaltende Zelleffekte bis zum Zelltod bewirken kann (siehe: → Plastizität).

Interneurone der Substantia gelatinosa Rolandi

In der → Substantia gelatinosa Rolandi (s. unten) gibt es eine Gruppe von exzitatorischen Interneuronen (»stalked cells«), die die Informationsübertragung zwischen verschiedenen Tiefen (oder Laminae) des Hinterhorns vermitteln (Dubner 1983, Willis 1985): deshalb postuliert man ein eigenes, kompliziert aufgebautes segmentales Interneuronnetz, das als Schaltkreis zwischen Primär- und Zweitafferenzen eingebaut ist (Abb. A-27 und A-28).

Der Dendritenbaum dieser Neurone erstreckt sich über die Laminae II (Substantia gelatinosa) und III; das Axon sendet Informationen nach Lamina I und V (s. unten).

Interneurone vom Golgi Typ II (teilweise → »islet cells«) zählen zu den ausgesprochen hemmenden Interneurone. Ihre Dendriten sind auf eine Lamina beschränkt. Sie wirken an der segmentalen »Gate Control« mit.

Synapse

Die Synapse ist die Kontakstelle zwischen Nervenzellen und dem Plasmalemm anderer Zellen. Die Synapse bildet im Rückenmark die 1. Kontaktstelle zwischen der

nozizeptiven Afferenz und dem Zweitneuron. Die zentripetalen Aktionspotentiale werden als chemische Potentiale (Neurotransmitterquanten). Da eine Multitude von chemischen Überträgerstoffen in der gleichen Synapse vorhanden ist, erlaubt das synaptische Milieu eine ausgesprochene Signalmodulation (»spinale Nozitransformation«).

Die Synapse wird gebildet

1. vom kolbenförmigen, axonalen Ende der Primärafferenz bzw. dessen präsynaptischer Endigung,
2. vom Spalt zwischen der präsynaptischen Endigung der Primärafferenze und der postsynaptischen Endigung der Zweitafferenz bzw. Efferenz,
3. von der postsynaptischen Membran, die dem kolbenförmigen Ende des Axons gegenüberliegt.

Die präsynaptische Endigung enthält zahlreiche kleine Bläschen oder Vesikel. In diesen Vesikeln ist die Überträgersubstanz (→ Neurotransmitter) enthalten, die im entsprechenden Zellkörper im Spinalganglion synthetisiert wird und axonal in diese präsynaptischen Vesikel transport wird.

Beim Eintreffen eines Aktionspotentials wird/werden präsynaptisch Neurotransmitter in den synaptischen Spalt freigesetzt. Diese(r) reagier(t)en mit entsprechenden spezifischen Andockstellen bzw. Rezeptoren der postsynaptischen Membran, wo er/sie eine Funktionsänderung (Konformationsänderung) des entsprechenden Rezeptorsystems induzier(t)en mit entsprechenden intrinsischen Wirkungen.

Nicht alle Rezeptoren sind auf der postsynaptischen Membran lokalisiert, sondern die Nervenmembrane bzw. Nervenoberflächen verfügen über Rezeptoren entlang des ganzen Neuron: solche extrasynaptischen Rezeptoren sind empfänglich für diffundierende Transmitter (z. B. gasförmige Neurotransmitter wie NO oder CO; Basbaum 1993).

Die synaptische Verbindung kann afferente oder efferente Neurone betreffen.

Die Schaltung kann

- konvergent oder
- divergent

sein.

Damit ergeben sich folgende Verschaltmöglichkeiten:

- Schließung von motorischen spinalen Reflexbögen
- Schließung autonomer spinaler Reflexbögen
- Spinalsegmentale Kontrollschaltkreise mit Interferenz mit anderen nichtnozizeptiven Systemen
- Zentripetale Weiterleitung (Zweitafferenz: → aufsteigende Schmerzbahnen)
- Empfang zentrifugaler supraspinaler Efferenzen (→ absteigende Hemmbahnen)

Das spinale Nozitransformationssystem ist äußerst kompliziert, verfügt über komplizierte neuronale

Schaltkreise sowie über komplizierte synaptische Überträgermodi. Nur ein kleiner Teil der Schaltkreise und Überträgermodi sind erforscht. Die in diesen Funktionsrkreisen implizierten Neurone verfügen über intrazelluläre Molekularstrukturen, die plastisch sind.

EPSP

Durch die Bindung eines exzitatorischen Transmitters an Rezeptoren der postsynaptischen Membran wird in der postsynaptischen Zelle ein *exzitatorisches postsynaptisches Potential* (EPSP) ausgelöst. Wird eine Vielzahl von Synapsen gleichzeitig aktiviert, summieren sich die EPSPs. Wenn das Gesamt-EPSP des Neurons groß genug ist, kann am Axonhügel ein Aktionspotential ausgelöst werden. Da Neurone sehr viele Synapsen besitzen, wirken sie integrierend.

IPSP

Durch die Bindung eines hemmenden Transmitters an Rezeptoren der postsynaptischen Membran kann am postsynaptischen Neuron eine Hyperpolarisation, ein *inhibitorisches postsynaptisches Potential* (IPSP) erzeugt werden. Auch IPSPs summieren sich auf, wenn viele hemmende Synapsen aktiviert werden. Synaptische Hemmung wirkt der Entstehung von EPSPs entgegen.

Konvergenz und Divergenz

Die Axone afferenter Neurone zweigen sich auf und bilden Synapsen mit mehreren Nervenzellen. Dies nennt man »Divergenz«.

Erhält die Nervenzelle synaptische Endigungen von mehreren afferenten Fasern, erhält sie »konvergenten« Eingang.

Die sensiblen Schaltstellen in den → Rexed'schen Laminae können durch Konvergenz multiple unterschwellige afferente Signale verschiedener Provenienz fördern oder hemmen: so hemmen Mechanozeptoren aus dickkalibrigen A_β-Fasern durch interneuronale Vernetzung mit A_δ- sowie C-Synapsen in den Laminae II und V die zentripetale Ausbreitung nozizeptiver Signale: dies kann therapeutisch ausgenützt werden (durch periphere Aktivierung von A_δ-Fasern mit Transkutaner Elektro-Neuro-Stimulation TENS).

Zytoarchitektur des Hinterhorns

Wurzeleingangszone

Ungefähr die Hälfte aller ins Hinterhorn führender Primärafferenzen sind nozizeptiver Art (Zimmermann 1979). Die nozizeptiven Afferenzen erreichen das Rückenmark als erste zentrale Schmerzverarbeitungsstelle – mit Ausnahme derjenigen des Kopfes und

des Gesichts (→ Nucleus trigeminus) – über die Hinterwurzel und dringen in gleicher Weise über die sogenannte *Wurzeleingangszone* je nach Fasercharakter und Faserfunktion in die graue Masse der *Rexed-Schichten* ein (Kerr 1979). An der dorsalen Wurzeleingangszone verliert der afferente Nerv seine Markscheide. An dieser Stelle wird er deshalb besonders zugänglich für die intrathekale Applikation von Wirkstoffen wie Opioide und Lokalanästhetika.

Nicht-myelinisierte afferente Fasern aus dem gleichen Spinalganglion können die Rexed-Schichten jedoch auch über das *Vorder*horn erreichen oder dort mindestens Schleifen bilden (Light u. Metz 1978, Coggeshall et al. 1975): Aus diesem Grunde können in der Praxis schematische Eingriffe wie die dorsale Rhizotomie versagen.

Die A_δ- und C-Fasern bilden Synapsen mit Rückenmarkzellen in typischen Hinterhornschichten, die nach Rexed in 10 nummerierte Schichten eingeteilt wurden. Für die nozizeptiven Eingänge sind die Rexed Schichten (oder Laminae) II und V besonders wichtig. Daran schließen sich entsprechende aufsteigende Schmerzbahnen an.

Die dickeren A-Fasern, die den peripheren Berührungssinn (→ epikritische Sensibilität) zentripetal fortleiten, nehmen eine dorsomediane Stellung im Rückenmark ein und bilden die dorsalen Stränge. Die eintretenden Fasern der Druck- und Berührungsrezeptoren der Haut, Muskel-und Bindegewebe durchziehen ununterbrochen nach Abgabe von Kollateralen, beispielsweise zu den motorischen Vorderhornzellen als mono-oder polysynaptischer Eigen- oder Fremdreflex, als Hinterstrang das ganze Rückenmark bis zu den Kernen des verlängerten Markes, wo erst die Übertragung auf ein zweites Neuron stattfindet, das nach

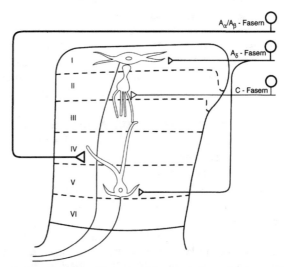

Abb. A-29. Einteilung des Hinterhorns nach Zytoarchitektur und Endigungen von primären Afferenzen

Kreuzung zum Thalamus und zum Kleinhirn zieht. Ein 3. supraspinales Neuron schließlich überträgt die einlaufenden Informationen auf bestimmte Gebiete der Großhirnrinde (Abb. A-29).

Tractus dorsolateralis Lissaueri

Als Lissauer-Randbündel (Tractus dorsolateralis) wird nach dem Breslauer Neurologen ein Faserbündel bezeichnet, das zwischen Hinterhornspitze und Oberfläche verläuft und sensorische Afferenzen (Schmerz-, Temperatur-, Tastempfindungen) führt, die in den Rexedschichten I, II und III Synapsen bilden (LaMotte 1977; Coggeshall et al. 1981). Aδ- und C-Fasern teilen sich hier T-weise in ab- und aufsteigende Äste. Der Lissauer-Trakt trennt den intrathekalen Raum vom Hinterhorn.

Laminae nach Rexed

Das Hinterhorn kann in nach → Rexed benannte Schichten unterteilt werden.

Zusätzlich sind die Rexed-Schichten in verschiedene Gruppen unterteilbar, nämlich:.

Klasse I, II, III – Einteilung nach neuronaler Klassifikation

Die Klasse I   umfasst Neurone ohne Nozizeptorinput.
Die Klasse II   umfasst Neurone vom Typ »WDR« (Nozizeptorinput und nichtnozizeptiver Input).
Die Klasse III umfasst Neurone vom Typ »NS«- Neurone (nozizeptorspezifischer Input).

Gruppe-A,B,C – Einteilung nach Schichten

Gruppe A

Die Gruppe A der Hinterhornschichten enthält die Randlamina I, sowie die Laminae II und Laminae III.

Lamina I erhält nozizeptiven Input aus tieferen Strukturen (vergleichbar mit dem lateralen Kern der Lamina V, s. unten). Bei experimentellen noxischen Reizungen peripherer Nerven ist v. a. in der Lamina I (und in reduzierter Form und später in Lamina V) eine temporäre Expression des IEG c-fos (s. unten) nachweisbar.

Die Lamina II und III (je nach Autor) wird auch als → Substantia gelatinosa Rolandi (Rolando 1824) bezeichnet (s. unten).

Der »Nucleus proprius« besteht aus den Laminae III und IV. Die Schichten I, II und III schließen unmittelbar an den Lissauer'schen Trakt an und werden von ihm mit Fasern versorgt.

Von da aus bildet sich ein anterolateraler bzw. spinothalamischer Trakt, in dem Aktionspotentiale direkt in supraspinale Zentren weitergeleitet werden. Andere Projektionen verlaufen über Interneurone mit mögli-

cher Verbindung zur → Lamina V. Auf dieser Verarbeitungsebene ist damit die Möglichkeit der Prozessierung, wie dies das Phänomen der → zeitlichen Summierung (Zweitschmerz) erfordert, möglich (Arbeiten von Price).

Die Laminae I und II–III sind die wichtigsten Empfangsstellen peripherer nozizeptiver Afferenzen vom C-Faser-Typ (Willis 1985; Price 1978, 1979). Die nozizeptiven Neurone in Lamina I projizieren zu über 90% über den Hinterseitenstrang (engl.: dorsolateral tract) zu höheren ZNS-Regionen, und zwar v. a. in pontine parabrachiale Kerne sowie prätektale Kerne (Rees u. Roberts 1993; Wiberg 1984; Willis 1989, Berkley u. Mash 1978). Dies ist inzwischen für mehrere Spezies (Ratte, Katze, Affe) bestätigt und dürfte auch für den Menschen zutreffen. Gleichzeitig funktioniert die Lamina II als die wichtige Empfangsstelle für → Efferenzen deszendierender noradrenerger und serotoninerger Hemmbahnen (Kwiat u. Basbaum 1992).

In Laminae I und II sind Opioidrezeptoren ebenso wie Peptidtransmitter vom VIP sowie → Somatostatin in Lamina II nachweisbar. In der Lamina I sowie der Substantia gelatinosa Rolandi (Laminae II–III) können zahlreiche Neurone mit Enkephalin-Immunoreaktivität nachgewiesen werden. Nach Durchtrennung der Hinterhornafferenzen, verschwinden diese Transmitter in diesen Schichten (s. → Integritätsregel, Plastizität; vgl. Abb. A-30).

Substantia gelatinosa Rolandi

Die Substantia gelatinosa Rolandi ist eine hochkomplizierte, in der Regel in zwei Schichten, einer äußeren und einer inneren, unterteilbare Zone. Die äußere (offenbar vorzüglich peptiderg gesteuert) Schicht empfängt dünne Afferenzen, die reich an Neuropeptiden sind (Substanz P, CGRP, s. unten), wogegen die innere (offenbar eher nicht-peptiderg gesteuert) Schicht eher Afferenzen empfängt, die Purinrezeptoren (P2X3, s. unten) sowie an der Nervenmembran spezielle lectin-

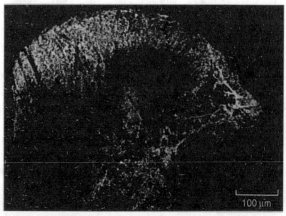

Abb. A-30. Immunhistochemische Lokalisation von Enkephalin in den äußeren Laminae des Hinterhorns. Erläuterungen s. Text

artige Glykoproteinstrukturen aufweisen. Diese 2 unterschiedlichen Schichten verfügen über entsprechende unterschiedliche molekulare Systeme, die zum grössten Teil in ihrer Bedeutung noch nicht erforscht sind.

Die Substantia gelatinosa ist Ort eines interneuronalen Funktionskreises, die mittels einer heterogenen Population von → Interneuronen in Verbindung mit Lamina V und anderen Laminae die spinale Nozitransformation insbesondere in Bezug auf Langzeitveränderungen (neuropathische Schmerzbilder, wind-up) entscheidend bestimmt. Wichtige modulierende Funktionen der synaptischen Nozitransmission zwischen Primär- und Zweitafferenzen (v. a. Interneurone der SG) werden dabei dem NMDA-Rezeptorensystem (pronozizeptiv), sowie Ca^{2+}-abhängigen Second-messenger-Systemen wie → Proteinkinase C, Kalzium-Calmodulin-Kinase II (αCaMKII), NO-Synthase, daneben auch dem (antinozizeptiv-hemmenden) GABA-System (s. unten) zugeschrieben.

Gruppe B

Die Gruppe B enthält die Laminae IV, V und VI mit polymodalen, nichtnozizeptiven und nozizeptiven Neuronen: je nach Reizstärke können sie verschieden hohe Entladungsfrequenzen aufweisen.

Die hier ankommenden peripheren Signale für Erstschmerz, aber auch (nichtnozizeptive) Heiss- und Kaltsensationen werden an die aufsteigende spinothalamische Schmerzbahn mit Ziel Thalamus und Kortex weitergeleitet.

Die Möglichkeit, Schmerz lokalisieren zu können, wird damit in diesen Laminae vorbereitet. Andere Hypothesen weisen auf die besonders kleinen rezeptiven Felder der NS-Neurone, die hauptsächlich in Lamina I vorhanden sind und sich für eine Lokalisation der Schmerzen gut eignen würden.

Zwischen Lamina V und VI bestehen sogenannte *propriospinale Vernetzungen*, die für die *räumliche*

Ausstrahlung von Schmerzen (»sekundäre Hyperalgesie«, Ausbreitung der rezeptiven Felder) nach peripherer punktueller Stimulation mitverantwortlich sind (Yezierksi 1980).

In dieser Gruppe enden auch die myelinisierten, nozizeptiven peripheren A_β-Fasern. Ihre periphere Reizung durch Kälte-oder Wärmeapplikation, durch Massage oder Akupunktur sowie elektrische transkutane Stimulation hemmt offenbar die aszendierende Schmerzmeldung von A_δ- und C-Fasern (Gate Control).

Als »lateraler Kern«wird eine laterale zur Lamina V zugerechnete Hinterhornschicht bezeichnet (wie Lamina I v.a. Input von Afferenzen aus tiefen Kompartimenten (Muskeln, Gelenke, innere Organe).

Gruppe C

Die Gruppe C wird durch die Laminae VII und VIII gebildet. Diese bilden den Nucleus intermedius.

Entsprechende Afferenzen werden über den paläospinothalamischen Traktus oder spinoretikulären Trakt zur Formatio reticularis des Rauten-und Mittelhirns mit Vernetzung zum limbischen System, thalamischen System, periaquaeduktalen Grau usw. weitergemeldet.

Die Lamina IX entspricht dem ventralen Horn. Hier ergibt sich die Möglichkeit, den Reflexbogen zu schließen (Motorik: Fluchtreaktion; Autonomes Nervensystem).

Als Lamina X wird die den Zentralkanal umschließende zellarme Zone bezeichnet.

Nucleus proprius

Als Nucleus proprius werden die Hinterhornschichten III und IV bezeichnet.

Subnucleus caudalis

Der Subnucleus caudalis wird als Analogon des spinalen Hinterhorns angesehen (engl. Bezeichnung daher: medullary dorsal horn; Hayashi et al. 1984; vgl. Abb. A-31).

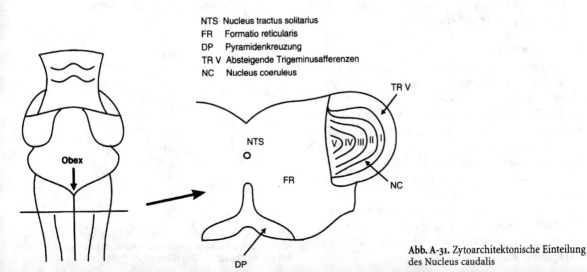

NTS Nucleus tractus solitarius
FR Formatio reticularis
DP Pyramidenkreuzung
TR V Absteigende Trigeminusafferenzen
NC Nucleus coeruleus

Abb. A-31. Zytoarchitektonische Einteilung des Nucleus caudalis

Nucleus trigeminus

Die Schmerzafferenzen aus Gesichts-und Kopfgegend enden in der Pars caudalis des Nucleus trigeminus (Erstneuron). Das Perikaryon des Erstneurons liegt im Ganglion trigeminale Gasseri. Nach Umschaltung auf das Zweitneuron im spinalen oder pontinischen N. trigeminus kreuzen die Fasern in das System der sogenannten → Schleifenbahnen. Der Nucleus trigeminus ist vereinfacht das Analogon des Hinterhorns für die Gesichts-und Kopfgegend.

Aufsteigende Schmerzbahnen

In den zellreichen Schichten I und II (jede Schicht hat typische Zellkolonien und Zellanordnungen) findet die 1. synaptische Übertragung und damit Modulationsmöglichkeit (»spinale Nozitransformation«) zwischen nozizeptiver Primärafferenz und Zweitneuron oder nozizeptiver Zweitafferenz statt, wobei
- C-Fasern *eher* in den Laminae II und V
- A_δ-Fasern *eher* in den Laminae I, II und V Synapsen bilden.

Die Kollaterale der nichtnozizeptiven A-Fasern (Hauttastsinn) verzweigen sich nicht im Lissauer'schen Trakt, sondern medial davon und bilden eher in der Lamina V Synapsen, wobei sie schleifenbildend bis in die Schicht III zurückfahren.

Die Lamina II ist ebenfalls von großer Wichtigkeit für die Integration der efferenten deszendierenden dämpfenden Schmerzbahnen.

Das afferente Zweitneuron, das durch die vordere Kommissur in den Vorderseitenstrang der Gegenseite wechselt, bildet den Ursprung der spinothalamischen und spinoretikulären Bahnen, die makroskopisch als vordere und seitliche weiße Rückenmarksubstanz oder Vorderseitenstrang imponieren.

Vom Einzugsgebiet des Trigeminus bildet sich der trigemino-thalamische Trakt. Alle aufsteigenden Gebiete scheinen den Thalamus als erste supraspinale Hauptstruktur zu erreichen.

Anatomie und Klinik

Die spinale zentripetale Transmission erfolgt v.a. im anterolateralen Quadranten. Dieser kann bei entsprechender Indikation zur Schmerztherapie neurochirurgisch (Chordotomie) durchtrennt werden (Spiller u. Martin 1912; Foerster 1913). Das mindestens partielle Wiedererlangen der Schmerzsensation nach einer chirurgischen oder traumatischen Chordotomie spricht aber für *mehrere* Wege (auch ipsilaterale) und für *multiple* Modulationsmechanismen.

In diesem Zusammenhang sei erwähnt, dass das neurochirurgische Konzept der mechanischen Durchtrennung reizspezifischer Nerven, Nervenbahnen und Kerngebiete wie

- periphere Nervendurchtrennung
- Durchtrennung der Hinterwurzeln
- Chordotomie
- Myelotomie
- trigeminale Traktotomie
- mesenzephale Traktotomie
- Thalamotomie
- Unterschneidung des motorischen Kortex usw.

nie eine endgültige und befriedigende Verbesserung der Schmerzsymptome erbracht haben. Die periphere und zentrale Schmerzverarbeitung ist zu komplex und zu dynamisch, als dass »*mechanistische* Medizinverfahren« zum Erfolge führen würden.

Vorderseitenstrang

Die im Hinterhorn gelegenen → Zweit-Neurone kreuzen zu einem großen Teil über die Commissura alba die Mittellinie (»Decussatio« der Commisura alba) und steigen im kontralateralen anterolateralen Quadranten des Rückenmarks auf. Ein kleiner Teil dieser Neurone bleibt hingegen ipsilateral (s. prinzipielle Bemerkungen zur chirurgischen Vorderseitenstrangdurchtrennung; vgl. Abb. A-32).

1. Der Traktus spinothalamicus

Das spinothalamische Bahnsystem führt über den *lateralen* Thalamus zum somatosensorischen Kortex. Die Ursprungsneurone des Traktus spinothalamicus liegen vorwiegend in den Laminae I und V. Ihre Axone projizieren zum ventroposterolateralen Thalamuskern (»Lemniscus spinalis«). Das thalamische Drittneuron projiziert in den somatotopisch organisierten sensorischen Kortex. Der Traktus spinothalamicus ist *somato-*

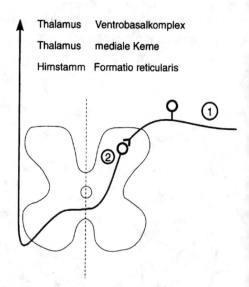

Thalamus   Ventrobasalkomplex

Thalamus   mediale Kerne

Hirnstamm   Formatio reticularis

Abb. A-32. Der Vorderseitenstrang: ① nozizeptive primäre Afferenz; ② Hinterhornneuron mit Axon, das im selben Segment auf die kontralaterale Seite kreuzt

topisch gegliedert (kaudale Fasern liegen eher lateral, kraniale Fasern eher medial). Die Aktivierung des Kortex über den Traktus spinothalamicus erfüllt die Funktion der → sensorischen *räumlichen* und *zeitlichen* Schmerzreizanalyse. Aus diesem »Lemniscus spinalis« gehen bei Schmerzreizung auch Signale in die Vierhügelplatte bzw. Colliculi superiores ab (Koordinationszentrum Vierhügelplatte induziert »Schmerzmydriasis« bzw. »Pupillenreaktion«).

2. Der Traktus spinoreticularis

Dieser Trakt rekrutiert sich vorwiegend aus den tieferen Laminae der grauen Substanz und zieht in die → Formatio reticularis im Rautenhirn (von der Brücke bis zum 1. Spinalnerven reichend und das Myelenzephalon und Metenzephalon umfassend), Mittel- und Zwischenhirn. Einige Autoren trennen die spinomesenzephale Verbindung als speziellen spinomesenzephalen Trakt vom Traktus spinoreticularis ab (Willis 1985; Bonica 1990). Ohne auf die Einzelheiten einzugehen, kann man ableiten, dass der Tractus spinoreticularis in engster Relation steht mit

- motorischen und autonome Reflexen (Rückenmark),
- vegetativen Reaktionen, Wachheit, Aufmerksamkeit (Hirnstamm, Formatio reticularis),
- zentraler Schmerzmodulation (Periaquaeduktales Grau, Nucleus raphe magnus, N. praetectalis, Habenulae, Nucleus ruber, ventrolaterale Medulla, Locus coeruleus verschiedene pontine, medulläre und kortikale Hirnabschnitte etc.),
- affektiv-emotionalen Reaktionen (medialer Thalamus, limbisches System).

Der Hinterstrang

In ihm verlaufen die wichtigsten Signale der kutanen Mechanorezeption. Die streng somatotopisch geführten Axone, deren Perikarya peripher in den Spinalganglien lokalisiert sind, verlaufen ungekreuzt unter Abgabe multipler Kollateralen direkt als Fasciculi gracilis und cuneatus bzw. Goll-und Burdach'scher Strang in die entsprechenden gleich benannten Nuclei des verlängerten Marks. Das Zweitneuron dieses Systems führt als sogenannter Tractus bulbothalamicus oder Lemniscus medialis zum thalamischen System, wo sie als Fibrae arcuatae internae auf die Gegenseite kreuzen (Lemniscuskreuzung). Nach der Kreuzung sind diese Fasern Nachbarn des Tractus spinothalamicus und Trigeminus. Als mediale, trigeminale und spinale Schleifenbahnen (lat. lemniscus: das Band, die Schleife) liegen sie oberflächlich und neurochirurgisch zugänglich lateral im Mittelhirn. Nach Arbeiten von Willis soll der Hinterstrang auch den Hauptanteil der viszeralen Nozitransmission fortleiten (vgl. Abb. A-33, A-34 und A-35).

Direkte spinozerebrale Bahnen

Neben direkten spinohypothalamischen sind im Tierversuch direkte spinotelenzephale Nozizeptionsprojektionen nachweisbar. Es wird angenommen, dass diese Bahnen die mit Nozizeption verbundenen emotionalen, autonomen und neuroendokrinen Co-Reaktionen vermitteln (Giesler et al. 1994).

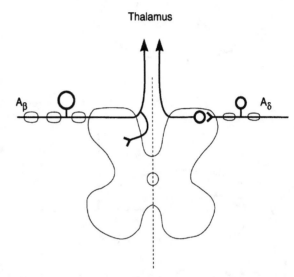

Abb. A-33. Nozizeptive postsynaptische Hinterstrangprojektionen zum Thalamus (*rechts* dargestellt); *links* sieht man die Hinterstrangprojektionen von dicken afferenten Fasern, die erst in den Nuclei gracilis und cuneatus im Hirnstamm verschaltet werden. Die postsynaptischen Neurone projizieren dann zum Thalamus

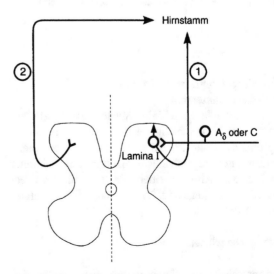

Abb. A-34. Nozizeptive Projektionen im Hinterseitenstrang. Viele nozizeptive Neurone der äußeren Hinterhornschicht projizieren ipsi- oder kontralateral im Hinterseitenstrang zum Hirnstamm ①. Unter ② ist auf der anderen Seite dargestellt, daß die absteigenden schmerzhemmenden Fasern aus dem Hirnstamm auch im Hinterseitenstrang projizieren

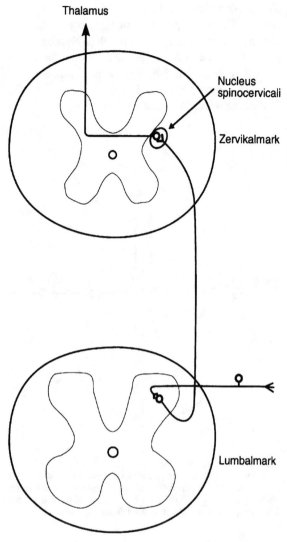

Abb. A-35. Nozizeptive Projektionen im Tractus spinocervicalis

Der Flexor-Reflex beim Menschen

Flexorreflexe sind von der bewussten Schmerzwahrnehmung unabhängige nozifensive Fluchtreflexe, die im Kontext der Nozifension zum Schutz und zum Schutz nach Stimulierung von peripheren Nozisensoren automatisch ablaufen.

Flexorreflexe können z. B. experimentell durch elektrische Nervenstimulation ausgelöst werden. Die nozizeptiven Flexionsreflexe sind polysynaptisch aufgebaut. Zwischen objektiver Stimulationsstärke, Amplitude des Flexorreflexes und subjektiver Schmerzerlebnis lässt sich eine lineare Beziehung feststellen (Hugon 1973; Willer 1977; Dowman 1991).

Spinale Reflexe können durch absteigende Hemmsysteme supraspinalen Ursprungs gehemmt werden (Willer 1979); auf supraspinaler Ebene kann die Schmerzempfindung ebenfalls durch → diffuse Kontrolle gehemmt werden (»diffuse noxious inhibitory controls«, Le Bars u. Willer 1993).

Spinale Nozitransformation

Dank synaptischer nervaler Relais (s. oben) kann die Nozitransmissionsrate zwischen Primärafferenz und Sekundärafferenz über multiple elektrische, chemische sowie nicht-neuronale Signale moduliert werden. Die synaptische Rolle anderer zellulärer Systeme, beispielsweise von Neuroglia-Zellen (Watkins et al. 1997), ist Gegenstand der Forschung.

Die chemogene synaptische Modulation erfolgt über
- Endoliganden: Neurotransmitter
- Rezeptoren

Viszerale spinosupraspinale Bahnen im medianen Hinterhorn

Eine punktuelle Mittellinien-Myelotomie (perkutane 5 mm tiefe Nadelschädigung beidseits des medianen Septums auf Höhe T8) bei einem Patienten mit therapieresistenten viszeralen Schmerzen im Beckenbereich resultierte in Schmerzfreiheit: ein Indiz für eine neue postulierte aufsteigende Schmerzbahn für viszeralen Input (Nauta et al. 1997).

Absteigende Schmerzbahnen

Das zentrale Kompartiment verfügt über mehrere deszendierende Hemmsysteme, die aus supraspinalen Kerngebieten in das Hinterhorn projizieren: sie werden im Abschnitt → supraspinales Kompartiment besprochen.

Spinale Neurotransmitter

Ein Neurotransmitter überträgt ein afferentes elektrisches Nervensignal in Form eines chemischen Quantums zum postsynaptischen Nerventerminal. Wir können folgende Neurotransmitter unterscheiden:
- Gasförmige Neurotransmitter (NO, CO)
- Aminosäuren und Amine
- Neuropeptide
- diverse Neurotransmitter: Prostaglandine

Die Wirkung der Neurotransmitter kann im Sinne einer Förderung oder einer Hemmung der Nozitransmission sein. Je nach »Neurotransmitter-Suppe« wird die Signalübertragung feinstens variiert:

Ein schnell wirksamer Transmitter, z. B. die Aminosäure Glutamat, führt zur Depolarisation der Nervenzelle im Millisekundenbereich. Ein langsam wirkender

Transmitter, z. B. ein Neuropeptid, führt zur langsamen Depolarisation der Nervenzelle (s-min-Bereich). Aus diesem Grund werden Transmitter mit langsamer Wirkung auch → Modulatoren genannt, weil sie eher ein »Terrain für Depolarisation« vorbereiten und somit eine schnelle Depolarisation bei einem synaptischen Eingang von nozizeptiven Afferenzen begünstigt oder hemmt, kurz: die Nozizeption moduliert. Die Wirkdauer von schnellen und langsamen Transmitter hängt ab von ihrer Rezeptoraffinität und von ihrer Elimination (Abbau). Die Potenz der Neurotransmitter ist unterschiedlich: die in diesem Kapitel besprochenen Peptide weisen eine Gewebskonzentration von wenigen pikomol pro mg auf und sind in einer Konzentration im nanoMol-Bereich wirksam. Neurotransmitter werden in präsynaptischen Vesikeln gespeichert und auf entsprechende ankommende elektrische Nervensignale aus Vesikeln freigesetzt. Durch die reversible nichtchemische Besetzung der postsynaptischen Rezeptoren werden Konfigurationsänderungen ausgelöst, die ihrerseits das Funktionieren von entsprechenden Ionenkanälen beeinflusst.

Transmitter wirken exzitatorisch, wenn sie postsynaptisch eine De- oder Hypopolarisation induzieren und inhibitorisch, wenn sie eine Hyperpolarisation bewirken. Die synaptische Transmission verfügt gleichzeitig über verschiedene Transmittersysteme und kann deshalb sehr fein reguliert werden. Einige Stoffe verhalten sich als Transmitter im engeren Sinne, andere wiederum wirken über verschiedenste Mechanismus:

Putative Transmitter

die antidrom vom Spinalganglion an die peripheren Terminal bzw. Nozisensoren transportierte Substanz P wirkt dort als → Mediator, spinal und supraspinal jedoch als → langsamer Transmitter bzw. → Modulator. Aus diesem Grunde wird etwas unterschiedlich ab und zu das Adjektiv putativ der Bezeichnung Transmitter zugefügt. Der Ausdruck putativ (lat.: putare: erwägen, meinen) wird aus der Rechtssprechung übernommen und heißt: vermeintlich (hypothetisch).

Retrograde Transmitter

Das Zellgas NO spielt in eine (noch ziemlich spekulative) Rolle in der synaptischen Übertragung. Das Gas passiert leicht Biomembranen und hat eine Halbwertzeit von Millisekunden bis Sekunden (Meller u. Gebhart 1993). Das Gas wird durch das Enzym NO-Synthase (NOS) produziert. Das Enzym NOS wird in ZNS-Neuronen – darunter Hinterhornzellen – und Gliazellen in

verschiedenster funktioneller Form nachgewiesen. Das kleine, reaktive, wasserlösliche Gasmolekül kann auf der postsynaptischen Seite nicht nur an Ort und Stelle eine Wirkung entfalten, sondern dank der Gasqualitäten leicht über die synaptischen Spalte in das präsynaptische Neuron diffundieren und dort eine modulierende Wirkung entfalten (Baringa 1991). Deshalb wird NO auch als *retrograder* Transmitter bezeichnet. NO scheint in Zusammenhang mit der Aktivität von NMDA-Rezeptoren auf spinaler Ebene in pathologische Schmerzzustände wie Hyperalgesie über eine Reaktionskette NMDA-Rezeptoraktivation und folgender Produktion von NO und cGMP zu wirken. Damit wäre NO als interzellulärer Zweitbote zu betrachten (Bredt u. Snyder 1989, 1992; Bredt et al. 1990; Dawson 1992).

Modulator

Langsam wirkende Transmitter kann man auch als »Modulatoren« bezeichnen. Die → Substanz P ist in diesem Kontext mit Sicherheit die am besten untersuchte Substanz und war lang als *das* Schmerzpeptid und Schmerztransmitter im Gespräch. Inzwischen weiß man, dass auch andere Peptide in primären Afferenzen enthalten sind, bei Aktivität freigesetzt werden und ähnliche Effekte auslösen. CGRP hat z. B. auch Effekte auf die Gefäße. Neurokinin A wird auch im Hinterhorn freigesetzt, diffundiert weiter und bleibt länger vorhanden als die Substanz P (die enzymatisch schnell abgebaut wird). Neurokinin A bewirkt wie die Substanz P eine langsame Depolarisation, die auch langsam wieder abklingt. Aus diesen Gründen können langsam depolarisierende Peptide im Gegensatz zu den schnelle und klassischen Transmittern wie Glutamat etc. auch als Modulatoren bezeichnet werden. Die langsame Depolarisation könnte über Wegnahme des Magnesiumblocks (Woolf 1991; Thompson 1991) zur Öffnung der NMDA-Kanäle und damit zu langanhaltenden Effekten beitragen, die als plastische Veränderungen prinzipiell bis zum Zelltod (toxische Akkumulation von intrazellulären Ca^{2+}-Ionen) führen könnten.

Spinale Nozitransmission: Gase

Gase als biologische Messenger haben wegen ihrer physikalischen Eigenschaften eine eigenständige Kinetik. Sie werden nicht gespeichert, sondern ad hoc synthetisiert und freigesetzt. Sie gehorchen den Gasgesetzen und diffundieren so in dreidimensionaler Art. Sie haben somit die Möglichkeit, als »retrograde Transmitter« zu fungieren: beispielsweise von der postsynaptischen Membran »antidrom« zu präsynaptischen Membran- und Intrazellulärstrukturen. Der retrograden Transmission wird eine Rolle bei Langzeitfunk-

Spinale Nozineurotransmitter

Endoligand	Rezeptor	Effekt	Exoliganden
1. Gase			
(NO)		aktiviert NMDA-Rezeptoren	NOS-Enzymhemmer
2. Aminosäuren			
Glutamat	postsyn. NMDA-Rezeptoren	Exzitation WDR-Neurone	Ketamin
	AMPA-Rezeptoren		
	Kainat-Rezeptoren		
Glycin	postsyn. EAA-Rezeptoren	Exzitation WDR-Neurone	Strychnin
Asparaginsäure			
3. Amine			
Acetylcholin	prä/postsyn. M_1-, M_2-Rezeptoren	Hemmung WDR-Neurone	Atropin
Acetylcholin	Nikotinrezeptoren		
Noradrenalin	α_1-Rezeptoren		
	prä/postsyn. α_2-Rezeptoren	Hemmung SP, Hemmung WDR	Clonidin
Dopamin	D_2-Rezeptoren	Hemmung SP	
GABA	prä/postsyn. $GABA_A$-Rezeptoren	Hemmung SP, Hemmung WDR	Midazolam
	prä/postsyn. $GABA_B$-Rezeptoren	Hemmung WDR	Baclofen
Serotonin	prä/postsyn. 5 HT 1A	Hemmung WDR	
	5 HT 1B		Ketanserin
	5 HT 2		
	prä/postsyn. 5 HT 3	Förderung SP, Hemmung WDR	
	5 HT 4		
Adenosin	postsyn. A_1-Rezeptor	Hemmung WDR	Theophyllin
	postsyn. A_2-Rezeptor	Hemmung WDR	
4. Peptide			
Enkephalin	prä/postsyn. μ-Rezeptor	Hemmung SP, Hemmung WDR	Morphin
	prä/postsyn. δ-Rezeptor	Hemmung SP, Hemmung WDR	DADL
Dynorphin	prä/postsyn. κ-Rezeptor	Hemmung WDR	
Nociceptin			
Galanin			
Neuropeptid Y 1-36	prä/postsyn.	Hemmung SP	
Neurotensin	?		
Substanz P	$NK_{1,2,3}$-Rezeptoren	langsame Depolarisation	Capsaicin
CGRP	?		
VIP	?		
5. Prostaglandine			
Prostaglandine	PG-Rezeptoren		antipyretische Analgetika
Prostacycline	PG-Rezeptoren		antipyretische Analgetika
Thromboxane	PG-Rezeptoren		antipyretische Analgetika

tionsveränderungen der interneuronalen Kommunikationen sowie bei Gedächtnisleistungen zugemessen (Dawson u. Snyder 1994; Medina u. Izquierdo 1995). Gasförmige Neurotransmitter sind möglicherweise wegen ihrer physikalischen Eigenschaften nichtspezifisch: d. h. sie können alle benachbarten Strukturen, beispielsweise somatische wie autonome Fasersystem beeinflussen.

NO

Drei Enzyme-Isomere produzieren NO:
1. die konstitutive, durch Stimuli induzierbare neuronale NO-Synthase (Synonyme: nNOS; Typ 1 NO-Synthase)
2. die über Immunzellen (v. a. Makrophagen) induzierbare NO-Synthase (Typ II)
3. die konstitutive, aber durch Stimuli induzierbare endotheliale NO-Synthase (Typ III).

Freier molekularer Sauerstoff und freies L-Arginin werden enzymatisch zu NO sowie L-Citrullin aufgespalten: notwendige Kofaktoren sind NADPH (Nicotinamid-Adenin-Dinucleotid-Phosphat), Flavine sowie Tetrahydrobiopterin. Die nNOS kann durch intrazelluläre Ca^{2+}-Konzentrationserhöhung aktiviert werden. Die Anwesenheit von NOS kann durch immunohistochemische Methoden nachgewiesen werden. Im zentralen Nervensystem hat NO wahrscheinlich 2 prinzipiell verschiedene Rollen, nämlich:
1. eine Neurotransmitterrolle,
2. eine Neuroprotektorrolle als Ko-Regulator der Perfusion nach Ischämie etc. (Nemoto et al. 1997),
3. eine Immunprotektorrolle im ZNS (Okuda et al. 1997).

Die Rolle des spinalen Neurotransmitters NO bzw. der (neuronalen) NO-Synthase in Bezug auf die spinale

Nozitransmission ist allerdings noch nicht endgültig geklärt, obwohl das NO-System in spinalen und supraspinalen Strukturen weitverbreitet ist (Greenwood et al. 1997). Mitbeteiligt am NO-System sind wahrscheinlich die Guanylat-Cyclase, der second Messenger cGMP, die exzitatorischen Aminosäuren sowie der NMDA-Rezeptor.

Die spinale Nozitransformation/Nozitransduktion durch NO erfolgt in den oberflächlichen Lamina II des HH, in Lamina X sowie in gewissen spinalen Bahnen (Greenwood et al. 1997). Das spinale NO-System ist mit dem spinalen NMDA-Rezeptorsystem involviert (Meller u. Gebhart 1993; Takano et al. 1997). NO fördert über NMDA-Rezeptoren die spinale Nozitransmission. Spezifische NOS-Inhibitoren wirken antinozizeptiv.

Interaktionen mit zentralem Opioid-, NO- und Serotoninsystem

Zwischen dem Opioidsystem und dem NO-System bestehen Interaktionen: im Tierexperiment induziert die Gabe von Morphin naltrexonreversibel die NOS-Aktivität in spinalen und supraspinalen Regionen (Kumar u. Bhargava 1997). Die chronische Morphingabe induziert die Anzahl von NOS-aktiven Neuronen im Rückenmark (Ratte; Machelska et al. 1997).

Die intrazerebrale bzw. supraspinale Gabe von β-Endorphin (4 μM) setzt Met-Enkephalin frei, das über spinale δ_2-Rezeptoren einen ausgeprägten antinozizeptiven Effekt induziert. Bei barbituratnarkotisierten Ratten wurde spinal Met-Enkephalin unter Radioimmunassay-Kontrolle mikroperfundiert und dabei die Antinozizeption im Tail-flick Test gemessen. Der NOS-Inhibitor N(omega)-Nitro-L-Arginin blockte diesen antinozizeptiven Effekt; diese Blockade konnte durch die eine intrathekale Gabe von 50 μg L-Arginin aufgehoben werden. Man nimmt an, dass der NOS-Blocker die präsynaptische Freisetzung von Met-Enkephalin hemmt (Tseng et al. 1997). Die 4-tägige Gabe von L-Arginin (200 mg/kg i.p., Mäuse) reduzierte die durch Morphin induzierbare Antinozizeption, erniedrigte die Konzentration von Morphin (Mittelhirn, Pons, Medulla, Hippocampus, Striatum, Rückenmark; jedoch nicht in Kortex, Mandelkern und Hypothalamus) und erhöhte die NOS-Aktivität im Mittelhirn gegenüber Kontrolltieren (Bhargava et al. 1997).

Die Freisetzung von Substanz P im Rückenmark wird serotoninerg mitgesteuert (über Serotonin, 5-HT$_3$-Rezeptoren) unter Beteiligung intrazellulärer Messengersysteme mit zyklischem Guanosinphosphat (cGMP) und NO (Inoue et al. 1997). Im akuten und chronischen Schmerzexperiment beim Versuchstier induzierte die intrathekale Gabe von NOS-Inhibitoren (N(G)-Nitro-L-Arginin, 50 μg i.t.) eine signifikante dosisabhängige Verstärkung der antinozizeptiven Wirkung von 0,5 μg Morphin, bis 2,5 ng μ-Enkephalin, bis 0,5 μg δ-Enkephalin intrathekal sowie zu einem geringeren Grad mit

κ-Agonisten (Tail-flick, Pfotendruck, Formalintest, Ratte; Machelska et al. 1997).

Nach experimenteller Rückenmarksschädigung (Ratte, Ischämieschaden) wird eine chronische → Allodynie ausgelöst. Dieser neuropathische Schmerzzustand kann durch systemische NOS-Blocker (L-NAME) dosisabhängig aufgehoben werden (UAW: arterielle Hypertension); andere spezifische NOS-Blocker reduzierten ebenfalls die Allodynie (UAW: motorische Defizite in hoher Dosierung; Hao u. Xu 1996).

Bei einem durch das experimentelle Bennet-Modell (Ratte, N. ischiadicus; thermale Hyperalgesie) ausgelösten mononeuropathischen Schmerzzustand wurde nach lokaler (an der Läsionsstelle) Mikroapplikation (osmotische Pumpe) des systemischen NOS-Hemmers L-NAME bei 8 von 10 Ratten keine signifikante thermischinduzierbare Hyperalgesie ausgelöst (Thomas et al. 1996).

CO und Hämoxygenasesystem

Das Gas CO wird als putativer ultrarapider Neurotransmitter diskutiert.

Das Enzym Hämoxygenase katalysiert den Abbau von Häm zu Eisen, CO und Biliverdin in Gegenwart von molekularem Sauerstoff und reduzierter NADPH. CO ist somit ein Produkt des Abbaues von Häm zu Bilirubin durch das Enzym Häm-Oxygenase (Maines 1997).

Folgende putative Rolle werden dem gasförmigen Transmitter CO zugeschrieben:
1. neuronale Signalübertragung,
2. Modulation des Gefäßtonus,
3. diverse Funktionen bei Ischämie, endotoxischem Schock, Exzitotoxizität etc. (Marilena 1997).

Im ZNS konnte die Messenger RNS nachgewiesen werden und zwar in Ko-Lokalisation mit der Messenger RNS für die → Guanylylcyclase. Bei der Ratte aktiviert CO die PG-Endoperoxidase (Hypothalamus, Astrozyten; Mancuso et al. 1997) und damit die Produktion von → PGE$_2$. In Zellkulturen (olfaktorielle Neurone) induzierte ein potenter, selektiver Inhibitor der Hämoxygenase eine Verarmung an cGMP. Es wird vermutet, dass CO wie NO ein physiologischer Regulator des zyklischen GMP-Systems ist und als zentraler Neurotransmitter funktioniert (Verma et al. 1993).

CO wird als putativer Neurotransmitter bei mechanisch induzierter Hyperalgesie vermutet (im Gegensatz zu NO, das in thermisch induzierter Hyperalgesie involviert ist: s. oben; Meller et al. 1994). CO soll die Guanylylcyclase aktivieren.

CO kann über die Modulation des endogenen zyklischen Guanosin-Monophosphatsystems (cGMP) langanhaltende Veränderungen im sensorischen olfaktorischen System bewirken (Tierversuch: Salamander; Zufall u. Leinders-Zufall 1997).

Das zentrale CO-System scheint besonders in der ontogenetischen Frühphase ausgeprägt zu sein (Cook et al. 1997: Nachweise im Hippocampus).

Spinale Nozitransmission: Aminosäuren und Amine

Exzitatorische Aminosäuren
Exzitatorische Aminosäuren wie → Glutamat, Aspartat werden als wichtigste Transmitter im nozizeptiven System angesehen. Sie sind wahrscheinlich der Haupttransmitter nozizeptiver Afferenzen.

Glutamat
Glutamat ist ein Neurotransmitter im peripheren und zentralen Kompartiment. Schon 1954 hat Hayashi die Rolle von Glutamat als exzitatorischer Aminosäure erkannt (Hayashi 1954). Die iontophoretische Glutamatapplikation depolarisiert spinale Neurone (Curtis et al. 1959), darunter auch solche, die von C-Fasern Input bekommen (Schneider u. Pearl 1985). Glutamat wird in hoher Konzentration im Bereich der dorsalen Eintrittswurzel nachgewiesen (Graham et al. 1967), und zwar in der Substantia gelatinosa Rolandi (Greenamyre et al. 1984). Im Tierversuch konnte die spinale Freisetzung von exzitatorischen Aminosäuren nach peripherer nozizeptiver Stimulation nachgewiesen werden (Skilling 1988). Wahrscheinlich gehören entsprechende Aminosäuren zu schnell wirksamen und praktisch ubiquitären Transmittern des zentralen Nervensystems. Lokal iontophoretisch appliziert, führen sie zu einer schnellen Depolarisation im ms-Bereich. Es bestehen putative Interaktionen zwischen »langsam wirkenden Neuropeptiden« wie Substanz P, CGRP und »schnellen exzitatorischen Aminosäuren«: s. → Koexistenz.

Glutamat ist der exzitatorische Transmitter der *absteigenden* Schmerzbahnen. Glutamat wird in agranulären Speicherbläschen von C-Faser-Terminals gespeichert. In unphysiologischer extrazellulärer Konzentration, wie dies bei mechanischen oder hypoxischen Hirnschädigungen durch abnorme Glutamatfreisetzung aus geschädigten Zellen vorkommen kann, kann Glutamat als *Neurotoxin* wirken und eine Art »Schädigungskaskade« induzieren, die mit dem Absterben weiterer Zellen endet (Rothman u. Olney 1986; Choi 1988; Choi et al. 1988).

Glutamat ist ein Neurotransmitter im peripheren Entzündungsmilieu. Glutamat ist in Makrophagen und Entzündungsexsudat nachweisbar (Nordlind et al. 1993; Omote et al. 1998; Piani et al. 1991, de Groot u. Carlton 1998), in Primärafferenzen (Schaible u. Grubb 1993) sowie in postganglionären sympathischen Efferenzen: unter tierexperimentellen Entzündungsbedingungen ist nachgewiesen worden, dass postganglionäre sympathische Fasern Rezeptoren vom Typ NMDA, AMPA und Kainat exprimieren (Coggeshall u. Carlton 1999). Es wird angenommen, dass eine glutaminerge Aktivation

postganglionärer Fasern die Freisetzung von Noradrenalin und Prostaglandinen fördert und somit das periphere Transduktionsmilieu benachbarter Primärafferenzen im pronozizeptiven Sinne fördert (Coggeshall u. Carlton 1999).

Spinale Nozitransmission: Peptide

Substanz P
Die Mediator-Rolle der axonal und antidrom vom Spinalganglion aus in das periphere Mikromilieu transportierten Substanz P wird im peripheren Kompartiment besprochen.

Die Substanz P hat auch eine Neurotransmitter-Rolle. Sie wird vom Spinalganglion aus axonal und orthodrom ebenfalls über A_δ- und C-Fasern und die medianen Hirnstammganglien in die Rexed Schichten I, II und III und V transportiert. Hier wirkt sie als langsamer Transmitter, indem sie – teilweise über → Interneurone – die zentripetale Nozitransmission an das Zweitneuron im pronozizeptiven Sinn fördert und zwar über eine langsame, länger anhaltende Depolarisation. Die synaptische Freisetzung von Substanz P wurde u. a. nach thermischer Hautreizung tierexperimentell nachgewiesen (Duggan et al. 1987).

Präsynaptisch kann die Freisetzung der pronozizeptiven Substanz P opioiderg gehemmt werden (Pernow 1983; Aronoff u. Sweet 1985). Die intrazerebrale Applikation von Substanz P zeigt eigenartigerweise bei niedriger Dosierung eine zentrale Analgesie, die naloxonreversibel ist. Dies unterstützt die These, dass die Substanz feinregulierend in die synaptische Schmerzmodulation eingreift und nicht nur als einfacher Schmerztransmitter funktioniert. Die Substanz P kann offensichtlich auch andere nichtnozizeptive Hirnzellen stimulieren, wie beispielsweise motorische Zellen des (ebenfalls sensorische Zellen des Hinterstrangkerns enthaltenden) Nucleus cuneatus (Pernow 1983).

Die Neuropeptidsynthese in den Spinalganglien wird durch den in den peripheren Geweben gebildeten und axonal an den Peptidsyntheseort Spinalganglion transportierten → Nervenwachstumsfaktor (Nerve Growth Factor, NGF) unterstützt (→ Capsaicin).

Spinale Prostaglandine

Sowohl Hinterwurzelganglienzellen als auch Neurone (und wahrscheinlich andere Zellen) des Rückenmarks synthetisieren Prostaglandine, wobei sowohl die Cyclooxygenase-1 (COX-1) als auch die Cyclooxygenase-2 (COX-2) Bedeutung besitzen. COX-1-artige Immunreaktivität ist schwach im Hinterhorn des Rückenmarks ausgeprägt, dagegen markant in kleinen bis mittelgroßen Hinterwurzelganglienzellen. COX-2-Immunreaktivität wurde im Hinterhorn, aber nicht in den Hinterwurzelganglienzellen gefunden (Beiche et al.

1996; Willingale et al. 1997). Die Expression von mRNA für COX-2 steigt im Rückenmark als Folge einer peripheren Entzündung an (Beiche et al. 1996; Hay et al. 1997). Möglicherweise tragen auch nichtneuronale Zellen zu diesem Anstieg bei (Ichitani et al. 1997).

Prostaglandine können im Rückenmark freigesetzt werden. Erstmals wurde die Freisetzung von Prostaglandin E_1 (PGE_1) und Prostaglandin $F_{1\alpha}$ ($PGF_{1\alpha}$) am Rückenmark des Frosches gezeigt. Die elektrische Reizung von peripheren Nerven führte zu einer Erhöhung dieser Prostaglandine über die Basisfreisetzung (Ramwell et al. 1966). Eine spontane Freisetzung von Prostaglandin D_2 (PGD_2) und Prostaglandin E_2 (PGE_2), aber nicht von Prostaglandin I_2 (PGI_2) oder Prostaglandin $F2_{2\alpha}$ ($PGF_{2\alpha}$) wurde im Rückenmark von Ratten gefunden (Malmberg u. Yaksh 1995; Willingale et al. 1997; Ebersberger et al. 1997). Die spinale Freisetzung von PGE_2 ist erhöht in der frühen und späten Phase des nozizeptiven Verhaltens im Formalintest, bei dem Formalin in die Pfote gespritzt wird (Malmberg u. Yaksh, 1995; Scheuren et al. 1997). Diese Freisetzung ist abgeschwächt in Ratten, die neonatal mit Capsaicin behandelt wurden (Hua et al. 1997). Auch die intraplantare Injektion von Freund's complete adjuvant führt zu einer erhöhten Freisetzung von 6-keto-$PGF_{1\alpha}$ and PGE_2 (Hay et al. 1997). Eine erhöhte Freisetzung von PGE_2 im Rückenmark wurde auch bei akuter Entzündung des Kniegelenks gefunden (Ebersberger et al. 1999; Yang et al. 1996). Rückenmarkslices von Tieren, bei denen 24 Stunden vor der Entnahme des Rückenmarks eine Gelenkentzündung erzeugt worden war, zeigten eine erhöhte Freisetzung von PGE_2 bei einer Applikation von Substanz P in das Bad (Dirig u. Yaksh 1997).

Die Wirkmechanismen der Prostaglandine sind nur fragmenthaft bekannt. PGE_2 erhöht die Leitfähigkeit spannungsabhängiger Calciumkanäle und die Freisetzung von Substanz P aus kultivierten Hinterwurzelganglienzellen (Nicol et al. 1992) und die Freisetzung von CGRP aus Capsaicin-sensitiven Primärafferenzen (Gepetti et al. 1991). In Hinterwurzelganglienzellen, die Substanz P enthalten und damit höchstwahrscheinlich nozizeptiv sind, erhöht PGE_2 den Anstieg des intrazellulären Calciums, der durch Bradykinin ausgelöst wird (Stucky et al. 1996). Ferner erhöht PGE_2 die Freisetzung von Glutamat und Aspartat aus Synaptosomen des Rückenmarks (Nishihara et al. 1995b). Die intrathekale Applikation von PGE_2 oder der Agonisten Butaprost und Sulproston kann eine Hyperalgesie erzeugen, die durch NMDA-Antagonisten reduziert wird (Ferreira u. Lorenzetti 1996; Nishihara et al. 1995a).

Untersuchungen über die Bedeutung der COX-1 und COX-2 sind Gegenstand gegenwärtiger Studien. Yamamoto u. Nozaki-Taguchi (1997) fanden, dass die intrathekale Applikation von NS-398, eines selektiven COX-2 Hemmers, die frühe und späte Phase des nozi-

zeptiven Verhaltens im Formalintest sowie auch die Hitzehyperalgesie nach Carrageenan hemmt. Damit in Übereinstimmung schwächte der COX-2-Hemmer DuP697 die Hyperalgesie nach Carrageenan ab (Hay u. de Belleroche 1997). Auf der anderen Seite hatten die selektiven COX-2-Hemmer SC-58125 and SC-236 keinen Effekt auf die späte Antwort im Formalintest, obwohl Ibuprofen wirksam war (Dirig et al. 1997). Die systemische Gabe des selektiven COX-2-Hemmers L-745,337 reduzierte die Antworten auf noxischen Druck in Tieren mit Carrageenanentzündung, aber nicht die Antworten auf elektrische Reizung von Nerven, was zur Annahme einer peripheren Wirkung des COX-2-Hemmers führte (Bradley u. Headley 1997).

Da inzwischen die Synthese von Prostaglandinen im Rückenmark gesichert ist, sind die Effekte von sauren antipyretischen Analgetika (NSAIDs, s. Buch D/E) auf die spinalen Vorgänge der Nozizeption von Interesse, da diese Hinweise für die Bedeutung spinaler Prostaglandine geben können. In Verhaltensversuchen an Ratten kann die intrathekale Applikation von Indomethacin oder Acetylsalicylsäure die durch Hitze ausgelösten Tail flick-Reaktionen und Wegziehreflexe hemmen (Taiwo u. Levine 1988). Die intrathekale Applikation von Indomethacin, Flurbiprofen, Ketorolac, Zomepirac, S-Ibuprofen und Acetylsalicylsäure hemmt die späte nozizeptive Phase des Formalintests, hat aber wenig Wirkung im Hot plate-test (Malmberg u. Yaksh 1992). Andererseits beschrieben Yamamoto und Nozaki-Taguchi (1997), dass die intrathekale Applikation von Indomethacin beide Phasen des Formalintests und die thermische Hyperalgesie nach Carrageenan in die Pfote hemmen kann. Wirkungen von sAA (NSAIDs) sind auch in neurophysiologischen Studien an spinalen Neuronen beschrieben. Die intrathekale Applikation von Indomethacin hemmt das »Wind-up« eines spinalen nozizeptiven Reflexes, der durch C-Faser-Reizung ausgelöst wird (Willingale et al. 1997; s. auch: Galanin). In spinalen Neuronen, die durch Entzündung übererregbar waren, führte Flurbiprofen (Neugebauer et al. 1995) zu einer Reduktion der Spontanaktivität und der Antworten, die durch mechanische Reizung am entzündeten Knie ausgelöst wurden. Während diese Effekte mit großer Wahrscheinlichkeit spinal erzeugt wurden, wurde auch beschrieben, dass die intrathekale Applikation von Indomethacin die supraspinal vermittelte Hemmung der Tail flick-Antwort fördert (Taiwo u. Levine 1988). Spinale Wirkungen sind nach einer Studie von Malmberg und Yaksh (1995) zur Wirkungsweise von S-Ibuprofen (s. Buch E) möglicherweise dadurch vermittelt, dass die spinale Freisetzung von Glutamat, Aspartat und PGE_2 gehemmt wird. Ketorolac und S-Ibuprofen hemmen auch die Capsaicin-induzierte Freisetzung von Substanz P und CGRP im Rückenmark-Slice von Ratten, die 5 Tage zuvor mit Freund's complete adjuvant in die Pfote behandelt wurden (Southall et al. 1997).

Für die genannten Effekte der sAA (NSAIDs, s. Buch D/E) wird als Wirkmechanismus die Hemmung der Prostaglandinsynthese verantwortlich gemacht. Saure antipyretische Analgetika (NSAIDs) hemmen COX-1 und COX-2 (Seibert et al. 1994). Andere Mechanismen sollten jedoch berücksichtigt werden (Geisslinger u. Schaible 1996; McCormack u. Brune 1991). Salicylate z. B. können Kationenströme in künstlichen Phospholipidmembranen erhöhen (McLaughlin 1973). Sie können die Aktivierung des nukleären Faktors NF κ-B, eines bei Entzündung wichtigen Transkriptionsfaktors, hemmen (Kopp u. Ghosh 1994).

Spinale Rezeptorsysteme

Folgende spinale Rezeptorpopulationen werden mit der spinalen Antinozizeption in Verbindung gebracht oder mittels spezifischer Liganden zur Antinozizeption eingesetzt:

Opioidrezeptoren $_{\mu, \delta, \kappa,}$
[orphanlike opioidreceptor: s. Buch B]

Über Exoliganden vom Typ → Opioide haben wir therapeutischen Zugang zum zentralen, dem sogenannten Endorphinsystem zugehörigen Opioidsystem, das im Buchteil B ausführlich beschrieben ist. Opioiderge Endoliganden sind weiter unten im Abschnitt supraspinale Schmerzverarbeitung beschrieben (→ Endorphinsystem).

Die peripheren Opioidrezeptoren und ihre Beziehung zum Immunsystem werden in Buch B beschrieben.

Im synaptischen Netzwerk zwischen Primärafferenz und Zweitafferenz sind Opioidrezeptoren auf der prä- und auf der postsynaptischen Seite nachweisbar.

Die präsynaptischen Opioidrezeptoren stammen aus dem Zellkörper bzw. → Spinalganglion der entsprechenden Primärafferenezen, aus dem sie über einen axonalen Flux an die spinale Synapse transportiert werden.

Im Hinterhorn – der Eintritts-und Verarbeitungszone aller sensibler Afferenzen – sind μ-Rezeptoren (MOR) v. a. präsynaptisch am Neuritenterminal der primären Afferenzen in den → Rexed Schichten I, II, III nachweisbar. Wird der Rezeptor besetzt, wird der Kalziumionenflux, der die Ausschüttung der Substanz P aus der terminalen Nervenendigung verursacht, verunmöglicht. Postsynaptische Opioid-Rezeptoren befinden auf Interneuronen (Kollateralsysteme) sowie Zweitneuronen.

Auf spinaler Ebene sind offenbar alle Subtypen der Opioidrezeptoren in der Antinozizeption involviert, nämlich μ-Opioid-Rezeptoren MOR (Paul et al. 1989),

κ-Opioidrezeptoren KOR (Millan 1989; Millan et al. 1989) sowie δ-Opioidrezeptoren DOR (Porreca et al. 1987).

Im Tierexperiment wurden Primärafferenzen aus dem Becken (S1-Input/kolorektale nozive Reizung) stimuliert unter Gabe verschiedener κ-Opioid-Rezeptor-Agonisten. Diese induzierten in der Regel einen naloxon-reversiblen Antinozeptionsschutz: die Bestimmung der exakten auf κ-Agonisten/Antagonisten reagierenden Rezeptoren lässt allerdings auch putative »Waisen«-Rezeptoren vermuten (Su et al. 1997).

Opioidrezeptoren vermitteln die Hemmung der zentripetalen Nozisignalisation im Wesentlichen über
- eine präsynaptische Hemmung der Freisetzung von exzitatorischen Transmittern, z.B. → Substanz P, Calcitonin gene related peptides und vergleichbaren Neuropeptiden (Yaksh et al. 1980, Go u. Yaksh 1987, Pohl et al. 1989, Aanonsen et al. 1987),
- eine postsynaptische Hyperpolarisation des Zweitneurons (Sabbe u. Yaksh 1990), v. a. → WDR Neuronen.

Die Funktion des Opioidsystems ist im Buch B eingehend erläutert.

Cannabinoidrezeptoren

Cannabinoidrezeptoren sind G-Protein-gekoppelte Rezeptoren, die auf peripheren und zentralen Nerven (CB1) sowie nichtneuronalen peripheren Zellen (CB$_2$) nachweisbar sind. Es sind 2 Subrezeptoren nachgewiesen worden: CB$_1$ und CB$_2$-Rezeptoren (Matsuda et al. 1990; Munro et al. 1993; s. Buch F).

CB-1-Rezeptoren sind im Kortex, im Hippocampus, Amygdala, in den Basalganglien, im Kleinhirn, daneben PAG (s. unten) und Rückenmarkhinterhorn nachweisbar – in Kerngebieten also, in denen Gedächtnisleistungen, Verhalten, Motorik, Sinneswahrnehmungen sowie Nozizeption verarbeitet werden. Im Hirnstamm sind CB1-Cannabinoidrezeptoren offenbar nur spärlich vertreten. CB-2 Rezeptoren sind vorwiegend in der Peripherie nachweisbar. Eigenartigerweise unterscheiden sich endogene und synthetische Cannabinoide vom Typ Agonisten wenig in Bezug auf Rezeptoraffinität bezüglich der 2 Subrezeptoren im Gegensatz zu den bislang bekannten CB-Antagonisten, die eine rezeptorselektive Affinität für CB1- oder CB2-Rezeptoren aufweisen.

Cannabinoide haben in Bezug auf das Nozizeptionssystem einen peripheren und einen zentralen Angriffspunkt, wo sie einen antinozizeptiven Effekt induzieren.

Peripher modulieren Cannabinoide das periphere Entzündungsmilieu bzw. die periphere Nozitransduktionsrate (Hemmung): die lokale Applikation von Anandamid und Verwandten in die Pfote des Versuchstieres reduziert spezifisch eine Irisch-Moosinduzierbare Hyperalgesie, das Entzündungsödem sowie die Extravasation über CB1-Rezeptoren und wahrscheinlich auch über CB2-Rezeptoren von Mastzellen (durch den spezifischen Antagonisten SR 147716A antagonisierbar).

Cannabinoide modulieren auch die zentrale Nozitransformation (Hemmung) über das synaptische spinale Milieu, wahrscheinlich über (präsynaptische) Hemmung pronozizeptiver Neurotransmitter der Primärafferenz: die spinale Anwendung des CB-1-Rezeptorantagonisten SR 141716A reduziert die physiologische postsynaptische »Filtration« von nozizeptivem Input (Erniedrigung der Schwellenwerte für Input; Publikationen von Richardson et al. 1998). Cannabinoide modulieren auch – entsprechend der Verbreitung im supraspinalen Kompartiment (s. oben) – die supraspinale Schmerzverarbeitung, die Motorik etc.: es ist Ziel der pharmakologisch-pharmazeutischen Forschung, Cannabinoidexoliganden zu entwickeln, die selektiv nur als Antinozizeptiva bzw. Analgetika einsetzbar sind (ohne Beeinflussung der Motorik, ohne psychotrope UAW).

Die Anwendung von Cannabinoid-Rezeptoren-Antikörper (Oligonukleotide, CB-1-Rezeptor) induzierte einen pronozizeptiven Effekt, nämlich eine signifikante Hyperalgesie auf thermische Reize; derselbe Effekt konnte auch durch die intrathekale Gabe von spezifischen CB-Rezeptor-Antagonisten induziert werden, wobei dieser Effekt durch NMDA-Rezeptor-Antagonisten antagonisierbar war (Richardson et al. 1998; s. Buch F).

Endogene Cannabinoidliganden sind Anandamid, 2-Arachidonylglycerol [2-AG] (Agonisten CB-1-Rezeptor) und Palmitoylethanolamid (PEA) und möglicherweise 2-AG (Antagonisten).

Glutamatrezeptoren

Die spinale Nozitransmission wird durch metabo- und ionotrope Glutamat-Rezeptoren ko-moduliert (Young et al. 1997).

EAA (excitatory amino acids) -Rezeptoren

Unter der Gruppe der ionotropen EAA-Rezeptoren werden die
– Kainat-Rezeptoren,
– AMPA-Rezeptoren und die
– NMDA-Rezeptoren
zusammengefasst.

Sie spielen eine Rolle sowohl im peripheren Entzündungsmilieu (s. unter Glutamat, Coggeshall u. Carlton 1999) als auch v. a. im spinalen synaptischen Milieu, wo sie die synaptische Nozitransformation im pronozizeptiven Sinne fördern, indem sie den Weiterleitung nozizeptiver Inputs von der Primärafferenz auf entspre-

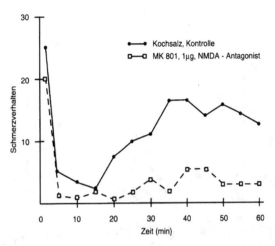

Abb. A-36. Hemmung der länger anhaltenden 2. Phase des mittels Formalin (Injektion in die Rattenpfote) induzierten Schmerzes durch NMDA-Antagonisten

chende Zweitafferenzen als schnelle Neurotransmitter fördern (Abb. A-36 und A-37).

KAINATrezeptoren

KAINATrezeptoren sind ionotrope Zelloberflächenrezeptoren mit Affinität zu Glutamat (s. unten). KAINATrezeptoren wurden ursprünglich von anderen Glutamatrezeptoren unterschieden wegen ihrer ausgeprägten Affinität zur Kainatsäure.

Diese zellulär unterschiedlich nachweisbaren (z. B. Interneurone, Gliazellen, Pyramidenzellen etc.) Glutamatsubrezeptortypen (zzt. werden die Subrezeptoren GluR5, GluR6, GluR7 zum Kainatsubrezeptorkomplex gezählt [Sui u. Mayer 1999]), induzieren entsprechend ihrer topographischen Anordnung etc. verschiedenste intrinsische Wirkungen, insbesondere
– die Modulation des GABA-System (antagonisierend),
– die Modulation von Interneuronfunktionskreisen (pronozizeptiv; Rodriguez-Moreno et al. 2000),
– die Modulation des Dialogs zwischen ZNS und Mikroglia (Noda et al. 2000),
– die Modulation des serotoninergen Systems (Van Bockstaele 2000).
– Neurotoxizität in Präsenz von Ca^{2+}-Ionen (Cruise et al. 2000).
– Förderung der synaptischen Plastizität (Bortolotto et al. 1999).

AMPA-Rezeptoren

AMPA oder α-Amino-3-Hydroxy-5-Methyl-4-Isoxacol Propionat Acid-Rezeptoren vermitteln in der Regel unter Normalbedingungen die postsynaptische Funktion des Transmitters → Glutamat. Die ligandengesteuerten Ionenkanäle sind für Natriumionen und Kaliumionen durchlässig. Die Besetzung des AMPA-Rezeptors führt zu einer raschen Depolarisation des

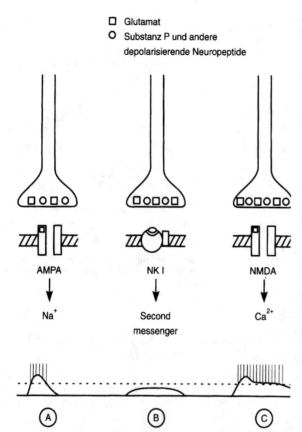

Abb. A-37. Sensibilisierung einer nozizeptiven Hinterhornzelle. Erregte primäre Afferenzen können sowohl exzitatorische Aminosäuren als auch Neuorpeptide freisetzen. Ⓐ Unter physiologischen Bedingungen führt das Anbinden von Glutamat an sog. AMPA-Rezeptoren zum Natriumeinstrom und damit einhergehenden schnellen postsynaptischen Potentialen. Ⓑ Bei starker Entladung der nozizeptiven Afferenzen bewirkt die Freisetzung von Neuropeptiden wie Substanz P über Second messenger eine lange anhaltende Depolarisation. Ⓒ Die Depolarisation macht NMDA-Kanäle aktivierbar, so daß eine weitere Stimulation der Zelle jetzt zu massivem Calciumeinstrom in die Zelle führt. Dies hat lange anhaltende funktionelle Veränderungen zur Folge. Die Zelle reagiert viel empfindlicher auf peripheren Input. *Gestrichelte Linie:* Schwelle zum Feuern von Aktionspotentialen

Neurons (schnelle postsynaptische Exzitation). AMPA-Rezeptoren sind für die »normale« Funktion der Zellen ausreichend. Sie werden sowohl bei nichtnoxischen als auch bei noxischen Reizen aktiviert.

NMDA-Rezeptorkanalkomplex

Im Gegensatz zum AMPA-Rezeptor ist der *N-Methyl-D-Aspartat*-Rezeptor ein spannungsabhängiger Ionenkanal. Der Kanal wird bei geringer Depolarisation des Neurons nicht geöffnet, da ein Magnesiumion den Kanal verschließt. Bei stärkerer Depolarisation (z. B. durch die AMPA-Kanäle vermittelt) wird das Magnesiumion aus dem Kanal herausgetrieben, und der Kanal wird für Kationen passierbar. Hierbei strömen nicht nur Natriumionen ein, sondern auch Calciumionen. Diese intrazelluläre Calciumionen-

erhöhung löst ihrerseits verschiedene intrazelluläre Kaskaden aus: beispielsweise die Erzeugung von Eicoisanoiden über Stimulation von Phospholipasen, sowie Aktivation der NO-Kaskade usw. Endoliganden für den NMDA-Rezeptorkomplex sind Glutamat, Glycin, aber auch Magnesium Mg^{2+}, Zink Zn^{2+}, Wasserstoff H^+ Ionen, Polyamine sowie Sulfhydryl-Redoxsysteme (Aizenman et al. 1989).

NMDA-Rezeptoren werden v. a. bei der Verarbeitung von noxischen Reizen aktiviert, und NMDA-Rezeptoren spielen eine wichtige Rolle im spinalen → wind-up-Phänomen bzw. zentraler → Hyperalgesie (Aanonsen et al. 1987; Davies u. Lodge 1987; Dickenson 1987, 1990; Haley et al. 1990; Seltzer et al. 1991; Woolf 1991; Ren et al. 1992).

Die hyperalgetische Schmerzaufziehphase im Formalinpfotentest wird durch NMDA-Antagonisten gehemmt, nicht jedoch die Frühphase des akuten Schmerzes (Dickenson 1990; Woolf 1991; Murray 1991). Im Tierversuch durch Irisch-Moos-induzierte Entzündungs-Hyperalgesie (Rattenpfote) kann durch intrathekale Gabe des NMDA-Antagonisten MK-801, nicht aber Morphin gehemmt werden; die Kombination beider Wirkstoffe scheint dagegen einen optimalen synergistischen analgetischen und anti-hyperalgetischen Schutz zu bieten (Yamamoto 1993).

Glycin ist ein exzitatorischer Agonist am → NMDA-Rezeptorkomplex (Thomson 1990). Die intrathekale Anwendung des Glycin-Antagonisten Strychnin vermittelt im Tierversuch eine schmerzhafte Sensibilisierung auf normalerweise nicht nozizeptive Reize im Sinne einer morphinresistenten Allodynie (Sherman u. Loomis 1994). Nach peripheren Nervenläsionen sind Defizite glycinerger Interneurone nachgewiesen worden (Davidoff 1967).

Glycin scheint wie → Glutamat eine Rolle bei ischämischen neuronalen »Schadenskaskaden« zu spielen (Foster u. Kemp 1989). Durch zentrale Hypothermie können im Tierversuch Ischämie-induzierte Glycin Konzentrationserhöhungen im Hippocampus vermieden werden; Glycin unterstützt möglicherweise die offensichtliche Neurotoxizität von extrazellulärem Glutamat (Baker et al. 1991). Die Anwendung von Glycin, dessen Neurotransmitterrolle je nach *Zielrezeptor* als inhibitorisch, aber auch als exzitatorisch beschrieben ist (Foster u. Kemp 1989; Hopkin u. Neal 1971; Yaksh 1989), kann interessanterweise in der Urologie bzw. Anästhesiologie bei akzidentellem Einschwemmen von Glycinhaltigen Spülflüssigkeiten in die systemische Zirkulation sowie experimentell zu temporären Visionsstörungen bzw. Verminderung der zentralen Antwort auf evozierte Potentiale führen (Ovassapian et al. 1982; Wang et al. 1989).

NMDA-Rezeptorantagonisten hemmen weder den → Erstschmerz noch den → Zweitschmerz (Davies u. Lodge 1987; Dickenson 1987): sie reduzieren jedoch sig-

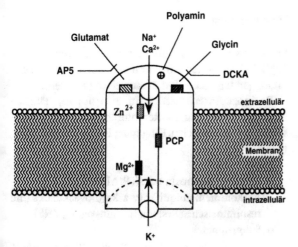

Abb. A-38. Schematische Darstellung eines NMDA-Rezeptors

nifikant das Schmerzphänomen bei repetierten peripheren Schmerzreizen: die → primäre Hyperalgesie (Price 1994).

Abbildung A-38 zeigt das Schema eines NMDA-Rezeptors und der entsprechenden Angriffspunkte für verschiedene Liganden. Nach Aktivierung ist der NMDA-Rezeptor permeabel für Na^+-, Ca^{2+}- und K^+-Ionen. Unter Ruhebedingungen unterliegt der Rezeptor einem Mg^{2+}-Ionenblock, der durch leichte Depolarisation aufhebbar ist. Erst nachdem das Mg^{2+}-Ionenquantum den Kanal verlassen hat, kann der NMDA-R durch Bindung an Glutamat und seinem Co-Agonisten Glycin aktiviert werden: der Kanal ist nun durchlässig für Na^+-, Ca^{2+}- und K^+-Ionen. Vor allem durch den Anstieg der intrazellulären (Ca^{2+}-Ionen) ändert sich der Funktionszustande der Zelle.

Ebenfalls innerhalb des Kanals findet sich eine Bindungsstelle für Phencyclidin; hier binden sich auch Exoliganden wie → Ketamin (Buch G) und das Parkinson-Medikament Memantin; DL-2-Amino-5-Phosphonopentansäure, kompetitiver Antagonist an der Glutamatbindungsstelle; DCKA (5,7-Dichlorkynurensäure), kompetitiver Antagonist an der Glycinbindungsstelle.

Dopamin $_{1,2,3,4}$-Rezeptoren

Auf spinaler Ebene ist der an Adenylatzyklase gekoppelte D_1 Subrezeptor nachweisbar (Gentleman et al. 1981). Die Gabe des D_2 -Antagonisten Haloperidol (in der Klinik oft synergistisch mit Opioiden eingesetzt; s. aber auch: zentrale D-Agonisten/Antagonisten) erhöht im Tierversuch dosisabhängig die Plasmakonzentration von Met-Enkephalin, -Endorphin und erniedrigt diejenige von SP (Lau u. Tang 1995). Die Rolle der Subrezeptoren D_3 und D_4 ist noch nicht geklärt.

Auf → supraspinaler Ebene unterscheidet man 3 hauptsächliche dopaminerge Systeme:

1. → Substantia nigra mit nigrostriatalen Bahnen,
2. → Tegmentum (ventral tegmental area, VTA): mit limbischen Schleifen zum Ncl. accumbens,
3. → Hypothalamus (Ncl. arcuatus).

Galaninrezeptoren

Derzeit werden 3 Galaninsubrezeptoren unterschieden: GAL-$R_{1,2,3}$ (Smith et al. 1998)

Spinale Galaninrezeptoren werden nach peripherer Nervenläsion im Tierversuch hoch-reguliert (Wiesenfeld-Hallin et al. 1992).

Galanin intrathekal scheint das spinale synaptische Milieu gegenüber erhöhtem peripherem noxischem Input zu schützen im Sinne einer »wind-down« Strategie (Xu et al. 1998). Umgekehrt erhöhen intrathekal applizierte Galanin-Antagonisten die nach peripheren tierexperimentellen Läsionen auftretenende Autotomierate (Verge et al. 1993).

Prostaglandinrezeptoren

Im Rückenmark gezeigt wurde mRNA für den Rezeptor EP2 (Kawamura et al., 1997). Die Beteiligung anderer Rezeptoren kann aus Arbeiten mit spezifischen Agonisten und Antagonisten vermutet werden. Agonisten am IP Rezeptor (für PGI), Cicaprost und Carbaprostacyclin, vermitteln die Akkumulation von cAMP und Inositolphosphaten in kultivierten Hinterwurzelganglienzellen (Smith und Bley, 1997). Im Formalintest reduzieren Antagonisten am EP1 Rezeptor (für PGE_2), SC-51089 oder SC-51234A die nozizeptiven Antworten der zweiten Phase (Malmberg et al. 1994). Im Hot plate-Test bei Mäusen kann Hyperalgesie durch Butaprost (ein EP2-Agonist) oder durch Sulproston (EP1 und EP3 Agonist) erzeugt werden (Nishihara et al., 1995a). Auf der anderen Seite kann die intrathekale Applikation von PGD_2 oder des DP-Rezeptoragonisten BW-245C die Allodynie blockieren, die durch die intrathekale Applikation von PGE_2 oder Nozizeptin induziert wird (Minami et al., 1996).

Muskarin$_{1,2,3,4,5}$-Rezeptoren, Nikotinrezeptoren

Das cholinerge System verfügt im zentralen Schmerzkompartiment neben dem Transmitter Acetylcholin, der Acetylcholintransferase sowie Acetylcholinesterase (Macintosh 1941; Feldberg 1948; Kasa 1970) sowohl über muskarinerge als auch nikotinerge Zielrezeptoren. Sie sind v. a. in den Laminae II und III konzentriert (Scatton et al. 1984; Wamsley et al. 1984; Perry et al. 1989).

Intrathekalverabreichte Cholinergika vermitteln im Tierversuch einen antinozizeptiven Effekt (Yaksh et al. 1985).

Der v. a. im peripheren autonomen Nervensystem wichtige cholinergische Neurotransmitter Acetylcholin induziert eine zentrale analgetische Wirkung (Brodie u. Proudfit 1982, Hayes 1984).

Bis heute konnten 5 Muskarinsubrezeptoren geklont bzw. unterschieden werden (Peralta et al. 1987; Dorje et al. 1991; Wall et al. 1991; Maeda et al. 1988): $M_{1,2,3,4,5}$, von denen der M_1-Rezeptor (hohe Pirenzepinaffinität) v. a. in autonomen Ganglien und im ZNS vertreten ist.

Die Rolle cholinerger Nikotinrezeptoren in der Nozitransmission der Primärafferenzen ist Gegenstand der modernen Forschung und wurde beispielsweise an neuroglialen F11-haltigen Fasern im Dorsalganglion untersucht (Puttfarcken et al. 1997).

Praktische Auswirkungen auf die tägliche Schmerzpraxis dieser pathophysiologischen Erkenntnisse betreffen den Einsatz zentralgängiger Wirkstoffe vom Typ Cholinesteraseblocker, deren analgetische Wirkung nicht durch Naloxon antagonisierbar ist (s. Buch G).

Im Tierversuch kann durch intrathekale Anwendung von Muskarin-Agonisten eine antinoziceptive Wirkung erzeugt werden (Yaksh et al. 1985). Die Anwendung des zentralgängigen Physostigmin führt entsprechend beim Menschen zu einer Analgesie (Petersson et al. 1986). Im Tierversuch können über Aktivierung von zentralen Muskarinrezeptoren präganglionäre adrenerge Neurone in den intermediolateralen Neuronenschichten des Rückenmarks beeinflusst werden. Ob es möglich ist, die unerwünschten Effekte auf den Kreislauf von den erwünschten Effekten auf die spinale Schmerzmodulation zu trennen, ist noch nicht abgeklärt (Gordh et al. 1989).

Indirekt kann über intrathekale Gabe von Acetylcholinesterasehemmern (Neostigmin) ein antinoziceptiver Effekt über M_1-Rezeptoren induziert werden (Bouaziz et al. 1994a). Neostigmin scheint den antinoziceptiven Schutz von M_2-Agonisten synergistisch zu fördern (Bouaziz et al. 1994b). Nebenwirkungen sind u. a. Nausea und Emesis sowie Störungen der Motorik: die bei Probanden stundenlang anhaltende motorische Schwäche wird auf zentrale Muskarinwirkungen zurückgeführt: inwieweit neurotoxische Wirkungen vorliegen, ist noch unklar.

Supraspinal: die wichtigsten supraspinalen cholinergen Neurone befinden sich im Kortex, Hippocampus sowie in limbischen Strukturen. Vom Ncl. basalis Meynert (ein Kerngebiet des Globus pallidus) führen cholinerge Bahnen zum Kortex.

Der Ncl. caudatus sowie das Putamen weisen konzentriert cholinerge Fasern auf.

Funktionell kann eine Hyperaktivität des zentralen cholinergen Systems für Depressionen sowie für Schlafstörungen (REM) verantwortlich gemacht werden.

Purinrezeptoren

Purinrezeptoren sind Zellmembranrezeptoren, die vorzüglich mit Adenosin und anderen purinergen Endoliganden eine Affinität aufweisen (s. unten).

Purinozeptoren werden in 2 Gruppen, nämlich Adenosin (P1)- und P2-Rezeptoren, unterteilt (Burnstock 1995; Burnstock u. King 1996; Fredholm et al. 1994, 1997):

- P1-Rezeptoren
  - Affinität: Adenosin >> ATP/ADP
  - Vorkommen: ubiquitär (v. a. kardiovaskuläres und respiratorisches System, Immunsystem, ZNS)
  - Subgruppen:
    - A1, $A_{2A,2B}$, A3 (metabotrope an G-Proteine gekoppelte Rezeptoren)
- P2-Rezeptoren
  - Affinität: ATP/ADP >> Adenosin.
  - Vorkommen: ubiquitär (Peripherie, peripheres und zentrales NS)
  - Postulierte Subgruppen nach Abbrachio u. Burnstock 1994:
    - P_{2X} Liganden-gesteuerte Ionenkanäle bzw. ionotrope Rezeptoren: p2X1-P2X7
    - P_{2Y} G-Protein gekuppelte Rezeptoren bzw. metabotrope Rezeptoren: P2Y1-P2Y7

P1-Rezeptoren

Über A_1-Rezeptoren wirkt Adenosin am Herzen negativ chronotrop und inotrop (Olsson und Pearson 1990). Adenosin gehört zu den hemmenden spinalen Neurotransmittern (C-Faser System); durch Aktivierung präsynaptischer A_1-Rezeptoren wird die Noradrenalinfreisetzung vermindert (Allgaier et al. 1987; Fredholm u. Dunwiddie 1988). Die vasodilatierende Wirkung von Adenosin wird über A_2-Rezeptoren vermittelt, welche die Adenylatzyklase stimulieren (Olsson u. Pearson 1990).

P2-Rezeptoren

14 verschiedene P2-Rezeptoruntereinheiten wurden bislang kloniert. Sie werden in die P2X- und die P2Y-Rezeptorfamilie mit jeweils 7 Mitgliedern unterteilt. P2X-Rezeptoren stellen intrinsische Ionenkanäle dar, die permeabel für Na^+, K^+ und Ca^{2+} sind. Neuronale P2X-Rezeptoren vermitteln schnelle synaptische Antworten. Die ATP-induzierte Kontraktion glattmuskulärer Gewebe wird über P2X Rezeptoren vermittelt, die wahrscheinlich dem klonierten $P2X_1$-Rezeptor entsprechen. Für die Fortleitung von Schmerzsignalen scheinen v. a. $P2X_3$-Rezeptoren von Bedeutung zu sein, die selektiv auf sensorischen C-Fasern lokalisiert sind (Chen et al. 1995; Lewis et al. 1995).

Die P2Y-Rezeptorfamilie beinhaltet die pharmakologisch charakterisierten Subtypen P2Y, P2U und P2T. Nach Aktivierung durch ATP oder UTP (Uridin-5'-triphosphat) vermitteln P2Y-Rezeptoren langsame synaptische Potentiale oder setzen intrazellulär Ca²⁺ frei. Alle P2Y-Rezeptoren sind G-Protein-gekoppelt; die Phospholipase C ist häufig im Transduktionsmechanismus beteiligt (Fredholm et al. 1994).

Purine

Purine sind ubiquitäre Stoffwechselprodukte mit multiplen Funktionen und Eigenschaften. Der Begriff Purin geht auf E. Fischer zurück, der 1884 erstmalig Harnsäure (2,6,8-Trihydroxypurin) »pur« darstellen konnte. Einige Substanzen, wie ATP (Adenosin-5'-triphosphat) und Adenosin (bestehend aus Adenin und Ribose) wirken auch als Signalstoffe, die an spezifischen Rezeptoren, den Purinozeptoren, angreifen. Vor allem ATP und Adenosin scheinen für die Auslösung und Weiterleitung von Schmerz von erheblicher Bedeutung zu sein.

Für die Schmerzpraxis spielen die Purine Adenin, Adenosin, AMP, ADP und ATP sowie Guaninpurine eine Rolle sowie die sog. Purin-Analoge, die als Antimetaboliten eingesetzt werden.

Die genannten Purine scheinen in Bezug auf Nozizeptionsmechanismen periphere und zentrale (neuronale, gliale etc.) Funktionen als Neurotransmitter, als Signalmoleküle etc. zu haben (Di Iorio et al. 1998).

Purine haben im peripheren Kompartiment sowie im ZNS multiple Aufgaben, die Gegenstand der Forschung sind: so ist ATP ein Co-Transmitter im → peripheren autonomen NS, wird vom Endothelium und Thrombozyten unter gewissen Bedinungen freigesetzt (z. B. Vasodilatation via P2Y Purinozeptor und Endothelium-derived relaxing factors),und funktioniert als zentraler Neuromodulator (zentrale Regulation Herzkreislauf + Atemsteuerung; Phillis et al. 1997; Rongen et al. 1997).

Adenosin entsteht enzymatisch aus ATP. Unter gewissen Voraussetzungen wie Zelltrauma, Ischämie, Malignombildung wird Adenosin vermehrt produziert und freigesetzt. Adenosin hemmt die Freisetzung von NA aus autonomen Nervenfasern, induziert Vasodilatation (wie ATP über Endothelfaktoren sowie unabhängig von Endothelfaktoren) und hat negativ bathmotrope Eigenschaften. Ischämie-induzierter Schmerz ist möglicherweise adenosinabhängig.

Die orale Gabe des Adenosin-Analogs UP 202-56 hemmt im Tierversuch die durch Irishmoos auslösbare lokale Entzündungsreaktion wahrscheinlich über A1-Rezeptoren (Honoré et al. 1998).

ATP allgemein

ATP ist Transmitter purinerger Neurone und Co-transmitter anderer Überträgerstoffe wie Noradrenalin und Acetylcholin (Abb. A-39–43) (Burnstock 1990; von Kügelgen u. Starke 1991; Illes u. Nörenberg 1993; von Kügelgen et al. 1994; Allgaier u. Illes 1998; Zimmermann et al. 1998). Die Hypothese, dass ATP als eigenständiger Neurotransmitter fungieren kann, wurde erstmalig von Burnstock (1972) formuliert. Entsprechend dieser Hypothese wird ATP vesikulär in den Nervenendigungen gespeichert und reizbedingt in den synaptischen Spalt freigesetzt. Aus sympathischen Neuronen freigesetztes ATP kann zur neurogenen Kontraktion der glatten Muskulatur beitragen oder alternativ eine Dilatation der Blutgefäße bewirken. Als Co-Transmitter primärer sensorischer Schmerzneurone ist ATP wahrscheinlich bei der synaptischen Erregungsübertragung im Rückenmark beteiligt (Bardoni et al. 1997). ATP selbst kann ATP aus glatten Muskelzellen und dem Endothel freisetzen, so dass der größere Teil des insgesamt extrazellulär vorliegenden ATP nicht-neuronalen Ursprungs ist (Sperlágh u. Vizi 1996). Auch Tumorzellen oder traumatisierte Zellen enthalten sehr hohe Konzentrationen an ATP, das nach Abgabe benachbarte sensorische Neurone erregen kann (Burnstock 1996). ATP wirkt über P2-Rezeptoren. Seine Wirkung wird im wesentlichen enzymatisch mittels Nukleotid-abbauender Enyzme, sog. Ekto-Nukleotidasen, die an der Zelloberfläche lokalisiert sind, beendet (Meghji 1993). Im letzten Schritt der extrazellulären Enzymkaskade katalysiert die Ekto-5'-Nukleotidase die Umwandlung von AMP in Adenosin, das ebenfalls als Signalstoff und Neuromodulator wirkt.

Adenosin allgemein

Adenosin wirkt vasodilatierend an allen glattmuskulären Geweben mit Ausnahme der Niere und der Plazenta (Olsson u. Pearson 1990). Es vermindert die Noradrenalinfreisetzung (Fredholm u. Dunwiddie 1988) und wirkt damit der Gefäßkontraktion durch Noradrenalin, die über α_1-Adrenozeptoren vermittelt wird, entgegen. Am Herzen verlangsamt Adenosin die Erregungsleitung durch den AV-Knoten und vermindert die Frequenz des Sinusknotens (Olsson und Pearson 1990).

Die Rolle von Adenosin in Bezug auf das Nozizeptionssystem ist unklar (s. unten, sowie Buch F): sowohl pronozizeptive als auch antinozizeptive Wirkungen werden diskutiert (Burnstock u. Wood 1996): die perioperative Gabe von Adenosin als Antinozizeptivum wird im Buch F diskutiert.

Die Bildung von Adenosin ist im wesentlichen an den Abbau von ATP gekoppelt (Meghji 1993). Ein spezifischer Syntheseweg für Adenosin scheint nicht zu existieren. Auch gibt es keine überzeugenden Hinweise dafür, dass Adenosin als eigenständiger Neurotransmitter fungiert, da es weder vesikulär gespeichert, noch Ca²⁺-abhängig freigesetzt wird. Nicht nur Neurone, sondern verschiedene andere Zellen, z. B. Gliazellen, können ebenfalls Adenosin freisetzen (Di Iorio et al. 1998). Die Freisetzung erfolgt wahrscheinlich über spezifische Transportsysteme. Unter gewissen Bedingungen, wie Hypoxie oder Ischämie wird Adenosin vermehrt gebildet. Ischämie-induzierter Schmerz ist möglicherweise adenosinabhängig. Extrazelluläres Adenosin wirkt an P1-Rezeptoren und wird rasch wieder in benachbarte neuronale und nicht-neuronale Zellen aufgenommen. Es steht dort zur Neusynthese von ATP zur Verfügung oder kann über die Adenosindeaminase zu Inosin abgebaut werden (Meghji 1993).

Exoliganden

Verschiedene exogene Substanzen können den Effekt der endogenen purinergen Neurotransmitter und Modulatoren beeinflussen, z. T. durch direkte Bindung an Purinozeptoren, z. T. durch Beeinflussung der lokalen Konzentration der endogenen Wirkstoffe. So werden Adenosin-(P1)-Rezeptoren durch die Methylxanthine Theophyllin und Coffein blockiert. Die erregende Wirkung der Methylxanthine beruht wahrscheinlich auf diesem Antagonismus, da Adenosin selbst sedierend wirkt. Dipyramidol blockiert selektiv den membranären Adenosintransporter und erhöht dadurch die lokale Konzentration von Adenosin.

Purine und Schmerz

In supraspinalen Strukturen (z. B. Hippocampus) wurden auf noradrenergen Neuronen P1 (A1-Adenosin) und P2-Rzepetoren nachgewiesen. Aktivierung beider Rezeptortypen führt zu einer Verminderung der NA-Freisetzung, wobei der präsynaptische P2-Rezeptor nur durch Nukleotide wie ATP, der A1-Adenosin-Rezeptor jedoch durch Adenosin und Nukleotide aktiviert wird (Koch et al. 1997).

ATP und Antinoziteption

Verschiedene Befunde legen nahe, dass ATP, das z. B. bei Gewebeschädigungen vermehrt freigesetzt wird (Chow et al. 1997), am Schmerzgeschehen kausal beteiligt ist (Burnstock 1996; Burnstock und Wood 1996). So scheint ATP periphere Nozizeptoren zu aktivieren, da intradermal verabreichtes ATP bei Probanden Schmerz induziert (Bleehen u. Keele 1977), der dem anderer Schmerzmediatoren wie Serotonin und Bradykinin vergleichbar ist (Bleehen 1978). Zudem depolarisiert ATP über P2X-Rezeptoren sensorische Neurone (Jahr und Jessel 1983; Bean 1990). In Ratten löst die subplantare Injektion von α, β-Methylen-ATP, einem abbaustabilen Agonisten an P2X$_1$- und P2X$_3$-Rezeptoruntereinheiten, in die Hinterpfote der Versuchstiere eine deutliche Schmerzantwort aus (Bland-Ward u. Humphrey 1997). Die P2X$_3$-Rezeptoruntereinheit (Abb. A-39ff.) ist als Angriffspunkt für ATP besonders interessant, da diese ausschließlich auf

nozizeptiven C-Typ-Neuronen exprimiert wird (Chen et al. 1995; Lewis et al. 1995). Die Aktivierung der P2X$_3$-Rezeptoruntereinheit löst einen schnell desensibilisierenden Kationenstrom aus, der dem von Nozizeptoren sensorischer Neurone vergleichbar ist (Cook et al. 1997). Die Wirkung von ATP auf sensorische Neurone ist bei erniedrigtem ertrazellulärem pH verstärkt (Li et al. 1997). Dies ist insofern bedeutsam als der pH der Extrazellulärflüssigkeit entzündlichen Gewebes, z. B. der Synovialflüssigkeit bei rheumatoider Arthritis, deutlich erniedrigt ist (Farr et al. 1985). Inwieweit die Wirkung von ATP durch Nociceptin verstärkt wird, einem endogenen Dekaheptapeptid, das unter Beteiligung der Proteinkinase C den extrazellulären pH-Wert vermindert (Pei et al. 1997), ist nicht bekannt.

Neben einer Rolle als Schmerzmediator in der Peripherie könnte ATP im Hinterhorn des Rückenmarks als Transmitter der primär-sensorischen Afferenzen die synaptische Weiterleitung des nozizeptiven Inputs vermitteln (Abb. A-39ff.) (Burnstock u. Wood 1996; Bardoni et al. 1997). Dies kann z. B. aufgrund von 'tail-flick'-Tests an Ratten angenommen werden, in denen intrathekal appliziertes α, β-Methylen-ATP pro-nozizeptiv wirksam war, wobei sich dieser Effekt durch P2-Rezeptorantagonisten aufheben ließ (Driessen et al. 1994). In Untersuchungen mit α, β-Methylen-ATP und den P2-Rezeptorantagonisten Suramin und Pyridoxalphosphat-6-azophenyl-2',4'-disulfonsäure (PPADS), die an akut dissoziierten Hinterwurzelneuronen der Ratte durchgeführt wurden, konnten die hierbei beteiligten P2X-Rezeptoren nicht eindeutig identifiziert werden. Eine Beteiligung von P2X2-, P2X4- und/oder P2X6-Untereinheiten als Angriffspunkt für ATP an Rückenmarksneuronen wäre denkbar (Bardoni et al. 1997).

Adenosin und Antinoziteption

Zur Wirkung von Adenosin auf die Schmerzbahnen sind widersprüchliche Befunde publiziert (Burnstock u. Wood 1996). Einerseits scheint Adenosin durch Sensibilisierung oder Aktivierung nozizeptiver Afferenzen Schmerz zu induzieren (Bleehen u. Keele 1977), andererseits vermindert Adenosin die Freisetzung von Schmerzmediatoren auf der Ebene des Rückenmarks und im Gehin vermutlich durch Aktivierung von Adenosin-A$_1$-Rezeptoren (Abb. A-39ff.) (Sawynok et al. 1986; Sawynok und Sweeney 1989; Reeve u. Dickenson 1995). Vermutlich vermindern geringe Konzentrationen von Adenosin über päsynaptische A1-Rezeptoren die Transmitterfreisetzung aus C-Fasern, während Adenosin in höheren Konzentrationen synergistisch mit ATP schmerzverstärkend wirkt. Hierbei sind möglicherweise A$_2$-Rezeptoren beteiligt, die direkt auf den nozizeptiven Afferenzen lokalisiert (Sawynok u. Sweeney 1989; Salter et al. 1993) sind, oder A$_3$-Rezeptoren, die pronozizeptiv über die Freisetzung von Histamin und

Serotonin wirken (Sawynok et al. 1997). Auch der antinozizeptive Effekt von Morphin und Noradrenalin auf spinaler Ebene wird mit einer Freisetzung von Adenosin in Verbindung gebracht (Sweeney et al. 1989; Yang et al.1994), wobei Substanz P beteiligt zu sein scheint (Cahill et al. 1997). Die Anwendung von Adenosin als Antinozizeptivum wird im Buch F diskutiert.

Fazit

Purine, vor allem ATP, sind offensichtlich bei der Generierung und der Weiterleitung von Schmerzsignalen kausal beteiligt. Als Angriffspunkt der Wirkung von ATP an primär-sensorischen Afferenzen steht die P2X$_3$-Rezeptor-Untereinheit, entweder homomer oder zusammen mit der P2X$_2$-Untereinheit heteromer exprimiert, im Vordergrund. Auf spinaler Ebene wirkt ATP als algetischer Transmitter. Die Entwicklung subtypselektiver P2X-Rezeptorantagonisten könnte somit einen neuen vielversprechenden Ansatz in der Schmerztherapie darstellen (vgl. Abb. A-39, A-40 und A-41).

Noradrenerges System

Noradrenalin ist ein wichtiger Neurotransmitter des Hirnstammes (v. a. der Formatio reticularis). Das wichtigste noradrenerge Kerngebiet ist der → Locus coeruleus (bilateral am Boden des IV. Hirnventrikels). Weitere NA-freisetzende Kerngebiete sind um die Medulla, Pons lokalisiert.

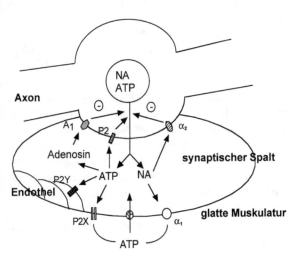

Abb. A-39. Noradrenerge-purinerge Kotransmission. Aus sympathischen Nervendigungen freigesetztes Noradrenalin (NA) und ATP bewirken über α$_1$-Adrenozeptoren und/oder P2X-Rezeptoren eine Kontraktion der glatten Muskulatur. In intakten Blutgefäßen bewirkt ATP über endotheliale P2Y-Rezeptoren jedoch eine Relaxation. NA und ATP können postsynaptisch ATP freisetzen. Über präsynaptische Autorezeptoren können NA und ATP die Transmitterfreisetzung modulieren. Aus ATP entsteht durch enzymatischen Abbau Adenosin, das über präsynaptische Adenosin-A$_1$-Rezeptoren die Transmitterfreisetzung vermindern kann

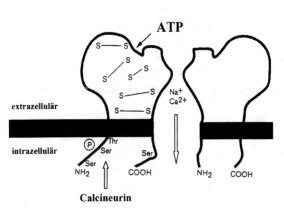

Abb. A-40. P2X-Rezeptoren bestehen aus mehreren (möglicherweise 5) homomeren oder heteromeren Untereinheiten. Jede Untereinheit besitzt 2 transmembranäre Domänen und eine große extrazelluäre Schleife, die 5 Disulfibrücken enthält. Die Abbildung zeigt einen Schnitt durch 2 Untereinheiten. Die P2X$_3$-Untereinheit desensibilisiert sehr rasch, wahrscheinlich infolge einer Ca^{2+}-abhängigen Aktivierung von Calcineurin

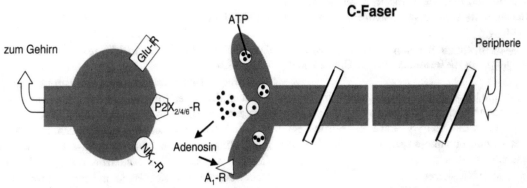

Abb. A-41. Purine und spinale Schmerzverarbeitung. Eine Subpopulation primärer sensorischer Schmerzneurone vom C-Fasertyp enthält ATP als Transmitter. Über P2X-Rezeptoren (P2X2,4,6-R), die auf Hinterwurzelneuronen lokalisiert sind, erfolgt die Weiterleitung der Schmerzsignale in das Gehirn. Rezeptoren für Glutamat (Glu-R) und Substanz P (NK1-R) werden auf Hinterwurzelneuronen ebenfalls exprimiert. Adenosin, das durch Abbau von ATP entsteht, kann über präsynaptische A$_1$-Rezeptoren (A$_1$-R) die Transmitterfreisetzung aus den C-Fasern vermindern

Zielrezeptoren des zentralen noradrenergen Systems sind:

Rezeptor	Zellen	Effektor
α_1-Rezeptoren	Neurone	bei Stimulation Aktivierung Phosphoinositidsystem
α_2-Rezeptoren	Neurone	G-Proteinabhängige Inhibition Adenylcyclase, K^+-Kanalöffnung
β_1-Rezeptoren	Neurone	Stimulation Adenylatcyclase/ cAMP $\uparrow$
β_2-Rezeptoren	Glia	Stimulation Adenylatcyclase/ cAMP $\uparrow$

α_2-Rezeptoren

Zentralgängige α_2-Agonisten induzieren eine zentrale Sedation und Analgesie. Agonisten werden seit Jahren zur Sedation verwendet (Hoffman 1974; s. Buch F).

Das zentrale adrenerge System ist zentral ($\rightarrow$ Locus coeruleus), mit $\rightarrow$ absteigenden Hemmbahnen sowie spinal in der Antinozizeption involviert (Jones 1991). α_2-Agonisten verstärken die Wirkung absteigender adrenerger Hemmbahnen (Yaksh 1985b), verstärken die spinale Hemmung der präsynaptischen Freisetzung der pronozizeptiven $\rightarrow$ Substanz P (Maze 1991; Kauppila 1991; Pang u. Vasko 1986; Kuraishi et al. 1985; Calvillo 1986). Die intrathekale Gabe von Noradrenalin induziert eine spinale Analgesie über α_2-Rezeptoren (Fleetwood-Walker et al. 1985). Die bei spinaler Applikation von α_2-Agonisten und Opioiden nachgewiesene synergistische antinozizeptive Effekt soll auf Interaktion mit μ-Rezeptoren (MOR), nicht aber δ-(DOR)Rezeptoren beruhen (Sullivan et al. 1992).

Spinale α-Rezeptoren sind mit spinalen $\rightarrow$ Adenosin-und $\rightarrow$ Acetylcholinrezeptoren in der Verarbeitung nozizeptiver Inputs verhängt (Tong 1991; Sweeney 1987).

Neurokinin$_{1,2,3}$-Rezeptoren

Als Tachykinine werden die im gesamten peripheren und zentralen Nervensystem vorkommenden Peptidhormone Substanz P, Neurokinin A sowie das in primären Afferenten nicht vorhandene Neurokinin B bezeichnet.

Die Tachykinine haben eine identische Aminosäurensequenz im C-Terminus: Phe-X-Gly-Leu-Met-NH_2.

Ihre unterschiedlichen biologischen Wirkungen werden wahrscheinlich durch 3 Neurokininrezeptorenuntertypen vermittelt (NK$_{1-3}$; Guard u. Watson 1991; Yashpal et al. 1991; Yamamoto 1991):
- Substanz P: NK$_1$-Rezeptor
- Neurokinin A: NK$_2$-Rezeptor
- Neurokinin B, Substanz P: NK$_3$-Rezeptor

Die Substanz P bewirkt eine langsame Depolarisation über Nk$_1$-Rezeptoren (Yamamoto 1992). Substanz P Antagonisten wirken über NK$_1$-Rezeptoren (Yamamoto 1991). Neurokinin-Antagonisten haben im Tierversuch (Formalintest Maus) eine antinozizeptive Wirkung (Murray 1991).

Cholecystokinin (CCK)$_{A,B}$-Rezeptoren

Das endogene Cholecystokininsystem ist u. a. ein Gegenspieler des endogenen Endorphinsystems; im Tierversuch wurde eine durch opioiderge Exoliganden induzierte Analgesie antagonisiert (Itoh et al. 1982; Faris 1983). Im Tierversuch potenzieren die CCK Antagonisten Proglumid, PD134308, L-365,260 und CI988 den analgetischen Effekt von Morphin und verhindern das Auftreten einer Morphintoleranz (Watkins et al. 1984, 1985; Dourish et al. 1990; Wiesenfeld-Hallin et al. 1990, Xu et al. 1992, 1994).

Bislang wurden im Tierversuch 2 Subtypen von zentralen Cholecystokininrezeptoren identifiziert: CCK$_A$- und CCK$_B$-Rezeptor (Moran et al. 1986; Hill u. Woodruff 1990). Es wird postuliert, dass das endogene CCK Schmerzsystem durch das Enkephalinsystem aktiviert bzw. deaktiviert wird (Ruiz-Gayo et al. 1992). Im Tierversuch gesetzte periphere Nervenläsionen aktiveren das spinale CCK System: durch diesen Mechanismus erklärt man sich teilweise das Entstehen von neuropathischen und durch Morphin schlecht beeinflussbaren Nervenschmerzen: so konnten CCK Antagonisten die nach peripherer Nervenläsion entstehende Allodynie im Tierversuch aufheben (Xu et al. 1993, 1994).

Somatostatin$_{1,2,3,4,5}$-Rezeptoren

Somatostatin ist ein durch Endopeptidasen zu aktivem Aminosäuren-14-Peptid abgebautes, im zentralen Nervensystem nachweisbares 28 Aminosäurenpeptid (Lucius 1991; Dichter 1990: zitiert in Yaksh 1994). Die Klonierung von 5 Subtypen von Somatostatinrezeptoren gelang 1994 (Patel 1994: zitiert in Yaksh 1994).

GABA$_{A,B}$-Rezeptoren

Das GABA-System ist das wichtigste hemmende System des ZNS.

GABA ist ein hemmender Neurotransmitter der spinalen nozizeptiver Inputverarbeitung (Sawynok 1984; Hao et al. 1992), v. a. in den Lamina II und V.

GABA-erge Interneurone sind in den oberflächlichen Hinterhornschichten konzentriert nachweisbar (Magoul 1987; Todd u. McKenzie 1989; Todd 1990). Dabei besteht eine Koexistenz mit einem glycinergen Interneuron-System (Todd u. Sullivan 1990).

Der genaue antinozizeptive Wirkungsmechanismus des GABA-ergen Systems ist – abgesehen von einer Hemmung spinaler Abwehrreflexe – unbekannt; das

GABA-erge System hat keinen Einfluss auf die Freisetzung von Substanz P (Pang u. Vasko 1986): GABA-Agonisten wirken jedoch auf spinaler Ebene antinozizeptiv (Goodchild 1987), jedoch nur Wirkstoff vom Subtyp $GABA_B$-Rezeptoragonist (Sawynok 1987). Im Tierversuch kann nach unilateraler peripherer iatrogener Entzündung der Hinterpfote ipsilateral, auf Höhe L_4/L_5 in der Lamina II, eine Erhöhung der Zahl immunoreaktiver GABA-erger Neurone (indirekt ein Beweis erhöhter intrazellulärer GABA Konzentration) nachgewiesen werden. Diese Erhöhung oder »up-regulation« bleibt aus, wenn entsprechende nozizeptive Afferenzen unterbrochen sind (Castro-Lopes et al. 1994; s. Kommentar unten).

Das GABA-System ist involviert in der → *supraspinalen* Schmerzverarbeitung.

Im Tierversuch lässt sich die bei chronischen Schmerzzuständen auftretende sekundäre Hyperalgesie durch NMDA-Rezeptorantagonisten bzw. Inhibitoren exzitatorischer Aminosäurentransmitter (MK-801, CPP, Ketamin etc.) aufheben oder hemmen (Davar 1991; Ren et al. 1992; Seltzer et al. 1991; Siegfried u. Nunes de Souza 1989; Näsström et al. 1992; Woolf 1991; Yamamoto 1992; Kristensen et al. 1994). Die *intraoperative* Supplementierung mit Magnesiumsulphat (20 mg/kgKG) kann – wahrscheinlich über spinale NMDA-Rezeptoren (Davies u. Watkins 1977) – den *postoperativen* Bedarf an Analgetika gegenüber intraoperativer Fentanylanalgesie signifikant vermindern (s. Buch G).

Supraspinal ist das GABA-System involviert in kortikalen, hippocampalen und limbischen Strukturen, wobei angenommen wird, dass regelrechte GABA-erge lokale Hemmsysteme vorkommen (z. B. zwischen Ncl. caudatus-Putamen und Globus pallidus sowie Substantia nigra. Die Gabe des GABA-Antagonisten Bicucullin induziert eine diffuse Enthemmung dieser Systeme mit Konvulsionen).

Die Regel von der Koexistenz

Es ist nachgewiesen worden, dass ein Neuron mehrere Transmitter/Modulatoren synthetisieren und an den synaptischen Endigungen freisetzen kann. Eine Untergruppe von Primärafferenzen enthält z. B. den Transmitter Glutamat und den Neuromodulator Substanz P (De Biasi u. Rustioni 1988). Auch mehrere Neuropeptide können kolokalisiert sein. Im Anklang an Chan-Palay's Buch nennen wir dieses neuentdeckte Phänomen die Regel der Koexistenz (Chan-Palay 1984). Die Freisetzung verschiedener Transmitter und damit die Aktivierung verschiedener Rezeptoren hat zur Folge, dass die postsynaptische Antwort abstufbar ist.

Die synaptische Schmerzverarbeitung *fördernd bzw. pronozizeptiv* (Afferenzen, afferente Interneurone; → NMDA-Rezeptoren, »wind-up-Phänomen«) sind:

- Aspartat
- *Calcitonin gene-related peptide*, CGRP (Parsons u. Seybold 1997)
- Dynorphin A (s. oben und Buch B)
- Glutamat (exzitatorisch via Primärafferenzen, Interneurone, multiple Subrezeptortypen, Shapiro 1997)
- Glycin
- Neurokinin A (Jia u. Seybold 1997)
- Somatostatin (Seybold et al. 1982)
- Substanz P (»wind-up«, Parsons et al. 1996; Kuraishi et al. 1989)
- *Vasoaktives Intestinales peptid*, VIP

Die synaptische Schmerzverarbeitung *hemmend bzw. antinozizeptiv* (deszendierende Hemm-Efferenzen, efferente Interneurone; »wind-down-Phänomen«) sind:

- Dopamin
- Endorphine
- Enkephaline (Interneurone; Hölfelt et al. 1977)
- GABA (Interneurone; Shapiro 1997)
- Galamin (»wind-down«)
- Glycin (postsynaptisch, NMDA-Rezeptor modulierend, Shapiro 1997)
- Noradrenalin (Hodge et al. 1980; postsynaptische Hemmung Interneurone + Motorneurone; Shapiro 1997; Reddy u. Yaksh 1980
- Serotonin (Hodge et al. 1980; postsynaptische Hemmung Interneurone + Motorneurone; Shapiro 1997)

Es gibt Glycinrezeptoren mit hemmender Wirkung als auch exzitatorischer Wirkung (NMDA nahe) auf die dorsalspinale Schmerzverarbeitung.

Bei Missverhältnis (z. B. hoher, anhaltender noxischer Input) der normalerweise in einer Balance befindlichen Systeme kann die Zweitafferenz → sensibilisiert werden (s. unter »spinale Sensibilisierung; wind-up, Langzeitpotenzierung«).

Wie bei den peripheren → Mediatoren können bei den zentralen Neurotransmitter **koexistentielle Funktionsgruppen** teilweise in identischen präsynaptischen Granula nachgewiesen werden. Wichtige interaktionelle Beziehungen vermutet man zwischen
- Substanz P und
  - → CGRP (Lee et al. 1985; Merighi et al. 1988; Skofitsch u. Jacobowitz 1985; Oku et al. 1987)
  - exzitatorische Aminosäuren wie Glutamat (DeBiasi u. Rustioni 1988; Battaglia u. Rustioni 1988; McCarson u. Goldstein 1990; Skilling et al. 1988)
- → CGRP
  - Tachykinine, Galanin (Morton 1989 u. Hutchison; Saria et al. 1986)
  - Glutamat, Aspartat (Kangrga et al. 1990; Kangrga u. Randic)

Die Kopplung einiger endogener Schmerzsubstanzen (z. B. Endorphinsystem) mit der stressregulierenden

Region der hormonal aktiven Hypophysenregion ist im Rahmen der Körperabwehr von Bedeutung: unter Gefahren sowie akutem Schmerzstress wird das körpereigene Schmerzkontrollsystem angekurbelt, sodass der Schmerz so unterdrückt wird, dass er das Abwehrdispositiv des Körpers nicht mehr stört. Bei der kongenitalen Analgesie vermutet man eine Entgleisung dieses Abwehrdispositivs: man glaubt, dass eine aus unbekannten Gründen extreme Hyperaktivität dieses endogenen Schmerzkontrollsystems vorliegt (Dehen 1977; neuere Forschungen: s. Protein Kinase C System). Wie an anderer Stelle schon formuliert, kann Schmerz entstehen durch zu hohen Einstrom von nozizeptiven Signalen oder durch ein Fehlen der endogenen Schmerzhemmung. Schmerzlosigkeit bei diesem seltenen Analgesie-Syndrom könnte also durch eine Gleichgewichtsstörung im umgekehrten Sinne erklärt werden, indem wohl ein Einstrom nozizeptiver Signale stattfindet, dieser aber durch eine pathologische Erhöhung der endogenen Schmerzkontrolle neutralisiert wird.

β-Endorphin wird unter Stress von der Hypophyse in den peripheren Blutkreislauf freigesetzt (Rossier et al. 1977), ebenfalls werden endogene Schmerzpeptide (Met-Enkephalin, Leu-Enkephalin) in der Peripherie (Nebenniere) durch Stress und Gewebehypoperfusion (Schock) freigesetzt (Brückner et al. 1984). Schon 1978 wurde versucht, eine extreme Schock-Kreislaufsymptomatik über eine Opioid-Antagonisierung mit Naloxon zu unterbrechen (Holaday u. Faden 1978). Die »kardioprotektive« Wirkung einiger Opioide wird mit der Blockierung kardialer Opioidrezeptoren in Verbindung gebracht (Parratt 1986).

Auch → Interneurone im Hinterhorn können Enkephaline freisetzen und somit die Nozizeption hemmen (Willis 1985a).

Das spinale Kompartiment: die Rolle des autonomen Nervensystems (NS)

Das spinale autonome NS ist die unterste Organisationsstufe des zentralen autonomen NS. Per definitionem gibt es nur autonome Efferenzen.

Somatische und viszerale Afferenzen können in spinale Schaltkreise des spinalen autonomen Nervensystems eingebunden sein. Ähnlich wie das oben beschriebene spinale Nozizeptionssystem ist das spinale autonome Nervensystem kompliziert gegliedert und erlaubt entsprechend feine Systemregulierungen.

1. Somatische und viszerale Afferenzen

Afferenzen (z.B. Herz) projizieren ins Hinterhorn und aktivieren dort – in Koregulation mit supraspinalen deszendierenden Kontrollbahnen – entsprechende (spinale) autonome Efferenzen mit dem Effekt eines positiven Feedbacks. Beispiel: Afferenzen aus der Peripherie melden ungewöhnliche physische Belastung und induzieren eine adäquate efferente Mitteilung an das Herzkreislaufsystem (erhöhte Leistung bzw. Adaptation).

2. Autonome spinale Interneurone

Erlaubt auf spinaler Ebene autonome Programme.

3. Autonome Efferenzen

Spinale Efferenzen können unterteilt werden in
- aszendierende autonome Kontrollbahnen (Ziel: u. a. → PAG; dies ist vergleichbar mit aszendierenden Schmerzbahnen)
- spinale autonome Efferenzen (spinale reflektorische Kontrolle; dies ist vergleichbar mit segmentalen nozizeptiven Spinalreflexen)

Die dual-autonome, nämlich parasympathische bzw. sympathische Art der Innervation unterscheidet allerdings das autonome NS grundsätzlich vom nozizeptiven System. Dieses duale System wurde früher vereinfacht im teleologischen Sinn interpretiert als sympathisch-autonome »Schreck, Kampf- und Flucht- bzw. Abwehrfunktionen«. Heute muss diese vereinfachte Bild gründlich revidiert werden. Es scheint so zu sein, dass die autonomen Systeme in Bezug auf Zielorgane höchst differenziert ausgebildet sind: die »klinisch als Einheit imponierende Vasokonstriktion« wird durch unterschiedliche Neurone mit verschiedenen Funktionen (Vasokonstriktoren und Regulation periphere Gefäßresistenz; Vasokonstriktoren und Thermoregulation etc.), eigener peripherer und zentraler Organisation etc. reguliert (Jänig u. McLachlan 1992).

Eine abnorm hohe oder repetitive Stimulation kann zur Sensibilisierung des autonomen spinalen Systems führen (vgl. der Sensibilisierung des spinalen nozizeptiven Systems). Dies ist eine Arbeitshypothese bei sonst nicht erklärbaren viszeralen Schmerzsyndromen wie »irritable bowel syndrome« etc.: afferente viszerale Stimuli aktivieren spinale autonome Efferenzen im Sinne einer reflektorischen Antwort mit erhöhter Motilität und damit im Sinne eines Circulus vitiosus erhöhten Nozitransduktionsrate (zit. aus Jänig 1995).

Spinale Prozessierung (Datenverarbeitung) nozizeptiver Inputs

Der dekapitierte Frosch verfügt über die Fähigkeit der Datenspeicherung auf spinaler Ebene. Wie diese Memoryfunktion funktioniert, ist nicht bekannt. Neben elektrophysiologischen Veränderungen bewirkt ein nozizeptiver Input intrazelluläre *molekulare* Veränderungen.

Die sog. IEG (»immediate early genes«) sind Gene, die bei neuronaler Reizung rasch über Proteinkinasen gebildet werden.

Unter nozizeptivem Input werden Gene der spinalen Neurone innerhalb von Minuten »umgeschaltet« und das nukleäre Protein *Fos* über Aktivierung des IEG c-fos-Gen gebildet (Hunt 1987). Die c-fos-Exprimierung ist a priori eine unspezifische Reaktion auf neuronale Aktivierung (s. unten). Die spontane c-fos-Exprimierung ist aber offenbar auf spinaler Ebene selten bzw. durch nichtnoxische Aktivierung kaum auslösbar. Im Tierversuch ist diese Fos-Protein Produktion direkt proportional mit dem Schmerzverhalten (Gogas et al. 1991). Man kann auch nachweisen, dass eine elektrische noxische Reizung von peripheren Nerven ausschließlich bei spinalen Terminalen entsprechender Nozizeptionsfasern (A_δ-, C-) auftritt. Das c-Fos Protein verbindet sich mit einem anderen IEG-Protein (Jun-Protein) auf einer bestimmten als AP1 bezeichneten Stelle der DNA. Fos-Jun Heterodimere und andere wirken als Transskriptionsfaktor für die Expression von anderen Zielgenen, z. B. für Dynorphin und Enkephalin (Morgan 1989). Diese AP1 Seite haben auch der → »nerve growth factor« (NGF), Vorstufen von → Dynorphinbindungsstellen. Fos-Proteine und Dynorphin sind bei durch periphere Endzündung induzierter Hyperalgesie im Hinterhorn an gleichen Stellen vorzufinden (Noguchi 1991).

Einschränkend muss hier allerdings bemerkt werden, dass die Expression von c-Fos wegen der Koexistenz mit Dynorphin eher als Zeichen von inhibitorischen Vorgängen interpretiert wird. Insgesamt wird c-Fos nur noch als Marker angesehen, ohne dass man daraus größere Schlüsse zieht.

Veränderte Gene können u. a. Zellorganellen wie Rezeptoren usw. verändern und somit Langzeitänderungen des gesamten nozizeptiven Systems bewirken.

Durch hohe Morphingabe oder durch NMDA-Antagonisten kann der durch nozizeptive Reize induzierte elektrophysiologische → Wind-up-Mechanismus vollständig gehemmt werden, jedoch nicht die intrazelluläre c-Fos-Stimulation (Presley 1990; Wisden et al. 1990; Dubner 1992; Leah et al. 1992).

Eine solche als → Genablesung bekannte Reaktionskaskade könnte bei der Entstehung chronischer Schmerzzustände durchaus eine Rolle spielen (Zimmermann 1977, Herdegen et al. 1990; Herdegen et al. 1991 a,b,c; Sugimoto et al. 1990, Dubner 1992).

Spinale Sensibilisierung

Vergleichbar mit dem → peripheren Mikromilieu (s. oben) kann auch das »spinale synaptische Milieu« sen-

sibilisiert werden. Folgende 2 Hauptmechanismen werden diskutiert:
- erhöhter spinaler Einstrom von noxischen Signalmustern
- Ungleichgewicht zwischen deszendierenden pronozizeptiven/antinozizeptiven Kontrollsystemen bzw. ungenügender deszendierender antinozizeptiver Schutz.
- Entgleisung spezifischer Systeme (z. B. über intrazelluläre plastische Veränderungen Expression von pronozizeptiven Substraten mit Konsequenz einer eigenständigen Chronifizierung bzw. »Sensibilisierung des Systems«).

Erhöhter spinaler Input

Noxischer Input wird normalerweise durch spinale Hemmsysteme gefiltert und vermindert (s. unten).

Bei repetiertem noxischem Input (z. B. experimentelle Reizung von A_δ- oder C-Fasern mit > 150 peripheren Stimuli; klinisch nach peripherem Gewebetrauma oder Entzündung) werden diese spinalen Hemmsysteme der Nozitransmission überfordert: das Zweitneuron weist nach repetierten Stimuli Zeichen einer Sensibilisierung auf – mit:
- erniedrigten Reiz-Schwellen,
- spontanem Feuern etc. und zwar in Abhängigkeit der Stimulationsstärke- und Frequenz, von Zeitfaktoren sowie der Laminaeschicht (Schadrack et al. 1998)
- Rekrutierung weiterer spinaler Neurone (Erweiterung der rezeptiven Felder etc.)
- spinale Aktivierung des »synaptischen Milieus« (s. unten: CGRP, Substanz P etc.; Neugebauer u. Schaible 1990; Neugebauer et al. 1996)
- antidrome Reaktivierung des peripheren Milieus (circulus vitiosus)
- plastische Veränderungen des spinalen Milieus
- erhöhter Durchschlag von noxischen Signalmustern ins supraspinale Kompartiment
- plastische Veränderungen des supraspinalen Milieus
- Ein erhöhter Input auf postsynaptische → NMDA-Rezeptoren via → Aspartat-, → Glutamat- oder → Tachykininsystem (Substanz P; s. oben) scheint für eine spinale Sensibilisierung besonders wichtig zu sein.

Wichtige Hemmsysteme sind das GABA-, das Glycin- sowie das Opioidsystem (s. unten).

Die schmerzarme Phase zwischen Aktuphase und Zweitphase im Formalintest wird einer Gaba-ergen Inhibition zugeschrieben (Kaneko u. Hammond 1997).

Ein konvergenter Übertragungsmodus von aus der Peripherie stammenden Signalen aus verschiedenen Fasern auf beispielsweise dasselbe Interneuron, kann ebenfalls zu Überlastung bzw. Sensibilisierung führen:

ein solches Phänomen ist bei polysynaptischen Inter-neuren nachgewiesen worden (Afferenzen sowohl aus kutanen als auch Muskelgebieten; Kniffki et al 1981).

Die Reizantwort spinaler Hinterhorn-Neurone auf experimentelle Dehnung des Kolons kann aufgezeich-net werden. Wird der exzitatorische Neurotransmitter NMDA auf die entsprechende spinale Synapse (1 pmol) appliziert, verschiebt sich die Reaktionskurve nach links und steigt steiler an. Gleichzeitig vergrößert sich das Feld der entsprechenden kutanen »referred Zonen« und es verändert sich auch deren Transduktions-mechanismus: Streicheln wird als unangenehmer Schmerz (→ Allodynie) empfunden (Arbeiten von Gebhart).

Das spinale Nozitransformationsmilieu wird durch die an anderer Stelle beschriebenen Transmitter-systeme moduliert, insbesondere

→ Dynorphin (fördernd),

→ Calcitonin Gene Related Peptide (fördernd),

→ NO bzw. spinales NO/cGMP-System (Lin et al. 1999; fördernd),

→ spinales Adenosin-System (Sumida et al. 1998; hem-mend),

→ spinales ACh-System (Pan et al. 1999; hemmend),

→ spinales Serotonin-System (Lopez-Garcia 1998; hem-mend).

Die Sensibilisierung spinaler Zweit- und Interneurone führt zu folgenden klinischen Konsequenzen:

- → Hyperalgesie,
- → Allodynie,
- → Schmerzengrammen bzw. Genexpression (s. Phantomschmerzen; Dubner u. Ruda 1992; s. geneti-sche Komponenten),
- → Wind-up,
- Langzeitpotenzierung (Chronifizierung) und eigen-ständige Erkrankung bzw. Dysfunktion (chronische bzw. chronische neuropathische Schmerzzustände).

Es ist deshalb vornehmliches Ziel einer optimalen Pharmakotherapie des Schmerzes, eine spinale Sensibilisierung durch eine spezifische spinale Barrage zu verhindern (s. auch: präemptive spezifische, genü-gend potente und lange Barrage bei Amputationen bzw. Phantomschmerzrisiko).

Die kombinierte spezifische pharmakotherapeuti-sche Beeinflussung des peripheren Mikromilieus sowie des spinalen synaptischen Netzwerkes zur Anti-nozizeption bzw. Analgesie wurde 1983 aus diesen Gründen als → »balanced analgesia« eingeführt.

Mangelnde Hemmung deszendierender Hemmbahnen

In der Regel wird ein noxischer Input aus dem periphe-ren A_δ- und C-System durch deszendierende Hemm-systeme inhibiert.

Beim spinalisierten Tier (Wegfall der supraspinalen Hemmsysteme) induziert ein experimenteller periphe-rer Reiz von peripheren Muskelgewebe von 20 s Dauer (Frequenz 1 Hz) eine spinale Sensibilisierung (Wall u. Woolf 1984), nicht aber beim Versuchstier mit intakten deszendierenden Hemmbahnen (Gozariu et al. 1997).

Folgende hauptsächliche supraspinale Systeme modulieren das spinale synaptische Milieu:

- serotoninerge deszendierende (antinozizeptive) Hemmsysteme, vom → Ncl. raphe magnus ausge-hend: eine Stimulation des NRM reduziert die spina-le Exzitabilität; die tierexperimentelle Destruktion des serotoninergen NRM-Systems beim peripheren Entzündungsmodell erhöht die spinale Exzitabilität (Hyperalgesie, erhöhte c-fos-Expression; Wei et al. 1999),
- vom → Ncl. gigantocellularis ausgehende deszen-dierende pronozizeptive Modulation: tierexperimentell kann durch Destruktion des Ncl. gigantomedullaris die spinale Exzitabilität reduziert werden (Entzün-dungsmodell; Hyperalgesie und spinale c-fos Expression reduziert; Wei et al. 1999).
- opioiderges deszendierendes (antinozizeptives) Hemmsystem, vom → PAG ausgehend,
- noradrenerge deszendierende (antinozizeptive) Hemmbahnen, vom → Locus coeruleus ausgehend: eine tierexperimentelle Destruktion des noradrener-gen LC/subcoeruleus-Systems erhöht die spinale Exzitabilität beim peripheren Entzündungsmodell (c-fos-Expression; Wei et al. 1999).

Zusammenfassung: Spinales Kompartiment und Schmerzverarbeitung

Auf der Ebene des spinalen synaptischen Netzwerkes besteht eine physiologische Balance zwischen nozizep-tivem Input und lokalspinalen und supraspinalen (in der Regel hemmenden) Filtersystemen.

An der spinalen Prozessierung dieses nozizeptiven Inputs sind Interneurone (hemmende/erregende/zu anderen spinalen Segmenten projizierende), Zweit-afferenzen (zu supraspinalen Zentren projizierend) sowie regulierende deszendierende Efferenzen aus supraspinalen Zentren – (inklusive kortikale »psychi-sche« Einflüsse!) – beteiligt. Die spinal-efferenten Signalmuster an die präganglionären autonomen Neurone und Motoneurone sind nicht einfache »Reflexantworten« bedingt durch afferente Signale, sondern durch komplizierte, integrierte Reflexmuster.

Auf spinaler Ebene kann ein nozizeptiver Input durch folgende Mechanismen moduliert werden:

1 Nozitransformation:

1.1 synaptisch: multiple Neurotransmitter (vgl. → Interferenz):

im Vergleich zur Peripherie erfolgt die spinale Nozitransformation vorwiegend durch Neurotransmitter (im peripheren »Mikromilieu«: durch Entzündungsmodulatoren).

1.2 Neuronale Verschaltung (im Vergleich zur Peripherie verfügt das spinale Kompartiment über ein kompliziertes synaptisches Netzwerk):

1.2.1 auf spinaler Ebene kann über eine konvergente Schaltung von peripheren Signalen auf wenige Interneurone und/oder durch neuronale Rekrutierung periphere Nozizeptionsmechanismen gefördert werden (z. B. Ausdehnung der rezeptiven Felder etc.),

1.2.2 das spinale Kompartiment kann sensibilisiert werden (Disbalance zwischen exzitatorischen und hemmenden Mechanismen: z. B. »wind-up«),

1.2.3 auf spinaler Ebene erfolgt eine »partielle« (nicht ins Bewusstsein dringende) Nozitranslation (Übersetzung von Signalen in molekulare Strukturen: Memorybildung, Plastizität),

1.2.4 die spinale partielle Nozitranslation erlaubt eine *zeitliche Dimensionierung* des Schmerzes (z. B. Phantomschmerzen etc.).

1.2.5 Eine spinal-neuronale »Auslegeordnung« (s. Laminae, propriospinale Interkonnektionen) ermöglicht eine räumliche Dimensionierung der

1.2.5.1 supraspinalen Schmerzperzeption (Erst-, Zweitschmerz),

1.2.5.2 peripheren neurogenen Entzündung (primäre vs. sekundäre Schmerzphänomene),

1.2.5.3 Interferenz mit nichtschmerzverarbeitenden Systemen möglich (spinale polysynaptische Reflexe).

Der Wischreflex am dekapitierten Frosch zeigt, dass auf spinaler Ebene sinnvolle Koordination auch nach Ausfall höherer Zentren geleistet werden.

Entsprechend der aufwendigen, komplizierten Schmerzverarbeitung bieten sich für die praktische Pharmakotherapie mannigfaltige Möglichkeiten zur analgetischen Therapie an.

Im Vordergrund der praktischen Schmerztherapie steht die spinale prä- und postsynaptische Hemmung der Opioidrezeptoren durch Opioide. Zunehmende Bedeutung hat die pharmakotherapeutische Beeinflussung von nichtopioidergen mit der Antinozizeption interferierenden spezifischen Systemen (→ α_2-R-Agonisten etc.) im Sinne einer »basalen antinozizeptiven Schutzmedikation«. Die rückenmarknahe Appli-

kationen von Exoliganden ist durch die Entdeckung spinaler Rezeptorensysteme entdeckt worden. Die Plastizität der spinalen Schmerzverarbeitung hat große Auswirkungen bei der Entstehung chronischer Schmerzsyndrome. Der gezielte Einsatz von Wirkstoffen, die die spinale Entgleisung nozizeptiver Verarbeitung im Sinne von »wind-up«, chronischen Schmerzzuständen mit Beteiligung des autonomen Nervensystems usw. verhindern, ist absehbar. In diesem Kontext ist die medikamentöse Beeinflussung pathologischer, das Schmerzgeschehen unterhaltender spinaler Abwehrreflexe von großem therapeutischen Interesse.

Supraspinales Kompartiment: Schmerzverarbeitung und Mechanismen der endogenen Schmerzkontrolle

Bezüglich der Evolutionsgeschichte der zentralnervösen Schmerzverarbeitung bescheibt MacLean 3 Entwicklungsstufen des Gehirns (MacLean 1973, 1978):

1. die sensomotorische Ebene, die eine Fluchtreaktion ermöglicht: MacLean vergleicht dies mit dem Reptil, das auf Schmerz mit einer Fluchtreaktion reagiert,

2. die affektive Ebene (abhängig vom limbischen System, s. unten), die Gefühlsäußerungen ermöglicht: MacLean vergleicht das mit dem Hund, der auf Schmerz mit einem Affekt reagiert, und

3. die kognitive Ebene, die eine Schmerzbewertung ermöglicht: MacLean vergleicht das mit dem Menschen, der Schmerz bewusst erlebt und auch den Schmerz im Gegensatz zum Tier bewusst als Mittel der Strafe einsetzt (z. B. Tortur).

Das Menschenhirn am Ende der bisherigen Evolution ist auch das komplizierteste, weil es noxische Reize auf 3 Ebenen aufarbeiten kann, nämlich

1. auf der primitiven-sensorischmotorischen Ebene,

2. auf der etwas höheren affektiven Ebene (erarbeitet durch das limbische System der Paläosäugetiere),

3. auf der zur kognitiven Ebene – der eigentlichen »Schmerzebene« – des Homo sapiens.

Folgende Mechanismen der Antinozizeption sind im zentralen Kompartiment möglich:

A. segmentale spinale Modulation/Hemmung: das über die Primärafferenz einfließende Schadensignal wird an der spinalen Synapse moduliert: s. Abschnitt → spinale Nozitransformation (s. auch spinale Sensibilisierung, wind-up);

B. heterosegmental-spinale Modulation/Hemmung: propriospinale Modulation über das spinale Interneuronsystem: s. Abschnitt → spinale Nozitransformation;

C. supraspinale Nozitransformation: → supraspinale deszendierende Hemmbahnen (s. entsprechende Kerne; s. supraspinale Kontrolle des spinalen synaptischen Netzwerks).

Die heutigen methodischen Möglichkeiten zur Erforschung supraspinaler Vorgänge in Bezug auf Nozi- und Antinozizeption, Algesie und Antalgesie sind sicherlich noch unzureichend. Die folgenden Abschnitte wären für die tägliche Schmerzpraxis von untergeordneter Bedeutung, kämen wir nicht zu folgenden prinzipiellen Aussagen:

1. Ergebnisse aus In-vitro-Untersuchungen oder aus Tierversuchen sind nur bedingt für die Humanmedizin übertragbar. Trotzdem sind sie häufig die einzige Quelle für neue Erkenntnisse über zentralnervöse Mechanismen der Nozizeption.
2. Die Komplexität der supraspinalen Schmerzverarbeitung verbietet a priori die Idee von »Wunderwirkstoffen« wie auch »Wundermitteln alternativer Art«. Sie erklärt andererseits aber auch, warum eine Vielfalt von Therapeutika und Behandlungsmethoden relativ wirksam sein kann.
3. Trotz des immensen Grades unseres Unwissens, sind in den letzten Jahren relevante Fortschritte der täglichen Praxis direkt aus einfach scheinenden Forschungsergebnissen erwachsen (z. B. Identifikation, Klonierung, Lokalisation von Opioidrezeptoren und ihre rückenmarknahe Anwendung).

Zentrale Analgesie

Reynolds hat als einer der ersten durch elektrische Stimulation zentraler Strukturen die Möglichkeit der sogenannten stimulationsinduzierten (zentralen) Analgesie nachgewiesen (Reynolds 1969, vgl. Abb. A-42).

Unterdessen ist im Tierversuch sowie in der Klinik (stereotaktische Operationen etc.) gezeigt worden, dass eine zentrale Analgesie durch Stimulation folgender Strukturen möglich ist: kortikale Strukturen (Hardy 1985; Zhang et al. 1997), Habenula (Benabid u. Mahieux 1984; Hardy 1985; Hosobuchi 1986; Terenzi et al. 1990), Epiphysensteil [Zirbeldrüse] sowie thalamische Strukturen (Andy 1983; Franco u. Prado 1996; Kumar et al. 1990; Thoden et al. 1979; Turnbull et al. 1980; Young et al. 1992); Locus coeruleus (Segal 1977; Margalit u. Segal 1979), dienzephale Strukturen inkl. Nucleus praetectalis anterior (Brandao et al. 1991; Mamede Rosa et al. 1997; Mamede Rosa u. Prado 1998; Oleson et al. 1980; Prado 1989; Roberts u. Rees 1986; Wilson et al. 1991), dorsaler Hippocampus (Prado u. Roberts 1985), Nucleus raphe magnus (Gebhart 1983), Nucles ruber (Gray 1984), mesenzephale Strukturen (periaquäduktales

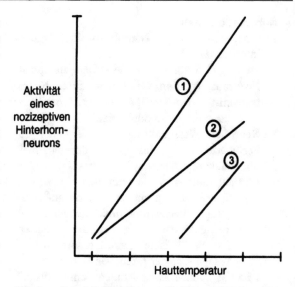

Abb. A-42. Beispiele für gehemmte Aktivität nozizeptiver Hinterhornneurone nach elektrischer Stimulation in verschiedenen Hirnstammarealen. ① Reiz-Antwort-Beziehung unter Kontrollbedingungen, ② nach Stimulation im periaquäduktalen Grau, ③ nach Stimulation in der lateralen Formation reticularis

Grau, Lemniscus medialis, PVG etc.; Baskin et al. 1986; Fardin et al. 1984a,b; Gebhart et al. 1983b; Gybels et al. 1980; Mayer 1974; Mayer u. Liebeskind 1974; Morgan u. Liebeskind 1987; Mundinger u. Salomao 1980; Nichols et al. 1989; Richardson u. Akil 1977; Siegfried u. Wieser 1978; Strassburg et al. 1979; Thorn et al. 1990; Young et al. 1985; Young u. Brechner 1986), pontine Strukturen und medulläre Strukturen inklusive Nucleus tractus solitarii (Aicher u. Randich 1990; Desalles et al. 1985; Hardy 1985; Rhodes u. Liebeskind 1978; Sandkühler 1984).

Entsprechend werden in diesem Kapitel folgende supraspinale Strukturen in Bezug auf nozizeptive bzw. antinozizeptive Mechanismen diskutiert:
– Endhirn (Telenzephalon): kortikale Strukturen und Corpus callosum
– Limbisches System
– Zwischenhirn (Dienzephalon): thalamisches System
– Mittelhirn (Mesenzephalon) zentrales Höhlengrau, Ductus mesencephali Sylvii
– Pontine Strukturen
– Medulläre Strukturen
– Stammganglien (Basalganglien)

Die Fasersysteme des ZNS sind nur unvollständig bekannt. Entsprechend sind die in der zentralen Schmerzverarbeitung involvierten neuronalen Bahnen bzw. Schaltstellen nur im Ansatz bekannt und Gegenstand der modernen Histologie/Zytologie des ZNS. In höherem Masse gilt dies für die entsprechenden Systeme spezifischer Endoliganden bzw. Neurotransmitter bzw. deren Zielrezeptoren.

Supraspinale Schmerzverarbeitung und Mechanismen der endogenen Schmerzkontrolle: Endoliganden und Rezeptoren

Die Idee, dass kortikofugale Hemmbahnen bei gewissen Patienten ausfallen und deshalb Schmerzen verursachen, wurde schon vom Neurochirurgen → Foerster 1927 postuliert.

Das supraspinale ZNS weist Ursprungskerne mit Projektionen in spinale Hinterhornschichten auf: damit kontrolliert und moduliert das supraspinale ZNS partiell die synaptische Übertragung von Signalen vom → Erstneuron (Primärafferenz) zum Zweitneuron; von → Interneuron etc.

Erschöpft sich diese feine Balance der spinalen Inputkontrolle (z. B. bei anhaltendem starken noxischen Input), kommt es zur Sensibilisierung des entsprechenden synaptischen Netzwerkes mit Folgen wie wind-up, Chronifizierung (siehe: spinale Sensibilisierung).

Die wichtigsten absteigenden antinozizeptiven Bahnen haben ihren Ursprung in folgenden Strukturen:
- → Kortex
- → Dienzephalon, Hypothalamus:
  - → **dopaminerges absteigendes dienzephalospinales Hemmsystem**
- → periaquäduktales Grau (PAG, Mesenzephalon:
  - → **opioderges absteigendes PAG-spinales Hemmsystem**
- → Raphekerne:
  - → **serotoninerges absteigendes raphe-spinales Hemmsystem**
- → Coeruleuskerne:
  - → **noradrenerges absteigendes coeruleospinales Hemmsystem**

Die absteigenden Hemmbahnen werden in den entsprechenden Kerngebieten diskutiert.

Die im supraspinalen Kompartiment in Nozizeption/Antinozizeption involvierten Neurotransmittersysteme sind im Prinzip die gleichen wie im spinalen Kompartiment.

Da einige Kerngebiete wie PAG, Locus coeruleus etc. für die Nozitransformation eine zentrale Rolle spielen, werden hier an dieser Stelle die entsprechenden, implizierten Neurotransmitter noch einmal gesondert besprochen: dies betrifft insbesondere das Opioidsystem (s. auch: Opioide/Buch B/C), das Prostaglandinsystem (s. auch antipyretische Analgetika) sowie die in → deszendierenden Hemmbahnen involvierten monoaminergen Systeme (s. Abb. A-43; s. auch Buch Adjuvanzien).

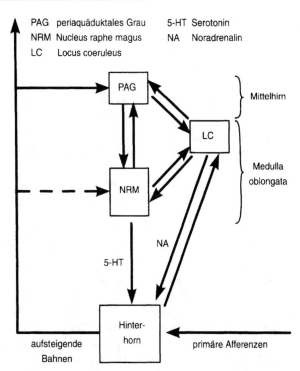

PAG periaquäduktales Grau   5-HT Serotonin
NRM Nucleus raphe magus   NA Noradrenalin
LC Locus coeruleus

Mittelhirn

Medulla oblongata

5-HT

NA

aufsteigende Bahnen   Hinter-horn   primäre Afferenzen

Abb. A-43. Absteigende Schmerzhemmung: Hirnstammkerne und Projektionen

1 Supraspinales Opioidsystem

Der Dialog des Opioid- mit dem Immunsystem erfolgt auf supraspinaler Ebene wahrscheinlich über das Gliasystem (Peterson et al. 1998).

Für praktische Überlegungen gelten folgende Affinitätsbeziehungen (s. Übersichtsarbeit: Day et al. 1993):
1. Affinität zum µ-Rezeptor (MOR): Dyn A, Dyn B > Neoendorphin > β-Endorphin > Leu-Enkephalin;
2. Affinität zum δ-Rezeptor (DOR): Neoendorphin > Leu-Enkephalin > Dyn A, β-Endorphin, Dyn B;
3. Affinität zum κ-Rezeptor (KOR): Dyn A, B > β-Endorphin > Leu-Enkephalin: K_i >70000.

Wie im Buch B erwähnt, wird die bislang postulierte Einteilung in Opioidsubrezeptoren diskutiert. Die exakten supraspinalen Wirkmechanismen der Antinozizeption/Nozizeption sind sehr kompliziert, wie folgendes Tierexperiment zeigt:

Der antinozizeptive, supraspinale Wirkmechanismus von Kokain im Tierversuch wird erklärt durch Freisetzung endogener opioiderger Endopeptide, die seinerseits offenbar durch das NO-System gehemmt werden: die Gabe von Kokain im Tierversuch induziert eine supraspinale antinozizeptive Wirkung, die durch Naloxon aufgehoben und durch Gabe eines NO-

Synthase-Hemmers verstärkt wurde (Hot-plate-Test, Mäuse; Forman et al. 1997)

1.1 Endorphinsystem

Die Gruppe der Endorphine bezeichnet eine der 3 Hauptgruppen endogener Opioidpeptide, Abkömmlinge des POMC (Proopiomelanocortin).

Es werden 3 Endorphine unterschieden: α-, β-, γ-Endorphin.

Supraspinal wird das POMC-Gen v. a. in der Adenohypophyse und im Hypothalamus exprimiert (vgl. Abb. A-44).

POMC ist das Muttermolekül für ACTH, β-Lipotropin etc.; aus dem -Lipotropinfragment entsteht durch proteolytische Spaltung das β-Endorphin (Namengebung: »Endo« + »Morphin«).

ACTH und β-Endorphine werden bei *Stress*situationen gemeinsam freigesetzt. Teleologisch betrachtet kann durch die Verminderung der Schmerzwahrnehmung eine Gefahr besser gemeistert bzw. der Selbstschutz verbessert werden. Im Tierversuch können Endorphine eine Katatonie auslösen (Beobachtung des Hrsg.: Bei der Jagd aufgestöberte und damit unter extremen Stress gelangte Tiere flüchten oft nicht, sondern nehmen eine starre, katatone Position ein – die sie möglicherweise vor der Weiterverfolgung schützen kann.) Unter perioperativen Stressbedingungen ist die Plasmakonzentration von -Endorphin parallel zu ACTH- und Kortisol erhöht (s. Buch H).

Das Peptid β-Endorphin mit einem Molekulargewicht von 3500 wurde ein Jahr nach → Hughes Entdeckung des Met- und Leu-Enkephalins durch Cox et al. 1976 entdeckt. Die Aminosäurensequenz von β-Endorphin entspricht der Aminosäurensequenz 61-91 des von Li 1965 aus der Hypophyse isolierten Peptids β-Lipotropin. Im Gegensatz zum Enkephalin- und Dynorphinsystem sind die Endorphine relativ stabil und werden langsam abgebaut.

Die Verteilung von Endorphinen ist im Gegensatz zu den Enkephalinen eher zentral (limbisches System, PAG, Locus coeruleus, Hypothalamus). Dem Endorphinsystem wird auch eine Mediatorrolle der hypothalamischen Hormonproduktion (Prolaktin, Wachstumshormon) zugeschrieben (Rivier et al. 1977); in diesem Zusammenhang sei an die historische Hypophysenzerstörung bei Schmerzzuständen hormonal aktiver Tumoren hinzuweisen (Miles 1983; Hassler 1966).

β-Endorphin zeigt eine mäßige Affinität zu den μ- (MOR) und δ- (DOR) Rezeptor, eine geringe zum κ- (KOR-)Rezeptor (nach Übersichtsarbeit Day et al. 1993). Die Erforschung dieser komplizierten Zusammenhänge ist dank Einsatz von entsprechenden (z. B. Endorphinfreien) Knock-out-Tiere möglich geworden (Mogil u. Grisel 1998).

1.2 Enkephalinsystem

Die Enkephaline waren die 1. Gruppe von endogenen Opioidwirkstoffen, die entdeckt wurden (Kosterlitz u. Hughes 1975).

Supraspinal ist das Enkephalinsystem v. a. im periventrikulären und periaquäduktalen Grau (PAG), pallidostriärem System (Globus pallidus; Striatum = Nucleus caudautus + Putamen), limbischem System und Hypothalamus vertreten, also in Regionen, in denen sensible Bahnen umgeschaltet bzw. synaptisch moduliert werden.

Enkephalin-Knock-Out-Mäuse zeigen eine erhöhte Ängstlichkeit, sind aggressiver, weisen veränderte supraspinale (nicht aber spinale) Reaktionen auf schmerzhafte Reize auf, reagieren aber in Bezug auf stressinduzierte Analgesie wie normale Mäuse (König et al. 1996).

Leu-Enkephalin hat eine hohe Affinität zum δ-Rezeptor; die Affinität in Bezug auf den μ- und v. a. κ- (KOR-)Rezeptor scheint gering zu sein. Enkephaline können durch Naloxon antagonisiert werden.

Die Halbwertszeit der Enkephaline ist sehr kurz. Enkephaline werden durch Enkephalinasen bzw. Endopeptidase (NEP) abgebaut. Wird der enzymatische Abbau der Enkephaline gehemmt, wird die lokale Enkephalinkonzentration erhöht und eine erhöhte Analgesie erzielt. Solche → Enzymhemmer könnten im Prinzip als Analgetika eingesetzt werden (s. Buch F).

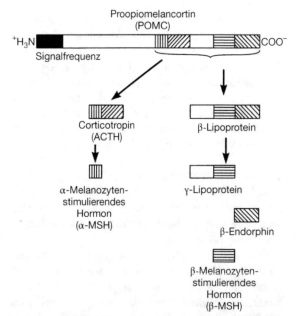

Abb. A-44. Das Precursormolekül POMC wird in verschiedene Hormone gespalten, die u. a. das nozizeptive System modulieren können. Erläuterungen s. Text

1.3 Dynorphinsystem

Das System der Dynorphine ist wie das Enkephalin-system im gesamten zentralen Nervensystem, so auch in der Hypophyse – hier mit dem Vasopressinsystem (→ Nausea und Vasopressin) vergesellschaftet – nach-weisbar.

Das 13-Aminosäurenpeptid Dynorphin wurde zunächst aus der hormonalaktiven hinteren Hypophysenregion isoliert (Goldstein et al. 1979).

Die genetische Aktivierung des Dynorphinsystems ist im Hypothalamus, Striatum, teilweise in Verbindung mit dem serotoninergen System, Hippokampus, Rückenmark und peripheren Geweben nachgewiesen worden (s. Übersichtsarbeit Höllt 1993); die pathophysiologische Bedeutung dieser Anordnung ist derzeit hochspekulativ.

Dynorphine zeigen eine hohe Affinität zu κ- (KOR-) Rezeptoren. Dynorphine A und B weisen eine mässige μ- (MOR-) > δ-(DOR-)Rezeptorenaffinität auf. Das α-Neoendorphin zeigt umgekehrt eine mässige δ- (DOR-) > μ- (MOR-)Rezeptorenaffinität (s. Übersichtsarbeit Day et al. 1993).

1.4 Nociceptinsystem

Siehe auch Buch B.

Nociceptin ist ein 17-Aminosäurenpeptidopioid (Phe-Gly-Gly-Phe. Thr-Gly-Ala-Arg-Lys-Ser-Ala-Arg-Lys-Leu-Ala-Asn-Gln) mit Affinität zum Orphan Opioid Rezeptor-1 (ORL$_1$), einem G-Proteineingekoppelten neu entdeckten Rezeptor, dessen Zurechnung zum Opioidsystem trotz der Namengebung heute umstritten ist (s. Buch B).

Der Buchstabenkode für Nociceptin ist *F*GGFT-GARKSARKLANQ: aus diesem Grund wird dieser Endoligand auch als Orphanin *FQ* bezeichnet. Die Anfangssequenz Phenylalanin-Glycin-Glycin-Phenyl-alanin ist identisch wie bei → Dynorphin, → Met-Enkephalin und → β-Endorphin.

Die Nozizeptin-ORL-1-Bindung induzierte eine Hemmung der Adenylylcyclase, eine Aktivierung von Kaliumionenkanälen sowie eine Hemmung der Kalziumionenkanälen. Man nimmt an, dass bei Knock-Out Mäusen diese veränderten intrazellulären Transduktionskaskaden die Ursache sind für veränderte hippokampale Funktionen (verbesserte Gedächtnis-leistung; Manabe et al. 1998).

Die biologische Bedeutung des kürzlich entdeckten Nociceptinsystems ist unklar. Das Nociceptinsystem scheint in Nozizeption (und zwar pro- und antinozizeptiv, Heinricher et al. 1997), kardiovaskulärer Regulation, Lokomotion, Lern- und Gedächtnisfunktionen etc. involviert zu sein.

Die intrathekale Gabe von Nociceptin/Orphan FQ induziert eine Hyperalgesie; der Ligand antagonisiert die analgetische Wirkung von selektiven μ-, κ- und δ-

Agonisten. Es scheint aber, dass Nociceptin/Orphanin FQ auch analgetisch-antinoziceptive Wirkungen und zwar auf spinaler Ebene induziert (Yamamotot et al. 1997).

Daneben soll das Nociceptinsystem präsynaptisch die Freisetzung von Tachykininen, Acetylcholin und Dopamin hemmen. In der normalen Wildmaus induziert die Gabe von Naloxon Benzoylhydrazone, einem ORL-1 Antagonisten, eine antinoziceptive Wirkung ohne Beeinträchtigung der Lomokotion; bei ORL-1 Knock Out Mäusen hingegen war die Gabe dieses selektiven Antagonisten ohne Wirkung: ein Indiz, dass das Nociceptinsystem in der Modulation von Nozizeption involviert ist (Noda et al. 1998).

2 Verschiedene supraspinale Neuro- und Oligopeptide: FF, AF etc.

Als Oligopeptide werden Peptide mit einer Amino-säurensequenz zwischen 2 und 12 bezeichnet.

Verschiedene supraspinale Peptidsysteme sind Gegenstand der Forschung, so die Neuropeptide FF (Phe-Leu-Phe-Gln-Pro-Gln-Arg-Phe-NH2) und AF (Ala-Gly-Glu-Gly-Leu-Ser-Ser-Pro-Phe-Trp-Ser-Leu-Ala-Ala-Pro-Gln-Arg-Phe -NH2), die supraspinale Schmerzmechanismen modulieren, aber auch in anderen Regulationen (Thermoregulation etc.) involviert sind (Desprat u. Zajac 1997; Roumy u. Zajac 1998).

3 Supraspinales Prostaglandinsystem

In vitro hemmen die im Buchteil D/E beschriebenen antipyretischen Analgetika selektiv die → COX-2, die offenbar im supraspinalen Kompartiment im Gegensatz zur Peripherie eine konstitutionelle Funktion hat.

In die Thalamus- oder periaquäduktale Grauzone mikroinjiziert, erzeugen sie eine zentralanalgetische und zentralantipyretische Wirkung. Im Tierexperiment reduziert der nichtsaure antipyretische Wirkstoff → Paracetamol durch periphere Nervenstimulation induzierte thalamische Aktivitäten (Carlsson et al. 1988; s. auch Abschnitt spinale Prostaglandinrezeptoren).

4 Supraspinale monoaminerge Systeme (Dopamin, 5-HT, NA)

Diese Systeme werden unter in den entsprechenden → deszendieren Hemmsystemen besprochen.

5 Supraspinales GABA-System

Das GABA-System ist das wichtigste supraspinale Hemmsystem. In bezug auf Antinozizeption und

Nozizeption gibt es unterschiedliche und widersprüchliche Anhaltspunkte: so soll v. a. das supraspinale μ-(MOR-)Rezeptorsystem mit dem GABA-System gekoppelt sein (Kalyuzhny u. Wessendeorf 1998); die Aktivation des supraspinalen GABAA-Systems soll das Opioidsystem antagonisieren (Gear et al. 1997). GABA- und Opioidsystem sind im Ncl. accumbens, einem Schlüsselkerngebiet des Belohnungssystem aktiv.

Supraspinale Schmerzverarbeitung und Mechanismen der endogenen Schmerzkontrolle: Kerngebiete

Die Strukturen des ZNS werden in der Regel wie folgt unterteilt:

1 Prosenzephalon
  1.1 Telenzephalon
    1.1.1 Bulbus olfactorius
    1.1.2 Lamina terminalis (s. unter zircumventrikuläre Organe; s. auch Buch E: Fieber)
    1.1.3 Corpus callosum
    1.1.4 Cortices
    1.1.5 Basalganglien
      1.1.5.1 Substantia innominata (Ncl. basalis Meynert enthaltend)
      1.1.5.2 → Corpus striatum (Neostriatum + Globus pallidus; u. a. Ncl. caudatus enthaltend sowie Ncl. lentiformis (Globus pallidus und Putamen)
      1.1.5.3 → Mandelkern (im Schläfenlappen als Teil des limbischen Systems lokalisiert)
  1.2 Dienzephalon
    1.2.1 Thalamus
    1.2.2 Hypothalamus
    1.2.3 Epithalamus
2 Hirnstamm
  2.1 Trigeminuskerne
  2.2 Rhombenzephalon
    2.2.1 Raphekerne
    2.2.2 Pons (Metenzephalon)
    2.2.3 Medulla oblongata (Myelenzephalon)
  2.3 Formatio reticularis
  2.4 Mesenzephalon
    2.4.1 Tegmentum
    2.4.2 Substantia nigra
    2.4.3 Raphekerne
    2.4.4 Locus coeruleus
    2.4.5 Vierhügelplatte (Corpora quadrigemina)
3 Cerebellum
4 Hirnventrikel

1 Prosenzephalon (Vorderhirn)

1.1 Telenzephalon (Endhirn)

1.1.1 Bulbus olfactorius

1.1.2 Laminae terminalis
Siehe Buch D (Fieber).

1.1.3 Corpus callosum
Das Corpus callosum ist die Verbindung zwischen den beiden Großhirnhemisphähren. Es wird unterteilt in Rostrum (Schnabel), Genu (Knie), Truncus (Stamm) sowie (rostral) Splenium.

Nobelpreis 1981 in Physiologie und Medizin für die Forschergruppe »Split Brain Research« um ROGER SPERRY (1913-1994), DAVID HUBEL und TORSTEIN WIESEL.

1.1.4 Großhirnrinde (Cortex cerebri)

Lokalisation, Aufbau, Funktion
Die beiden Kortizes bilden die höchste und phylogenetisch jüngste Instanz des ZNS und werden deshalb auch als Endhirn oder Telenzephalon bezeichnet.

Zellaufbau (Zytoarchitektonik) sowie Fasersysteme (Myeloarchitektonik) der Großhirnrinde wurde durch Forscher wie Brodmann schon um die Jahrhundertwende in einer heute noch gültigen Form systematisiert. Der Kortex hat eine Oberfläche von ca. 2200 cm², eine variable Dicke von bis 4,5 mm, ein Volumen von 600 cm³, eine Anzahl von ca. 10^{10} Neuronen. Makroskopisch fallen Windungen (Gyri) und Furchen (Sulci) auf; die feinere Architektonik weist 6 Schichten auf.

Es werden folgende Kortexbereiche in der Regel unterschieden: akustischer Kortex, limbischer Kortex, motorischer Kortex, olfaktorischer Kortex, optischer Kortex, prämotorischer Kortex sowie somatosensorischer Kortex.

Es werden 2 Haupt-Neurontypen unterschieden:
a) Sternzellen (ca. 20%, inhibitorisch) und
b) Pyramidenzellen (ca. 80%, exzitatorisch). Daneben gibt es sog. Armleuchterzellen, verschiedenartige Korbzellen, und verschiedene Zellen der Neuroglia.

Die Fasersysteme sind kompliziert und umfassen vereinfacht:
a) kortiko-kortikale Verbindungen (Input/Output mittels Assoziationsfasern, Kommissurenfasern)

b) kortiko-thalamische und thalamo-kortikale Verbindungen (spezifischer und unspezifischer Input/Output)

c) kortiko-medulläre Verbindungen (Pyramidenzellen; Output bzw. Efferenzen in die Hirnstammgegend)

d) kortiko-spinale Verbindungen (Pyramidenzellen; Output bzw. Efferenzen ins Rückenmark)

Schmerzverarbeitung

Folgende 3 Kortexregionen werden häufig mit der Schmerzperzeption in Zusammenhang gebracht:

1.1.4.1 Präfrontaler Kortex

Die Frontalfelder sind nicht somatotopisch gegliedert. Wahrscheinlich findet hier eine assoziative Aufbereitung der Perzeption (»Ich-Bezug«) statt.

1.1.4.2 Limbischer Kortex (Gyrus cinguli; Cingulum)

Die neurochirurgische Unterbrechung der neuronalen Relais in diesem Bereich bei schweren Angst- und Schmerzzuständen führt zur »Indifferenz« (→ Moniz 1936; Koskoff et al. 1948); gleichzeitig scheint der Patient nach operativer Verletzung dieser Gebiete (»Zingulotomie; Kapsulotomie«) auf thermische Reize, v. a. nichtschädliche Kältereize, empfindlicher(!) zu reagieren (Davis et al. 1994). Schmerzprobanden wurden unter Hypnose die subjektive Schmerzempfindung beeinflusst; gleichzeitig wurde mittels PET die akuten Perfusionänderungen in kortikalen Regionen gemessen: unangenehm suggerierte Schmerzreize induzierten signifikante Aktivitätsveränderungen im vorderen zingulären Kortext, jedoch nicht im primären somatosensorischen Kortex (Rainville et al. 1997).

1.1.4.3 Kortex des Lobus parietalis (Areae 1-3;
Gyrus postcentralis mit Sekundär-und Supplementfeldern)

Über Drittneurone aus den »Radiationes thalamicae bzw. Thalamusstielen« erreichen aufsteigende Informationen den Gyrus postcentralis (»hintere Zentralwindung zwischen Sulcus centralis und postcentralis«), dem Bereich der »Körperfühlsphäre«. Hier finden wir entsprechend dem vielfach modulierten Input eine somatotopische Gliederung, die bildlich als vielfältige und sich überschneidende »Homunkuli« Repräsentationen veranschaulichen lassen.

> 1957: T. Rasmussen und W. Penfield kreieren den motorischen und sensorischen Homunculus.

Dank verbesserten, präziseren Techniken sind die genauen somatotopischen Kortexbereiche dieser Homunculi in einigen Abschnitten besser bekannt. Aufgrund fehlender kompletter Daten und aufgrund

der Möglichkeit von somatotopischen Reorganisationen sind die klinischen Resultate beispielsweise der therapeutischen Elektrostimulation widersprüchlich. Eine neuere Publikation über transdurale kontinuierliche therapeutisch Elektrostimulation des motorischen Kortex bzw. des entsprechenden Homunculus-Areals bei zentralen neuropathischen Schmerzzuständen ergab eine signifikante Analgesie bei >70% der Patienten (n=13; Ngyen et al. 1999).

Elektrische Stimulation von Zahnpulpusafferenzen können im entsprechenden Zähne-Areal des somatosensorischen Homunculus anhand von evozierten Potentialen lokalisiert werden (Biedenbach et al. 1979).

Kortikale Projektionsfelder für somato-viszerale Afferenzen projizieren in die sogenannte primäre sensible Rinde (Gyrus postcentralis, Felder 3,2,1 mit »sensiblem Homunculus«, auch »Körperfühlsphäre«). Kortikale Perfusionsveränderungen unter experimenteller kutaner Schmerzreizung (i.c.- Capsaicinapplikation, Hand, Fuß; Probanden) wurde mittels PET untersucht: die statistische Auswertung ergab signifikante Perfusions- bzw. Aktivationsveränderungen im Sinne einer somatotopischen Unterscheidung von noxischem Input entlang dem Sulcus centralis Rolandi, der Zentralfurche zwischen Gyrus praecentralis und postcentralis des Stirn- bzw. Scheitellappens mit Einbezug des kontralateralen vorderen Cingulum, der ipsilateralen Insel sowie ipsilateralen präfrontalen Kortex (Andersson et al. 1997).

Mit dem gleichen Verfahren wurde bei 9 Probanden die regionale Hirndurchblutung bei nichtschmerzhafter (40°C) und schmerzhafter (47°C) thermischer Reizung des Vorderarms registriert. Dabei ergaben sich regionale Perfusionsänderungen bei schmerzhaften Reizen im vorderen Cingulatum, im ipsilateralen Thalamus, im präfrontalen Kortex sowie im kontralateralen motorischen Regionen. Die Gabe von Fentanyl reduzierte die Schmerzempfindung (gemessen anhand von VAS); dabei erhöhte sich die schmerz-induzierte Aktivierung auch im präfrontalen Kortex sowie in den motorischen Regionen (Adler et al. 1997).

Durch die elektrische Stimulation des ventrolateralen orbitalen Kortex konnte bei der Ratte eine → zentrale Analgesie (gemessen durch den »tail flick test«) induziert werden, die nur bei intaktem PAG zustandekam. Diese Analgesie wurde durch Injektion von Glutamat in das PAG reduziert werden (Zhang et al. 1997).

Die Funktion des Kortex bei der Schmerzentstehung, v.a. des frontalen Kortex (wahrscheinlich wichtiges Gebiet für die affektive Komponente des Schmerzes), ist bisher zu wenig verstanden und spielt daher bei der Schmerztherapie kaum eine Rolle (Ausnahme: unspezifische Hemmung des ZNS beispielsweise durch Sedativa; kortikale direkte Elektrostimulation über implantierte Elektroden): früher aus unterschiedlichen Gründen (Schmerzsyndrome, Psychopathien etc.)

durchgeführte frontale Lobotomien haben wohl die Persönlichkeit einer Person drastisch verändert (wer erinnert sich nicht an die Darstellung durch Jack Nicholson im Film »Einer flog über das Kuckucksnest«?) und damit eine psychische Indifferenz (?) erwirkt, aber möglicherweise die Schmerzempfindung nicht reduziert (Freeman u. Watts 1950).

Die Stimulation des *motorischen* Kortex bei chronisch neuropathischen (v.a. trigeminalen) Schmerzzuständen induzierte eine signifikante Reduktion der Schmerzen (Nguyen et al. 1997).

Mittels → PET-Technik (bzw. akute Perfusionsveränderung) konnte eine Aktivierung verschiedener motorisch-sensorischer frontaler Kortextabschnitte nach experimenteller und kutaner noxischer Stimulation nachgewiesen werden (Svensson et al. 1997).

Im Kontext der physiologischen Warn- und Abwehrfunktionen des Schmerzsinnes ist es verständlich, dass je nach Stimulus (Dauer, Ort, Stärke) völlig unterschiedliche kortikale und subkortikale Systeme aktiviert werden: dies kann experimentell mit unterschiedlich standardisierten Stimuli nachgewiesen werden (Derbyshire et al. 1997) und macht Sinn, wenn man die Multiplizität der Mechanismen, die mit der Angst- und Fluchtreaktion involviert sind, mitintegriert.

Chronische Schmerzpatienten weisen eine Restrukturierung des primären somatosensorischen Kortex auf (Flor et al. 1997).

> Schmerz ist ein facettenreiches Warn- und Abwehrsignal: entsprechend sind multiple neuronale Aktivitätsmuster je nach Schmerzart etc. involviert.

Bei pektanginösen Schmerzzuständen sind folgende Zusammenhänge auffällig (s. oben unter viszeraler Schmerz):

1. Echte (durch EKG verifizierte) Ischämie mit Schmerz: Hypothalamus, Thalamus, präfrontaler Kortex (PET-Untersuchungen: erhöhte Perfusion)
   Hypothetische Erklärung des Pathomechanismus: schmerzhafter Input wird auf subkortikaler Ebene nicht »gefiltert«, sondern produziert im Sinne des »Nozifensorsystems« im Kortex das Warnsymptom »Schmerz«.
2. »Silent Ischemia«: echte (EKG-verifizierte) Ischämie ohne Schmerzen: Hypothalamus und Thalamus aktiviert, jedoch nicht präfrontaler Korte (PET-Perfusionsänderungen).
   Hypothetische Erklärung: subkortikale Ebene »filtert« zuviel an nozizeptiver Information.
3. → Syndrome X-Patienten: Thalamus, Hypothalamus, präfrontaler Kortex: »Filter«-Mechanismus schwach: nichtrelevante, nichtnoxische Herzstimuli

schlagen bis in den Kortex durch (s. auch viszerale Schmerzmechanismen: Herzschmerzen).

Rückenmarks-Stimulation (»Spinal Cord Stimulation«) auf Höhe Th_1 kann pektanginöse Schmerzzustände modulieren. Via PET-Untersuchungen können vor und während der therapeutischen Stimulation entsprechende Perfusionsveränderungen nachgewiesen werden. Bei pektanginösen Schmerzen waren Zentren der Nozizeption sowie der kardiovaskulären Regulation involviert, so verschiedenste kortikale Abschnitte (Hautvast et al. 1997).

Die magnetische transkranielle Stimulation ergab Hinweise, dass Stimmungen wie Ängstlichkeit, Traurigkeit etc. in lateralen Kortizes verarbeitet werden (Pascual-Leone et al. 1996).

Insula (Lobus insularis, Insula Reili)

Als Insel (Großhirninsel) wird die durch die Opercula des Stirn-, Scheitel- und Schläfenlappens bedeckte, im Sulcus lateralis »versteckte« Region der Großhirnrinde bezeichnet (1796 durch den dt. Anatomen J. Chr. Reil [1759–1813] beschrieben und auch Insula Reili benannt).

Die Insel wird zu einem wichtigen Kerngebiet des → *zentralen autonomen Netzwerkes* gerechnet mit Verbindungen zum Hypothalamus, Thalamus, den Ncl. parabrachiales sowie dem Ncl. tractus solitarii. Durch Stimulation des Inselkortex können folgende Reaktionen ausgelöst werden: Hypertension, Tachykardie, Piloerektion, Mydriasis, Salivation, Änderung des intestinalen Motililitätsmusters.

Operculum

Als Operculum wird der die Insula bedeckende Deckel-förmige Abschnitt der Grosshirnhemisphären bezeichnet, unterteilbar in einen frontalen, frontoparietalen und temporalen Abschnitt. Die tiefe, dreiästige Sylviusfurche liegt an der seitlichen oberen Großhirnfläche zwischen Schläfen, Stirn- und Scheitellappen.

Schmerzverarbeitung

Die Insel und das parietale Operculum werden zu den kortikalen schmerzverarbeitenden Kerngebieten gerechnet: sie integrieren taktile, nozizeptive, gustatorische, vestibuläre Erregungen, wahrscheinlich auch viszerale sensorische und motorische Funktionen. Die Insel und das parietale Operculum spielen eine Rolle in der affektiven Schmerzverarbeitung. Unter experimentellen noxischen thermischen Reize kann mittels PET-Untersuchungen eine Aktivierung dieser kortikalen Abschnitte nachgewiesen werden und Patienten mit Insula- und Operculumläsionen wiesen eine unilaterale Hypalgesie, Hypothermästhesie und Hypästhesie auf (Davison u. Schick 1935; Casey et al. 1994; Coghill et al. 1994; Greenspan et al. 1999).

Die experimentelle nichtschmerzhafte Dehnung des Ösophagus bei 8 Probanden ergab bilaterale Aktivierung der Insel, des primären somatosensorischen Kortex sowie des Operculum; bei schmerzhafter Dehnung wurde der vorderer Inselkortex sowie der vordere Cingularkortex aktiviert (PET-Studien, Aziz et al. 1997).

Schmerzhafte Hitzestimulation mittels eines CO_2-Lasers von Hand und Fuß (n= 6 Probanden) veränderte die regionale Hirndurchblutung bilateral in der Region der somatosensorischen Kortizes, der Insel, dem Frontallappen sowie dem kontralateralen Thalamus (Xu et al. 1997).

Die wegen antinozizeptiver (und antiemetischen) Eigenschaften zzt. diskutierte Substanz δ9-Tetrahydrocannabinol (THC) erhöht die zerebrale Perfusion v. a. in den bilateralen Schläfenkortizes, der Insel und dem Gyrus cinguli (placebokontrollierte PET-Studie mit 32 Probanden; Mathew et al. 1997).

Limbisches System

Das limbische System gehört zu den phylogenetisch ältesten Teilen des Gehirns. Man unterscheidet in der Regel 2 Teile des limbischen Systems:

1. limbischer Kortex (Hippocampus, Indusium griseum, Gyrus parahippocamalis und Gyrus cinguli)
2. subkortikale Strukturen (Mandelkerne, Area piriformis und septalis, sowie limbisches Mittelhirn).

Limbische Strukturen wie Hippocampus, entorhinale Region und Mandelkern stehen untereinander in intensiver Verbindung.

Die Hauptkerngebiete des limbischen Systems (Hippocampus, entorhinale Zone und Mandelkern) sind strategisch gelegen zwischen sensorischen und motorischen kortikalen Assoziationskernen.

Ein Teil der Informationsübermittlung von sensorischen Kortexregionen zum präfrontalen Kortex wird in die entorhinale Region sowie den Mandelkern abgezweigt: man spricht auch von der afferenten limbischen Schleife. Die limbischen Strukturen erhalten jedoch auch wichtige Eingänge aus tieferen Strukturen mit viszerosenorischen Inhalt. Eine efferente limbische Schleife wird gebildet durch Hippocampus, entorhinale Region und Mandelkern, mit Projektionen zum präfrontalen Kortex. Das limbische System ist auch intensiv mit wichtigen Kernen, die endokrine und autonome Funktionen modulieren verbunden.

Das limbische System kann in kortikale sowie subkortikale Abschnitte unterteilt werden; der kortikale Anteil des limbischen Systems besteht aus einem inneren und einem äußeren Ring.

Vereinfacht besteht der kortikale Anteil des limbischen Systems aus den ringförmig angeordneten Gyrus cinguli, Gyrus parahippocampalis und Hippocampus, während zu den subkortikalen Anteilen die Mandel-

kerne und Teile des Mittelhirn zählen. Die kortikalen und subkortikalen limbischen Strukturen sind zwischen Neokortex, Hypothalamus und Hirnstamm bandförmig angeordnet und werden auch als limbisches Mittelhirnareal bezeichnet.

1. Innerer Ring

a) → Hippokampus: der Hippokampus (Teil des Gyrus parahippocampalis) ist ein Seepferdchen-ähnlicher Längstwulst am Boden des Unterhorns des Seitenventrikels. Als sog. Hippokampusformation werden je nach Autor verschiedene Strukturen wie Hippokampus (Pes, Alveus, Fimbria hippocampi), Gyrus dentatus, sowie entorhinaler Kortex (Riechzentrum) zusammengefasst.

b) → Indusium griseum: eine dünne graue Substanzschicht auf der Balkenoberfläche.

2. Äußerer Ring

a) → Area subgenualis (unmittelbar über dem Knie des Balkens gelegen)

b) → Gyrus cinguli bzw. Area cingularis anterior et posterior (unmittelbar oberhalb des mittleren Teils des Balkens gelegen)

c) → Area retrosplenialis (unmittelbar oberhalb des Balkenbereichs Splenium gelegen)

d) → Area praesubicularis und Area entorhinalis (*Syn.*: Gyrus parahippocampalis; unmittelbar unter Hippocampus und hinter Amygdala gelegen).

3. Subkortikale limbische Strukturen

a) → Amygdala (Mandelkern; Corpus amygdaloideum)

b) → Area septalis (Septumkerne: ober- und unterhalb des Kniebalkens gelegen)

Das limbische System hat sich bei den Primaten in Verbindung mit dem Neokortex entwickelt: entsprechend sind kortiko-limbische Assoziationsfelder ausgebildet. Bei Schädigung dieser Strukturen werden Defizite kognitiver, emotioneller Verhaltensweisen beobachtet. Limbische Strukturen, insbesondere der Hippocampus, sind auch in Lern- und Gedächtnisfunktionen involviert.

Limbische Strukturen sind nicht nur an kognitiven Funktionen beteiligt, sonder interagieren auch mit autonomen (Stress etc.), neuroimmunologischen- und neuroendokrinen Systemen

> »Psycho-Neuro-Immunologie«:
> ein neues Fach?
> (HAAS U. SCHAUENSTEIN 1997)

Vorderer Cortex cingulatum

Der vordere Cortex cingulatum weist eine hohe Dichte an Opioidrezeptoren auf. Es wird angenommen, dass der zinguläre Kortex in supraspinaler Schmerzver-arbeitung sowie der Verarbeitung des Phänomens »Unwohlsein, Unpleasantness« aber auch einer allge-meinen Erhöhung der Aufmerksamkeit (teleologisch Vorbereitung auf Flucht; Iadarola et al. 1998: s. unten) involviert ist.

PET-Untersuchungen, bei denen der unangenehme Affektcharakter mittels Hypnose bei voll empfundenen Schmerzen untersucht wurde, zeigten Perfusions-veränderungen im Cingulumbereich, jedoch nicht im Bereich des primären somatosensorischen Kortex: ein Hinweis, dass diese limbischen Kernabschnitte Affektcharakter von Schmerzen verarbeiten (Rainville et al. 1997).

Die schmerzhafte kolorektale Dehnung bei der Ratte induzierte in allen kortikalen, subkortikalen limbischen Strukturen (aber auch PAG, Locus coeruleus, Thalamus etc.) eine Expression von → c-Fos (Traub et al. 1996).

PET-Untersuchungen an Patienten mit atypischen Gesichtsschmerzen unter thermischer Stimulationen wiesen gegenüber einer Kontrollgruppe Perfusions-veränderungen in verschiedenen ZNS Strukturen auf, die einem »medianen Schmerzsystem zugeordnet wer-den können«: Thalamus, vorderes Cingulatum (Perfusion ↑), Ncl. lentiformis, Insel sowie präfrontaler Kortex (Perfusion ↓; Derbyshire et al. 1994).

Hippocampus

Der Hippocampus wird mit zentralen Gedächtnis-Funktionen in Verbindung gebracht und ist entschei-dend für die Assoziation von Informationen aus ver-schiedenen Kortexregionen (Ridley et al. 1996; Rolls 1996). Dementsprechend verfügt das Hippocampus-system über ausserordentliche plastische Adaptions-fähigkeiten: neben der Plastizität des spinalen Kompartiments bei chronischen Schmerzzuständen wird der Hippocampus bei der Chronifizierung von Schmerzzuständen diskutiert.

Der Hippocampus ist wichtig für den Übergang vom Kurz- zum Langzeitgedächtnis. Der Cannabinoid-rezeptorantagonist SR 14716 (kompetitiv von Andanda-mid am CB-1-Rezeptor verdrängt) verbessert beim Nagetier das Kurzzeitgedächtnis, unterbricht aber ebenso den Schlafrhythmus, sodass es zu einem Defizit z. B. an → REM-Schlaf kommt: ein Indiz, dass das endo-gene Cannabinoidsystem im Hippocampus in der Schlafsteueurng impliziert ist. Alzheimer-Patienten weisen eine Reduktion von CB-1-Rezeptoren im Hippocampus von 50% auf.

Im Hippocampus konnte die konstitutive neuronale NO-Synthase wie auch die endotheliale NO-Synthase nachgewiesen werden (Doyle u. Slater 1997).

Die Rolle von Dynorphin B bzw. aktiviertem KOR-System wird ebenfalls mit verbessertem Lernvermögen in Verbindung gebracht (Sandin et al. 1998).

Cingulum

Eine Aktivierung des Cingulum cerebri der kontralate-ralen Seite konnte mittels elektrophysiologischer Verfahren am Versuchstier sowie durch Positronen-Emissions-Tomographie (PET) am Menschen nach thermischer Reizung der linken Hand (7 Rechtshänder) nachgewiesen werden (Vogt et al. 1996).

Bei 2 Psychiatrie-Patientinnen mit eingepflanzten Hirnelektroden konnte bei schmerzhafter Hautreizung während Hypnose-induzierter Analgesie eine Reduk-tion entsprechender Potentiale im linken vorderen → Cingulum-Kortex nachgewiesen werden (Kropotov et al. 1997).

Die Perfusion, nachweisbar mit PET, im Bereiche des vorderen → Cingulum wird durch viszerale Schmerz-reize erhöht. Patienten mit dem chronischen Schmerzsyndrom des »irritable bowel syndrome« wei-sen in diesem Kortex keine erhöhte Perfusion bzw. Aktivit auf, jedoch im Bereich des linken präfrontalen Kortex (Silverman et al. 1997).

Mandelkern (Corpus amygdaloideum PNA)

Der Mandelkern liegt strategisch zwischen zerebralem Kortex, Hypothalamus und mesenzephalen Kern-regionen.

Der Mandelkern ist ein wichtiges Assoziations-zentrum des limbischen Systems und auch des *zentra-len autonomen Netzwerkes.*

Afferenze Zuflüsse sind:

a) visuelle, auditorische Signalmuster (temporaler Kortex)
b) somatosensorische, gustatorische, viszerale, olfakto-rische Signalmuster (Inselkortex, Kortex piriformis)
c) Informationen aus dem → Thalamus.

Die aus diesen Gebieten stammenden Informationen werden im Mandelkern mit emotional-affektiven Komponenten diverse Warn- und Abwehrsysteme und starken Emotionen assoziiert (Furcht, Lust, Durst, Hunger, Schmerz, Audition etc.; Scott et al. 1997).

Im Körperabwehr- und Warnsystem »Übelkeit, Würgen und Erbrechen« (ÜWE bzw. »Nausea und Emesis«) vermittelt der Mandelkern z. B., ob die während der Futtereinnahme induzierten olfaktori-schen Signale mit dem Prädikat »essbar« oder »toxisch« verbunden sind (Nishijo et al. 1998).

Efferenzen aus dem Mandelkern gehen u. a. an:

a) ventrales Striatum, zentrales Höhlengrau
b) Hypothalamus
c) Hirnstamm

Dem sog. mesolimbisch-mesokortikalen System wer-den folgende Funktionen höhere psychische Funk-tionen zugeschrieben. (vgl. Indikation von D-R-Antagonisten: → antipsychotische Wirkung).

Schmerzmechanismen

Es sind relativ wenig spezifische Arbeiten über den Mandelkern in Bezug auf zentrale Nozizeption vorhanden. Experimentelle Läsionen von Teilen des Mandelkern induzierten bei der Ratte eine Reduktion der Antwort auf nozive Reize (»hot plate« und »tail flick test«), wobei v. a. dorsomediale Mandelkernbereiche in der Verarbeitung noziziptiver Information involviert sind (Werka 1997).

Durch akustischen Stress wahrscheinlich über endogene Opioidsysteme induzierbare Hypoalgesie kann durch laterale und zentrale (nicht aber dorsolaterale und dorsomediane) Mandelkernläsionen (wie auch PAG-Läsionen) aufgehoben werden (Bellgowan et al. 1996; Scott et al. 1997).

Man nimmt an, dass im Kontext des »Warn- und Abwehrnozifensorsystems« der Mandelkern nicht-noxische Reize aufgrund seiner Gedächtnis- und Assoziationsfunktion auf potentiell noxische Bedeutung interpretiert, um entsprechend deszendierende Schmerzhemmbahnen zu aktivieren und das supraspinale Kompartiment vor weiteren noxischen Inputs zu schützen (Harris 1996).

Die lokale Applikation von μ-Rezeptor (MOR)-Agonisten in basolaterale und zentrale (jedoch nicht dorsale) Mandelkerngebiete induzierte im Tierversuch eine Analgesie (»tail-flick test«). Dieser analgetische Effekt konnte spezifisch antagonisiert werden durch Applikation von → Naltrexon in das Kerngebiet des → PAG (Pavlovic et al. 1996), ein Hinweis auf enge funktionelle Zusammenhänge zwischen diesen Kerngebieten.

Die Ausschaltung des Mandelkerns bei der Ratte (Lidocain- und NMDA-induzierte Mandelkernschädigung, thermische Reizung) reduzierte die antinozizeptive Wirkung von Morphin (»tail flick test«). Ein intakter Mandelkern ist also für die zentrale antinozizeptive Opioidwirkung mitverantwortlich (Manning u. Mayer 1995).

Basalganglien

Unter den Basal- oder Stammganglien werden folgende Strukturen unterschieden

a) Striatum (»Neostriatum«, Ncl. caudatus, Putamen, NC)
b) Pallidum (Globus Pallidum, GP)
c) Nucleus hypothalamicus (Ncl. subthalamicus)
d) Nucleus ruber (NR)
e) Substantia nigra (SN)

Die Basalganglien werden dem extrapyramidalen Motoriksystem zugeordnet. Afferenzen zum Basalganglienkomplex kommen von kortikalen Assoziationsfeldern, von thalamischen Kernen (Nuclei intralaminares thalami) sowie von einer offenbar dopaminergen Afferenzbahn aus der Substantia nigra. Efferenzen gehen über den Globus pallidus (teilweise mit Zwi-schenschaltung einer Schleife im Ncl. subthalamicus) zurück zu Großhirnrindenfeldern (Area 4, Ausgangspunkt der Pyramidanbahn) und kaudal in die Mittelhirnkerne, von wo aus die extrapyramidalen Bahnen abgehen. Die Basalganglien sind reich an CB-1-Rezeptoren.

Störungen der Bewegung, die einer Dysfunktion der Basalganglien zugeschrieben werden, sind u.a.
- Hypokinesie: M. Parkinson
- Hyperkinesie: Huntington-Chorea
- Dyskinesie: L-DOPA-induzierte Dyskinesie.

Die Dysfunktionen hängen eng mit dem dopaminergen System zusammen. Es wird vermutet, dass dieses System (und andere wie z.B. Balance Neuroglia + ZNS) durch exzitatorische Aminosäuren geschädigt werden kann (Exzitotoxität = Neurodegeneration): tierexperimentell könne durch Injektion von EAA in das Striatum Parkinson-Symptome ausgelöst werden.

Extrapyramidaler Symptomenkomplex

Schmerzmechanismen

Die Basalganglien verarbeiten offenbar nicht-nozizeptive und nozizeptive Signalmuster aus verschiedenster Provenienz: der nozizeptive Signalinput erfolgt über verschiedenste Quellen.

Wie andere Hirnabschnitte verfügen auch die Basalganglien über multiple Rezeptorpopulationen, insbesondere auch über dynorphinerge Fasern (in Kolokalisation mit GABA- und Tachykininen): werden ProDyn-Moleküle lokal appliziert, kann kontralateral eine lokomotorische Aktivität induziert werden.

Das Opioidsystem der Basalganglien umfasst:

Rezeptor	Endoligand
DOR	Enkephaline
KOR	Dynorphine
MOR	Endormorphine, sowie –Tyr-Pro-Trp-Phe-NH2

(nähere Beschreibung: s. Buch B).

Im Striatum besteht eine auffallende Kolokalisation von Opioid-, Dopamin-, Glutamat- und GABA-ergen Neuronen:

Rezeptor	Terminals	Effekt
DOR	striatale Dopamin-terminals	GABA-Freisetzung ↓
DOR		Dopamin-Freisetzung ↑
MOR	striatale Dopamin-terminals	Dopamin-uptake ↓ (?)
DOR + MOR	striatale GABA-Terminals	
KOR	striatale Glutamat- und Dopaminterminals	Glutamat-Freisetzung ↓ Dopamin-Freisetzung ↓

Die Mikroinjektion von opioidergen, dopaminergergen und GABAergen Substanzen in die Basalganglien verändert die individuelle Schmerzabwehr bzw. Schmerzreaktionsweise.

Die elektrische Stimulation der Substantia nigra und des Nucleus caudatus induziert eine zentrale Analgesie.

> Patienten mit extrapyramidalem Symptomenkomplex – M. Parkinson, M. Huntington etc. – haben qualitativ veränderte Schmerzsensationen und Leiden oft an intermittierenden, schlecht lokalisierbaren Schmerzzuständen.

Die Basalganglien sind in Bezug auf Nozeptionsverarbeitung wahrscheinlich wichtig für

A. die sensorisch-diskriminative Schmerzverwertung,
B. affektive Schmerzdimensionen,
C. kognitive Schmerzdimensionen,
D. Nozitransformation (Modulation) und
E. Filtrieren von Signalmustern für die Weiterleitung an höhere motorische Zentren (Chudler u. Dong 1995; Brown et al. 1997).

Dem sog. nigrostriatal-dopaminerge System werden folgende Funktionen zugeschrieben: extrapyramidale Motorik (vgl. UAW von Dopamin-Rezeptor-Antagonisten: → Parkinsonoid, Parkinsonismus); Corpus striatum: hypothalamische Thermoregulation (vgl. D-R-Antagonisten im → Cocktail lytique).

1.2 Dienzephalon (Zwischenhirn; Thalamenzephalon)

Das Dienzephalon ist der kaudale Teil des Prosenzephalons mit:
→ Thalamus
→ Hypothalamus
→ Epithalamus

Das Dienzephalon, zwischen Mesenzephalon (Mittelhirn)- und Telenzephalon (Endhirn) liegend, besteht aus → Thalamus, → Hypothalamus, → Substantia grisea centralis (zentrales Höhlengrau). Siehe auch: → Habenula.

Das Dienzephalon ist Umschaltstelle wichtiger Nervenbahnen im Bereich des → Thalamus. Sehnervenbahnen (Kreuzung) sowie Hypophyse liegen im Bereich des → Hypothalamus. Schlafzentrum nach → W.R. Hess (1931).

Dienzephalospinale dopaminerge absteigende Hemmsysteme

Dopaminerg dominierte Hemmsysteme entstammen dem Dienzephalon (Demenge 1981; Jensen u. Yaksh 1984; Weil-Fugazza u. Godefroy 1991).

Es wird angenommen, dass deszendierende dopaminerge Fasersysteme sowohl ins Hinterhorn (Nozitransformation) projizieren, als auch in ventrale Laminae XI (Interaktion mit motorischem spinalen System des Vorderhorns, Weil-Fugazza u. Godefroy 1993).

Auf supraspinaler Ebene werden weitere dopaminerge Systeme unterschieden:
– → das nigrostriatale System (s. unter Corpus striatum)
– → das tuberoinfundibuläre System (s. Hypothalamus)
– → das mesolimbisch-mesokortikale System (s. limbisches System)

Pharmakotherapie: Dopaminagonisten, Dopaminantagonisten

Dopaminerge Wirkstoffe: D-1-R-Agonisten (z. B. Amphetamin, Kokain, Apomorphin, Bromocriptin [D_2-R-Agonist]) induzieren einen antinozizeptiven Schutz bei viszeralen Schmerzen (»writhing-test« an Mäusen; Frussa-Filho et al. 1996).

Neurogenerative Krankheiten der dopaminergen Systeme induzieren oft spontane Schmerzanfälle (z. B. M. Parkinson; Schott 1985; Sage et al. 1990); tierexperimentell können durch entsprechende Läsionen dopaminerger Terminalen signifikant veränderte Abwehrreaktionen auf akute und chronische Schmerztests (»hot plate test«, »tail flick test«, »paw pressure test«) ausgelöst werden im Sinne einer Verkürzung der Abwehrlatenz (Saadé et al. 1997).

D_2-R-Antagonisten werden wegen ihrer neuroleptisch-sedativen und stark antiemetischen Wirkungen eingesetzt. Die genaue Dynamik dieser Wirkstoffe, denen eine »Opioid potenzierende Wirkung« nachgesagt wird, ist unklar; diskutiert werden pronozizeptive (Drago et al. 1984; Altier u. Stewart 1998) sowie antinozizeptive Wirkmechanismen (D_2-R-Antagonist Haloperidol: Freisetzung von Met-Enkephalin, β-Endorphin, Hemmung der Freisetzung von SP [Lau u. Tang 1995]).

Die elektrische Stimulation der (dopaminreichen) Substantia nigra und die lokale Applikation von 50–200 µg (lateraler Ventrikel) bzw. 2–10 µg Apomorphin (Caudatus-Putamen) erhöht die Schmerzschwelle beim »hot plate test«: dieser Effekt ist durch den D_2-Antagonisten Haloperidol antagonisierbar.

Eine Erniedrigung der Dopaminkonzentration im Corpus striatum (elektrolytische Schädigung der Substantia nigra etc.) bzw. die Anbringung des D-2-R-Antagonisten Haloperidol in den lateralen Hirnventrikel bzw- Caudatus-Putamenkomplex induziert eine erhöhte Schmerzempfindlichkeit (Lin et al. 1981).

Die Gabe eines spezifischen D_2-R-Agonisten erhöhte die antinozizeptive Wirkung von Morphin bei diabetischen, nicht aber gesunden Ratten (Kamei u. Saitoh 1996). Die zentrale Gabe von Dopamin moduliert eine

Morphin-induzierte Analgesie kaum, jedoch signifikant eine Amphetamin (Stress)-induzierte Analgesie (Ncl. accumbens; Clarke u. Franklin 1992).

Der D_2-R-*Agonist* Apomorphin (ein potentes Emetikum) hat analgetische Eigenschaften (Dennis u. Melzack 1983).

Die Gabe von Levodopa (einer Dopaminvorstufe) sowie dem nicht zentralgängigen Dopa-Decarboxylase-hemmer Benserazid ist mit Erfolg bei neuropathischen Schmerzzuständen eingesetzt worden (Ertas et al. 1998).

Das zentralwirksame Analgetikum vom Typ Nicht-opioid → Nefopam-HCl setzt zentral Dopamin frei und wirkt allerdings ziemlich unspezifisch auch über das zentrale dopaminerge schmerzmodulierende System (Esposito 1986). Siehe auch: → Amphetamin.

Zentrales Hyperthermiesyndrom

Bei ca. 0,2% der unter zentralgängigen Dopamin-antagonisten (betrifft die in Psychiatrie, Schmerz-therapie sowie antiemetischen Therapie eingesetzten Neuroleptika vom Typ Phenothiazine, Butyrophenone sowie Thioxanthene) stehenden Patienten kann inner-halb der ersten 30 Tagen ein gefährliches Hyper-thermiesyndrom ausgelöst werden (Guzé u. Baxter 1985; Caroff u. Mann 1993). Man nimmt an, dass durch die Blockade der nigrostriatalen Dopaminrezeptoren eine Spastizität der quergestreiften Muskulatur mit konsekutiver Wärmeproduktion bei gleichzeitigem Ausfall der hypothalamischen Thermoregulation indu-ziert wird. Das durch Neuroleptika induzierbare Hyperthermiesyndrom ist pathophysiologisch vom malignen Hyperthermiesyndrom, das durch gewisse in der Anästhesiologie verwendete Wirkstoffe (Succinyl-cholin, Halothan etc.) ausgelöst werden kann, verschie-den. Das maligne Hyperthermiesyndrom weist eine pathologische Kalziumfreisetzung aus dem Muskel-sarkoplasma in die Muskelzelle auf, die dadurch schwerste hypermetabolische Veränderungen bis zu ihrem Untergang durchläuft (MacLennan et al. 1990; Klip et al. 1987).

Ncl. accumbens

Der Ncl. accumbens ist der größte Kern der dienzepha-len Septumregion. Das vorwiegend dopaminerge Kern-gebiet des Vorderhirn scheint als höhergeordnetes System hedonische Verhaltensweisen (Präferenzen, Belohnungseffekt; Anhedonie = Fehlen des Wollust-gefühls bzw. Absenz eines allgemeinen Lustgefühls) zu vermitteln (Salamone et al. 1997).

Im Tierversuch scheint der Ncl. accumbens die Wiedereinnahme von Kokaingabe sowie Entzugs-symptome über das D_1-System zu beeinflussen (mögli-cherweise über langdauernde Veränderungen wie Phosphorylierung von Na^+-Kanälen etc., Zhang et al. 1998).

Über das cAMP-System beeinflussen sich bei Morphinentzug das Opioid- und das GABA-System gegenseitig (Chieng u. Williams 1998).

Der Ncl. accumbens wird oft in Forschungsarbeiten über zentrale Nozizeption erwähnt: es fehlen jedoch genügend Daten, um die Funktion dieses Kerns in Bezug auf zentrale Schmerzmechanismen näher zu beschreiben. Die Gabe von 10 µg Midazolam (einem Benzodiazepin-Agonisten) in den Ncl. accumbens war imstande, eine durch Konditionierung erzielte Hypo-algesie zu antagonisieren (Johnston 1996).

1.2.1 Thalamus
Lokalisation, Funktion, Aufbau

Der Thalamus imponiert makroskopisch als gewölbte Ganglienanhäufung (»Sehhügel«) zu beiden Seiten des III. Hirnventrikels im → Dienzephalon. Man unter-scheidet 4 typische Kerngebiete, nämlich ventrobasaler Thalamuskomplex, Ncl. reticularis thalami, medio-dorsaler Thalamuskern sowie dorsales thalamisches System mit enger Verbindung zu → Habenula (Abb. A-45).

Forscher wie → Cannon, → Hess etc. entfernten beim Hund alle dem Thalamus übergeordneten korti-kalen Strukturen. Der so dekortikierte Hund, auch »Thalamustier« genannt, konnte durch bestimmte Reize (Katze) emotionell gereizt werden und reagierte mit Sträuben der Haare, Knurren, Mydriasis, Tachy-kardie etc.

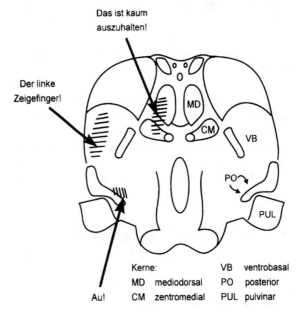

Abb. A-45. Schmerzverarbeitung im Thalamus. Kerne des Ventro-basalkomplexes projizieren zum primären sensorischen Kortex und werden mit der sensorisch-diskriminativen Komponente des Schmerzes in Zusammenhang gebracht. Weiter medial gelegene Kerne haben Verbindungen mit assoziativen Kortexarealen und mit dem limbischen System; sie könnten anatonische Substrate für die emotionalen und kognitiven Komponenten des Schmerzes sein

Der motorische Teil des Thalamus und indirekt der motorische Kortex wird möglicherweise bei krankheitsbedingten Bewegungsstörungen durch eine Hyperaktivität des → Globus pallidus gehemmt (Davis et al. 1997).

Die Stimulation dieser Thalamusregion wird bei Störungen der Bewegung (Morbus Parkinson, Multiple Sklerose etc.) seit 1980 als Therapiemöglichkeit als »thalamic deep brain stimulation« gegenüber einer Thalamotomie Erwägung gezogen (Brice u. McLellan 1980; Tasker et al. 1997).

Fast alle zum Kortex führenden Bahnen laufen über den Thalamus, weshalb dieser auch als »Tor zum Bewusstsein« bezeichnet wird.

Der thalamische Ventrobasalkern ist Umschaltstelle (2. Synapse) für das Hinterstrangsystem (nicht-nozizeptive Afferenzen aus Haut- und Bewegungsorganen) für die Projektionsneurone in den entsprechenden Kortex (parietale Zonen SI/SII) mit topographischer »Homunculus«-Repräsentation.

Diese Afferenzen können unterteilt werden in
a) allgemeine Körperafferenzen aus dem Tractus lemniscus medialis bzw. den Hinterstrangkernen der Medulla oblongata, → Ncl. gracilis und cuneatus sowie
b) Afferenzen aus dem Gesichtsbereich via sensorische Trigeminuskerne und Tractus trigeminothalamicus.

Thalamuskerne verarbeiten und verschalten verschiedene andere afferente Eingänge, so somatisch-sensorische (Geruch-, Geschmacksinn) mit visceralen Informationen (Lenz et al. 1997).

Der Thalamus prägt Sinnesempfindungen; bei thalamischer Dysfunktion sind Sensationen wie → Thalamusschmerz, → Hypoästhesie, → Hyperästhesie möglich und experimentell auslösbar (Davis et al. 1996, 1998). Kaudale Thalamus-Kerne, Terminale des Tractus spinothalamicus und medialer Schleifen, werden stereotaktisch als ultima ratio bei → zentralen Schmerzen ausgeschaltet (vg. rostrale Thalamus-Ventralkerne werden stereotaktisch bei gewissen extrapyramidalen Bewegungsstörungen ausgeschaltet).

> CANNON 1929: »Bodily changes in pain, hunger, fear and rage ...«

Schmerzmechanismen

Der Thalamus registriert, verteilt und moduliert praktisch alle Meldungen aus Umwelt und Körperinnern, deren wir uns bewusst werden, so auch periphere Schmerzsensationen (Baumgartner 1976).

Der Thalamus wurde als Endglied der Funktionskette Nozitranslation (»Perzeption«) der Funktions-

kette Nozitransduktion, Nozitransmission, Nozitransformation (»Modulation«) seit den Arbeiten von Head und Holmes (1911) betrachtet. Nach Willis (1997) sind folgende 3 thalamische Funktionen von Bedeutung:
- der Thalamus ist direkter oder indirekter Projektionsort der wichtigsten aszendierenden somatischen Signalbahnen (inkl. Schmerzbahnen)
- thalamische Neurone (somatosensorische Nuclei) werden durch nozizeptive Stimuli direkt beeinflusst
- Schmerzsensationen können durch Mikrostimulationen im Thalamus ausgelöst werden; ebenfalls kann durch Eingriffe im Bereich des Thalamus Schmerzen moduliert werden (z. B. elektrische Stimulationen Schmerzerniedrigung; Kuroda et al. 1985; Tasker 1986; durch Zerstörung von thalamischen Kerngebieten im Tierversuch akute Schmerzerhöhung; Saadé et al. 1999).

Zusammenfassend muss heute angenommen werden, dass der Thalamus eine wichtige zentrale Station sowohl für Nozitransmission als auch Nozitransformation ist.

Vom Thalamus aus werden weitere ZNS Kerne miteingeschaltet: die Hypophyse, das limbisches System, die Stammhirnkerne. Gewisse Kerne wie der → Raphe-Kern gelten als Inhibitions-Schaltstellen (Wolstencroft 1980). Auf Höhe des Thalamus erfolgt wahrscheinlich eine erste Perzeption. Sie ist angedeutet durch eine einfache topographische Organisation (s. Abbildung thalamischer Homunculus nach Albe-Fessard). Laterale, ventrale und hintere Zellverbände des Nucleus lateralis empfangen Impulse aus der unteren Extremität. Impulse aus der oberen Extremität und aus dem Gesicht werden in die intermediären bzw. medianen Kernregionen geführt (Willis 1985).

Schnelle Erstschmerzsignale aus A_δ-Nozisensoren werden spinal auf die Sekundärafferenz umgeschaltet und enden im parvozellulären ventroposterioren Thalamuskern, von wo aus über Drittneurone das Signal in den Gyrus postcentralis (Feld 3) weitergeleitet wird; langsamere Zweitschmerzsignale (C-Fasersystem) dagegen scheinen als Zweitafferenz im Thalamus zu enden mit möglicher Verbindung zum äußeren Teil des → Corpus pallidum. Erst- und Zweitschmerzsignale weisen also gänzlich verschiedene Terminale auf, wobei angenommen werden kann, dass das langsame, subkortikale Zweitschmerzsystem vom kortikalen System kontrolliert wird. Einige Forscher nehmen an, dass über Enthemmung der thalamischen C-Faser-Terminale thalamische Schmerzzustände entstehen können (s. auch: stereotaktische Eingriffe; Hassler 1976).

Drittneurone bilden die sogenannten »radiationes thalamicae« zwischen Thalamusstielen und Kortex. Die endgültige Schmerzsignalauswertung wird durch die Großhirnrinde (Lobus frontalis, Gyrus postcentralis

mit Sekundär- und Supplementärfeldern, Lobus-parietalis-Areae 1–3) aufgearbeitet und zwar:
- Bewusstes Wahrnehmen des Schmerzes (Nozitrans-lation),
- Differenzierung nach Zeit, Raum- und Intensität.

Werden saure antipyretische Analgetika im Tierversuch in die Thalamus- oder periaquäduktale Grauzone mikroinjiziert, kann eine zentralanalgetische und zentralantipyretische Wirkung erzeugt werden (Shyun u. Lin 1985; Cranston u. Rawlins 1972; Carlsson u. Jurna 1987; Carlsson et al. 1988; Ferreira et al. 1978; Willer et al. 1989).

Im Tierexperiment reduziert das *nichtsaure* antipyretische Analgetikum → Paracetamol durch periphere Nervenstimulation induzierte thalamische Aktivitäten (Arbeiten von Carlsson).

Patienten mit Angina pectoris Anamnese wurden koronaroangiographiert. Unter Doppelblindvoraussetzungen (Kochsalz vs. Dobutamininfusion) wurden pektanginöse Schmerzzustände provoziert; gleichzeitig wurde die Hirnperfusion über dynamische Positronen-Emissions-Tomographie PET nichtinvasiv untersucht. Pektanginöse Schmerzzustände gingen mit einer signifikant höheren regionalen Mehrdurchblutung des Hypothalamus, des periaquäduktalen Graus, des Thalamus, sowie verschiedener kortikaler Felder einher. Nach Ende der Schmerzattacken persistierte eine erhöhte thalamische, aber nicht kortikale Perfusion (Rosen 1994).

Neurochirurgische Erfahrungen zeigen, dass Schmerzen
- nach Unterschneidung des sensorischen Kortex »schlechter lokalisiert« werden
- nach frontaler Lobektomie zwar noch wahrgenommen, aber nicht mehr »störend« empfunden werden
- nach Läsionen im Nucleus ventralis postthalamicus, der Umschaltstelle des Tractus spinothalamicus, die Schmerzempfindung »vermindert« ist.

Umgekehrt kann sich nach Infarkten dieser Kerne ein sogenanntes thalamisches Schmerzsyndrom entwickeln. Wie die ähnlichen Phantomschmerzen werden solche thalamischen Schmerzsymptome als ausstrahlend, diffus geschildert und können von der Gegenseite getriggert werden.

Bei den Phantomschmerzen wird ein Fortbestehen zentraler, triggerbarer Schmerzgedächtnisse angenommen.

Wird der Nucleus limitans koaguliert, lindern sich Thalamus- und Phantomschmerzen. Möglicherweise besteht also ein Antagonismus zwischen dem spinothalamischen und spinoretikulären Verbindungen (Hassler 1972).

Bei elektrischer Stimulation von thalamischen Kernen (Ncl. ventralis caudalis parvocellularis internis)

während mikroneurochirurgischen Eingriffen am wachen Patienten wurden spezifische Geschmacks- und Geruchsempfindungen, viszerale Impressionen (»Gefühl voller Hohlorgane«) sowie allgemeine Schmerzsensationene (Lenz et al. 1997) induziert.

Während stereotaktischer Operationen (aufgrund von Bewegungsstörungen oder Schmerzzuständen) konnten bei thalamischer Stimulation (Ventrobasalkern) je nach Patient Schmerz von der Qualität «Brennen, Lanzieren etc.« (also qualitativ → neuropathischen Schmerzen entsprechende Empfindungen) oder Dys/Parästhesien ausgelöst werden, wobei bei Patienten mit Bewegungsstörungen die Schmerzlokalisation mit den entsprechenden taktilen Feldern übereinstimmte, nicht aber bei Patienten mit thalamischen Schmerzzuständen (Davis et al. 1996).

Bei elektrophysiologischen Ableitungen vom Ncl. submedius des medialen Thalamus fanden sich Neurone, die bei noxischer Stimulation der Haut und bei kolorektaler Dehnung aktiviert wurden und mit langanhaltenden Nachentladungen reagierten (Kawakita et al. 1997).

> Déjerine-Roussy-Syndrom;
> Thalamusschmerz

1.2.2 Hypothalamus

Das zum Dienzephalon zählende Kerngebiet des Hypothalamus liegt, wie es der Name sagt, unterhalb des → Thalamus (den Boden sowie die laterale Wand des III. Hirnventrikels bildend). Vereinfacht umfasst der Hypothalamus nichthypophysäre Kerngebiete und Kerngebiete, die mit der Hypophyse eng zusammenarbeiten (»hypophysäre Kerngebiete«) und das sog. Hypothalamus-Hinterlappensystem bilden.

Folgende Kerngebiete werden unterschieden:
a) Regio hypothalamica dorsalis (Ncl. entopeduncularis, Ncl. ansae lenticularis (auch zur inneren Kapsel zählend)
b) Regio hypothalamica anterior (Ncl. praeopticus med. et lat.; Ncl. supraopticus, Nuclei paraventriculares, Ncl. hypothalamicus anterior
c) Regio hypothalamica intermedia (Nuclei tuberales, Area hypothalamica lateralis, Nuclei hypothalamici, Ncl. infundibularis
d) Regio hypothalamica posterior (Nuclei corporis mamillaris; Ncl. hypothalamicus)

Der Boden des III. Ventrikels umfasst weitere Strukturen wie Tuber cinereum (Boden des III. Ventrikels; autonomes Zentrum für Wärmeregulation), Chiasma, Fasciculi optici und Tractus opticus.

Die nichthypophysären hypothalamischen Kerngebiete sind wichtigste übergeordnete Stellen des *zen-*

tralen autonomen Netzwerkes (Wasser- und Elektrolyt-Homöostase, Durst- und Hungerzentrum, Wärmeregulation, Kreislauf-, Verdauungs-, Sekretions-, Ausscheidungs-, Sexualfunktionen; zirkadiane Rhythmik).

1954 beschreibt James Olds den Belohnungseffekt bei hypothalamischer Stimulation. Der Hypothalamus ist zusammen mit limbischen Strukturen involviert in der Mitregulierung von Angst- und Fluchtreaktionen (Arbeiten von W.R. Hess).

Die Injektion von → PGE$_2$ in einer subpyrogenen Dosierung (vgl. saure antipyretische Analgetika: Buch D!) in die präoptische Region des Hypothalamus induziert eine Hyperalgesie, die mit spezifischen EP3-Rezeptor-Antagonisten antagonisiert werden konnte (Hosoi et al. 1997).

Eine zentrale Analgesie kann induziert werden durch elektrische Reizung oder durch Mikroinjektion von Morphin in laterale hypothalamische Strukturen. Hypothalamische Strukturen können durch noxische Reize stimuliert werden; durch Stimulation von → PAG und → Habenula werden diese Reaktionen modifiziert: somit schließen die Autoren, dass hypothalamische zu den zentralen schmerzverarbeitenden Zentren gerechnet werden müssen (Dafny et al. 1996).

Die intrakutane Injektion von Alkohol (20 ml 0,9% vs. phys. Kochsalzlsg.; 4 Probanden, Blind-Studie) induzierte eine durch PET nachweisbare Perfusionserhöhung im Bereich des Hypothalamus und des → PAG (neben verschiedenen kortikalen Strukturen und dem Kleinhirn) parallel zu entsprechenden VAS-Scores sowie autonomen Reaktionen (Tachykardie; Hsieh et al. 1996).

Die hypothalamisch-hypophysären Kerngebiete bilden die Neurosekrete

- Adiuretin bzw. Vasopressin,
- Oxytocin; über den Tractus supraopticohypophysialis in die Hypophyse transportiert und dort gespeichert) sowie die Familie der sog. Releasing-Inhibiting-Hormone- bzw. -Faktoren, von denen ein Teil identifiziert ist und die über den tuberohypophysären Tractus transportiert werden und im Hypophysenhinterlappen gespeichert werden (= Hypothalamus-Hinterlappensystem):
  - Corticotropin-releasing-Faktor (-Hormon; CRF): Peptidhormon, das die hypophysäre Freisetzung von ACTH reguliert.
  - Thyreotropin-releasing-Faktor (-Hormon;Thyreoliberin): Peptidhormon, das die hypophysäre Freisetzung von Thyreotropin reguliert.
  - Gonadotropin-releasing-Faktor (-Hormon, GnRH): ein infundibuläre Decapeptid, das die hypophysäre Freisetzung von LH und FSH reguliert.
  - Wachstumshormon (Somatotropin-) -releasing-Faktor (- Hormon): Decapeptid, das die hypophysäre Freisetzung von Somatotropin STH bzw. Wachstumshormon reguliert.

- Somatotropin- (release-)inhibiting-Faktor (SROF) bzw. Somatostatin: hypothalamisches Tetradecapeptid, das die hypohysäre Freisetzung von Somatotropin mitreguliert.

Das besonders in hypothalamischen Strukturen nachweisbare → Somatostatin soll eine Bedeutung für autonome Funktionen haben (Vécsei u. Widerlöv 1990).

Dem sog. tuberoinfundibulär-dopaminergen System werden folgende Funktionen zugeschrieben: Modulation der hormonalaktiven Achse Hypothalamus-Hypophyse-Nebenniere-Gonaden (vgl. UAW D-R-Antagonisten: → Hyperprolaktinämie).

1.2.3 Epithalamus
1.2.3.1 Habenula

Die Habenula werden dem Kerngebiet des Epithalamus zugerechnet und liegen in der dorsalen, hinteren Ecke des 3. Hirnventrikels, dem dorsalen Thalamus und der Epiphyse benachbart. Die systemische Gabe der Kombination von D-1-R- und D-2-R-Agonisten (sowie Amphetamin) induziert bei der Ratte eine Expression von c-fos im lateralen Habenulateil (Hamamura u. Ichimura 1997, Wirshafter u. Krebs 1997). Die physiologische Rolle dieses Kerngebiets ist unklar. Es sind verschiedene Forschungsarbeiten über Verhaltensänderung (Aversion etcl.) nach experimenteller Habenula-Läsion publiziert worden (keine eindeutigen Resultate; Vale-Martínez et al 1997).

Die elektrische Stimulation der Gegend der Habenulakerne sowie lokale Morphininjektion induziert eine zentrale prolongierte Analgesie (Cohen u. Melzack 1985, 1993).

---

2 Hirnstamm

Als Hirnstamm (truncus cerebri): der nach Abtragung des Großhirnmantels und des Kleinhirns verbleibende Teil des Gehirns. Der Hirnstamm umfasst je nach Autoren folgende Strukturen:

2.1 → Trigeminuskerne

2.2 Rhombenzephalon

Das Rhombenzephalon (Rautenhirn) reicht von der Brücke (Pons) bis zum 1. Spinalnervenpaar. Unterschieden werden Myelenzephalon (Medulla oblongata) und Metencephalon (Pons). Als Fossa rhomboidea oder Rautengrube wird der Boden des IV. Hirnventrikels bezeichnet.

2.2.1 Raphekerne (s. unten)

2.2.2 → Pons (Metenzephalon; Brücke; 1573 durch Constanzo Varolio als Pons benannt; Metenzephalon)

2.2.3 Medulla oblongata (Myelenzephalon)

2.2.3.1 Nc. tractus solitarii

2.3 Formatio reticularis

Die Formatio reticularis involviert pontinische, mesenzephale und medulläre Regionen (u. a. Magoun-Zenter, rekuläres aktivierendes System etc.)

2.4 Mesenzephalon (Mittelhirn: den Aquaeductus mesencephalians umgebende Teil des Hirnstammes, zwischen Pons und Dienzephalon gelegen)

2.4.1 Tegmentum (Haube, Decke: rhombenzephale, mesenzephale Haube sowie Tegmentum pontis bzw. Brückenhaube)

2.4.1.1 VTA (ventral tegmental area: Ursprung von dopaminergen Bahnen zu Kortex und limbisches System mit Verbindung zu Ncl. accumbens)

2.4.1.2 Ncl. ruber (pars magnocellularis, pars parvocellularis) zum zentralen Abschnitt der Formatio reticularis gerechnet

2.4.1.3 → PAG

2.4.2 Substantia nigra

2.4.3 → Raphekerne

2.4.4 → Locus coeruleus

2.4.5 Vierhügelplatte (Corpora quadrigemina)

Der Hirnstamm umfasst u. a. die Kerne des N. trigeminus (spinaler, mesenzephaler und motorische Kerne), das Rhombenzephalon (= Medulla oblongata + Pons), die Formatio reticularis (ein kompliziertes Netzwerk, das sich über Pons, Medulla oblongata durch das Mesenzephalon zieht), sowie das Mesenzephalon (s. oben).

Entgegen der Pariser Nomenklatur (Pariser Nomina Anatomica; IANC = International Anatomical Nomenclature Comittee) wird von gewissen Autoren auch das Dienzephalon sowie die Basalganglien zum Hirnstamm gezählt.

2.1 Trigeminuskerne: spinoparabrachiale Schmerzbahn?

Der Einsatz von lokaler Gammastrahlung mittels mikro-stereotaktischer Technik (»Gamma-Messer«; → Lars Leksell) bei der pontinen Eintrittsstelle des Trigeminus führte zur Besserung der Schmerzzustände vom Typ Trigeminusneuralgie (Young et al. 1997).

Die bei peripherer noxischer Trigeminusreizung auslösbaren kardiovaskulären Reflexe werden wahrscheinlich über Verbindungen der spinalen trigeminalen Kerne mit entsprechenden medullären Kerne wie Ncl. parabrachialis und Formatio reticularis koordiniert (Allen u. Pronych 1997; Esser et al. 1998).

Patienten mit Hirnstammläsionen weisen oft eine intraorale Hypästhesie auf: ein (recht unspezifischer) Hinweis, dass Trigeminuskerne in der Prozessierung entsprechender Afferenzen involviert sind (Graham et al. 1988). Neuropathische Schmerzsensationen im Mittel-Gesichtsbereich (»Brennen« etc.) sind bei Pons-Infarkten mit beschrieben worden (Reutens 1990; Masjuan et al. 1997).

Die elektrische Stimulation pontiner parabrachialer Kerne induziert eine zentrale Analgesie (DeSalles et al. 1985).

Thermische Stimulation (narkotisierte Ratte) induziert eine vergleichbare c-fos-Expression in ipsilateralen spinalen Lamina I Neuronen sowie kontralateralen Parabrachialkernen, ein Indiz für die postulierte spinoparabrachiale Schmerzleitung (Bester et al. 1997).

Efferenzen aus den Parabrachialkernen projizieren in verschiedenste Kernbereiche des → Hypothalamus (Bester et al. 1997).

2.2 Rhombenzephalon

2.2.1 Raphekerne

Siehe unter 2.4.3.

2.2.2 Pons (Brücke, Metenzephalon)

Die Brücke ist ein Bezirk im Rhombenzephalon (Rautenhirn) mit wichtigen Umschaltstellen zwischen Cerebrum und Cerebellum.

Patienten mit Hirnstammläsionen können abnorme intraorale Sensibilität aufweisen.

Ponsläsionen:
- Laterales Ponssyndrom: homolaterale Hemiataxie, kontralaterale Empfindungsstörungen, Horner-Syndrom, Hyperkinesien
- Paramedianes Ponssyndrom: kontralaterale Hemiparese ohne Gesichtsbeteiligung, Hypotonie
- Foville-Syndrom
- Millard-Gubler-Syndrom: homolaterale Fazialis- oder Abduzenslähmung mit kontralateraler Extremitätenspastizität

2.2.3 Medulla oblongata (verlängertes Mark, Myelenzephalon)

Die Medulla oblongata bzw. das verlängerte Mark ist der rostral an das Rückenmark (Medulla spinalis) anschließende supraspinale Abschnitt des ZNS. Die Medulla oblongata bildet mit der → Brücke (Pons) das Rhombenzephalon (Rautenhirn). Wichtigste Strukturen sind u. a.:

a) Ursprungsort von Hirnnerven

b) Teile der Formatio reticularis

c) Ab- und aufsteigende Bahnen

d) Kerngebiete:
→ Ncl. gracilis
Ncl. cuneatus
→ Ncl. solitarius
→ Nuclei parabrachiales

Nuclei vestibulares, cochleares; Ncl. dorsalis Nn. vagi, ambiguus etc.

e) Atem- und Kreislaufzentrum

Schmerzmechanismen

Es wird postuliert, dass Strukturen der rostralen ventrolateralen Medulla (RVM) über sogenannte »On«- und »Off-« Zellen verfügen.

Die lokale Mikroinjektion von Morphin, aber auch von Glutamat in rostro-ventrale Medullabereiche induziert antinozizeptive Effekte. Die systemische Gabe von Morphin induziert die Aktivierung sog. »Off-Zellen« (= Hemmung Nozitransmission) und hemmt »On-Zellen« (fördern pronozizeptive Nozitransmission; Heinricher et al. 1994). Es ist allerdings nicht gesichert, ob die On- und Off-Zellen in die antinozizeptive Informationskette eingeschaltet sind, oder ob sie nur auf einem Seitenweg die nozizeptiven Reflexe steuern.

»On-Zellen« feuern intensiv unmittelbar vor nozifensiven Reflexen. Dieser Mechanismus scheint für die medulläre Kontrolle von nozizeptiver Verarbeitung (Nozitransmission/Nozitransformation) wichtig zu sein. Die iontophoretische Applikation eines Antagonisten von exzitatorischen Aminosäuren (Kynurenat) hemmt signifikant das durch nozizeptiven Input auslösbare Feuern von On-Zellen, hatte aber keinen Einfluss auf die sonstige spontane Aktivität medullärer Neurone: ein Hinweis, dass Endoliganden für die Aktivierung von On-Zellen notwendig sind (Heinricher u. Roychowdhury 1997).

Es wird vermutet, dass medulläre Strukturen die in der zentralen Schmerzverarbeitung involvierten Strukturen wie PAG mitkontrollieren: die Aktivierung des PAG induziert die Freisetzung von medullären opioidergen Peptiden, die offenbar medulläre On-Zellen (Off-Zellen) hemmen (fördern) und somit die PAG-induzierte Antinozizeption über Hemmung der zentralen Nozitransmission unterstützen (Kommentar s. oben; Pan u. Fields 1996). Es besteht ein Zusammenhang zwischen Blutdruck und Nozizeption: in der Regel ist das Auftreten einer arterielle Hypertension mit verminderter Nozizeption verbunden (z. B. Indiz bei »Narkoseführung« für ungenügende Antinozizeption).

Medulläre On- und Off-Zellen wurden während durch Katecholamininfusioninduzierter Hypertension abgeleitet (Ratte unter oberflächlicher Allgemeinanästhesie). Die Latenz auf nozische Reize (»tail-flick test«) war entsprechend der Hypertension bzw. Katecholamindosisabhängig verlängert; die neuronale Aktivität der medullär abgeleiteten On- und Off-Zellen blieb relativ unverändert. Die Ausschaltung dieser On- und Off-Zellen durch lokale Lidocainapplikation hatte keinen Einfluss auf den »tail flick test« (Thurston u. Helton 1996).

Die s.c.-Applikation von Lipopolysacchariden oder Formalin induziert eine Hyperalgesie, wobei intakte → Raphekerne notwendig sind, die zentrale Verarbeitung dieser verschiedenen noxischen Signale jedoch über verschiedene supraspinale Wege verläuft: eine durch LSP, jedoch nicht durch Formalin, induzierte Hyperalgesie ist abhängig von einem intakten Nucleus tractus solitarii (Wiertelak et al. 1997).

Bulbospinale deszendierende Hemmbahnen

Bulbospinale Hemmbahnen sind erst seit kurzem beschrieben worden, sie scheinen v. a. serotoninerg und GABA-erg moduliert zu sein (Hama et al. 1997; Antal et al. 1996).

Nucleus gracilis

Der zum Hirnstamm zählende Ncl. gracilis ist ein Hinterstrangkern bzw. Projektionsareal afferenter Bahnen aus der unteren Körperhälfte (»fasciculus gracilis«), lokalisiert in der Nähe der Pyramidenkreuzung, mit Verbindungen zum Thalamus (»tractus bulbothalamicus«) bzw. zum Lemniscus medialis sowie Cerebellum. Durch kolorektale Dehnung können beim narkotisierten Versuchstier in den ventrolateralen Thalamuskern einströmende nozizeptive Signale abgeleitet werden, welche durch Ausschaltung des Ncl. gracilis signifikant reduziert werden (Al-Chaer et al. 1997).

Nucleus tractus solitarii (NTS)

Stellt man sich einen Querschnitt des Gehirns auf Höhe des vierten Ventrikels vor, liegt oben das Zerebellum, an der dorsalen Seitenwand die Area postrema/CTZ. Unmittelbar etwas tiefer und seitlich anschließend befindet sich ein Endkern des Nucleus tractus solitarii, der sogenannte Nucleus gelatinosus. Seitlich und damit noch tiefer vom Lumen des vierten Ventrikels entfernt liegt der Ncl. tractus solitarii. Zwischen dem erwähnten Ncl. gelatinosus und dem Nucleus tractus solitarii kann man noch die sogenannten dorsomedialen Subnuclei des Ncl. tractus solitarii unterscheiden.

Der Tractus solitarius ist ein Faserbündel, das aus Schleimhaut- und Geschmacksfasern v. a. der Hirnnerven VII, IX und X gebildet wird. Der Ncl. tractus solitarii ist der Endkern dieser Fasern.

Im Nucleus tractus solitarii können alle wichtigen langsam und schnell wirkenden Transmitter des ZNS vorgefunden werden.

Der Nucleus tractus solitarii empfängt Afferenzen, verarbeitet Signale und sendet Efferenzen im Rahmen multipler autonomer Funktionen wie Hunger, Durst, zentrale Schmerzverarbeitung, Wachheitszustand, endokrine Funktionen sowie Nausea und Emesis aus. Letztere Funktion wird möglicherweise besonders vom Nucleus gelatinosus, wo vagale Afferenzen einströmen, übernommen.

Die Neurone im Bereich des Nucleus tractus solitarii gelten nicht als eigentliche Motoneurone, sondern als die Motorik kontrollierende Schaltstellen, die im englischen Sprachgebrauch als »central pattern generators« bezeichnet werden. Solche Generatoren sollen die Feinabstimmungen (Rhythmik, Timing usw.), wie sie beim Gehen und Schwimmen, beim Atmen, beim Kauen und beim Schluckvorgang notwendig sind, regeln. Neben sogenannten Prämotoneurone, die die Inspiration, die Larynxmotorik sowie die Schluckaktmotorik mitaktivieren, sind im Nucleus tractus solitarii auch verschiedenste Rezeptorenmodelle, z. B. spannungsabhängige Ionenkanäle sowie chemisch regulierte Ionenkanäle usw., nachgewiesen worden. Gewisse Nucleus-tractus-solitarii-Zellen scheinen Schrittmacher-Eigenschaften zu haben. Offensichtlich können verschiedene Zellen des Nucleus tractus solitarii gleichzeitig mehrere Funktionen übernehmen: Depolarisiert kann eine multifunktionelle Zelle sensorisch, im hyperpolarisierten Zustand dann aber als Generatorneuron fungieren.

Schmerzmechanismen

Primärafferenzen aus viszeralen Gebieten projizieren direkt in den NTS. Die synaptische Nozitransmission von viszeraler Primärafferenz zu Sekundärafferenz erfolgt hauptsächlich mit Glutamat an postsynaptische NMDA-, aber auch non-NMDA-Rezeptoren (Aylwin et al. 1997).

Primärafferenzen kommen aus dem Mundhöhlenbereich, dem weichen Gaumen, Pharynx, Larynx, Tracheobronchialbaum, Ösophagus, Magen, aus hepatischen und zöliakischen Einzugsgebieten, Glomerula carotica sowie peripheren Barorezeptoren.

Die Verarbeitung dieser Afferenzen ist topographisch gegliedert und erfolgt in den entsprechenden Subnuclei des NTS (Ruggiero et al. 1996).

Teile des NTS sind am funktionellen Brechzentrum beteiligt (Übersicht bei Waldvogel 1995).

Parabrachialkerne

Der Parabrachialkern (PB-Komplex) ist ein vom Mesenzephalon bis in pontinische Strukturen reichender Kernkomplex, der in dorsale, dorsomediane, dorsolaterale, laterale, mediane, ventrale Kerngebiete sowie einem eigentlichen Subnucleus unterteilt werden kann. Die Parabrachialkerne sind wichtige zentral Relaisstationen des zentralen autonomen Netzwerkes: sie koordinieren v. a. viszerale Inputs.

Relais von aufsteigenden und absteigenden Bahnen zwischen → Hypothalamus, → Mandelkern, → NTS sowie Substantia nigra verlaufen über v. a. laterale Teiles dieses Kernkomplexes (Granata 1993). Der PB- Komplex scheint in Verhaltensfunktionen (Flucht, Aversion) und autonomen Aspekten der Schmerzverarbeitung involviert zu sein (Bester et al. 1997).

Schmerzmechanismen

Der PG-Komplex wird als Teil einer spinoparabrachialen Schmerzbahn angesehen (Arbeiten von Bester, Besson etc.). Nozizeptive Sekundärafferenzen aus dem Viszeralbereich werden wahrscheinlich v. a. glutaminerg synaptisch verschaltet: immunohistochemische Studien weisen eine signifkant höhere Glutamatkonzentration im Kerngebiet nach Reizung vagaler Afferenten auf (Ratte): die elektrische Reizung des experimentell gequetschten Vagus induzierte eine Erniedrigung der Glutamatkonzentration gefolgt von einer vierfachen Erhöhung nach Stimulationsende mit gleichzeitiger, durch Glutamatantagonisten aufhebbaren Veränderung des autonomen kardialen Barorezeptorreflexes (Saleh et al. 1997a). Weitere Neurotransmitter der synaptischen parabrachialen Nozitransmission/Nozitransformations-Mechanismen sind Cholecystokinin und Neurotensin (Saleh 1997b).

Kerne der Parabrachialregion erhalten nozizeptiven Input aus äußeren Laminae des spinalen trigeminalen Kerns und projizieren direkt und bilateral zu allen Subnuclei der verschiedenen trigeminalen Kerne des Hirnstamms (Yoshida et al. 1997).

Die noxische Stimulation von Haut- und tiefen Primärafferenten aktiviert den trigeminalen Subnucleus caudalis. Diese Aktivität kann durch eine elektrische Stimulation des Nucleus raphe magnus, aber auch in gleichem Ausmaße durch elektrische Stimulation der Parabrachialkerne gehemmt werden: ein Indiz, dass die parabrachialen Kerne ebenfalls zum System der deszendierenden Hemmbahnen gehören (Chiang et al. 1994, 1995).

2.3 Formatio reticularis

Die Formatio reticularis ist ein dreidimensionales Kernsystem, das sich vom Dienzephalon bis in die Medulla ausbreitet. Die Formatio reticularis gilt als Schaltzentrum zur sinnvollen Umsetzung von afferenten Signalen aus Sinnesorganen, Rückenmark und Großhirn zu sinnvollen motorischen und autonomen Efferenzen (z. B. Haltung und Bewegung über Magoun'sche Kerne; zerebrozerebelläre Koordination etc.). Dementsprechend verflochten und kompliziert sind die neuronalen Netzwerke, sodass in Bezug auf die nozizeptive Verarbeitung dieser Zentren wenig Konkretes bekannt ist.

Die während der Aktivierung des Nozifensorsystems Übelkeit, Würgen und Erbrechen notwendige Koordination der verschiedensten, motorischen Effektororgane wird wahrscheinlich durch die Formatio reticularis (als wichtiger Teil der Brechfunktionszentren) reguliert (Koga et al. 1998).

Schmerzmechanismen

Die Rolle der Formatio reticularis in der Verwertung von nozizeptiven Signalmustern ist noch unzureichend bekannt und methodisch schwierig, weil offenbar die Formatio reticularis mit autonomen Regulationskreisen involviert ist (z. B. kardiovaskuläre Regulation etc.) und entsprechende feinste, präzise auf einzelne Neurone zugeschnittene Techniken erfordert (Janss et al. 1987). Die systemische Gabe von Morphin hat gegensätzliche, nämlich hemmende und exzitatorische Wirkungen auf Zellkerne der Formatio reticularis zur Folge (Liu et al. 1993) Durch elektrische und chemische (glutaminerge) Stimulation von Kernen der Formatio reticularis kann ein antinozizeptiver Effekt erzielt werden (Gebhart u. Ossipov 1986; Janss u. Gebhart 1987).

Bei Ratten wurden in den dorsalen retikulären Nucleus Choleratoxin injiziert. 4 Tage später wurden die Versuchstiere auf noxische periphere somatische und viszerale (Blase), mechanische, thermische und chemische Stimulation untersucht. Die spinalen Segmenten T13-L3 wurden immunozytochemisch auf Choleratoxin und Fos-Proteine analysiert. Die viszeralen Stimulationen induzierten v. a. Veränderungen in Lamina I des dorsalen retikulären Nucleus. Die Zerstörung der dorsalen retikulären Nuclei hatte eine Erhöhung der »Tail-flick-« und »Hot-plate«-Reaktionen auf thermische Reize zur Folge; umgekehrt führte eine glutaminerge Reizung der Kerne zu einer signifikanten Verkürzung der Reaktionszeit auf noxische Reize (Almeida et al. 1996, Almeida u. Lima 1997).

2.4 Mesenzephalon (Mittelhirn)

Folgende Strukturen werden dem zum Hirnstamm zählenden Mittelhirn (zwischen Pons und Dienzephalon, den Aquäductus mesencephali umgebenden Hirnteil gezählt:
– Tegmentum
– 2.4.1 → **PAG**
   – Ncl. ruber
   – Ventrales Tegmentum
– 2.4.2 Substantia nigra
– 2.4.3 → **Raphekerne**
– 2.4.4 → **Locus coeruleus**
– 2.4.5 Corpora quadrigemina

2.4.1 Periaquäduktales Grau (PAG)
(Substantia grisea centralis, zentrales Höhlengrau)
Das PAG wird zusammen mit dem Ncl. ruber sowie der ventralen tegmentalen Area zum mesenzephalischen Tegmentum gerechnet.

Lokalisation, Funktion, Aufbau
Das PAG liegt im Mittelhirn, wo es als Lage markarmer grauer Substanz den engen Abschnitt des Ventrikelsystems, den Aqueductus mesencephali, umgibt.

Im Tierversuch wurde gezeigt, dass das PAG für verschiedene Funktionen eine wichtige Rolle spielt, wobei

die bekanntesten die Antinozizeption, aversive und defensive Verhaltensmuster und sexuelle Verhaltensmuster sind.

Der PAG ist ein wichtiges Kerngebiet des *zentralen autonomen Netzwerkes* (bzw. zentralen autonomen Nervensystems mit Verbindungen zu den für autonome Reflexe wichtigen → Parabrachialkernen, den Kerngebieten des → verlängerten Markes sowie den → zirkumventrikulären Organen.

Nach neueren Erkenntnissen zeigt das PAG eine präzise und differenzierte anatomische und funktionelle Organisation. Diese besteht aus longitudinal angeordneten Kolumnen, die afferenten Input von spinalen, trigeminalen und vagalen Sensoren (aus oberflächlichen und tiefen Körperstrukturen getrennt) und Input von übergeordneten Kernen erhalten (präfrontaler Kortex, Amygdala, Area praeoptica), und lokale Interneurone und Outputneurone mit Projektionen zu autonomen Zentren der Medulla oblongata und nach rostral umfassen (Arbeiten von Jänig; Bandler u. Shipley 1994, Arbeiten von McGillan). Der Input von Sensoren aus den oberflächlichen Körperarealen (spinal und trigeminal) wird somatotopisch im lateralen PAG abgebildet, während sensorischer Input von tief-somatischen und viszeralen Sensoren nicht-somatotopisch (nicht-viszerotopisch) zum ventrolateralen PAG projiziert. Diese präzise, spezifische Verarbeitung von nozizeptiver (und anderer afferenter) Information und die Verschaltung auf entsprechend spezifische Outputneurone setzt das PAG in die Lage, auf verschiedene nozizeptive oder bedrohende Stimuli adäquate koordinierte Muster von autonomen, skelettomotorischen und antinozizeptiven Funktionsanpassungen zu generieren.

So kann man im Tierversuch mittels Mikroinjektion von exzitatorischen Aminosäuren in der Zellkolumne des lateralen PAG voll ausgebildete Abwehrreaktionen (Hypertension, Tachykardie, zentrale non-opiod-Analgesie) auslösen, im ventrolateralen PAG dagegen Reaktionen, die einer körperlichen Inaktivität und damit einem passiven Schonverhalten entsprechen (Hypotension, Bradykardie, zentrale Opioidanalgesie). Die durch Stimulation des lateralen PAG beobachteten kardiovaskulären Reaktionsmuster sind im intermediären und im kaudalen Teil unterschiedlich. Stimulation im intermediären lateralen PAG erzeugt erniedrigte Perfusion von Extremitätenmuskulatur und Viszera und eine erhöhte Perfusion der Gesichtshaut, was im Sinne einer »confrontional defense« interpretiert wurde. Stimulation im kaudalen Teil des PAG führte dagegen zu erhöhter Perfusion der Extremitätenmuskeln, während die Durchblutung von Viszera und Gesicht abnahm.

Dieses Muster wird bei Fluchtreaktionen beobachtet (Bandler et al. 1991; Bandler u. Shipley 1994). Noxische Stimulation der Körperoberfläche resultiert in gezieltes aktives Abwehrverhalten, das im lateralen PAG repräsentiert zu sein scheint; die dafür notwendige genaue Information von der Haut ist durch die somatotopische Projektion spinaler und trigeminaler Hautafferenzen gewährleistet. Umgekehrt ist eine körperliche Inaktivität und Schonhaltung, repräsentiert im ventrolateralen PAG, die adäquate Reaktion auf noxische Stimulation der Viszera. Dafür ist eine viszerotopische Projektion viszeraler Afferenzen nicht notwendig und auch nicht realisiert:

A1. Tiefer somatischer Schmerz führt zu folgenden physiologischen Antworten im Rahmen der Nozifension:

1. Hypotension, Bradykardie (teleologischer Sinn: kardiovaskuläre Defensive)
2. Ruheverhalten, Inaktivität
3. Nausea (teleologischer Sinn: Defensivhaltung, Immobilisation)
4. tonische Kontraktionen Rumpfmuskulatur
5. Lokale Hyperalgesie

A2. Durch Mikrostimulation des ventrolateralen PAG kann ein Nozifensionsmuster ausgelöst werden, nämlich:

1. Hypotension, Bradykardie
2. Ruheverhalten, Hyporeaktivität
3. Opioid-Analgesie

B1. Oberflächenschmerz führt zu folgenden physiologischen Antworten im Rahmen der Nozifension:

1. Hypertension, Tachykardie (teleologischer Sinn: Flucht- und Abwehr)
2. Rapides protektives Reflexverhalten
3. Stark emotionale Reaktionen

B2. Durch Mikrostimulation des lateralen PAG kann ein Reaktionsmuster ausgelöst werden, nämlich:

1. Hypertension, Tachykardie
2. Stark emotionale Reaktionen (»Konfrontation«, »Flucht«)
3. Nicht-opioidvermittelte Analgesie

Wenn das Rückenmark auf thorakaler Höhe temporär gekühlt (= gehemmt) wird, zeigen Hinterhornstrukturen auf afferente Reize eine größere, weil ungehemmte Aktivität. Die Aktionspotentiale können durch Mikroelektroden im Hinterhorn (z.B. der Katze) abgeleitet und aufgezeichnet werden. Werden auf die Haut thermische Reize appliziert und ausgelösten Aktionspotentiale gezählt, so ergibt dies in einem Koordinatensystem (Ordinate: Impulse pro Zeiteinheit; Abszisse: thermischer Reiz in °C) eine nahezu lineare Kurve im Koordinatensystem, die vom Punkt O (keine Aktionspotentiale) bei 37° C auf etwa 2000 Impulse bei 50°C ansteigt. Wird das absteigende Hemmsystem durch Mikroinjektion von Morphin in die Strukturen des → periaquäduktalen Graus aktiviert, beobachtet man eine Rechtsverschiebung dieser Kurve, dadurch dass auf

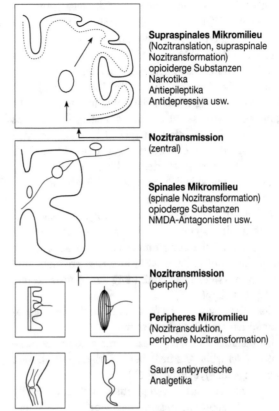

Supraspinales Mikromilieu
(Nozitranslation, supraspinale Nozitransformation)
opioiderge Substanzen
Narkotika
Antiepileptika
Antidepressiva usw.

Nozitransmission
(zentral)

Spinales Mikromilieu
(spinale Nozitransformation)
opioderge Substanzen
NMDA-Antagonisten usw.

Nozitransmission
(peripher)

Peripheres Mikromilieu
(Nozitransduktion, periphere Nozitransformation)

Saure antipyretische Analgetika

Abb. A-46. Körperkompartimente, 4 Nozitransfunktion und entsprechende Therapieansätze für Schmerztherapie

höhere thermische Reize weniger Impulse folgen als in der nichtbehandelten Kontrollgruppe. Umgekehrt kann durch Abkühlung des oberen Rückenmarks dieses absteigende Hemmsystem blockiert werden: die Kurve verschiebt sich nach links, d. h. auf kleinere thermische Reize erfolgt schon eine Aktivität der Hinterhornzellen (Brinkhus 1983; Carstens 1980; vgl. Abb. A-46).

Die elektrische Stimulation des PAG aktiviert → deszendierende serotoninerge Raphe-Bahnen sowie → deszendierende noradernerge Locus coeruleus Hemmbahnen im Sinne einer Antinoziception, wobei auf spinaler Ebene im Hinterhorn wahrscheinlich u. a. 5-HT$_3$-, 5-HT$_{1A}$-Rezeptoren und α_2-Rezeptoren eine Rolle spielen (Peng et al. 1996a, 1996b; Snowball et al. 1997). An vollanästhesierten Katzen wurden Einzelneurone des Hinterhorns abgeleitet unter gleichzeitiger noxischer thermischer Reizung von Primärafferenzen (Hinterpfote bzw. N. tibialis) sowie zentraler elektrischer Stimulation von verschiedenen supraspinaler Regionen wie PAG, Raphekerne, mesenzephale und laterale Strukturen der Formatio reticularis. Die Stimulation dieser Zonen reduzierte die Aktivität der HH-Neurone und veränderte gleichzeitig in geringem Maße den Blutdruck (Morton et al. 1997).

Das PAG reguliert auf spinaler Ebene auch durch endogene Opioide über µ-Opioid Rezeptoren den aus der Peripherie ankommenden nozizeptiven Input: Im Tierversuch (Ratte) wurde ein peripherer thermischer Stimulus gesetzt (Rattenschwanz), spinale Hinterhornneurone mittels extrazellulärer Elektroden abgeleitet und das PAG mittels Mikroinjektion oder iontophoretischer Applikation von Bicucullin, Kainsäure, NMDA aktiviert. Es zeigte sich, dass die iontophoretische Applikation von selektiven μ-Agonisten/Naloxon ins Hinterhorn die spinale zentripetale Nozitransmission hemmte/förderte: ein Beweis für eine durch PAG Stimulation aktivierte deszendierende Hemmung, deren Wirkung spinal über μ-Opioid-Rezeptoren vermittelt ist (Budai u. Fields 1998).

Die elektrische Stimulation des → PAG induziert bei der Ratte eine signifikante Verstärkung der Metastasierung artifizieller Lungenmetastasen. Die Applikation von β-Endorphin in den NRM induziert ebenfalls und naloxonreversibel eine Verstärkung der Metastasierung (Morgan et al. 1984).

Das PAG-System verfügt über multiple Neurotransmitter- und Rezeptorsysteme.

Glutamat, NA bzw. α_{1+2} Rezeptoren sind in der nozizeptiven Verarbeitung involviert (Barbaresi et al. 1997, Vaughan et al. 1996, Peng 1996b).

In bezug auf das Nozizeptionssystem sind bislang folgende Rezeptoren beschrieben worden: →Cannabinoide induzieren kataleptische und antinozizeptive Wirkungen über das PAG System (Lichtman et al. 1996); daneben ist das Glutamat- (Barbaresi et al. 1997), GABA- (Stiller et al. 1996; s. Opioidsystem) und cholinerge System (Acetylcholin über Muskarinrezeptoren, Nakai et al. 1997) in der Antinozizeption involviert.

Opioide modulieren über prä- und postsynaptische Mechanismen die synaptische Nozitransformation/Nozitransmission im PAG: an Schnittpräparaten wurden intrazelluläre Ableitungen vorgenommen und nach Applikation verschiedener Opioide die postsynaptisch Aktionspotentiale abgeleitet. Methioninenkephalin und der μ-Agonist DAMGO (nicht aber Opioide vom Typ δ- und κ-Agonisten) hemmten naloxon-reversibel postsynaptische GABA-abhängige, inhibitorische postsynaptische Potentiale (→ IPSP; Vaughan u. Christie 1997).

Die Nozitransduktion bzw. Nozitransmission im PAG System ist komplex. Man nimmt zzt. an, dass Opioide das hemmende GABA-System blockieren und so deszendiere Hemmbahnen enthemmen. Dieser Effekt scheint auf der präsynaptischen Seite von spannungesteuerten K$^+$-Kanälen abhängig zu sein. μ-Rezeptoren in präsynaptischen GABA-ergischen Terminals beeinflussen diesen Ionenstrom in Abhängigkeit weiterer komplexer Signalwege wie über Phospholipase A2, Arachidonsäure und 12-Lipoxygenase (s. Buch D). Opioidinduzierte GABA-Hemmung wird durch COX-Hemmer potenziert (Vaughan et al.

1997). Die lokale Applikation des nichtsauren antipyretischen Analgetikums → Novaminsulfon induziert eine PAG-induzierte Analgesie wahrscheinlich über Aktivierung deszendierender Hemmbahnen (Vanegas et al. 1997).

Opioide enthemmen ventrolaterale PAG-Neurone mit Projektionen zu medullären Kerngebieten (Osborne et al. 1996). Opioidagonisten (μ-R, κ-R) sind imstande, die Freisetzung von Substanz P im PAG zu hemmen. Substanz P scheint nach thermischer noxischer Stimulation bei der Ratte eine Rolle bei der Weiterleitung nozizeptiver Information zu spielen (Xin et al. 1997).

Nociceptin induziert (nicht beeinflussbar durch die Gabe von Naloxon!) über → ORL$_1$ Rezeptoren (s. auch: zentrale Neurotransmitter; s. auch Buch B: Opioidsystem) auswärtsgerichte K$^+$-Ströme. Nociceptin hat im PAG eine präsynaptische (Hemmung der Neurotransmitterfreisetzung) und postsynaptische Wirkung (Vaughan et al. 1997). Nociceptin induziert eine Reduktion der extrazellulären GABA-Konzentration: es wird angenommen, dass damit deszendierende Schmerzhemmbahnen enthemmt werden (Stiller et al. 1996).

Die elektrische und Neurotransmitter (Glutamat) Stimulation des ventrolateralen orbitalen Kortex induziert eine zentrale Analgesie (Ratte, »tail flick test«). Diese Analgesie kann durch Blockierung des PAG (experimentelle Läsion; Applikation des hemmenden Transmitter GABA) aufgehoben werden: ein Indiz für die Rolle des PAG für die Antinozizeption, die durch Aktivierung höherer Zentren auslösbar ist (Zhang et al. 1997).

Das PAG sowie → die rostralen ventromedialen Kerne des Hirnstammes als Prozessierungszentren für deszendierende Antinozizeption haben eine wichtige Rolle im Rahmen des Körperabwehrsystems, wobei man sich vorstellen könne, dass in höheren Zentren wie → Mandelkern und PAG primär nicht noxische Signale, die aber für das Individuum Bedrohung bedeuten, Angst- und Furchtreaktionen generieren und deszendierende Hemmsysteme aktivieren, während nozizeptiver Input direkt auf spinaler Ebene oder in den rostralen ventromedialen Kernen antinozizeptive Mechanismen aktiviert (Harris 1996).

2.4.2 PAG: übergeordnetes Zentrum für deszendierende Hemmbahnen

Aufgrund des Gesagten kann angenommen werden, dass das PAG eine zentrale Schaltstelle darstellt eines deszendierenden antinozizeptiven Netzwerks, das in höheren Zentren (z.B. frontaler Kortex, Inselkortex, Mandelkerne, Hypothalamus) seinen Anfang nimmt und über rostrale ventromediale medulläre (Raphe-) Kerne (→ RVM) bis hinunter in die Laminae der spinalen Hinterhörner reicht (Fields u. Basbaum 1994). Diese

Arbeitshypothese wird unterstützt durch folgende Beobachtungen:

1. die Stimulation von höheren Zentren oder die Applikation von Morphin in die Mandelkerne induziert einen antinozizeptiven Schutz durch das PAG-RVM-System (Helmstetter et al. 1998, Chiang 1990, Rhodes u. Liebeskind 1978, Hamba et al. 1992)
2. die elektrische Stimulation oder die lokale iontophoretische Morphinapplikation im PAG oder Stimulation der RVM-Kerne hemmt entsprechende Hinterhornneurone (Chiang et al. 1994, Lovick u. Wolstencroft 1979, Morgan et al. 1992).

2.4.3 Raphekerne
Lokalisation, Funktion, Aufbau
Die Raphekerne sind Ansammlungen kleiner Neurone, die sich vom Mittelhirn (Nuclei raphe dorsalis und medianus) bis in das verlängerte Mark erstrecken (raphe pontis, raphe magnus, raphe obscurus).

Sie werden auch zum Rhombenzephalon gezählt.

Die Raphekerne scheinen die wichtigsten seronotoninergen zentralen Kernsysteme zu sein (Trulson u. Frederickson 1987); das Raphesystem soll über langsame Mechanimsen eher tonischen noxischen Input modulieren (Mason 1997).

Andere endogene Rezeptorsysteme (GABA, NA, Glutamat, Glycin, Taurin etc.) sind ebenfalls in den Raphekernen vorhanden (Becquet et al. 1993), deren unterschiedliche Funktionen noch nicht vollständig verstanden werden. Nach Läsion der Raphekerne verändert sich bei der Katze das Affektivverhalten (Aggressionsverhalten; Koprowska u. Romanium 1997).

Es scheint so, dass dorsale und mediane Raphekerne v. a. mit dem → Hippocampus und dem Frontalkortex durch serotoninerge Bahnen in Verbindung stehen (McQuade u. Sharp 1995).

Das Raphesystem projiziert in das → Locus-coeruleus-System (Ratte; Morgane u. Jacobs) sowie in den → Hippokampus. Im Tierversuch kann bei der an tgl. Diazepamgabe adaptierten Ratte beim akuten Entzug im Bereich des Hippocampus eine signifikante Erhöhung des extrazellulären Serotoningehalts gemessen werden. Die Anwendung eines spezifischen 5-HT$_{1A}$-Agonisten in mediane Raphekerne reduzierte die Freisetzung von Serotonin in den Hippocampus, die Aktivität der Raphekerne und Entzugsanxietas (Andrews et al. 1997).

Bei vollnarkotisierten Ratten wurde nach viszeraler Reizung (Blasendehnung, elektrische Reizung des Splanchnikus) sowie nach Stimulation des ventrolateraken → PAG die Aktivität der Neurone in den Raphekernen untersucht: je nach Kerngebiet reagierten ca. 35–50% der Neurone auf die viszerale Stimulation (Snowball et al. 1997).

Schmerzmechanismen

Das serotoninerge raphe-spinale Hemmsystem
Die in der Schmerzverarbeitung wichtigen serotoninergen Kerne sind die verschiedenen im Rauten und Mittelhirn befindlichen *Raphekerne*.

Der Ncl. raphe magnus (NRM), Ncl. gigantocellularis-α sowie der ventrale Ncl. reticularis gigantocellularis werden in der Regel als rostrale ventromediale Medulla (RVM) zusammengefasst.

Der → Nucleus raphe magnus NRM weist eine nur mässige Dichte an Opioid-Rezeptoren auf. Bei Ausfall des NRM ist die Morphinanalgesie vermindert (Proudfit u. Anderson 1975; Mayer 1971; Satoh 1971; Fields 1977). Die Gabe des Serotoninvorläufers L-Tryptophan fördert dagegen eine opioidinduzierte Analgesie (Crossley 1979). Die elektrische Stimulation von serotoninergen Neuronen im NRM sowie die Iontophorese von Serotonin vermindert die Aktivität von Hinterhornneuronen und verursacht eine Analgesie (Clineschmidt 1979; Randic 1976; Jordan 1979). Die intrathekale Anwendung von Serotonin erzeugt eine durch 5-HT-Antagonisten aufhebbare Analgesie (Yaksh 1979). Neuere tierexperimentelle Untersuchungen haben bei systemischer Morphingabe keine Aktivitätsänderung von serotoninergen Raphekernen nachweisen können: es wird angenommen, dass eher On- und Off-Zellen des NRM den analgetischen Effekt von Morphin modulieren (Gao et al. 1998).

Die Effekt nach Läsion der serotoninergen Kerne, lokaler Applikation von 5-HT-R-Agonisten und 5-HT-R-Antagonisten und lokaler Verminderung der Serotoninsynthese unterstützen die Hypothese, dass eine serotoninerge Raphe-spinale Hemmbahn besteht und im Sinne einer Schmerzhemmung eine Wechselwirkung mit dem Opioidsystem eingeht (Akil 1972, 1975; Ruda 1986; Proudfit 1975). Die serotoninergen Bahnen verlaufen wahrscheinlich über verschiedene ventro- bis dorsolaterale Funiculi (Zhauo u. Gebhart 1997).

Das Raphe-spinale serotoninerge Hemmsystem projiziert in die Laminae I, II, IV, V und VII des Hinterhorns, wo es als deszendierendes System die Exzitabilität des Zweitneurons hemmt (s. auch spinale Sensibilisierung!): durch tierexperimentelle Zerstörung und Anlegung eines peripheren Entzündungsreizes kann entsprechend eine spinale Hyperexzitabilität induziert werden (Hyperalgesie, erhöhte c-fos-Expression; Wie et al. 1999).

Es bestehen wahrscheinlich sowohl exzitatorische als auch inhibitorische postsynaptische Rezeptoren (Aghajananian 1986).

Nach experimenteller Durchtrennung des Rückenmarks kann eine distal von der Läsion nachweisbare Reduktion der Serotoninrezeptorenpopulationen nachgewiesen werden: ein Indiz auf die Plastizität des serotoninergen Systems (Ruda 1986).

Die systemische Applikation von Morphin im Tierversuch induziert eine Serotoninkonzentrations-erhöhung exklusiv in dorsalen Raphekernen (Tao u. Auerbach 1995); diese Wirkung ist durch das Neuro-peptid FF aufhebbar (Dupouy u. Zajac 1997).

Im Tierexperiment (Ratte) wurden embryonale, in vitro dank neurotropher Faktoren ausgereifte Raphe-zelle intrathekal bei experimentellen Nervenläsionen (Konstriktion) implantiert: dies reduzierte signifikant das Auftreten von taktil-thermischer Allodynie sowie thermischer Hyperalgesie. Diese antinozizeptive Effekte konnten durch den Serotoninantagonisten Methysergid aufgehoben werden (Eaton et al. 1997).

Dorsale Raphekerne können durch lokale Anbrin-gung von Noradrenalin aktiviert werden (durch den α_2-Agonisten Clonidin antagonisierbar; Alojado et al. 1994). Man nimmt an, dass die noradrenerge Nozi-transformation in den Raphekernen sowohl über prä-synaptische α_2- als auch postsynaptische α_1-Rezeptoren erfolgt, denn sowohl α_1-Rezeptor-Antagonisten (z.B. Prazosin) als auch α_2-R-Agonisten (z.B. Clonidin) blockieren noxische Signale; umgekehrt fördern α_1-R-Agonisten (z.B. Phenylephrin) und α_2-R-Antagonisten (z.B. Yohimbin) die Nozitransmission (Sagen u. Proudfit 1985).

Zum raphe-spinalen Hemmsystem
- Die elektrische Stimulation des NMR-serotoninergen Systems induziert eine Analgesie.
- Die iontophoretische Applikation von 5-HT-Ago-nisten/Antagonisten induziert eine spezifische, anta-gonisierbare Analgesie.
- Die Aktivierung des NRM-serotoninergen Systems induziert eine Hemmung der zentripetalen Nozi-transmission im spinalen Hinterhorn (bei Wegfall kann das synaptische spinale HH-Netzwerk im Sinne des wind-up aufgezogen werden: Chronifizierung etc.; s. spinale Sensibilisierung).
- Raphe-spinale serotoninerge Bahnen projizieren in die Hinterhornlaminae I, II, IV und VII (= supraspi-nale Modulation des spinalen synaptischen Milieus).
- Eine Läsion des NRM-serotoninergen Systems ver-mindert die analgetische Wirkung von Opioiden.
- Die systemische Gabe von Morphin induziert eine durch das → Neuropeptid FF aufhebbare Erhöhung der Serotoninkonzentration in dorsalen Raphe-kernen.
- Eine L-Tryptophan-freie Diät hemmt die analgetische Wirkung von Morphin.

(Literatur: Abbott et al. 1992; Akil u. Liebeskind 1975; Akil u. Mayer 1972; Basbaum et al. 1983; Basbaum u. Fields 1984; Blackshear et al. 1981; Clineschmidt u. Anderson 1970; Dennis u. Melzack 1980; Dupouy u. Zajac 1997; Fields et al. 1977; Fields u. Anderson 1978; Glazer 1981; Glazer et al. 1981; Glazer u. Basbaum 1984; Headley 1978; Jordan et al. 1979; Larsen 1984; LeBars et al. 1980; Pan et al. 1993; Proudfit 1980; Proudfit u. Anderson 1975; Randic u. Yu 1976; Rivot 1987; Saito 1990; Samanin u. Valzelli 1971; Schmauss 1983; Sugrue 1979; Tao u. Auerbach 1995; Tizabi 1979; Yaksh 1979; Yaksh u. Wilson 1979; Zemlan et al. 1983, 1994).

Folgende Funktionen bzw. Mechanismen der raphe-spinalen Hemmsysteme werden diskutiert:
- Serotoninrezeptoren:
  Anordnung im NRM sowie in den verschiedenen spi-nalen Abschnitten; offene Frage: welche nozizeptiven Stimuli werden durch welche Subrezeptoren verar-beitet (Bardin et al. 1997)?
  Funktion: serotoninerge Aktivierung von stummen spinalen glutaminergen Zellen (Li u. Zhuo 1998; Zemlan et al. 1983, 1994; Alhaider u. Wilcox 1993);
- die Rolle des On- und Off-Zellen-System (Zhuo u. Gebhart 1997, Skinner et al. 1997),
- mögliche Auswirkungen des zentralen 5-HT-Systems auf Morphintoleranz (Godefroy et al. 1981),
- die neuronalen und funktionellen Relationen mit anderen schmerzverarbeitenden Systemen,
  z.B. Interaktionen mit den opioiderg-noradnenergen bulbospinalen Systemen (involvierte Rezeptorsub-typen etc.),
- die neuronalen und funktionellen Relationen mit dem zentralen autonomen NS (Barman u. Gebber 1997).

Folgende Wirkstoffe und Substanzen induzieren eine Analgesie hauptsächlich über das raphe-spinale Hemmsystem:
- das zentralwirksame Analgetikum vom Typ Nicht-opioid Nefopam HCl (Wirkstoffprofil Buch C),
- trizyklische Antidepressiva (Buch F),
- Neurotropin (einem in Japan aus entzündeter Kaninchengewebe gewonnenes Nichtproteinextrakt; Kawamura et al. 1998),
- L-Tryptophan (Abbott et al. 1992; Ceccherelli et al. 1991).

2.4.4 Locus coeruleus

Das Kerngebiet Locus coeruleus stellt sich als bläulich-grau pigmentierter Fleck im seitlichen Boden des 4. Hirnventrikels dar. Es wurde zum 1. Mal 1786 durch Felix Vicq d'Azyr beschrieben.

Schmerzmechanismen

Das noradrenerge zörulospinale Hemmsystem

Das absteigende noradrenerg kontrollierte Schmerz-hemmsystem hat seinen Ursprung v. a. im Bereich des Locus coeruleus (Guyenet 1980; Jopes 1990). Dieses Kernzentrum hat, wie oben beschrieben, mannigfaltige Projektionen zur Großhirnrinde, zu thalamischen Kernsystemen, zur Formatio reticularis, zum Nucleus tractus solitarii, zum zentralen Höhlengrau und zu dorsalen Abschnitten des Rückenmarks.

Absteigende noradrenerge Bahnen projizieren in die spinalen Laminae I, II und V (spinale α_2-Rezeptoren).

Wird der Locus coeruleus zerstört, zeigt sich beim Versuchstier nach einer schmerzhaften peripheren Nervenläsion das Phänomen der Selbstverstümmelung (Korrelat zu heftigsten Schmerzen; Coderre et al. 1986a,b).

Die intrathekale (spinale) Anwendung von 2-adrenergen Agonisten führt zu einer spinalen Analgesie bzw. zur Aktivierung des zöruleospinalen Hemmsystems auf spinaler Ebene (Yaksh u. Reddy 1981, Correa-Sales 1992). (Als Nebeneffekt wird dabei u. a. eine spinal-adrenerge Hemmung der autonomen Herz-Kreislaufregulierung mit Hypotension und ausgeprägter Bradykardie beobachtet.)

Die Wirkung von Opioiden auf den Locus coeruleus (LC) ist noch unklar: wahrscheinlich wird über Protein-G vermittelte Aktivierung von Kaliumionenkanälen sowie Hemmung der Adenylatcyclase das Feuern von LC-Zellen vermindert (Hong et al. 1992; Christie 1991; Duman et al. 1988; Rasmussen et al. 1990; Jorm u. Stamford 1995). Die direkte Applikation des α_2-Agonisten Dexmedetomidin in den LC induziert einen antinozizeptiven Schutz, der durch α_2-Antagonisten kompetitiv antagonisiert werden kann (Guo et al. 1996).

Durch Ballondehnung des distalen Colons wird der LC aktiviert; diese Aktivierung ist teilweise durch Corticotropin-releasing factor reversibel (Lechner et al. 1997): ein Hinweis zu funktionellen Verbindungen mit dem → hypothalamischen System.

Das zentrale adrenerge System ist mit dem zentralen cholinergen System verschaltet, in dem im Tierversuch die Aktivation von Muskarinrezeptoren auf Höhe der spinalen thorakalen intermediolateralen Zellsäulen adrenerg-sympathischer präganglionärer Neuronen die Neuronenaktivität und sekundär den Blutdruck erhöhen kann (Sundaram et al. 1989). Siehe auch Acetylcholin.

Autotomiemechanismen nach gesetzten Nervenschädigungen (s. Deafferenzierungsschmerzen) im Tierversuch werden durch coeruleospinale Hemmung beeinflusst, besonders wenn sie vor der die Autotomie auslösenden Nervenschädigungen beispielsweise durch elektrische Reizung der entsprechenden rezeptiven Felder plastisch gebahnt worden waren (Dennis u. Melzack 1979; Coderre et al. 1986a, b; Katz et al. 1991).

Zirkumventrikuläre Organe

Zu den sog. zirkumventrikulären Organen werden gezählt:
1. Area postrema Borison u. Wang (Synonym Chemotrigger Zone; s. unten).
2. Organum vasculosum laminae terminalis (s. unten).
3. Glandula pinealis (eine kleine konische Kernregion im hinteren Teil des 3. Ventrikels, zwischen oberen Hügeln und dem sog. splenium des corpus callosum; Sensor für zirkadiane Rhythmik).
4. Eminentia mediana hypothalami (eine Art Relaisstiel zwischen Hypothalamus- und Hypophyse).
5. Subfornikal-Organ (nahe dem intraventrikulären Foramen, in Nachbarschaft mit der präoptischen Region, s. unten).

Die zirkumventrikulären Organe sind relativ wenig erforschte Kernregionen. Sie teilen folgende Eigenschaften:
1. unmittelbare Nachbarschaft zu Hirnventrikel;
2. spezifisch modifizierte Blut-Hirn-Barriere (fenestrierte Kapillaren, aktive Transportsysteme, Eliminationsmechanismen etc.);
3. spezielle Infrastrukturen (z.B.: Mikroglia, Choroidplexus, Leptomeninx und entsprechende Zellpopulationen und Rezeptoren).

Die zirkumventrikulären Organe funktionieren als ZNS-Sensoren für das *zentrale autonome Netzwerk*:
I. **Erfassung im Blut zirkulierender Toxine, Endotoxine wie LPS etc.**
   z.B. Chemotrigger Zone Area postrema; bei Stimulation: Aktivierung der Brechfunktionszentren mit Resultat: Entgiftungsfunktion, Warn- und Abwehrsignale Übelkeit, Würgen und Erbrechen (teleologisch: ein Nozifensorsystem).
II. **Erfassung der Bluthomöostase**
   z.B. Subfornikalorgan: Sensor für Blut-Wasserhaushalt; bei Stimulation Aktivierung angiotensinerger zentraler Systeme (teleologisch ein Nozifensorsystem).
III. **Dialogfunktion zwischen zentralem autonomen NS und peripherem Immun- und Hormonsystem**
   z.B. Organum vasculosum laminae terminalis: Sensor für Interleukine (etc.). bei Detektion von Il-1 wird das zentrale COX-2-System mit PG-Produktion aktiviert mit Resultat des Warnsignals Pyresis, s. Buch D/E; teleologisch ein Nozifensorsystem).

Supraspinales Kompartiment: Nozitranslation (Noziperzeption)

Definition

Als Perzeption (= Nozitranslation) wird in der Physiologie das Phänomen des unwillkürlichen, unbewussten Auffassens und Erkennens bezeichnet. Im Gegensatz dazu bezeichnet man die willensgesteuerte Verarbeitung von Eindrücken als Apperzeption. Die Schmerzperzeption erfolgt nur supraspinal. Die genauen Perzeptionsstellen sind nicht bekannt.

Die Perzeption ist möglich dank höherentwickelten Hirnfunktionen (entwicklungsgeschichtliche Dreiteilung des Hirns). Sie ermöglichen dem Hirn, neurochemische Signalmuster in subjektives Erleben umzusetzen. Damit gehört die letzte Stufe der Schmerzverarbeitung, die Perzeptionsstufe, zu den Rätseln des Lebens.

Eine 1. Perzeptionsstufe wird auf Höhe Thalamus und limbisches System vermutet, eine endgültig differenzierte auf Höhe des assoziativen Kortex.

In der Perzeptionszone werden sensorielle Kategorien in affektive Kategorien umgewandelt. Eine starke sensorielle Schmerzreizung wird umgewandelt in eine affektive Kategorie des »Désagrément«. Die Umwandlung ist durchaus variabel (»affektive Toleranzschwelle«) und hängt u. a. auch vom sozio-polito-religiösen Umfeld ab. Nach Identifikation und Lokalisation des Schmerzsignals kann eine willentliche (und unwillentliche) Reaktion erfolgen, die aufgrund der affektiven Variabilität verschieden ist. Russen springen mit Freude im Winter in ein Eisloch in der Newa: in der Eiswassertestanordnung von Turk u. Kerns (1983, 1984) wären sie wahrscheinlich rechts vom Zentrum der glockenförmigen, symmetrischen Gauß-Verteilungskurve.

Bildgebende Verfahren und Gehirnareale bewusster Schmerzverarbeitung

Experimentell wurde Hitzeschmerz oder persistierender Schmerz durch Injektion einer Capsaicin-Lösung verwendet, deutlich lassen sich Aktivitätszentren im → Thalamus (Zwischenhirn), im → Frontalhirn, in → somatosensorischen Rindenfeldern, und im → Gyrus cinguli erkennen. Ähnliche Rindenfelder werden bei Migräne-Attacken und anderen Formen des Kopfschmerzes beobachtet. Allerdings reicht die zeitliche Auflösung von PET-Studien nicht aus, um zu entscheiden, ob diese Aktivitätszentren gleichzeitig oder nacheinander durch Schmerz evoziert werden und welche Bedeutung die einzelnen Areale über die Schmerzverarbeitung haben.

Dies gelingt jedoch mit sogenannten Quellenanalysen von Vielkanal-EEG oder MEG-Messungen nach kurzen phasischen Schmerzreizen, da diese Verfahren Hirnaktivität in Echtzeit im Moment des Auftretens zu identifizieren erlauben. Bei Vielkanal-EEG-Messungen werden die durch Schmerzreize evozierten EEG-Veränderungen gleichzeitig durch viele (z. B. 32, 64, 128) Elektroden gemessen, die in Abständen von wenigen Zentimetern über der Kopfhaut nach einem standardisierten Schema verteilt sind (internationales 10/20-System). Die Magneto-Encephalographie (MEG) nutzt die Tatsache aus, dass diese cerebralen Ströme, wie klein auch immer sie sind, Magnetfelder generieren. Diese lassen sich heute mit Hilfe der SQUID-Technik (Supra Conducting Quantum Interference Device) messen, die das Phänomen der Supraleitung ausnutzt: Bei tiefen Temperaturen (z. B. −269°C, flüssiges Helium) bricht der Ohm'sche Widerstand vieler Materialien vollständig zusammen; mit Hilfe des Quanten-Tunnel-Effektes werden die in entsprechenden Leiterschleifen induzierten Magnetfelder dann gemessen (vgl. Abb. A-47a–c).

Abbildung A-47a zeigt einen Versuch mit einem 2-Kryostaten-System; in jedem dieser Kältegefäße befinden sich z. B. 31 + 7 SQUID-Sensoren. Laser-Stimuli werden im vorliegenden Versuch auf die linke Schläfe gegeben. Zur eindeutigen Zuordnung der Hirnaktivität auf spezifische zerebrale Strukturen müssen die Probanden zunächst zu einer Magnetresonanz-tomographischen Untersuchung (MRT). Die damit erhaltenen Volumen-Elemente (ca. 10.000 voxel) beschreiben exakt die individuelle Morphologie des Gehirns und geben damit den Lösungsraum der mathematischen Gleichungen vor.

Bei Trigeminusreizung ist der Leitungsweg zum Gehirn kurz; die ersten schmerzrelevanten Signale treten bereits nach 120–140 ms auf. Die Quellenanalyse dieser Signale ist in Abbildung A-47b wiedergegeben:

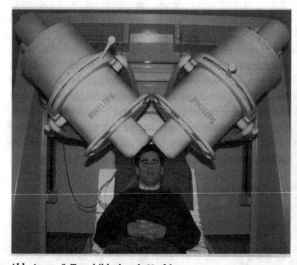

Abb. A-47a. S. Text: bildgebende Verfahren

Latenzzeit 130 ms

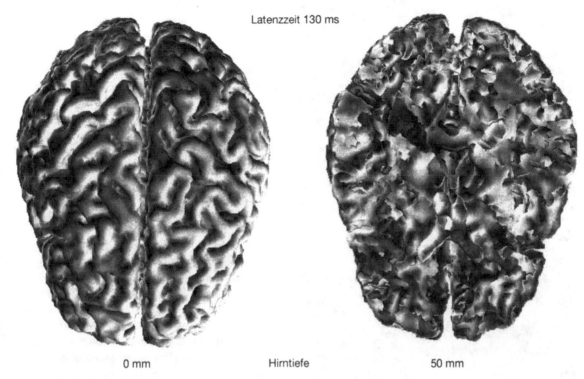

0 mm   Hirntiefe   50 mm

Abb. A-47b. S. Text: bildgebende Verfahren (Trigeminusreizung)

Links blickt man von oben auf das intakte Gehirn, in welchem sich zu diesem frühen Zeitpunkt bereits 3 Aktivitätszentren andeuten (gelbe Areale links und rechts, sowie frontal). Computerschnitte in tieferen Ebenen lässt diese Aktivitätszentren deutlich werden in einer Höhe von 3–4 cm oberhalb der 0-Ebene (gegeben durch die präaurikulären Punkte und das Nasion). Die beiden Ventrikel sind eröffnet. Das vordere Zentrum liegt im präfrontalen Cortex und beschreibt prämotorische Aktivität: Die Probanden hatten in Vorversuchen gelernt, motorische Reaktionen auch den schmerzhaften Trigeminusreiz zu unterdrücken, wie z. B. Blinkreflexe (Ellrich et al. 1997). Zur Unterdrückung motorischer Reflexe bedarf es natürlich auch kortikaler Aktivität.

Vor allem aber sieht man eine bilaterale Aktivität in sogenannten sekundären somatosensorischen Rindenfeldern (S II), obwohl nur eine Seite gereizt wurde. Diese liegen tief in der Sylvischen Furche, im lateralen Rand der Insel und im parietalen Operculum. Bilaterale Aktivierung ist nötig, um die schmerzende Seite von der korrespondierenden nichtschmerzenden Seite zu unterscheiden. Weitere Versuche beweisen eine Reizspezifität in SII: Schmerzhafte Laserreize aktivieren etwas andere Areale als schmerzhafte intrakutane Reize. Drittens zeigt sich eine Somatotopie, d. h. benachbarte Reizort werden an benachbarten SII Arealen abgebildet. Auf diese Weise wird die schmer-

zende Stelle lokalisiert. Zusammenfassend kann gesagt werden, dass sich in SII die sogenannte sensorisch-epikritische oder lemniskale Komponente der Schmerzempfindung abspielt: Lokalisation der gereizten Stelle, Abschätzung der Intensität und der Art des Schmerzes.

Ganz neue Versuche unter Allgemeinanästhesie beweisen, dass die SII-Aktivität auf schmerzhafte Reize ganz wesentlich von der Vigilanz des Probanden abhängt: Unter sedierenden Maßnahmen gehen bekanntlich die epikritischen Eigenschaften auf der subjektiven Messebene verloren, die Aufmerksamkeit nimmt ebenso ab wie die SII-Aktivität auf Laserreize. Allgemeinanästhesie (z. B. durch i.v.-Gabe von Ketamin) macht den Patienten bewusstlos: Die lemniskale, epikritische Sensibilität geht vorübergehend verloren, das Bewusstsein kann nichts angeben über den Ort, die Art und die Stärke des Schmerzes; damit fühlt der Patient keinen Schmerz.

Ganz anders die sogenannte aversive, emotionale Schmerzkomponente. Diese wird erst zu einem späteren Zeitpunkt nach dem Reiz (frühestens nach 200–300 ms) und an anderer Stelle verarbeitet, nämlich tief unter dem Vertex im Cingulum. Die beiden Gyri cinguli liegen in der Tiefe des Sulcus longitudinalis beiderseits oberhalb des Corpus callosum (Balken). Diese Abschnitte gehören zum limbischen System, das für Emotionen, Wut, Angst, Lust, Aggressivität, aber auch

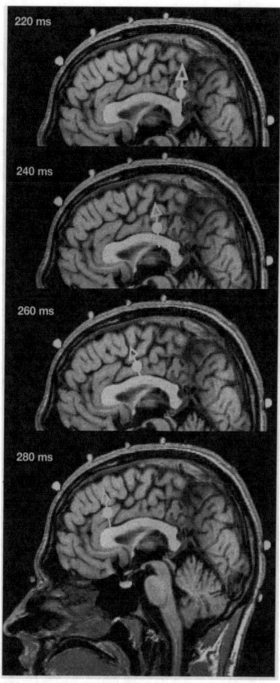

220 ms

240 ms

260 ms

280 ms

Abb. A-47c. S. Text

Auch dieser Befund steht in Übereinstimmung mit neuroanatomischen Kenntnissen: Die hinteren Abschnitte des G. cinguli werden in enger Beziehung gebracht mit Aufgaben der emotionalen und aversiven Reizerkennung, während die anterioren Abschnitte mit ihren Projektionen zu den Kernen des Septums und Amygdala und weiter über den Thalamus zum Hypothalamus vermutlich ein Zentrum für die Steuerung des Reizverhaltens darstellen. Dies bedeutet nicht notwendig motorische Abwehrreaktionen, sondern v. a. Reaktionen des autonomen Nervensystems, wie Änderung der lokalen Durchblutung, des Blutdrucks, der Herzrate, der Sodomotorik.

Anders als die Anästhetika greifen wirksame sog. Narko-Analgetika gezielt auf die Aktivität im Cingulum an. Das folgt bereits aus den vielen algesimetrischen Studien mit dem intrakutanen Reiz und schmerzrelevanten evozierten Potentialen, die maximal über dem Vertex mit langen Latenzzeiten nachgewiesen werden (s. oben, Abb. A-47b, c). Hier schließt sich also die Kluft zwischen Nociceptometrie und Algesimetrie. Die mit der funktionellen Bildgebung gewonnenen Erkenntnisse stellen den Beginn einer quantitativen Analyse cerebraler Hirnfunktionen in Antwort auf einen Reiz dar. Sie eröffnen damit fortschreitend Möglichkeiten zur sukzessiven Lösung des Körper-Seele-Problems, das die Transformation neuronaler Aktivität in bewusste Schmerzerfahrung beschreibt.

Zusammenfassung:
Supraspinale Schmerzverarbeitung

Supraspinal wird der nozizeptive spinozentrale Einstrom moduliert, partiell oder total perzipiert und entsprechend als Ausdruck eines Warn- und Abwehrsystems an andere nozifensorische Zentren weitergeleitet:

Entsprechende regionale Hirnaktivitäten nach akuter experimenteller Schmerzauslösung konnten dank nichtinvasiver PET-Methoden an Probanden nachgewiesen werden; es konnten folgende Zusammenhänge zwischen ZNS-Aktivität, akuter Schmerzverarbeitung und teleologischer Reaktionen beobachtet werden:
- akute Schmerzempfindung (Nozitranslation): somatosensorischer Kortex, Thalamus, Insula
- erhöhte Aufmerksamkeit (= Vorbereitung zur Flucht?): vorderer Cortex cingulatum
- Aktivierung absteigender Schmerzhemmbahnen (= Aktivierung endogenes Schutzsystem): PAG
- Integrierung der Schmerzsignalmuster in Warn- und Abwehrzentren (Motorik etc.), Motorkortex, Putamen und Insula, Cerebellum etc. (Iadarola et al. 1998)

der Schmerzhaftigkeit eines Reizes verantwortlich ist (s. oben).

Abbildung A-47c zeigt ein Beispiel, wieder für den gleichen Versuch und denselben Probanden: Etwa 220 ms nach dem Reiz tritt ein Aktivitätszentrum in kaudalen Abschnitten des G. cinguli auf, dessen Maximum hier durch einen Strom-Dipol angedeutet ist. Mit längerer Latenz verschiebt sich das Aktivitätszentrum in Richtung vorderer Abschnitte und verschwindet nach 280 ms schließlich im Frontalhirn.

Supraspinale Nozitransmission

Man unterscheidet prinzipiell auf supraspinaler Ebene:
1. den Empfang spinozentraler Fasersysteme (→ aufsteigende Schmerzbahnen)
2. den Input aus Kopfnerven bzw. deren Endkernen,
3. supraspinale intrazerebrale → Relaisbildungen.
4. den Abgang zerebrospinaler Fasersysteme (→ absteigende Schmerzbahnen).

Supraspinale Nozitransformation

Neben der modulierenden elektronischen Vernetzung werden supraspinal aus der Peripherie (Kopfnerven) sowie aus dem spinalen Kompartiment eintreffende Signale chemisch v. a. über das Opioidrezeptorensystem, aber auch über das Noradrenalin-(Verstärkerfunktion), Prostaglandin-(Verstärkerfunktion), Serotonin-(Unterdrückungsfunktion), Dopamin-(Unterdrückungsfunktion) und GABA-System (Unterdrückungsfunktion) moduliert.

Die wichtigsten supraspinalen Kerngebiete in Bezug auf supraspinale Nozitransmission inklusive Relaisbildungen, Nozitransformation sind in Buch → C beschrieben.

Nozitranslation

Die Translation der nozizeptiven Mission bzw. Perzeption ist die exklusive Leistung der supraspinalen Schmerzverarbeitung.

Das Entstehen bewusster Schmerzen aus Materie bzw. elektronischen, chemischen und molekularen Signalen (bzw. »das Übersetzen zentraler neuronaler Aktivitäsmuster in die bewusste Empfindung und Wahrnehmung von Schmerzen«) ist wie das Anfangsglied unserer Arbeitskette, die Transduktion, ein unerklärtes Rätsel.

> Wilhelm Griesinger (»Somatiker« der damaligen Psychiater; Stuttgart 1917–1986 Berlin) Über das Soma-Psyche-Problem: »Und wenn ein Engel herniederstiege und uns die Lösung brächte – wir würden ihn nicht verstehen.«
> (Zit. von HERMANN REIN 1960)

Genetische Komponenten der Nozizeption

> Molekularbiologie: neue Dimensionen aus dem Intrazellulare

Der Schmerz repräsentiert die erfahrbare, oft nur kurz andauernde Komponente der Nozizeption. Jedoch sind nozizeptive Prozesse fast immer von länger anhaltenden Veränderungen (Stunden bis Monate) in Nervenzellen begleitet, die u. a. Veränderungen von Rezeptor- und Enzymaktivitäten, der Proteinsynthese und der Genexpression umfassen. Diese langanhaltende Veränderungen können zu einer Verstärkung des Schmerzempfindens (Hyperalgesie) führen sowie zur Chronifizierung des Schmerzempfindens beitragen. Tierexperimentelle Befunde deuten darauf hin, dass nozizeptive Ereignisse »Engramme« in spinalen und supraspinalen Neuronen hinterlassen, die Ähnlichkeiten mit der klassischen Gedächtnisbildung aufweisen. Dazu gehört auch die Auslösung pathophysiologischer Prozesse wie Oszillationen von neuronalen Netzen, long-term potentiation (LTP), Expression von Rezeptoren und Aktivierung der Gentranskription (Tölle 1997).

Die Signal-Transkriptions-Kopplung bei der Nozizeption

Die Kaskade der Signal-Transkriptions-Kopplung beschreibt die molelularen Vorgänge, die von der Stimulation einer Zelle bis zur reaktiven Expression von Genen als Antwort auf diese Stimulation reichen (Herdegen, 1997). Im Nervensystem werden viele (möglicherweise die überwiegende Mehrheit) der neuronalen Stimulationen mit Veränderungen der Genexpression begleitet oder verursachen zumindest Änderungen von »second messengers« und im Enzymmuster.

Die Expression des Transkriptionsfaktors (TF) c-fos

1987 wurde zum 1. Male beobachtet, dass ein schmerzhafter Reiz in der Hinterpfote einer Ratte eine schnelle (innerhalb von 30 min stattfindende) Neusynthese des Transkriptionsfaktors c-fos in den ipsilateralen Laminae I–II und IV-VI des zentralen Terminationsgebietes des gereizten Nerven hervorruft (Hunt et al. 1987). Später wurde die rasche Expression weiterer Transkriptionsfaktoren im Rückenmark und in schmerzverarbeitenden Zentren des Gehirnes nach noxischen Reizen beschrieben, während physiologische nicht-noxische Reize zu keiner Expression von Transkriptionsfaktoren führten. Elektrophysiologische Untersuchungen ergaben, dass die Stimulation von C- und A_δ-Fasern für diese Expressionen verantwortlich war, A_β-Fasern aber nicht oder nur unter besonderen

Bedingungen eine Proteinsynthese hervorriefen (Herdegen et al. 1991).

Was ist nun das Besondere an der Expression von Transkriptionsfaktoren wie dem c-fos? Zum einen bedeutet die schnelle Expression von c-fos, dass Neurone nach einer transsynaptischen Reizung in Windeseile die ganze Kaskade (s. unten) der Enzymketten aktivieren, die im Zellkern (bereits nach wenigen Minuten nachweisbar) zur Entfaltung von DNA und Initiierung der Transkription sowie schließlich zur Synthese des vom Gen kodierten Proteins führt.

Zum anderen bedeutet die Expression von Transkriptionsfaktoren (TF), dass die Geninduktion weiter verstärkt wird. TF binden an bestimmte DNA-Abschnitte (Promoteren) eines Gens und aktivieren den großen Proteinkomplex der RNA-Polymerase, die die DNA in RNA umschreibt (Transkription eines Gens). Durch diese »Brücke« zwischen regulatorischen DNA-Sequenzen und der Polymerase wird das Gen sowie der Zeitpunkt und Zeitdauer seiner Transkription bestimmt. Folgerichtig bedeutet die Aktivität von TF die Expression weiterer Gene und deren Proteintranslation, was zu einer langanhaltenden Wirkung dieser Ereigniskette führt.

Die TF gehören zu den frühesten Proteinen, die nach transsynaptischer Erregung wie Schmerzreizen synthetisiert werden. Die Veränderung der Genexpression ist also ein fester Programmpunkt nach intensiven Erregungen, und die Synthese neuer Proteine ist ein Charakteristikum neuronaler Antworten (»neuronale Plastizität auf der Ebene der Genexpression«).

Der schnelle, aber »lange Marsch durch die intraneuronalen Institutionen« zur Transkriptionskontrolle schmerzrelevanter Proteine

Durch die Aktivierung von exzitatorischen Glutamat- und Neuropeptid-Rezeptoren (z.B. Neurokininrezeptoren für Substanz P) kommt es nachgeschaltet zur Aktivierung von hierarchisch gegliederten Signalkaskaden, die parallel angeordnet sich gegenseitig modulieren, verstärken oder auch antagonisieren und schließlich im Zellkern zu einer komplex aufeinander abgestimmten Aktivierung von TF führen. Vermehrte Bildung von cAMP oder Zunahme von freiem zytoplasmatischen Calcium führt zur Stimulierung der Proteinkinase A (PKA) oder von Calcium-Calmodulin-Kinasen (CaMK), die dann in den Zellkern transloziert werden, wo sie das TF CREB (calcium response element binding protein) phosphorylieren und damit aktivieren (Ji et al. 1997). Gleichzeitig werden auch MAP-Kinasen durch kleine G-Protein bindende Moleküle aktiviert. Im Zellkern kommt es durch Translokation ERK oder JNK-Kinasen zur Expression und Aktivierung von TF wie dem bereits oben erwähnten c-fos und c-jun (Messersmith et al. 1998). Durch das genau abgestimmte Zusammenspiel verschiendener TF kommt es zu einer effektiven Transkription z.B. von Dynorphin, einem für die Schmerzverarbeitung relevanten endogenen Morphin.

Plastizität auf der Ebene der Genexpression

Diese Kaskaden der Genexpression laufen nicht starr nach einem vorgegebenen Schema ab, sondern im Kontext der experimentellen bzw. klinischen Ereignisse.

Das akute (im Tierexperimente meistens ein erstmaliges) Schmerzereignis kaum als eine neuartige sensorische Erfahrung angesehen werden, die wie andere erstmalige sensorische Reize (visuelle oder akustische Stimulation von jungen Tieren, neuartige Umgebung) zur Genexpression führt (Keilmann u. Herdegen, 1996). Möglicherweise vollzieht sich dabei ein der Prägung ähnlicher Prozess, der die Nervenzellen in einen reifen Zustand versetzt, der sich vom prä-stimulatorischen »jungfräulichen« Zustand unterscheidet (den Begriff der »genetischen bzw. phänotypischen Entjungferung« als Beschreibung eines einmaligen irreversiblen Ereignisssen mit Reifungscharakter kann aus naheliegenden Gründen leider nicht verwendet werden, würde aber den Vorgang sehr gut treffen).

Andererseits kommt es bei chronischer Nozizeption (z.B. experimentelle chronische Monoarthrits bei der Ratte) zu einer Habituation der Gentranskription (Lanteri-Minet et al. 1993), was als Verlust der Plastizität auf genetischer Ebene gedeutet werden kann, der zu einer Fixierung von Schmerzengrammen führen kann. Diese Habituation lässt sich auch nach anderen sensorischen Reizen beobachten und darauf gründet sich die Vorstellung bei, dass viele Prozesse der Nozizeption nicht spezifisch für Schmerzereignisse sind, sondern nach ähnlichen Regeln wie akustische oder visuelle Informationsverarbeitung ablaufen.

Rezeptoren und Signalmoleküle

Neben der Signalvermittlung in den Zellkern modifizieren die »second messengers« und nachgeschalteten Enzyme (Kinasen, Phosphatasen) die Funktion anderer wichtiger Zellproteine. Aktivierung von Isoformen der Proteinkinase C (PKC) führt in den Neuronen des Ncl. trigeminalis zur Zunahme von NMDA-vermittelten Strömen durch die Erhöhung der Wahrscheinlichkeit von offenen Ionenkanälen und Reduktion des spannungsabhängigen Mg-Blockes (Chen et al. 1992). Eine besonders relevante Rolle für die noxische Erregung von spinalen Neuronen spielt die PKC bei der Verstärkung von Glutamatrezeptor-vermittelten Ströme durch Substanz P (Urban u. Thompson, 1994). Ähnlich dem PKC führt auch die CaMK neben der Aktivierung von TF zu Änderungen von Ionenströmen durch Rezeptorphosphorylierung. Dadurch werden längeranhaltende positive feed-back Erregungen im Neuron aufrecht erhalten, die zur Genexpression und zu LTP/LTD (s. unten) beitragen.

Schmerzengramme und präemptive Analgesie

Der Einstrom von sensorischen wie noxischen Informationen führt zu elektrophysiologischen Veränderungen, die als Grundlage der Gedächtnisbildung angesehen werden. Zum einen kommt es zu Oszillationen neuronaler Netze, wobei der erregende Informationseinstrom für längere Zeit die Entladungsfrequenz in definierten neuronalen Populationen verändert (Panetsos et al. 1998). Veränderungen der neuronalen Entladung mit Erregung benachbarter Nervenzellen führt auch zu einem geänderten Muster der Expression von TF.

Noxische Reize führen in spinalen Neuronen zu langanhaltender Potenzierung ($\rightarrow$ »long-term potentiation«, LTP) oder Unterdrückung ($\rightarrow$ »long-term depression«, LTD) der Erregbarkeit (Liu and Sandkühler, 1995). LTP wie LTD sind die klassischen elektrophysiologischen Korrelate für Informationsspeicherung bzw. der Funktionsänderung von Nervenzellen in Abhängigkeit vom Stimulationskontext. Schmerz-induzierte Genexpression und Schmerz-induzierte LTP/LTD kann zu langanhaltenden Veränderungen von Neuronen führen, die neben der Expression von Rezeptoren, der Expression bzw. Bildung von Signalmolekülen auch die synaptische Verschaltung (Konzept der funktionellen und strukturellen Plastizität nach Tölle, 1997) umfasst und damit kurzfristige noxische Reizung in chronische möglicherweise irreversible Funktionsänderung überführt.

Aus dem vorangehend Gesagten wird einsichtig, dass die nozizeptive Stimulation des Nervensystems auch dann vermieden werden sollte, wenn keine Wahrnehmung des Schmerzes erfolgt z.B. bei operativen Eingriffen in Allgemeinanästhesie. Denn es ist nicht die Wahrnehmung des Schmerzes, die zur Chronifizierung oder zu operativen Schäden führt (Reflexdystrophie, Wundheilungsstörungen), sondern die Aktivierung des somatischen nozizeptiven Systems mit Freisetzung von Signalmolekülen und der Genexpression. Daher kommt der präeptiven Analgesie, d. h. der Vermeidung von noxischem Zustrom zum ZNS, ein besonderer Stellenwert in der Anästhesie zu.

Präemptive Analgesie
(»preemptive analgesia«)

Zur Biokybernetik des Schmerzes

Die Schmerzbiokybernetik versucht die Fassung der komplizierten Schmerzsysteme in Bezug auf Stabilität und Gleichgewicht mit Hilfe von Rückkoppelung (endogenes Schmerzsystem) zu verstehen und deren Funktionssysteme in Bezug auf Regelung, Selbstorganisation, Informationsverarbeitung, Plastizität etc. zu erfassen.

Die Nervennetztheorie von McCulloch und Pitts befruchtete die Entwicklung von Computertechniken ($\rightarrow$ von Neumann): Rosenblatts »Perzeptron« ist ein als Rezeptor dienender Analog-Digital-Wandler, der aufgenommene Daten in sogenannte Assoziationseinheiten weiterverarbeitet zu einem logischen Netz, das – mit einem Effektor verbunden – Reaktionen auslösen kann. Rosenblatt versuchte, mit seinem Perzeptron der Frage nachzugehen, mit welchen logischen Netzen sich bestimmte Assoziationsprozesse simulieren lassen. Hebbs Regel besagt, dass eine Verbindung verstärkt wird, wenn gleichzeitig 2 Elemente aktiv sind. Die unendliche Vernetzung des Gehirns ermöglicht das gleichzeitige Speichern und Verändern von Nachrichten und somit im Gegensatz zum Computer eine *assoziative* Informatik. Es gibt die unten beschriebenen, auf Schmerzverarbeitung spezialisierten Funktionszentren. Sie funktionieren aber keinesfalls autonom. Sie bilden einen globalen Systemverbund. Dies ermöglicht räumlich-zeitlich mehrdimensionale assoziative Nachrichtensysteme.

Vereinfacht sind folgende Beziehungen Funktionszentren zu beobachten:

1: $\rightarrow$ Kortex (v. a. Lobus frontalis): Schmerzfunktionskreis/«Assoziationsfunktion«, »rationelles Verhalten«;

2. $\rightarrow$ limbisches System: Schmerzfunktionskreis/ »Umweltsbezogenheit«, »affektiv-emotionelles Verhalten«

3. $\rightarrow$ Thalamus: »Tor des Bewusstseins« für alle zum Kortex führenden Sinnesbahnen; Koordinationszentrum der Sensorik (Schmerz, Temperatur, Gleichgewicht etc.); Lust und Unlust (Schmerzlokalisation, Schmerzempfindung und Schmerzerlebnis setzen aufwendige thalamokortikale Interaktionsgebiete voraus). Zentraler Sitz des Transmitters Dopamin, Abgang dopaminerger Hemmbahnen.

4. $\rightarrow$ Hypothalamus: Regulation von Fett- und Wasserstoffwechsel, Wärmegleichgewicht, Schlafmechanismus; Hypothalamus und Hypophyse: Ausgangspunkt der Stressachse (Hypophyse-Nebenniere-Effektororgane); Sitz des Nozifensorsystems Hyperthermie-Hypothermie (Thermoregulation).

5. $\rightarrow$ Raphekerne: Inhibitionsschaltstellen;

6. $\rightarrow$ periaqäduktales und periventrikuläres Grau (Substantia grisea centralis): das zentrale Pendant

zur spinalen Substantia gelatinosa Rolandi (Lamina II) mit opioidrezeptoralen Umschaltstellen,

7. → Locus coeruleus: zentraler Sitz des Transmitters Noradrenalin, Abgang adrenerger absteigender Hemmbahnen; diffuse Projektionen in das gesamte ZNS insbesonders thalamische Kerngebiete;

8. → Formatio reticularis: Schmerzfunktionskreise/ «Weckzentrum«, Aufmerksamkeitsgrad; Relais mit Nausea- und Emesisfunktionszentren. Möglicherweise Sitz von »diffusen spino-bulbären Schmerzkontrollschlaufen« (DNIC),

9. → Hirnstamm: autonome vitale Funktionskreise Schmerz/Kreislauf- und Atemreaktionen; Nausea- und Emesisfunktionszentren.

Ontogenese und Schmerzsystem

Der vom Jenaer Zoologen E.H. Haeckel (1834–1919) geschaffene Begriff Ontogenese bezeichnet den Entwicklungsverlauf eines Organismus.

Folgende ontogenetische Perioden werden in der Regel unterschieden und sind für den praktischen Schmerztherapeuten von besonderem Interesse:

1. die Embryo- und Fetogenese
2. die perinatale Periode
3. die adoleszente Periode sowie
4. das Senium.

In der Klinik sind folgende Beziehungen zwischen klinischer Pharmakotherapie von Schmerzen und ontogenetischen Perioden denkbar:

Embryogenese

Als Embryonalphase wird in der Regel die Phase von der Befruchtung bis Tag +85 gerechnet. Als Blastogenese wird die Keimesentwicklung bis zum 1. Herzschlag bezeichnet.

Die in der Klinik bei Schwangeren gängige Bezeichnung Trimenon I umfasst die ersten 3 Monate der Schwangerschaft: in etwa decken sich die Bezeichnungen Embryonalphase und Trimenon I.

In dieser Phase sind wegen diaplazentärer Passae potentiell mutagene (die Erbsubstanz verändernde), teratogene (Missbildungen verursachende; v. a. während vulnerabler Phase der Organogenese) sowie embryotoxische Wirkungen (Fruchttod v. a. während Blastogenese) von Pharmaka zu beachten.

Der Begriff Embryopathie bezeichnet eine vorgeburtliche Schädigung des Embryos durch innere und äußere Faktoren während der Organentwicklungsphase.

Fetogenese

Die den Feten betreffende Fetalphase umfasst die Periode vom 4. Schwangerschaftsmonat bis Ende der Schwangerschaft bzw. das Schwangerschaftstrimenon II und III.

In dieser Phase sind wegen diaplazentärer Passage akute toxische Wirkungen von Pharmaka auf Feten denkbar.

Im Trimenon III sind UAW diaplazentärer Wirkstoffe wie Opioide (ZNS-Depression) oder sAA (Hemmung fetale COX-Systeme) zu erwarten.

> Neue Fachgebiete – Neue Fragen – Neue Antworten

Eine gänzlich neue, multidisziplinäre Fragestellung ist diejenige einer optimalen Antinozizeption/Analgesietechnik bei fetaler Chirurgie und fetaler Medizin (Harrison et al. 1982; Reynolds et al. 1985; Adzick u. Harrison 1994; Deprest et al. 1997; Adzick et al. 1998) sowie der perioperativen Betreuung von Frühgeburten: hier wird der »Unbekannte« zum Patient:

> The unborn surgical patient.
> A nursing frontier (Howell 1994).
>
> Neues Forum: The International Fetal Medicine and Surgery Society
>
> In-utero-Gentherapie

Die fetalen neuronalen Systeme gelangen offenbar, wie unten beschrieben, erst in der postnatalen Phase zur endgültigen Ausreifung. Fetale Wunden heilen narbenlos ab. Der Fetus hat gegenüber dem Erwachsenen ein verschieden reagierendes Immunsystem (Arbeiten von Adzick).

Während der langen fetalen Reifephase unterliegen wahrscheinlich alle neuronalen Systeme wichtigen neurotrophischen Einflüssen. Bei Langzeitgabe von spezifischen diaplazentären Wirkstoffe werden deshalb Fragen der Langzeitwirkung von Exoliganden auf die Neurotrophik tangiert: dies entspräche einer 2. vulnerablen Phase, verschieden von derjenigen der akuttoxischen Schädigung der Organogenese (Trimenon I).

Perinatale Phase und postnatale Laktationsphase

Die perinatale Phase betrifft die Zeit zwischen 28. Schwangerschaftswoche bis zum 7. Tag nach der Geburt.

In der perinatalen Phase können von mütterlicher Seite her maternelle Wirkstoffe UAW induzieren.

Maternelle »Imprintings« (Schmerzprägungen)?

Die Möglichkeit einer frühkindlichen Prägung (»Imprinting«) wird von einer schwedischen klinischen Forschungsgruppe diskutiert, die anhand von statistischen Auswertungen einen Zusammenhang zwischen missbräuchlicher oder hoher Exposition der Mutter auf Opioide und N_2O und späterem kindlichen Missbrauch – und zwar unabhängig von sozioökonomischen Hintergrund – entsprechender Substanzen (Opioide bzw. Amphetamine) festgestellt hat (Nyberg et al. 1992, Jacobson et al. 1988, 1990; die gleiche Forschergruppe beschreibt ebenfalls aufgrund von statistischen Erhebungen einen Zusammenhang zwischen abnormen Geburtsschmerzen und erhöhter Suiziditätsrate beim Adoleszenten (Jacobson u. Bygdeman 1998). Jacobson et al. möchten diese sorgfältig erhobenen Daten jedoch nicht mehr im Kontext eines »imprinting« diskutieren, sondern sie vorderhand einfach kommentarlos als Daten in die Diskussion einbringen (pers. Mitteilung).

Weiter stellt sich die Frage einer optimalen Antinozizeption/Analgesietechnik im Umfeld prä-peri-neonatologischer Eingriffe.

Adoleszente Periode

Es stellt sich die Frage, ob aus ontogenetischer Sicht eine Anpassung gängiger Antinozizeptions- und Analgesietechniken an spezielle Gegebenheiten des Adoleszenten zu beachten sind.

Das Geschlecht hat einen Einfluss auf das Schmerzsystem (Unruh 1996: Übersicht). Experimentell konnte bei Probanden/Probandinnen ein Hormonaleinfluss (Follikelphase vs. Lutealphase) in Bezug auf Schwellenwerte bei verschiedenen Schmerztests (mechanische, thermische, elektrische, ischämische Reize) festgestellt werden (Herren 1933; Riley et al. 1999).

Senium

Hier fragen wir uns, ob aus ontogenetischer Sicht neue Erkenntnisse für eine Optimierung von Antinozizeptions- und Analgesietechniken an spezielle Gegebenheiten des alten Patienten zu beachten seien.

Embryo- und Fetogenese und Pharmakotherapie

In bezug auf die praktische Pharmakotherapie von Schmerzen können während der Embryo- und Fetogenese prinzipiell 2 Möglichkeiten von Schädigungen auftreten, nämlich:

1. Schädigungen durch maternelle Wirkstoffe (»maternelle Indikation«):
   1.1 Problem der diaplazentaren Passage von maternellen Wirkstoffen: sie betrifft akut-toxische UAW auf Seite des Feten bzw. die sog. sensible Phase der fetalen Organogenese.
   1.2 Langzeitveränderungen neuronaler Systeme: betrifft UAW bei Langzeitexposition der Mutter sowie diaplazentärer Passage. In der Reifungsphase ist die Reifung aller neuronalen Systeme wechselseitig abhängig (s. unten). Die Exposition von spezifischen Wirkstoffen kann potentiell deshalb nicht nur ein neuronales System, sondern mehrere schädigen im Sinne einer ontogenetischen Vulnerabilität (s. unten). In Diskussion sind beispielsweise die fetale Schädigung der Synaptogenese des NMDA-Systems bei mütterlichem Missbrauch von Alkohol, PCP, Ketamin (NMDA-Blocker) etc. und späterer neuropsychiatrischen Schädigungen (Hyperaktivität, Psychose, Depression, Demenz).
2. Schädigung durch embryofetale Wirkstoffe (»fetale Indikation«):
   2.1 Problem akzidenteller Toxine (Beispiel: Milieu der Embryonentransfertechniken)
   2.2 Therapeutische Problematik: Antinozizeptionsschutz während fetaler Chirurgie.

Ontogenese und Biomembrane

Zur Rolle der Plazentabarriere

Die Plazentabarriere ist eine aktive Biomembran, die über aktive Transportsysteme, Bioeliminations- und Biosynthesemechanismen verfügt (s. Buch K).

Werden Wirkstoffe vom Typ Analgetika etc. an die schwangere Frau verabreicht, können Fraktionen der Wirkstoffe über die physiologische Schutzbarriere der Plazenta in den fetalen Kreislauf gelangen.

Daß die Plazentabarriere wie alle biologischen Membranen nicht völlig undurchlässig ist, wurde anhand klinischer Beobachtungen seit Jahrzehnten vermutet:

So ist die schädliche Rolle von mütterlichem Alkoholkonsum auf das ungeborene Kind im alten Karthago und Ägypten, und dann Jahrtausende später in Grossbritannien im Unterhaus im Jahre 1834 debattiert und protokolliert worden (zit. nach Dally 1998).

Der 1. Bericht über den Zusammenhang einer mütterlichen Erkrankung und diaplazentar-fetale Auswirkungen wird Watson zugeschrieben, der 1749 über fetale Schädigungen bei pockenerkrankten Müttern berichtete (zit. nach Dally 1998).

1941 erschien Gregg's Publikation über kongenitale Katarakte beim Neugeborenen von Schwangeren, die an Röteln erkrankt waren (Gregg 1941).

> Embryopathia rubeolica
> Fetopathia diabetica
> Die Contergan-Tragödie

1961 publizierte der australische Gynäkologe McBride (später aus anderen Gründen von einem neuseeländischen Ehrenkomitee wegen Forschungsbetrug aus der Ärztegesellschaft ausgeschlossen) in einem Leserbrief an den Lancet über den wahrscheinlichen Zusammenhang zwischen der Einnahme von Thalidomid und kongenitale Schäden:

der Wirkstoff Thalidomid wurde als Sedativum und Antiemetikum in den Fünziger Jahren entwickelt. Wegen seiner Beliebtheit und »offensichtlicher Unbedenklichkeit (notabene trotz Berichten über neurotoxische Eigenschaften!«) wurde Thalidomid auch von vielen Schwangeren eingenommen.

In nur 3 Jahren, nämlich zwischen 1958–1961 (Zurücknahme von Thalidomid aus dem Markt), wurden allein in der ehemaligen BRD ca. 4000 Kinder mit Extremitätenmalformationen (sog. Phokomelie) geboren: die Gesamtzahl der Thalidomid-Opfer betrug ca. 10.000.

Heute wird Thalidomid erneut diskutiert als Hemmer von → TNF-α, also eine Art »Anti-Kachektin« bei Erkrankungen wie HIV-Infektion, Erythema nodosum leprosum und Lupus.

Die Thalidomid-Katastrophe hat die Frage der Unbedenklichkeit von Wirkstoffen vorangetrieben: seither sind Tierversuche zur Terato- und Mutagenität in vielen Ländern (u. a. Deutschland, Schweiz) verstärkt eingeführt worden.

> 3 Fragen, die niemand a priori exakt beantworten kann:
> 1. Hat der Wirkstoff ein teratogenes Potential?
> 2. Was ist das teratogene Potential bzw. die effektiv teratogene Dosis?
> 3. Wie hoch ist die teratogene Dosis im Vergleich zu einer klinischen Erwachsenen-Dosis? (Fabro et al. 1982).
> Von der Statistik zur klinischen Vernunft!

Für die tägliche Schmerzpraxis gilt, dass alle Analgetika, Antinozizeptiva und Adjuvanzien v. a. im Trimenon I und III potentiell gefährlich sind:

Anekdotische Publikationen über als nicht-teratogen betrachtete Analgetika wie Propoxyphen weisen auf dieses Risiko hin:

Beispiel → Propoxyphen: ein schwaches OTC-Analgetikum: 4 Fallbeschreibungen von teratogenen Missbildungen (Golden et al. 1982).

Das Risiko für kongenitale Missbildung wird auf 1–5% pro Schwangerschaft geschätzt: in vielen Fällen ist es deshalb retrospektiv auch im Einzelfall nicht möglich, eindeutige Faktoren bzw. Wirkstoffe für diese Missbildungen verantwortlich zu machen (Bologa-Campeanu et al. 1988).

> Teratogene Determinationsphase
> - Teratogenizität: Alle in der Schmerzpraxis eingesetzten Neuroleptika sind potentiell teratogen.
> - Antirheumatika: Teratogenizität wahrscheinlich kein Problem; Problem der fetalen/neonatalen COX-Hemmung!
> - Teratogenizität: Einfluss von Kofaktoren wie Ernährung (Eiweißmangel) noch unzureichend untersucht

Die Gefahren betreffen v. a. die vulnerable Blastogenese sowie Organogenese im Trimenon I (Fruchttod, teratogene Auswirkungen) und die Auswirkungen auf den Feten und Neugeborenen im Trimenon III sowie in der Laktationsphase: hauptsächlich akute Wirkstoffeinwirkungen (Beispiele: saure antipyretische Analgetika = Interaktion mit feto-neonatalen COX-1-Systemen; Opioide = feto-neonatale ZNS Depression).

Bei Patientinnen, die auf eine Analgesie bzw. Langzeitmedikation mit Analgetika etc. angewiesen sind (Beispiel: rheumatische Erkrankung), können aufgrund fehlender Daten im Moment nur allgemeine Empfehlungen abgegeben werden: eine Sicherheit, keine relevante embryo-fetale Schädigung zu induzieren, besteht nie. Aus diesen Gründen müssen Patientinnen vor, während und nach der Schwangerschaft intensiv betreut und beraten werden.

Neuere Erkenntnisse aus dem Bereich der feto-neonatalen Schmerzphysiologie haben die moderne Analgesieführung entscheidend geprägt: Feten und Neugeborene empfinden Schmerzen: der Hrg. erinnert sich, 1972 an der Universitätsklinik Kopenhagen ein als Notfall von den Farör-Inseln eingeflogenes, zu früh geborenes Mädchen mit schwerer Herzanomalie für den notwendigen Notfalleingriff anästhesiologisch betreut zu haben. Während der Explorationsthorakotomie entwickelte das kleine Mädchen (< 2 kgKG) ein schweres Lungenödem. Als Anästhesist der »alten Schule« schaltete ich auf eine Gabe von 100% Sauerstoff um. Das kleine Baby starb. Als ich meinem verehrten Chef, Prof. Secher, den Vorfall meldete, schaute er mich nur an und fragte: »Und wo war Ihre Analgesie?« Ich habe diese Frage erst nach Jahren begriffen! (Siehe Buchabschnitt: Schmerz und Stress).

Aufgrund unzureichender Daten weiss man allerdings im Moment noch nicht, welcher Antinozizeptionsschutz während fetaler Eingriffe gewährleistet werden muss, um 1. effektiv zu sein und 2. keine relevanten »fetalen« UAW zu induzieren.

Zur Rolle der Blut-Hirn-Barriere

Die sogenannte Blut-Hirn-Barriere ist keine chemophysikalische Biomembran im alten Sinne, sondern ein höchst komplexes, dynamisches Gebilde mit passiven und aktiven Transportmechanismen (s. Buch Kinetik).

Die Blut-Hirn-Barriere (Tierversuche mit quantifiziertem Influx einer hydrophilen Aminosäure) ist v. a. in der fetalen Phase heterogen und unreif (Stonestreet et al. 1996).

Nach Gabe einer einzelnen DL von markiertem [14C]-Paraquat wurde bei der neugeborenen Ratte (Tag 10) gegenüber älteren Tieren (3 und 18 Monate) eine stärkere Paraquat-Passage nachgewiesen, wobei Hirnstrukturen mit physiologisch veränderter Blut-Hirn-Barriere (z. B. zirkumventrikuläres System: Area postrema) die höchsten Konzentrationen aufwiesen (Widdowson et al. 1996).

Embryo: Anfänge der Nozizeption/Antinozizeption

Tierexperimentell ist qualitativ und quantitativ nachweisbar, dass das Nozizeptionssystem sich in den ersten Embryonaltagen entwickelt, so Neurotrophine und Rezeptoren (Funktion s. oben) ab 2. Embryonalwoche; Neurotransmitters und Rezeptoren (Glutamat bzw. AMPA-, NMDA- und Kainatrezeptoren in den ersten 3 Embryonalwochen; das Substanz P System ist beim Menschen ab 11. Embryonalwoche nachweisbar, Serotoninsubrezeptoren nach 10 Embryonaltagen, das Opioidsystem mit endogenen Liganden und Rezeptoren (MOR. .CR) ab 2 Wochen peri- bzw. postnatal (DOR). Da. Cannabinoidsystem ist gegenüber dem Erwach. .nen überrepräsentiert (Alvares u. Fitzgerald 1999).

Hinterwurzelganglienzellen weisen nach Embryonaltag 16–20 spontane Aktivitäten auf mit entsprechenden Axone, die in die peripheren rezeptiven Felder reichen.

Diese unvollständige Aufzählung beinhaltet nicht die laufende dynamische Anpassung beispielsweise kleinster Untereinheiten dieser Systeme (z. B. Veränderung von Andockstellen, Affinität; quantitative Expression etc.) sowie die Frage, wie beispielsweise vom ZNS aus-

spriessende Neurone, die später das afferente System bilden, erkennen und »wissen« wie und wohin sie ausspriessen müssen, damit postnatal der Körper vor Noxen geschützt werden kann.

Fetus: Mechanismen der Nozizeption, Schmerzmechanismen und fetaler Antinozizeptionsschutz/Analgesie

Die ontogenetische Tier- und Humanforschung in Bezug auf physiologische Schmerzmechanismen hat folgende Teilresultate in Bezug auf Schmerzmechanismen erbracht:

> Neugeborene und Kleinkinder können nicht sprechen, ihre Schmerzerfahrung nicht formulieren: also haben sie keine Schmerzen. Auf diesem Trugschluss ist bis vor wenigen Jahren die perioperative Analgesieführung durchgeführt worden!

Fetale Nozitransduktion

Das nozizeptive Transduktionssystem kann schon in Form von sensorischen Hautrezeptoren in der 7. Gestationswoche nachgewiesen werden. Entsprechend der Entwicklung des Hautorgans, insbesondere des Stratum corneum, entwickeln sich die als Nozisensoren fungierenden freien Nervenendigungen bis in die subepidermalen Schichten. Fetalstudien zeigten, dass von der 7. Gestationswoche aus perioral, und dann sukzessive Gesicht, Hand, Fußsohlen, in der 15. Gestationswoche endlich Rumpf und proximale Extremitäten auf Reize reflektorisch reagierten. Bis zur 20. Gestationswoche scheint die Entwicklung der Nozisensoren in der Haut und Schleimhäuten abgeschlossen.

Fetale und perinatale Nozitransmission

Die Synaptogenese zwischen Primärafferenz und Zweitafferenz ermöglicht erst eine zentripetale Signalmeldung. Dies betrifft entwicklungsmässig zuerst dicke myelinisierte A_β- sowie A_δ-Fasern, die in den tiefen Hinterhornschichten synapsieren und Kollateralen abgeben in die für die Nozitransmission wichtige → Substantia gelatinosa: nach Ausreifung des A_δ- und C-Systems degenerieren diese frühen fetalen Kollateralsysteme von den myelinisierten Fasern zur Substantia gelatinosa.

Die Ausreifung der A_δ- und C-Fasersysteme ist zeitlich und funktionell verschieden.

Das A-Fasersystem zeigt schon pränatal multiple mono- und polysynaptische spinale Verbindungen, ist aber funktionell noch nicht ausdifferenziert.

Die somatotopische Anordnung des A-Fasersystems ist frühzeitig vorhanden; die Projektionen erfolgen in die somatotopisch angeordneten Hinterhorn-Terminalen in alle Laminae I – V, ab 3. Woche aber definitiv nur in Laminae III–V (Fitzgerald et al. 1994). Quantitativ ist der Input aus dem A-Fasersystem während der Reifungsphase verstärkt: er gleicht einer »physiologischen Exzitabilitätsperiode« (physiologischer Input-drive für Reifung?).

Das C-System wird relativ spät pränatal gebildet und reift entsprechend später aus (Fitzgerald et al. 1994). Der C-Faser Input ist entsprechend der langsamen Reifung im Vergleich zum A-System schwach. Substanz-P-haltige Fasern sind aber schon in der frühen Gestationsphase beim Tier nachweisbar (Mohamed u. Atkinson 1982).

Pränatal bis unmittelbar postnatal (3. Woche) kann der periphere nozizeptive Input auch über (später nichtnozizeptive) myelinisierte Niedrigschwellen-Fasern vom Typ A_β in die Lamina I–II (Laminae der erwachsenen Schmerzverarbeitung!) erfolgen: entsprechend kann durch die elektrische perkutane Stimulation von (später nicht-nozizeptiven) A_β-Fasern eine entsprechende laminäre Expression (I–II) von → c-fos induziert werden (Coggeshall et al. 1996; Jennings u. Fitzgerald 1996) im Gegensatz zum Erwachsenen, wo ein konvergenter Hinterhorninput niederschwelliger Afferenzen nicht mehr zur c-fos-Induktion ausreicht.

Das spinale Transmissionssystem bildet sich in ventrodorsaler Richtung aus: zuerst ventrale Motoneurone, dann Interneurone und spät, ca. in der postnatalen Woche +3 erfolgt die endgültige Anordnung der Primärafferenzen in Laminae I und II.

Die Londoner Forschergruppe »Entwicklungsbiologie« von M. Fitzgerald zeichnete an der narkotisierten Fetusratte In-vivo-Hinterhornableitungen während mechanischer (Kneifen, von Frey) und elektrischer Hautreizen an der hinteren Extremitäten auf. Die spinale Antwort auf elektrische Reize konnte ab Tag +17 aufgezeichnet werden, etwas später diejenige auf leichte natürliche Hautreize. Ab Tag 20 konnte auf Kneifen eine spinale elektrische Aktivität aufgezeichnet werden, die länger andauerte als die Stimulation (Fitzgerald 1991).

Fetale und perinatale Nozitransformation

Periphere fetale, perinatale Nozitransformation

Fetale Humanstudien zeigten, dass ab ca. 9. Gestationswoche periphere und zentrale Somatostatin-, Substanz-P- sowie Enkephalin-haltige Fasern nachweisbar sind (Charnay et al. 1987, Charnay et al. 1983, 1984; Paulin et al. 1986).

Schnelle Transmittersysteme (z. B. das pronozizeptive glutaminerge System mit ionotropen AMPA, NMDA, Kainat-Rezeptoren (s. oben) sind im neonatalen Rückenmark im Verhältnis zum Erwachsenen übervertreten, metabotrope relativ unterproportional vertreten (Hypothese: Adaptation des Nozizeptionssystems an die »Wirklichkeit bzw. Erfahrung«; Feldman u. Knudsen 1998; Alvarez u. Fitzgerald 1999).

Spinale und supraspinale fetale, perinatale Nozitransformation

Deszendierende Hemmbahnen, obwohl beim neugeborenen Tier nachweisbar, werden erst durch Ausreifung von interneuronalen Funktionen (oder Transmittersystemen) ab postnatalem Tag + 12 funktionell (Fitzgerald u. Koltzenburg 1986).

Ab 3. Lebenswoche ist bei der Ratte via elektrische Stimulation des → PAG eine → zentrale Analgesie auslösbar. Sie kann mittels »stimulation produced analgesia« (SPA) am → tail-flick TF Test quantifiziert werden. Im Vergleich zum erwachsenen Tier ist sie unvollständig und verschieden: das dorsale PAG reagiert empfindlicher als das ventrale PAG auf Stimulation; der Antagonist → Naltrexon antagonisiert eine solche zentrale Analgesie nur partiell, was als Hinweis auf verschiedenes Entwicklungsstadium endogener Opioidsysteme interpretiert werden kann (van Praag u. Frenk 1991).

Tierexperimentell sind folgende fetalen Neuropeptidsysteme nachweisbar: → CGRP, → Neurokinin, → μ-Opioid (MOR, s. Buch B), → Galanin, → Somatostatin, → Neurotensin und → VIP (Kar u. Quirion 1995).

Das Substanz-P-System entwickelt sich früh und regional unterschiedlich. Postmortem-Untersuchungen an menschlichen Feten (Gestationswoche 12–29) ergaben im Vergleich zu Neugeborenen sowie 2- und 4-Monate alten Säuglingen v. a. eine SP-Immunoreaktivität im Bereich der oberflächlichen grauen Hinterhornlaminae. Im Vorderhorn dagegen war die Immunoreaktivität niedrig und erst ab 16. Gestationswoche nachweisbar und definitiv postnatal (Paulin et al. 1986; Charnay et al. 1983; Pickel et al. 1982, Charlton u. Helke 1986).

NK1- Tachykininrezeptoren messenger-RNA ist in Abhängigkeit der ontogenetischen Phase, nämlich postnatal 0 bis +3 v. a. zerebral, danach aber bevorzugt hippocampal, im Mandelkern (wo aber keine SP-Fasern zu finden sind) exprimiert: ein Indiz für neurotrophische Funktionen (Taoka et al. 1996).

Das fetale zentrale → NO-System ist beim Meerschweinchen gegenüber dem erwachsenen Tier überrepräsentiert (Cook et al. 1997).

Das fetale zentrale humane NO-System wurde anhand von Untersuchungen an Hippokampuspräparaten für histochemisch Nicotinamid Adenin Dinucleotid Phosphat-Diaphorase (NADPH-d) untersucht. Im fetalen Hippocampusbereich konnten mindestens 3 Formen von unterschiedlichen Interneuronen unterschieden werden, die schon früh das für die Synthese von NO notwendige Enzym NADPH-d exprimieren: ein Indiz, dass das früh ausgebildete NO-System neurotrophische Funktionen hat (Yan u. Ribak 1997).

Die spezifischen endogenen 3 Opioide Met-Enkephalin, Dynorphin und β-Endorphin – noch vor Expression entsprechender Rezeptorenpopulationen nachweisbar – reifen postnatal aus (Rius et al. 1991; Barg et al. 1992; McLaughlin et al. 1995).

Bei der Ratte entwickeln sich die Peptidsysteme Endorphin und Enkephalin ganz unterschiedlich. Endorphinkonzentrationen sind in der frühen Embryonalphase viel höher als Enkephalinkonzentrationen und v. a. im Dienzephalon, Mittellinie des Telenzephalons und im Bereich verlängertes Mark-Mittelhirn nachweisbar. Umgekehrt erhöhen sich in der perinatalen Phase die Enkephalinkonzentrationen gegenüber den Endorphinkonzentrationen. Die postnatale Ausreifung scheint um den Tag +25 abgeschlossen zu sein (Bayon et al. 1979).

Erniedrigte β-Endorphin-Konzentrationen werden perinatal und interessanterweise parallel zu einer signifkanten Erhöhung von μ-Rezeptoren festgestellt (Rius et al. 1991). Die Entwicklung fetaler μ-Bindungsstellen ist parallel zum Anstieg des Hirngewichts und Proteingehalts des ZNS (Barg et al. 1992).

Des Enkephalinsystem wird früh ausgebildet: bei 12–28 Wo. Feten ist allgemein im gesamten Bereich des Rückenmarks eine ausgeprägte enkephalinähnliche Immunoreaktivität nachweisbar, besonders im Bereich des Hinterhorns, der aufsteigenden Schmerzbahnen, jedoch nicht im Spinalganglion oder in weissen Strukturen.

5-HT-Rezeptoren – ontogenetisch früh (19. Gestationswoche) v. a. im Bereich der → Raphekerne nachweisbar, sind in der späten fetalen Phase in → Hirnstammstrukturen (→ autonome Funktionen inkl. Nozizeptionsverarbeitung statt; Zec et al. 1996). Definitiv scheint das Serotoninsystem erst ab ca. 3 postnatale Woche zu funktionieren (Rajaofetra et al. 1989).

Das NA-System ist beim Neugeborenen erst ab Tag +30 nachweisbar (Rajaofetra et al. 1992a, 1992b).

D-Rezeptorsubtypen $_{1 u. 2}$ sind in striatalen Strukturen früh nachweisbar, differenzieren sich unterschiedlich aus und werden erst perinatal funktionell, d. h. mit G-Proteinen gekoppelt (Jung u. Bennett 1996).

Postmortem-Untersuchungen an menschlichen Feten in Bezug auf Somastatin-Immunoreaktivität ergaben den Hinweis auf frühe Ausbildung des Somatostatin-Systems ab 9. Gestationswoche v. a. in varikösen synapsenähnlichen Strukturen mit progressiver Zunahme v. a. in grauen Markzonen der oberflächlichen Hinterhornstrukturen inklusive Substantia gelatinosa und auch um den Zentralkanal sowie Seiten- und Hinterstrangstrukturen in Nähe motorischer

Kerngebiete und ebenfalls in Spinalganglien mit höchster Dichte auf lumbosakraler Höhe (Charnay et al. 1987).

Das GABA-System ist im Telenzephalon – noch vor Ausbildung kortikaler Strukturen – früh, nämlich in der 6. Gestationswoche nachweisbar (Humanstudien; Zecevic u. Milosevic 1997).

Das fetale GABA-System unterscheidet sich funktionell wesentlich vom erwachsenen GABA-System: beim Erwachsenen sind GABA-Rezeptoren ubiquitär, spinal aber v. a. in den nozizeptionsverarbeitenden Lamina II inklusive spinothalamischem Trakt nachweisbar (Waldvogel et al. 1990, Lin et al. 1996).

Im Gegensatz zum Erwachsenen, fördert das fetale GABA-System die exzitatorische Signalübertragung und zwar bis zum perinatalen Zeitpunkt der Inbetriebnahme von (glutaminergen AMPA- und anderen) Schmerzhemmbahnen (Ben-Ari et al. 1994).

Die Aktivierung von $GABA_A$-Rezeptoren im Hippocampus induziert eine Depolarisation mit Exzitation unreifer Neurone inkl. erhöhter intrazellulärer Ca-Konzentration bis in die 1. postnatale Woche; in dieser Evolutionszeit ist das hemmende postsynaptische $GABA_B$-System schlecht entwickelt (Gaiarsa et al. 1995); perinatal ist das präsynaptische $GABA_B$-System dagegen funktionierend und ausschlaggebend für die synaptische Freisetzung von GABA (Ben-Ari et al. 1994; Gaiarsa et al. 1995).

$GABA_A$-Rezeptoren differenzieren sich in der postnatalen Phase in Bezug auf α- 1 u.2 Subunits weiter aus (Ratte; Fritschy et al. 1994). Bei Geburt ist das $GABA_A$-System v. a. in phylogenetisch älteren Hirnstrukturen (Hirnstamm) mehr vertreten als in jüngeren Strukturen (Kortex), wo sich die Rezeptorenpopulationen postnatal während Wochen verstärkt (Xia u. Haddad 1992). Das GABA- System hat v. a. in der fetalen Frühphase neurotrophische Funktionen (Fritschy et al. 1994), beispielsweise in Hippocampuszellkulturen (Gaiarsa et al. 1995): dieser Effekt wird dem exzitatorischen fetalen GABA-Potential zugeschrieben, das über Membrandepolarisation die intrazelluläre Ca-Zellkonzentration erhöht (Cherubini et al. 1991), aber auch dem für die Ausreifung neuronaler System notwendigen »Input-Drive« (Ben-Ari et al. 1994). Dies gilt ebenfalls für die relative Überrepräsentation fetaler exzitabler Systeme (AMPA, NMDA: Rezeptorenpopulation ↑, intrinsische Aktivität ↑), die wahrscheinlich für die Ausreifung des zentralen Motorsystems wichtig sind (Jakowec et al. 1995a, 1995b; Übersicht Fitzgerald 1997).

Biotrophik: die Rolle des Signal-Inputs; die Rolle von Rezeptor-Endoligandsystemen; zweite vulnerable Phase?
Humanmedizin: opioidabhängige Mütter und »fetal outcome«

Der Signalinput ist ein regulativer, neurotrophischer Faktor für die normale Ausreifung des ZNS (Raevsky et al. 1997). Die exakten Wirkungsmechanismen dieser neurotrophen Beziehungen sind unklar. Es ist durchaus vorstellbar, dass die Langzeitanwendung spezifischer Liganden während der ZNS-Reifung entsprechend die Neurotrophik und somit das ganze ZNS-System beeinflussen.

Folgende Versuche unterstützen diese These:

Opioidantagonisten (Naloxon, Naltrexon) fördern das dendritische Wachstum, wenn sie in der kritischen (= unmittelbar-postnatalen) Phase zugeführt werden (Ratte; Hauser et al. 1987).

Wird trächtigen Ratten der spezifische Opioidantagonist → Naltrexon verabreicht, weisen die neugeborenen Ratten gegenüber Kontrollratten bei Geburt ein höheres Körpergewicht sowie ein verändertes Verhalten mit verminderter Motorik auf (McLaughlin et al. 1997). Ebenfalls wiesen die Jungtiere von Naltrexonblockierten Mutterratten eine verminderte, subnormale μ-Opioidrezeptorenkapazität auf und reagierten gegenüber Kontrolltieren in Bezug auf den hot plate test signifikant schwächer auf die Gabe von Morphin (Zagon et al. 1998).

Opioidagonisten hemmen dosisabhängig, naloxonreversibel und hochspezifisch (abh. vom Zeitpunkt, Zelltyp, Agonistentyp etc.) das dendritische Wachstum, Astrozytenwachstum, die astrogliale DNA-Expression und – Dantrolen-reversibel (!)- die Freisetzung von Ca aus sarkoplasmatischen Vesikeln mit dem Resultat einer Zellhypertrophie und Zellproliferationshemmung (Stiene-Martin u. Hauser 1990, 1991; Hauser et al. 1996).

Die Gabe von Morphin ist während der perinatalen Reifephase potentiell neurotoxisch und verändert qualitativ und quantitativ verschiedenste Hirnstrukturen (graue und weisse Strukturen, Tierversuch; Hammer et al. 1989). Die Gabe von β-Endorphin in einer Dosierung von tgl. 1–50 μg in den postnatalen Tagen 1–7 verändert das Schmerzverhalten sowie die Opioidrezeptorenpopulation (Zadina u. Kastin 1986).

Morphin zeigt in Purkinje-Zellkulturen neurotoxische Wirkungen und hemmt direkt die Ausreifung von Purkinje-Zellen des Kleinhirns (Hauser et al. 1994). δ-Agonisten ko-regulieren die Ausreifung des glialen System (Stiene-Margin u. Hauser 1991). So hemmt der δ-Agonist [Met5]-enkephalin die gliale Proliferation konzentrationsabhängig und spezifisch (Gliakulturen, Maus; Stiene-Martin u. Hauser 1991; Hauser et al. 1993). Astrogliazellen von Mäusen (in vitro-Zellkulturen) exprimieren – spezifisch antagonisierbar – κ-Rezeptoren in Abhängigkeit von der Ontogenese (Tag +7 >> Tag +14) des Zelltyps und induziert damit eine Erhöhung der intrazellulären Ca-Konzentration mit Zellhypertrophie und Hemmung der Zellproliferation (Gurwell et al. 1996; Stiene-Martin et al. 1993). In Zellkulturen kann dieser Effekt allein durch Erhöhung des extrazellulären Ca-Konzentration auf > 3,0 mM simuliert werden (Stiene-Martin et al. 1993).

Die pränatale spezifische Antagonisierung des zentralen Dopaminsystems induziert regionale Veränderungen des serotoninergen und zentraladrenergen Systems (Sajnani et al. 1997). Die intraventrikuläre Gabe des D_1-Agonisten 6-Hydroxy-Dopamin am Tag +3 appliziert (neugeborene Ratte) induziert eine Langzeitveränderung. Wird nach 9 Monaten bei diesen Ratten i.p.- ein Serotoninagonist/Antagonist appliziert, unterscheiden sich die Versuchstiere in Bezug auf Verhalten signifikant (kontrollierte, stärkere orale Aktivität; Gong u. Koistrzewa 1992).

Die einmalige Applikation von 10 mM Glyzin auf Hippocampus-Zellkulturen induzierte qualitative und quantitative Langzeitveränderungen des nozizeptiven Systems mit Erhöhung membranständiger AMPA-Bindungsstellen (auf mechanischen Druck erhöhte synaptische Aktivität; Musleh et al. 1997).

Das Senium – sonst in Bezug auf besondere Alterskinetik relativ gut analysiert – ist als eigentlicher Endpunkt der Ontogenese kaum erforscht.

Quantitative Bindungsstudien an älteren Versuchstieren weisen u. a. eine quantitativ ungleiche Veränderung wichtiger Rezeptorpopulationen gegenüber Jungtieren auf: mögliche Ursachen für die im Senium beobachtbare Verminderung der Hirnfunktionen (Nabeshima et al. 1994).

Fetale und perinatale Nozitranslation

Man nimmt derzeit an, dass Feten vor der 26. Gestationswoche keine »Schmerzen im eigentlichen Sinne« fühlen, da zu diesem Entwicklungsabschnitt der Kortext als integrierender Bestandteil von Nozitranslationsfunktionen bzw. Perzeptio noch nicht genügend entwickelt ist (Fitzgerald 1994).

Ontogenese und Schmerzverhalten

Früh- und Neugeborene (n=50; 27,5–42,5 Woche) wurden mit von Frey-Haaren auf die kutane Sensibilität geprüft: die Entwicklung der Reizschwelle ist reifungsabhängig und fällt von ca. 0,24 g (29. Woche) auf ca. 1,0 g bei Geburt. Repetierte Reizungen führen bei Frühgeburten <35 Wochen zu einer signifikanten Sensibilisierung. Auf Kutanreize können ab Woche 27,5 spinale Reflexe ausgelöst werden, wobei die rezeptiven Felder jedoch noch nicht definitiv sind. Bei allen Kindern konnte der ipsilaterale durch von Frey Stimulation auslösbare Spinalreflex durch einen kontralateralen kontinuierlichen Extremitätenreiz aufrecht erhalten werden (Andrews u. Fitzgerald 1993).

Die Hautinnervation während der Wundheilphase (bzw. nach experimenteller hauttiefer Wundschädigung der Rattenpfote) wurde immunozytochemisch verfolgt.

Tierexperimentell konnte nachgewiesen werden, dass posttraumatische Innervationsprozesse alters- bzw. reifungsabhängig bzw. maximal ausgeprägt sind, wenn die experimentelle Hautwunde in den Tagen 0–7 angelegt wird: hier erreicht sie Werte von ca. 300% im Vergleich zum erwachsenen Tier und kann bis zu 12 Wochen posttraumatisch anhalten. Nach Tagen 14–21 ist der Effekt schwächer und gleicht sich danach der Reaktion von erwachsenen Geweben an. Bei Anwendung selektiver Färbungsmethode ergibt sich, dass sowohl A_δ- als auch C- Fasern mitbeteiligt sind.

Wenn bei neugeborenen Ratten mittels → Capsaicin das C-Fasersystem geschädigt wird, ist dieser posttraumatische Hyperinnervationseffekt signifikant weniger ausgeprägt. Durch Färbung mit Anti-Tyrosin-Hydroxylase konnte festgestellt werden, dass efferente autonome Fasern nicht in das Wundgebiet in diesem Alter einspriessen. Die Hyperreaktivität auf mechanische Stimulation im Wundgebiet bleibt bis zu 3 Wochen nach erfolgter Wundheilung um bis zu 50% erhöht. (Reynolds u. Fitzgerald 1995).

Im Tierversuch ist der Antinozizeptionsschutz mittels Opioid- und Clonidinmedikation auf mechanische und thermische Reize in der postnatalen Phase je nach Spezies, Geschlecht v. a. perinatal und dann bis zum Tage + 35 sehr unterschiedlich (Ba u. Seri 1993; Kavaliers u. Innes 1990; Hughes u. Barr 1988).

Ontogenese und Schmerzpraxis

Fetale, peri- und postnatale Schmerzmechanismen weichen von denjenigen des Erwachsenen stark ab. Sie befinden sich in dynamischer Ausreifung.

Im Prinzip werden die Schmerzsysteme im Trimenon II und III gebildet und reifen in den ersten beiden Lebensjahren aus.

Der Schmerz als Stressfaktor hat Auswirkungen auf endokrine und metabolische Geschehen ab Trimemon II (Platt et al. 1989).

Nach der Geburt wird das Schmerzgeschehen zusätzlich geprägt durch ein zunehmendes Repertoire an Schmerzerfahrung und Schmerzinterpretation: dies setzt eine Bewusstsein voraus.

Die klinische Relevanz dieser Entwicklungsperioden ist unklar in Bezug auf Optimierung der Pharmakotherapie von Schmerzzuständen: dies betrifft die fetale und perinatale Medizin.

Allgemein können schon harmlose Reize offensichtlich als aversiv verarbeitet werden und lösen bei Repetition Sensibilität bzw. eine erhöhte Exzitabilität aus.

Ob die gegenwärtige Analgesie- und Anästhesieführung in diesen Teilgebieten optimal ist und den physiologischen Verhältnissen gerecht wird, ist derzeit nicht zu beurteilen.

Inadäquate Analgesie Grund zu »Imprintings« (Schmerzprägungen)?

Zirkumzidierte Knaben haben bei Impfaktionen höhere Schmerzscores als Nichtzirkumzidierte. Dies wird auf die Schmerzerfahrung bzw. Bildung eines zuvor ausgebildeten Schmerzgedächtnisses zurückgeführt (n: 42 + 18; Alter ca. 5 Monate). Einwand: zu kleine Studie; in der Arbeit wurde der soziale Hintergrund mitberücksichtigt: z. B. Juden vs. Nichtjuden; allerdings wird nicht erwähnt, welche Art Anästhesie und welche Operationsmethode für die Zirkumzision eingesetzt worden war (Beispiel Rabbiner-Zirkumzision ohne Anästhesie; nichtjüdische Zirkumzision unter komplizierter Narkose und Operationstechnik; Diskussion in Leserbriefen von Fleis und Warren in Lancet 1995/345: 927; allerdings eher, um Zirkumzision als »barbarische Methode« abzutun; s. auch Buch F/G).

Ältere Arbeiten weisen auf Kurzzeitveränderungen nach Zirkumzisionen in Bezug auf Verhalten, Schlafperioden, Nahrungsaufnahme, Weinen, Herzfrequenz etc. auf (Marshall et al. 1980; Brackbill 1975; Anders u. Chalemian 1974; Emde et al. 1971; Marshall et al. 1982; Dixon et al. 1984). Der Bezug zwischen »Schmerzgedächtnis« und späterer nozizeptiver Exposition (erhöhte Schmerzperzeption) ist nicht bekannt, wird aber in Diskussion gestellt (Zeltzer et al. 1992; Anand et al. 1987).

In der pädiatrischen Praxis wird bei 26–35% der Assistenzärzte ein Analgesieschutz für die Zirkumzision nicht gelernt oder nicht für notwendig erachtet (Howard et al. 1998).

Der Faktor »inadäquate Analgesie« wird zzt. als Faktor für spätere erhöhte Schmerzempfindlichkeit (z. B. Impfaktionen etc.) oder schlechteres Ansprechen auf Analgetika diskutiert; ebenfalls wird postuliert, solche Kinder sollen später Neigungen zu sog. »Pain Prone Personalities« aufweisen (Goldschneider 1998; Arbeiten von Taddio, Jacobson et al. 1988; 1990, 1998; Weisman et al. 1998).

Ob dies für das Beispiel Zirkumzision zutrifft, darf aufgrund von tagtäglichen Beobachtungen jedoch angezweifelt werden. Der Herausgeber hat jahrelang die rituellen Beschneidungen von jüdischen Babies durch den Rabbi im »Empfangssalon« seiner Privatklinik mit denjenigen verglichen, die durch einen Chirurgen unter Allgemeinanästhesie durchgeführt wurde. Das »Rabbi-Baby« schrie bei der schnellen Beschneidung wohl kurz auf, verhielt sich aber im Laufe der folgenden Feier – in den Armen der Mutter gewiegt – in der Regel völlig still (s. auch Glossar: analgetische Wirkung durch Säugen).

Das »moderne Zirkumzisionsbaby« hingegen wehrte sich in der Regel schon bei der Trennung von der

Familie, im ungewohnten Einleitungsraum und zeigte nach dem Eingriff stundenlanges Schmerzverhalten im Aufwachraum. Sicher sind die hier angeführten Fälle nicht direkt vergleichbar, weil die chirurgische Technik (erfahrener rascher Rabbi vs. umständliche perioperative Medizin) und das Umfeld (Familie, Mamma vs. Op.) eben völlig anders und nicht vergleichbar waren. Das (nichtgeblindete) Beispiel sollte dennoch zum Nachdenken anregen: wie wir früher Schmerzzustände krass übersehen haben, mögen wir heute kurzen Schmerzereignissen »wissenschaftlich« zuviel Bedeutung schenken.

In der täglichen Klinik leicht zu beobachten: beim Erwachsenen harmlose Reize können beim Baby Schreien, Grimassen auslösen (z. B. der Tropfen Wasser auf die Stirn beim Taufakt; leichtes Tätscheln auf die Fußsohle durch die Hebamme bei der Geburt löst Schreien sowie sofortiges reflektorische Zurückziehen der Extremitäten aus). Die Vergleichbarkeit dieser Beobachtungen zwischen postnatalem und adultem Schmerzverhalten ist allerdings relativ, weil beim Erwachsenen zusätzlich psychische Komponenten (Erfahrung etc.) das Schmerzverhalten prägen. Diese sind schon beim Neugeborenen, der auf den gleichen schmerzhaften Stimulus je nach Umgebung verschieden heftig und lang reagieren kann, schon in Ansätzen vorhanden (McGrath 1994).

Der antinozizeptive Schutz wurde früher in der neonatologischen Betreuung wegen des Arguments vernachlässigt, beim Früh- und Neugeborenen wäre die Myelinisierung und damit die Nozitransmission mangelhaft. Das Nozitransmissionssystem ist aber sowieso schwach myelinisiert. Ein Grund, die Schmerztherapie bei diesen Patienten zu vernachlässigen, besteht daher nicht. Eine heutzutage von Schmerzärzten als auch vom Pflegepersonal akzeptierte Forderung, deren Umsetzung in die Praxis allerdings noch nicht optimal ist (Brosch u. Rust 1989; Porter et al. 1997). Diese suboptimale Versorgung betrifft v. a. Kinder, die noch nicht sprechen können: ein offensichtliches Kommunikationsproblem, das durch Einführung von Qualitätskontrollen sowie durch eine spezifische Berücksichtigung dieser Kommunikationsprobleme durch Erarbeitung adaptierter Mess- und Beurteilungsmethoden reduziert werden kann (Huntink-Sloot et al. 1997; Buchholz et al. 1998). Eine neuere kanadische Übersichtsstudie weist darauf hin, dass in modernen Intensiveinheiten in der Regel Früh- und Neugeborene analgetisch für Operationen (im Bezug auf Schmerzpraxis fortschrittlichen Kanada!) gut versorgt werden, jedoch nicht bei invasiven nichtoperativen Vorkehrungen (Johnston et al. 1997).

Es bestehen eindeutige Beziehungen zwischen Ligand-Rezeptorsystemen und der neurobiologischen Entwicklung des ZNS. Ob eine iatrogene Störung dieses Gleichgewichts durch therapeutische Gabe von spezifi-schen Analgetika im Sinne einer funktioneller Neurotoxizität von Relevanz ist, kann derzeit nicht beantwortet werden.

Die Ontogenese des Schmerzsystems im Senium ist Objekt zukünftiger Forschung.

> Stiefkind der neonatologisch-pädiatrischen Schmerzpraxis:
> Eine optimale fetale, peri- und postnatale Schmerztherapie muss die spezifische fetale, peri- und postnatalen Schmerzmechanismen berücksichtigen. Die Datenlage ist hierzu ungenügend.
> Senium: ontogenetisch ein weißer Fleck.

Interferenzen, Pharmakotherapie des Schmerzes: Übergang zu Buch F/G

Als Interferenzphänomene werden in der Pharmakologie Interaktionen oder Wechselwirkungen bezeichnet.

Die physiologische Wechselwirkung auf die zentrale Schmerzverarbeitung durch endogene Transmittersysteme, die nicht a priori dem Schmerzgeschehen unterzuordnen sind, kann als Interferenz bezeichnet werden.

Vielfach ist die analgetische Wirksamkeit von Wirkstoffen durch Zufall und gute Patientenbeobachtung (!) erkannt worden (s. → trizyklische Antidepressiva, Neuroleptika etc).

Das GABA-System kontrolliert ein Drittel aller zentralen Neuronen im Sinne des wichtigsten zentralen Hemmsystems. GABA-Agonisten wirken im Tierversuch wie auch in der Klinik analgetisch (DeFeudis 1982; Kjaer 1983; s. Übersichtsarbeit Dellemijn u. Fields 1994).

Dopamin, Noradrenalin, Serotonin und Acetylcholin sind biogene, in der Nozizeption implizierte Amine (s. oben; Weiner u. Ganong 1978; Akil und Liebeskind 1975; Brodie u. Proudfit 1982).

Entsprechend sind dopaminerge, serotoninerge, noradrenerge, zentralcholinerge etc. Wirkstoffe a priori befähigt, die zentrale Schmerzverarbeitung bzw. Nozizeption zu beeinflussen.

Interferenz am Beispiel Amphetamine

Amphetamine bzw. sog. Weckamine wirken auf zentrale Serotoninrezeptoren und potenzieren dadurch die

Gabe von Morphin. Die Erfahrung aus der Kriegszeit (Kiessig u. Orzechowski 1941) ist heute belegbar (Drago et al. 1984; Tocco u. Maickel 1984). Amphetamin wirkt aber wahrscheinlich auch über zentrale dopaminerge Mechanismen. In einer Dosierung von 0,2–5 mg/kgKG wirkt es im Tierversuch analgetisch: diese Analgesie kann durch den D_2-Antagonisten Haloperidol aufgehoben werden (Drago et al. 1984).

Interferenz am Beispiel des adrenergen Systems

Opioidrezeptoren sind mit α_2-Rezeptoren vergesellschaftet. Zentrale α_2-Rezeptoren hemmen die Freisetzung von Noradrenalin. Beim Opioidentzug tritt ein Noradrenalinsturm ($\rightarrow$ akute Entzugssymptomatik) auf. Eine agonistische α_2-Rezeptorenstimulation hemmt diese ungebremste Noradrenalinausschüttung. α_2-Agonisten wie Clonidin sind potente und für die Schmerztherapie wichtige Antinozizeptiva.

Interferenz am Beispiel des cholinergen Systems

Als Beispiel für die zentralcholinerge antinozizeptive Wirkung kann der Wirkstoff vom Typ Opioid (Agonist-Antagonist) $\rightarrow$ Meptazinol gelten. Meptazinol entfaltet neben einer spezifischen Opioidwirkung auch analgetische Effekte über eine Hemmung der zentralen Acetylcholinesterase. Die cholinerge Analgesie ist durch Anticholinergika antagonisierbar.

Siehe auch $\rightarrow$ intrathekale Anwendung von $\rightarrow$ Neostigmin (Buch F/G).

Interferenz am Beispiel des serotoninergen Systems

Das zentrale Analgetikum vom Typ Nichtopioid Nefopam-HCl (s. Wirkstoffprofil) hemmt die Aufnahme von Serotonin und erhöht damit die synaptische Serotoninkonzentration. Die Serotoninaufnahmehemmung ist parallel der antinozizeptiven Wirkung im Tierversuch. Die intrathekale und intrazerebroventrikuläre Anwendung dieses »Serotonin-up-take-Hemmers« bewirkt im Tierversuch eine Analgesie. Der Wirkstoff $\rightarrow$ Nefopam, der wahrscheinlich auch andere zentrale eine Analgesie vermittelnde Monoaminsysteme (Dopamin etc.) beeinflusst, darf im Moment als Prototyp eines zentralen nichtopioidergen Schmerzmittels gelten.

Interferenz und Neuroleptika

Der analgetische Effekt der neuroleptischen Phenothiazine wurde entdeckt, als diese Stoffe wegen ihrer antihistaminergen Wirkung zur symptomatischen Behandlung von Herpes Zoster eingesetzt wurden und dabei beobachtet wurde, dass sich eine Besserung des Schmerzzustandes einstellte (Sigwald et al. 1957).

Interferenz und Antidepressiva

Die analgetische Wirkung der Antidepressiva wurde entdeckt, als diese Stoffe bei Patienten mit depressiven Verstimmungen bei multipler Sklerose eingesetzt wurden und sich dabei neben einer Stimmungsverbesserung auch neuralgische Schmerzbilder verbesserten (Paoli et al. 1960; Lindsay u. Wychoff 1981). Das im $\rightarrow$ Raphekern entspringende serotoninerge absteigende Schmerzhemmsystem wird durch Antidepressiva gefördert (Yaksh u. Wilson 1979) sowie das im $\rightarrow$ Coeruleuskern entspringende noradrenerge absteigende Hemmsystem (Yaksh 1981). Trizyklische Antidepressiva scheinen v. a. den neurogenen Schmerz bei Neuropathien lindern zu können (Kishore 1990). Im Tierversuch wurden durch Nervenläsionen ausgelöste Schmerzzustände mit trizyklischen Antidepressiva erfolgreich bekämpft. Es besteht eine synergistische Interaktion in Bezug auf eine zentrale Schmerzmodulation zwischen trizyklischen Antidepressiva und Morphin (Botney u. Fields 1983; Malseed u. Goldstein 1979; Tofanetti et al. 1977).

Die analgetische Wirksamkeit von trizyklischen Antidepressiva haben sich bei der Behandlung von Krebsschmerzen, aber auch von Schmerzzuständen bei chronisch-degenerativen Prozessen bewährt. Placebokontrollierte Studien zeigen die analgetische Wirkung von Antidepressiva bei postherpetischen Schmerzzuständen, dies auch bei nichtdepressiven Patienten (Watson et al. 1982) sowie chronischen neuropathischen Schmerzzuständen (Ongenha u. van Houdenhove 1992; McQuay et al. 1992).

Im Tierversuch wurde der zentrale schmerzmodulierende Effekt von Clomipramin nachgewiesen (Eschalier et al. 1981).

Das trizyklische Antidepressivum Imipramin reduziert verzögert, qualitativ aber offenbar gleichwertig wie Pethidin Schmerzen bei standardisierten gesetzten elektrischen Stimuli (placebokontrollierter Doppelblindversuch an gesunden Probanden; Bromm et al. 1986).

Das trizyklische Antidepressivum Amitriptylin potenziert die zentrale schmerzmodulierende Wirkung von Morphin (Botney u. Fields 1983).

Die analgetische Wirkung der Antidepressiva scheint also auf einer Förderung des serotoninergen und noradrenergen Schmerzhemmsystems zu beruhen. Diese Hemmsysteme können im Tierversuch durch iatrogene Nervenläsionen gehemmt werden. Nach Spinalwurzeldurchtrennung (Rhizotomie) auf zervikaler Höhe wird v. a. kaudal von der Schnittfläche ein Absinken der messbaren Monoaminkonzentrationen (Dopamin, Noradrenalin, Serotonin) registriert.

Starke Schmerzen führen bei Tieren oft zum Phänomen der Selbstverstümmelung (sog. $\rightarrow$ Beobachtungskorrelat für starke bzw. unerträgliche Schmerzzustände, s. oben). Tierexperimentell wurde nach Nervenschädigungen, die normalerweise eine Auto-

tomie auslösen, nach Verpflanzung von Nebennierenrinde in das Rückenmark (= Monoaminproduktion),
keine Selbstverstümmelung im Vergleich zur Kontrollgruppe beobachtet.

Interferenz und Antikonvulsiva

Trousseau postulierte schon 1885 aufgrund von klinischen Beobachtungen, dass Trigeminusneuralgien epi-
leptiformen Ursprungs seien und durch paroxysmale
Entladungen verursacht würden (s. auch: postulierte
Wirkmechanismen bei perakuter → Allodynie). 1942
führte Bergouignan das antikonvulsivwirkende
Diphenylhydantoin (Phenytoin) zur Behandlung von
Trigeminusneuralgien ein; das Antikonvulsivum Carba-
mezepin wurde 1962 durch Blom in der Behandlung von
Trigeminusneuralgien eingeführt. Antikonvulsiva wir-
ken GABA-erg und fördern damit die analgetische
Wirkung des zentralen GABA-Systems (DeFeudis 1982).

Die Rolle der Antidepressiva, Neuroleptika und
Antikonvulsiva darf also als eine Art Modulator von
Interferenzen bezeichnet werden. Entsprechend werden
sie in der Schmerztherapie im Buch F/G unter
Antinozizeptiva besprochen.

Das hypothalamische Stresshormonpeptid ACTH
hat mit dem endogenen Opioidpeptid → β-Endorphin
einen gemeinsamen biologischen Vorläufer (→ POMC).
POMC, ACTH und β-Endorphin können im Immunsystem sowie zentral synthetisiert werden (Lyons u.
Blalock 1997; Jessop et al. 1995; Arbeiten von Schaefer u.
Stein).

Das ACTH-freisetzende Peptid CRH (Corticotropin-
releasing-hormone) hat wie auch das Peptid β-
Endorphin sowohl potente analgetische (Schaefer et al.
1997) und je nach Situation auch proinflammatorische
Eigenschaften (Karalis et al. 1997; Jessop 1998); die analgetischen Eigenschaften von CRH scheinen nur in
Präsenz einer Begleitentzündung nachweisbar sein
(Humantests nach Zahnextraktionen, Hargreaves et al.
1987): in einer Versuchsanordnung mit thermischen
noxischen Reizen ohne Begleitentzündung hatte CRH
jedoch keine analgetischen Eigenschaften im Humanversuch (Lautenbacher et al. 1999).

Beide POMC-derivativen Peptide (CRH, β-Endorphin) sind bei chronischen Entzündungsvorgänge
upreguliert (Jessop et al. 1995). Man nimmt an, dass
peripher immuninduziertes β-Endorphin als Signalträger mit Ziel ZNS funktioniert und umgekehrt zentralsynthetisierte Zytokine und Hormone (ACTH) den
reziproken Dialog vom ZNS zur Peripherie vermitteln.
Dies heisst übersetzt: es besteht ein Dialog zwischen
Schmerzsystem und Immunsystem.

Zusammenfassend darf man postulieren, dass in
Bezug auf die tägliche Pharmakotherapie von Schmerzzuständen, im Prinzip Wirkstoffe und Wirkstoffkombinationen einsetzbar sind, die eine oder mehrere

der 4 Transfunktion der Nozizeption, nämlich Nozitransduktion, Nozitransformation, Nozitransmission
und Nozitranslation beeinflussen. Vereinfacht und
abgekürzt sind dies
- Wirkstoffe, die das periphere Milieu im antinozizeptiven Sinn beeinflussen (z. B. Bradykinin-Antago-
  nisten, Substanz P »Depletors« etc.; peripheres
  adrenerges und glutaminerges System bzw. autonom-
  sympathische Efferenzen; Immunomodulatoren),
- Wirkstoffe, die das zentrale Milieu der Nozizeption
  im antinozizeptiven Sinn beeinflussen, nämlich z. B.
  (hier eine beschränkte Auswahl der Möglichkeiten)
  - das opioiderge System
  - das serotoninerge System,
  - dopaminerge System,
  - das adrenerge System
  - das cholinerg-nikotinerge und muskarinerge
    System
  - das cannabinderge System
  - das GABA-erge System
  - Hemmer/Antagonisten pronozizeptiver Trans-
    mitter/Rezeptoren-Systeme (z. B. schnelle Trans-
    mitter NMDA-System)
- Wirkstoffe vom Enzymtyp, die entsprechend antinozizeptiv spezifische Transmittersysteme fördern oder
  blockieren (z. B. Cholinesterase-, COX-, NO-
  Synthase-, Enkephalinaseusw.),
- allgemein Wirkstoffe mit nervenzellmembranstabili-
  sierender Wirkung (z. B. systemische Lokalanästhetika),
- adjuvant wirksame Substanzen (z. B. Coffein),
die prinzipiell die *Potenz* haben, die Nozizeption bzw.
Antinozizeption peripher und/oder zentral zu modulieren. Solche Wirkstoffe können per se analgetisch oder
antinozizeptiv wirken: dies ist im Einführungsteil des
Buches F/G im Abschnitt Antinozizeptiva dargelegt.

Entsprechend den implizierten Wirkmechanismen
kann durch eine sinnvolle Wirkstoffkombination eine
additive bis synergistische Analgesieverstärkung erzielt
werden.

Die praktische Schmerztherapie wird von den dynamischen Eigenschaften der Wirkstoffe bestimmt. Deren
pharmakologischen Eigenschaften bestimmen die klinische Wirkung, Nebenwirkungen sowie eventuelle
Interaktionen.

In den folgenden, die einzelnen Wirkstoffprofile
abhandelnden Buchabschnitten werden deshalb die
spezifischen *dynamischen* Profile der Wirkstoffe besonders ausführlich behandelt.

Damit konkretisieren wir die am Anfang des letzten
Jahrhundert schon von Langley u. Ehrlich formulierten
Forderungen:

»Corpora non agunt nisi fixata«

Literatur: s. CD-ROM

Buch B: Allgemeine Pharmakologie zentraler Schmerzmittel

Mitarbeiter und Berater:

Bernhard Aicher, Eckhard Beubler, Johannes M. Fox, Michael Schäfer, Christoph Stein, Herman Hans Waldvogel, Walter Zieglgänsberger

Zur Nomenklatur der zentralen Schmerzmittel

Analgetisch wirksame Substanzen mit *vorwiegend* zentralem Angriffspunkt werden in der Regel als »zentralwirksame Schmerzmittel« bzw. »zentrale Analgetika« bezeichnet: sie interferieren *vorwiegend* mit der spinalen und supraspinalen Nozitransformation (Schmerzmodulation) und Nozitranslatation (Perzeption, s. Buch A).

Entsprechend der vorwiegend zentralen Wirkungen induzieren sie als unerwünschte Arzneimittelwirkungen (UAW) dosisabhängig eine allgemeine Hemmung bzw. Dysfunktion des zentralen Nervensystems: im Vordergrund stehen eine akute, lebensgefährdende Atemdepression sowie Sedation bzw. allgemeine ZNS-Depression.

Die wichtigsten zentralwirksamen Analgetika sind die → Opioide, die über das → Opioidrezeptorensystem spezifisch die zentrale Schmerzmodulation beeinflussen. Entsprechend der ubiquitären Präsenz der Opioidrezeptoren induzieren Opioide auch periphere Wirkungen (→ periphere Analgesie der Opioide, → Antidiarrhoika, → Immunsystem etc.).

Entsprechend des im Buch A vorgestellten Arbeitskonzepts können Wirkungen und UAW zentralwirksamer Analgetika in einem
– peripheren und einem
– zentralen Kompartiment
besprochen werden, und dies immer mit Hinweis auf Mechanismen der im Buch A diskutierten 4 »Nozitransfunktionen«:
A. Nozitransduktion
B. Nozitransmission
C. Nozitransformation
D. Nozitranslation.

Andere Wirkstoffbezeichnungen, die aus der »nichtrezeptoralen Ära« übernommen wurden und teilweise noch gebräuchlich sind wie »narkotische Analgetika«, *Narkotika* oder *starke* Analgetika (»strong analgesics«) werden in diesem Buch, weil sinnarm oder irreführend, nicht mehr benutzt.

Einteilung der zentralwirksamen Analgetika nach rezeptoralen Gesichtspunkten

Zentrale Analgetika können vereinfacht eingeteilt werden in:
A. Analgetika mit überwiegend zentraler Analgesiewirkung über das → Opioidrezeptorensystem: Opioide. Opioide können aufgrund ihrer Affinität zu den 3 Opioidrezeptoren bzw. ihrer intrinsischer Wirkung unterteilt werden in:

a) MOR-Agonisten (μ-Opioidrezeptor-Agonisten),
b) DOR-Agonisten (δ-Opioidrezeptor-Agonisten),
c) KOR-Agonisten (κ-Opioidrezeptor-Agonisten),
d) Opioide vom Typ Agonist-Antagonist,
e) Opioid-Antagonisten.

B. Analgetika mit überwiegend zentraler Analgesiewirkung über Nichtopioidsysteme: Nichtopioide (z. B. Nefopam; Paracetamol). Zentralwirksame Analgetika vom Nichtopioidtyp werden in der Regel nicht weiter unterteilt, weil entweder deren Wirkungsmechanismus unbekannt oder unspezifisch ist; einige induzieren unter anderem analgetische Effekte v. a. über folgende zentrale Nozitransformationssysteme:

a) zentrale COX-2
b) → zöruleospinales *adrenerges System*
c) → raphe-spinales *serotoninerges System*
d) → zerebrozerebrospinales *dopaminerges* System (soweit diese Mechanismen gesichert sind, werden sie im jeweiligen Dynamikprofil des Wirkstoffes – Buch C – erwähnt und beschrieben).

I. Zentralwirksame Schmerzmittel vom Typ Opioid

> Among the remedies which it has pleased Almighty God to give man to relieve his sufferings none is so universal and so efficacious as opium.
> (Thomas Sydenham 1680)

Opium (Meconium, »Laudanum« – wegen seiner therapeutischen Tugenden, Schmerzen zu stillen und Schlaf zu bringen etc. [Frankfurter Stadtarzt Johann Schröder 1606–1664], Thebaicum, Opium crudum, Rohopium) ist der eingetrocknete Milchsaft der Früchte von Papaver somniferum (Schlafmohn; Familie der Papaveraceae). Nach dem Abfallen der Blumenblätter werden die unreifen Kapseln mit speziellen Methoden eingeritzt und der austretende milchige Saft eingesammelt (die genaue Gewinnung wird schon durch Abu Sina [980–1036] beschrieben), der später als bräunliche Krümeln eintrocknet, als Rohopium aufbewahrt.

Mohn wurde schon in der Jungsteinzeit in den Pfahlbausiedelungen in der Schweiz nachgewiesen: und zwar nicht lokal gewachsener, sondern über Handelswege dorthin gekommener. Er wurde wahrscheinlich ursprünglich auch als Nahrungsmittel eingesetzt; der indische Mohn scheint seinen Ursprung in arabischen Landen zu haben. Bei den Ägyptern wurde Mohn dann als Therapeutikum (z. B. Sedativum) eingesetzt und bei den Arabern systematisch ausgebaut und v. a. über die

Schule von Salerno in Mitteleuropa gelehrt: so erwähnt der Bamberger »Narkosetrunk« (Convectio soporifera ad operandam chirurgicam) folgende Rezeptinhaltsstoffe:

– Opium, Bilsenkraut, Mohn, Alraune, Efeu, Maulbeere, Lattich und Schierling (zit. nach Seefelder 1996).

In der griechischen Sagenwelt irrt Demeter nach der Suche der geraubten Tochter Persephone als Greisin umher und findet in Mekone die grünen Kapseln des Mohns, der ihren Kummer betäubt.

Erster Einsatz im Rahmen politisch-krimineller Manipulation erfolgte durch die britische East India Company (u. a. Patna-Aufstand, Boxerkrieg, Hongkong; »Krieg, Handel und Piraterie; dreieinig sind sie, nicht zu trennen«, so Goethe in Faust II)) sowie während der Weltkriege durch die Mafia in Mexiko und Kolumbien und später über Sizilien (als Joint Venture der US-amerikanischen Armeen, die die deutschen Fronten Kesselrings dank der [durch Mussolini auf den italienischen Inseln isolierten und inhaftierten sowie aus New York eingeflogenen] Mafiosi besser aufrollen zu können glaubten).

Aus den über 40 Alkaloiden werden die unten beschriebenen Morphinanreihe sowie die Benzylisochinolin-Alkaloide unterschieden.

Opium und seine natürlichen Derivate (Opiate) wurden seit Menschengedenken eingesetzt als

A. Nahrungsmittel (s. oben),
B. Analgetika,
C. Antidiarrhoika,
D. Antitussiva sowie als
E. Droge (»nichtarzneiliches Rauschmittel«).

Opium wurde beispielsweise von → James Moore für die prä- und postoperative Analgesie als bestes → »Anodynum« bezeichnet, obwohl es für eine perioperative → »Mono-Anästhesietechnik« ungenügenden Schutz gebe (sic! im Jahre 1784!):

»Offensichtliche Mittel für die Schmerztherapie ist die Gabe von »internen Anodynen« vor dem geplanten Eingriff. Opium ist das potenteste Mittel: in mäßiger Dosierung hilft es zuverlässig, postoperative Schmerzen zu lindern; aber selbst hochdosiertes Opium kann perioperative Schmerzzustände kaum lindern« (Moore 1784; red. und übersetzt, hrsg. nach Bergman 1994).

Auf der nicht abgeschlossenen (utopischen) Suche nach einem »idealen«, »nebenwirkungsfreien« Analgetikum zeichneten sich historisch folgende Hauptrichtungen ab:

1. über Abwandlung des Opiumalkaloids Morphin (inkl. Suche der im letzten Jahrhundert vor der Einführung der Antibiotika *klinisch wichtigen Antitussiva* über das Codeinmolekül [Lungenerkrankungen vor Einführung der Antibiotika!]),
2. über Abwandlung des Opiumalkaloids Thebain.

Erste Versuche nach Sertürners Darstellung begannen mit relativ einfachen halbsynthetischen Umwandlungen des Morphinmoleküls und führten 1874 zur Darstellung von *Heroin* (Wright, Beckett). Das heute noch *unrealisierte bzw. illusorische Ziel*, ein dem Morphin in Bezug auf Analgesie ebenbürtiges, aber in Bezug auf unerwünschte Nebenwirkungen (Atemdepression, Suchtpotential) weniger gefährliches Schmerzmittel zu finden, war offensichtlich verfehlt worden.

Die komplizierte Form des Morphinmoleküls sowie seine über mehrere Stufen folgende aufwendige Synthese mögen diese Wege anfänglich benachteiligt haben. Schon 1870 hat die Preußische Akademie der Wissenschaften 100 Dukaten für die Konstitutionsermittlung sowie Darstellung des Morphin-Moleküls durch chemische Synthese gestiftet (Haas 1955). Mehr als 100 Jahre später ist dies erst durch Gates u. Tschudi im Jahre 1952 gelungen. Die Pethidinsynthese von 1939 sowie die Synthese von N-Methylmorphinan durch R. Grewe und A. Mondon (1946), Nicomorphin (1959) und Levorphan-Dromoran (1949) sind weitere Meilensteine in der *Voll*synthese von Opioiden.

Auf Heroin folgte die Darstellung von Codein durch Grimaux (1881). Die industriell verwertbare Herstellung von Codein – dessen natürliche Gewinnung teuer war – verdanken wir Dr. Knoll: damit war auch die Gründung der gleichnamigen Firma verbunden (1886). Weitere Entdeckungen von semisynthetischen Morphinderivaten betreffen die Opioide »Dionin« bzw. Ethylmorphin (Grimaux 1882), »Paracodin« bzw. Dihydrocodein (Oldenberg 1911), »Eukodal« bzw. Oxycodon (Freund 1916), »Dicodid« bzw. Hydrocodon (Mannich, Freund 1929), »Dilaudid« bzw. Hydromorphon (Knoll 1921) sowie das heute vergessene Acedion (Behrens 1929).

Die auf dem Gebiet der Gewinnung von Morphinderivaten aus *natürlichen* Ausgangsprodukten (»Opiate«) betreffenden Forschungen wurden ab 1929 vom amerikanischen »National Institute of Health« veröffentlicht: sozusagen sind alle Variationsmöglichkeiten des Morphinmoleküls verwirklicht worden. Die Zusammenhänge zwischen Wirkung und Molekularstruktur sind nach einer Untersuchung von Bergel u. Morrison weiter unten beschrieben.

Die Ära der vollsynthetischen Opioide beginnt 1939 mit der Synthese von → Dolantin (→ Pethidin INN) als ursprüngliches »Spasmolytikum« (bzw. »Atropinsubstitut«) und Analgetikum durch Eisleb u. → Schaumann.

Methadon wurde als »Ersatz« während des Zweiten Weltkrieges hergestellt. → Nalorphin wurde 1942 durch Wijard u. Erickson synthetisiert, später wurden aus dem Thebain die neueren Stoffe → Buprenorphin, → Nalbuphin sowie das in der Großwildanästhesie durch → Paul Janssen eingeführte → Etorphin abgeleitet.

Zur Einteilung der Opioide

Die Einteilung der zentralwirksamen Schmerzmittel vom Typ Opioid kann in unterschiedlicher Weise nach pharmakologischen, chemischen und rezeptoralen Gesichtspunkten erfolgen. Die Einteilung der Opioide in natürliche, semisynthetische und vollsynthetische ist für die Klinik irrelevant und kann auch zu falscher historischer Einschätzung verleiten: das semisynthetische → Oxymorphon wurde erst 1955 von Weiss synthetisiert, wobei das vollsynthetische Pethidin schon 1939 eingeführt wurde.

Die Einteilung nach chemischen Gesichtspunkten ist für den Kliniker ebenfalls sinnarm, weil die Beziehung zwischen Molekularstruktur und klinischer Wirkung nicht absolut ist: ähnlich aufgebaute Moleküle können ganz unterschiedliche Wirkungen zur Folge haben. So findet man beispielsweise unter den chemisch verwandten Thebainderivaten neben dem äusserst potenten vollen μ-Rezeptor-Agonisten (Etorphin) v. a. Wirkstoffe mit Agonist-Antagonist-Dynamikprofil (z. B. → Buprenorphin, → Nalbuphin).

Gewisse Regeln für den Zusammenhang zwischen Molekularstruktur und klinischer Wirkung kann man sich allerdings durchaus merken. Sie entsprechen etwa den schon 1948 formulierten Regeln nach Bergel u. Morrison, betreffen aber nur die Konsequenzen einer Molekülabwandlung innerhalb eines gleichen Moleküls. Innerhalb einer Molekül*gruppe* werden die Molekülvarianten so groß, dass die klinische Wirkung von einer agonistischen bis zu einer antagonistischen Opioidwirkung reicht. Es ist nie gelungen, das komplexe dreidimensionale Morphinmolekül in bestimmte Teilstücke und funktionelle Gruppen aufzulösen, um damit einfacher aufgebaute chemische Substanzen mit spezifischen Wirkungen zu synthetisieren.

Am Anfang dieses Kapitels steht des Apothekers Sertürner Leistung, 1805 in der Cramerschen Hofapotheke zu Paderborn den Gedanken, aus einem Kraut mittels analytisch-chemischen Arbeitsmethoden die heilkräftige Wirksubstanz Morphin herauszuholen, verwirklicht zu haben. Am anderen Ende dieser Entwicklung steht → Paul Janssen, Unternehmer, Mediziner, Forscher, dessen Laudatio 1978 anlässlich der Verleihung der Würde eines Ehrendoktors der Johann-Wolfgang-Goethe-Universität Frankfurt am Main so lautete:

»Er erhält die Ehrendoktorwürde für seine bemerkenswerte Kreativität, seine Denkanstöße auf dem Gebiet der Chemie, für seine neuartigen *Synthesen* und seine pharmakologischen Forschungen. Sie haben zur Entdeckung neuer pharmakologischer Gruppen geführt, die für die Medizin der Gegenwart einen wertvollen Gewinn darstellen. ... Seine Untersuchungen haben ebenfalls zu wertvollen Entdeckungen auf dem Gebiet der Analgesie geführt, dabei sogar zur Entwicklung einer neuen Anästhesiemethode, der Neuroleptanalgesie.«

Zur Nomenklatur der Opioide

Ältere, heute noch in einigen Ländern übliche Bezeichnungen für Opioide sind

- »Narkotika« (»narcotics«: wegen der historisch-politischen »Harrison Narcotic Act«);
- »narcotic analgesics« (narkotische Analgetika, Narkoanalgetika, Anästhetika);
- »major analgesics« (im Gegensatz zu »minor analgesics«);
- »strong analgesics« (im Gegensatz zu »weak analgesics«);
- »addictive analgesic drugs« (Suchtmittel);
- Suchtgift (Österreich);
- »analgésiques narcotiques« (Frankreich);
- »opianalgésiques« (Frankreich).

All diese verwirrenden Ausdrücke können ersetzt werden durch den Begriff Opioide: spezifische Analgetika mit Wirkung über Opioidrezeptoren (μ-,δ-,k-) sind Opioide oder *Opioid-Xenoliganden*.

Im Organismus vorkommende opioiderge Stoffe werden als Opioidendoliganden oder *Opioid-Bioliganden* bezeichnet.

Als Opiat bezeichnet man dagegen ein *natürlich* vorkommendes Opioid.

Zur Chemie der Opioide

Die natürlichen Opiumalkaloide haben eine gemeinsame Biovorstufe, das Nor-Retikulin, und lassen sich in 2 chemisch verschiedene Gruppen aufteilen, nämlich in

A. Phenanthrenderivate.

a) Als Phenanthren wird ein mit Anthracen isomerer Kohlenwasserstoff bezeichnet, der mit seinem aromatischen »Dreierring« die molekulare Grundstruktur vieler natürlicher Stoffe (Saponine, D-Vitamine, Cholesterin, Sexualhormone, Opiate) teilt.

B. Benzylisochinolinderivate.

a) Isochinolin ist eine im Steinkohlenteer entdeckte starke Base, die in zahlreichen Alkaloiden (z.B.: Papaverin, Narcotin etc.) vorkommt. Schon 1931 wiesen Robinsonu u. Sugasawa auf die enge Strukturverwandtschaft zwischen der Phenanthren- und Benzylisochinolingruppe hin.

Die Phenanthrengruppe

Von der Phenanthrengruppe leiten sich folgende Opiumhauptalkaloide ab:

1. Codein ($C_{18}H_{21}O_3N$), Referenzstoff der zentralen Antitussiva vom Typ Opioid (»Kodeia« = Mohnkapsel; durch Robiquet aus Opium 1833 isoliert)

2. Morphin ($C_{17}H_{19}O_3N$), Referenzstoff der zentralen Schmerzmittel vom Typ Opioid (durch Séguin als Opiumbestandteil beschrieben und durch Sertürner als pflanzliche Base beschrieben [1817 durch Sertürner als Morphium bezeichnet]) und 1826 durch Heinrich Emanuel Merck in der Darmstädter Engel-Apotheke industriell fertiggestellt; Ausgangsstoff für:
   a) → Heroin (Diacetylmorphin)
   b) → Äthylmorphin
   c) → Dihydrokodein
   d) → Dihydrokodeinon etc.

3. Thebain ($C_{19}H_{21}O_3N$; Paramorphin), ein in niedriger Dosierung schon konvulsiv wirkendes Gift, Ausgangsstoff für die Synthese von
   a) → Buprenorphin,
   b) → Etorphin,
   c) → Nalbuphin,
   d) → Naloxon,
   e) → Oxycodon.

Die Benzylisoquinolingruppe

Die Gruppe der Opiumhauptalkaloide vom Typ Benzylisoquinolin umfasst u. a.:

1. Papaverin ($C_{20}H_{21}O_4N$), Referenzstoff für auf glatte Muskulatur wirkende → Spasmolytika (1848 von → G. Merck entdeckt),

2. Noskapin ($C_{22}H_{23}O_7N$), Narkotin bzw. Anarkotin, einem Antitussivum und früher wegen seiner gering sedierenden Wirkung auch Anarkotin genannt,

3. Laudanosin ($C_{21}H_{27}O_4N$),

4. Narcein ($C_{23}H_{27}O_8N$), nur in 0,1–0,2% in Opium vertreten (früher als Narkotikum eingesetzt).

Beziehungen Chemie und Dynamik

Zur Chemie von Morphin

Pentazyklisches Ringsystem mit T-Balken

Das Morphinmolekül besteht zunächst aus dem Phenanthren-Ringsystem **mit Ring A, Ring B und Ring C.**

Die Ringatome werden wie folgt numeriert:
- Ring A: Atome 1, 2, 3, 4, 12, 11,
- mittlerer Ring B: Atome 12, 13, 14, 9, 10, 11,
- Ring C: Atome 5, 6, 7, 8, 14, 13.

Dieser »Dreierring« ist auf dem zweidimensionalen Papier leicht erkennbar. Nun biegt man den Ring C aus der Ebene senkrecht gegen das Beobachterauge (in anderen Darstellungsvarianten nicht) und ergänzt ihn mit einem 4. Ring D, der sich auf dem Papier nach oben mit Schulterschluss an den Ring B anschließt (Atome 13, 15, 16, Stickstoffatom 17, 9, 14). Dieser Ring »D« wird auch als Piperidinring bezeichnet und scheint für die analgetische Wirkung ausschlaggebend zu sein (Janssen 1962): er wird bei Fentanyl und Sufentanil wieder als Einzelring bzw. »6-er-Ring« mit einem Stickstoffatom in der Papierfläche angetroffen. Die beiden senkrecht aus der Ebene herausragenden Ringe C und D bilden den Balken, die in der Papierebene liegenden Ringe A und B den Stamm der sogenannten »T-Form« des Morphinmoleküls. Ein 5. Ring E fügt sich zwischen die Ringe A, B und C: er wird durch die Sauerstoffbrücke zwischen den C-Atomen C_4 und C_5 gebildet. Damit kann das Morphingerüst als **pentazyklisches Ringsystem mit T-Balkenausrichtung** beschrieben werden (Abb. B-1).

Aus diesem dreidimensionalen T-Balken ersehen wir, dass das C_{13}-Atom 4 Bindungen hat, also ein sogenanntes *quaternäres* Atom ist. Das Stickstoffatom an Position 17 hat 3 Valenzen, ist also elektrisch geladen und kann wie die C_3-Position (Hydroxylgruppe) Ionen binden. Die basische Eigenschaft des Stickstoffmoleküls sowie eine konstante Distanz von 0,455 nm vom aromatischen Zentrum sind für die analgetische Wirkung ausschlaggebend (Janssen 1962).

Wird am *endständigen Stickstoffatom* die Methylstickstoff- oder Stickstoffgruppe durch kurze Alkylgruppen oder Cyclopropylmethylgruppen ausgetauscht, verändern wir die Dynamik der Opioide: der volle Agonist → Oxymorphon wird dank Austausch der N-CH_3-Gruppe mit der Allylgruppe -CH_2-CH = CH_2 zum vollen Antagonisten → Naloxon (Allylnor-oxymorphon; Osei-Gyimah u. Archer 1981); wird die Oxymorphon-Allylgruppe mit einer Cyclopropylmethylgruppe versehen, entstehen die Vollantagonisten → Nalmefen oder → Naltrexon. Werden die endständigen Stickstoffgruppen der potenten Agonisten → Etorphin, → Phenazocin oder → Levorphanol in ähnlicher Weise, nämlich mit einer Cyclopropylmethyl bzw. Cyclobutylmethylgruppe ausgetauscht, entstehen Opioide mit partieller bis voller antagonistischer Dynamik, nämlich → Diprenorphin (im Gegensatz zu Etorphin ein voller Antagonist), → Cyclazocin (im Gegensatz zu Phenazocin ein partieller Antagonist) oder → Butorphanol (im Gegensatz zu Levorphanol ein partieller Antagonist).

Bei den *vollsynthetischen Morphinanen* – den durch R. Grewe dargestellten Stammkörpern vieler synthetischer Opioide – werden nur am mittleren **Ring »B«** Gruppen angehängt (→ Levorphanol, → Butorphanol etc.). Es fehlt aber dem N-Methylmorphinan die Sauerstoffbrücke bzw. der 5. Ring »E«: die Morphinane sind *tetracyclische* Morphine. Da die rechtsdrehende Form bei diesen synthetischen Opioiden schwach analgetisch wirksam ist (und somit auch das Racemat), wurde das Racemat in der Folge durch entsprechende

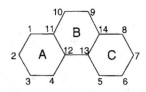

Erstelle 3 Ringe A, B und C
(Phenanthrengerüst).

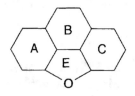

Schließe Ring E über eine Sauerstoffbrücke.

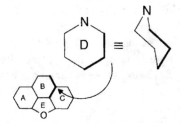

Erstelle einen Ring D mit Stickstoffatom; rechts ist
der gleiche Ring in der sog. Sesselkonfiguration
angegeben.
Er wird in das Phenanthrengerüst eingefügt.
Die gemeinsamen Verknüpfungsstellen sind
hervorgehoben.

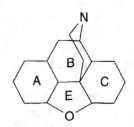

Das Ringsystem ist komplett!

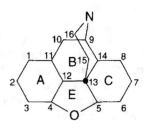

Die Atome im Ringsystem werden numeriert und
das Ringsystem ausgerichtet zu Formel 1 (T-Balken).
Die Formeln 2 und 3 geben die Konfigurations-
formel des Morphins wieder, wie sie in den meisten
chemisch orientierten Werken zu finden ist.

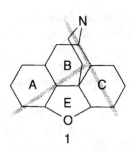

Abb. B-1. Strukturformel Morphin

linksdrehende Formen (Lävo-Levorphanol etc.) auf dem Markt abgelöst, im Gegensatz zu den aus den gleichen Racematen gewonnenen, stärker hustenstillenden Rechtsformen (Dextro-Formen als Antitussiva).

Bei den sog. *Benzomorphanen* wird der **Ring** »C« abgehängt (Pentazocin, Cyclazocin, Phenacozin, Ketazocin). Der für die Analgesie wichtige Abstand des Piperidinrings vom Zentrum beträgt nun 0,566 nm.

Bei der wichtigen Gruppe der *Phenylpiperidine* ($\rightarrow$ Pethidin, $\rightarrow$ Diphenoxylat, $\rightarrow$ Loperamid) erkennt man das ursprüngliche Morphindreiergerüst nicht mehr auf den ersten Blick: übriggeblieben ist der **Ring** »A« (ohne Hydroxylgruppe) sowie der aus der Ebene vertikal herausragende Analgesie-vermittelnde Piperidinring. Ähnlich aufgebaut sind die Vertreter der Anilinopiperidine ($\rightarrow$ Fentanylfamilie). Cousins u. Mather weisen auf die Eigentümlichkeit hin, dass alle gebräuchlichen Phenylpiperidine ein Molekulargewicht zwischen 236 und 336 sowie einen $\rightarrow$ pK_a-Wert von 7,7 bis 8,5 besitzen ähnlich den klinisch gebräuchlichen Lokalanästhetika vom Amidtyp (Cousins u. Mather 1984).

Die sog. *azyklischen Opioide* haben einen spiegelbildlichen **A-Ring**: wichtigster Vertreter ist der »Heroinersatz« Methadon. Das im wichtigen Piperidinring vorhandene Stickstoffmolekül findet man einmal (Methadon) oder zweimal (Dextromoramid) in übriggebliebenen Seitenketten vor.

Braucht der Schlafmohn 2 Moleküle **Tyrosin** zur Morphinsynthese, so baut unser Körper aus dieser natürlichen aromatischen Aminosäure verschiedene Wirkstoffe auf, nämlich

- Schilddrüsenhormone,
- Katecholamine Tyramin und Dopamin,
- Melanine sowie
- Endopeptide.

Die Tyrosinstruktur ist auch der essentiellen Aminosäure Phenylalanin eigen: bei Abspaltung der Hydroxylgruppe aus dem Tyrosinskelett erhält man Phenylalanin. Die Opioidendoliganden der Gruppe $\rightarrow$ Enkephaline integrieren in ihren Molekularstrukturen Tyrosin und Phenylalanin.

Chemie und Dynamik

Das Morphinmolekül besitzt eine beschränkte Umwandlungsfähigkeit. Trotzdem alle möglichen Molekülvariationen durchgespielt worden sind, ist es nie gelungen, einzelne funktionelle Gruppen aus dem Molekülrahmen herauszulösen und erfolgreich in einer rein synthetischen Struktur einzubauen.

Bergel u. Morrison haben 1948 in Bezug auf die einzelnen Molekülbestandteile folgende Erkenntnisse aus der Morphinsynthese formuliert (zit. in Haas 1955):

Phenanthrenring

Der Phenanthrenring, als erstes definierbares Abbauprodukt von Morphin durch Vongerichten u. Schröter 1881 isoliert, wurde fälschlicherweise lange Zeit als das »analgetische Prinzip bzw. die analgiphore Gruppierung« von Morphin gehalten. Die Phenanthrengruppe ist ebenfalls im analgetisch unwirksamen Apomorphin (einem reinen Dopaminagonisten) enthalten. Der Phenanthren-Dreierring besitzt 14 Kohlenstoffatome.

Piperidinring

Erst die Arbeiten von Eisleb u. $\rightarrow$ Schaumann über Derivate des 4-Phenylpiperidins eröffneten den Blick auf wesentlichere analgiphore Molekülstrukturen wie einem Piperidinring mit Phenylkern in 4-Stellung und einem zentralen quartären C-Atom.

Durch Abänderung der Pethidinstruktur (Einführung einer Hydroxylgruppe im aromatischen Ring, Abänderung der Ketogruppe) entstand das analgetisch wirksamere, aber spasmolytisch schwächere $\rightarrow$ Ketobemidon.

Der Piperidinring oder 4. Ring enthält ein tertiäres Stickstoffatom, das dem Molekül bei einem physiologischen pH von 7,4 eine hohe Ionisierung mit entsprechend guter Wasserlöslichkeit, aber schlechterer Biomembrangängigkeit verleiht (vgl. Buch K: Ionisierung).

Sogenannte Morphin-Methine haben einen geöffneten Ring und erzeugen keine analgetische Wirkung. Der mittels Säureeinwirkung entstandene Dopaminagonist Apomorphin ist trotz des Namens und des Syntheseweges ein potentes Emetikum (D-Agonist) mit Dopaminmolekülstruktur.

Ketogruppe

Die Ketogruppe $-COC_2H_5$ ist in den natürlichen Opiumderivaten nicht vorhanden. Sie findet man bei den erwähnten Pethidinderivaten sowie bei dem als Morphinersatz durch Ehrhart u. Bockmühl während des 2. Weltkrieges synthetisierten $\rightarrow$ Methadon.

Phenolhydroxylgruppe, Stickstoffmethylgruppe

Wird die phenolische Hydroxylgruppe am C_3-Atom durch eine Methylgruppe substituiert, erhält man Codein. Die Methylierung ergibt eine Abschwächung der analgetischen Wirkung unter Beibehalt der antitussiven Eigenschaften.

Die semisynthetischen Opioide substituieren eine der Hydroxylgruppen: so wird beim Agonist-Antagonisten $\rightarrow$ Nalorphin die Methylgruppe am Stickstoffatom durch das Allylradikal $-CH_2CH=CH_2$ substituiert (N-Allylnormorphin).

Alkoholhydroxylgruppe

Durch Veränderung der alkoholischen Hydroxylgruppe wird die $\rightarrow$ Lipidlöslichkeit (vgl. Buch K: Lipophilie) erhöht. Damit verändert sich das pharmakokinetische Verhalten: durch Steigerung der Anflutgeschwindigkeit ins ZNS erhöht sich die analgetische Potenz, aber auch die zentraldepressorische Potenz (*Beispiel:* diacetyliertes Morphin bzw. → Heroin).

Wird die alkoholische Hydroxylgruppe durch eine Sauerstoffketogruppe ersetzt, erhält man → Dihydromorphinon: auch hier ändert sich die Morphindynamik (erhöhte und verlängerte Analgesiewirkung).

Sauerstoffbrücke, aromatischer Ring

Die Öffnung der Sauerstoffbrücke erhöht i. Allg. die analgetische, aber auch toxische Potenz des Morphins. Ähnliches gilt für Substitutionen im aromatischen Ring.

Tertiäre Aminogruppe

Die tertiäre Aminogruppe ist das für Opioide typische Wirkungsspektrum wichtig. Eine quartäre Aminogruppe erzeugt beispielsweise keinen »Morphin-«, sondern einen »Curare-Effekt«.

C_6-Atom und C_{7-8}-Bindung

Die Art der Substitution am C_6-Atom sowie der C_{7-8}-Bindung scheint den antinozizeptiven Effekt zu verstärken und den immunosuppressiven Effekt zu neutralisieren (z. B. → Hydromorphon, → Oxycodon; Sacerdote et al. 1997).

Stereokonfiguration

Sind gewisse molekulare Eigentümlichkeiten leicht zu memorieren, ist es schwierig, die Strukturen von der zweidimensionalen Papierform als dreidimensionale Formationen vorzustellen, sowie dies auch vom Rezeptor in Bezug auf Endo- oder Exoliganden gemacht wird.

Das Morphingerüst ist in verschiedenen Lehrbüchern verschieden dargestellt: oft lohnt es sich, die angegebene Form auf dem Papier zu kopieren oder auszuschneiden und als Spiegelbild mit der anderen zu vergleichen (s. auch Abb. B-1).

Das Vorhandensein von asymmetrischen Atomen ergibt zweierlei stereometrische Molekülkonfigurationen, deren Bild und Spiegelbild nicht deckungsgleich sind. Die entsprechenden optischen Antipoden oder Enantiomere drehen linear polarisiertes Licht um den gleichen Betrag, aber in entgegengesetzter Richtung. Links- und rechtsdrehende Formen haben in den meisten Fällen eine abweichende Dynamik. In vielen Fällen steht dem Kliniker ein Racemat zur Verfügung.

Zur Chemie der endogenen Opioide

1975 wurden im Gehirn Met- und Leu-Enkephalin mit einem Molekulargewicht um 600 identifiziert (Hughes 1975), sowie die in der Hypophyse vorkommenden Opioidpeptide Endorphine mit einem Molekulargewicht um 3500 nachgewiesen (Cox et al. 1976). Die Aminosäuresequenz endogener Opioide ist für die bekannten Peptide am Anfang der Kette gleich, nämlich:

Leu-Enkephalin	**Tyr-Gly-Gly-Phe**-Leu5	
Met-Enkephalin	**Tyr-Gly-Gly-Phe**-Met5 oder	
	Tyr-Gly-Gly-Phe-Met-Arg-Phe7	
	(extended) oder	
	Tyr-Gly-Gly-Phe-Met-Arg-	
	Ply-Leu8 (extended)	
α-Endorphin	**Tyr-Gly-Gly-Phe**-Met-Thr	Val-Thr16
β-Endorphin	**Tyr-Gly-Gly-Phe**-Met-Thr	Lys-Gly-Gln17
γ-Endorphin	**Tyr-Gly-Gly-Phe**-Met-Thr	Val-Thr-Leu17
Dynorphin	**Tyr-Gly-Gly-Phe**-Leu-Arg	Asn-Gln17
β-Resendorphin	**Tyr-Gly-Gly-Phe**-Leu-Arg-Lys-	
	Tyr-Pro9	
Rimophin	**Tyr-Gly-Gly-Phe**-Leu-Arg	Val-Thr13

Zum »Stammbaum der Endorphine«

Ein gemeinsamer Vorläufer besteht für ACTH und β-Lipotropin (s. Schema). Das $ACTH_{1-4-10-24-39}$ ist Vorläufer für die Peptide $α-MSH_{1-13}$ (melanozytenstimulierendes Hormon) sowie $CLIP_{18-39}$ (engl. »corticotropin like intermediate lobe peptide«).

$β-Lipotropin_{1-37-47-53-91}$ ist Vorläufer für $β-MSH_{37-58}$ sowie $β-Endorphin_{61-91}$.

Das Peptid Met-Enkephalin (Molekulargewicht um 600) entspricht der β-Endorphinsequenz 1–5.

Opioidrezeptoren

Die Existenz von Opioidrezeptoren wurde
- 1971 über den Nachweis stereospezifischer morphinerger Interaktionen von Levorphanol im Mäusehirn (Goldstein et al. 1971) *postuliert,*
- 1973 durch 3 unabhängige Arbeitskreise **beschrieben** (Pert, Terenius, Simon) und
- 1973 erstmals autoradiographisch *lokalisiert* (Kuhar et al. 1973).

Der pharmakologische Nachweis mehrerer verschiedener Opioidrezeptoren erfolgte durch Arbeiten von Martin et al. (Entzugssymptome; Martin et al. 1976; Gilbert u. Martin 1976).

Später wurden über die Entdeckung physiologischer Endoliganden der → Enkephaline (Hughes u. Kosterlitz 1975), → Endorphine und → Dynorphin (Goldstein et al. 1979/1981) naloxonantagonisierbare Wirkungen beschrieben, die einem Opioidrezeptor δ (Präparation am Vas deferens der Maus) zugeschrieben wurden (Lord et al. 1977).

Die in Schweinehirnen isolierten endogenen Liganden waren aber *Peptide* und nicht *Alkaloide*, wie sie bei *Pflanzen* auftreten und in der Medizin als *Exoliganden* eingesetzt werden.

Die Ergebnisse veranlassten Martin et al. die Existenz von 3 unterschiedlichen Opioidrezeptoren zu postulieren, denen sie die folgenden Namen – entsprechend der ihnen zugeordneten Liganden – gaben:

– »μ« für Morphin,
– »κ« für Ketocyclazocin und
– »[σ]« für die Substanz SKF 10047 (*N*-Allylnormetazocin).

Akil u. Liebeskind wiesen auf die Interferenz der zentralen monoaminergen Systeme
– Noradrenalin (NA),
– Dopamin (DA) und
– Serotonin (5-HT)
mit dem Opioidsystem bzw. der Antinozizeption hin (Akil 1975, Messing u. Lytle 1977, Iwamoto u. Way 1979): diese Befunde führten schließlich zur Bestätigung der wichtigen Rolle der → absteigenden Hemmsysteme im Rahmen der endogenen Schmerzkontrolle (s. Buch A).

Später erleichterten sie die Arbeitshypothese, dass gewisse analgetisch wirkende Stoffe wie Tramadol, Nefopam, Flupirtin (s. Wirkstoffprofile Buch C) oder die → trizyklischen Antidepressiva (Ongehna 1992; McQuay 1992; s. Buch F) über diese schmerzmodulierenden zentralen Systeme wirken.

Der von Martin erwähnte σ-[Sigma-]Rezeptor wird heute als *Nichtopioid*rezeptor definiert (s. unten).

Putative Opioidrezeptoren sind der ε- [Epsilon-] Opioidrezeptor (nicht ernsthaft, anekdotisch; s. unten) und der Orphan-Opioid-Rezeptor (Anton et al. 1996; s. unten) mit Endoligand Orphanin FQ/Nociceptin (Meunier et al. 1995). Der Orphan-Opioid-Rezeptor (s. unten) gehört trotz der Namengebung nicht zur engen Gruppe der Opioidrezeptoren, obwohl er eine nicht unerhebliche Homologie in der Aminosäurensequenz der Opioidrezeptoren aufweist, weil er weder durch Opioidalkaloide noch -peptide wirksam aktiviert wird und weil der Effekt seines Liganden Orphanin FQ/Nociceptin (s. unten) nicht durch Naloxon antagonisierbar ist.

Opioidrezeptoren, Angriffspunkt opioiderger Xeno- und Bioliganden, beeinflussen – wie weiter unten beschrieben – den *gesamten* Arbeitsrahmen der funktionellen Neuraxis.

Entsprechend ihrer peripheren und zentralen → Lokalisation vermitteln sie → zentrale (d. h. supraspinale und spinale) und → periphere Wirkungen.

Als Opioidrezeptoren sind im Moment die folgende Rezeptoren bekannt (in Klammer neue Bezeich-

nungnen der IUPHAR, die aber in der Praxis noch nicht eingeführt sind und in Fachkreisen umstritten sind):

- μ-Rezeptor oder MOR bzw. (OP3 [→ IUPHAR-Vorschlag]),
- δ-Rezeptor oder DOR bzw. (OP1 [→ IUPHAR-Vorschlag]),
- κ-Rezeptor oder KOR bzw. (OP2 [→ IUPHAR-Vorschlag]),
- [ε-Rezeptor: nicht mehr akzeptiert],
- [Orphan-Opioid-Rezeptor, ORL-1: nicht zu den Opioidrezeptoren gehörend, s. unten].

Allen Opioidrezeptoren sind folgende Charakteristika gemeinsam: der Rezeptorproteinkomplex ist aus ca. 400 Aminosäuren aufgebaut mit charakteristischen 7 transmembranen Domänen (bzw. definierbaren Rezeptorabschnitten) von G-Proteingekoppelten Rezeptoren. 60% der Aminosäurensequenz ist bei allen 3 Opioidrezeptoren identisch. Die bislang geklonten Opioidrezeptoren aus Tierarten sind in bis zu 90% identisch aufgebaut.

Alle Opioidrezeptoren haben gemeinsam, dass sie bei Agonistenbesetzung die Adenylcyclase hemmen; entsprechend der Größe des Rezeptorkomplexes sind beim gleichen Rezeptor für den gleichen selektiven Agonist bzw. Antagonist mehrere Andockstellen bzw. Domänen möglich, wobei NH_2-Terminale offenbar bevorzugte Andockstellen für Antagonisten darstellen (Knapp et al. 1995; Kong et al. 1994).

Die Adenylcyclase wird zwar heute noch als hauptsächlicher »second messenger« angesehen, aber sehr viele Wirkungen werden über spannungsabhängige »voltage-gated« Ca^{2+}-Kanäle und »inwardly rectifying« K^+-Kanäle erklärt.

Opioidrezeptorsubtypen

Gibt es Opioidsubrezeptoren oder einfach nur verschiedene Andockstellen für Endo- und Exoliganden an verschiedenen Andockstellen am gleichen Rezeptor?

Die verschiedenen Wirkungen von Endo- und Exoliganden auf entsprechende Rezeptoren wurden bislang durch putative Subrezeptoren erklärt.

In neuerer Zeit wird dieses Konzept wieder bezweifelt: es ist prinzipiell durchaus möglich, dass spezifische Liganden an gleichen Rezeptoren über verschiedene Andockstellen entsprechend verschiedene intrinsische Wirkungen induzieren.

Konventionell wurde eine Einteilung in Opioidsubtypen vom Typ μ_1-, μ_2-, κ_1-, κ_2-, κ_3-, δ_1-, δ_2-Rezeptoren postuliert (Pasternak et al. 1985; Pasternak u. Wood 1986; Rothman et al. 1987; Paul et al. 1989; Clark et al. 1989; Rothman et al. 1989; Xu et al. 1991; Negri et al. 1991).

Mit dem Antagonisten Naloxonazin lässt sich eine opioidinduzierte Analgesie, nicht aber Atemdepression und Magendarmparese aufheben (Ling et al. 1988, Paul et al. 1988, Spiegel et al. 1984): es ist bis jetzt jedoch nicht gelungen, entsprechend selektive Agonisten herzustellen.

Diese konventionelle Unterteilung in Subtypen wird jedoch zunehmend kontrovers diskutiert: man postuliert unterschiedliche Opioidrezeptorproteine vom z. B. μ-Opioidrezeptor (MOR)-Typ aufgrund von unterschiedlichem »mRNA-splicing« (Schulz et al. 1998). Bindungsstudien mit radioaktiv markierten Liganden an sog. Knock-out-Mäusen (Mäuse ohne MOR-Gen) zeigen offenbar keinen Anhaltspunkt für μ-Opioidsubrezeptoren (Kitchen et al. 1997).

Es ist deshalb durchaus möglich, dass spezifische Liganden an gleichen Rezeptoren über verschiedene Andockstellen entsprechend verschiedene intrinsische Wirkungen induzieren, wie dies Versuche auf der Molekularebene andeuten (Seki et al. 1998).

Opioidrezeptoren (z. B. der δ-Opioidrezeptor [DOR]) können sich offenbar je nach Zell- bzw. Gewebetyp (z. B. Vas deferens vs. ZNS) in Bezug auf die Aminosäuresequenz unterscheiden (Vaughn et al. 1990).

Bisher ist gesichert, dass es nur 3 Gene im menschlichen wie tierischen Genom für μ-Opioidrezeptoren (MOR), κ-Opioidrezeptoren (KOR) sowie δ-Opioidrezeptoren (DOR) gibt, nämlich:

μ: Chromosom 6q24-25 (Wang et al. 1994),

κ: Chromosom 8q11-12 (Simonin et al. 1995),

δ: Chromosom 1p34.3-p36.1 (Simonin et al. 1994).

Wirkmechanismen

μ-Opioid-, δ-Opioid-, κ-Opioidrezeptoren (MOR, DOR, KOR) sind ubiquitär, nämlich sowohl in peripheren Geweben als auch im ZNS nachweisbar.

Opioidrezeptoren hemmen die Adenylcyclase, vermindern den intrazellulären Ca^{2+}-Einstrom und erhöhen den Ausstrom von K^+-Ionen aus der Zelle mit dem Resultat einer zellulären Hyperpolarisation.

Opioide wirken auf alle 4 Transfunktionen der Nozizeption, nämlich:

1. Nozitransduktion bzw. Nozitransduktionsrate (Schmerzimpulsentstehung; »peripheres Milieu«; Stein et al. 1990; Levine et al. 1993; Andreev et al. 1994),
2. Nozitransformation peripher (»peripheres Milieu«; Hemmung der Freisetzung proinflammatorischer Substanzen [antidromale Freisetzung von Substanz P etc.], Hemmung des Axonreflexes; Aktivierung peripheren Opioidsystems; Yaksh 1988; Yonehara et al. 1992; Stein et al. 1990),
3. Nozitransmission bzw. periphere Nozitransmission (Kosterlitz u. Wallis 1964: nichtopioiderge Hemmung der neuronalen Signalleitung),
4. Nozitransformation zentral (»synaptisches Milieu«; Cesselin et al. 1980; Millan et al. 1986; Cesselin 1986), und zwar:
   a) **präsynaptische** Hemmung der Freisetzung von → exzitatorischen Neurotransmittern in Abhängigkeit vom
      i. nozizeptivem Input aus C- und A_δ-Fasern,
      ii. lokaler Opioidkonzentration,
      iii. Opioidrezeptortyp- bzw. Opioidrezeptorkomplex;
   b) **postsynaptische** Hyperpolarisation von Zweitneuronen (Zieglgänsberger u. Bayerl 1976);
   c) **supraspinale Nozitransformation.**
5. Nozitranslation bzw. Schmerzperzeption (s. Buch A).

Funktionelle Rezeptorkomplexe

Aufgrund von pharmakologischen Tierstudien wird postuliert, dass antinozizeptive Vorgänge nicht nur über einzelne Subrezeptoren, sondern ganze funktionelle Subrezeptorgruppenkomplexe ablaufen (Schoffelmeer 1988, 1990; Watkins 1992; Rothman 1993): es betrifft dies v. a. die Kombination δ-/κ-Rezeptor (Miaskowski 1990) sowie δ-/μ-Rezeptor (Rothman 1988; Heyman 1989).

Bei der Anwendung von Agonist-Antagonisten und κ-Agonisten werden oft nichtopioiderge σ-Wirkungen induziert: dies könnte man auch als Hinweis für funktionelle Rezeptorkomplexe deuten.

Lokalisation der verschiedenen Rezeptoren

Peripheres Kompartiment

Periphere Opioidrezeptoren vom Typ μ, κ und δ sind an Nozisensoren bzw. freien peripheren sensorischen Nervenendigungen (Stein et al. 1990, Hassan et al. 1993, Stein 1995) nachgewiesen worden, ebenfalls die diesen Opioidrezeptoren entsprechenden mRNS in den Zellkörpern primär afferenter Neurone (Mansour et al. 1994; Schäfer et al. 1995; Maekawa et al. 1994). Immunohistochemisch konnte nachgewiesen werden, dass 30–40% der kutanen Nozisensoren Opioidrezeptoren vom Typ MOR aufweisen (Coggeshall et al. 1997); in einer anderen Arbeitsgruppe wurden alle 3 Opioidrezeptoren sowohl im Spinalganglion als auch im peripheren Nerven (N. ischiadicus) immunochemisch mit spezifischen Antikörpern bzw. Antisera nachgewiesen (Dado et al. 1993; Ji et al. 1995; Zhang et al. 1998).

Periphere Opioidrezeptoren sind auch physiologische Angriffspunkte endogener Opioidpeptide, die in traumatisiertem, entzündetem Gewebe in regional eingewanderten Zellen des Immunsystems (Lymphozyten, Monozyten u. a.) exprimiert werden, unter bestimmten Bedingungen (durch Stress oder sogenannte »Releasingfaktoren«, z. B. CRF) freigesetzt werden und eine Analgesie bewirken, die einer exogenen Gabe von Opioiden vergleichbar ist (Stein 1995; Stein et al. 1990;

Schäfer et al. 1994; Carr et al. 1989, 1991, 1992; Taub et al. 1991).

Neuere Therapiekonzepte berücksichtigen dies (s. Buch K : Neuraxiale Anwendung von Opioiden etc.).

Spinales Kompartiment

Im Rückenmark sind μ-, κ- und δ-Rezeptoren nachgewiesen, wobei

- δ-Rezeptoren (DOR) in Lamina I (v. a. präsynaptisch, postsynaptisch möglicherweise deszendierende NA- und 5-HT-Systeme modulierend; Arvidsson et al. 1995),
- μ-Rezeptoren (MOR) (Laminae II, III, IV, V, VIII, prä- und postsynaptisch [Enkephalinandockstelle]; Arvidsson et al. 1995),
- κ-Rezeptoren (KOR) in Lamina II (Substantia gelatinosa Rolandi; v. a. postsynaptisch als Andockstelle für endogene Prodynorphin- und Proenkephalinpeptide, Arvidsson et al. 1995) sowie μ-Rezeptoren neben der Lamina II, die noch in den Lamina III, IV, V und VIII konzentriert sind (Della Bella et al. 1978; Foote u. Maurer 1982; Mansour et al. 1995a, b, 1996; Arvidsson et al. 1995). Das spinale κ-Dynorphinsystem kann durch Geschlechtshormone aktiviert werden (Schwangerschaftsanalgesie; prä- und postsynaptisch; 17-Beta-Estradiol, Progesteron; Dawson-Basoa et al. 1996).

Supraspinales Kompartiment

Über die Lokalisation der Opioidrezeptoren ist aus Tierversuchen aber nur *summarisch* bekannt, dass im Kortex vor allem κ- > δ- > μ-Rezeptoren vorherrschen: dies stimmt auch mit der klinischen Erfahrung überein, dass → κ-Agonisten in der Regel eine ausdrückliche Sedation vermitteln.

Im striatären limbischen System sind [nichtopioiderge σ-] > κ- > μ-Rezeptoren vorherrschend: dies stimmt mit der klinischen Erfahrung überein, dass Opioide vom Typ → Agonist-Antagonist oder Nichtopioide mit [σ-]-R-Agonistenprofil psychotomimetische Nebenwirkungen aufweisen können.

Im Hirnstamm wurden v. a. μ- und weniger κ-Rezeptoren nachgewiesen; tatsächlich hemmen v. a. potente → μ-Agonisten die im Hirnstamm organisierten Atem- und Hustenzentren.

μ-Rezeptor (MOR = Mμ-Opioid Receptor bzw. eingedeutscht My-Opioidrezeptor)

Die Unterteilung in einen $μ_1$- sowie einen $μ_2$-Subrezeptor ist nicht mehr allgemein anerkannt (s. oben).

Der μ-Opioidrezeptor oder MOR gehört zur Klasse der mit → G-Proteinen gekoppelten Rezeptoren (Gudermann et al. 1996). Bei Aktivation beteiligen sich entsprechend:

- membranständige Ionenkanäle, v. a. K^+- und Ca^{2+}-Kanäle (North 1993)
- intrazelluläre Enzymsysteme wie Adenylcyclase, Phospholipase C, Proteinkinase C (Olinas et al. 1992; Smart 1993; Childers 1993).

Endoliganden

[Agonist]   β-Endorphin (gleiche Affinität für μ- und δ-Rezeptoren).

[Agonist]   Endomorphin-1, Endormorphin-2 (Zadina et al. 1997).

Exoliganden

Dihydromorphin, DAMGO.

Der μ-Rezeptor ist die wichtigste Bindungsstelle für Wirkstoffe vom Typ μ-Agonisten (klinische Referenzwirkstoffe: Morphin, Sufentanil).

κ-Rezeptor (KOR = Kappa-Opioidrezeptor)

Die Einteilung des κ-Rezeptors in 3 Subtypen $κ_{1-3}$ wird diskutiert (Sukin et al. 1988; Clark et al. 1989; Rothman et al. 1989; Wollerman et al. 1993; s. oben); praktische Auswirkungen der postulierten Subtypen auf die klinische Pharmakologie sind nicht bekannt (Millan 1990, Hunter 1990).

Klinisch einsetzbare spezifische κ-Agonisten sind nicht bekannt. Exoliganden vom Typ Agonist-Antagonist haben allerdings eine Präferenz für den KOR, ebenfalls Endoliganden vom Typ Dynorphine (s. unten).

Die Signaltransduktion ist wie bei allen Opioidrezeptoren mit 7 transmembranären Domänen und an G-Proteine – genauer an Gαo oder Gαq – gekoppelt gleich, nämlich Aktivierung oder Hemmung von »Second-messenger-Moleküle« wie z. B. die Adenylcyklase, die über ihre Produkte z. B. cAMP auf Effektoren einwirken wie z. B. Ionenkanäle.

Der κ-Rezeptor kommt im ZNS v. a. im Kortex, in Hirnabschnitten mit Schlaf-Wach-, endokrinen Funktionen, daneben aber auch an peripheren sensiblen Nervenendigungen (Nozizeptoren) vor; im spinalen Kompartiment ist er an der Transformation viszeraler noxischer Inputs hauptsächlich beteiligt (Simonin et al. 1998).

Endoliganden

[Agonist]   Dynorphinpeptide, insbes. Dynorphin A (1–17).

Exoliganden

Bremazocin, U50488H, Spiradolin, Enadolin.

Der κ-Rezeptor ist die wichtigste Bindungsstelle für Wirkstoffe vom Typ der → Benzomorphane (Ketocyclazocin).

Alkylierte Peptide mit der Struktur: N-Benzyl und N-Cyclopropylmethyl + Aminosäurensequenz (entsprechend → Dynorphin 1–11) weisen in vitro eine hohe Affinität zu κ-Rezeptoren auf (Soderstrom et el. 1997).

Die supraspinalinduzierte Atemdepression sowie die Darmmotilitätshemmung scheint gegenüber μ-Agonisten weniger ausgeprägt zu sein. Opioide vom Typ Agonist-Antagonist (hohe Affinität für κ-Rezeptor) vermitteln in der Regel vermehrt Sedation.

δ-Rezeptor (DOR = Delta-Opioidrezeptor)

Der von der Arbeitsgruppe um Hughes postulierte δ-Rezeptor (Lord et al. 1977) ist der 1. Opioidrezeptor, der überhaupt kloniert wurde (2 Forscherteams: Evans et al. 1992; Kieffer et al. 1992).

Es werden DOR-Subtypen postuliert (Jian 1991; Xu 1991; Negri 1991; Stewart 1993; Rossi et al. 1997).

Es wird spekuliert, dass die Aktivierung des DOR_2-Rezeptors die Freisetzung des (antiopioidergen) Cholezystokinins fördere, eine Aktivierung DOR_1-Rezeptoren aber hemme (Noble et al. 1996).

Der Referenzagonist DADLE passiert die Blut-Hirn-Schranke nicht; der enzymatisch stabile δ-R-Agonist D-Penicillamin-2,5-Enkephalin, DPDPE, erreicht das ZNS über aktive Transportmechanismen (Thomas et al. 1997).

Intrathekal und intrazerebroventrikulär verabreichte δ-Rezeptoragonisten entfalten einen eindeutig antinozizeptiven Effekt (Onofrio u. Yaksh 1983); sie potenzieren die analgetische Wirkung von μ-Agonisten (Heyman 1989). δ-R- und κ-R-Agonisten wirken in Bezug auf spinale Analgesie synergistisch (Miaskowski et al. 1990).

Endoliganden
[Agonist]   Met-Enkephalin.
[Agonist]   Leu-Enkephalin.

Exoliganden
DADLE [Referenzagonist], DPDPE.

(Hypothetischer) ε-Opioidrezeptor

Der *hypothetische* Opioidrezeptor ε (Epsilon) liess sich im Vas deferens der Ratte nicht verifizieren (Sheehan et al. 1988): aus molekulabiologischer Sicht gibt es ebenfalls keinen Anhalt, die Existenz eines ε-Opioidrezeptors anzunehmen: es wurde kein Gen für den Beweis dieses Rezeptors nachgewiesen.

Die intrazerebroventrikuläre Gabe von Etorphin bei Ratten induziert dosisabhängig einen antinozizeptiven Effekt (Tail-flick-Test), der mit intrazerebroventrikulärer Gabe von Met-Enkephalin-Antiserum, nicht aber

entsprechenden Antiseren auf Leu-Enkephalin sowie Dynorphin A_{1-17} antagonisierbar war. Die intrathekale Gabe von Met-Enkephalin, sowie eine δ-Opioidrezeptorenblockade, nicht aber von Leu-Enkephalin oder Dynorphin A, schwächte diesen durch Etorphin auslösbaren antinozizeptiven Effekt.. Die Autoren postulieren eine über supraspinale ε-Opioidrezeptoren induzierte Stimulation des deszendierenden opioidergen Systems mit Freisetzung von → Met-Enkephalin und konsekutiver spinaler Aktivierung von δ-Opioidrezeptoren (Xu u. Tseng 1997).

Ein solcher Effekt kann auch erklärt werden durch die verschiedene Wirkung von Opioidagonisten in Bezug auf Phosphorylierung und Internalisierung (s. unten) von Opioidrezeptoren (z.B. Etorphin; Zhang et al. 1998).

[σ-Rezeptor]

Die eckige Klammer soll anzeigen, dass der 1976 noch von Martin in die klassische Opioidrezeptorentrias einbezogene σ-Rezeptor heute nicht mehr zum Opioidsystem gerechnet wird (Walker et al. 1988). Typische Liganden für den σ-Rezeptor sind Phencyclidine (Zukin u. Zukin 1979).

Opioidagonisten vom Typ κ-Agonist bzw. Agonist-Antagonist weisen in der Regel eine Affinität zum nichtopioidergen σ-Rezeptor auf und induzieren entsprechend nichtopioiderge UAW (s. Buch C).

Im ZNS werden 2 σ-Subtypen unterschieden: $σ_1$- und $σ_2$-Rezeptoren.

$σ_1$-Rezeptoren binden vorwiegend mit (+)-Opioiden wie → (+)-Pentazocin (Walker et al. 1992) sowie Haloperidol. An $σ_2$-Bindungsstellen binden eher (–)-Opioide.

σ-Rezeptoren sind im Bereich der die Motorik verarbeitenden ZNS-Regionen (Hirnstammmotorik; Basalganglien und Kortex) gehäuft nachweisbar (Gundlach et al. 1986). Die Mikroinjektion von σ-Liganden induziert im Tierversuch Dystonie (Itzhak et al. 1990; Weber et al. 1986). Im nigrostratialen System vermutet man eine enge Zusammenarbeit zwischen σ- und Dopaminsystem (Goldstein et al. 1989).

Endoliganden
–

Exoliganden
Ketamin, SKF 10047 (N-Allylnormetazocin), Pentazocin, Cyclazocin

Zur Einteilung nach rezeptoralen Gesichtspunkten

Affinität von Liganden

Die Eigenschaft eines Wirkstoffes, einen Rezeptor *reversibel* zu besetzen, wird als Affinität bezeichnet. Sie wird bestimmt durch die physikochemische Kraft eines Wirkstoffes zum Eingehen einer reversiblen, nichtchemischen *Verbindung* mit einem Rezeptor. Die Rezeptoraffinität ist abhängig von Größe und Form des Ligandenmoleküls sowie von der Anordnung von Atomen und Atomgruppen an der Oberfläche.

Je nach Leichtigkeit der Bindung ist der Aufwand an Bindungs- oder »Affinitätsenergie« minimal. Nach erfolgter Bindung braucht es eine sog. Dissoziationsenergie, um den Wirkstoff vom Rezeptor loszulösen; ist diese Dissoziationsenergie hoch, wird der Wirkstoff nur sehr langsam vom Wirkstoff-Rezeptor-Komplex dissoziieren und kann entsprechend auch kompetitiv nicht verdrängt werden (z. B. Buprenorphin). Die exakten Bindungsenergien sind in der Regel nicht bekannt und für klinische Belange unbekannt (Ausnahme: Buprenorphin): man kann auch messen, wie lange eine Rezeptorbindung dauert. So weiß man, dass die Dissoziationszeit von Alfentanil ultrakurz bzw. kaum messbar ist; Wirkstoffe wie Fentanyl und Morphin dissoziieren innerhalb von 1–5 min, Sufentanil innerhalb von 25 min.

Das Wirkstoff-Rezeptor-Verhältnis kann mit einer einfachen Gleichung verglichen werden:

Wirkstoff + Rezeptor ⇔ Wirkstoff-Rezeptor-Komplex.

Der Wirkstoff-Rezeptor-Komplex löst die → Rezeptorkonformationsänderung aus, die zur → intrinsischen oder klinischen Wirkung führt. Ist die Affinität eines Wirkstoffs für einen Rezeptor hoch und die intrinsische Wirkung stark, wird mit niedrigerer Wirkstoffkonzentration eine intrinsische Wirkung ausgelöst: man spricht auch von hochspezifischen, potenten Wirkstoffen.

Therapeutischer Index

Spezifische potente Wirkstoffe ermöglichen weniger mit unerwünschten Nebenwirkungen belastete Wirkstoffe; umgekehrt benötigt man für die gleiche klinische Wirkung mit unspezifischen Wirkstoffen eine weitaus höhere Dosierung und induziert somit unvergleichlich mehr Nebenwirkungen: das Ziel von → Janssen war die Entwicklung von hochpotenten Opioiden, um eine höhere klinische Sicherheit zu erzielen (Janssen 1981). Die Sicherheit von Wirkstoffen wird zunächst im Tierversuch ermittelt und anhand des im Buch A vorgestellten Quotienten zwischen effektiver und letaler Dosis bei 50% der Versuchstiere, dem → speziesspezifischen therapeutischen Index, bestimmt. Sufentanil gilt als das Referenzopioid mit dem höchsten therapeutischen Index.

Inhibitionskonstante K_i

Affinitätsbestimmungen werden in vitro mit einem *hochaffinen*, radioaktiv markierten Liganden wie → [3H] Sufentanil oder → [3H] Etorphin als Bezugssubstanz durchgeführt.

Nach i.v.-Verabreichung des radioaktiv markierten Liganden werden Hirnextrakte auf seine Konzentration bestimmt (in ähnlicher Weise wurden übrigens die topographische Verbreitung von Opioidrezeptoren ermittelt). Danach wird in steigender Konzentration die Vergleichssubstanz zugefügt. Die Konzentration, bei der die Bezugssubstanz Sufentanil Etorphin aus dem Rezeptor verdrängt, wird als Inhibitionskonstante K_i bezeichnet. Bei hochaffinen Stoffen ist die notwendige Verdrängungskonzentration und somit auch die Inhibitionskonstante niedrig, bei »schwachaffinen« Stoffen hoch. Der Wert K_i wird in nmol angegeben und bezieht sich auf 1 g Hirnsubstanz. Die Bestimmung der u. a. speziesabhängigen Rezeptoraffinität ist aufwendig und vorderhand nur im Tierversuch zu bestimmen. Deshalb sind für viele, v. a. ältere Stoffe entsprechende Untersuchungen nicht vorhanden oder widersprüchlich.

In-vivo-Affinitäts- bzw. -Kompetitionsbestimmungen mittels radioaktivmarkiertem [3H] Etorphin werden an Versuchstieren durchgeführt. Beim gesunden Versuchstier (Ratte) wird die auf Affinität testende nichtmarkierte Wirksubstanz zusammen mit dem markierten Referenzmolekül Etorphin verabreicht. Danach wird im ZNS-Präparat die Konzentration zwischen markiertem Etorphin gemessen und daraus der Schluss gezogen, wieweit das unmarkierte Opioid in vivo Etorphin vom Rezeptor verdrängt hat. In-vitro- und In-vivo-Messungen zur Affinitätsbestimmung können unterschiedliche Ergebnisse zeitigen (Rosenbaum 1985).

Aus diesem Grunde ist in dieser Auflage im Buch B auf die Auflistung von K_i-Werten verzichtet worden; sie werden jedoch im entsprechenden Wirkstoffprofil angegeben: da die meisten, meist aus älteren Arbeiten übernommenen Werte nicht vergleichbar sind (Absenz von strikten Standardisierungen), stellen sie nur einen sehr relativen Informationswert dar.

Dualistische Dynamik, Martins Dualismus

Rezeptoren haben mehrere Bindungsstellen. Einige Opioide entfalten v. a. bei *höherer* Dosierung eine Wirkung auf andere Bindungsstellen und entsprechend verschiedene Effektorsysteme. Zum Beispiel können Opioide in niedriger Dosierung agonistische, in höherer Dosierung antagonistische Wirkungen induzieren. Dieses Phänomen wurde auch als *Martins Dualismus* beschrieben (Martin 1983).

Abkoppelung, Internalisation, Resynthese

Rezeptoren können sich von Effektorsystemen abkoppeln und somit unwirksam werden (Wong 1992; Nishino 1990): die bei chronischer Anwendung von Opioiden im Tierversuch beschriebene »Desensibilisierung« oder »low affinity« wird so erklärt (Wong 1992; Eriksson 1992).

Rezeptoren können endozytotisch ins Innere der Zellen verlagert werden. Dieser Prozess, Internalisation genannt, ist erst seit wenigen Jahren erforscht und in Bezug auf Opioidrezeptoren sind noch keine praxisrelevanten Angaben erhältlich.

Rezyklierte Rezeptorproteine können entweder abgebaut werden oder für eine De-novo-Rezeptorensynthese rezykliert werden.

Plastizität

Nozizeptive Einflüsse beeinflussen nicht nur Opioidrezeptorenpopulationen, sondern auch die für die → »Umwandlungskaskade« wichtige Gensynthese von G-Proteinen (Eriksson 1992). Opioide können je nach Konzentration verschiedene intrazelluläre Kaskaden beeinflussen, so dass Opioidrezeptoren sowohl hemmend als auch fördernd auf entsprechende nozizeptive Einflüsse reagieren (In-vitro-Tests; Crain 1992).

Intrinsische Wirkung

Als intrinsische Wirkung wird die Fähigkeit eines Liganden beschrieben, durch reversible Bindung an einem Rezeptor diesen selbst zu einer reversiblen → **Konformationsänderung** und entsprechenden intrazellulären Effektormechanismen zu aktivieren, die dann zu einer klinischen Wirkung führen.

Diese Konformationsänderung ermöglicht eine Art funktionelle Bereitstellung des Rezeptors (z.B. die Öffnung eines Ionenkanals etc.). Diese Eigenschaft nennt man »intrinsic efficacy« bzw. »intrinsische Wirkung«. Diese intrinsische Wirkung kann im agonistischen oder antagonistischen Sinn erfolgen.

Die intrinsische Wirkung lässt sich nur indirekt anhand klinischer Beobachtungen registrieren: es gibt wenig Publikationen, wo im standardisierten Tiermodell beispielsweise der durch ein Opioid induzierbare antinozizeptive Schutz durchgetestet wurde (s. unter Analgesie: Arbeiten von Morgan et al. 1999).

In Bezug auf Wirkstoffe fällt auf, dass Naloxon in allen Tierversuchen, in allen Geweben und auf allen Rezeptoren als Antagonist bezeichnet werden kann.

Morphin wirkt hauptsächlich auf den MOR-Rezeptor, jedoch zu einem deutlich geringeren Anteil auch auf KOR- und DOR-Rezeptoren.

Die intrinsische Wirkung ist offensichtlich sowohl arten- als auch gewebespezifisch.

Konformationsumwandlungskaskade

Die reversible kompetitive Bindung zwischen Ligand (Exoligand, Endoligand) und dreidimensionalen Rezeptor führt zu einer von der Zellmembran über das Zytoplasma bis zum Zellkern ablaufenden Reaktionskaskade mit einer sog. Konfigurationsänderung (reversible, funktionelle Veränderung der Membranfunktion). Dies betrifft im Falle der Opioidrezeptoren die reversible Bindung mit transmembranständigen → G-Proteinen. Dieser Rezeptor-G-Protein-Komplex induziert folgende Umwandlungsfunktionen:

– Funktionsveränderungen (Öffnung, Öffnungsfrequenz etc.) von membranständigen Ionenkanälen (Depolarisation, Hyperpolarisation der Zellmembran; Pert 1974; Zieglgänsberger 1976; Cardenas 1975; 1976; Collier 1974; Sharma 1975; Twitchell 1993) und/oder
– Funktionsveränderungen im Zytoplasma, in dem der Komplex sich mit der membrangebundenen zyklischen Adenylcyclase bindet (v.a. Hemmung, aber auch Förderung; Carter 1993; Nestler 1993). Das zyklische Adenylatsystem seinerseits induziert hemmende oder fördernde Funktionsabläufe in intrazellulären Zweitbotensystemen wie zyklische AMP und mögliche Folgereaktionen wie Einflüsse auf Zellkernfunktionen wie nukleäre »Transskriptionskaskaden« (Beispiel Neusynthese von endogenen Opioiden, Rezeptoren etc.; Konradi 1993; Borsook 1994).

Die »Umwandlungskaskade« läuft also vereinfacht auf 3 Ebenen ab, nämlich:

- **Zellmembran:** funktionelle Veränderungen in Bezug auf extrazellulär-intrazelluläres Ionengefälle (bzw. Polarisation). Im Falle des Opioidsystems handelt es sich um Na^+-, Cl^-, aber auch Ca^{2+}-Ionen.
- **Zytoplasma:** funktionelle Veränderungen in Bezug auf Zweitbotensysteme (Zellfunktionsveränderung).
- **Zellkern:** funktionelle Veränderungen in Bezug auf Genherstellung (→ Plastizität des Schmerzverarbeitungssystems, Zellschutzmechanismen).

Aus dem Gesagten ist verständlich, dass die *chronische Administration* von Liganden komplizierte und vernetzte *Langzeitfunktionsänderungen* bei entsprechenden Zellpopulationen hervorruft und dass bei abruptem Abbrechen entsprechender Dauermedikationen multiple Reaktionen des Organismus zu erwarten sind, die sich klinisch beispielsweise als → Entzugssymptomatik manifestieren können.

Vom μ-Agonisten bis zu vollen Antagonisten

Definitionsgemäß weist ein Opioid eine spezifische → Affinität zu Opioidrezeptoren auf und löst über eine reversible Rezeptorligandbindung eine → Konformationsänderung bzw. eine intrinsische Wirkung aus.

Aufgrund der oben definierten 3 anerkannten Opioidrezeptoren können wir theoretisch folgende Exoliganden postulieren:

- μ-Liganden,
- κ-Liganden,
- δ-Liganden.

Die in der Klinik eingesetzten Wirkstoffe bzw. Exoliganden halten sich jedoch nicht an dieses theoretische Benehmen: die in der Klinik eingesetzten Exoliganden zeigen in der Regel immer eine Affinität für mindestens 2 Rezeptortypen und haben deshalb eine entsprechende *gemischte* intrinsische Wirkung.

δ-Rezeptorexoliganden fallen aus diesem konventionellen Arbeitsrahmen, weil es zzt. keine δ-Liganden in der Klinik gibt, die die Blut-Hirn-Barriere leicht passieren.

Die Realität von Opioidsubrezeptoren wird diskutiert (s. oben): die konventionelle Einteilung in partielle Agonisten wird deshalb in der Folge nur noch als hypothetisch bezeichnet.

Somit unterscheidet man zzt. 3 folgende, prinzipielle Opioidwirkstoffgruppen:

μ-Agonisten

- Hauptaffinität: μ-Rezeptor (MOR),
- intrinsische Wirkung: definitionsgemäss immer agonistisch,
- Nebenaffinität für KOR bzw. DOR geringer,
- intrinsische Wirkung auf KOR und DOR: geringer, qualitativ aber immer im agonistischen Sinn.

Agonist-Antagonisten

- Hauptaffinität: κ-Rezeptor (KOR),
- intrinsische Wirkung: agonistisch in Bezug auf KOR,
- Nebenaffinititäten bezüglich MOR und DOR: unterschiedlich bis keine,
- intrinsische Wirkung in Bezug auf MOR: partiell antagonistisch,
- Nebenaffinität: nichtopioiderger [σ-Rezeptor]: in der Regel ja,
- intrinsische (nichtopioiderge) σ-Wirkung: in der Regel agonistisch (siehe UAW).

Antagonisten

- Hauptaffinität MOR,
- Nebenaffinität: unterschiedlich bezüglich KOR und DOR,
- intrinsische Opioidwirkungen: kompetitiv antagonistisch (= aufgrund des Massenwirkungsgesetzes

Verdrängung eines entsprechenden Liganden vom Opioirezeptor, aber ohne Induktion einer eigentlichen intrinsischen opioidergen Wirkung in klinischer Dosierung).

1. μ-Agonisten

μ-Agonisten haben folgende Eigenschaften:

- **Affinität:** μ-Rezeptor (hohe Affinität; unterschiedliche Affinität an κ- oder δ-Rezeptoren),
- intrinsische Wirkung ausschließlich im **agonistischen Sinn** (je nach Rezeptoraffinität; in der Regel nur Wirkung an 2 der 3 Rezeptoren).
- Die gebräuchlichen μ-Agonisten weisen keine Affinität zum [σ]-Rezeptor auf.

Die bekanntesten (klinisch einsetzbaren) μ-Agonisten sind:

- Alfentanil,
- Carfentanil,
- Fentanyl,
- Heroin (Diacetylmorphin),
- Hydromorphon,
- Codein,
- Lofentanil,
- Methadonrazemat sowie Enantiomere,
- Morphin,
- Oxymorphon,
- Pethidin,
- Remifentantil,
- Sufentanil,
- Tilidin,
- Tramadol.

Diese für die Praxis gedachte Aufzählung gibt weder die Affinität (es gibt keine standardisierten Affinitätsangaben für alle in der Klinik eingesetzten Wirkstoffe; in der Regel gibt es genügend Angaben für neuere Wirkstoffe, jedoch kaum Angaben bei älteren Wirkstoffen) noch die intrinsische Wirkung der Wirkstoffe an, sondern nur die *potenzielle intrinsische Wirkung* in Bezug auf die 3 einzelnen Opioidrezeptoren: keine der angegebenen Wirkstoffe verletzt die klinische Regel der »unité de doctrine«: falls eine signifikante Opoidrezeptoraffinität vorliegt, ist die induzierbare intrinsische Wirkung immer im agonistischen Sinn.

Die klinische Bedeutung des »Dynamikprofils« der vollen μ-Agonisten liegt in der vollen agonistischen »Ausschöpfung« v. a. der analgetischen Rezeptorvermittlung. Volle μ-Agonisten dürfen im Sinne einer pharmakotherapeutischen »unité de doctrine« mit allen Wirkstoffen mit agonistischem Profil angewandt werden ohne Gefahr der partiellen bis totalen → Antagonisierung.

Partielle μ-Agonisten

Theoretisch haben partielle MOR-Agonisten eine Affinität zu einem entsprechenden μ-**Subrezeptor** (wie oben beschrieben wird jedoch eine solche Unterteilung in MOR-Subrezeptoren derzeit diskutiert). Die intrinsische Wirkung eines potentiellen, partiellen MOR-Agonisten wäre agonistisch. Partielle MOR-Agonisten wurden jahrelang diskutiert als Möglichkeit, eine μ_1-Wirkung (Analgesie) ohne μ_2-Wirkung (Atemdepression etc.) zu erzielen. Einige Opioide werden teilweise als partielle MOR-Agonisten bezeichnet, so:

→ Buprenorphin (Bezeichnung »partieller μ-Agonist« als auch »Agonist-Antagonist«). Buprenorphin hat eine hohe Affinität zum μ-Rezeptor (K_i-Wert in nM: 0,77), δ-Rezeptor (2,2) sowie κ-Rezeptor (1,1). Am μ-Rezeptor entfaltet Buprenorphin in *hoher* Dosierung eine *partiell-antagonistische*, in *niedriger* Dosierung eine agonistische intrinsische Wirkung. Buprenorphin kann bei unter chronischer μ-Medikation stehenden Patienten eine → Entzugssymptomatik auslösen; am κ-Rezeptor soll Buprenorphin ebenfalls agonistische wie antagonistische Wirkungen entfalten. Die Einteilung von Buprenorphin als → Agonist-Antagonist dürfte daher *praxisgerechter* sein.

→ Meptazinol wird sowohl als selektiver μ_1-Agonist mit anticholinesteraseähnlicher Wirkung, als auch als Agonist-Antagonist aufgeführt. Im Tierversuch löst Meptazinol beim morphinabhängigen Versuchstier eine Abstinenzsymptomatik aus: deshalb dürfte die von einigen Autoren bevorzugte Einteilung als → Agonist-Antagonist *praxisgerechter* sein.

2. Agonist-Antagonisten

Opioide vom Typ Agonist-Antagonist weisen in der Regel eine hohe KOR-Affinität sowie eine unterschiedliche Affinität zu MOR und DOR auf.

Die intrinsische Wirkung der Agonist-Antagonisten ist in Bezug auf den KOR in der Regel agonistisch, in Bezug auf den MOR jedoch partiell agonistisch bis antagonistisch. Zudem weisen eigentümlicherweise Opioide vom Typ Agonist-Antagonist in der Regel eine Affinität zum σ- [Nichtopioid-]Rezeptor auf, wo sie eine agonistische Wirkung induzieren.

Die dichteste κ-Rezeptoranhäufung konnte im Kortexbereich nachgewiesen werden (Foote u. Maurer 1982); dies würde mit dem *klinischen Eindruck*, dass κ-Agonisten wie Cyclazocin weniger Hirnstammdepressionen (Atemfunktion, Kreislauffunktion) sondern eher (kortikale) Sedation und Analgesie vermitteln, übereinstimmen.

Agonist-Antagonisten sind:

Buprenorphin,
Butorphanol,
Ciramadol,
Conorphon,
Cyclazocin,
Dezocin,
Levallorphan,
Meptazinol,
Nalbuphin,
Nalorphin,
Pentazocin,
Profadol ,
Propiram,
Tonazocin.

Die dynamischen Eigenschaften der Opioide vom Typ Agonist-Antagonist umfassen:

- analgetische Wirkung via KOR-Rezeptor (d. h. nur über einen Teil der physiologisch möglichen Analgesievermittlung bzw. keine »μ-δ«-Analgesie) mit der Konsequenz:
  – flache Dosis-Wirkungs-Kurve,
  – analgetische Plateauwirkung bzw. → Ceilingeffekt (Smith et al. 1971);
- MOR-Wirkung partiell antagonistisch: ihr Einsatz widerspricht somit dem Prinzip der → »unité de doctrine« (s. Buch K);
- nichtopioiderge, unerwünschte [σ-]Rezeptorenwirkung (psychotomimetische UAW, pulmonale Hypertension, s. Wirkstoffprofile Buch C).

3. Partielle κ-Agonisten (putativ)

Der Wirkstoff Bremazocin ist ein potenter langwirksamer, Analgesie und Sedation (aber keine Atemdepression) vermittelnder κ-Agonist mit nichtakzeptabler Inzidenz von nichtopioidergen → [σ-] Rezeptorwirkungen (Römer et al. 1980; Freye et al. 1983).

4. δ-Agonisten (putativ)

Der analgesievermittelnde δ-Opioidrezeptor wird im klassischen, oben beschriebenen Einteilungsschemata aus methodologischen Gründen weggelassen, weil (noch) keine spezifischen zentralgängigen δ-Exoliganden zur Verfügung stehen, die die Blut-Hirn-Schranke passieren.

δ-Agonisten stehen allerdings zu intrathekaler Anwendung in Spezialkliniken zur Verfügung (→ DADLE intrathekal).

Ebenfalls sind Blut-Hirn-Barriere-gängige DOR-Agonisten im vorklinischen Einsatz.

5. Opioidantagonisten

Opioidantagonisten haben eine (unterschiedliche) Affinität zu den Opioidrezeptoren MOR, KOR, DOR. Opioidantagonisten induzieren per defitionem keine opioiderge intrinsische Wirkung, sondern verdrängen kompetitiv aufgrund des Massenwirkungsgesetzes entsprechende Exo- oder Endoliganden.

Wirkungen wie Hypertension und Dysphorie können allerdings bei unüblich hoher Dosierung beobachtet werden.

Antagonisten, die nur eine Affinität zu einem einzelnen Opioidsubrezeptoren haben, werden nur in der Forschung eingesetzt.

Im Gebiet der Schmerztherapie wird oft wegen der Unmöglichkeit spezifischer Antagonisierung des hochaffinen partiellen μ-Agonisten Buprenorphin das Atemanaleptikum Doxapram eingesetzt: die Gabe eines unspezifischen »Analeptikums« darf *nie* mit der Gabe eines spezifischen Antagonisten gleichgesetzt werden und darf heute als obsolet gelten (s. Wirkstoffprofil Buprenorphin). Folgende Opioidantagonisten werden in der Klinik eingesetzt:

Nalmefen,
Naloxon,
Naltrexon.

6. Opioidpeptide

Es werden folgende 3 Hauptgruppen von endogenen Opioidpeptiden unterschieden, die einen gemeinsamen Aminosäurenterminal Tyr-Gly-Gly-Phe aufweisen:
- Dynorphine:
  biologischer Präkursor: Pro-Dynorphin (PDYN),
- Endorphine:
  biologischer Präkursor: Pro-Opiomelanocortin POMC (Präkursor für Endorphine, ACTH etc.),
- Enkephaline:
  biologischer Präkursor: Pro-Enkephalin (PENK).

Die Suche nach endogenen Opioidbioliganden (Opioidendoliganden; Terenius 1975) sowie die Entdeckung 1975 von Hughes und Kosterlitz der *Penta*peptide Methionin-Enkephalin und Leucin-Enkephalin öffnete den Horizont auf das körpereigene Schmerzabwehrsystem sowie auf peptid- und nichtalkaloidartige Wirkstoffe mit Opioideigenschaften

Endogene Peptide mit opioidergen Eigenschaften wurden identifiziert, nachdem ein Vorläufermolekül mit 91 Aminosäuren – das β-Lipotropin – schon 1965 durch Li isoliert worden war. Der Name Endorphine ist gebildet aus »endogen« und »Morphin« (»endogene Morphine«).

Opioidpeptide mit dem Aminosäurenterminal Tyrosin stammen aus multiplen biologischen Peptiden ab (Kasein, β-Casomorphin etc.).

Die intrinsische Wirkung der Opioidpeptide ist agonistisch oder antagonistisch.

Synthetische Opioidpeptide sind z. B.:

Das bivalente Opioidpeptid Biphalin (Tyr-D-Ala-Gly-Phe-NH$_2$) passiert die Blut-Hirn-Barriere (aktive Transportsysteme?) und ist ein potenter μ-, δ-Opioidrezeptoragonist (Abbruscato et al. 1997).

Neuere Untersuchungen zeigen, dass endogene Opioide über Aktivierung des → PAG auf spinaler Ebene, also im deszendierenden Sinn, die Nozitransmission präsynaptisch hemmen können (Budai u. Fields 1998).

Die Opioidpeptide β-Endorphin, Met-Enkephalin sowie Dynorphin sind wie auch ihr physiologisches Abbauenzym Enkephalinase in peripheren entzündeten Geweben nachgewiesen worden und werden offenbar vom *Immunsystem* über Lymphozyten, Monozyten und Makrophagen am Ort der Entzündung abgegeben (Cabot et al. 1997, s. Buch A).

Dynorphine

Der Name Dynorphine umfasst opioiderge Peptide, die vom gemeinsamen Präkursor Pro-Dynorphin (209–217) abstammen, Leu-Enkephalin enthalten und im pico- bis nanomolaren Bereich wirksam sind. Prodynorphin wird in peripheren Geweben (Nebenniere, Testis) sowie im ZNS synthetisiert.

Die Namensgebung mit dem griechischen Präfix »Dyn = Stärke« stammt von der Forschergruppe von Goldstein, die 1979 zum erstenmal ein hochpotentes (»Dyn«) Peptid mit 17 Aminosäuren endeckt hatte.

Im ZNS inkl. Hypophyse wird der Präkursor enzymatisch in verschiedene bioaktive Peptidstufen abgebaut, wobei die Resistenz gegenüber proteolytischen Enzymen von Peptid zu Peptid unterschiedlich ist, wobei offenbar Dynorphin B (zu Leu-Enkephalin) und α-Neoendorphin am leichtesten enzymatisch gespalten werden (Chou et al. 1996, Sandin et al. 1997; Berman et al. 1999): die physiologischen Funktionen der Fragmentendoliganden sind weitgehend unbekannt. Die sog. Cleavagestellen am Prodynorphinmolekül sind für die enzymatisch entstehenden Dynorphine typisch und befinden sich an entsprechenden lokalisierbaren Domänen des Molekülstranges. Ebenfalls möglich ist die Abspaltung eines einzigen Terminals, z. B. Tyrosin, mit der Bildung entsprechender Des-Tyrosin-Dynorphine: entsprechende Liganden scheinen wegen der notwendigen Präsenz des Tyrosinmoleküls für eine Opioidbindung keine Affinität zu Opioidrezeptoren und entsprechend keine opioidergen Eigenschaften zu haben. Des-Tyrosin-Dynorphine induzieren zentrale Dysfunktionen (Motorik, Exzitabilität) und mögen über den NMDA-R auslösbar sein (s. auch Buch A: »Striatonigrales System«).

Zurzeit sind über 50 verschiedene Dynorphine bekannt (inkl. synthetische Fragmente, die in der experimentellen Pharmakologie eingesetzt werden).

Als Endoliganden des Dynorphinsystems kommen in Frage:

- α-Neoendorphin (10 Aminosäuren),
- β-Neoendorphin,
- Dynorphin A (bzw. A_{1-17}): der Ligand hat eine hohe Affinität zum KOR, ebenfalls aber eine (niedrigere) Affinität zu MOR und DOR.
- Dynorphin A_{1-8}: der Ligand hat eine (unterschiedliche) Affinität zu allen Opioidrezeptoren.
- Dynorphin B_{1-13} (bzw. Rimorphin): der Ligand hat eine hohe Affinität zum KOR, ebenfalls aber eine (niedrigere) Affinität zu MOR und DOR.
- Dynorphin B_{1-29} (bzw. Leumorphin).

Dynorphin A

Die intrazerebrale Applikation von Dynorphin A induziert opioiderge und nichtopioiderge Wirkungen und UAW bzw. folgende Mechanismen:

- Neurotoxizität bzw. Störung der Motorik,
- Allodynie etc. (Laughlin et al. 1997; Erhöhung der Freisetzung von Substanz P von Primärafferenzen: Arcaya et al. 1999),
- tonische Hyperexzitabilität Zweitafferenz (Nichols et al. 1997),
- Modulation deszendierender Opioidsysteme.

Die exakte Dynamik von Dynorphin A (Dyn A) ist schwierig nachzuweisen, weil in vivo und in vitro das Peptid offenbar schnell biodegradiert wird zu weiteren bioaktiven Peptidfragmenten (Young et al. 1987; Müller u. Hochhaus 1995; Chou et al. 1996).

Die i.v.-Gabe des Dynorphinfragmentes A_{1-13} induzierte eine Verstärkung der Morphinanalgesie (UAW: Flushing; Portenoy et al. 1999).

Dynorphin A weist eine Strukturähnlichkeit mit dem → Nociceptin-Orphanin-FQ-Rezeptor-System auf. Der Gruppe um Reinscheid gelang die Synthese eines Designerpeptids, das offenbar die für die Affinität wichtigen Domänen für sowohl den κ- als auch ORL-1-Rezeptor aufweist und entsprechend über beide Rezeptorsysteme eine intrinsische Wirkung auslösen kann (Reinscheid et al. 1998: s. auch Diskussion Theorie »Subrezeptoren« vs. Theorie »unterschiedliche Andockdomänen am gleichen Rezeptor«).

Die gleichzeitige Anwendung von Morphin auf supraspinaler und spinaler Ebene ergibt einen superadditiven (synergistischen) Effekt. Wird bei Versuchstieren eine Morphintoleranz (hohe Dosierung von Morphin über Tage) erreicht, induziert die Kombination von supraspinalem und spinalem Morphin nur noch einen additiven Effekt. Die i.v.-Gabe von Dynorphin A 2–17 hebt diesen Effekt bei

morphintoleranten Mäusen wieder auf (He u. Lee 1997).

Die i.v.-und intraplantare Anwendung von Dyn A bei tierexperimentellen Entzündungsmodellen (Freund-Adjuvans, Entzündung Hinterpfote, mechanische Stimulation) ergab bei Dyn 2–17 eine dosisabhängige, naloxonunabhängige Analgesie; die plantare Gabe von Dyn 1–17, nicht aber von Dyn 2–17 ergab eine peripher vermittelte Antinozizeption, die durch Naloxon antagonisierbar war (Beyer et al. 1997).

Die intrathekale spinale Applikation von Dynorphin A sowie des nonopioiden Dynorphinanalogons A 2–17 in hoher Dosierung (3 nmol) induziert pronozizeptive Effekte über NMDA-Rezeptoren (Laughlin et al. 1997): das rezeptive spinales Feld wird vergrößert, Reflexbereitschaft über C-Faserstimulation erniedrigt, tagelang anhaltende Allodynie auf mechanische und thermische Reize, sowie neurotoxische Effekte. Die allodynischen Effekte konnte durch Vorgabe eines spezifischen NMDA-Antagonisten geblockt werden (Laughlin et al. 1997).

In einem Tiermodell für Entzündungsschmerz (→ Freund-Adjuvans in Rattenhinterpfote) wurde der Effekt von i.v.-und intraplantärer Gabe von Dyn 2–17 geprüft und mit einem Enkephalinanalog (DAMGO) sowie Dynorphin A 1–17 verglichen (Schmerzschwellenvergleich gesunde Pfote, entzündete Pfote): die i.v.-Gabe von Dyn 2–17 induzierte eine dosisabhängige Schmerzschwellenerhöhung (also einen antinozizeptiven Effekt) in beiden Pfoten, aber ausgeprägter auf der erkrankten Seite, vergleichbar mit der Gabe von Morphin s.c. (D: 2 mg/kg), und zwar Naloxon-unempfindlich (D: 1–10 mg/kg i.v.!). Die intraplantare Gabe (D: 0,001–0,3 mg) von Dyn 2–17 war effektlos, wogegen die intraplantare Gabe von Dyn 1–17 sowie DAMGO dosisabhängig und Naloxon-reversibel die Schmerzschwelle erhöhte. Es wird daraus geschlossen, dass die i.v.-Gabe von Dyn 2–17 einen wahrscheinlich zentral-antinozizeptiven Effekt induziert, und zwar v. a. im entzündeten Gewebe und über nichtopioiderge Systeme (Beyer et al. 1997).

Interaktionen mit anderen Neurotransmittersystemen
- NMDA-System
Nichtopioiderge Dynorphinwirkungen sind Dextrorphan-reversibel und wahrscheinlich über → NMDA-Rezeptoren vermittelt (Verhalten, Motorik; Shukla et al. 1997).

- Zentrales cholinergisches System
Der (relativ unspezifische) Muskarinagonist Carbachol verbessert in Abhängigkeit von der Dosierung Lern- und Gedächtnisleistungen im Tierversuch (Mikroinjektion in → Hippocampus); nach Carbacholgabe war die extrazelluläre ACh-Konzentration erniedrigt. Der endogene KOR-Agonist Dynorphin A_{1-13} konnte diesen klinischen Effekt antagonisieren; dieser Effekt

war durch den spezifischen KOR-Antagonisten Norbin-altorphimine aufhebbar: ein Indiz, dass Dynorphin das präsynaptische cholinergische System moduliert (Hiramatsu et al. 1998).

– Zentrales Melanocortinsystem
Das Dynorphinsystem interagiert mit dem Melanocortinsystem: verschiedene Dynorphinpeptide sind imstande, in nanomolarer Konzentration die Melanocortin-Rezeptoren 1–3 (MC1, MC2: ACTH; MC3) in vitro zu antagonisieren (Quillan u. Sadée 1997).

– Zentrales Cannabinoidsystem
Die intrathekale Gabe das Cannabinoids δ-9-THC verstärkt den antinozizeptiven Effekt von Morphin: dieser Effekt ist durch den KOR-Antagonisten Norbinaltorphimine, aber auch durch die Gabe von Dynorphinpeptidseren (A_{1-17}, A_{1-8}, α-Neoendorphin) aufhebbar. Intrathekales Dynorphin B induziert im Tierversuch (Maus) einen antinozizeptiven Effekt, verstärkt aber eine Morphin-induzierte Antinozizeption nicht im Gegensatz zu Dynorphin A_{1-17} und α-Neoendorphin (Pugh et al. 1997).

Endorphine

- α-Endorphin   Tyr-Gly-Gly-Phe-Met-Thr   Val-Thr16
- γ-Endorphin   Tyr-Gly-Gly-Phe-Met-Thr   Val-Thr-Leu17
- β-Endorphin   Tyr-Gly-Gly-Phe-Met-Thr   Lys-Gly-Gln17

α-Endorphin

Wie γ-Endorphin stammt dieses endogene Peptid vom POMC ab und unterscheidet sich im Aufbau durch eine einzige Aminosäure.

β-Endorphin

β-Endorphin ist ein Peptid, das die Aminosäurensequenz 61–91 des Hypophysenhormons β-Lipotropin aufweist; mit Methionin und Leu-Enkephalin teilt β-Endorphin ebenfalls die Gemeinsamkeit der ersten 4 gleichen Aminosäuren (= identische Tetrapeptidsequenz). β-Endorphin induziert eine potente (> Morphin, Met-Enkephalin, Leu-Enkephalin verglichen auf molarer Basis) langanhaltende, naloxonantagonisierbare zentrale Analgesie (Nemeroff et al. 1979; Pavlovic u. Bodnar 1998).

Nozizeptive Stimuli induzieren über eine zentrale Freisetzung von β-Endorphin bzw. über μ-Rezeptoren natürliche Antinozizeptionsmechanismen (D'Souza u. Carr 1998; Zangen et al. 1998).

γ-Endorphin

Das endogene Peptid γ-Endorphin, vom Präkursor Proopiomelanocortin abstammend, unterscheidet sich von α-Endorphin durch eine einzige Aminosäure.

Hämorphine

Hämorphine sind eine neue Klasse von atypischen Opioidpeptiden, die durch enzymatische Hydrolyse der Hämoglobinketten β, κ, δ, ε entstehen und im Serum, im Liquor sowie im ZNS nachweisbar sind (Nyberg et al. 1997).

Das Heptapeptid Hämorphin-7 (chemisch identisch mit der β-Kette 35–41 von Hämoglobin) kann bei lokaler Applikation akute Entzündungsvorgänge hemmen (Sanderson et al. 1998).

Endomorphin 1,2

- Endomorphin 1   Tyr-Pro-Trp-Phe-NH2
- Endomorphin 2   Tyr-Pro-Phe-Phe-NH2

Endomorphin-1 (Tyr-Pro-Trp-Phe-NH2) und Endomorphin-2 (Tyr-Pro-Phe-Phe-NH2) sind endogene Tetrapeptide mit Affinität zu Opioidrezeptoren und vom dynamischen Profil her MOR-Agonisten (Goldberg et al. 1998; hohe MOR-Affinität: Ki = 360 pM; Zadina et al. 1997).

Im Tierversuch induziert die i.v.-Gabe von Endomorphin 1 und 2 dosisabhängig eine arterielle Hypotension, eine negative Chronotropie, sowie eine Abnahme des »cardiac output« und peripheren Widerstands (Champion et al. 1997, Czapla et al. 1998).

Enkephaline

Enkephaline sind opioiderge Endoliganden vom Typ Pentapepide, die in 2 Hauptgruppen unterteilt werden: Met- und Leu-Enkephalin (die Aminosäure in Position 5 ist entsprechend Methionin oder Leucin).

Leu-Enkephalin   **Tyr-Gly-Gly-Phe-Leu5**
Met-Enkephalin   **Tyr-Gly-Gly-Phe-Met5** oder
Tyr-Gly-Gly-Phe-Met-Arg-Phe7 oder
Tyr-Gly-Gly-Phe-Met-Arg-Ply-Leu8

Der Wirkstoff FK 33-824 ist ein synthetisches Analogon von Met-Enkephalin

Das synthetische Peptid DADLE, N-(N-(N-(N-L-Tyrosyl-D-alanyl)glycyl)-L-phenylalanyl)-D-Leucin ist ein selektiver DOR-Agonist.

Beide Peptide sind im ZNS, aber auch in der Peripherie (peripheres autonomes NS, Gastrointestinaltrakt, Hormonachse Hypophyse-Nebenniere; Striatum) vertreten. Biologische Eliminatoren sind ubiquitäre Zelloberflächenpeptidasen (Enkephalinase A,B; Aminopeptidase; Mackinnon et al. 1996; experimentell eingesetzte Enkephalinase-Inhibitoren sind RB101, SCH 32615).

Immunsystem, Stress, Hämatopoese

β-Endorphin, Met-Enkephalin und Dynorphine werden in Lymphozyten, Monozyten und Makrophagen synthetisiert und freigesetzt.

Im Tierversuch sind stressinduzierte Veränderungen regionaler Hirnstrukturen an Enkephalinen sowie Dynorphin nachweisbar (Nabeshima et al. 1992).

Enkephaline sind mitbeteiligt an der Regulierung des hämatopoetischen Systems (Boraníc et al. 1997).

Schwimmstress kann unter bestimmten Bedingungen die endogene Freisetzung von Opioidpeptiden aus Immunzellen triggern (Stein et al. 1990; Schäfer et al. 1994; Cabot et al. 1997).

Eine mögliche Triggersubstanz ist lokal synthetisierter → CRF (Schäfer et al. 1996). Die Einwanderung dieser Opioid-enthaltenden Immunzellen wird durch bestimmte Adhäsionsmoleküle reguliert (Machelska et al. 1998).

Leu-Enkephalin

Immunoreaktive Untersuchungen der Rexedschichten im Rückenmarkhinterhorn beim Affen weisen auf eine Rolle von Leu-Enkephalin in der spinalen neuronalen Nozitransformation hin (Aronin et al. 1981).

Opioiderge periphere Messagen an zentrales Abwehrverhalten? Lernen und Memory im Rahmen der Nozifension

Im Tierversuch induziert die intraperitoneale (!) Gabe von 100 mg/kg Leu-Enkephalin ein durch ein quaternäres (nicht biomembrangängiges) Naloxonanalogon antagonisierbares verändertes konditioniertes Reaktionsmuster; diese Reaktionsmuster konnten auch durch vorherige passive i.v.-Immunisierung mit Leu-Enkephalin-Antiserum im gegenteiligen Sinne erzielt werden. Es kann daraus gefolgert werden, dass periphere opioiderge Mechanismen involviert sind im Körperdefensorsystem bezüglich Lernen und Erkennen von Gefahren (Martinez et al. 1985, Janak et al. 1994).

Opioiderge Kosteuerung vitaler nozifensorischer Steuerungen

Die Mikroinjektion von Leu-Enkephalin in den → Nucleus tractus solitarius induziert über Opioidrezeptoren vom Typ-μ und Typ-δ kardioregulatorische Effekte (Feldman et al. 1996)

Met-Enkephalin

Met-Enkephalin ist ein endogenes Pentapeptid (Tyr-Gly-Gly-Phe-Methionin) mit morphinähnlicher Wirkung. Molekularstrukturelle Ähnlichkeiten sind mit dem Morphin- und Naloxongerüst vorhanden.

Vorkommen: ZNS und Peripherie (Auerbach-Plexus, APUD-System bzw. D-Zellen im Magenantrum, Duodenum, Pankreas: Grundmuskeltonussteigerung, Passageverlangsamung: s. periphere UAW Opioid).

Physiologische Funktion: ZNS: Antinozizeption. Zielrezeptor: δ_2-Opioidrezeptor.

Die intrathekale Gabe von 2 μg β-Endorphin induziert über eine Freisetzung von Met-Enkephalin eine antinozizeptive Wirkung. Diese antinozizeptive Wirkung kann nur durch Blockierung der spinalen, aber nicht der supraspinalen NO-Synthase mittels Nitroarginin (L-Isomer, aber nicht D-Isomer) experimentell dosisabhängig blockiert werden (narkotisierte Ratte; Tseng et al. 1997).

Eine β-Endorphin-Antinozizeption wird über Met-Enkephalinfreisetzung vermittelt: bei der narkotisierten Ratte wurden die Hirnventrikel mit β-Endorphin sowie Morphin perfundiert und die antinozizeptive Wirkung (»tail flick«) sowie Met-Enkephalin-Freisetzung untersucht: es zeigte sich, dass v. a. mediane Hirnstammregionen (Formatio reticularis etc.) auf β-Endorphin- bzw. Met-Enkephalin-Freisetzung und rostrale ventromediane Regionen der Medulla (Raphe nucleus magnus etc.) auf Morphin reagierten, wobei die morphinreaktiven Gebiete keine Met-Enkephalin-Freisetzung aufwiesen (Tseng et al. 1990).

Interaktion: Met-Enkephalin-GABA-System: Im Tierversuch kann durch eine experimentell angesetzte periphere Entzündung (Hinterpfote, Freund-Adjuvans) im PAG nach 24 h eine gegenüber Kontrolltieren um >130% erhöhte Freisetzung von Neurotensin sowie eine um > 350% erhöhte Freisetzung von Met-Enkephalin gemessen werden. Die Met-Enkephalin-Freisetzung blieb im Gegensatz zur Neurotensinfreisetzung tagelang massiv erhöht. Eine periphere Morphinapplikation von 12 mg/kg i.p. erhöhte ebenfalls die PAG-Freisetzung von Met-Enkephalin um > 40% wahrscheinlich über GABA-erge Interneurone: die Koperfusion des PAG mit dem GABA-Antagonisten Bicucullin liess die Met-Enkephalin-Freisetzung dosisabhängig bis auf ca. 70% erhöhen (Williams et al. 1995).

Neuropeptid FF, Neuropeptid AF

Neuropeptid FF (Phe-Leu-Phe-Gln-Pro-Gln-Arg-Phe-NH2) sowie Neuropeptid AF (Ala-Gly-Glu-Gly-Leu-Ser-Ser-Pro-Phe-Trp-Ser-Leu-Ala-Ala-Pro-Gln-Arg-Phe-NH2) gehören zusammen mit Cholezystokinin und »melanocyte-inhibiting factor« (MIF) zur Gruppe von

»opioidmodulierenden« Peptiden (früher: »Anti-opioide«).

Neuropeptid-FF-immunoreaktive Neurone sind im medialen Hypothalamus, im Nc. tractus solitarii sowie in den oberflächlichen HH-Schichten sowie um den Zentralkanal nachweisbar. Die supraspinale Applikation von Neuropeptid FF antagonisiert eine morphininduzierte zentrale Analgesie, auf spinaler Ebene jedoch induziert Neuropeptid FF und Analoge einen antinozizeptiven Effekt über µ/δ-Opiodrezeptoren-system (Gouarderes et al. 1996; Roumy u. Zajac 1998).

Milchopioide

Gewisse Milchproteine haben Opioidcharakter, so

α-Casein Exorphin (Casoxin-D bzw. α-Casein),
β-Casomorphin
   (β-Casein, Casoxin bzw. Casoxin A,B,C),
α-Lactorphin (α-Lactalbumin),
β-Lactorphin (β-Lactoglobulin bzw. Lactoferrin).

Diese Milchopioide weisen opioidagonistische Eigenschaften auf mit Ausnahme der antagonistisch wirkenden Casoxine sowie Lactoferroxine. Man nimmt an, dass die physiologische Rolle dieser endogenen Opioidliganden hormonaler Natur ist, beispielsweise als Nahrungsregulatoren (Teschemacher et al. 1997).

Spezifische Antagonisierung von Opioiden

Die ersten Beobachtungen über die Möglichkeit, die Effekte von Morphinüberdosierung aufzuheben, wurden 1915 von → Pohl gemacht (N-Allylnorcodein). Die Arbeiten von Pohl blieben jedoch ohne Echo. Später hat Unna in der Veterinäranästhesie Morphin durch das 1941 synthetisierte N-Allylnormophin antagonisiert.

Die ersten historisch als eigentliche Antagonisten in der Klinik eingeführten Wirkstoffe waren → Nalorphin sowie → Levallorphan (s. Buch C): sie werden heute zur Gruppe der Agonist-Antagonisten gerechnet.

Unter Antagonisierung versteht man die kompetitive Verdrängung eines Liganden aus seiner spezifischen Rezeptorligandenbindung durch einen spezifischen Liganden, der keine intrinsischen Wirkungen induziert; die Kompetition erfolgt ausschließlich aufgrund des Massenwirkungsgesetzes. Die Gabe eines Atemanaleptikums (z. B. Doxapram bei Buprenorphinüberdosierung) darf nicht mit einer spezifischen Antagonisierung verwechselt werden.

In der Klinik sind folgende Situationen denkbar:
- *therapeutische* spezifische Antagonisierung (z. B. bei Opioidüberdosierung),
- *therapeutische* selektive Antagonisierung (z. B. Antagonisierung der Opioidrezeptoren im Gastrointestinaltrakt: Methylnaltrexon, Low-dose-Naloxon),
- *therapeutische* spezifische partielle Antagonisierung (→ »sequential analgesia technique«),
- *akzidentelle* Antagonisierung (z. B. bei Einsatz von dynamisch unterschiedlichen Opioiden: »unité de doctrine«).

Zur spezifischen Antagonisierung sind folgende Voraussetzungen wichtig:
• Die Rezeptoraffinität des Antagonisten muss größer sein als diejenige des kompetitiv zu verdrängenden Agonisten.
• Die Dissoziationsenergie des kompetitiv zu verdrängenden Wirkstoffs muss klein sein.
• Der Antagonist induziert per definitionem keine *intrinsischen* Wirkungen.
• Bei einer spezifischen Antagonisierung müssen folgende Punkte beachtet werden:
• die kinetischen Eigenschaften (Halbwertszeiten) der eingesetzten Wirkstoffe,
• die dynamischen Auswirkungen der Antagonisierung (→ Entzugssymptomatik).

Spezifische Antagonisierung

Wirkstoff	K_i (nmol) µ-Rezeptor
Buprenorphin	0,77
Morphin	38
Sufentanil	0,1
Naloxon	1,1

Theoretischer und klinischer Effekt:
- Morphin: Naloxon hat eine höhere MOR-Affinität als Morphin: theoretisch ist eine Morphinantagonisierung durch Naloxon problemlos: die klinische Erfahrung bestätigt dies.
- Sufentanil: Naloxon hat eine niedrigere MOR-Affinität als Sufentanil: theoretisch (Massenwirkungsgesetz) muss deshalb eine höhere Dosis Naloxon eingesetzt werden: die klinische Erfahrung bestätigt die problemlose Antagonisierung von Sufentanil durch Naloxon (die im Vergleich zu Fentanyl sogar niedrigere Naloxondosierungen erfordert).
- Buprenorphin: Naloxon hat eine niedrigere MOR-Affinität als Sufentanil: theoretisch (Massenwirkungsgesetz) müsste deshalb eine höhere Dosis Naloxon eingesetzt werden: die klinische Erfahrung bestätigt dies nicht. Buprenorphin kann kaum antagonisiert werden. Der Grund dafür ist eine zu hohe Dissoziationsenergie von Buprenorphin vom MOR.

Bei einer therapeutischen Antagonisierung stellen sich folgende Fragen:

- Darf und soll ich antagonisieren (Frage der Demaskierung eines akuten Schmerzzustandes, Frage nach ungenügender Muskelrelaxationsreversion, Frage der Entzugssymptomatik)? und
- wie verhalten sich das *kinetische Profil* des Agonisten gegenüber dem Profil von Naloxon (wichtig: Halbwertszeiten; Reagonisierungsgefahr bei Missachtung)?

Partielle Antagonisierung von μ-Agonisten (»sequentielle Analgesie« nach De Castro 1968)

Die partielle Antagonisierung eines reinen μ-Agonisten (Fentanyl) durch einen Wirkstoff vom Typ Agonist-Antagonist (Pentazocin) wurde als »sequentielle Analgesietechnik« 1968 eingeführt (De Castro 1968; Rifat 1972), mit dem Ziel einer partiellen bzw. μ_2-Antagonisierung der Atemdepression (s. oben: Diskussion um Subrezeptoren).

Ähnliche Versuche sind später mit u. a. Nalbuphin durchgeführt worden, wobei tatsächlich eine Veränderung der Atemtätigkeit (Vertiefung der Atemzüge, Erhöhung der Atemfrequenz) beobachtet wurde. Dieser Effekt war jedoch nicht nur *interindividuell* unterschiedlich, sondern auch in Bezug auf den funktionellen Gasaustausch (Hypo-, Normo- oder Hyperventilation) oft ohne Effekt.

Frühe und späte Atemdepression sind mit dieser Technik in Zusammenhang gebracht worden und unter »Reboundphänomen« publiziert worden (Bailey 1987, Romagnoli 1980).

Beispiel: bei Patienten mit operiertem Aortenaneurysma unter hohen Dosen Fentanyl (50–75 μg/kg) wurde in der unmittelbar postoperativen Phase zur Behebung der Fentanyl-induzierten Hypoventilation Nalbuphin eingesetzt (0,005–0,3 mg/kg); dies führte zu einer temporären Verbesserung der Ventilation (Atemfrequenz 10 auf 23 [schmerzinduzierte Tachypnöe?], endtidal CO_2 von 7 auf < 6); jedoch auch reduzierte Analgesie, Hypertension, Tachykardie, Dysrhythmien, Agitation, Nausea und Emesis (Blaise et al. 1990).

Unter der historischen »sequentiellen Analgesietechnik« sollte folgende minimale Patientenüberwachung sichergestellt werden:

- kontinuierliche klinische Beobachtung mit verbalem Kontakt (= ZNS-Monitoring),
- regelmäßige Schmerzmessung,
- kontinuierliche Seitenstromkapnographie (sofern beim Spontanatmenden abgreifbar),
- kontinuierliche Pulsoxymetrie,
- kontinuierliche EKG-Überwachung.

Akzidentelle Antagonisierung der μ-Wirkung

Die *akzidentelle* Antagonisierung von μ-Agonisten durch Opioid vom Typ Agonist-Antagonist (in der Regel μ-antagonistisches Potential) gehört zu den häufigsten Fehler in der Schmerztherapie (Nichtbeachtung der dynamischen »unité de doctrine«).

Wirkstoff	K_i (nmol) μ-Rezeptor	κ-Rezeptor
Buprenorphin	0,77	1,1
Butorphanol	1,7	7,4
Morphin	38	1900
Nalbuphin	6,3	66
Pentazocin	39	87

Die Affinitätsgrößen sind aus der 1. Auflage übernommen und repräsentieren nichtstandardisierte, aus verschieden älteren Arbeiten übernommene Daten: sie sind deshalb nur als grobe Indizes zu werten.

Die obige Tabelle zeigt, dass die MOR-Affinität der Agonist-Antagonisten Buprenorphin, Butorphanol, Nalbuphin höher ist als diejenige von Morphin; die MOR-Affinität von Pentazocin ist vergleichbar mit derjenigen von Morphin.

In Bezug auf den KOR haben alle in dieser Liste zitierten Agonist-Antagonisten eine höhere Affinität als Morphin,

Alle Agonist-Antagonisten induzieren in Bezug auf den MOR partielle bis totale antagonistische Wirkungen.

Konklusion: wenn in der Schmerzpraxis die »unité de doctrine« verletzt wird und beim gleichen Patienten Opioide unterschiedlicher Dynamik eingesetzt werden, ist dosisabhängig eine partielle bis volle, lebensgefährdende → Entzugssymptomatik präprogrammiert.

Kontrollierte therapeutische rapide Antagonisierung beim Opioidabhängigen unter Anästhesieschutz (AINOS, UROD etc.)

Eine Opioiddetoxifikation (nicht zu verwechseln mit einem globalen psychophysischen Entzugsprogramm, in dem die Detoxifikation nur ein Teil der Behandlung darstellt) kann graduell, mit oder ohne (Opioid)substitution, abrupt (innerhalb von Tagen) ohne Antagonisierung mit und ohne Komedikation (Sedation, Clonidin etc.) sowie superabrupt (innerhalb von Stunden bis Tagen) mittels spezifischer, massiver Antagonisierung unter Anästhesiebedingungen erfolgen.

Das letztere ultrarapide Therapiekonzept wurde durch die Wiener Schule eingeführt (i.v.-Barbituratgabe; Loimer et al. 1989). Es gibt unterdessen unzählige akute Opioiddetoxifikationstechniken- bzw. -programme, die sich alle in der Sedations- bis Anästhesietechnik etc. unterscheiden.

Der → Antagonisten-induzierte narkosegestützte Opioidschnellentzug (AINOS, engl. → »ultra-rapid opiate detoxification« – UROD, »rapid opiate detoxification« – ROD) erbringt unter Vermeidung der → akuten (subjektiven) Entzugssymptomatik nicht nur eine Zeiteinsparung, sondern möglicherweise auch qualitative Vorteile: in einer spanischen Studie wurden 300 heroinentzugsrefraktäre Abhängige mit einer 24-h-Methode behandelt, wobei die akute Detoxifikation in allen Fällen gelang und die Rückfallrate im 1. Monat nur 7% betrug. Zwischenfälle waren 1 Fall von Aspirationspneumonie sowie Atemwegsobstruktion (2 Intubationen; Seoane et al. 1997).

Nachteile der ultrarapiden AINOS-Techniken sind Aufwand und Gefahren (Intensivmedizin- bzw. Reanimationsbedingungen obligatorisch, zusätzlich antibiotische Prophylaxe, Anti-Ulkus-Prophylaxe, i.v.-Flüssigkeitssubstitution, respiratorisches und kardiovaskuläres Monitoring, Urinkatheter, Magensonde, Rektalsonde); die Technik ist für Polytoxikomane ungeeignet.

In der Regel wird die Anästhesietiefe so gehalten, dass nozive Reize (Hautkneifen) keine autonomen Reaktionen auslösen.

Es gibt zzt. keine vergleichenden Daten, die Vor- und Nachteile der verschiedensten Sedationsanästhesiemethoden, Komedikationen (z.B. autonome Blockade durch α_2-Agonisten), Adjuvanzien (Ulkusprophylaxe etc.) auf ihre Relevanz in Bezug auf Detoxifikation zu evaluieren (Rückfallquote). Noch weniger ist abzuschätzen, welche globalen Entzugsprogramme (Detoxifikation + Suchtbehandlung) Vorteile aufweisen (fehlende vergleichbare, standardisierte, kontrollierte Daten und Fakten; O'Connor u. Kosten 1998.

Trotz Barbituratgabe (= unspezifische ZNS-Depression!)/Muskelrelaxation/kontrollierte Normokapnie kann eine massive, 30-fache Erhöhung der Plasmaadrenalin- sowie eine 3-fache Erhöhung der Plasma-NA-Konzentration mit konsekutiv erhöhtem »cardiac output« (+75%), positiver Chronotropie (+25%), erhöhtem Schlagvolumen (>+20%), erhöhtem arteriellem Druck (> +20%) und vermindertem peripherem Widerstand (-40%) gegenüber der Induktionsphase ohne Naloxongabe nachgewiesen werden (Kienbaum et al. 1998): dies entspricht einem enormen Stress bzw. » → Katecholaminsturm«, und die Bezeichnung »Anästhesieschutz« sollte deshalb relativiert werden (Hrsg.)!

Einteilung der Opioide nach Anästhesiefähigkeit

Bewusstlosigkeit ist ein klinisches, nicht quantifizierbares Kriterium mit unbekanntem Wirkungsmechanismus, die bei hoher Opioiddosierung auftritt.

In der perioperativen Medizin (Anästhesiologie, Intensivpflege) werden die *Opioide* deshalb auch nach ihrer narkotischen Potenz, d. h. nach ihrer Potenz, bei i.v.-Verabreichung beim Patienten eine Sedation bis Bewusstlosigkeit mit tiefer Analgesie zu vermitteln, eingeteilt. Historische Benennungen (»strong analgesics«, »narcotics«, »primary anesthetics«, »analgesic-anesthetics«, »analgesic supplements«) sind aus diesem Blickwinkel entstanden.

Der Begriff »narkotische Potenz« wird heute durch definier- und standardisierbare Begriffe wie

- → MAC,
- → MEAC,
- → IC_{50},
- → Cp_{50},
- → $Cp_{50\ Bar}$

ersetzt: sie geben einen *Anhaltspunkt* über die Antinozeptions*potenz* der eingesetzten Opioide.

Aus Forschung und klinischer Erfahrung hat man gelernt, dass der Einsatz noch so hoch dosierter Opioide keinen kompletten antinozizeptiven Schutz gewährt. Aus diesem Grund wird heute eine totale i.v.-Analgesieführung zu Allgemeinanästhesiezwecken abgelehnt, weil trotz tiefer Analgesie die Antinozizeption inklusive essentielle Amnesie inkomplett ist und damit die Narkoseführung einer gefährlichen »Auf und Ab«-Berg- und Talfahrt gleicht: *Opioide sind nicht da, Bewusstlosigkeit und Amnesie zu vermitteln* (Wong 1983) (s. auch Buch A: »Antinozizeption ist nicht gleich Analgesie«).

Umgekehrt verdrängt die sog. → TIVA-Technik immer mehr die übliche Narkoseführung mit volatilen Gasen: die TIVA-Technik beinhaltet die exklusiv i.v.-geführte Anästhesietechnik (in der Regel potente Opioide wie Sufentanil und Remifentanil; zusätzliche »Amnestika« wie Midazolam, Anästhetika wie Propofol, evt. Muskelrelaxanzien).

1. Opioide für i.v.-Analgesieführung

Die **i.v.-Analgesieführung** bezeichnet die perioperative Analgesieführung durch potente, schnellwirksame, gutsteuerbare Stoffe mit voller µ-Dynamik (in der Regel: Anilinopiperidine, s. Buch C), wobei die Anästhesie und Amnesie entweder durch volatile Inhalationsanästhetika oder i.v.-Anästhetika (s. TIVA) komplimentiert wird.

Folgende Opioide können zur i.v.-Analgesieführung bzw. Antinozeption eingesetzt werden:

- Alfentanil,
- Fentanyl,
- Remifentanil,
- Sufentanil.

Die für ein i.v.-Analgesieführung eingesetzten Opioide unterscheiden sich v.a. in der Kinetik (→ Wirkstoffprofile). Sie induzieren dosisabhängig eine profunde Analgesie und klinische Bewusstlosigkeit (die unglückliche Bezeichnung: »primary anesthetics« rührt davon); wobei partielle Wachheit mit Wacherlebnissen nie auszuschließen sind (→ EEG und Opioide).

Auch die potentesten Opioide vermitteln keine Garantie für Bewusstlosigkeit und Amnesie: aus diesem Grunde ist die historische, in der Herzchirurgie eingeführte »Opioidnarkose« (früher: Morphinmononarkose) heute nicht mehr erlaubt (aus dem gleichen Grund ist die Bezeichnung »Narkotikum« für potente Opioide obsolet).

Typische klinisch relevante Nebenwirkung dieser Opioide sind dosisabhängig und betreffen:
- Atemdepression bis Atemstillstand,
- zentralvagale Stimulation: Bradykardie bis Herzstillstand,
- Thoraxrigidität bis Verunmöglichen einer künstlichen Beatmung,
- Sedation bis Bewusstlosigkeit.

Der Arzt darf diese Stoffe nur anwenden, wenn er diese lebensgefährlichen Nebenwirkungen bekämpfen kann und folgende Bedingungen erfüllt sind:
- Sicherung der Luftwege und Atmung. Die Möglichkeit der künstlichen Beatmung inklusive Sauerstoffgabe muss immer komplett vorhanden sein.
- Komplettes Monitoring der Atemgase und Herz-Kreislauf-Funktion (Kapnographie, Pulsoxymetrie, EKG, Dinamap);
- Sicherung des i.v.-Zugangs (Verweilkanüle, die einfache Punktion einer Vene mittels Metallkanüle ist obsolet) für sofortige Pharmakotherapie und Volumengabe beim Auftreten behandlungspflichtiger Nebenwirkungen (Atropin oder/und Volumen bei gefährlicher Bradykardie und Hypotension; Succinylcholin bei gefährlicher Thoraxrigidität);
- kontinuierliche bettständige Patientenüberwachung: Verbalkontakt (billigste und zweckmäßigste ZNS-Überwachung).

2. Opioide für i.v.-Analgosupplementierung

Im Gegensatz zur i.v.-Analgesieführung bezeichnet die i.v.-Analgosupplementierung nur einen analgetischen Basisschutz, während der sich in der Regel laufend verändernde Analgesie- bzw. Antinozizeptionsschutz durch temporäre Vertiefung der Allgemeinanästhesie (volatile Inhalationsanästhetika oder i.v.-Anästhetika wie Propofol etc.) abgedeckt wird. Bei älteren und schwachen Patienten genügt in vielen Fällen eine perioperative Analgosupplementierung.

Folgende Opioide sind für eine Analgosupplementierung einsetzbar:
- Buprenorphin (Agonist-Antagonist),
- Heroin,
- Hydromorphon,
- Morphin,
- Nicomorphon,
- Oxymorphon,
- Pethidin,
- Tramadol.

In dieser Gruppe ist die Analgesiewirkung ebenfalls stark und wir finden mit Ausnahme des Agonist-Antagonisten Buprenorphin nur volle μ-Agonisten. Diese Stoffe eignen sich wegen
- dosisabhängigen Auftretens von Nebenwirkungen wie → Histaminfreisetzung
- oder mangelnder Potenz (Ceilingeffekt)

nicht für eine eigentliche i.v.-Analgesieführung (s. oben): ihr Einsatzgebiet zur perioperativen i.v.-Analgosupplementierung ist bei schwachen und älteren Patienten in gewissen Fällen gerechtfertigt; in der Regel sind diese schwachen bis mittelstarken Analgetika für die postoperative Analgesie geeignet.

Wirkungen und Nebenwirkungen der Opioide

Alle Opioide lösen dosisabhängig zentrale und periphere Organdysfunktionen aus. Opioiderge Wirkungen können in zentral hemmende, zentral stimulierende Wirkungen und peripher hemmende sowie peripher stimulierende eingeteilt werden: s. auch → Checkliste UAW Opioid Buch C.

1 ZNS

Allgemeine Hypo- und Dysfunktion sowie Neurotoxizität

Opioidinduzierte unspezifische/spezifische ZNS-Dysfunktionen sind Sedation, Benommenheit, Desorientiertheit, → Dys- und Euphorie, Schwächegefühl, Kopfschmerzen, Tremor, unkontrollierte Muskelbewegungen, → Muskelrigidität, Sehstörungen, Geschmacksveränderungen, Schlafstörungen, → Übelkeit, Würgen und Erbrechen etc.

Die opioidinduzierte Dämpfung des ZNS führt – in Abhängigkeit des eingesetzten Wirkstofftyps, Applikationsform, Dosierung und Medikationsdauer – von einer leichten Sedation bis zum tiefen Koma: die i.v.-Gabe potenter Opioide erfordert deshalb immer eine volle Reanimationsbereitschaft.

Nach einer gewissen Anpassungsdauer kann sich eine Toleranz in Bezug auf Sedation entwickeln. Bei chronischer Opioidgabe, v. a. bei terminalen Schmerzen, kann zur Verbesserung der zentralen Aufhellung evt. der Einsatz von Amphetaminen in Erwägung gezogen werden (s. Buch F).

Unabhängig von Sedation sind psychomotorische und kognitive Dysfunktionen nach Opioidgabe nachweisbar (s. Übersichtsarbeiten McGaugh et al. 1993; Cowan 1993).

Unspezifische Stimulation des ZNS

Bei intrazisternaler Applikation von Morphin und morphinomimetischen Peptiden kann eine duale Kreislaufreaktion mit Hypertension, gefolgt von Hypotension und Bradykardie, ausgelöst werden (Wikler 1950; Bolme et al. 1978; Laubie et al. 1977, 1979; Allen et al. 1945), wobei klinisch die Hypertensionsphase meist unentdeckt bleibt, die anschließende zweite Phase mit Hypotension und Bradykardie von klinischer Bedeutung ist. Die hauptsächlich beteiligten Kerngebiete sind der Nc. ambiguus (kardioinhibitorischer Kern) und der Locus coeruleus.

Bei der brüsken partiellen bis vollen Antagonisierung von hohen Opioiddosierungen kann eine lebensgefährdende, autonome Entgleisung ausgelöst werden, die klinisch als »Adrenalinsturm« bezeichnet wird: → spezifische Antagonisierung.

Opioide haben in hoher bis toxischer Dosierung konvulsive Eigenschaften und können entsprechend zentrale Neurone schädigen. Zentrale Konvulsionen können auch durch hohe Dosierung bei intrazisternaler Opioidmedikation auftreten.

Der Pethidinmetabolit → Norpethidin hat konvulsive Potenz und eine lange Halbwertszeit von bis 21 h (Lit. s. Wirkstoffprofil Pethidin). Eine Norpethidinwirkung ist nach tagelanger oraler Pethidineinnahme, bei verminderter Leber- und Nierenfunktion sowie nach spezifischer Antagonisierung von Pethidin nach chronischer Applikation zu erwarten. Im letzten Fall mag der aufkumulierte toxische Metabolit eine höhere zentrale Exzitabilität aufweisen, weil der sedierende Anteil von Pethidin nun wegfällt. Spinale Konvulsionen können durch hohe toxische lokale Opioidapplikationen im Rahmen einer → rückenmarknahen Opioidapplikation ausgelöst werden.

Zentrale Hyperalgesie, Allodynie

Siehe auch Checkliste Buch C.

Bei Langzeitgabe von Morphin und allgemein hoher intrathekaler Opioidkonzentration können »paradoxe« Phänomene wie → Hyperalgesie, → Allodynie, sowie Zeichen einer erhöhten ZNS-Exzitabilität (Myokloni, Konvulsionen) auftreten und auch tierexperimentell reproduziert werden (Ali 1986; Glavina et al. 1988; Morley 1992; Kongsgaard et al. 1993; Sjøgren et al. 1998; s. Wirkstoffprofil Morphin): solche Reaktionen sind bei den Wirkstoffen Morphin, Fentanyl, Alfentanil, Hydromorphon, Tramadol beschrieben worden.

Im Fall Morphin werden aktive Metaboliten verantwortlich gemacht (Normorphin-3-Glukuronid, M-3-G). In der Schmerzpraxis muss beim Auftreten solcher für den Patienten äusserst unangenehmen Situationen der entsprechende Wirkstoff gestoppt werden und die Analgesie mit einem anderen Opioid fortgeführt werden (sog. Opioidrotating). In der Regel verschwinden diese Symptome beim Absetzen des Wirkstoffes sofort (Ashby et al. 1999; Sjøgren et al. 1998). Beim Wechsel auf ein anderes Opioid (bei terminalen Schmerzzuständen z.B. von Morphin zu Methadon) muss interindividuell vorgegangen werden (Achtung: in der Regel genügen sogar viel kleinere Dosen beispielsweise von Methadon etc. als bisher angenommen!).

Bei der Ratte induziert eine hohe Liquorkonzentration von 90–150 mg/3 ml Morphin Agitation, Kratzen und Beissen kaudaler Dermatome, Vokalisation, extreme Abwehr gegenüber leichten taktilen Reizen: Korrelate für Allodynie und Hyperalgesie. Dieses Phänomen ist durch Naloxon nicht antagonisierbar und zeigt keine Toleranz. Die Potenz, solche Reaktionen auszulösen – abhängig von der chemischen Struktur und wahrscheinlich der Stereokonfiguration – ist: Noroxymorphon-3-G > M-3-G > Morphin-3-ethersulfat > Dihydromorphin > Noroxymorphon-Dihydrat > Hydromorphon >Dihydrocodein-Tartrat > Morphin-Sulfat > Dihydroisomorphin > Morphin-HCl > 6-Acetylmorphin > N-Normorphin-HCl, (+) Morphin. Bei folgenden Substanzen ist dieses Phänomen auch in hoher Dosierung kaum zu beachten: 3,6-Diacetylmorphin, N-Norpethidin-HCl, Nalorphin-HCl, Alfentanil, Sufentanil, Naloxon, Naltrexon, Methadon, Dextrorphan-Tartrat, Pethidin-HCl, Oxycodon, Levorphanol, Oxymorphon, Codein-Phosphat, Thebain, Nalbuphin, Naltrexon-3-G (Yaksh u. Harty 1988).

Niedrige, subtherapeutische Opioiddosen (Morphin, Tramal) können offenbar die Nozizeption im Sinne einer Hyperalgesie fördern (Kayser et al. 1987; Wilder-Smith, persönliche Mitteilung); dieses Phänomen könnte mit einer Umkehr der Kanalfunktion erklärt werden im Sinne einer Signalförderung (Hemmung Kaliumionenflux statt Förderung; Förderung Kalziumionenflux statt Hemmung; Crain u. Shen 1990) sowie einer oben beschriebenen dosisabhängigen multiphasischen präsynaptischen Wirkung in Bezug auf Transmitterfreisetzung sowie Opioidrezeptorsubtyp: in niedriger

Dosierung um bis 10 nmol hemmt, in höherer Dosierung um 100–300 nmol fördert Morphin die Freisetzung von Substanz P in trigeminalen Afferenzen im Tierversuch; wobei höhere Dosierungen wahrscheinlich einen größeren Opioidrezeptorenkomplex initiieren (β- und δ-Opioidrezeptoren; Suarez-Roca et al. 1992; Suarez-Roca u. Maixner 1992; s. auch opioiderger zentraler → Pruritus).

Eine Dysfunktion der zentralen Schmerzmodulation kann auch durch exzitatorische aktive Metabolite wie → M-3-G bzw. → Norpethidin induziert werden. In diesem Zusammenhang wird auch eine Blockierung postsynaptischer Glycinrezeptoren diskutiert (Werz u. MacDonald 1982; Beyer et al. 1985); dies wäre jedoch eine Blockierung exzitatorischer NMDA-Kanäle und mit exzitatorischer Hemmung schwer erklärbar.

Aus dem Gesagten ergibt sich, dass hochdosiert Opioide, v. a. bei intrathekaler Anwendung, potentiell toxisch sind (s. → Opioide: Hemmung intrazellulärer Mechanismen).

Tourette-Syndrom

Das nach Striatumläsionen beobachtbare, nach dem Pariser Neurologen Gille Georges de la Tourette (1857–1904) benannte, äußerst seltene Krankheitssyndrom zeichnet sich u. a. durch eine pathologische Motorik (Tics) aus, die durch eine pathologische endogene Opiodtransmission erklärt wird. Therapeutisch sind mit Erfolg Opioide verschiedenster Dynamik (μ-Agonisten, ?-Agonisten, aber auch volle Antagonisten) eingesetzt worden. Als Arbeitshypothese wird angenommen, dass durch eine Blockade hypersensibler präsynaptischer Opioidrezeptoren (Antagonisten) oder eine Stimulation der postsynaptischen Opioidrezeptoren (Agonisten) die Opioidtransmission normalisiert werden kann (McConville et al. 1994).

Zentrale Antinozizeption und Analgesie

Mit der zentralen Depression ist eine zentrale Analgesie und antinozizeptiver Schutz mit Reduktion von autonomen, endokrinen und somatischen → Stressreaktionen verbunden. Das Schmerzerlebnis wird moduliert: Schmerzen werden toleriert.

Der Angriffspunkt von Morphin erfolgt über prä- und postsynaptische μ-, κ- sowie δ-Rezeptoren.

Morphin hemmt/fördert dosisabhängig und rezeptorsubtypabhängig präsynaptisch die Freisetzung von Schmerzpeptiden, so der → Substanz P (Aimone u. Yaksh 1989; Chang et al. 1989; Gamse et al. 1979; Go u. Yaksh 1987; Suarez-Roca et al. 1992; Suarez-Roca u. Maixner 1992).

Morphin unterdrückt über den postsynaptischen Rezeptorkomplex bzw. Hyperpolarisation des Zweitneurons die Weiterleitung nozizeptiver Signale (Willer 1985); in diesem Sinne hemmt Morphin auf spinaler Ebene → aufsteigende Schmerzbahnen.

Morphin erhöht die Freisetzung zentraler Transmitter wie → Serotonin und induziert damit auch Analgesiewirkungen über das zentrale → serotoninerge System (Grauer et al. 1992; s. Prodynorphin-Dynorphin-Serotonin).

Intraventrikuläres Morphin aktiviert verschiedene zentrale, schlecht untersuchte, die Antinozizeption verarbeitende Relais, die in der angelsächsischen Literatur bezeichnenderweise DNIC (»diffuse noxious inhibitory controls«) benannt werden (Bouhassira et al. 1992).

Dynamische Interaktionen in Bezug auf opioidinduzierte Analgesie sind die Potenzierung der Analgesie durch sympathikomimetische, cholinergische Wirkstoffe (Physostigmin), spinale Lokalanästhetika (Maves u. Gebhart 1991, 1992; Fraser et al. 1992; Akerman et al. 1988; Penning u. Yaksh 1992); umgekehrt wird eine Verminderung der Analgesiewirkung durch anticholinergische Wirkstoffe induziert (Atropin).

Die Hemmung der NO-Synthase bzw. Freisetzung des ultraschnellen Transmitters NO aus aktivierten NMDA-Rezeptoren erzeugt mit Morphin einen synergistischen Effekt, der durch die Gabe eine NO-Donatoren aufgehoben werden kann (Przewlocki et al. 1993). Die intrazerebroventrikuläre Applikation des NO-Synthase-Bausteins L-Arginin potenziert den Effekt von β-Endorphin (Xu u. Tseng 1993).

Im Tierversuch (Ratte, »warm tail withdrawal« 50°C [»low stimulus intensity«] und 52°C [»high stimulus intensity«]) wurden verschiedene Opioide auf ihre intrinsische Wirkung im Rahmen dieses Tests geprüft. Bei beiden Stimulationsgrößen induzierten Morphin, Levorphanol, Dezocin und Buprenorphin dosisabhängig einen antinozizeptiven Schutz; Butorphanol schützte bei niedriger Stimulation, nicht jedoch bei hoher Stimulation. Nalbuphin induzierte keinen antinozizeptiven Schutz. Butorphanol und Nalbuphin antagonisierten in gewissen Fällen eine Morphinantinozizeption (Morgan et al. 1999).

Periphere Antinozizeption und Analgesie

Siehe Buch A und Buch K.

Quantifizierung der antinozizeptiven Potenz: MEAC, IC_{50}, Cp_{50}, Cp_{50} Bar

Die Idee, die klinische Analgesiepotenz von Opioiden indirekt zu erfassen, stammt aus der Anästhesiologie: die minimale alveolare Konzentration eine Inhalationsanästhetikums, das eine somatische, autonomadrenerge Antwort des Organismus auf einen standardisierten nozizeptiven Reiz (Hautinzision) blockt, wird als MAC (engl. »minimum alveolar concentration«) bezeichnet (Eger et al. 1965). Der MAC-Wert gibt somit die Potenz eines volatilen Anästhetikums an. Wird die Inhalationsanästhesie mit einem potenten Analgetikum ergänzt, kann die minimale alveoläre Konzentration des volatilen Basisanästhetikums bei gleichem Antinozizeptionsschutz gesenkt werden: man spricht von einem »MAC-Einspareffekt«. Es ist offensichtlich, dass eine solche Testanordnung unspezifisch ist. Deshalb wurde die Testanordnung erweitert und autonome kardiovaskuläre und Stressantworten des Organismus auf den Reiz miteingeschlossen (MAC$_{\text{barish autonomic response}}$; Roizen et al. 1981).

Analog dieser für Narkosegase eingeführten Quantifizierungsversuche wurde nun für die intravenöse Opioidgabe eine minimale, Antinozizeptionsschutz gewährende Infusionsrate bzw. Infusionskonzentration (»IC«) vorgeschlagen (Prys-Roberts u. Sear 1984). Der Nachteil dieser Infusionsrate ist, dass eine gegebene Infusionsrate weder die Kinetik noch die Rezeptoraffinität der zu testenden Opioide berücksichtigt.

Aus diesem Grunde wurde die »minimale Infusionsrate« durch eine als Cp_{50} bezeichnete »konstante Plasmakonzentration« ersetzt, bei der die Hälfte der Probanden auf gesetzte Reize nicht mehr reagiert (Ausems et al. 1988). Diese Testanordnung berücksichtigt nicht die bei vielen Opioiden zwischen Plasmakonzentration und Wirkung am zentralen Zielrezeptor auftretende Verschiebung, auch Hysterese genannt.

Aus diesem Grund wurde von Glass vorgeschlagen, die Cp_{50} über eine gewisse Zeit mittels → CACI (engl. »computer assisted continuous infusion«) zu bestimmen, um die Hysterese auszugleichen (Glass et al. 1993). Die so bestimmte Cp_{50} wird auch als MEAC (engl. »minimum effective analgesic concentration«) bezeichnet: sie gibt die gemessene therapeutisch wirksame, im Gleichgewicht stehende Plasmakonzentration eines Stoffes (in ng/ml) an, bei der die Hälfte der Probanden gegenüber dem nozizeptiven Reiz geschützt ist (teilweise auch als IC_{50} bezeichnet).

Der durch Opioide induzierte Antinozizeptionsschutz kann heute durch spezifischere perioperativ anwendbare Techniken (Beispiel: Spectral-Edge-EEG) besser erfasst werden (Scott et al. 1991); dies hat eine Auswirkung auf die Bestimmung der Cp_{50}- bzw. MEAC-Werte: beträgt der MEAC- bzw. Cp_{50}-Wert für Alfentanil ca. 240 ng/ml (Ausems et al. 1988), wenn als Reizantwort die Hautinzision, Körperabwehrbewegungen, hämodynamische und autonome Antworten berücksichtigt werden, so erhöht er sich bei gleicher Testanordnung, aber Berücksichtigung des Spectral-Edge-EEG auf 520 ng/ml (Scott et al. 1991).

Bevor die Bedingungen für die Bestimmung der MEAC- bzw. Cp_{50}-Werte standardisiert sind, sind sie für den praktischen Kliniker nur von begrenztem akademischem Wert: nicht standardisierte MEAC-Werte geben einen ungefähren Anhaltspunkt für die analgetische Potenz und variieren dementsprechend bis zu einem Faktor 3 (s. folgende Tabelle; zitierte Literatur steht unter jeweiligem Wirkstoffprofil: Gourlay et al. 1988;

Lehmann et al. 1991; Dahlstrom et al. 1982; Tamsen et al. 1982; Brunner et al. 1994).

MEAC-Werte gängiger Opioide

MEAC (ng/ml)	Sufentanil	0,1–0,5
MEAC (ng/ml)	Fentanyl	1–3
MEAC (ng/ml)	Morphin	12–24
MEAC (ng/ml)	Alfentanil	100–300
MEAC (ng/ml)	Pethidin	300–650

MEAC und Sättigungsdosis

Multipliziert man die MEAC mit dem initialen Verteilungsvolumen, erhält man die Sättigungsdosis oder Loadingdose. Aus dem Gesagten ist klar, dass die so errechnete Dosis nur als grobe Richtlinie gilt.

Opioide und Sedation in der perioperativen Medizin

Opioide vom Typ potenter μ-Agonist (→ Sufentanil etc.), aber auch Morphin sind in der perioperativen Medizin zu Sedationszwecken bzw. Analgosedation einsetzbar: s. individuelle Wirkstoffprofile.

Neurotoxizität

Opioide induzieren in hoher Dosierung einen erhöhten Zellhypermetabolismus mit konsekutiver epileptiformer Aktivität (Kofke et al. 1992; Tommasina et al. 1984; Young et al. 1984; Chugani et al. 1984; Snead u. Bearden 1982; s. auch → zentrale Hyperalgesie, Allodynie). Bei kontinuierlicher Gabe hoher Opioiddosen in rückenmarknahe Kompartimente muss auch die Möglichkeit sekundärtoxischer Schädigungen (z.B. durch neurotoxische Beiprodukte, aber auch massive pH-Veränderung durch Injektionsvolumen etc.) in Betracht gezogen werden.

Opioide hemmen die Aktivität der Adenylcyclase sowie die Produktion des zyklischen AMP (Sharma et al. 1976). Wiederholte Gabe von Opioiden führt möglicherweise zu einer Reduktion der membranständigen Opioidrezeptoren sowie zu einer Hemmung oder Abkoppelung der intrazellulären Boten- und Rezeptorsysteme bei gleichzeitiger quantitativer (s. Rezeptor-»up-and-down-regulation«) und qualitativer (s. Affinitätsveränderung, Veränderung der intrinsischen Wirkung wegen Abkoppelung von intrazellulären Mechanismen) Veränderung der Opioidrezeptorenpopulation. Eine abrupte Unterbrechung einer chronischen Opioidgabe führt über akutes Wiederansteigen des zyklischen AMP zu Hyperaktivität des sympathischen Nervensystems (vgl. adrenerger Sturm, vgl. Verminderung der Entzugssymptomatik durch spezifische $α_2$-Agonisten).

EEG, Wach-Schlaf-Regulation

Unter Opioidgabe zeigt das EEG dosisabhängige Veränderungen im Sinne einer ZNS-Depression mit verkürzter REM- und Tiefschlafphase sowie verlängerter »Nicht-REM«- oder Aufwachschlafphase (Fink 1971; Sebel et al. 1987; Bovill et al. 1982, 1983; Smith et al. 1984). EEG-Veränderungen sind abhängig vom Opioid sowie von der gewählten Dosis (Sebel et al. 1981; Scott et al. 1985, 1991). Die geschilderten EEG-Veränderungen sind kein Beweis für »absolute Bewusstlosigkeit«: sie kommen auch bei anderen Patientenpopulationen vor (Mori 1987). EEG-Veränderungen unter Sufentanilanästhesie mit gleichzeitiger Aufnahme von auditorisch evozierten Potentialen bestätigen, dass trotz allgemeiner zentraler opioidinduzierter, klinisch eindrücklicher zentraler Depression auditive Reize durchaus aufgenommen und verarbeitet werden (Plourde u. Boylan 1991). Morphin interferiert auch mit der Regulierung der Wach-Schlaf-Phasen, indem es u. a. die REM-Schlafphasen hemmt (Kay et al. 1969). Das sog. Schlafapnoesyndrom kann sich unter Opioidgabe akzentuieren (van Dercar et al. 1991; Kryger et al. 1990): der zugrunde liegende pathophysiologische Mechanismus ist jedoch schlecht verstanden. Der Neurotransmitter Acetylcholin hat eine wichtige Rolle in der Wach-Schlaf-Regulation. Die Mikroinjektion von Cholinomimetika in die pontinische Retikularformation kann Schlaf induzieren (Steriade u. McCarley 1990; Celesia u. Jasper 1966; Baghdoyan et al. 1993). Im Tierversuch kann durch Morphin eine Acetylcholinhemmung in der pontinen gigantozellulären Tegmentumstruktur mikrodialytisch nachgewiesen werden (Lydic et al. 1993). Wenn Morphin in diese Strukturen mikroinjiziert wird, hemmt es dosisabhängig, naloxonreversibel und seitenspezifisch die zur Erholung notwendigen REM-Phasen und verlängert paradox die Wachphasen; sekundär verlängerte Schlafphasen mit Apnoe können dann wegen Übermüdung auftreten (Keifer et al. 1992).

ZNS-Reifephase

Die Gabe von Opioiden während der Reifephase des ZNS ist potentiell neurotoxisch (Tierversuch, s. Buch A: Ontogenese)

Edinger-Westphal-Kern

Die über zentrale Stimulation oder Desinhibition des Nucleus accusticus autonomicus Edinger-Westphal (kleinzelliger Lateralkern des N. oculomotorius bzw. N accessorius) induzierte Miosis wird durch den α-Rezeptor vermittelt: somit induzieren μ-Agonisten i. Allg. eine Miosis.

Die Atropin- bzw. anticholinergische Wirkung von → Pethidin/Pethidinderivaten induziert hingegen eine Mydriasis, die u. U. mit einer hypoxieinduzierte Mydriasis verwechselt werden kann.

Die nach Guedel (Äthermononarkose) eingeteilten Narkosestadien werden durch Opioidgabe in Bezug auf Pupillengröße ungültig: eine ungenügende Anästhesie-

tiefe kann beispielsweise durch morphininduzierte Miosis maskiert werden.

Miosis ist ein praktisches, pathognomisches Diagnosemittel bei Verdacht auf Analgetikakonsum bzw. Missbrauch (kann aber durch Augentropfen übergangen werden). Wird bei einer Analgetikaintoxikation eine Mydriasis vorgefunden, spricht dies meist schon für eine hypoxische ZNS-Schädigung (Asbury 1986; Ravnborg et al. 1987).

Chemotriggerzone Borison und Wang (Area postrema)

Opioide stimulieren dopaminerge Rezeptoren der emetischen Triggerzone (Area postrema) wahrscheinlich als partielle Dopaminagonisten oder über enkephalinerge δ-Rezeptoren, wie dies beim zytotoxisch ausgelösten Erbrechen angenommen wird (Harris 1992). In äquipotenter Dosierung induzieren wahrscheinlich alle Opioide Emesis und Nausea; kontrollierte Vergleichsstudien (äquianalgetische Dosierung, vergleichbare Studiendesigns etc.) fehlen. Der über die Area postrema induzierte proemetische Effekt wird partiell neutralisiert durch eine parallele Dämpfung der Brechfunktionszentren (dualer Effekt). Die funktionellen Brechzentren können durch hohe kontinuierliche Opioidkonzentrationen so gedämpft werden, dass selbst eine hochemetogene Cisplatingabe keine Nausea und Emesis induziert.

Bei Bewegung kommen zusätzlich vestibuläre Faktoren hinzu (Gutner et al. 1952), sodass mobilisierte (ambulante etc.) Patienten häufiger als immobilisierte Patienten an Nausea und Emesis leiden. Bei rückenmarknaher Opioidgabe wird zusätzlich auch Schwindel und (vertikaler) Nystagmus beobachtet (Waldvogel 1983; Fish u. Rosen 1990; Stevens u. Sharrock 1991).

Bei langsamer Bolusgabe ist die Inzidenz von Nausea und Emesis verstärkt (PCA, Morphin, Bolusgabe über 5 min vs. 40 s; Woodhouse u. Mather 1998): diese Beobachtung kann man sich so erklären, dass bei langsamer Gabe durch den Wirkstoff wegen der sofortigen Verteilung gegenüber der schnelle Gabe nur ein kleiner Konzentrationsgradient gegenüber dem ZNS aufgebaut wird und somit proemetogen die Area postrema (zirkumventrikuläres Organ mit modifizierter Blut-Hirn-Barriere) aktiviert wird und somit die funktionellen tiefer liegenden Brechfunktionszentren nicht gedämpft werden.

Die Gabe von Opioiden soll 5-Hydroxytryptamin (Serotonin) im Magen-Darm-Trakt freisetzen (Burks 1967). Serotonin ist der für die periphere Transduktion im Brechreflex verantwortliche Transmitter an vagalen Nervenendigungen (5-HT$_3$-Rezeptoren).

Zentrale Vaguskerne: negative Chronotropie

Opioide induzieren eine spezifische, durch Naloxon antagonisierbare zentrale Bradykardie durch Stimulation der präganglionären vagalen Hemmneurone des in der Medulla oblongata liegenden Nucleus ambiguus (Bodo 1937; McCrea 1926; Stein 1976; Freye 1981; Reitan 1978; Liu 1976; Laubie 1977, 1979), wobei die Erstdosis einen stärkeren Effekt ausübt als folgende Zweit- und Mehrfachdosierungen. Der dem Atropin verwandte Wirkstoff Pethidin kann eine Tachykardie auslösen.

Laubie et al. konnten durch direkte Fentanylapplikation in den Nucleus ambiguus eine zentralvermittelte Bradykardie mit einer bis 100-mal niedrigeren Fentanylgabe gegenüber intrazerebraler Zisterna-magna-Injektion und bis 2000fach niedrigere Dosis gegenüber systemischer intravenöser Gabe induzieren (Laubie 1977, 1979).

Eine morphininduzierte Bradykardie und Hypotension tritt nicht auf durch bilaterale Vagotomie (Unterbruch des Reflexbogens) oder bei medikamentöser Vagolyse (Atropin) (Reitan 1978; Liu 1976; Fennessy 1971). Die zentralinduzierte Bradykardie in toxischer Opioiddosierung über zusätzliche periphere Mechanismem (→ atrioventrikuläre Reizleitungsverlangsamung) kann zu einem Herzstillstand führen (Urthaler 1975).

Eine ausgesprochene Bradykardie ist v. a. bei schneller i.v.-Gabe, also schneller ZNS-Anflutungsgeschwindigkeit, zu beobachten. Die Bradykardiegefahr von während der Induktion einer Allgemeinanästhesie eingesetzten potenten Opioiden kann durch Parallelmedikation von vagolytischen Relaxanzien (Pancuronium) neutralisiert werden, sodass eine Atropingabe überflüssig wird; umgekehrt kann die Gabe von depolarisierenden Relaxanzien eine extreme Bradykardie bis Herzstillstand fördern (Hrsg.).

Die zentralvagalinduzierte Bradykardie führt zusammen mit der → venösen adrenergen Blockade (Ward 1972) zu einer ausgeprägten Hypotension; dies ist bei schneller intravenöser Gabe und/oder Hypovolämie ausgeprägt.

Die Komedikation mit N_2O reduziert die Inzidenz von Bradykardie, wahrscheinlich aufgrund der sympathotonen Wirkung von N_2O.

Zentralinduzierte Muskelrigidät

Das Phänomen der opioidinduzierte Rigidität der quergestreiften Muskulatur wurde erstmals bei der Anwendung von → Levorphanol beschrieben (Hamilton u. Cullen 1953).

Rigidität und Bewusstlosigkeit konnten bei 50% von gesunden Probanden bei Fentanylplasmakonzentrationen von 16-28 ng/ml ausgelöst werden (Streisand et al. 1993).

Die opioiderge Muskelrigidität betrifft vorzugsweise die Thoraxmuskulatur, aber auch Abdominalmuskulatur (Freund et al. 1973); sie tritt in der Regel bei schneller intravenöser Gabe von potenten, zur Induk-

tion geeigneten μ-Agonisten (Fentanyl, Alfentanil, Sufentanil, Remifentanil) auf, v. a. nach Erreichen des Schlafzustands in der Narkoseeinleitung sowie in Komedikation mit N_2O (Corssen et al. 1964; Goldberg et al. 1985; Mergens 1991; Smith et al. 1989; Bailey et al. 1985; Comstock et al 1981; Sokoll et al. 1972).

Die opioidinduzierte Rigidität ist oft mit Bewusstlosigkeit verbunden (Streisand et al. 1993; Benthuysen et al. 1986). Die opioidinduzierte Thoraxrigidität kann im Tierversuch durch selektive α_2-Agonisten verhindert werden (Weinger et al. 1989).

Seltenerweise, meist aber in abgeschwächter und weniger akutbedrohlicher Form, tritt eine opioidinduzierte Rigidität auch in der postoperativen Phase auf, wenn aus angereicherten Gewebskompartimenten das lipophile Opioid zurückdiffundiert und somit gleichzeitig die Gefahr der opioidinduzierten Hypoventilation besteht (Goldberg et al. 1985; Chang u. Fish 1985; Neidhart et al. 1989; Christian et al. 1983).

Die zentralinduzierte Muskelrigidität beeinträchtigt die periphere Atemmechanik erheblich und stellt eine akute Lebensbedrohung dar. Weil der Patient kaum oder nicht mehr ventilierbar ist, müssen im Extremfall sogar schnellwirkende Muskelrelaxanzien eingesetzt werden (Freund et al. 1973; Comstock et al. 1981; Keller et al. 1975; Hill et al. 1981).

Der Wirkungsmechanismus der opiodinduzierten Muskelrigidität und im Tierversuch dosisabhängig regelmäßig auslösbaren Katalepsie bis Muskelrigidität ist unerklärt (Kuschinsky u. Hornykiewicz 1972; Georgis et al. 1971).

Als Wirkmechanismen werden vermutet:

1. eine nigrostriatale Dopaminmangelaktivität,
2. eine opioiderge Stimulation der Basalganglien bzw. striatärem System,
3. eine Stimulation von GABA-ergen Interneuronen im limbischen System (Havemann u. Kuschinsky 1981; Stanley 1990).

Bei Induktionstechniken mit GABA-Agonisten (Benzodiazepine wie Midazolam, Diazepam) in hoher Dosierung wird in der Regel keine Muskelrigidität ausgelöst (Hrsg.); dies wird allerdings von anderen Autoren bestritten (Neidhart et al. 1989).

Zentralinduzierter Pruritus

Periphere Mechanismen

Pruritus oder Juckreiz ist dem Internisten schon immer bekannt gewesen: so wurde eine vermehrte Ablagerung der Gallensäuren in der Haut in Zusammenhang gebracht mit einer »unterschwelligen« Reizung von Schmerzrezeptoren (Kirby 1974, Schoenfield 1967). Man kann mit Gallensäuren im In-vivo-Experiment Pruritus auslösen. Leberkranke mit Pruritus weisen höhere Gallensäurewerte auf als Patienten ohne Pruritus; allerdings kann man diese Relation nicht quantifizieren (Lauterburg 1980).

Bei anderen systemischen Erkrankungen wie Urämie wird das Phänomen Pruritus mit Histamin (H-Konzentration ↑), Serotonin, Substanz P (↑), nicht aber Parathormon in Zusammenhang gebracht (Cho et al. 1997; Balaskas et al. 1998). Urämieinduzierter Pruritus kann wirksam mit Erythropoetin behandelt werden, wobei man annimmt, dass Erythropoetin die Histaminfreisetzung über Zytokine erwirkt (De Marchi 1992). Die lokale Gabe von Capsaicin bei urämischem Pruritus soll über Substanz-P-Hemmung einsetzbar sein (Cho et al. 1997).

Pruritus bei HIV-Erkrankten kann so ausgeprägt sein, dass er die Lebensqualität empfindlich schädigt. HIV-assoziiertes Pruritus ist multifaktoriell, durch abnorme Hauttrockenheit (Xerose), Wirkstoffe, eosinophile follikuläre und papuläre Hauterkrankungen etc. bedingt und entsprechend therapieresistent; die Gabe des sAA → Indometacin kann diskutiert werden (Smith et al. 1997).

Bei urämischem, HIV-Infektion-assoziiertem Pruritus kann eine selektive Phototherapie (UV-B) helfen (Gilchrest et al. 1979, Lim et al. 1997).

Bei cholestatischem Pruritus wurde erfolgreich volle Opioidantagonisten wie → Naltrexon oder → Nalmefen eingesetzt, wobei nach Absetzen des Wirkstoffs auch Pruritusexazerbationen auftraten (Placebokontrollierte DB-Studie, Wolfhagen et al. 1997; offene Studie, Bergasa et al. 1998).

Das Antimalariamittel Chloroquin löst bei schwarzhäutigen Afrikanern, nicht aber bei Kaukasier auf Prednisolon gut anspechenden Pruritus aus (Adebayo et al. 1997)

Mediatoren Histamin, Serotonin, Acetylcholin
Die intradermale Injektion von H_1-Agonisten löst Pruritus aus, jedoch nicht die intradermale Injektion von H_2-Agonisten. Die Gabe von H_1-Antagonisten bzw. die Kombination von H_1/H_2-Antagonisten ist bei opioidinduziertem Pruritus kaum wirksam.

Bei Probanden wurde iontophoretisch Histamin auf die Vorderarmhaut appliziert und die dabei entstehende kutane Quaddel- und Rötungsreaktion, Pruritus sowie Ausdehnungszone in Bezug auf Alloknesis untersucht vor und nach Naltrexon/Placebo/H_1-Blockade mit Cetirizin; Naltrexon hatte keinen Effekt auf die kutane Quaddelrötungsreaktion, jedoch Cetirizin (↓↓); beide Wirkstoffe hemmten den Pruituseffekt; Naltrexon allein hemmte den (zentralinduzierten) Alloknesiseffekt (DB-Crossoverstudie, Heyer et al. 1997)

Histamin wird als Hauptmediator von Pruritus bei atopischen Ekzemen angenommen. Die intrakutane Injektion von Acetylcholin wurde bei Gesunden (Kontrollgruppe) sowie Ekzempatienten in Bezug auf Perfusionsveränderung (Laser Doppler Fluxmeter), pla-

nimetrisch in Bezug auf Quaddel- und Rötungsreaktion sowie auf subjektive Perzeption in Bezug auf Alloknesis untersucht. Quaddel- und Rötungsreaktionen waren bei beiden Gruppen identisch; die subjektive Sensorik war jedoch bei der Acetylcholingruppe (»Pruritus«) gegenüber der Kontrollgruppe (»brennendes Schmerzgefühl«) verändert: ein Hinweis, dass Acetylcholin bei gewissen Pruritusarten mitbeteiligt ist (Heyer et al. 1997)

In einem anderen Experiment wurde bei Probanden Histamin und Serotonin iontophoretisch appliziert und die entsprechenden kutanen Reaktionen planimetrisch ausgemessen, die subjektiven Sensationen mittels Analogskala aufgezeichnet und die Reaktion auf mechanische (normalerweise nichtpruritogene) Stimulation im Reizbereich auf Alloknesis geprüft. Der spezifische H_1-Blocker Cetirizin war imstande, sämtliche histaminbedingten Phänome sowie serotonininduzierbare Quaddelbildung zu hemmen. Der 5-HT_3-Antagonist (Tropisetron) hatte keinen Einfluss auf diese experimentelle Pruritusstimulation (Weisshaar et al. 1997

Nach i.v.-Gabe von Hydroxylstärke kann ein andauernder, nachhaltiger Pruritus ausgelöst werden. Histozytologische Untersuchungen bei 93 Patienten nach Hydroxylstärkeinfusionen ergaben eine dosisabhängige Hydroxylstärkeablagerung in intrazellulären Hautzellen, Makrophagen, Endothelzellen und peripheren myelinierten und unmyelinierten Nervenzellen sowie Perineuralzellen bei Patienten, die Pruritus entwickelten (50%). Die sukzessive Verminderunge dieser Vakuolen erfolgte über Monate und war begleitet mit einer parallelen Verminderung des Pruituseffekts (Metze et al. 1997).

Zentraler neurogener Pruritus

Zentrale Mechanismen
Bei ZNS-Schädigung bei Hirnschlag, multipler Sklerose, Hirntumor etc. sind in der Weltliteratur 27 Fälle von zentralem neurogenem Pruritus beschrieben worden: eine Parallele zu zentralen Schmerzphänomene bei ZNS-Schädigungen (Canavero et al. 1997).

Die Inzidenz des durch Opioide auslösbaren Juckreizes hängt eigenartigerweise von der Verabreichungstechnik ab (bzw. Konzentration am Effektororgan): sie beträgt

- ca. 1% bei parenteraler Opioidapplikation,
- bis 25% bei epiduraler Anwendung (Fasano u. Waldvogel 1982),
- bis 50% bei intrathekaler Anwendung (Ballantyne 1988).

Der in der Regel erst Stunden nach rückenmarknaher Applikation auftretende Opioid-induzierte Pruritus weist eine in der Ausbreitung typische rostrale Prädilektionsstellen auf und ist mit Adrenalinzusatz ausgeprägter (Fasano u. Waldvogel 1982). Im Tierversuch kann durch intrazisternale Gabe von Morphin und → DAMGO Pruritus (klinisches Analog: erhöhtes Kratzen) im Gesichtbereich ausgelöst werden (Tohda et al. 1997).

Das signifikant häufigere Auftreten bei intrathekaler Applikation sowie die Prädilektionsstellen weisen auf eine zentrale Stimulation hin und weniger auf eine systemische bislang vermutete Histaminfreisetzung. Für die neuronale bzw. rezeptorale Genese spricht auch, dass der opioidinduzierte Pruritus sich durch volle oder partielle μ-Antagonisten spezifisch antagonisieren lässt (Wakefield 1985; Henderson 1986; Davies 1988; Penning 1988; Vedrenne 1991; Abboud 1988, 1990).

Die neuronale Pathophysiologie von Pruritus ist unbekannt: Pruritus wird mit nonmyelinierten Fasern und polymodalen Nozizeptoren in Verbindung gebracht (Tuckett 1989), kann aber eigenartigerweise in muskulären und viszeralen Strukturen nicht ausgelöst werden.

Eine andere »Pruritushypothese« nimmt an, dass hohe Morphindosen eine lokale unspezifische Reizung entsprechender spinaler Neurone verursachen (Ballantyne 1988). Eine unspezifische spinale Neuronenhemmung kann durch das Anästhetikum → Propofol erzielt werden (Cavazzuti 1991). So hat Borgeat erfolgreich subhypnotische Minidosen von Propofol (10 mg i.v.) für die Reduktion von opioidinduziertem Pruritus eingesetzt (Borgeat 1991,1992).

Möglicherweise wird opioidinduzierter Pruritus über opioidinduzierte Freisetzung der Substanz P verursacht (Suarez-Roca 1992); ebenfalls wird eine Interaktion mit dem Östrogensystem angenommen, weil Schwangere eine höhere Inzidenz an morphininduzierbarem Pruritus aufweisen (Kam u. Tan 1996).

Pruritustherapie

Entsprechend der heutigen Auffassung, dass morphininduzierter Pruritus über eine deregulative Stimulation zentraler μ-Rezeptoren erfolgt,werden vorzüglich kausale, aber auch symptomatische Therapien diskutiert, nämlich:

1. partielle μ-Antagonisierung durch Agonist-Antagonisten, volle Antagonisten;
2. subhypnotische Propofolgabe;
3. Droperidol in Dosierung von 2,5 mg;
4. Antihistaminika, H_1-Blocker;
5. 5-HT_3-Antagonisten.

Die Gabe von Antihistaminika wird ebenfalls diskutiert.

Diskussion:

Die partielle μ-Antagonisierung mit Agonist-Antagonisten oder vollen Antagonisten ist effektiv

(Kendrick et al 1996), aber aus prinzipiellen Gründen vorsichtig zu erwägen (s. partielle Antagonisierung).

Die subhypnotische Propofolgabe ist aus prinzipiellen Gründen vorsichtig zu erwägen: ihr Effekt wird in neueren Publikationen bestritten (3 sorgfältige Blindversuchsstudien; Warwick et al. 1997; Grattidge 1998; Beilin et al. 1998); der technische Aufwand ist zudem hoch.

Die Gabe von 2,5 mg Droperidol i.v. wird diskutiert (positive Resultate: Horta et al. 1996; wirkungslos: Sanansilp et al. 1998).

Die Gabe von 8 mg i.v. Ondansetron reduzierte signifikant opioidinduzierten Pruritus (randomisierte, placebokontrollierte DB-Studie; n: 100; rückenmarknahe Opioidgabe; Borgeat u. Stirnemann 1999).

Die i.v.-Gabe von H_1-Blockern ist nur temporär und partiell effektiv: sie wird mit erhöhter zentraler Sedation erkauft. Der 5-HT_3-Antagonist Ondansetron (einsetzbar bei cholestatischem Pruritus etc.) wurde bei 4 Fällen von opioidinduziertem Pruritus eingesetzt (Larijani et al. 1996).

Nach unserer Erfahrung wird der durch rückenmarknahe Opioidapplikation ausgelöste Juckreiz toleriert, wenn durch diese Therapie substantielle Schmerzprobleme reduziert werden können. Pruritus wird jedoch als ausgesprochen lästig empfunden, wenn die entsprechende rückenmarknahe Opioidapplikation mit leichter Hand indiziert worden war, wie beispielsweise nach Sectiooperationen , wo in der Regel bei optimaler Chirurgiequalität die Patienten mit minimaler und meist auf periphere Analgetika und auf 48 h beschränkten Analgesie zurechtkommen.

Der durch rückenmarknahe Applikation induzierte Pruritus ist also in der Regel nicht therapiepflichtig, wenn die Indikation für diese Technik korrekt mit der notwendigen Indikation gestellt wurde (s. rückenmarknahe Techniken).

Das Phänomen Pruritus bleibt pathophysiologisch ein Phänomen, dessen Therapie zwangsweise unbefriedigend ist: »Die Forschung hat kaum die Oberfläche des Juckreizphänomens angekratzt« (Greaves 1992).

Pruritus und oraler Herpes

Die Inzidenz von mütterlichen Herpes-simplex-Infektionen (bis 14%) nach epiduralen Opioidapplikationen zu geburtshilflichen Zwecken beträgt bis 14% (Cardan 1984; Crone 1990; Gieraerts 1987; Douglas 1987). Die Herpesläsionen entstehen im gleichen oralen Hautareal, wo die Patientin den Pruritus verspürte (Pennant 1991). Ob ein pathophysiologischer Zusammenhang zwischen opioidinduziertem Pruritus sowie Reaktivation einer oralen Herpes simplex im gleichen Areal besteht, ist offen (Anesthesiology 1991; 75: Korrespondenz).

Zentrale Atemsteuerung, Atemzentren

Die zentrale dosisabhängige, interindividuell ausgeprägte Atemdepression ist die gefährlichste Nebenwirkung der Opioide (Loeschcke et al. 1953; Loeschcke 1965; Weil et al. 1975; Keats 1985): in *äquipotenter* Dosierung sind alle Opioide in Bezug auf Atemdepression gefährlich: diese 1960 schon gefasste Meinung ist heute noch gültig (Eckenhoff u. Oech 1960; Bellville u. Seed 1960).

Bei chronischer Opioidexposition entwickelt sich eine Toleranz in Bezug auf Hemmung der zentralen Atemsteuerung. Diese Toleranz bildet sich nach Absetzen einer Opioidmedikation schnell zurück: eine zufällige Reexposition auf potente Opioide (z. B. Heroin) bei ehemaligen Heroinabhängigen (die sich an die Toleranz gewöhnt hatten) ist mit einer hohen Gefahr einer tödlichen Überdosierung behaftet (s. unter Heroinwirkstoffprofil in Buch C).

Als Wirkungsmechanismus wird u. a. eine opioidinduzierte Hemmung der Acetylcholinfreisetzung diskutiert: die i.v.-Gabe von Physostigmin kann bis zu einem gewissen Grad eine opioidinduzierte Atemdepression antagonisieren (ohne Wirkung auf Analgesie). Opioidrezeptoren sind in Regionen, die mit den Respirationszentren neuronal verbunden sind, konzentriert (periaquäduktalen Grau des 4. Ventrikels, im Locus coeruleus, im Nucleus tractus solitarii, Kortex). Ob die Atemdepression *speziesspezifisch* vom μ_2- oder μ_1-Rezeptorsubtyp vermittelt wird (Ling et al. 1985; Cheng et al. 1991), ist heute umstritten (s. oben: Subrezeptoren).

Undines Fluch

Unter Opioidgabe fällt die autonome Atemsteuerung vor der kortikalen Atemsteuerung aus. Eine Apnoe kann deshalb beim sedierten, aber ansprechbaren Patienten (→ Kommandoatmung) auftreten. Dieses Phänomen wurde 1962 von Severinghaus u. Mitchell als *Undines Fluch* benannt: die von Paracelsus (!) zuerst erwähnte Wassernymphe – von ihrem Geliebten sitzengelassen – bestrafte den Untreuen mit der Wegnahme vitaler automatischer Funktionen und forderte ihn auf, weiterzuatmen. Einmal eingeschlafen, wachte er nie mehr auf.

Direkt iontophoretisch auf Zellen der inspiratorischen und exspiratorischen Atemzentren applizierte Opioide hemmen naloxonreversibel deren spontane Aktivitäten um ca. 50% (Denavit-Saubie et al. 1978). Morphin hemmt die Regulation der CO_2- und H^+-Homöostase der in der Medulla oblongata befindlichen Atemzentren (Arunasalam et al. 1983; Flórez et al. 1968; Rigg 1978; Weil et al. 1975), wobei pontinische sensibler als medulläre Strukturen reagieren (Flórez et al. 1982).

Opioide erreichen die zentralen Opioidrezeptoren in den Atmungszentren über die Blut-Hirn-Barriere bzw. über den kephalad fließenden Liquor. Wegen besserer Biomembrangängigkeit sowie Affinität zum lipophilen Nervengewebe induzieren lipophile Opiode schneller und damit zuverlässiger eine klinisch erkennbare Hypoventilation als hydrophile Wirkstoffe wie Morphin. Dies ist besonders bei → rückenmarknaher Applikation ausgeprägt, wo hydrophile Opioide eine verzögerte Atemdepression auslösen können (Fasano u. Waldvogel 1982; Gwirtz 1985; Flacke et al. 1985; Watson et al. 1984; Kafer et al. 1983; Sandler et al. 1986): diese aus der Theorie abgeleiteten Regeln werden allerdings heute nicht mehr von allen Autoren geteilt (siehe Wirkstoffprofile Buch C).

Die opioidinduzierte Hemmung der Atemsteuerung ist beim Ungeborenen und bei Neugeborenen bis zum Alter von 6 Monaten ausgeprägt (Purcell-Jones et al. 1987; Lloyd-Thomas 1990; Pounder u. Steward 1992). Das zu geburtshilflicher Analgesie eingesetzte Pethidin (bis zum Beweis des Gegenteils kann man dies für alle diaplazentärgängigen Opioide annehmen) kann beim Ungeborenen in utero zu Apnoe führen (Hamza et al. 1992; s. → Pethidin). Erklärt wird diese Opioidsensibilität mit:

- unreifer Blut-Hirn-Barriere (Kupferberg u. Way 1963),
- unreifen Eliminationsmechanismen (Koren et al. 1985; Koehntop et al. 1986; Olkkola et al. 1988; Choonara et al. 1992; Poleka et al. 1992; McRorie et al. 1992),
- unreifen Opioidrezeptorpopulationen (Lesley et al. 1982; Pasternak et al. 1980).

Atemdepression:
Einfluss von Dosis, Anflutungsgeschwindigkeit

Mehr als die relative oder absolute Dosis bestimmt die Anflutungsgeschwindigkeit und somit die → Applikationstechnik das Auftreten lebensbedrohlicher Nebenwirkungen wie Atemdepression bis Atemstillstand als Zeichen der akuten ZNS-Hemmung. Die höchste Anflutungsgeschwindigkeit wird bei schneller intravenöser Gabe erzielt: ein Atemstillstand kann regelmäßig bei schneller i.v.-Bolusgabe beobachtet werden, wogegen bei langsamer, vorsichtiger Titration bei gleicher Dosierung die Atmung kaum beeinträchtigt wird. Eine opioidinduzierte Atemdepression wird bei intravenöser Bolusgabe innerhalb von wenigen Minuten (ca. 5 min), nach i.m.-Gabe nach 15–30 min und bei epiduraler Gabe erst nach 3–12 h beobachtet. In Bezug auf Atemdepression sind orale Überdosierungen mit Retardformen selten lebensgefährdend. Eine langsam sich entwickelnde Morphinvergiftung aufgrund einer Niereninsuffizienz manifestiert sich eher mit toxischen Krämpfen als Zeichen der ZNS-Toxizität als mit Atemdepression.

Die opioidinduzierte Atemdepression kann durch absolute Überdosierung oder relative Überdosierung induziert werden.

Unter relativer Überdosierung verstehen wir eine Überdosierung im Verhältnis zu der klinisch notwendigen Analgesie (s. »Schmerzanalgetikawaage«). Eine relative Überdosierung tritt v.a. in der postoperativen Phase auf. In der Regel ist sie multifaktoriell (z.B. Kombination opioidinduzierte Atemdepression, opioidinduzierte Beeinträchtigung der Atemmechanik wegen Muskelrigidität plus Restrelaxation).

Eine opioidinduzierte Atemhemmung kann klinisch über folgende Parameter gemessen werden: Atemfrequenz (f <10/min: Bradypnoe); Atemzugsvolumen (Verkleinerung) und Minutenvolumen (Erniedrigung); Atmungsrhythmizität (Dysfunktion; klinisch: unregelmäßige Apnoephasen etc.); Atmungsreflexe (Hemmung); Kapnographie (Hyperkapnie) und sekundär Hypoxämie (Pulsoxymetrie).

Falsche Sicherheit: der sog. Ceilingeffekt

Die atemdepressorische Wirkung ist bei den sog. Agonist-Antagonisten plafoniert: es wird ihnen deshalb eine »inhärente Sicherheit« (Kay 1990) zugeschrieben. In gewissen Ländern wird sogar für ambulante Eingriffe eine Niedrigdosierung von Agonist-Antagonisten mit Benzodiazepinen (Endoskopie, Zahnmedizin etc.) propagiert: bezüglich schwerster Atemdepression ein besonders fragwürdiges Vorgehen! (s. Interaktionen).

Pentazocin und Nalbuphin induzieren dosisabhängig dem Morphin vergleichbare Atemdepression, die bei Pentazocin ab 60 mg, bei Nalbuphin ab 0,4 mg/kg (Durchschnittswerte von Patientenpopulationen) im Sinne eines Ceilingeffekts abflacht (Jordan et al. 1979; Engineer u. Jennett 1972; Bellville 1964; Klepper et al. 1986; Gal et al. 1982; Rutter et al. 1986; Romagnoli u. Keats 1980). Der Agonist-Antagonist Butorphanol bewirkt eine dosisabhängige Atemdepression mit einem Ceilingeffekt im subtoxischen Bereich von 3–4 mg (Dryden 1986; Kallos u. Caruso 1979). Der schwache partielle μ_1-Agonist → Meptazinol zeigt bei gesunden Probanden bei einer ED von 100 mg/kg unter Luftatmung eine Erhöhung des endexspiratorischen CO_2-Drucks (Jordan et al. 1979). In diesem Zusammenhang kann nicht genügend betont werden, dass ein sog. Ceilingeffekt im Bereich einer subtoxischen bis toxischen Dosierung für die praktische Therapie irrelevant ist. Opioide vom Typ → Agonist-Antagonist weisen in Kombination mit niedrigen Plasmakonzentrationen von μ-Agonisten sogar eine synergistische Atemdepression auf (Bailey et al. 1987; Hug u. Longnecker 1986; Jaffe et al. 1988). Die von einigen Autoren geprie-

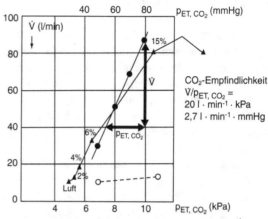

Abb. B-2. CO_2-Antwortkurve (mod. nach West, Tisi, Tammeling und Quanjer). Die Empfindlichkeit des respiratorischen Systems auf CO_2 wird in der Regel unter Hyperoxiebedingungen (um den Sauerstoffeinfluss auszuschalten) ermittelt, und zwar mittels der Steady-state-Methode (Erhöhung des inspiratorischen CO_2-Druckes stufenweise bis zu einem Steady-state), der Single-breath-Methode (Einatemzugmethode) sowie v.a. mit der sog. Rückatmungsmethode. Der Unterschied der Ventilation gilt als gutes Maß der zentralen respiratorischen Aktivität, obwohl die individuelle Streubreite erheblich ist. Im Diagramm sind Kurven (CO_2-Atmung in %: l bzw. s) aus verschiedenen Arbeiten zusammengefasst worden. Als extremes Beispiel einer schlechten (extrem niedrigen) CO_2-Antwortkurve ist die bei Pickwick-Patienten dargestellt (m). Eine opioidinduzierte reduzierte Antwort liegt zwischen den beiden Extremen

sene »inhärente Sicherheit« der Gruppe Agonist-Antagonisten kann vom Herausgeber nicht geteilt werden.

Potente zur → i.v.-Analgesieführung befähigte Opioide können bei i.v.-Anwendung auch die periphere Atemmechanik über eine → zentralinduzierte Rigidität der quergestreiften Muskulatur beeinträchtigen.

CO_2-Antwortkurve

Die CO_2-Antwortkurve stellt die in einem Diagramm dargestellte respiratorische Antwort auf CO_2-Konzentrationserhöhung dar (Abb. B-2). Auf der Y-Achse ist die alveoläre Ventilation (Atemminutenfrequenz) aufgetragen, auf der X-Achse die arterielle CO_2-Konzentration . Die nichtlineare CO_2-Antwortkurve gleicht einem verzogenen S. Bei einem gesunden Patienten wird das arterielle CO_2 auf einem Partialdruck von 40 mmHg (5,2 kPa) gehalten. Unter Opioidgabe wird dieser Regulationspunkt interindividuell (!; Johnstone et al. 1974) nach oben verschoben, die verkleinerte S-förmige CO_2-Antwortkurve ist nach *rechts* verschoben (Daykin et al. 1986; Kaufman et al. 1979; Lehmann et al. 1983).

Opiodinduzierte Atemstörungen und Klinik

Die Atemgase O_2 und CO_2 sind immer getrennt zu betrachten: das arterielle Blut kann auch bei einer sehr schweren Hypoventilation bei entsprechender hoher Inspirationsfraktion (z. B. $F_IO_2 > 0,5$) sauerstoffgesättigt sein. Umgekehrt schließt eine ausgeprägte Hyperventilation (Hypokapnie) eine Hypoxämie nicht aus (z. B. bei $F_IO_2 <0,2$). Die Plasmakonzentration von CO_2 wird zur Definition der Begriffe Hypo-, Normo-und Hyperventilation herbeigezogen; sie ist abhängig von der Relation zwischen CO_2-Produktion und alveolärer CO_2-Elimination. Opiode interferieren mit der zentralen Regulation der CO_2-Homöostase. Eine opioidinduzierte Beeinträchtigung der Atemsteuerung ist besonders gefährlich bei:

1 vorbestehenden Lungenerkrankungen;
2 vorbestehender ZNS-Dysfunktion bei
  2.1 zentralwirksamen Komedikationen (s. Interaktionen; Alkohol, Benzodiazepine etc.),
  2.2 Schlafapnoesyndrom, Pickwick-Syndrom,
  2.3 zerebralem Insult,
  2.4 hohem Alter,
  2.5 Neugeborenen (s. oben);
3 Beeinträchtigung der Atemmechanik bei/wegen/nach
  3.1 Komedikationen mit Wirkung auf Atemmuskeln (Beispiele: Benzodiazepine, inkomplette Reversion nach Muskelrelaxanzien, opiodinduzierte Muskelrigidität etc.),
  3.2 Obesitas (v. a. Trimenon III),
  3.3 Schwächezuständen,
  3.4 chirurgischen Eingriffen ($\to$ Oberbaucheingriffe) mit
    3.4.1 Reduktion der Lungenvolumina bis um die Hälfte für bis 7-14 Tage (Craig 1981; Latimer et al. 1971; Ali et al. 1971; Lindell u. Hedenstierna 1976),
    3.4.2 Reduktion der residuellen Funktionalkapazität, Vitalkapazität und forcierten Expirationsvolumens FEV_1 (Lindell u. Hedenstierna 1976; Ali et al. 1979; Finer 1970),
    3.4.3 Hypoxämie, funktionellen Shunts, Atelektasis,
    3.4.4 postoperativer Diaphragmadysfunktion (Ford et al. 1983; s. auch Einführung: Schmerz und Atmungsfunktion),
    3.4.5 schmerz- und traumabedingtem, erhöhtem Muskeltonus der Abdominalmuskeln (Ford et al. 1988; s. auch: Schmerz und Atmungsfunktion),
    3.4.6 reflektorischer Beeinflussung der Atemfunktion durch gereizte intraabdominale Organe (Ford et al. 1988);
4 neuromuskulären Erkrankungen.

Morphin ist beim globalinsuffizienten Lungenkranken (engl. »blue bloater«; chronische Hypoxämie und Hyperkapnie wegen Dysfunktion bzw. Wegfall der zentralen Atemsteuerung) in der Regel kontraindiziert. Beim sog. »pink puffer« ist dagegen die zentrale Atemsteuerung intakt: Morphin kann bei diesem Patienten unter Beachtung üblicher Vorsichtsmaßnahmen gegeben werden, solange seine periphere Atemarbeit gewährleistet ist (Weil et al. 1975; Catley et al. 1985).

Die bei Opioidapplikation in der postoperativen Phase empfohlene Sauerstoffgabe kann bei chronischen Lungenkranken, die ihre Atmung hauptsächlich über Sauerstoffmangelreiz (Marshall u. Rosenfeld 1936) regulieren, ebenfalls gefährlich sein (Wegfall des Atemstimulus Hypoxämie). Wieweit wir bei diesen Patienten durch Opioide und Sauerstoff die schon pathologische Atemsteuerung vermindern, kann nur in Zusammenarbeit mit Pneumologen und Intensivtherapeuten behandelt werden.

Die opioidinduzierte Beeinträchtigung der Atemmechanik ist besonders gefährlich bei Störung der peripheren Atmung, wie sie bei neuromuskulären Störungen (inkomplette Reversion nach Muskelrelaxation etc.) oder Störungen der Atemmechanik (Obesitas, Trimenon III etc.) auftritt.

In der postoperativen Phase interferieren opioidinduzierte Atmungsstörungen v. a. bei chirurgischen Eingriffen des Oberbauchs, die per se eine Lungenfunktionsstörung verursachen (s. oben, s. auch Buch H–J).

Die chirurgieinduzierte Atemfunktionsstörung bei Oberbaucheingriffen ist abhängig von:

– Art und Länge der Hautinzision,
– Invasivität der Chirurgietechnik (*Beispiel:* laparoskopische Cholezystektomie vs. Laparotomie; Putensen-Himmer et al 1993),
– Ausmass der durchtrennten Abdominalmuskeln,
– Art der Durchtrennung (Schnitt vs. »splitting« bzw. stumpfes Durchtrennen; Lindell u. Hedenstierna 1976; Ali u. Khan 1979),
– Abstand der durchtrennten Gewebe zum Diaphragma (Latimer et al. 1971; Diament u. Palmer 1966),
– Qualität der Schmerztherapie (systemisch vs. rückenmarknahe vs. »balanced analgesia technique«; Craig 1981; Latimer et al. 1971; Wahba et al. 1975; s. Einführungsteil: Schmerz und Atmungsfunktion).

Eine optimale Analgesieführung verbessert die Atemfunktion; eine zu tiefe oder zu oberflächliche Schmerztherapie verstärkt Atemfunktionsstörungen (s. auch Buch H/J).

Dyspnoe bei terminaler Krebserkrankung
Der Begriff Dyspnoe umschreibt eine subjektive Empfindung der Atemnot. Diese stimmt in der Regel ziemlich gut mit objektiven Lungenfunktionsprüfungen überein. Ein Grund für Dyspnoe (Schmerzklinik) kann eine erhöhte Atemarbeit bei mechanischer Behinderung durch Tumoren, Ödeme etc. sein. Eine solche Dyspnoeanfälligkeit zeigt oft große interindividuelle Unterschiede: es gibt Patienten mit nur leichten

Atemfunktionsstörungen, die über starke Atemnot klagen und umgekehrt. Dyspnoe ist oft mit Existenzangst sowie Erschöpfung vergesellschaftet. Die bei terminalen Krebserkrankungen vorkommende, oft mit Hypoxie vergesellschaftete Dyspnoe kann mit Sauerstoffgabe und supramaximaler Gabe von Opioiden vermindert werden (Walsh 1984; Bruera et al. 1990, 1993; Ventafridda 1990) oder – bei Nichtansprechen – durch i.v.-Gabe von Chlorpromazin behoben werden (1–2 mg i.v. langsam; 12,5–25 mg rektal, alle 4–12 h). Bei vorgeschrittener Krebserkrankung soll das äußerst quälende, den Patienten schwerst belastende Symptom Dyspnoe adäquat bekämpft werden, auch wenn dadurch eine entsprechende ZNS-Depression mit entsprechenden Folgen (Hypoventilation, Sedation) in Kauf genommen werden muss (Walsh 1993).

Atemantrieb Schmerz

Der Schmerzreiz gehört zu den wichtigsten Atemantriebsreizen (Eckenhoff u. Oech 1960; Borgbjerg et al. 1994). Unter starken Schmerzen kommt es erfahrungsgemäß nicht zu einer opioidinduzierten Hypoventilation. Wenn aus irgendeinem Grunde der Schmerzantrieb wegfällt, kann es zu einer plötzlichen Atemdepression kommen.

Das folgende Schema soll dies veranschaulichen: eine Waage zeigt auf der linken Seite eine »Belastung« mit Opioiden, auf der rechten Seite eine solche »mit Schmerzen«. Ist eine vernünftige Balance gewährleistet, kommt es erfahrungsgemäß auch unter stärkster Opioidmedikation zu keiner opioidinduzierten Hypoventilation. Zu einer akuten, lebensgefährlichen Balancestörung bzw. Hypoventilation oder Atemstillstand kann es hingegen kommen, wenn dieser »klinische Balanceakt« gestört ist (London 1987; Hanks et al. 1981; Dahlström et al. 1982).

Typische Beispiele aus der Klinik mögen dies veranschaulichen:

Beispiel 1
In der postoperativen Phase nach Baucheingriff erhält ein Patient wegen starker diffuser Bauchschmerzen eine sog. → Basisopioidinfusion. Er versucht, die noch vorhandenen Schmerzen mit zusätzlichen »Ondemand-Repetitionsgaben« zu hemmen. Ohne Erfolg. Trotz der konsumierten Gesamtopioiddosis ist die Atmung unauffällig. Wegen der therapieresistenten Schmerzen wird der Patient vom erfahrenen Nachtarzt erneut untersucht. Dabei stellt sich nun heraus, dass die »Bauchschmerzen« nicht operativ oder komplikationsbedingt sind, sondern einer Retentionsblase bei abgeknicktem Blasenkatheter zuzuschreiben sind. Die Lage des Blasenkatheter wird korrigiert. Die Schmerzen sind sofort verschwunden. Der Patient wird zunehmend lethargisch und zyanotisch.

Erklärung:
Wegen einer falschen Annahme aufgrund einer ungenügenden Schmerzdifferentialdiagnose (»postoperative Schmerzen« statt Überlaufblase) hat sich der Patient selbst überdosiert. Nach Beheben der Schmerzursache ist die Balance »Schmerzopioidgabe« massiv gestört. Es kommt zur opioidinduzierten Hypoventilation. Maßnahme: künstliche Beatmung mit Sauerstoff, evtl. partielle (in Bezug auf Ventilation!) selektive Antagonisierung. Der Fall zeigt auch, wie wichtig die genaue Schmerzdiagnostik und das Führen eines Schmerzjournals ist.

Beispiel 2
In der postoperativen Phase schaukelt sich ein Patient dank optimaler Opioidapplikation (korrekte Loading dose; on demand) in eine starke Opioidmedikation; trotz maximaler Analgetikagabe leidet der Patient unsäglich. Offenbar kann der Schmerzzustand mit reiner Opioidmedikation nicht optimal angegangen werden. Da eine spastische Komponente vermutet wird, wird zusätzlich ein Spasmolytikum gespritzt: der Patient entwickelt eine gefährliche Atemdepression und muss notfallmäßig beatmet werden.

Erklärung:
Der Patient stand unter supramaximaler, falsch indizierter Opioidmedikation. Bei Abhilfe mit einem Spasmolytikum wurde schlagartig Schmerzlosigkeit erzeugt; gleichzeitig kam die Überdosierung von Opioiden zum Tragen: keine Schmerzen, aber auch keine Atmung mehr!

Beispiel 3
Ein maximal mit zentralen Schmerzmitteln versorgter Patient leidet immer noch unter Schmerzen. Man entschließt sich deshalb, zusätzlich eine Nervenblockade durchzuführen. Nach erfolgter Nervenblockade beobachtet man eine sofortige, zunehmende, lebensgefährliche Atemdepression.

Erklärung:
Der maximal medizierte Patient atmet genügend, weil er durch die noch bestehenden Schmerzen einen genügenden Atemantrieb hat. Die zusätzliche Nervenblockade ist erfolgreich und der Patient ist schmerzfrei. Dies demaskiert aber die supramaximale Analgetikagabe. Es kommt zur akut lebensgefährdenden Hypoventilation.

Therapie der Atemdepression

Eine opioidinduzierte Hypoventilation wird klinisch (Atemfrequenz, Atemzugvolumen, Atemminutenvolumen; Atemleistung auf Aufforderung hin; Hautfarbe; Bewusstseinszustand etc.) gestellt und mit entsprechenden Analysemethoden belegt (arterielle Blutgasanalyse, kontinuierliche Kapnographie; Pulsoxymetrie).

Eine opioidinduzierte Depression der Atemsteuerung und/oder Atemmechanik kann durch künstliche assistierte bis kontrollierte Beatmung überbrückt werden. Die künstliche Beatmung kann ohne Hilfsmittel im Extremfall mittels Mund-zu-Mund- oder Mund-zu-Nase-Beatmung erfolgen.

Die opioidinduzierte Depression kann spezifisch durch Antagonisten antagonisiert werden.

In vielen Fällen – bei durch supramaximale Dosierung bedingter kurzzeitiger Atemdepression – kann sie durch verbale Aufforderung (Kommandoatmung) oder → Schmerzreize verbessert werden (Beispiele für einfache Schmerzreize: modifizierter Esmarch-Griff, wobei das sensible Kiefergelenkperiost mit kräftigem Druck mit dem Mittelfinger einen starken Schmerzreiz erzeugt; bei vorhandener installierter Nervenstimulation kann beim nichtrelaxierten Patienten eine kurze, äusserst schmerzhafte 50-Hz-Tetanusstimulation appliziert werden: bei Nichtreaktion darf in den meisten Fällen bis zum Beweis des Gegenteils eine opioidinduzierte stärkste ZNS-Depression angenommen werden).

Zur Therapie einer Atemdepression wird auch der Einsatz des unspezifischen Analeptikums Doxapram, das die Ventilation über Aktivierung des peripheren Carotischemorezeptors anregen soll, vorgeschlagen (s. Buprenorphin). Der Einsatz von unspezifisch wirkenden Analeptika ist unsicher und somit abzulehnen.

CO_2, Opioide, intrakranieller Druck

Folgende Größen beeinflussen die zerebrale Hämodynamik:
- arterielle Blutdruck,
- zerebrale Blutfluss,
- intrakranielle Druck,
- Hirnperfusionsdruck.

Die zerebrale Hämodynamik beim Schädel-Hirn-Verletzten ist weitgehend unbekannt: dies betrifft unter anderem:
- Verhältnis Blutdruck in gesunden/geschädigten Hirnregionen,
- Blutfluss in gesunden/geschädigten Hirnregionen,
- intrakranielle Druck- und Perfusionsverteilung,
- Hirnmetabolismus im gesunden und verletzten Abschnitt.

Schädel-Hirn-Verletzte mögen eine gestörte Blut-Hirn-Barriere haben und deshalb verschieden (empfindlicher) auf Wirkstoffe reagieren. Der zerebrale Blutfluss wird durch die arterielle CO_2-Konzentration mitbestimmt (Roy u. Sherrington 1980); die Inhalation von >4 Vol.-% in Raumluft erhöht die zerebrale Perfusion und zerebralen Sauerstoff beim gesunden Probanden

(Kety u. Schmidt 1948). Diese Forschungsergebnisse wurden in die Praxis integriert: die therapeutische iatrogene Hyperventilation wurde zum klinischen Werkzeug, pathologisch erhöhten intrakraniellen Druck zu reduzieren (Lundberg et al. 1959): in der Regel induziert man eine Reduktion der zerebralen Perfusion in Abhängigkeit vom plasmatischen CO_2-Partialdruck und damit indirekt eine Reduktion des intrakraniellen Drucks (Lassen u. Christensen 1976): in welchem Umfang sie für Gehirngeschädigte gelten, ist völlig unklar (Kerr u. Brycua 1993; Cold et al. 1977). In Bezug auf kontrollierte Hyperventilation muss Folgendes berücksichtigt werden:

1. Der Hyperventilationseffekt ist wegen der physiologischen Adaptationsmechanismen (Alkalose) temporär.
2. Die Adaptationsmechanismen (Pufferung, pH-Homöostasesicherung) sind langsam.
3. Ein sog. Reboundphänomen (erhöhter intrakranieller Druck) ist möglich (Übersicht: Pickard u. Czosnyka 1993).
4. Die (nichtphysiologische) Alkalose induziert über Hypokaliämie und Hypokalzämie ihrerseits unerwünschte Auswirkungen.

Das Ausmaß möglicher »Steal-« und »Inverse-steal-Syndrome« (Darby et al. 1988) ist nicht bekannt, da wir das Reaktionsausmass und die Verteilung von nichtgeschädigten zu geschädigten Gefäßabschnitten beim Schädel-Hirn-Verletzten nicht kennen.

Im Bereich der Hirnschädigung ist Hypoxie (Bohr-Effekt) und anaerober Metabolismus mit entsprechenden Folgen möglich (Sugioka u. Davis 1960; Kerr u. Brycua 1993).

Unter kontrollierten Beatmungsbedingungen bewirkten intravenöse Fentanyl-(3μ/kgKG) und Sufentanilgabe (0,6μg/kgKG) eine signifikante Erhöhung des permanent gemessenen intrakraniellen Drucks (n=9; Sperry et al. 1992). Opioide vermindern den zerebralen Blutfluss (Larson et al. 1974; Weinstabl et al. 1992) und können damit den intrakraniellen Druck vermindern, sofern eine Normokapnie gesichert ist (Smith u. Wollman 1972; Larson et al. 1974). Bei gesunden Probanden erhöht sich nach Nalbuphingabe der intrakranielle Druck bei gleichzeitiger Verminderung des Hirnperfusionsdrucks, und dies bei klinisch unveränderter Atmung- und Herz-Kreislauf-Leistung (Benzer u. Haussler 1992). Fentanyl induziert bei gesunden Probanden den mittleren Liquordruck von ca. 12 auf ca. 16 mmHg (Benzer et al. 1992). Morphin reduziert dosisabhängig den zerebralen Blutfluss sowie den zerebralen Sauerstoffverbrauch im Tierversuch, wenn die CO_2-Homöostase gewährleistet ist (Takeshita et al. 1972). Im Humanversuch (gemessen bei $F_{I N_2O}$ 0,7) verändert sich unter gleichen Bedingungen unter klinischen Morphindosen weder zerebraler Blutfluss noch Sauerstoffverbrauch (Jobes et al. 1977). Allerdings kann bei hoher Opioiddosierung via Hypotension der Hirnperfusionsdruck kritisch werden (Smith u. Wollman 1972; Moss et al. 1978). Trotz der anhaltenden Kontroverse, ob die Gabe von Opioiden bei Schädel-Hirn-Verletzten schädlich sei (Marx et al. 1989; Milde et al. 1990; Werner et al. 1991, Weinstabl et al. 1991; Cuillerier et al. 1990; Bunegin et al. 1989; Markovitz et al. 1992; Sperry et al. 1992; Sheehan u. Zomow 1992), ist der Einsatz von Opioiden bei Vorkommen pathologischer intrakranieller Verhältnisse berechtigt, sofern folgende Vorsichtsmaßnahmen eingehalten werden:

– Normotension, Normoperfusion (mit vollem diastolischem Profil);
– (kontrollierte) Hyperventilation für kurze Intervention (Verzicht bei langen Interventionen);
– korrekte Kopfhochlagerung;
– (adäquate) Narkoseführung (Antinozizeptionsschutz! kontrollierte mäßige Hypothermie; Übersicht: Hung u. Hall 1993).

Wahrscheinlich schützen Opioide im Moment am besten vor nozizeptivem Stressinput, solange die obigen Sicherheitsvorkehrungen getroffen sind.

Erst der vermehrte Einsatz spezifischer invasiver und nichtinvasiver intraoperativer Mess-und Monitoringmethoden wie kontinuierliche CO_2- und O_2-Messung in den Jugularvenen, kontinuierliche Thermometrie (Kerntemperaturmessungen, intrazerebrale Mikrothermistormessungen), transkranielle Dopplersonographie, Xenonzerebralperfusionsmessungen, lokale Hirnperfusionsmessungen über Laserdopplerflussmessung, Messung des Sauerstoffverbrauchs über »near infrared spectroscopy« und kontinuierlich »erweitertes« EEG (evozierte Potentiale, »spectral edge« etc.) etc.beim Hirngeschädigten wird uns in diesen pathophysiologischen und klinischen Spekulationen weiterhelfen.

Opioide und Fahrtüchtigkeit

Die Auswirkungen von Opioidmedikation auf die Fahrtüchtigkeit sind schlecht untersucht. Die Fahrtüchtigkeit ist sicher eingeschränkt am Anfang einer Opioidmedikation (sog. Einstellungsphase), bei Dosisänderungen (Erhöhung, Reduktion) und bei Wechsel auf einen anderen Wirkstoff- oder Wirkstoffapplikationsart.

Bei chronischer Opioidmedikation sind beim sonst in gutem Algemeinzustand (!) sich befindlichen Patienten interindividuelle Unterschiede (!) in Bezug auf Fahrtüchtigkeit nachweisbar. Die Fahrtüchtigkeit soll bei gutem Allgemeinzustand, guter Einstellung sowie Patientenzuverlässigkeit- und Charakter durchaus akzeptabel sein (gilt insbesondere für Patienten mit chronischen, nichtmalignen Schmerzzuständen). Bei diesen Patienten würde ein rigoroses Verkehrsverbot die Lebensqualität unnötig einschränken.

Folgende praktische Empfehlungen gelten:
1. Auf Arztseite:
   – Aufklärungspflicht in Bezug auf Wirkungen und UAW inkl. potentielle Beeinträchtigung der Verkehrstauglichkeit (Achtung: schriftliche Dokumentation obligatorisch!).
   – Dokumentation von: physisch-psychischem Zustand des Patienten (Achtung: Gummidefinition!), Therapieerfolg und UAW.
2. Auf Patientenseite:
   – Pflicht zur »kritischen Selbstprüfung« (Achtung: Gummidefinition; Strumpf et al. 1997).

Der Schmerztherapeut wird wohl in Anbetracht dieses fast uferlosen Katalogs und der nicht eindeutig rechtlichen Situation gut beraten sein, ein Plazet zur Verkehrsausübung von einer zusätzlichen, unabhängigen Leistungsüberprüfung abhängig zu machen.

Hustenzentren

Unter Opioidgabe beobachtet man in der Regel parallel zur Dämpfung der Atemzentren immer eine mehr oder weniger ausgeprägte Dämpfung des Hustenreflexes.

Der Hustenreflex, Abwehrdispositiv der Atemwege im Rahmen der Antinozizeption, ist von der Regulation der Atemtätigkeit getrennt.

Der zentrale Abschnitt des Hustenreflexbogens, Ort der Prozessierung nozizeptiver Inputs zur sinnvollen Auslösung bzw. Organisation des Hustenreflexes, ist immer noch unbekannt: die für den Hustenreflex verantwortlichen Zentren werden im rostralen Ponsabschnitt (Dubi 1959), in der Medulla, und zwar in der Nähe des Trigeminustrakts und -kerns vermutet: werden sie elektrisch gereizt, kann der Hustenreflex ausgelöst werden. Opioide reduzieren diesen Reflex (Chou u. Wang 1975; Kase et al. 1970). Schon der Pethidinmiterfinder Schaumann nahm an, dass die zentrale Beeinflussung des Hustenreizes eine spezifische Eigenschaft der zentralwirksamen Analgetika darstellt und deshalb in quantitativer Hinsicht mit der Stärke des analgetische und atemhemmenden Effekts parallel gehe (Haas 1955). Eigenartigerweise kann der heute nicht mehr eingesetzte Antagonist N-Allyl-normorphin (Nallin) die hustenstillende Wirkung verstärken. Die Unterdrückung des Hustenreizes durch Opioide ist nicht immer proportional der Stärke des analgetischen und atemdämpfenden Effekts: beim spezifischen Antitussivum → Dicodid ist das antitussiv-therapeutische Fenster größer. → Noscapin (Narkotin, Anarkotin) hat eine antitussive Wirkung wie Codein, jedoch keine analgetischen Eigenschaften (bei Komedikation mit zentraldämpfenden Opioiden wie Morphin erwirkt Noscapin jedoch eine interaktionelle Verstärkung der zentralen Dämpfung).

Eine sinnvolle antitussive Therapie muss immer mittels adäquater Physiotherapie und Mobilisation eine ausgleichende gute Bronchialtoilette sicherstellen.

Kreislaufregulation

Die zentrale autonome Kreislaufregulation wird durch Opioide beeinflusst (Daskalopoulos et al. 1975; Laubie et al. 1977; Lowenstein et al. 1969, 1972; Zelis et al. 1974): unter Opioiden stehende Patienten tolerieren nur schlecht eine Veränderung der Körperposition. Liegende normovolämische Patienten tolerieren in der Regel eine intravenöse (titrierte) Morphingabe von bis 1 mg/kgKG ohne wesentliche Kreislaufreaktionen (Lowenstein et al. 1969). Wird der Patient jedoch aufgesetzt oder mobilisiert, kollabiert er (orthostatische Hypotension).

Diese reduzierte Anpassungsfähigkeit des Herz-Kreislauf-Systems an Positionsveränderungen des Körpers wird wahrscheinlich über Hemmung der zentrale α-adrenergen Kontrolle der glatten Gefäßmuskulatur (v. a. der Venen) induziert: neben der orthostatische Hypotension kann auch ein vermehrter intraoperativer Flüssigkeitsbedarf resultieren (Stanley et al. 1974). Die klinische Relevanz dieser älteren Publikationen ist heute stark eingeschränkt, da bei allen Operationen unter Allgemeinanästhesie die intravenöse Volumengabe im Gegensatz zu früher die Regel ist.

Opioide induzieren über zentrale Mechanismen negativ-bathmotrope Opioideffekte: der historische »rhythmusstabilisierende Effekt« von intravenösen Opioiden während Cyclopropannarkosen ist älteren Anästhesisten noch bekannt (DeSilva et al. 1978; Puerto et al. 1979).

Thermoregulation

Opioide hemmen die hypothalamische Thermoregulation. Die iontophoretische Applikation von Morphin auf die präoptische vordere Hypothalamusregion stimuliert die Aktivität auf Wärme reagierender Neurone, hemmt aber auf Kälte reagierende Neurone (Balindo et al. 1980). Über diese zentrale Wirkung sowie über periphere Vasodilatation kann damit eine opioidinduzierte Hypothermie erzeugt werden, die früher im sog. »Laborits Cocktail lytique« zur künstlichen Hibernation Verwendung fand. Nach chronischer Opioidgabe kann aber auch eine Erhöhung der Körpertemperatur festgestellt werden (Martin 1983).

Bei Langzeitanwendung von Opioiden (Langzeitnarkose, kontrollierte Intensivpflege) muss die Körpertemperatur sowie die CO_2-Produktion entsprechend überwacht werden.

Brechfunktionszentren

In hoher Dosierung hemmen Opioide die Brechfunktionszentren und wirken so der durch Opioid auslösbaren emetogenen Stimulation der Area postrema entgegen (sog. → duale Opioidwirkung; Wong 1963; Übersicht: Waldvogel 1995).

Funktionsachse Hypothalamus-Hypophyse-Nebennierenrinde

Hemmung

Die hormonalaktive »Funktionsachse« Hypothalamus (»Sitz des β-Endorphinsystems«)-Hypophyse-Nebenniere und Gonaden hat v. a. in der Entwicklungsphase wichtigste somatrope und gonadotrope Regulationsfunktionen.

Opioide beeinflussen die hormonale Aktivität von Hypothalamus, Hypophyse und damit indirekt auch der Nebennierenrinde (George 1971). Opioide hemmen die Freisetzung des »gonadotropin releasing hormone« (GnRH), »corticotropin releasing [factor] hormone« (CRF) und somit indirekt das luteinisierende Hormon (LH), das follikelstimulierende Hormon (FSH), ACTH (Corticotropin) und β-Endorphin. Die Gabe von μ-Agonisten stimuliert die Freisetzung von Prolaktin. α-Agonisten sollen die Freisetzung von Vasopressin (ADH) hemmen, μ-Agonisten dagegen fördern. Indirekt über Hemmung des LHRH wird die Freisetzung von Thyreotropin, Somatotropin und Lutropin gehemmt (George 1971). Neben der zentralanalgetischen Wirkung wird auch eine zentrale Reduktion der stressausgelösten Vasopressin (ADH)-Freisetzung verzeichnet (Philbin u. Coggins 1978). Im Tierversuch induzierte Adjuvansarthritis hemmt die Bildung von Corticotropin-releasing-Faktor-Botenaminosäure, nicht aber die hypothalamische Proenkephalinbotenaminosäure (Harbuz 1993 zit. in Borsook 1994).

Im Tierversuch kann nachgewiesen werden, dass die Effektivität von Morphin abhängig vom Hormonalstatus des Versuchstiers ist: beispielsweise ist die analgetische Wirkung von Morphin in der postpartalen Laktationsphase vermindert (Janik et al. 1993; Woodside et al. 1994): wieweit dafür kinetische (Beispiel: veränderter Metabolismus) oder dynamische Gründe (Beispiel: veränderte Funktion der Opioidrezeptoren) verantwortlich sind, weiß man nicht.

Die gonadotrope Achse wird beim jungen Athleten bzw. Hochleistungssport über physische und psychische Stressfaktoren beeinflusst. Diese wiederum beeinflussen die hypothalamische (β-Endorphinsystem, CRH, GnHR), hypophysäre (ACTH, FSH, LH) und suprarenale Stufe (Cortisol, Östradiol) der skizzierten »Funktionsachse«.

Das Auftreten von kleinwüchsigen Superturnerinnen bei den olympischen Spielen von Barcelona warf die seit Jahrzehnten erforschte Frage auf, wieweit Hochleistungssport die somatotrope (Wachstums-hormon) und gonatorope Reifung (»corticotropin-releasing hormone«, CRH, »gonadotrophin-releasing hormone«, GRH) in Zusammenhang mit dem Endor-phinsystem beeinflussen (Chrousos 1992; Claeassens et al. 1989; Calderone et al. 1986; Stager et al. 1990). Bei jun-gen Frauen auftretende stressinduzierte Amenorrhö wird möglicherweise über endogene Opioidpeptide vermittelt (Laatikainen 1991). Die chronische rücken-marknahe Applikation von Morphin kann seltenerwei-se bei Frauen (im Reproduktionsalter) Amenorrhö und Polyarthralgie induzieren (Chambers et al. 1994), wobei das Auftreten der Polyarthralgie mit der Rolle von weiblichen Sexualhormone bei gewissen Autoimmun-erkrankungen in Zusammenhang gebracht wird (Bijlsma u. van den Brink 1992). Nach chronischer Opioideinnahme kann beim Mann eine Feminisierung mit vermindertem Sexualtrieb und reduzierter Spermienmotilität auftreten (Cicero et al. 1975).

Stimulation

Neben einer Dämpfung der hormonalen Achse Hypothalamus-Hypophyse (s. oben) findet auch eine Stimulation der hormonaler Aktivität der hypophysär-hypothalamischen Gegend statt: die Freisetzung von antidiuretischem Hormon sowie Vasopressin, Prolaktin und Wachstumshormon ist stimuliert (Korinek 1985; Papper 1964; Boulard 1982; Philbin 1976; Spiegel 1982; Julien 1982; Meites 1966).

Die morphininduzierte Stimulation des antidiureti-schen Hormons erfolgt offenbar nur, wenn gleichzeitig Schmerzen vorhanden sind (Philbin 1976). Die rücken-marknahe Applikation von Morphin in der postoperati-ven Phase erhöht die Plasmakonzentration des antidiu-retischen Hormons (Korinek 1985). Bei normovolämi-schen Patienten scheint dies aber offenbar keinen Einfluss auf die glomeruläre Filtrationsmenge bezie-hungsweise Harnausscheidung zu haben (Stanley 1974).

Mesolimbisches Dopaminsystem

Es gibt keine kontrollierten Studien in Bezug auf das Suchtpotential, die den Kontext der Schmerzklinik – äquianalgetische Therapie von starken Schmerz-zuständen – berücksichtigt. Die gängige, verkaufsför-dernde Argumentation, gewisse Stoffe seien weniger suchtinduzierend, sind in der Regel (wahrscheinlich mit Ausnahme von Heroin) für die Schmerzklinik irre-levant, weil die betreffenden Stoffe für eine adäquate Schmerztherapie a priori ungeeignet sind.

Hemmung

Opioide vom Typ → Agonist-Antagonist reduzieren die Dopaminfreisetzung im mesolimbischen Belohnungs-systems und bewirken Dysphorie.

Ein dysphorisierendes Erfolgserlebnis motiviert kaum zu weiteren »Belohnungen«: in diesem Sinne ent-wickeln erfahrungsgemäß Patienten weniger eine psy-chische Abhängigkeit bzw. Suchtpotential

Das so theoretisch verminderte Suchtpotential wird neutralisiert durch eine verminderte Patientenakzep-tanz, v. a. bei Wirkstoffen mit ausgeprägten psychotomi-metischen (nichtopioidergen) → σ-Wirkungen (→ Pentazocin)

Stimulation

Für die euphorisierende Grundstimmung nach Opioid-gabe wird der Nucleus amygdalae, welcher ein Teil des limbischen Systems darstellt, verantwortlich gemacht. Der Nucleus amygdalae oder »Mandelkern« soll reich an enkephalinergen Fasern bzw. Opioidrezeptoren sein (Simantov et al. 1976; Watson et al. 1982).

Opioide vom Typ μ-Agonisten bewirken über eine Freisetzung von Dopamin im mesolimbischen Belohnungssystem Euphorie und Wohlbehagen. Dieses psychische Erfolgserlebnis mag zu Missbrauch ver-leiten. μ-Agonisten haben ein höheres Suchtpotential als Opioide vom Typ Agonist-Antagonist bzw. κ-Agonist, die das dopaminerge System hemmen. Der exakte Wirkungsmechanismus des mesolimbischen Dopaminsystems ist unbekannt; welche $D_{1,2,3,4}$-Sub-rezeptoren involviert sind, ist nicht bekannt.

2 Gesichtssinne

Im Allgemeinen keine relevanten UAW. Siehe individu-elle Wirkstoffprofile.

3 Herz/Kreislauf

Ältere Publikationen haben die Kreislaufstabilität unter Opioidmedikation unterstrichen (Schmitdt u. Livingstone 1933). Später wurde die heute aufgegebenen Praxis der Morphinmonoanästhesie in der Herz-chirurgie eingeführt (Lowenstein et al. 1969). Peri-operativ gegebene Opioide wurden von schwer Herz-kranken erstaunlich gut toleriert (Timmis et al. 1980; Zimpfer et al. 1983). Pathophysiologische Kenntnisse über die Zusammenhänge zwischen Opioidrezeptoren-system und Stress, Schock und Herz-Kreislauf-Wirkungen sind lakunär (Parratt 1986).

Das kardiale Opioidsystem (Sarkolemm) interferiert mit dem kardialen β-adrenergen System (Effekt: Hemmung; Pepet et al. 1997).

Das endogene sowie kardiale Opioidsystem ist invol-viert bei kardialen Ischämiesituationen, wobei im Tierversuch experimentelle Ischämieschäden durch Naloxon aufhebbar sind (Chen et al. 1995; Schultz et al. 1997).

Neben den oben besprochenen opioiderg-zentralen Herz-Kreislauf-Wirkungen gibt es wenig gut belegbare Hinweise bezüglich opioid-induzierter peripherer kardialer UAW. Opioide induzieren auch unspezifische kardiale UAW (Pugsley et al. 1992).

Man nimmt an, dass bei chronischem Herz-Kreislauf-Versagen das periphere Opioidsystem geschwächt ist (z. B. messbar an erniedrigten Endorphin- und Lipotropinkonzentrationen) im Gegensatz zum tierexperimentellen Herz-Kreislauf-Versagen.

Ein exaktes Mapping der kardialen Opioidrezeptoren steht nicht zur Verfügung.

In Bezug auf die kardialen Opioidrezeptoren werden folgende Möglichkeiten diskutiert (aufgrund mangelnder Daten und Fakten praxis-irrelevant):

Herz/Kreislauf und MOR

Vagale kardiopetale Transmission gehemmt (Weitzell et al. 1984),

Tierversuch: neonatale Myokardzellen weisen keine MOR (aber KOR und DOR) auf (Ela et al. 1997),

Baroreflex: teilweise gehemmt durch periphere MOR-Agonisten (Kett et al. 1998),

MOR-Agonisten induzieren eine leichte Hypertension und kardiale Stabilität im Gegensatz zu DOR-Agonisten (Tierversuche: schwangere Schafe, randomisierte prospektive Studie; DALDA-, DPDPE-Peptide; Clapp et al. 1998).

Herz/Kreislauf und DOR

Vagale kardiopetale Transmission gehemmt (Weitzell et al. 1984),

Hemmung der Noradrenalinfreisetzung (Fuder 1985),

Ischämieschutz (DOR$_1$-vermittelt ?; Schultz et al. 1998),

Rechtsherzversagen beim Tier (= aktiviertes peripheres Opioidsystem, Arbeiten von Imai),

DOR-Agonisten haben ein größeres kardiodepressives Potential als MOR-Agonisten (Vargish u. Beamer 1989),

DOR-Antagonisten wirken positiv-inotrop (Dor-Agonisten negativ inotrop; Imai et al. 1994).

Herz/Kreislauf und KOR

Negative Inotropie (in vitro Kardiomyozyten, Wenzlaff et al. 1998),

Arrythmien (Wong et al. 1990),

KOR-Antagonisten schützen möglicherweise vor Arrythmien bei ischämiegeschädigtem Herz (Sitsapesan u. Parratt 1989),

KOR-Agonisten induzieren im Tierversuch, in Abhängigkeit von der NNR-Funktion Hypotension, Bradykardie bis Herzstillstand (Gulati u. Bhargava 1988),

KOR-Agonisten hemmen die NA-Freisetzung im Sinusknoten (In-vitro-Versuche, Kaninchen; Starke et al. 1985)

Inotropie

Die peripheren Opioidwirkungen auf den Kreislauf sind meistens diskret. In einer Dosierung von 0,125 mg/kgKG (Herzkatheterinterventionen) hat Morphin keinen Einfluss auf Herzindex, Auswurfleistung des linken Ventrikels, Druck (A. pulmonalis) und pulmonalen Widerstand. In der frühen Herzchirurgieanästhesie wurde Morphin bis zu einer Dosierung von 1 mg/kgKG auch von Herzkranken gut vertragen (Arbeiten von Lowenstein et al. 1969, 1971, 1981). Die auftretende leichte → Hypotension wird durch eine Abnahme des peripheren Widerstands induziert. Herzpatienten mit erhöhtem Endfüllungsdruck (enddiastolisch) des linken Ventrikels mögen von der Erniedrigung des peripheren Widerstands profitieren (Herzchirurgie; Herzinfarkt, Lungenödem); ein Nachteil der heute aufgegebenen Mono-Morphin-Analgesieführung ist der erhöhte intraoperative Bedarf an Volumengaben.

Invitro wirken Opioide auf den Herzmuskel dosisabhängig negativ-inotrop, allerdings in klinisch irrelevanten Höchstdosierungen (Strauer 1972, 1973; Goldberg 1969; Krishna u. Paradise 1974; Bovill u. Sebel 1980; Urthaler et al. 1976; Eckenhoff u. Oech 1960); negativ-inotrope Wirkungen werden möglicherweise über opioiderge kardiale Opioidrezeptoren vermittelt (Vargish et al. 1987). Andere Autoren verweisen auf kardiotoxische Opioidwirkungen, die nicht über Opioidrezeptoren vermittelt werden (Llobell u. Laorden 1995).

Im Rahmen pharmakologischer → Interaktionen (N$_2$O, Benzodiazepine) ändert sich aber das gutmütige Verhalten von Morphin in Bezug auf Herz-Kreislauf-Leistung, und eine ausgeprägte negative Inotropie wird beobachtet.

Chronotropie, Bathmotropie, Dromotropie

Opioide bewirken über eine → zentrale Vagusstimulation eine Bradykardie.

Von relevanten (peripheren) bathmo- und dromotropen kardialen Opioidwirkungen ist wenig bekannt mit Ausnahme einer klinisch irrelevanten Hemmung des SA-Knotens (Urthaler et al. 1975, 1976) sowie einer klinisch ebenfalls irrelevanten gehemmten atrioventrikulären Reizleitung durch Morphin (Kennedy u. West 1967; Eyster u. Meek 1952).

Die MOR-Agonisten Endorphin 1 und 2 induzieren im Tierversuch eine Erniedrigung des »cardiac output« sowie eine Verminderung des peripheren Widerstands: also eine gemischt zentral-periphere Wirkung (Champion et al. 1997).

Neuere Arbeiten zeigen, dass die atriale Hemmung von Opioidagonisten nicht über Opioidrezeptoren erfolgt (Micol u. Laorden 1994).

Kleiner und großer Kreislauf

Morphin senkt den pulmonalen Widerstand: dieser Effekt ist therapeutisch beim Lungenödem einsetzbar (Lowenstein et al. 1972; Vasko et al. 1966): sein Therapieeffekt liegt in einer dramatischen Reduktion des pulmonalen Blutstroms und Drucks. Damit wird der enddiastolische Druck im linken Ventrikel erniedrigt und die Arbeitsbedingungen des linken Herzens verbessert. Dieser Effekt wird unterstützt durch eine periphere venöse Dilatation v. a. im splanchnischen Bereich, die den Rückfluss zum rechten Herzen verringert. Eine parallele CO_2-Erhöhung durch Hypoventilation mag diese periphere Vasodilatation unterstützen. Gemäß älteren Arbeiten soll Morphin die Blutviskosität erniedrigen und die kapilläre Gewebeperfusion erleichtern (Vasko et al. 1966; Vismara et al. 1976; Zelis et al. 1974, 1977; Vadas u. Hosein 1978).

Da gleichzeitig die → zentrale autonome Regulation der peripheren Gefäße gestört ist, erträgt der opioidmedizierte Patient schlecht die Aufrechthaltung (orthostatischer Kollaps). Diese Senkung des peripheren Widerstands wird gefördert durch gleichzeitige kutane histaminerge Vasodilatation mit oder ohne Pruritus und Schwitzen.

Herz/Kreislauf und [σ]-Rezeptorsystem

Agonist/Antagonisten wie Pentazocin hingegen erhöhen den Widerstand im Pulmonalkreislauf und sind deshalb für Risikopatienten wegen der erhöhten Herzarbeit und → negativ-inotropen Wirkung kontraindiziert (Jewitt et al. 1970, 1971; Lal et al. 1969; Schmucker et al. 1980). Als einziger Agonist-Antagonist soll der Wirkstoff Nalbuphin diese nichtopioidergen σ-Wirkungen nicht besitzen (Lake et al. 1982).

Hypotension

Eine opioidinduzierte Hypotension kann folgende zentrale und periphere Ursachen haben:
1. → zentrale Vagusstimulation (Bradykardie);
2. → zentralinduzierte Vasodilatation;
3. → periphere Vasodilatation (s. glatte Muskulatur);
4. → naloxonunabhängige, nichtopioiderge Histaminfreisetzung (s. diverse unerwünschte Nebenwirkungen).

Welches Opioid?

Spezifische potente Wirkstoffe haben einen höheren therapeutischen Index als unspezifische, schwache Wirkstoffe.

Dieses pharmakologische Postulat wird von der Klinik bestätigt: in Bezug auf Herz-Kreislauf-Wirkungen sind insbesondere die potenten μ-Agonisten Fentanyl, Alfentanil, Sufentanil und Remifentanil den weniger potenten Analgetika Morphin, Pethidin, Pentazocin etc. überlegen.

Gewisse MOR-Agonisten wie Morphin und Pethidin induzieren dosisabhängig eine → Histaminfreisetzung.

Pethidin scheint von Herzkranken am wenigsten gut toleriert zu werden (Gründe: Tachykardie, negative Inotropie ausgeprägter ist als bei anderen μ-Agonisten; Freye 1974; Rees et al. 1967; Priano u. Vanter 1981).

Opioide vom Typ → Agonist-Antagonist sind für Herz-Kreislauf-Kranke kontraindiziert (Grund: pulmonale Hypertension); eine mögliche Ausnahme bildet dabei → Nalbuphin.

Interaktionen: Herz-Kreislauf-Effekte unter Komedikationen

Unter gewissen Komedikationen ändert sich das gutmütige Verhalten der Opioide. Erstaunlich ist die Potenzierung negativer Herz-Kreislauf-Wirkungen unter den sonst ebenfalls, isoliert betrachtet, recht »gutmütigen« Wirkstoffen N_2O und Benzodiazepine (Sederberg et al. 1981; Stoelting u. Gibbs 1973; Stanley et al. 1976; McDermott u. Stanley 1974; Lappas et al. 1975). Ähnliches gilt natürlich im vermehrten Masse und dort verständlicher für andere potente Inhalationsanästhetika. Die periphere Venodilatation ist unter dem DA-Blocker Droperidol (als antiemetische Komedikation, als Prämedikation oder als sog. Neuroleptikum in der Neuroleptanalgesie eingesetzt) verstärkt.

Therapie der Herz-Kreislauf-Reaktionen

Opioidinduzierte Kreislaufwirkungen sind antizipierbar: sie können durch prophylaktische , einfache Maßnahmen minimalisiert werden (keine Bolusgabe, interindividuelle Auftitrieren Normovolämie etc.).

Die kardialen opioidinduzierten Nebenwirkungen sind normalerweise nicht therapiepflichtig.

Der hypotensive Effekt des periphervenösen Poolings kann durch einfache Beinhoch- oder Trendelenburg-Lagerung sowie durch rasche Volumengabe (Ringer-Lösung, physiologische Kochsalzlösung) über eine Kunststoffverweilkanüle reduziert werden. Gegebenenfalls muss über eine dichte Gesichtsmaske Sauerstoff gegeben werden. Meist behebt sich diese v. a. nach zu schneller i.v.-Gabe auftretende Situation – in Funktion der ZNS-Anflutungsgeschwindigkeit – nach wenigen Minuten ohne Therapie. Auf jeden Fall muss der Patient intensiv überwacht werden (kontinuierlicher verbaler Kontakt, EKG, Pulsoxymetrie, automatische Blutdruckmessung).

Der Einsatz potenter μ-Agonisten in der Kardiochirurgie kann unphysiologische Herz-Kreislauf-Reaktionen während exzessiver nozizeptiver Stimulation (Intubation, Brustbeinspaltung etc.) dämpfen. Dieser kardioprotektive Schutz überlappt sich mit dem durch das Opioid per se induzierten Effekt auf das Herz. Aus diesem Grund sind aussagekräftige Studien, welches der heute gebräuchlichsten Opioide in der Kardiochirurgie – Fentanyl, Sufentanil, Alfentanil – bei schwerer Herzschädigung zu bevorzugen ist, schwer durchzuführen.

Aus dem gleichen Grunde kann eine sog. orthostatische Dysregulation nach Opioidgabe begegnet werden durch einfache Maßnahmen wie
- keine unmittelbare Opiodgabe vor Mobilisation,
- Mobilisation in Etappen (sog. Stufenmobilisation),
- optimales Auffüllen des Kreislaufs,
- prophylaktische Kompression der Beinvenen durch elastische Verbände.

4 Atemwege

Die peripheren Wirkungen von Opioiden auf die peripheren Atemwege (Bronchosekretion; s. auch zentrale Hemmung der Ziliarfunktion; s. auch Histaminfreisetzung; s. auch Morphin und Lungenödem) sind schlecht untersucht. Die Applikation von Opioiden per inhalationem kann zu direkten Reizungen führen (s. unten).

Opioide hemmen die Ziliarfunktion der Atemwege; bei gleichzeitig durch → Histaminfreisetzung induzierbarer Bronchokonstriktion und -sekretion sowie zentraler Hustenreflexhemmung wird die physiologische Bronchialhygiene in Frage gestellt.

5 Magen-Darm-Trakt

Motilität

Opium, Opiate, Opioide wie → Pethidinderivate sind klassische Antidiarrhoika. Schon 1917 berichtete Trendelenburg über die Hemmung der opioidinduzierten Dünndarmperistaltik. Neuere Forschungen, u. a. von der Giessener Forschungsgruppe für Ernährung, berichten über die Gewinnung des Milcheiweißbestandteiles Kasein und dessen Einsatz als Antidiarrhoikum. Das aus der Milch gewonnene β-Kasein kann wie synthetische β-Kasomorphine bestimmte opioiderge Darmschleimhautrezeptoren besetzen und eine durch Naloxon antagonisierbare Peristaltikhemmung induzieren (Volterra et al. 1986; Daniel et al. 1988).

Die durch Opioide induzierte Motilitätsabnahme ist ein proemetischer Faktor und unterstützt das Auftreten eines postoperativen paralytischen Ileus; neue therapeutische Bestrebungen in dieser Hinsicht sind die Gabe von nichtresorbierbaren Antagonisten bzw. die orale Low-dose-Gabe von Antagonisten.

Opioiderge unerwünschte Wirkungen auf den Magen-Darm-Trakt unterliegen offenbar keiner → Toleranz: die Langzeitanwendung von Opioiden erfordert deshalb eine systematische Kontrolle und Behandlung der opioidinduzierten Obstipationssymptomatik (s. Laxanzien).

Ösophagus

Opioiderge Wirkungen in Bezug auf Ösophagusmuskeln sind schlecht untersucht (Übersicht: Kromer 1993)

Magen, Dünndarm

Opioide induzieren eine erhöhte Aktivität der intestinalen Ringmuskeln unter gleichzeitiger Hemmung der Propulsionstätigkeit (Bauer 1991; Bauer u. Szurszweski 1991; Davis et al. 1991; Frantzides et al. 1992) sowie eine Reduktion der intestinalen Flüssigkeitssekretion (Beubler u. Lembeck 1980; Esplugues et al. 1992).

Opioiderge Effekte auf den Magen-Darm-Trakt sind teilweise zentraler Natur: sie können durch intrazerebroventrikuläre Opioidapplikation ausgelöst werden. Eine Vagolyse neutralisiert diesen Effekt, was für eine zentrale Vermittlung des N. vagus sprechen würde; umgekehrt ist der gleiche Effekt auch über systemische Opioidgabe beim vagotomierten Versuchstier auslösbar (Burks 1980; Parolaro et al. 1977; Frantzides et al. 1992).

Opioide verlängern die Magenpassage; der proximale Duodenalteil kann sich dabei aber kontrahieren, wie schon Abbott 1936 mittels röntgenologischer Kontrollen nachgewiesen hat (Abbott u. Pendergrass 1936).

Opioide hemmen die Dünndarmpropulsion; spastische passagere Spasmen im Sinne von segmentalen nichtpropulsiven Kontraktionen sind möglich (Chapman et al. 1950).

Opioide und Magenentleerung

Eine verminderte Sekretionsleistung (s. unten) sowie Motilität im Gastrointestinaltrakt führt zu einer Verlängerung der Verdauungsphase. Die durch Opioide induzierbare Magenentleerung ist peripherer und zentraler Art (Slattery 1986; Nimmo 1975; Thören 1992; De Ponti 1990; Porreca 1981). Beim nichtnüchternen Patienten wird damit die Inzidenz von stillen Regurgitationen oder aktivem Erbrechen während der Einleitungsphase zu Allgemeinanästhesien erhöht. Der Einsatz von Opioiden für Prämedikationszwecke ist in diesem Sinne abzuwägen.

Opioidantagonisten + GI-Trakt

Opioiderge gastrointestinale UAW können durch periphere spezifische Blockade von Opioidrezeptoren durch beispielsweise quaternäre, die Blut-Hirn-Barriere schlecht passierbare Opioidantagonisten im GI-Trakt verhindert werden.

Vgl. Diskussion unter → Tilidin + Naloxon; → Methylnaltrexon.

Dickdarm

Opioide hemmen die Dickdarmmotilität; eine Grundtonuserhöhung mit Spasmen und erhöhtem intraluminalem Druck ist möglich (Painter u. Truelove 1964, 1964) Die Propulsion im Kolon ist stark verringert (Daniel et al. 1959).

Bei Patienten mit pathologischer Darmfunktion wie ulzeröser Kolitis sind diese Grundtonuserhöhungen und Spasmen unerwünscht, sodass für diese Patienten von einer Einnahme von Opioiden abzuraten ist (Garrett et al. 1967).

Die Dauer dieser peripheren Opioidwirkungen hängt vom entsprechenden Wirkstoff bzw. vom entsprechenden Opioidrezeptorsubtyp ab (Ward u. Takemori 1983). Morphin hat eine Wirkung auf den Magen-Darm-Trakt von ca. 4 h (parallel zur analgetischen Wirkung): dies entspricht dem Dosisintervall bei adäquater Analgesie. Die Wirkung von Pethidin ist offenbar in Hinblick auf diese peripheren Wirkungen kürzer und wird mit ca. 60–90 min angegeben (Chapman et al. 1950). Eine niedrigere Inzidenz von Darmnahtinsuffizienzen bei Baucheingriffen mag durch die Opioidwahl beeinflusst werden (nichtkontrollierte Studien rückenmarknahe vs. systemische Applikation, Pethidin vs. Morphin: Aitkenhead 1978; Aitkenhead u. Robinson 1990).

Opioide und Ileus

Als postoperativer Ileus wird eine postoperative, unkomplizierte und nicht mehr als 3 Tage dauernde Hemmung der Magen-Darm-Motilität bezeichnet; der sog. paralytische Ileus dauert länger und beinhaltet eine komplizierte Pathologie (Livinston u. Passaro 1990). Unerwünschte Opioidwirkungen auf den Magen-Darm-Trakt verlängern den nach Baucheingriffen auftretenden postoperativen bis paralytischen Ileus (Nimmo 1982; Yudioka 1987): eine epidurale vs. systemische Opioidgabe ist hier von Vorteil (Frantzides et al. 1992; Thoren 1989) v. a. in Verbindung mit einer kontinuierlichen segmentalen sympathischen Blockade T_6-L_2 durch niedrigdosierte Lokalanästhetika (Fasano et al. 1978; tierexperimentelle Forschungen von Cannon und Murphy 1906; Arbeiten Wagners, der die Spinalanästhesie zur Therapie des paralytischen Ileus einführte: Wagner 1922).

Sekretion

Opioide hemmen die Flüssigkeitssekretion der Speichel-, Magen-, Pankreasdrüsen und verzögern die Entleerung der Gallenblase mit entsprechend verminderter Fettresorption: die Einahme zu fetter Speisen führt zu Nausea (Sacchetti et al. 1976); dieser Effekt ist zentral auslösbar (Roze et al. 1978).

Die Hemmung der Flüssigkeitssekretion im Darm unterstützt die opioiderge Obstipationsneigung (Beubler u. Lembeck 1979; s. → Loperamid; Beubler u. Badhari 1990; Beubler et al. 1993). Im Tierversuch wurde eine Hemmung der PGE-stimulierten Schleimhaut-cAMP nachgewiesen (Beubler u. Lembeck 1980). Aufgrund von Tierversuchen wird angenommen, dass die Opioidrezeptoren μ und κ die intestinale Chlorid/Wasser-Sekretion modulieren (Übersicht: Kromer 1993).

6 Leber, ableitende Gallengänge

Die meisten Opioide haben trotz intensiver Leberverstoffwechselung keinen toxischen Einfluss auf die Leberfunktion. Eine Ausnahme ist → Propoxyphen. Umgekehrt kann eine eingeschränkte Leberfunktion die klinischen Wirkungen von Opioiden verändern.

Ist die Leberfunktion gestört oder gar absent, wird die Wirkstoffaufnahme und Wirkstoffverteilung kaum beeinflusst. Die freie Wirkstofffraktion kann bei Lebererkrankungen stark erhöht werden (s. Eiweißbindung): hier ist eine gegenüber dem Gesunden erhöhte klinische Wirkung (erhöhte Bioverfügbarkeit) zu erwarten. Endlich wird die terminale Eliminationszeit durch den Ausfall der Leberleistung erheblich verlängert (verlängerte terminale Halbwertszeit), wobei aber extrahepatische Biodegradationsmechanismen möglicherweise kompensierend eingreifen (Hug et al. 1979, 1981).

Das Cytochrom-P_{450} bzw. $_{450\,3A}$-System katalysiert den Abbau von Opioiden wie → Codein, → Pethidin und → Alfentanil. Eine bei ca. 10% der mitteleuropäischen Bevölkerung (sog. »langsame Verstoffwechsler«) verlängerte Eliminationsphase von Alfentanil wird der Funktion des Cytochrom-$P_{450\,3A}$-Systems zugeschrieben.

Bei peroraler Aufnahme wird bei physiologischen portokavalen Shunts die Leberextraktionsrate beim »first pass«reduziert: auch hier muss man mit einer erhöhten Wirkung rechnen. Es gibt relativ wenige Studien, die die Pharmakokinetik von Opioiden bei schweren Leberstörungen wie Leberzirrhose untersucht haben. Pethidin, Pentazocin, Propoxyphen sollen bei zirrhotischen Patienten eine erhöhte und verlängerte klinische Wirkung haben, Morphin und Methadon jedoch nicht (Klotz et al. 1974; Pond et al. 1981; Neal et al. 1979; Giacomini et al. 1980; Patwardhan et al. 1981; Novick et al. 1981; s. auch Wirkstoffprofile).

Allgemein gilt jedoch, dass Patienten mit fortgeschrittener Leberzirrhose auf eine erhöhte Opioidwirkung allgemein mit erhöhter Sedation reagieren (Bircher u. Sharifi 1991) und dass bei repetierter Gabe wegen den oben erwähnten Gründen eine Akkumulationsgefahr droht.

Ableitende Gallenwege
(Gallenblasen, Gallengänge, Oddi-Sphinkter)

Durch Morphin ausgelöste Gallengangskoliken wurden erstmals 1936, Oddi-Sphinkter-Spasmen 1940 beschrieben (Butsch u. McGowan 1936; Bergh u. Layne 1940).

Die Diskussion um relevante unerwünschte Druckanstiege in den Gallengangswänden mit oder ohne

Oddi-Sphinkter-Spasmus ist noch nicht abgeschlossen. Viele klinischen Beobachtungen datieren aus einer Zeit, wo man intraoperative Druckmessungen über einfachste T-Trains durchführte (Greenstein et al. 1972; Hopton u. Torrance 1967; Tigerstedt et al. 1981), wogegen heute verfeinerte endoskopische Methoden langsam die alten Methoden verdrängen.

Perioperativ direkte Gallengangdrucksmessungen unter Opioidgaben ergeben einen Druckanstieg, der bei Fentanyl fast 100% betrug im Gegensatz zu den etwas niedrigeren Druckanstiegen bei Morphin und Pethidin (beide um 50%) sowie Pentazocin (ca. 15%; Radnay et al. 1980). Während dieses Druckanstiegs passieren Farbstoffe praktisch nicht mehr durch die Gallengänge in das Duodenum (Salik et al. 1973). Mindestens die prä- wie postoperative Gabe von potenten μ-Agonisten ist bei pathologischen Befunden der abfließenden Gallengänge kontraindiziert (Murphy et al. 1980; Sacchetti et al. 1976); der schwache μ-Agonist Pethidin wird trotz Gallengangdruckerhöhung gut toleriert, wahrscheinlich weil er keinen Oddi-Sphinkter-Spasmus auslöst (Radnay et al.1980).

Es gibt wenig aussagekräftige Arbeiten über die Wirkungen perioperativer Opioide. Perioperativ scheint der μ-Agonist Fentanyl den Sphinkterdruck nicht zu erhöhen (Jones et al. 1981). Ebenfalls wird ein akutes Phänomen der Toleranz bei Fentanyl in Bezug auf die choledochale Hypertension diskutiert, sodass viele Anästhesisten nicht zögern, Fentanyl für Gallengangoperationen bei Steinleiden trotzdem einzusetzen.

Über endoskopische retrograde Cholangiopankreatographie sowie endoskopische Druckmessungen wurde die intravenöse Gabe von 0,3 mg Buprenorphin, 50 mg Tramadol, 30 mg Pentazocin sowie Kochsalzlösung (Kontrollgruppe) am Oddi-Sphinkter untersucht (n=23). Pentazocin induzierte signifikant erhöhte Kontraktionsamplituden, verlängerte Kontraktionen und erhöhte Sphinkterbasisdrücke (Staritz et al. 1986).

Opioidausgelöste choledochale Hypertensionen und Oddi-Sphinkter-Spasmen sind durch Atropin oder Naloxon nur unsicher (McCammon et al. 1978; Salik et al. 1973), durch i.v.-Gabe von Glukagon in einer Dosierung von 1–2 mg sowie Nitroglycerin sicher beeinflussbar (Jones et al. 1980).

Die durch Opioide auslösbare Druckerhöhung in den Gallengängen kann akute Gallengangskoliken auslösen (die differentialdiagnostisch mit Angina-pectoris-Schmerzen verwechselt werden können), aber auch mit hepatologischen Diagnostikeingriffen interferieren (z.B. radiologische Fülldefekte der ableitenden Gallenwege; McCammon et al. 1978.

1 Fallbeschreibung von durch Opioid-induzierten Oddi-Sphinkter-Spasmen induzierter akuter Pankreatitis (Beamish et al. 1997).

7 Nieren, ableitende Harnwege, Blase

Im Gegensatz zu den → antipyretischen Analgetika (s. Störung der renalen Prostaglandinhomöostase) haben Opioide kein relevantes Nebenwirkungspotential auf die Nierenfunktion.

Die meisten Untersuchungen über die Wirkung der Opioide auf die Nierenfunktion stammen aus den 50- bis 70er Jahren, wo eine adäquate perioperative Wasser- und Elektrolytzufuhr meist unterblieb (Kraushaar et al. 1949; Papper et al. 1957).

Eine antidiuretische Morphinwirkung wurde im Tierversuch 1944 beschrieben (DeBodo 1944; Giarman u. Mattie 1953; Giarman u. Condouris 1954; Winter et al. 1954) und später relativiert: einerseits soll die ADH-Freisetzung stressinduziert, der antidiuretische Effekt perioperativ eingesetzter Opioide andrerseits nicht nachweisbar sein (Philbin et al. 1976; Philbin u. Coggins 1978).

Opioide sollen die glomeruläre Filtration und Nierenperfusion unabhängig vom Nierenarteriendruck reduzieren (Deutsch et al. 1969; Bidwai et al. 1975), und zwar über einen Shift von Körperflüssigkeiten und Protein in extrazelluläre Kompartimente mit entsprechend erhöhten intraoperativen Flüssigkeitsbedürfnissen (Green et al. 1978; Henney et al. 1966; Hsu et al. 1979; offene Herzchirurgie: Stanley et al. 1973).

Zusammenfassend kann gesagt werden, dass Opioide auch in hoher Dosierung das renale System kaum beeinflussen.

Opioide + Nierenfunktionsstörungen
Eine gestörte Nierenfunktion kann sich auf die Wirkung nierenpflichtiger aktiver Metaboliten wie → Norpropoxyphen, → Norpethidin und → Morphin-6-Glukuronid, Morphin-3-Glukuronid auswirken. Bei repetierten Gaben der Muttersubstanzen ist bei renaler Insuffizienz entsprechend mit Akkumulation dieser aktiven Metaboliten und mit toxischen Reaktionen zu rechnen.

Bei vorhandener Niereninsuffizienz sind Wirkstoffe mit toxischen Metaboliten zu vermeiden (Pethidin, Propoxyphen). Wirkstoffe mit aktiven renalpflichtigen Metaboliten (Morphin: → M-6-G, → M-3-G; Codein, Dihydrocodein, Dextropropoxyphen) sind entsprechend weniger hoch zu dosieren.

Bei Niereninsuffizienz kann ebenfalls die kontinuierliche Anwendung von Fentanyl eine erhöhte Sedation induzieren. Die Anwendung von Buprenorphin, Alfentanil, Sufentanil und Remifentanil scheint bei nierengeschädigten Patienten sicher zu sein (Davies et al. 1996).

8 Glatte Muskulatur

Zu den heftigsten in der täglichen Praxis angetroffenen Schmerzen gehören die Koliken bei Steinleiden (Nierensteinkoliken, Gallensteinkoliken) sowie die heftigen Geburtsschmerzen bei spastischem Muttermund. Gerade diese 3 Schmerztypen sollten nicht mit dem »Referenzopioid« Morphin angegangen werden, weil Morphin in den Gallengängen sowie den ableitenden Urinwegen den Druck erhöht, andererseits auf den spastischen Muttermund praktisch keinen Einfluss hat: in diesen Fällen ist eine kontinuierliche Epiduralanästhesie indiziert, die selbst in niedrigster Dosierung (0,125% Bupivacain) schon in kurzer Zeit die meisten Muttermundspasmen löst und in der Regel eine weitere geburtshilfliche Analgesie oft unnötig macht (Waldvogel 1983). Theoretisch möglich wäre ebenfall ein lokaler Prostaglandingel (dies wird bei Schwangerschaftsabbrüchen bei fortgeschrittener Schwangerschaft angewendet).

Gefäße
Opioide induzieren i. Allg. eine periphere Vasodilatation (Samuel et al. 1977; Stanley et al. 1973; Hsu et al. 1979; Cohen u. Coffman 1981; Nadasdi u. Zsoter 1969; Samuel et al. 1980). Eine ausgeprägte Vasodilatation mit reduziertem arteriolärem Widerstand tritt bei einer Dosierung von 0,5 mg/kgKG Morphin i.v. und innerhalb von 2 min auf (Hsu et al. 1979). Siehe Herz/Kreislauf.

Tonuszunahme abführender Harnwegen:
Siehe auch unter »7 Nieren, ableitende Harnwege«.

Opioide induzieren eine Tonus- und Peristaltikzunahme im Ureter; Atropin, Anticholinergika und Naloxon antagonisieren diesen Effekt. Über eine Tonuszunahme des Detrusor- und Blasenschließmuskels kann eine Harnverhaltung ausgelöst werden. Dies ist besonders bei der rückenmarknahen Applikation von Morphin zu beachten; gefährdet sind männliche Patienten im Alter von 50–60 Jahren, die offenbar erst unter Operationsbedingungen (intravenöse Überladungen?) und nach rückenmarknahen Analgesien eine vorbestehende Prostatahypertrophie dekompensieren lassen (Rawal et al. 1983; Waldvogel 1983).

Tonuszunahme ableitende Gallenwege (Gallengänge, Oddi-Sphinkter):
Siehe unter »6 Leber, ableitende Gallengänge«.

9 Endokrinium

Das Opioidsystem beeinflusst multiple Hormone (ACTH, TSH, LH, GH, Prolaktin) der oben beschriebenen hormonalen Funktionsachse Hypothalamus-Hypophyse-Nebenniere-Gonaden. In den Wirkstoffprofilen wird unter dem Punkt 8 auf entsprechende durch Opioide induzierbare klinisch erfaßbare Hormonstörungen hingewiesen.

10 Blut und blutbildende Organe

Im Gegensatz zu den → antipyretischen Analgetika haben Opioide kein fassbares, relevantes Nebenwirkungspotential auf das Blutorgan.

11 Hautorgan, Haare, Nägel

Im Gegensatz zu den → antipyretischen Analgetika kennt man in der Klinik keine relevanten, opioidinduzierten Nebenwirkungen in Bezug auf das Hautorgan.

12 Allergischtoxische Nebenwirkungen

Im Gegensatz zu den → antipyretischen Analgetika sind allergischtoxische Nebenwirkungen äußerst selten (s. individuelle Wirkstoffprofile).

13 Allgemeintoxische Nebenwirkungen

Im Gegensatz zu den → antipyretischen Analgetika sind allgemeintoxische Nebenwirkungen äußerst selten (s. individuelle Wirkstoffprofile).

14 Diverse Wirkungen und Nebenwirkungen

14.1 Periphere Analgesie

Siehe auch Buch A.

Bei Probanden, bei denen ein experimenteller Sonnenbrand (bzw. UV-Läsion) am Arm erzeugt war, induzierte die i.v.-regionale Gabe von Morphin einen Schutz vor thermischer, nicht aber mechanischer Hyperalgesie (Koppert et al. 1999).

14.2 Freisetzung Substanz P

Opioide beeinflussen die präsynaptische Freisetzung der im Spinalganglion synthetisierten Substanz P in den spinalen Afferenten. Diese Beeinflussung ist abhängig von der Opioidkonzentration sowie vom Opioidrezeptorensubtyp und wahrscheinlich multiphasisch (hemmend, fördernd; s. oben).

Siehe auch: → Neurokinin$_1$-Antagonisten, → Capsaicin.

14.3 Histaminfreisetzung

Unter Opoidmedikation kann es zur Histaminfreisetzung aus Mastzellen kommen (Arbeiten von Moss,
Rosow, Ebertz, Flacke, Hermens etc. s. unter
Wirkstoffprofilen). Die schnelle i.v.-Gabe von Morphin
ist wegen peripherer → naloxonunabhängiger, nichtopioiderger Histaminfreisetzung verboten (Thompson
u. Walton 1966): eine langsame minütliche Gabe von
5 mg i.v Morphin setzt in der Regel nur unbedeutende
Mengen von Histamin frei; eine Gabe von 1 mg/kgKG
über 10 min zieht eine ausgeprägte, durch Histaminantagonisten kaum zu beeinflussende Histaminfreisetzung nach sich (Rosow et al. 1982, 1984; Philbin et
al. 1981). Es ist v. a. die unerwünschte Nebenwirkung der
Histaminfreisetzung, die den Einsatz von Morphin zur
perioperativen → Analgosupplementierung limitiert
Die Gruppe der → Anilinopiperidine zeigt hingegen
praktisch keine Histaminfreisetzung (siehe i.v.-
Analgesieführung).

Eine lokalisierte Histaminfreisetzung kann man oft
in Form eines Erythems an der Injektionsstelle sowie
entlang der Vene beobachten. Bei systemischer
Histaminfreisetzung und entsprechender Disposition
können Asthmaanfälle ausgelöst werden.

Die opioidinduzierte Histaminfreisetzung kann
durch prophylaktische Gabe von H_1- oder H_2-Blockern
reduziert, nicht aber verhindert werden (Philbin et al.
1981).

Opioidinduzierte anaphylaktische Reaktionen sind
extrem selten und anekdotisch für Pethidin (Levy u.
Rockoff 1982) und Fentanyl (Bennett et al. 1986)
beschrieben; wobei als Prodromalia kutane Manifestationen, »wheezing«, akutes Unwohlsein und
Erbrechen, Juckreiz imponieren können.

14.4 Immunsystem

Siehe auch Buch A.

Das Immunsystem stammt vereinfacht dargestellt
von 1 hämatopoetischen Urzelle ab, von der 3

Hauptklassen von Immunzellen abgeleitet werden können:

Opioide und Immunsystem

- Opioidexoliganden vom Typ Alkaloid oder Peptid als
auch Opioidendoliganden vom Typ Peptid beeinflussen das Immunsystem.
- Die 3 Opioidrezeptoren μ, δ, κ sind auf Immunzellen
nachgewiesen worden: das Opioidsystem ist somit
direkt mit dem Immunsystem vernetzt.
- Immunozyten sind fähig, β-Endorphin freizusetzen.

β-Endorphin: ein peripheres endogenes Opioid aus dem Immunsystem

Bei experimenteller Entzündung im Tierversuch
(Rattenpfote) kann im Entzündungsgebiet eine Akku-
mulation von β-Endorphin, aber auch von Met-
Enkephalin und zu einem geringeren Anteil von
Dynorphin in Immunzellen (v.a. vom Typ T-Zellen,
auch B-Lymphozyten, Monozyten, Makrophagen)
nachgewiesen werden. Beim Tier enthalten zirkulierende Lymphozyten weniger β-Endorphin und
Proopiomelanocortin-mRNS als Lymphozyten, die in
Lymphknoten stationiert sind. Wird eine Entzündung
dem Immunsystem mitgeteilt, so kommt es zu einer
Hochregulierung der β-Endorphinsynthese in
Lymphozyten, die in das entzündete Gebiet einwandern, dort β-Endorphin freisetzen und die Fortleitung
von Schmerzimpulsen inhibieren. Danach kehren die
Lymphozyten in die Lymphknoten zurück (Cabot et al.
1997; Machelska et al. 1998).

> Morphin-induzierte Sepsis durch Im-
> munschwäche oder erhöhte Permeabilität
> von intestinalen Biomembranen für
> Bakterien?

Wie im Einführungsteil beschrieben, hemmen Opioide
den »pathogenen Faktor« (→ Liebeskind: »pain can
kill«) Schmerz. Opioide hemmen aber auch die

Zellen	Funktion	Morphin
1 Myeloidklasse	Nozitransformation: Il-1, Arachidonsäurekaskade, TNF	
1.1 Monozyten/ Makrophagen	Antigenpräsentation, Entzündung, Phagozytose, Monokinproduktion	↓!
1.2 Neutrophile	Phagozytose, Entzündung	
1.3 Eosinophile	Antiparasiterkennung, Entzündung, Phagozytose	
1.4 Basophile	Entzündung, allergische Reaktionen	
1.5 Mastzellen	Allergische Reaktionen	
2 Natural-killer-Zellen	Tumorüberwachung, Zytotoxizität	↓!
3 Lymphoidklasse		
3.1 T-Lymphozyten (Thymus)	Zytotoxizität, Lymphokinproduktion	↓!
3.2 B-Lymphozyten (Knochenmark)	AK-Produktion	↓!

Aktivität der für die Immunabwehr wichtigen T-Killerzellen (s. unten).

> Pain can kill!
> Tötet Morphin?

Somit wäre eine opioiderge Schmerzhemmung beim Immungeschwächten (Krebs-, Aids-Kranker etc.) lebensgefährlich.

Man hat bislang angenommen, dass Opioide in Bezug auf T-Killerzellenhemmung eine schnelle Toleranz entwickeln (im Gegensatz zum Immunhemmfaktor Stress, Arbeiten von Liebeskind), sodass wahrscheinlich der massive Einsatz von Opioiden bei terminalen Schmerzzuständen die Immunabwehr des Patienten nicht beeinflusst. So entwickelt die Ratte bei Langzeiteinnahme von Morphin eine gewisse Toleranz gegenüber der morphininduzierten Reduktion der Aktivität von Natural-killer-Zellen (parallel zur Toleranzentwicklung in Bezug auf antinozizeptive Eigenschaften), jedoch nicht gegenüber anderen immunosuppresiven Wirkungen wie Hemmung der T- und B-Zellenproliferation und γ-Interferonproduktion (West et al. 1997).

Neuere Arbeiten weisen jedoch auf die potentielle Immunosuppression von Opioiden hin: die Gabe von Morphin über implantierte therapeutische Systeme und gleichzeitiger Exposition mit pathogenen Keimen ergab eine drastisch erhöhte Mortalität, die Naltrexonreversibel war (Mäuse; Hilburger et al. 1997).

Im Tierversuch (Ratte, experimentelle Pfotenentzündung) ist der Gehalt an (antinozizeptivem) β-Endorphin im betroffenen Entzündungsgewebe sowie in Lymphozyten vom Typ Memory-type-T-Zellen erhöht. Es wird angenommen, dass in Lymphknoten endorphinhaltige T-Zellen residieren, welche bei Auftreten einer Entzündung in das betroffene Gebiet migrieren und dort Endorphin freisetzen und dann wieder als endorphinarme Zellen in die Lymphgewebe zurückkehren (Cabot et al. 1997).

Gegenstand der Forschung ist die Frage, ob zu Missbrauch eingesetzte Opioide wie Morphin etc. Kofaktoren für HIV-Infektionserkrankungen sind. Morphin scheint die bei HIV-Infektion folgenden Immunmechanismen zu hemmen und damit die Infektionsausbreitung zu unterstützen: virusinduzierte Produktion von durch Lymphozyten und Fibroblasten produzierten Faktoren IFN-α $\downarrow$ (naloxonreversibel!), IFN-β $\downarrow$, Apoptosis Lymphozyten $\uparrow$ (Nair et al. 1997).

Morphin hemmt dosisabhängig und naloxonreversibel die Synthese von $\rightarrow$ TNF-α durch aktivierte Makrophagen: im Tierversuch (Maus) können Makrophagen zur Synthese von TNF-α durch $\rightarrow$ Lipopolysaccharide stimuliert werden. Die s.c.-Applikation von

Morphin hemmt diese Immunreaktion (Bencsics et al. 1997).

Beim Lammfetus induziert Morphin dosisabhängig und spezifisch (naloxonreversibel) eine duale Wirkung auf die fetale ACTH- und Cortisolplasmakonzentrationen: in niedriger Dosierung Hemmung, in höherer Dosierung Stimulation; dieser Effekt scheint von der Ausreifung des fetalen Opioidsystem abhängig zu sein und ist nur in der späten Gestationsphase nachweisbar (Taylor et al. 1997; s. auch Buch A: Ontogenese und vulnerable Phasen).

Morphin hat eine immunosuppressive, spezifische (naloxonreversible) Wirkung im Tierversuch v.a. bei intakter Nebenniere und weniger beim adrenalektomiertem Versuchstier (inplantierte Morphinpellets bei der Maus; Lymphozytenproliferation, Milzvergrößerung in Graft-versus-Host-Reaktionen; Bryant u. Roudebush 1990).

Die kontinuierliche Gabe von Morphin bis zu 24–36 h induziert beim gesunden Probanden eine Veränderung der Immunabwehr im Sinne einer Reduktion der durch akute sowie γ-Interferon stimulierbaren Natural-killer-Zellzytotoxizität: dieser Effekt war langanhaltend (bzw. bis 24 h nach Morphingabe feststellbar; Yeager et al. 1995).

Folgende Wirkmechanismen stehen bei der immunosuppressiven Wirkung von Opioiden, insbesondere Morphin, im Vordergrund: 1. Direkte Wirkung via Opioidrezeptoren der Immunzellen und 2. Wirkung über Funktionsachse Hypothalamus-Hypophyse-Nebenniere (Stimulation mit erhöhter Produktion von NNR-Kortikosteroiden oder via autonomes Nervensystem bzw. erhöhter Katecholaminfreisetzung). Um diese Arbeitshypothese zu unterstützen wurde die Aktivität von Natural-killer-Zellen auf Morphingabe untersucht. Nach Implantation von Morphinpellets bei der Maus konnte eine signifikant Erhöhung der Plasmacorticosterinkonzentrationen sowie eine dosisabhängige, spezifischreversible Hemmung der Natural-killer-Zellaktivität nachgewiesen werden. Dieser Effekt war in vitro nicht vorhanden und durch nichtzentralgängiges Naloxon-Methiodid nicht antagonisierbar; der Glukokortikoidrezeptorantagonist Roussel-Uclac 38486 war imstande, die morphininduzierte NK-Aktivitätshemmung dosisabhängig aufzuheben (Freier u. Fuchs 1994).

Im Tierversuch (Ratte) wurde der antinozizeptive und immunosuppressive Effekt von 15 mg /kg Morphin s.c. experimentell (Tail-withdrawal-Test, Natural-killer-Zellaktivität, Proliferation von T- und B-Lymphozyten, Zytokinproduktion) über eine Zeitspanne verfolgt und verglichen. Prinzipiell induziert Morphin innerhalb von 30–60 min beide Effekte mit zeitlichen Unterschieden (die auf verschiedene Wirkungsmechanismen schließen lassen), aber für die Klinik minimalen Unterschieden (Nelson et al. 1997)

In Zellkulturen hemmt Morphin die Proliferation, Ausdifferenzierung und Funktion von Immunzellen (Maus; Thymozytenkulturen, Il-2-Aktivität und Expression ↓; Roy et al. 1997).

Die Gabe von 30–240 mg Morphin TS p.i. während wochenlanger Applikation induziert eine Reduktion der Cortisolplasmakonzentration bei normalen ACTH-Provokationstests (Palm et al. 1997).

Die antinoziptive und immunosuppresive Wirkung von Opioiden ist wirkstoffspezifisch: Morphin induziert dosisabhängig und spezifisch (naloxonreversibel), aber voneinander völlig unabhängige antinoziptive und immunosuppressive Wirkungen (gemessen an Milzlymphozytenproliferation, Natural-killer-Zellaktivität sowie Il-2-Produktion). Der Effekt von Codein auf beide Parameter war schwächer; der Antagonist-Agonist Nalorphin hatte eine – durch κ-Antagonisten nicht beeinflussbar – potente, immunosuppressive Wirkung bei schwacher antinoziptiver Potenz; Hydromorphon und Oxycodon wiesen starke antinoziptive, aber keine immunosuppressiven Wirkungen auf; die reinen Antagonisten Naloxon und Naltrexon wiederum wiesen immunosuppressive Wirkungen auf – bei Absenz intrinsischer antinoziptiver Wirkungen (Sacerdote et al. 1997; s. auch Molekularstruktur Morphinmolekül: C_6-Atom und C_{7-8}-Bindung).

Interaktionen zentraler Analgetika vom Typ Opioid

Physiologische und medikamentöse Interaktionen

Die Kombination Opioide mit zentralwirksamen Wirkstoffen erhöht die Gefahr einer Atemdepression; dies betrifft sowohl zentralsedierende Wirkstoffe wie Benzodiazepine (Bailey et al. 1990), Phenothiazine, trizyklische Antidepressiva, Alkohol etc., aber auch zentralexzitatorische Wirkstoffe (Amphetamine).

MAO-Hemmer führen interaktionell mit Opioiden (s. Pethidin) zu schweren Hypoventilationsformen sowie einem zentraltoxischen Hyperthermiesyndrom.

– Progesteroninduzierte Hyperventilation: kein Schutz vor opioidinduzierter Atemdepression.

– Morphin + biologisch inaktiver Corticosteroidvehikel »cortocosterin-binding globulin« = CBG ↑ = freie (biologisch aktive) Fraktion Corticosteron ↓ (spezifisch-naloxonreversibel, Tierversuch: Nock et al. 1997).

– Rifampicin: Analgesiewirkung ↓ (Fallbeschreibungen für Methadon, Morphin, Wirkmechanismus unbekannt: Fromm et al. 1997).

Körperliche Abhängigkeit (Toleranz, Entzug), psychische Abhängigkeit (Euphorie, zwanghafter Gebrauch), Substanzabhängigkeit (= Sucht)

Da die Begrifflichkeit in Zusammenhang mit Substanzabhängigkeit (= Sucht) und Substanzmißbrauch unweigerlich mit politischen und/oder emotionalen Affekten beladen ist, erscheint es zwingend, international akzeptierte Nomenklaturen und Definitionen zu verwenden; am geeignetsten für diese Fragestellung erscheint uns das Diagnostische und Statistische Manual Psychischer Störungen (DSM-IV). Nach diesem Manual liegt eine Substanzabhängigkeit (= Sucht) vor, wenn mindestens 3 Kriterien der Tabelle B-1 und das ist sehr wichtig – **mit klinisch bedeutsamen Folgen** erfüllt sind.

Tabelle B-1. Kriterien für Substanzabhängigkeit

Ein unangepaßtes Muster von Substanzgebrauch führt in klinisch bedeutsamer Weise zu Beeinträchtigungen oder Leiden, wobei sich mindestens drei der folgenden Kriterien manifestieren, die zu irgendeiner Zeit in demselben 12-Monats-Zeitraum auftreten:

1. Toleranzentwicklung, definiert durch eines der folgenden Kriterien:
   a) Verlangen nach ausgeprägter Dosissteigerung, um einen Intoxikationszustand oder erwünschten Effekt herbeizuführen,
   b) deutlich verminderte Wirkung bei fortgesetzter Einnahme derselben Dosis.
2. Entzugssymptome, die sich durch eines der folgenden Kriterien äußern:
   a) charakteristisches Entzugssyndrom der jeweiligen Substanz (siehe Kriterien A und B der Kriterien für Entzug von den spezifischen Substanzen),
   b) dieselbe (oder eine sehr ähnliche) Substanz wird eingenommen, um Entzugssymptome zu lindern oder zu vermeiden.
3. Die Substanz wird häufig in größeren Mengen oder länger als beabsichtigt eingenommen.
4. Anhaltender Wunsch oder erfolglose Versuche, den Substanzgebrauch zu verringern oder zu kontrollieren.
5. Viel Zeit für Aktivitäten, um die Substanz zu beschaffen (z.B. Besuch verschiedener Ärzte oder Fahrt langer Strecken), sie zu sich zu nehmen (z.B. Kettenrauchen) oder sich von ihren Wirkungen zu erholen.
6. Wichtige soziale, berufliche oder Freizeitaktivitäten werden aufgrund des Substanzmißbrauchs aufgegeben oder eingeschränkt.
7. Fortgesetzter Substanzmißbrauch trotz Kenntnis eines anhaltenden oder wiederkehrenden körperlichen oder psychischen Problems, das wahrscheinlich durch den Substanzmißbrauch verursacht oder verstärkt wurde (z.B. fortgesetzter Kokainmißbrauch trotz des Erkennens kokaininduzierter Depressionen oder trotz des Erkennens, daß sich ein Ulcus durch Alkoholkonsum verschlechtert).

Bestimme, ob:
Mit Körperlicher Abhängigkeit: Vorliegen von Toleranzentwicklung oder Entzugserscheinungen (Kriterium 1 oder 2 ist erfüllt). Ohne Körperliche Abhängigkeit: kein Vorliegen von Toleranzentwicklung oder Entzugserscheinungen (weder Kriterium 1 noch Kriterium 2 ist erfüllt).

Die Kriterien betreffen 2 Kategorien:
- Körperliche Abhängigkeit, definiert durch die Kriterien:
  1. Toleranzentwicklung und/oder
  2. Entzugssymptome
- Psychische Abhängigkeit, definiert durch die Verhaltenskriterien (3) bis (7).

Substanzabhängigkeit im Sinne einer Sucht ist also nie gegeben, wenn nicht mindestens 1 Kriterium psychischer Abhängigkeit erfüllt ist.

Eine körperliche Abhängigkeit (Kriterien (1)+(2)), konstituiert **keine** Sucht. Andererseits kann eine Sucht auf rein psychischer Abhängigkeit basieren (mindestens 3 der Kriterien (3) bis (7)).

Sucht beinhaltet in der Regel Mißbrauch; Mißbrauch jedoch kann auch **ohne** Substanzabhängigkeit, ohne Suchtverhalten, bestehen! (s.u.)

Nachfolgend werden die Kriterien der Substanzabhängigkeit (Sucht) behandelt:

Kriterium (1): Toleranz (Gewöhnung)

Mit dem Begriff Toleranz (Gewöhnung) wird eine pharmakologisch fortschreitende Anpassung des Organismus an immer stärkere Wirkstoffdosen bezeichnet. Wird die Dosis nicht erhöht, kann eine bestimmte Wirkung wie eine Analgesie nicht erzielt werden. Toleranz kann akut oder spät auftreten. Der Begriff Toleranz kann auf folgenden 3 Ebenen diskutiert werden:
- pharmakokinetischer Toleranz:
  z.B. kann sich diese entwickeln, wenn die angewandten Wirkstoffe über hepatische Enzyminduktion deren Eliminationsmechanismen ankurbeln;
- pharmakodynamische Toleranz:
  z.B. kann sich diese über progressive quantitative und qualitative Änderungen der Rezeptorfunktionen entwickeln;
- physiologische Toleranz:
  sie beschreibt die physiologischen Gegenregulationen auf die Wirkstoffzufuhr.

Wir ziehen es vor, nur eine Kategorie Toleranz zu postulieren, nämlich diejenige einer »*pathophysiologischen Toleranz*«: sie umfasst die sich oft überschneidenden, miteineinander verzahnten und teilweise ungeklärten kinetischen, pharmakodynamischen und physiologischen Aspekte.

Die Toleranz ist ein *logisches pathophysiologisches Phänomen* (→ Adaptationsmechanismen).

Die Toleranzentwicklung bei chronischer Opioidgabe betrifft nicht das ganze dynamische Wirkungsspektrum in gleichen Ausmaß. Spezifische Nebenwirkungen etwa wie Müdigkeit, Übelkeit, Erbrechen mögen in der Initialphase einer chronischen Opioidmedikation ausgeprägt sein, verschwinden aber in der Regel zunehmend. Die analgetische Opioidwirkung wird sich hingegen während einer chronischen Opioidapplikation abschwächen, sodass Dosiserhöhungen notwendig sind. Trotz vorgenommener Dosiserhöhung werden die genannten opioidinduzierten Nebenwirkungen, inklusive notabene die opioidinduzierte Atemdepression, nicht zunehmen. Andererseits bildet sich offenbar auf die über periphere Opioidrezeptoren induzierte Obstipation keine Toleranz aus: sie ist am Anfang einer Opioidmedikation genauso ausgeprägt wie später. Eine Obstipationsprophylaxe ist deshalb schon vor Beginn einer Opioidmedikation an obligatorisch.

Toleranz darf nicht mit Sucht verwechselt werden: wenn nach dreimonatiger Gabe bei einem Krebskranken die Dosis beispielsweise um ein Mehrfaches gegenüber der Dosis am Eintrittstag erhöht ist, hat sich eine Toleranz entwickelt; dies hat aber mit → Sucht nichts zu tun.

Toleranz kann bei Opioidgabe auch innerhalb von kurzer Zeit auftreten: in diesem Fall spricht man von *akuter Toleranz*. Einige Autoren bevorzugen für dieses Phänomen den engl. Terminus technicus »desensitization«. Eine akute Toleranz kann bei Opioiden innerhalb von Stunden auftreten und ist für Morphin, Fentanyl, Alfentanil beschrieben. Bei gleichen Dosierungen beim gleichen Patienten und bei ähnlichen operativen Bedingungen wurde bei der zweiten, innerhalb von wenigen Tagen durchgeführten Fentanylnarkose bemerkt, dass der Patient die Operation wach miterlebt hatte: eine mögliche Folge einer akuten Toleranz (Mummaneni 1980). Eine schnelle Toleranzentwicklung wird u. a. beim unter Dauerinfusion stehenden Neugeborenen beobachtet (Arnold 1990). Die Toleranzentwicklung hängt auch von der Verabreichungsform ab: sie entsteht offenbar schneller bei parenteraler Verabreichung als bei peroraler oder rektaler Verabreichung (Twycross 1983, 1984).

Neuere Untersuchungen, bei denen im Rattenversuch i.v. Opioide (Morphin, Alfentanil, Sufentanil) zugefügt wurden und dabei laufend die analgetische Wirkung gegenüber zunehmenden Druck auf den Rattenschwanz aufgezeichnet wurde, ergab bei allen 3 Wirkstoffen eine akute Toleranz innerhalb von Stunden und ohne Differenz zwischen den notabene von der Potenz her verschiedenen Wirkstoffen (Kissin 1991). Diese Versuchsanordnung bestätigt die *wenigen* in der Klinik beobachteten akuten Toleranzphänomene gegenüber zentralen potenten Analgetika. Der pathophysiologische Wirkungsmechanismus der akuten Toleranz ist unbekannt.

Die eklatanten dynamischen Unterschiede von → Methadon zwischen analgetischen, zentralpsychischen Wirkungen und Serumkonzentration wird von Kissin als Phänomen akuter dynamischer Toleranz gedeutet.

Die Toleranz in Bezug auf Analgesie tritt in der Regel v. a. auf, wenn zwischen den Einzelgaben eines Opioids Schmerzen auftreten. Gibt man Opioide lege artis so, dass eine dauernde Analgesie gewährleistet ist, gibt es nach Monaten keine Toleranz und eine Dosissteigerung wird in der Regel nur nötig, wenn die Schmerzen (wegen der Primärkrankheit) zunehmen.

Die Behauptung, eine Toleranzentwicklung sei praktisch bei jeder kontinuierlichen Gabe von Schmerzmitteln irgendwann zu beobachten (Houde 1966), wird heute nicht mehr geteilt. Eine Toleranzentwicklung trifft v. a. zu, wenn die Analgetikadosierung zu niedrig ist und zwischen den Schmerzmittelgaben Schmerzen auftreten.

Die Trias

1. inadäquate Schmerztherapie, und damit die
2. Eskalation der Patientenbedürfnisse in Bezug auf Schmerzmittel sowie der daraus resultierende
3. Bruch des Vertrauensverhältnisse zwischen Schmerzpatient und Schmerztherapeut kann zu einer Pseudotoleranz bzw. *iatrogenen Pseudogewöhnung* (Weissman u. Haddox 1989) führen, bei dem der unterversorgte Schmerzpatient emotionale, durch Angst und Isolation geprägte Verhaltensweisen gegenüber seinem Schmerzzustand (und damit auch gegenüber seiner Umwelt) entwickelt. Ein inkompetentes durch den Behandlungsmisserfolg zusätzlich frustriertes Behandlungsteam tendiert seinerseits, dies emotional und fälschlicherweise als Suchtsymptomatik auszulegen (Wisconsinreport Dahl et al. 1988; Marks u. Sacher 1973).

Die Kreuztoleranz ist ein Übergreifen der gegen einen bestimmten Stoff erworbenen Toleranz auf einen anderen. Dies geschieht meistens im Falle von ähnlichen Wirkstoffen wie beispielsweise Wirkstoffe der Gruppe Opioide. Die Kreuztoleranz wird in der Literatur als komplett beschrieben, ist jedoch in der Praxis von Fall zu Fall verschieden und in den meisten Fällen nicht komplett: Spricht ein Patient auf immer höhere Dosen von Morphin nicht mehr an, kann deshalb versuchsweise durchaus (trotz Kreuztoleranz) auf einen ähnlichen Wirkstoff, in unserem Beispiel potenten μ-Agonisten, gewechselt werden (Meinung des Hrsg.). In der Praxis muss natürlich eine entsprechend hohe Dosierung beim Übergang zu einem Zweitstoff gewählt werden. Es wird sich dann zeigen, ob wegen der sich entwickelten Kreuztoleranz dieser zweite, adäquat dosierte Wirkstoff eine genügende Analgesie erbringt. Die Toleranz- und Kreuztoleranzentwicklung betrifft aus unbekannten Gründen und eigenartigerweise nicht das ganze dynamische Spektrum des Wirkstoffes: Analgesie und Atemdepression sind meist parallel betroffen, nicht aber Miosis und Obstipation.

Kreuztoleranz kann in äußerst schwierigen und aufwendigen Tierversuchen auf rezeptoraler Ebene erforscht werden. Es wird eine Kreuztoleranz beobachtet zwischen MOR- und DOR-Wirkungen, wenn intrathekal chronisch μ-Agonisten vom Typ Morphin, DADLE oder Sufentanil angewandt werden (Russell et al. 1987; Stevens u. Yaksh 1989). Diese Kreuztoleranz soll partiell sein, bzw. sich nicht auf das gleiche analgetische Wirkungsspektrum beziehen (Tseng 1982, 1983). Bei intrathekaler Gabe von MOR- und DOR-Agonisten soll die Kreuztoleranz minimal oder absent sein (Russell et al. 1989; Stevens u. Yaksh 1992). Eine Kreuztoleranz könnte man möglicherweise über eine Änderung der Verabreichungsstrategie vermeiden. Bei Morphintoleranz sollte man theoretisch in diesem Sinne auf DADLE-Agonisten übergehen bzw. von einer MOR-induzierten Analgesie auf eine DOR-induzierte Analgesie wechseln (Stevens u. Yaksh 1992; Russell et al. 1989).

Adaptation

Ein Organismus reagiert bei repetierter oder chronischer Inanspruchnahme seiner multiplen, der Homöostasewahrung dienenden Rezeptorsysteme durch Exoliganden mit ausgleichenden im Sinne der oben zitierten »dynamischen Toleranz«. Die dynamische Toleranz wird durch adaptive Reaktionskaskaden auf folgenden Ebenen ausgelöst:

- Rezeptorpopulation (»up and down regulation«; Collier 1968; Law et al. 1984; Rogers u. El-Fakahany 1986; Chavkin u. Goldstein 1982, 1984; Smith et al. 1988, Crain u. Shen 1996, Harrison et al. 1998);
- Rezeptorkoppelung (→ »Abkoppelung«, »Desensibilisierung des Rezeptorsystems«, »Affinitätsveränderung«, Internalisierung; Carter u. Medzihradsky 1993; Ammer u. Schulz 1993; Wilcox 1993; Nishino et al. 1990; Wong 1992, 1992);
- Zellplasma (→ Konformationsproteine etc.; Crain u. Shen 1992; Shen u. Crain 1992);
- Zellkern (→ Plastizität: z. B. Synthese von mRNA zur Neusynthese von G-Proteinen; Eriksson et al. 1992).

Wird die chronische Wirkstoffzufuhr unterbrochen, überschießen gegenregulatorische Mechanismen: es kommt zu *physischen* und *psychischen* → Entzugssymptomen (Johnson u. Flemin 1989).

Adaptation, Toleranz, Entzug: neue Hypothesen

Schon 1968 postulierte man, dass die Funktion postsynaptischer Rezeptoren nach chronischer opioiderger präsynaptischer Hemmung gestört wird (Collier 1968). Morphin-tolerante Tiere weisen eine verminderte Anzahl Opioidrezeptoren auf (»down regulation«). Bei plötzlichem Aufhören der Opioidmedikation ist die Transmitterfreisetzung der Rezeptoren nicht mehr optimal, und es kommt zu entsprechenden physischen und psychischen Mangelerscheinungen. Überschießende nozizeptive Inputs auf spinaler Ebene induzieren eine Erhöhung entsprechender spinaler Rezeptorpopulationen (Millan et al. 1988).

Erst seit wenigen Jahren werden die durch Exoliganden induzierten intrazellulären Veränderungen auf die ganzen zusammenhängenden Reaktionsketten, von der Zellmembranebene bis zum Zellkern, erforscht.

Membranrezeptoren können von intrazellulären Botensystemen abgekoppelt werden: man sagt auch, dass der Rezeptor sich in inaktiver Position oder niedriger Affinität befinde (z.B. chronische Opioidgabe, Abkoppelung G-Proteine, Arbeiten von Nishino und Wong). Auf Morphin chronisch exponierte Neuroblastomzellen weisen eine Hemmung der Adenylcyclase und eine entsprechende Reduktion der cAMP auf. In vitro können durch Naloxongabe (nach vorgängiger Opioidlangzeitexposition) diese Vermittlerenzyme enthemmt werden: die Neurone feuern dann spontan (Kogan et al. 1992; Rasmuss et al. 1990).

Niedrigdosiertes Morphin im Nanomolarkonzentrationsbereich wirkt über Choleratoxin-sensible → G-Proteine (G_s) auf Membranionenkanäle, die abhängig vom System der zyklischen AMP sind; Morphin in mikromolarer Konzentration dagegen wirkt über andere, nämlich Pertussis-sensible → G-Proteine (G_i/G_o) zu anderen nicht durch cAMP regulierten Ionenkanälen. Eine chronische Morphingabe wirkt wahrscheinlich über beide Systeme, verändert beide Systeme und induziert eine Verhaltensveränderung der Zelle, indem hohe Morphindosen »toleriert«, gleichzeitig aber auf niedriger Dosen überschießend reagiert wird: dies wäre eine der vielen Teilentwicklungen, die letztendlich die Toleranz eines Organismus gegenüber Exoliganden bestimmen (Crain u. Shen 1992; Shen u. Crain 1992).

Nach chronischer Opioidgabe bzw. Opioidrezeptorenstimulation ist bei In-vitro-Zellkulturen die Synthese von mRNA in Bezug auf G-Proteine aktiviert (Eriksson et al. 1992).

Der Einfluss chronischer Opioidgabe betrifft natürlich nicht nur die isolierte Nervenzelle bzw. deren Reaktionskaskade vom membranständigen Rezeptor bis zum Zellkern, sondern greift ein in suprazelluläre Reaktionskaskaden.

Die Opioidtoleranz kann durch Gabe von Antagonisten exzitatorischer Neurotransmitter des → NMDA-Agonisten sowie → NO-Systems aufgehalten werden (Tiseo u. Inturrisi 1993; Kolesnikov et al. 1993). Eine Entzugssymptomatik (s.u.) bei Opioidentzug kann durch die Gabe von α_2-Agonisten gedämpft werden (Gold et al. 1978,1980). Der unspezifische, als Antihypertensivum einsetzbare α-Rezeptorenblocker Yohimbin reduziert die durch Naloxon auslösbare Entzugssymptomatik bei chronisch morphinexponierten Versuchstieren (Alguacil et al. 1987; Kihara et al. 1986; Iglesias et al. 1992).

Die bläulichpigmentierte im Boden des 4. Ventrikels befindliche Zellgruppe des Locus coeruleus weist eine hohe Konzentration von Opioid- und Noradrenalinrezeptoren auf. Die direkte Applikation von Opioidantagonisten in den Locus coeruleus löst im Tierversuch eine akute Opioidabstinenzsymptomatik aus (Gold 1993, Maldonado u. Koob 1993): ein weiterer Hinweis für Upregulation von Opioidrezeptoren mit Blockade des zentralen autonomen Nervensystem über intrazelluläre Messengersystemhemmung. Akuter Opioidentzug induziert dann eine überschießende adrenerge, spezifisch mit α_2-Rezeptor-Agonisten hemmbare Reaktionskette. Weitere aus Tierversuchen stammende Hinweise wie die Hemmung einer μ-Toleranz durch Gabe von Antagonisten des → NMDA-Systems sowie NO-Systems (Elliott et al. 1994) ergeben die theoretische Möglichkeit, Toleranzphänomene durch spezifische Therapeutika zu dämpfen.

Kriterium (2): Entzugssymptome

Für das Kriterium (2a) der Tabelle B-1 gibt es im DSM-IV eine detaillierte Definition (Tab. B-2)

Tabelle B-2. Kriterien für Substanzentzug

> A. Entwicklung eines substanzspezifischen Syndroms, das auf die Beendigung (oder Reduktion) von übermäßigem und langandauerndem Substanzgebrauch zurückzuführen ist.
> B. Das substanzspezifische Syndrom verursacht in klinisch bedeutsamer Weise Leiden oder Beeinträchtigungen in sozialen, beruflichen oder anderen wichtigen Funktionsbereichen.
> C. Die Symptome gehen nicht auf einen medizinischen Krankheitsfaktor zurück und können nicht durch eine andere psychische Störung besser erklärt werden.

Das »substanzspezifische Syndrom«

Entzugssymptome sind die pathophysiologische Antwort eines Organismus auf chronische Wirkstoffzufuhr.

Entzugserscheinungen nach Gabe von zentralen spezifischen Analgetika vom Typ Opioid kommen vor

- bei abruptem Abbruch oder Unterdosierung von Opioiden nach chronischer Gabe,
- bei → *akzidenteller* Antagonisierung oder
- totaler *therapeutischer* → Antagonisierung von hohen Gaben von Opioiden.

Entzugssymptome treten in Abhängigkeit von der spezifischen Kinetik und Dynamik der eingesetzten Wirkstoffe auf. Hat ein Organismus über Wochen Wirkstoffe mit langer Halbwertszeit akkumuliert, tritt die Entzugssymptomatik entsprechend der trägen Eliminationsphase verzögert auf, bei Methadon beispielsweise erst nach 24–36 h.

Entzugserscheinungen sind jedoch pharmakodynamisch induzierte physiologische Antworten des Körpers im Sinne einer Neuroadaptation. Entzugsmanifestationen nach chronischer Gabe von spezifischen Wirkstoffen kommen bei praktisch allen Medikamenten vor und manifestieren sich teilweise in anderer Form, beispielsweise als sogenannte »Reboundphänomene«. Entzugsmanifestationen sind also eine Art »Drogenabhängigkeit«, jedoch nicht in der Art und Weise, wie das Wort Drogenabhängigkeit im Volksmund und in der Politik gebraucht wird.

Die **körperliche Abhängigkeit** von einem Wirkstoff bezeichnet also den Zwang, den Wirkstoff einzunehmen aus Angst vor Entzugserscheinungen (s. unten) oder wegen der sich schon manifestierenden Entzugserscheinungen (s. unten).

Der unter chronischer Opioidmedikation stehende Schmerzpatient wird physisch abhängig. Beim *Ausschleichen* der Dosis bekommt er kein Entzugssyndrom und braucht im Gegensatz zum psychisch Abhängigen nie wieder Opioide.

Wenn eine Abhängigkeit vorliegt, kommt es beim Absetzen zur mehr oder weniger akuten Entzugssymptomatik. Diese wieder ist meist ein gemischtes Bild von seelischen und körperlichen Entzugssymptomen. Die Angelsachsen ziehen es vor, nur von einer psychischen Abhängigkeit (»psychological dependence«) zu reden, weil sie die körperlichen Entzugssymptome als *normale pharmakologisch induzierte* Antworten der Toleranz bzw. physischen Abhängigkeit werten (Bonica 1990). Ein Entzug kann akut und lebensgefährlich sein, aber auch klinisch mehr oder weniger versteckt als protrahierter Entzug auftreten. Diese längerdauernde Adaptation oder Umstellung auf Abbruch einer chronischen Opioidzufuhr wird auch als *Neuroadaptation* bezeichnet.

Der physische Entzug kann sowohl beim körperlich als auch psychisch Abhängigen leicht und ohne Entzugssyndrom als sogenannte Entgiftungsphase durchgeführt werden, wobei beim psychisch Abhängigen eine psychische Abhängigkeit weiterbesteht.

Bei chronischer materneller Wirkstoffexposition entwickelt der Fetus bzw. Neugeborene ebenfalls eine opioidinduzierte Neuroadaptation. Werden solche Neugeborene wegen Atemdepression mit Opioidantagonisten behandelt, ist die Gefahr einer lebensgefährlichen Entzugssymptomatik groß.

Es sei in diesem Zusammenhang erinnert, dass ganz unterschiedliche Substanzen missbräuchlich ihrer physischen oder psychischen Effekte wegen, mit, *aber auch ohne* laufender Dosiserhöhung (siehe → Toleranz) verwendet werden und bei abruptem Absetzen eine akute mehr oder weniger ausgeprägte Entzugssymptomatik verursachen.

Die Tabelle B-3 aus dem DSM-IV faßt die unterschiedlichen Folgewirkungen für verschiedene Substanzklassen zusammen.

Aus der Tabelle geht hervor, dass nach längerem Gebrauch von Opioiden, Kokain, Nikotin, Alkohol, Amphetaminen u. a. ein Entzugssyndrom erwartet werden muß, **nicht aber z. B. Koffein** (s. Buch G).

Substanzabhängigkeit

Sucht ist eine durch chronische Einnahme von Substanzen zustande gekommene zwanghafte (psychische (seelische) Abhängigkeit (mit oder ohne körperlicher Abhängigkeit), die zu schweren gesundheitlichen Schäden führen kann. Der Süchtige ist auf die Suchtstoffe angewiesen und befriedigt seine Sucht

Tabelle B-3. Die Diagnosen der verschiedenen Substanzklassen

	Abhängigkeit	Mißbrauch	Intoxikation	Entzug	Intoxikationsdelir	Entzugsdelir	Demenz	Amnestische Störung	Psychotische Störungen	Affektive Störungen	Angststörungen	Sexuelle Funktionsstörungen	Schlafstörungen
Alkohol	X	X	X	X	I	E	P	P	I/E	I/E	I/E	I	I/E
Amphetamine	X	X	X	X					I	I/E	I	I	I/E
Cannabis	X	X	X		I				I		I		
Halluzinogene	X	X	X		I				I*	I	I		
Inhalantien	X	X	X		I		P		I	I	I		
Koffein			X								I		I
Kokain	X	X	X	X	I				I	I/E	I/E	I	I/E
Nikotin	X			X									
Opiate	X	X	X	X	I				I		I	I	I/E
Phencyclidine	X	X	X		I				I	I	I		
Sedativa, Hypnotika oder Anxiolytika	X	X	X	X	I	E	P	P	I/E	I/E	E	I	I/E
Multiple Substanzen	X												
Andere	X	X	X	X	I	E	P	'P	I/E	I/E	I/E	I	I/E

unabhängig von Verlust an Selbstwert-und Umwelt-bezug. Dies beinhaltet u. a. auch Beschaffungsprobleme und Dosissteigerungsprobleme wegen Toleranz-entwicklung und Auftreten einer Entziehungs-symptomatik bei Absetzen oder iatrogener Antagoni-sierung des Suchtmittels. Der Begriff Sucht wird oft ersetzt durch den von der WHO vorgeschlagenen Begriff Drogen-oder Substanzabhängigkeit.

Kriterien (3) bis (7): Psychische (seelische) Abhängigkeit

Die psychische (seelische) Abhängigkeit von einem Wirkstoff bezeichnet ein nicht zu unterdrückendes see-lisches Verlangen, den Wirkstoff wegen seiner Wirkung auf die Seele (Stimmung, Euphorie, Stressfreiheit etc.) zu nehmen.

Bei der seelischen Abhängigkeit wird eine Wirkstoff-einnahmegewohnheit festgestellt, die sich von der der-jenigen zur Schmerzbekämpfung *unterscheidet* und sich nach anderen *Kriterien* richtet: der Wirkstoffmiss-brauch wird über abnorme Wirkstoffbeschaffungs-gewohnheiten sichergestellt.

Wird einem Versuchstier ein μ-Agonist mehrere Male in einem blauen Käfig verabreicht, wird es bei frei-er Käfigwahl erneut den blauen Käfig wählen, wahr-scheinlich aufgrund angenehmer Morphin-induzierter Erinnerungen (Euphorie, Wohlbehagen): das Versuchs-tier ist »konditioniert«. Wird dem Versuchstier ein κ-Agonist zugeführt, wird es nach einigen Sitzungen den roten Käfig wählen, wo ihm kein Wirkstoff verabreicht wird: im Falle des μ-Agonisten hat es eine »Platz-präferenz«, im Falle des κ-Agonisten eine »Platz-aversion« entwickelt. Dieses für die Pharmakotherapie des Schmerzes oft zitierte Beispiel ist isoliert betrachtet interessant, im Rahmen der praktischen Schmerz-therapie jedoch von kleinem Interesse, gibt es doch keine potenten κ-Agonisten bzw. Agonist-Antagonisten, die den Vorteil der verminderten Platzpräferenz bzw. Suchtpotential mit *äquianalgetischer Potenz und Absenz von nichtopioidergen σ-Wirkungen* verbinden.

Euphorie, Anflutungsgeschwindigkeit

Ein möglicher Einstiegsgrund für den Missbrauch von Opioiden ist v. a. der »Belohnungseffekt« von → *Euphorie*. Denn die Opioidabhängigkeit ist von der euphorievermittelnden Potenz abhängig. Diese wieder-um ist abhängig von

1. dynamischen und
2. kinetischen Eigenschaften wie Anflutgeschwin-digkeit ins ZNS und damit von der
   → Lipoidlöslichkeit sowie
   → Applikationsform.

Die schnelle Anflutung im Gehirn ist deshalb bedeut-sam, weil nur sie den unmittelbaren Belohnungseffekt, den »Kick« nach Substanzeinnahme, produziert. So

werden Abhängigkeits-produzierende Substanzen wie Opioide, Amphetamine, Barbiturate von substanzab-hängigen Personen typischerweise und bevorzugt parenteral appliziert oder durch Schnüffeln oder Rauchen über die Nasen- und Lungenschleimhäute mit hoher Anflutungsgeschwindigkeit zugeführt.

Ein sehr wichtiges Beispiel ist das verbotene anti-pyretische Analgetikum Phenacetin, dass in schnell resorbierbarer Pulverform zur Analgetika-Sucht und zur »Phenacetin-Niere« führte (s. Buch E).

Andererseits – und dieses ist ein therapeutischer Durchbruch – werden Patienten selbst durch hohe Dosen von **retardiertem** Morphin in der Regel nicht psychisch abhängig, weil der euphorisierende Kick fehlt, d. h. sie entwickeln zwar eine körperliche Abhängigkeit, nicht aber eine Sucht.

Neuere Wirkstoffe schlüpfen meist als »nichtsuchter-zeugend« durchs Maschennetz auf den Markt und wer-den dann in der Folge durch die lokale Betäu-bungsmittelgesetzgebung etwas verspätet als suchter-zeugend deklariert (Heroin, Pentazocin, Buprenorphin etc.).

In einer repräsentativen Übersichtsarbeit über Agonist-Antagonisten wird festgestellt, dass »Bu-prenorphin v. a. wegen der Gesetzgebung in der posto-perativen Therapie Verwendung fand und dass diese gesetzliche Bevorteilung durch eine Gesetzesrevision hinfällig geworden sei. Nalbuphin hätte einen Vorteil gegenüber Morphin, indem es nicht durch *gesetzliche Restriktionen eingeschränkt* sei und deshalb v. a. in der Notfallmedizin und außerhalb des Klinikbetriebs begünstigt sei« (Hoskin u. Hanks 1991).

Die Angst vor der Suchtgefahr ist einer der Haupt-gründe für die Zurückhaltung gegenüber Opioiden in der Schmerzbekämpfung (Aguwa u. Olusanya 1978; Angell 1982; Cohen 1980; Frank 1980; Trotter et al. 1981; Weiss et al. 1983). Die Suchtgefahr von Opioiden wird von Patienten, Pflegepersonal, Spitalpersonal, Familien-angehörigen überschätzt (Weiss et al. 1983), obwohl Opioide, *adäquat* zur Bekämpfung starker Schmerzen eingesetzt, keine (Kanner u. Foley 1981; Twycross 1982; Twycross u. Lack 1983, 1984; Mount 1980; Walsh u. Saunders 1984) oder eine höchstens minimale Sucht-quelle darstellen (Porter u. Jick 1980).

Bei Retardierung von Morphin fällt der suchterzeu-gende »Kick« weg, so dass nur noch von einer rein kör-perlichen Abhängigkeit auszugehen ist (s.o.).

Zu recht ist karikierend der Begriff *Opiophobie* geprägt worden (Morgan 1986).

Verschriebene Opioide werden vom Pflegepersonal unterlaufen, indem sie weniger und in längeren Inter-vallen als verordnet verabreicht werden (McCaffery u. Beebe 1989; Cohen 1980, Fox 1982); Patienten halten sich aus den gleichen Gründen oft nicht an entsprechende Einnehmungsverordnungen (Cleeland 1987; Frank 1980). Der Herausgeber hat zu oft erlebt, dass in der postoperativen Phase Verordnungen für regelmäßige Schmerzmittelgaben im Rahmen eines festverordneten Schemas der Therapie unterbrochen und damit gestört wurden, »weil der Patient ja keine Schmerzen verspürte«. Die hier kurz aufgezeigte Problematik ist international; die Literatur bleibt jedoch in gewissen, vornehmlich nichtangelsächsischen Ländern auffallend zurückhaltend.

Damit kann man zu dem Schluss kommen, dass nicht die Einnahme von potentiell suchtgefährlichen Stoffen hauptsächlich für die Entstehung von Sucht verantwortlich ist, sondern daß die Sucht multifaktoriell ist: 20% aller US-Vietnamsoldaten wurden während des Krieges reversibel drogensüchtig, aber nur 4% blieben es nach ihrer Rückkehr. Neben rein medizinisch-pharmakologischen Faktoren sind zusätzlich soziale, psychologische und ökonomische Faktoren zu beachten (WHO Technical Report Series 1990; s. unten: Suchtspirale).

Schmerzmittelsucht und Anästhesiearbeitsplatz

Neben der Alkoholsucht ist die Opioidsucht unter Anästhesieärzten und Anästhesiepersonal ein bekanntes Problem, das möglicherweise durch in dieser Berufsgattung regelmäßigen physischen und psychischen Stress, sowie pharmakologisches Know-how und erleichterten Zugang zu den entsprechenden Wirkstoffen gefördert wird (Gallegos eet al. 1988; Gravenstein et al. 1983; Menk et al. 1990: Spiegelmann et al. 1984; »Georgia-Report« von Talbott et al. 1987; Ward 1993).

In den USA sind 26 Fälle von tödlich verlaufender Überdosierungen bei in der Anästhesiologie tätigen Opioidabhängigen registriert worden, und zwar in einem Zeitraum von nur 2 Jahren (Silverstein et al. 1993): ob es sich bei diesen Fällen um wirkliche eigentliche Suchtfälle oder aber Suizidfälle (!) handelte, ist offen.

Wie wir anfangs vermerkt haben, sind viele Wirkstoffe fähig, eine chemische Abhängigkeit beim Verbraucher herzustellen. So liegt ein erster Bericht vor, dass ein unter Stress leidender Anästhesiefacharzt den Wirkstoff Propofol als Droge anwendete, wobei folgende Gründe zur Wahl dieses Wirkstoffs als Droge beitrug:

1. der Wirkstoff hatte gemäß offizieller Referenzen (Physician's Desk Reference) kein Missbrauchpotential,
2. die Beschaffung des Wirkstoffes war einfach,
3. das Wirkstoffprofil versprach eine ultrakurze Wirkdauer sowie keine Nebenwirkungen.

Krankenschwestern bemerkten die veränderte Verhaltensweise des Anästhesisten. Nachdem der Anästhesist bewusstlos im Baderaum aufgefunden worden war, konnte die durch einen Psychiater vorherig diagnostizierte »exogene Depression« sowie Absentis-

mus als eigentliche Propofoloverdose im Rahmen einer chemischen Abhängigkeit bzw. Propofolsucht erkannt werden und der Anästhesist einem Rehabiliationsprogramm zugewiesen werden (Follette u. Farley 1993).

Betäubungsmittelgesetzgebung, zur Kunst des Verschreibens und selbsternannte »Abmahnvereine« im Internet

Ziel der Betäubungsmittelgesetzgebung ist der Schutz der Bürger vor Schmerzmittel-oder Drogenmissbrauch. Betäubungsmittelgesetzgebungen sind national. Auf internationaler Ebene werden Nationen angehalten, über die Single Convention on Narcotic Drugs sowie die International Narcotics Control Board (INCB) sich gegenseitig über die Betäubungsmittel in Bezug auf Produktion, Export, Verbrauch etc. zu informieren.

Die Betäubungsmittelverschreibverordung (BtMVV) schreibt die Formalitäten für die ärztlich begründeten Verschreibungen vor. Neben den zu verwendeten dreiteiligen Formblätter (I, II, III) werden gemäß den Verschreibungsmöglichkeiten die Verschreibungen ausgefertigt mit eigenhändig auszuführenden Angaben über den zu verschreibenden Wirkstoff, dessen Bezeichnung, Darreichungsform, Betäubungsmittelgehalt je Packungseinheit bei Injektions-und Tropfflaschen, je abgeteilte Form bei Ampullen etc. etc., dessen Gebrauchsanweisung mit Ausstellungsdatum und eventuell unterschriftlich zu bestätigenden Angaben. Die Angaben über den Patienten (Name, Vorname, Anschrift) sowie über den Verschreibenden (Name, Berufsbezeichnung, Anschrift, *Telefonnummer*) können auch von einer anderen Person mit Schreibmaschine, Stempel oder handschriftlich vorgenommen werden.

Die 3. Auflage von Enno Freyes *Opioide in der Medizin* (Springer-Verlag) erläutert im Anhang A die wichtigsten seit 1993 in Deutschland verbindlichen »Reformen« der »Betäubungsmittelverschreibungsverordnung« (40 Buchstaben!): es dürfen nun auch sogenannte »Höchstmengen« im Rahmen von Ausnahmefällen überschritten werden: solche Rezepte sind mit einem »A« zu kennzeichnen und binnen 3 Tagen schriftlich der zuständigen Landesbehörde mit Begründung zu melden! Und last but not least: Rettungsdienste dürfen »Betäubungsmittel« einsetzen.

Die sogenannten Tageshöchstverschreibungen der geltenden deutschen Rechtsprechung erschweren in gewissen Fällen von Schmerztherapie bei terminalen Krebserkrankungen die ambulante Therapie in Deutschland (Sorge 1987; Sorge u. Zenz 1989; Sorge et al. 1990; Gostomzyk u. Heller 1987; Lo u. Colemann 1987). Der treffende Kommentar von Eberhard Klaschik in seinem Leitfaden für die medikamentöse Schmerztherapie bei Tumorpatienten lautet: »Die Verschreibung von Betäubungsmitteln ist heute noch durch die Gesetzgebung bedingt unnötig kompliziert.«

Mißbrauch von Opioiden

Substanzmißbrauch ist ein von Substanzabhängigkeit zu unterscheidendes Syndrom. Mißbrauchsverhalten ist zwar häufig ein Verhaltensmuster bei Substanzabhängigkeit (Kriterium (3) bis (7)). In diesem Fall ist nach DSM IV aber Diagnose »Substanzabhängigkeit« zu stellen. **Die Diagnose Mißbrauch darf nach DSM-IV nur gestellt werden, wenn keine Substanzabhängigkeit vorliegt** (s. Tabelle B-4; Kriterium B)

Tabelle B-4. Kriterien für Substanzmißbrauch

A. Ein unangepaßtes Muster von Substanzgebrauch führt in klinisch bedeutsamer Weise zu Beeinträchtigungen oder Leiden, wobei sich mindestens eines der folgenden Kriterien innerhalb desselben 12-Monats-Zeitraums manifestiert:
1. Wiederholter Substanzgebrauch, der zu einem Versagen bei der Erfüllung wichtiger Verpflichtungen bei der Arbeit, in der Schule oder zu Hause führt (z.B. wiederholtes Fernbleiben von der Arbeit und schlechte Arbeitsleistungen in Zusammenhang mit dem Substanzgebrauch, Schulschwänzen, Einstellen des Schulbesuchs oder Ausschluß von der Schule in Zusammenhang mit Substanzgebrauch, Vernachlässigung von Kindern und Haushalt).
2. Wiederholter Substanzgebrauch in Situationen, in denen es aufgrund des Konsums zu einer körperlichen Gefährdung kommen kann (z.B. Alkohol am Steuer oder das Bedienen von Maschinen unter Substanzeinfluß).
3. Wiederkehrende Probleme mit dem Gesetz in Zusammenhang mit dem Substanzgebrauch (Verhaftungen aufgrund ungebührlichen Betragens in Zusammenhang mit dem Substanzgebrauch)
4. Fortgesetzter Substanzgebrauch trotz ständiger oder wiederholter sozialer oder zwischenmenschlicher Probleme, die durch die Auswirkungen der psychotropen Substanz verursacht oder verstärkt werden (z.B. Streit mit dem Ehegatten über die Folgen der Intoxikation, körperliche Auseinandersetzungen).
B. Die Symptome haben niemals die Kriterien für Substanzabhängigkeit der jeweiligen Substanzklasse erfüllt.

Werden Opioide auch repetiert und in entsprechend hoher Dosierung für Schmerzzustände eingesetzt, führt dies selten zu Sucht, wie klinische Untersuchungen in Verbrennungszentren, Krebskliniken und Chirurgiestationen gezeigt haben (Porter u. Jick 1980, Perry u. Heidrich 1982).

Eine terminale Erkrankung endet mit dem Tod des Erkrankten. Die Anwendung von Opioiden bei terminalen Erkrankungen bringt sicher eine physische, pharmakologische Toleranz mit sich. Die Toleranzentwicklung erfordert in der Regel Dosiserhöhungen, die recht massiv sein können und beispielsweise die in gewissen Ländern geübte sogenannte tägliche Höchstverschreibungsdosen um ein mehrfaches überschreiten können. Im Zusammenhang mit einer definitionsgemäß durch den Tod begrenzten Therapie von »Suchtpotential« zu sprechen, ist unsinnig.

Klinische Komplikationen des Entzugssyndroms

Eine Entzugssymptomatik tritt in der Schmerztherapie auf, wenn die therapeutische Funktionskette unterbrochen wird, so z.B. bei:

1. Akute Unterdosierung nach Langzeiteinnahme

- Arztwechsel;
- Abteilungswechsel (Fehlen einer »unité de doctrine«, Fehlen von Schmerztagebuch und Therapieprotokoll, Führung der Krankengeschichte usw.): häufig;
- Wechsel auf anderer Applikationstechniken: invasiv auf nichtinvasiv. *Beispiel:* Patienten, die *vor* der Operation auf oraler Langzeiteinnahme von Opioiden eingestellt waren, und in der postoperativen Phase eine rückenmarknahe Opioidapplikation erhalten. Als Faustregel mag gelten, dass Patienten mit täglich über 30 mg Morphin p.o. (oder Äquivalenten) für die postoperative Schmerzversorgung rückenmarknahe Opioidmedikationen in *höherer* Dosierung und für eine *längere* Zeit nötig haben, um Entzugserscheinungen auszuschließen;
- Wechsel auf andere Wirkstoffe: häufig wegen Vernachlässigung äquianalgetischer Dosierung sowie kinetischen Eigenschaften; häufig wegen Vernachlässigung der dynamischen Eigenschaften;
- akute Toleranz: sehr selten;
- Neugeborene von opioidabhängigen Müttern, die über diaplazentären Austausch mit dem Wirkstoff mitversorgt worden sind und nach Abnabelung keine Opiodzufuhr erhalten.

Die Entzugssymptomatik hat *außerhalb* der Schmerzklinik Bedeutung in der

- Drogenszene: Beschaffungsprobleme;
- im Rahmen einer Detoxifikation (kein Ausschleichen).

Progression der Primärkrankheit (z.B. Invasion durch Metastasen): das Auftreten von akuten Schmerzen bei Progression der Primärkrankheit (z.B. Invasion durch Metastasen; → Breakthroughschmerzen) ist kein Entzugssymptom, sondern ein Symptom der pharmakologischen Unterdosierung.

2. Therapeutische partielle bis volle Antagonisierung

Die *therapeutische* Antagonisierung von hohen Opioiddosierungen (wegen Hypoventilation etc.) kann eine prinzipiell lebensgefährliche → Entzugssymptomatik induzieren. Die therapeutisch kontrollierte Antagonisierung unter Anästhesiebedingungen dämpft die psychische und physische Entzugssymptomatik partiell (s. oben).

Die akzidentelle Antagonisierung von µ-Agonisten-Opioidmedikationen (Verletzung der Regel der »unité de doctrine«) resultiert mit einem Entzugsphänomen. Diese ist oft weniger akut (weil die iatrogene Zufallsantagonisierung nur partiell ist) und wird oft *übersehen*, weil sich diese partielle Entzugssymptomatik »nur« mit erhöhten Schmerzen manifestiert, die oft naturgemäß missdeutet werden.

3. Akzidentelle Antagonisierung

Sie betrifft die Gabe von Opioiden unter Missachtung deren dynamischen Eigenschaften im Rahmen der »unité de doctrine«. Sie ist einer der häufigsten vorkommenden Fehler im Schmerzmanagement.

Die Gefahr einer akzidentellen Antagonisierung droht bei fehlenden pharmakologischen Kenntnissen von Opioiden wegen Ausbildungsmängeln (Ärzte, Schwestern) sowie bei Unterbrechung der Therapiekette und fehlendem Übergangsprotokoll (Fehlen oder Missachten des Schmerzprotokolls bei Arztwechsel, Abteilungswechsel, Klinikwechsel etc.).

Entzugssymptomatik

> Eine spezifische Opioidantagonisierung kann Leben retten und Leben gefährden.

Aus praktischen Gründen können wir folgende Situationen unterscheiden:
- Akute Entzugssymptomatik bei akuter Opioidmedikation und Antagonisierung.
- Sofortige Schmerzsymptomatik (»nackter Schmerz«) mit Angst, Panik:
  - Katecholaminüberaktivität. Diese Katecholaminüberaktivität ist per se, in der postoperativen Phase aber v.a. auch in der Kombination mit der Abrauchung von fluorogenierten Kohlenwasserstoffen potentiell lebensgefährlich. Die Katecholaminfreisetzung ist beim Phäochromozytompatienten exzessiv und lebensgefährlich. Bei Patienten mit vorbestehender KHK besteht die Gefahr der akuten poststenotischen Ischämie (Infarkt).
- Akute Entzugssymptomatik bei kontrollierter therapeutischer Detoxifikation:
  - Katecholaminsystem trotz Allgemeinanästhesie aktiviert (Adrenalin- und NA; s. oben).
- Akute Entzugssymptomatik bei chronischer Opioidmedikation und Antagonisierung:
  - akute arterielle Hypertension,
  - akute pulmonale Hypertension, Lungenödem,
  - Arrhythmien, Tachykardie, Herzstillstand.
- Entzugssymptomatik bei chronischer Opioidgabe (einfacher Opioidentzug):
  - Angst, Panik, Irritabilität, Schlaflosigkeit, Anorexie (Frühsymptome),
  - Diarrhö,
  - Nausea und Emesis,
  - Gähnen (unkontrolliertes),
  - Hyperthermie (Hitzewellen),
  - Hyperventilation,
  - Myalgie, Gastralgie, multifokale Muskelkrämpfe,
  - Mydriasis,
  - Tachykardie,
  - zunehmende Schmerzen bei Schmerzpatienten,
  - Rhinorrhö (gehört zu den Frühsymptomen der »wetness«),
  - Schüttelfrost,
  - Schweißausbrüche,
  - Gänsehaut, Piloreaktion,
  - Tränenfluss (gehört zu den Frühsymptomen der »wetness«).

Vereinfacht können diese akute Entzugssymptome nach Himmelbach auf einer entsprechenden Skalenreihe bewertet werden (z.B. 0 = kein Symptom; 1 = leichte Symptomatik; 2 = ausgeprägtes Symptom; Gesamtscore) (Himmelsbach 1941).

Akute Opioidintoxikation, Überdosierung

- Die akute Überdosierung (Overdose) induziert
  - Zeichen der massiven Depression des ZNS mit
  - Sedation bis Bewusstlosigkeit (=Hilflosigkeit),
  - Atemdepression bis Atemstillstand.

Therapie

Prinzipiell kann durch *einfache lebenserhaltende* Maßnahmen wie Offenhalten der Luftwege, künstliche Beatmung und Volumengabe reanimiert werden:
- sofortige Kontrolle der vitalen Funktionen (künstliche Beatmung vor jeglichen anderen Manipulationen),
- eine medikamentöse Titration mittels spezifischer Antagonisten dient zur Abkürzung der Reanimationsdauer sowie zur Sicherstellung der Vermutungsdiagnose.

Interaktionen

Physiologische Interaktionen

- → Immunsystem,
- Endokrinum (s. oben).

Unsere Kenntnisse über physiologische Interaktionen zwischen Opioidexoliganden, Endorphinsystem und klinischen Krankheitsbildern sind lakunär und beruht oft auf Hypothesen, wie das folgende Beispiel aus der inneren Medizin – anhand des »Problemkreises Obesitas, Diabetes, Opioidsystem« – aufzeigen soll:

Das Endorphinsystem beeinflusst die Regulation des Appetits (»stress-induziertes Essen«; Morley u. Levine 1980, 1981, 1982). Die auch peripher im Magen-Darm-

Trakt mögliche Endorphinsynthese wird durch Zuckereinnahme, ihrerseits über Pankreassekretion bzw. Hyperinsulinämie den Zuckerbedarf ankurbelnd, aktiviert (Orwoll u. Kenall 1980). Die Injektion von β-Endorphinen in den ventromedialen Thalamus löst auch bei der satten Ratte einen Appetit*stimulus* aus. Die (pathologische) »Fresslust« (wie sie bei der sogenannten Bulimie auftritt) soll über KOR gesteuert sein, und ein Endorphin-auslösbarer Appetithunger ist durch Naloxon antagonisierbar (Reid et al. 1985). Bei übergewichtigen Frauen wurde parallel zu der Gewichtszunahme erhöhte Plasmaendorphinkonzentrationen festgestellt (Givens et al. 1980).

Aufgrund dieser Erkenntnisse wurde Naloxon versuchsweise beim Übergewichtigen als Appetitzügler eingesetzt (Atkinson 1982; Kyriakides et al. 1980; Thompson et al. 1982); im DP-Versuch jedoch konnten erste Vermutungen nicht bestätigt werden (Malcolm et al. 1985; Zlotkin et al. 1986).

Bei übergewichtigen Frauen nimmt möglicherweise nach oraler Zuckereinnahme im Gegensatz zu Normalgewichtigen die plasmatische Endorphinkonzentration zu (Getto et al. 1988 vs. Vettor et al. 1989). Diabetische Patienten weisen andere Endorphinkonzentrationen nach Zuckeraufnahme auf als gesunde Probanden (Solerte et al. 1988 zit. in Giuglano 1992). β-Endorphine weisen in vitro und in vivo eine lipolytische Aktivität auf (Sicolo 1989); Opioidpeptide beeinflussen u. a. die pankreatische Sekretion (Arbeiten von Giougliano 1985). Zwischen Hyperlipidämie, Diabetes und Endorphinsystem bestehen also offensichtliche Zusammenhänge. Stimuliert Zuckereinnahme das periphere Endorphinsystem, so wird auch der Appetit gefördert, die Pankreassekretion angeregt und eine Hyperinsulinämie induziert. Diese wiederum regt einen erneuten Zuckerbedarf an. Daraus resultiert auf die Dauer möglicherweise eine Insulinresistenz (Jeanrenaud 1985). Übergewichtige aktivieren über Stress das Endorphinsystem und schließen so den Circulus vitiosus zu Obesitas und Diabetes (Arbeiten von Giugliano; Giugliano 1992).

Medikamentöse Interaktionen

Klinisch relevante und gut belegte Interaktionen im engeren pharmakologischen Sinne betreffen:

- α_2-Agonisten: potenzierten Analgesie;
- Scopolamin in: Potenzierung der analgetischen und euphorischen Wirkung, Einführen der amnestischen, antiemetischen und spasmolytischen Wirkung;
- N_2O: induzierte ausgeprägte negative Inotropie;
- Benzodiazepine: induzieren ausgeprägte negative Inotropie.

Beide Interaktionen werden unterschätzt, weil N_2O, Benzodiazepine und Opioide per se kaum negativ-

inotrop wirken (Stoelting u. Gibbs 1973, McCammon et al. 1980). Der exakte interaktionelle Wirkungsmechanismus ist unbekannt.

- Alle zentraldämpfenden Wirkstoffe: Potenzierung der ZNS-Hemmung:
  Bei ambulanten Schmerzpatienten muss in diesem Zusammenhang die Beeinträchtigung der Verkehrstüchtigkeit beachtet werden, die auch bei banalen Medikationen (»Hustenmittel → Codein plus ein Gläschen Wein«) entsprechende Folgen haben kann.
- Phenothiazine: zentrale Dysfunktion (Sedation, aber auch antianalgetische Wirkung).
- Lokalanästhetika (→ Lokalanästhetika): synergistische Potenzierung der Antinozizeption bzw. Analgesie (Fraser et al. 1992; Tejwani et al. 1992; Maves u. Gebhart 1992: s. Buch F).
- Antipyretische Analgetika: synergistische Potenzierung (Transduktion, Transformation): → »balanced analgesia technique« (Waldvogel u. Fasano 1983).
- Kalzitonin: potenziert Analgesie (s. Buch F).
- Somatostatin: potenziert Analgesie (s. Buch F).
- MAO-Hemmer (v. a. in Kombination mit Pethidin, Dextrometorphan, Propoxyphen): lebensgefährliche »Dysfunktion« des zentralen Nervensystems, u. a. mit zentraler → Hyperpyrexie etc.

Komedikationen

Folgende pharmakologische Komedikationen sind bei Opioidmedikation zu beachten:

- Antiemetika: sinnvoll, wenn die antiemetische Komedikation optimal ist. Sie ist es nicht in fixer Kombination (s. Buch F).
- Kombination mit Laxanzien und Stuhlweichmachern (Diät etc.): obligatorisch bei Opioidlangzeitanwendung (s. Buch F).

II. Zentrale Analgetika vom Typ Nichtopioid

Folgende Wirkstoff vermitteln eine vorwiegend zentrale Analgesiewirkung über Nichtopioidsysteme:

- Flupirtin: Wirkstoffprofil s. Buch C;
- Nefopam: Wirkstoffprofil s. Buch C;
- Ketamin: Wirkstoffprofil s. Buch G;
- Paracetamol: Wirkstoffprofil s. Buch E.

Der Wirkstoff Ketamin induziert schon in niedrigster, subanästhetischer Dosierung eine ausgesprochene analgetische Wirkung (wahrscheinlich über NMDA-R-Blockade).

Der Wirkstoff Paracetamol wird in der französischen Pharmakologieschule zu den zentralen Wirkstoffen gerechnet, weil er über eine Hemmung des zentralen COX-2-Systems eine (antipyretische und analgetische Wirkung) erzeugt.

Zentrale endogene nichtopioiderge, nichtpeptiderge Systeme der Nozizeption

Die in zentralen Mechanismen der Nozizeption involvierten diversen, gasförmigen, monoaminergen und anderen Neurotransmittersysteme (NO, CO, NA, DA, 5-HT, Prostaglandine etc.) werden im Buch A diskutiert.

Wirkstoffe, die über solche Systeme antinozizeptive Wirkungen induzieren, werden im Buch F/G (z. B. zentrale α_2-Agonisten etc.) erwähnt.

Zentrale endogene nichtopioiderge Oligopeptide der Nozizeption

Siehe Buch A (Neuropeptid FF etc.).

Zentrale endogene nichtopioiderge Peptidsysteme der Nozizeption

Calcitonin-gene-related-peptide-Familie

Die Calcitonin-gene-related-peptide-Familie mit CGRP, Amylin, Adrenomedullin und Kalzitonin wird im Buch A beschrieben.

Kalzitonine

Wirkstoffe vom Typ Kalzitonin werden im Buch F/G beschrieben.

Cholecystokinin: s. Buch A

Das 33-Aminosäurenpeptid CCK, u. a. im ZNS als Neurotransmitter in Nozizeptionsmechanismen involviert, wird im Buch A beschrieben.

Galanin

Das 29-Aminosäurenpeptid Galanin wird im Buch A beschrieben. Der nach tierexperimentellen Entzündungen (z. B. Irländisch-Moos-Injektion in Pfote) erhöhte Beugereflex kann durch intrathekale Gabe von Galanin reduziert bzw. kontrolliert werden (s. Buch A: »Galanin als Kofaktor beim Wind-down-Phänomen«).

Tierexperimentell konnte auf spinaler Höhe das Vorkommen von physiologischen Galaninpräkursoren (z. B. das 60 Aminosäurenpeptid »galanin message-associated peptide« [GMAP]; Andell-Johnson 1997) nachgewiesen werden.

Neurotensin

Neurotensin (und kürzere Fragmente davon) ist ein Peptid mit der Aminosäurensequenz: Glu-Leu-Tyr-Glu-Asm-Lys-Pro-Arg-Arg-Pro-Tyr-Ileu-Leu mit peripheren und zentralen Funktionen (u. a. Neurotransmitter) inkl. Antinozizeption (Tyler et al. 1998).

Die intrazerebroventrikuläre Applikation von NT induziert im Tierversuch Hypothermie und eine durch Naloxon nicht, wohl aber durch den spezifischen Antagonisten SR 142948A antagonisierbare Analgesie; zzt. sind 2 NT-Rezeptoren geklont (NTR1- und NTR-2), wobei die Analgesie durch den NTR-2 vermittelt sein soll (Gully et al. 1997: Dubuc et al. 1999).

Neurotensin wird im Buch A im Abschnitt RVM ausführlich diskutiert.

Nociceptin (Orphanin FQ)

Orphanin bzw. Nociceptin, ein endogenes Peptid mit 17 Aminosäuren und natürlicher Agonist bzw. Endoligand des ORL-1-Rezeptoren (Meunier et al. 1995; Reinscheid et al. 1995), hat die folgende Aminosäurensequenz: Phe-Gly-Gly-Phe-Thr-Gly-Ala-Arg-Lys-Ser-Ala-Arg-Lys-Leu-Ala-Asn-Gln.

Die Rolle von kürzeren Nociceptin-Analogen wie OFQ/N(1-7) und OFQ/N(1-11) ist Gegenstand der Forschung.

Chemisch ist Nociceptin dem → Dynorphin A ähnlich (vgl.: der ORL-1-Rezeptor hat Ähnlichkeiten mit dem → κ-Opioidrezeptor).

Die Affinität zum ORL-1-Rezeptor ist hochspezifisch und hochaffin; diese hohe Affinität sowie intrinsische Wirkung der cAMP teilt Nociceptin eigenartigerweise mit den ultrapotenten Opioiden → Lofentanil und → Etorphin (Hamsterovarial-ORL-1-Rezeptorn; Tritiummarkiertes Nociceptin; Butour et al. 1997).

Nociceptin stammt vom Präkursor Präpronociceptin (engl. propronociceptin; PPNOC) ab. Das entsprechende Gen für PPNOC ist vergleichbar mit denjenigen von Präproenkephalin, Präprodynorphin und Präproopiomelanocortin: ein möglicher Hinweis, dass alle 4 Gene für diese Endoliganden entwicklungsgeschichtlich einen gemeinsamen Vorläufer haben; die Expression von PPNOC ist im ZNS (spinal, supraspinal) und peripher vorerst im Ovar nachgewiesen worden (Mollereau et al. 1996).

Im Gegensatz zu den von Pro-Enkephalin-, Pro-Dynorphin und Proopiomelanocortin abstammenden Opioidpeptiden hat Nociceptin kein Tyrosin-, sondern ein Phenylalanin-Terminal.

Der biologische Präkursor von Nociceptin ist Präpronociceptin (PPNOC); man nimmt an, dass PPNOC genmäßig mit Preproenkephalin, Präprodynorphin sowie Präproopiomelanocortin eng verwandt ist und phylogenetisch auf ein gemeinsames Urgen zurückführbar ist. Die Affinität von Nociceptin für die 3 Opioidrezeptoren μ-, δ- und κ- ist so niedrig, dass angenommen werden kann, dass Nociceptin direkt nur über den ORL-1-Rezeptor opioiderge Wirkungen induziert, jedoch indirekt über die klassischen 3 Opioidrezeptoren ebenfalls, wie weiter unten beschrieben.

Intrinsische Wirkung: die reversible Bindung von Nociceptin am G-Protein-gekuppelten ORL-1-Rezeptor führt zu einem extrazellulärgerichteten K$^+$-Fluss und/oder einer Hemmung von Voltage-abhängigen Kalziumkanälen mit dem Nettoeffekt einer neuronalen bzw. synaptischen Hemmung (Meunier 1997) und zu einer opioidunabhängigen Hemmung der Adenylcyclase (Reinscheid et al. 1995). Die Aktivierung von K$^+$-Strömen ist v. a. in den dorsalen Raphekernen, im Locus coeruleus und PAG ausgeprägt.

Ob Nociceptin algetisch (wie der Namen suggeriert) oder analgetisch wirkt, wird zur Zeit heftig diskutiert. Der momentane Stand der Dinge ist, dass nach i.v.-Injektion eine Hyperalgesie und nach intrathekaler Injektion ein Analgesie induziert werden kann (Henderson u. McKnight 1997).

Die klinischen Wirkungen von Nociceptin umfassen u. a.:

1. Antinozizeption/Nozizeptionsystem

Die Dynamik von Nociceptin ist in Bezug auf pronozizeptiv/antinozizeptive Wirkungen unklar und offenbar je nach Kompartiment (supraspinal vs. spinal) verschieden; diskutiert wird auch, dass nichtopioiderge und noch nicht identifizierte Rezeptorpopulationen involviert sind (Tian et al. 1997; Grisel et al. 1996).

Die Wirkung ist wahrscheinlich kompartimentsabhängig, nämlich im Sinne eines endogenen »Antiopioids« supraspinal, und spinal antinozizeptiv (Meunier 1997, Heinricher et al. 1997). Die pro- und antinozizeptive Wirkung ist unabhängig von den MOR-, DOR- und KOR-Opioidrezeptoren:

Nociceptin induziert im Tierversuch einen biphasischen Effekt, nämlich zuerst eine durch Opioidagonisten/Antagonisten unbeeinflussbare (offenbar nichtopioiderge) Hyperalgesiephase (ca. 15 min), gefolgt von einer naloxonreversiblen Analgesiephase, die durch Haloperidol signifikant verstärkt wird (ca. 30 min, Tail-flick-Test; Rossi et al. 1997).

Nociceptin intrazerebral appliziert hatte im Tierversuch keinen Einfluss auf den Hot-plate-Test, jedoch in Bezug auf den Tail-flick-Test eine Hyperalgesie (Reinscheid et al. 1995).

Nociceptin hemmt oder fördert die Freisetzung von Met-Enkephalin je nach Dosis und partiell in Abhängigkeit von dem Opioidsystem (Gintzler et al. 1997).

Die intrathekale Applikation von 10 mg induzierte einen antinozizeptiven Effekt auf spinaler Höhe (thermische Reize, Tail-flick-Test, Ratte) mit einer Toleranz-

entwicklung innerhalb von 4 Tagen. Dieser Effekt war auch bei morphintoleranten Ratten auszulösen: zwischen Morphin und Nociceptin besteht somit keine Crosstoleranz (Hao et al. 1997). Genmanipulierte Mäuse (Fehlen des Nociceptinsystems) wiesen gegenüber nicht genmanipulierten Mäusen eine signifikante Verlangsamung gegenüber morphininduzierter Toleranz auf Analgesiewirkung auf (Ueda et al. 1997).

Nociceptin induziert in niedriger Dosierung im Tierversuch keine Konditionierung in Bezug auf Präferenz oder Aversion (Devine et al. 1996).

Im Tierversuch hemmt/fördert Nociceptin die Freisetzung von → Enkephalin aus dem Plexus myentericus (Meerschweinchen; Gintzler et al. 1997), und zwar dosisabhängig, teilweise Naloxon-abhängig (also teilweise über andere Opioidrezeptoren vermittelt) und je nachdem, ob andere Opioidrezeptoren besetzt sind: ein eindeutiges Verhalten von Nociceptin in Bezug auf Nozizeption/Antinozizeption ist zzt. nicht geklärt.

Ähnlich wie hochtoxische Dosen von → Morphin → Allodynie erzeugen können, so induziert die intrathekale Anwendung von Nociceptin im Tierversuch eine Allodynie in Bezug auf thermische Reize (D$_{i.t.}$: 50 pg – 5 ng/kg mit einem maximalen Effekt bei der Dosierung 2,5 ng/kg) innerhalb von 5 min, maximale Wirkung nach 10 min, gesamte Dauer 50 min; ähnliche Effekte wurde mit Morphin in einer Dosierung von 0,5 mg/kg erreicht, wobei die Gausssche Verteilungskurve bzw. der Effekt wesentlich höher bzw. ausgeprägter war. Nozizeptin- und Morphin-induzierte Allodynie konnte mit → Glycin sowie → NMDA-Antagonisten (D-AP5), mit der Substanz GAMS (einem Nicht-NMDA-Antagonisten), Methylenblau (einem Guanylatcyclase-Hemmer), nicht aber mit GABA$_{A u. B}$-Agonisten antagonisiert werden. Nociceptin induzierte ebenfalls dosisabhängig → Hyperalgesie (D: 5 fg–50 ng/kg!), die durch Morphin oder Naloxon unbeeinflussbar war (Maus; Hara et al. 1997).

In anderen Tierversuchen induzierte Nociceptin eine Hyperalgesie, gefolgt von einer mittels Opioidantagonisten antagonisierbaren Analgesiephase; eine nichtopioiderge → σ-Aktivierung verstärkt den analgetische Effekt (Rossi et al. 1997)

Im Tierversuch (junge Ratten) hemmte Nociceptin die Nozitransmission in den oberflächlichen Schichten des RM-Hinterhorns wahrscheinlich über präsynaptische ORL-1-Rezeptoren (Test: extrazelluläre elektrische Stimulation der dorsalen Eintrittszone, Aufzeichnung der glutaminergen exzitatorischen postsynaptischen Signale; Whole-cell-patch-clamp-Technik; Florin et al. 1997).

Interaktion NMDA-System: die intrinsische Wirkung von Nociceptin kann dosisabhängig und spezifisch antagonisierbar durch NMDA gehemmt werden, aber nur bei Zellen, die über NMDA-Rezeptoren verfügen (Zhao et al. 1998)

2. Flucht/Abwehr bzw. Körperdefensorsystem: Stressanalgesie, Motorik, Lernen, Nahrungsaufnahme, Kreislauf

Intrazerebroventrikulär appliziertes Nociceptin antagonisiert eine stressinduzierte endogene Analgesie (Mogil et al. 1996).

Intrazerebral appliziertes Nociceptin hemmt die Motorik (Reinscheid et al. 1995).

Nociceptin-knock-out-Mäuse zeigen keine Unterschiede zu normalen Mäusen in Bezug auf experimentelle Schmerztests (Hot-plate-Test, elektrischer Schock an Pfote, Tail-flick-Test, Essigsäure-induziertes Sichwinden), aber in Bezug auf Exposition auf Kaltwasserstresstests eine erhöhte Lernfähigkeit (»Noxe erkennen« als obligater Teil der Memoryfunktion eines Körperdefensorsystems! vgl. Mamiya et al. 1998).

Gesättigte Ratten nehmen unter der Wirkung von zentral appliziertem Nociceptin Nahrung auf: diese Wirkung ist mit peripher appliziertem Naloxon antagonisierbar (Pomonis et al. 1996).

Im Tierversuch induziert die systemische Gabe von Nociceptin dosisabhängig (1–30 nmol/kg i.v.) eine Erniedrigung des arteriellen Blutdrucks, des peripheren Widerstands, der Herzfrequenz sowie des »cardiac output« (Ratte, Champion et al. 1997).

3. Hormonalachse Hypophyse/Hypothalamus/Nebenniere

Nociceptin hyperpolarisierte ($\rightarrow$ intrinsische Wirkung) im Tierversuch dosisabhängig, durch Naloxon nicht beeinflussbar neurosekretorische Zellen (β-Endorphin, Tyrosin-Hydroxylase, Gonatropin-releasing-Hormon) des Hypothalamus (hohe Dichte von ORL-1-Rezeptoren!; Wagner et al. 1998).

ORL-1-Rezeptor bzw. ORL-FQ-Rezeptor (Opioid Receptor Like-1; Orphan-Opioidrezeptor FQ)

Der ORL-1-Rezeptor ist kein echter Opioidrezeptor, da seine Wirkungen nicht Naloxon-antagonisierbar sind (s. oben).

In der Aminosäurensequenz ist dieser Rezeptor dem $\rightarrow$ KOR ähnlich (beachte die GGF-Gruppe!). Die Lokalisation der OLR-1-Rezeptoren ist ubiquitär, und zwar peripher (Vas deferens, Milz) und im ZNS (v. a. limbisches System, Pons, Hypothalamus, Rückenmark). Der natürliche Endoligand ist $\rightarrow$ Nociceptin (Synonym: Orphanin).

Bezüglich Namengebung: der Rezeptor wurde vor Entdeckung entsprechender Endoliganden nachgewiesen und wurde deshalb als »Waise« (Orphan) bezeichnet: der später entdeckte Endoligand $\rightarrow$ Nociceptin wurde deshalb auch Orphanin FQ (heute: $\rightarrow$ Nociceptin) benannt, wobei mit den Buchstaben F = Phenylalanin bzw. Q = Glutamin die entsprechenden Aminosäuren bezeichnet werden.

Der negativ mit der Adenylcyclase gekoppelte Rezeptor induziert eine Hemmung der Adenylcyclase (ähnlich wie die Opioidrezeptoren), zeigt aber eigenartigerweise keine Affinität für opioiderge Endo- oder Exoliganden (bzw. eine geringe für Etorphin).

Im Tierversuch (Maus) sind spezifische Bindungsstellen für $\rightarrow$ [3H]Nociceptin bzw. Orphanin FQ bzw. ORL-1-Rezeptoren in folgenden Regionen des ZNS nachgewiesen worden (Sim u. Childers 1997):

1. Hohe Bindungsrate v. a. Kortex und limbisches System, paraventrikulärer und ventromedialer Nukleus des Hypothalamus, Amygdala, suprachiasmatischer Nucleus, medianer Thalamus, Nucleus geniculatus, Laminae I/II des Hinterhorns.
2. Mittlere Bindungsrate: Nc. accumbens, laterales Septum, lateraler Thalamus, Hippocampus, PAG, Pons.
3. Wenig Bindungsstellen: Striatum, Hypothalamus, Substantia nigra, Glomeruli olfactorii.

Endoliganden ORL-1-Rezeptor

[Agonist]   Nociceptin (Orphanin FQ).
[Antagonist]   [Phe1psi(CH2-NH)Gly2]NC(1-13)NH2
               (Guerrini et al. 1998).

Exoliganden ORL-1-Rezeptor

Lofentanil (um den Faktor 10 weniger wirksam als Nociceptin) und Etorphin (um den Faktor 1000 geringere Affinität als bei den anderen Opioidrezeptoren) induzieren Nociceptin-ähnliche, aber deutlich schwächere Wirkungen (Butour et al. 1997).

Zusammenfassung

Das System Nociceptin/Orphanin bzw. die Zielrezeptoren NOR weisen strukturelle Ähnlichkeiten mit dem Opioidsystem auf sowie auch eine ähnliche anatomische Verteilung.

Opioid- und NOR-Rezeptoren funktionieren über identische G-Proteinsysteme bzw. gleiche Konformationsänderungen in Bezug auf Ca^{2+}-Kanäle, K^+-Kanäle, Enzymsysteme (Adenylcyclase, Proteinkinasen etc.; s. oben).

In Bezug auf intrinsische Wirkungen etc. unterscheiden sich die Systeme offenbar grundsätzlich: das NOR-System ist mit Phänomenen wie Hyperalgesie, Opioidantaganosierung, Allodynie, Opioidtoleranz (tierexperimentell kann bei opioidabhängigen Mäusen eine akute Entzugssymptomatik durch intrazerebrale Applikation von Orphanin/Nociceptin geblockt werden; Kotlinkska et al. 2000), aber auch Nicht-Nozizeptionsfunktionen wie Lokomotion, Nahrungseinnahme, Angst etc. involviert: aus diesem Grund wird das NOR-System zur Zeit mit dem modischen und nichsagenden Begriff eines »Opioidmodulationssystems« bezeichnet (Harrison u. Grandy 2000).

Nociceptinsubpeptidfragmente modulieren/antagonisieren Nociceptin-induzierbare Phänomene im Tierversuch wie Beissen, Lecken, Kratzen (Sakurada et al. 2000).

Nocistatin

Das biologisch aktive Peptid Nocistatin mit 6 Aminosäuren (Glu-Gln-Lys-Gln-Jeu-Gln) ist offenbar ein Präkursor von Nociceptin.

Nocistatin scheint ein natürlicher (antinozizeptiver) Antagonist von Nociceptin zu sein: das Peptid antagonisiert eine Nociceptin-induzierte Hyperalgesie und Allodynie sowie auch eine durch PGE2 induzierte Hyperalgesie. Eine Inaktivierung von Nocistatin durch Antikörper erwirkt eine Schwellenerniedrigung für Allodynie-induzierende Stimuli. Die exakte Andockstelle von Nocistatin ist unbekannt (Okuda-Ashitaka et al. 1998). Im Tierversuch (Formalintest) hemmt Nocistatin die pronozizeptive Wirkung von Nociceptin, aber auch die postentzündlichen Schmerzphasen unabhängig von Naloxon bzw. des Opioidsystems (Nakano et al. 2000).

Neuropeptid Y (NPY)

Das aus 36 Aminosäuren bestehende Peptid wird im Buch A diskutiert. NPY moduliert über NPY-Rezeptoren zentrale Mechanismen der Nozizeption, ist aber in multiplen peripheren und zentralen Funktionen involviert, so z.B. im hypothalamischen System der Ernährungs- bzw. Futterregulation (King et al. 2000: Möglichkeit, dass bei terminalen neoplastischen Kachexien über Zytokine das hypothalamische NPY-System gehemmt wird).

α-MSH

Das α-Melanozytenstimulierende Hormon α-MSH ist ein 13-Aminosäurenpeptid (identische Sequenz wie → ACTH!) in der Hypophyse und ist u.a. ein Regulator der Melanin-abhängigen Körperhautfarbe.

α-MSH, wie auch sein COOH-Terminal 11–13, haben potente antiinflammatorische Eigenschaften (Lipton u. Catania 1998).

Somatostatin

Das 14-Aminosäurenpeptid Somatostatin wird im Buch A bzw. Buch F (praktische Anwendungen) diskutiert. Das Peptid ist in multiplen peripheren und zentralen Funktionskreisen involviert (z.B. Upregulation bei Lidocain und fieberinduzierten Konvulsionen etc.; Somatostatinanaloge werden bei Akromegalie eingesetzt etc.).

Tachykinine

Die Rolle der Tachykinine in der zentralen Verarbeitung von Nociception wird im Buch A diskutiert, der Substanz-P-Depletor Capsaicin im Buch G. Im Tierexperiment ist nachweisbar, dass der NK3-Rezeptor für die Freisetzung des pronozizeptiven Neurotransmitters Substanz P im synaptischen Milieu verantwortlich ist: eine entsprechende Blockade des Rezeptors wirkt antinozizeptiv (Zaratin et al. 2000).

Literatur: s. CD-ROM.

Buch C: Spezielle Pharmakologie: Wirkstoffprofile zentraler Analgetika

Mitarbeiter:

Clemens Allgaier, Eckhard Beubler, Wolf Diemer, Reinhard Sittl, Herman Hans Waldvogel

Zum Gebrauch und zum Aufbau der Wirkstoffprofile

Die hier vorgestellten Wirkstoffprofile sind nach bestem Wissen und Gewissen erstellt worden und beinhalten den aktuellen Wissensstand. Da der Informationsfluss zwischen Forschung bzw. Hersteller und Klinik kontinuierlich ist, entbinden die in diesem Buch angegebenen Informationen betreffend Wirkungen, UAW, Dosierung etc. den Leser nicht, die jeweiligen aktuellen Packungsprospekte, Patienteninformationen und speziellen Herstellerhinweise zu konsultieren.

Der Aufbau der Kurzprofile ist standardisiert (18 durchnumerierte Punkte: unvollständige Profile sind an der unvollständigen Durchnumerierung leicht erkennbar).

Ältere, immer noch aktuelle Wirkstoffe (z. B. Morphin, Kodein, Pethidin, Fentanyl etc.) sind aufgrund der enormen klinischen Erfahrungen intensiver besprochen als andere Wirkstoffe.

Als Internationale Kurzbezeichnung (Freinamen, engl. »generic name«) wird die von der WHO vorgeschlagene internationale Kurzbezeichnung INN (engl. »international nonproprietary name«) benutzt. Die INN-Bezeichnung kann vorgeschlagen (engl. »proposed«), empfohlen (engl. »recommended«) oder modifiziert (engl. »modified«) sein.

1 Handelsnamen

Soweit möglich, wird an dieser Stelle der 1. Handelsname bzw. Hersteller genannt, der massgeblich an der Forschung und Entwicklung des Wirkstoffs beteiligt war.

2 Darreichungsform/galenische Formen

Darreichungsformen und Dosierungen sind oft länderspezifisch. Aus diesem Grunde werden nur die typischen Darreichungsformen und Dosierungen genannt. Weitere Informationen findet der Leser in den nationalen Publikationen (z. B. *Rote Liste*, Schweizerisches Arzneimittelkompendium, Austria Codex, Vidal etc.).

3 Chemie, Geschichte, diverse Hinweise

3.1 Chemie

An dieser Stelle werden Summenformel, Strukturformel, Molekulargewicht, chemische Merkmale und physikalische Eigenschaften der Substanzen beschrieben (soweit bekannt).

3.2 Geschichte

An dieser Stelle werden Anmerkungen zu geschichtlichen Begebenheiten rund um den Wirkstoff genannt.

3.3 Diverse Hinweise

Hier wird auf besondere Eigenschaften des Wirkstoffs inklusive Hilfsstoffe hingewiesen. Bei den registrierungspflichtigen Hilfsstoffen gibt es in jedem Land aufgrund der verschiedenen Herstellungstechniken und Galenikformen usw. Unterschiede, sodass diese in der Regel nicht berücksichtigt werden können. Ausnahme: Ampullenlösungen für rückenmarknahe Anwendung (s. neurotoxische Hilfsstoffe). Auf heutzutage selbstverständliche Lagerungsbedingungen (Beispiel Licht- und Wärmeschutz) und Aufbewahrungsregeln (Beispiel: »außer Reichweite von Kindern«) wird nicht verwiesen. Die Haltbarkeit der Wirkstoffe ist gemäß Verfalldatum auf Packungen etc. definiert.

4 Rezeptpflicht und Schwangerschaftskategorie

Die Angaben über die Rezeptpflicht sowie Schwangerschaftskategorien werden für die deutschsprachigen Länder getrennt gegeben, da hier durchaus unterschiedliche Beurteilungen vorliegen können.

5 Stoff, Indikationsgruppe, Dynamik (Rezeptorenprofil)

Nach der Stoffbezeichnung folgt eine nähere Umschreibung des eingesetzten Wirkstoffes: in Kursivdruck wird die übliche klinische oder wegen nationaler Registrierungseigenheiten Indikationsgruppe (Beispiel Kodein: Antitussivum), danach mögliche Indikationen bezeichnet (Kodein: Antitussivum, Analgetikum, Antidiarrhoikum etc.).

5.1 Dynamik (Rezeptorenprofil) und intrinsische Wirkungen

Soweit bekannt, wird für die Wirkstoffgruppe der Opioide die Rezeptoraffinität für den entsprechenden MOR (= OR_3 bzw. μ-Rezeptor), KOR (= OR_2, bzw. κ-Rezeptor) bzw. DOR (= OR_1 bzw. δ-Rezeptor) angegeben (s. neue Nomenklatur in Buch B).

Die therapeutischen Eigenschaften des Stoffes werden hier kurz beschrieben. Die angegebenen Dynamikdaten basieren auf publizierten In-vivo- oder In-vitro-Studien. Da diese Studien aus verschiedenen Speziesuntersuchungen stammen, sind sie nur indikativ zu werten. Zur praktischen Handhabung ist ein abgekürztes Rezeptorenprofil angefügt, das auf der im Buch B beschriebenen üblichen Einteilung in μ-Agonisten etc. beruht. Die dynamische Wirkung von Opioden hängt ab von der Affinität zu spezifischen Rezeptoren sowie von bei Rezeptorokkupation induzierten intrinsischen Wirkungen. Bei vielen Wirkstoffen ist die spezifische Rezeptorenaffinität sowie die induzierbare intrinsische Wirkung nicht bekannt.

6 Indikationen, Dosierung, Anwendungsart

Die in diesem Buch aufgeführten Indikationen stützen sich auf breite klinische Erfahrungen, berücksichtigen jedoch die *nationalen* durch das Gesetz bzw. die Registrierungsbedingungen beeinflussten Gegebenheiten nicht unbedingt. In der 1. Auflage wird unter »offizielle« Indikationen die für Deutschland wichtigen Indikationsbereiche angegeben (in der Schweiz z. B. ist der Arzt in der glücklichen Lage, dass diese oft rein von Registrationsprozeduren abhängigen Indikationen nicht weisungsgebend sind). Wo nötig werden neben den Angaben zu Indikationen, Dosierungen und Anwendungsart auch kurze Kommentare zu Besonderheiten der Therapie gegeben. Die Dosierung soll als Richtlinie aufgefasst werden. Je nach Gegebenheit (Alter des Patienten, Komedikation, Schweregrad der Erkrankung usw.) können Anpassungen nach oben oder unten nötig sein.

7 Keine Indikationen

Für die hier angegebenen Schmerzzustände ist der Wirkstoff nicht geeignet.

8 Kontraindikationen

Allgemein übliche und selbstverständliche Kontraindikationen für Wirkstoffe wie bekannte Überempfindlichkeit etc. werden nicht genannt.

9 UAW (unterteilt in Punkte 1–14, s. auch Buch B)

Im Buch B werden die klinisch relevanten pathophysiologischen Beziehungen zwischen zentralwirksamen Analgetika vom Typ Opioid oder Nichtopioid beschrieben. Aus rechtlichen und zulassungstechnischen Gründen sind in gewissen Ländern die Packungsbeilagen in Bezug auf die Beschreibung von Nebenwirkungen sehr ausführlich. Aus forensischen Gründen sei daran erinnert, dass zentralwirksame Analgetika vom Typ Opioid im Prinzip *alle* unten angeführten Nebenwirkungen bzw. UAW (unerwünschte Arzneimittelwirkungen) induzieren können. In den Wirkstoffprofilen wird jedoch aus Gründen der Übersicht und Praxisnähe nur auf die wichtigsten oder in Publikationen beschriebenen Nebenwirkungen eingegangen.

Auf forensische Allgemeinheiten wird verzichtet: es sollte klar sein, dass die Gabe einer Standarddosis eines Analgetikums beim schwachen und älteren Patienten andere Nebenwirkungen nach sich zieht als beim gesunden Zwanzigjährigen.

Hilfsstoffe können relevante Nebenwirkungen (meist allergisch-akuter Art) verursachen. Entsprechende Angaben fehlen jedoch oft. Auf die hilfsstoffinduzierten Nebenwirkungen wird deshalb im Allgemeinen nicht eingegangen. Ausnahme von dieser Regel ist die Erwähnung von Konservierungsmitteln für Opioide, die für rückenmarknahe Applikationen eingesetzt werden, sowie die durch Publikationen bekannten Nebenwirkungen von Hilfsstoffen.

Die Nebenwirkungen der in diesem Abschnitt besprochenen Wirkstoffe wird mit dem *Bezugswirkstoff* Morphin verglichen.

Die im Buch B detailliert beschriebenen Nebenwirkungen kann man in zentralhemmende, zentralstimulierende, peripherhemmende und peripherstimulierende einteilen. Da dieses Buch für den praktischen Arzt bestimmt ist, sind zur besseren Übersichtlichkeit die peripheren Nebenwirkungen der Opioide in funktionelle Organuntergruppen zusammengefasst. Wie erwähnt ist anzunehmen, dass *alle zentralwirksamen Analgetika vom Opioidtyp im Buch B erwähnten Nebenwirkungen induzieren können.*

Die Nebenwirkungskategorien durchnumeriert (1–14):

1 ZNS

2 Gesichtssinne

3 Herz/Kreislauf

4 Atmung, Atemorgane

5 Verdauungstrakt

6 Leber, ableitende Gallenwege, Pankreas

7 Niere, ableitende Harnwege

8 Glatte Muskulatur

9 Endokrinum und Stoffwechsel

10 Blut und blutbildende Organe

11 Hautorgan, Haare, Nägel

12 Allergischtoxische UAW

13 Allgemeintoxische UAW

14 Diverse Wirkungen und UAW

Bei fehlenden Nebenwirkungskategorien standen keine entsprechenden zur Verfügung.

10 Warnhinweise

Dieser Abschnitt beinhaltet Warnhinweise zu den Wirkstoffen.

11 Toxikologie

Die durch zentralwirksame Analgetika vom Opioidtyp induzierte klinische Überdosierungssymptomatik ähnelt sich in den meisten Fällen (s. Buch B): aus diesem Grund sind an dieser Stelle nur Ausnahmefälle beschrieben.

11.1 Kanzerogenität, Mutagenität, Teratogenität, Embryotoxizität, Fertilität

Für die behördlichen Registierungsanforderungen sind heutzutage Prüfungen auf Kanzerogenität etc. obligatorisch. Entsprechend wird bei jüngeren Wirkstoffen diese Rubrik gemäß den vorhandenen aus Tierversuchen gewonnenen Ergebnissen ausgefüllt. Bei älteren Wirkstoffen ist dies nicht immer der Fall: wurden jedoch aus der klinischen Praxis entsprechend ein empirischer Verdacht auf solche Nebenwirkungen geäußert, wird dies vermerkt. Es ist zu beachten, dass befundfreie Tierversuche keine Garantie geben, dass Wirkstoffe beim Menschen keine speziesspezifischen Wirkungen aufweisen können. Entsprechende Untersuchungen erhöhen jedoch die Wahrscheinlichkeit, ob solche Wirkungen zu erwarten sind oder nicht.

12 Notfallmaßnahmen bei Überdosierung, Entzugssymptomatik

Soweit Überdosierungen und deren Bekämpfung bekannt sind, sind diese hier erwähnt.

13 Interaktionen

Es kann unterschieden werden zwischen rein medikamentösen (13.1) und physiologischen (13.2) Interaktionen: medikamentöse Interaktionen treten dann auf, wenn verschiedene Substanzen miteinander interferieren, z. B. an einem Rezeptor, an einem Erfolgsorgan oder in einem Regelkreis. Meist sind die pharmakodynamischen Eigenschaften der Wirkstoffe recht gut bekannt, sodass medikamentöse Interaktionen in der Regel vermieden werden können oder im positiven Sinne genutzt werden können.

Allgemein zu erwartende Interaktionen wie Potenzierung der zentralhemmenden Wirkung bei Verwendung einer zentralhemmenden oder zentralangreifenden Komedikation (Sedativa, Antidepressiva, Neuroleptika, MAO-Hemmer, Lithiumsalze, Antihistaminika, Antiparkinsonmittel, Antiepileptika, Alkohol etc.) werden *nicht* ausdrücklich genannt. Weiter sind bei allen Opioiden eine Wirkverstärkung oder -verlängerung zu erwarten bei Alkalose, Bolusgabe, Nieren- und Leberinsuffizienz, Enzyminhibition, erniedrigtem Sauerstoffumsatz, Hypothermie, Hypermagnesiämie, Hypoproteinämie, Hypothyreoidismus bzw. eine Wirkabschwächung oder -verkürzung bei Azidose, forcierter Diurese, Enzyminduktion, erhöhtem Sauerstoffumsatz, Hyperthermie, Hyperproteinämie, Hypermagnesämie, Hyperthyreoidismus.

Allgemein zu erwartende zentrale Wirkungshemmung kann erwartet werden bei Einsatz von partiellen Opioidantagonisten (s. »Unité de Doctrine«, Buch B), ebenfalls bei gewissen zentralangreifenden »Analeptika« oder »Aufputschmitteln«, wo aber auch eine gegenteilige Reaktion möglich ist.

Physiologische oder pharmakokinetische Wechselwirkungen treten bei der Resorption, Verteilung, Biotransformation und Elimination auf.

14 Inkompatibilitäten

Ein Wirkstoff kann durch äußere Einflüsse verändert oder inaktiviert werden. Beispiele dafür sind Licht- und Temperatureinfluss, O_2-Einfluss etc. sowie Kombinationen mit anderen Stoffen, die eine chemische Veränderung des Arzneistoffes hervorrufen. Inkompatibilitäten kommen bei i.v-Gabe (sog. Mischspritzen, aber auch bei Verwendung von i.v.-Dauerinfusionen mit Y-Besteck usw.) häufig vor. Moderne i.v.-verabreichte Wirkstoffe werden deshalb meist in Bezug auf Kompatibilität mit den häufig gebrauchten i.v.-Infusionslösungen getestet.

15 Kinetik, Kinetikdiskussion

Um die Praktikabilität von kinetischen Daten zu erleichtern, gilt folgende Einteilung:

Physikochemische Eigenschaften
- Ionisierungsgrad
- pK_a
- Eiweißbindung
- Wasser-Oktanol-Koeffizient oder Heptan-Wasser-Verteilungskoeffizient

Resorption und Bioverfügbarkeit
- Bioverfügbarkeit
- T_{max} (h): Zeit bis maximale Plasmakonzentration
- C_{max} : maximale Plasmakonzentration

Verteilung, Elimination, Metabolismus, Metaboliten
- α-Halbwertszeit: Halbwertszeit in Bezug auf unmittelbare Verteilung nach intravenöser Gabe.
- Terminale β-Halbwertszeit: Halbwertszeit in Bezug auf Verteilung und Elimination.
- Kontextsensible Halbwertszeit: Halbwertszeit in Bezug auf standardisierte kontinuierliche Dauerinfusion. Die konventionellen pharmakokinetischen Parameter wie α- und β-HWZ etc. sind im »Kontext i.v.-Dauerinfusionen« klinisch irrelevant. Das Konzept der »kontextsensiblen Halbwertszeit« eignet sich für repetitive oder kontinuierliche i.v.-Applikationen (Hughes et al. 1992). Die kontextbezogene Halbwertszeit definiert die Zeit, die notwendig ist, um die Plasmakonzentration nach einer definierten Infusionsdauer bei konstantem Plasmaspiegel auf die Hälfte fallen zu lassen. Die kontextbezogene Halbwertszeit ist wichtig für Analgetika, die zur kontinuierlichen i.v.-Gabe eingesetzt werden (z. B. Fentanyl, Alfentanil, Sufentanil, Remifentanil).
- Terminale γ-Halbwertszeit: dieser selten angewandte Begriff betrifft langwirksame, selten eingesetzte Wirkstoffe (z. B. Phenothiazine, Goldpräparate etc.), die Tage und Wochen nach Applikation wegen hoher Sequestration in das Plasma zurück-

diffundieren und eine bis wochenlange anhaltende späte Eliminationsphase aufweisen.

– $V_{initial}$: das initiale Verteilungsvolumen gibt das Verhältnis der Plasmakonzentration unmittelbar nach i.v.-Gabe zur verabreichten Dosis an;

– V_{ss}: das Verteilungsvolumen im Gleichgewicht (ss = »steady state«) gibt das Verhältnis der Plasmakonzentration zur verabreichten Gesamtdosis nach Verteilung an: ein gegenüber dem Intravasalvolumen erhöhtes Verteilungsvolumen bedeutet extravasale Sequestrierung. Ein gegenüber dem Körpervolumen erhöhtes Verteilungsvolumen bedeutet Sequestrierung in schlecht perfundierte Kompartimente;

– Cl_{total}: die sog. Ganzkörperclearance ist das Verhältnis der Gesamtdosis zur gesamten Fläche unterhalb der Plasmakonzentrationskurve; sie gibt an, wie hoch die Gesamtelimination (Verstoffwechselung, renale, fäkale Elimination etc.) des Wirkstoffes ist;

– renale Elimination,
– hepatische Elimination,
– inaktive Metaboliten,
– aktive Metaboliten.

Effektivität

In diesem Buch werden die effektiv wirksamen Plasmakonzentrationen bzw. klinisch relevanten Werte wie MEAC/Cp_{50} (s. Buch B) etc. und auch toxische Konzentrationen, soweit sie bestimmte und bekannte Wirkungen verantworten, aufgelistet.

Biomembrangängigkeit

Diaplazentare Passage.
Translaktale Passage.
Blut-Hirn-Schranken-Passage.
(*Hinweis*: Bei fehlenden Daten steht ein Strich (–) oder der Vermerk »keine Angaben«.)

ist jedoch für die meisten i.v.-applizierbaren Wirkstoffe noch nicht ermittelt. Ein Teil der aus der Literatur bekannten kinetischen Daten ist widersprüchlich, ein anderer Teil nicht vergleichbar, weil die Versuchsbedingungen nicht standardisiert waren.

16 Vorklinische und klinische Studien

Es werden Studien zitiert, die für das Wirkstoffprofil eine besondere Aussagekraft aufweisen.

17 Kurzprofil

In ein paar Sätzen wird beschrieben, welches die wichtigsten Eigenschaften und Anwendungsbereiche eines Wirkstoffs sind.

18 Literatur

Als Informationsquelle wurden systematisch genutzt:
– *Rote Liste*,
– Arzneimittelkompendium Schweiz,
– offizielle Firmeninformationen,
– Medline und entsprechende Journale,
– Goodman & Gilman,
– Martindale: The Complete Drug Reference,
– folgende Fachjournale: Der Schmerz, Der Anästhesist, Pain, Br J Anaesth, Anesthesiology, Curr Opin Anesth, Lancet, N Engl J Med;
– die gängigen deutsch-, englisch- und französischsprachigen Anästhesielehr- und Fachbücher,
– die gängigen deutsch-, englisch- und französischsprachigen Lehr- und Fachbücher in Schmerzpraxis,
– die gängigen deutsch-, englisch- und französischsprachigen Lehr- und Fachbücher in Pharmakologie.

18.2 Ergänzende Literatur

Die für alle Buchteile verwerteten Publikationen bzw. Literaturangaben bis 1996 sind in der CD-ROM aufgelistet (s. auch 1. Auflage). Redaktionsschluss für in der 2. Auflage verwertete Publikationen: 1. November 2000.

15.2 Kinetikdiskussion

Die kinetischen Daten der Arzneimittel werden zunächst an gesunden Probanden ermittelt. Bei Patienten können diese Werte verändert sein. Die kinetischen Daten charakterisieren einen Wirkstoff und deren Kenntnis ist notwendig, um das Medikament sinnvoll, sicher und effektiv einsetzen zu können. Kinetische Daten beziehen sich daher in der Regel auf die Muttersubstanz; viele Wirkstoffe werden zu aktiven Metaboliten abgebaut, deren Kinetik unbekannt sein kann. In diesen Fällen haben die kinetischen Daten für den Kliniker nur beschränkte Aussagekraft. Bei repetierter oder kontinuierlicher Gabe wird heute die nach einer Einzeldosis bestimmte Halbwertszeit ersetzt durch die aussagekräftigere, kontextbezogene Halbwertszeit: sie

Checklisten

8 Checkliste der Kontraindikationen zentraler Analgetika

8.1 Absolute Kontraindikationen zentraler Analgetika vom Typ Opioid

- Bekannte Überempfindlichkeit gegenüber Wirkstoff- oder Wirkstoffgruppe.
- Überempfindlichkeit gegenüber sog. Hilfsstoffen.
- Schädel-Hirn-Trauma und *Spontanatmung* (s. Buch B).
- Komedikation mit MAO-Hemmern (gilt offiziell als absolute Kontraindikation [Pethidin, Propoxyphen], s. Diskussion Morphin).
- Globale Ateminsuffizienz (s. »blue bloater«) (gilt offiziell als absolute KI; Ausnahme: Malignomschmerzpatienten).

8.2 Absolute Kontraindikationen zentraler Analgetika vom Typ Nicht-Opioid

- Bekannte Überempfindlichkeit gegenüber Wirkstoff- oder Wirkstoffgruppe.
- Überempfindlichkeit gegenüber sog. Hilfsstoffen.

Bitte konsultieren Sie die entsprechenden individuellen Wirkstoffprofile.

8.3 Relative Kontraindikationen zentraler Analgetika vom Typ Opioid

- Hypertension in den abführenden Gallenwegen (Gallensteinkolik).
- Schwere Leber- und Nierenfunktionsstörungen.
- Schwangerschaft (je nach Trimenon: unklares teratogenes Potential; ZNS-Depression Fetus, Neugeborenes).
- Geburt (Verlängerung der Geburt wegen Tokolyse, Atemdepression beim Neugeborenen; gilt nicht für rückenmarknahe Techniken in der Geburtshilfe: s. Wirkstoffprofil → Sufentanil).
- Pseudomembranöse Kolitis.
- Clostridiumbedingte Diarrhö.
- Akutes Abdomen (Grund: Ileusbegünstigung, Verschleierung der Schmerzsymptomatik; aber: auch hier sollten diese klassischen relativen KI pro Fall interindividuell überdacht werden (s. Buch B): Malignompatienten leiden bei langfristiger Anwendung öfters an iatrogenen Subileusformen; hier ist eine enge Kommunikation zwischen Arzt und Patient notwendig, ebenfalls ein optimaler Einsatz von Laxanzien, s. unten bzw. Buch F/H-J).

8.4 Relative Kontraindikationen zentraler Analgetika vom TypNicht-Opioid

Keine speziellen Hinweise, bitte konsultieren sie die einzelnen Wirkstoffprofile.

9 Checkliste der UAW zentraler Analgetika vom Typ Opioid

Beachte, dass UAW und Interaktionen der zentralen Analgetika vom Typ Opioid in der Regel spezifisch sind und durch einfache Therapiemaßnahmen behoben werden können (Beispiele ABC-Maßnahmen, spezifische Antagonisierung).

Im Gegensatz dazu sind UAW und Interaktionen der in Buch D und E beschriebenen antipyretischen Analgetika unspezifischer und komplizierter Natur: Statt kausaler Therapiemaßnahmen ist eine symptomatische Therapie angezeigt; schwere Zwischenfälle sind bei adäquater Dosierung und Wirkstoffwahl selten, aber in der Regel intensivpflegebedürfitg (betrifft v. a. GI-Blutungen, Hepatotoxizität, Nierenversagen, Anaphylaxie) und in der Prognose schwierig abzuwägen.

Opioide induzieren wie die im Buch beschriebenen antipyretischen Analgetika sowohl periphere als auch zentrale Wirkungen bzw. UAW.

Im Vordergrund der opioidinduzierten UAW steht die unspezifische und spezifische Beeinflussung des ZNS. Die klinisch relevanten opioidinduzierten UAW sind in der Regel nicht nur absehbar und spezifisch, sondern auch mit einfachen Reanimationsmaßnahmen (ABC-Maßnahmen) beherrschbar.

Alle zentralgängigen spezifischen Wirkstoffe, so auch die Opioide, induzieren v. a. bei repetierter Verabreichung über psychische und physische Adaptationen sog. Toleranzphänomene. Ebenfalls besteht ein Potential der Suchterzeugung, des Missbrauchs und der Entzugssymptomatik. Vergleichsuntersuchungen über das Suchtpotential sind nicht vorhanden.

Alle Opioide induzieren über periphere Opioidrezeptoren (s. Buch B) u. a. spezifische Wirkungen auf den Magen-Darm-Trakt: Motilitätsveränderungen, Obstipation, Diarrhö und Bauchkrämpfe (s. auch Entzugssymptomatik), Übelkeit, Würgen und Erbrechen, Sphinkterspasmen. Daneben sind möglich Geschmacksveränderungen, parasympathikolytische, sympathikomimetische Wirkungen wie Mundtrockenheit, verminderte Organsekretionen etc., verminderte Diurese, Harnretention, choledochale Hypertension, histamininduzierte Erytheme oder Flush, Rubiosa, Pruritus, Urtikaria, Diaphoresis, Erhöhung des pulmonalen Widerstands (s. Opioide vom Typ Agonist-Antagonist, Buch B).

Die opioidinduzierte Obstipation ist die einzige über die gesamte Behandlungsdauer persistierende und daher prinzipiell antizipatorische mitzubehandelnde UAW (Grund: kein Toleranzphänomen; s. Buch F: Laxanzien; s. auch Buch B: Einsatz von enteralen niedrig dosierten MOR- und KOR-*Antagonisten).*

Die Nebenwirkungsgruppen 9–12 haben bei den Opioiden keine klinische Relevanz, dies im Gegensatz zu den sauren antipyretischen Analgetika (sAA; s. Buch D und E).

Die UAW von Opioiden insbesondere des Referenzwirkstoffs Morphin werden im Buchabschnitt B ausführlich beschrieben.

1 ZNS

Häufigste UAW ZNS

Häufigste UAW in Bezug auf das ZNS sind Sedation, Übelkeit und Erbrechen, Obstipation (s. Buch F); bei rascher i.v.-Gabe potenter Opioide sind zusätzlich akute Hypoventilation bis Atemstillstand, Bradykardie und Muskelrigidität revelante und häufige UAW (s. unten).

Ungenügende Wirkung, Wirkungslosigkeit:
Analgesie («Nonresponders»):
Was tun bei Therapieversagen («Nonresponder» bzw. »therapieresistente Patienten«)?

Frage N° 1: Diagnostik und Differentialdiagnostik des zu behandelnden Schmerzes:
– Konsultiere Schmerzanamnese bzw. Schmerzprotokoll.
– Ist der Schmerzverlauf in Abhängigkeit der aktuellen Klinik angemessen?
– Postoperative Phase: Schmerz als Warnzeichen einer Komplikation? (postoperative Komplikationen wie zu z. B. zu enger Gips, Abknicken des Blasenkatheters etc.)?
– Ist der Schmerzcharakter richtig erfasst worden (z. B. nozizeptiver vs. neuropathischer Schmerz)?

Frage N° 2: Optimierung der gewählten Pharmakotherapie:
– Wirkstoffwahl optimal (z. B. Dynamik und Analgesiepotential, Ceilingeffekt beachten; Entzündungsschmerz, spastische Schmerzkomponenten)?
– Sind Dosierung und Dosierintervalle optimal gewählt (s. auch Buch K)?
– Applikationstechnik (technisches Versagen z. B. elektronische Pumpen, verstopfter oder gewanderter Epiduralkatheter etc.)?
– Ist eine sog. Opioidrotation indiziert? Neuere klinische Erfahrungen (v. a. bei Langzeitgabe bei chronischen oder terminalen Schmerzzuständen) weisen darauf hin, dass ein Wechsel von einem Opioid gleicher Dynamik (MOR-Agonisten) auf ein anderes Opioid gleicher Dynamik (z. B. Morphin auf Lävomethadon, Sufentanil etc.) vorteilhaft sein kann

(Resultat: bessere Wirkung, Möglichkeit oft dramatischer Dosisreduktionen, Verminderung von morphininduzierten UAW wie Allodynie).

Frage N° 3: Wirkstoffdynamik/Interaktionen möglich?
– z. B. Verletzung der Regeln der »Unité de Doctrine« bzw. Einsatz von Opioiden mit sich antagonisierenden Eigenschaften (s. auch Agonist-Antagonist).

Frage N° 4: Wirkstoffkinetik?
– z. B. gestörte Bioelimination (s. auch Interaktionen, hepatische Abbaumechanismen etc.).

Beispiele:
– Ungenügende/keine Wirkung bei Kodein: langsame Verstoffwechsler (ca. 10% der kaukasischen Bevölkerung; nur zu Beginn einer Schmerztherapie relevant) bauen Kodein nicht zum aktiven Metaboliten Morphin ab.
– Verlängerte Aufwachphase bei Alfentanil (langsame Verstoffwechsler).
– Abrupte postoperative Schmerzzustände (z. B. Nichtbeachtung der ultraschnellen Kinetik bei Remifentanil).

Häufiger Fehler: Nichtbeachten der dynamischen Eigenschaften der gewählten Opioide (»Unité de Doctrine«!) (z. B. perioperative Antinozeption mit potentem MOR-Agonist [z. B. Fentanyl, Sufentanil], postoperative Analgesie mit Opioid vom Typ Agonist-Antagonist [z. B. Buprenorphin, Pentazocin] = partielle bis totale Antagonisierung der analgetischen Wirkung bis Möglichkeit einer akuten Entzugssymptomatik).

Akute Toleranz (bzw. Wirkungsverlust)
Empfehlung:
1. Situation erneut überprüfen bzw. akute Toleranz *bestätigen (selten!).*
2. Falls (seltene) akute Toleranz bestätigt: Wechsel auf Opioid gleicher Dynamik (MOR-Agonist zu MOR-Agonist) und vergleichbarer Potenz: z. B. Morphin zu Methadon bzw. Fenanyl TTS (sog. »Opioid-Rotating«).
3. Falls nicht bestätigt *(häufig):* Grund der Schmerzen eruieren (z. B. Durchbruchschmerzen, Schmerz als Warnzeichen auftretender Komplikationen etc.).

Durchbruchschmerzen
Plötzliche, zeitweise Schmerzen bei sonst in Ruhe gut eingestellten Schmerzpatienten:
1. Klinische Situation überprüfen auf Schmerzgenese (z. B. Metastasierung? etc.).
2. Prüfen, bei welcher Situation und wann Schmerz ausgelöst wird (Ruhe, Mobilisation; Physiotherapie; Applikationsintervall etc.). *Konsultiere adäquat geführtes Schmerzprotokoll!* (s. Buch H-J).

3. Falls Durchbruchschmerzen bestätigt: adäquate Therapie mit kurzwirksamen Analgetika vom Typ Opioid oder antipyretische Analgetika je nach Indikation. Dialog mit Patienten, ob Einsatz von zusätzlichen Analgetika erwünscht ist oder nicht; je nachdem auch: lokoregionale Techniken in Betracht ziehen (z. B. postoperative Thoraxschmerzen während Husten, Physiotherapie: Interkostalblockade etc.).

Interaktionen

– Phenothiazine und Derivate: Analgesiewirkung ↓.
– Rifampicin etc: Analgesiewirkung ↓ (Fallbeschreibungen für Methadon, Morphin, Wirkmechanismus unbekannt, Fromm et al. 1997).

Neuropathische Schmerzen

Neuropathische und idiopathische (selten, s. Buch A) Schmerzen sprechen im Gegensatz zu nozizeptiven Schmerzen relativ schlecht auf Morphin an (Arnér 1988), bei adäquater Dosierung sind jedoch alle (d. h. auch neuropathische) Schmerzkategorien mit Opioiden zufriedenstellend zu behandeln (Portenoy et al. 1990, Benedetti et al. 1998): Es wird darauf verwiesen, dass auch bei nozizeptiven Schmerzzuständen eine Therapieversagerquote (in Bezug auf Opioide) bis zu 20% auftritt (sog. »opioid-poorly responsiveness«).

Bei Therapieversagen werden bei allen (nichtentzündlichen) Schmerzkategorien folgende Maßnahmen vorgeschlagen (Hanks u. Forbes 1997; Nitescu et al. 1998; Piguet et al. 1998):

1. Wahl eines potenten (!) MOR-Agonisten.
2. Adäquate (!), individuelle (in der Regel höhere) Dosierung austitrieren.
3. Adäquate Applikationsintervalle wählen (s. entsprechende Wirkstoffprofile).
4. Adäquate Applikationswahl diskutieren (z..B. rückenmarknahe vs. systemische Gabe): bei Dauerschmerzen primär nichtinvasive Gabe von Retardpräparaten bevorzugen, nichtretardiertes Opioid der gleichen Substanz oder zumindestens der gleichen Dynamik verordnen (s. Buch K).
5. Systemische oder rückenmarknahe Komedikation diskutieren (z. B. antipyretische Analgetika, trizyklische Antidepressiva, Antikonvulsiva, Clonidin etc., s. Buch F/G).
6. Schmerzdiagnose neu diskutieren (Durchbruchschmerz? Krankheitsverlauf).
7. Menschliches Umfeld bzw. Kofaktoren analysieren (insbesondere bei Nicht-Tumor-Schmerz: psychosoziales Umfeld, neue Konflikte etc.; s. Buch H-J).

Allgemeine zentrale Hypo- und Dysfunktion

Sedation bis Koma, Benommenheit, Desorientiertheit, Agitation, Gereiztheit, Dys- und Euphorie, Schwächegefühl, Kopfschmerzen, Tremor, unkontrollierte Muskelbewegungen (Myoklonie bei Morphindosierungen >20 mg/kgKG p.o.), Konvulsionen, Muskelrigidität, Sehstörungen, Geschmacksveränderungen, Schlafstörungen, Übelkeit, Würgen und Erbrechen.

Cave: Kumulation von renalpflichtigen aktiven Metaboliten (z. B. M-6-G) bei Niereninsuffizienz oder Dialysepatienten.

Alter: unter 2 Jahren Möglichkeit der exzessiven ZNS-Depression oder umgekehrt der Agitation (insbesondere bei unreifen Frühgeborenen).

Die Schwere opioiderger, zentraler UAW ist abhängig von der Anflutung: bei i.v.-Anwendung ist immer eine komplette Reanimationsbereitschaft (Sicherung i.v.-Zugang mit gesicherter Verweilkanüle; Sicherung Atemwege mit Beatmungsmöglichkeit) obligatorisch (**Cave:** rapide nasale Kinetik, s. Buch K).

Die Ursache der Sedation ist insbesondere eine Hemmung der Formatio reticularis mesencephali (s. Buch A). Eine Sedation tritt in Abhängigkeit von der Verabreichungstechnik bzw. des Ansteigens der ZNS-Wirkstoffkonzentration auf, also im klinischen Kontext:

– zu Beginn einer Therapie.
– Bei rascher i.v.-Gabe (z. B. nicht-titrierte Bolusgabe).
– Bei rascher Dosissteigerung.
– Bei Kombinationen mit anderen auf das ZNS wirkenden Wirkstoffen (inkl. Kumulation von bioaktiven Opioidmetaboliten).
– Bei Verschlechterung des Allgemeinzustandes des Patienten.

Bei einer auffälligen Sedation soll immer differentialdiagnostisch abgeklärt werden, ob andere Gründe für die Sedation verantwortlich sind (z. B. Komedikationen, Hirnmetastasen etc., Niereninsuffizienz etc.). Als Therapie – bei Ausschliessen genannter möglicher differentialdiagnostischer Gründe – empfiehlt sich eine Dosisreduktion, ein Wechsel auf ein anderes Opioid (z. B. von Morphin auf Methadon), eine Änderung der Verabreichungstechnik (z. B. systemisch auf rückenmarknah).

Was tun bei zentraler Dysfunktion (Agitation etc.)?

1. Klinische Differentialdiagnose erstellen (differentialdiagnostisch: pharmaka-induzierte Dysfunktion vs. akute ZNS-Erkrankung).
2. Dosierung und evtl. kurzzeitiges Absetzen der Medikation überdenken (z. B. Akkumulation MS oder toxische Metaboliten?).
3. Mögliche Interaktionen bzw. UAW (z. B. toxische Metaboliten bei Langzeitgabe) in Betracht ziehen.
4. Wechsel auf anderes Opioid (Beispiel: Morphin auf Methadon) oder andere Wirkstoffgruppe (Beispiel: antipyretische Analgetika) diskutieren.
5. Wechsel auf andere Applikation überdenken (z. B.: von systemischer auf rückenmarknahe Applikation).

Unspezifische Stimulation ZNS

Konvulsionen auslösbar bei:

1. Applikation von potenten MOR-Agonisten (Morphin, Anilinopiperidine wie Fentanyl, Alfentanil, Sufentanil, Remifentanil) insbesondere bei:
   a) hoher und rascher i.v.- Dosierung,
   b) hoher rückenmarknaher Dosierung,
   c) intrazerebroventrikulärer Applikation;
2. Akkumulation von konvulsiven Metaboliten (z. B. Norpethidin, M-3-G etc.);
3. Akzidentelle, oder therapeutisch akute, spezifische partielle bis totale Antagonisierung (s. Buch B).
4. Überdenken: andere Gründe (z. B.: Metastasierung etc.).

Cave:

– Intrathekale abrupte Dosierungsänderung: Gefahr für opioidinduzierte Konvulsionen. Die Konvulsionen können nach mehreren Stunden nach sonst erfolgreicher Applikation auftreten!
– Morphininduzierte Konvulsionen können unabhängig von anderen morphindinduzierbaren UAW auftreten! (Borgeat et al. 1988; Gregory et al. 1992; Kronenberg et al. 1998).
– Das zentralwirksame Analgetikum vom Typ Nichtopioid → Nefopam ist kontraindiziert bei konvulsionsgefährdeten Patienten.

Therapie bei Konvulsionen (ungenügend Daten und Fakten): klassische antikonvulsive Therapie unter Reanimationsbedinungen wahrscheinlich besser als spezifische Antagonisierung (s. Gefahren Naloxon: akute Antagonisierung).

Delirium

Der Einsatz von Morphin und Methadon bei terminalen Schmerzzuständen wird gelegentlich durch das Auftreten von deliranten Zuständen verunmöglicht. Aufgrund unzureichender Daten sind klare Empfehlungen nicht möglich. Der Wirkstoff Oxycodon kann bei Auftreten von delirösen Zuständen als Alternative eingesetzt werden; wahrscheinlich auch Hydromorphon oder Fentanyl-TTS (fehlende Daten).

Neurotoxizität, paradoxe Reaktionen (Hyperalgesie, Allodynie)

Vom Kliniker als »paradoxe« Reaktionen durch Opioide auslösbare Phänomene sind eine zentrale Hyperalgesie, Allodynie, daneben sind Myocloni und Konvulsionen möglich (s. Buch B). Tierexperimentell ist durch eine hohe Liquorkonzentration von Morphin (>90 µg/ml) Agitation, Kratzen und Beissen kaudaler Dermatome, Vokalisation, extreme Abwehr gegenüber leichten taktilen Reizen auslösbar (= Korrelate für Allodynie, Hyperalgesie, s. Buch A): entsprechend der niedrigeren Konzentrationsbedürfnisse sowie niedriger lokaler Bioeli-

mination ist möglicherweise bei zentralneuraxialer Applikation diese Neurotoxizität vermindert.

Das Phänomen Allodynie wird oft missinterpretiert: es kann vorkommen, dass unter Opioidlangzeitgabe sich z. B. bei Kindern eine extreme Allodynie entwickelt, die sich klinisch so manifestiert, dass die Kinder bei leichter Hautberührung schon aufschreien (vielfach wird dies als »hysterische« etc. Reaktion falsch interpretiert!).

Dieses Phänomen ist durch Naloxon nicht antagonisierbar und zeigt keine Toleranz.

Die Potenz, solche neurotoxischen Reaktionen auszulösen ist Noroxymorphon-3-G > M-3-G > Morphin-3-ethersulfat > Dihydromorphin >Noroxymorphondihydrat > Dihydrocodeintartrat >Morphinsulfat > Morphinhydrochlorid > 6-Acetylmorphin.

Auch bei hohen Dosierungen ist dieses Phänomen bei folgenden Substanzen nur selten auslösbar: 3,6-Diacetylmorphin, Nalorphin, Alfentanil, Sufentanil, Naloxon, Naltrexon, Methadon, Dextrorphan, Pethidin, Oxycodon, Levorphanol, Oxymorphin, Kodeinphosphat, Nalbuphin (Yaksh u. Harty 1988).

Auch subtherapeutische Dosierungen von Morphin und Tramadol können eine Hyperalgesie induzieren (Kayser et al. 1987): als möglicher Wirkmechanismus wird eine Umkehr der Kanalfunktion angenommen (Hemmung K^+-Ionenflux statt Förderung; Förderung Ca^{2+}-Ionenflux statt Hemmung; Crain u. Shen 1990).

Cave:

– Hohe intrathekale Volumengabe (verändert pH etc.).
– Neurotoxische Hilffstoffe bei rückenmarknaher Applikation.
– Die Gabe von Opioiden während der fetalen Reifephase des ZNS ist potentiell neurotoxisch (s. Abschnitt Ontogenese, Buch A).
– Akkumulation aktiver, nierengängiger Metaboliten M-3-G, Norpethidin etc.: dies betrifft in der Regel Patienten unter Langzeitgabe (Ausnahme: hohe Pethidindosierung und Kinder: s. Wirkstoffprofil Pethidin). Die Inzidenz opioidinduzierter, zentraler UAW wie Delirium, Übelkeit, Würgen und Erbrechen etc. soll in direkter Abhängigkeit von den Metaboliten M-3-G, M-6-G sein (Ashby et al. 1997).

Übelkeit, Würgen und Erbrechen (ÜWE)

Am Anfang einer Opioidmedikation kommt es bei bis zu 30% der Patienten zu ÜWE, die in der Regel wegen Toleranzentwicklung auf dieses Symptom innerhalb von Tagen abnimmt.

Die wichtigsten implizierten Wirkmechanismen sind:
1. Das zirkumventrikuläre Organ Area postrema bzw. Chemotriggerzone, Sensor für »Bluttoxine«, wird schon durch niedrige Serumopioidkonzentrationen aktiviert und aktiviert die tieferliegenden Brechfunk-

tionszentren (u. a. Kerngebiete wie Nc. tractus solitarii etc.). Bei Nierenfunktionsstörung bzw. Akkumulation von Morphinmetaboliten kann dies zu einer erhöhte Transduktionsrate führen (z. B. unstillbares Erbrechen).

2. Die Brechfunktionszentren – durch den Sensor Chemotriggerzone aktivierbar – können durch eine hohe Opioiddosierung massiv gehemmt werden (im Tierversuch verhindert hochdosiertes Fentanyl etc. Cisplatin-induzierbare Übelkeit, Würgen und Erbrechen).

3. Die opioidinduzierte Motilitätsstörung des Gastrointestinaltrakts (proemetisch).

4. Vestibulärinduzierte Aktivierung der Brechfunktionszentren.

Faustregel: niedrigdosierte Opioidgabe stimuliert Area postrema (= proemetischer Effekt); hohe Opioidgabe hemmt Brechfunktionszentren (= antiemetischer Effekt). In der Regel wird in der Anfangsphase sowie bei »analgetischen Berg- und Talfahrten« Übelkeit, Würgen und Erbrechen (ÜWE) ausgelöst. Prophylaktisch kann dies reduziert werden, wenn die Serumkonzentration des betreffenden Opioids sich kontinuierlich im analgetisch-therapeutischen Fenster bewegt.

Eine rasche i.v.-Gabe von Morphin über 40 s induziert weniger ÜWE als eine Gabe über 5 min (Kontext: postoperative PCA-Bolusgabe, Woodhouse u. Mather 1998): bei langsamer Gabe wird wegen der sofort einsetzenden, initialen Verteilungsphase der Konzentrationsunterschied Blut/ZNS so klein, dass nur noch das Sensororgan Area postrema (im proemetischen Sinn) aktiviert wird. Eine zusätzlich potentiell proemetisch opioiderge Aktivierung der Vestibulariskerne (z. B. zu rasche Umlagerung, Mobilisation etc.) sollte ebenfalls vermieden werden durch besseres Patientenhandling (s. Buch H-J).

Toleranz: bei adäquater Opioidmedikation entwickelt sich in der Regel nach 1 Woche eine Toleranz in Bezug auf Übelkeit, Würgen und Erbrechen.

Miosis, Mydriasis

Eine sog. Stecknadelmiosis ist typisch nach Heroinexposition. Bei Opioidmissbrauch kann z.B. eine heroininduzierte Miosis durch mydriatische Augentropfen bewusst verschleiert werden.

Mydriasis möglich nach Pethidinexposition (Lichtreflex vorhanden). **Cave:** Mydriasis als Zeichen einer hypoxischen ZNS-Schädigung (auf Licht nicht reagierend).

Vaguskerne: negative Chronotropie

Die rasche i.v.-Gabe von Opioiden induziert eine Bradykardie bis Asystolie (in Abhängigkeit von der ZNS-Anflutungsgeschwindigkeit). Therapie: Atropin i.v.

Achtung: Interaktion mit Muskelrelaxanzien (insbesondere Succinylcholin, aber auch kompetitive Relaxan-

zien vom Typ Vecuronium, Atracurium etc., Ausnahme: [vagolytisch wirksames] Pancuronium).

Zentral-induzierte Muskelrigidät

Die rasche i.v.-Gabe von Opioiden induziert eine Rigidität der quergestreiften Muskulatur. Faustregel: je potenter das Opioid und je rascher die ZNS-Anflutung, je ausgeprägter die Rigidität (Beispiel: Bolusgabe von Remifentanil). Eine opioidinduzierte zentrale Muskelrigidität der quergestreiften Atemmuskulatur (aber auch Abdominalmuskulatur, s. Buch B) kann so ausgeprägt sein, dass eine manuelle assistierte oder kontrollierte Beatmung nicht möglich ist (= akute Lebensgefährdung).

Eine opioidinduzierte zentrale Muskelrigidität ist während der Induktions- und Eduktionsphase bei Anwendung potenter MOR-Agonisten häufig zu beobachten.

Aus diesem Grund muss bei Anwendung solcher potenter Wirkstoffe ausnahmslos in allen Fällen eine komplette Reanimationsbereitschaft (inklusive gesicherter i.v.-Zugang für die evtl. notwendige Gabe von kurzwirksamen, schnellanschlagenden depolarisierenden oder kompetitiven Muskelrelaxanzien; sowie Vorsorge zur Sicherung der Atemwege inkl. Atemfunktion) sichergestellt sein.

Zentral-induzierter Pruritus

Die Inzidenz des durch Opioide auslösbaren Juckreizes beträgt

– ca. 10% bei oraler und parenteraler Opioidapplikation (keine genauen Daten),

– bis 25% bei epiduraler Anwendung (Fasano u. Waldvogel 1982),

– bis 50% bei intrathekaler Anwendung (Ballantyne 1988).

Therapie: 1. den Patienten aufklären, 2. theoretisch: subhypnotische Gabe von Propofol; Antihistaminika in der Regel wirkungslos. Also: in der Regel keine Therapie. Bei starkem Pruritus »Opioid-rotating« erwägen.

Atemsteuerung, Atemzentren

Die zentrale dosisabhängige, interindividuell ausgeprägte Atemdepression ist die gefährlichste Nebenwirkung der Opioide: in *äquipotenter* Dosierung sind alle Opioide in Bezug auf Atemdepression gefährlich. Die Anflutungsgeschwindigkeit und somit die Applikationstechnik bestimmt das Ausmass von opioidinduzierter Atemdepression bis Atemstillstand: **Cave:** rasche i.v.-Gabe und nasale Gabe/Gabe per inhalationem. Progesteroninduzierte Hyperventilation: kein Schutz vor opioidinduzierter Atemdepression.

Cave: späte Atemhemmung bei rückenmarknaher Applikation.

Prophylaxe und Therapie:

1. Atemhemmung klinisch erkennen. Faustregel: einfachstes Monitoring = Ansprechbarkeit des Patienten: also verbaler Kontakt! Hautfarbe (Zyanose), Pupillenweite, Atemfrequenz <10/min (Bradypnöe)! (Seitenstrom-)Kapnographie! Pulsoxymetrie!
2. Einfachste ABC-Maßnahmen.
3. Vorsichtige spezifische Antagonisierung bei fortlaufenden vorläufigen ABC-Maßnahmen erwägen (beachte Unterschiede HWZ Agonist und Antagonist!).

Cave: Opioid und Fetus/Neonatus (unreife Blut-Hirn-Barriere; unreife Eliminationsmechanismen).

Cave: Ceilingeffekt bei Opioiden vom Typ Agonist-Antagonist (kann durchaus im hyperkapnisch-hypoxämischen Bereich liegen!).

Cave: bei i.v.-Gabe immer individuell am Patienten titrieren! Opioide mit einer Anschlagzeit >1 Arm-ZNS-Kreislaufzeit können definitionsgemäß nicht titriert werden (betrifft: Buprenorphin) und *dürfen auch nicht für PCA-Techniken verwendet werden (s. auch Buch B).*

Cave:

1. Vorbestehende Lungenerkrankungen.
2. Vorbestehende ZNS-Dysfunktion bei:
   - zentralwirksamen Komedikationen (Interaktionen: Alkohol, Benzodiazepine etc.),
   - Schlafapnoesyndrom, Pickwick-Syndrom, Hypothyreoidismus etc.,
   - zerebralem Insult,
   - hohem Alter,
   - Neugeborenen (s. oben),
   - Schädel-Hirn-Trauma (Diskussion: Buch B).
3. Beeinträchtigung der (peripheren) Atemmechanik bei/wegen/nach
   - Komedikationen mit Wirkung auf Atemmuskeln,
   - Obesitas (v. a. Trimenon III),
   - allgemeinen Schwächezuständen,
   - Oberbaucheingriffen (s. Buch H-J).
4. Neuromuskuläre Erkrankungen/Dysfunktionen (z. B.: Myasthenia gravis; Restrelaxation nach Anwendung kompetitiver Muskelrelaxanzien etc.).

> **Schmerz ist ein Atemstimulans.**

Cave: Wegfall Atemantrieb Schmerz (Schmerzwaage).
Cave: bei Patienten nach erfolgreichem Entzug ist eine Reexposition auf potente Opioide wie Heroin wegen Rückbildung der Toleranz mit einem erhöhten Risiko an Überdosierung (»overdose«) verbunden (Tagliaro et al. 1998).

Fahrtüchtigkeit

Die Auswirkungen von Opioidmedikation auf die Fahrtüchtigkeit sind schlecht untersucht. Die Fahrtüchtigkeit ist sicher eingeschränkt am Anfang einer Opioidmedikation (sog. Einstellungsphase), bei Dosisänderungen (Erhöhung, Reduktion), bei Wechsel auf einen anderen Wirkstoff oder eine andere Wirkstoffapplikationsart. Unter Opioideinnahme kann man 3 Phasen unterscheiden (nach Vainio et al. 1995):

1. Anfangsphase (u. a. akute Intoxikation beim Opioidnaiven bzw. akute Targetwirkung wie Euphorie bei missbräuchlicher Einnahme): entsprechend der Dosierung bzw. bei klinischem Effekt Fahrtüchtigkeit eingeschränkt. Blut-, Harn- und Haarnachweise positiv.
2. Sogenannte »chronische Steady-state-Phase«: Fahrverhalten unauffällig, leicht eingeschränkte bis normale Reaktionen.
3. Phase (sog. Karenzphase): Fahrverhalten wegen ausgeprägter psychischer bis physischer Entzugssymptome massiv eingeschränkt. Blut- und Harntests negativ. Positiv: Haartests.

Bei chronischer Opioidmedikation sind beim sonst in gutem Algemeinzustand (!) sich befindlichen Patienten interindividuelle Unterschiede (!) in Bezug auf Fahrtüchtigkeit nachweisbar. Die Fahrtüchtigkeit soll bei gutem Allgemeinzustand, guter Einstellung sowie Patientenzuverlässigkeit und -charakter durchaus akzeptabel sein (gilt insbesondere für Patienten mit chronischen, nichtmalignen Schmerzzuständen). Bei diesen Patienten würde ein rigoroses Verkehrsverbot die Lebensqualität unnötig einschränken.

Folgende praktische Empfehlungen gelten:

1. Auf Arztseite:
   - Aufklärungspflicht in Bezug auf Wirkungen und UAW inkl. potentielle Beeinträchtigung der Verkehrstauglichkeit (*Achtung:* schriftliche Dokumentation obligatorisch!).
   - Dokumentation von: physisch-psychischem Zustand des Patienten (*Achtung:* juristisch Gummidefinition!), Therapieerfolg und UAW.
2. Auf Patientenseite:
   - Pflicht zur »kritischen Selbstprüfung«.

Der Schmerztherapeut wird wohl in Anbetracht dieses Katalogs und der nicht eindeutig rechtlichen Situation gut beraten sein, ein Plazet zur Verkehrsausübung von einer zusätzlichen, unabhängigen Leistungsüberprüfung abhängig zu machen.

Hustenzentren

Unter Opioidgabe beobachtet man in der Regel parallel zur Dämpfung der Atemzentren immer eine mehr oder weniger ausgeprägte Dämpfung des Hustenreflexes.

Perioperative Medizin: prophylaktische optimale Physiotherapie (z. B.: Abhusten etc.) und Mobilisation.

Kreislaufregulation

Cave: zentrale Bradykardie + periphere Vasodilatation (Histaminfreisetzung etc.) = Hypotension.

Cave: opioidinduzierte Neigung zu orthostatischer Hypotension.

Empfehlung: optimales Auffüllen Intravasalvolumen; vorsichtige Stufenmobilisation (insbesondere auch bei sog. »Umlagern« z. B. vom Op.-Tisch auf Transporttrolley).!

Thermoregulation

Bei Langzeitanwendung von Opioiden (Langzeitnarkose, Intensivpflege, kontrollierte) muss die Körpertemperatur sowie die CO_2-Produktion entsprechend überwacht werden.

Shivering: Pethidin hat offenbar spezielle Antishiveringeigenschaften (Alfonsi et al. 1998; s. auch monoaminergwirksame Substanzen wie Tramadol, Nefopam!).

Funktionsachse Hypothalamus-Hypophyse-Nebennierenrinde

Keine akute klinische Relevanz. Siehe Buch B.

Heroin-Langzeiteinnahme: via Prolaktinfreisetzung Amenorrhö, Galaktorrhö.

Mesolimbisches Dopaminsystem, Euphorie, Dysphorie

Sowohl Euphorie (s. auch Sucht- bzw. Missbrauchspotential, Buch B) als auch Dysphorie (Patientencompliance ↓: s. Pentazocin) möglich. Daneben psychotomimetische nichtopioierde Effekte: alle Opioide vom Typ Agonist-Antagonist; Ketamin (s. auch σ-Rezeptor, Buch B). Wirkstoffwahl in Bezug auf Euphorie/Suchtpotential:

Es gibt nur unbefriedigende Daten in Bezug auf das Suchtpotential, die den Kontext der Schmerzklinik – äquianalgetische Therapie von starken Schmerzzuständen – berücksichtigt. Die in einigen Ländern (Indien, Pakistan, Ägypten etc.) auffällige Bevorzugung von Nichtopioiden (Nefopam) und Opioiden vom Typ Agonist-Antagonist (Pentazocin, Butorphanol) ist klinisch nicht unbedingt gerechtfertigt.

2 Gesichtssinne

Im Allgemeinen keine relevanten UAW. Alle Opioide verursachen Sehstörungen wie Akkomodationsstörungen und Doppeltsehen.

3 Herz/Kreislauf

> Schmerz ist ein kardiovaskulärer Stressor (s. Buch H-J).

Inotropie

Die für die i.v.- Analgesieführung geeigneten potenten Opioide wie Fentanyl, Sufentanil, Alfentanil und Remifentanil zeigen keine wesentlichen negativ-inotropen Wirkungen mit Ausnahme von: Interaktion mit N_2O und Benzodiazepinen = ausgeprägte negative Inotropie möglich.

Opioide vom Typ Agonist-Antagonist: pulmonale Hypertension (= KI Herzkranke!).

Morphin und Heroin Widerstand kleiner Kreislauf ↓ (= mögliche therapeutische Indikation bei Lungenödem!).

Chronotropie, Bathmotropie, Dromotropie

Opioide bewirken über eine zentrale Vagusstimulation eine Bradykardie (bis Herzstillstand).

Ausnahme: Pethidin (Tachykardie = KI: Herzkranke). Die negativ-chronotrope Wirkung kann bei Anästhesieeinleitung je nach Komedikation verstärkt (z. B. Succinylcholin) oder gehemmt werden (z. B. Atropin; vagolytisch wirksames Pancuronium).

Hypotension

Eine opioid-induzierte Hypotension kann folgende zentrale und periphere Ursachen haben:

1. zentrale Vagusstimulation (Bradykardie);
2. zentral-induzierte Vasodilatation (Grund: Hemmung autonomer zentraler Kreislaufregulation);
3. periphere Vasodilatation (s. glatte Muskulatur);
4. naloxonunabhängige, nichtopioiderge Histaminfreisetzung (s. UAW);
5. Analgesie/Antinozizeptionsschutz (*Beispiel:* intrathekales Sufentanil induziert bei schmerzfreien Probanden keine, bei Kreißenden mit Schmerzen jedoch eine leichte Hypotension; im Tierexperiment weisen Ratten im Hot-plate-Test eine Tachykardie und Hypertension auf; diese Reaktion bleibt bei vorherigem Antinozeptionschutz aus (Riley et al. 1998; Nagasaka u. Yaksh 1995).

Wirkstoffwahl

Höchster therapeutischer Index: Sufentanil.

Allgemein: potente Opioide vom Typ → Anilinopiperidine (Alfentanil, Sufentanil, Fentanyl, Remifentanil) werden in Bezug auf Herz/Kreislauf UAW besser toleriert als Morphin (Histaminfreisetzung).

Nicht empfehlenswert bei Herzpatienten: Pethidin (Tachykardie), Opioide vom Typ Agonist-Antagonist (pulmonale Hypertension), insbesonders Butorphanol, Pentazocin, Meptazinol

Therapie der Herz-Kreislauf-Reaktionen

Therapie durch Prophylaxe:
- Optimale Wirkstoffwahl.
- Vorsichtige i.v.-Titration auch beim Gesunden.
- Keine unmittelbare Opioidgabe vor Mobilisation.

- Mobilisation in Etappen (sog. Stufenmobilisation), vorsichtiges Umlagern.
- Optimales Auffüllen des Kreislaufs.
- Prophylaktische Kompression der Beinvenen durch elastische Verbände.

Therapie bei akuter Bradykardie und Hypotension:
- Trendelenburg-Lagerung,
- Volumengabe (Ringer-Lösung etc.),
- i.v.- Gabe von Atropin/Ephedrin etc.,
- Sauerstoffgabe.

4 Atemwege

Relevante opioid-induzierte UAW umfassen:
1. histaminerge Bronchokonstriktion (**Cave:** i.v.- Morphin).
2. Opioiderge zentrale Muskelrigidität (**Cave:** rasche i.v.- Gabe von potenten Opioiden: v. a. Remifentanil etc.).
3. Bronchosekretion ↓ (Prophylaxe und Therapie: Physiotherapie, Abhusten etc.).

5 Magen-Darm-Trakt

Motilität
Opioiderge UAW sind Motilitäts- und Sekretionshemmung im GI-Trakt: sie unterliegen keinem Toleranzphänomen: *die Langzeitanwendung von Opioiden erfordert deshalb eine systematische Kontrolle und Behandlung der opioidinduzierten Obstipationssymptomatik* (s. Buch F).

Neuere Tendenzen: periphere Antagonisierung der gastrointestinalen Opioidrezeptoren: s. Tilidin-Naloxon, quaternäre Antagonisten (schlecht biomembrangängige, quaternäre Opiodantagonisten wie z. B: → Methylnaltrexon).

Cave: (historische) Opioidprämedikation: Regurgitationsgefahr ↑, Inzidenz Emesis ↑ (Grund: verlängerte Magenpassage und damit erhöhte Emetogenizität).

Cave: Patienten mit pathologischen Darmfunktionen (ulzeröse Kolitis: Spasmen wegen opioiderger Grundtonuserhöhung ↑: relative KI).

Cave: postoperativ-paralytische Ileusneigung ↑.

Cave: iatrogene Immunsuppression + starke Schmerzen (oropharyngeale Mukositis) + Opioide = Gefährdung der Gastrointestinaltraktdekontamination (Obstipationsileus). Wirkstoffwahl: ungenügend Daten und Fakten. Pethidin via PCA möglicherweise vorteilhaft (Zucker et al. 1998).

Sekretion
Opioide hemmen die Flüssigkeitssekretion der Speichel-, Magen-, Pankreasdrüsen und verzögern die Entleerung der Gallenblase mit entsprechend verminderter Fettresorption: die Einahme zu fetter Speisen führt zu Nausea (Sacchetti et al. 1976); dieser Effekt ist zentral auslösbar (Roze et al. 1978).

Die Hemmung der Flüssigkeitssekretion im Darm unterstützt die opioiderge Obstipationsneigung (Beubler u. Lembeck 1979; s. Loperamid; Beubler u. Badhri 1990; Beubler et al. 1993). Im Tierversuch wurde eine Hemmung des PG-E stimulierten Schleimhaut-cAMP nachgewiesen (Beubler u. Lembeck 1980). Aufgrund von Tierversuchen wird angenommen, dass gastrointestinale opioidrezeptoren μ- und κ-O die intestinale Chlorid/Wasser-Sekretion mitmodulieren (Übersicht: Kromer 1993).

Therapievorschläge: Xerostomietherapeutika (s. Buch F).

Interaktionen Labortests: Amylasetests können verändert sein (keine relevanten Daten und Fakten).

Diverse
Gewebereizungen bei rektaler Gabe (Proktitis): Methadon.

6 Leber, ableitende Gallengänge

Hepatoxozitität Opioide: keine (Ausnahme: Propoxyphen).

Hepatische Porphyrie: Pentazocin kontraindiziert; i. Allg. zuwenig Daten und Fakten vorhanden.

Eingeschränkte Leberfunktion: Bioelimination verlängert, Akkumulation von aktiven Metaboliten, erhöhter portokavaler Shunt = First-pass-Extraktionsrate ↓ = erhöhte Wirkung.

Cytochrom-P$_{450}$ bzw. $_{450}$ $_{3A}$-System (ca. 10% der kaukasischen Bevölkerung sind langsame Verstoffwechsler): Kodein (kein Abbau zu Morphin = keine Wirkung), Pethidin (interindividuelle Wirkungen und UAW) und Alfentanil (interindividuelle Wirkungen und UAW).

Wirkstoffwahl (ungenügend Daten): Morphin.

Ableitende Gallenwege
(Gallenblasen, Gallengänge, Oddi-Sphinkter).
Alle Opioide induzieren Druckanstiege im ableitenden Gallensystem mit Gefahr akuter Koliken (u. a. Sphincter-Oddi-Spasmen, intrabiliärer Druckanstieg: Bergh u. Layne 1940; Butsch u. McGowan 1936), aber auch Pankreatitis etc.

Vorschläge für Wirkstoffwahl: keine in Bezug auf Opioide, → Metamizol (s. Wirkstoffprofil Buch E).

Therapie: Atropingabe (unsichere Wirkung), Naloxongabe (unsichere Wirkung), i.v.-Glukagon (offenbar sicher, aber ungenügend Daten), Nitroglyzerin (offenbar sicher, aber ungenügend Daten).

7 Nieren, ableitende Harnwege, Blase

Nephrotoxizität Opioide: keine

Nierenfunktionsstörungen: **Cave:** Akkumulation nierengängiger aktiver Metaboliten.

Opioide + Nierenfunktionsstörungen

Nierenpflichtige aktive Metaboliten ↑ (Norpropoxyphen, Norpethidin, Morphin-6-Glukuronid, Morphin-3-Glukuronid).

Nicht empfehlenswert: Pethidin, Propoxyphen.

Dosisanpassung und verschärfte Patientenbeobachtung: Morphin, Fentanyl.

Wirkstoffwahl (ungenügende Datenbelegung): Hydromorphon, Fentanyl-TTS, Buprenorphin (?), Alfentanil, Sufentanil, Remifentanil (genügende Daten).

8 Glatte Muskulatur

Dilemma: durch glatte Muskulatur induzierte Koliken bei Steinleiden (Nierensteinkoliken, Gallensteinkoliken) sowie heftigste Geburtsschmerzen bei spastischem Muttermund vs. potente Analgetika.

Wirkstoffwahl: Pethidin, Metamizol, potente antipyretische Analgetika. Spastischer Muttermund: kontinuierliche Epiduralanästhesie mit niedrigdosierten LA genügt in der Regel (Waldvogel 1983); theoretisch: lokal PG. Niedrig dosiertes → Sufentanil verzögert den Geburtsverlauf jedoch nicht (Arbeiten von van Aken).

Gefäße

Opioide = periphere Vasodilatation (direkt, zentral, via Histaminfreisetzung).

Morphin: ausgeprägte Vasodilatation, reduzierter arteriolärer Widerstand, reduzierter Pulmonaldruck: kann beim akuten Lungenödem therapeutisch genutzt werden (s. Wirkstoffprofil).

Tonuszunahme abführende Harnwege

Alle potenten Opioide induzieren eine Tonus- und Peristaltikzunahme im Ureter.

Wirkstoffwahl: keine (ungenügend Daten und Fakten).

Therapievorschläge: Atropin, Anticholinergika, Naloxon.

Cave: rückenmarknahe Opioide in der postoperativen Phase: Möglichkeit der Dekompensation einer vorbestehenden relativen Prostatahypertrophie (Rawal et al. 1983; Waldvogel 1983).

Tonuszunahme ableitende Gallenwege
(Gallengänge, Oddi-Sphinkter)

Siehe unter UAW-Kategorie 5: Leber, ableitende Gallengänge.

9 Endokrinium und Stoffwechsel

– Heroin: Prolaktinfreisetzung ↑ (Amenorrhö etc.).
– Morphin + biologisch inaktives Kortikosteroidvehikel Cortocosteroid-binding-Globulin CBG = CBG ↑ = freie (biologisch aktive) Fraktion Corticosteron ↓ (spezifisch naloxonreversibel, Tierversuch; Nock et al. 1997).

10 Blut und blutbildende Organe

Im Gegensatz zu den antipyretischen Analgetika haben Opioide kein relevantes Nebenwirkungspotential auf das Blutorgan.

11 Hautorgan, Haare, Nägel

Im Gegensatz zu den antipyretischen Analgetika keine schweren allergisch-toxischen UAW vom Typ Lyell-Syndrom etc.; möglich sind:
– Schweißausbrüche (z. B. Buprenorphin),
– akute histaminerge Reaktionen (Pruritus, Urtikaria: z. B. Morphin, Kodein),
– s.c.-Anwendung: Gewebetoxizität (z. B. Kodein, Pethidin),
– zentralinduzierter Pruritus (im Prinzip alle potenten MOR-Agonisten, s. Buch B).

12 Allergischtoxische Nebenwirkungen

Allergischtoxische UAW sind sehr selten (s. individuelle Wirkstoffprofile).

13 Allgemeintoxische Nebenwirkungen

Allgemeintoxische UAW sind sehr selten (s. individuelle Wirkstoffprofile).

14 Diverse Wirkungen und Nebenwirkungen

14.1 Freisetzung Substanz P
Siehe Buch A und B.

14.2 Histaminfreisetzung
– Morphin: ausgeprägte H-Freisetzung.
– Kodein: i.v.-Anwendung verboten (Gewebetoxizitität + relevante Histaminfreisetzung).
– Wirkstoffwahl i.v.-Analgesieführung: Opioide vom Typ Anilinopiperidin (Alfentanil, Fentanyl, Sufentanil, Remifentanil).
– Asthmatiker: Opioide vorsichtig verwenden!
– Therapie bei H-Freisetzung: H_1- oder H_2-Blockern prophylaktisch (unsicher).
– Opioidanaphylaxis: extrem selten. Prodromalia: u. a. kutane Manifestationen, »wheezing« bis akuter Asthmaanfall, akutes Unwohlsein und Erbrechen, Juckreiz, Angstzustände.

14.3 Immunsystem
Diskussion: s. Buch B.

14.4 Schwangerschaft und Stillzeit
Siehe Schwangerschaftskategorie!

Checkliste der Interaktionen zentraler Analgetika vom Typ Opioid

Siehe individuelle Wirkstoffprofile, insbesonders auch:
- Alle Situationen mit ZNS-Beteiligung: ZNS-Funktionsstörung verstärkt.
- Alle Wirkstoffe mit Wirkung auf ZNS: ZNS-Funktionsstörung verstärkt.
- MAO-Hemmer (hemmen den 5-HT-Abbau durch Monoaminoxidase A): lebensgefährdende Dysfunktion bei Wirkstoffen mit 5-HT-Reuptakehemmung ZNS (Hypoventilation, Hyperthermie etc.) betrifft v.a. Pethidin und Dextromethorphan. Bei schweren Zwischenfällen: i.v.-Glukokortikoide!
- Hohe Progesteronserumkonzentration: Analgesie verstärkt.
- Naloxonempfindlichkeit: bei Opioid-Langzeitmedikation erhöht!
- Rifampicin: Analgesiewirkung ↓ (Fallbeschreibungen für Methadon, Morphin, Wirkmechanismus unbekannt; Fromm et al. 1997).

Literatur

Siehe CD-ROM.

I. Zentral wirksame Analgetika vom Typ Opioid

Der Begriff Opioide umfasst sämtliche natürlichen, semi- oder vollsynthetischen Endo- oder Exoliganden, die ihre spezifische Wirkung (unabhängig von ihrer Dynamik) über entsprechende Opioidrezeptoren vermitteln.

---

1 μ-Agonisten

1.1 Natürliche Opioide (Opiate)

Opiate sind aus Opium gewonnene, chemisch unveränderte, natürliche Opioide. Die in der perioperativen Medizin benutzten Opiate sind in der Regel MOR-Agonisten.

Die Gruppe der Opiate umfasst im wesentlichen die folgenden 3 Wirkstoffe:
- Kodein, Referenzwirkstoff für sog. schwachwirksame Opioide sowie Antitussiva.
- Morphin, Referenzwirkstoff für klinisch eingesetzte Analgetika vom Typ Opioid.
- Opium, Ausgangsbasis für die *Opiat*gewinnung (s. Morphin, Thebain, Kodein, Papaverin, Noscapin) sowie natürlicher Referenzwirkstoff für Antidiarrhoika.

Die Opiate Morphin und Thebain sind Ausgangspunkt für die Herstellung wichtiger semisynthetischer Opioide.

Folgende Opiate sind hier dargestellt (dick ausgedruckt die für die praktische Schmerztherapie wichtigen Substanzen):
- **Kodein**
- **Morphin und morphintherapeutisches System**
- Opium*, **
- Tinctura opii*, **
- Mohnfruchtkapseln*, **
- Pantopon, Papaveretum, Omnnopon*

Anmerkungen: * Abkürztes Wirkstoffprofil; ** In einigen Ländern verboten.

Kodein INN,
Codeine USAN, BAN, Methylmorphin, Morphinmethylether.

1 Handelsnamen
Codein Knoll (Knoll). Generika: ja. Kombinationspräparate: ja.

2 Darreichungsform/galenische Formen
Je nach Hersteller in der Regel Tabletten in einer Dosierung zu 15, 30, oder 60 mg; Sirup (2%); Ampullen (30 mg/ml).

Therapeutische (orale) Systeme: ja (Arkinstall et al. 1995).

3 Chemie, Geschichte, diverse Hinweise

3.1 Chemie
- Morphin-3-methylether
- 4,5-Epoxy-3-methoxy-17-methylmorphin-7-en-6-ol
- $C_{18}H_{21}NO_3 \cdot H_2O$
- MG: 317,38
- CAS N° 6059-47-8 (Monohydrat)
- CAS N° 76-57-3 (Anhydrid)
- Pharmakopöe(n): Codein DAB 9, F.U. VIII, BP 1988, USP XXII, OeAB 1990, Ph Eur II, Ph Helv VII, Ph Int II
- Pharmakopöe(n): Codeineum monohydricum Ph Int III

Kodein ist gebräuchlich als → Kodeinhydrochlorid, → Kodeinphosphat, → Kodeinsulfat sowie Kodeinresinat (Codein Polistirex USAN).

Kodeinhydrochlorid
- $C_{18}H_{21}NO_3$, HCl, 2 H_2O
- MG: 371,9
- CAS N° 1422-07-7 (Hydrochloridanhydrid)
- Pharmakopöe(n): Codein hchl. BP 1988, Ph Helv VII, OeAB 1990

Kodeinphosphat
- $C_{18}H_{21}NO_3$, H_3PO_4, 1/2 H_2O
- MG: 406,6
- CAS N° 52-28-8 (Anhydrid)
- CAS N° 41444-62-6 (Hemihydrat)
- CAS N° 5913-76-8 (Anderthalbhydrat)
- Pharmakopöe(n): Codeinphosphat etc. F.U. VIII, BP 1988, Jp XI, USP XXII, Ph Int III, Ph Eur II, Ph Helv VII, Ph Bs IV, DAB 10, OeAB 1990, Ph Fr X

Kodeinsulfat
- $(C_{18}H_{21}NO_3)_2$, H_2SO_4, 3 H_2O
- MG: 750,9
- CAS N° 1420-53-7 (Anhydrid)
- CAS N° 6854-40-6 (Trihydrat)
- Pharmakopöe(n): USP XXII

Kodein ist – zusammen mit Morphin und Papaverin – ein Hauptalkaloid des Opiums: Opium enthält allerdings nur 0,5% Kodein. Kodein ist ein farb- und geruchloses, weißkristallines Pulver.

Das Kodeingerüst ist ein durch Methylierung der phenolischen OH-Gruppe am C_3-Atom (CH_3O) sich unterscheidendes Phenanthrenalkaloid. Diese Methylgruppe scheint den First-pass-Effekt zu vermindern bzw. die Bioverfügbarkeit nach oraler Anwendung zu erhöhen.

Aus Kodein kann durch Sättigung der Doppelbindung $C_7=C_8$ Dihydrocodein synthetisiert werden.

3.2 Geschichte
Kodein wurde durch Robiquet aus unreifen Fruchtkapseln des Schlafmohns isoliert (1832) und 1881 aus Morphin durch Grimaux dargestellt. Der Name Kodein stammt aus dem Griechischen (kodeia) und heisst Mohnkopf. Bereits im letzten Jahrhundert erkannte man, dass Kodein eine gute *schmerzstillende* Wirkung hatte. Kodein liegt im getrockneten Milchsaft unreifer Schlafmohnkapseln nur zu 0,5% vor und war so aber nur in kleinen Mengen erhältlich und erheblich *teurer* als das bis zu 15% in Rohopium enthaltene Morphin. Es war das Verdienst des Knoll-Begründers Dr. Albert Knoll, 1886 ein chemisches Verfahren zu entwickeln, um in großen Mengen Kodein aus Morphin zu synthetisieren. Der historische Kontext s. u. von »Antitussiva« – vor Erfindung der Antibiotika im Mittelpunkt der täglichen medizinischen Praxis (Lungenerkrankungen) – stand klinisch im Vordergrund.

1913 gelang die Herstellung von Dihydrocodein (Paracodin), welches gegenüber Kodein stärker hustenstillend war: hustenstillende Wirkstoffe hatten in jener Epoche, vor der Einführung der Antibiotika, gegenüber heute klinisch einen viel höheren Stellenwert (Lungenkrankheiten!).

In weiteren Forschungsarbeiten wurde durch Oxidation das Dihydrocodein zum Dihydrocodeinon (1913) oder Hydrocodon umgewandelt. Die Patenterteilung für Dihydrocodeinon wurde 1921 erteilt. Dihydrocodein und Hydrocodon sind sogenannte semisynthetische Wirkstoffe. Parallel zur Entwicklung von Hydrocodon erfolgte die Semisynthese von Hydromorphon (Dihydromorphinon) aus Morphin.

Kodein wurde in Geweben von Säugetieren nachgewiesen (= Möglichkeit einer endogenen Biosynthese von Kodein; Donnerer et al. 1987; Weitz et al. 1986).

3.3 Diverse Hinweise
Siehe allgemeine Hinweise, insbesondere:

Kodeinphosphat ist besser wasserlöslich als Kodeinsulfat und in injektabler Form erhältlich. Die britische Pharmakopöe (PhBr 1988) kennt standardisierte Kodeinkombinationen (z. B. mit Paracetamol, Azetylsalizylsäure: Co-Codamol, Co-Codaprin etc.).

4 Rezeptpflicht, Schwangerschaftskategorie
Deutschland: Rp; Schwangerschaft: strenge Indikationsstellung 1. Trimenon, Stillzeit: strenge Indikationsstellung.

Österreich: Rp: S₁ (Suchtgift mit erleichterter Abgabebestimmung, Wiederholungsverbot).

Schweiz: B; Schwangerschaft: C.

5 Stoffbezeichnung entsprechend der Hauptindikation, Indikationsgruppe, Dynamik (Rezeptorenprofil)
Zentralwirksames Schmerzmittel vom Typ Opioid bzw. Opiat: *Antitussivum, Analgetikum,* Antidiarrhoikum.

5.2 Dynamik (Rezeptorenprofil)

Affinität (K_i-Wert) und intrinsische Wirkung
Die Affinität in Bezug auf die 3 Opioidrezeptoren MOR, KOR, DOR ist nicht bekannt. Aufgrund der klinischen Erfahrung sowie aktiver Metaboliten (Morphin, Kodein-6-Glukuronid, s. unten) ist Kodein ein MOR-Agonist.

6 Indikationen, Dosierung, Anwendungsart

6.1 Indikationen

- Offizielle Indikationen *Rote Liste*, Deutschland: Reizhusten, mäßig starke Schmerzen.
- Schmerzintensität: schwache bis mittelstarke akute nozizeptive sowie chronische Schmerzen.

Anästhesiologisch-chirurgische Praxis (empfehlenswert)
- Nichtinvasive postoperative Schmerzbehandlung (bedingt empfehlenswert).
- Schmerzzustände, bei denen der Einsatz antipyretischer Analgetika kontraindiziert ist.

Onkologie (bedingt empfehlenswert)
- Nichtinvasive Schmerzbehandlung (wegen kurzer Wirkdauer bedingt empfehlenswert, es sind Retardpräparate vorzuziehen!).

Innere Medizin, Rheumatologie (empfehlenswert/bedingt empfehlenswert)
- Akute und chronische Schmerzen (wegen kurzer Wirkdauer bedingt empfehlenswert).
- Schmerzzustände, bei denen der Einsatz antipyretischer Analgetika kontraindiziert ist.
- Prämedikation vor Bronchoskopien.
- Husten, der mit Schmerzen einhergeht.

Pädiatrie (empfehlenswert/bedingt empfehlenswert)
- Akute nozizeptive Schmerzen; chronische nozizeptive Schmerzen: wegen kurzer Wirkdauer bedingt empfehlenswert.
- Schmerzzustände bei terminalen Erkrankungen (Kodein-Retardpräparate!).
- Chemotherapie-induzierte Schmerzen der Schleimhäute im Mund-Rachen-Bereich.

Hospiz, ambulante Behandlung (empfehlenswert/bedingt empfehlenswert)
- Akute nichtinvasive Schmerzbehandlung: empfehlenswert. Wegen kurzer Wirkdauer bei chronischen Schmerzen: bedingt empfehlenswert (Ausnahme: Retardpräparate).

6.2 Dosierung

Anästhesiologisch-chirurgische Praxis
ED anfänglich 30–60 mg, dann maximal bis 200 mg (p.o.).
Dosisintervall in der Regel 3–5 h.

Onkologie, innere Medizin
Wie oben.

Pädiatrie
ED: 0,5–1,0 (mg/kgKG, alle 4–6 h).
Kodein-Paracetamol-Supp. (Talvosilen) enthaltend 2,5 mg Codein/125 mg Paracetamol: maximal 6mg/kgKG pro 24 h.

Hospiz, ambulante Behandlung
Wie oben.

Dosierungsdiskussion
Die klinische Wirkungsdauer beträgt ca. 4–5 h. Kodein hat einen ausgesprochenen Ceilingeffekt in Bezug auf analgetische Wirkung.

Kodein soll nicht invasiv (s.c., i.m., i.v.) eingesetzt werden (Gründe: relevante Histaminfreisetzung; Gewebetoxizität [Venenreizung]); die i.m.- Applikation eines mittelstarken Opioids ist sinnarm (s. Buch K).

Die Dosisangaben bezüglich pädiatrischen Einsatz variieren in Bezug auf äquianalgetische Dosierung bei p.o.- und parenteraler Gabe; für Kinder gilt die Faustregel, dass eine orale Dosis ungefähr $^3/_4$ einer parenteralen entspricht.

Die oben angegebenen Dosierungen sollten nicht überschritten werden. Wird mit Kodein nicht innerhalb nützlicher Zeit das therapeutische Ziel der Schmerzfreiheit erreicht, soll ein potenteres Opioid bei Dauerschmerzen in der Onkologie in Retardform eingesetzt werden, da in hoher Dosierung (ED >200 mg; p.o.) Kodein toxische Nebenwirkungen verursacht.

Äquianalgetische Dosierung
Achtung: äquianalgetische Dosierungsschemata sind grobe, aus der Vergangenheit in der Regel kritikarm übernommene Vergleichstabellen, die aus Tierversuchen, Humanstudien (Probanden) und selten aus der Schmerzklinik stammen. Entsprechend haben sie für die Schmerzpraxis nur einen sehr relativen Wert.

*30 mg Kodein **p.o.** entsprechen (modif. nach Houde 1979):*
Aspirin: 300–650 mg (p.o., Beaver et al. 1978)
Paracetamol: 650 mg (p.o.)
Phenacetin: 650 mg (p.o.)
Natriumsalizylat: 1000 mg (p.o.)

200 mg Kodein p.o. entsprechen:
Morphin: 30–60 mg (p.o.)
Oxycodon: 15 - 30 mg (p.o.)
Pentazocin: 180 mg (p.o.)
Pethidin: 300 mg (p.o.)
Propoxyphen: 500 (mg; p.o)

6.3 Anwendungsart

Nichtintasive Techniken
p.o., rektal.

Invasive Techniken
Nicht zu empfehlen (s. oben).

Therapeutische Systeme
Retardtabletten (nicht in allen Ländern registriert bzw. zugelassen!).

Wegen der guten Bioverfügbarkeit bietet sich die perorale oder rektale Applikation an.

Der Einsatz von Kodein-Fixkombinationen ist für Bagatellfälle sinnvoll, für die repetierte Anwendung in der Schmerzklinik insbesondere in der Krebsschmerztherapie jedoch nicht empfehlenswert.

7 Keine Indikationen

- Stärkste Schmerzzustände (Monotherapie).
- Schwache bis mittlere Schmerzzustände mit starker Entzündungsbeteiligung (Monotherapie).
- Durchbruchschmerzen (Grund: zu wenig potent).
- Perioperative Analgesieführung (zu wenig potent, zudem i.v.-Gabe verboten).
- Perioperative Analgosupplementierung (zu wenig potent, zudem i.v.-Gabe verboten).
- In Kombination mit starkwirksamen Opioiden (unsinnige Kombination).

8 Kontraindikationen

Siehe allgemeine Hinweise, insbesondere:
- Asthma bronchiale (eine klassisch-akademische KI [Histaminfreisetzung bei i.v.-Gabe]). Diese klassische KI ist heute zu relativieren: 1. die i.v.-Gabe wird heute nicht mehr durchgeführt, 2. asthmaleidende Ärzte nehmen erfahrungsgemäss auch Kodein zur Linderung der Atemnot! (persönliche. Mitteilung E.B).

9 Checkliste »UAW zentraler Analgetika vom Typ Opioid«

Im Prinzip wie Morphin, insbesondere:

9.1 ZNS

9.1.1 ZNS allgemein hemmend/exzitierend

Sedierung, Somnolenz, Kopfschmerzen.

Die zentrale Hemmung ist dosisabhängig; in hoher Dosierung kommt es schnell zu einer zentralen Dysfunktion mit zentralstimulierenden Effekten: Konvulsionen. Daneben sind psychotomimetische Nebenwirkungen sowie Stimulation autonomer Zentren möglich. Kodein hat gegenüber Morphin in hoher Dosierung ein kleineres therapeutisches Fenster. Schlafstörungen.

Kodein hat in Bezug auf Analgesie einen ausgesprochenen Ceilingeffekt.

Zentraler Pruritus: möglich.

Zentralgesteuerte Rigidität der quergestreiften Skelettmuskulatur: ab ED >60 mg möglich.

9.1.2 ZNS: Hemmung Atemzentren

Kodein induziert dosisabhängig eine Atemdepression; Kurzatmigkeit; Lungenödeme sind nach hoher Dosierung und bei Vorbestehen von Lungenerkrankungen möglich.

9.1.3 ZNS: Hemmung Hustenzentren

Die Hemmung der Hustenzentren ist stärker als bei Morphin. Kodein ist der Referenzwirkstoff für Antitussiva. Möglicherweise wirkt Kodein über spezielle, noch nicht identifizierte Rezeptoren.

9.1.4 ZNS: Hemmung/Stimulation zentrale Kreislaufregulation/zentrale Vaguskerne (Bradykardie)

Keine Angaben; da Kodein nur nichtinvasiv verabreicht werden soll, sind raschanflutende hohe ZNS-Konzentrationen und damit entsprechende Dysfunktionen in therapeutischer Dosierung nicht zu erwarten.

Tierversuch: dosisabhängige Stimulation zentraler Vaguskerne (Bradykardie).

9.1.6 ZNS: Hemmung/Stimulation Brechfunktionszentren (antiemetischer Effekt)/Chemotriggerzone (proemetischer Effekt)

Übelkeit, Würgen und Erbrechen sollen initial häufig auftreten; Kodein soll weniger emetogen als Morphin sein.

9.1.8 ZNS: Hemmung/Stimulation mesolimbisches-striatäres Dopaminsystem

Euphorie, seltenerweise Dysphorie sowie depressive Verstimmung. Kodein hat eine Suchtpotenz; es soll geringer sein als das von Morphin.

9.2 Gesichtssinne

Augen: Sehstörungen sind wegen reduzierter visomotorischer Koordination möglich.
Ohren: Tinnitus.

9.3 Herz/Kreislauf

Kodein hat eine ausgeprägte Neigung zu Hypotension v. a. bei (verbotener) i.v.-Gabe (Synkopen möglich).

9.4 Atemwege

Bronchospasmus (s. allergische NW) und Lungenödem (hohe Dosierung; selten, exakte Daten fehlen) möglich. Husten bei Erkältungskrankheiten reagiert schlecht auf Kodein (Freestone u. Eccles 1997).

9.5 Verdauungstrakt

Mundtrockenheit (selten). Kodein kann wegen seiner ausgesprochenen Obstipationswirkung als Antidiarrhoikum eingesetzt werden; bei repetierter Kodeingabe zur Schmerztherapie ist eine laxative Komedikation obligatorisch. Bei schlechten Verstoffwechslern (s. Cytochrome P450 CYP2D6-Phänotyp) ist die Obstipationswirkung nicht vorhanden, ein Beweis, dass die gastrointestinalen UAW durch den Metaboliten Morphin induziert werden (Mikus et al. 1997).

9.6 Leber, ableitende Gallengänge
Choledochale Hypertension möglich.

9.11 Hautorgan, Haare, Nägel
Pruritus. Exantheme; scharlachförmiger Rash und Urtikaria (Hunskaar u. Pragsund 1985); Schweißausbrüche. Bei Kindern sind Hautschwellungen beobachtet worden.

Wie mit Morphin kann durch intrakutane Gabe ein durch lokale Histaminfreisetzung aus Mastzellen induzierte erytemathöse Quaddel erzeugt werden.

9.12 Allergisch-toxische Nebenwirkungen
Keine Angaben.

9.14 Diverse Wirkungen und Nebenwirkungen
9.14.2 Histaminfreisetzung
Allergische Hautmanifestationen wie scharlachförmiger Rash und Urtikaria, Bronchospasmus, Hypotension (Hunskaar u. Pragsund 1985; Thompson u. Walton 1966, Shanahan et al. 1983). Anaphylaxis möglich (sehr selten).

9.14.4 Entzugssymptomatik
Möglich (siehe Buch B).

9.14.5 Gewichtszunahme
Möglich.

10 Warnhinweise
Bei Neugeborenen kann akzidentell bei der Verabreichung von kodeinhaltigem Sirup eine extreme Atemhemmung bis Apnoe auftreten (**Cave:** sog. »Hausmischungen«).

Die Kombination Kodein und Alkohol kann schon in niedriger Dosierung eine komplette Fahruntüchtigkeit induzieren.

Die i.v.-Gabe von Kodein ist verboten (Grund: akute arterielle Hypotension, extreme Vasodilatation, Apnoe; Shanahan et al. 1983: 3 Fälle bei Kindern; bei stündlicher kontinuierlicher i.v.-Gabe von 30 mg traten bei Probanden keine UAW auf (Nomof et al. 1977).

11 Toxikologie
Klinische Vergiftungserscheinungen sind v. a. zentraler Art mit zentraler Dysfunktion mit multiplen Erscheinungsformen. Beobachtet: Sedation, aber auch Exzitation, Konvulsionen, erhöhte spinale motorische Reflextätigkeit.

Es wird aufgrund forensischer Analysen angenommen, dass Kodein als Monomedikation bei einer freien Kodeinplasmakonzentration >0,4 mg/l bzw. totaler Kodeinkonzentration >2,0 mg/l zum Tode führt; bei

wirkstoffinduzierten Todesfällen ist die Monobeteiligung von Kodein niedrig, bei Wirkstoffkombinationen bei ca. <10% und wesentlich niedriger als bei tödlichen Zwischenfällen mit Paracetamol, Diazepam, Salizylat und Alkohol (Gerostamoulos et al. 1996).

Bei Kindern können Schweißausbrüche, Pruritus, Miosis, Nausea und Emesis, Ataxie und Hautschwellungen als Prodromalia für Überdosierung auftreten.

Nach letalen Kodeinintoxikationen wurde als autoptischer Hauptbefund ein Lungenödem festgestellt (Wright et al. 1975).

11.2 Kanzerogenität, Mutagenität, Teratogenität, Embryotoxizität, Fertilität
Im Tierversuch signifikante Hemmung der fetalen Ontogenese ohne mutagene/teratogene Effekte (Williams et al. 1991).

12 Notfallmaßnahmen bei Überdosierung, Entzugssymptomatik
Im Prinzip wie bei Morphin; Reanimation (sog. ABC-Maßnahmen); evtl. spezifische Antagonisierung (bei signifikanter Atemdepression) durch Naloxon.

13 Interaktionen
13.1 Medikamentöse Interaktionen
Siehe allgemeine Hinweise, insbesondere:
- Alkohol: Fahruntüchtigkeit (50 mg Kodein und 0,5 g/kgKG Alkohol genügen, um eine *totale Fahruntüchtigkeit* zu bewirken, Linnoila u. Häkkinen 1974).
- Fluoxetin: Bioelimination von Kodein zu aktiven Metaboliten gehemmt (Grund: CYP2D6-Enzymhemmung [P450-Enzymgruppe]: diese Hemmung wurde zur Entzugstherapie bei Kodeinabhängigen eingesetzt, Romach et al. 2000).
- Hemmung der hepatischen verschiedenen Cytochromsysteme P450 bei sog. schlechten. »Debrisoquinverstoffwechsler« vom Typ P450db1-CYP 2D6: hepatischer Abbau von Kodein zu Morphin geblockt; betrifft die Cytochrominduktionshemmer: Chinidin (s. unter 16), Neuroleptika, Antidepressiva.
- MAO-Hemmer: zentrale Dysfunktion (s. Morphin).
- Paracetamol: analgetischer Effekt erhöht (sinnvolle Kombination, Moore et al. 1997).
- Rifampicin: hepatischer Kodeinabbau ↑ (Caraco et al. 1997).

13.2 Physiologische Interaktion
- Leberfunktionseinschränkung: verlängerte Wirkungsdauer, verstärkte Wirkung möglich.
- Langsame/schlechte Verstoffwechsler (betrifft ca. 10% der kaukasischen Bevölkerung): keine Wirkung (kein Abbau zu Morphin).
- Niereninsuffizienz: 1 Fall von akuter Intoxikation bzw. Atemstillstand bei Kind mit Nierenversagen (Talbott et al. 1997).

15 Kinetik, Kinetikdiskussion

Physikochemische Eigenschaften
Ionisierungsgrad bei pH 7,4 (%): –
pK_a: 7,95–8,25
Eiweißbindung bei ph 7,4 (%): 10–25; andere Werte: für Kodein ~ 56 ± , C-6-G ~ 34 ± (in vivo), in vitro: Norcodein ~ 24, Morphin ~ 47, Normorphin ~ 24, M-3-G ~ 27, M-6-G ~ 37 (Vree et al. 1992)
Wasser-Oktanol-Koeffizient: –

Resorption und Bioverfügbarkeit
Bioverfügbarkeit (% Dosis): 40 - 70
T_{max} (h): ~ 0,5
C_{max} : –
AUC: C-6-G > ca. 10mal Kodein > M-3-G (Lafolie et al. 1996 ; Vree et al. 1992)

Verteilung, Elimination, Metabolismus, Metaboliten
α-Halbwertszeit: fällt weg (keine i.v.-Gabe)
Terminale β-Halbwertszeit (h): 1,5±0,3 Kodein, Kodein-6-Glukuronid 2,75±9,8; M-3-G 1,7±0,5 (Vree et al. 1992)
Kontextsensible Halbwertszeit: fällt weg (keine kontinuierliche i.v.-Gabe)
$V_{initial}$: –
V_{ss}: (l/kg): 2,6– 5,4
Cl_{total} l/min): 2,28±0;8 bzw. (ml/min/kg): 10 - 23 (Vree et al. 1992)
Cl_{renal} (ml/min): 938±29,8 (Vree et al. 1992)
Cl_{renal} (ml/min) C-6-G: 122±39,2 (Vree et al. 1992)
Renale Elimination: ED 25 und 50 mg, C_{96h}
Fäkale Elimination: –
Inaktive Metaboliten: –
Aktive Metaboliten (% Dosis): Morphin (~1–10), 3-M-Glukuronid (~2), 6-M-Glukuronid (~80), Norcodein (~2–4), Normorphin (~2). Hepatische O- und N-Demethylierung sind abhängig von Cytochrom 450 CYP2D6/CYP3A4/P450 IID6 (Yue u. Säwe 1997; Vree et al. 1992)

Effektivität
MEAC (ng/ml): 67
MEAC Tierversuch (mg/kg): ca. 16

Biomembrangängigkeit
Es gibt keine genauen Angaben über die Biomembrangängigkeit von Kodein (Muttersubstanz).
Diaplazentäre Passage: MS?, aktive Metaboliten ja.
Translaktale Passage: MS?, aktive Metaboliten ja.
Blut-Hirn-Schranken-Passage: MS?, aktive Metaboliten ja.

15.2 Kinetikdiskussion

Die orale und rektale Bioverfügbarkeit von Kodein wird durch einen relativ geringgradigen First-pass-Effekt eingeschränkt, ist jedoch gegenüber Morphin besser. Kodein gehört zusammen mit Levorphanol, Oxycodon und Methadon zu den Opioiden mit sog. hoher oralparenteraler Effektivität (bzw. Bioverfügbarkeit).

In Bezug auf die Kinetik gibt es Widersprüche. Die Plasmaproteinbindung soll zwischen 7 und 25% liegen. Aktive Kodeinmetaboliten sind Morphin als Hauptmetabolit (Adler et al. 1955), daneben Norcodein und Normorphin.

Die Metabolisierung erfolgt über O- und N-Dealkylierung, sowie Glukuronidierung. Die hepatische Verstoffwechselung ist abhängig vom Cytochrom-P_{450}-System (s. Interaktionen). Patienten mit »schlechter Verstoffwechselung bzw. hepatischer Elimination vom Typ Debrisoquin« bauen wahrscheinlich Kodein nicht zu Morphin ab: dies betrifft ca. 10% der mitteleuropäischen Bevölkerung.

Neuere Untersuchungen bei 8 gesunden Probanden ergaben nach ED 30 mg p.o. davon *abweichende* Ergebnisse (% Dosis): Kodein-6-Glukuronid 81; Norcodein 2 - 3; Morphin: nur 0,5 (!!); M-3-G: 2; M-6-G: <1%; Normorphin: ca 2,5. Wegen fehlendem Cytochrom$_{450}$ konnte bei 2 Probanden Kodein nicht über O-Dealkylat-Morphin zu Morphin abgebaut werden. Die entsprechenden Halbwertszeiten (h) ergaben für Kodein: ca. 1,5, C-6-G: ca. 2,75 , M-3-G: ca. 1,7 (Vree et al. 1992).

In anderen Untersuchungen konnte jedoch gezeigt werden, dass sich das Verhältnis von ausgeschiedenem Kodein zu ausgeschiedenem Morphin nach Gabe von Kodein mit der Zeit zugunsten von Morphin verschiebt. Bis etwa 10 h nach der Einnahme ist das Verhältnis Kodein: Morphin deutlich zugunsten von Kodein, zwischen 10 und 20 h ist bereits bis zu 50% Morphin nachweisbar; 24–30 h nach der Elimination von Kodein ist nurmehr Morphin im Harn nachweisbar; entsprechend sind die Interpretationen forensisch-toxikologischer Harnuntersuchungen mit Vorsicht zu interpretieren (Goenechea u. Brzezinka 1982; Posey u. Kimble 1984; Lafolie et al. 1996).

Zusammenfassend kann man sagen, dass Kodein eine komplexe Metabolisierung aufweist, mit mehreren aktiven Metaboliten, deren Dynamik und Kinetik noch nicht ausreichend bekannt sind. Somit ist verständlich, dass die Pharmakodynamik des Kodeins kompliziert und variabel ist, und erheblich von der Dosis, Applikationsform, Applikationsdauer, sowie des individuellen Stoffwechsels des Patienten abhängig ist.

16 Vorklinische und klinische Studien

Im Tierversuch ist das L-Enantiomer antinozizeptiv wirksam, wogegen das D-Enantiomer eine zentrale Hyperexzitabilität induziert, die bis zum Tode führte. Beide Enantiomere hatten antitussive Eigenschaften. D-

Kodein induzierte eine temporäre arterielle Hypertension sowie Tachykardie; Affinitätstests mit [3H]dihydromorphin zeigten eine spezifische Opioidaffinität für L-Kodein, aber nicht für D-Kodein (Chau u. Harris 1980).

17 Patienten mit bekannter schlechter Verstoffwechselung vom Typ CYP2D6 bzw. Sparteinoxygenasemangel wurden unter Spinalanästhesie chirurgisch versorgt. Davon erhielten 8 eine p.o. ED von 125 mg Kodein und 9 Patienten zusätzlich 2 h vor Kodeingabe den Wirkstoff Chinidin, einem potenten Hemmer der hepatischen Sparteinoxygenase bzw. CYP2D6. Danach wurden nach 2 h die entsprechenden Plasma- und Liquorkonzentrationen der beiden Wirkstoffe bestimmt. Im Liquor waren die freien Chinidinkonzentrationen ca. 11-mal niedriger als im Plasma und betrugen 9–15 nmol/l. Die Chinidingruppe wies sowohl im Plasma als auch im Liquor gegenüber der Kontrollgruppe signifikant niedrigere Morphinkonzentrationen auf (Sindrup et al. 1996).

Kodein ist wirkungslos bei der Behandlung des neuropathischen Schmerzformenkreises inkl. CRP (Rezension 72 Publikationen über CRP; Kingery 1997).

17 Kurzprofil

Kodein ist Prodrug für verschiedene aktive Metaboliten mit Opioidwirkung (Morphin etc.).

Das peroral gut verfügbare Kodein hat sich in der Schmerztherapie für die nichtinvasive Bekämpfung von schwachen bis mittelstarken Schmerzen, allein oder in Kombination mit sAA, ausgezeichnet bewährt. Die invasive Applikation von Kodein ist verboten.

In einigen Ländern ist Kodein aus rein registrierungstechnischen Gründen nur als Antitussivum offiziell zugelassen.

Kodein gehört zu den analgetischen Referenzwirkstoffen der welschschweizerischen Universitätskliniken Genf/Lausanne (Pharma-Flash 1994).

In hoher, akuter Dosierung soll Kodein im Vergleich zu Morphin mehr UAW (ÜWE, Konstipation) induzieren.

Kodein kann vielfach auch als Alternative zu potenten sAA eingesetzt werden, wenn deren Nebenwirkungen (Beispiel Magen-Darm-Trakt, Blutgerinnung) vermieden werden soll und deren antiphlogistische Wirkung irrelevant ist.

Die Langzeitanwendung von Kodein erfordert wegen der starken Obstipationswirkung einen obligatorischen Laxanzieneinsatz.

Fixe Wirkstoffkombination mit Kodein (Paracetamol, Aspirin) erhöhen die analgetische Wirksamkeit.

18 Literatur

Literatur bis 1996: s. CD-ROM.

Caraco Y, Sheller J, Wood AJ (1997) Pharmacogenetic determinants of codeine induction by rifampin: the impact on codeine's respiratory, psychomotor and miotic effects. J Pharmacol Exp Ther 281/1: 330–336

Freestone C, Eccles R (1997) Assessment of the antitussive efficacy of codeine in cough associated with common cold. J Pharm Pharmacol 49/10: 1045–1049

Kingery WS (1997) A critical review of controlled clinical trials for peripheral neuropathic pain and complex regional pain syndromes. Pain 73/2: 123–139

Romach MK, Otton SV, Somer G et al. (2000) Cytochrome P4502D6 and treatment of codeinde dependence. J Clin Psychopharmacol 20/1 : 43–45

Talbott GA, Lynn AM, Levy FH et al. (1997) Respiratory arrest precipitated by codeine in a child with chronic renal failure. Clin Pediatr (Phila) 36/3: 171–173

Talbott GA, Lynn AM, Levy FH et al. (1997) Respiratory arrest precipitated by codeine in a child with chronic renal failure. Clin Pediatr (Phila) 36/3: 171–173

Yue QY, Säwe J (1997) Different effects of inhibitors on the O- and N-demethylation of codeine in human liver microsomes. Eur J Clin Pharmacol 52/1: 41–47

Yue QY, Säwe J (1997) Different effects of inhibitors on the O- and N-demethylation of codeine in human liver microsomes. Eur J Clin Pharmacol 52/1: 41–47

Morphin INN, BAN; Morphinacetat BANM; Morphin-HCl BANM; Morphinsulphat BANM; Morphini Sulfas; Morphintartrat BANM

1 Handelsnamen

Keine. Morphin hat nie unter Patentschutz gestanden. Ausnahme: patentgeschützte therapeutische Systeme.

2 Darreichungsform/galenische Formen

Je nach Hersteller Injektionslösungen, Tabletten, Sirupe, Suspensionen, Tropfen, Suppositorien, orale therapeutische Systeme bzw. Retardtabletten und -kapseln (zur Sondenapplikation zu öffnen) sowie Retardgranulat (zur Sondenapplikation) in verschiedenster Dosierung.

Für die injektable Ampullenform ist die Dosierung zu 10 mg, 20 mg und 200 mg (elektronische Pumpensysteme etc.) gängig.

Für die epidurale Applikation sind 10-ml-Ampullen zu 3–5 mg (konservierungsfreies) Morphin gängig. Siehe auch Morphin therapeutische Systeme (inkl. Suspensionen TS).

3 Chemie, Geschichte, diverse Hinweise
3.1 Chemie

- 4,5-Epoxy-17-methylmorphin-7-en-3,6-diol
- 7,8-Didehydro-4,5-epoxy-17-methylmorphinan-3,6-diol
- $C_{17}H_{19}NO_3 \cdot H_2O$ (Monohydrat)
- MG: 303.35
- CAS N° 57-27-2 (Anhydrid)
- CAS N° 6009-81-0 (Monohydrat)

Morphin ist üblich als Morphinacetat, Morphinhydrochlorid (früher: »salzsaures Morphin«), Morphinsulfat (früher: »schwefelsaures Morphin«), Morphintartrat (früher: »weinsaures Morphin«).

Morphinacetat
- $C_{17}H_{19}NO_3$, $C_2H_4O_2$, 3 H_2O
- MG: 399,4
- CAS N° 596-15-6 (Anhydrid)
- CAS N° 5974-11-8 (Acetattrihydrat)

Morphinhydrochlorid
- $C_{17}H_{19}NO_3$, HCl, 3 H_2O
- MG: 375,8
- CAS N° 52-26-6 (Anhydrid)
- CAS N° 6055-06-7 (Hydrochloridtrihydrat)
- Pharmakopöe(n): Morphin HCl. etc. F.U. IX, Ph Fr X, BP 1988, Jp IX, DAB 9, Ph Eur II, Ph Helv VII, Ph Int II, Ph Bs IV, OeAB 1990

Morphinsulfat
- $(C_{17}H_{19}NO_3)_2$, H_2SO_4, 5 H_2O
- MG: 758,8
- CAS N° 64-31-3 (Anhydrid)
- CAS N° 6211-15-0 (Sulphatpentahydrat)
- Pharmakopöe(n): Morphinsulphat etc. USP XXII, BP 1988, Ph Int III

Morphintartrat
- $(C_{17}H_{19}NO_3)_2$, $C_4H_6O_6$, 3 H_2O (Tartrat-trihydrat)
- MG: 774,8
- CAS N° 302-31-8 (Anhydrid)
- CAS N° 6032-59-3 (Tartrat-trihydrat)

Die Chemie von Morphin wird im Abschnitt B ausführlich beschrieben. Folgende Wirkstoffe haben ein Molekülgerüst, das sich nur durch verschiedene Substituenten am Atom C_3, C_6, C_{14}, C_{17} sowie Einfach- statt Doppelbindung vom Morphinmolekül unterscheidet:
→ Heroin
→ Hydromorphon
→ Oxymorphon (Beziehung zwischen Oxymorphonmolekül und Antagonisten bzw. »endständiges N-Atom, s. Buch B)
→ Levorphanol
→ Kodein
→ Hydrocodon
→ Oxycodon
→ Nalorphin
? Naloxon.

Strukturformel

Morphin

Im Handel bzw. Krankenhaus- oder Hospizpharmazien sind verschiedene Morphinkombinationspräparate vorhanden (s. unten: Diverses).

3.2 Geschichte

Der Apotheker Sertürner entwickelte den Gedanken, aus einem Naturstoff dank analytisch-chemischer Arbeitsmethoden den heilkräftigen Wirkstoff Morphin zu isolieren, was ihm 1803/1806 in der Cramerschen Hofapotheke zu Paderborn gelang. Das so isolierte weißkristalline Pulver oder »vegetales Alkali« (Alkaloid) benannte er nach dem griechischen Schlafgott Morpheus, aus dem die früher oft gebrauchte Bezeichung »Morphium« abstammt. Die Entdeckung Sertürners 1803 (1806 in J Pharmacol Leipzig publiziert) erlaubte erste Forschungen am Tier durch Orfila, sowie erste invasive Einsätze beim Menschen zuerst durch s.c.-Skarifizierung (1836 durch Lafargue), später dank der Erfindung der Hohlnadel (s. Glossar: Wood 1853) und Glasspritze (s. Pravaz) s.c.-, i.m.-, i.v.- sowie neuraxiale (insbesondere rückenmarknahe) Applikationen (s. Buch K).

Schon 1870 stiftete die Preussische Akademie der Wissenschaften 100 Dukaten für die Lösung, die Darstellung des Gesamtmoleküls Morphin durch volle chemische Synthese zu erlangen (Haas 1955): diese komplizierte und damit wenig verwertbare Synthese gelang aber erst nach dem Zweiten Weltkrieg durch Gates u. Tschudi 1952 (Gates u. Tschudi 1952, 1956), nachdem die Morphinkonstitution 1923 durch Gulland u. Robinson aufgeklärt, die endgültige Formel 1927 durch Schöpf bestätigt und 1946 die Morphinantotalsynthese durch Grewe gelungen war.

Radioimmunoassay-Analysen von Morphin wurde 1971 durch Spector u. Vessel durchgeführt und damit der Weg geöffnet, den Abbauweg von zugeführtem Morphin zu analysieren und die bislang unterschätzte Wirkung von aktiven Metaboliten zu studieren (Spector u. Vessel 1971).

Lafargue applizierte 1836 durch *kutane* Skarifizierung. 1844 applizierte Rynd in Dublin Morphin über einen selbstentwickelten Subkutantrokar für die Behandlung des »Tic douloureux« (zit. in Armstrong Davison 1970). Die präoperative Prämedikation mit Morphin wurde 1864 wegen des Chloroformspareffekts durch den Münchner Chirurgen Johann Nepomuk Nussbaum empfohlen. Morphin wurde ab 1900 durch von Schneiderlin (in Kombination mit Scopolamin) zur i.v.-Narkoseführung eingesetzt. Die 1899 durch Korff entwickelte Scopolamin-Morphin-Kombination zu »Heilschlafzwecken« wurde in Freiburg i.Br. 1902 durch Gauss u. Steinbuchel eingeführt (Gauss 1905, 1907). Die i.v.-Scopolamin-Morphin-Kombination zu Prämedikationszwecken wurde durch Elisabeth Bredenfeld 1916 eingeführt. Schließlich wurde in den Sechziger Jahren die heute aufgegebene hochdosierte Morphingabe zu Anästhesiezwecken in der Herzchirurgie durch Lowenstein eingeführt (Lowenstein 1971).

3.3 Diverse Hinweise

Siehe allgemeine Hinweise, insbesondere: Morphin ist in Kombinationspräparaten mit Atropin, Papaverin, Scopolamin vorhanden. Daneben ist Morphin in morphinhaltigen Mixturen, Elixiren, Tinkturen usw. in Kombination mit Wirkstoffen wie Chloroformwasser, Kokain, Neuroleptika etc. enthalten. Die fixe Kombination mit Scopolamin (sog. »Mo-Scop«) hat für den Einzeleinsatz den Vorteil einer Potenzierung der analgetischen Morphinwirkung und scopolaminbedingten Amnesie; sie wurde aus diesen Gründen früher in der ambulanten Traumatologie, in der Feldanalgesie sowie in der konventionellen Anästhesiologie zu Prämedikationszwecken oft verwendet.

Morphin ist in Opiumalkaloidgemischen entsprechend seiner natürlichen Verteilung vorhanden.

Morphintherapeutische Systeme werden wegen ihrer klinischen Bedeutung in der Schmerztherapie im nächsten Abschnitt gesondert diskutiert.

4 Rezeptpflicht und Schwangerschaftskategorie

Deutschland: Rp, Btm.; Schwangerschaft und Stillzeit: strenge Indikationsstellung.

Österreich: SG (suchtmittelrezeptpflichtig), Tagesverschreibungshöchstmenge seit 1997: 2000 mg.

Schweiz:A, Btm.; Schwangerschaft: C (Morphin-HCl), D (Morphinsulfat).

5 Stoff- und Indikationsgruppe, Dynamik (Rezeptorenprofil)

Zentralwirksames Schmerzmittel vom Typ Opiat: MOR-Agonist.

5.2 Dynamik (Rezeptorenprofil)

Affinität (K_i-Wert)
MOR: 38
DOR: 510
KOR: 1900
[σ]-Rezeptor: >1000000

Intrinsische Wirkung

Die intrinsische Wirkung ist diejenige eines vollen MOR-Agonisten. Morphin wirkt auf periphere Opioidrezeptoren an Nozisensoren (siehe Buch A: → periphere Schmerzmodulation). Auf zentraler (spinaler und supraspinaler) Ebene beeinflusst Morphin multiphasisch, dosisabhängig und rezeptorabhängig präsynaptisch die Freisetzung von → Transmittern (z.B. Substanz P: s. Buch A), postsynaptisch die Polarisation der Zweitneuronmembranen (s. aufsteigende Schmerzbahnen, Interneurone).

Aufgrund der Komplexität der supraspinalen Schmerzverarbeitung ist die exakte Wirkung von Morphin unklar (Dämpfung/Förderung absteigender Schmerzbahnen, Dämpfung/Hemmung supraspinaler schmerzverarbeitender Relaissysteme; Bouhassira 1992; Le Bars et al. 1992); zwischen Mandelkern und PAG (s.

Buch A) bestehen funktionelle enge Beziehungen in Bezug auf antinozizeptive Mechanismen: die gleichzeitige Gabe von Morphin und β-Endorphin in diese Kerngebiete erhöht den antinozizeptiven Schutz in synergistischer Weise, wobei die Einzelgabe von Morphin oder β-Endorphin wirkungslos blieb (Pavlovic u. Bodnar 1998).

Im Tierversuch hemmt Morphin den Neurotransmitter Acetylcholin in der pontinen gigantozellulären Tegmentumstruktur (Lydic et al. 1993).

Die Dynamik von Morphin wird bei repetierter oder chronischer Anwendung durch die Akkumulation von aktiven Metaboliten verändert. Im Vordergrund stehen die Metaboliten Normorphin-3-Glukuronid, Morphin-3-Glukuronid (M-3-G) sowie Morphin-6-Glukuronid (M-6-G) (s. auch unter Kinetikdiskussion).

Der aktive und lipophile Metabolit → Morphin-6-Glukuronid hat eine hohe Opioidrezeptorenaffinität sowie eine ausgeprägte intrinsische MOR-Agonistenwirkung. Der Morphinmetabolit M-6-G bindet auf einer selektiven Domäne des μ-Rezeptors (s. auch unter Heroin).

Der aktive Metabolit M-3-G hat dagegen Eigenschaften eines partiellen MOR-*Antagonisten* sowie Glycinantagonisten (Glycinsystem: siehe Buch A).

Die klinische Relevanz dieser unterschiedlichen Dynamik auf die Klinik ist unklar: Vereinfacht nimmt man aufgrund von tierexperimentellen und klinischen Daten an, dass M-6-G ein potenter MOR-Agonist ist, wogegen Normorphin-3-G und M-3-G sowohl opioiderge als auch nichtopioiderge UAW induzieren (ZNS-Exzitabilität mit Konvulsionen, Myokloni etc., Allodynie, Antagonisierung der analgetischen Wirkung von Morphin bis Hyperalgesie etc.; Goucke et al. 1994; Bowsher 1993; Sjøgren et al. 1998). Beim Auftreten dieser Symptome bei Langzeitgabe von Morphin (insbesondere bei erhöhtem Risiko wie Nierenfunktionseinschränkungen) wird das sog. »Opioidrotating« (s. Buch B, s. Einführung Buch C) empfohlen. Bei intrazerebroventrikulärer Applikation von Morphin bei terminalen Schmerzzuständen können die sonst bei hoher systemischer Morphingabe induzierbaren häufigen UAW (Toleranz, Myokloni, Konvulsionen, Allodynie etc.) nicht oder selten beobachtet werden (möglicher Grund: bei diesen Patienten wird auch nur minimal Morphin zentral zu entsprechenden Metaboliten abgebaut; n: 23; Smith et al. 1999).

Die akute, naloxoninduzierte Morphinentzugssymptomatik (Tierexperiment) ist abhängig vom Adenosinsystem und kann tierexperimentell durch entsprechende Adenosinagonisten reduziert werden (umgekehrt durch Dipyramidol oder dem Adenosinantagonisten → Koffein [siehe Buch F] verstärkt werden; Capasso 2000).

Morphin scheint auch über PG-Rezeptoren vom Typ EP3 v. a. im Bereich des Locus coeruleus das Nozizeption-Antinoziception-System zu beeinflussen (Nakagawa et al. 2000).

6 Indikationen, Dosierung, Anwendungsart

6.1 Indikationen

- Deutschland *Rote Liste*: starke bis stärkste Schmerzen).
- Schmerzintensität: starke bis stärkste Schmerzen

Anästhesiologisch-chirurgische Indikation

- Perioperative Analgesieführung (nicht empfehlenswert; Grund: Histaminfreisetzung, ungenügende Potenz; Empfehlung: → Anilinopiperidine wie Fentanyl, Alfentanil, Sufentanil, Remifentanil).
- Perioperative Analgosupplementierung (bedingt empfehlenswert).
- Postoperative Schmerzbekämpfung (empfehlenswert; Referenzopioid).
- Rückenmarknahe Techniken (empfehlenswert; heute durch ? Sufentanil abgelöst: s. Diskussion rostrale Migration von hydrophilen Wirkstoffen nach rückenmarknaher Applikation, Buch F).
- Akute Schmerzbekämpfung (empfehlenswert; Referenzopioid).
- Therapeutische Antinoziception Intensivpflege (bedingt empfehlenswert; Grund: wie perioperative Analgesieführung: s. oben).
- Chronische Schmerzbekämpfung (besonders empfehlenswert in retardierter Galenik bzw. therapeutischen Systemen; Referenzopioid): dies betrifft auch nichtmaligne Schmerzzustände.

Onkologie

- Akute Schmerzbekämpfung (empfehlenswert; Referenzopioid).
- Chronische Schmerzbekämpfung (empfehlenswert; Referenzopioid).

Innere Medizin, Rheumatologie

- Akute Schmerzbekämpfung (empfehlenswert).
- Spastische Schmerzen (relativ kontraindiziert, s. Einführung).
- Entzündliche Schmerzen (nicht empfehlenswert).

Pädiatrie

- Postoperative Schmerzzustände (empfehlenswert).
- Akute Schmerzen (empfehlenswert).
- Terminale Schmerzzustände (empfehlenswert: die Pellets aus den Retardkapseln können getrennt verwendet werden, damit sind auch Dosierungen unter 10 mg pro dosis applizierbar [Diemer]).
- Chronische Schmerzen (empfehlenswert).

Hospiz- und ambulante Schmerztherapie

- Empfehlenswert (in retardierter Galenik), Referenzopioid WHO (Ventafridda et al. 1987; Referenzopioid).

6.2 Dosierung

Anästhesiologisch-chirurgische Indikationen
ED: 30–60 mg (p.o., rektal)
ED: 10–20 mg (i.m. , s.c.)
$ED_{epidural}$: 3–5 (mg/Tag, verdünnt in 10 ml NaCl, ohne Konservierungsstoff)
$ED_{intrathekal}$: 0,1– 0,5 (mg/Tag, verdünnt in 2 ml NaCl, ohne Konservierungsstoff)

PCA (kontinuierliche i.v.-Gabe):

- Infusionslösungskonzentration (mg/ml): 1–2 mg/ml (in Abhängigkeit von der Reservoirkapazität des eingesetzten Infusors).
- Loadingdosis theoretisch: Initialverteilungsvolumen (15–30 l) x MEAC (12–24 ng/ml) = 18–72 mg.
- Ladungsdosis praktisch: 60 mg/kgKG (langsame individuelle milligrammweise Auftitrierung erreicht bis zum klinischen Effekt von Analgesie, Euphorie, leichte Sedierung innerhalb von mindestens 30 min).
- Abrufbarer Bolus: 1–2 mg (bzw. 25 mg/kgKG).
- Lockout: >15 min.
- Basalinfusion, nur unter gewissen Bedingungen in Intensivpflege (mg/h): 0,5–2; 4-h-Kumulativlimit (mg): 20; 12-h-Limit: bis 50 mg.

Therapeutische Antinoziception Intensivpflege (kontinuierlich, i.v.):
Keine Dosisempfehlungen. In der Intensivpflege (kontrolliertventilierte Neugeborene) wurde folgende Dosis eingesetzt: Ladungsdosis: 100 µg/kgKG pro 1. Stunde (Ladungsdosis), Erhaltungsdosis: 25 µg/kgKG pro h (Erhaltungsdosis; Quinn et al. 1993).

Morphin wurde für die Analgosedation in der Intensivpflege durch → Fentanyl und v.a. → Sufentanil abgelöst.

Onkologie
Zur Anwendung in der Krebsschmerztherapie liegen die Standards der Empfehlungen der Weltgesundheitsorganisation (WHO, Genève, 1. A. 1986, 2. A. 1996) vor. Alle kausal oder palliativ möglichen strahlentherapeutischen, operativen oder internistisch-onkologischen Maßnahmen sollten vor einer medikamentösen Schmerztherapie ausgeschöpft werden, dürfen diese jedoch nicht verzögern. Bei jedem Tumorstadium muss unverzüglich eine adäquate Krebsschmerztherapie begonnen werden, die ein dreistufiges therapeutisches Vorgehen (WHO-Analgesie-Stufenleiter) unter Verwendung *retardierter oraler* (oder transdermaler) Analgetika in einem festen substanz- und galenikabhängigen Zeitschema statt einer »Behandlung nach Bedarf« (die immer zum Wiederauftreten von Schmerzen führt) vorschreibt: Beginn (bei gelegentlichen Schmerzen oder leichten Dauerschmerzen) mit einem kleinen Analgetikum, wie Ibuprofen oder Metamizol/Dipyrone (noch immer nicht retardiert verfügbar). Auswahl nach

Schmerzursache (z.B. Kochenmetastasen oder Spasmen der glatten Muskulatur) und möglichen Nebenwirkungen oder Kontraindikationen (z.B. gastrointestinale Blutung in der Anamnese). In der 2. Stufe Kombination des kleinen Analgetikums mit einem retardierten mittelstarken Opioid, das gegen die individuelle Schmerzintensität titriert wird (z.B. retardiertes Tramadol) und Mitverordnung der gleichen Substanz nichtretardiert als Escapedosis gegen Durchbruchschmerzen. Bei Erreichen der Hälfte der empfohlenen maximalen Dosierung oder spätestens der Ceilingdosis (des mittelstarken Opioids) oder weiterer Schmerzzunahme in einer 3. Stufe Kombination des kleinen Analgetikums mit einem retardierten starken Opioid, das gegen die individuelle Schmerzintensität titriert wird (z.B. retardiertes Morphinsulfat oder transdermales Fentanyl) und Mitverordnung der gleichen Substanz (ersatzweise Morphin bei retardiertem Fentanyl) nichtretardiert als Escapedosis (z.B. 1/6 der retardierten Tagesdosis als max. mögliche 4-stündliche Escapedosis) gegen Durchbruchschmerzen. Allein auf der 3. Stufe besteht eine Dosisvariabilität von über zwei Zehnerpotenzen (z.B.: von je 10 mg Morphinsulfat 12-stündlich bis hin zu über 700 mg Morphinsulfat 8-stündlich, d.h. Tagesdosierungen von 2000 mg können beim Einzelpatienten erforderlich sein und bei dieser Form der nichtinvasiven Krebsschmerztherapie auch appliziert werden (solche Dosierungen sind mit den vielerorts noch geübten 4- bis 6-stündlichen Injektionen überhaupt nicht zu erreichen).

Auf allen 3 Stufen soll diese empfohlene analgetische Medikation mit zusätzlichen Adjuvanzien (z.B. Amitriptylin bei Einschlafstörungen oder Laxanzien wie Bisacodyl oder Natriumpicosulfat zur Obstipationsprophylaxe) kombiniert werden! Bei einzelnen Patienten, bei denen nach diesen Standards wegen unstillbaren Erbrechens oder wegen neuropathischer Schmerzen keine effektive Analgesie erreicht werden kann, können auch subkutan oder evtl. epidural fördernde externe Schmerzpumpen zur Anwendung kommen. Die Regeln der Krebsschmerztherapie sind grundsätzlich **kein** Paradigma für die Behandlung chronischer Schmerzzustände, die durch andere Erkrankungen hervorgerufen werden. Hier steht immer die kausale Therapie im Vordergrund, nur in Ausnahmefällen und nach psychotherapeutischer Untersuchung kann eine analoge Behandlung indiziert sein.

Innere Medizin, Rheumatologie
Herzinfarkt: ED: 5–10 (mg; langsam, 1-mg-weise i.v. innerhalb von 20 min unter Beachtung der dabei notwendigen Sorgfaltspflichten).

Pädiatrie
Postoperative Schmerzzustände
(nach Koren et al. 1985; Miser et al. 1980; Lynn et al. 1984; Kart et a. 1997, Empfehlungen von Diemer, Sittl).

Frühgeborene/Neugeborene
- Frühgeborene: 2 µg/kg/h bzw. 8 µg/kg/4 h (Daten nach Kart et al. 1997; Dosierung erscheint gering).
- Reife Neugeborene: 7 µg/kg/h bzw. 30 µg/kg/4 h (Kart et al. 1997).

Kinder
- Kinder p.o.: 0,25–0,5 mg/kg/4–6 h; Retardform: 0,5–1mg/kg/8–12 h (Darsey u. Outlaw 1994; Meier et al. 1993). Empfehlenswerte Alternativmöglichkeiten: Retardpellets: 50 Pellets = 10 mg; 0,5% Morphinlösung.
- Kinder rektal: 0,2–0,5 mg/kg/4 h.
- Kinder i.v. 0,05–0,1 mg/kg.
- Kinder kontinuierlich i.v.: 0,01–0,03 mg/kg/h (=10–30 mg/kgKG/h); PCA-Bolus: 0,01–0,02 mg/kg; bzw. ca. 0,3 (mg/kgKG/Tag).
- Kinder s.c.: 0,1 mg/kg.
- Kinder i.m.*: 0,1 mg/kg (*nicht empfehlenswert, s. Buch K).
- Kinder epidural: 5 (µg/kgKG, epidural, Ecoffey et al. 1985).

Kleinkinder Einzelrichtdosierung (mg; ED i.m.* oder kontinuierlich i.v. über 4 h):
- 4–11 Monate (bis 8 kg): 0,55–1,5.
- 12–23 Monate (bis 10 kg): 0,8–2,2.
- 2–3 Jahre (bis 15 kg): 1,1–3,2.
- 4–5 Jahre (bis 20 kg): 1,6–4,4.
- 6–8 Jahre (bis 25 kg): 2,2–5,4.
- 9–10 Jahre (30 kg): 2,7–6,4.
- 11–12 Jahre (45 kg): 3,2–8,8.

Terminale Erkrankungen
- ED 0,08– 0,1 (mg/kgKG/i.v. langsam. maximal 2-stündlich).
- 0,03–0,06 (mg/kgKG/h; i.v.).
- ED 0,2–0,4 (mg/kgKG; p.o., 4-stündlich).
- 0,5–1 (mg/kgKG/Tag; p.o.; aufgeteilt in 6 Dosen).
- Kontinuierlich subkutan 0,06 (mg/kgKG/h) bzw. 1–1,5 (mg/kgKG/Tag; Tagesmaximaldosis, Miser et al. 1983; Nahata et al. 1984, 1985).

Hospiz, ambulante Schmerztherapie
Vorzuziehen ist die Gabe von Morphin über therapeutische Systeme nach den WHO-Empfehlungen, s. oben.
Kurzeinsatz ED 30–60 mg (p.o., 4 stündlich)
Morphinsulfat: ED 10–1000 mg (retardiert; p.o., 8–12 h)

Dosierungsdiskussion, Wirkdauer, Äquipotenz
Die klinische Wirkdauer von nichtretardiertem Morphin bei oraler und parenteraler Gabe beträgt ca. 4–6 h. Bei rückenmarknaher Anwendung erfolgt der Wirkungsanschlag langsam innerhalb von 20 min, Wirkungsmaximum innerhalb von 30–60 min und Wirkungsdauer 8–22 h.

In der Schmerztherapie von terminalen Erkrankungen ist eine orale Tageshöchstdosierung bis 3000 mg möglich (Kaiko et al. 1989)

Die Morphingabe soll dem individuellen Patientenbedarf angepasst werden (individuell angepasste und regelmäßige Dosisintervalle oder kontinuierliche Gabe; die Gabe nach Bedarf ist falsch).

Repetitionsdosen und Komedikation mit zentralwirksamen Analgetika sind bei rückenmarknaher Morphingabe nicht zu empfehlen.

Wechseln auf Methadon: muss interindividuell maßgeschneidert erfolgen: der Hinweise, dass übliche äquianalgetische Dosisangaben die Potenz von Methadon in der Regel unterschätzen, ist besonders zu beachten (Lawlor et al. 1998).

Die Gabe von Morphin beim Neugeborenen, Kleinkind und Kind ist sicher (Literaturübersicht: Kart et al. 1997), wenn die folgenden Regeln beachtet werden:
- Die Dosierungrichtlinien für Kinder sind nicht aus Erwachsenendosierungen extrapoliert und nicht durch Doppelblindstudien belegt.
- Bei Kindern ist eine interindividuelle sofortige Anpassung nach unten oder oben unumgänglich.
- Bei der zu bevorzugenden kontinuierlichen i.v.-Gabe soll am Anfang zur Aufladung eine höhere Dosierung gewählt werden.
- Bei Kindern soll die i.v.- Morphingabe kontinuierlich und unter strengster klinischer Beobachtung erfolgen (keine Bolusgabe; Beasley et al. 1987).
- Die Bolusgabe beim Neugeborenen ist verboten (Möglichkeit von Konvulsionen).
- Beim Neugeborenen darf die i.v.-Morphingabe nicht höher als 15 µg/kgKG/h betragen (Koren et al. 1985).

Die *kontinuierliche* rückenmarknahe Morphininfusion (inkl. PCA) ist beim hydrophilen Morphin nicht zu empfehlen. Alternativvorschlag: → Sufentanil.

Die kontinuierliche s.c.-Morphininfusion ist beim Erwachsenen in o.a. Ausnahmefällen möglich (bessere Alternative s. → Hydromorphon, → Oxymorphon). Die kontinuierliche s.c.-Morphininfusion ist hingegen bei Kindern zu empfehlen, nicht aber die i.m.-Applikation* (zu traumatisch, s. auch Buch K).

Äquipotente Dosis
Achtung: Äquianalgetische Dosierungsschemata sind grobe, aus der Vergangenheit in der Regel kritikarm übernommene Vergleichstabellen, die aus Tierversuchen, Humanstudien (Probanden) und selten aus der Schmerzklinik stammen. Entsprechend haben sie für die Schmerzpraxis nur einen sehr relativen Wert.

ED Morphin 30 - 60 mg (p.o.) entspricht ca.:

Kodein: 200 (mg; p.o)
Dihydrocodein: >90 mg (p.o.)
Hydromorphon: 7,5 mg (p.o.)

Levorphanol: 4 mg (p.o.)
Methadon: 20 mg (p.o.)
Oxycodon: 30 mg (p.o.)
Pentazocin: 180 mg (p.o.)*
Pethidin: 300 mg (p.o.)**
Propoxyphen: 500 mg (p.o.)**

ED Morphin 10 mg (i.m.) entspricht ca.:

Buprenorphin: 0,4 mg (i.m.)
Butorphanol: 2 mg (i.m.)
Kodein: 120 mg (i.m.)***
Dihydrocodein: 10–20 mg (i.m.)
Fentanyl: 0,05 mg (i.m.)
Heroin: 5 mg (i.m.)
Hydromorphon: 1,5 mg (i.m.)
Levorphanol: 2 mg (i.m.)
Methadon: 10 mg (i.m.)
Nicomorphin: 10 mg (i.m.)
Nalbuphin: 10–20 mg (i.m.)
Omnopon: 20 mg (i.m.)
Oxymorphon: 1,5 mg (i.m.)
Pentazocin: 60 mg (i.m.)*
Pethidin: 75–100 (mg;i.m.)

Anmerkungen: *Nicht empfohlen (Grund: Dynamik); **nicht empfohlen (Grund: orale Gabe in hoher Dosierung ungeeignet); ***nicht empfohlen (Grund: i.m.-Applikationsart).

6.3 Anwendungsart
Nichtintasive Techniken

p.o. (retardiert und nichtretardiert), sublingual, per inhalationem, rektal.
Morphin könnte prinzipiell kutan (Morphinpaste), transkutan (s. transkutate therapeutische Systeme) und iontophoretisch appliziert werden (Ashburn et al. 1992).

Invasive Techniken

- s.c. (Bolus, kontinuierlich, mittels Pumpen: Baines et al. 1985; Bruera et al. 1988; Campbell et al. 1983; Dickson u. Russel 1982; Jones u. Hanks 1986; Ventafridda et al. 1986; Waldmann et al. 1984, Nelson et al. 1997),
- i.m. (Bolus),
- i.v. (Bolus, kontinuierlich),
- epidural (Bolus, kontinuierlich mittels externer Pumpen, nur präservativfreies Morphin),
- intrathekal (Bolus, kontinuierlich, nur präservativfreies Morphin): trotz positiver Langzeiterfahrungen bei terminalen Krebserkrankungen/Heimpflege (Gestin et al. 1997) nur wenn Krankheitsdauer voraussichtlich über 6 Monate und wenn alle o.a. nichtinvasiven Methoden voll ausgeschöpft wurden (Erhalt von Selbständigkeit und Unabhängigkeit des Patienten!); Schwierigkeit: bei vielen Pumpensystemen ist eine Dosissteigerung nur durch eine Konzentrationser-

höhung möglich, handelsüblich ist jedoch nur die 2%ige Lösung.

- Intrazerebroventrikulär (v. a. bei Terminalstadien von Nacken- und kopfnahen Malignomen).

Therapeutische Systeme
Morphin therapeutisches System.

7 Keine Indikationen

- Schmerzen akuter entzündlicher Genese.
- Wenn der Patient ist aus irgendwelchen Gründen schon mit einem anderen Schmerzmittel optimal eingestellt ist.
- Wenn der Patient eine erhöhte, nichtakzeptable Inzidenz von morphininduzierten Nebenwirkungen UAW entwickelt, obwohl bereits eine antizipierende und aggressive Begleitbehandlung dieser Nebenwirkungen nicht zum Erfolg geführt hat.
- Perioperative Analgesieführung (mangelnde Potenz, Histaminfreisetzung).
- Wenn für die chronische Applikation ein ähnlicher dynamischer Wirkstoff mit längerer Wirkungsdauer die Applikation vereinfacht (z.B. Methadon [cave Kumulation !], Levorphanol) und für Morphin in der entsprechenden Situation kein therapeutisches System zur Verfügung steht.

8 Kontraindikationen

Siehe Checkliste »Kontraindikationen bei zentralen Analgetika vom Typ Opioid«.

9 UAW

Siehe Checkliste »UAW zentraler Analgetika vom Typ Opioid«, insbesondere:

9.1 ZNS

9.1.1 ZNS allgemein
Dosisabhängig. Sedation bis Koma, Reduktion der kognitiven und sensorischen Leistungsfähigkeit, Hemmung der REM-Schlafphasen (Kay et al. 1969). Dosisabhängig Analgesie.

Miosis.

Zentralinduzierter Pruritus (besonders bei rückenmarknaher Applikation).

Morphin kann in Abhängigkeit von der Anflutgeschwindigkeit eine Rigidität der quergestreiften Muskulatur auslösen (Buch B); jedoch in kleinerem Umfang als die potenteren MOR-Agonisten Fentanyl, Alfentanil, Remifentanil, Sufentanil. Morphin erhöht im Tierversuch den Tonus quergestreifter Muskulatur (Nickel et al. 1990).

Unter hoher oder Langzeitmorphindosierung: Konvulsionen, zerebrospinale Kloni, Hypermetabolismus bis Zelltod möglich, Myocloni (s. Buch B: Neurotoxizität; Glavina u. Robertshaw 1988; de Armendi et al.

1993). Akute Abhilfe: evtl. Midazolamgabe (Holdsworth et al. 1995).

Eine Fallbeschreibung: 32 jähriger Patient mit therapierefraktären Schmerzen (u. a. Morphin) wies im Liquor eine gegenüber M-6-G (MOR-Agonist) höhere Konzentration an M-3-G (MOR-Antagonist) auf (Parris et al. 1996); in der Folge konnten die Schmerzen mit einer Ischiadikusblockade sowie psychologischer Assistenz kontrolliert werden.

Tierversuch: intrathekal hochdosiertes Morphin kann Hyperalgesie und Allodynie induzieren, möglicherweise durch Hemmung der spinalen postsynaptischen Glycinwirkung (Woolf 1981; Ali 1986; Yaksh u. Harty 1987; Werz u. MacDonald 1982).

Schmerzklinik: morphininduzierte Hyperalgesie und Allodynie (Le Bars et al. 1992; Ali 1986; Kongsgaard et al. 1993; Kayser et al. 1987; de Conno et al. 1991), v. a. bei intrathekaler konzentrierter Anwendung (>10 mg/ml, Sjöberg et al. 1994; de Conno et al. 1991), aber auch bei i.v.- Langzeitgabe (Sjögren et al. 1993), jedoch nicht bei intrazerebroventrikulärer Anwendung (s. oben; begrenzte Daten und Fakten).

Durch hohe Morphingaben induzierbare Myocloni sind dosisabhängig durch den NMDA-Antagonisten S-Ketamin, sowie NPC17742 (nicht aber Naloxon) aufhebbar (Kolesnikov et al. 1997).

Praktische Alternative: Absetzen von Morphin und Wechseln auf andere MOR-Agonisten (Methadon; s.c.-Sufentanil; Sjogren et al. 1994; sog. Opioidrotating).

9.1.2 ZNS: Atemzentren

Die Hemmung der Atemzentren ist die gefährlichste Nebenwirkung von Morphin (Aranusalam et al. 1983; Rigg 1978; Rigg et al. 1978; Rigg u. Rondi; Weil et al. 1975; Ling et al. 1985; Cheng et al. 1991). Sie ist abhängig von der Anflutgeschwindigkeit in das ZNS: die rasche i.v.-Gabe ist besonders gefährlich; die orale Gabe ist relativ ungefährlich. Bei älteren Patienten manifestiert sich die Morphinwirkung ausgeprägt auf Störungen der Atemrhythmizität mit Auftreten von Apnoephase, periodischem Atmen sowie paradoxalem Atmen.

Die Gabe von 4 mg nebulisiertem Morphin induzierte bei einem Patienten eine akute, lebensgefährliche ZNS-Depression mit extremer Bradypnoe, Hypotension, Miosis etc., die mit ABC-Maßnahmen (Intubation, kontrollierte Beatmung etc.) erfolgreich bekämpft wurde (Lang u. Jedeikin 1998).

Die gefährlichste Nebenwirkung rückenmarknaher Morphinapplikation ist die *späte* Atemdepression bis Atemstillstand (Glynn et al. 1979; Gustafsson et al. 1982). Es gibt Hinweise, dass eine rückenmarknahe postoperative Analgesietechnik die Inzidenz von Apnoe- und Hypoxämiephasen gegenüber systemischer Analgesietechnik reduziert (Sartorelli et al. 1992; Krane et al. 1995). Die von Fasano u. Waldvogel 1982 postulierte Überlegenheit lipophiler Wirkstoffe in Bezug auf rostrale Migration bei rückenmarknaher Anwendung wird heute in der Regel akzeptiert (s. Wirkstoffprofil Sufentanil).

Patienten mit Nierenversagen zeigen erhöhte Liquorkonzentrationen von M-3-G und M-6-G selbst nach Einfachdosen (D'Honneur et al. 1994) und sind anfälliger auf morphininduzierte Atemdepressionen (Mostert et al. 1971; Don et al.1975).

9.1.3 ZNS: Hemmung Hustenzentren
Dosisabhängige Hemmung (weniger stark als bei Kodein).

9.1.4 ZNS: zentrale Vaguskerne (Bradykardie)
Hemmung der zentralen Kreislaufregulation: Reduktion u. a. der zentrale α-adrenergen Kontrolle der glatten Gefäßmuskulatur (Lowenstein 1971; Lowenstein et al. 1969, 1972; Zelis et al. 1974; Stanley et al. 1974); orthostatische Regulationsstörungen.

Ausgeprägte Stimulation zentrale Vaguskerne (Bradykardie; Tierversuch: Allen et al. 1945).

Reflextachykardie möglich über histaminbedingte Vasodilatation/Hypotension.

Die Verlängerung einer rückenmarknahen Blockade mit Lokalanästhetika durch systemische Morphingabe wird als Zeichen einer morphininduzierten Reduktion der rückenmarknahen Perfusion interpretiert (Matsumiya u. Dohi 1985).

9.1.5 ZNS: Thermoregulation
Hemmung (kontrollierte Studien fehlen): Morphin induziert je nach Spezies, Applikationsart, Dosis etc. über eine Störung der zentralen Thermoregulation Hypo- oder Hyperthermiephasen. Das Endorphinsystem ist in der Thermoregulation mitinvolviert (Adler u. Geller 1993).

9.1.6 ZNS: Area postrema und Brechfunktionszentren
Niedrige Dosierung: proemetogene Reizung Area postrema.

Hohe Dosierung/längere Einnahme: Hemmung Brechfuntionszentren (proemetogene Impulse aus Area postrema werden neutralisiert); Toleranzentwicklung.

9.1.7 ZNS: Funktionsachse Hypophyse-Hypothalamus-Nebenniere
Stimulation. Morphin induziert die Freisetzung von Prolaktin.

9.1.8 ZNS: mesolimbisches striatäres Dopaminsystem
Dysphorie möglich.

Morphin löst eine Euphorie aus und hat ein Suchtpotential. Vergleichende Untersuchungen fehlen bisher.

9.2 Gesichtssinne
Akkomodationsstörung: Doppeltsehen (Diplopie).

9.3 Herz/Kreislauf
In vitro induziert Morphin dosisabhängig eine negativinotrope Wirkung (Strauer 1972, 1973; Goldberg u. Padget 1969). In Monotherapie wird Morphin allerdings kardiovaskulär gut ertragen: dieses Verhalten führte in der Anfangsphase der Herzchirurgie zur heute aufgegebenen Monomorphinanästhesie (Lowenstein et al. 1969; Schmidt u. Livingston 1933; der Wirkstoff Sufentanil hat in Kombinationsverfahren für grosse kardiovaskuläre Eingriffe den Wirkstoff Morphin ebenfalls abgelöst). Unter Komedikationen mit N_2O und Benzodiazepinen entwickelt Morphin wie andere Opioide eine ausgeprägte negative Inotropie. Eine zentralinduzierte vagale Bradykardie sowie periphere Venodilatation mit arteriolärer Widerstandssenkung (Nadasdi u. Zsoter 1969), sowie Freisetzung von Histamin können bei schneller i.v.-Gabe zu bedrohlichen Herz-Kreislauf-Situationen führen (hohe Neigung zu orthostatischem Kollaps). Beim kardiogenen Lungenödem ist diese von Internisten als »interne Blutentnahme« bezeichnete Wirkung zur Herzentlastung nutzbar (Hsu et al. 1979).

9.4 Atemwege
Bronchospasmus möglich. Unter hoher Morphingabe ist die Ziliarfunktion eingeschränkt.

9.5 Verdauungstrakt
Morphin hemmt Motilität und Sekretion im Gastrointestinaltrakt und wirkt konstipierend; bei chronischer Gabe ist die prophylaktische bzw. therapeutische Laxanziengabe bereits ab der ersten Gabe obligatorisch; evtl. müssen mehrere Laxanzien kombiniert werden (s. Buch F).

Die orale Gabe von Opioidantagonisten (Naloxon, Methylnaltrexon etc.) ist Gegenstand der klinischen Forschung und kann im Moment nicht als Therapie empfohlen werden.

9.8 Glatte Muskulatur
Morphin hemmt die glatte Muskulatur der Gefäße (Lowenstein et al. 1972; Vasko et al. 1966). Unter hoher Morphingabe wird die Geburt verzögert: ein direkthemmender Einfluss auf das Myometrium konnte nicht nachgewiesen werden.

Morphin erhöht den Blasendetrusormuskeltonus (Harnretention), dies wird v. a. bei rückenmarknaher Applikation beobachtbar. Wegen Tonuszunahme der glatten Muskulatur des Gastronintestinaltrakts, v. a. des Oddi-Sphinkter, sind Gallengangskoliken auslösbar.

9.9 Hautorgan, Haare, Nägel
Pruritus (s. auch: ZNS, zentralausgelöster Pruritus), Urtikaria, Hautödem (s. Histaminfreisetzung); die intradermale Morphininjektion löst eine erythematöse Quaddelbildung über eine direkte nichtopioiderge Freisetzung von Histamin via Mastzellen aus (Casale et al. 1984).

Bei s.c.-Gabe können lokale, reversible Gewebereizungen (Rötungen, aber auch Indurationen) vorkommen: die Anwendung spezieller sc.-Nadeln oder i.v.-Teflonverweilkanülen für die s.c.-Anwendung reduziert die Inzidenz dieser UAW.

Bei Anwendung von kutanen Morphinpasten sind Infektionen beschrieben worden (Hurlbert 2000).

9.12 Allergischtoxische Nebenwirkungen
Die morphininduzierte Histaminfreisetzung ist der Hauptgrund, Morphin nicht für die perioperative Analgesie zu verwenden.

9.14 Diverse

9.14.1 Periphere Analgesie
Morphin induziert über periphere Opioidrezeptoren eine Modulation der peripheren Schmerzentstehung (s. Buch B).

9.14.2 Histaminfreisetzung
Morphin kann eine Histaminfreisetzung aus Mastzellen bewirken (Muldoon et al. 1984; Ebertz et al. 1986; Ellis et al. 1970). Sie ist durch Naloxon nicht, durch H_1/H_2-Rezeptorenblockade nur partiell antagonisierbar (Philbin et al. 1981). Die Histaminfreisetzung ist einer der Hauptgründe, Morphin nicht i.v.- in hoher Dosierung für eine i.v.-Analgesieführung zu verwenden. Analphylaktoide Zwischenfälle mit generalisiertem Erythem bis Schocksymptomatik etc. sind extrem selten (Birt u. Nickerson 1959; Fahmy 1981).

9.14.3 Immunsystem
Die Langzeitanwendung von p.o.-Morphin (TS) bei 10 Patienten (TD 30 – 240 mg) ergab keine signifikanten Veränderungen in Bezug auf Lymphozyten inkl. T-Zellen (Anzahl, Verteilung, Ausdifferenzierung inkl. CD4/CD8-Ratio), periphere Mononuklearzellen, aber eine Erhöhung der Il-2-Produktion sowie eine Hemmung der Ig-Produktion (Palm et al. 1998). Im Tierversuch (Ratte) induzierte die Gabe von 15 mg/kg Morphin s.c. innerhalb von 30 min und für 24 h anhaltend eine Immunomodulation beginnend mit erniedrigter Aktivität von Natural Killer Zellen, über reduzierte Proliferation von Milz-T- und -B- Zellen sowie Interferon-γ-Produktion; der antinozizeptive Effekt (Tail-withdrawal-test) war in der Zeit von 30–120 min. nachweisbar (Nelson et al. 1997).

Die Frage, ob eine Morphinlangzeitgabe sich negativ bei Immungeschwächten auswirken könnte, wird im Buch B diskutiert (Bryant u. Holaday 1993).

9.14.4 Rolle der aktiven Morphinmetaboliten
Das Potential an UAW durch die aktiven Metaboliten M-6-G sowie M-3-G wird unterschätzt. Aufgrund von Tierversuchen wird nicht angenommen, dass aktive Metaboliten wie M-3-G für die akute Entzugssympto-

matik nach Morphinexposition bis 24 h nicht verantwortlich sind (erhöhte Konzentration von M-3-G im Urin, jedoch nicht im ZNS; Salem u. Hope 1997).

9.14.5 Morphin und Mediatorenfreisetzung
Morphin setzt verschiedene periphere Mediatoren frei, so Serotonin (Tierversuch) und Prostaglandine (Benyon et al. 1989; Yamasaki et al. 1982).

9.14.6 Entzugssymptomatik
Eine Entzugssymptomatik kann bei Jugendlichen nach adäquater Morphinschmerztherapie von nur 6 Tagen und innerhalb von 6–48 h auftreten (Miser et al. 1986).

10 Warnhinweise
i.v-Aufladen: langsamer Wirkungseintritt! (T_{max} 20 min), also langsamst fraktionierte Bolusgabe mit engster Beobachtungspflicht während 30 min.

Applikation per inhalationem: extrem schnell! Nur unter Reanimationsbereitschaft (s. unter Atmung).

11 Toxikologie
Tierexperimenteller Vergleich: ED_{50} 3,5 (mg/kgKG p.o.)/LD_{50} 560 (mg/kgKG p.o.) = therapeutischer Index (ED_{50}/LD_{50}) 160 (vgl. Fentanyl: 730). Diese Daten sind von relativem Interesse, da sie wegen der Speziesspezifität relativiert werden müssen (gewisse Versuchstiere entwickeln keine frühe Atemdepression wie der Mensch und sterben erst spät an zentraltoxischen Konvulsionen). Die wichtigste toxische Nebenwirkung beim Menschen ist die morphininduzierte Atemlähmung (die mit einfachen Maßnahmen behoben werden kann). Eine ED von 3,5 mg/kg wäre bei einem 70 kg schweren opioidnaiven Patienten tödlich!

Die intrathekale Gabe von konzentriertem hochdosiertem Morphin (>10 mg/ml) kann Hyperalgesie, Allodynie und Myokloni induzieren (Sjöberg et al. 1994; Ali 1986).

Nach Langzeitgabe (Versuch an schwangeren Ratten): beim Neugeborenenrattenhirn sind die MOR down-reguliert (Tempel et al. 1991).

11.2 Kanzerogenität, Mutagenität, Teratogenität, Embryotoxizität, Fertilität
Keine Angaben. Siehe auch: Morphin und Ontogenese (Buch A).

12 Notfallmaßnahmen bei Überdosierung, Entzugssymptomatik
ABC-Maßnahmen, evtl. spezifische Antagonisierung unter Reanimationsbedingungen.
Entzugssymptomatik: s. Buch B.

13 Interaktionen
Beachte Checkliste Interaktionen zentrale Analgetika vom Typ Opioid, insbesondere:

13.1 Pharmakologische Interaktionen

- Alkohol: analgetische Wirkung ↓ (Tierversuch; Duttaroy et al. 1998).
- Amitriptylin: Wirkung von Morphin ↑ (erhöhte Bioverfügbarkeit?; Ventafridda et al. 1987).
- Amphetamin: Potenzierung der zentralen Analgesiewirkung über zentrale noradrenerge Schmerzmodulation (Forrest et al. 1977); Potenzierung Atemdepression.
- Antibiotika vom Typ Chinolon/Gyrase-Inhibitor/Laevo- und Trovafloxacin: antibiotische Wirkung vermindert (Wirkmechanismus nicht bekannt).
- Antituberkulostatika (Rifampin etc.): Morphinwirkung aufgehoben bis antagonisiert (Fromm et al. 1997).
- Atropin: Reduktion der analgetischen Wirkung über Hemmung der cholinergen Schmerzmodulation.
- Benzodiazepine: ausgeprägte negative Inotropie; Potenzierung zentraler Wirkungen.
- Cimetidin: erhöhte Wirkung Morphin (**Cave:** ZNS-Depression!); Wirkungsmechanismus unbekannt
- Clomipramin: Wirksamkeit von Morphin erhöht, möglicherweise über erhöhte Bioverfügbarkeit (Ventafridda et al. 1987).
- Doxapram: *unsichere* (und ultrakurze) Reduktion der Atemdepression ohne Einfluss auf Analgesie (Dundee et al. 1973; Gupta u. Dundee 1974).
- Enzyminduktoren: Wirkstoffe, die über die gleichen Enzymsysteme (Glukuronosyltransferasen) abgebaut werden (Clonazepam, Diazepam, Ibuprofen, Indomethacin, Paracetamol, Naproxen, Oxazepam etc.) = hepatische Biotransformation Morphin ↑ (Burchell u. Coughtrie 1989).
- MAO-Inhibitoren der ersten Generation: Potenzierung zentrale Hemmung, zentrale Dysfunktion, Hyperpyrexie, Hypertension, Koma, hyperpyrexisches Koma (neuere Ansichten nehmen an, dass unter MAO-Medikation gleich welcher Art Morphin im Gegensatz zu Pethidin, Dextromethorphan nur eine geringe ZNS-Toxizität erzeugt mit Sedation, Somnolenz, Hypotension) (Empfehlung: wahrscheinlich ist Morphin bei Patienten unter MAO-Hemmern die ungefährlichste Alternative).
- N₂O: ausgeprägte negative Inotropie
- Naltrexone: spezifische Antagonisierung; Faustregel: Intervall von mindestens 7–10 Tagen
- Neuroleptika: starke Potenzierung der zentraldepressiven (v. a. analgetischen und sedierenden) Wirkung.
- Phenothiazine: Analgesie ↓; Dysfunktion ZNS inklusive Atemzentren ↑.
- Physostigmin : Analgesie ↑ (Grund: Interferenz mit zentralcholinerger Schmerzmodulation).
- Scopolamin: Hemmung inkl. Dysfunktion ZNS ↑ (Sedation, Amnesie etc.); Analgesie: Potenzierung möglich.
- Yohimbin: Toleranzphänomene verzögert (Iglesias et al. 1992, Alguacil et al. 1987).

13.2 Physiologische Interaktionen

- Alter (alter Patient »zentralisiert«, polyfunktionelle Organeinschränkung, Neugeborener hat unreife Leber, Kaiko 1980).
- Geschlecht: geschlechtsspezifische intrinsische Wirkunterschiede im Tierversuch (Cicero et al. 2000).
- Postpartale Laktationsphase: Analgesiewirkung ↓ (Tierversuch; Woodside et al.1994).
- Hypoalbuminämie: freie Wirkstofffraktion Morphin↑ = Wirkung ↑.
- Laktation postpartal: morphininduzierte Prolaktinfreisetzung gehemmt (Callahan et al. 1988).
- Langzeitanwendung : Akkumulation aktiver Metaboliten = Interaktionen MS + aktive Metaboliten.
- Lebertransplantation (postoperativ): relativer Analgetikabedarf ↓, Met-Enkephalinserumkonzentration ↑, M-6-G-Serumkonzentration ↓ (Donovan et al. 1997).
- Leberinsuffizienz: Wirkung ↑, Wirkungsverlängerung (Hug et al. 1979, 1981) (Grund: Akkumulation M-6-G).
- Niereninsuffizienz: Wirkung ↑, Wirkungsverlängerung, Interaktionen MS vs. (nierenpflichtige) aktive Metaboliten (Don et al. 1975; Chauvin et al. 1989; Stanley u. Lathrop 1977; Osborne et al. 1986; Sjögren et al. 1993; D'Honneur et al. 1994).
- Repetierte Gabe: Inzidenz UAW + Interaktionen bezüglich MS und aktive Metaboliten?.
- Repetierte/kontinuierliche Gabe + Niereninsuffizienz: UAW (v. a. ÜWE, kognitive Funktionen) innerhalb von 24 h ↑ (Ashby et al. 1997).
- Supraspinales NO/cGMP-System: induziert akute Toleranz in Bezug auf antinozizeptive Wirkung (durch NO-Hemmer aufhebbar, Tierversuch; Xu et al. 1998).

14 Inkompatibilitäten

- Fluorouracil: im Gegensatz zu Hydromorphon nicht kompatibel in Glukose 5% (Fluorouracil 1 mg/ml, 16 mg/ml; Morphinsulfat 1 mg/ml; Xu et al. 1996).

15 Kinetik, Kinetikdiskussion

Physikochemische Eigenschaften
Ionisierungsgrad bei pH 7,4 (%): >76–90; bei pH 7,20: >85%
pKa: 7,9–8,5
Plasmabindung bei pH 7,4 (%): 35 (v. a. Albumin)
Oktanol-Wasser-Koeffizient: 1,4–6 (niedrigster OWK aller Opioide)
Heptan-Wasser-Verteilungskoeffizient: 0,00001 (von Cube et al. 1970)

Resorption, Bioverfügbarkeit

Bioverfügbarkeit (% Dosis): 15–64 (oral, Säwe et al. 1981; Säwe 1986; Hasselström u. Säwe 1993); >50 (rektal, Westerling u. Andersson 1982)

T_{max} (min): ca. 30 (oral), ca. 60 (rektal, Jonsson et al. 1988)

T bis C_{min} (min): 15–30 (s.c.; i.m.)

T_{max} (min): 45–90 (s.c., i.m.), 20 (i.v.)

C_{max} (ng/ml): 5–6 Morphin (ED 30 mg p.o., D'H'Honneur et al. 1994; Manara et al. 1989)

Verteilung, Elimination, Metabolismus, aktive Metaboliten

α-Halbwertszeit (min): 25 (i.m.); 1,65 (i.v.)

Terminale β-Halbwertszeit (h): 1,4–4 (Brunk u. Delle 1974; i.m.-Gabe)

Terminale β-Halbwertszeit *Neonatus* (h): 14±6,4 (Koren et al. 1985; i.v.- Gabe)

Kontextsensible Halbwertszeit: keine Angaben

Terminale γ-Halbwertszeit (h): keine Angaben; wahrscheinlich für aktive Metaboliten Tage

Halbwertszeit Zerebrospinalflüssigkeit (intrathekale Anwendung; min): 89,9±39,5 (42–136; Sjöström et al. 1987)

Cl (l/min): 0,9–1,5 bzw. (ml/min/kg): 15–23 (Murphy u. Hug 1981; Stanski et al. 1978; Hasselström u. Säwe 1993)

Vd_{ss} (l): 200 bzw. ca. 3,3 (l/kg)

$Vd_{Initial}$ (l): (7–15) – (23–30) (Murphy u. Hug 1981; Stanski et al.1978),

Vd_{Liquor}: 22±8 ml (9–45 ml !)

Biotransformation: hauptsächlich Leber (aber auch Lungen sowie ZNS)

Renale Elimination (% Dosis): 80; 5–10 (unveränderte MS, Yeh et al. 1977;Yeh 1975)

Fäkale Elimination: –

Inaktive Metaboliten: –

Aktive Metaboliten: u. a. Morphin-6-Glukuronid (M-6-G), Morphin-3-Glukuronid (M-3-G), NM-3-G, Normorphin.

Effektivität

MEAC (ng/ml): 12–24 bzw. im Mittel: >16 (Lehmann et al. 1985).

Biomembrangängigkeit

Diaplazentär: vorhanden.

Translaktal: vorhanden.

Blut-Hirn-Schranken-Passage: für Morphin; offenbar niedriger für M-3-G u. M-6-G (Berkowitz 1976; D'Honneur et al. 1994; Poulain et al. 1990; Bickel et al. 1996; Wu et al. 1997).

15.2 Kinetikdiskussion

Blutanalysen von Morphin sind nicht standardisiert; je nach Teströhrchen (z. B.: EDTA vs. heparinisiertes Testglas) sowie Temperatur können Analysen in Bezug auf Morphin- und Morphinmetabolitengehalt variieren (Westerlin et al. 1996). Die Lipophilie von Morphin ist niedrig; diejenige von M-6-G fast 200-mal niedriger als von Morphin (Wu et al. 1997).

Die orale Bioverfügbarkeit von Morphin wird durch eine 1. Leberpassage sowie einer enteralen Rezyklierung kompliziert (Iwamoto u. Klaassen 1977; Dahlstroem et al. 1978).

Die perkutane Bioverfügbarkeit von Morphin (noch 1991 wurde der transkutane Weg ausgeschlossen und beispielsweise M-3-G als inaktiv bezeichnet, Glare u. Walsh 1991) – ist im Vergleich zur enteralen Gabe besser und erreicht 65–75–85% (kleinerer First-pass-Effekt; Matsuzawa et al. 1994; Westerling et al. 1994).

Die sublinguale Morphinapplikation in Form eines Aerosols bringt gegenüber der oralen Form mit Ausnahme einer schnelleren T_{max} keine Vorteile (Watson et al. 1996).

Die kinetischen Daten bei rektaler Morphinapplikation stützen sich auf nur wenige Arbeiten bzw. auf ein kleines Patientengut.

Kleinkind (14 Monate ±): vergleichende Untersuchungen zwischen p.o./rektal/i.v.-Gabe: Bioverfügbarkeit 35% (rektal) vs. 27% (p.o.); C_{max} 76 nmol/l (25–129) vs. 56 nml/l (15–140). Bei Rektalgabe ist der Quotient M-Glukuronide zu Morphin höher als bei i.v.-Gabe: ein First-pass-Effekt bei rektaler Gabe (n=26; Lundeberg et al. 1996).

Die s.c.- und i.m.-Absorption ist gut und abhängig von der lokalen Gewebeperfusion sowie vom Injektionsort (vgl. Buchabschnitt Allgemeine Kinetik und Applikationen; Grabinski et al. 1983).

Bei i.v- Anwendung erfolgt der maximale Wirkungseintritt nach 20 min (deshalb muss das i.v.- individuelle Aufladen langsam und während minimal 30 min erfolgen).

Die hohe Ionisierung von Morphin hemmt seine Passage durch Biomembranen. Bei alkalischem pH (Hyperventilation etc.) erhöht sich die nichtionisierte Fraktion (fördert ZNS-Übertritt). Umgekehrt wird bei Hypoventilation (Hyperkarbie; respiratorische Azidose) die Hirnperfusion (CO_2-induzierte Vasodilatation) erhöht und trotz wegen der Azidose erniedrigten Fraktion an nichtionisiertem (biomembrangängigem) Morphin die Hirnkonzentration von Morphin erhöht (Fink et al. 1977; Kaufman et al. 1975).

Initiales Verteilungsvolumen > Intravasalvolumen = extravasale Sequestrierung in alle Gewebekompartimente: das finale Verteilungsvolumen = 3faches Körpervolumen.

Höchste Morphinkonzentrationen werden v. a. in den bestperfundierten Gewebekompartimenten Herz,

Lunge, Niere, Leber, Muskel, Milz nachgewiesen (Way et al. 1960).

Die niedrige Fettlöslichkeit verhindert eine Sequestrierung in fetthaltigen Geweben. Weniger als 0,1% einer i.v.-Gabe wird zum Zeitpunkt der maximalen Plasmakonzentration im ZNS nachgewiesen, wahrscheinlich ein Zeichen einer ausgeprägten Blut-Hirn-Schrankenfunktion (Oldendorf et al. 1972; Wang u. Takemori 1972).

Die renale Elimination von Morphin ist bei Nierenfunktionseinschränkung kaum reduziert (Chauvin et al. 1987; Sear et al. 1989), jedoch diejenige der glukuronisierten aktiven Metaboliten M-3-G und M-6-G (Osborne et al. 1986; Säwe u. Odar-Cederlöf 1987; Peterson et al. 1990; Portenoy et al. 1991; D'Honneur et al. 1994). Bei Nierenversagen akkumulieren M-3-G und M-6-G im Liquor mit Konzentrationsmaxima bis über 24 h (D'Honneur et al. 1994); die entsprechenden Plasmakonzentrationsveränderungen sind: 25 ng/ml (M-6-G) vs. <2 ng/ml (Nierengesunde) bzw. um 50 ng/ml (M-3-G) vs. 10 ng/ml (Gesunde; ED 30 mg; p.o.).

Es besteht *kein* Zusammenhang zwischen Morphinplasmakonzentrationen und Morphinliquorkonzentrationen (Hug et al. 1981; Berkowitz 1976; Mather 1983; Rigg 1978). Nach i.v.- Morphingabe hinkt die Liquorkonzentration der Plasmakonzentration nach; umgekehrt erniedrigt sich die Plasmakonzentration vor der Liquorkonzentration während der β-Phase (Hug et al. 1981). Zwischen peripherer Plasmakonzentration und zentraler Morphinkonzentration (Analgesie, Atemdepression) besteht kein direkter Zusammenhang: bei intravenöser Gabe tritt die maximale ZNS-Depression nach einer Latenz auf. Individuell intravenöse Auftitration erfordert deshalb eine strikte klinische Überwachung bis 30 min. Das Nachhinken der zentralen Wirkung in Bezug auf die Plasmakonzentration gibt eine gewisse Sicherheit in Bezug auf periphere Nebenwirkungen (Herzkreislauf etc.), die sich vorher abspielen: d. h. man kann Morphin nach seiner zentralen Wirkung (Beispiel zentrale Depression) titrieren und falls diese Titration optimal ist, sicher sein, dass keine weiteren peripheren Nebenwirkungen auftreten.

Über die epidurale und intrathekale Kinetik liegen zuwenig Arbeiten vor, um zuverlässige Angaben über die Morphinaufnahme in den CSF und umliegende Gewebeabschnitte zu machen. Die relative Hydrophilie von Morphin hat bei rückenmarknaher Anwendung eine verzögerte Rezeptorokkupation (= langsamer Wirkungseintritt), langsamen Efflux aus dem ZNS (= lange Wirkungsdauer, CSF-HWZ >90 min) sowie zephale Liquormigration (= späte Atemdepression) zur Folge (Fasano u. Waldvogel 1982, Sjöström et al. 1987; Max et al. 1985): aus diesem Grund wird heute eher der lipophilere Wirkstoff Sufentanil für rückenmarknahe Applikation bevorzugt, obwohl eine abschliessende Beurteilung, ob bei der rückenmarknahen Applikation

die Lipophilie in Bezug auf Liquorkinetik ausschlaggebend ist, wegen fehlender Daten nicht möglich ist.

Bei intrathekaler Morphinanwendung wird keine oder nur eine unbedeutende Plasmamorphinkonzentration bzw. systemische Wirkung erreicht (Sjöstrom et al. 1987).

Die Kinetik von Morphin per inhalationem vs. i.m.-Applikation wurde bei 7 Patienten untersucht (10 mg Morphin; Nebulizer-Reservoir zwischen Tubus und Beatmungssystem; i.m.-Applikation nicht definiert; peri- und postoperative Analgesie): bei Applikation per inhalationem war die C_{max} ca. 6-mal niedriger als bei i.m.-Applikation, die interindividuelle Kinetik bei Per-inhalationem-Applikation ergab eine Bioverfügbarkeit von nur 9 bis 35% (Durchschnitt: 17%; Chrubasik et al. 1988).

Elimination von Morphin

Die Elimination von Morphin ist weitgehend abhängig von der Leberleistung (Mazoit et al. 1987, 1988; Bodenham et al. 1989), erfolgt aber auch in der Niere sowie im ZNS. Die Größe der sog. totalen Körperclearance entspricht derjenigen der Leberperfusion. In der Niere, sowie in den Darmwänden, findet ein extrahepatischer Eliminationsmechanismus statt (Way et al. 1960; Boerner et al. 1975; Ilett et al. 1990; Hasselström u. Säwe 1993). Umgekehrt zeigt Morphin keine sog. pulmonalen First-Pass Lunge wie andere Opioide (Beispiel Pethidin, Fentanyl, Alfentanil, Sufentanil, Boer et al. 1992; Roerig et al. 1989 vs. Chrubasik et al. 1986).

Die hepatische Biotransformation erfolgt über verschiedene Mechanismen mit Angriffspunkt am

- C_3 -(Hydroxylgruppe)atom via Glukuronsäurekonjugation, Sulfokonjugation oder O-Methylierung zu M-3-G, Morphinethersulfat, Kodein,
- C_6-Alkoholatom via Glukuronsäurekonjugation (M-6-G),
- Piperidinstickstoffatom über N-Demethylierung bzw. Oxidation (Normorphin, Morphin-N-Oxid),
- C_2 -Atom bzw. Phenolring über Hydroxylierung (verschiedene Metaboliten),
- C_7/C_8 -Doppelbindung über Oxidation (Dihydromorphinon)

Die Glukuronsäurekonjugation ist eine relativ solide, auch extrahepatisch vorkommende Abbautechnik, die in der Regel auch bei Leberkranken kaum reduziert ist (Bircher u. Shafiri 1991); Ausnahme davon ist die unreife Leber des Neugebornen (bis ca. 12 Monate).

Klinisch relevante aktive Metaboliten sind M-6-G, M-3-G (glukuronisierte Metaboliten 60%), Normorphin (12%). M-6-G und M-3-G sind hochionisierte, aber offenbar trotzdem ZNS gängige lipophile Metaboliten und zwar interindividuell und im Ausmaß von ca. 8–10% der entsprechenden Serumkonzentration ihre renale Elimination kann bei Nierenfunktionseinschränkungen reduziert sein (Wolff et al. 1996, Hand et al. 1987; Portenoy et al. 1991; Samuelsson et al. 1991; Sandouk et al. 1991; Carrupt et al. 1991; D'Honneur et al. 1994).

Das molare Verhältnis im Plasma oder in der zerebrospinalen Flüssigkeit von M-6-G zu M-3-G beträgt ca. 6; dessen klinische Bedeutung in Bezug auf Morphineffizienz ist umstritten; nach einmaliger Epiduralgabe von Morphin sind im Liquor M-3-G u. M-6-G wenn überhaupt so doch nur in Spuren nachweisbar (Venn et al. 1990; McQuay et al. 1990; Goucke et al. 1994 vs. Bowsher 1993, Kalman et al. 1997).

Die hepatischen Eliminationsmechanismen via Fäzes ist für M-3-G > M-6-G (Tierversuche; Milne et al. 1997).

Morphin-3-Glukuronid (M-3-G)

M-3-G wird äußerst schnell gebildet und ist schon bei intravenöser Morphingabe nach 1 min nachweisbar; der Plasmakonzentrationskurvenverlauf von M-3-G ist flacher als derjenige der Muttersubstanz Morphin (Murphy u. Hug 1981). Der renal ausgeschiedene Wirkstoff kann bis zu 72 h im Urin nachwiesen werden, obwohl dessen terminale Halbwertszeit β ca. 173 min betragen soll (Murphy u. Hug 1981; Stanski et al. 1977). Bei Langzeitgabe von Morphin kumuliert dieser Metabolit. Die klinische Rolle von M-3-G ist nicht klar: seine intrinsische Wirkung scheint diejenige eines partiellen μ-Antagonisten zu sein, mit einer in verschiedenen Experimenten nachgewiesenen »antianalgetischen« Wirkung (Gong et al. 1991, 1992; Shimomura et al. 1971; Smith et al. 1990). Die Hypothese, dass die bei chronischer Morphinapplikation auftretende Morphinresistenz durch M-3-G induziert würde, konnte bislang nicht bestätigt werden (Säwe et al. 1983; Goucke et al. 1994). M-3-G passiert die Blut-Hirn-Barriere (D'Honneur et al. 1994). Bei einem Patienten mit Nierenversagen sind myoklonische Spasmen nach hochdosierter Morphininfusion aufgetreten, möglicherweise – wie morphininduzierte Allodynie und Hyperalgesie – durch M-3-G bedingt (Sjögren et al. 1993; Christrup 1997). Die terminale HWZ γ von M-3-G ist länger als diejenige von M-6-M (ca. 11 h) und beträgt ca. 15±6,5 h (Hasselström u. Säwe 1993).

Normorphin-3-G

Etwa 10% einer ED Morphin wird zu NM-3-G abgebaut. NM-3-G scheint wie M-3-G nichtopioiderge Wirkungen (ZNS-Exzitation, Verminderung der opioidinduzierten Analgesie) zu induzieren (Smith u. Smith 1998).

Morphin-6-Glukuronid (M-6-G)

M-6-G ist ein lipophiler aktiver Metabolit mit Opioidrezeptorenaffinität und intrinsischer μ- und δ-Wirkung (Pasternak et al. 1987; Abbott u. Palmour 1988; Paul et al. 1989; Gong et al. 1992; Shimomura et al. 1971; Yoshimura et al. 1973; Osborne et al. 1992; Hanna et al. 1990; Oguri et al. 1987), wobei neueste Tierforschungsresultate auf

Unterschiede zwischen Morphin und M-6-G hinweisen (intrinsische Effekte und Einsatz von Opioidantagonist Naltrexon sowie partiellen μ-1-Antagonisten; Grung et al. 1998).

Portenoy wies nach, dass der analgetische Effekt bei Morphinmedikation wesentlich durch die Serumkonzentration von M-6-G bestimmt wird (Portenoy et al. 1992): neuere Arbeiten haben dies relativiert, bei Probanden hat eine Einmaldosis von M-6-G zu keiner wesentlichen Analgesie geführt (trotz relevanter Plasmakonzentrationen), wahrscheinlich weil M-6-G die Blut-Hirn-Barriere passiert (D'Honneur et al. 1994), aber in ungenügendem Masse (Motamet et al. 2000).

Dank neuer Nachweisverfahren wie HPLC konnte nachgewiesen werden, dass die AUC–Zeitkurve der beiden Glukuronide größer ist als diejenige von Morphin. Bei chronischer Gabe von Morphin oder Niereninsuffizienz können toxische Nebenwirkungen wie chronische Nausea, aber auch eine erhöhte Inzidenz von Nebenwirkungen wie Atemdepression etc. diesem Metaboliten zugeschrieben werden (Osborne et al. 1986; Sear et al. 1989; Hagen et al. 1991). Die Rolle von M-6-G in der Neugeborenenintensivpflege (Beispiel Langzeitbeatmung unter Morphin wegen RDS) ist nicht klar (Chay et al. 1992; Choonara et al. 1992).

Normorphin, Morphin-3,6-Diglukuronid, Morphin-3-ethereal-Sulphat

Über die weiteren Metaboliten Normorphin, M-3,6-Diglukuronid, M-3-ethereal-Sulfat, die offenbar nur zu einem geringen Masse gebildet werden, ist wenig bekannt. Morphin scheint interindividuell um bis 21% ± 13,5 zu Normorphin dealkyliert und dann als Normorphin und Normorphinglukuronid via Fäzes ausgeschieden zu werden (Yeh et al. 1977a, b; Evans u. Shanahan 1995).

Zusammenfassend kann gesagt werden, dass Morphin eine komplexe Metabolisierung hat, unter Bildung von aktiven Metaboliten mit verschiedener Dynamik. Die oben erwähnten Morphinmetaboliten zeigen bei intrathekaler Applikation opioidaktive Wirkung (Tierversuch; Brown et al. 1985; Joel et al. 1985). Somit ist verständlich, dass die Pharmakodynamik des Morphins kompliziert und variabel ist, und erheblich von der Dosis, Applikationsform, Applikationsdauer, sowie des individuellen Stoffwechsels des Patienten abhängig ist.

16 Vorklinische und klinische Studien

Schmerzbekämpfung beim Herzinfarkt: bei noch nicht manifestem Infarkt eine langsamtitrierende i.v.- Morphingabe von 5–10 mg (plus sublinguale Nitroglyzeringabe); bei etabliertem Infarkt eine Dosierung von 5–10–20 mg (stufenweise Gabe) sowie Nitroglyzerininfusion. Als limitierender Faktor wird ein arterieller systolischer Blutdruck um 90 mmHg errachtet, eine orthostatische Hypotension bzw. venöses Pooling wird durch entsprechende Körperlagerung etc. reduziert (Ritz 1990).

Die i.v.-Analgosedierung bei Frühgeburten durch Morphin hatte in Bezug auf hämodynamische Auswirkungen bezüglich ZNS-Perfusion mit Ausnahme einer leichten nichtsignifikanten Reduktion des mittleren arteriellen Blutdrucks keine Auswirkungen (Sabatino et al. 1997).

Pädiatrische Schmerzfälle (n=2; Verbrennungen) mit Morphinintoleranz (Hyperalgesie etc.) konnten erfolgreich auf i.v.- Methadon umgestellt werden (Williams et al. 1998).

Bei 17 Patienten (terminale Lungenerkrankungen), die an Dyspnoe litten, wurde über eine Gesichtsmaske (Stream-line-Portaneb-Maske) eine Kochsalz-Morphin-Lösung in einer Dosierung von 2 mg/4 h appliziert (Lösung: 20 mg Morphin bzw. 2 Ampullen zu je 10 mg, verdünnt mit je 2 ml Kochsalzlösung): diese einfache Applikation reduzierte die Dyspnoequote signifikant über mehrere Stunden, jedoch eindeutig weniger ausgeprägt bei opioidnaiven Patienten (Zeppetella 1997): in einem ähnlichen Studiendesign konnte dieser Effekt allerdings nicht nachgewiesen werden (Noseda et al. 1997).

Bei Patienten mit Myasthenia gravis mag die intrathekale postoperative Morphingabe gegenüber einer systemischen Morphinanalgesie in Bezug auf Atemfunktion vorteilhafter sein (Thymusentfernung, Sternotomie; n: 10 mg/kg Morphin intrathekal vs. PCA (30 mg/kg); FVC, FEV1 >> , Nilsson et al. 1997).

Die Kombination von 75–100 mg Morphin + 5 mg isobarisches Bupivacain intrathekal ergab in der postoperativen Phase (12–24 h) gegenüber der Kontrollgruppe einen verminderten Morphinbedarf (laparoskopische Cholezystektomie, n=34; Motamed et al. 2000).

17 Kurzprofil

Morphin, ein natürliches Opiumalkaloid, ist Referenzopioid der Schmerzpraxis. Morphin kann nichtinvasiv, invasiv inkl. rückenmarknah zur Bekämpfung akuter und chronischer Schmerzen zu perioperativen, posttraumatischen und onkologischen Zwecken eingesetzt werden.

Das klinische Erfahrungswissen mit Morphin reicht über Jahrtausende; trotzdem sind erst in den letzten Jahren dynamische und kinetische Eigenschaften des Wirkstoffes besser untersucht worden.

Morphin ist preisgünstig. Leider ist Morphin in vielen Ländern, die den Wirkstoff bitter nötig hätten, aus gesellschaftlich-politischen Gründen und entgegen den Richtlinien der WHO, die Morphin als Referenzanalgetikum bezeichnet, verboten: in gewissen Teilen Indiens, Pakistans, Ägyptens u. a. sind anstelle des preisgünstigen und optimalen Morphins nur teure und weniger geeignete Agonist-Antagonisten wie Pentazocin etc. vom jeweiligen Gesundheitsministerium zugelassen.

Morphin ist in verschiedensten galenischen Formen und in verschiedensten therapeutischen Systemen mit Erfolg einsetzbar.

Die Biotransformation des wasser- und nur leicht fettlöslichen Morphins erfolgt in der Leber, in der Niere sowie im ZNS.

Bei repetierter Anwendung wird seine Dynamik und Kinetik durch die Kumulation der aktiven Metaboliten M-3-G, einem Opioidantagonisten, und M-6-G, einem Opioidagonisten kompliziert.

Wegen Histaminfreisetzung ist Morphin zur perioperativen i.v.-Analgesieführung ungeeignet: hier wurde es durch die modernen Wirkstoffe Fentanyl, Alfentenil, Remifentanil sowie v. a. Sufentanil abgelöst. Morphin ist dagegen für die i.v.-Analgosedierung oder zur perioperativen Analgosupplementierung bei schwächeren und älteren Patienten einsetzbar.

Für die Schmerztherapie bei terminalen Erkrankungen sollte Morphin im Rahmen der Standards der WHO (WHO, Genève, 1. A. 1986, 2. A. 1996) auf der Stufe III verwendet werden (s. oben im Abschnitt Dosierung). Dabei sind Retardpräparate für die Krebsschmerztherapie in 12–8-stündlichen Abständen und titriert nach Wirkung und Nebenwirkungen in Kombination mit »kleinen Analgetika« und Adjuvanzien zu bevorzugen.

Die 3 zentralen WHO-Regeln sind zusammenzufassen in: »by the mouth« (= orale Gabe), »by the clock« (= nach festem Stundenplan) und »by the ladder« (= nach dem WHO-Stufen-Schema). Falls wegen unstillbaren Erbrechens oder neuropathischer Schmerzen eine ausreichende orale Krebsschmerztherapie nach den WHO-Regeln ausnahmsweise nicht möglich oder hinreichend wirksam sein sollte, kann Morphin evtl. auch über eine externe elektronische Medikamentenpumpe subkutan verabreicht werden.

Dabei kann es z. B. in einem Reservoir mit Metamizol gemischt oder als Monosubstanz oder (Diemer) in Kombination mit Scopolaminbutylbromid (zur Bekämpfung der kolikartigen intestinalen Schmerzen) gegeben werden.

Die Regeln der Krebsschmerztherapie sind grundsätzlich **kein** Paradigma für die Behandlung chronischer Schmerzzustände, die durch andere Erkrankungen hervorgerufen werden. Hier steht immer die kausale Therapie im Vordergrund, nur in Ausnahmefällen und nach psychotherapeutischer Untersuchung kann eine analoge Behandlung indiziert sein.

18 Literatur

Literatur bis 1996: s. CD-ROM.

Capasso A (2000) Adenosine receptors are involved in the control of acute naloxone- precipitated withdrawal: in vitro evidence Life Sci 66/10: 873–883

Cicero TJ, Ennis T, Ogden J et al. (2000) Gender differences in the reinforcing properties of morphine. Pharmacol Biochem Behav 65/1: 91–96

Motamed C, Bouaziz H, Franco D et al. (2000) Analgesic effect of low-dose intrathecal morphine and bupivacaine in laparoscopic cholecystectomy. Anaesthesia 55/2: 118–124

Noseda A, Carpiaux JP, Markstein C et al. (1997) Disabling dyspnoea in patients with advanced disease: lack of effect of nebulized morphine. Eur Respir J 5: 1079–1083

Ashby M, Fleming B, Wood M et al. (1997) Plasma morphine and glucuronide (M-3-G and M-6-G) concentrations in hospice inpatients. J Pain Symptom Manage 3: 157–167

Christrup LL (1997) Morphine metabolites. Acta Anaesthesiol Scand 41 (1 Pt 2): 116–122

Donovan KL, Janicki PK, Striepe VI et al. (1997) Decreased patient analgesic requirements after liver transplantation and associated neuropeptide levels. Transplantation 63/10: 1423–1429

Duttaroy A, Gregorio G, Shah S et al. (1998) Acute ethanol exposure decreases the analgesic potency of morphine in mice. Life Sci 62/2: PL35 – 41

Fromm MF, Eckhardt K, Li S et al. (1997) Loss of analgesic effect of morphine due to coadministration of rifampin. Pain 72/1–2: 261–277

Gestin Y, Vainio A, Pégurier AM (1997) Long-term intrathecal infusion of morphine in the home care of patients with advanced cancer. Acta Anaesthesiol Scand 41 (1 Pt 1): 12–17

Grung M, Skurtveit S, Aasmundstad TA et al. (1998) Morphine-6-glucuronide-induced locomotor stimulation in mice: role of opioid receptors. Pharmacol Toxicol 82/1: 3–10

Hurlbert RJ (2000) Surgical-site complications associated with a morphine nerve paste used for postoperative pain control after laminectomy. Infect Control Hosp Epidemiol 21/1: 5–7

Kalman S; Metcalf K; Eintrei C (1997) Morphine, morphine-6-glucuronide, and morphine-3-glucuronide in cerebrospinal fluid and plasma after epidural administration of morphine. Reg Anesth 22/2: 131–136

Kart T, Christrup LL, Rasmussen M (1997) Recommended use of morphine in neonates, infants and children based on a literature review: Part 2 (Clinical use). Paediatr Anaesth 7/2: 93–101

Kolesnikov Y, Jain S, Wilson R et al. (1997) Blockade of morphine-induced hindlimb myoclonic seizures in mice by ketamine. Pharmacol Biochem Behav 56/3: 423–425

Lang E, Jedeikin R (1998) Acute respiratory depression as a complication of nebulised morphine. Can J Anaesth 45/1: 60–62

Lawlor PG, Turner KS, Hanson J et al. (1998) Dose ratio between morphine and methadone in patients with cancer pain: a retrospective study. Cancer 82/6: 1167–1173

Milne RW; Jensen RH; Larsen C et al. (1997) Comparison of the disposition of hepatically-generated morphine-3-glucuronide and morphine-6-glucuronide in isolated perfused liver from the guinea pig. Pharm Res 14/8: 1014–1018

Motamed C; Mazoit X; Ghanouchi K et al. (2000) Preemptive intravenous morphine-6-glucuronide is ineffective for postoperative pain relief. Anesthesiology 92/2: 355–360

Nakagawa T; Masuda T; Watanabe T et al. (2000) Possible involvement of the locus coeruleus in inhibition by prostanoid EP(3) receptor-selective agonists of morphine withdrawal syndrome in rats. Eur J Pharmacol 390/3: 257–266

Nelson CJ, Dykstra LA, Lysle DT (1997) Comparison of the time course of morphine's analgesic and immunologic effects. Anesth Analg 85/3: 620–626

Nelson KA, Glare PA, Walsh D et al. (1997) A prospective, within-patient, crossover study of continuous intravenous and subcutaneous morphine for chronic cancer pain. J Pain Symptom Manage 5: 262–267

Nilsson E, Perttunen K, Kalso E (1997) Intrathecal morphine for post-sternotomy pain in patients with myasthenia gravis: effects on respiratory function. Acta Anaesthesiol Scand 41/5: 549–556

Palm S, Lehzen S, Mignat C et al. (1998) Does prolonged oral treatment with sustained-release morphine tablets influence immune function? Anesth Analg 86/1: 166–172

Pavlovic ZW, Bodnar RJ (1998) Opioid supraspinal analgesic synergy between the amygdala and periaqueductal gray in rats. Brain Res 779/1–2: 158–169

Sabatino G, Quartulli L, Di Fabio S et al. (1997) Hemodynamic effects of intravenous morphine infusion in ventilated preterm babies. Early Hum Dev 47/3: 263–270

Salem A; Hope W (1997) Role of morphine glucuronide metabolites in morphine dependence in the Pharmacol Biochem Behav 57/4: 801–807

Sjøgren P, Thunedborg LP, Christrup L et al. (1998) Is development of hyperalgesia, allodynia and myoclonus related to morphine metabolism during long-term administration? Six case histories. Acta Anaesthesiol Scand 42/9: 1070–1075

Smith GD, Smith MD (1998) The excitatory behavioral and anti-analgesic pharmacology of normorphine-3-glucuronide after intracerebroventricular administration to rats. J Pharmacol Exp Ther 285/3: 1157–1162

Smith MT, Wright AW, Williams BE et al. (1999) Cerebrospinal fluid and plasma concentrations of morphine, morphine-3-glucuronide, and morphine-6-glucuronide in patients before and after initiation of intracerebroventricular morphine for cancer pain management. Anesth Analg 88/1: 109–116

Williams PI, Sarginson RE, Ratcliffe JM (1998) Use of methadone in the morphine-tolerant burned paediatric patient. Br J Anaesth 80/1: 92–95

Wu D, Kang YS, Bickel U et al. (1997) Blood-brain barrier permeability to morphine-6-glucuronide is markedly reduced compared with morphine. Drug Metab Dispos 25/6: 768–771

Xu JY, Hill KP, Bidlack JM (1998) The nitric oxide/cyclic GMP system at the supraspinal site is involved in the development of acute morphine antinociceptive tolerance. J Pharmacol Exp Ther 284/1: 196–201

Zeppetella G (1997) Nebulized morphine in the palliation of dyspnoea. Palliative Medicine 11: 267–272

Morphin: orale therapeutische Systeme

Morphin kann über orale therapeutische Systeme appliziert werden; in der Regel werden sie auf der Stufe III der Krebsschmerztherapie nach den Empfehlungen der WHO eingesetzt. Das retardierte orale Morphinsulfat ist nach wie vor der »Goldstandard« auf der Stufe III und sollte je nach Schmerzdiagnose in Kombination mit Nichtopioidanalgetika (z. B. saure antipyretische Analgetika [sAA], oder nichtsaure antipyretische Analgetika z. B. Metamizol, s. Buch D/E) erfolgen.

Das diesen Systemen eigene therapeutische Programm erlaubt eine kontrollierte Langzeitabgabe des im Reservoir vorhandenen Wirkstoffs über die im System eingebauten Abgabeöffnungen.

Die Menge Wirkstoff sowie die Abgaberate des Wirkstoffs wird durch das therapeutische System definiert (dies wird in den entsprechenden Herstellerangaben erwähnt).

2 Darreichungsform/galenische Formen

Je nach Hersteller in der Regel Retardtabletten oder -kapseln (es sind verschiedene Systeme auf dem Markt) zu 10, 15, 30, 60, 100 und 200 mg Morphinsulfat sowie Morphinsulfatpentahydratretardgranulat für orale Suspensionen.

Die TS-Galenik beruht auf einer Mischung eines langkettigen Alkohols und hydratisierter Hydroxyalkylzellulose, in die das aktive Prinzip Morphinsulfat eingebettet ist. Damit wird eine gleichmäßige, pH-unabhängige Wirkstofffreisetzung erzielt. Die Retardierung beträgt ca. 8–12 h, je nach Anpassung der Dosierung an die Schmerzintensität. Ein anderes Retardierungsprinzip beruht auf einer Kombination von pH-abhängig und pH-unabhängig retardierenden Polyacrylaten. Bei den auf dem Markt befindlichen Retardgranulatkapseln kann die jeweilige Steckkapsel zur Verabreichung des unterschiedlich grobkörnigen Granulates ohne Beeinträchtigung des Retardeffektes geöffnet und entfernt werden. Die Retardierung der Retardgranulatkapseln beträgt zwischen 8–12 h und 12–24 h, je nach Anpassung der Dosierung an die Schmerzintensität.

6 Indikationen, Dosierung, Anwendungsart
Im Prinzip wie Morphin bei chronischen Schmerzen, besonders auf der Stufe III zur Krebsschmerztherapie nach den Empfehlungen der WHO.

Dynamische Schmerzzustände (z. B. postoperative Schmerzen etc.) eignen sich nicht für kinetisch träge Applikationsformen.

Auch bei guter Einstellung bei chronischen Schmerzzuständen mit therapeutischen Systemen muss immer als Reservemedikation («Rescue») das gleiche Opioid in nichtretardierter Form mitverordnet werden (s. Durchbruchschmerzen).

6.2 Dosierung
Anästhesiologisch-postoperative Praxis
Bei Wechsel von einer konventionellen oralen Applikationsform auf ein therapeutisches System gilt folgende Erfahrungsregel: Dosis therapeutisches System (2mal/Tag) = Hälfte der konventionellen, vorangegangenen therapeutisch optimalen Tagesdosierung; danach Korrektur nach oben/unten jeweils nach 24 h um ca. 50% innerhalb der nächsten Tage, inzwischen Einnahme der »Rescuemedikation« durch den Patienten möglich. Bei Umstellung von s. c. oder i. v. auf eine orale Medikation ist die geringere orale Wirkung durch den First-pass-Effekt der Leber mit ca. 50% zu berücksichtigen, d. h. als Faustregel kann der Patient die frühere Tagesdosierung dann 2mal/Tag in 12-stündigem Abstand als orale Tagesdosis erhalten: z. B. Umstellung von 4-stündlicher s.c.-Injektion von 20 mg Morphinhydrochlorid auf eine orale Gabe 12-stündlich 120 mg retardiertes Morphinsulfat.

Onkologie
Bei Wechsel von konventioneller Applikationstechnik auf therapeutische Systeme: s. oben. Therapiebeginn bei »opioid-naiven« Patienten oder Übergang von der Stufe II auf die Stufe III der WHO-Empfehlungen (Diemer): Beginnen mit 10–30 mg p.o. alle 12 h evtl. auch alle 8 h, weitere Verkürzung der Einnahmeintervalle ist nicht sinnvoll, alle 24 h um 50% bis zur Schmerzfreiheit steigern; keine obere Tageshöchstdosierung (Dosen bis 1000 mg 2mal tgl. sind durchaus üblich), dabei die UAW

antizipierend von Anfang an mitbehandeln (betrifft v. a. ÜWE/Obstipation).

Innere Medizin: s. Onkologie

Pädiatrie
ED 0,2–0,8 (mg/kgKG/12 h; p.o.), bei Kindern können mehrere Pellets der geöffneten Retardgranulatkapseln der Fa. Ethyfarm oder Fa. Glaxo-Wellcome (hier in Deutschland bereits ab 1. Lebensjahr, jedoch unter 12 Jahren nur wenige klinische Erfahrungen) zur oralen retardierten Schmerztherapie zur Anwendung kommen.

Hospiz, ambulante Behandlung
Die geschmacklich angenehmen Retardsuspensionen erlauben eine perorale Einnahme bei Schluckbeschwerden, Kindern (Himbeergeschmack, da die Wirkstoffpellets und das Geschmacksgranulat sich physikalisch unterschiedlich verhalten, muss von einer Teilung der Retardgranulatbeutel abgeraten werden) oder über eine Magensonde unter 16 French.

Am Anfang der Therapie kann die Trägheit des therapeutischen Systems (langsame Anflutung) ergänzt werden durch konventionelle (invasive oder nichtinvasive) Morphingabe bis zur Erreichung einer klinischen Steady-state-Wirkung (orale »Rescuedosis«, s. oben). Die Dosierung wird individuell den Patientenbedürfnissen angepasst. Im allgemeinen wird mit der niedrigsten Dosierungsstärke von 10–30 mg Morphin die Therapie begonnen und ensprechend dem therapeutischen System alle 12 h wiederholt. In Einzelfällen wird ein Dosisintervall von 8 h nötig sein. Die Gabe muss nach einem fixen Zeitplan vorgenommen werden. Schnelle Dosisanpassungen sind mit einem Therapeutischen System nicht zu erreichen: hier bieten sich die konventionellen Methoden (invasive, nichtinvasive) an. Konventionelle Methoden und therapeutische Systeme können sich entsprechend ergänzen. Therapeutische Systeme sind zu wählen bei Langzeittherapien. Die sog. Einstellungsphase, der Zeitaufwand, in der eine optimale Schmerztherapie eingependelt wird, beträgt mindestens 24 h; in dieser Zeit sollten dem Patienten nichtretardierte Tabletten zusätzlich zur Verfügung gestellt werden, die er maximal alle 4 h einnehmen kann. Bei terminalen Krebserkrankungen kann der Morphinbedarf mit Tagesdosen von 2000 mg beträchtlich sein. Es gibt keine Untersuchungen, ob sog. »maxitherapeutische Systeme« (paralleles Anbringen von mehreren Systemen; Maxireservoirs etc.) sinnvoll sind (s. Fentanyl TTS).

7 Keine Indikationen
Therapeutische Systeme sind wegen der *trägen* Kinetik wenig geeignet bei Durchbruchschmerzen (»Breakthrough-Schmerzen«) oder zur Coupierung akuter

Schmerzen. Bei chronischer Morphintherapie kann durch Gabe kurzwirksamer Morphinsuppositorien oder Morphintabletten beispielsweise Durchbruchschmerzen coupiert werden, ohne vom Therapieschmea abzuweichen.

15 Kinetik, Kinetikdiskussion

Perorale therapeutische Systeme mit Morphin erreichen einen maximalen Wirkungseintritt bzw. C_{max} nach mehreren Stunden (ca. 4 h nach der 2. Gabe) und halten danach durch protrahierte Wirkstoffabgabe durch das System eine effektive Plasmakonzentration von bis 12 h. Dies ermöglicht eine nur 2malige Tageswirkstoffeinnahme, ist einmal die therapeutische Konzentration erreicht. Bis eine therapeutische Wirkstoffkonzentration ereicht ist, kann auf konventionelle Art die Plasmakonzentration verübergehend durch individuell angepasste konventionelle Repetitionsdosen (invasiv oder nichtinvasiv) angehoben werden. Die therapeutischen Systeme sind wegen ihrer inhärenten kinetischen Trägheit schlecht steuerbar.

Bei prolongierter Anwendung, bei Patienten mit eingeschränkter Nierenfunktion, kommt wahrscheinlich der aktive Metabolit M-6-G (lipophil, hohe Rezeptorenaffinität, intrinsische μ-Wirkung) bei Vorkommen von toxischen Wirkungen wie Atemdepression usw. in Frage (Bigler et al. 1984, 1988).

16 Vorklinische und klinische Studien

Das perorale therapeutische System wurde bei terminalen Krebserkrankungen rektal (Unvermögen, zu schlucken, Nausea und Dysphagie), via Kolostomie (Hämorrhoiden) und vaginal (persistierende Diarrhö) mit Erfolg angewendet (Maloney et al. 1989), sodass in Ausnahmefällen auch eine rektale retardierte Therapie möglich ist (rektale Suppositorien stehen z. B. in Kanada und Österreich zur Verfügung).

17 Kurzprofil

Die nichtinvasive Gabe von Morphin über ein therapeutisches System bietet sich an bei stabilen, chronischen Schmerzzuständen, bei denen Morphin indiziert wäre. Das Wechseln auf ein therapeutisches System erfordert patientengerechte Dosisanpassung. Durchbruchschmerzen müssen differentialdiagnostisch analysiert werden (temporärer Durchbruchschmerz oder Veränderung des Schmerzgeschehens wegen Ausbreitung der Primärkrankheit), bevor sie mit kurzwirksamen potenten Opioiden oder antipyretischen Analgetika angegangen werden.

Die Verabreichung über therapeutische Systeme ist wegen der inhärenten kinetischen Trägheit ungeeignet bei akuten Schmerzzuständen. Therapeutische Systeme können auch rektal und vaginal verabreicht werden (s. Buch K).

18 Literatur

Literatur bis 1996: s. CD-ROM.

Gourlay GK, Cherry DA, Onley MM et al. (1997) Pharmacokinetics and pharmacodynamics of twenty-four-hourly Kapanol compared to twelve-hourly MS Contin in the treatment of severe cancer pain. Pain 69/3: 295–302

Opium, Thebaicum, Opium crudum, Rohopium, Mekonium (Homer), Nepenthes (Homer), Laudanum (Paracelsus)

3 Chemie (bzw. Inhaltsstoffe), Geschichte, diverse Hinweise
3.1 Chemie

Das aus den unreifen Fruchtkapseln des Papaver somniferum gewonne Rohopium enthält zu etwa 75% inerte Stoffe wie Pektin, Wachse, Resine, Sulfate, Laktate, Mekonsäure und Zucker.

In der Regel unterscheidet man Rohopium, präpariertes gereinigtes Opium (Pantopon) sowie Abfallopium, quantitativ und qualitativ unterschiedliche, mittels Dünnschichtchromatographie sowie Gas-Flüssigkeitschromatographie analysierbare Opiummischungen (Lim u. Kwok 1981).

Das griechische Wort Opos heißt milchiger Pflanzensaft: Rohopium ist der milchige Saft der grünen Kapsel des Schlafmohns, der zu einer teerigen, harzigen Masse erhärtet.

Opium enthält mehr als 20 Alkaloide; davon:
– 10% Morphin, Ausgangsstoff für semisynthetische Opioide vom Typ μ-Agonisten,
– 0,5% Kodein (Isolation durch Robiquet 1832, Darstellung durch Grimaux 1881, Großherstellung durch Albert Knoll),
– 0,2% Thebain, Ausgangsstoff semisynthetischer Agonist-Antagonisten wie Nalbuphin, Buprenorphin
– 1% Papaverin, ein Benzylisochinolinalkaloid, 1848 durch Merck (1794–1855) entdeckt,
– 6% Noscapin (Synonym Narcotin, ein wasserlösliches Benzylisochinolinalkaloid mit antitussiven und apoptotischen Eigenschaften; Ye et al. 1998).

Tinctura opii, Laudanum

Wässerige durch Mazeration (Wasser, Ethanol 70% zu gleichen Teilen) gewonnene Opiumlösung, die ca. 1% anhydriertes Morphin enthält. Im Mazerat wird nach dem Filtrieren der Morphingehalt bestimmt, der je nach nationaler Pharmakopoe standardisiert wird. Angewendet als Antidiarrhoikum.

Mohnfruchtkapseln, »fruit du Pavot«, Dormideiras

Mohnfruchtkapseln enthalten ca. bis 0,3% Morphin und werden in den Mittelmeerländern als milde, antitussiv wirkende Sirupe verwendet.

3.2 Geschichte

Die zentrale Wirkung von Opium (griech.-lat. Zwitter: opos) wird schon 4000 v.C. von den Sumerern ausgenutzt. Den Griechen bekannt (Theophrastus spricht über Opium; Homer: Nepenthes) wurde Opium v. a. als Mittel gegen Durchfall bei den Arabern eingesetzt. Obwohl es bei den Römern häufig zu therapeutischen und rituellen Zwecken eingesetzt wurde, sind nur 2 prominente Fälle von Opiummissbrauch überliefert: Kaiser Mark Aurel und der Dichter Ovid (Nencini 1997). Opium wurde in die mitteleuropäische Pharmakopoe durch Paracelsus eingeführt: »Ich habe ein Arcanum (lat. »Geheimnis«), heiße ich Laudanum, ist über alle, wo es zum Tode weichen will.« Opium ist natürlicher Ausgangspunkt für die natürlichen Opiumalakaloide und Derivate, die heutzutage als Opioide bezeichnet werden.

Der v. a. in der Bekämpfung der Gichtschmerzen hervorragende Sydenham (er nannte Opium: »God's own medicine«) erfand 1664 die mit Safran, Gewürznelken und Zimt optisch und geschmacklich verbesserte Tinctura opii crocata, einen vergessenen Vorläufer des sog. Bromptoncocktails.

Die Opiumsucht entwickelte sich in China spät um ca. 1830 unter politischer Misswirtschaft des Kaisers Hsüan Tsung und der britischen Handelspolitik (»East Indian Companies«), die das aus Indien stammende Opium v.a. als Bezahlung für Silber massivst nach China importierten. In Opiumhöhlen verkommende Süchtige sollen solange auf einem Ohr ausgedöst haben, dass sie davon deformierte Ohren in der Form von Kohlblätterohren bekommen hätten (Muthusamy 1991).

Der nachfolgende Kaiser Tao Kuang erließ ein totales Opiumverbot, um den Ruin des chinesischen Volkes aufzuhalten. Öffentlich wurden tonnenweise von den Briten erzwungene Opiumladungen verbrannt. Die Briten reagierten mit dem sog. »Opiumkrieg«, den sie wegen ihrer flottenmäßigen Überlegenheit gewannen (1840-1842): Hongkong musste abgetreten werden. Schon damals war die politische Manipulation Grund für die Existenz einer Drogenszene!

16 Vorklinische und klinische Studien

Die Gabe von Opium in homöopathischer Dosierung für die Behebung des postoperativen paralytischen Ileus ist wirkungslos (n=600; randomisierte placebokontrollierte Studie; Fingerhut 1990).

17 Kurzprofil

Rohopium ist billig (vgl.: in Drittweltländern haben die meisten Schmerzpatienten aus Kostengründen kaum Zugang zu adäquater Schmerztherapie!), hat aber den Nachteil eines nichtstandardisierten Wirkstoffgemischs (moderne Analyseverfahren sind allerdings imstande, anhand der Zusammensetzung sowie Verunreinigun-

gen die Herkunft von Opium zu bestimmen) mit Gefahren von akzidentellen oder gewollten Verunreinigungen beispielsweise mit Arsen («Polyneuropathien« und Opiumrauchen; Kalant 1997).

Das Kauen von Opium (und Tabak) erhöht die Inzidenz von Speiseröhrenkrebs; in einer iranischen Studie ist ein Zusammenhang zwischen Opiumkonsum und Blasenkrebs aufgezeigt worden, wobei als Faktor eher pyrrolytische Stoffe, die beim Rauchen entstehen, als Opium in Diskussion stehen (Hewer et al. 1978; Behmard et al. 1981; Malaveille et al. 1982)

Eine indische Arbeit weist auf einen Zusammenhang von TBC-Erkrankung und Opiumeinnahme bzw. antitussiven Effekt von Opium hin (Mathur u. Chaudhary 1996); soziale »TBC-Faktoren« wie Armut und Hygiene wurden dabei aber nicht analysiert, ebenfalls nicht die Möglichkeit der Immunsuppression.

Opium hat aufgrund seiner Alkaloidzusammensetzung (d. h. aufgrund des hohen Anteils an Morphin) ein ähnliches Wirkungsprofil wie Morphin: es wird zurecht von gewissen Autoren als starkes Analgetikum bei terminalen Krebszuständen u. ä. beschrieben (Bhatia 1988).

18 Literatur

Literatur bis 1996: s. CD-ROM.

Kalant H (1997) Opium revisited: a brief review of its nature, composition, non-medical use and relative risks. Addiction 92/3: 267–277

Nencini P (1997) The rules of drug taking: wine and poppy derivatives in the Ancient World. VIII. Lack of evidence of opium addiction. Subst Use Misuse 32/11: 1581–1586

Ye K, Ke Y, Keshava N et al. (1998) Opium alkaloid noscapine is an antitumor agent that arrests metaphase and induces apoptosis in dividing cells. Proc Natl Acad Sci U S A 95/4: 1601–1606

Pantopon, Papaveretum, Pantopium, Omnopon, Alopon, Opoidin

3 Chemie, Geschichte, diverse Hinweise

3.1 Chemie

Pantopon ist die gereinigte und gelöste Form (Extrakt) aller Opiumalkaloide und enthält (Fisher u. Billard 1977)

etwa 50% Morphin; 20 mg trockenes Pantopon enthalten

- 15 mg Morphin,
- ca. 2,5–5% Kodein,
- bis 22% Noskapin sowie
- bis 7% Papaverin.

CAS N° 8002-76-4

3.2 Geschichte

Der Extrakt Omnopon wurde 1909 durch Sahli in Bern in die Klinik eingeführt. Als Bracticum wird der eingetrocknete Milchsaft der Papaverart Papaver bracteatum bezeichnet (der aber im Unterschied zu anderen Papaveralkaloidgemischen kein Morphin enthält).

4 Rezeptpflicht, Schwangerschaftskategorie

Deutschland: nicht im Handel

Österreich: nicht im Handel

Schweiz: A; Schwangerschaft: D; Stillzeit: Kontraindikation

5 Stoff, Indikationsgruppe, Dynamik

Zentralwirksames analgetisch-spasmolytisches Opiat bzw. Opiumgesamtalkaloid.

5.2 Dynamik

Keine Daten vorhanden; aufgrund des klinischen Verhaltens als MOR-Agonist einstufbar. Der spasmolytische Effekt wird dem Alkaloid Papaverin zugeschrieben (Kritik: eine Dosis Omnopon von 20 mg enthält 1,4 mg Papaverin; die spasmolytische Dosis von Papaverin soll jedoch 0,5–1,2 g betragen).

Beachte: Das strukturell und pharmakologisch unterschiedliche Papaverin wurde u. a. auch als vasodilatatorisches Agens bei Impotenz etc. eingesetzt und soll Phosphodiesterasen hemmen und einen direkten Effekt auf Ca-Kanäle haben.

6 Indikationen, Dosierung, Anwendungsart

6.2 Dosierung

Faustregel: ED entspricht ca. _ ED Morphin: 20 mg i.m. Pantopon entspricht ca. 13,3 mg Morphin sowie 1,4 mg Papaverin.

16 Vorklinische und klinische Studien

Omnopon wurde in der postoperativen Analgesie bei Kleinkindern im Alter bis 6 Monaten (n=29) in einer Dosierung von 23 mg/kgKG pro Stunde (Dauerinfusion) erfolgreich eingesetzt, wobei in einem Fall eine Atemdepression zu verzeichnen war (Jones u. Stokes 1992).

17 Kurzprofil

Die nichtinvasiv (Tabletten, Tropfenlösung) sowie invasiv bei Erwachsenen und Kindern (i.m.; i.v.-Bolus und kontinuierlich i.v.; Catling et al. 1980; Curch 1980; Cundy 1979; Dudley u. Rutter 1980; England et al. 1987; Jones u. Stokes 1991, 1992; McAteer et al. 1984; Saha 1981) einsetzbare natürliche, billige Opiumalkaloidmischung ist v. a. in der britischen Anästhesieschule inkl. Feldananästhesie (Jago et al. 1984) in der pädiatrischen und adulten Prämedikation (Taylor et al. 1986; Coleman u. Bees 1974; Antrobus et al. 1991; Charlton et al. 1986, Davies u. Doughty 1967, 1971; Dorward et al. 1983; Goroszenikuk et al. 1980, 1987; Loan et al. 1966, Long u. Eltringham 1977; Sear u. Alexander 1983), in der postoperativen (Bone u. Fell 1988, Fry 1979a, 1979b, 1979c, 1979d, Fry u. Deshpande 1977; Green et al. 1993. Green et al. 1972; Hannington-Kiff 1985, Kotecha et al. 1991, Lindahl et al. 1985; Lithgow u. Blecher 1971; Moeyes et al. 1979; Welchew u. Thornton 1982) und geburtshilflichen

Analgesie (Anonymous 1980, 1991), vor Bronchoskopien (Webb et al. 1989) auch in Kombination mit Scopolamin, sowie allgemein in der perioperativen Medizin (Sedation, Harris et al. 1990; Spasmolytikum: Nigam u. Narula 1990; als Analgetikum bei Sickle-disease-Krisen; Sartori et al. 1990) eingesetzt worden. Neben typischen opioidergen UAW wie Atemdepression (inkl. fetale Atemdepression in der Geburtshilfe; Sneyd 1991), Obstipation etc. (England et al. 1987; Longdon u. Hernderson 1992, Rutter et al. 1987) sind sehr seltene allergische Zwischenfälle beschrieben worden (Harlo et al. 1989).

Bei M. Gilbert ist Omnopon nicht indiziert (Danks et al. 1991).

Omnopon soll v. a. in der Schmerzklinik bei starken mit Spasmen verbundenen Schmerzzuständen vorteilhaft sein: allerdings fehlen zu dieser überlieferten Meinung entsprechend kontrollierte Studien (s. auch Kritik oben).

18 Literatur

Bis 1996: s. CD-ROM.

1.2 μ-Agonisten: semisynthetische Phenanthren- und synthetische ABD-Ringderivate

Die hier aufgelistete Gruppe von MOR-Agonisten umfasst semisynthetische und synthetische Phenanthren- und Opiatderivate (Morphin-, Kodein- und Thebainderivate wie Oxymorphon).

Schon 1931 wiesen Robinson u. Sugasawa auf gemeinsame Strukturähnlichkeiten zwischen den aus der gemeinsamen Biosynthese verwandten, aber in den medizinischen Lehrbüchern immer getrennt abgehandelten Stammkörpern Phenanthren und Benzylisochinolin hin (s. Haas 1955).

1947/48 gelang die Synthese von aus dem Isochinolinring ableitbaren Ringsystemen, genannt Morphinane (Grewe u. Mondon 1948) und 6,7-Benzomorphane (Barltrop 1947, zit. in Archer 1993): beide beinhalten ein erweitertes Phenanthrengerüst (Ringe A, B, D: s. Buch B).

Als μ-Agonisten sind aus dieser Reihe nur noch Levorphanol, Phenazocin sowie die Antitussiva Dextromethorphan und Dextrorphan bekannt. Barltrop gelang 1947 die Synthese eines weiteren definierten Ringsystems, desjenigen der sog. 6,7–Benzomorphane mit den Kernringen A, B und D: aus dieser Reihe ist als μ-Agonist Phenazocin zu erwähnen. In dieser von der Synthese her heterogenen Gruppe sind nur Semisynthetika der natürlichen Opiate für die praktische Schmerztherapie von Interesse. Folgende Wirkstoffe werden in dieser Gruppe besprochen (dick gedruckt die in der aktuellen Schmerztherapie gebräuchlichen Wirkstoffe):

– [Ethylmorphin, Dionin]*,°
– [Dextromethorphan*,°°]
– [Dextrorphan*,°°]
– Diacetylmorphin, Heroin°,°°°
– **Dihydrocodein INN°**
– [Hydrocodon]*,°°INN
– **Hydromorphon rec INN*,°**
– Levorphanol*,°°
– Methyldihydromorphinon*,°,°°°
– **Nicomorphin rec INN mod**
– **Oxycodon rec INN mod**
– **Oxymorphon rec INN mod**
– Pentamorphon*,***
– Phenazocin*°°

Anmerkungen: In eckigen Klammern: Opioid mit vorwiegend antitussiven Eigenschaften. * Abgekürztes Wirkstoffprofil; ° semisynthetischer Morphin-, Kodein- oder Thebainabkömmling; °° Morphinan- oder Benzomorphanstruktur; °°° in gewissen Ländern verboten; *** nicht im Handel, in vorklinischen Studien eingesetzt.

Ethylmorphin, Dionin, Ethylmorphin DCF, BANM, Chlorhydrate de Codéthyline, Aethylmorphini[ae] hydrochloridum

3 Chemie, Geschichte, diverse Hinweise

– 4,5-Epoxy-3-ethoxy-17-methylmorphin-7-en-6-ol
Morphin-3-ethylether, gebräuchlich als Hydrochlorid:
– $C_{19}H_{23}NO_3$, HCl, 2 H_2O
– MG: 385,90
– CAS N° 76-58-4
– CAS N° 125-30-4 (-HCl)
Durch Ethylierung der phenolischen OH-Gruppe am Morphin entsteht das schwachanalgetisch wirksame Antitussivum »Dionin«. Äthylmorphin-HCL ist ein weißkristallines, geruchloses, bitteres Pulver.

Dextromethorphan prop. INN, BAN, DCF, d-Methorphan Hydrobromide

3 Chemie, Geschichte, diverse Hinweise

– (+)-3-Methoxy-9a-methylmorphinan
– $C_{18}H_{25}NO$
– MG: 271,4
– CAS N° 125-71-3
Dextromethorphan ist als Hydrobromid – sowie Polistirex (USAN) – gebräuchlich:
– $C_{18}H_{25}NO$, HBr, H_2O
– MG: 370,3
– CAS N° 125-69-9 (Anhydrid)
– CAS N° 6700-34-1 (Monohydrat)

9 UAW

9.1 ZNS: Fallbeschreibung von Psychose (Price u. Lebel 2000).

13 Interaktionen

MAO-Hemmer (wie Pethidin): lebensgefährliche zentrale Dysfunktion möglich (z. B. starke Erregung, hohes Fieber), die vermutlich auf einer erhöhten 5-HT-Konzentration beruhen.

Folgende Wirkstoffe haben ebenfalls MAO-hemmende Eigenschaften: Selegilin, Procarbazin, Moclobemid (s. auch unter Pethidin!).

16 Vorklinische und klinische Studien

Die (hochdosierte !) Gabe von 30–120 mg Dextromethorphan hemmt »Wind-up-Phänomene« nach repetierter elektrischer oder thermischer Hautreizung bzw. die zeitliche Summation des Zweitschmerzes ohne Einfluss auf Perzeption des Erstschmerzes und primäre Hyperalgesie (Price et al. 1994; Ilkjaer et al. 1997).

Weshalb eine einmalige präoperative Gabe von 45 mg Dextromethorphan während 7 Tagen postoperative Schmerzzustände nach Tonsillektomie reduziert, ist unklar (Kawamata et al. 1998).

Die Gabe von ca. 400 mg Dextromethorphan p.o. tgl. induziert bei diabetischer Neuropathie, nicht aber bei postherpetischer Neuralgie eine gewisse Schmerzreduktion (<25%) mit dem Preis von UAW (Sedation, Ataxie, Nelson et al. 1997).

In der Tierforschung kann der NMDA-Antagonist die für Kokainmissbrauch diskutierte NMDA-Exzitabilität reduzieren mit dem Erfolg eines reduzierten Kokainmissbrauchs (Pulvirenti et al. 1997). Ebenfalls im Tierversuch hat Dextromethorphan die Fähigkeit, die analgetische Wirkung von sAA zu potenzieren (Price et al. 1996).

Die präoperative Gabe von 2mal 27 mg Dextromethorphan, gefolgt von 3mal 27 mg p.o. postop., hatte mit Ausnahme einer Erhöhung der Schmerzschwelle auf taktile Reize (von Frey; jedoch ohne Unterschiede in Bezug auf lokale sekundäre Hyperalgesie sowie Allodynie im Wundbereich) keinen relevanten Einfluss auf die postoperative Analgesiequalität bzw. Auftreten einer sekundären Hyperalgesie im Wundbereich (n=60, 7-s-Drop-outs, randomisierte DB-Studie, abdominale Hysterektomie; McConaghy et al. 1998).

17 Kurzprofil

Dextromethorphan ist ein vom Basler Pharmakologen Karl Bucher entwickeltes substituiertes Dextro-Isomer von Levorphan mit antitussiven und schwachanalgetischen Eigenschaften.

Dextromethorphan, ein wasserlöslicher schwacher NMDA-Antagonist, wird über O-Dealkylierung zum aktiven Metabolit Dextrorphan abgebaut. Dextrorphan und in höheren Konzentrationen auch Dextromethorphan sind schwache NMDA-Rezeptorantagonisten.

Die hepatische Biotransformation ist partiell vom Cytochromsystem abhängig (Schmider et al. 1997).

Dextromethorphan (und Dextrorphan) kann spannungsabhängige Ca^{2+}-Kanäle sowie NMDA-Rezeptorkanäle blockieren (Choi et al. 1987; Ferkany et al. 1988; Carpenter et al. 1988; Bem u. Peck 1992).

Diese Eigenschaft eines NMDA-Antagonisten führte den alten Wirkstoff zurück in die aktuelle Klinik und Forschung (»Wind-up-Phänomen«, zerebraler Schutz bei pathologischer NMDA-Exzitabilität nach Ischämie, akute Entzugssymptomatik etc.): die bisherigen Ergebnisse bestätigen die Eigenschaft von Dextromethorphan, nicht-kompetitiv – vergleichbar mit → Low-dose-Ketamin – NMDA-Rezeptoren zu blockieren.

In der Schmerzklinik kann es in einer 1:1-Fixkombination mit Morphin eingesetzt werden (Chevlen 2000).

UAW sind u. a. Sedation, Opisthotonus, Ataxie, bidirektionaler Nystagmus.

18 Literatur

Literatur bis 1996: s. CD-ROM.

Chevlen E (2000) Morphine with dextromethorphan: conversion from other opioid analgesics. J Pain Symptom Manage 19/1S: S42–49
Ilkjaer S, Dirks J, Brennum J et al. (1997) Effect of systemic N-methyl-D-aspartate receptor antagonist (dextromethorphan) on primary and secondary hyperalgesia in humans. Br J Anaesth 79(5): 600–605
Kawamata T, Omote K, Kawamata M et al. (1998) Premedication with oral dextromethorphan reduces postoperative pain after tonsillectomy Anesth Analg 86/3: 594–597
Nelson KA, Park KM, Robinovitz E et al. (1997) High-dose oral dextromethorphan vs. placebo in painful diabetic neuropathy and postherpetic neuralgia. Neurology 48/5: 1212–1218
Price LH. Lebel J (2000) Dextromethorphan-induced psychosis. Correspondence. Am J Psychiatry 157/2: 304
Pulvirenti L, Balducci C, Koob GF (1997) Dextromethorphan reduces intravenous cocaine self-administration in the rat. Eur J Pharmacol 321/3: 279–283
Schmider J, Greenblatt DJ, Fogelman SM et al. (1997) Metabolism of dextromethorphan in vitro: involvement of cytochromes P450 2D6 and 3A3/4, with a possible role of 2E1. Biopharm Drug Dispos 3: 227–240

Dextrorphan

(+)-Dextrorphan hat wenig analgetische, dafür antitussive Eigenschaften. Sein Methyläther ist das Antitussivum Dextromethorphan. Dextrorphan wirkt u. a. als Ca-Kanalantagonist und schwacher NMDA-Rezeptorantagonist (Carpenter et al. 1988). Dextrorphan hemmt im Tierversuch das Phänomen von Hyperalgesie nach experimenteller peripherer Mononeuropathie etwas stärker als Dextromethorphan (Mao et al. 1993; Tal u. Bennett 1993, Chaplan et al. 1997).

18 Literatur

Literatur bis 1996: s. CD-ROM.

Chaplan SR, Malmberg AB, Yaksh TL (1997) Efficacy of spinal NMDA receptor antagonism in formalin hyperalgesia and nerve injury evoked allodynia in the rat. J Pharmacol Exp Ther 280/2: 829–838

Heroin, Diamorphine DCF, Diacetylmorphin, Acetomorphine

3 Chemie, Geschichte, diverse Hinweise

3.1 Chemie
– 7,8-Didehydro-4,5α-epoxy-17-methylmorphinan-3,6-diol-diacetat
– $C_{21}H_{23}NO_5$
– MG: 369,45

Heroinhydrochloridmonohydrat (Diacetylmorphinhydrochlorid):
– $C_{21}H_{23}NO_5$, HCl, H_2O
– MG: 423,9
– CAS. Nr. 561-27-3
– CAS N° 1502-95-0 (Hydrochloridanhydrid)
– Pharmakopöe(n): BP 1988 (Diamorphine hydrochloride).

Heroin wird aus Morphin semisynthetisch durch zweifache Acetylierung (»Diacetylmorphin« = Acetylierung der Morphinatome C_3 und C_6) hergestellt: dies erhöht die Lipophilie bzw. Biomembrangängigkeit (Blut-Hirn-Schranke) des optisch aktiven Moleküls. Diacetylmorphin ist ein weißliches Pulver. das nach Lagerung einen leichten Essigsäureduft entwickelt.

Strukturformel

Heroin

3.2 Geschichte
Heroin ist historisch gesehen der erste Versuch in einer noch nichtabgeschlossenen Serie von Versuchen, auf semisynthetischem Weg ein Morphinderivat »ohne *Sucht*potential« zu erlangen (1874 Wright).

3.3 Diverse Hinweise
Heroin ist wasserlöslicher als Morphin und kann deshalb besser in konzentrierter Form für s.c.-Infusionen zubereitet werden. Heroin ist im historischen → »Bromptoncocktail« enthalten.

Heroinnachweis (Heroin, Metaboliten): Schweiß (keine Dosisbeziehung! Kintz et al. 1997), Urin (6-Acetylmorphin, Morphin; Chromatographiemassenspektometrie; Cone et al. 1996)

4 Rezeptpflicht und Schwangerschatskategorie
Deutschland: nicht verschreibungsfähig, nicht verkehrsfähiges BtM.

Österreich: verboten.

Schweiz: A mit Sonderbewilligung (nur für Behandlung von Heroinabhängigen); Schwangerschaftskategorie nicht angegeben, wahrscheinlich X (teratogene

Schäden bei Heroinexposition); Stillzeit: Kontraindikation (translaktale Passage).

Heroin wird unter staatlicher Kontrolle bei Drogenabhängigen eingesetzt (Hauptgrund: Dekriminalisierung der Drogenszene, Schutz des Drogenabhängigen von qualitativ unterschiedlichen Heroinqualitäten [»Streckung«] sowie Eindämmung der mit der Injektion durch Spritzenmehrgebrauch erhöhten Gefahr von übertragbaren Injektionskrankheiten wie Hepatitis, Aids).

Heroin ist in der pragmatischen und hochstehenden britischen Anästhesieschule ein gängiges Analgetikum.

5 Stoffbezeichnung entsprechend der Hauptindikation, Dynamik (Rezeptorenprofil)

Zentralwirksames Schmerzmittel vom Typ (halbsynthetisches) Opioid.

5.2 Dynamik (Rezeptorenprofil)

Affinität und intrinsische Wirkung

Affinität (K_i-Wert): MS + 6-MAM: keine Angaben.

Heroin wird schnell in 6-Monoacetylmorphin (6-MAM) sowie etwas langsamer zu Morphin biotransformiert.

Heroin ist ein MOR-Agonist mit aktiven Metaboliten, deren exakte Dynamik noch nicht geklärt ist (Mather u. Gourlay 1984; Kakio et al. 1981; Inturrisi et al. 1983): Heroin induziert offenbar eine potente MOR-Agonistenwirkung (vergleichbar mit Fentanyl, Etonitazin, M-6-G), der aber nicht demjenigen von Morphin entspricht (Knock-out-Mäuse, die auf Morphin nicht ansprechen, entwickeln über diese Substanzen eine analgetische Wirkung). Durch Veränderung von Domänen des μ- Rezeptors kann dieses Phänomen ebenfalls reproduziert werden (Rossi et al. 1996). Ebenfalls ist die Wirkung von Heroin, Fentanyl, Etonitazin, M-6-G durch einen vom Naloxon unterschiedlichen Antagonisten, nämlich 3-Methoxynaltrexon, selektiv antagonisierbar (Brown et al. 1997).

6 Indikationen, Dosierung, Anwendungsart

6.1 Indikationen

- Offizielle Indikationen Deutschland, Österreich und Schweiz: s. oben unter Rezeptpflicht.
- Schmerzintensität: im Prinzip wie Morphin: starke bis stärkste Schmerzzustände.

Anästhesiologische postoperative Praxis

- Keine wesentlichen Vorteile gegenüber Morphin.
- Bei intrathekaler Gabe Wirkungseintritt schneller (Standardopioid für rückenmarknahe Techniken bei Sectio caesarea im UK).
- Nichtinvasiv-nasale Notfallapplikation für Kinder (klinische Erfahrung klein).

Onkologie
(empfehlenswert für terminale Schmerzzustände)
- Terminale Schmerzzustände.
- Durchbruchschmerzen.
- Spezielle Anwendungen: kontinuierliche s.c.-Infusion.

Innere Medizin, Rheumatologie
- Herzinfarkt: wegen ausgeprägter Nachlastsenkung empfehlenswert (Drug & Ther Bull 1986).

Pädiatrie
Keine Erfahrung.

Hospiz, ambulante Behandlung
Aufgrund der großen britischen Erfahrung darf angenommen werden, dass Heroin auch im Hospizdienst bei terminalen Schmerzzuständen mit Erfolg gegeben werden kann und somit empfehlenswert ist.

6.2 Dosierung
Faustregel: wie Morphin.

Perioperative Praxis
Siehe unten.

Onkologie, innere Medizin
ED: 5–10 mg (p.o.)
ED: 5 (mg, per inhalationem; Masters et al. 1988)
ED: 5–10 mg (i.m., s.c.)
ED: 5–10 mg (i.v., langsam milligrammweise nach klinischem Ansprechen auftitrieren)
Kontinuierlich i.v.: 5 (mg/h)
Kontinuierlich s.c.: 5 (mg/h)
ED: 3–5 mg (epidural)
ED: 0,2–0,5–1 (mg; intrathekal)

Hospiz, ambulante Behandlung
Siehe oben.

6.3 Anwendungsart
Nichtintasive Techniken
Per os (siehe → Brompton-Cocktail [Glossar]), per inhalationem (Masters et al. 1988), intranasal.

Invasive Techniken:
i.m.; s.c. (Bolus, kontinuierlich), i.v. als Einzelgabe oder in kontinuierlicher Infusion (inkl. PCA), intrathekal, epidural.

Therapeutische Systeme:
Keine.

9 UAW
Siehe Checkliste »UAW zentraler Analgetika vom Typ Opioid«; im Prinzip wie Morphin, insbesondere:

9.1 ZNS

9.1.1 ZNS allgemein

Dosisabhängig Hemmung bis Dysfunktion. Heroin kann wie alle Opioide im Tierversuch die Lernfähigkeit vermindern (Castellano 1980). Bei hoher chronischer Einnahme sind im Tierexperiment neurologische Ausfälle nachzuweisen. Fallberichte von Myocloni nach systemischer und Intrathekalgabe (hohe intrathekale Dosierung, Langzeitgabe bei terminalen Schmerzzuständen; Cartwright et al. 1993; Jayawardena u. Hill 1991).

Analgesie dosisabhängig.

Miosis ausgeprägt und leichte Toleranzentwicklung (Tress u. El-Sobky 1979).

9.1.6 ZNS: Hemmung Brechfunktionszentren (antiemetischer Effekt)/Stimulation Chemotriggerzone (proemetischer Effekt)

Im Vergleich zu Morphin weniger emetogen (unzureichende Daten)

9.1.7 ZNS: Hemmung/Stimulation Funktionsachse Hypophyse-Hypothalamus-Nebenniere

Galaktorrhö/Amenorrö-Syndrom (Pelosi et al. 1974); s. auch 14.4: sexuelle Dysfunktion. Via ADH-Stimulation Ödembildung möglich.

9.1.8 ZNS: Hemmung/Stimulation mesolimbisches-striatäres Dopaminsystem (Dysphorie, Euphorie, Suchtpotenz; zentrale Rigidität der quergestreiften Muskulatur)

Euphorie typisch beim »Kick-Flash«. Dysphorie möglich (1 Fallbeschreibung nach Spinalgabe, Holder u. Morgan 1994).

Bei Langzeiteinnahme Depressionen möglich.

Missbrauchspotential: Im Kontext des zunehmenden Drogenmissbrauchs erwähnt Marks, dass 1991 auf 113620 registrierte Heroinsüchtige 44 sog. Herointote (1: 2582), auf 9880 Methadonabhängige 74 sog. Methadontote (1: 139) registriert wurden. Obwohl Methadon, im Gegensatz zum v. a. über den Schwarzmarkt erhältlichen qualitativ häufig unterschiedlichem Heroin ein standardisiertes pharmazeutisches Produkt darstellt, ist in Bezug auf diese britische Jahresstatistik die Mortalität von Methadon ca. 19-mal höher als diejenige von Heroin (Marks 1994; vergleichbare amerikanische Statistiken durch Liappas et al. 1988).

Rigidität der quergestreiften Skelettmuskulatur bei schneller i.v.-Gabe möglich.

9.3 Herz/Kreislauf

Heroin erniedrigt bei i.v.-Gabe in einer Dosierung von 1 mg/kgKG den Cardiac Output, die Herzfrequenz sowie den peripheren Widerstand (Tierversuch; Brashear et al. 1973). Heroin soll bei i.v.-Anwendung weniger hypotensiv wirken als Morphin. Bei Überdosierungen wurden Lungenödeme festgestellt.

9.4 Atemwege

Die Inhalation von Heroin kann akute Asthmaattacken auslösen (Cygan et al. 2000: 5 Fallbeschreibungen).

9.14 Diverse

9.14.1

1 Fallbericht von steriler Abszessbildung nach kontinuierlicher s.c.- Infusion (Hoskin et al. 1988).

9.14.2 Histaminfreisetzung

1 Studie: Morphin u. Heroin i.v. induzieren in ca. 20-24% v. a. aus Mastzellen eine Histaminfreisetzung.

9.14.3 Immunabwehr

Im Tierversuch (Neuroblastom, Maus; Zagon u. McLaughlin 1981) tumorhemmende Wirkungen.

Die bei Heroinabhängigen vorhandene Häufigkeit von bakterieller Endokarditis, Hepatitis, TBC usw. ist multifaktoriell: bislang keine Daten in Bezug auf die von gewissen Autoren postulierte Immunosuppression.

9.14.4 Sexuelle Dysfunktion

Chronische Heroinexposition führt zu sexueller primär-sekundärer Dysfunktion (teilweise bedingt durch Störung der Hypophysenfunktionsachse; Smith et al. 1982; Brambilla et al. 1979).

9.14.5

Reversible fokale Myopathien mit Kontrakturen nach missbräuchlicher, repetitiver i.m.-Heroininjektion (Grund: fibrotisch-entzündliche Prozesse; Weber et al. 2000).

10 Warnhinweise

Faustregel für Wirkung: die toxische Wirkung wirkt gegenüber der euphorisierender Wirkung im Quadrat. Eine Verdoppelung der Dosis, wegen Gewöhnung schnell erreicht, vervierfacht toxische Nebenwirkungen (nach Geschwinde 1985; kontrollierte Studien fehlen).

Eine akzidentelle Antagonisierung von Heroinabhängigen kann zu akuten lebensgefährlichen Entzugssymptomen führen. Die Verwendung von partiellen μ-Antagonisten bei Heroinsüchtigen ist ein Kunstfehler.

Wie bei vielen Opioiden ist vereinzelt auch das Problem der akuten Toleranz (Wirkungslosigkeit) beschrieben worden.

Die missbräuchliche Einnahme von (erwärmtem – erhitztem) Heroin per inhalationem (»chasing the dragon«) kann zur akuten progressiven spongiformen Enzephalitis führen (pathophysiologische Mechanismen nicht klar: möglicherweise sind Verunreinigungen oder Metallfolienbestandteile mitverantwortlich; Kriegstein et al. 1997).

11 Toxikologische Daten

DL ca. 50 mg i.v. bei Nichtsüchtigen (Atemstillstand), bei sog. »Usern« wegen erheblicher Toleranzentwicklung erheblich höher.

Cave: Nach erfolgreichem Entzug ist eine Reexposition auf Heroin wegen des zurückgebildeten Toleranzphänomens mit einer erhöhten Gefahr einer Überdosierung verbunden (Tagliaro et al. 1998).

Teratogenität im Tierversuch ausgeprägt (Hamster; Geber u. Schramm 1975).

Schwangerschaft: Neugeborene heroinabhängiger Mütter haben ein signifikant erniedrigtes Körpergewicht (niedriger als bei Methadonbetreuten; allerdings ist der Faktor soziale Umwelt/Verwahrlosung/pränatale Betreuung etc. nicht berücksichtigt; Hulse et al. 1997).

Klinische Zeichen einer Heroinüberdosierung sind: Sedierung bis Koma, motorische und psychische Unruhe, Kopfschmerzen, Desorientiertheit, Miosis, Bradykardie, reaktive Euphorie, Atemdepression (Bradypnöe, Zyanose) und Lungenödem, tonisch-klonische Krämpfe, ÜWE etc. Ein typischer Autopsiebefund ist ein (wahrscheinlich postanoxisches) Hirnödem.

Wie bei allen Opioiden soll die klinische Trias Miosis, Atemdepression und ZNS-Depression den Verdacht auf Opioidüberdosierung geben (**Cave:** Miosis kann durch Opioidabhängige mittels Augentropfen vertuscht werden; Hrsg.).

Als typische Heroinentzugssymptomatik (beispielsweise bei akzidenteller Gabe von Opioiden der Gruppe Agonist-Antagonist; Neonatologie) beobachtet man: grobschlägiger Tremor, Frösteln, verminderter Moro-Reflex, Atemstörungen, Schlaflosigkeit, schrilles Schreien, Heißhunger, Diarrhö, Nausea und Emesis, extreme Reizbarkeit, vasomotorische Labilität, Hyperpyrexie, Gähnen, Konvulsionen, Bradykardie, Hypotension.

11.2 Kanzerogenität, Mutagenität, Teratogenität, Embryotoxizität, Fertilität

Teratogene ZNS-Schäden (Geber u. Schramm 1975).

12 Notfallmaßnahmen bei Überdosierung, Entzugssymptomatik

Sogenannte ABC-Maßnahmen wie künstliche Beatmung, Reanimation, medikamentöse Antagonisierung mit Gefahr der akuten Entzugssymptomatik (nur bei chronischem Abusus bzw. Drogenabhängigen) verbunden.

13 Interaktionen

Keine Angaben.
Beachte Checkliste »Interaktionen zentraler Analgetika vom Typ Opioid«, im Prinzip wie Morphin.

15 Kinetik, Kinetikdiskussion

Physikochemische Eigenschaften
Ionisierungsgrad bei pH 7,4 (%): keine Angaben
pK_a: –
Eiweißbindung: –
Wasser-Oktanol-Koeffizient: 280

Resorption und Bioverfügbarkeit
Bioverfügbarkeit: –
T_{max}: –
C_{max}: –

Verteilung, Elimination, Metabolismus, aktive Metaboliten
α-Halbwertszeit (min): 3 (schnelle Hydrolyse zu 6-MAM)
Terminale β-Halbwertszeit (h): 3
Kontextbezogene Halbwertszeit: keine Angaben (nicht relevant: keine kontinuierliche i.v.-Applikation)
$V_{initial}$: keine Angaben
V_{ss}: keine Angaben
Cl_{total}: keine Angaben
Renale Elimination (%): ca. 90 (Glukuronid)
Fäkale Elimination (%): ca. 10
Aktive Metaboliten: Heroin (?), 6-Acetylmorphin, Morphin, M-3-G, M-6-G

Effektivität:
MEAC: keine Angaben

Biomembrangängigkeit
Diaplazentäre Passage: schnell.
Translaktale Passage: rapid.
Blut-Hirn-Schranken-Passage: rapid.

15.2 Kinetikdiskussion

Heroin wird rasch zu einem aktiven Metaboliten 6-Monoacetylmorphin (6-MAM) deacetyliert, der in der Folge hydrolytisch zu Morphin und Morphinmetaboliten abgebaut wird. Die hochlipophile Muttersubstanz Heroin passiert schnell die Blut-Hirn-Barriere und hat eine kurze Halbwertszeit um 3 min. Der aktive Metabolit 6-MAM wird seinerseits hydrolytisch zu Morphin abgebaut.

6-MAM besitzt eine höhere Opioidrezeptorenaffinität als Heroin, ist aber weniger lipophil (reduzierte Blut-Hirn-Passage); ob die intrinsische Wirkung von 6-MAM in Bezug auf Analgesie gegenüber Morphin überlegen ist, ist unklar (Morrison et al. 1991): Heroin soll aber Hydromorphon überlegen sein (Inturrisi 1989).

Die mittlere Wirkdauer vom Heroin bei i.m.-Injektion beträgt ca. 3 h (und ist damit kürzer als diejenige von Morphin).

Die Kinetik nasalapplizierten Heroins ist rasch und mit derjenigen einer i.v.-Gabe vergleichbar: Heroin erreicht ein C_{max} innerhalb von 1–5 min (= α-HWZ). Die α-HWZ für 6-Acetylmorphin und Morphin beträgt ca. 5 bzw. 20 min (Jenkins et al. 1994). In Bezug auf die β-HWZ (MS, 6-Acetylmorphin, Morphin etc.) wurden HZW von 3 h bezüglich MS, bezüglich M-3-G je nach Dosierung und Applikationsweise (intranasal, i.m.) 2–5 h bei wenigen Probanden gemessen (Skopp et al. 1997).

Mittlere Wirkdauer bei rückenmarknaher Applikation unterschiedlich wie bei Morphin und bis zu ca. 20 h bei epiduraler Anwendung; bei intrathekaler Anwendung kurze Analgesie (bis 170 min), wobei Nebenwirkungen wie Pruritus unabhängig von der analgetischen Wirkung äußerst lang (34 h) andauern können.

16 Klinische Studien

Die Effizienz von Bupivacain (6,25 mg/h) plus 0,5 mg/h Diamorphin zur geburtshilflichen Anästhesie ergab eine höhere Patientenakzeptanz (88% vs. 52%, p <0,02) für die Diamorphingruppe (n=25 + 25, randomisierte Doppelblindstudie). Die Diamorphingruppe wies vermehrt Pruritus (44% vs. 0%) sowie Benommenheit (68% vs. 0%) auf (Bailey et al. 1994).

Die *epidurale* Gabe von 2,5 mg Heroin mit oder ohne 1: 200000 Adrenalinzusatz nach erfolgter Bupivacain-*spinal*anästhesie (Doppelkathetertechnik) bei Sectio caesarea ergab eine nichtsignifikante Erhöhung der Nebenwirkungen (Nausea, Emesis, Pruritus), eine bessere Analgesie sowie einen Analgetikaeinspareffekt (Morphin, Paracetamol) in den ersten 24 h. Der Morphinkonsum in den ersten 24 h betrug bei der Kontrollgruppe im Mittel 16 mg, bei der Heroin und Heroinadrenalingruppe 6,7 bzw. 9,3 mg (Roulson et al. 1993).

> Die Fragwürdigkeit komplizierter invasiver Schmerztherapien bei unkomplizierten postoperativen Verläufen (Sectio caesarea) sei hier aufgezeigt: ein irrelevanter Einspareffekt systemischer Analgetika wird mit vermehrten Nebenwirkungen, vermehrter Gewebeschädigung (Intrathekalkatheter plus Epiduralkatheter in zeitlicher Reihenfolge) sowie erhöhtem Morbiditätspotential erkauft: ein sinnloses Vorgehen (persönliche Meinung des Hrsg.).

Die i.v.-Gabe von 5 mg Heroin nach Spinalanästhesie (0,5% Bupivacain, hyperbar) verlängert die Regression des spinalen sensorischen Blocks um ca. 30 min (n=20; Doppelblindstudie; sensorischer Block mit Nadelstich getestet; Henderson u. Jones 1995).

Die Gabe von 5 und 10 mg Heroin bei terminalen Schmerzzuständen ist vergleichbar in Effektivität und UAW (Sedation) mit der Gabe von 1 bzw. 2 mg Hydromorphon: die beiden Wirkstoffe können untereinander ausgetauscht werden (Wallenstein et al. 1990).

Die intraartikuläre Gabe von 5 mg Heroin ergab eine signifikante Reduktion des Analgetikabedarfs sowie erhöhten Patientenkomfort (besserer Durchschlaf; Shaw et al. 1997).

17 Kurzprofil

Bei oraler Gabe ist Heroin die Prodrug für die 2 analgetisch potente Metaboliten 6-Acetylmorphin sowie Morphin. Bei i.m.- und i.v.-Gabe ist die Wirkung von Heroin mit ca. 2 h kürzer als Morphin.

Der Wirkstoff ist im Rahmen des sog. Drogenmissbrauchs in den meisten Ländern verboten.

Gegenüber Morphin bietet Heroin keine wesentlichen Vorteile (Sawynok 1986; Kaiko et al. 1981a,b). Vorteile gegenüber Morphin ist die größere Löslichkeit von Heroin = kleinere Injektionsvolumina (wichtig bei kontinuierlicher s.c.-Infusionen v. a. bei kleinen Patienten oder in der Palliativmedizin; Semple et al. 1996; Twycross 1977) sowie die höhere Lipophilie (putativer Vorteil bei intrathekaler Anwendung).

Der schnellere Wirkungsanschlag von Heroin vs. Morphin ist Gegenstand von Diskussionen (Morrison et al. 1991 vs. positive Vergleiche mit dem schnellanschlagenden Hydromorphon). Die nach schneller i.v.-Gabe auftretende Euphorie (»Kick«) wird mit einer schnellen Umwandlung zu 6-Monoacetylmorphin in Verbindung gebracht (s. Euphorie und Missbrauchspotential, Buch B).

Heroin ist in früheren Varianten des sog. »Brompton-Cocktails« vorhanden (5–100 mg, in Kombination mit Kokain, Äthylakohol, Chloroformwasser), der bei terminalen Schmerzzuständen je nach Bedarf in einem 4-stündlichen Rhythmus als Elixir (sog. Mixtura pro moribundo; Mixtura pro euthanasia; Mixtura euphoriens) gegeben wurde, kann aber offenbar ohne Wirkungseinbusse durch Morphin ersetzt werden (Twycross u. Lack 1984).

Heroin wird nasal und per inhalationem gut resorbiert: Möglichkeit der Versorgung über imprägnierte Zigaretten (statt Spritzen) in sog. Drogenszene sowie Kriegs- und Katastrophenmedizin; erste positive Erfahrungen sind in der Notfallpädiatrie gemacht worden (Wilson et al. 1997). Bei inhalatorischer Gabe von vorerhitztem Heroin Gefahr der akuten progressiven spongiformen Leukoenzephalitis.

Bei rückenmarknaher Anwendung bietet Heroin gegenüber Morphin nur Nachteile (kleinere analgetische Potenz, bei rückenmarknaher Applikation unterschiedlich kurze analgetische Wirkung, langanhaltender Pruritus). Ein weiterer Hauptnachteil des Wirkstoffes ist die gegenüber Morphin kleine Anzahl von kontrollierten geblindeten Studien/Vergleichsstudien in Bezug auf Dynamik, Kinetik, klinische Effektivität und UAW-Potential.

Trotzdem wird Heroin von der für pragmatisches Know-How bekannten britischen Anästhesieschule in der perioperativen und geburtshilflichen Medizin sowie Hospizbetreuung mit Erfolg eingesetzt (Bailey et al. 1994; Enever et al. 1991; Wheatley et al. 1989, Lowson et al. 1994; Husaini u. Russell 1998).

18 Literatur

Literatur bis 1996: s. CD-ROM.

Brown GP, Yang K, King MA et al. (1997) 3-Methoxynaltrexone, a selective heroin/morphine-6beta-glucuronide antagonist. FEBS Lett 412/1: 35–38

Cygan J, Trunsky M, Corbridge T (2000) Inhaled heroin-induced status asthmaticus: five cases and a review of the literature. Chest 117/1: 272–275

Hulse GK, Milne E, English DR et al. (1997) The relationship between maternal use of heroin and methadone and infant birth weight. Addiction 92/11: 1571–1579

Husaini SW, Russell IF (1998) Intrathecal diamorphine compared with morphine for postoperative analgesia after Caesarean section under spinal analgesia. Br J Anaesth 81: 135–139

Kintz P, Brenneisen R, Bundeli P et al. (1997) Sweat testing for heroin and metabolites in a heroin maintenance program. Clin Chem 43/5: 736–739

Kriegstein AR, Armitage BA, Kim PY (1997) Heroin inhalation and progressive spongiform leukoencephalopathy. N Engl J Med 336/8: 589–590

Shaw A, Mobbs PJ, Haines JF et al. (1997) Analgesic effect of intra-articular bupivacaine or diamorphine after arthroscopic surgery of the knee joint in day-case patients. Eur J Anaesthesiol 6: 635–641

Skopp G, Ganssmann B, Cone EJ et al. (1997) Plasma concentrations of heroin and morphine-related metabolites after intranasal and intramuscular administration. J Anal Toxicol 21(2):105–111

Tagliaro F, de Battisti Z, Smith FP et al. (1998) Death from heroin overdose: findings from hair analysis. Lancet 351 (9120): 1923–1925

Weber M, Diener HC, Voit T et al. (2000) Focal myopathie induced by chronic heroin injection is reversible. Muscle Nerve 23/2: 274–277

Wilson JA, Kendall JM, Cornelius P (1997) Intranasal diamorphine for paediatric analgesia: assessment of safety and efficacy. J Accid Emerg Med 2: 70–72

Dihydrocodein rec. INN mod., Dihydrocodein Tartrat (BANM), 7,8-Dihydrocodein, Drocode, Hydrocodein bitartrat, Parazone

1 Handelsnamen

Paracodin (Knoll); Generika: ja; Kombinationspräparate: ja; Retardpräparate: ja.

2 Darreichungsform/galenische Formen

Je nach Hersteller in der Regel Tabletten zu 10, 50 mg; Ampullen (1 ml) zu 50 mg; Sirup (5 ml [= ca. 1 Teelöffel] enthalten in der Regel 12,1 mg DHC-Tartrat); Tropfenlösungen (1g Lösung = ca. 20 Tropfen enthalten in der Regel 10 mg DHC-Thiocyanat).

Therapeutische Systeme:
Retardkapseln 20 mg Dihydrocodein (gebunden an Kationenaustauscher) + 5 mg Dihydrocodeinhydrogentartrat; Retardtablette zu 60, 90, 120 mg (entsprechend 40, 60, 80 mg DHC-Base).

3 Chemie, Geschichte, diverse Hinweise
3.1 Chemie

– 4,5 α-Epoxy-3-methoxy-9a-methyl-6α-morphinanol oder:
– 7,8-Dihydro-3-*O*-methylmorphin
– $C_{18}H_{23}NO_3$
– MG: 301,37
– CAS N° 125-28-0

Dihydrocodein ist als Phosphat, Tartrat, Hydrochlorid, Thiocyanat, Polystyrolsulfonat sowie Divinylbenzolsulfonatverbindung gebräuchlich.

Dihydrocodeinphosphat:
– $C_{18}H_{23}NO_3 \cdot H_3PO_4$
– MG: 399,4
– CAS N° 24204-13-5
– Pharmakopöe(n) Dihydrocodein Phosphat Jp XI

Dihydrocodeintartrat
– $C_{18}H_{23}NO_3 \cdot C_4H_6O_6$
– MG: 451,5
– CAS N° 5965-13-9
– Pharmakopöe(n): Dihydrocodeintartrat oder -bitartrat in USP XXII, BP 1988, DAB 9, OeAB 1990

Co-dydramol
Die Kombination Dihydrocodeintartrat plus Paracetamol wird in der britischen Pharmakopoe mit dem Freinamen Co-dydramol bezeichnet.

Chemisch stellt Dihydrocodein ein halbsynthetisches Kodeinderivat mit Hydrierung bzw. Reduktion der Doppelbindung von C_7 auf C_8 (Ring »C«) dar. Diese minimale Molekülabwandlung erhöht die analgetische Wirkung um mehr als das Doppelte bei gleichzeitiger Reduktion der Toxizität (Eddy 1943) über eine kinetische (erhöhte Bioverfügbarkeit), nicht dynamische (Beispiel intrinsische Wirkung) Eigenschaftsveränderung (Vaughan u. Beckett 1973).

Strukturformel

Dihydrocodein

3.2 Geschichte

Dihydrocodein wurde 1911 von Skita, Frank und Oldenberg entdeckt; (historische Synonyma sind Paracodein-Knoll, Parazone-Mallinckrodt, Hycodan und Drocode. Dihydrocodein wurde 1913 durch Fraenkel als Antitussivum in die Klinik eingeführt. Die früh schon 1913 und 1926 durch Dahl bzw. Heinroth beschriebenen analgetischen Eigenschaften blieben unbeachtet, bis der 1956/57 in England und USA als Analgetikum eingeführte Wirkstoff durch Anästhesisten wie Gravenstein und Beecher »rehabilitiert« wurde (Gravenstein et al. 1956).

Dihydrocodein wurde über Semisynthese (Oxydation) zu Dihydrocodeinon (Hydrocodon) weiterentwickelt, dessen patentlicher Schutz 1921 erfolgte.

3.3 Diverse Hinweise

Siehe allgemeine Hinweise; insbesondere:
- Ampullenlösung pH 3,2: für i.v.-Applikation verdünnen!
- Paracodin (Knoll)-Tropfen enthalten 21 Vol.-% Alkohol.

4 Rezeptpflicht und Schwangerschaftskategorie

Schweiz: B und C, Schwangerschaft: B.

Deutschland: verschreibungspflichtig; Schwangerschaft (je nachdem, ob unter A[Analgetikum] oder C[Codeinderivat] gelistet verschieden): strenge Indikationsstellung, Kontraindikation 3. Trimenon; Stillzeit: Kontraindikation La 1.

Österreich: Klasse S_1, Suchtgift mit erleichterter Abgabebestimmung, Wiederholungsverbot.

5 Stoffbezeichnung entsprechend der Hauptindikation, Dynamik (Rezeptorenprofil)

Zentrales Analgetikum vom Typ (halbsynthetisches) Opioid: MOR-Agonist: *Antitussivum, Analgetikum.*

5.2 Dynamik (Rezeptorenprofil)

Affinität

K_1-Werte (Opioidrezeptoren): keine Angaben.

Intrinsische Wirkung

Aufgrund des klinischen Verhaltens wird die intrinsische Wirkung demjenigen eines MOR-Agonisten zugeschrieben.

Dihydrocodein soll eine vergleichbare oder bessere analgetische Wirkung als Kodein haben (vgl. MEC-Wert; dies wird spekulativ einer höhere Opioidrezeptorenaffinität und/oder einer erhöhte Bioverfügbarkeit zugeschrieben; Vaughan u. Beckett 1973). Im Tierversuch wurden nach elektrischer Reizung von C-Fasern von Extremitätennerven die Aktivität der ventrobasalen Thalamuskerne analysiert; Dihydrokodein reduzierte dosisabhängig und naloxonreversibel die durch nozizeptive periphere Reize induzierten thalamischen Aktivitäten; die maximale Reizunterdrückung wurde bei einer Dosis von 2 mg/kg erzielt; die i.p.-Gabe von Stoffwechselhemmern (in Bezug auf O-Demethylierung) reduzierte den antinozizeptiven Effekt von DHC nicht, sodass gefolgert werden kann, dass der antinozizeptive Effekt von DHC hauptsächlich von der MS bestimmt wird (Ratten unter Urethananästhesie; Jurna et al. 1997).

Das analgetischaktive Diyhdrocodein wird individuell zum ebenfalls analgetisch aktiven Metaboliten Dihydromorphin über das hepatische Cytochromenzymsystem P450 2D6 abgebaut.

6 Indikationen, Dosierung, Anwendungsart
6.1 Indikationen

- Offizielle Anwendung *Rote Liste* (je nach Registrierung): Husten, mäßig starke bis starke Schmerzen.
- Schmerzintensität: schwache bis mittelstarke Schmerzen nichtentzündlicher Genese.

Perioperative Medizin (empfehlenswert)

Onkologie (empfehlenswert)
- Palliativmedizin (Malignomschmerzen) auf der Stufe II der WHO-Empfehlungen.
- Terminale Schmerzzustände mit starkem Hustenreiz: sehr empfehlenswert.

Innere Medizin, Rheumatologie (empfehlenswert)

Pädiatrie (empfehlenswert mit Einschränkungen; nicht bei Kindern unter 4 Jahren)

Die Anwendung von Dihydrocodein zu Bekämpfung akuter Schmerzen bei Kindern wird wegen der Möglichkeit der Obstipation oft nicht durchgeführt. Die Nebenwirkung Obstipation ist jedoch bei gleichzeitiger Verordnung eines Laxans (z. B. Laktulose, s. Buch F) in der Regel zu beherrschen; evtl. muss ein zweites Laxans zusätzlich intermittierend angewandt werden.

DHC bei Kindern unter 4 Jahren nicht empfehlenswert: bei älteren Kindern sollte die Dosierung 1 mg/kg alle 4–6 h nicht überschreiten.

Bei der chronischen Anwendung gelten in Bezug auf Obstipation die gleichen therapeutischen Regeln wie bei allen zentralen Analgetika vom Typ Opioid, allerdings ist diese UAW bei DHC besonders stark ausgeprägt (ähnlich Morphin) im Vergleich zu mittelstarken Opioiden (Diemer).

Hospiz, ambulante Behandlung (empfehlenswert)

6.2 Dosierung

Perioperative Praxis

ED: 10–30–60 mg (p.o.); TD_{max}: 3 x ED

Retardkapseln: Erwachsene und Kinder ab 12 Jahren 1 Kapsel zu 60–90–120 mg (p.o.) in 8- bis 12-stündigem Abstand. Wegen des Ceilingeffektes sind bei Erwachsenen Dosierungen über 360 mg/Tag nicht sinnvoll (Empfehlung: Übergang auf Stufe III der WHO-Empfehlungen).

ED: 10–25 mg (i.m., s.c.); Retardtabletten: 2- bis 3-mal 60–90–120 mg p.o.

ED: 25 (mg; langsam i.v.)

TD_{max}: 4 mg/kgKG bzw. 360 mg

Onkologie, innere Medizin

Siehe »Anästhesiologische postoperative Praxis«

Pädiatrie

$ED_{Säuglinge\ von\ 4-12\ Monaten}$: 1/4 Teelöffel Sirup oder 3 Tropfen Tropfenlösung*

$ED_{Kleinkinder\ von\ 2-5\ Jahren}$: 2,5–5 mg p.o. (Tablette, Sirup, Tropfenlösung); TD_{max}: 3-mal ED

$ED_{Kinder\ von\ 6-12\ Jahren}$: 5–10 mg p.o.; TD_{max}: 3-mal ED
Siehe Einschränkungen für Kinder unter 4 Jahren! (Checkliste KI)

Hospiz, ambulante Behandlung
Siehe »Perioperative Praxis«.

Die optimale Analgesie wird mit einer Dosierung von 30 (mg/70 kg Körpergewicht) erreicht: eine Dosierung unter 15 mg p.o. ist wirkungslos, eine Dosiserhöhung bis 90 mg erhöht die analgetische Wirkung nicht wesentlich (Ceilingeffekt; Weiss 1959).

Dihydrocodeintabletten sowie Dihydrocodeinretardkapseln sind für Kinder unter 2 Jahren bzw. 12 Jahren nicht empfehlenswert (Herstellerhinweis).

Pneumologie
Zur Beruhigung der Atmung etwa beim normokapnischen, stabilen (keine infektiösen Exacerbationen!) Patienten mit chronischer Atemwegsobstruktion (»pink puffer«) in einer täglichen Dosierung von bis zu 3-mal 15 mg p.o. (Johnson et al. 1983).

Äquipotenz
Achtung: Äquianalgetische Dosierungsschemata sind grobe, aus der Vergangenheit in der Regel kritikarm übernommene Vergleichstabellen, die aus Tierversuchen, Humanstudien (Probanden) und selten aus der Schmerzklinik stammen. Entsprechend haben sie für die Schmerzpraxis nur einen sehr relativen Wert.

10 mg Morphin p.o. = 30–60 mg Dihydrocodein p.o. = 60 mg Kodein p.o. = 600 mg Aspirin (Keats et al. 1957; Eckenhoff et al. 1957; Gravenstein et al. 1956).

6.3 Anwendungsart
Nichtintasive Techniken
p.o.

Invasive Techniken
i.m., s.c., i.v.
Rückenmarknahe Techniken: nein.

Therapeutische Systeme
Ja: siehe Dihydrocodein TS (Retardkapseln mit Kationenaustauschsystem).

7 Keine Indikationen
- Perioperative Analgosupplementierung (Gründe: fehlende Potenz, Ceilingeffekt, Histaminfreisetzung).
- Perioperative Analgesieführung (Gründe: fehlende Potenz, Ceilingeffekt, Histaminfreisetzung).

- Als Monotherapie bei schwachen bis mittleren Schmerzzuständen mit ausgeprägter traumatischer Entzündungsreaktion.

In Bezug auf therapeutische Systeme:
- In der Schmerzintensität stark wechselnde Schmerzzustände (unstabile Schmerzzustände).
- Durchbruchschmerzen (Grund: therapeutische Systeme haben eine inerte träge Kinetik, s. Buch K).

8 Kontraindikationen
Beachte Checkliste »Kontrandikationen bei zentralen Analgetika vom Typ Opioid«, insbesondere:
- Kinder unter 4 Jahren (Grund: Gefahr der Atemdepression, fehlende Daten).
- Alle Patienten mit beeinträchtigter Lungenfunktion (chronische obstruktive Lungenerkrankungen), v. a. Lungenkranke, die spontan Sekrete abhusten sollten; Ausnahme s. oben unter »Pneumologieindikationen«.
- Schwangerschaft und Stillzeit (translaktale Phase).

9 UAW
Siehe Checkliste »UAW zentraler Analgetika vom Typ Opioid«: im Prinzip wie Morphin, insbesondere:

9.1 ZNS
9.1.1 ZNS allgemein
Hemmend: dosisabhängig Sedation bis Koma; Vertigo. Dosisabhängige Analgesie mit Ceilingeffekt (Weiss 1959).

Exzititierend: Konvulsionen, psychotomimetische Reaktionen, Stimulation autonomer Zentren: inklusive Unruhe, Exzitation bei Überdosierung; unter therapeutischer Dosierung sind Halluzinationen vorgekommen.

9.1.2 ZNS: Hemmung Atemzentren
Hemmung der zentralen Atemsteuerung: in äquianalgetischer Dosierung wie Morphin (Eckenhoff et al. 1957; Peat u. Sengupta 1977; Seed et al. 1958).

9.1.3 ZNS: Hemmung Hustenzentren
Ausgeprägt, als spezifisches Antitussivum eingesetzt.

9.1.4 ZNS: Hemmung Thermoregulation
Im Tierversuch verändert DHC den Ruhemetabolismus des Fettorgans inkl. braunes Fett im Sinne einer Stimulation bzw. Thermogenese; dieser Effekt ist abhängig von der Hypophyse-Hypothalamus-Nebennieren-Funktionsachse (Rothwell et al. 1988).

9.1.6 ZNS: Hemmung Brechfunktionszentren (antiemetischer Effekt)/Stimulation Chemotriggerzone (proemetischer Effekt)
Dihydrocodein soll in äquipotenter Dosierung weniger Nausea und Emesis als Morphin verursachen: keine kontrollierten Studien vorhanden.

9.1.8 ZNS: Hemmung/Stimulation mesolimbisches striatäres Dopaminsystem (Dysphorie, Euphorie, Suchtpotenz; zentrale Rigidität der quergestreiften Muskulatur)

Mit Kodein/Morphin vergleichbar (Marks et al. 1978); keine kontrollierten Studien aus Schmerzklinik.

9.3 Herz/Kreislauf

Erniedrigte Chemosensitivität: bei kardialer Dyspnoe kann dies therapeutisch ausgenutzt werden (Chua et al. 1997).

Ausgeprägte Neigung zu orthostatischem Kollaps (Eckenhoff et al. 1957; Cass 1958).

9.8 Glatte Muskulatur

Die Erhöhung des Tonus der glatten Muskulatur (Spinkterspasmen etc.) soll weniger ausgeprägt als bei Morphin sein (Cass 1958).

9.14 Diverse

9.14.2 Histaminfreisetzung

Ja (keine kontrollierten Vergleichsstudien): aber kein Problem nach oraler Applikation.

10 Warnhinweise

Wegen der Neigung zu orthostatischem Kollaps ist nach i.v.-Gabe die Kopfhochlage zu vermeiden (Eckenhoff et al. 1957).

Bei chronischer Anwendung können sich bei Nieren- und Leberfunktionsstörungen aktive Metaboliten akkumulieren (Rowell et al. 1983).

Nach Langzeitgabe muss wegen der Möglichkeit einer akuten Abstinenzsymptomatik der Wirkstoff ausgeschlichen werden.

11 Toxikologische Daten

Bei Mäusen führten Dosierungen ab ca. 170–225 mg/kgKG zu letalen Konvulsionen (Eddy 1936). Bei Kaninchen führen hohe Dosen zu zentraler Depression, Muskelschwäche, dann erhöhtem Muskeltonus, erhöhten Muskelreflexen mit Muskelzittern und Muskelzucken auf externe Reize. Die lethale Dosis beträgt hier um 130 mg/kgKG. Die entsprechenden Verhältnisse zwischen Morphin, Dihydrocodein und Kodein sind nach Eddy (1936):

	Dosis letalis (früher AFD: »average fatal dose«)	Konvulsionen bei
Morphin	531 mg/kg s.c.(weiße Maus)	idem
Dihydrocodein	225 mg/kg s.c. (weiße Maus)	168 mg/kg
Kodein	241 mg/kg s.c. (weiße Maus)	161 mg/kg

Bei oraler Verwendung (Maus, Ratte) beträgt die DL_{50} speziesabhängig (Exitus: zentrale Dysfunktion) zwischen ca. 130 und >400, bei intraperitonealer Anwendung zwischen ca. 70 und >150 (mg/kgKG).

11.2 Kanzerogenität, Mutagenität, Teratogenität, Embryotoxizität, Fertilität

Keine Angaben.

12 Notfallmaßnahmen bei Überdosierung, Entzugssymptomatik

Im Prinzip wie bei Morphin/Kodein-Überdosierung ABC-Maßnahmen (künstliche Beatmung etc.), Naloxonantagonisierung unter Reanimationsbedingungen.

13 Interaktionen

Siehe Checkliste »Interaktionen zentraler Analgetika vom Typ Opioid, insbesondere:

13.1 Medikamentöse Interaktionen

L-Tryptophan: Toleranzentwicklung in Bezug auf antitussive Wirkung aufgehoben (Kamei et al. 1991).

13.2 Physiologische Interaktionen

– Nierenerkrankungen: nierengängige aktive Metaboliten ↑ (Davies et al. 1996).
– Lungenkranke mit Bronchialsekret (Expektoranzientherapie usw.) müssen eine adäquate Physiotherapie erhalten, um die unter Dihydrocodein gehemmte Abhustbarkeit auszugleichen.

14 Inkompatibilitäten

Die saure Ampullenlösung (pH 3,2) muss für i.v.-Applikationen verdünnt werden.

15 Kinetik, Kinetikdiskussion

Physikochemische Eigenschaften
Ionisierungsgrad bei pH: 7,4: keine Angaben
pK_a: keine Angaben
Eiweißbindung: keine Angaben
Wasser-Oktanol-Koeffizient: keine Angaben

Resorption und Bioverfügbarkeit
Bioverfügbarkeit (% Dosis): 20 (oral)
T_{max} (h): 1 (1–3)
T_{max} (h) DHC therapeutisches System : 3 (2–5)
Dauer 70% C_{max} (h): 2,7
Dauer 70% C_{max} (h) DHC Therapeutisches System: 4,9
C_{max} : keine Angaben

Verteilung, Elimination, Metabolismus, aktive Metaboliten
α-Halbwertszeit (h): 0,29 (50 mg Dihydrocodein i.v.)
Terminale β-Halbwertszeit (h): 4,46 (50 mg Dihydrocodein i.v.)
Kontextsensible Halbwertszeit: fällt weg (keine kontinuierliche i.v.-Applikation)

$V_{initial}$ (l/kg): 0,46
V_{ss} (l/kg): 0,61; andere Angaben: 3-4
Cl_{total} (ml/min): 280 (50 mg Dihydrocodein i.v.)
AUC (µg/l/kg): 2910 (50 mg i.v.)
Renale Elimination (% MS): 10
Fäkale Elimination (%MS): keine Angaben
Aktive Metaboliten: verschiedene (s. unter Diskussion)

Effektivität
MEC: 5,8 mg/kgKG (Tierversuch Dihydrocodein, vgl.
Kodein: 16 mg/kgKG, Eddy 1934)

Biomembrangängigkeit
Diaplazentäre Passage: erheblich.
Translaktale Passage: erheblich,
Blut-Hirn-Schranken-Passage: vorhanden.

15.2 Kinetikdiskussion

Die niedrige Bioverfügbarkeit bei oraler Gabe von nur um 20% wird einem präsystemischen Abbau in den resorbierenden Darmwänden oder Leber zugeschrieben (Rowell et al. 1983).

Der Leberabbau (N- und O-Demethylation, 6-Konjugation) führt zu multiplen aktiven Metaboliten wie Nor-dihydrocodein, Dihydromorphin, Dihydromorphin-6-Glukuronid, Nor-Dihydromorphin etc.; bei Intoxikationen bzw. forensischen Untersuchungen muss dies entsprechend berücksichtigt werden (Jurna et al. 1997, Kirkwood et al. 1997; Ammon et al. 1999; Klinder et al. 1999).

Die N-Demethylierung ist abhängig vom hepatischen CYP3A-Enzymsystem. Extensive Verstoffwechsler demethylieren stark zu Dihydromorphin: bei diesen Patienten ist die Kinetik linear (Ammon et al. 1999). Dieser Abbauweg erfolgt über das CYP2D6-System (Kirkwood et al. 1997). Je nach individuellem Verstoffwechslungstyp ändert sich wohl nicht die Kinetik der MS; entsprechend ist die renale Ausscheidung von Dihydrocodein unverändert (um 30% MS), diejenige von konjugiertem N-Dihydrocodein (bis 6% MS) sowie unkonjugiertem N-Dihydrokodein (16-20% MS) schwanken leicht je nach Stoffwechseltyp (Fromm et al. 1995).

Dihydrocodein in der Form von therapeutischen Systemen lässt sich schlecht steuern (langsamer Wirkungsanschlag (T_{max}), gewährt aber über längere Zeit konstantere Plasmakonzentrationen (Zeit über 70% C_{max}).

Therapeutische DHC-Systeme eignen sich deshalb bei Langzeitapplikation, wo in der Regel eine 2malige Gabe von Retardtabletten zu 60 mg (beispielsweise um 0800 und 2000 h) genügt und wo in der Regel ein rascher Wirkungseintritt selten erforderlich ist.

Die Überbrückungszeit kann. wenn die kinetischen Regeln der eingesetzten Mittel beachtet werden, durch invasive Gabe des gleichen Medikamentes abgekürzt werden. Ebenfalls kann bei Bedarf ausnahmsweise bei höherem Schmerzanfall die kontinuierliche Plasmakonzentration mit einer einmaligen Zusatzgabe als Bolus auf die entsprechende Höhe angehoben werden.

16 Vorklinische und klinische Studien

Der hustenstillende Effekt von Levodropropizin bei an metastasierendem Lungenkrebs erkrankten Patienten war in Bezug auf Sedation etc. gegenüber Dihydrocodein vorteilhafter (Luporini et al. 1998).

17 Kurzprofil

Dihydrocodein ist ein altes, bewährtes und zeitweilig grundlos vergessenes zentrales Analgetikum vom Typ Opioid: aus diesen Gründen sind neuere dynamische und kinetische Studien sowie Vergleichsstudien spärlich.

Dihydrocodein hat analgetische Eigenschaften, daneben sind verschiedene aktive Metaboliten (v. a. Morphin [ca. 10%] und Dihydromorphin [DHM]) analgetisch wirksam.

Seine analgetische Wirksamkeit liegt zwischen derjenigen von Morphin bzw. Kodein. Nach älteren Beschreibungen soll Dihydrocodein in äquipotenter Dosierung gegenüber Morphin und Kodein weniger zentrale UAW (Sedation, ÜWE, Atemdepression), aber mehr periphere UAW (Obstipation, kardiodepressive Wirkungen [?]) induzieren (Eckenhoff et al. 1957).

Dihydrocodein kann mit Erfolg für die Behandlung von akuten und chronische Schmerzen von bis zu mittelstarker Intensität eingesetzt werden; dabei bietet sich die Form von oralen therapeutischen Systemen gut an. DHC-TS hat, wie alle therapeutischen Systeme, eine träge Kinetik und eignet sich in hervorragender Weise für die Behandlung von mittelstarken chronischen, stabilen Schmerzen in der Tumorschmerzbekämpfung gemäß der Stufe II der WHO-Empfehlungen, aber auch als Alternative zu sAA bei Schmerzzuständen wie Gonarthrosen, wenn deren antiphlogistische Wirkungskomponente nicht erforderlich ist (Schwieger 1992).

18 Literatur

Literatur bis 1996: s. CD-ROM.

Ammon S, Hofmann U, Griese EU et al. (1999) Pharmacokinetics of dihydrocodeine and its active metabolite after single and multiple oral dosing. Br J Clin Pharmacol 48/3: 317-322

Chua TP, Harrington D, Ponikowski P et al. (1997) Effects of dihydrocodeine on chemosensitivity and exercise tolerance in patients with chronic heart failure. J Am Coll Cardiol 1: 147-152

Jurna I, Kömen W, Baldauf J et al. (1997) Analgesia by dihydrocodeine is not due to formation of dihydromorphine: evidence from nociceptive activity in rat thalamus. J Pharmacol Exp Ther 281/3: 1164-1170

Kirkwood LC, Nation RL, Somogyi AA (1997) Characterization of the human cytochrome P450 enzymes involved in the metabolism of dihydrocodeine. Br J Clin Pharmacol 44/6: 549-555

Klinder K, Skopp G, Mattern R et al. (1999) The detection of dihydrocodeine and its main metabolites in cases of fatal overdose. Int J Legal Med 112/3: 155–153

Luporini G, Barni S, Marchi E, Daffonchio L (1998) Efficacy and safety of levodropropizine and dihydrocodeine on non-productive cough in primary and metastatic lung cancer. Eur Respir J 1: 97–101

Hydrocodon rec. INN mod., BAN, DCF, Hydrocodone Polistirex USAN, Hydrocodone Bitartrat USAN, Dihydrocodeinon (nicht zu verwechseln mit Dihydrocodein), Calmodid, Curadol, Duodin, Kolikodal, Orthoxycol, Procodal

1 Handelsnamen
Dicodid (Knoll); Generika: Ja; Kombinationspräparate: ja.

3 Chemie, Geschichte, diverse Hinweise
– 4,5-Epoxy-3-methoxy-17-methyl-6-morphinanon
– $C_{18}H_{21}NO_3$
– MG: 299,36
– CAS N° 125-29-1

Hydrocodon ist gebräuchlich als Hydrocodonhydrochlorid, Hydrocodonphosphat, Hydrocodontartrat sowie -Polistirex (einer polymerisierten Komplexverbindung):

Hydrocodonhydrochlorid
– $C_{18}H_{21}NO_3$, HCl, 2 1/2 H_2O
– MG: 380,9
– CAS N° 25968-91-6 (Anhydrid)

Hydrocodonphosphat
– $C_{18}H_{21}NO_3$, 1 1/2 H_3PO_4
– MG: 446,4
– CAS N° 4366-67-1

Hydrocodonhydrogenntartrat
– $C_{18}H_{21}NO_3$, $C_4H_6O_6$, 2 1/2 H_2O
– MG: 494,5
– CAS N° 143-71-5 (Anhydridtartrat)
– CAS N° 34195-34-1 (Hemipentahydrattartrat)
– Pharmakopöe(n): als Dihydrocodeinonum bitartaricum in OeAB 1990
– Pharmakopöe(n): Hydrocodontartrat in USP XXII, DAB 9, Ph Int II, Ph Helv VII, PhBs IV

Der Wirkstoff Hydrocodon ist historisch gesehen ein methyliertes Hydromorphinon (s. auch: Dilaudid).

Gegenüber dem Morphin ist Hydrocodon wie folgt verändert: Methylierung der OH-Gruppe (C_3-Atom); Ketongruppe statt Hydroxylgruppe (C_7-Atom); Einfachstatt Doppelbindung zwischen C_7 und C_8.

Strukturformel

Hydrocodon

3.2 Geschichte
Hydrocodon entstand 1921 als Endglied einer Reihe von Semisynthesen durch Oxidation von Dihydrocodein, das seinerseits 1913 aus Kodein gewonnen wurde; dieses war bereits 1886 durch Dr. Albert Knoll entwickelt worden.

5 Stoff, Indikationsgruppe, Dynamik (Rezeptorenprofil)
Zentralwirksames Schmerzmittel vom Typ (semisynthetisches) Opioid bzw. MOR-Agonist: *Antitussivum*, (Analgetikum).

9 UAW
9.1 UAW ZNS
Hiccup, Myocloni (Lauterbach 1999).

16 Vorklinische und klinische Untersuchungen
Hydrocodon bietet sich zur sedierenden antitussiven Prämedikation vor operativen, diagnostischen Eingriffen wie Bronchoskopien an (Fittkau u. Melzer 1957).

Hydrocodon wurde als Monotherapeutikum sowie in Fixkombinationen seit Jahrzehnten sozusagen »im Schatten von Kodein, DHC etc.« auch als Analgetikum eingesetzt (Beaver u. McMillan 1980; Turturro et al. 1991). Dieses alte und allerdings beschränkte Erfahrungsgut haben neuere klinische Untersuchungen aufgegriffen: sie beschreiben die Effektivität von verschiedenen Fixkombinationen (ED: 7,5–10–15 mg Hydrocodon) mit Paracetamol, Ibuprofen zur perioperativen Analgesie (Sunshine et al. 1997; Reed et al. 1997).

17 Kurzprofil
Hydrocodon ist ein altbewährtes Antitussivum (ED p.o. 5 mg) mit analgetischer Wirkung.

Hydrocodon ist partiell eine Prodrug für Hydromorphon (Cytochromsystem-P4502D6-abhängige Biotransformation; Kaplan et al. 1997).

Seine Nebenwirkungen sind mit denjenigen von Kodein vergleichbar. Der Wirkstoff ist in einigen Ländern aus registrierungstechnischen Gründen nur als Antitussivum zugelassen (Schweiz, Belgien).

Aufgrund fehlender Daten können die analgetischen Leistungsprofile von Kodein, Dihydrocodein und Hydrocon nicht exakt verglichen werden.

18 Literatur

Literatur bis 1996: s. CD-ROM.

Kaplan HL, Busto UE, Baylon GJ et al. (1997) Inhibition of cytochrome P450 2D6 metabolism of hydrocodone to hydromorphone does not importantly affect abuse liability. J Pharmacol Exp Ther 281/1: 103–108

Lauterbach EC (1999) Hiccup and apparent myoclonus after hydrocodone: review of the opiate-related hiccup and myoclonus literature. Clin Neuropharmacol 22/2: 87–92

Reed KL, Smith JR, Lie T et al. (1997) 1. A pilot study comparing ketoprofen and acetaminophen with hydrocodone for the relief of postoperative periodontal discomfort. Anesth Prog Spring 44/2: 49–54

Sunshine A, Olson NZ, O'Neill E et al. (1997) Analgesic efficacy of a hydrocodone with ibuprofen combination compared with ibuprofen alone for the treatment of acute postoperative pain. J Clin Pharmacol 37/10: 908–915

White PF, Joshi GP, Carpenter RL (1997) A comparison of oral ketorolac and hydrocodone-acetaminophen for analgesia after ambulatory surgery: arthroscopy vs. laparoscopic tubal ligation. Anesth Analg 85/1: 37–43

Hydromorphon rec. INN, BAN, DCF, Dihydromorphinon; Cormophin, Laudadin, Laudamed, Percoral, Procorman, Scolaudol

1 Handelsnamen

Dilaudid (Knoll); Generika: Ja; Kombinationspräparate mit Atropin/Scopolamin.

Therapeutische Systeme: Hydal, Opidol, Palladon (Mundipharma).

2 Darreichungsform/galenische Formen

Je nach Hersteller Tabletten zu 1, 2, 3, 4, und 8 mg; Suppositorien zu 3 mg; Sirup; Injektionslösungen zu 1, 2, 3, oder 10 mg/ml.

Hydromorphon ist in der Form eines therapeutischen Systems erhältlich: Kapseln zu 2, 4, 8, 16 und 24 mg.

3 Chemie, Geschichte, diverse Hinweise

- 7,8-Dihydromorphinon oder
- 6-Deoxy-7,8-dihydro-6-oxomorphin oder
- (-)-(5R)-4,5-Epoxy-3-hydroxy-9a-methylmorphinan-6-on
- $C_{17}H_{19}NO_3$
- MG: 285.3
- CAS N° 466-99-8

Gebräuchlich ist das Hydromorphonhydrochlorid:
- $C_{17}H_{19}NO_3$, HCl
- MG: 321,8
- CAS N° 71-68-1
- Pharmakopöe(n): Hydromorphon Hchl, in USP XXII, DAB 9, Ph Int II, Ph Helv VI; im OeABB 1990 als Dihydromorphinonum hydrochloricum

Chemisch ist Hydromorphon ein hydrogeniertes Morphinketon: 1. Oxidation der Hydroxylgruppe am C_6-Atom zum Keton, 2. Hydrogenierung der Doppelbindung zwischen C_7 und C_8.

Hydromorphon ist schwer löslich in Wasser. Dagegen ist die Hydrochloridfrom, die in konzentrierter Form hergestellt werden kann, gut wasserlöslich. Sie eignet sich zu kontinuierlicher s.c.-Applikation bei terminalen Schmerzzuständen.

Strukturformel

Hydromorphon

3.2 Geschichte

Der Wirkstoff Hydromorphon wurde 1926 von Krehl in die Klinik eingeführt.

3.3 Diverse Hinweise

Siehe allgemeine Hinweise; Konservierungmittel je nach Hersteller (betrifft Zubereitung von Lösungen zur rückenmarknahen Verwendung).

Möglichkeit von s.c.-inplantierbaren Kunststoffscheiben, die Hydromorphon enthalten und als billiges, invasives TS funktionieren (Lesser et al. 1996).

4 Rezeptpflicht, Schwangerschaftskategorie

Deutschland: Verschreibungsfähiges BtM, Tageshöchstverschreibungsmenge seit 1993: 60 mg; Schwangerschaft: strenge Indikationsstellung; Stillzeit: Kontraindikation (La 3)
Österreich: [Klasse SG]
Schweiz: (nur in Fixkombination im Handel)

5 Stoffbezeichnung entsprechend der Hauptindikation, Dynamik (Rezeptorenprofil)

Zentralwirksames Schmerzmittel vom Typ (semisynthetisches) Opioid: MOR-Agonist

5.2 Dynamik (Rezeptorenprofil)

Affinitätsuntersuchungen (K_1-Werte) stehen nicht zur Verfügung. Aufgrund der klinischen Erfahrung wird der Wirkstoff als voller MOR-Agonist eingeteilt. Die Affinität zum κ-Rezeptoren soll gering sein, die intrinsische δ-Wirkung soll partiell sein.

6 Indikationen, Dosierung, Anwendungsart

6.1 Indikationen

- *Rote Liste* Deutschland: starke und stärkste Schmerzen.
- Im Prinzip gleiche Indikationen (starke bis sehr starke Schmerzzustände) wie Morphin, zusätzlich:

Anästhesiologisch-chirurgische Praxis
- Perioperative → Analgosupplementierung (Welti et al. 1984).
- Akute Schmerzen in der perioperativen Medizin.
- Starke Durchbruchschmerzen (empfehlenswert: schneller Wirkungseintritt!).
- s.c.-Dauerinfusionen (empfehlenswert bei terminalen Schmerzzuständen).

Onkologie (empfehlenswert)
- Rückenmarknahe Langzeitanalgesie bei terminalen Tumorerkrankungen (Ausnahme: Kombinationspräparate; gilt nur für präservativfreies Hydromorphon): wegen seiner kurzer HWZ ist der Wirkstoff zur Langzeitbehandlung theoretisch nicht indiziert: beim älteren Patienten sind aber die klinischen Erfahrungen verschieden (gut steuerbar, klinische Wirkdauer länger).
- Langzeitanwendung beim älteren Schmerzpatienten (trotz kurzer HWZ! Grund: gute Steuerbarkeit ist beim älteren Patienten immer ein Vorteil).

6.2 Dosierung
Anästhesiologisch-chirurgische Praxis
ED: 7,5 mg (oral)
ED: 3–7,5 mg (rektal)
ED: 1,5 mg (i.m.)
ED: 1–2 mg (i.v.)
ED: 1–1,5 mg (epidural; verdünnt in 10–15 ml phys. Kochsalzlösung, Dougherty TB 1986, Henderson SK 1987)
ED$_{intrathekal}$: keine Angaben

Onkologie, innere Medizin
Wie oben

Pädiatrie
ED 0,1 mg/kg (p.o.)
ED 0,02 mg/kg (i.v.)

Hospiz, ambulante Behandlung
Wie anästhetisch-chirurgische Praxis

Pädiatrische Dosierung:
Die Wirkungsdauer einer enteralen oder parenteralen ED beträgt zwischen 2–3–4 h; diejenige einer epiduralen um 7,7. ± 11,4 h (Dougherty et al. 1989; Henderson et al. 1987; Coombs et al. 1986; Shulman et al. 1987; Bromage et al. 1980; Wirkungsmaximum nach 30 min).

Hydromorphon ist für die s.c.-Infusion u. a. bei terminalen Schmerzzuständen geeignet; die handelsübliche Konzentration von 10 mg/ml ist bei kachektischen Patienten nicht genügend konzentriert: mit Vorteil werden in diesen Fällen konzentriertere Lösungen eingesetzt (Hydromorphon 100 mg/ml; McCaffery u. Beebe 1989).

Äquipotenz
Achtung: Äquianalgetische Dosierungsschemata sind grobe, aus der Vergangenheit in der Regel kritikarm übernommene Vergleichstabellen, die aus Tierversuchen, Humanstudien (Probanden), und selten aus der Schmerzklinik stammen. Entsprechend haben sie für die Schmerzpraxis nur einen sehr relativen Wert.

Grobe Faustregel: 2–4 mg Hydromorphon = 10 mg Morphin (i.m.-Gabe).

Potenzvergleich: je nach Ausgangssituation (ED vs. Langzeitgabe; opinaiver Patient vs. Patient unter Opioid etc.) ist die Äquipotenz von Hydromorphon zu Morphin verschieden zwischen 3 bis 5 bis 8; wenn Hydromorphon nach Morphin gegeben wird, ist die Ratio 5–6:1 (also Hydromorphon ca. 5- bis 6mal potenter als Morphin), dagegen wenn Hydromorphon vor Morphin gegeben wird oder am Anfang einer Therapie beträgt die Ratio nur ca. 3,7 (Parab et al. 1988; Dunbar et al. 1996; Lawlor et al. 1997, CMAJ 1998).

Muß bei Hydromorphon wegen Toleranz oder wegen UAW auf Methadon umgewechselt werden, ist vorsichtigst die niedrigste Methadondosierung zu wählen: die üblichen äquipotenten Dosierungshinweise entsprechen nicht der klinischen Realität! (Manfredi et al. 1997).

Wirkdauer: 3–4 h; bei Retardkapseln bis 12 h.

Hydromorphon 1,5 mg **i.m.** entspricht ca.:

Buprenorphin 0,3 mg i.m.
Butorphanol 2 mg i.m.
Kodein 120–200 mg i.m.
Fentanyl 0,05 mg i.m.
Levorphanol 2 mg i.m.
Methadon 10–20 mg i.m.
Morphin 10 mg i.m.
Nalbuphin 20 mg i.m.
Oxymorphon 1,5 mg i.m.
Pantopon 20 mg i.m.
Pentazocin 60 mg i.m.
Pethidin 100 mg i.m.

Hydromorphon 7,5 mg **p.o.** entspricht ca.:

Morphin 60 mg p.o.
Kodein 200 mg p.o.
Levorphanol 4 mg p.o.
Methadon 20 mg p.o.
Oxycodon 30 mg p.o.
Pentazocin 180 mg p.o.
Pethidin 300 mg p.o.
Propoxyphen 500 mg p.o.*

Anmerkung: *Nicht empfohlen (s. Wirkprofil Propoxyphen).

6.3 Anwendungsart
Nichtinvasive Techniken
p.o.

Invasive Techniken
s.c., i.m., i.v. als Bolus und kontinuierlich; rückenmarknahe Techniken.

Therapeutische Systeme
Ja, bevorzugende Alternative zu Morphin, v.a. bei älteren Patienten, weniger Nebenwirkungen.

7 Keine Indikationen

- Schmerzzustände, die auf schwächere peripher- oder zentralwirksame Schmerzmittel ansprechen (allg. »Angemessenheitsprinzip« der Analgotherapie).
- Posttraumatische Schmerzen, die mit starker Entzündungsreaktion einhergehen (Monotherapie).
- Perioperative Analgesieführung.
- Repetierte Anwendung in fixer Wirkstoffkombination.

8 Kontraindikationen

Im Prinzip wie → Morphin, insbesondere:
- Phäochromozytom.

9 UAW

Siehe Checkliste »UAW zentraler Analgetika vom Typ Opioid«: im Prinzip wie Morphin, insbesondere:

9.1 ZNS

9.1.1 ZNS allgemein

Bei Anwendung von Hydromorphon TS (TD 30 mg) 2 Fallbeschreibungen von Halluzinationen (Hagen u. Babull 1997: Oxycodon). Sedierung, Schwindel, Veränderungen der kognitiven und sensorischen Leistungsfähigkeit. Kopfschmerzen. Pruritus (Shulman et al. 1987).

9.1.2 ZNS: Hemmung Atemzentren

Rückenmarknahe Anwendung (1 mg): späte Atemstillstände möglich (Wüst u. Bromage 1987).

9.2 Gesichtssinne

Akkomodationsstörungen, Diplopie

9.11 Hautorgan, Haare, Nägel

Nach s.c.-Gabe können Gewebeirritationen etc. auftreten; Urtikaria.

12 Notfallmaßnahmen bei Überdosierung, Entzugssymptomatik

Im Prinzip wie bei Morphin: ABC-Maßnahmen; spezifische Antagonisierung.

13 Interaktionen

Im Prinzip wie Morphin, insbesondere:

13.1 Pharmakologische Interaktionen

- Cimetidin: Wirkung Hydromorphon ↑.

- Phenothiazine: Inzidenz zentraler Hypo- und Dysfunktionen ↑.

14 Inkompatibilitäten

- Fluorouracil: im Gegensatz zu Morphinsulfat kompatibel in Glukose 5% (Fluorouracil 1 mg/ml, 16 mg/ml; Hydromorphon 0,5 mg/ml; Xu et al. 1996).

15 Kinetik, Kinetikdiskussion

Physikochemische Eigenschaften
Ionisierungsgrad bei pH 7,4 (%): keine Angaben
pK_a: 8, 08 und 9, 47
Eiweißbindung bei pH 7,4 (%): 7,1
Wasser-Oktanol-Koeffizient bei pH 7,4: 0,308
Heptan-Wasser-Verteilungskoeffizient: 0,00001 (von Cube et al. 1970)

Resorption und Bioverfügbarkeit
Bioverfügbarkeit (% Dosis): 30–40–60 (oral); 30 (rektal) (ausgeprägter hepatischer First-pass-Effekt)
Bioverfügbarkeit (% Dosis): bis 80% (kontinuierlich subkutan; Moulin et al.1991)
C_{max} : 21,96 ng/ml (ED 4 mg p.o.)
T_{max} (h): 1 (p.o.) bis 1,5 (rektal)

Verteilung, Elimination, Metabolismus, aktive Metaboliten
α-Halbwertszeit (h): 0,07; 15 (min; Hill et al. 1991)
Terminale β-Halbwertszeit (h): 2,36 (i.v.), 0,98 (p.o.), 3,77 (rektal)
Kontextsensible Halbwertszeit: fällt weg (keine kontinuierliche i.v.-Infusion)
$V_{initial}$: keine Angaben
V_{ss} (l/kg): 2,9
Cl_{total}: keine Angaben
Renale Elimination (% Dosis): 37 (Metaboliten v. a. H-3-G); 6 (unverändert)
Fäkale Elimination: keine Angaben
Aktive (?) Metaboliten: H-3-G, Dihydroisomorphin, Dihydromorphin, Hydromorphonkonjugat
AUC (0-24h, ng/ml/h): ~40–80 (i.v.) bzw. ~40–90 (p.o.) bzw. ~25 (rektal) (einzelne Messungen an Probanden durch Ritschel et al. 1987; Vallner et al. 1981)

Effektivität
MEAC: 4 ng/ml (Reidenberg et al. 1988)

Biomembrangängigkeit
Diaplazentäre Passage: vorhanden.
Translaktale Passage: vorhanden.
Blut-Hirn-Schranke: Passage vorhanden.

wertszeit von ca. 15 min. bzw. langdauernde Verteilungs-phase). Umgekehrt scheint die β-Halbwertszeit relativ kurz zu sein. Nach i.v.-Gabe verhält sich die Kinetik tri-exponentiell (Hill et al. 1991).

Die Angaben über die klinische Wirkungsdauer sind verschieden: wahrscheinlich ist die klinische Analgesie-dauer bei starken Schmerzzuständen etwas kürzer als bei Morphin; beim Kombinationspräparat Hydromor-phon-Atropin kann bei leichteren spastischen Schmerz-zuständen jedoch auch eine bis zu 8 h anhaltende Schmerzlinderung nach einer ED beobachtet werden.. Das große Verteilungsvolumen weist auf eine große Gewebesequestrierung hin.

Die Ausscheidung erfolgt renal als konjugiertes Glu-kuronid (ca. 35%), 6α-und 6β-Hydrokonjugat (ca. 2%) und in unveränderter Form (ca. 6%, Parab et al. 1988). Die klinische Relevanz der Hydromorphonmetaboliten ist nicht bekannt (möglicherweise schwach aktiv).

Hydromorphon hat eine mittlere hepatische Extrak-tionsrate und eine Affinität zu den Erythrozyten: unter Schockbedingungen kann die Hydromorphonwirkung verstärkt und verlängert sein. Die hepatische Extrakti-onsrate erklärt die niedrige Bioverfügbarkeit bei oraler Aufnahme (20–50%). Die niedrige Bioverfügbarkeit bei rektaler Applikation (33%) hingegen wird mit ungenü-gender Resorption erklärt.

Die Kinetik von 5 mg Morphin und 0,75 mg Hydro-morphon bei epiduraler Gabe war vergleichbar, näm-lich: C_{max} Morphin 60±25 ng/ml innerhalb von 11 ±6 min, $C_{max\ Hydromorphon}$ 14±13 ng/ml innerhalb von 8 ± min, $C_{max\ Liquor\ Morphin}$ 1581 ng/ml, $C_{max\ Liquor\ Hydromorphon}$ 309 ng/ml (beide innerhalb von 60 min; Brose et al. 1991).

16 Vorklinische und klinische Studien

Die epidurale PCA-Infusion von 0,15 mg/ml Hydromor-phon-HCl (abrufbar 1–5 ml) war in der postoperativen Schmerzbekämpfung einer Kombination von 0,02 mg/ml + Bupivacain 0,08% + Adrenalinzusatz 5 mg/ml (abrufbar 1–5 ml) ebenbürtig, indem beide Gruppen einen vergleichbaren Hydromorphonver-brauch von 0,96 (Monotherapie) vs. 0,78 (Kombination, erst 8 h nach Operation) bzw. 0,77 vs. 0,56 mg (40 h nach Operation) aufwiesen. Die Kombination bewirkte eine signifikant erhöhte Nebenwirkung einer durch Bupivacain (?) induzierten Hypästhesie und Schwäche in den Beinen (Parker et al. 1990).

Die systemische Hydromorphonanalgesiequalität war gegenüber einer epiduralen Hydromorphonanalge-sie bei radikaler retropubischer Prostatektomie trotz 50%igem höherem Analgetikabedarf in den wesentli-chen Teilen (Analgesiequalität, opioidinduzierte UAW mit Ausnahme der signifikant erhöhte Pruritusrate bei epiduraler Gabe) nicht unterlegen (Liu et al. 1995).

Die Gabe einer epiduralen Kombination von Nalbu-phin + Hydromorphon zur postoperativen Analgesie bei Sectiopatientinnen induzierte nach Meinung der Autoren eine Reduktion von Nausea sowie Urinretenti-on (Parker et al. 1997). *Hinweis:* die Aufsplittung von 78 Sectiopatientinnen in 4 Gruppen ist statistisch sinnvoll, von der Klinik her dürften entsprechende Analysen in Bezug auf Nausea (keine Nauseametrie!) sowie Urinre-tention (multiple Faktoren bei Sectiopatientin) nur mit Skepsis interpretiert werden; der in einer Gruppe Nal-buphin festgestellte höhere Abrufbedarf PCA blieb unkommentiert (persönliche Meinung des Hrsg.).

Nierenkoliken: die i.v.-Gabe von 1 mg Hydromor-phon war derjenigen von 50 mg Pethidin überlegen (Jasani et al. 1994).

Hydromorphon wurde erfolgreich mit einem subku-tanen therapeutischen System in vivo und in vitro gete-stet. Das therapeutische subkutan implantierte System ist ein speziell beschichteter Wirkstoffbehälter 1,05 x 0,27 cm aus Ethylenvinylacetat und erlaubt über eine nicht beschichtete Pore eine konstante stündliche Hydromorphonabgabe von ca. 164 µg (entsprechend einer therapeutischen kontinuierlichen Serumkonzen-tration von 23–37 ng/ml) und zwar über 4–8 Wochen (Lesser et al. 1996).

17 Kurzprofil

Der Wirkstoff Hydromorphon ist ein semisynthetischer Morphinabkömmling mit fast 5- bis10mal höherer anal-getischer Potenz, höherer Lipophilie, schnellerem Wir-kungsanschlag, kürzerer Wirkungsdauer und weniger Nebenwirkungen im Vergleich zu Morphin.

Hydromorphon eignet sich besser als Morphin zur kontinuierlichen s.c.-Infusion bei schweren Schmerz-zuständen (Gründe: höhere Potenz, bessere Steuerbar-keit; Lipophilie höher als Morphin, aber niedriger als Fentanyl; Bruera et al. 1988; Moulin et al. 1991; Urquhart et al. 1988; Moulin et al. 1991; Miller et al. 1999). Ähnli-ches gilt für die Bekämpfung starker Schmerzzustände bei älteren Patienten (erhöhte Steuerbarkeit = höheren Schutz) sowie zur Coupierung von Durchbruchschmer-zen beim sonst gut eingestellten Morphinpatienten.

Der Vorteil von epiduralem Hydromorphon (in Bezug auf Lipophilie Zwischenstellung zwischen Mor-phin und Fentanyl) vs. Morphin (hydrophil) vs. Fen-tanyl (lipophil) ist Gegenstand von Diskussionen. Mög-licherweise ist die kontinuierliche rückenmarknahe Hydromorphongabe bei terminalen, therapierefrak-tären Schmerzzuständen wegen der besseren Steuer-barkeit sinnvoll. Beide Wirkstoffe sollen eine ähnliche zerebrospinale Kinetik haben; ebenfalls soll die Inzi-denz von Pruritus kleiner sein (Coombs et al. 1986; Bro-mage et al. 1980 vs. Halpern et al. 1996; Brose et al. 1991; Goodarzi 1999; Fallbeispiel, wo morphininduzierter Pruritus durch Wechsel auf Hydromorphon eliminiert werden konnte, Katcher u. Walsh 1999; epidurale Gabe für postoperative Zwecke bei Kindern: Goodarzi 1999). Hydromorphon ist ebenfalls als perorales Schmerzeli-xier bei Kindern einsetzbar.

Hydromorphon-Retardkapseln haben eine Wirkdauer von 12 h und sind in der Langzeitanalgesie bei schweren Schmerzzuständen mit Erfolg einsetzbar.

18 Literatur

Literatur bis 1996: s. CD-ROM.

Coda B, Tanaka A, Jacobson RC et al. (1997) Hydromorphone analgesia after intravenous bolus administration. Pain 71/1: 41–48

Goodarzi M (1999) Comparison of epidural morphine, hydromorphone and fentanyl for postoperative pain control in children undergoing orthopaedic surgery. Paediatr Anaesth 9/5: 419–422

Katcher J, Walsh D (1999) Opioid-induced itching: morphine sulfate and hydromorphone hydrochloride. J Pain Symptom Manage 17/1: 70–72

Lawlor P, Turner K, Hanson J et al. (1997) Dose ratio between morphine and hydromorphone in patients with cancer pain: a retrospective study. 72/1-2: 79–85

Manfredi PL, Borsook D, Chandler SW et al. (1997) Intravenous methadone for cancer pain unrelieved by morphine and hydromorphone: clinical observations. Pain 70(1): 99–101

Miller MG, McCarthy N, O'Boyle CA et al. (1999) Continuous subcutaneous infusion of morphine vs. hydromorphone: a controlled trial. J Pain Symptom Manage 18/1: 9–16

Parker RK, Holtmann B, White PF (1997) Patient-controlled epidural analgesia: interactions between nalbuphine and hydromorphone. Anesth Analg 84/4: 757–763

Levorphanol rec. INN BAN, DCF, Methorphinan, Levorphanum

1 Handelsnamen

Levo-Dromoran (Roche).

2 Darreichungsform/galenische Formen

In der Regel: Ampullen zu 1 ml (2 mg) und 10 ml (20 mg); Tabletten zu 2 mg.

3 Chemie, Geschichte, diverse Hinweise

– (-)-9a-Methylmorphinan-3-ol-hydrogentartrat-dihydrat
– $C_{17}H_{23}NO \cdot C_4H_6O_6 \cdot 2\,H_2O$
– MG: 443,5
– CAS N° 77-07-6 (Levorphanol)
– CAS N° 125-72-4 (Anhydridtartrat)
– CAS N° 5985-38-6 (Tartratdihydrat)
– Pharmakopöe(n): als Levorphanoltartrat in F.U. IX, BP 1988, USP XXII

Levorphanoltartratdihydrat ist ein weißes, kristallines Pulver, das in Wasser und Ether, nicht aber in Chloroform löslich ist. Das Levorphanolmolekül ist ein Morphinanabkömmling mit 3 asymmetrischen C-Atomen (cis-trans-Isomere).

Die Morphinstruktur ist verändert an C_6 (H-Atom statt Hydroxylgruppe) und zwischen C_7 und C_8 (Einfach- statt Doppelbindung).

Die linksdrehende Form ist doppelt so aktiv wie die razemische Form.

Strukturformel

Levorphanol

3.2 Geschichte

Das 1949 durch Schnider u. Grisner synthetisierte Levorphanol gehört historisch zu den ersten vollsynthetisierten Opioiden (die Morphinsynthese gelang erst 1952).

3.3 Diverse Hinweise

Siehe allgemeine Hinweise, insbesondere: Ampullen enthalten neurotoxische Hilfsstoffe.

5 Stoffbezeichnung entsprechend der Hauptindikation, Dynamik (Rezeptorenprofil)

Zentral-wirksames Schmerzmittel vom Typ vollsynthetisches Opioid: MOR-Agonist.

5.1 Dynamik

Das linksdrehende Opioid Levorphanol hat µ- und κ_3-rezeptor-agonistische sowie nichtopioiderge NMDA-antagonistische Eigenschaften (Choi et al. 1987; Tive et al. 1992; Dickenson et al. 1991).

6 Indikationen, Dosierung, Anwendungsart
6.1 Indikationen

Im Prinzip wie Morphin.

6.2 Dosierung

ED: 2–3 mg   (p.o.).
ED: 2–3 mg   (s.c.)
ED: 1–2 mg   (i.m.)
ED: 1–2 mg   (i.v.; 250 mg-weise, langsam auftitrierend)

Die perorale Repetitionsdosis wird je nach individuellem Ansprechen des Patienten auf den Wirkstoff alle 3–6 h wiederholt. Die tägliche maximale Peroraldosierung beträgt in der Regel ca. 8–16 mg (sog. opioidnaive Patienten).

Die i.m.-Repetitionsdosis beträgt 1–2 mg und kann, je nach individueller Reaktion des Patienten, alle 6–12 h wiederholt werden. Die i.m.-Tagesdosis beträgt in der Regel 4–8 mg.

Die i.v.-Repetitionsdosis ist üblicherweise 0,5–1 mg alle 3–6 h. Die i.v.-Gabe erfordert volle Reanimationsbereitschaft (Wirkstoffpotenz).

Bei allen repetierten Dosierungen besteht wegen der langen HWZ prinzipiell die Gefahr der Kumulation (fehlende Daten).

Äquianalgetische Dosierung

2 mg i.m. entspricht 10 mg Morphin i.m. entspricht 4 mg Levorphanol p.o. (!)

– für p.o. Dosierung:

4 mg Levorphanol p.o. entspricht:

200 mg Kodein p.o.

7,5 mg Hydromorphon p.o.

300 mg Pethidin p.o.

20 mg Methadon p.o.

30–60 mg Morphin p.o.

30 mg Oxycodon p.o.

180 mg Pentazocin p.o.

500 mg Propoxyphen p.o.

nicht zu empfehlende Dosis (s. entsprechende Wirkstoffprofile)

– für parenterale Dosierung:

2 mg Levorphanol i.m. entspricht:

130 mg Kodein i.m.

2 mg Butorphanol i.m.

0,3 mg Buprenorphin i.m.

0,05 mg Fentanyl i.m.

1,5 mg Hydromorphon i.m.

75–100 mg Pethidin i.m.

10 mg Methadon i.m.

10–20 mg Nalbuphin i.m.

1 mg Oxymorphon i.m.

60 mg Pentazocin i.m.

Faustregel für Wechsel von Morphin auf Levorphanol:

Der Wechsel auf Levorphanol muss entsprechend der hohen Potenz und langen Wirkungsdauer äußerst vorsichtig vorgenommen werden. Als *Faustregel* kann empfohlen werden, dass die perorale Tagesdosis Levorphanol mit 1/12 der Tagesgesamtdosis von Morphin begonnen wird und dann die Tagesdosis den wirklichen individuellen Bedürfnissen des Patienten angepasst wird. Es muss darauf geachtet werden, dass wegen der langen Wirkdauer von Levorphanol die Anpassungsdosis nicht vor 36–48 h erfolgt (Kumulationsgefahr).

6.3 Anwendungsart
Nichtinvasive Techniken
p.o.

Invasive Techniken
s.c. (ED; aufgrund der Potenz als kontinuierliche subkutane Infusion verwendbar (es fehlen aber entsprechende klinische Literaturangaben bzw Daten), i.m., i.v.

Therapeutische Systeme
Keine.

7 Keine Indikationen
Im Prinzip wie Morphin.

8 Kontraindikationen
Siehe allgemeine Hinweise für Opioide, insbesondere:
– Ältere Patienten (Grund: erhebliche Kumulationsgefahr).

– Langzeitanwendung (Kumulationsgefahr).
– Rückenmarknahe Anwendung (enthält Konservierungsmittel Paraben und Phenol).

9 UAW (abgekürzt)
Im Prinzip wie Morphin. Der Wirkstoff ist aus unerfindlichen Gründen schlecht mit kontrollierten klinischen Studien belegt. U.a. wurde über zentralinduzierte Rigidität publiziert (Hamilton et al. 1953) sowie über lokale Gewebereaktionen am Injektionsort (<1%).

15 Kinetik, Kinetikdiskussion (abgekürzt)
Die terminale β-Halbwertszeit von 12–16 h stimmt nicht überein mit der klinisch-analgetischen Halbwertszeit von 4–6 h: Gefahr bei wiederholter Gabe von Sedierung und Atemdepression. Der Wirkstoff ist deshalb bei älteren Patienten kontraindiziert.
Bei i.v.-Gabe ist die Kinetik triexponentiell; nach p.o. und i.m. wird die C_{max} innerhalb von 30–60 min erreicht. Konjugiertes Levorphanol ist im Plasma innerhalb von kurzer Zeit nachweisbar mit einer bis zu 10fach höheren Konzentration als die MS; die analgetisch wirksame Plasmakonzentration beträgt interindividuell 10–100 ng/ml; die Plasmaproteinbindung beträgt ca. 40%; im Liquor ist eine bis zu 60% der Plasmakonzentration entsprechende Konzentration nachweisbar (Dixon et al. 1983)

17 Kurzprofil
Der ältere, sehr potente MOR-Agonist Levorphanol hat eine hervorragende orale Bioverfügbarkeit.

18 Literatur
Siehe CD-ROM.

Methyldihydromorphinon, Metopon

Methyldihydromorphinon ist ein semisynthetisches, dem Oxymorphon strukturell verwandtes Opioid (McLaughlin et al. 1995).

Nicomorphin rec. INN, BAN, DCF, Gewalan, Nicophin

1 Handelsnamen
Vilan (Lannacher, Organon, Teva, Nourypharma).

2 Darreichungsform/galenische Formen
In der Regel Ampullen (1 ml = 10 mg); Tabletten (5 mg); Suppositorien (10 mg).

3 Chemie, Geschichte, diverse Hinweise
– 3,6-Dinicotinoylmorphin
– $C_{29}H_{25}N_3O_5$
– CAS N° 639-48-5 (Nicomorphin)

Nicomorphin ist als Hydrochlorid gebräuchlich:
- $C_{29}H_{25}N_3O_5$, HCl
- MG: 532,0
- CAS N° 639-48-5 (Nicomorphin)
- CAS N° 12040-41-4 (Nicomorphinhydrochlorid)

Nicomorphin ist ein Dinicotinoylester von Morphin (3,6-DNM). Allgemein sind Morphinester (s. Heroin) lipidlöslicher als Morphin und zeigen klinisch eine schnellere ZNS-Wirkung.

Stukturformel

Nicomorphin

3.2 Geschichte
Der Wirkstoff Nicomorphin wurde 1959 als Dinicotinoylester von Morphin (3,6-DNM) synthetisiert.

3.3 Diverse Hinweise
Siehe allgemeine Hinweise. Die im Handel befindlichen Nicomorphinampullen sind konservierungsmittelfrei.

4 Rezeptpflicht, Schwangerschaftskategorie
Deutschland: nicht im Handel.

Österreich: rezeptpfl. SG.

Schweiz: A, Btm; Schwangerschaft; C; strikte Vorbehalte in Bezug auf Trimenon I und III sowie Stillperiode gemäss üblichen klinischen Vorbehalten für zentralwirksame diaplazentär-und translaktalgängige Stoffe (Morphin-6-Nicotinat, Morphin).

5 Stoffbezeichnung entsprechend der Hauptindikation, Dynamik (Rezeptorenprofil)
Zentralwirksames Schmerzmittel Typ (synthetisches) Opioid: MOR-Agonist (Prodrug).

5.2 Dynamik (Rezeptorenprofil)
Affinität und intrinsische Wirkung
Affinität: die K_i-Werte von Nicomorphin sind nicht bekannt. Die intrinsische Wirkung der Muttersubstanz sowie aktiver Metaboliten wird aufgrund der klinischen Erfahrung als diejenige eines μ-Agonisten angenommen (Lobbezoo et al. 1982; Zirm u. Pongratz 1959).

6 Indikationen, Dosierung, Anwendungsart
6.1 Indikationen
Anästhesiologisch-postoperative Praxis (empfehlenswert)
- Schwere bis schwerste Schmerzzustände (wie Morphin).
- Postoperative und posttraumatische Schmerzzustände.
- Rückenmarknahe Applikation.

Onkologie (empfehlenswert)
- Terminale Schmerzzustände.
- Kontinuierliche rückenmarknahe Techniken.

Innere Medizin, Rheumatologie (empfehlenswert)
- Steinkoliken.
- Herzinfarkt.
- Angina pectoris.

Pädiatrie (keine Erfahrung vorhanden)

Hospiz, ambulante Behandlung (empfehlenswert)

6.2 Dosierung
Anästhesiologische postoperative Praxis)
ED: 5–10 mg (p.o.)*
ED: 10 (mg, rektal)*
ED: 10 mg (i.v.)
ED: 5 mg (epidural)
ED: 2 mg (intrathekal)

Onkologie, innere Medizin
Wie oben.

Pädiatrie

Hospiz, ambulante Behandlung
Wie oben.

Die Wirkungsdauer der ED beträgt ca. 6 h. Die im Handel befindlichen Tabletten zu 5 mg bzw. Suppositorien zu 10 mg sind zu wenig hoch dosiert; die in den nationalen Fachkompendien angegebenen Dosierungsangaben sind von historischem Wert*: der Herausgeber schlägt vor, die orale und rektale Dosierung an den individuellen Bedürfnissen des Patienten anzupassen. Dabei sind in der Regel folgende Dosierunge praktikabel (Hrsg.): ED: 30 mg (p.o., rektal); Wirkungsdauer: ca. 4–6 h.

Der Wirkungsanschlag bei epiduraler Anwendung erfolgt nach 16 ± 6 min mit einer maximalen Analgesie nach ca. 30 min. Die Wirkungsdauer bei epiduraler Anwendung (5 mg epidural) beträgt ca. 6–24 h, bei intrathekaler Anwendung (2mg) ca. 20 h (Pinckaers et al. 1980). Bei hoher, nichtempfehlenswerter Dosierung von 10 mg epidural wurde eine ca. 6 h dauernde Hypoventilation nach ca. 1 h, also für epidurale Anwendung recht frühzeitig, festgestellt.

Äquianalgetische Dosierung

Nicomorphin 10 mg **i.m.** entspricht ca.:

Buprenorphin 0,4 mg .m.
Butorphanol 2 mg i.m.
Kodein 120 mg i.m.
Dihydrocodein 10–20 mg i.m.
Fentanyl 0,05 mg i.m.

Heroin 5 mg i.m.
Hydromorphon 1,5 mg i.m.
Levorphanol 2 mg i.m.
Methadon 10 mg i.m.
Morphin 10 mg i.m.
Nalbuphin 10–20 mg i.m.
Omnopon 20 mg i.m.
Oxymorphon 1,5 mg i.m.
Pentazocin 60 mg i.m.
Pethidin 75–100 mg i.m.

6.3 Anwendung

Nichtinvasiv
p.o., rektal

Invasiv
i.m., i.v., rückenmarknah (epidural, spinal)

Therapeutische Systeme
Keine

7 Keine Indikationen

– Schwache bis mittlere mit Entzündungsgeschehen einhergehende posttraumatische oder chronische Schmerzzustände.
– Schmerzzustände, die auf schwächere peripher- oder zentralwirksame Schmerzmittel ansprechen (Angemessenheitsprinzip der Analgotherapie).
– Perioperative Analgesieführung.

8 Kontraindikationen

Im Prinzip wie Morphin.

9 UAW (abgekürzt)

Die Nebenwirkungen von Nicomorphin sind mit denjenigen von Morphin vergleichbar, wobei keine vergleichenden Untersuchungen in Bezug auf eventuelle dynamische Vor- oder Nachteile gegenüber Morphin vorliegen.

12 Notfallmaßnahmen bei Überdosierung, Entzugssymptomatik

Wie Morphin (ABC-Maßnahmen: künstliche Beatmung, spezifische Antagonisierung unter Intensivpflegebedingungen).

13 Interaktionen

Wie Morphin.

15 Kinetik, Kinetikdiskussion

Physikochemische Eigenschaften
Ionisierungsgrad bei pH 7,4 (%):keine Angaben
pK_a: keine Angaben
Eiweißbindung (%): keine Angaben
Wasser-Oktanol-Koeffizient: keine Angaben

Resorption und Bioverfügbarkeit
Bioverfügbarkeit (% Dosis): keine Angaben
C_{max} : keine Angaben

Verteilung, Elimination, Metabolismus, aktive Metaboliten
α-Halbwertszeit (min): 3 (MS); 10–15 (6-MNM, i.v.)
Terminale β-Halbwertszeit (h): 2,4–3 (Hauptmetabolit Morphin; i.v.)
Kontextsensible Halbwertszeit: keine Angaben
$V_{initial}$: keine Angaben
V_{ss} (l): 24 (Nicomorphin), ca. 13 (6-MNM), ca. 22 (Morphin)
Cl_{total}: keine Angaben
Renale Elimination (% MS): ca. 90 (Metaboliten)
Fäkale Elimination: unbedeutend
AUC (ng min/ml): Nicomorphin: 1885±903, 6-MNM: 2705±1167; Morphin 13278±2807 (Werte nach i.v.-Anwendung von 30 mg)

Effektivität
MEAC: keine Angaben.

Biomembrangängigkeit
Diaplazentäre Passage: vorhanden.
Translaktale Passage: vorhanden.
Blut-Hirn-Schranke: Passage vorhanden.

15.2 Kinetikdiskussion

Die Kinetik von Nicomorphin ist kompliziert und betrifft die Muttersubstanz Nicomorphin sowie die verschiedenen, aktiven Metaboliten 6-Mononicotinoylmorphin (6-MNM), 3-Mononicotinoylmorphin (3-MNM), Morphin und Nikotinsäure.

Die α-Eliminationshalbwertszeit (i.v.-Anwendung) von Nicomorphin (»morphinomimetisches Prodrug«) ist mit nur 3 min sehr kurz (hohe Lipidaffinität, hohe Biomembrangängigkeit); das große Verteilungsvolumen weist auf hohe Gewebesequestrierung hin. Dagegen und parallel findet eine rasche Hydrolyse der MS zu aktiven Metaboliten satt. Diese werden v. a. über eine 3,6-Glukuronierung verschieden schnell abgebaut (Rooij et al. 1984; Vree et al. 1987).

Die Kinetik von Nicomorphin und der aktiven Metaboliten ist abhängig von der Dosierung und von der Applikationsart und deshalb im Einzelfall kaum für die einzelnen Substanzen vorauszusehen. Gegenüber Morphin weist Nicomorphin dank hoher Lipophilie bzw. hoher Membrangängigkeit einen schnelleren Wirkungseintritt Da Nicomorphin im wesentlichen über Morphin abgebaut wird, unterliegt es u. a. einer extrahepatischen pulmonalen Extraktion.

Nach rektaler Anwendung von 30 mg Nicomorphin bei 8 Anästhesiepatienten konnte im Serum weder das Prodrug noch 6-Mononicotinyolmorphin entdeckt werden; Morphin und die Metaboliten M-3-G, M-6-G konnten dagegen schon nach wenigen Minuten festgestellt werden; die HZW von Morphin war ca. 1,5 h, diejenige der Glukuronide ca. 3 h. Aufgrund dieser Studie nimmt man an, dass die rektale Morphinbioverfügbarkeit von Nicomorphin hoch ist und ca. 88% beträgt. (Koopman-Kimenai et al. 1994).

Bei i.m.-Gabe hat die MS sowie der aktive Metabolit 6-MCM eine HWZ von ca. 40 min, diejenige von Morphin sowie der M-Glukuronide beträgt ca. 1,4 h bzw. 2,6 h (Koopman-Kimenai et al. 1995; n=8).

Bei epiduraler Gabe beträgt die HWZ der MS ebenfalls nur Minuten; die aktiven Metaboliten Morphin weisen eine HWZ von ca. 3,6 h bw. 4,2 h (Glukuronide) auf (Koopman-Kimenai et al. 1995; n=8).

17 Kurzprofil

Der Wirkstoff Nicomorphin ist ein lipophiles, gut membrangängiges Prodrug, das rasch zu den aktiven Metaboliten Morphin, 6-Mononicotinoylmorphin (6-MNM), M-3-G und M-6-G abgebaut wird.

Aus diesem Grund mag Nicomorphin gegenüber Morphin zur epiduralen Applikation vorzuziehen sein. Nicomorphin ist besonders in Skandinavien, Holland und in der Schweiz gebräuchlich.

18 Literatur

Siehe auch CD-ROM.

Oxycodon INN, Dihydrohydroxycodeinon

1 Handelsnamen

Generika.

Therapeutische Systeme: Oxycontin, Oxygesic (Frederic Purdue, Mundipharma)

2 Darreichungsform/galenische Formen

Je nach Hersteller, Galenik und Land in der Regel Tabletten zu 5, 10, 20, 30, 40 mg; Ampullenlösungen (1 mg und 20 mg pro ml); Suppositorien.

Therapeutische Systeme: oral (Wirkstärken wie oben)

3 Chemie, Geschichte, diverse Hinweise

– 4,5α-Epoxy-14-hydroxy-3-methoxy-9a-methyl-6-morphinanon
– $C_{18}H_{21}NO_4$
– MG: 315,36
– CAS N° 76-42-6

Oxycodon ist als Oxycodonhydrochlorid, Hydrochloridtrihydrat (Theocodine), -Pectinat sowie Terephthalat gebräuchlich.
– $C_{18}H_{21}NO_4$, HCl, 3 H_2O
– MG: 405,9

– Pharmakopöe(n): OeAB (Hydroxydihydrocodeinonum hydrochloricum), Ph Fr X, Jp XI, USP XXII, DAB 9, Ph Int II, PhBs IV, Ph Helv VI, Oxycodonterephthalat (PH: USP XXII)
– CAS N° 124-90-3 (Hydrochloridanhydrid)

Oxycodon wurde 1917 in Deutschland durch die Forschergruppe um Falk als »Eukodal« synthetisiert bzw. in die Klinik eingeführt.

Gegenüber Morphin ist Oxycodon strukturell modifiziert: Methylierung der Hydroxylgruppe an C_3, Oxidation der Hydroxylgruppe an C_6-Keton (wie Hydromorphon, Oxymorphon sowie die beiden reinen Antagonisten Naloxon, Naltrexon); Hydroxylierung an C_{14}; Einfach- statt Doppelbindung zwischen C_7 und C_8.

Strukturformel

Oxycodon

5 Stoff, Indikationsgruppe, Dynamik (Rezeptorenprofil)

Zentrales Analgetikum vom Typ (semisynthetisches) Opioid: MOR-Agonist

5.1 Dynamik (Rezeptorenprofil)

Affinität und intrinsische Wirkung

Affinitätsbestimmungen (K_i-Werte): keine Angaben: tierexperimentelle Bindungsstudien bzw. Kompetitionsstudien mit selektiven Opioidagonisten und -antagonisten geben einen Hinweis, dass Oxycodon neben μ-besonders κ-agonistische Eigenschaften hat (Kalso et al. 1990; Ross u. Smith 1997).

Die Kombination einer subtherapeutischen Dosis des MOR-Agonisten Morphin sowie des putativen KOR-Agonisten Oxycodon induziert einen signifikanten synergistischen antinozizeptiven Schutz im Tierexperiment (Ross et al. 2000).

6 Indikationen, Dosierung, Anwendungsart

6.1 Indikationen

Im Prinzip wie Morphin.

6.2 Dosierung

ED: 5–10–30 mg (p.o.)
ED: 10–20 mg (i.m.; s.c.) oder 0,12–0,14 (mg/kgKG; i.m.)
Wirkdauer (h): ca. 2 bzw. 4–5 (Beaver 1978 vs. Wood u. Wood 1990; Goodman u. Gilman's 1990)
Therapeutische Systeme (z. B.): Wirkdauer verlängert bis zu 12 h!
s.c.-Dauerinfusion bei terminalen Schmerzzuständen: ~ 75 mg/24 h (Maddocks et al. 1996; n=19)

Äquipotente p.o. Dosierung bei schwachen bis mittelstarken Schmerzzuständen

Achtung: Äquianalgetische Dosierungsschemata sind grobe, aus der Vergangenheit in der Regel kritikarm übernommene Vergleichstabellen, die aus Tierversuchen, Humanstudien (Probanden), und selten aus der Schmerzklinik stammen. Entsprechend haben sie für die Schmerzpraxis nur einen sehr relativen Wert.

Oxycodon 3 bis 5 mg p.o. entspricht ca.

Kodein 30 mg (p.o.)
Hydrocon 5 mg (p.o.)
Pethidin 50 mg (p.o.)*
Pentazocin 30 mg (p.o.)*
Propoxyphen -HCl 65 mg (p.o.)*
Propoxyphennapsylat 100 mg (p.o.)
Acetylsalizylsäure 650 mg (p.o.)
Faustregel 10 mg Oxycodon entspricht 90 mg Kodein p.o. (~ 1 : 10).

Bei starken Schmerzen:

30 mg Oxycodon p.o. entspricht ca.

Morphin: 60 mg (p.o.)
Hydromorphon: 7,5 mg (p.o.)
Pethidin: 300 mg (p.o.)*
Heroin: 60 mg (p.o.)
Methadon: 20 mg (p.o.)
Levorphanol: 4 mg (p.o.)
Propoxyphen: 130 mg (p.o.)*
Kodein: 200 mg (p.o.)
Buprenorphin: 0,8 (mg; sublingual)
Pentazocin: 60 (mg;p.o.)*
Anmerkung: *Nicht empfehlenswert (Erklärung entsprechendes Wirkstoffprofil).

Äquipotente i.m.-Dosierung bei starken Schmerzen

10–15 mg Oxycodon i.m. entspricht:

Morphin: 10 mg (i.m.)
Faustregel bei oralen therapeutischen Systemen (»controlledrelease«) Oxycodonpotenz: Morphinpotenz = 1,8:1 (Curtis et al. 1999)
Bei i.v.-Gabe für postoperative Analgesie scheint Oxycodon äquipotent mit Morphin zu sein (PCA-kontrollierte Studie nach größeren Eingriffen; n:50; Silvasti et al. 1998)

6.3 Anwendungsart
Nichtintasive Techniken:
p.o., rektal, nasal (Takala et al. 1997).

Invasive Techniken
I.m., i.v., epidural (Backlung et al. 1997).

Therapeutische Systeme
Ja

14 UAW
Im Prinzip wie Morphin. Häufigste UAW sind: Konstipation (20–25%); ÜWE (13–25%), Somnolenz und Schwindelgefühl (15–30%), Pruritus (10–16%; nach Metanalyse bei älteren Patienten unter Oxycodon TS, Fitzmartin et al. World Congress Pain 1996, A276).

Gegenüber Morphin Inzidenzrate Delirium kleiner (Maddocks et al. 1996; Kalso u. Vainio 1990).

Schlechter Verstoffwechsler (CYP2D6): fehlende bis reduzierte Analgesiewirkung.

Die i.v.-Gabe bei gesunden Probanden von Morphin (0,039 mg/kg als Bolus, gefolgt von 0,215 mg/kg/h; total ca. 35 mg) ergab in der nachfolgenden zweistündigen Überwachungsphase (P-Oxymetrie, Plethysmographie; DB Cross.over, n: 6; Leino et al. 1999) keine signifikant messbare Atemdepression, wogegen bei der i.v.-Gabe von Oxycodon (Bolus 0,05 mg/kg gefolgt von 0,275 mg/kg, total ca. 42 mg) die i.v.-Gabe in 4 von 6 Fällen nach 14 min abgebrochen werden musste (P-oxymetrische Hypoxämie).

15.2 Kinetikdiskussion
Die Kinetik ist interindividuell: bei weiblichen Patienten (+25%), älteren Patienten (+15%) sowie Patienten mit renaler und hepatischer Funktionsstörung (+50%) sind die entsprechenden Serumkonzentrationen erhöht.

Bei schwer Lebergeschädigten ist die HWZ um das Mehrfache verlängert bzw. die Clearance massiv eingeschränkt (Tallgren et al. 1997).

Die Methylierung der Hydroxylgruppe am Kohlenstoffatom 3 (s. oben) reduziert offenbar einen hohen First-pass-Effekt (= höhere orale Bioverfügbarkeit).

Oxycodon wird über N-Demethylierung zu Noroxycodon, über O-Demethylierung zu Oxymorphon, über 6-Ketoreduktion zu 6-Oxycodol biotransformiert und anschließend mit Glukuronsäure konjugiert. Von den Metaboliten hat Noroxymorphon eine signifikante opioiderge Wirkung: der Anteil an Noroxymorphon nach Oxycodonmedikation ist jedoch klinisch unbedeutend (Kaiko et al. 1996); diese kinetischen Aussagen stehen allerdings im Gegensatz zur Klinik, wo schlechte Verstoffwechsler unter Oxycodon eindeutig eine reduzierte Analgesie aufweisen (Maddocks et al. 1996).

16 Vorklinische und klinische Studien
VAS-Messungen unter Oxycodone vs. Placebo bei neuropathischen Post-Zoster-Schmerzzuständen in einer TD bis 60 mg erreichten 3,4 vs. 55; UAW waren Obstipation, Sedation, Nausea ; Drop-outs 5 vs. 3 (n=50, placebokontrollierte DB-Studie; wegen der Oxycodon-typischen Wirkungen kann ein Vorbehalt gegenüber der sog. Placebokontrolle angebracht werden Watson u. Babul 1998).

Offenbar eignet sich das kurzwirksame Oxycodon auch in der Form von TS, wobei es gegenüber Morphin TS weniger ÜWE, aber vermehrt Obstipation induziert (Hagen u. Babul 1997; Heiskanen u. Kalso 1997).

In Prüfung ist die nichtinvasive, nasale Anwendung (hohe Bioverfügbarkeit, aber große Unterschiede in Bezug auf Kinetik; Empfehlung: vorsichtiges Titrieren; Takala et al. 1997).

17 Kurzprofil

Das ältere, semisynthetische Opioid Oxycodon ist ein zu Unrecht unbekanntes Morphinderivat mit gegenüber Kodein ca. 10fach höherer analgetischer Potenz, hoher oraler Bioverfügbarkeit (60–87%), aber kürzerer Wirkdauer von ca. 2 h (Beaver 1978). Aktive, aber wenig beschriebene Metaboliten sind Noroxycodon sowie Oxymorphon (Weinstein u. Gaylord 1979). Die Inzidenz typischer opioiderger UAW wie Sedation, ÜWE etc. ist vergleichbar mit anderen Opioiden gleicher Potenz.

Die hohe orale Bioverfügbarkeit (vgl. Methadon, Levorphanol), die analgetische Potenz und die kurze Wirkdauer machen einen Einsatz von Durchbruchschmerzen bei sonst mit MOR-Agonisten (Beispiel träge therapeutische Systeme) gut eingestellten Schmerzpatienten bei terminalen Erkrankungen sinnvoll.

Oxycodon kann aber auch zur Bekämpfung mittelstarker Schmerzen inklusive perioperativer Analgosupplementierung sowie zur postoperativen Schmerzbekämpfung intravenös oder rückenmarknah eingesetzt werden; bei terminalen Schmerzzständen ist die intermittierende s.c.-Gabe im Rahmen des Opioidrotating empfehlenswert (Gagnon et al. 1999).

Die Möglichkeit, Oxycodon über ein orales therapeutisches System zu verabreichen, eröffnet neue Indikationsmöglichkeiten für dieses bewährte Opioid, insbesondere auch bei schweren terminalen Schmerzzuständen sowie chronischen rheumatischen Schmerzzuständen (Hagen u. Babul 1997; Ytterberg et al. 1998; Salzman et al. 1999; Hale et al. 1999).

18 Literatur

Literatur bis 1996: s. CD-ROM.

Backlund M, Lindgren L, Kajimoto Y et al. (1997) Comparison of epidural morphine and oxycodone for pain after abdominal surgery. J Clin Anesth 1: 30–35

Curtis GB, Johnson GH, Clark P et al. (1999) Relative potency of controlled-release oxycodone and controlled-release morphine in a postoperative pain model. Eur J Clin Pharmacol 55/6: 425–429

Gagnon B, Bielech M, Watanabe S et al. (1999) The use of intermittent subcutaneous injections of oxycodone for opioid rotation in patients with cancer pain. Support Care Cancer 7/4: 265–270

Hagen NA, Babul N (1997) Comparative clinical efficacy and safety of a novel controlled-release oxycodone formulation and controlled-release hydromorphone in the treatment of cancer pain Cancer 79/7: 1428–1437

Hale ME, Fleischmann R, Salzman R et al. (1999) Efficacy and safety of controlled-release vs. immediate-release oxycodone: randomized, double-blind evalutation in patients with chronic back pain. Clin J Pain 15/3: 179–183

Heiskanen T, Kalso E (1997) Controlled-release oxycodone and morphine in cancer related pain. Pain 73/1: 37–45

Leino K, Mildh L, Lertola K et al. (1999) Time course of changes in breathing pattern in morphine- and oxycodone-induced respiratory depression. Anaesthesia 54/9: 835–840

Ross FB, Smith MT (1997) The intrinsic antinociceptive effects of oxycodone appear to be kappa-opioid receptor mediated. Pain 73/2: 151–157

Ross FB, Wallis SC, Smith MT (2000) Co-administration of sub-antinociceptive doses of oxycodone and morphine produces marked antinociceptive synergy with reduced CNS side-effects in rats. Pain 2000 84/2–3: 421–428

Salzman RT, Roberts MS, Wild J et al. (1999) Can a controlled-release oral form of oxycodone be used as readily as an immediate-release form for the purpose of titrating to stable pain control? J Pain Symptom Manage 18/4: 271–279

Silvasti M, Rosenberg P, Seppälä T et al. (1998) Comparison of analgesic efficacy of oxycodone and morphine in postoperative intravenous patient-controlled analgesia. Acta Anaesthesiol Scand 42/5: 576–580

Takala A, Kaasalainen V, Seppälä T et al. (1997) Pharmacokinetic comparison of intravenous and intranasal administration of oxycodone. Acta Anaesthesiol Scand 41/2: 309–312

Tallgren M, Olkkola KT, Seppälä T et al. (1997) Pharmacokinetics and ventilatory effects of oxycodone before and after liver transplantation. Clin Pharmacol Ther 61/6: 655–661

Watson PN, Babul N (1998) Efficacy of oxycodone in neuropathic pain. A randomized trial in postherpetic neuralgia. Neurology 50: 1837–1841

Ytterberg SR, Mahowald ML, Woods SR (1998) Codeine and oxycodone use in patients with chronic rheumatic disease pain. Arthritis Rheum 41/9: 1603–1612

Oxymorphon rec. INN mod, BAN, DCF, USAN Dihydroxymorphinon, Oxymorphon Hydrochlorid

1 Handelsnamen

Numorphan (Du Pont)

2 Darreichungsform/galenische Formen

In der Regel Ampullen zu 1 mg; Suppositorien zu 5/10 mg

3 Chemie, Geschichte, diverse Hinweise

– 7,8-Dihydro-14-hydroxymorphinon

Gebräuchlich ist Oxymorphonhydrochlorid:

– $C_{17}H_{19}NO_4$, HCl
– MG: 337,8
– CAS N° 76-41-5 (Oxymorphon)
– CAS N° 357-07-3 (Oxymorphonhydrochlorid)
– Pharmakopöe(n): Oxymorphonhydrochlorid in USP XXII

Oxymorphon, ein Thebainabkömmling, hat gegenüber Hydromorphon zusätzlich eine Hydroxylgruppe an C_{14}, gegenüber dem Morphingerüst folgende strukturelle Veränderungen: Ketogruppe an C_6 (wie Hydromorphon), Hydroxylgruppe an C_{14}; Einfach- statt Doppelbindung zwischen C_7 und C_8.

Strukturformel

Oxymorphon

5 Stoffbezeichnung entsprechend der Hauptindikation, Dynamik (Rezeptorenprofil)

Zentralwirksames Schmerzmittel Typ (halbsynthetisches) Opioid: MOR-Agonist

5.2 Dynamik (Rezeptorenprofil)

Affinität (K_i-Wert) und intrinsische Wirkung
MOR bzw. μ-Rezeptor: 0,78
DOR bzw. δ-Rezeptor: 50
KOR bzw. κ-Rezeptor: 137
Intrinsische Wirkung: MOR-Agonist.

6 Indikationen, Dosierung, Anwendungsart

6.1 Indikationen
Wie Morphin.

6.2 Dosierung

Faustregel: ED ca. 1/10 Dosis von Morphin: 1–1,5 mg Oxymorphon i.m. entspricht 10 mg Morphin i.m.

Oxymorphon hat eine hervorragende rektale Bioverfügbarkeit: 10 mg Oxymorphon entspricht 10 mg Morphin i.m., Beaver u. Feise 1977). Repetitionsdosis nach ca. 4–6 h (i.m.-Anwendung);

i.v.-Dosierung: 500 μg (ED: sorgfältige Titrationstechnik!).

Äquianalgetische Dosierung bei i.m.- und rektaler Anwendung
Achtung: Äquianalgetische Dosierungsschemata sind grobe, aus der Vergangenheit in der Regel kritikarm übernommene Vergleichstabellen, die aus Tierversuchen, Humanstudien (Probanden) und selten aus der Schmerzklinik stammen. Entsprechend haben sie für die Schmerzpraxis nur einen sehr relativen Wert.

Oxymorphon: 10 mg (rektal) entspricht Morphin 10 mg (i.m.; Beaver u. Feise 1977)

Oxymorphon 1,5 mg (i.m.) entspricht:

Morphin: 10 (mg; i.m.).
Hydromorphon: 1,5 mg (i.m.); 7,5 mg (rektal)
Pethidin: 75–100 mg (i.m.)
Heroin: 5 mg (i.m.)
Methadon: 10 mg (i.m.)
Levorphanol: 2 mg (i.m.)
Kodein: 130 mg (i.m.)
Dezocin: 10 mg (i.m.)
Butorphanol: 2,5 mg (i.m.)
Nalbuphin: 10 mg (i.m.)
Pentazocin: 60 mg (i.m.)

6.3 Anwendungsart
Nichtintasive Techniken
p.o., rektal, nasal (Hussain u. Aungst 1997).

Invasive Techniken
i.m., i.v., s.c.

Therapeutische Systeme
Keine.

17 Kurzprofil

Das semisynthetische Morphinderivat Oxymorphon kann aufgrund der klinischen Erfahrungen mit Hydromorphon und Morphin verglichen werden.

Es fehlen allerdings kontrollierte Studien, um das Nebenwirkungspotential von Oxymorphon in äquianalgetischer Dosierung gegenüber Morphin objektiv vergleichen zu können. Oxymorphon soll im Gegensatz zu Morphin keine Histaminfreisetzung induzieren (Hermans et al. 1985).

Von der Potenz her würde sich der Wirkstoff v. a. für kontinuierliche s.c.-Applikationen (Moulin et al. 1991) sowie Rektalapplikationen bei anhaltenden starken Schmerzzuständen (Beaver u. Feise 1977), inklusive nichtinvasive Coupierung von Durchbruchschmerzzuständen v. a. bei terminalen Erkrankungen eignen.

18 Literatur
Literatur vor 1996: s. CD-ROM.

Hussain MA, Aungst BJ (1997) Intranasal absorption of oxymorphone. J Pharm Sci 86/8: 975–976

Pentamorphon, RX77989, A-4492

Pentamorphon ist ein dem Dihydromorphinon verwandter Morphinankörper mit Phenanthrenringsystem ABCDE.

Pentamorphon hat MOR-agonistische Eigenschaften, weist aber offensichtlich aufgrund der vorliegenden Erfahrungen keinerlei Vorteile gegenüber Morphin, Fentanyl oder Sufentanil auf (Falinski et al. 1992).

18 Literatur
Literatur s. CD-ROM.

Phenazocin rec. INN, BAN, DCF; Phenobenzorphan

Der ältere, 1957 durch Eddy synthetisierte Wirkstoff Phenazocin ist trotz des typischen Benzomorphangerüsts ein MOR-Agonist und nicht mit dem chemisch ähnlichen Agonist-Antagonist Pentazocin zu verwechseln. Wird das endständige Stickstoffatom mit einer Cyclopropylmethylgruppe ausgetauscht, entsteht der Agonist-Antagonist Cyclazocin.

1.3 µ-Agonisten: Phenylpiperidine

Die Gruppe der Phenylpiperidine umfasst Pethidinabkömmlinge (Alphaprodin, Anileridin, Phenoperidin), die aber die klinische Bedeutung des Pethidins nie erreicht haben.

Die in eckigen Klammern: aufgelisteten Wirkstoffe Diphenoxylat, Piminodin, Loperamid zählen zu den → Antidiarrhoika mit peripherer Opioidwirkung, in hoher Dosierung entfalten sie *zentrale* Opioidwirkungen. Folgende Phenylpiperidine werden besprochen:
- Alphaprodin Rec INN *
- Anileridin*
- [Diphenoxylat]
- [Piminodin]
- [Loperamid]
- Ketobemidon*
- **Pethidin**
- Pethidinderivate (Betäubungsmittel)
- Pethidin-Kombinationsmittel
- Phenoperidin*

Anmerkung: * Wirkstoff ist nur mit einem abgekürzten Profil dargestellt. In eckigen Klammern: Opioide, die als Antidiarrhoika eingesetzt werden.

Alphaprodin rec. INN, BAN, DCF, USAN, Prisilidene, NU 1196 (Code)

Alphaprodin wurde 1947 mit dem utopischen Ziel eines in der Geburtshilfe einsetzbaren potenten, nebenwirkungsarmen Schmerzmittels synthetisiert, hat sich aber wegen seiner UAW (Atemdepression, Rigidität, fetale Atemdepression, fetale Herzrhythmusstörungen etc.) nicht durchgesetzt und wird seit den 80er Jahren nicht mehr eingesetzt.

Anileridin rec. INN, BAN, DCF, USAN; Alidine

Der 1956 durch Weijard synthetisierte Pethidinabkömmling Anileridin, ca. 4fach potenter als Pethidin, wurde in der perioperativen Analgesie und in Einzelfällen bei terminalen Schmerzzuständen via Nebulisator bei Dyspnoe eingesetzt (Farncombe u. Chater 1994). UAW des heute kaum noch eingesetzten Wirkstoffs sind u. a. pulmonale Hypertension (Tuominen et al. 1976), Delirium (Moss 1995), Kontaktdermatitis (Ecker 1980).

Literatur
Siehe CD-ROM.

Diphenoxylat rec. INN, BAN, DCF, R 11 32 (Code)

Der als *Antidiarrhoikum* eingesetzte Wirkstoff Diphenoxylat entfaltet in *hoher* Dosierung *zentrale* Opioideffekte. Diphenoxylat ist nicht wasserlöslich (= kleines Missbrauchspotential).

Piminodin

Der früher als *Antidiarrhoikum* eingesetzte Pethidinabkömmling Piminodin entfaltet in hoher Dosierung typische *zentrale* Opioidaktivität.

Loperamid rec. INN, Loperamide Hydrochloride USAN, Loperamidum BAN, PJ 185 (Code), R 18 553 (Code)

17 Kurzprofil

Der als Hydrochlorid gebräuchliche Pethidinabkömmling Loperamid hemmt naloxonreversibel die propulsive Darmmotilität über Hemmung der longitudinalen Muskelschichten mit Tonussteigerungen (auch des Analsphinkters) über intestinale µ-Rezeptorenwirkung. Loperamid wird bis zu 40% unverändert via Fäzes ausgeschieden.

Im Tierversuch reduziert Loperamid über peripheropioiderge Wirkungen eine im Entzündungsmodell auftretende Hyperalgesie (Nozaki-Taguchi u. Yaksh 1999).

Unter chronischer Loperamidgabe stehende Patienten induzieren möglicherweise über hepatische Enzyminduktion (N-Methylierung) bei Pethidingabe einen erhöhten Anfall des toxischen Metaboliten Norpethidin (Stone et al. 1993; s. Lit. Pethidin).

In hoher Dosierung werden periphere und zentral opioiderge (durch Naloxon antagonisierbare) und nichtopioiderge Wirkungen wie Krämpfe im Magen-Darm-Trakt, ÜWE, Mundtrockenheit, allergische Hautmanifestationen, Obstipation bis Ileus sowie ZNS-Depression beobachtet. Loperamid wird in der experimentellen Forschung auch als Emetikum eingesetzt.

18 Literatur

Nozaki-Taguchi N, Yaksh TL (1999) Characterization of the antihyperalgesic action of a novel peripheral mu-opioid receptor agonist–loperamide. Anesthesiology 90/1: 225–234

Ketobemidon rec. INN, Cétobemidone DCF, Ketobemidonum BAN, Hoechst 10720 (Code)

Der Pethidinabkömmling Ketobemidon wird in einigen Ländern noch eingesetzt, so z. B. in Dänemark, wo er in Kombination mit einem Spasmolytikum offenbar die zusätzliche Eigenschaft eines nichtkompetitiven NMDA-Antagonisten hat (Ebert et al. 1998).

18 Literatur

Ebert B, Thorkildsen C, Andersen S (1998) Ketobemidone plus (RS)-3-dimethylamino-1,1-diphenylbut-1-ene (A29) is more potent at NMDA receptors than ketobemidone alone: evidence for A29 as a non-competitive NMDA receptor antagonist. Pharmacol Toxicol 82/3: 157–160

Pethidin rec. INN, DCF. BAN, Meperidine USAN, Operidin

1 Handelsnamen
Dolantin (Höchst/Aventis). Generika: ja

2 Darreichungsform/galenische Formen
Je nach Hersteller in der Regel Ampullen zu 100 mg; Tabletten zu 50 mg; Suppositorien zu 100 mg.

3 Chemie, Geschichte, diverse Hinweise
– 1-Methyl-4-phenyl-piperidin-4-carbonsäure-ethylester
– $C_{15}H_{21}NO_2$
– M_r: 247,35
– CAS N° 57-42-1

Pethidin ist ein weißkristallines, salzigbitteres Pulver, das in der Regel als Hydrochlorid verwendet wird:
– $C_{15}H_{21}NO_2$, HCl
– MG: 283,8
– CAS N° 50-13-5
– Pharmakopöe(n): USP XXII, BP 1988, Jp XI, DAB 9, Ph Eur II, Ph Helv VII, Ph Int III, PhBs IV, OeAB 1990, F.U. IX, Ph Fr X

Das Piperidinderivat Pethidin weist Strukturähnlichkeiten mit dem Atropinmolekül auf. Das Pethidinmolekül basiert auf Ring A sowie Ring D, am ehemaligen C_{13}-Atom ist ein Carbonsäureethylester angehängt. Um die dynamischen Eigenschaften von Pethidin zu verbessern, wurden folgende Molekülvarianten versucht:
1. Entfernung N-Methylgruppe: Analgesie schwächer, konvulsive Eigenschaften: → Norpethidin.
2. Veränderung Estergruppe: Analgesie verbessert: Prodin, → Ketobemidon.
3. Substitution N-Methylgruppe mit Phenylalkyl etc.: Analgesie verbessert (→ Anileridin, Phenoperidin).
4. Substituierung Phenylring zugunsten Anilinring (Anilid): Analgesie verbessert.

Die einfache ringartige Struktur von Pethidin zeigt mit der komplizierteren Morphinringstruktur erst bei einer dreidimensionalen Darstellung Ähnlichkeit. Das zentrale quaternäre C-Atom gilt als die analgetisch wirksame Gruppierung.

Strukturformel

Pethidin CH_3CH_2-O-C ... $N-CH_3$

3.2 Geschichte
Pethidin wurde von Eisleb u. Schaumann 1939 in Österreich als Atropinersatz synthetisiert. Die Entdeckung, dass ein von der Molekularstruktur nicht morphinähn-

licher Stoff opioiderge Wirkung erzielte, gab einen Impuls, neue synthetische Moleküle zu entwickeln. Dies führte zur Entdeckung von Phenoperidin, Fentanyl und Fentanylabkömmlingen, Methadon und Methadonabkömmlingen.

Pethidin profitierte anfänglich von der Meinung, in der geburtshilflichen Analgesieführung weniger eine fetale Atemdepression als Morphin zu induzieren (Apgar et al. 1952; Gilbert u. Dixon 1943; Shuman 1944): Pethidin löste den 1947 in der geburtshilflichen Analgesie eingeführten Wirkstoff Alphaprodil ab.

Pethidin wurde ab 1947 durch Neff in die Narkosetechnik, kurz nach Einführung der Muskelrelaxanzien als eigentliche → Analgosupplementierung (siehe Buch B) in fraktionierten Dosen zu 20–50 mg i.v. bei N_2O/O_2/Muskelrelaxationsallgemeinanästhesien eingeführt (Neff et al. 1947).

Pethidin wurde später in den Anfängen der Intensivmedizin in Kombination mit Chlorpromazin und anderen Phenothiazinen als sog. lytischer Cocktail nach Laborit u. Huguenard zur künstlichen Hibernation eingeführt (1954). Der Einsatz von Pethidin in der perioperativen Analgesie bzw. zu Anästhesiezwecken endet mit der Einführung von → Fentanyl bzw. der Anilinopiperidine.

3.3 Diverse Hinweise
Siehe allgemeine Hinweise, insbesondere:
als Pethidinderivate im Sinne von sog. Betäubungsmittel sind bekannt: Trimeperidin.

In den USA sowie früher in Europa sind »lytische Cocktails« (»DPT«: Demerol, Phenergan, Thorazin) im Gebrauch, teilweise in der Schmerzbekämpfung, teilweise für Prämedikationszwecke. Kinetik und Dynamik (s. Interaktionen Phenothiazine) der Einzelwirkstoffe sind so verschieden, dass man diese Kombinationen als unsinnig und obsolet bezeichnen muss.

Pethidin ist in obsoleten Fixkombinationen (z. B.: mit Promethazin, Levallorphan) im Handel.

4 Rezeptpflicht, Schwangerschaftskategorie
Deutschland: Btm; Schwangerschaft: strenge Indikationsstellung; 1. Trimenon: nur begründete Ausnahmefälle; Stillzeit: strenge Indikationsstellung; Tageshöchstdosis seit 1993: 500 mg
Österreich: SG
Schweiz: A, Btm., Schwangerschaft (je nach Hersteller): C (Aventis), B, D (Streuli); Stillzeit: wegen translaktaler Passage kontraindiziert.

5 Stoffbezeichnung entsprechend der Hauptindikation, Dynamik (Rezeptorenprofil)
Zentralwirksames Schmerzmittel vom Typ (synthetisches) Opioid: MOR-Agonist

5.2 Dynamik (Rezeptorenprofil)

Affinität (K_i-Wert, nmol)

MOR bzw. μ-Rezeptor: 193, 385 (Corbett et al. 1993)

DOR bzw. δ-Rezeptor: 2800, 4350

KOR bzw. κ-Rezeptor: 5140

Pethidin besitzt die niedrigste Opioidrezeptoraffinität aller in der Klinik gebräuchlichen Opioide (Chaufin et al. 1990).

Intrinsische Wirkung

Pethidin wirkt als MOR-Agonist. Ferner hemmt Pethidin den Reuptake von Noradrenalin sowie Serotonin (s. Interaktionen MAO-Blocker!).

Pethidin hat ebenfalls parasympathikolytische (Mydriasis, Tachykardie), chinidinähnliche Wirkungen (negativ dromo-/negativ-bathmotrope Wirkung am Herzen) sowie *lokalanästhetische* Wirkungen (Hemmung der Nozitransmission; Kosterlitz u. Wallis 1964): Pethidin wurde in der Urologie und Geburtshilfe als Spinalanästhetikum eingesetzt (Mircea et al. 1982; Saissy 1984; Ragot et al. 1984; Famewo u. Naguib 1985). Pethidin induziert eine sog. Corneaanalgesie und kann den Kornealreflex hemmen. Die spasmolytische Wirkung von Pethidin erhöht wahrscheinlich die antinozizeptive Wirkung bei viszeralen Schmerzen (unwirksam bei Oddi-Sphinkter-Spasmen).

Im Vergleich zu anderen potenten MOR-Agonisten hat Pethidin ausgeprägte »Anti-shivering-Eigenschaften« (exakte Wirkmechanismen unbekannt; Alfonsi et al. 1998).

6 Indikationen, Dosierung, Anwendungsart
6.1 Indikationen

Anästhesiologisch-chirurgische Praxis

- Perioperative Analgosupplementierung und Analgesieführung (historisch: Neff et al. 1947).
- Postoperative Schmerzbekämpfung (empfehlenswert).
- Postanästhetisches Shivering (empfehlenswert).
- Rückenmarknahe Antinozizeption/Analgesie (empfehlenswert; s. Dynamik).

Innere Medizin, Rheumatologie (empfehlenswert)

- Koliken Gallenwege, abführende Nierenwege

6.2 Dosierung

Anästhesiologisch-chirurgische Praxis

ED: 50–100 mg (i.m.)

ED: 10–12,5–25 mg (langsam vorsichtig nach klinischem Bedarf i.v., enges therapeutisches Fenster); bei postoperativem Shivering 12,5–25 mg i.v.

ED: 25 - 50 mg (epidural, Glynn et al. 1981)

ED: 10 - 70 mg (intrathekal)

TD_{max}: 500 mg

Kinder (s. Einschränkungen unten):

- p.o.: 1–1,5 mg/kg 3–4 h.

- Rektal: keine Kinderdosierung.
- i.v. und i.m. ED: 1–1,5 (mg/kgKG; i.v. langsamst)
- i.v.- PCA: 0,3 mg/kg

Spezielles

Pethidin (0,25% Lsg.; 40 ml) kann für lokoregionale Blockaden bei Patienten, die auf LA allergisch sind, als Alternative eingesetzt werden (Nachteile: systemische Wirkungen wie Sedation, ÜWE nach Tourniquetöffnung; Acalovschi u. Cristea 1995: s. allg. Kinetik).

Patientenkontrollierte i.v.- Analgesie (PCA):

- Injektionslösungskonzentration 10 mg/ml.
- Theoretische »loading dose«: initiales Verteilungsvolumen (l; 40–80) mal minimaleffektive Konzentration MEAC (300–650 ng/ml) ergibt 80 x 0,6 = ca. 50 mg.
- Praxisgerechtere Auftitrierung mit 25 + 12,5 + 12,5 mg i.v.
- Ladungsdosis: 0,5–1,5 mg/kgKG (verdünnt, langsam über 30–60 min; vgl. oben Unterschied zu »theoretische loading dose«).
- Abrufbarer Bolus: 10 mg.
- Lock-out: 15 min.
- Basisinfusion (nicht empfehlenswert, s. Diskussion Buch B): 5–20 mg/h (0,25–0,75 mg/kgKG).
- Kumulatives 4-h-Limit: ca. 10 mg.

Wirkdauer ED: 4–5 h (Foley 1987; McCaffery 1984, 1989) wird von einigen Autoren mit 2–3 h (Beaver et al. 1980; Marks u. Sachaer 1973, Westring 1974) angegeben; dies betrifft besonders jüngere Patienten (Kaiko 1980) sowie Raucher (Jick 1974).

Der Wirkungseintritt bei rückenmarknaher Applikation liegt um 15–20 min, die maximale Wirkung wird schnell innerhalb von 20 min erreicht und dauert zwischen 7 und 10 h (Übersicht De Castro et al. 1991; Glynn et al. 1981).

Äquipotenz

Achtung: Äquianalgetische Dosierungsschemata sind grobe, aus der Vergangenheit in der Regel kritikarm übernommene Vergleichstabellen, die aus Tierversuchen, Humanstudien (Probanden), und selten aus der Schmerzklinik stammen. Entsprechend haben sie für die Schmerzpraxis nur einen sehr relativen Wert.

Die analgetische Potenz von Pethidin liegt zwischen derjenigen von Kodein und Morphin.

75–100 mg Pethidin i.m. entspricht im allgemeinen

Buprenorphin: 0,4 mg (i.m.)

Butorphanol: 2,5 mg (i.m.)

Kodein: 130 mg (i.m.)

Dezocin: 10 mg (i.m.)

Heroin: 5 mg (i.m.)

Hydromorphon: 1,5 mg (i.m.)

Levorphanol: 2 mg (i.m.)
Methadon: 10–25 mg (i.m.)
Morphin: 10–15 mg (i.m.)
Nalbuphin: 10 mg (i.m.)
Oxymorphon: 1 mg (i.m.)
Pentazocin: 60 mg (i.m.)

6.3 Anwendungsart
Nichtinvasive Techniken
p.o., rektal; intranasal (Striebel et al. 1993).

Invasive Techniken
i.m. (Kurzzeitanwendung: s. Diskussion i.m.- Applikation Buch K), i.v. Die s.c.-Applikation ist kontraindiziert (Gewebetoxizität).

Rückenmarknahe (intrathekal, epidural)
Die rückenmarknahe Pethidingabe profitiert trotz schwacher Opioidrezeptorenaffinität möglicherweise von einer gegenüber Morphin vorteilhafteren Clearance aus dem Liquorraum (Sjöström et al. 1987) sowie von einer lokalanästhestischen Wirkung (Cousins u. Mather 1979; s. oben). Die intrathekale Technik ist kontinuierlich durchgeführt worden (Johnson et al. 1990). Unter Feldanästhesiebedingungen ist die intrathekale Pethidingabe für urologische Eingriffe, Eingriffe im Bereich des Perineums etc. als Monotechnik (sensorielle und motorische Paralyse: s. lokalanästhetische Effekte) möglich.

Therapeutische Systeme
Keine.

7 Keine Indikationen
– Mittlere akute und chronische Schmerzzustände, die mit Gewebeentzündung einhergehen.
– Schmerzzustände, die auf schwächere peripher- oder zentralwirksame Schmerzmittel ansprechen (Angemessenheit der Analgotherapie).

8 Kontraindikationen
Im Prinzip wie Morphin, insbesondere:
– MAO-Inhibitoren (Zornberg et al.1991).
– Cor pulmonale.
– Supraventrikuläre Tachykardie.
– Patienten mit Neigung zu Konvulsionen.

9 UAW
Siehe Checkliste UAW zentrale Analgetika vom Opioidtyp, insbesondere:

9.1 ZNS
9.1.1 Zentralhemmende Wirkungen
Allgemeine Hemmung und Dysfunktion inkl. Neurotoxizität
Schwindel, Verwirrtheit, Sedierung; Halluzinationen (Norpethidin)

Analgesie: dosisabhängig ab Plasmakonzentrationen von 400 ng/ml, Ceilingeffekt; für perioperative Analgesieführung ungeeignet. Pethidin hat lokalanästhetische Eigenschaften.

Atemsteuerung: dosisabhängig und schon in niedriger Dosierung (Foldes u. Tarda 1965); ausgeprägt bei Plasmakonzentrationen >800 ng/ml (Austin et al. 1980). Die → CO_2-Antwortkurve (siehe Buch B) wird durch Pethidin nach rechts verschoben und erniedrigt (Loeschcke et al. 1953). Geburtshilfliche Analgesie: wegen leichtem Plazentaübertritt ist eine fetale Atemdepression auch bei vorsichtiger mütterlicher Analgesie möglich (Kuhnert et al. 1985). Pethidin induziert in-utero eine fetale Apnoe bzw. fetale Hypoxämie (Hamza et al. 1992). Atemdepressionen sind nach rückenmarknaher Pethidingabe auch früh aufgetreten (Rosaeg et al. 1992).

Hustenzentren: der Hustenreflex ist gegenüber Morphin weniger, die Larynxreflexe deutlicher reduziert (keine kontrollierten Studien).

Kreislaufregulation: in hoher Dosierung Hemmung des Vasomotorenzentrums; Pethidin induziert gegenüber Morphin mehr unerwünschte Herz-Kreislauf-Nebenwirkungen (Freye 1974; Rees et al. 1967; Priano u. Vatner 1981); zentralinduzierte Tachykardie oder Bradykardie.

9.1.2 Zentralstimulierende Wirkungen
Edinger-Westphal-Kern (Miosis); Mydriasis u. Miosis (s. unten).

Chemotriggerzone (Nausea und Emesis): keine kontrollierte Vergleichsstudien in äquianalgetischer Dosierung vorhanden.

Zentrale Vaguskerne (Bradykardie): duale, dosisabhängig Wirkung (in niedriger Dosierung stimulierend; in hoher Dosierung hemmend).

Zentralinduzierter Pruritus: Pethidin kann morphininduzierten Pruritus hemmen. Pethidin induziert aber auch v. a. bei rückenmarknaher Gabe Pruritus, aber im Vergleich zu Morphin seltener und weniger stark (Yarnell et al. 1991; Brownridge u. Frewin 1985; Perriss et al. 1990; Cohen et al. 1991).

Nucleus amygdalae: Euphorie, Suchtpotenz: die Suchtpotenz soll gegenüber Morphin kleiner sein (keine kontrollierten Studien).

Rigidität der quergestreiften Skelettmuskulatur: möglich; ebenfalls möglich im Zeichen einer Norpethidinintoxikation (keine kontrollierten Studien).

9.2 Gesichtssinne
Sehstörungen (Mydriasis).

9.3 Herz/Kreislauf
Orthostatische Hypotension. Die negativ-inotrope Wirkung von Pethidin ist stärker als die von Morphin und wird durch Komedikationen (N_2O, Benzodiazepine etc) erheblich verschärft (Freye 1974; Priano u. Vatner 1981;

Strauer et al. 1972); atropinartige Tachykardie, aber auch zentralvagalinduzierte Bradykardie. Pethidin soll chinidinartige kardiostabilisierende, negativ-bathmo- und -dromotrope Eigenschaften haben (Indikation möglicherweise ventrikuläre Dysrhythmien; kontrollierte Studien fehlen).

9.4 Atemwege
Bronchospasmus; Singultus möglich.

9.5 Verdauungstrakt
Die Reduktion der propulsiven Kontraktionen (sowie die Erhöhung des Tonus der glatten Muskulatur) in äquianalgetischer Dosierung ist mit derjenigen von Morphin vergleichbar (Chapman et al. 1950, s. Morphin); Obstipation. Pethidin weist gegenüber Morphin eine geringere Inzidenz von Oddi-Sphincter-Spasmen auf.

9.7 Niere, ableitende Harnwege
Miktionsbeschwerden sind möglich: Pethidin soll die Nierenausscheidung sowie die Kontraktionen der ableitenden Harnwege reduzieren (keine kontrollierten Studien).

9.8 Glatte Muskulatur
Über atropinartige Wirkung stärkere allgemeine Drüsensekretionshemmung als Morphin. In Bezug auf Motilitätshemmung in äquianalgetischer Dosierung qualitativ wie Morphin. Geburtshilfe: reduziert möglicherweise spastischen Muttermund, erhöht möglicherweise uterine Kontraktionstätigkeit (Ballas et al. 1976).

Choledochale Hypertension (äquianalgetische Dosierung) wie Morphin (Radnay et al. 1980).

9.12 Allergischtoxische Nebenwirkungen
Anaphylaxie selten (Levy u. Rockoff 1982).

9.14 Diverse
9.14.1 Periphere Analgesie
Wegen der lokalanästhetischen Eigenschaften Möglichkeit der Hemmung der peripheren Nozitransduktion im Rahmen einer sog. Hornhautanalgesie.

9.14.2 Histaminfreisetzung
Starke lokale (häufig) bis systemische (selten) Histaminfreisetzung (Flacke et al. 1983, Thompson u. Walton 1966); s.c.-Test: Quaddelbildung möglich über Mastzellendegranulation bzw. Histaminfreisetzung (Casale et al. 1984; Grosman 1981).

9.14.3 Lokale Gewebereizung
Pethidin ist gewebereizend und führt bei repetierten i.m.-Injektionen zu schweren Muskelfibrosereaktionen. Pethidin soll nicht subkutan verabreicht werden. Bei i.v.-Anwendung kann es zu Quaddelbildung führen.

10 Warnhinweise
Pethidin ist bei Geburtshelfern – in der Regel dort, wo der geburtshilfliche Dienst nicht über einen modernen Anästhesiedienst verfügt – beliebt. Möglicherweise hilft seine spasmolytische Komponente, in gewissen Fällen den spastischen Muttermund zu lösen. Die Neigung zu fetaler Atemdepression ist etwas weniger ausgeprägt als bei Morphin. Die terminale Halbwertszeit von Pethidin ist beim Neugeborenen wesentlich verlängert (Kuhnert et al. 1985; s. Laktation). Wie alle MOR-Agonisten verlängert Pethidin v. a. auch bei Hochschwangeren die Magen-Darm-Passage und erhöht damit das Risiko von Erbrechen und stiller Regurgitation.

Die sog. PCA-Technik bzw. repetierte Gaben über längere Zeit bringt die Gefahr der Kumulation von toxischem Norpethidin mit sich (Hagmeyer et al. 1993; Geller 1993; Stone et al. 1993).

Pethidin wird beim älteren Patienten deutlich langsamer metabolisiert, sodass die Dosis entsprechend reduziert werden sollte (Chan et al. 1975; Mather et al. 1975; s. physiologische Interaktionen).

Die partielle bis totale Antagonisierung von Pethidin kann die Wirkung des nichtantagonisierbaren Metaboliten Norpethidin demaskieren und Konvulsionen induzieren (Arbeiten von Umans et al.; Kaiko et al. 1983).

Die Regel vom geburtshilflichen 1- bis 5-h-Intervall
Pethidin wie Norpethidin haben eine gute diaplazentäre und translaktale Passage. Die Nabelschnurkonzentration von Pethidin kann bei Geburt diejenige der mütterlichen Plasmakonzentration übertreffen (Morgan et al. 1978). Bei peroraler Gabe hoher Pethidindosen zu geburtshilflichen Zwecken kann der toxische und langwirksame aktive Metabolit Norpethidin beim Neugeborenen akkumulieren.

Die maximale fetale Depression soll bei Gabe von Pethidin 1 h vor Geburt auftreten. Erhöht sich das Intervall zwischen Pethidinmedikation bis Geburt, muss mit einem erheblichen diaplazentären Übertritt gerechnet werden (bis 5 h nach Pethidingabe). Bei einem kurzen Intervall zwischen Pethidin und Geburt unter 1 h, sowie langem Intervall über 5 h, soll die fetale Depressionsgefahr am geringsten sein. Die terminale Halbwertszeit von Pethidin ist beim Feten/Neugeborenen erhöht und beträgt mindestens 24 h.

Das enge therapeutische Fenster von Pethidin:
Aus dem Verhältnis Pethidinserumkonzentration/therapeutische Wirkungen sowie Nebenwirkungen lassen sich vereinfacht 3 Situationen bescheiben (Mather u. Meffin 1978):
1. Therapeutisches Fenster mit Serumkonzentration bis 0,2 mg/l ergibt:
   - leichte Sedation,
   - leichte Analgesie,
   - Mundtrockenheit.

2. Therapeutisches Fenster mit Serumkonzentration bis 0,4 mg/l (entspricht MEAC: 0,46 mg/l) ergibt:
   – Euphorie,
   – leichte Atemdepression,
   – mittelstarke Analgesie.
   – ÜWE,
   – Sehstörungen.
3. Therapeutisches Fenster mit Serumkonzentration bis über 0,6 mg/l ergibt:
   – maximale Analgesie (Ceiling!),
   – starke Atemdepression,
   – unverhältnismäßige Zunahme der UWA.

11 Toxikologie

Die klinische Überdosierung kann sich mit Sedierung bis Koma, Verwirrtheit, Mundtrockenheit, Tachykardie, Hyperthermie, Muskelzittern, Atemdepression bis Atemstillstand, Konvulsionen etc. manifestieren. Erste Überdosierungsprodromale können Unruhe und Muskelzucken sein; bei repetierter Anwendung kann das Symptomtandem »Angst und ausbleibende Analgesie« ein Prodromal für norpethidininduzierte zentrale Toxizität sein (Stone et al. 1993).

Entzugssymptomatik ähnlich wie bei Morphin (Unruhe, Angst, Verstimmungen, Depressionen, Gereiztheit, Schwäche, Kreislaufschwäche, Muskelschmerzen, Gähnzwang, Tränenfluss, Schweißausbrüche, abdominelle Krämpfe, Diarrhö, ÜWE etc.). Das abrupte Absetzen von Pethidin kann u. U. eine Frühentzugssymptomatik (sog. »wetness« mit Gähnen, Tränen- und Nasenfluss, Schweißausbrüche) innerhalb von 3 h auslösen; die Entzugssymptomatik kann bis zu 5 Tagen andauern.

11.2 Kanzerogenität, Mutagenität, Teratogenität, Embryotoxizität, Fertilität
Keine Angaben.

12 Notfallmaßnahmen bei Überdosierung, Entzugssymptomatik

12.1 Überdosierung
Wie bei Morphin: ABC-Maßnahmen und spezifische Antagonisierung unter Reanimationsbedingungen, solange keine Norpethidinintoxikation das klinische Bild bestimmt. Intoxikationen mit Norpethidinbeteiligung (repetierte, hohe Dosierungen antea etc.) erfordern u. a. einen antikonvulsiven Schutz (Norpethidin ist nicht antagonisierbar und wird bei Antagonisierung der Muttersubstanz Pethidin in seiner Wirkung demaskiert).

Eine therapeutische Urinansäuerung zur besseren Elimination von Pethidin kann erreicht werden durch Infusion von 10 g L-Arginine, aufgelöst in 500 ml 5%iger Glukoselösung.

Der aktive Metabolit Norpethidin ist nicht naloxonantagonisierbar (Kaiko et al. 1983; s. Problematik bei undifferenzierter Antagonisierung einer Pethidinintoxikation). Bei Norpethidinintoxikation (z. B. niereninsuffizienter Patient unter Langzeitpethidin mit akuter Norpethidinsymptomatik [Grand mal, Myocloni etc.] kann mittels Hämodialyse detoxifiziert werden (Hassan et al. 2000).

Die vom schweizerischen Hersteller Lizenznehmer Streuli noch 1994 empfohlene Antagonisierung mit Levallorphan oder Nalorphin ist obsolet.

12.2 Entzugssymptomatik
Neugeborene unter Entzugssymptomatik: sofortige Einweisung in Intensivpflege.

Erwachsene unter beginnender Entzugssymptomatik ohne Schmerzen: je nach individuellem Ansprechen Gabe von 25–50% der vorangängigen Pethidindosierung vorsichtig bis zur Coupierung der Entzugssymptomatik; anschliessend Ausschleichen über mindestens 10 Tage mit täglicher Dosisreduktion um ca. 10%.

13 Interaktionen
Siehe allgemeine Hinweise, insbesondere:

13.1 Medikamentöse Interaktionen
– Cimetidin: Pethidinelimination verlangsamt (Guay et al. 1985).
– Isoniazid: Dysfunktion ZNS, Konvulsionen; Hypotension (Gannon et al. 1983).
– Kortikosteroide: indiziert bei akzidenteller MAO-Medikation und entsprechenden Zwischenfällen.
– Loperamid: über Enzyminduktion (N-Demethylierung) Kumulation von Norpethidin (Stone et al. 1993).
– MAO-Hemmer: schwere ZNS-Dysfunktion (Halluzinationen, Konvulsionen, zentrales Kreislaufversagen, zentrale Hyperthermie, zentrale Muskelrigidität, Hypertensionskrisen etc.); eine zentrale Symptomatik mit zentraler Hyperpyrexie, Muskelrigidität und Konvulsionen ist schon nach einmaliger Gabe von Pethidin möglich (Grund: NA- und 5-HT-Reuptake-Hemmung; Inturrisi et al. 1986; Evans-Prosser 1968; Meyer u. Halfin 1981; Zornberg et al. 1991).
– Moclobemid (selektiver reversibler MAO-A-Hemmer): wie MAO-Hemmer (ungenügend Daten; Empfehlung: Morphin).
– Phenobarbital: verstärkte Biotransformation mit erhöhtem Anfall von Norpethidin (Stambaugh et al. 1977).
– Phenothiazine: Triggerung eines malignen Hyperpyrexiesyndroms (ZNS-Dysfunktion mit Delirium, Koma, Hypotension, Atemdepression, Hyperpyrexie, Konvulsionen etc.) möglich.
– Phenothiazine: Aufheben der Analgesiewirkung (s. Lit. und Diskussion: Einführung).

- Phenytoin: erhöhte Biotransformation bzw. erhöhter Anfall von Norpethidin (Pond et al. 1981).
- Procarbazin (Zytostatikum mit MAO-Hemmung): wie MAO-Hemmer (ungenügend Daten; Empfehlung Morphin).
- Selegilin (MAO-B-Hemmer): schwere ZNS-Dysfunktionen (kontraindiziert; Empfehlung: Morphin).

13.2 Physiologische Interaktionen

- Alter: altersabhängige Pethidinkinetik: bei über 70-jährigen Patienten verdoppelt sich die Plasmakonzentration bei gleicher i.v.-Dosierung gegenüber jungen Patienten wegen
- altersmäßig verlängerter Eliminationszeit (Hauptmechanismus; Chang et al. 1974; Herman et al. 1985; Mather et al.1975),
- altersmäßig erniedrigter Plasmaeiweißbindung,
- altersmäßiger Verkleinerung des zentralen Verteilungsvolumen (siehe Buch B).
- Hereditäte Koproporphyrie: norpethidininduzierte Toxizität ? (Deeg u. Rajamani 1990).
- Leberzirrhose: Bioverfügbarkeit?; Elimination? (Klotz et al. 1974; Pond 1981); erhöhter Anfall Norpethidin (Konvulsionen, Dundee u. Tinckler 1952).
- Nierenfunktionseinschränkung (inkl. Patienten unter Hämodialyse): toxische Zeichen wie Muskeltremor, Konvulsionen, Myokloni wegen Kumulation des nierenpflichtigen Metaboliten Norpethidin (Szeto et al. 1977; Inturrisi 1990, Foley 1993; Hochman 1983).
- Phäochromozytom: Hypertensionkrisen sind möglich (Lawrence 1978).
- Sichelzellanämie: erhöhte Inzidenz von Norpethidintoxizität (Pryle et al. 1992; Tang 1980).

14 Inkompatibilitäten
Pethidin fällt in basischen Lösungen aus.

15 Kinetik, Kinetikdiskussion

Physikochemische Eigenschaften
Ionisierungsgrad bei pH 7,4 (%): 93–95
pK_a: 8,5–9,6
Eiweißbindung bei pH 7,4 (%): 65 bzw. 37–73
Wasser-Oktanol-Koeffizient: 525
Heptan-Wasser-Verteilungskoeffizient: 3,40 (von Cube et al. 1970)

Resorption und Bioverfügbarkeit
Bioverfügbarkeit (% Dosis): 20–40 (p.o.; Jacobsen et al. 1988; Mather u. Tucker 1976)
Bioverfügbarkeit (% Dosis): >95% (i.m.)
C_{max} : ca. 250 ng/ml nach 60 min (i.m. ED)

Verteilung, Elimination, Metabolismus, aktive Metaboliten
α-Halbwertszeit (min): 4–11
Terminale β-Halbwertszeit (h): 3–7 (Fetus/Neugeborener >24; Verbeeck et al. 1981; Kuhnert et al. 1985)
Terminale β-Halbwertszeit (h) Norpethidin: >14
Kontextsensible Halbwertszeit: fällt weg (keine kontinuierliche i.v. - Infusion)
$V_{initial}$ (l): 40–80 (venöse Messungen)
V_{ss} (l): 250–330 bzw. (l/kg): 4,4
Cl_{total} (l/min): 0,5–1,8 bzw. (ml/kg/min): 7,5–16
Hepatische Elimination: 90% Demethylierung (abhängig vom MonooxygenasecytochromP450-System), Hydroxylierung, Glukuronidierung (Norpethidin, Pethidinsäure etc.)
Renale Elimination (% Muttersubstanz): ca. 5 (unverändert), ca. 65 (Metaboliten)
Extrahepatisch Elimination (s. unter 16)
Aktive Metaboliten: Norpethidin

Effektivität
Therapeutisch optimale Serumkonzentration: 460–700 µg/l (Tamsen et al. 1982; Austin et al. 1980).
MEC (ng/ml): 300–650 (große interindividuelle Unterschiede, schmale Toleranzbreite; Austin et al. 1980).

Biomembrangängigkeit
Diaplazentäre Passage: vorhanden (Peiker et al. 1980).
Translaktale Passage: vorhanden für Pethidin und Norpethidin (Peiker et al. 1980; Wittels et al. 1990, Kuhnert et al. 1985).
Blut-Hirn-Schranke: Passage vorhanden (MS, Norpethidin).

15.2 Kinetikdiskussion
Die orale/rektale Bioverfügbarkeit von Pethidin ist wegen ausgesprochenem First-pass-Effekt ungenügend. Entsprechend müssten kompensatorisch hohe Dosierungen gewählt werden: dies ist wegen erhöhtem Anfall des toxischen Metaboliten Norpethidin nicht möglich.

Bei i.m.-Anwendung erfolgt der Wirkungseintritt innerhalb von 15–20 min (Austin et al. 1980; keine exakten Bioverfügbarkeitsmessungen). Nach i.v.-Gabe erfolgt die Verteilungsphase innerhalb von 30–45 min (bzw. 4–11 min für Initialverteilungsphase).

Die terminale Halbwertszeit beträgt 3–8 h, in Übereinstimmung mit mit der klinischen Wirkungsdauer von 3–5 h. Das große Verteilungsvolumen von 4, 4 l/kg (Beispiel 70 kg schwerer Patienten: >300 l) weist auf eine hohe Gewebesequestrierung hin (nur Pentazocin hat ein ähnlich großes Verteilungsvolumen). Pethidin ist zu 60% an Plasmaproteine gebunden (doppelt so hoch wie Morphin; s. Buch B: Einfluss der freien Fraktion bei hoher Plasmabindung): der diaplazentärgängige Wirkstoff induziert entsprechend fetale Nebenwirkungen über eine relativ erhöhte freie Fraktion, und, wegen der unreifen Leber, auch auf längere Zeit (Morgan et al. 1978; Nation 1981). Während der Laktationsphase besteht bei repetierter Gabe wegen der unreifen Eliminationsmechanismen des Säuglings die Gefahr der ZNS-Depression sowie Norpethidin-induzierten Neurotoxizität (s. Norpethidin; Wittels et al. 1990; Kuhnert et al. 1985).

Epidurale Applikation: schneller Wirkungseintritt (gute Biomembrangängigkeit) nach 5–10 min; maximaler Wirkungsanschlag nach 20 min und Wirkungsdauer von ca. 6 h (interindividuelle Schwankungen von 4–20 h; Glynn et al. 1982; Torda u. Pybus 1982; Sjöstrom et al. 1987). Bei höheren Dosen (>30 mg epidural) wird auch eine partielle *systemische* Wirkung erreicht. Die intrathekale Anwendung profitiert von der lokalanästhetischen Wirkung von Pethidin. Pethidin hat wegen der höheren Lipophilie gegenüber Morphin eine schnellere Clearance aus dem Liquorraum (Sjöström et al. 1987).

Die intrathekale Gabe hoher Pethidindosen der Arbeitsgruppe um Mircea (bis 1,1 mg/kgKG Pethidin) führte eigenartigerweise nie zu manifester Atemdepression, jedoch zur hoher Sympathikusblockade (Bradykardie, Hypotension). Atemdepressionen nach *epiduraler* Anwendung sind jedoch von mehreren Autoren beschrieben worden (s. oben).

Pethidin wird hepatisch abgebaut in Abhängigkeit des Monooxygenasecytochrom$_{450}$-Systems: 90% der eingenommenen MS wird über Demethylierung zum aktiven toxischen Metaboliten Norpethidin (β-Halbwertszeit: bis 40 h) abgebaut (unterschiedliche Angaben; nach anderen Quellen (Chan 1979) werden Norpethidin und Pethidinsäure in vergleichbarem Ausmaß gebildet. Weitere Hydrolysestufen führen zu Pethidinsäure mit anschliessender Glukuronidierung und renaler Ausscheidung sowie weiterem hepatischem Abbau über Konjugation (Burns et al. 1974). Pethidin unterliegt einem pulmonalen First-pass-Effekt (Roerig et al. 1987).

Die renale Ausscheidung der unveränderten Muttersubstanz ist alters- und pH-abhängig; durch Ansäuerung kann die renale Elimination bis auf 25% erhöht werden (Urin pH <5; Verbeeck et al. 1981). Bei Niereninsuffizienz akkumuliert der harnpflichtige Metabolit Norpethidin.

Die β-Halbwertszeit beträgt 3–4,4 h bis zu einer hohen Dosierung von 5 mg/kg (Koska et al. 1981); sie hängt ab von der Gesamtmenge des applizierten Wirkstoffs, von der Applikationsweise sowie Leberverstoffwechselung. Patienten mit chronischem Alkoholkonsum weisen eine relative Pethidintoleranz auf, möglicherweise wegen vergrößertem Verteilungsvolumen bzw. Gewebesequestration (Klotz et al. 1974). Leberkranke weisen in der Regel keine verlängerten Eliminationszeiten auf, obwohl die intensive Leberverstoffwechselung sowie der Einbezug von Leberenzymsystemen dies theoretisch erwarten liesse. Ein gewisser enterohepatischer Kreislauf ist nachgewiesen worden (Dunkerley et al. 1976).

Zusammenfassend kann gesagt werden, dass Pethidin eine komplexe Metabolisierung mit einem aktiven toxischen Metaboliten aufweist. Somit ist verständlich, dass die Pharmakodynamik von Pethidin kompliziert und variabel ist und erheblich von der Dosis, Applikationsform, Applikationsdauer sowie dem individuellen Stoffwechsel des Patienten abhängig ist.

16 Vorklinische und klinische Studien

Eine Studie (n=50; doppelblind, Crossover; 10% Dropouts) verglich die i.v.- vs. epidurale patientenkontrollierte Gabe von Pethidin (25 mg ED) zur postoperativen Schmerzkontrolle nach Sectio caesarea (Epiduralanästhesie unter Bupivacain und *Fentanyl*; Paech et al. 1994). Dropouts waren Therapieversager (n=2; i.v.-PCA), Dislokation der Epiduralkatheter (n=2) sowie technische Probleme mit Infusor (n=2). Diese Studie weist indirekt auf die potentielle Problematik der »technischen Verhältnismäßigkeit gewisser invasiver Methoden« bei in der Regel problemlosen postoperativen Schmerzzuständen nach Sectio caesarea hin (Hrsg.).

Die intrathekale Gabe von Pethidin (1 mg/kg) induzierte eine genügende sensorische und motorische Blockade (Dauer: ca. 50 min. motorische und 80 min sensorische Blockade) zur Durchführung einer Hämorrhoidektomie sowie eine langandauernde postoperative Analgesie (Naguib et al. 1986).

Die intraartikuläre Gabe von bis 200 mg Pethidin (ein Opioid und Na-Kanal-Blocker) kann als Ersatz zur LA eingesetzt werden, wobei aber Plasmakonzentrationen >200 ng/ml gemessen wurden (zusätzlich systemischer Effekt); die Konzentration von Norpethidin war in der Synovialflüssigkeit größer als im Blutkreislauf (= extrahepatische periphere Demethylierung!) (Söderlund et al. 1999).

17 Kurzprofil

Der synthetische Wirkstoff Pethidin ist ein seit Jahrzehnten bewährtes, gegenüber Morphin lipophileres und kürzer wirkendes Opioid mit vollen MOR-Agonisten, sowie anticholinergen sowie lokalanästhetischen Eigenschaften.

Entsprechend dem großem Erfahrungswissen ist Pethidin auch beim Pflegepersonal zu Recht beliebt. Der Wirkstoff eignet sich hervorragend zur kurzzeitigen invasiven Schmerzbekämpfung bei akuten, mittelstarken bis starken, v. a. viszeralen Schmerzen beispielsweise im Rahmen der postoperativen Schmerzbekämpfung.

Die rückenmarknahe Technik ist wegen der dem Pethidin eigenen, lokalanästhetischen Wirkung von Interesse.

Pethidin eignet sich aber nicht für:

- pädiatrische Analgesie über 48 h (zu kurze Wirksamkeit, entsprechend Akkumulation von Norpethidin in optimaler Dosierung),
- Langzeitanalgesie inkl. PCA-Technik (tgl. Dosis >25 mg/kgKG; hoher Anfall des toxischen Metaboliten Norpethidin, Geller 1993; Hagmeyer et al. 1993; Stone et al. 1993).

18 Literatur

Literatur bis 1996: s. CD-ROM.

Hassan H, Bastani B, Gellens M (2000) Successful treatment of normeperidine neurotoxicity by hemodialysis. Am J Kidney 35/1: 146–149
Söderlund A, Boreus LO, Westman L et al. (1999) A comparison of 50, 100 and 200 mg of intra-articular pethidine during knee joint surgery, a controlled study with evidence for local demethylation to norpethidine. Pain 80: 229–238

Phenoperidin rec. INN, BAN, DCF, Pheniperidinum, R 1406 (Code)

Das aus dem Handel gezogene, 1957 von Janssen eingeführte, potente Analgetikum Phenoperidin ist Prodrug für Pethidin und Pethidinsäure.

Eine phenoperidininduzierte Nebenwirkung ist u. a. eine ausgeprägte zentrale Atemdepression, historisch ausgenutzt in der von Foldes 1957 beschriebenen sog. »Narcotic-induced-apnoe-Anästhesietechnik«.

Der Wirkstoff wurde durch das 1960 eingeführte Fentanyl aus der Praxis verdrängt.

1.4 Anilinopiperidine

Die Anilinopiperidine umfasst u. a. die potenten, in der Anästhesiologie und Schmerzklinik zur perioperativen Analgesieführung unentbehrlichen Stoffe Fentanyl, Sufentanil, Alfentanil und Remifentanil.

Diese für den modernen perioperativen Antinozizeptionsschutz unverzichtbaren Anilinopiperidine sind ausnahmslos μ-Agonisten: entsprechend sollte eine Fortführung der Antinozizeption bzw. Analgesie in der unmittelbaren postoperativen Phase ausschliesslich mit Opioiden vom Typ μ-Agonist fortgeführt werden (»Unité de Doctrine«).

Sufentanil ist in Bezug auf Opioidrezeptorenaffinität, intrinsische Wirkung sowie kontextbezogene Halbwertszeit der Referenzwirkstoff für eine invasive Opioidmedikation.

Remifentanil hat ein einzigartiges Kinetikprofil.

Auffallend ist, dass sich in dieser Gruppe kein einziger »Therapieversager« (Ausnahme: Mirfentanil) befindet: der Wirkstoff Lofentanil* ist nur aus markttechnischen Gründen, wegen Bedenken, der extrem potente und langwirksame Wirkstoff könnte falsch angewandt

werden, nie eingeführt worden. Carfentanil* wird wegen seiner Potenz in der Großwildanalgesie- bzw. -immobilisation eingesetzt. Folgende Anilinopiperidine werden vorgestellt (dick ausgedruckt die für die Schmerzklinik relevanten Wirkstoffe):

- **Alfentanil**
- Carfentanil*
- **Fentanyl u. Fentanyltherapeutisches System**
- Lofentanil*
- Mirfentanil
- **Remifentanil***
- **Sufentanil**
- Trefentanil*

Anmerkung: * Abgekürztes Wirkstoffprofil.

Alfentanil prop. INN, BAN; Alfentanil Hydrochloride USAN, R 39209 (Code)

1 Handelsnamen

Rapifen (Janssen). Generika: nein.

2 Darreichungsform/galenische Formen

In der Regel Ampullen zu 2 und 5 ml (1 ml entspricht 0,5 mg = 500 μg).

3 Chemie, Geschichte, diverse Hinweise

- N-{1-[2-(4-Ethyl-5-oxo-2-tetrazolin-1-yl)ethyl]-4-methoxymethyl-4-piperidyl}propionanilid
- $C_{21}H_{32}N_6O_3$
- MG: 416,5
- CAS N° 71195-58-9

Alfentanil ist als Alfentanilhydrochlorid bzw. -Hydrochloridmonohydrat gebräuchlich:

- $C_{21}H_{32}N_6O_3$, HCl, H_2O
- MG: 471,0
- CAS N° 69049-06-5 (Hydrochloridanhydrid)
- CAS N° 70879-28-6 (Hydrochloridmonohydrat)

Strukturformel

Alfentanil

3.2 Geschichte

Fentanyl wurde 1976 durch die Janssen Forschungslabors synthetisiert.

4 Rezeptpflicht, Schwangerschaftskategorie

Deutschland: Rp, Btm; Schwangerschaft: Kontraindikation (Gr 4, Gr 9); Stillzeit: Kontraindikation La 2 (24 h nach Anwendung nicht stillen)

Österreich: Rp, SG

Schweiz: A, Btm; Schwangerschaft: C, Stillzeit: wegen translaktaler Passage nicht indiziert.

5 Stoff, Indikationsgruppe, Dynamik (Rezeptorenprofil)

Zentrales Schmerzmittel vom Typ (synthetisches) Opioid: MOR-Agonist.

5.2 Dynamik (Rezeptorenprofil)

Affinität (K_i-Wert)

MOR bzw. μ-Rezeptor: ca. 30-mal höher als Morphin (Tierversuch in vitro; Zernig et al. 1994)
DOR bzw. δ-Rezeptor: 21200 (= keine Affinität)
KOR bzw. κ-Rezeptor: keine Angaben

Intrinsische Wirkung

Alfentanil ist ein μ-Agonist. Eine durch i.c.-Capsaicin (100 mg) induzierbare Hyperalgesie und Allodynie kann durch Alfentanil signifikant gehemmt werden (im Gegensatz zum ineffektiven, unspezifischen NMDA-Antagonisten Amitriptylin; Probanden; Eisenach et al. 1997). Bei intrathekaler Gabe im Tierversuch ist der antinozizeptive Effekt von Alfentanil > Remifentanilmetabolit GR 90291 (ED50: >810 mg), aber < Morphin (ED50: 12 mg), << Remifentanil (ED50: 0,7 mg); die antinozizeptive Anschlagzeit war < Morphin, und mit Remifentanil vergleichbar; die antinozizeptive Dauer war: Morphin >> Alfentanil > Remifentanil (Buerkle u. Yaksh 1996).

Es besteht eine Beziehung zwischen Serumkonzentration und analgetischen Effekt im Gegensatz zu Morphin und Fentanyl (Probanden, exp. Schmerz; Chapman et al. 1990).

Alfentanil erhöht die Freisetzung von Acetylcholin im HH des Rückenmarks bzw. induziert eine analgetische Wirkung via cholinerge Mechanismen (Hood et al. 1997).

6 Indikationen, Dosierung, Anwendungsart
6.1 Indikationen

Anästhesiologisch-chirurgische Praxis (empfehlenswert):
– Perioperative Analgesieführung bzw. Antinozizeption (inkl. Induktion).
– Postoperative Analgesieführung/Antinozizeption unter Intensivpflegebedingungen.

Der hochpotente Wirkstoff darf nur invasiv durch entsprechend ausgebildetes Fachpersonal sowie unter Verwendung einer adäquaten Patientenüberwachung eingesetzt werden.

6.2 Dosierung

Das potente, kurzwirksame, gut steuerbare Opioid Alfentanil wird in der Regel über eine kontinuierliche i.v.-Infusion unter Anästhesiebedingungen appliziert:
– i.v.-Ladungsdosis (μg; i.v.): ca. 500–2000 μg (an klinischem Effekt titrierte Bolusgaben von ca. 100 μg; große individuelle Unterschiede: s. Kinetik) oder (μg/kgKG; i.v.): 8–20.

– Erhaltungsdosis (μg/min; i.v.): ca. 10–50 μg (große interindividuelle Unterschiede: s. Dosisdiskussion) oder (μg/kgKG/min; i.v): 0,5–1,0.
– Zusätzliche Repetitionsdosen bei laufender Alfentanilinfusion (Coupierung bei ungenügender Analgesie oder Antinozizeption bei Intubation; Sternumspaltung etc.): 100–250 (μg i.v.; individuell angepasst, evtl. innerhalb von Minuten zu wiederholen).

Postoperative Phase bzw. Intensivpflege zu Analgesiebzw. Antinozizeptionszwecken: Richtdosis ca. 2,5 (μg/kgKG/min).

ED: 500–1000 μg (epidural; Wirkungseintritt (min): 5; Wirkungsmaximum (min): 15; Wirkungsdauer (h): 1,5 (Chauvin et al. 1985).

Dosierungsdiskussion:

Die obigen Dosierungsangaben sind nur Richtangaben. Für den einzelnen Patienten gelten sie nicht: in jedem Fall muss Alfentanil maßgeschneidert auf die Bedürfnisse des Patienten angewendet werden. Die klinische Anschlagzeit des sehr gut steuerbaren potenten Opioids Alfentanil erfordert eine kontinuierliche Anpassung der Dosis an die individuellen Patientenbedürfnisse sowie eine kontinuierliche Überwachung der vitalen Funktionen (kontinuierliche Seitenstromkapnographie, Pulsoxymetrie obligatorisch; klinische Zeichen wie Tränenfluss, Schweißausbruch etc.; automatische, regelmäßige Blutdruckmessungen; kontinuierliche Herzfrequenzkontrolle und EKG; EEG; Monitoring der Muskelrelaxation etc.). In der Regel soll die Medikation ca. 15 min vor Operationsende gestoppt werden: damit wird eine postoperative relevante Atemdepression verhindert und ein abrupter Übergang zwischen Analgesieschutz und »nackten Schmerzen« verhindert (s. auch Remifentanil). Bei Berücksichtigung des individuell sehr unterschiedlichen Bedarfs sind relevante altersmäßige Unterschiede kaum festzustellen. Im Vergleich zu → Remifentanil ist das kinetische Verhalten des Wirkstoffes weniger nervös: aus diesem Grund kann er problemlos und optimal über eine manuell gesteuerte Infusionslösung zugeführt werden; der Wirkstoff eignet sich ebenfalls ausgezeichnet für eine TIVA (persönliche Meinung des Hrsg.; s. unten).

Äquipotenz:

Achtung: Äquianalgetische Dosierungsschemata sind grobe, aus der Vergangenheit in der Regel kritikarm übernommene Vergleichstabellen, die aus Tierversuchen, Humanstudien (Probanden) und selten aus der Schmerzklinik stammen. Entsprechend haben sie für die Schmerzpraxis nur einen sehr relativen Wert.
Alfentanil 750 μg (i.v.) entspricht ungefähr:
Buprenorphin: 300 μg (i.v.)
Fentanyl: 100 μg (i.v.)
Sufentanil: 15 μg (i.v.)

Die effektive Serumkonzentration bei targetkontrollierten Infusionsbedingungen liegen bei Alfentanil um 30–70 ng/ml (Vergleichsgröße: zentrale Depression Atemzentren), bei Remifentanil um 0,8–1,5 ng/ml (Glass et al. 1999): in dieser Vergleichsstudie ist Remifentanil somit ca. 70-mal potenter.

Die Äquipotenz bei kontinuierlicher i.v.-Gabe von Sufentanil zu Alfentanil beträgt ca. 1: 300 (Schraag et al. 1998)

Praktischer Applikationsvorschlag für perioperative Analgesieführung:

10 ml Alfentanil in 500 ml Glukose 5% (Total: 5000 µg) als Infusionstropf (manuell oder CACI-Technik) über Y-Stück. Im Allgemeinen ist die manuelle Steuerung genügend, weil in der Narkosepraxis auf intraoperative Schmerzreize Alfentil so schnell anspricht, dass eine elektronische Steuerung nur vermehrten Aufwand beschert. Durch Erhöhung der Tropfenzahl (oder Repetitionsbolus 250–500 µg, s. oben) werden schmerzbedingte, intraoperative Patientenreaktionen (Hypertension, Tachykardie, Tränenfluss, EEG-Zeichen etc.) rapid und problemlos coupiert.

Die i.v.-Ladungsdosis beträgt ca. 10 µg/kgKG. Sie wird in 100-µg-Portionen langsam innerhalb von 2–5 min und zur Reduktion der induzierbaren Muskelrigidität nach oder parallel mit dem gewählten Induktionsagens (Midazolam, Propofol) unter kontinuierlicher kapnographischer und oxymetrischer Kontrolle verabreicht.

6.3 Anwendungsarten
Nichtintasive Techniken
Nein.

Invasive Techniken
i.m., s.c., i.v., rückenmarknahe (Alfentanil induziert eine spinale Analgesie [Haak van der Lely F et al. 1994], möglicherweise aber über vorzüglich systemische Wirkung [van den Nieuwenhuyzen et al. 1998]; die Applikation eines extrem steuerbaren, potenten Opioids für rezeptornahe, unzugängliche Kompartimente ist nach Ansicht des Hrgs. sinnarm, wenn der gleiche Effekt auch einfacher, nämlich via i.v.-Anwendung zu erzielen ist (Camu u. Debucquoy 1991); bei epiduraler Anwendung von Alfentanil ist eine Redistribution aus dem Epiduralraum in den systemischen Kreislauf relevant, Coda et al. 1995, van den Nieuwenhuyzen et al. 1998).

Therapeutische Systeme
Nein.

7 Keine Indikationen
- Fachärztlich nicht überwachte i.v.-Analgesie (Beispiel Zahnmedizin, »Schönheitschirurgie«, Endoskopien etc.).
- Rückenmarknahe Applikation (s. oben).
- Geburtshilfliche rückenmarknahe Analgesie (UAW Fetus, Analgesiequalität ungenügend; Heytens et al. 1987).

8 Kontraindikationen
Siehe allgemeine Hinweise für Opioide, insbesondere: Alfentanil sollte nur vom Spezialarzt mit entsprechendem Monitoring (kontinuierlichen EKG, Pulsoxymetrie, Kapnographie) und bei vorhandenen Reanimationsmöglichkeiten (gesicherte i.v.-Verweilkanüle: Beatmungsmöglichkeiten etc.: Atemdepression, Muskelrigidität, Bradykardie) eingesetzt werden (gilt für alle potenten Anilinopiperidine wie Fentanyl, Sufentanil, Remifentanil).

9 UAW
Siehe Checkliste »UAW zentraler Analgetika vom Typ Opioid«; im Prinzip wie Fentanyl, insbesondere:

9.1 ZNS
Alfentanil induziert dosisabhängig wie alle Opioide eine ZNS-Depression, die sich klinisch in Sedation bis Koma manifestiert. Singultus; Myokloni möglich.

Die narkotischanästhetische Potenz von Alfentanil ist höher als bei Morphin; der Wirkstoff eignet sich zu Induktionszwecken sowie zur perioperativen Analgesieführung (Nauta et al. 1982; Ausems et al. 1983). Dosisabhängig kann mit Alfentanil eine zentrale Sedierung bis Bewusstlosigkeit erzeugt werden. Ein hohe Alfentanilplasmakonzentration >500 ng/ml wird mit potentieller Neurotoxizität in Zusammenhang gebracht (Kofke et al. 1992; s. Buch B).

Alfentanil in Kombination mit Prämedikation, Propofol- (2 mg/kg) oder Etomidatgabe (0,3 mg/kg) in einer Dosierung von 40 µg/kgKG erleichtert wesentlich Intubationsbedingungen (kein Einsatz von Muskelrelaxanzien; Stevens et al. 1997).

Wie alle Opioide ist auch Alfentanil prinzipiell als Monomedikation zur Induktion einer Allgemeinanästhesie ungeeignet: unprämedizierte Patienten wurden durch eine i.v.-Induktion über 2 min mit Remifentanil (aufsteigende Dosierung 2,3, etc. bis 29 µg/kgKG) und Alfentanil (40, 60 etc. bis 200 µg/kgKG eingeschlafen. Der Verlust des Bewusstseins war in beiden Gruppen nicht sicher: in beiden Gruppen musste als Rescue-Induktions-Agens Thiopental eingesetzt werden. Die mittlere effektive Einschlafdosierung betrug bei Remifentanil 12 mg/kgKG, bei Alfentanil 176 mg/kgKG (= Ratio 1:15); dies entsprach einer mittleren effektiven Plasmakonzentration EC_{50} von 53,8 ng/ml bzw. 1012 ng/ml (Ratio: 1:20; Ihaveri et al. 1997).

Alfentanil erhöht signifikant die EEG-Aktivität im Sinne einer epileptiformen Aktivität: ein Hinweis, dass der Einsatz von Alfentanil für Epileptiker vorsichtig abgewogen sein muss (Keene et al. 1997; Cascino et al.

1993); Alfentanil wird auch empfohlen zur perioperativen Stimulation von Schläfenlappenaktivitäten bzw. Auslösung und Erfassung von entsprechenden Foci (Manninen et al. 1999).

Die Gabe von 3 μg/kgKG Alfentanil bei Probanden erhöhte den Liquordruck (erwartungsgemäß wie bei allen i.v. Opioiden bei Spontatmung, Hrsg.) von 9 auf 12 mmHg (Pühringer et al. 1997).

Die durch Alfentanil zentral auslösbare Rigidität der quergestreiften Muskulatur ist von der Anflutungsgeschwindigkeit abhängig; die auslösbare Rigidität ist potentiell lebensgefährdend (akute Beeinträchtigung der Atemmechanik, die sogar eine manuelle assistierte Beatmung verunmöglichen kann; der notfallmäßige Einsatz von Muskelrelaxanzien ist dabei zu erwägen; s. Einführung sowie Buch B). Die Inzidenz von zentraler Muskelrigidität bei Neu- und Frühgeborenen (I: kontrollierte Beatmung Intensivpflege; n = 20; KG 1490 – 3990 g) in einer mittleren Dosierung von 11,7 μg/kgKG ± 9–15 induzierte in der Hälfte eine ausgesprochene Muskelrigidität sowie Muskelzuckungen ohne EEG-Nachweis für Konvulsionen; die Autoren empfehlen, Alfentanil für Beatmungsfälle/Sedierung etc. bei diesem Patientengut ohne simultane Muskelrelaxation nicht anzuwenden (Pokela et al. 1992).

Dosisabhängige akute Atemdepression bis Apnoe ab 6,4 mg/kg; aber genüber Fentanyl nur kurzdauernd; im Tierversuch offenbar weniger als Fentanyl (Brown et al. 1980; Sinclair u. Cooper 1983). Die durch Alfentanil induzierte zentrale Atemdepression ist partiell durch Ketamin antagonisierbar (Versuch an gesunden Probanden; Persson et al. 1999).

Ausgeprägt Stimulation zentrale Vaguskerne: die besonders in der Einleitungsphase auslösbare Bradykardie kann durch Atropin und Pancuroniumbromid antagonisiert werden (Hrsg.).

9.4 Herz/Kreislauf
Wie Fentanyl gute kardiovaskuläre Verträglichkeit: bei Dosierung von bis 125 μg/kg zu Induktionszwecken stabile Hämodynamik. Schnelle Bolusgabe ohne vorhergehende Atropinmedikation oder extremer Vagusstimulation können extreme Bradykardien (häufig) bis Asystolien induzieren (sehr selten, Maryniak et al. 1987). Dysrhythmien möglich. Im Tierversuch in vitro (Kaninchen) positive inotrope, negative chronotrope sowie kardiomyokonstriktorische Wirkungen (Zhang et al. 1990).

9.8 Glatte Muskulatur
Choledochale Hypertension wie Fentanyl, aber kürzer dauernd (Hynyen et al. 1986; Raeder u. Hole 1986).

9.14 Diverse
9.14.2 Histaminfreisetzung
Selten, aber möglich (keine kontrollierten Vergleichsstudien).

10 Warnhinweise
Das potente und schnell wirkende i.v.-applizierbare Analgetikum soll nur durch entsprechend ausgebildete Ärzte verabreicht werden (volle Reanimationsbereitschaft).

Bei sogenannten »schlechten Verstoffwechslern« (cytochromsystemabhängige Leberverstoffwechselung) kann die terminale Halbwertszeit empfindlich verlängert werden,.

11 Toxikologische Daten
ED_{50} : 0,044 mg/kgKG; LD_{50} : 47,5 mg/kgKG. Therapeutischen Index: 1080 (Ratte; Mather 1983).

12 Notfallmaßnahmen bei Überdosierung, Entzugssymptomatik
Sicherstellung des alveolären Gasaustauschs (ABC-Maßnahmen etc. medikamentöse Antagonisierung unter Reanimationsbedingungen; bei extremer Thoraxrigidität muss der Einsatz schnellwirksamer Muskelrelaxanzien erwägt werden).

13 Interaktionen
Siehe allgemeine Hinweise, insbesondere:

13.1 Medikamentöse Interaktionen
- Cimetidin: verminderte Alfentanilelimination.
- Erythromycin: Cytochrom-P450-abhängige Elimination von Alfentanil gehemmt (Bartkowski et al. 1990; Yun et al. 1992).
- Induktionsagenzien Propofol, Midazolam etc.: Potenzierung (Titration notwendig).
- MAO-Hemmer: zentrale Dysfunktion.
- Muskelrelaxanzien (v.s. depolarisierende MR; Ausnahme: Pancuronium): wie bei allen potenten Opioiden Gefahr der extremen Bradykardie bis Herzstillstand (Therapie: Atropinprophylaxe oder therapie).
- Midazolam: ZNS-Depression ↑, akute Toleranzentwicklung ↓ (Tierversuche; Kissin et al. 1990, 1997).
- Neostigmin 50 – 100 mg intrathekal: segmentale Analgesie, Nausea, Sedation ↑ (Hood et al. 1997).
- N_2O: Potenzierung negative Inotropie.
- Propofol: hepatische Biotransformation Alfentanil ↓ (Janicki et al. 1992), ZNS-Hemmung ↑ (Analgesie ↑, Sedation ↑, Atemdepression ↑, Nausea und Emesis ↓, Avramov u. White 1997)
- TIVA Propofol + Alfentanil vs. Propofol + S-Ketamin: perioperative Stressunterdrückung Alfentanilkombination >> S-Ketaminkombination (Adams et al. 1995).

13.2 Physiologische Interaktionen

- Leberinsuffizienz, Zirrhose: Wirkungsverstärkung und -verlängerung über reduzierte hepatische Clearance, Erhöhung der freien Fraktion (Ferrier et al. 1985).
- »Langsame Verstoffwechsler«: wie oben; betrifft ca. 10% der mitteleuropäischen Population (s. Kinetik).
- Niereninsuffizienz: Plasmaclearance $5,3 \pm 2,5$ ml/min/kg = unverändert (i.v.-Bolus 100 µg/kg, n: 9; Van Peer et al. 1986).

15 Kinetik, Kinetikdiskussion

Physikochemische Eigenschaften
Ionisierungsgrad bei pH 7,4 (%): 11
pK_a: 6,5
Eiweißbindung bei pH 7,4 (%): 90 (α_1-Säureglyko-protein), 7,3% Erythrozyten (Lemmens et al. 1992).
Frühgeburt: 65%, Neugeborener 79% (Wilson et al. 1997)
Wasser-Oktanol-Koeffizient bei pH 7,4: 130

*Resorption und Bioverfügbarkeit: fällt weg
(nur i.v.-Gabe empfehlenswert)*

Verteilung, Elimination, Metabolismus, aktive Metaboliten
α-Halbwertszeit (min): 2; je nach verschiedener Definition Parameter: $t_{1/2\ pi}$ (min): 1,2; $t_{1/2a}$ (min): 11 (Bovill et al. 1982)
Terminale β-Halbwertszeit (h): 1,3–1,6–3,3 (Mather 1983; Meuldermans et al. 1982)
Kontextsensible Halbwertszeit: bis zu 2-stündlicher kontinuierlicher Infusion leicht ansteigend, dann über Stunden konstant (Hughes et al. 1992); um 50 min. (3-stündige Exposition, Kapila et al. 1995: s. unter Remifentanil).
$V_{initial}$ (l; venöse Messungen): 9–15
V_{ss} (l): ca. 36 bzw. (l/kg): 0,86
Cl_{total} (l/min): ca. 0,29 bzw. (ml/min/kg): 6,4
Renale Elimination (%): <1 (unverändert)
Hepatische Elimination (%): keine Angaben
Aktive Metaboliten: –
Inaktive Metaboliten: Noralfentanil

Effektivität
MEC (ng/ml): 100–300
EC_{50} für Atemdepression: 30–70 ng/ml.
C_{p50} (ng/ml): 150 (Hautschluss) – 520 (Intubation)* (inkl. Spectral-edge-EEG; Scott et al. 1991, 1985; Ausems et al. 1986, 1988).
ED_{50} für Bewusstlosigkeit: 176 µg/kg = EC_{50}: 1012 ng/ml (Jhaveri et al. 1997)

Anmerkungen: Im Gegensatz zu Fentanyl scheint der antinoziptive Schutz eng mit der Plasmakonzentration zusammenzuhängen (Scott et al. 1985).

Biomembrangängigkeit
Diaplazentäre Passage: rapid.
Translaktale Passage: rapid.
Blut-Hirn-Schranken-Passage: rapid.

15.2 Kinetikdiskussion

Alfentanil (niedrige Lipophilie; hohe Plasmaeiweißbindung) hat ein extrem kleines Verteilungsvolumen und ist bei normaler hepatischer Clearance gut steuerbar (Camu et al. 1982; Stanski u. Hug 1982; Larijani u. Goldberg 1987). Seine Kinetik folgt triexponentiellen Regeln (Bovill et al. 1982).

Trotz niedriger Lipophilie passiert die schwache Base Alfentanil (pK_a 6,5; einzige schwache Base der gängigen Opioide) schnell Biomembrane (Grund: niedriger Ionisierungsgrad). Der Verteilungsschlüssel ergibt 5 Teile Alfentanil (Blutkompartiment) vs. 1 Teil Alfentanil (ZNS) ; beim hochlipophilen Fentanyl ist es spiegelbildlich umgekehrt 1 Teil (Blutkompartiment) vs. 5 Teile ZNS (Hug u. Chaffman 1984; Michiels et al. 1976, 1983). In Bezug auf die Lipophile sollte Fentanyl deshalb einen schnelleren Wirkungseintritt aufweisen. Das hochlipophile Fentanyl wird vom lipophilen Hirngewebe sequestriert und steht den Rezeptorstellen deshalb möglicherweise weniger zur Verfügung (Bovill 1988); Alfentanil kompensiert seine niedrigere Lipophilie durch eine niedrige Ionisierung: dies sind die kinetischen Erklärungsversuche für die gegenüber Fentanyl schnellere klinische Anschlagzeit von Alfentanil. Die Verteilung von Alfentanil in die entsprechenden Gewebekompartimente bzw. seine Sequestrierung hängt in erster Linie vom Cardiac Output ab (Henthorn et al. 1992).

Fentanyl (s. Lipophilie; hohe Gewebesequestrierung; großes Verteilungsvolumen) hat trotz hoher Clearance eine lange Halbwertszeit (extremer Anstieg der kontextsensiblen Halbwertszeit!). Alfentanil, in einem kleinen Verteilungsvolumen gefangen, hat gegenüber Fentanyl eine verkleinerte Clearance, eine um die Hälfte kürzere Halbwertszeit und eine über längere Zeit konstante kontextsensible Halbwertszeit. Bei intravenöser Bolusgabe in äquipotente Dosierung (Fentanyl 10 µg/kg, Alfentanil 50 µg/kg) wird mit Alfentanil (Verteilungsvolumen) rascher eine hohe Plasmakonzentration erreicht (Stanski u. Hug 1982; Computersimulation). Wird der antinoziptive Schutz von Fentanyl und Alfentanil mittels Quantifizierung mit EEG-spectraledge verglichen, so besteht eine enge Relation zwischen Plasmakonzentration von Alfentanil und antinoziptivem Schutz; bei Fentanyl hingegen hinkt der antinoziptive Schutz hintennach (Scott et al. 1985).

Die hepatische Verstoffwechselung läuft über *N*-Dealkylierung und *O*-Demethylierung ab; die renale Ausscheidung der unveränderten Muttersubstanz ist minimal. Die intensive Elimination erfolgt innerhalb von 60 min (hepatische Extraktion u. Metabolisierung). Die hepatische Biotransformation hängt stark vom Cytochromenzymsystem vom Typ P4503A4 ab (Kharasch et al. 1997). Entsprechend wird die hepatische Biotransformation bzw. die Kinetik (AUC, HWZ) bestimmt vom interindividuellen Stoffwechseltyp; ebenfalls sind Interaktionen zu erwarten bei Komedikationen mit Enzyminduktoren/Enzymhemmer wie Rifampicin und Troleandomycin (Kharasch et al. 1997). Bei Zirrhosepatienten ist die freie Fraktion von Alfentanil erheblich vergrößert und die HWZ verlängert (unabhängig vom α_1-Glykoproteinvehikel, die normal sein kann): bei diesen Patienten ist eine verstärkte und verlängerte Wirkung zu erwarten (Ferrier et al. 1985). Ähnliches kann beim Patienten mit Nierenversagen nachgewiesen werden: Vd_{ss} sowie freie Fraktion Alfentanil ↑ (Chauvin et al. 1987).

Die Gesamtkörperclearance von Alfentanil beträgt um 240 ml/min. Eine hepatische Insuffizienz beeinflusst entsprechende Plasmakonzentrationen. Alfentanil untersteht einem pulmonalen First-pass-Effekt, der wahrscheinlich von der Ventilationsart unabhängig ist (Boer et al. 1994). Die pulmonale Extraktionsrate von Alfentanil ist gegenüber Fentanyl etwas niedriger (ca. 60 vs. 70%); Alfentanil wird schnell und zwar innerhalb von Minuten aus dem Lungenreservoir entlassen, wobei bei gewissen Patienten jedoch eine längere Sequestrierung nachweisbar ist (Taeger et al. 1988).

Die bei Alfentanil feststellbare interindividuell unterschiedliche Wirkungsdauer wird u. a. durch die Aktivität des hepatischen, interindividuell unterschiedlich ausgeprägten (»schnelle und langsame Verstoffwechsler«), für den oxidativen Abbau notwendigen Katalysators P-450 3A mitbeeinflusst (Yun et al. 1992; Krivoruk et al. 1994).

Ob die Kinetik von Alfentanil altersabhängig ist (i.v.-Bolusgabe 50 µg bei älteren Chirurgiepatienten; Plasmaclearance ↓ 4,4 ml/min/kg vs. 6,5 ml/min/kg; β-HWZ ↑ 137 min. vs. 83 min.; Helmers et al. 1984; erniedrigte Ganzkörperclearance von ca. 20% im Alter und bei hohem KG; Maitre et al. 1987) ist Gegenstand jetziger Kinetikforschung, die annimmt, dass beträchtliche Variabilia bzw. Fehlen von standardisierten Studiendesigns (Beispiele: Muskelkompartimentperfusion vor, während, nach Muskelrelaxation, Muskelaktivität etc.; Cardiac-output-Veränderungen; Messungen nach Bolusgabe, repetiver Gabe oder kontinuierlicher Gabe) keine definitiven Schlüsse erlauben (Björkman et al. 1998).

Bei rückenmarknaher Gabe sind therapeutische Serumkonzentrationen nachweisbar, die vergleichbar sind mit denjenigen bei i.v.-Gabe (Coda et al. 1999).

Zusammengefasst besitzt Alfentanil wegen
– niedriger Ionisierung.,
– kleinster Gewebesequestrierung (siehe Initialverteilungsvolumen),
– kurzer Halbwertszeit
eine gute Steuerbarkeit, dies auch im »Kontext« einer kontinuierlichen Infusionstechnik (s. unter kontextsensible HWZ).

Die hepatische Biotransformation (P450-Enzymsystem) sowie die hohe Eiweissbildung sind Gründe für eine hohe interindividuelle Kinetik.

16 Vorklinische und klinische Studien

Die Kombination von Propofol 2,5 mg/kg + Alfentanil 5 µg/kg erlaubt eine gute Anästhesiequalität zur Insertion der Brain-Larynxmaske. Eine höhere Dosierung (10 µg/kg) wird nicht empfohlen, da sie keine Qualitätsverbesserung in Bezug auf Insertion, aber eine erhöhte Inzidenz kardiovaskulärer UAW (Bradykardie, Hypotension etc.) induzierte (Ang et al. 1999)

Alfentanil wurde verglichen mit Remifentanil bei ambulanten Eingriffen unter 0,8% Isoflurananästhesie. In dieser randomisierten Doppelblindstudie ergab sich, dass der intraoperative Verlauf in Bezug auf Antinozizeptionsschutz unter Remifentanil (allerdings: signifikante Hypotensionsphasen) besser war. Eigenartigerweise war die Eduktionsphase bei den Alfentanilpatienten signifikant kürzer (Antwort auf Kommando, Atmung, Extubationszeit etc.). Dies könnte man auch so interpretieren: die Remifentanilpatienten erhielten in dieser Studie relativ hohe Dosierungen, was einen gegenüber (zu niedrig dosierten) Alfentanilpatienten einen besseren Antinozizeptionsschutz (aber auch Hypotensionen !) ergab, sodass paradoxerweise die Alfentanilpatienten eine signifikant kürzere (!!!) Aufwachphase aufwiesen (Cartwright et al. 1997).

Die präemptive Gabe von 70 mg/kg Alfentanil über 10 min vor Hautinzision war imstande, den postoperative Morphinbedarf gegenüber Kontrollgruppen in den ersten 24–72 h signifikant zu reduzieren (Griffin et al. 1997).

Die epidurale Gabe von Alfentanil bringt im Vergleich zur i.v.-Gabe keine Vorteile (van den Nieuwenhuyzen et al. 1998; s. auch Diskussion: Indikationen für rückenmarknahe Techniken!).

Die mit Propofol und Alfentanil durchgeführte TIVA wurde an 10 Patienten mit KHK bzw. entsprechenden Graftoperationen untersucht. Die Anästhesieinduktion erfolgte mit 75 mg/kgKG Alfentanil + Propofol 0,5 mg/kgKG, danach präkardiopulmonale 100 mg/kgKG/h Alfentanil + Propofol 6 mg/kgKG/h, während Herz-Lungen-Maschine bis Aufwärmphase auf 32°C entsprechende Reduktion auf ca. 33%–50% der Dosis. Bei ungenügendem Antinozizeptionsschutz (Hypertension) wurden Alfentanilbolusgaben eingesetzt. Bei Induktion fiel der mittlere arterielle Druck sowie die linke Auswurfleistung (LVSW) signifikant. 1 Fall von ungenügender perioperativem Antinozizeptionsschutz bei Sternotomie (teilweises Wachsein trotz Alfentanilplasmakonzentration von 450 ng/ml); die Autoren empfehlen dieses TIVA-Technik für erwähnte Herzoperationen bei guterhaltener linker Ventrikelfunktion (Gordon et al. 1994).

Im Kontext der ambulanten perioperativen Medizin wurden bei chirurgischen Laparoskopien die Allgemeinanästhesie Propofol 2 ml/kgKG (Bolus, danach 150 mg/kg/min) + Alfentanil (20 mg/kg, danach 2 mg/kg/min bis 10 vor Op.-Ende) + Muskelrelaxans

Vecuronium vs. Propofol 2mg/kgKG + Remifentanil (1 mg/kg, danach 0,5 mg/kg/min. bis Op.-Ende) + Muskelrelaxans bei 200 Patienten verglichen (DB-Multicenter, Parallelgruppenstudie). Das Potenzverhältnis von Alfentanil zu Remifentanil beträgt ca. 1:4.

17 Kurzprofil

Alfentanil, chemisch ein tertiäres Amin, ist ein kurzwirksames, potentes Fentanylderivat mit raschem Wirkungseintritt, niedrigster Ionisierung aller Opioide (ca. 10% bei physiologischem pH), guter Steuerbarkeit (kleines Verteilungsvolumen wegen niedriger Lipophilie), hoher hepatische Eliminationsrate (abhängig u. a. vom Cytochrom$_{450\ 3A}$-katalysierten Oxidationsabbau) und kleinster Gewebesequestrierung (niedrige Lipophilie).

Alfentanil eignet sich für kontinuierliche i.v.-Analgesieführung (inkl. Induktionsphase) ohne Akkumulationsgefahr bis zu 2 h, wonach die kontextsensible Halbwertszeit geringfügig ansteigt, aber über Stunden praktisch linear (ähnlich wie bei Sufentanil) verläuft (Hughes et al. 1992).

Die Dosierung soll fortlaufend nach individueller Titration bzw. entsprechend den interindividuell variablen klinischen Analgesie- und Anästhesiezeichen vorgenommen werden: dies betrifft v. a. TIVA-Techniken und perioperativen Antinozizeptionsschutz bei Herzoperationen. Die Kinetik von Alfentanil wird durch 2 Faktoren interindividuell beeinflusst (hepatische Biotransformationsmechanismen; hohe Eiweißbindung): sie sind entsprechend vom Anästhesisten zu berücksichtigen. Alfentanil kann mit Erfolg mittels PCA-Technik appliziert werden (Schelling et al. 1996).

Eine rasche i.v.-Gabe von Alfentanil kann oft eine ausgeprägte Bradykardie sowie eine die Atemmechanik lebensgefährlich kompromitierende Rigidität der quergestreiften Muskulatur auslösen. Alfentanil ist mit Remifentanil, Sufentanil das derzeitige Referenzopioid für i.v.-Analgesieführung zu Anästhesiezwecken.

Bei targetkontrollierter Infusionsbedingungen ist Alfentanil gegenüber Remifentanil ca. 70-mal schwächer (Analgesie, zentrale Depression Atemzentren; Glass et al. 1999).

Die Anwendung von Alfentanil erfordert eine anästhesiologische Ausbildung und eine entsprechende Patientenüberwachung (EKG, kontinuierliche Kapnographie, Pulsoxymetrie) sowie ABC-Reanimationsmöglichkeiten.

18 Literatur

Literatur bis 1996: s. CD-ROM.

Coda BA, Brown MC, Risler L et al. (1999) Equivalent analgesia and side effects during epidural and pharmacokinetically tailored intravenous infusion with matching plasma alfentanil concentration. Anesthesiology 90/1: 98–108

Ang S, Cheong KF, Ng TI (1999) Alfentanil co-induction for laryngeal mask insertion. Anaesth Intensive Care 2: 175–178

Avramov MN, White PF (1997) Use of alfentanil and propofol for outpatient monitored anesthesia care: determining the optimal dosing regimen Anesth Analg 85/3: 566–572

Björkman S, Wada RD, Stanski DR (1998) Application of physiologic models to predict the influence of changes in body composition and blood flows on the pharmacokinetics of fentanyl and alfentanil in patients. Anesthesiology 88: 657–667

Cartwright DP, Kvalsvik O, Cassuto J et al. (1997) A randomized, blind comparison of remifentanil and alfentanil during anesthesia for outpatient surgery. Anesth Analg 85/5: 1014–1019

Eisenach JC, Hood DD, Curry R et al. (1997) Alfentanil, but not amitriptyline, reduces pain, hyperalgesia, and allodynia from intradermal injection of capsaicin in humans. Anesthesiology 86/6: 1279–1287

Glass PS, Iselin-Chaves IA, Goodman D et al. (1999) Determination of the potency of remifentanil compared with alfentanil using ventilatory depression as the measure of opioid effect. Anesthesiology 90/6: 1556–1563

Griffin MJ, Hughes D, Knaggs A et al. (1997) Late-onset preemptive analgesia associated with preincisional large-dose alfentanil. Anesth Analg 85/6: 1317–1321

Hood DD, Mallak KA, James RL et al. (1997) Enhancement of analgesia from systemic opioid in humans by spinal cholinesterase inhibition. J Pharmacol Exp Ther 282/1: 86–92

Jhaveri R, Joshi P, Batenhorst R et al. (1997) Dose comparison of remifentanil and alfentanil for loss of consciousness. Anesthesiology 87/2: 253–259

Keene DL, Roberts D, Splinter WM et al. (1997) Alfentanil mediated activation of epileptiform activity in the electrocorticogram during resection of epileptogenic foci. Can J Neurol Sci 1: 37–39

Kharasch ED, Russell M, Mautz D et al. (1997) The role of cytochrome P450 3A4 in alfentanil clearance. Implications for interindividual variability in disposition and perioperative drug interactions. Anesthesiology 87/1: 36–50

Kissin I, Lee SS, Arthur GR, Bradley EL Jr (1997) Effect of midazolam on development of acute tolerance to alfentanil: the role of pharmacokinetic interactions. Anesth Analg 85(1): 182–187

Manninen PH, Burke SJ, Wennberg R et al. (1999) Intraoperative localization of an epileptogenic focus with alfentanil and fentanyl. Anesth Analg 88/5: 1101–1106

Persson J, Scheinin H, Hellström G et al. (1999) Ketamine antagonises alfentanil-induced hypoventilation in healthy male volunteers. Acta Anaesthesiol Scand 43/7: 744–752

Philip BK, Scuderi PE, Chung F et al. (1997) Remifentanil compared with alfentanil for ambulatory surgery using total intravenous anesthesia. The Remifentanil/Alfentanil Outpatient TIVA Group. Anesth Analg 84/3: 515 – 521

Pühringer F, Hörmann CH, Langmayr J et al. (1997) The effect of alfentanil on cerebrospinal fluid pressure in human volunteers. Eur J Anaesthesiol 2: 211–214

Schraag S, Mohl U, Hirsch M et al. (1998) Recovery from opioid anesthesia: the clinical implication of context-sensitive halftimes. Anesth Analg 86/1: 184–190

Stevens JB, Vescovo MV, Harris KC et al. (1997) Tracheal intubation using alfentanil and no muscle relaxant: is the choice of hypnotic important? Anesth Analg 84/6: 1222–1226

van den Nieuwenhuyzen MC, Stienstra R, Burm AG et al. (1998) Alfentanil as an adjuvant to epidural bupivacaine in the management of postoperative pain after laparotomies: lack of evidence of spinal action. Anesth Analg 86/3: 574–578

Wilson AS, Stiller RL, Davis PJ et al. (1997) Fentanyl and alfentanil plasma protein binding in preterm and term neonates. Anesth Analg 84/2: 315–318

Carfentanil, R33799

Der Fentanylabkömmling Carfentanil wurde 1974 durch die Janssen-Forschungslabors entwickelt. Carfentanil weist eine extrem hohe μ-Rezeptoraffinität auf (K$_i$-Wert: 0,036 nmol). Wegen seiner hohen Potenz findet es

Einsatzmöglichkeiten zur Grosswildimmobilisation in der Veterinärmedizin. Per inhalationem (Nebulizer) kann es ein tiefes Anästhesiestadium beim Hund induzieren (Port u. Stanley 1982).

Siehe auch 1. Auflage 1996.

Fentanyl rec. INN, BAN, DCF, Fentanyl Citrate USAN, R 4263 (Code)

1 Handelsnamen
Fentanyl (Janssen); Generika: ja.
Therapeutische System: Durogesic (Fentanyl TTS, s. u.).

2 Darreichungsform/galenische Formen
In der Regel Ampullen zu 2 und 10 ml (1 ml enthält 0,05 mg Fentanylcitrat). Transdermale therapeutische Systeme (passiv und aktiv [iontophoretisch etc.]; Ashburn et al. 1995; Vanbever et al. 1996).

Orale therapeutische Systeme: Lutscher zu 200, 300 und 400 µg.

Fentanyl findet sich in fixer Kombination mit Droperidol: Thalamonal, Haldid, Innovar, s. diverse Hinweise.

3 Chemie, Geschichte, diverse Hinweise
– N-(1-Phenylethyl-4-piperidyl)-propionanilid
– $C_{22}H_{28}N_2O$
– M_G: 336.46
– CAS N° 437-38-7
– Pharmakopöe(n): als Fentanylum PhBs IV

Fentanyl ist ein weißkörniges bis weißkristallines, glänzendes, bitteres Pulver und als Fentanyldihydrogencitrat gebräuchlich:
– $C_{22}H_{28}N_2O \cdot C_6H_8O_7$
– MG 528,6
– CAS N° 990-73-8
– MG 336
– Pharmakopöe(n): BP 1988, USP XXII

Fentanyl ist ein Phenylpiperidin. Interessant ist die chemische Ähnlichkeit von Fentanyl mit einem Pethidinester (Arbeiten von Soudijn); Fentanyl ist jedoch kein Pethidinabkömmling.

Strukturformel

Fentanyl

3.2 Geschichte
Fentanyl wurde als Erstes der unter Leitung von PAJ Janssen entwickelten potenten 4-Anilinopiperidine 1960 synthetisiert und in die Klinik eingeführt. Das potente Fentanyl verdrängte dank höherem therapeu-

tischem Index (Fentanyl: 323) die damals für die perioperative Analgesieführung eingesetzten Wirkstoffe Morphin (therapeutischer Index Morphin: 69), Pethidin (TI: 4,8) sowie Phenoperidin (De Castro et al. 1979; Arbeiten von van Bever 1976). Neben dem gesondert besprochenen transdermalen Fentanyl sind ebenfalls oraltransmukosale Fentanylformen im Handel (engl. »OTFC« : »oral transmucosal fentanyl citrate«).

Nach der erfolgreichen Synthese von Fentanyl wurde über Manipulation der Molekularformel versucht, kurzwirksame potente Opioide zu gut steuerbaren perioperativen Analgesiezwecken zu synthetisieren. Die Modifikation des Fentanylmoleküls am C_4-Atom des Piperidinkerns ergab folgende abgewandelte Fentanylabkömmlinge:

Strukturformeln der wichtigsten N-4 substituierten (1-2-Arethyl)-4-piperidinyl-N-phenylpropanamide:

	R_1	R_2	R_3
Fentanyl		H	H
Carfentanil			$COOCH_3$
Sufentanil		H	CH_2OCH_3
Lofentanil		CH_3	$COOCH_3$
Alfentantil	C_2H_5-		CH_2OCH_3

3.3 Diverse Hinweise
Siehe allgemeine Hinweise, insbesondere:
– Die Mischung mit Fluorouracil in PVC-Injektionsbeuteln ist nicht indiziert (Xu et al. 1997; Grund: alkalische Lösung, Fentanylkonzentration ↓, mögliche Interaktion mit PVC).

Thalamonal (Innovar)
Die fixe Kombination zweier Wirkstoffe mit verschiedener Kinetik und Dynamik ist sinnarm. Im Fall von Thalamonal ist der Wirkstoff Droperidol zu hoch dosiert; in der empfohlenen Dosierung von 2 ml Thalamonal: 5 mg Droperidol (induziert Angstzustände bei äußerlich völlig ruhigem Patienten!).

Fentanylderivate
Folgende Fentanylderivate werden missbraucht:
Ethylmethylthiambuten
Diethylthiambuten (Themalon)
Diampromid

Dimethylthiambuten
Etonitazen
Alpha-Methylacetylfentanyl
Alpha-Methylfentanyl
Alpha-Methylthiofentanyl
3-Methylthiofentanyl
Phenampromid

4 Rezeptpflicht, Schwangerschaftskategorie

Deutschland: BTM; Schwangerschaft: strenge Indikationsstellung (1. Trimenon: nur in begründeten Ausnahmefällen); Stillzeit: Kontraindikation (La 2); Tageshöchstverschreibungsmenge seit 1993: 12 mg

Österreich: SG

Schweiz: A, Btm; Schwangerschaft:C; Stillzeit: kontraindiziert

5 Stoffbezeichnung entsprechend der Hauptindikation, Dynamik (Rezeptorenprofil)

Zentrales Schmerzmittel vom Typ (synthetisches) Opioid: MOR-Agonist.

5.2 Dynamik (Rezeptorenprofil)

Affinität (K_i-Wert; nmol)

MOR bzw. μ-Rezeptor: 1,6 (Leysen et al. 1978), 7,0 (Magnan et al. 1982)

DOR bzw. δ-Rezeptor: 150

KOR bzw. κ-Rezeptor: 470

Intrinsische Wirkung

Fentanyl hat die Eigenschaften eines vollen MOR-Agonisten; seine intrinsische Potenz scheint nur unwesentlich stärker als diejenige von Morphin zu sein (Stahl et al. 1977; Leysen et al. 1983).

Zwischen Plasmakonzentration und klinischer Wirkung besteht eine gute Korrelation, allerdings mit einer Zeitverschiebung (s. Alfentanil). Eine Plasmakonzentration zwischen 1 und 3 ng/ml induziert eine analgetische und atemdepressorische Wirkung (Fung u. Eisele 1980; Nimmo u. Todd 1985; Duthie et al. 1986). Fentanyl verändert das Feuern dorsaler inspiratorischer Atmungsfunktionszentren (Tabatabai et al. 1989). Eine Plasmakonzentration über 20 ng/ml induziert im Allgemeinen »klinisch« Bewusstlosigkeit, wobei aber nicht ausgeschlossen werden kann, dass der Patient trotzdem miterlebt, mithört sowie kardiovaskuläre Stressreaktionen zeigt (Thomson et al. 1986). Möglicherweise ist auch die viszerale Antinozizeption gering (pers. Mitteilung: Wilder-Smith). Fentanyl verändert wie viele Opioide die periphere Nozitransmission im Sinne einer Naloxonunabhängigen Unterdrückung (Gissen et al. 1987). Fentanyl weist an der isolierten Kaninchenaorta einen α-adrenolytischen Effekt auf (Toda u. Hatano 1977).

Potenz und Sicherheit synthetischer Opioide anhand der DE_{50}„DL_{50} Werte und therapeutischem Index TI (Ratten-tail Withdrawal-Test) bei i.v.-Anwendung (nach Archiv, Janssen PA)

	ED_{50} (mg/kg)	LD_{50} (mg/kg)	TI	Potenz-index	Niedrigster Wirkungs-eintritt (min)
Pethidin	6,2	29	4.8	1	4
Morphin	3,2	223	71	1,9	30
Piritramid	1,3	13	11	4,9	7
Methadon	0,8	9,4	12	7,9	6
Dextromoramid	0,1	10	105	65	6
Phenoperidin	0,1	4,7	39	51	8
Alfentanil	0,04	48	1080	140	1
Fentanyl	0,01	3,1	277	560	4
Sufentanil	0,007	18	26716	9200	8
Lofentanil	0,006	0,07	112	10400	8
Carfentanil	0,0004	3,1	8460	16600	10

6 Indikationen, Dosierung, Anwendungsart

Im Prinzip gelten für Fentanyl die gleichen Indikationen wie für Morphin mit folgenden praktischen Unterschieden:

Fentanyl hat eine stärkere narkotische Potenz als Morphin (ca. 100-mal) und ist deshalb für eine eigentliche perioperative Analgesieführung geeignet.

Bei hoher Dosierung von 50–100 μg/kg langsam i.v. wird sukzessive Analgesie, zentrale Sedation bis Bewusstlosigkeit sowie ein partieller antinoziptiver Schutz (endokrine stressbedingte Reaktionen; nicht jedoch stressbedingte Spectral-edge-EEG-Veränderungen) erzeugt. Wie bei allen Opioiden ist eine reine TIVA-Technik nicht angezeigt, weil der Patient mithören und miterleben kann (Goldmann et al. 1987; Mark u. Greenberg 1983; Hilgenberg 1981; Thomson et al. 1986).

Fentanyl-TTS für die Krebsschmerztherapie auf Stufe III der WHO-Empfehlungen.

6.1 Indikationen

- *Rote Liste* Deutschland: Alle Anästhesien mit endotrachealer Intubation und Beatmung, zur Neuroleptanästhesie mit Dehydrobenzperidol, zur Prämedikation und in der Intensivmedizin.

Anästhesiologische postoperative Praxis

- Empfehlenswert für perioperativen Antinozeptionsschutz (heute aber abgelöst durch Alfentanil, Sufentanil, Remifentanil)
- Ambulante Interventionen: kein Vorteil gegenüber Morphin (Claxton et al. 1997).

Onkologie

Terminale Schmerzzustände: wenig Daten und Fakten; Fallbeschreibungen, dass die kontinuierliche s.c.-Gabe von Fentanyl bei Nichtansprechen auf andere potente MOR-Agonisten in Betracht zu ziehen ist (Fallbeispiel: Morphin/Hydromorphon-Therapieversagen in hoher

Dosierung, gutes Ansprechen auf 4250 mg/h s.c.-Fentanyl; Lenz u. Dunlap 1998).

Transdermal empfehlenswert (s. unter »Therapeutische Systeme«, unten)

Innere Medizin, Rheumatologie
Keine Daten.

Pädiatrie
- Analgetische Erstversorgung und anästhetisch-chirurgische Analgesie (Billmire et al. 1985; Ros 1987; Maunuksela et. 1986). Für Präinduktion (orale Gabe mit Lutschern) geeignet.

Hospiz, ambulante Behandlung
Empfehlenswert: therapeutische Systeme.

6.2 Dosierung
Anästhesiologisch-postoperative Praxis
Potenzvergleich (grobe Faustregel!) bei i.v.-Gabe: Morphin 1: Fentanyl 292
ED: 50–100 µg (i.v., langsam titrierend)
ED: 50–100 µg (i.m.)
ED: 50–100 µg (epidural; Welchew 1983; Cousins et al. 1984)
kontinuierliche Infusion ca. 1 µg/kgKG/h
ED 10–50 µg (intrathekal)

Perorales therapeutisches System (»Lutscher«): für Erwachsene und nur bei Kindern über 15 kgKG; Dosierung 5–10 µg/kg bzw. 10–15 µg/kg ergibt Lutscher von minimal 200 µg ab höhere Dosierung 10–15 µg/kg bei Kindern über 15 kgKG bzw. niedrigere Dosierung bei Kindern über 20 kg. *Achtung:* Präinduktionstechnik; Kind muss laufend überwacht werden (therapeutische Dosierungen mit Sedation, Analgesie und Atemdepression können schon interindividuell nach Minuten erreicht werden, s. Kinetikdiskussion).

Onkologie, innere Medizin

Pädiatrie
ED: 2–3 (µg/kgKG; langsam über 3 min i.v.; Billmire et al. 1985; Ros 1987; Maunuksela et al. 1986).

Hospiz, ambulante Behandlung
Siehe fentanyltherapeutisches System

Diskussion
Die schnelle i.v.-Gabe von potenten Opioiden ist bei Kindern (Konvulsionsneigung) verboten; auch bei langsamer Gabe kann eine Atemdepression bis Apnoe auftreten; Kinder im Alter von bis 2 Jahren erfordern relativ hohe Dosierungen mit entsprechend verlängerter Eliminationsphase (Billmire et al. 1985; Ros 1987).

Bei epiduraler Gabe erfolgt der Wirkungseintritt nach ca. 5 min, Wirkungsmaximum nach 10–20 min sowie Wirkungsdauer von 2–3 h.

6.3 Anwendungsart
Nichtintasive Techniken
Sublingual, transmuskosal-oral (Streisand et al. 1991; Ashburn et al. 1993), intranasal (Striebel et al. 1993), rektal, transdermal (s. therapeutische Systeme).

Invasive Techniken
i.v., i.m.,s.c., neuraxial: rückenmarknahe Techniken sowie GLOA (Wassef 1997).

Therapeutische Systeme
→ Fentanyl TS (s. unten)

7 Keine Indikationen
Wie bei allen potenten Opioiden keine intraoperative Monotherapie (Mummaneni et al. 1980).

Wegen der relativ kurzen Halbwertszeit ist die invasive konventionelle Anwendung einer ED Fentanyl nur sinnvoll für prä-, peri- und postoperativen Einsatz.

Ausgenommen sind die in der Schmerzklinik seit kurzem eingeführten neueren Applikationsformen (s. intranasale, transmukosal-orale, transdermale Verabreichungsformen.

8 Kontraindikationen
Siehe allgemeine Hinweise.

9 UAW
Siehe Checkliste »UAW zentraler Analgetika vom Typ Opioid«: im Prinzip wie Morphin, insbesondere:

9.1 ZNS
Dosierung ab 15–20 µg/kgKG induziert Bewusstlosigkeit. Fentanyl ist historisch das erste Opioid mit narkotisch-anästhetisch-analgetischer Potenz und Eignung zur eigentlichen i.v.-Analgesieführung. Monomedikation: wie bei allen Opioiden komplette Bewusstlosigkeit und Antinozeptionsschutz nie gewährleistet: Namengebungen im Rahmen von Monomedikationen wie »stress-free anesthesia« und »narcotic anesthetics« sind irreführend (gilt für alle potenten Anilinopiperidine).

Akute psychotomimetische UAW bei relativer Überdosierung können sein: Verwirrtheit, Agitation, generalisierter Myoklonus, visuelle Halluzinationen, Hyperalgesie, taktile Hyperalgesie und Tremor (Bruera u. Pereira, 1 typische Fallbeschreibung 1997).

Fentanyl kann (wie viele MOR-Agonisten) über Aktivierung von NMDA-Rezeptoren eine Hyperalgesie induzieren, die im Tierexperiment durch Ketamin geblockt werden kann (Celerier et al. 2000).

PET + experimentelle thermische nozizeptive Stimulation bei Probanden: 1) Schmerz = regionale Hirnperfusion ↑ (vorderes Cingulum, ipsilateraler Thalamus, präfrontaler Kortex, kontralateraler Motorkortex: Buch A!); 2) Fentanyl: regionale Hirnperfusion ↑ vorderes Cingulum, kontralat. Motorkortex; ↓ bil. Thalamus, hinteres Cingulum und 3) Schmerzreiz + Fentanyl = regionale Perfusion im präfrontalen Kortex sowie Motorkortex relativ erhöht (Adler et al. 1997).

Der bei i.v.-Gabe von 2 µg/kg Fentanyl induzierte Antinozeptionsschutz für die Neutralisierung des Intubationsstresses bedarf einer frühzeitigen Gabe von mindestens 5 min (optimaler Wirkungsanschlag; Ko et al. 1998)

Rigidität: bei schneller i.v.-Gabe (Comstock et al. 1981; Corssen et al. 1964) in einer Dosierung von >15 µg/kgKG. Im Tierversuch kann die fentanyl-induzierte Muskelrigidität durch intrathekale Gabe von Adenosinantagonisten (A1, A2) aufgehoben werden (Lui 1997).

Pruritus: möglicherweise < Morphin (keine kontrollierten Vergleichsstudien); Kinder: auch bei i.v.-Einzelgabe (Billmire et al. 1985).

Miosis: ausgeprägt.

Die schnelle Fentanylgabe kann Singultus auslösen.

Wie bei allen Opioiden in hoher Dosierung Konvulsionen möglich, aber selten (Murkin et al. 1984 vs. Safwat u. Daniel 1983; Rao et al. 1982: Pathogenese noch unerklärt).

Zerebrale Perfusion, zerebraler Sauerstoffverbrauch: ↓ (Carlsson et al. 1982; Vernheit et al. 1978); **Cave:** zerebrale Hypoperfusion nach Herzchirurgie/hoher Fentanylgabe! (EEG-, SPECT-Untersuchungen; Gunaydin u. Babacan 1998).

Fentanyl dämpft dosisabhängig EEG-Aktivitäten v. a. im Bereich der β-, α- und θ-Frequenzen, wobei bei quantifizierten Vorgehen mit Spectral-edge-Darstellung eine sog. Hysterese zu beobachten ist (Kugler et al. 1977; Sebel et al. 1981; Smith et al. 1984; Scott et al. 1985). Die Hysterese oder Zeitverschiebung zwischen Plasmakonzentration und maximaler EEG-Wirkung steht im Gegensatz etwa zu Plasmakonzentrationsmessungen und Atemdepression (McClain u. Hug 1980): eine Erklärungsmöglichkeit wäre, dass EEG-Messungen sensibler sind.

Gewöhnung: speziesabhängig in der Regel nach 2–4 Tagen möglich. Akute Gewöhnung: seltenerweise nach Stunden möglich (Askitopoulou et al. 1985; Novack et al. 1978; Colpaert et al. 1980; Shafer et al. 1983): damit werden anekdotische, perioperative Wachzustände bei Patienten, die eine unter sonst gleichen Bedingungen repetierte Fentanylkombinationsnarkose wach erlebt haben, erklärt. Ebenfalls ist eine Kreuztoleranz auf Morphin möglich: die rückenmarknahe Gabe von Fentanyl ergab einen einen erhöhten Morphinbedarf 6–24 h postoperativ gegenüber einer Kontrollgruppe (Cooper et al. 1997)

Atemzentren: ausgeprägt wie bei allen potenten Opioiden in der Regel bei Gabe ab ab 2 µ/kgKG i.v (interindividuell). Nach repetierter Anwendung wegen Rückverteilung aus lipophilen Kompartimenten (Gewebeseequestrierung) »Reboundatemdepression« bzw. »second peaks« (Literatur: s. 1. Auflage). Eine klinisch relevante Atemdepression tritt parallel zu der Plasmakonzentration auf (McClain u. Hug 1980).

Faustregel: Fentanylplasmakonzentration 3 ng/ml ergibt 50%ige Verminderung der CO_2-Antwortkurve bei in Ruheatmung erhaltenem p_aCO_2 um 46 mmHg (Gill et al. 1980).

Nach rückenmarknaher Applikation wie bei allen Opioiden Atem-Herz-Kreislauf-Stillstand möglich (Celleno et al. 1988). Das lipophile Fentanyl scheint gegenüber dem hydrophilen Morphin bei der rückenmarknahen Anwendung keinen Vorteil zu haben (s. Diskussion Buch B).

Stimulation zentrale Vaguskerne (Bradykardie) nach Bolusgabe: ausgeprägte, zentralvagale durch Atropin antagonisierbare Bradykardie (Tammisto et al. 1970; Prakash et al. 1980; Liu et al. 1976).

9.3 Herz/Kreislauf

In der Regel wird eine Dosis von bis 5 µg/kgKG ohne hämodynamische Nebenwirkungen gut vertragen (Larsen et al. 1980); in der Herzchirurgie wurden früher Dosierungen von bis 100 µg/kgKG erfolgreich eingesetzt. Das gutmütige – auch bei direkter intrakoronarer Gabe (Kohno et al. 1997) – Verhalten von Fentanyl ändert sich im Rahmen von Interaktionen (N_2O, Benzodiazepine).

Relevante kardiale Depression bei hohen Dosierungen (therap. Plasmakonzentration 1 ng/nl!, bei 20 ng/nl – Bewusstlosigkeit! 30%ige negative Inotropie. Faustregel: Fentanyl wirkt ca. 40-mal weniger negativ inotrop auf den isolierten Herzmuskel als Morphin (Goldberg u. Padget 1969; Strauer 1972).

Niedrigdosiertes Fentanyl (bis 5 µg/kgKG) induziert eine leichte Bradykardie ohne Beeinflussung des Blutdrucks. Dosierungen bis zu 100 ng/kgKG werden auch vom Herzkranken i.A. gut vertragen (Monotherapie).

Periphere Vasodilatation: kann v. a. beim älteren Patienten mittels langsamer Titration minimalisiert werden (Moss u. Rosow 1983).

9.6 Leber, ableitende Gallengänge

Choledochale Hypertension: in äquianalgetischer Dosierung Erhöhung der Gallenwegsdrücke um 99% vs. 53% Morphin vs. 61% Pethidin vs. 15% Pentazocin (keine Berücksichtigung der Effektdauer; Radnay et al. 1980; Jones et al. 1981; Hynynen et al. 1986).

9.14 Diverse Wirkungen u. Nebenwirkungen
9.14.1 Periphere Analgesie
Siehe periphere nichtsystemische, rezeptornahe Applikation. Fentanyl verändert die Schmerzqualität nach experimenteller Reizung der Zahnpulpa (Gracely et al. 1979).

9.14.2 Histaminfreisetzung
Im Vergleich zu Morphin zu selten (Moss u. Rosow 1983; Bennett et al. 1986; Hermens et al. 1985; Rosow et al.

1982). Anaphylaktische Reaktionen sind sehr selten (Bennett et al. 1986). Einzelfälle von akutem Bronchospasmus nach epiduraler Gabe sind beschrieben worden.

9.14.3 Immunsystem
Aktivitätshemmung der Killerzellen (Beilin et al. 1989).

9.14.4 Uterine Hyperaktivität
Falldiskussionen von uteriner Hyperaktivität sowie fetaler Bradykardie nach epiduraler Fentanylgabe (Therapievorschläge: i.v.- Terbutalin; Friedlander et al. 1997)

10 Warnhinweise
Bei i.v.-Anwendung ist volle Reanimationsbereitschaft und kontinuierliche Patientenüberwachung (Atemdepression, Rigidität, Bewusstlosigkeit) obligatorisch.

Die gebräuchliche Bezeichnung »kurzwirksames Opioid« ist falsch (s. Halbwertszeit, s. kontextsensible Halbwertszeit).

Die bei hoher Fentanylgabe beobachtbare Bewusstlosigkeit schützt nicht vor partiellem Vorhandensein von Patientenmiterleben (s. oben).

11 Toxikologische Daten
LD_{50}: 3,1–9.5 mg/kgKG; ED_{50}: 0,01–0,0013 mg/kgKG; therapeutischer Index: 277–730 (Archiv Janssen; Etschenberg 1973).

Fentanyl ist mittels Hämo- und Peritonealdialyse dialysierbar.

11.2 Kanzerogenität, Mutagenität, Teratogenität, Embryotoxizität, Fertilität
Keine Angaben.

12 Notfallmaßnahmen bei Überdosierung, Entzugssymptomatik
ABC-Maßnahmen, evtl. medikamentöse spezifische Antagonisierung unter Reanimationsbedingungen.

13 Interaktionen
Siehe allgemeine Hinweise, insbesondere:

13.1 Pharmakologische Interaktionen
- Adrenalinzusatz bei rückenmarknaher Applikation (1: 300'000): Fentanylbedarf ↓ (Baron et al. 1996)
- Benzodiazepine: Potenzierung einer negativen Inotropie (Liu et al. 1965; Kissin et al. 1984; Reves et al. 1984).
- Chlorprocain: (nichtopioiderge) Antagonisierung des Analgesieeffekts von Fentanyl (Coda et al. 1997).
- Cimetidin: terminale β-Halbwertszeit von Fentanyl verlängert (Lauven et al. 1981).
- Clonidin: Vigilanz ↓ (Walz et al. 1997).
- Desfluran/Isofluran/N_2O 60%: MAC-BAR ↓ ab 1,5 µg/kg mit Ceilingeffekt ab 3 µg/kg (Daniel et al. 1998).

- Dopaminantagonisten (Droperidol, Haloperido etc.): Inzidenz der Muskelrigidität ↑ (illustratives Fallbeispiel; Viscomi u. Bailey 1997).
- Droperidol: Potenzierung der ZNS-Hemmung v. a. bei älteren Patienten.
- Fluroruracillösungen in PVC-Beuteln: Inkompabilität, Fentanylverlust (s. oben).
- MAO-Inhibitoren: zentrale Dysfunktion (Schwitzen, Erregungszustände, Hypertension, Atemdepression).
- Midazolam: Midazolamclearance ↓ (Hase et al. 1997).
- Muskelrelaxanzien (v. a. depolarisierende MR wie Succinylcholin; kompetitive MR wie Atracurium und Vecuronium; Ausnahme: Pancuronium): extreme Bradykardie bis Herzstillstand möglich.
- N_2O: Potenzierung negative Inotropie, positive Chronotropie, Erhöhung systemischer Resistenz, erniedrigter kardialer Output (Lunn et al. 1979).

13.2 Physiologische Interaktionen
- Lungenpassage: Sequestration (Bentley et al. 1983).
- Alter: erhöhte und verlängerte Wirkung wegen Zentralisierungseffekt und reduzierter Clearance (Scott u. Stanski 1987; Bentley et al. 1982).
- Leberzirrhose: kein relevanter Einfluss (Haberer et al. 1982).
- Leberperfusionsstörung: hepatische Clearance, Wirkungsverstärkung und -verlängerung (Beispiel Operation im Leberbereich: Hudson et al. 1986).
- Kontrollierte Beatmung und kardiopulmonaler Bypass: Veränderung des pulmonalen First-pass-Effekts (Täger et al. 1988; s. auch Kinetikdiskussion; klinische Auswirkungen nicht bekannt).

15 Kinetik, Kinetikdiskussion

Physikochemische Eigenschaften
Ionisierungsgrad bei pH 7,4 (%): 33–91 (verschiedene Angaben: pK_a)
pK_a: 7,7, 8, 8,4 (nach Kitahata et al. 1982; Cousins et al. 1986; Wood 1990)
Eiweißbindung bei pH 7,4: 83–84,4 (α_1-Glykoproteinsäure)
Wasser-Oktanol-Koeffizient: 816
Heptan-Wasser-Verteilungskoeffizient: 19,35 (von Cube et al. 1970)

Resorption und Bioverfügbarkeit
Bioverfügbarkeit: wenig Daten; hohe hepatische Extraktion; bei Kindern (Lutscher, transmukosal): 33% (Dsida et al. 1998)
C_{max}: s. therapeutische Systeme

Verteilung, Elimination, Metabolismus, aktive Metaboliten
α-Halbwertszeit (min): 2–13

Terminale β-Halbwertszeit (h): 2–3,6–12

Kontextsensible Halbwertszeit: ab 2 h steil ansteigend

Terminale γ-Halbwertszeit: Tage (Murphy et al. 1979)

$V_{initial}$ (l): 40–80 (venöse Messungen)

Vd_{ss} (l/kgKG): 4–5,4 bzw. (l): ca. 375

Cl_{total} (l/min): 0,8–1,2 bzw. (ml/min): 160–1530 bzw. (ml/min/kg): 12–15 (Reilly et al. 1985)

Hepatische Elimination: keine Angaben

Renale Elimination (%): 75 (unverändert)

Inaktive Metaboliten: u. a. Norfentanil, Phenylessigsäure

Aktive Metaboliten: keine

Effektivität

Auf Gewichtsbasis ist Fentanyl beim Menschen ca. 60- bis 80-mal potenter als Morphin:

MAC-Reduktion $_{max}$. (Vol.-%; Enfluran) bei Plasmakonzentration von 30 ng/ml: 65 (Ceilingeffekt; Murphy u. Hug 1982)

MAC-Reduktion $_{max}$. (Vol.-%; Desfluran 2,5 Vol.-%): 0,5 bei Plasmakonzentrationserhöhung (μg/kgKG) von 3 auf 6 (Sebel et al. 1992)

MAC_{50} (Isofluran) bei 1,67 ng/ml (Brunner et al. 1994)

Cp_{50}-Wert (F_I N_2O; ng/ml): 3,26 ng/ml

Cp_{50}-Wert inkl. Spectral-edge-EEG (F_I N_2O; ng/ml): 6,9±1,5 (Scott 1991, Glass et al. 1993)

MEC (ng/ml): 1–3; analgetischer Ceilingeffekt: >4 ng/ml

Therapeutisches Fenster in Abhängigkeit der Plasmakonzentration (ng/ml):

- leichte Analgesie, leichte Atemdepression: >1

- Analgesie, Atemdepression (50% CO_2-Antwortkurve): 1–3

- Perioperative Antinozizeption (N_2O-Relaxanzien-Allgemeinanästhesie): 4–10,

- Anästhesie (Bewusstlosigkeit bei Induktion als Monomedikation): >20.

Biomembrangängigkeit

Diaplazentäre Passage: rapid (Craft et al. 1983).

Translaktale Passage: rapid.

Blut-Hirn-Schranken-Passage: rapid (Hug u. Murphy 1979).

15.2 Kinetikdiskussion

Die Kinetik von Fentanyl wurde im Tier- und Humanversuch sowie von In-vitro-Gewebehomogenaten, isolierten Hepatozyten usw. untersucht (Übersicht Meuldermans et al. 1993).

Die Kinetik von Fentanyl ist v. a. wegen der hohen Lipophilie komplex und muss von 2 Blickwinkeln betrachtet werden: Einzel- vs. repetierte oder kontinuierliche Gabe.

Bei Einzelgabe wird die Klinik durch eine relative schnelle Verteilungsphase (kurze α-Halbwertszeit) bestimmt, wobei die Fentanylplasmakonzentration dosisabhängig steil ansteigt, um dann entsprechend der Verteilungssteilheit unter die therapeutische Plasmakonzentration abzufallen: in diesem Fall verhält sich Fentanyl wie ein kurzwirksames Opioid.

Bei repetierter oder kontinuierlicher Gabe ändert sich diese Charakteristik komplett, weil der extrem fettlösliche Wirkstoff sich dosis- und perfusionsabhängig schnell in lipophile Gewebe sequestriert (zentrales Kompartiment mit Herz, Nieren, ZNS, Lunge sowie Muskelgewebe; je nach Anwendungsdauer: relativ schlecht perfundiertes Fettgewebe): s. Initialverteilungsvolumen u. Verteilungsvolumen$_{steady state}$.

Bei repetierter, kontinuierlicher Gabe werden also in Abhängigkeit von der Gewebeperfusion und Gesamtdosis verschiedene Gewebereservoirs aufgefüllt bzw. aufgesättigt: 240 min nach Fentanylgabe ist die Plasmakonzentration niedriger als im Muskelkompartiment (das notabene bis zu 55% einer i.v.-Fentanyleinzelgabe sequestrieren kann), und noch niedriger als im unterdessen aufgesättigten Fettgewebekompartiment (Arbeiten von Murphy u. Hug). Die Verteilung der Fentanylfraktionen (äquianalgetische Dosierung) ist: 10 Teile Fentanyl ZNS vs. 1 Teil Fentanyl Intravasalvolumen; vgl. hydrophiles Morphin: 1/2 Teil Morphin ZNS vs. 1 Teil Intravasalvolumen (Tierversuch; Herz u. Teschemacher 1971). Das basische Fentanyl sequestriert auch teilweise in die saure Magenschleimhaut; ebenfalls wird eine Lungensequestration beschrieben (Stöckel et al. 1979; Bentley et al. 1982; Roerig et al. 1987). Spät auftretende Nebenwirkungen nach repetierter Fentanylgabe wurden früher als »Reboundphänomen«, biphase oder duale Wirkung etc. beschrieben (Becker et al. 1976).

Nach Ende einer Fentanylinfusion finden entsprechend Konzentrationsgefälle und Gewebeperfusion die Rückdiffusion bzw. Rückverteilung statt, und zwar genauso träge, wie sie aufgebaut wurde. Entsprechend ist ein steiler (massiver und fast linearer) Anstieg der kontextsensiblen HWZ nachweisbar, und zwar schon nach 2-stündiger, computergesteuerter i.v.-Gabe (Hughes et al. 1992).

Im Tierversuch (Hund) wurde nach Bolusabe von radioaktiv markiertem Fentanyl eine α-Halbwertszeit von ca. 13 min, ein initiales Verteilungsvolumen von 0,36 l/kgKG, ein Verteilungsvolumen im Gleichgewicht von 4 l/kgKG gemessen. Die β-Halbwertszeit betrug 220 min; die Plasmaclearance entsprach der hepatischen Perfusion (13/ml/kg/min). Nur 8% wurde unverändert renal ausgeschieden (teilweise wird der lipophile unveränderte Wirkstoff wieder von den Nierentubuli rückresorbiert), der Rest via Fäzes und renal innerhalb von 3 Tagen (Murphy et al. 1979; Hess et al. 1971, 1972).

Die Angaben über das Verteilungsvolumen (l) variieren zwischen 77 und 390. Die hohe Plasmaproteinbindung (ca. 85%) induziert eine schnelle Veränderung der freien Fraktion bei Plasmaeiweißveränderungen (hohe interindividuelle Ansprechbarkeit). Fentanyl kann intranasal und transmukosal-oral verabreicht werden (ausreichende kinetische Daten fehlen).

Der hepatische Abbau erfolgt über N-Dealkylierung (zu inaktivem Norfentanyl), über oxidative Hydroxylierung des Fentanylrings und anschliessender Glukuronidkonjugation oder über Amidhydrolyse zu Despropionylfentanyl, über N-Dealkylierung zu Despropionylnorfentanyl und Glukuronidkonjugation (Goromaru et al. 1984; keine aktiven Metaboliten). Entsprechend der hohen hepatischen Extraktionsrate sind nach i.v.-Gabe schnell Metaboliten nachweisbar (McClain u. Hug 1980). Beim Lebergeschädigten oder älteren Patienten muss mit vermindertem Metabolismus bzw. Verlängerung der terminalen Eliminationshalbwertszeit gerechnet werden (Bircher u. Sharifi 1991). Speziesabhängig sind extrahepatische Abbauwege möglich: so unterliegt Fentanyl wie andere Opioide (Morphin, Pethidin, Alfentanil, Sufentanil) einem pulmonalen First-pass-Effekt (Roerig et al. 1987; Täger et al. 1988). Ob und welches hepatische Cytochromsystem bei der Biodegradation involviert ist, ist Gegenstand der Forschung (Guitton et al. 1997)

Die Clearance von Fentanyl beträgt (ml/kg/h) ca: 12,6 bzw. (l/min): 0,16 (niedrigster publizierter Extremwert) bis 0,8–1,2–1,53 (höchster publizierter Extremwert) und entspricht ungefähr dem hepatischen Flow: die hepatische Clearance ist also von der hepatischen Perfusion abhängig.

Die Elimination ist beim älteren Patienten verlängert, nicht unbedingt aber beim Zirrhotiker (Bentley et al. 1982; Haberer et al. 1982). Bei Eingriffen im Bereich der Bauchaorta wurden Eliminationsverlängerungen beobachtet (Hudson et al. 1986). Beim Neugeborenen wird gegenüber dem Erwachsenen ein vergrößertes Verteilungsvolumen für die verlängerte HWZ verantwortlich gemacht (Santeiro et al. 1997).

Operationen an der Lunge (mögliche Lungenextraktion) erfordern keine Anpassungen an die Dosierung (Williams et al. 1998). Nach Nierentransplantionen hatten v. a. Patienten mit präoperativ erhöhter Blutharnstoffkonzentration eine signifikant verlangsamte Kinetik (Koehntop u. Rodman 1997).

Zusammenfassend kann man sagen, dass die Kinetik von Fentanyl weitgehend durch die physikochemischen Eigenschaften, die zu einer intensiven Gewebesequestrierung führt, kompliziert werden, wogegen die Eliminationsmechanismen weitgehend unproblematisch sind.

Orale transmukosale therapeutische Systeme
Die orale Resorptionsrate beträgt ca. 25% (ca. 75% werden mit dem Speichel verschluckt; s. auch Buch allgemeine Kinetik); insgesamt beträgt die Bioverfügbarkeit

um die 33–50%. Die T_{max} beträgt ca. 20 min (C_{max} = >10 ng/ml!). Eine therapeutische Serumkonzentration von 1–2 ng/ml wird interindividuell schon nach Minuten erreicht (also persönliche Überwachung wegen möglicher Atemdepression obligatorisch: keine Prämedikation, sondern Präinduktionstechnik!).

16 Vorklinische und klinische Studien

Im Tierversuch (Kaninchen) ergab die intratracheale Anwendung von Fentanylcitrat eine hohe Bioverfügbarkeit von 70% bzw. Kinetik, die einer i.v.-Gabe vergleichbar war; UAW: Lungenparenchymentzündungen nach 24 h (Irazuzta et al. 1996).

Bei 1 Patienten in der terminaler Phase sowie Ileus und Nierenversagen wurde statt Morphin (mögliche Akkumulation von toxischen Metaboliten und Gefahr der Agitation) erfolgreich eine kontinuierliche s.c.-Fentanylinfusion (25 µg/h), ergänzt mit gelegentlichen Bolusgaben von 12,5 µg, angewandt (Mercadante et al. 1997).

Repetierte rückenmarknahe Fentanylgabe: dosisabhängige Erhöhung der maternellen und neonatalumbilikalen Fentanylkonzentration (Vettermann et al. 1996).

Eine prospektive Studien bei >1000 Patienten mit kontinuierlicher epiduraler Gabe von Bupivacain 0,05% + 4 µg/ml (PCA) für eine diverse postoperative Schmerztherapie ergab eine Inzidenz an wirkstoffinduzierten UAW von ca. 17% Pruritus, 15% Nausea, 13% Sedation, 7% Hypotension, 2% Motorblock, 0,3% signifikante Atemdepression. Technikinduzierte Probleme ergaben Dropouts wegen disloziertem Epiduralkatheter (12%), Antikoagulation (3%), Infektion (1%), ungenügender Wirkung (1%). Die Autoren sind der Meinung, die kontinuierliche epidurale Gabe von Bupivacain/Fentanyl via PCA sei auf Abteilungsebene eine zu empfehlene Analgesietechnik (Liu et al. 1998)

17 Kurzprofil

Fentanyl ist im Vergleich zu Morphin potenter und zeichnet sich durch eine hohe Lipophilie aus. Fentanyl induziert keine relevante Histaminfreisetzung. Aus diesen Gründen wurde Fentanyl früher zum eigentlichen Referenzopioid für die i.v.-Analgesieführung eingesetzt.

Der Hauptnachteil von Fentanil ist die komplizierte, dosisabhängige Kinetik; bei repetierter/kontinuierlicher Anwendung sequestriert der hochlipophile, biomembrangängige Wirkstoff in Gewebedepots: die kontextsensible Halbwertszeit steigt deshalb bei repetitiver oder kontinuierlicher Gabe linear an (Hughes et al 1992). Klinisch manifestiert sich dieses Phänomen mit einer protrahierten Aufwachphase und späten UAW (z. B. späte Atemdepression; früher: »Reboundphänomen«, »second peak«).

Fentanyl ist aus diesem Grund in der modernen,

perioperativen Analgesieführung durch die besser steuerbaren Wirkstoffe → Alfentanil, → Sufentanil und Remifentanil abgelöst worden.

Wie bei allen potenten μ-Agonisten kann bei schneller i.v.-Gabe eine gefährliche Thoraxrigidität auftreten. Fentanyl kann intranasal, transmukosal-oral sowie über transkutane therapeutische Systeme für starke chronische Schmerzzustände eingesetzt werden.

18 Literatur

Siehe CD-ROM.

Adler LJ, Gyulai FE, Diehl DJ et al. (1997) Regional brain activity changes associated with fentanyl analgesia elucidated by positron emission tomography. Anesth Analg 84/1: 120–126

Bruera E, Pereira J (1997) Acute neuropsychiatric findings in a patient receiving fentanyl for cancer pain. Pain 69/1–2: 199–201

Celerier E, Rivat C, Jun Y et al. (2000) Long-lasting hyperalgesia induced by fentanyl in rats: preventive effect of ketamine. Anesthesiology 92/2: 465–472

Claxton AR, McGuire G, Chung F et al. (1997) Evaluation of morphine vs. fentanyl for postoperative analgesia after ambulatory surgical procedures. Anesth Analg 84/3: 509–514

Coda B, Bausch S, Haas M et al. (1997) The hypothesis that antagonism of fentanyl analgesia by 2-chloroprocaine is mediated by direct action on opioid receptors. Reg Anesth 1: 43–52

Cooper DW, Lindsay SL, Ryall DM et al. (1997) Does intrathecal fentanyl produce acute cross-tolerance to i.v. morphine? Br J Anaesth 78/3: 311–313

Daniel M, Weiskopf RB, Noorani M et al. (1998) Fentanyl augments the blockade of the sympathetic response to incision (MAC-BAR) produced by desflurane and isoflurane: desflurane and isoflurane MAC-BAR without and with fentanyl. Anesthesiology 88/1: 43–49

Dsida RM, Wheeler M, Birmingham PK et al. (1998) Premedication of pediatric tonsillectomy patients with oral transmucosal fentanyl citrate. Anesth Analg 86/1: 66–70

Friedlander JD, Fox HE, Cain CF et al. (1997) Fetal bradycardia and uterine hyperactivity following subarachnoid administration of fentanyl during labor. Reg Anesth 4: 378–381

Guitton J, Buronfosse T, Désage M et al. (1997) Possible involvement of multiple cytochrome P450S in fentanyl and sufentanil metabolism as opposed to alfentanil. Biochem Pharmacol 53/1): 1613–1619

Gunaydin B, Babacan A (1998) Cerebral hypoperfusion after cardiac surgery and anesthetic strategies: a comparative study with high dose fentanyl and barbiturate anesthesia. Ann Thorac Cardiovasc Surg 1: 12–17

Hase I, Oda Y, Tanaka K et al. (1997) I.v. fentanyl decreases the clearance of midazolam. Br J Anaesth 79/6: 740–743

Ko SH, Kim DC, Han YJ et al. (1998) Small-dose fentanyl: optimal time of injection for blunting the circulatory responses to tracheal intubation. Anesth Analg 86/3: 658–661

Koehntop DE, Rodman JH (1997) Fentanyl pharmacokinetics in patients undergoing renal transplantation. Pharmacotherapy 4: 746–752

Kohno K, Takaki M, Ishioka K et al. (1997) Effects of intracoronary fentanyl on left ventricular mechanoenergetics in the excised cross-circulated canine heart. Anesthesiology 86/6: 1350–1358

Lenz KL, Dunlap DS (1998) Continuous fentanyl infusion: use in severe cancer pain. Ann Pharmacother 32/3: 316–319

Liu SS, Allen HW, Olsson GL (1998) Patient-controlled epidural analgesia with bupivacaine and fentanyl on hospital wards: prospective experience with 1,030 surgical patients. Anesthesiology 88/3: 688–695

Macaluso AD, Connelly AM, Hayes WB et al. (1996) Oral transmucosal fentanyl citrate for premedication in adults. Anesth Analg 82/1: 158–161

Mercadante S, Caligara M, Sapio M et al. (1997) Subcutaneous fentanyl infusion in a patient with bowel obstruction and renal failure. J Pain Symptom Manage 13/4: 241–244

Santeiro ML, Christie J, Stromquist C et al. (1997) Pharmacokinetics of continuous infusion fentanyl in newborns. J Perinatol 17/2: 135–139

Viscomi CM, Bailey PL (1997) Opioid-induced rigidity after intravenous fentanyl. Obstet Gynecol 89 (5 Pt 2): 822–824

Walz R, Lübbe N, Walz K et al. (1997) Untersuchungen zur Verlängerung einer fentanylinduzierten Vigilanzminderung durch Clonidin. Anaesthesiol Reanim 22/2: 42–45

Wassef MR (1997) Phantom pain with probable reflex sympathetic dystrophy: efficacy of fentanyl infiltration of the stellate ganglion. Reg Anesth 3: 287–290

Williams KS, Susla G, Temeck BK et al. (1998) Pharmacokinetics of fentanyl during hyperthermic, isolated lung perfusion. South Med J 91/3: 261–265

Xu QA, Trissel LA, Martinez JF (1997) Rapid loss of fentanyl citrate admixed with fluorouracil in polyvinyl chloride containers. Ann Pharmacother 3: 297–302

Fentanyl, transkutanes therapeutisches System

Funktionsweise, Vor- und Nachteile therapeutischer Systeme sind im Buch K (Applikationen) beschrieben. Fentanyl kann wegen seiner Potenz sowie physikochemischen Eigenschaften (Lipophilie, Hautkompatibilität, niedriges Molekulargewicht) mittels eines transkutanen therapeutischen, 1986 in die Klinik eingeführten Systems eingesetzt werden.

Es bietet besondere Vorteile bei der Krebsschmerztherapie auf Stufe III der WHO-Empfehlungen bei Patienten, bei denen die orale Medikamentenaufnahme eines anderen Retardpräparates nicht möglich ist (z. B. unstillbares Erbrechen).

Der Wechsel der Fentanylpflaster sollte alle 72 h erfolgen; evtl. können die Intervalle auf 48 h verkürzt werden, noch kürzere Intervalle sind nicht zu empfehlen, da die Inzidenz von Atemdepression erhöht ist.

Klinisch relevante kinetische Daten des transkutanen fentanyltherapeutischen Systems betreffen die Abgaberate des Systems, die über das System maximal erreichbare Serumkonzentration sowie die klinische Halbwertszeit. Die Abgaberate des fentanyltherapeutischen Systems beträgt in der Regel je nach therapeutischem System 25–75–100 μg/h (Caplan et al. 1986; Holley u. van Stennis 1988; Larijani et al. 1988; Plezia et al. 1988, 1989; Varvel et al. 1989).

Folgende Systeme sind unter dem Markennamen Durogesic im Handel:

- Durogesic' Abgaberate 25 μg/h; Pflastergröße 10 cm²;
- Faustregel (!): entspricht ret. TD Morphin p.o. 60 mg
- Durogesic' Abgaberate 50 μg/h; Pflastergröße 20 cm²;
- Faustregel (!): entspricht TD ret. Morphin p.o. 120 mg
- Durogesic' Abgaberate 75 μg/h; Pflastergröße 30 cm²;
- Faustregel (!): entspricht TD ret. Morphin p.o. 180 mg
- Durogesic' Abgaberate 100 μg/h; Pflastergröße 40 cm²;
  Faustregel (!): entspricht TD ret. Morphin p.o. 240 mg

Therapeutisch wirksame Serumkonzentrationen werden in der Regel innerhalb von 24 h, therapeutisch wirksame Steady-state-Konzentrationen nach Tagen erreicht.

Die Eliminationshalbwertszeit beträgt zwischen 241 und 428 min (Varvel et al. 1989; große interindividuelle Unterschiede: s. Fentanylkinetik), die klinische Wirkungsdauer beträgt 11 bis >40 h (im Durchschnitt: ca. 24 h). Über Rekrutierung aus lokalen subkutanen Wirkstoffdepots sowie Sequestrierungsdepots kann auch nach Entfernen des Systems noch stunden- bis tagelang die Plasmakonzentration ansteigen (sog. Umverteilungsphänomen).

Die Inzidenz an Fentanyl TS induzierter Hypoventilation beträgt 4% (perioperative Medizin) bzw. 2% (terminale Schmerzzustände); eine Hypoventilation kann auch spät auftreten (Jeal u. Benfield 1997).

Das therapeutische Fentanylsystem induziert im Prinzip die gleichen Wirkungen wie konventionell verabreichtes Fentanyl, inkl. Hypoventilation bzw. Bradypnoe, Nausea und Emesis, Pruritus (Caplan et al. 1989; Latasch u. Lüders 1989; Rowbotham et al. 1989).

Wegen falscher Indikationsstellung (Beispiel Schmerzen nach Tonsillektomie bei Kindern) und entsprechend tödlichen Zwischenfällen wurde der Hersteller in den USA durch die FDA angewiesen, die Verpackungsanleitung entsprechend zu verbessern.

9 Systembezogene Nebenwirkungen

Lokale Hautrötung (selten: 3%; Erythem; Caplan et al. 1989; Jeal u. Benfield 1997): deshalb bei chronischer Anwendung Notwendigkeit, das Wirkstoffpflaster rotationsmäßig auf andere Hautabschnitte zu setzen.

17 Kurzprofil

Fentanyl TTS verbindet die im Kurzprofil Fentanyl schon beschriebenen dynamischen und kinetischen Eigenschaften von Fentanyl mit einer durch das therapeutische System bedingten kinetischen Trägheit. Diese Trägheit muss vom Arzt als solche erkannt werden. Aus diesen Gründen ist die gleichzeitige Anwendung von potenten (ultrakurzwirksamen!) Opioiden nur in Ausnahmefällen gestattet (ähnliche Problematik wie nach rückenmarknaher Opioidanwendung).

Der Einsatz von kinetisch trägen Systemen ist für dynamische Schmerzzustände (Beispiel postoperative Schmerzzustände) ungeeignet.

Die Inzidenz von opioidinduzierten Nebenwirkungen wie Atemdepression ist besonders bei Wechsel des Fentanyl TTS in kürzeren als empfohlenen Abständen beachtlich und sollte zur Vorsicht mahnen.

Transdermale Systeme sind indiziert bei gut einstellbaren starken bis stärksten Schmerzzuständen (Schmerzklinik, terminale Schmerzzustände, chronische starke Schmerzzustände bei Kindern; Jakobsson u. Strang 1999; Collins et al. 1999; Lautraite et al. 1999). Eine weitere Indikation sind Schmerzpatienten mit gastrointestinalen Motilitätsstörungen. Die Indikation für Opioide bei nichtmalignen Schmerzsyndromen betrifft natürlich auch die Diskussion um die (sinnvol-

le) Anwendung von nichtinvasiven Applikationen bzw. Fentanyl TTS (Milligan u. Campbell 1999).

Die bei selbst optimal eingestellten Patienten immer möglichen Durchbruchschmerzen (Break-through-Schmerzen) können durch schnellwirksame potente antipyretische Analgetika abgeblockt werden (Reinhart et al. 1992) oder durch Opioide gleicher Dynamik (z. B. Morphinlösung oder Supp.).

Transdermale → ionto- und sonophoretische therapeutische Systeme mit Fentanyl etc. sind in Vorbereitung (Vorteil schnellere Resorptionskinetik; s. Buch Kinetik und Applikation).

18 Literatur
Siehe CD-ROM.

Collins JJ, Dunkel IJ, Gupta SK et al. (1999) Transdermal fentanyl in children with cancer pain: feasibility, tolerability, and pharmacokinetic correlates. J Pediatr 134/3: 319–323
Jakobsson M, Strang P (1999) Fentanyl patches for the treatmnt of pain in dying cancer patients. Anticancer Res 19/5C: 4441–4442
Jeal W, Benfield P (1997) Transdermal fentanyl. A review of its pharmacological properties and therapeutic efficacy in pain control. Drugs 53/1: 109–138
Lautraite C, André N, Portas M et al. (1999) Intérêt du fentanyl par voie transdermique chez l'enfant en phase palliative. Arch Pediatr 6/7: 801–802
Milligan KA, Campbell C (1999) Transermal fentanyl in patients with chronic, nonmalignant pain: a case study series. Adv Ther 16/2: 73–77

Lofentanil, R34995 (Code)

Das hochlipophile, μ-rezeptoraffine, 1974 durch die Forschungslabors Janssen synthetisierte, aber wegen seiner hohen Potenz und extremlangen Wirkdauer nicht in den Handel avancierte Lofentanil ist für die rückenmarknahe Rezeptorenblockade wirksam eingesetzt worden: in einer epiduralen Einmaldosierung von 5–10 mg entfaltete Lofentanil eine tagelang anhaltende segmentale, nebenwirkungsarme Analgesie und promovierte damit die Idee, durch Ergänzung mit »sauren antipyretischen Analgetika (periphere Antinozeption)« eine »balanced analgesia technique« zu erzielen (Kolonresektionen, abdominelle Hysterektomien, große orthopädische Eingriffe etc., n: 100, Waldvogel u. Fasano 1983).

Wegen seiner hohen Potenz wäre es geeignet, in der Katastrophenmedizin nasal oder per inhalationem eingesetzt zu werden: beispielsweise in der Form von »Schmerzzigaretten«.

Literatur
Siehe CD- ROM.

Mirfentanil

Mirfentanil, chemisch [N-(2-Pyrazinyl)-N-(1-phenyl-ethyl-4-piperidinyl)-2-furamid], hat im Tierversuch eine μ-Rezeptoraffinität (7,99 nM) > δ-Rezeptor (480 nM) > κ-Rezeptor (480 nM; France et al. 1991). Die Dynamik von Mirfentanil, einem offenbar kurzwirksamen Wirkstoff, ist nicht ganz klar (dosisabhängige Antagonist/Agonist-Wirkungen vorzüglich über μ-Rezeptor, sowie nichtopioiderge Wirkungen [Lemmens et al. 1995; France et al. 1991].

Tierexperimentell getestet wird ein Mirfentanilabkömmling (OHM 10579; Lelas et al. 1998).

Literatur

Literatur bis 1996: s. CD-ROM.

Lelas S, Gerak LR, Landers LK et al. (1998) Pharmacological profile of a deuterium-substituted mirfentanil derivative, OHM10579, in rhesus monkeys. Pharmacol Biochem Behav 60/3: 665–675

Remifentanil INN, GI 87084B; Metabolit: GI90291

1 Handelsnamen

Ultiva (Glaxo-Wellcome).

2 Darreichungsform

Durchstechflaschen enthaltend Remifentanil-Hydrochlorid 1,1 entspr. 1 mg/2,2 entspr. 2 mg/5,5 entspr. 5 mg Remifentanil (lyophilisiertes Pulver) zur Verabreichung nach Auflösen.

3 Chemie, Geschichte, diverse Hinweise

- (3-{4-Methoxycarbonyl-4-[(1-oxo-propyl) phenylamino]-1-piperidin} propansäuremethylester-Hydrochlorid)
- $C_{20}H_{28}N_2O_5$, HCl
- MG 412,9

Strukturformel

Remifentanil

Remifentanil ist ein von der Forschungsgruppe um Feldman (Forschungsinstitut Glaxo) entwickeltes Phenylpiperidinderivat bzw. 4-Anilinopiperidin mit labiler Methylpropionatesterbindung (Feldman et al. 1991): am Piperidin-N-Atom ist als Substituent ein Propionsäuremethylester eingebaut (= Angriffspunkt für enzymatische Spaltung durch Esterasen). Remifentanil präsentiert sich als lyophilisiertes kristallines Pulver (enthaltend Remifentanilbase und Glycin), das in Wasser löslich ist (pKa 7,07). Die wässrige Lösung hat ein pH von 4,5.

Die Ampullenlösungen enthalten in der Regel 15 mg Glycin pro Stechampulle (= keine rückenmarknahe Anwendung, da Glycin ein Neurotransmitter ist).

Einmal verdünnte Lösungen (in der Regel Verdünnung auf 20–50–250 μg/ml) mit 5% Dextrose und Kochsalzlösung 0,45–0,9% können 24 h aufbewahrt werden. Siehe auch Inkompatibilitäten.

4 Rezeptpflicht, Schwangerschaftskategorie

Deutschland: BTM; Schwangerschaft A 85: strenge Indikationsstellung (Anwendung im Trimenon I nur in begründeten Ausnahmefällen; ausreichende Erfahrungen beim Menschen liegen nicht vor; wegen diaplazentärer/translaktaler Passage wie bei allen potenten Opioiden entsprechende fetale/neonatale UAW möglich; Tierversuche: keine Hinweise auf embryotoxische/teratogene Wirkungen; Stillzeit: strenge Indikationsstellung (wie bei allen potenten Opioiden): nach Remifentanilapplikation ist das Stillen für 24 h zu unterbrechen (Faustregel).

Österreich: Rp, SG.

Schweiz: A, Schwangerschaftskategorie C; perinatale Phase: wegen ungenügender Fakten und Daten nicht empfohlen; Stillzeit: wegen translaktaler Passage nicht empfohlen.

5 Stoff, Indikationsgruppe, Dynamik (Rezeptorenprofil)

Zentralwirksames Analgetikum vom Typ Opioid: MOR-Agonist vom Typ EMO (»esterase metabolized opioid«).

5.2 Dynamik (Rezeptorenprofil)

Affinität und intrinsische Wirkung

MOR bzw. OR-3: 2,6 (EC_{50} nM)

DOR bzw. OR-1: 66 (EC_{50} nM)

KOR bzw. OR-2: 6,1 μM (James et al. 1991)

Ileumpräparat Meerschweinchen (Messung der Hemmung einer elektrisch induzierten Kontraktion): die EC_{50} in nM entspricht einer Opioidaktivitätspotenz von Fentanyl, ca. 8-mal stärker als diejenige von Alfentanil, ca. 8-mal schwächer als diejenige von Sufentanil (Produktemonographie); diese Wirkung ist durch Naloxon aufhebbar, nicht aber durch selektive κ- oder δ-Antagonisten.

Aufgrund der vorliegenden Erfahrungen handelt es sich um einen vollen MOR-Agonisten (James et al. 1991).

6 Indikationen, Dosierung, Anwendungsart

6.1 Indikationen

- *Rote Liste* Deutschland unter »Narkosemittel«: zur Anwendung als Analgetikum während der Einleitung und/oder Aufrechterhaltung der Anästhesie.
- Perioperative Analgesie/Antinozizeption (empfehlenswert).

6.2 Dosierung

Initialdosierung unter Anästhesiebedingungen: 0,5–1 μg/kg langsam i.v (>30–60 s, also keine »Bolusinjektion«!); danach Erhaltungsdosierung 0,1–0,25–0,5–1–2 μg/kg/min interindividuell und abhängig von Komedikationen (Propofol, volatile Anästhetika etc.)

und Klinik, ZNS-Depression (z. B. EEG: spektrale Eckfrequenz) etc.

Eine Dosierung von 1 μg/kg/min ist optimal für einen hämodynamischwirksamen Antinozieptionsschutz (Intubation, Sternotomie etc.; Duthie 1998; Kombinationsanästhesie).

Bolusgabe: nicht empfohlen; die Initial Dosis (ID) soll in >30 s appliziert werden (definitionsgemäss a priori kein Bolus, obwohl dieser Ausdruck gängig verwendet wird [ein Bolus wird innerhalb von Sekunden injiziert]).

TIVA: die initiale Dosierung zur Einleitung beträgt ca. 0,3-0,5 μg/kg/min in Kombination mit Propofol (5-6 mg/kg /h), die TIVA wird dann aufrechterhalten mit Remifentanilkonzentrationen um 0,1 μg/kg/min bzw. Propofol 2-4 mg/kg /h. Je nach Klinik soll die Remifentanilgabe kurzfristig entsprechend erhöht werden (in der Regel bis 1 μg/kg/min).

Die Dosierung für postoperative Analgesie beträgt um 0,05-0,23 μg/kg/min (1 Multizenterstudie, n: 155; Yarmush et al. 1997).

Die Potenz von Remifentanil ist vergleichbar mit derjenigen von Fentanyl und ca. 20-mal höher als diejenige von Alfentanil: die MAC-Reduktion von 50% Isofluran wird bei einer Serumkonzentration von 1,2 ng/mol Remifentanil bzw. 1,7 ng/ml Fentanyl erreicht (Arbeiten von Kapila et al. 1994).

Wegen der ultrakurzen HWZ bzw. klinischen Wirkung muss die kontinuierliche Gabe laufend auf ihre Wirkung überwacht werden.

Obesitas: Empfehlung, die Dosierung nach Ideal- und nicht Realgewicht vorzunehmen (Grund: zentrales Verteilungsvolumen und Clearance relativ niedrig; wird bei diesen Patienten nach Realgewicht dosiert, treten vermehrt UAW auf).

6.3 Anwendungsart
Invasiv: i.v.

7 Keine Indikationen
- Monoanästhesie (s. Buch B oder Einführung: wie bei allen Opioiden kann ein Bewusstseinsverlust nicht garantiert werden).
- Kinder unter 2 Jahren (Grund: fehlende Daten).
- Rückenmarknahe Applikationen.
- Postoperative Analgesie (Grund: Kombination hohe Potenz, ultrakurze Wirkung = zu hohe Ansprüche an laufende Überwachung).
- Intraoperative Analgesie und Spontanatmung.
- Situationen, wo ein ungenügender Antinozieptionsschutz bzw. ein damit induzierbarer autonomer Stress unerwünscht ist (z.B. Ausleitungsphase bei Herz-Kreislauf-Kranken, sofern nicht »prophylaktisch« vor Ende des Eingriffs ein zusätzlicher, kinetisch träger Antinozieptionsschutz verabreicht wird [z. B. Piritramid etc...]).

- Langzeitgabe (>24 h; Grund: keine klinische Erfahrungsdaten).

8 Kontraindikationen
- Kinder unter 2 Jahren (Grund: keine klinische Erfahrungsdaten).

9 UAW (1–14)
Im Prinzip wie alle potenten Opioide, insbesondere:

9.1 ZNS
9.1.1 Zentralhemmende Wirkungen
Sedation selten (<0,1%); Kopfschmerzen gelegentlich, Vertigo. Bewusstseinsverlust bei Dosierung bis 5 μg/kg i.v. nicht gesichert (Jhaveri et al. 1997; ED_{50} [Mittelwert]), bei ab 12 μg/kg eintretend (Vergleich Alfentanil: 176 μg/kg).

Atemsteuerung: ausgesprochen (Marton et al. 1991; Bolusgabe verboten): ca. 11% (schwere Atemdepression bis Apnoe).

Brechfunktionszentren: ausgesprochen wie bei allen potenten Opioiden: 14% (Erbrechen) bis 33% (Übelkeit).

9.1.2 Zentralstimulierende Wirkungen
Zentrale Bradykardie: wie bei allen potenten Opioiden; in <5% Bradykardie (Cave Interaktionen mit negativen chronotropen Komedikationen!), Fieberreaktion mit Schüttelfrost.

Pruritus: gelegentlich (0,1–5%.)

Rigidität der quergestreiften Skelettmuskulatur: ausgesprochen (Bolusgabe verboten) häufig: 13%.
Herz/Kreislauf: Im Tierversuch (Hund) dosisabhängige Reduktion der Herzfrequenz, des Blutdruckes und des Cardiac Output (vergleichbar mit Alfentanil, aber weniger lang dauernd: James et al. 1992). Beim Menschen führt eine langsame Gabe über 1 min von 2-30 μg/kg zu einem signifikanten Blutdruckabfall und zu einer Bradykardie; diese Reaktionen sind bei einer Dosierung < 1 μg in der Regel absent.

In der Klinik Hypotension häufig (18%). Gelegentlich Hypertension.

9.14 Diverse
9.14.1 Histaminfreisetzung
Keine (Sebel et al. 1995).

9.14.2
Schweißausbrüche (gelegentlich).

10 Warnhinweise
Restmengen von Remifentanil in Infusionsschläuchen, Verweilkanülen beim sog. »Flushing« beachten!

Bei kontinuierlicher Gabe sind elektronische kalibrierte Pumpen einzusetzen, insbesondere bei intraoperativem Einsatz im Rahmen der TIVA (Grund:

Abfall der Remifentanilkonzentration = akute Stress-
situation, nackte Schmerzen etc.).

11 Toxikologie
Akute Toxizität: akute Opioidintoxikation. Chronische
Toxizität: im Rahmen einer Opioidintoxikation. Bei
rückenmarknaher Anwendung beim Tier neurotoxische UAW wie Agitation, motorische Dysfunktion etc.
(glycinbedingt). Bei chronischer Anwendung beim Tier
Verminderung der Fertilität (männliche Ratten). Keine
Anzeichen für Teratogenität und Genotoxizität. Kanzerogenität: keine Langzeitstudien.

12 Notfallmaßnahmen bei Überdosierung
Wie bei allen potenten Opioiden (wegen der ultrakurzen HWZ genügt in der Regel eine assistierte/kontrol-
lierte Beatmung über einen begrenzten Zeitraum); eine
spezifische medikamentöse Antagonisierung – mit
Naloxon problemlos durchführbar – ist aber deswegen
in der Regel nicht indiziert.

13 Interaktionen
13.1 Medikamentöse Interaktionen
Im Prinzip wie alle potenten Opioide, insbesondere:
- MAC Isofluran: ↓ (altersabhängig, abhängig von
  Remifentanil-Serumkonzentration: bei 1,2 ng/ml
  MAC Reduktion 50%; darüber Ceilingeffekt; Kapila et
  al. 1994).
- Muskelrelaxanzien (v. a. depolarisierende wie Suc-
  cinylcholin; komp. wie Vecuronium etc., Ausnahme:
  Pancuronium): extreme Bradykardie bis Herzstill-
  stand (Prophylaxe und Therapie: Atropin).
- EC_{50} Propofol: ↓ (Hogue et al. 1996).

13.2 Physiologische Interaktionen
- Leberinsuffizienz: bei schwerer Leberschädigung
  Atemdepression ausgeprägter.
- Niereninsuffizienz: keine.
- Pseudocholinesteraseaktivität (z. B. genetisch bedingter Pseudocholinesterasenmangel): kein Interaktion,
  da Abbau über unspezifische Esterasen.
- Hypothermie (z. B. kardiopulmonaler Bypass): enzymatischer Eliminationsmechanismus gehemmt (Klinik: wahrscheinlich keine Relevanz, Angaben Produktemonographie: Arbeiten von Rees u. Royston).

14 Inkompatibilitäten
Remifentanillösungen sind nicht kompatibel mit:
- Ringer-Laktatlösungen.
- Ringer-Laktat + Dextrose 5%.

Nicht mit Propofol in der gleichen Spritze aufziehen.
In einem von Blut-, Serum- bzw. Plasmainfusionen
unabhängigen System applizieren (Grund: im Blut etc.
vorhandene nichtspezifische Esterasen hydrolysieren
bzw. inaktivieren Remifentanil).

15 Kinetik, Kinetikdiskussion
Physikochemische Eigenschaften
Proteinbindung (% Dosis): 70 (davon ca. 30% an α_1-
Glukoprotein; in vitro starke Bindung zu Albumin)
pK_a: –
Lipidlöslichkeit: 18

Resorption und Bioverfügbarkeit
Bioverfügbarkeit (% Dosis): –
T bis C_{max} (h): s. Diskussion unten.
C_{max} (mg/l): –

Verteilung, Elimination, Metabolismus
α-HWZ (min): 0,74–0,9–2
Terminale β-HWZ (min): 3–10–14,4
Terminale γ-HWZ (min): 48–72
Kontextsensible HWZ (min): 3–4 (Expositionsdauer:
3–4 h; Kapila et al. 1995; Westmoreland et al. 1993)
$V_{initial}$: zentrales Verteilungsvolumen 100 ml/kg bzw. 5 l
(zentrales Vd), 10 l (rapid-peripher), 5 l (langsam-peri-
pher; 3-Kompartiment-Modell nach Minto et al. 1997)
V_{ss} (l): 20–32 bzw. 0,3–0,4 l/kg bzw. 350 ml/kg –
~ 160 ml/kg (altersabhängige Abnahme, Produktemonographie)
Cl_{total} (l/min): 3 bzw. 180 l/h (Egan 1995) bzw. 2,46
(metabolische Clearance 1); 1,69 rapid-periphere
Clearance 2; 0,065 (langsam-periphere Clearance 3
im 3-Kompartiment-Modell nach Minto et al. 1997);
29–39 ml/min/kg (Angaben Produktmonographie
bzw. Hoke et al. 1995; USA-104, Study report).
AUC: –
Hepatische Biotransformation: GI 94219 (N-Dealkylierung: <5% MS)
Extrahepatische Biotransformation: Blutzellen, Mus-
kelorgan (enzymatisch)
Renale Elimination (%Dosis, MS, Metaboliten):
schwachaktiver Carbonsäuremetabolit GI 90291
(HZW 7–10 h; zu 95% renal und unverändert ausge-
schieden)
Biliäre Elimination: –
Aktive Metaboliten: schwachaktiver Carbonsäure-
metabolit
Nichtaktive Metaboliten: GI 94219

Effektivität
Therapeutische Serumkonzentration:
ED_{50} = 3,2 nmol/kg (Vergleich: Fentanyl 4,1 nmol/kg;
Sufentanil 0,7 nmol/kg; Arbeiten von Schuster zitiert
in Monographie).
EC_{50} 54 ng/ml (Jhaveri et al. 1997; Vergleich: Alfentanil ED_{50} 176 µg/kg bzw. EC 1,012 ng/ml).
EC_{50} bei älteren Patienten bis 50% niedriger; in Kombination mit Lachgas bei größeren chirurgischen
Eingriffen (Abdominaleingriffe, Prostatektomie,
Nephrektomie): 3,8–7,5 ng/ml (computerkontrollier-
te Targetkonzentrationen; Drover u. Lemmesn 1998).

EC$_{50}$ (ng/ml): ~ 9 (>75 Jahre) bis ~ 13,5 (50 Jahre) bis ~ 17 (junger Patient)(Produktemonographie)
Toxische Serumkonzentration: keine Angaben
MAC 50 (Enfluran): 7,4 ng/ml (Salmenpera et al. 1992; tierexperimentell)
MAC 50 (Isofluran, Hautinzision): 1,37 ng/ml (Lang et al. 1996).
MAC 70 (Isofluran): 2–4 ng/ml (Lang et al. 1996)

Biomembrangängigkeit
Diaplazentar: rapid (Kan et al. 1998)
Translaktal: keine Daten.
Blut-Hirn-Barriere-Passage: rapid.

15.2 Kinetikdiskussion
Die Verteilung kann in Form eines Zwei- oder Drei-kompartiments beschrieben werden (Glass et al. 1993) mit einem zentralen, schnell perfundierten Komparti-ment sowie entsprechend dem Modell einem periphe-ren, schlecht perfundierten Kompartiment 1 und 2 (= <5% Dosis). Die Remifentanilkinetik zeichnet sich u. a. durch ein kleines Verteilungsvolumen, eine rasche Ver-teilungsphase sowie eine extrem kurze Eliminations-phase aus. Das für einen lipophilen Wirkstoff ermittel-bare kleine Verteilungsvolumen kann durch den ultra-rapiden Eliminationsmechanismus erklärt werden.

Die T$_{max}$ ist kurz: eine Blut-Hirn-Equilibrierung erfolgt innerhalb von 1,2–1,4 min. Die Wirkung von Remifentanil ist kurz (HWZ um 3–10 min).

Gegenüber den übrigen 4-Anilinopiperidinen ist Remifentanil wesentlich weniger lipophil (18 vs. 129 [Alfententail] vs. 816 [Fentanyl] vs. 1727 [Sufentanil]); entsprechend hat Remifentanil unter Steady State-Bedingungen gegenüber diesen Wirkstoffen ein kleine-res Verteilungsvolumen.

Das Verteilungsvolumen ist altersabhängig: beim jungen Patienten beträgt es um 300 ml/kg und beim 75-jährigen Patienten nur ca. 160 ml/kg.

Die nur wenige Minuten betragende kontextsensible Halbwertszeit bleibt, auch bei Infusionssimulationen über Stunden konstant niedrig (um 4 min [Vergleich: ca. 60 min Alfentanil]; Egan et al. 1993; Kapila et al. 1995).

Die Clearancerate von Remifentanil ist hoch (40 ng/kg/min; Egan et al. 1993, Glass et al. 1993; West-moreland et al. 1993; Kapila et al. 1996), dosisunabhän-gig und ca. 3- bis 4mal größer als der durchschnittliche Leberdurchfluss (ca. 300 l/h; Westmoreland et al. 1993): Zeichen für extrahepatische, hydrolytische Elimination.

Bei Nieren- und Leberinsuffizienz bestehen deshalb keine relevanten Interaktionen: in beiden Fällen ist des-halb eine Dosisanpassung nicht notwendig. Es sind keine Daten vorhanden, ober der schwachaktive, nie-renpflichtige Metabolit GI990291 nach Langzeitgabe bei Niereninsuffizienz kumuliert.

Die Kinetik ist vom Alter und von der Körpermasse etwas abhängig, nicht jedoch vom Geschlecht (Minto et al. 1997).

Remifentanil wird durch nichtspezifische Esterasen sowie Gewebeesterasen zum schwachaktiven Metabolit GR90291 abgebaut; dieser aktive Metabolit hat nur noch eine Potenz von 1/300–1/1000 der Muttersubstanz (Arrendale et al. 1991; Egan et al. 1993). Ein Nebenab-bauweg besteht über N-Dealkylierung zu GI94219.

16 Vorklinische und klinische Studien
Eine schnelle Ausleitungsphase mit Remifentanil bei Herz-Kreislauf-Kranken kann mit erhöhtem autono-mem Stress verbunden sein (Grund: ungenügender Antinozizeptionsschutz; Apitsch et al. 1999: Vergleichs-studie vs. Alfentanil).

Ein Vergleich zwischen Propofol-Fentanyl-Anästhe-sie und Propofol-Remifentanil-Anästhesie ergab für die Remifentanilgruppe eine schnellere Aufwachzeit (Augenöffnen: 7,7 min. vs. 12,4 min) und schnellere Extubationszeit (9,8 vs. 12,4 min); die Remifentanil-gruppe wies eine stabilere Hämodynamik und Absenz von Bewegungen auf (Jellish et al. 2000; Bemerkung Hrsg.: beachte den kleinen Unterschied in Bezug auf die Augenöffnungszeiten etc.; der Vergleich wurde nicht mit Sufentanil, sondern mit Fentanyl [s. kontextbezogene HWZ!] unternommen).

Bei standardisierter mechanischer Druckreizung (Tibia- und Manubrium-sterni-Periost) war i.v.-Remi-fentanil in einer Dosierung von 0,0625–2 µg/kgKG vs. Alfentanil 8–32 µg/kgKG vs. Placebo Remifentanil ca. 30mal potenter; in äquianalgetischer Dosierung war die remifentanil-induzierte Atemdepression gleich ausge-prägt, aber ungleich kürzer anhaltend (Doppelblindver-such, gesunde Probanden; Marton et al. 1991).

Die i.v.-Remifentanilgabe in einer Dosierung von 0,3–20 nmol/kg/min induzierte eine dosisabhängige, durch Naloxon antagonisierbare Reduktion der Herz-frequenz, des arteriellen Blutdrucks, von +dP/dt sowie des Cardiac Output, vergleichbar mit Wirkung von Alfentanil, aber weniger lang anhaltend (Tierversuche; James et al. 1992; Vuong et al. 1991).

Die antinoziceptiv-analgetische Potenz von Remi-fentanil ist mit derjenigen von Alfentanil, Fentanyl und Sufentanil vergleichbar, jedoch von wesentlich kürzerer Dauer und ebenfalls mit Naloxon antagonisierbar. Bei repetierter oder langer Anwendung besteht offenbar keine Kumulationsgefahr (Ratte; Tail-withdrawal-Test; Schuster et al. 1991; Vuong et al. 1991).

In einer Multicenterstudie (Yarmush et al. 1997) wurde eine eventuelle Atemdepression durch Remifenta-nil mittels Atemfrequenzmessung überprüft (ein im Ver-hältnis zum übrigen Aufwand dieser Studie unüblicher einfacher Test, persönliche Meinung des Hrsg.!); eine postoperative Analgesie ist »sicher« und effektiv (Yar-mush et al.), obwohl die Inzidenz von temporärer Atemdepression (14%), Apnoe (! 4%) erhöht war; 1 Patient wurde bewusstlos, apnoeisch und entwickelte eine akute Muskelrigidität nach einer akzidentellen Bolusinjektion von 400 μg Remifentanil i.v.; 1 anderer Remifentanilpatient hatte eine stark verzögerte Aufwachphase, die als »Apnoe« missinterpretiert wurde (Yarmush et al. 1997).

In einer in *Anesthesiology* veröffentlichten Studie erhielten Sectiopatientinnen eine Epiduralanästhesie (Lidocain/Adrenalin bis Höhe T4; zusätzlich 3–5 mg Morphin nach Entbindung!) + kontinuierliche i.v.-Gabe von Remifentanil (0,1 μg/kg/min). Die Patientenpopulation betrug ursprünglich 19, davon u. a. 2 Drop-outs wegen Versagens der Epiduralanästhesie (entspricht ca. >10% der Studienpopulation!); UAW waren u. a. temporäre Hypotension und exzessive Sedation (Study approved by the commettees on human research etc., Kan et al. 1998).

Die Aufwachphase bei Allgemeinanästhesie für eine abdominale Hysterektomie ist bei Remifentanil gegenüber einer Alfentanilgabe rascher; wegen der raschen Abflutung von Remifentanil wird eine perioperative vorherige Gabe eines Analgetikums empfohlen (Kovac et al. 1997; diese Empfehlung umschreibt den Hauptnachteil von Remifentanil, s. Kurzprofil, Hrsg.).

17 Kurzprofil

Remifentanil ist ein Wirkstoff aus der Gruppe der 4-Anilinopiperidine und in der Potenz mit Fentanyl vergleichbar.

Remifentanil unterscheidet sich grundsätzlich von den übrigen potenten Opioiden durch seine Esterstruktur und einen von Alter und Organfunktionen weitgehend unabhängigen Eliminationsmechanismus: Die ultrakurze, von der Infusionsdauer praktisch unabhängige Wirkungsdauer von Remifentanil beruht auf Elimination bzw. Abbau und nicht Verteilungskinetik: die ultrakurze kontextsensitive Halbwertszeit bleibt auch nach mehrstündiger Applikation linearstabil.

Der Wirkungseintritt von Remifentanil ist schnell und mit demjenigen von Alfentanil vergleichbar (James et al. 1992; Egan et al. 1992).

Bei i.v.-Anwendung wurde bislang keine wesentliche Histaminfreisetzung festgestellt (Westmoreland et al. 1993).

Der Hauptmetabolit von Remifentanil ist nur schwach aktiv.

Als erstes ultrakurzwirksames Opioid scheint Remifentanil ideal für die i.v.-perioperative Analgesieführung zu sein (extreme Steuerbarkeit, keine Kumulationsgefahr, Eliminationsmechanismen durch ubiquitäres Esterasesystem und unabhängig von hepatischer und renaler Funktion).

Der Preis einer extremen Steuerbarkeit und Potenz verlangt ein kontinuierliches, aufwendiges Monitoring (Atmung, Kreislauf, ZNS-Funktion) mit kontinuierlicher, persönlicher Assistenz von Fachpersonal (Reanimationsmaßnahmen). Die Anwendung über elektronische Pumpsysteme ist bei sorgfältiger kontinuierlicher Anästhesistenüberwachung nicht notwendig: Remifentanil kann auch über sorgfältigst dosierbare Mini-bag-Tropfsysteme sicher angewendet werden (Fragen u. Fitzgerald 2000).

Das Problem akuter postoperativer Schmerzen kann durch die perioperative Vorgabe eines MOR-Agonisten wie Piritramid und Morphin reduziert werden: ein solches (oft systematisches) polypragmatisches und nicht-differenziertes Vorgehen (Wegfall einer Objektivierung eines interindividuellen Antinozieptionsschutzes) ist aber im Einzelfall problematisch (postoperativ: ungenügende Analgesie oder zu hohe ZNS-Depression, Fletcher et al. 2000).

Die Indikationsbereiche von Remifentanil sind somit insbesondere:

1. Situationen, in welchen für eine kurze, determinierte Zeit eine hohe Opioidrezeptorenokkupation notwendig oder vorteilhaft ist (z. B. Bronchoskopieeingriffe bei Kindern unter Propofol-Remifentanil; Reyle-Hahn et al. 2000);
2. perioperative Situationen mit stark wechselndem und starkem Bedarf an Antinozieptionsschutz;
3. TIVA-Anästhesiesituationen ohne postoperative Schmerzen (Servin 1997);
4. Situationen, in denen die postoperative Analgesie sichergestellt wird (z. B.: TIVA + kontinuierliche rückenmarknahe Technik).

18 Literatur

Literatur bis 1996: s. CD-ROM.

Apitzsch H, Olthoff D, Thieme V et al. (1999) Remifentanil und Alfentanil: Sympathiko-adrenerge Effekte in der frühen postoperativen Phase beim kardiovaskulären Risikopatienten. Anästhesist 48/5: 301–309

Drover DR, Lemmens HJM (1998) Population pharmacodynamics and pharmacokinetics of remifentanil as a supplement to nitrous oxide anesthesia for elective abdominal surgery. Anesthesiology 89/4: 869–877

Duthie DJR (1998) Remifentanil and tramadol. Br J Anaesth 81/1: 51–57

Fletcher D, Pinaud M, Scherpereel P et al. (2000) The efficacy of intravenous 0.15 vs. 0.25 mg/kg intraoperative morphine for immediate postoperative analgesia after remifentanil-based anesthesia for major surgery. Anesth Analg 90/3: 666–671

Fragen RJ, Fitzgerald PC (2000) Is an infusion pump necessary to safely administer remifentanil? Anesth Analg 90/3: 713–726

Jellish WS, Leonetti JP, Avramov A et al. (2000) Remifentanil-based anesthesia vs. a propofol technique for otologic surgical procedures. Otol Ryngol Head Neck Surg 122/2: 222–227

Jhaveri R, Joshi P, Batenhorst R et al. (1997) Dose comparison of remifentanil and alfentanil for loss of consciousness. Anesthesiology 87/2: 253–259

Kann RE, Hughes SC, Rosen MA et al. (1998) Intravenous remifentanil. Placental trans, maternal and neonatal effects. Anesthesiology 88/6: 1467–1474

Kovac AL, Azad SS, Steer P et al. (1997) Remifentanil vs. alfentanil in a balanced anesthetic technique for total abdominal hysterectomy. J Clin Anesth 7: 532–541

Minto CF, Schnider WT, Egan TD et al. (1997) Influence of age and gender on the pharmacokinetics and pharmacodynamics of remifentanil. Anesthesiology 86/1: 10–23

Servin K (1997) Remifentanil: when and how to use it. Eur J Anaesth 14/S15: 41–44

Reyle-Hahn M, Niggemann B, Max M et al. (2000) Remifentanil and propofol for sedation in children and young adolescents undergoing diagnostic flexible bronchoscopy. Paediatr Anaesth 10/1: 59–63

Yarmush J, D'Angelo R, Kirkhart B et al. (1998) A comparison of remifentanil and morphine sulfate for acute postoperative analgesia after total intravenous anesthesia with remifentanil and propofol. Anesthesiology 87/2: 235–243

Sufentanil rec. INN USAN, BAN, Sufentanil Citrate USAN, R 30730 (Code), Sufentanilcitrat: R 33800 (Code)

1 Handelsnamen

Sufenta (Janssen). Generika: Sufentanil-Narcomed (Narco-Med), Abott (U.S.A).

2 Darreichungsform/galenische Formen

In der Regel Ampullen zu 1, 5, 10 und 20 ml enthaltend 0,05 mg/ml (= 50 µg/ml Sufentanil).

Niedrigkonzentriert (»mite« bzw. »low dose« bzw. 5 µg/ml), zu 2 und 10 ml.

3 Chemie, Geschichte, diverse Hinweise

– N-{4-(Methoxymethyl)-1-[2-(2-thienyl)ethyl]-4-piperidyl}propionanilidcitrat
$C_{22}H_{30}N_2O_2S$, $C_6H_8O_7$
– MG: 578,7
– CAS N° 56030-54-7 (Sufentanil)
– CAS N° 60561-17-3 (Sufentanilcitrat)

3.2 Geschichte

Sufentanil, ein Fentanylabkömmling, wurde schon 1974 durch die Forschungslaboratorien Janssen synthetisiert. Ausgangspunkt einer vielstufigen Synthesekette war das Keton N-Benzyl-4-piperidon (Archer 1993).

Strukturformel

Sufentanil

4 Rezeptpflicht, Schwangerschaftskategorie

Deutschland: Rp, Btm.; Schwangerschaft: Kontraindikation Gr 4; Stillzeit: Kontraindikation La 2
Österreich: Rp, SG
Schweiz: A, Btm; Schwangerschaftskategorie C

5 Stoffbezeichnung, Hauptindikation, Dynamik

Zentralwirksames Schmerzmittel vom Typ (synthetisches) Opioid: voller MOR-Agonist

5.2 Dynamik (Rezeptorenprofil)

Affinität (K_i-Wert in nM):

MOR bzw. µ-Rezeptor: 0,1 (Della Bella 1978; Leysen et al. 1983), 1,6 (Magnan J 1982)
DOR bzw. δ- Rezeptor: 23
KOR bzw. κ-Rezeptor: 124

Affinität: aufgrund der hohen Opioidrezeptorenaffinität gilt Sufentanil als Referenzmolekül für µ-Rezeptoraffinität. Trotz der extrem hohen Affinität ist die Dissoziationsenergie niedrig: im Gegensatz zu Buprenorphin lässt sich Sufentanil problemlos mit Naloxon aufgrund des Massenwirkungsgesetzes an der Andockstelle des Rezeptors kompetitiv antagonisieren.

Intrinsische Wirkung

Aufgrund der intrinsischen Wirkung ist Sufentanil als voller µ-Agonist einzustufen.

Sufentanil beeinflusst wahrscheinlich auch die serotoninerge zentrale Schmerzmodulation (Althaus et al. 1985). Sufentanil hemmt präsynaptisch die Freisetzung der Substanz P. Sufentanil hat eine höhere hypnotische Potenz als Fentanyl (Kugler et al. 1977).

6 Indikationen, Dosierung, Anwendungsart
6.1 Indikationen

– *Rote Liste* Deutschland unter »Narkosemittel«: Anwendung zur Anästhesie bei allen Maßnahmen, bei denen endotracheale Intubation und Beatmung durchgeführt werden. Als analgetische Komponente in Kombinationsnarkose, als Monoanästhetikum. Sufenta »mite«: als analgetische Komponente in Kombinationsnarkose.
– Im Prinzip wie Fentanyl zur invasiven Anwendung (s.c., i.v., rückenmarknah) für Analgesiezwecke bei mittleren bis schweren Schmerzzuständen.
– Perioperative Analgesieführung und Antinozipetionsschutz/Analgesie in der Intensivpflege (Referenzopioid).
– Sufentanil kann auch nichtinvasiv (nasal, sog. Präinduktion) bzw. Prämedikation eingesetzt werden (Henderson et al. 1988; Stanley 1988; Karl et al. 1992; Haynes et al. 1993).

Anästhesiologisch-postoperative Praxis (empfehlenswert)

– Perioperative Analgosupplementierung (empfehlenswert, Referenzopioid).
– Perioperative Analgesieführung/Antinozizeption (empfehlenswert, Referenzopioid).
– Perioperative Analgesieführung in hoher Dosierung für Herzchirurgie (empfehlenswert, Referenzopioid; höchster Antinozizeptionsschutz),
– Postoperative Analgesie und Analgosedation unter Intensivpflegebedingungen (empfehlenswert, Referenzopioid; Wappler et al. 1998).

- Rückenmarknahe Techniken: Referenzopioid (besonders in der geburtshilflichen PDA in Kombination mit Bupivacain oder Ropivacain).

Onkologie
Morphinrefraktäre Patienten (Langzeitgabe bei Malignom etc.): Rotation zu Sufentanil für peri- und postoperative Phase empfehlenswert (de Leon-Casasalo u. Lema 1994).

Innere Medizin, Rheumatologie
Keine Indikation.

Pädiatrie
Keine Erfahrung.

Hospiz, ambulante Behandlung
Opioidrotation zu Sufentanil möglich.

6.2 Dosierung
Anästhesiologisch-postoperative Praxis
Potenzvergleich bei i.v.-Gabe (grobe Faustregel!): Morphin 1: Sufentanil 4521.

Potenzvergleich (grobe Faustregel) mit Fentanyl (MAC, MEAC, IC_{50}): Sufentanil ist ca. 8- bis 12mal potenter.

ED: 0,01–0,02–0,05 (mg i.v.; Erwachsener = 10–50 µg).

Epidurale Anwendung:
ED 25–50 µg (epidural; verdünnt in 10 ml Kochsalzlösung; Wirkungsanschlag innerhalb von 5 min, maximale Wirkstärke nach 10 min, Wirkungsdauer ca. 4–6 h; Whiting et al. 1988; Rosen et al. 1988; Wirkungseintritt ca. 10 min; die Zugabe von Adrenalin soll die analgetische Wirkung, nicht aber die Nebenwirkungen verlängern, Möllmann et al. 1990). Epidurale ED Geburtshilfe: bis zu 4-mal 7,5 µg im Verlaufe der Geburt in Kombination mit Bupi- oder Ropivacain.

Epidural kontinuierlich thorakal: Richtwert 1 µg/ml; Initialdosis 10 µg; Bolus 3 µg; Ausschlusszeit: 30 min, kontin. Infusion: 4–8 µg/h (maximal für 4 h = 50–60 µg), in Kombination mit LA vom Typ Bupivacain, Ropivacain etc.

Intrathekale Anwendung:
ED 2,5–5 µg (intrathekal).

Geburtshilfe intrathekale ED_{50} bei Primipara: ab 2 µg (Arkoosh et al. 1998).

Kontinuierliche i.v.-Anwendung perioperative Analgesieführung:
Ladungsdosis wie ED (i.v.; je nach klinischer Wirkung titrierend) bzw. 0,5–1–2–5 µg/kg.

Faustregel: eine Dosis von ca. 0,5 µg/kgKG (z. B. 70 kg = 35–50 µg) induziert eine perioperative Analgesie

(Kombinationsanästhesie) bis zu ca. 50 min; bei längerer Dauer sind Bolusgaben von 10–25 µg beim Erwachsenen indiziert.

Bei Kindern bis zu einem Alter von 2 Jahren sind Dosierungen von 10–20 µg als ED für die perioperative Antinozizeption üblich.

Bei Großeingriffen, bei denen postoperative der Patient a priori künstlich beatmet wird: 8–30 µg/kgKG auftitrierend. Ab >5 µg/kgKG kann Sufentanil zur eigentlichen Induktion eingesetzt werden.

Erhaltungsinfusion: ca. 0,1–0,15 µg/kgKG/min.

Ende Sufentanilgabe ca. 30–60 min vor Operationsende.

Postoperative kontinuierliche Analgosedierung Intensivpflege:
ED: bis 0,8 µg (**Cave:** Hypotension bei verdeckter Hypovolämie; Hypoventilation)

Erhaltungsinfusion: 0,25 µ/kgKG/h (im Prinzip Spontanatmung) bis 0,75 µg/kgKG/h (kontollierte Beatmung) nach *individuellem* Ansprechen.

6.3 Anwendungsart
Nichtintasive Techniken
Intranasal (Literatur s. oben).

Invasive Techniken
Einzelpublikationen, wonach eine s.c.-Sufentanilapplikation bei Patienten, die bei s.c.-Gabe von Morphin und Pethidin Gewebereaktionen (Verhärtungen etc.) zeigen, toleriert wird;

s.c. (Palliativmedizin), i.v., rückenmarknahe: epidural, intrathekal.

Therapeutische Systeme
Keine Angaben.

7 Keine Indikationen
Im Prinzip wie → Fentanyl.

8 Kontraindikationen
Siehe allgemeine Hinweise; Kontraindikationen im Prinzip wie Morphin bzw. Fentanyl

9 UAW
Siehe Checkliste »UAW zentraler Analgetika vom Typ Opioid«: im Prinzip wie Fentanyl, insbesondere:

9.1 ZNS
9.1.1 ZNS zentral hemmende Wirkungen
Allgemeine Hemmung und Dysfunktion inkl. Neurotoxizität: in niedriger Dosierung (0,4 µg/kgKG) soll die hypnotische Wirkung von Sufentanil stärker sein als von Fentanyl (Kugler et al. 1977); in hoher Dosierung mit Fentanyl vergleichbar; EEG: betrifft v. a. δ-Band (Bovill et al. 1982). Im Tierversuch bei konstanter

intrathekaler Anwendung über Tage gegenüber Morphin signifikant weniger Toleranz induzierend (Sosnowsky u. Yaksh 1990).

ZNS-Metabolismus ist reduziert (Keyjkhah et al. 1985).

Analgesie/Antinozieption: im Tierversuch kann die MAC-Reduktion bis >90% betragen (vgl. Morphin/Fentanyl: 65%; Murphy et al. 1982a,1982b; Hecker et al. 1983).

Der intraoperative Antinozizeptionsschutz unter Sufentanil ist gegenüber Fentanyl ausgeprägter (deLange et al. 1982; Flacke et al. 1985). Der »Postbypass-Stress« wird nicht komplett eliminiert (Bovill et al. 1983).

In Bezug auf MEAC-Werte werden große interindividuelle Unterschiede und gegenüber Fentanyl eine bis 15fach höhere analgetische Potenz nachgewiesen (Gourlay et al. 1988; Lehmann et al. 1991).

Analgetischer Ceilingeffekt: unterschiedliche Meinungen (Bovill 1988 vs. Brunner et al. 1994; Hecker et al. 1983).

Atemsteuerung: dosisabhängige Atemdepression: akuter Atemstillstand möglich (Fallbericht inkl. Rigidität; Chang u. Fish 1985).

Rückenmarknahe Anwendung: Atemdepression bis Atemstillstand in der Regel innerhalb von Minuten bis wenigen Stunden auftretend (Klepper et al. 1987; Möllmann et al. 1990; Slade et al. 1994; Russell u. Reynolds 1994; Wieback et al. 1997; betr. ED >50 µg).

Intrathekale ED 5–10 µg für geburtshilfliche Analgesie: signifikante, aber klinisch in der Regel irrelevante Atemdepression (Norris et al. 1998); s. oben: neuere Tendenzen zu niedrigeren Dosierungen.

Hustenzentren: mit Fentanyl vergleichbar.

Zentrale Kreislaufregulation: häufig temporäre Hypotension (4–19%), Hypertension (2–19%); 1 Fallbericht über Herzstillstand nach intrathekaler Anwendung (Donadoni u. Capiau 1987).

Die bei intrathekaler Gabe von 10 µg Sufentanil bei Gebärenden oft eintretende Hypotension, konnte bei gesunden Probanden nicht reproduziert werden (Riley et al. 1998).

9.1.2 ZNS zentral stimulierend Wirkungen

Wie mit allen potenten MOR-Agonisten ist eine allgemeine Stimulation bzw. Dysfunktion des ZNS inkl. Konvulsionen, psychotomimetische Reaktionen, Stimulation autonomer Zentren möglich; tierexperimentelle und humane Studien haben nachgewiesen, dass in Bezug auf ZNS-Toxizität Sufentanil wesentlich sicherer ist als die üblichen Analgetika inkl. Fentanyl: so ist die Konvulsionen induzierende Dosierung gegenüber einer analgetisch wirksamen Dosierung um den Faktor 1000 erhöht (Morphin Faktor 72; Fentanyl Faktor 160; de Castro et al. 1979).

Akuter Hustenanfall bei Kindern nach niedriger Dosierung (Fallbericht; Yemen 1998).

Akuter Muskelspasmus (Fallbericht, hohe intrathekale Dosierung; Malinovsky et al. 1996).

Hyperalgesie, Allodynie: Fallbericht von Hyperalgesie durch hohe intrathekale Sufentanildosierung (neuropathische Rückenschmerzen nach Diskusoperationen; Morphinintolerabilität [Nausea und Emesis], Devulder 1997).

Chemotrigger Zone (ÜWE): häufig in 0,6–8%.

Vaguskerne (Bradykardie): häufig in 0,4–9%; Lit.: Sebel u. Bovill 1982 (Cave: Gabe von Succinylcholin, Vecuronium etc. beim nichtatropinisierten Patienten).

Zentralinduzierter Pruritus: Ja

Nucleus amygdalae, Euphorie; Missbrauchspotential: Fallberichte von Missbrauch beim Medizinalpersonal (Schwartz et al. 1994).

Rigidität quergestreifte Muskulatur: häufig (2–15%); nach bei systemischer, rückenmarknaher, v. a. bei hoher Dosierung und bei rapider Injektion (Chang u. Fish 1985; Gust u. Rohrer Malinovsky et al. 1996; Abrams et al. 1996).

9.3 Herz/Kreislauf

Frühe Arbeiten wiesen schon auf die Vorteile von Sufentanil in Bezug auf Herz-Kreislauf-Wirkungen hin: Sufentanil verhält sich ähnlich wie Fentanyl: bei Herz-Kreislauf-Kranken induzierten beide Wirkstoffe eine schwach negativ-inotrope und schwach-negativ-chronotrope Wirkung ohne wesentliche Auswirkungen auf Herz-Kreislauf-Leistung, Sauerstoffverbrauch etc., insbesondere keine Veränderung des peripheren Widerstands (Larsen et al. 1980, Dubois-Primo 1979; Stephan et al. 1989), wie dies bei der damals üblichen Morphinanalgesie die Regel war (Berthelsen et al. 1980, Videcoq et al. 1988). Sufentanil schützt im Vergleich zu Fentanyl besser vor chirurgischem Stress (Sternotomie etc.) bzw. Nozizeptions-induziertem Stress (Boulton et al. 1986); wesentliche Interaktionen mit Muskelrelaxanzien sind absent (Waldmann et al. 1986; Atracurium, Vecuronium, Pancuronium).

Sufentanil wird aus diesen Gründen in der Herzchirurgie als Referenzopioid bzw. Antinozieptivum eingesetzt, wobei entsprechende hämodynamische Konsequenzen von der Dosis und Injektions- bzw. Infusionsgeschwindigkeit bestimmt werden (Sareen et al. 1997; Jain et al. 1996; Borenstein et al. 1997; D'Attellis et al. 1997; Thomson et al. 1999). In Kombination mit Propofol, Midazolam ist Sufentanil ebenfalls Referenzopioid bei target-kontrollierten TIVA-koronarchirurgischen Eingriffen (Jain et al. 1996).

Die Kombinationsanästhesie Sufentanil, Isofluran, Midazolam ergibt für elektives Koronararteriengrafting einen optimalen Antinozizeptionsschutz (keine endokrine Stressreaktion); eine endokrine Stressreaktion, gemessen an einer mehrfachen Erhöhung von Cortisol, Adrenalin, Noradrenalin und Grothhormon, beginnt in der Aufwachphase und hält tagelang an (Roth-Isigkeit et al. 1998).

Der Ersatz von Fentanyl durch Sufentanil ergab in einer retrospektiven Kohortenstudie eine signifkant verkürzte Extubationszeit nach koronaren Grafts (Butterworth et al. 1998).

9.14 Diverse

9.14.2 Histaminfreisetzung
In klinischer Dosierung keine: im Tierversuch (Hund) bis zu einer Dosierung von 150 µ/kg i.v. keine Erhöhung der Plasmahistaminkonzentration (Van Cauteren et al. 1989; Rosow 1984).

9.14.3 Immunsystem
Im Tierexperiment alteriert Sufentanil die Immunantwort auf Endotoxininjektion (TNF ↓, IL-6 ↑; Insulin- und Katecholamin ↑; endotoxininduzierte Glukoseproduktion ↓; Moeniralam et al. 1998).

10 Warnhinweise
Sufentanil wird in der Intensivpflege als Referenzanalgetikum zur Analgosedierung eingesetzt. Bei abruptem Absetzen kann eine akute Entzugssymptomatik beobachtet werden. Dieses Phänomen (siehe Buch B) ist bei sorgfältigem, langsamem Ausschleichen des Wirkstoffes nicht auszulösen.

11 Toxikologie
Sufentanil hat einen hohen therapeutischen Index (Tierversuch; Todesursache: zentrale Atemdepression; s. Tabelle). Im Tierexperiment ist das Verhältnis zwischen einer analgetisch wirksamen Dosis und einer auslösbaren metabolischen Entgleisung (z. B. metabolische Azidose): Pethidin 1, Morphin 13, Fentanyl 60, 800 Sufentanil (Hund; i.v.-Gabe, de Castro et al. 1979 a,b,c; ähnliche Resultate auch: Niemegeers et al. 1976).

Therapeutischer Index im Tierversuch (Ratte; Van Cauteren et al. 1989)

Wirkstoff	DE$_{50,minimal}$	LD$_{50}$	Therapeutischer Index	Potenz
Pethidin	6,15 mg/kgKG	29,0 mg/kgKG	4,8	1
Alfentanil	0,044 mg/kgKG	47,5 mg/kgKG	1080	140
Fentanyl	0,011 mg/kgKG	3,05 mg/kgKG	277	559
Sufentanil	0,00067 mg/kgKG	17,9 mg/kgKG	26716	9179

Die intrathekale Anwendung hat im Tierversuch (Schaf) eine dosisabhängige Neurotoxizität ergeben: nach einer hochdosierten Gabe von 7,5 µg/kgKG (!!) intrathekal beim Schaf wurden akute temporäre Toxizitätszeichen (Verhaltensveränderung, motorische Dysfunktion bis Motorparalyse der Hinterläufe, Naloxonresistente zunehmende Apathie und Atemversagen etc.) beobachtet (Rawal et al. 1991).

11.2 Kanzerogenität, Mutagenität, Teratogenität, Embryotoxizität, Fertilität
Im Tierversuch keine relevanten Nebenwirkungen in Bezug auf Mutagenität, Teratogenität, Embryotoxizität, Fertilität.

12 Notfallmaßnahmen bei Überdosierung, Entzugssymptomatik
Im Prinzip wie bei allen potenten Opioiden: ABC-Maßnahmen wie künstliche Beatmung etc., Behandlung der Hypotension (Lagerung, i.v. Volumengabe), der Bradykardie (Atropin); vorsichtige spezifische Antagonisierung (Naloxon).

13 Interaktionen
Im Prinzip wie alle Opioide, insbesondere:
- hohe Progesteronkonzentration: Analgesie verstärkt (Jayaram u. Carp 1993).

13.1 Medikamentöse Interaktionen
- Bupivacain intrathekal: signifikante Verlängerung der analgetischen Wirkung von 10 µg ED Sufentanil intrathekal für geburtshilfliche Zwecke (Campbell et al. 1995).
- Clonidin intrathekal (30 mg ED): signifikante Verlängerung der analgetischen Wirkung von 2,5–5 µg ED intrathekal für geburtshilfliche Zwecke (Gautier et al. 1998).
- Hohe Plasmaproteinbindung mit Eiweißverdrängungsphänomenen in Komedikation (i.v.-Narkoseeinleitung mit Wirkstoffen mit hoher Eiweißbindung wie Midazolam, Diazepam etc.): erfordert sorgfältigste Titration wegen interindividueller Unterschiede.
- Kalziumkanalblocker: höhere Inzidenz von Hypotension (Estafanous et al. 1986).
- MAO-Blocker: 1 Fallreport, wo 1 Patient akzidentell unter MAO-Blockern und trizyklischen Antidepressiva eine Sufentanil-Kombinationsanästhesie gut vertrug (O'Hara et al. 1995).
- mikrosomale Sufentanilbiotransformation in der Leber? (in vitro, Janicki et al. 1992).
- Transdermales Nitroglyzerin: Verstärkung und Verlängerung der analgetischen Wirkung (Lauretti et al. 1999).

13.2 Physiologische Interaktionen
- Niereninsuffizienz: Akkumulation von renal ausgeschiedenen, möglicherweise aktiven Metaboliten (Wiggum et al. 1985).
- Alter: relative Überdosierung (verkleinertes zentrales Volumen) und verlängerte Elimination möglich (Matteo et al. 1986).
- Lebertransplantation (Wegfall der Leberfunktion: Bioelimination nur zu 50% reduziert (= Hinweis auf extrahepatische Bioelimination; Raucoules-Aimé et al. 1997).

15 Kinetik, Kinetikdiskussion

Physikochemische Eigenschaften
Ionisierungsgrad bei pH 7,4 (%): 80
pK_a: 8,0
Eiweißbindung bei pH 7,4 (%): ~ 93
Wasser-Oktanol-Koeffizient: ~1750

Resorption und Bioverfügbarkeit
Epidural T_{max}.(min): 10; C_{max}: ca. 4- bis 6-mal niedriger als bei i.v.-Anwendung (systemische Resorption wird durch Zugabe mit Adrenalin reduziert).

Verteilung, Elimination, Metabolismus, aktive Metaboliten
α-Halbwertszeit (min): 1–6 bzw. ca. 3–4 (ED 250–1500 µg i.v.; Gepts et al. 1996)
Terminale β-Halbwertszeit (min): 112±36 bzw. 59–79 (ED 250–1500 µg i.v.; Gepts et al. 1996))
Kontextsensible Halbwertszeit: linear bis 5 h
Terminale γ-Halbwertszeit (min): ca. 202 (ED 250 µg i.v.; n=5) bzw. 562 (ED 500 µg i.v.; n:4) bzw. 650 (ED 750 µg i.v.; n:4) bzw. ca. 1000 (ED 1000 und 1500 µg i.v.; n: 10; Gepts et al. 1995)
Intrathekale Clearance: ca. 27±5 µl/kg/min (relativ schnell, Hansdottir et al. 1991)
$V_{initial}$ (l): 7–10 (venöse Messungen); arterielle Messung nach ED: V1 (zentral) ca. 17 l, V2 (schnelle Umverteilung) ca. 72 l und langsames Verteilungslumen ca. 400 l (Gepts et al. 1995)
V_{ss} (l) 98 bzw. (l/kg): 1,7–2,74
Cl_{total} (ml/kg/min): 13,0–26; 917 ml/min; systemische Cl 0,90 l/kin, Cl2 (rapid) ca. 1,4 l/min bzw, Cl3 (langsame Verteilung) 0,36 l/min (ED 250–1500 µg i.v.; arterielle Messungen; Gepts et al. 1995)
Hepatische Elimination: unverändert minimal
Renale Elimination (%Dosis): unverändert minimal (<6)
Nichtaktive Metaboliten: verschiedenste Metaboliten, u. a. Norsufentanil
Aktive Metaboliten: Desmethylsufentanil

Effektivität
ED 5 µg/kgKG i.v. = Plasmakonzentration von 28 ng/ml
Therapeutische Plasmakonzentration: um 0,4 ng/ml
Therapeutische Plasmakonzentration für koronarchirurgische Eingriffe: minimal 1,7 ng/ml; optimal 3 ng/ml (Thomson et al. 1999; höhere Plasmakonzentrationen nicht indiziert)
MAC-Reduktion (%): 90 (Halothan; Tierversuch; Dosierung: 0,01 µg/kgKG/min, Hecker et al. 1983).
MAC_{50} (Isofluran; ng/ml): 0,145 (vgl. Fentanyl: 1,67; Brunner et al. 1994)
Ceilingeffekt: >0,5 ng/ml in Bezug auf MAC-Reduktion (Isofluran, Halothan; Brunner et al. 1994; Hecker et al. 1983)

Biomembrangängigkeit
Diaplazentäre Passage: gut; auch nach rückenmarknaher Niedrigdosierung (Loftus et al. 1995), durch niedriges fetales pH gefördert (Johnson et al. 1997); Faustregel: nach epiduraler Dosis von <30 µg sind keine neonatalen UAW zu erwarten. Eine fetale Azidose begünstigt die offenbar passive Diffusion (Krishna et al. 1997, In-vitro-Modellversuch).
Translaktale Passage: gut.
Blut-Hirn-Schranken-Passage: gut.

15.2 Kinetikdiskussion

Die Kinetik von Sufentanil wurde im Tier- und Humanversuch studiert (Übersicht Literatur in Meuldermans et al. 1993). Die teilweise unterschiedlichen Resultate widerspiegeln die nichtstandardisierten Untersuchungen.

Die α-Halbwertszeit bzw. Verteilungsphase beträgt nur ca. 1–6 min und ist (mit Ausnahme derjenigen von Remifentanil) die kürzeste aller perioperativ verwendbaren potenten Opioide.

Die gegenüber Fentanyl doppelt so hohe Lipophilie erlaubt eine schnellere Blut-Hirn-Passage. Trotzdem sequestriert offenbar Sufentanil auch bei längerer Gabe quantitativ wenig in lipophile Gewebe. Dieses Phänomen kann durch eine gegenüber Fentanyl höhere Plasmaeiweiß-, v. a. α-Glykoproteinbindung erklärt werden, die eine markante Verringerung der freien aktiven Form von Sufentanil bedeuten (Piafsky u. Borga 1977). In diesem Sinne ist auch das initiale Verteilungsvolumen von Sufentanil gegenüber Fentanyl um die Hälfte kleiner.

Die Eliminationshalbwertszeit von Sufentanil liegt bei 2,5 h: sie ist länger als bei Alfentanil, kürzer als bei Fentanyl.

Die hepatische Elimination besteht vorwiegend in einer N-Dealkylierung am Piperidinstickstoffatom (in Abhängigkeit des Cytochrom P-450 3A4, Tateishi et al. 1996) sowie in einer O-Demethylierung, wobei bei Tierstudien über 20 Metaboliten, u. a. Desmethylsufentanil, nachgewiesen werden konnten. Der hepatische Eliminationsmechanismus ist einfach und sollte auch bei eingeschränkter Leberfunktion aufrecht erhalten sein; die hepatische Elimination hängt dagegen von der hepatischen Extraktionsrate ab, die seinerseits von der hepatischen Perfusion bestimmt wird.

Sufentanil unterliegt wie Alfentanil einer extrahepatischen Clearance (Roucoules-Aimé et al. 1997); ein signifikanter pulmonaler Passeffekt ist nachgewiesen worden und hat in einigen Messungen bei kontinuierlicher i.v.-Gabe bis fast 50% der Dosis betragen: dies entspräche einem pulmonalen Verteilungsvolumen von über 20 l (Boer et al. 1994; lit.: Alfentanil; Boer et al. 1995, 1996).

Wegen des Fettcharakters wird renal <1% der Muttersubstanz ausgeschieden, weil eine tubuläre Reabsorption stattfindet. Eine renale Insuffizienz sollte theoretisch keine relevante Plasmakonzentrationserhöhung der Muttersubstanz, jedoch eine von möglicherweise aktiven nierenpflichtigen Metaboliten wie Desmethyl-sufentanil induzieren. Andere Autoren erwarten bei systemischen Funktionseinbussen von Leber und Niere verlängerte Eliminationszeiten (Schedewie et al. 1988).

16 Vorklinische und klinische Studien

Die thorakale Gabe von 50 µg epidural (ED) induziert einen bis zu 7 h andauernde Analgesieschutz bei thorakalen Eingriffen (Rosseel et al. 1988); ähnliche Ergebnisse wurden mit lumbaler Anwendung (30–75 µg ED epidural) erzielt (Whiting et al. 1988; n=22).

Die interpleurale Gabe (s. Buch K) von 50 µg Sufentanil induzierte einen erhöhten Analgesieschutz (Haak-van der Lely et al. 1993).

Die intranasale Prämedikation bei Kindern mit Midazolam (0,2 mg/kg) induzierte im Vergleich zu intranasalem Sufentanil (2 µg/kg) weniger Übelkeit, Würgen und Erbrechen (34 vs. 6%, p <0,02), wurde jedoch weniger gut lokal vertragen (20 vs. 71%, p = 0,0031); die Sufentanilgruppe wies einen höheren Sedationsgrad auf und eine bessere Kooperation (Trennung von Eltern, Anästhesieinduktion ca. 20 min nach Wirkstoffapplikation; beide Gruppen wiesen keine wesentlichen Veränderungen der Atmung etc. auf; Zedie et al. 1996).

Die transdermale Gabe des NO-Donatoren Nitroglyzerin (s. Buch F/G) in einer tgl. Dosierung von 5 mg verlängerte und verstärkte signifikant die analgetische Wirkung von intrathekalem Sufentanil (10 µg) (Lauretti et al. 1999: randormisierte DB-Studie, orthopädische Eingriffe am Knie).

Die kontinuierliche epidurale Gabe von 0,1% Ropivacain + 1 µg/ml Sufentanil in einer stündlichen Gabe von 5–10 ml nach Hüftoperationen induziert eine gute Analgesie ohne motorische Blockade (Kampe et al. 1999).

Die Gabe von 20 µg Sufentanil intrathekal war gegenüber einer 5%igen intrathekalen Lidocaingabe für ambulatorische unilaterale extrakorporelle Stosswellenlithotripsie überlegen (schnellere Mobilisation, Harnlassen, Entlassungsfähigkeit; keine Unterschiede in Bezug auf postoperative ÜWE; Nachteil Sufentanilgruppe: 27% Pruritus; Lau et al 1997); sie kann auch bei herzkranken Patienten eingesetzt werden (Bericht über 3 Patienten mit Aortenstenose; Eaton 1998).

35 Patienten mit therapieresistenten Karzinomschmerzen wurden mit epiduraler Sufentanilgabe behandelt (Ladungsdosis 30–50 µg in 10 ml NaCl 0,9%; danach über Portalsystem lumbalkontinuierlich während 24 h um 400 µg lumbal bzw. 250 µg zervikal während durchschnittlich 90 Tagen (7–413 Tage). Ein Patient zeigte eine ungenügende Analgesie bei pathologischem Epidurogramm (ungenügende Kontrastdarstellung wegen Metastaseninvasion; Boersma et al. 1990).

Die Kombination 30 µg Clonidin + 2,5–5 µg Sufentanil intrathekal erhöht gegenüber der Sufentanilmonomedikation die geburtshilfliche Analgesie von ca. 100 auf 140 min (Gautier et al. 1998).

Geburtshilfliche Analgesie: die epidurale Analgesieführung mit niedrigdosiertem Bupivacain 0,125% + 10 µg Sufentanil hat gegenüber einer Monomedikation Bupivacain 0,25% + Adrenalin signifikante Vorteile (bessere Analgesie im fortgeschrittenem Geburtsstadium, Möglichkeit der Ambulanz; n: 1000; Olofsson et al. 1998).

Der perioperative Antinozeptionsschutz bei gynäkologischen Abdominaleingriffen kann durch eine Kombination Propofol + Sufentanil in Bezug auf Stressfaktoren (Cortisolkonzentration, Katecholaminkonzentration etc.) geblockt werden, wobei dieser hohe Antinozeptionsschutz in Bezug auf Stress die postoperative Früh- und Spätphase nicht betrifft (Schricker et al. 2000); in der postoperativen Phase ist ein entsprechend adäquater Antinozeptionsschutz sicherzustellen (Hrsg.).

Die Kombination von Mepivacain mit Sufentanil bei peripher-neuraxialer Anwendung bringt keinen Effekt, erhöht aber die Inzidenz von UAW (Axillarblock mit 1,5% Mepivacain [40 ml]; Dosierung von Sufentanil 5–20 µg; Bouaziz et al. 2000).

17 Kurzprofil

Sufentanil ist ein schon 1974 vorgestellter, hochlipophiler Fentanylabkömmling mit gegenüber seinem Vorläufer Fentanyl ca. 10mal höherer Potenz. Sufentanil ist Referenzopioid für MOR-Bindungsaffinität: trotz hoher Affinität lässt sich der Wirkstoff wegen niedriger Rezeptorbindungsenergie problemlos und relativ mit niedrigen Dosen von Naloxon im Bedarfsfall antagonisieren.

Dank hoher Plasmaeiweißbindung ist Sufentanil in relativ kleiner freier Fraktion im Plasma vorhanden, was gegenüber Fentanyl ein kleineres Verteilungsvolumen und entsprechend eine kleinere Sequestrierung (Fettgewebe etc.) bedeutet (s. kontextbezogene HWZ).

Dank hoher hepatischer Extraktionsrate ist die Halbwertszeit v. a. bei repetierter oder kontinuierlicher Gabe gegenüber Fentanyl vorteilhafter: die kontextsensitive Halbwertszeit steigt erst nach 5-stündiger Infusion an (bei Fentanyl: dosisabhängiges sofortiges Ansteigen).

Sufentanil hat den höchsten therapeutischen Index aller klinisch eingesetzten Opioide. Sufentanil bietet in Bezug auf perioperative hämodynamische Nebenwirkungen eine gleiche bis höhere kardiovaskuläre Stabilität und verbesserten Antinozeptionsschutz (Intubation, Hautinzision etc.; de Lange et al. 1982, 1982; Bovill et al. 1983; Anand et al. 1992).

Sufentanil-induzierte UAW sind bei rascher und hoher i.v.-Gabe denjenigen potenter MOR-Agonisten (Fentanyl, Alfentanil, Remifentanil) vergleichbar und betreffen v. a. Atemdepression, Rigidität der quergestreiften Muskulatur, Bradykardie und Hypotension.

Wegen des hohen Preises wurde der Wirkstoff bis dahin v. a. in der Herzchirurgie sowie in der Intensivpflege verwendet (Kröll u. List 1992).

Sufentanil ist ebenfalls Referenzopioid für kontinuierliche oder PCA-kontrollierte, rückenmarknahe Analgesietechniken im Bereich der perioperativen Medizin und Geburtshilfe.

Die nichtinvasive, nasale Verabreichung von Sufentanil ist für pädiatrische Prämedikation bzw. Präinduktion empfehlenswert.

Ein weiterer Vorteil des Wirkstoffes ist die Fülle an klinischer Erfahrung (v. a. Herzchirurgie, Intensivpflege, Geburtshilfe etc.), die sich bislang in mehr als 1200 Publikationen niedergeschlagen hat. Sufentanil ist Referenzopioid in der Intensivpflege (Analgosedation): nach hoher, tagelanger Exposition kann sich bei abruptem Absetzen (nicht jedoch bei vernünftigem »Ausschleichen«) eine entsprechende Entzugssymptomatik entwickeln.

Zusammenfassend: Sufentanil ist aufgrund seiner hervorragenden Sicherheit und ein gegenüber Fentanyl vorteilhafterem Kinetikprofil der moderne Referenzwirkstoff für perioperative Analgesie und optimalen Antinozizeptionsschutz.

18 Literatur

Literatur bis 1996: s. CD-ROM.

Arkoosh VA, Cooper M, Norris MC et al. (1998) Intrathecal sufentanil dose response in nulliparous patients. Anesthesiology 89/2: 364–370

Bernard JM, Le Roux D, Vizquel L et al. (2000) Patient-controlled epidural analgesia during labor: the effects of the increase in bolus and lockout interval. Anesth Analg 2000 90/2: 328–332

Borenstein M, Shupak R, Barnette R et al. (1997) Cardiovascular effects of different infusion rates of sufentanil in patients undergoing coronary surgery. Eur J Clin Pharmacol 51/5: 359–366

Bouaziz H, Kinirons BP, Macalou D et al. (2000) Sufentanil does not prolong the duration of analgesia in a mepivacaine brachiall plexus block: a dose response study. Anesth Analg 90/2: 383

Brodner G, Mertes N, Van Aken H et al. (2000) What concentration of sufentanil should be combined with ropivacaine 0.2% wt/vol for postoperative patient-controlled epidural analgesia? Anesth Analg 90/3: 649–657

Butterworth J, James R, Prielipp RC et al. (1998) Do shorter-acting neuromuscular blocking drugs or opioids associate with reduced intensive care unit or hospital lengths of stay after coronary artery bypass grafting? CABG Clinical Benchmarking Data Base Participants. Anesthesiology 88/6: 1437–1446

D'Attellis N, Nicolas-Robin A, Delayance S et al. (1997) Early extubation after mitral valve surgery: a target-controlled infusion of propofol and low-dose sufentanil. J Cardiothorac Vasc Anesth 4: 467–473

Devulder JJ (1997) Hyperalgesia induced by high-dose intrathecal sufentanil in neuropathic pain. Neurosurg Anesthesiol 2: 146–148

Eaton MP (1998) Intrathecal sufentanil analgesia for extracorporeal shock wave lithotripsy in three patients with aortic stenosis. Anesth Analg 86/5: 943–944

Gautier PE, De Kock M, Fanard L et al. (1998) Intrathecal clonidine combined with sufentanil for labor analgesia. Anesthesiology 88/3: 651–656

Johnson RF, Herman N, Arney TL et al. (1997) The placental transfer of sufentanil: effects of fetal pH, protein binding, and sufentanil concentration. Anesth Analg 84/6: 1262–1268

Kampe S, Weigand C, Kaufmann J et al. (1999) Postoperative analgesia with no motor block by continuous epidural infusion of ropivacaine 0.1% and sufentanil after total hip replacement. Anesth Analg 89/2: 395–398

Krishna BR, Zakowski MI, Grant GJ (1997) Sufentanil transfer in the human placenta during in vitro perfusion. Can J Anaesth 44(9): 996–1001

Lau WC, Green CR, Faerber GJ et al. (1997) Intrathecal sufentanil for extracorporeal shock wave lithotripsy provides earlier discharge of the outpatient than intrathecal lidocaine. Anesth Analg 84/6: 1227–1231

Lauretti GR, de Oliveira R, Reis MP et al. (1999) Transdermal nitroglycerine enhances spinal sufentanil postoperative analgesia following orthopedic surgery. Anesthesiology 90/3: 734–739

Mann C, Pouzeratte Y, Boccara G et al. (2000) Comparison of intravenous or epidural patient-controlled analgesia in the elderly after major abdominal surgery. Anesthesiology 92/2: 433–441

Moeniralam HS, Endert E, Ackermans MT et al. (1998) The opiate sufentanil alters the inflammatory, endocrine, and metabolic responses to endotoxin in dogs. Am J Physiol 275/3 Pt 1: E440–447

Norris MC, Fogel ST, Holtmann B (1998) Intrathecal sufentanil (5 vs. 10 microg) for labor analgesia: efficacy and side effects. Reg Anesth Pain Med 3: 252–257

Olofsson C, Ekblom A, Ekman-Ordeberg G et al. (1998) Obstetric outcome following epidural analgesia with bupivacaine-adrenaline 0.25% or bupivacaine 0.125% with sufentanil–a prospective randomized controlled study in 1000 parturients. Acta Anaesthesiol Scand 42/3: 284–292

Raucoules-Aimé M, Kaidomar M, Levron JC et al. (1997) Hepatic disposition of alfentanil and sufentanil in patients undergoing orthotopic liver transplantation. Anesth Analg 84/5: 1019–1024

Riley ET, Hamilton CL, Cohen SE (1998) Intrathecal sufentanil produces sensory changes without hypotension in male volunteers. Anesthesiology 89/1: 73–78

Roth-Isigkeit A, Brechmann J, Dibbelt L et al. (1998) Persistent endocrine stress response in patients undergoing cardiac surgery. J Endocrinol Invest 1: 12–19

Sareen J, Hudson RJ, Rosenbloom M (1997) Dose-response to anaesthetic induction with sufentanil: haemodynamic and electroencephalographic effects. Can J Anaesth 44/1: 19–25

Schricker T, Carli F, Schreiber M et al. (2000) Propofol/sufentanil anesthesia suppresses the metabolic and endocrine response during, not after, lower abdominal surgery. Anesth Analg 90/2: 450–455

Thomson IR, Moon M, Hudson RJ et al. (1999) Does sufentanil concentration influence isoflurane requirements during coronary artery bypass grafting? J Cardiothorac Vasc Anesth 1: 9–14

Wappler F, Scholz J, Prause A et al. (1998) Stufenkonzept zur Analgosedierung in der Intensivmedizin mit Sufentanil. Anästhesiol Intensivmed Notfallmed Schmerzther 33/1: 8–26

Wiebalck A, Brodner G, Van Aken H (1997) The effects of adding sufentanil to bupivacaine for postoperative patient-controlled epidural analgesia. Anesth Analg 85/1: 124–129

Yemen TA (1998) Small doses of sufentanil will produce violent coughing in young children. Correspondence Anesthesiology 89/1: 271–272

Trefentanil, A-3665 (Code)

Trefentanil ist ein kurzwirksamer Piperidinabkömmling und mit Alfentanil vergleichbar (Cambareri et al. 1993; Lemmens et al. 1994).

Literatur

Siehe CD-ROM.

1.5 μ-Agonisten: Methadon- und Methadonderivate

In dieser Gruppe finden sich die in der Schmerztherapie eingesetzten Substanzen Dextromoramid, (Levo)-Methadon und Piritramid. Das schwachwirksame Dextropropoxyphen ist in vielen Schmerzmittel-Kombinationspräparaten vorhanden.

Folgende Wirkstoffe werden an dieser Stelle vorgestellt:
Dextromoramid*,
Dipipanone*,
Methadon,
[Dextromethadon*],
Levomethadon (Laevomethadon),
[Normethadon*],
Piritramid,
Propoxyphen,
Dextropropoxyphen,
Levopropoxyphen (Laevopropoxyphen).

Anmerkung: * Unvollständiges Wirkstoffprofil.

Dextromoramid prop. INN, BAN, DCF, Dextromoramide acid tartrate, Pyrrolamidol, R 875 (Code), SKF 5137 (Code)

1 Handelsnamen
Palfium (Janssen); Generika: ja.

2 Darreichungsform/galenische Formen
Je nach Hersteller in der Regel: Tabletten zu 5 mg; Ampullen zu 5/10 mg; Suppositorien zu 10 mg.

3 Chemie, Geschichte, diverse Hinweise
- (+)-3-Methyl-4-morpholino-2,2-diphenyl-1[1-pyrrolidinyl]butanon oder
- D-2,2-Diphenyl-3-methyl-4-morpholino-butyryl-pyrrolidin
- $C_{25}H_{32}N_2O_2$
- MG: 392,55
- CAS N° 357-56-2

Gebräuchlich ist das Dextromoramidtartrat:
- $C_{25}H_{32}N_2O_2 \cdot C_4H_6O_6$
- MG: 542,6
- CAS N° 2922-44-3
- Pharmakopöe(n): Ph Fr X, BP 1988, DAB 9, Ph Eur II, Ph Helv VII, OeAB 1990

Chemisch ist Dextromoramid – 1956 durch Janssen-Forschung synthetisiert – ein Diphenylbutylamid und strukturell mit Methadon verwandt.

3.3 Diverses
Folgende Dextromoramidabkömmlinge werden missbräuchlich eingesetzt:
- Levomoramid,
- Moramid,
- Prämoramid.

17 Kurzprofil
Zwischen 1954 und 1956 synthetisierte das Forscherteam um Paul Janssen über 600 neue Diphenylpropylamine, unter denen einige Stoffe (u. a. das 3,3-Diphenylpropylamin Isomethadon) analgetische Wirkung zeigten.

Die razemische Form des Dextromoramid wurde 1956 von Paul Janssen als R 610, das analgetisch *stärker* wirksame rechtsdrehende Enantiomer als R 875 vorgestellt. Die ersten kontrollierten klinischen Studien wurden 1964 durch Swan und 1972 durch Green veröffentlicht. Dextromoramid hatte im Vergleich zu den damalig eingesetzten Analgetika eine mehrfach höhere Wirkungspotenz (Janssen u. Jageneau 1957) und Lipophilie (Lancon et al. 1989), ist aber in vielen Ländern (Schweiz etc.) nicht mehr im Handel.

Eine in einigen Ländern noch erhältliche potente, kurzwirksame (!), oral applizierbare Dextromoramidform ist zur Therapie von Durchbruchschmerzen bei sonst gut eingestellten chronischen Schmerzpatienten (Beispiel terminale Schmerzzustände) nützlich (persönliche Erfahrung des Hrsg.), sollte jedoch nicht sublingual angewendet werden (schlechte Resorptionskinetik; Jones et al. 1996); eine andere Indikationsform war die adjuvante Rescue-Komedikation bei Methadonentzugstherapie (s. träge Kinetik Methadon).

18 Literatur
Siehe CD-ROM.

De Vos JW, Ufkes JG, Van den Brink W et al. (1999) Craving patterns in methadone maintenance treatment with dextromoramide as adjuvant. Addict Behav 24/5: 707–713

Dipipanon rec. INN, Dipipanone BAN, DCF; Phenylpiperone, Piperidyl Methadon

Das ältere, in Mitteleuropa nicht mehr im Handel befindliche, aber beispielsweise in Großbritannien ab und zu eingesetzte Methadonderivat Dipipanon weist eine hohe Inzidenz von Nausea und Emesis sowie Hypotension auf: aus diesem Grund wird es auch als obsolete Fixkombination mit dem zentralsedierenden, schwach antiemetisch wirkenden Wirkstoff Cyclizin eingesetzt.

Dextromethadon

Siehe unter Methadon-Razemat.

Methadon prop. INN (Razemat) BAN, DCF; Algolysine, Amidon, Doloheptan, H.E.S., Mecodin, Moheptan, Panalgen, Phenadone, Polamidon, Polamivet

3 Chemie, Geschichte, diverse Hinweise

3.1 Chemie

- (R,S)-6-Dimethylamino-4,4-diphenyl-3-heptanon
- $C_{21}H_{27}NO$

Methadonhydrochlorid:

- $C_{21}H_{27}NO$, HCl
- MG: 345,9
- CAS N° 76-99-3 (Methadon)
- CAS N° 297-88-1 (±Methadon)
- CAS N° 1095-90-5 (Methadonhydrochlorid)
- CAS N° 125-56-4 (±Methadonhydrochlorid)

Das Grundgerüst von Methadon ist Diphenylbutylamin. Methadon hat wie Pethidin eine Ketogruppe.

Das Methadonmolekül besitzt ein asymmetrisches Kohlenstoffatom: aufgrund der sterischen Möglichkeiten ist eine linksdrehende Form, Levomethadon, eine rechtsdrehende, antitussiv wirkende Form, Dextromethadon, sowie ein Razemat im klinischen Gebrauch.

Strukturformel

Methadon

Methadon ist ein vollsynthetisches Opioid mit asymmetrischem Kohlenstoff, 2 aromatischen Ringen (bei Substitution Wegfall der analgetischen Wirkung) und Alkylkette zwischen zentralem C- und N-Atom (Isomethadon, Normethadon; die Seitenkette ist offenbar für die hustendämpfende Wirkung wichtig).

Dextromethadon hat schwach opioiderge, sowie NMDA-antagonistische Eigenschaften (Formalintest, Ratte, Shimoyama et al. 1997): aus diesem Grund könnte D-Methadon als Komedikation zu Opioiden mit dem Zweck der Toleranzverminderung eingesetzt werden.

Ebenfalls werden dem Methadon verwandte Stereoisomere wie α-d/l-Methadol (Methadylacetat), l-Acetylmethadol (Methadylacetat) eingesetzt: sie wirken als Prodrugs für den aktiven Metaboliten und weisen eine extreme Protrahierung der Kinetik auf (entsprechend gedämpfte Entzugssymptomatik).

3.2 Geschichte

Methadon wurde während des 2. Weltkrieges als Morphinersatz durch Ehrhart u. Bockmühl synthetisiert. Wie bei dem durch Eisleb u. Schaumann entwickelten Pethidin versuchte man in der Folge, durch chemische Veränderung des Moleküls die analgetischen Eigenschaften zu verbessern.

Methadon wurde 1965 erstmals für Entzugsprogramme bei Heroinabhängigen eingesetzt (Dole u. Nyswander 1965).

3.3 Diverses

Die meisten Handelsformen enthalten das Konservierungsmittel Paraben (verboten für rückenmarknahe Applikation).

Laevomethadylacetat (LAAM) ist ein Methadonabkömmling, der in der Substitutionstherapie Eingang gefunden hat (Jones et al. 1998).

Folgende Methadonderivate gelten als nichtverkehrsfähige Betäubungsmittel (D, CH):

- Acetylmethadol,
- α-Methadol,
- β-Methadol,
- Dimepheptanol.

18 Literatur

Shimoyama N, Shimoyama M, Elliott KJ et al. (1997) d-Methadone is antinociceptive in the rat formalin test. J Pharmacol Exp Ther 283/2: 648–652

Levomethadon, Laevomethadon rec. INN

1 Handelsnamen

L-Polamidon (Hoechst).

2 Darreichungsform/galenische Formen

In der Regel Ampullen (2,5 und 5 mg in Deutschland! 2,5/10 mg (ml); Tabletten (2,5 mg): keine in BRD; Tropfen (2,5 mg/ml); Suppositorien zu 5 mg: nicht in BRD.

3 Chemie, Geschichte, diverse Hinweise

Siehe dazu Methadon

Levomethadon ist das analgetisch wirksame Enantiomer des razemischen Methadons. Es wurde 1965 als gereinigte Form in Deutschland auf den Markt gebracht.

4 Rezeptpflicht, Schwangerschaftskategorie

Deutschland: Rp, Btm; Schwangerschaft: strenge Indikationsstellung; Stillzeit; strenge Indikationsstellung

Österreich: Rp, SG

Schweiz: nur Razemat im Handel

5 Stoffbezeichnung entsprechend der Hauptindikation, Dynamik (Rezeptorenprofil)

Zentrales Analgetikum vom Typ (synthetisches) Opioid: MOR-Agonist, NMDA-Antagonist.

5.2 Dynamik (Rezeptorenprofil)

Affinität (K_i-Wert):

MOR bzw. μ-Rezeptor: 4,5 (Magnan et al. 1982)

DOR bzw. δ-Rezeptor: 15

KOR bzw. κ-Rezeptor: 1630

Intrinsische Wirkung

Die intrinsische Wirkung in Bezug auf den μ-Opioidrezeptor ist Gegenstand der Forschung.

NMDA-Rezeptoren (Tierexperimente): niedrige Affinität, intrinsische Wirkung; nichtkompetitiver NMDA-R-Antagonist (Gorman et al. 1997).

Das Phänomen der *akuten* dynamischen Methadontoleranz (s. Abschnitt B) ist Ausgangspunkt einer Hypothese, die annimmt, dass dynamisch die analgetische Wirkung von den übrigen zentralen Methadonwirkungen verschieden ist.

Methadon hemmt in vivo und in vitro menschliche Lungenkarzinomzellen; es werden nichtopioiderge zentrale und periphere Bindungsstellen für Methadon postuliert (Maneckjee u. Minna 1997).

6 Indikationen, Dosierung, Anwendungsart
6.1 Indikationen
Onkologie
Bei Morphintoleranz bzw. sog. »Morphinnonrespondern« MOR-Agonistalternative (klinische Erfahrungen und biomolekuläre Ansätze; Williams et al. 1998; Blake et al. 1997; Fitzgibbon u. Ready 1997; Hanks u. Forbes 1997; Makin u. Ellershaw 1998). Beachte träge Kinetik.

Pädiatrie
Postoperative und terminale Schmerzzustände (keine Kumulation; i.v.-Technik eingeschränkt: s. unten).

6.2 Dosierung
Anästhesiologisch-postoperative Praxis
ED 5–10–20 mg (p.o., rektal)
ED 10 mg (i.m.; i.v.*)
ED 4 mg (epidural)

Onkologie, innere Medizin
Siehe unter anästhesiologisch-postoperative Praxis

Pädiatrie
ED (mg/kgKG): 0,1 (p.o.; Alter: 1–2 Jahre; minimale Anfangsdosierung; alle 4 - 6 h; Martinson et al. 1982)
Kinder i.v.: 0,1–0,2 mg/kg/4–12 h (interindividuelle Unterschiede!)

Hospiz, ambulante Behandlung
ED (mg): 5 mg (p.o., alle 8 h; über 3–5 Tage, unter strenger Beobachtung der individuellen Ansprechbarkeit).

Dosierungsdiskussion
Wegen der ausgesprochen trägen Kinetik muss eine orale Methadongabe immer mit der niedrigsten Dosierung begonnen werden (5 mg); man nimmt an, dass erst nach 3 Tagen – aufgrund der langsamen Kumulation – eine interindividuelle Standortbestimmung bzw. Intervalldosierung ermittelt werden kann.

Bis zum Erreichen einer stabilen Effizienz müssen eventuell kurzwirksame Analgetika zur Überbrückung eingesetzt werden. Aus dem Gesagten zeigt sich, dass diese Phase unter klinischer Kontrolle besonders sorgfältig bei älteren und schwachen Patienten erfolgen muss.

Eine maximale konstante Serumkonzentration wird in der Regel erst nach Tagen erreicht (solange muss der Patient eng beobachtet werden, Foley u. Inturrisi 1987). Beim Opioidabhängigen sind höhere Dosierungen notwendig. Nach tagelanger Einschleichphase kann auf eine wesentlich niedriger dosierte Langzeitmedikation umgestellt werden. Wird dies unterlassen, sind aufgrund der Akkumulation des langwirksamen Methadons schwerwiegende Überdosierungen zu befürchten (Koma etc.).

Die analgetische Wirkdauer beträgt oft nur 4 h. Bei epiduraler Anwendung tritt die Wirkung innerhalb von 15 min ein, das Wirkungsmaximum wird innerhalb von 30 min erreicht und die Wirkdauer beträgt nur 7–9 h (Jacobson 1984).

Heroinabhängige Patienten unter Substitutionstherapie erhalten weiter die gleiche Dosierung Levomethadon, die aber für die Schmerzbekämpfung nicht ausreicht. Zur eigentlichen Schmerzbekämpfung müssen zusätzliche je nach Situation potente antipyretische Analgetika oder potente Opioide mit kurzer Halbwertszeit eingesetzt werden.

Die allgemein üblichen äquianalgetische Dosisvorschläge bei Umstellung von Morphin p.o. auf Levomethadon p.o. gelten nur als grobe Richtlinien und bewähren sich im Einzelfall in der Praxis nicht: in jedem Fall muss individuell von Morphin auf Levomethadon umgestellt werden, wobei oft die Erfahrung gemacht wird, dass die analgetische Potenz von Levomethadon unterschätzt wird.

Ähnliches gilt für die Umstellung von Hydromorphon i.v. auf Methadon i.v.; als Faustregel gilt, dass bei Umstellung auf p.o.- oder i.v.-Methadon immer von einer minimalsten Dosierung ausgegangen werden soll (Lawlor et al. 1998; Manfredi et al. 1997).

Die von Beeby et al. (1984) aufgrund der Lipophilie empfohlene rückenmarknahe Applikation hat sich nicht durchgesetzt.

Äquianalgetische Dosis
Historisch übernommener Potenzvergleich bei i.v./i.m.- und s.c.-Gabe für sog. »Opioidnaive«: Morphin 1: Methadonrazemat 1: Laevemethadon 0,5 (aber s. oben!) Gilt nicht für Schmerzpatienten, die längere Zeit unter Morphin standen!

In allen Fällen müssen die Patienten individuell mit anfänglich niedrigster Dosierung eingeschlichen werden! (Lawlor et al. 1998).

6.3 Anwendungsart

Nichtintasive Techniken
p.o. (s.v.-Langzeitgabe Kinder und Jugendliche; sowie Opioidabhängige).

Invasive Techniken
i.v-Gabe: nur ED-Bolus. Die PCA-Technik ist verboten; die intermittierende i.v.-Titration ist theoretisch möglich, aber inpraktikabel: Zweit- und Mehrfachdosis nach genügendem Intervall, in vorsichtiger Titration unter strenger klinischer Beobachtung. Rückenmarknahe Techniken sind beschrieben, haben aber gegenüber Morphin etc. nur Nachteile (s. unten).

Therapeutische Systeme
Nein: aufgrund der langen Wirkungsdauer nicht indiziert.

7 Keine Indikationen

- Akute mit Entzündungen einhergehende Schmerzzustände.
- Schmerzzustände, welche auf schwächere peripher- oder auch zentralwirksame Schmerzmittel ansprechen.
- Schmerzzustände mit wechselnder Intensität.

8 Kontraindikationen

Siehe Einführung, insbesondere:
- Schwangerschaft und Stillzeit.
- Ältere Patienten.
- Patienten mit eingeschränkter Nierenfunktion (Akkumulation) .

9 UAW

Siehe Checkliste »UAW zentraler Analgetika vom Typ Opioid«: im Prinzip wie Morphin:

9.1 ZNS

9.1.1 ZNS: hemmende Wirkungen
Analgesie/Antinozizeption: Analgesiepotenz kleiner als Morphin; Methadon ist wegen fehlender Potenz und kinetischen Gründen zur perioperativen Analgosupplementierung nicht geeignet.
Atemsteuerung: mit Morphin vergleichbar
Hustenzentren: mit Morphin vergleichbar
Kreislaufregulation: mit Morphin vergleichbar
Brechfunktionszentren: mit Morphin vergleichbar
Funktionsachse Hypophyse – Hypothalamus – Nebenniere: mit Morphin vergleichbar
Mesolimbische Dopaminfreisetzung, Dysphorie: mit Morphin vergleichbar

9.1.2 ZNS: stimulierend Wirkungen
Allgemeine Stimulation, Konvulsionen, psychotomimetische Reaktionen, Stimulation autonomer Zentren, Schlafstörungen, Schweißausbrüche (v. a. bei chronischer Applikation).

Hyperalgesie, Allodynie: im Gegensatz zu Morphin induziert Methadon offenbar keine zentrale Hyperalgesie/Allodynie in hoher intrathekaler Dosierung (Frenk et al. 1984)

Edinger-Westphal-Kern: Miosis bei Levomethadon sowie Racematform; bei Methadonabhängigen aber auch abwesend (Toleranzentwicklung).

Chemotriggerzone (Ü,W,E): mit Morphin vergleichbar.
Vaguskerne (Bradykardie): keine Daten.
Zentralinduzierter Pruritus: keine Daten.

Funktionsachse Hypothalamus – Hypophyse – Nebenniere: keine Daten.
Nucleus amygdalae, Euphorie, Missbrauchspotential: mit Morphin vergleichbar.

9.3 Herz/Kreislauf

Hypotension bei i.v.-Gabe; im Tierversuch minimale Auswirkungen auf Herz/Kreislauf bei intravenöser Monotherapie (Stanley et al. 1980; kontrollierte Studien fehlen).

9.5 Leber, ableitende Gallengänge, Pankreas

Pankreassekretion im Tierversuch gehemmt (Roze et al. 1978).

9.10 Blut und blutbildende Organe:

Bei Langzeitanwendung: Hyperalbuminämie; Hyperglobulinämie; Lymphozytose (Pathogenese unbekannt; keine kontrollierten Studien).

9.14 Diverse

9.14. 1 Histaminfreisetzung:
Nein (Thompson u. Walton 1966); lokale langandauernde erythematöse Gewebeschwellung nach subkutaner Infusion werden von Bruera et al. als Zeichen einer protrahierten Sensibilierungsreaktion gedeutet (1991).

9.14.2 Gewichtszunahme und Ödeme (reversibel)
3 Fallbeschreibungen (Longwell et al. 1979).

9.14.3 Immunsystem
2 Fallbeschreibungen von bilateraler Candida-Endophthalmitis bei 2 Patienten unter oraler Laevomethadonsubstitution (Möller et al. 1997).

10 Warnhinweise

Die Gefahr der Kumulation wird unterschätzt. Eine (aufgrund der langen Halbwertszeit) erst nach Tagen oder Wochen auftretende Entzugssymptomatik kann entsprechend missdeutet werden. Wegen der Dissoziation zwischen analgetischer Wirkung und anderen somatischen Wirkungen (s. Dynamik) können bei repetitiven Dosen bei Analgesieabklingen trotzdem Atemdepression und Sedation nachhinken! Repetitive Gaben sind deshalb beim alten Patienten gefährlich! (Gourlay et al. 1982). Bei Intoxikation sind Hämo- oder peritonealdialytische Extraktion nicht möglich.

12 Notfallmaßnahmen bei Überdosierung, Entzugssymptomatik

Intoxikationssymptome sind: Verwirrung, Halluzinationen, Sedierung.

ABC-Maßnahmen; medikamentöse spezifische vorsichtige Antagonisierung mit Naloxon (hier evtl. Indikation eines längerwirksamen Antagonisten!) unter Reanimationsbedingungen.

Cave: wegen der langen Halbwertszeit von Methadon (Gewebesequestrierung) ist ein sog. »Reboundphänomen« vorprogrammiert!

Eine Ansäuerung des Urins erhöht die renale Ausscheidung.

13 Interaktionen

Im Prinzip wie alle Opioide, insbesondere:

13.1 Pharmakologische Interaktionen

– Carbamazepin: über erhöhten Lebermetabolismus erniedrigte Bioverfügbarkeit von Levomethadon (Möglichkeit der Entzugssymptomatik): Dosis anpassen.
– Cimetidin: erhöhte Serumkonzentration von Levomethadon wegen erniedrigter hepatischer Elimination möglich.
– Cytochrom-P450 3A4 - Hemmer (Rifampicin, Nifedipin, Fluvoxamin): mögliche partielle Eliminationshemmung (Iribarne et al. 1997).
– Diazepam: induzierter verminderter Metabolismus von Levomethadon mit Wirkungsverstärkung, Wirkungsverlängerung (Cytochrom-P450-System).
– Fluconazol: Serumkonzentration/Clearance Methadon ↑ (Cobb et al. 1998).
– MAO-Hemmer: zentrale Dysfunktion, Kombination verboten.
– Phenothiazine: zentrale Dysfunktion, Kombination verboten.
– Phenytoin: erhöhter Lebermetabolismus und erniedrigte Bioverfügbarkeit von Levomethadon mit Möglichkeit der Entzugssymptomatik: Dosis anpassen.
– Proteaseinhibitoren (Ritonavir, Indinavir, Saquinavir): hepatische Kompetition P450 3A4 bzw. N-Dealkylierung Methadon (und Buprenorphin) ↓ (= erhöhte Tozitität Methadon: in vitro Studien Iribarne et al. 1998; gegenteilige klinische Daten [erniedrigte Serumkonzentration Methadon]: Geletki u. Erickson 2000).
– Rifampicin: erhöhter Lebermetabolismus und erniedrigte Bioverfügbarkeit von Levomethadon mit Möglichkeit der Entzugssymptomatik (Kreek 1976).
– Schwangerschaft: Geburtsgewicht des Neugeborenen wie bei Heroinkonsum reduziert (Hulse et al. 1997).
– Trizyklische Antidepressiva: induzieren verminderten Metabolismus von Levomethadon mit Wirkungsver-

stärkung, Wirkungsverlängerung (Cytochrom-P450-System); außerdem dynamische Potenzierung zentraler Effekte.
– Zidovudin: hepatische (Glukuronidierung) und renale Zidovudin-Clearance ↓, Zidovudin-AUC ↑ (McCance-Katz et al. 1998).

13.2 Physiologische Interaktionen

– Ansäuerung des Urins: erhöhte renale Elimination.
– Leberinsuffizienz (Leberabbau wichtig): verstärkte, verlängerte Wirkung.
– Nikotinkonsum: zwischen chronischer Methadoneinnahme und chronischem Nikotinkonsum bestehen Wechselwirkungen, die Gegenstand der Forschung sind (z.B. methadonsubstituierte Raucher neigen eher zu Nikotinentzugskuren).
– Niereninsuffizienz: verstärkte, verlängerte Wirkung.

15 Kinetik, Kinetikdiskussion

Physikochemische Eigenschaften
Ionisierungsgrad bei pH 7,4 (%): 99
pK_a: 8,3–9,26
Eiweißbindung bei pH 7,4 (%): 85–90 (freie Methadonfraktion von Dosis und Geschlecht abhängig; Wilkins et al. 1997)
Heptan-Wasser-Verteilungskoeffizient: 44,9 (von Cube et al. 1970)
Wasser-Oktanol-Koeffizient: 116

Resorption und Bioverfügbarkeit
Bioverfügbarkeit (% Dosis): >90 (p.o.), 100 (parenteral)
AUC: ca. 3700 ng/ml/h (15 mg p.o.).
C_{max} : –

Verteilung, Elimination, Metabolismus, aktive Metaboliten
α-Halbwertszeit (min): 10
Terminale β-Halbwertszeit (h): 13–51 (Nilsson et al. 1982)
Kontextsensible Halbwertszeit: fällt weg (keine kontinuierliche i.v.-Anwendung)
$V_{initial}$ (l): 50–100 (venöse Messungen)
V_{ss} (l): 420
Cl_{total} (l/min): 0,51–0,2
Renale Elimination (%): 25–60
Fäkale Elimination (%): 20
Metaboliten: Noracetylmethadol, Dinoracetylmethadol, Normethadol, 2-Ethyliden-1,5-dimethyl-3,3-diphenylpyrrolidin (EDDP) (Dynamik unklar; Dynamik der Metaboliten ist wegen der ausserordentlich langen Wirkdauer der MS schwer beurteilbar: s. auch Diskussion zwischen Dissoziation analgetische Wirkung und zentrale Nebenwirkungen). Hepatische N-Demethylierung vom Cytochrom P450 3A4 abhängig (Moody et al. 1997).

Effektivität
MEC: 30–70 ng/ml

Biomembrangängigkeit
Diaplazentäre Passage: erheblich.
Translaktale Passage: erheblich, aber selbst bei methadon-substituierten Müttern (20 – 80 mg tgl. bzw. 0,3 – 1,14 mg/kgKG) ergab sich bei 12 Erhebungen ein Milch-Plasma-Konzentrationsverhältnis von 0,44 (0,24 – 0,64). Bei einer täglichen Milchaufnahme von 0,15k/kg ergäbe dies bei einer 100%igen Bioverfügbarkeit eine tägliche Aufnahme von 17,4 mg/kg, was von der neonatalen Seite her unbedenklich scheint (keine nachweisbaren neonatalen Plasmakonzentrationen mit Ausnahme eines Neugeborenen mit einer Plasmakonzentration von 6,5 mg/l; Wojnar et al. 1997).
Blut-Hirn-Schranken-Passage: keine Angaben.

15.2 Kinetikdiskussion

Die orale – inklusive sublinguale (Weinberg et al. 1988) – sowie parenterale Bioverfügbarkeit von Methadon/Levomethadon ist ausgezeichnet. Methadon ist ein stark lipophiles Opioid mit entsprechend guter Biomembranpermeabilität. Die enterale Resorption bzw. orale Bioverfügbarkeit ist hoch und beträgt ca. 70–95% (vgl. Morphin!), wobei entsprechend der hohen Bioverfügbarkeit der First-pass-Effekt unbedeutend ist.

Trotz hoher Eiweißbindung weist Methadon große Verteilungsvolumina auf. Die niedrige Clearance weist eine hohe Abhängigkeit von der Verstoffwechselung auf. Bei repetierter Gabe bauen sich entsprechend große Gewebedepots auf.

Es besteht eine Diskrepanz zwischen Kinetik und Dynamik, in dem die analgetische Wirkdauer nur 4 h beträgt (Grochow et al. 1989). Eigenartigerweise haben kinetische Untersuchungen beim kompensierten Zirrhosepatienten keine abnorme Kinetik ergeben (Novick et al. 1981).

Neuere Studien weisen auf Unterschieden zwischen der Elimination bei Methadonnaiven sowie methadonabhängigen Patienten auf: bei beiden ist wegen der langen HWZ auch bei kinetischen ED-Studien eine verlängerte Analysemethode von über 72 h zu empfehlen (Wolff et al. 1997).

Der Metabolismus führt über N-Demethylierung sowie Zyklisierung zu den Hauptmetaboliten Noracetylmethadol, Dinoracetylmethadol, Normethadol. Im Abbau impliziert ist das Isoenzymsystem P450NF.

Ein enterohepatischer Kreislauf ist nachgewiesen worden (Lynn et al. 1976).

16 Vorklinische und klinische Untersuchungen

Methadon (ED 20 mg i.v.) könnte mit guter und bis 20 h anhaltender analgetischer Wirkung am Anfang der Operation gegeben werden (Gourlay et al. 1982).

17 Kurzprofil

Der gut bioverfügbare Wirkstoff Levomethadon entfaltet bei Einmalgabe eine relativ kurze analgetische Wirkung von nur 2–4 h. Bei wiederholter Gabe stellt sich jedoch ein Steadystate mit kontinuierlicher Wirkung ein.

Der schwierig steuerbare Wirkstoff kumuliert bei repetierter Gabe dynamisch schlecht definierte Metaboliten. Solange die Leberfunktion für einen optimalen Abbau zur Verfügung steht, kann der Wirkstoff auch bei chronischen und stabilen Schmerzzuständen p.o. verabreicht werden.

Die gültigen äquianalgetischen Dosierungsrichtlinien sind in der Regel falsch. Vor allem bei fortgeschrittenen Schmerzzuständen bzw. hoher Opioiddosierung soll ein Wirkstoffwechsel auf Methadon, falls indiziert, mit möglichst kleinen Dosierungen, individuell angepasst und vorsichtig vorgenommen werden (Ripamonti et al. 1997; s. auch unten: Toleranzphänomene).

In der Substitutionstherapie kann p.o. verabreichtes Levomethadon ein Entzugssydrom über 24 h verhindern.

Von Interesse ist die Tatsache einer inkompletten Toleranzentwicklung mit anderen MOR-Agonisten wie Morphin. Methadon kann bei Fällen von sog. Morphinnonrespondern als Alternative eingesetzt werden, wobei auch in diesen Fällen of in erstaunlich niedriger Dosierung eine adäquate Analgesie erreicht werden kann.

18 Literatur

Literatur bis 1996: s. CD-ROM.

Anyaegbunam A, Tran T, Jadali D et al. (1997) Assessment of fetal well-being in methadone-maintained pregnancies: abnormal nonstress tests. Gynecol Obstet Invest 43/1: 25–58

Blake AD, Bot G, Freeman JC et al. (1997) Differential opioid agonist regulation of the mouse mu opioid receptor. J Biol Chem 272/2: 782–790

Cobb MN, Desai J, Brown LS Jr et al. (1998) The effect of fluconazole on the clinical pharmacokinetics of methadone. Clin Pharmacol Ther 63/6: 655–662

Fitzgibbon DR, Ready LB (1997) Intravenous high-dose methadone administered by patient controlled analgesia and continuous infusion for the treatment of cancer pain refractory to high-dose morphine. Pain 73/2: 259–261

Geletki SM, Erickson AD (2000) Decreased methadone effect after ritonavir initiation. Pharmacotherapy 20/1: 93–94

Gorman AL, Elliott KJ, Inturrisi CE (1997) The d- and l-isomers of methadone bind to the non-competitive site on the N-methyl-D-aspartate (NMDA) receptor in rat forebrain and spinal cord. Neurosci Lett 223/1: 5–8

Hanks GW, Forbes K (1997) Opioid responsiveness. Acta Anaesthesiol Scand 41/1: Pt 2: 154–158

Hulse GK, Milne E, English DR et al. (1997) The relationship between maternal use of heroin and methadone and infant birth weight. Addiction 92/11: 1571–1579

Iribarne C, Berthou F, Carlhant D et al. (1998) Inhibition of methadone and buprenorphine N-dealkylations by three HIV-1 protease inhibitors. Drug Metab Dispos 3: 257–260

Iribarne C, Dréano Y, Bardou LG et al. (1997) Interaction of methadone with substrates of human hepatic cytochrome P450 3A4. Toxicology 117/1: 13–23

Jones HE, Strain EC, Bigelow GE et al. (1998) Induction with levomethadyl acetate: safety and efficacy. Arch Gen Psychiatry 55/8: 729–736

Lawlor PG, Turner KS, Hanson J et al. (1998) Dose ratio between morphine and methadone in patients with cancer pain: a retrospective study. Cancer 82/6: 1167–1173

Makin MK, Ellershaw JE (1998) Substitution of another opioid for morphine. Methadone can be used to manage neuropathic pain related to cancer. Correspondence BMJ 317 (7150): 81

Maneckjee R, Minna JD (1997) Characterization of methadone receptor subtypes present in human brain and lung tissues. Life Sci 61 (22 PL): 333–338

Manfredi PL, Borsook D, Chandler SW et al. (1997) Intravenous methadone for cancer pain unrelieved by morphine and hydromorphone: clinical observations. Pain 70/1: 99–101

Manfredi PL, Borsook D, Chandler SW et al. (1997) Intravenous methadone for cancer pain unrelieved by morphine and hydromorphone: clinical observations. Pain 70/1: 99–101

McCance-Katz EF, Rainey PM, Jatlow P et al. (1998) Methadone effects on zidovudine disposition (AIDS Clinical Trials Group 262). J Acquir Immune Defic Syndr Hum Retrovirol 18/5: 435–443

Möller M, Althaus C, Sundmacher R (1997) Beidseitige Candida-Endophthalmitis zweier i.v.-drogenabhängiger Patienten unter oraler L-Methadon-Substitution. Klin Monatsbl Augenheilkd 211/1: 53–56

Moody DE, Alburges ME, Parker RJ et al. (1997) The involvement of cytochrome P450 3A4 in the N-demethylation of L-alpha-acetylmethadol (LAAM), norLAAM, and methadone. Drug Metab Dispos 12: 1347–1353

Ripamonti C, Zecca E, Bruera E (1997) An update on the clinical use of methadone for cancer pain. Pain 1997 70/2–3: 109–115

Wilkins JN, Ashofteh A, Setoda D et al. (1997) Ultrafiltration using the Amicon MPS-1 for assessing methadone plasma protein binding. Ther Drug Monit 1: 83–87

Williams PI, Sarginson RE, Ratcliffe JM (1998) Use of methadone in the morphine-tolerant burned paediatric patient. Br J Anaesth 80/1: 92–95

Williamson PA, Foreman KJ, White JM et al. (1997) Methadone-related overdose deaths in South Australia, 1984–1994. How safe is methadone prescribing? Med J Aust 166/6: 302–305

Wojnar-Horton RE, Kristensen JH, Yapp P et al. (1997) Methadone distribution and excretion into breast milk of clients in a methadone maintenance programme. Br J Clin Pharmacol 44/6: 543–547

Wolff K, Rostami-Hodjegan A, Shires S et al. (1997) The pharmacokinetics of methadone in healthy subjects and opiate users. Br J Clin Pharmacol 44/4: 325–334

Yuan CS, Foss JF, O'Connor M et al. (2000) Methylnaltrexone for reversal of constipation due to chronic methadone use: a randomized controlled trial. JAMA 283/3: 367–372

Normethadon rec. INN, Normethadone BAN, DCF, Phenyldimazone; Desmethylmethadon, Hoechst-10582

In angelsächsischen Ländern wird Normethadon als *Antitussivum* eingesetzt. Seine Nebenwirkungen sind mit denjenigen von Kodein vergleichbar.

Piritramid rec. INN, BAN, DCF; Pirinitramide, R 3365 (Code)

1 Handelsnamen

Dipidolor (Janssen, Leo).

2 Darreichungsform/galenische Formen

In der Regel Ampullen (15 mg).

3 Chemie, Geschichte, diverse Hinweise

- 1'-(3-Cyan-3,3-diphenyl-propyl)-1,4'-bipiperidin-4'-carboxamid

Gebräuchlich ist Piritramidbis-(R,R)-hydrogentartrat; Piritramid-(R,R)-hydrogentartrat:

- $C_{27}H_{34}N_4O$
- MG: 430,57
- CAS N° 302-41-0

Chemisch ist Piritramid ein chemisch mit Pethidin verwandtes Phenylpiperidin- bzw. Diphenyläthylaminderivat. Die Base bildet farblose Kristalle.

Strukturformel

Piritramid

3.2 Geschichte

Piritramid wurde 1960 von PAJ Janssen synthetisiert und 1961 vorgestellt. Chemisch stellt es das erste klinisch eingesetzte potente 4-Aminopiperidinderivat (Tertiäramin der Diphenylpropylamine) dar.

4 Rezeptpflicht, Schwangerschaftskategorie

Deutschland: Rp, Btm; Schwangerschaft/Stillzeit: strenge Indikationsstellung; Tageshöchstdosis seit 1993: 600 mg

Österreich: Rp, SG

Schweiz: nicht mehr im Handel

5 Stoff, Indikationsgruppe, Dynamik (Rezeptorenprofil)

Zentralwirksames Schmerzmittel vom Typ (synthetisches) Opioid: MOR-Agonist

6 Indikationen, Dosierung, Anwendungsart

6.1 Indikationen

- Anwendung *Rote Liste* Deutschland: starke und stärkste Schmerzen.
- Wie Morphin: starke u. stärkste Schmerzen.

Anästhesiologisch-postoperative Praxis

- Perioperativer Antinozeptionsschutz nicht empfehlenswert (Grund: Kontexthalbwertszeit schon nach 2 h höher als bei Fentanyl).
- Perioperative Analgosupplementierung (nicht empfehlenswert: zu träge Kinetik).
- Postoperative Analgesie (Empfehlenswert; Piritramid hat sich bes besonders bei viszeralen postoperativen Schmerzzuständen bewährt).

Onkologie

Bedingt empfehlenswert (nur invasive Applikationen).

Innere Medizin, Rheumatologie
Pädiatrie

Bedingt empfehlenswert (nur invasive Applikationen).

Hospiz, ambulante Behandlung
Bedingt empfehlenswert (nur invasive Applikationen).

6.2 Dosierung

Anästhesiologisch-postoperative Praxis
Die analgetische Wirkdauer von Piritramid beträgt ca.
6–8 h.
- ED: 10 (15)–20 (30) mg (i.m.; s.c.).
- ED (Ladedosis): 5–7,5–22,5 mg (i.v.; in langsamsten
  Fraktionen 2,5 mg-weise, in verdünnter Lösung bis
  zur klinischen Wirkung auftitrierend);
- ED: 7,5 mg (epidural).

PCA-Schema Erwachsene (*Achtung:* eignet sich nur für
stabile Schmerzzustände; ungeeignet für unmittelbar
postoperative dynamische Schmerzzustände [Grund:
träge Kinetik, HWZ]):
- 60–120 mg (= 4–8 Amp.) + 42 ml 0,9% NaCl-Lösung
  = 50 ml Perfusorspritze (Konzentration = 1,2 mg/ml).
- Bolusgabe 2 mg (Erwachsene; bei Kindern 1 mg).
- Keine Basisinfusion, Sperrzeit 5–10 min, 4-h-Limit:
  30 mg/4 h; 12-h-Limit: 60 mg/12 h (akuter Schmerzdienst Köln).

Onkologie, Innere Medizin: s. oben

Pädiatrie
- Kinder: 0,05–0,2 (mg/kg; i.m.; s.c.);
- Kinder: 0,075–0,15 (mg/kg; i.v. je nach klinisch individueller Wirkung; Titrationsprinzipip);
- kontinuierlich i.v.: 0,01–0,04 (mg/kgKG/h; *Achtung:*
  eignet sich nur für stabile Schmerzzustände; ungeeignet für unmittelbar postoperative Schmerzzustände);
- PCA-Schema Kinder bis 30 kgKG: 30 mg (Füllvolu-
  men 50–60 ml);
- PCA-Schema Kinder bis 50 kgKG: 60 mg (Füllvolu-
  men 50–60 ml);
- Sperrzeit: 10 min;
- PCA-Bolus: 0,03 mg/kg bzw. 1–1,5 mg;
- Neugeborene 0–3 Monate (bis 5 kg): 0,25–1,0 (ED mg;
  i.m.; kontinuierlich i.v. über 4 h)

Hospiz, ambulante Behandlung: s. oben,

Äquianalgetische Dosierung
Achtung: Äquianalgetische Dosierungsschemata sind
grobe, aus der Vergangenheit in der Regel kritikarm
übernommene Vergleichstabellen, die aus Tierversuchen, Humanstudien (Probanden) und selten aus der
Schmerzklinik stammen. Entsprechend haben sie für
die Schmerzpraxis nur einen sehr relativen Wert.

Piritramid 15 mg (i.m.) entspricht ca.

Morphin: 10 mg (i.m.)
Pethidin: 100 mg (i.m.)
Fentanyl: 0,1 mg (i.m.)

Tilidin: 200 mg (i.m.)
Tramadol: 100 mg (i.m.)

6.3 Anwendungsart

Nichtintasive Techniken
Keine.

Invasive Techniken
i.m., i.v. (inkl. PCA), rückenmarknahe (epidural)

Therapeutische Systeme
Keine.

7 Keine Indikationen
- Akute sowie chronische schwache bis mittelstarke
  Schmerzzustände mit Entzündungsbeteiligung.
- Perioperative Analgesieführung.
- Schmerzzustände, die mit schwachen peripher- oder
  zentralwirksamen Wirkstoffen behebbar sind (sog.
  Angemessenheitsprinzip).

8 Kontraindikationen
Siehe Einführung, insbesondere:
- Akute hepatische Porphyrie (unterschiedliche Beur-
  teilung; UK: Glasgower Porphyrie Liste: porphyroge-
  ne Wirkung im Tier- und In-vitro-Untersuchungen
  vs. D: sog. Aufbereitungsmonographie).
- Prostatahypertrophie mit Restharnbildung (relative KI).
- Anwendung bei Kindern unter 1 Jahr (relative KI).
- Nebennniereninsuffizienz.

9 UAW
Siehe Checkliste »UAW zentraler Analgetika vom Typ
Opioid«, insbesondere:

9.1 ZNS
9.1.1 ZNS: hemmende Wirkungen
Hypnotische Potenz ausgeprägter als bei Morphin
(Benommenheit).

9.1.2 ZNS: stimulierend Wirkungen
Singultus.

9.11 Hautorgan, Haare, Nägel
Hauterscheinungen mit Juckreiz sind beschrieben worden

10 Warnhinweise
Die i.v.-Gabe ist langsam durchzuführen (Faustregel:
10 mg pro min) und unter voller Reanimationsbereitschaft.

11 Toxikologische Daten
Klinisch manifestiert sich eine akute Überdosierung
mit folgenden Wirkungen: Atemdepression, Bewusstseinsstörungen, Vertigo, Hypotension.

11.2 Kanzerogenität, Mutagenität, Teratogenität, Embryotoxizität, Fertilität

Keine Unterlagen in Bezug auf Mutagenität sowie Kanzerogenität. Tierversuche (Ratten, Kaninchen) in Bezug auf Teratogenität und Embryotoxizität negativ.

12 Notfallmaßnahmen bei Überdosierung, Entzugssymptomatik

Im Prinzip wie bei Morphin: ABC-Maßnahmen sowie medikamentöse Antagonisierung unter Reanimationsbedingungen. **Cave:** verschiedene Halbwertszeiten; Piritramid, lange Halbwertszeit, und Naloxon, kurze Halbwertszeit.

13 Interaktionen

Siehe Einführung.

15 Kinetik, Kinetikdiskussion

Bei altbewährten Wirkstoffen fehlen oft kinetische Daten, da solche zur Zeit der behördlichen Registrierungsverfahren nicht möglich oder nicht notwendig waren. In Deutschland sind für solche Altwirkstoffe neue sog. Aufbereitungsmonographien für Altpräparate in Vorbereitung.

Physikochemische Eigenschaften
Ionisierungsgrad: keine Angaben
pK_a: keine Angaben
Eiweißbindung: keine Angaben
Wasser-Oktanol-Koeffizient: keine Angaben

Resorption und Bioverfügbarkeit
Bioverfügbarkeit: keine Angaben
C_{max}: keine Angaben

Verteilung, Elimination, Metabolismus, aktive Metaboliten:
α-Halbwertszeit (min): 49–112 (?)
Terminale β-Halbwertszeit (h): 1,5–2,8–5,4 (Kietzmann et al. 1992: i.v. ED; Bouillon et al. 1999)
Terminale γ-HWZ (h): 12
Kontextsensible Halbwertszeit (h): 7–10 ansteigend altersabhängig (repetive PCA; Boullion et al. 1999)
$V_{initial}$ (l/kg): 0,7–1,2 bzw. 50,9 l; V_2 (schnelle Verteilungsphase): 162 l; V_3 langsame V: 230 l
Vd_{area} (l/kg): 5,2–10,2
V_{ss}: keine Angaben
Cl_{total} (ml/kg/min): 7,3–9,7; Cl (ml/min): 560 (Bouillon et al. 1999)

Effektivität
EC50: 2,9–12,1–29,8 ng/ml (Kietzmann et al. 1997)

Biomembrangängigkeit:
Diaplazentäre Passage: keine Angaben.
Translaktale Passage: keine Angaben.
Blut-Hirn-Schranken-Passage: keine Angaben.

15.2 Kinetikdiskussion

Die Kinetik folgt einem 3-Kompartiment-Modell, ähnlich vergleichbaren Opioiden. Im Vergleich zu anderen Opioiden (Ausnahme Methadon) sind die errechneten Verteilungsvolumina groß (>50 l); im Steadystate kann das virtuelle Verteilungsvolumen ein Mehrfaches des Körpervolumens ausmachen (vergleichbar mit Methadon). Die Elimination ist vergleichbar mit derjenigen von Fentanyl und beträgt ca. 560 ml/min.

Nach i.v.-Gabe von 0,2 mg/kgKG Piritramid vor Einleitung (standardisierte Inhalationsanästhesien) wurde ein zentrales Verteilungsvolumen von 0,7–1,2 l/kg ermittelt, wobei junge weibliche Patienten (Sequestration in Fettgewebe?) ein gegenüber jungen Männern signifikant vergrößertes zentrales Verteilungsvolumen aufwiesen. Das terminale Verteilungsvolumen ist bei älteren Menschen (entsprechend verlängerte Halbwertszeiten; relative Verkleinerung des zentralen Verteilungsvolumens) höher (n=23 Patienten; Kietzmann et al. 1992).

Die kontextsensible HWZ ist schon nach einer Exposition von <2 h länger als bei Alfentanil, Sufentanil oder sogar Fentanyl (Kietzmann et al. 1997).

17 Kurzprofil

Der ältere, leider teilweise (aus unerfindlichen Gründen) aus dem Handel zurückgezogene Wirkstoff Piritramid weist gegenüber Morphin eine ausgeprägtere Hypnosepotenz, ein kleineres Nebenwirkungspotential sowie eine längere Wirkdauer auf. Piritramid ist wegen seiner trägen Kinetik schlecht steuerbar (große Verteilungsvolumina V_1–V_3, langsame Bioelimination); Piritramid ist trotzdem mit Erfolg für postoperative PCA-Techniken eingesetzt worden.

18 Literatur

Literatur bis 1996: s. CD-ROM.

Bouillon T, Kietzmann D, Port R et al. (1999) Population pharmacokinetics of piritramide in surgical patients. Anesthesiology 90/1: 7–15
Kietzmann D, Bouillon T, Hamm C et al. (1997) Pharmacodynamic modelling of the analgesic effects of piritramide in postoperative patients. Acta Anaesth Scand 7: 888–894

Propoxyphen-Razemat

Siehe auch Dextropropoxyphen, Lävopropoxyphen

Dextropropoxyphen prop INN, BAN, DCF, USAN, SK-65 (Code)

3 Chemie, Geschichte, diverse Hinweise

– (1S, 2R)-1-Benzyl-3-dimethylamino-2-methyl-1-phenyl-propyl-propionat oder:
– (+)-1-Benzyl-3-dimethylamino-2-methyl-1-phenyl-propylpropionat

– (1S,2R)-1-Benzyl-3-dimethylamino-2-methyl-1-phenylpropyl-propionat.
– $C_{22}H_{29}NO_2$
– MG: 339,48

Propoxyphen ist als -Hydrochlorid und Napsylat gebräuchlich:
– $C_{22}H_{29}NO_2$, HCl
– MG: 375,9
– $C_{22}H_{29}NO_2 \cdot C_{10}H_8O_3S, H_2O$
– MG: 565,7
– CAS N° 469-62-5 (Dextropropoxyphen)
– CAS N° 1639-60-7 (Dextropropoxyphenhydrochlorid)
– CAS N° 17140-78-2 (Napsylatanhydrid)
– CAS N° 26570-10-5 (Napsylatmonohydrat)

Das Propoxyphenmolekül hat Ähnlichkeit mit dem Methadonmolekül.

Co-proxamol
Co-proxamol ist eine in Grossbritannien übliche Kurzbezeichnung für die fixe und obsolete Kombination Paracetamol mit Dextropropoxyphen. Ebenfalls als Retardkapseln im Handel.

6 Indikationen, Dosierung, Anwendungsart
– Anwendung: s. *Rote Liste* Deutschland in Bezug auf Retardkapseln: mäßige bis mittelstarke, protrahierte und chronische Schmerzzustände verschiedener Ursache.

6.1 Indikationen
Im Prinzip wie Kodein (aber wegen kleinerer therapeutischer Breite gegenüber Kodein benachteiligt; kinetische Eigenschaften ähnlich dem verwandten Methadon).

6.2 Dosierung
Äquipotente Dosierung
d-Propoxyphen 120 mg (p.o.) entspricht Kodein 60 mg (p.o.) oder Aspirin 600 mg (p.o.).

Im Handel befinden sich Retardkapseln zu 150 mg: eine tägliche Dosierung bei starken Schmerzen (sic!) wird bis zu 600 mg/Tag angegeben (nicht empfehlenswert).

13 Interaktionen
Nieren- und Leberinsuffizienz: Akkumulation toxischer Metabolit Norpropoxyphen

15.2 Kinetische Diskussion
Die orale Bioverfügbarkeit beträgt um 30–70% (Firstpass-Effekt). Propoxyphen hat beim Gesunden eine unterschiedliche β-Halbwertszeit von ca. 3–4–18 h (Gram et al. 1984).

Propoxyphen bildet einen aktiven, toxischen, nierenpflichtigen Metaboliten (Norpropoxyhen) mit einer langen Halbwertszeit von 15–23 h. Bei Nieren- und Leberinsuffizienz besteht Akkumulationsgefahr von Norpropoxyphen (Giacomini et al. 1980; Gibson et al. 1980).

17 Kurzprofil
Das rechtsdrehende Dextropropoxyphen, in der Roten Liste 1998 eigenartigerweise als »starkes Analgetikum« bezeichnet, ist analgetisch stärker wirksam als das linksdrehende Lävopropoxyphen (Antitussivum), aber schwächer analgetisch wirksam als Kodein

Propoxyphen ist gewebetoxisch und kann invasiv nicht eingesetzt werden.

Der Einsatz eines schwach analgetischen, kinetisch trägen, potentiell toxischen und schlecht belegten Wirkstoffs mit kleinem therapeutischem Fenster ist sinnarm (persönliche Meinung des Hrsg.). Die Toxizität des Wirkstoffes hat zu tödlichen Überdosierungen, v. a. bei Jugendlichen, geführt (Jonasson et al. 2000: schwedische Übersichtsstudie 1992–1997).

Der Wirkstoff kann mit Erfolg durch Kodein ersetzt werden.

18 Literatur
Literatur bis 1996: s. CD-ROM.

Jonasson B, Jonasson U, Saldeen T (2000) Among fatal poisonings dextropropoxyphene predominates in younger people, antidepressants in the middel aged and sedatives in the elderly. J Forensic Sci 45/1: 7–10
Siehe auch: *Rote Liste* 1998

1.6 Cyclohexanole

Die Gruppe der Cyclohexanole umfasst die in der Schmerztherapie bewährten Opioide:
– Tilidin,
– Tramadol.

Tilidin prop. INN, Tilidate BAN, Tilidine Hydrochloride USAN, Gö 1261 C (Code), W 5759 A (Code)

1 Handelsnamen
Valoron (Warner-Lambert; Gödecke).

2 Darreichungsform/galenische Formen
Je nach Hersteller in der Regel Tropfen (0,5 ml = 20 Tropfen = 50 mg); Kapseln (1 Kapsel = 50 mg); Suppositorien (1 Supp.= 75 mg); Injektionslösung (1 Ampulle zu 2 ml = 100 mg).

3 Chemie, Geschichte, diverse Hinweise
DL-*trans*-2-Dimethylamino-1-phenyl-3-cyclohexen-1-carbonsäureethylester
Gebräuchlich als Tilidinhydrochlorid:
– $C_{17}H_{23}NO_2$, HCl, 1/2 H_2O

– MG: 318,8
– CAS N° 20380-58-9 (Tilidin)
– CAS N° 27107-79-5 (Tilidinhydrochloridanhydrid)
– CAS N° 24357-97-9 (D-Tilidintranshydrochlorid)

3.2 Geschichte

Der Wirkstoff ist seit 1970 ist Handel. In Deutschland ist eine Fixkombination mit Naloxon (Valoron-N) seit 1978 im Handel, nachdem sich Meldungen über missbräuchliche Verwendung des Wirkstoffs in Deutschland häuften (Beil u. Trojan 1974, 1977; zit. in Vollmer 1988; s. unten: Nebenwirkungen).

3.3 Diverse Hinweise

Siehe allgemeine Hinweise, insbesondere:

Als sog. »Valoron-N-Prinzip« wird in Deutschland die Fixkombination Naloxonhydrochlorid mit Tilidinhydrochlorid im Verhältnis 4:50 bezeichnet (siehe Kinetik Naloxon).

Die handelsüblichen Ampullen enthalten Di-Natrium-EDTA. Die handelsüblichen Kapseln u. a. enthalten Azofarbstoffe (s. Überempfindlichkeitsreaktionen inkl. Kreuzsensibilität gegenüber Azofarbstoffen, Azetylsalizylsäure etc.).

4 Rezeptpflicht, Schwangerschaftskategorie

Deutschland: im Handel ist nur die Fixkombination
   Österreich: nicht im Handel
   Schweiz: A, Btm. ; Schwangerschaft: B; Stillzeit: Kontraindikation

5 Stoff, Indikationsgruppe, Dynamik (Rezeptorenprofil)

Zentralwirksames Schmerzmittel vom Typ (synthetisches) Opioid: MOR-Agonist.

5.2 Dynamik (Rezeptorenprofil)
Affinität und intrinsische Wirkung

Es stehen keine K_i-Werte zur Verfügung; der Wirkstoff verhält sich klinisch wie ein voller MOR-Agonist.

Der aktive Metabolit (+)-Nortilidin ist für die analgetische Wirkung hauptsächlich verantwortlich (MOR-Agonist). Sowohl nach i.v.-Anwendung, wo die Prodrug Tilidin noch in unveränderter Form vorhanden ist, als auch nach enteraler Anwendung beginnt die analgetische Wirkung erst nach 15–30 min.

Rechtsdrehende Enantiomere haben eine 10-mal höhere Affinität für µ-Rezeptoren als linksdrehende Enantiomere.

6 Indikationen, Dosierung, Anwendungsart
6.1 Indikationen

– Anwendung s. *Rote Liste* Deutschland; je nach Hersteller/galenischer Form in der Regel: starke und sehr starke Schmerzen.
– Schmerzintensität: im Prinzip wie Pethidin: mittlere bis starke Schmerzen

Anästhesiologisch-postoperative Praxis
– Postoperative Schmerzbekämpfung (gilt nicht für Fixkombination, pers. Meinung des Hrsg.).
– Posttraumatische Schmerzbekämpfung (gilt nicht für Fixkombination, pers. Meinung des Hrsg.)

Onkologie
Seit der Einführung eines 8–12 h retardierten therapeutischen Systems für den Einsatz im Rahmen der Stufe II der WHO-Empfehlungen geeignet; minimale Dosierung 12-stündlich 50 mg, maximale Dosierung 8-stündlich 150 mg; wenn die Kombiation mit Nichtopioiden nicht ausreichend wirksam ist, Wechsel auf die Stufe III.

Innere Medizin, Rheumatologie
Bedingt empfehlenswert (s. Tageshöchstdosierung).

Pädiatrie
Bedingt empfehlenswert (s. Tageshöchstdosierung; einsetzbar ab 1. Lebensjahr).

Hospiz, ambulante Behandlung

6.2 Dosierung
Anästhesiologisch-postoperative Praxis
Im Prinzip wie Pethidin (Tageshöchstdosierung 400 mg):
– ED 50–100 mg (i.m; i.v.).
– ED 50–100 mg (p.o. , rektal bzw. Kapsel, Supp.).
– ED 20–40 Tropfen (50–100 mg; p.o.).
– 4- bis 6-mal 20–100 mg p.o. bzw. 2-mal 100–300 mg p.o. (Retardform)
TD_{max}: 4–10 mg/kgKG; TD_{max}: 600 mg
Wirkdauer 2–4 h; Retardformen: 8–12 h

Kinder:
– 0,5–1,5 mg/kg/4 h (p.o.).
– Retardform: 0,5–2 mg/kg/8 h (p.o.).
– Faustregel Kinder ab 1. Lebensjahr: 1 Tropfen pro Lebensjahr (p.o., maximal 4-mal tgl.).
– Faustregel Kinder (11–14 Jahre): ca. 10 Tropfen (= 25 mg; maximal 4-mal tgl.).

6.3 Anwendungsart
Nichtinvasive Techniken
p.o. (auch als Tropfen), rektal

Invasive Techniken
i.v., im., s.c.

Therapeutische Systeme
Keine.

7 Keine Indikationen

– Akute und chronische schwache bis mittelstarke Schmerzen mit Entzündungscharakter.

– Langzeitanwendung (Fehlende Unterlagen in Bezug auf aktive Metaboliten).
– Perioperative Analgesieführung.
– Schmerzzustände, welche auf schwächere peripher- oder auch zentralwirksame Schmerzmittel ansprechen.

8 Kontraindikationen

Siehe allgemeine Hinweise; insbesondere:
– Alter: <12 Monate,
– Porphyrie (Moore u. McColl 1987),
– Schwangerschaft, Stillzeit.

9 UAW

Im Prinzip wie Pethidin.

10 Warnhinweise

Wie Pethidin wird dieser Wirkstoff als Prodrug zu aktiven Metaboliten verstoffwechselt: Nortilidin und Bisnortilidin. Die Toxizität dieser Metaboliten ist schlecht untersucht.

11 Toxikologische Daten

LD_{50}: ca. 400 mg/kg (Faustregel: ca. 10-mal höher als therapeutisch wirksame Dosierung).

12 Notfallmaßnahmen bei Überdosierung, Entzugssymptomatik

Bei Überdosierung sind ABC-Maßnahmen durchzuführen, evtl. medikamentöse Antagonisierung mit Naloxon unter Reanimationsbedingungen.

15 Kinetik, Kinetikdiskussion

Physikochemische Eigenschaften
Ionisierungsgrad bei pH 7,4 (%): keine Angaben
pK_a: 7,8 Tilidin; 8,7 Nortilidin
Eiweißbindung (%): ca. 25 (NT)
Wasser-Oktanol-Koeffizient: keine Angaben

Resorption und Bioverfügbarkeit
Bioverfügbarkeit (%): 99 (p.o.)
C_{max} (p.o.; ng/ml): 30±21; t_{max} (h): 0,41
$AUC_{0-\infty}$ (ng h/ml) 50±38 (T), 368±183 (NT), 590±222 (BNT) nach oraler ED 50 mg in wässriger Lösung
AUC_{ss} 304±96 (NT), 688±164 (BNT) nach multipler Gabe von 50 mg T (Vollmer et al. 1989).

Verteilung, Elimination, Metabolismus, aktive Metaboliten
α-Halbwertszeit: keine Angaben
Terminale β-Halbwertszeit (h): 4–6 (Tilidin; p.o., i.v.); Nortilidin: 3,3–4,9 (p.o., i.v.)
Kontextsensible Halbwertszeit: fällt weg (keine kontinuierliche i.v.-Anwendung)
$V_{initial}$: –

V_{ss} (l): 282±71
Cl_{total} (l/min): 1139 (Tilidin)
Renale Elimination (%): 90: 0,2 (unverändert), 2–3 (NT, BTN)
Fäkale Elimination: –
Inaktive Metaboliten: –
Aktive Metaboliten: Nortilidin (NT), Bisnortilidin (BTN)

Effektivität
Keine Angaben.

Biomembrangängigkeit
Diaplazentäre Passage: leicht für T und NT.
Translaktale Passage: leicht für T und NT.
Blut-Hirn-Schranke-Passage: leicht für T und NT.

15.2 Kinetikdiskussion

Die systemische Verfügbarkeit beträgt nach oraler Tilidingabe bei 99%. Die Plasmakonzentration von Tilidin nach i.v.-Gabe folgt derjenigen eines Dreikompartimentmodells.

Der aktive Metabolit (+)-Nortilidin wird offenbar nach oraler Gabe (intensiver First-pass-Effekt), bei i.v.-Gabe jedoch kontinuierlich gebildet. Bei Funktionsstörungen der Niere wird die zu fast 90% renale Elimination beeinträchtigt.

16 Vorklinische und klinische Studien

Die Kombination Tilidin-Naloxon wurde mit Erfolg bei chronischen neuropathischen Schmerzzuständen eingesetzt (Wörz u. Wörz 1995).

Die Kombination 50 mg Tilidin + 4 mg Naloxon (ED p.o.) war in Bezug auf analgetische Wirkung einer ED von Tramadol 50 mg überlegen; der analgetische Effekt war einer p.o.-ED Bromfenac 75 mg (s. Buch E) vergleichbar (Hogger u. Rohdewald 1999).

17 Kurzprofil

Tilidin ist Prodrug für die wenig belegten aktiven Metaboliten Nortilidin (und Bisnortilidin) und ähnlich Pethidin mit Erfolg gegen akute mittlere und starke Schmerzen einsetzbar: Tilidin hat gegenüber Pethidin eine bessere orale Bioverfügbarkeit. Tilidin-Naloxon kann als Dauertherapie (Retardformen) eingesetzt werden. Die Wirkstoffkombination eignet sich in der praktischen Schmerzpraxis in der Form von oralen Tropfen (Vorteil: schneller Wirkungseintritt).

Der Wirkstoff wird in Deutschland in einer Fixkombination mit Naloxon eingesetzt.

18 Literatur
Siehe CD-ROM.

Hogger P, Rohdewald P (1999) Comparison of tilidine/naloxone, tramadol and bromfenac in experimental pain: a double-blind randomized crossover study in healthy human volunteers. Int J Clin Pharmacol Ther 37/8: 377–385

Tramadol rec. INN, DCF, USAN, CG-315 E (Code), K 315 (Code), U 26225 A (Code)

1 Handelsnamen

Tramal (Grünenthal); Generika: ja.
Therapeutische System: Tramal long (Grünenthal), Tramundin retard (Mundipharma).

2 Darreichungsform/galenische Formen

In der Regel je nach Hersteller Ampullen zu 1 ml/50 mg u. 2 ml/100 mg; Injektionsspritzen »Fertigspritzen« zu 100 mg; Kapseln (1 Kapsel zu 50 mg); Tropfen (1 Tropfen = 2,5 mg; 1 ml = 100 mg) in 10 ml/30 ml-Flaschen; Suppositorien (1 Supp. = 100 mg).

Therapeutische (orale) Systeme: ja (Retardtabletten zu 100, 150, 200 mg) etc.; Tramundin retard: die Tablette ist bei Erhalt des Retardeffektes teilbar (Geriatrie, Pädiatrie).

3 Chemie, Geschichte, diverse Hinweise

– (±)-*trans*-2-(Dimethylaminomethyl)-1-(3-methoxyphenyl)-cyclohexanol
– $C_{16}H_{25}NO_2$
– MG: 263,39
– CAS N° 27203-92-5

Gebräuchlich ist Tramadolhydrochlorid:
– $C_{16}H_{25}NO_2$, HCl
– MG: 299,8
– CAS N° 22204-88-2
– Pharmakopöe(n): DAC 1986

Tramadolhydrochlorid ist ein synthetisches Morphinderivat der Cyclohexanolreihe (phenylsubstituiertes Aminomethylcyclohexanolderivat) bzw. ein synthetisches 4-Phenylpiperidinanalogon von Kodein.

Tramadol ist ein weißes, kristallines, geruchloses und bitteres Pulver, das in Wasser leicht löslich ist. Wegen seines asymmetrischen C-Atoms sind Enantiomere vorhanden (Handelslösung: Razemat).

Struktuformel

Tramadol

3.2 Geschichte

Der Wirkstoff Tramadol wurde 1965 in Grossbritannien, 1972 in USA patentiert. Beide Patente bei Grünenthal.

3.3 Diverse Hinweise

Siehe allgemeine Hinweise, insbesondere:
– Tramaltropfen enthalten ca. 20% Alkohol.

– Konservierungsstofffreie Tramal-Injektionslösung: pH-Wert: 6–6,6.

4 Rezeptpflicht, Schwangerschaftskategorie

Deutschland: Rp; Schwangerschaft: strenge Indikationsstellung (Gr 1); Stillzeit: Kontraindikation (La 2)
Österreich: Rp, Klasse S_1
Schweiz: Rp, A; Schwangerschaft: B; Stillzeit: Kontraindikation

5 Stoff, Indikationsgruppe, Dynamik

Zentralwirksames Schmerzmittel vom Typ (synthetisches) Opioid: MOR-Agonist

5.2 Dynamik (Rezeptorenprofil)

Affinität (K_i-Wert; nmol)
MOR bzw. µ-Rezeptor: 1,33
DOR bzw. δ-Rezeptor: 62,4
KOR bzw. κ-Rezeptor: 54,0

Die intrinsische MOR-Wirkung des Razemats ist relativ schwach. Das (–)-Enantiomer hat eine vielfach schwächere Affinität zu den genannten Rezeptoren (Raffa 1993).

Intrinsische Wirkung
Der µ-Agonist Tramadol ist ein Razemat.
(+)-Tramadol hat opioiderge und monoaminerge Eigenschaften (Reuptakehemmung von Serotonin, Serotoninfreisetzung gefördert; Bamigbade et al. 1997).

(–)-Tramadol hemmt v. a. den NA-Reuptake (Driessen u. Reimann 1989; Hennies et al. 1982; Raffa et al. 1992; Kayser Besson et al. 1992).

Entsprechend dieser Dynamik ist die Razematwirkung durch selektive Antagonisten (Naloxon, Yohimbin) nur partiell antagonisierbar.

In Bezug auf analgetischen Einsatz weisen die Enantiomere gegenüber dem Razemat keinen Vorteil auf (Wiebalck et al. 1998): offenbar ergänzen sich die einzelnen Enantiomere im synergistischem Sinn.

Im Tierversuch beobachtete man eine Hemmung der tramadol-induzierten Antinozeption durch den α_2-Adrenozeptorantagonisten Yohimbin sowie durch den 5-HT$_2$-Antagonisten Ritanserin (Raffa et al. 1992). Im Tierexperiment (opioidabhängige Affen) konnte durch Tramadolgabe unter bestimmten Voraussetzungen eine Entzugssymptomatik ausgelöst werden (Yanagita 1978): aus diesem Grunde wurde früher der Wirkstoff verschieden, beispielsweise als Agonist-Antagonist, eingeteilt. Tramadol wirkt offenbar eher auf spinale als auf supraspinale Opioidrezeptoren (Raffa et al. 1993).

Tierexperimentelle Formalin-Pfoteninjektion: Tramadol reduziert die hyperalgetische Reaktion bzw. spinale Sensibilisierung (Bianchi u. Panerai 1998).

Die Wirkung von Tramadol auf die zentralen Monoaminsysteme ist ähnlich derjenigen von trizyklischen

Antidepressiva: im Tierversuch konnte eine antidepressive Wirkung von Tramadol nachgewiesen werden (Rojas-Corrales et al. 1998).

Tramadol hat eine leichte sympathikomimetische Wirkung.

Tramadol erhöhte die Schmerzschwelle bei Zahnpulpaschmerzversuchen (Rost 1978).

Tramadol kann gegen postanästhetisches Shivering in einer Dosierung von 1 mg/kg eingesetzt werden.

6 Indikationen, Dosierung, Anwendungsart
6.1 Indikationen

- Anwendung *Rote Liste* Deutschland: mäßig starke bis starke Schmerzen.
- Im Prinzip wie Pethidin für mittlere akute und (im Gegensatz zu Pethidin auch) chronische Schmerzzustände sowie bei schmerzhaften diagnostischen oder therapeutischen Eingriffen.

Anästhesiologisch-postoperative Praxis
- Empfehlenswert für postoperative Schmerzzustände.

Onkologie (empfehlenswert)
Die Retardform ist 8–12 h für den Einsatz im Rahmen der Stufe II der WHO-Empfehlungen gut geeignet; minimale Dosierung 12-std. 50 mg, maximale Dosierung 8-stdl. 200 mg, wenn in Kombination mit antipyretischen Analgetika nicht ausreichend wirksam, Wechsel auf die Stufe III. Wegen der relativ geringen UAW ist die Retardzubereitung inzwischen das wichtigste mittelstarke Opioid im Bereich der Stufe II gemäß den WHO-Empfehlungen.

Innere Medizin, Rheumatologie
Wie Onkologie.

Pädiatrie
Wie Onkologie. Kleinere Dosierungen als 12 stdl. 50 mg sind nicht möglich.

Hospiz, ambulante Behandlung
Wie Onkologie.
Tramadol wurde mit Erfolg auch bei neuropathischen Schmerzzuständen bei Diabetikern eingesetzt (Harati et al. 1998; Sindrup et al. 1999).

6.2 Dosierung
Anästhesiologisch-postoperative Praxis
Die Dosierung muss wie bei allen zentralen Analgetika individuell erfolgen.
Als Faustregel kann gelten, dass Tramadol wie Pethidin dosiert wird.

Nichtinvasive Techniken
- ED: 50–100 mg (p.o.; = 1–2 Kapseln; Tageshöchstdosis: 8 Kapseln)

- ED 50–100 mg (p.o.; = 20–40 Tropfen; mit wenig Flüssigkeit oder auf Zucker einzunehmen; Tageshöchstdosis bis zu 8mal 20 Tropfen)
- ED: 100 (rektal; Suppositorium à 100 mg; Tageshöchstdosierung: 4 Suppositorien)
- Dosisintervall: in der Regel 4–6 h
- *Achtung:* Der maximale Wirkungseintritt von Tramadol ist langsam!(>120 min); dies gilt auch für eine epidurale Anwendung!
- TD_{max}: 400 mg
- Retardtabletten: Beginn mit 12-stdl. 50 mg möglich; Steigerung sinnvoll bis auf 8-stdl. 100 mg, dann Wechsel auf Stufe III bei unzureichendem Effekt trotz Kombination mit einem antipyretischen Analgetikum, evtl. bis zu 8-stdl. 200 mg möglich.
- *Kinderdosierung:*
- p.o. 0,5–1,5 mg/kg/4 h; Retardform: 0,5–2mg/kg/8 h
- Rektal: 0,5–1,5 mg/kg/4 h
- i.v. 0,5–1 mg/kg/4 h; kontinuierlich: 0,15–0,3 mg/kg/h; PCA-Bolus: 0,5 mg/kg

Invasive Techniken

s.c. und i.m.:

ED 50–100 mg bzw. 1–2 Ampullen zu 50 mg; TD 400 mg
ED 100 mg (= 1 Ampulle zu 100 mg); TD 400 mg

i.v.:

ED 50–100 mg (i.v.; 10-mg-weise verdünnt, vorsichtig langsam auftitrierend; bei zu schneller Anwendung v. a. Hitzegefühl, Tachykardie, Schweißausbruch, ÜWE).

Kontinuierliche Infusion:

Initialdosierung je nach individueller Reaktion: 1,5 mg/kgKG i.v. (langsamst auftitrierend), danach zur Aufrechterhaltung ca. 15 mg/h. Die Empfehlung, die Initialdosis zur Verhinderung einer zu schnellen Anflutung bzw. unerwünschter Wirkungen i.m. zu verabreichen, ist unsinnig (persönliche Meinung Hrsg.; s. Abschnitt: Applikationstechniken).

Perfusortechnik: 50-ml-Spritze enthaltend 250 (Kinder <30 kgKG) –500 (Kinder <60 kgKG) –1000 mg (Erwachsene) Tramadol + 0,9% NaCl-Lösung bzw. Konzentrationen zu 5-10-20 mg/ml; Sperrzeit: 10 min.; Bolus: 10-15-20 mg (Kinder bis 30 kg, bis 60 kgKG, Erwachsene).

Die kont. s.c.-Applikation (PCA) hat sich auch für die postoperative Analgesie bei orthopädischen Patienten bewährt (Hopkins et al. 1998).

PCA-Technik:

Individuelle Ladungsdosis 100–200 mg i.v. (interindividuell, langsam, intravenös titrierend). Abrufdosis 20 mg, Sperrzeit 5 min, Maximaldosis 500 mg/4 h (Lehmann et al. 1985, 1991). Stündlicher Tramadolverbrauch: ca. 15 mg (bzw. 200 mg/kgKG/h; **Cave:** vom Hersteller angegebene Tageshöchstdosierung).

Therapeutische Systeme

Filmtabletten und Kapseln, jeweils mit 12-h-Retardierung.

Äquianalgetische Dosierung

Potenzrelationen (Faustregel) zwischen Tramadol, Pethidin und Morphin im Verhältnis 1:1:10 (nach Vickers et al. 1992; Lehmann et al. 1985; Houmes et al. 1992; Vickers et al. 1992).

Tramadol 50 mg (100 mg) i.m. entspricht ca. 30 mg (60 mg) Pentazocin i.m. (Arend et al. 1978).

Äquianalgetische Potenz zwischen 100 mg Tramadol i.v. und Metamizol 2,5 g i.v. (Schenck u. Arend 1978; Primus et al. 1989).

7 Keine Indikationen

Akute und chronische schwache bis mittelstarke Schmerzzustände, die mit Gewebeentzündungen einhergehen.

Schmerzzustände, die auf schwächere peripher- oder zentralwirksame Schmerzmittel ansprechen (Angemessenheit der Analgotherapie).

Perioperative Analgesieführung und Analgosupplementierung.

8 Kontraindikationen

Im Prinzip wie Morphin bzw. Pethidin

9 UAW

Siehe Checkliste zentrale Analgetika: im Prinzip wie Pethidin, insbesondere:

9.1 ZNS

9.1.1 Zentral hemmende Wirkungen

Analgesie: dosisabhängig mit Möglichkeit der perioperativen Analgosupplementierung (Lehmann et al. 1985; Vickers et al. 1992)

Atemsteuerung: schwach und dosisabhängig (Houmes et al. 1992; Fechner et al. 1985; Vickers et al. 1992), offenbar wegen Absenz supraspinaler Opioidrezeptorenwirkung (Raffa et al. 1992; Preston et al. 1991).

Vergleichsuntersuchung: bei Dosierung von 0,6 mg/kg gegenüber Pethidin (signifikante Atemdepression) praktisch keine Auswirkung auf Atemsteuerung (Tarkkila et al. 1998)

Thermoregulation: Tramadol moduliert nur unwesentlich die autonome zentrale Thermoregulation, indem es die Schwellen für Schweißsekretion, Vasokonstriktion und Shivering leicht senkt (De Witte et al. 1998). Schwitzen ist relativ häufig (ca. 20%).

9.1.2 Zentral stimulierende Wirkungen

Allgemeine Stimulation des ZNS (inkl. Konvulsionen): in hoher Dosierung exzitatorische Effekte (Tierversuch: EEG/SEP durch Naloxon nicht antagonisierbare signifikante Zunahme der Amplitudenhöhe; θ-

Bandaktivitätszunahme; Freye et al. 1998); Benommenheit, Schwindel (5,3%) und Zittern sind im Rahmen von Phase-IV-Prüfungen (13802 Patienten) in einem Umfang von ca. 6,5% aufgetreten. Mundtrockenheit, Schweißausbruch (Primus et al. 1989). Fallberichte über Konvulsionen bei Überdosierung (Tobias 1997). Konvulsionen: offenbar im Vergleich zu anderen Opioiden kein erhöhtes Risiko (Jick et al. 1998)

Hyperalgesie, Allodynie: bei suboptimaler epiduraler Dosierung (<50 mg epidural) antalgetische Wirkung möglich (persönliche Mitteilung Wilder-Smith).

Übelkeit, Würgen und Erbrechen: häufig (ca. 30%)

Edinger-Westphal-Kern (Miosis): bei hohen Dosen; im therapeutischen Bereich häufig nicht (Preston et al. 1991).

Nucleus amygdalae: Euphorie, Suchtpotenz: Abhängigkeitspotential »schwächer« als bei Morphin (Flohé et al. 1978; Preston et al. 1991; vgl. Rezeptur); kontrollierte Studien (äquipotente Dosierung unter identischen Schmerzklinikbedingungen etc.) fehlen.

9.3 Herz/Kreislauf

Schwache Neigung zu Hypotension (Müller u. Wilsmann 1984; Tierversuch Tramadol vs. Pentazocin), schwache negativ-chronotrope Wirkung (Jellinek et al. 1990; Karsch et al. 1979).

Keine Hinweise für eine Erhöhung des Drucks im kleinen Kreislauf (Karsch et al. 1979; keine kontrollierten Studien in Bezug auf äquipotenten Antinozizeptionsschutz).

9.5 Verdauungstrakt

Offenbar gering (kontrollierte Studien fehlen): Obstipation trat in nur 0,3% der Patienten in einer offenen Phase-IV-Prüfung auf (Cossmann u. Wilsmann 1987).

9.8 Glatte Muskulatur

Die endoskopische retrograde Cholangiopankreatographie ergab bei 5 Patienten keinen Anhaltspunkt für stimulierende Wirkung (Staritz et al. 1986); Miktionsstörungen bei <1%.

9.14 Diverse

Schwitzen, Mundtrockenheit (bei 2,5%).

9.14.2 Histaminfreisetzung

Keine Hinweise (n=13 Probanden; Barth et al. 1987); je nach Applikationsart bis zu 10% Hautflushs (Jellinek et al. 1990).

10 Warnhinweise

Cave: bei Leber- und Nierenfunktionsstörungen bei Repetitionsdosen.

Straßenverkehrstüchtigkeit ist eingeschränkt (wie bei allen zentralwirksamen Analgetika)

Ampullen langsam injizieren oder in Infusionslösung verdünnen.

11 Toxikologische Daten

Die akute Toxizität beträgt ca. 280 mg/kgKG und ist speziesverschieden (Maus, Ratte, neugeborene Ratte, Meerschweinchen, Kaninchen, Hund) und hängt von der Applikationform ab (p.o., s.c., i.m., i.v.). Der therapeutische Index (LD_{50}/ED_{50}) beträgt ca. 28 (vgl. Morphin: ca. 220, Frankus et al. 1978).

Das Vergiftungsbild ist unabhängig von Spezies und Applikationsform und zeigt:

Bewegungsunruhe, Ataxie, verminderte Spontanaktivität, Salivation, Erbrechen, Pupillenerweiterung, Exophthalmie, Tremor, Krämpfe, Zyanose, Dyspnoe, Atemstillstand.

Bei Überdosierung steht beim Menschen nicht eine opioiderge Toxizität, sondern eine serotoninerge Neurotoxizität im Vordergrund mit Lethargie (30%), Nausea (14%), Tachykardie (13%), Agitation (10%), Konvulsionen (8%), Koma (5%), Hypertension und Atemdepression (2%; Spiller et al. 1997).

11.2 Kanzerogenität, Mutagenität, Teratogenität, Embryotoxizität, Fertilität

Keine Anhaltspunkte (Tierversuche). Basierend auf einer Einzelstudie aus dem Jahre 1976 (Mikrokerntest bei einer Ratte) vermutete man kurzzeitig, dass Tramadol einen mutagenen Effekt ausüben könnte. Neue und breit angesetzte Testreihen widerlegten jedoch diesen Verdacht.

12 Notfallmaßnahmen bei Überdosierung, Entzugssymptomatik

Im Prinzip wie bei Morphin: ABC-Maßnahmen und evtl. Antagonisierung mit Naloxon unter Reanimationsbedingungen.

13 Interaktionen

Siehe allgemeine Hinweise, insbesondere:

13.1 Medikamentöse Interaktionen

MAO-Hemmer: zentrale Dysfunktion
Warfarin: mögliche Potenzierung von Warfarin (1 Fallbericht; Sabbe et al. 1998)

Trizyklische Antidepressiva: zentrale Serotoninwirkung ↑

Antikoagulanzien (Phenprocoumon, Warfarin): Antkoagulationseffekt ↑ (! Madsen et al. 1997)

Serotoninuptake-Inhibitoren: zentrale Serotoninwirkung ↑ (Lantz et al. 1998)

13.2 Physiologische Interaktioen

Dialysepatienten: normale Dosierung (durch die Dialyse wird ca. 7% der Dosis extrahiert)

Leberzirrhose: Empfehlung ED auf 50 mg bzw. TD auf 100 mg reduzieren

Niereninsuffizienz: Erhöhung der terminalen Halbwertszeit von Muttersubstanz und M_1; Empfehlung: bei Kreatininclearance <30 ml/min Td 200 mg (Dosisintervalle auf 12 h verlängern).

14 Inkompatibilitäten

Die Tramal-Injektionslösung ist mit den meisten Infusionslösungen mischbar. Detaillierte Angaben s. wissenschaftliche Monographie Grünenthal.

Nicht oder eingeschränkt kompatibel ist die handelsübliche Tramadollösung mit Phenylbutazon, Diazepam, Indometacin, Diclofenac, Flunitrazepam, Glyceroltrinitrat, Metamizol sowie Levomepromazin. Die Mischung mit Metamizol ist zeitlich beschränkt (6 h) kompatibel.

15 Kinetik, Kinetikdiskussion

Physikochemische Eigenschaften
Ionisierungsgrad bei physiologischem pH (%): 7,4
pK_a wässrige 1%ige Lösung bei pH 5,4: 8,3
Oktanol-Wasser Koeffizient (P): 1,3 (log P = 0.12)
Plasmabindung bei physiologischem pH 7,4 (%): 4

Resorption und Bioverfügbarkeit
Bioverfügbarkeit (%): 65 (p.o.), 78% (rektal)
First-pass-Effekt: klein
C_{max} (h): 0,8 (p.o.)
AUC ca. 3350 ng/ml/h (bei 100 mg p.o.).

Verteilung, Elimination, Metabolismus
Vd (initial; l): 230
α-Halbwertsheit (min): ca. 48 bzw. (h): 0,78±0,68 h
Terminale β-Halbwertszeit MS (h): ca. 6±0,8; M_1: 9
Kontextsensible Halbwertszeit: fällt weg (keine kontinuierliche i.v.-Anwendung)
Clearance (Ganzkörper, l/min): 441±135
Verteilungsvolumen bei Steady-state (V_{ss}, L): keine Angaben
Verteilungsvolumen initial (l): 230±72
Renale Elimination (% Dosis): –
Fäkale Elimination (% Dosis): –
Inaktive Metaboliten: verschiedene
Aktive Metaboliten: M_1 (O-Desmethyltramadol)

Effektivität
Therapeutisch wirksame Serumkonzentration: ab 100 ng/ml.
Therapeutisch optimale Serumkonzentration (postoperative Schmerzbekämpfung): bei 300 ng/ml (Lehmann et al. 1991).

Biomembrangängigkeit
Diaplazentäre Passage: vorhanden.
Translaktale Passage: gut.
Blut-Hirnschranke: keine Angaben.

15.2 Kinetikdiskussion

Tramadol wird in allen Darmabschnitten, zur Hauptsache jedoch in den oberen Darmabschnitten, resorbiert und kann oral, rektal, mukosal angewendet werden.

Die Resorption des gut wasserlöslichen Wirkstoffs ist sehr gut (90%) und bietet bei oraler Gabe eine für Opioide, bei kleinem First-pass-Effekt, ausgezeichnete Bioverfügbarkeit von 65% (rektal: 78%).

Die enterale Resorptionshalbwertszeit (h) beträgt: 0,6±0,2. Maximale Serumkonzentrationen nach oraler Applikation werden nach ca. 2 h erreicht. Vergleicht man die Wirkung einer p.o.- mit einer s.c.-Dosis, erhält man bei Tramal ein vorteilhaftes Dosenverhältnis von ca. 1.

Die Eliminationskinetik kann mit einem 2-Kompartiment-Modell verglichen werden; die HWZ für Tramadol beträgt ca. 5 h bzw. 9 h für den M_1-Metaboliten (nach ED 100 mg). Nach repetierter Gabe ist somit eine Akkumulation von M1 zu erwarten.

Das initiale Verteilungsvolumen beträgt ca. das dreifache des Körpergewichts (Gewebesequestrierung). Die Serumeiweißbindung beträgt 4%. Der Prozentsatz des Übertritts Blut-Liquor-Schranke ist bisher nicht quantifiziert worden. Es besteht eine diaplazentäre Passage: aus klinischen Studien kann abgeleitet werden, dass die Neugeborenen-Serumkonzentration zeitabhängig sich der mütterlichen Serumkonzentration zwischen 70 und 90% anpasst. Die translaktale Passage ist positiv: nach i.v.-Applikation von 100 mg Tramadol beträgt die Muttermilchkonzentration ca. 86 mg. Die translaktale Passage ist abhängig von der mütterlichen Serumkonzentration und der Menge der Muttermilch. (Ein Säugling könnte ca. 0,1% der mütterlichen Tramadoldosis aufnehmen; die entsprechend erreichte Serumkonzentration von 20–33 µg pro kgKG läge aber unter der therapeutischen Erwachsenendosis von 1 mg/kgKG.

Die Inaktivierung des Wirkstoffs erfolgt hepatisch durch O- und N-Demethylierung (Phase-1-Reaktionen) sowie durch Konjugation der O-Demethylierungsprodukte (Phase-II-Reaktionen). Bislang sind ca. 11 Metaboliten bekannt. Der Metabolit M_1 (O-Desmethyltramadol) ist im Tierversuch analgetisch und antitussiv wirksamer als die Muttersubstanz (Hennies et al. 1988). Die Elimination der Muttersubstanz sowie der Metaboliten erfolgt renal. Die terminale Halbwertszeit des aktiven Metaboliten M_1 beträgt ca. 9,4 h (**Cave:** Langzeitgabe). Impliziert im hepatischen Abbau sind die Isoenzymsysteme P450 DB und P450 NF sowie CYP 2D6 (möglicher Interaktionsgrund mit CYP2C9-Wirkstoffen wie Phenprocoum [s. Interaktionen]).

16 Vorklinische und klinische Studien

Die präemptive Gabe von epiduralem Tramadol hat keinen Einfluss auf die postoperative Schmerzsituation (Wilder-Smith et al. 1998).

Eine Postmarketinganalyse bei >3000 Patienten unter Tramadol therapeutisches System: (100, 150, 200 mg) ergab eine hervorragende analgetische Effektivität auch bei starken Schmerzzuständen inkl. Schmerzen des Skeletts, Tumorschmerzen, Traumata und Frakturen sowie neuropathischen Schmerzzuständen in bis zu >80%. Die tägliche Dosierung betrug ca. 240 mg (aufgeteilt in 2 Tagesdosierungen). UAW waren: Nausea (3,4%), Schwindelgefühl (1,5%) und Emesis (1,1%)(Nossol et al. 1998).

Bei postoperativer PCA induziert Tramadol im Vergleich zu Morphin eine erhöhte Inzidenz von Nausea und Emesis und eine mindere Analgesiequalität: die Autoren bemerken auch, dass zu einer suffizienten postoperativen PCA-Analgesie mit Tramadol relativ hohe Loadingdosen eingesetzt werden müssen (n=80; randomisierte DB-Studie, Kniearthroplastie nach Allgemeinanästhesie; Pang et al. 1999).

Tramadol, am Ende des Peritonealverschlusses bei abdominalen Hysterektomien in einer Dosierung von 3 mg/kg i.v. postoperativ eingesetzt, wies gegenüber Morphin (0,2 mg/kg i.v.) eine ähnliche analgetische Potenz auf. Die Inzidenz von UAW war gleich, aber die psychomotorische Rehabilitation war besser (Vorbehalte: die Anästhesie wurde mit 4 mg/kgKG Fentanyl in beiden geblindeten Gruppen eingesetzt; die ED von 3 mg/kg ist unüblich hoch; Coetzee u. Loggerenburg 1998).

Bei Kindern hat die Zugabe von Tramadol zu Bupivacain bei kaudalen Epiduralanästhesie die Analgesiequalität verbessert; Tramadol allein induziert ebenfalls eine gute, bis 12 h anhaltende Analgesie; da der Wirkeintritt von Tramadol allerdings sehr langsam (>2 h) ist, ist die Kombination mit einer LA bei der Analgesietechnik empfehlenswert (Prosser et al. 1997; Hypospadie; Alter 13–53 Monate; kaudales Injektionsvolumen 0,8 ml/kg; Injektionslösung Tramadol 2 mg/kgKG in Kochsalzlösung vs. Bupivacain 2 mg/kg vs. Kombination; Allgemeinanästhesie).

17 Kurzprofil

Der Wirkstoff Tramadol ist ein zentrales opioiderges und aminerges Analgetikum mit einer mit Kodein bis Pethidin vergleichbaren analgetischen Potenz. Die Inzidenz opioiderger UAW in Bezug auf Obstipation, Verlängerung der Magenpassage, Euphorie und Atemdepression ist relativ niedrig (Moore et al. 1998, Crighton et al. 1998), diejenige von ÜWE und Schwitzen jedoch relativ hoch.

In Deutschland ist es das stärkste nicht BTM-pflichtige Analgetikum mit offenbar niedrigem Missbrauchspotential (Cicero et al. 1999).

Für den in der Schmerzklinik bewährten Wirkstoff besteht ein ähnliches Indikationsspektrum wie für Pethidin: bei starken Schmerzzuständen sind ebenfalls wegen der analgetischen Potenz Grenzen gesetzt (schnelles Erreichen der höchstzulässigen täglichen Maximaldosierung; Akkumulation aktiver Metaboliten). Der Einsatz bei neuropathischen Schmerzzuständen wird diskutiert: als analgetischer Wirkmechanismus wird die monoaminerge Wirkung des MS-Razemats, aber auch die opioiderge Wirkung des Metaboliten M_1 diskutiert (Sindrup et al. 1999).

Tramadol bewährt sich gut bei postoperativen Schmerzen nach orthopädischen Operationen (Sommer 1981). Tramadol wird in Deutschland mit Erfolg in standardisierten Infusionsmischungen (»Schmerztropf«) eingesetzt, z. B. 200 mg Tramadol + 2,5 Metamizol in 500 ml 0,9% NaCl-Lösung als kontinuierliche i.v.-Gabe über 12 h.

Der Hauptvorteil von Tramadol gegenüber Pethidin ist seine hohe orale und rektale Bioverfügbarkeit bzw. die damit verbundene reduzierte Gefahr der Akkumulation von Metaboliten (Verhältnis p.o.- und s.c.-Applikation ca. 1; bei Pethidin ca. 8; Friderichs et al. 1978).

18 Literatur

Literatur bis 1996: s. CD-ROM.

Bamigbade TA, Davidson C, Langford RM et al. (1997) Actions of tramadol, its enantiomers and principal metabolite, O-desmethyltramadol, on serotonin (5-HT) efflux and uptake in the rat dorsal raphe nucleus. Br J Anaesth 79: 352–356

Bianchi M, Panerai AE (1998) Anti-hyperalgesic effects of tramadol in the rat. Brain Res 797/1: 163–166

Cicero TJ, Adams EH, Geller A et al. (1999) A postmarketing surveillance program to monitor Ultram (tramadol hydrochloride) abuse in the United States. Drug Alcohol Depend 57/1: 7–22

Coetzee JF, van Loggerenburg H (1998) Tramadol or morphine administered during operation: a study of immediate postoperative effects after abdominal hysterectomy. Br J Anaesth 81: 737–741

Crighton IM, Martin PH, Hobbs GJ et al. (1998) A comparison of the effects of intravenous tramadol, codeine, and morphine on gastric emptying in human volunteers. Anesth Analg 87/2: 445–449

Dayer P, Desmeules J, Collart L (1997) Pharmacologie du tramadol. Drugs S2: 18–24

de Witte J, Deloof T, de Veylder J et al. (1997) Tramadol in the treatment of postanesthetic shivering. Acta Anaesthesiol Scand 41/4: 506–510

de Witte JL, Kim JS, Sessler DI et al. (1998) Tramadol reduces the sweating, vasoconstriction, and shivering thresholds. Anesth Analg 87/1: 173–179

Freye E, Latasch L, von Bredow G et al. (1998) Das Opioid Tramadol hat zentral-exzitatorische Effekte von nicht-opioidartigem Charakter. Teil 1: Präklinische Ergebnisse im Vergleich zu Alfentanil. Schmerz 12: 19–24

Harati Y, Gooch C, Swenson M et al. (1998) Double-blind randomized trial of tramadol for the treatment of the pain of diabetic neuropathy. Neurology 50/6: 1842–1846

Hopkins D, Shipton EA, Potgieter D et al. (1998) Comparison of tramadol and morphine via subcutaneous PCA following major orthopaedic surgery. Can J Anaesth 45 (5 Pt 1): 435–442

Jick H, Derby LE, Vasilakis C et al. (1998) The risk of seizures associated with tramadol. Pharmacotherapy 3: 607–611

Lantz MS, Buchalter EN, Giambanco V (1998) Serotonin syndrome following the administration of tramadol with paroxetine. Correspondence. Int J Geriatr Psychiatry 5: 343–345

Madsen H, Rasmussen JM, Brosen K (1997) Interaction between tramadol and phenprocoumon. Correspondence. Lancet 350: 637

Moore PA, Crout RJ, Jackson DL et al. (1998) Tramadol hydrochloride: analgesic efficacy compared with codeine, aspirin with codeine, and placebo after dental extraction. J Clin Pharmacol 38/6: 554–560

Nossol S, Schwarzbold M, Stadler T (1998) Treatment of pain with sustained-release tramadol 100, 150, 200 mg: results of a postmarketing surveillance study. Int J Clin Pract 52/2: 115–121

Pang WW, Mok MS, Lin CH et al. (1999) Comparison of patient-controlled analgesia (PCA) with tramadol and morphine. Can J Anaesth 46/11: 1030–1035

Prosser DP, Davis A, Booker PD et al. (1997) Caudal tramadol for postoperative analgesia in paediatric hypospadias surgery. Br J Anaesth 79: 293–296

Rojas-Corrales MO, Gibert-Rahola J, Mice JA (1998) Tramadol induces antidepressant-type effects in mice. Life Sci 63/12: PL175–180

Sabbe JR, Sims PJ, Sims MH (1998) Tramadol-warfarin interaction. Pharmacotherapy 4: 871–873

Sindrup SH, Andersen G, Madsen C et al. (1999) Tramadol relieves pain and allodynie in polyneuropathie: a randomised, double-blind, controlled trial. Pain 83: 85–90

Sindrup SH, Madsen C, Brosen K et al. (1999) The effect of tramadol in painful polyneuropathy in relation to serum drug and metabolite levels. Clin Pharmacol Ther 66/6: 636–641

Spiller HA, Gorman SE, Villalobos D et al. (1997) Prospective multicenter evaluation of tramadol exposure. J Toxicol Clin Toxicol 35/4: 361–364

Tarkkila P, Tuominen M, Lindgren L (1998) Comparison of respiratory effects of tramadol and pethidine. Eur J Anaesthesiol 1: 64–68

Tobias JD (1997) Seizure after overdose of tramadol. South Med J 90/8: 826–827

Wiebalck A, Zenz M, Tryba M et al. (1998) Sind Tramadol-Enantiomere für die postoperative Schmerztherapie besser geeignet als das Racemat? Eine randomisierte, Plazebo- und Morphinkontrollierte Doppelblindstudie. Anästhesist 47/5: 387–394

Wilder-Smith CH, Wilder-Smith OH, Farschtschian M et al. (1998) Preoperative adjuvant epidural tramadol: the effect of different doses on postoperative analgesia and pain processing. Acta Anaesthesiol Scand 42/3: 299–305

2 Partielle µ-Agonisten

Siehe Diskussion Buch B: Subrezeptoren.

Die Wirkstoffe Buprenorphin, Meptazinol, Tramadol werden in der Litertur teilweise als partielle µ-Agonisten eingeteilt. Buprenorphin wirkt in niedriger Dosierung wie ein partieller µ-Agonist, in hoher Dosierung wie ein Agonist-Antagonist. Die Wirkstoffe Buprenorphin und Meptazinol werden in diesem Buch in der Gruppe Agonist-Antagonisten, Tramadol unter µ-Agonisten vorgestellt.

3 Agonist-Antagonisten

Bei der chemisch uneinheitlichen Gruppe der sog. Agonist-Antagonisten wiegen sog. Benzmorphan- und Morphinanstrukturen vor. Mit Ausnahme der semisynthetischen Thebainderivate Nalbuphin und Buprenorphin handelt es sich um vollsynthetische Stoffe.

Die 13 Vertreter umfassende Gruppe der Agonist-Antagonisten hat, mit Ausnahme von Nalbuphin,

Buprenorphin und dem vor 20 Jahren häufig gebrauchten, »nichtsuchterzeugenden« Pentazocin, keine klinische Bedeutung.

Hauptnachteile der Agonist-Antagonisten sind:
- Submaximale analgetische Potenz, da per definitionem die μ-rezeptorvermittelte Analgesie mindestens partiell antagonisiert wird: der im Buch B besprochene μ/δ-Rezeptorkomplex ist der wichtigste analgesievermittelnde Rezeptorkomplex.
- Ceilingeffekt in Bezug auf opioiderge Wirkung (Analgesie etc.).
- Antagonisierung μ-rezeptorinduzierte Wirkung (s. »Unité de Doctrine«, Buch B).
- Äquianalgetische Dosierung: keine relevanten Vorteile in Bezug auf UAW.
- Dosisabhängige nichtopioiderge [s]-rezeptorvermittelte Wirkungen (s. psychotomimetische und kardiovaskuläre Nebenwirkungen).

Das Angebot an Agonist-Antagonist ist beschränkt; die meisten Wirkstoffe dieser Gruppe haben eine begrenzte Applikationsmöglichkeit (kein einziger Agonist-Antagonist eignet sich für eine perioperative Analgesieführung; Fehlen oraler Formen, keine therapeutischen Systeme etc.).

Sinnvolle auf Pharmakodynamik basierende Therapiekonzepte (s. »Unité de Doctrine«) sind mit der Wirkstoffgruppe der Agonist-Antagonisten nur schwer durchführbar: sie stören irgendwann wegen der μ-antagonistischen Wirkungen den Ablauf einer optimalen analgetischen Medikationskette.

Folgende Agonist-Antagonisten werden an dieser Stelle besprochen:

Buprenorphin
Butorphanol*
Ciramadol*
Conorphon*
Cyclazocin*
Dezocin*
Eptazocin*
Levallorphan*
Meptazinol
Nalbuphin
Nalorphin*
Pentazocin
Profadol*
Propiram*
Tonazocin*

Anmerkung: *unzureichende Daten; klinisch wenig sinnvoll.

Buprenorphin rec. INN, USAN, CL 112302 (Code), NIH 8805 (Code), RX 6029-M (Code), UM 952 (Code)

1 Handelsnamen
Temgesic (Reckitt & Colman). Generika: ja.

2 Darreichungsform/galenische Formen
Je nach Hersteller in der Regel Ampullen zu 0,3 mg; Sublingualtabletten zu 0,2 mg.

3 Chemie, Geschichte, diverse Hinweise
3.1 Chemie
- 21-Cyclopropyl-6,7,8,14-tetrahydro-7alpha-|-(S)-hydroxy-1.2.2-trimethylpropyl|-6,14-endo-ethano-oripavin oder:
- (2S)2-[(-)-(5R,6R,7R,14S)-9a-Cyclopropylmethyl-4,5-epoxy-3-hydroxy-6-methoxy-6,14-ethanomorphinan-7-yl]-3,3-dimethylbutan-2-ol oder:
- 21-Cyclopropyl-6,7,8,14-tetrahydro-7α-[1-(S)-hydroxy-1,2,2-trimethylpropyl]-6,14-endo-ethano-oripavin oder:
- 2-(N-Cyclopropylmethyl-4,5α-epoxy-3-hydroxy-6-methoxy-6,14-endo-ethanomorphinan-7α-yl)-3,3-dimethyl-2-butanol

Buprenorphin ist gebräuchlich als Buprenorphinhydrochlorid:
- $C_{29}H_{41}NO_4 \cdot HCl$
- MG: 504,1 (HCl)
- CAS N° 52485-79-7
- CAS N° 53152-21-9 (HCl)

Buprenorphin ist ein lipophiles, hexazyklisches Oripavinderivat bzw. ein Thebainabkömmling: man erkennt die Ringe A, B, C, D, E sowie einen 6. Ring zwischen Piperidinatom N° 14 und C-Atom N° 6. Am N-Atom des Piperidinrings, sowie am Ring C (Atome 6 und 7) sind weitere Atomgruppen angehängt.

3.2 Geschichte
Buprenorphin wurde ursprünglich als »Entzugsersatzmittel« beschrieben (Jasinski et al. 1978; Schottenfeld et al. 1997): v. a. in Frankreich, aber auch in anderen Ländern wird es als Alternative zur Methadonsubstitutionstherapie sowie zur Entzugstherapie bzw. Opioiddetoxifikation (vs. Clonidin/Clonidin + Naltrexon; O'Connor et al. 1997; Eissenberg et al. 1997) diskutiert.

3 Rezeptpflicht, Schwangerschaftskategorie
Deutschland: Rp, Btm; Schwangerschaft/Stillzeit: strenge Indikationsstellung; Tageshöchstverschreibungsmenge: 15 mg.

Österreich: Rp, SG

Schweiz: A, Btm.; Schwangerschaft: C (keine Tier- oder Humanstudien vorhanden); strikte Vorbehalte in Bezug auf Trimenon I und III sowie Stillperiode gemäss üblichen klinischen Vorbehalten für zentralwirksame diaplazentär- und translaktalgängige Stoffe (s. Morphin).

5 Stoff, Indikationsgruppe, Dynamik

Zentral wirksames Schmerzmittel vom Typ Opioid (semisynthetisches Thebainderivat): partieller µ-Agonist, Agonist-Antagonist (s. Dynamikdiskussion).

5.2 Dynamik (Rezeptorenprofil)

Affinität
MOR bzw. µ-Rezeptor: 0,77
DOR bzw. δ-Rezeptor: 2,2
KOR bzw. κ-Rezeptor: 1,1 (K_i-Wert, nmol; Boas u. Villiger 1985; Rance 1979).

Buprenorphin weist eine hohe Affinität zu den Opioidrezeptoren auf. Die sog. Zeitbindungsrate (beschreibt den zeitlichen Verlauf von Assoziation zum Rezeptor bis zur passiven Dissoziation) von Buprenorphin ist verschieden. Hochaffine Opioide (z. B. Morphin, Fentanyl, Alfentanil, Sufentanil etc.) weisen einen steil ansteigenden Schenkel (sog. % Zeitbindungsrate) auf (d. h. innerhalb von Sekunden bis Minuten wird eine 100%-Bindung erreicht). Danach fällt die Bindungsrate (= Dissoziation vom Rezeptor) exponentiell steil ab (bei den meisten MOR-Agonisten beträgt die Bindungsrate nach 30 min nur noch 50%).

Bei Buprenorphin ist der Anstieg exponentiell und weit weniger steil; die 100%ige Bindungsrate wird erst nach 30 min erreicht (Beispiel: Fentanyl weist hier schon eine 50%ige Dissoziation auf!) und fällt dann sehr langsam – über Stunden – exponentiell ab: in die Klinik übertragen heißt das, dass der klinisch maximale Wirkungseintritt (maximale Rezeptorbindung) spät auftritt (nach i.v.-Anwendung nach 25 min, Slattery et al. 1982) und die klinische Wirkung lang anhält (s. sog. Hysterese!). Wegen der hohen Dissoziationsenergie kann Buprenorphin durch Naloxon kaum vom Rezeptor verdrängt werden (Gal 1989).

Intrinsische Wirkung
Die intrinsische MOR-, DOR- und KOR-Wirkungen von Buprenorphin sind unterschiedlich, offenbar dosisabhängig und noch nicht gesichert (Kamei et al. 1997, Bullingham et al. 1983; Leander 1987; Dum u. Herz 1981; Pick et al. 1997; Richards u. Sadee 1985; Bounsole et al. 1996; Pick et al. 1997). Die Rolle des aktiven Metaboliten Norbuprenorphin ist unklar (MOR-Agonist? Ohtani et al. 1997).

Buprenorphin wird in der Literatur sowohl als *partieller* µ-Agonist als auch als Agonist-Antagonist beschrieben. Die antagonistische Wirkung kann sich bei MOR-medizierten Patienten als Entzugssymptomatik bzw. partielle Antagonisierung manifestieren (Boysen et al. 1988, Gourarier et al. 1996). Die durch Hydromorphin induzierbare Euphorie (»high«) kann bis zu 72 h

geblockt werden (Rosen et al. 1994). Buprenorphin wird deshalb auch in der Entzugsbehandlung von Opioidabhängigen (Rance 1979; Boysen et al. 1988; Jasinski et al. 1978).

Im Tierversuch blockiert Buprenorphin das »Diffuse-noxious-inhibition-System« (s. Buch A; Guirimand et al. 1995).

Buprenorphin hemmt die Osteoklastentätigkeit, induziert aber im Tierversuch proinflammatorische Wirkungen (Hall et al. 1996).

Die akute Gabe von Buprenorphin weist einen ausgeprägten Ceilingeffekt auf (Walsh et al. 1995). Nach i.m.-ED-Applikation tritt eine maximale Miosis nach 6 h, eine maximale Atemdepression nach 3 h auf (Jaffe u. Martin 1990).

In hoher Dosierung werden auch nichtopioiderge, s. ähnliche Wirkungen wie Halluzinationen (s. Nebenwirkungen) etc. beobachtet, obwohl der K_i-Wert von Buprenorphin für den Sigmarezeptor (>100000 nmol) hoch ist (Pedersen et al. 1986; Wood u. Wood 1990).

6 Indikationen, Dosierung, Anwendungsart
6.1 Indikationen

– Anwendung Rote Liste Deutschland: starke bis sehr starke Schmerzzustände postoperativ, posttraumatisch, bei Herzinfarkt und Tumoren. Hinweis: Kopfschmerzen, Zahnschmerzen und Migräne oder andere Schmerzzustände, die mit peripher wirkenden Analgetika und/oder Spasmolytika behandelt werden können, stellen keine Indikation für Temgesic dar.
– Im Prinzip wie Morphin: mittlere bis starke Schmerzen.
– Der Wirkstoff wird in der Entzugstherapie auch als Substitutionstherapie eingesetzt (frz. Schule, s. oben).

Anästhesiologisch-postoperative Praxis
Im Prinzip nicht empfehlenswert wegen:
1. spätem Wirkungsanschlag bzw. Hysterese Rezeptorbindung/i.v.-Applikation (verunmöglicht ideal patientengerechte Titration nach klinischer Wirkung inklusive TCI sowie PCA).
2. hoher Rezeptordissoziationsenergie (spezifische kompetitive Antagonisierung nicht praktikabel).
3. träger Kinetik (Gewebesequestration).
4. dosisabhängiger, individuell wechselnder intrinsischer Dynamik (µ-Agonist, partieller µ-Antagonist).

Schmerztherapie
– Ganglionäre lokale Opioidanalgesie (Maier 1996).

Onkologie
– Möglichkeit nichtinvasiver, sublingualer Langzeitmedikation bei konstanten Schmerzsituationen.

6.2 Dosierung

Anästhesiologisch-postoperative Praxis
Potenzvergleich bei i.v.-Gabe: Morphin 1: Buprenorphin
33 (Achtung: grobe Faustregel)
ED: 0,3–0,6 mg (i.m., i.v.)
ED_{Kinder} 3–6 bis max. 9 μg/kgKG (i.m., i.v.)
ED: 0,4 - 0,8 mg (sublingual)
$ED_{Kinder\ 15-25\ kg}$: 0,1 mg (sublingual)
$ED_{Kinder\ 25-40\ kg}$: 0,1–0,2 mg (sublingual)
$ED_{Erwachsener}$: 0,3 mg (epidural)

Die analgetische Wirkungsdauer beträgt ca. 6–8 h (sublingual, i.m.), bis 10 h nach perioperativer i.v.-Gabe (ED; Kay 1980). Maximale Wirkung nach i.v.-Gabe: >15–20 min (s. Diskussion: individuelle Titration nach 1 Arm-ZNS-Kreislaufzeit! Buch B).

Wirkungseintritt: i.m.-ED erfolgt innerhalb von 30 min. Epidurale Anwendung: Wirkungsanschlag innerhalb von 10 min, Wirkungsmaximum: 30–60 min., Wirkungsdauer ca. 4–10 h.

Cave: die Dosierung für Entzugs- oder Ersatzprogramme sind viel höher und können tgl. 8 mg + > betragen (Strain et al. 1997).

6.3 Anwendungsart

Nicht invasive Techniken
Sublingual (Edge 1979).

Invasive Techniken
i.v., i.m., s.c., rückenmarknahe Techniken.

Therapeutische Systeme
Ja.

7 Keine Indikationen

- Schmerzzustände, die auf schwächere peripher- oder zentralwirksame Schmerzmittel ansprechen (Angemessenheit der Analgotherapie).
- Akute Schmerzen mit starker Entzündungsbeteiligung.
- Durchbruchschmerzen (zu träge Kinetik).
- Perioperative Analgesieführung (Ceiling Effekt; schlecht steuerbar).
- Perioperative Analgosupplementierung (schlecht steuerbar; HWZ, Agonist-Antagonist-Dynamik).
- TIVA-Technik (lange Wirkung, schlechte Steuerbarkeit).
- Analgosedierung neonatorum (Barrett et al. 1993).
- TCI und PCA (ursprünglich schon 1982 mit Erfolg eingesetzt: Gibbs et al. 1982; prinzipiell ist aber ein Wirkstoff mit langsamen Wirkungseintritt für die PCA grundsätzlich nicht geeignet; Hrsg.).

8 Kontraindikationen

Siehe Checkliste »Kontraindikationen Opioide«, insbesondere:

- Patienten mit Rechtsherzüberlastung.
- Geburtshilfliche Analgesie/Anästhesie (Grund: keine Möglichkeit der spezifischen Antagonisierung beim Neugeborenen).

9 UAW

Siehe Checkliste »UAW zentrale Analgetika vom Typ Opioid«, insbesondere:

9.1 ZNS

9.1.1 Zentral hemmende Wirkungen

Allgemeine Hemmung und Dysfunktion inkl. Neurotoxizität: wie Morphin, daneben ausgesprochene Somnolenz (Carl et al. 1987) sowie ausgeprägte Anxiolyse (Hrsg.), Schwindel.

Atemsteuerung: die zentrale Hemmung ist dosisabhängig und tritt langsam auf: bei einer i.v.-Bolusgabe wird die C_{max} erst nach 25 min und entsprechende zentrale Zielrezeptoren noch später erreicht (Slattery et al. 1982), langdauernd und spezifisch nicht antagonisierbar. Trotzdem kann bei Buprenorphinabhängigen durch Naloxon (1,2 mg i.v.) innerhalb von 5 – 60 min ein akuter Entzug mit Mydriasis, Hypertension, Tachypnoe, Muskelschmerzen, Angst, Unruhe und Craving ausgelöst werden (Nigam et al. 1994).

Es besteht ein theoretischer Ceilingeffekt bei einer Dosierung ab 0,1 mg/kg (Tierversuch) bzw. 0,3–0,6 mg ED i.m. (Lewis u. Rance 1979).

Die Gefahr der naloxontherapie-resistenten Atemdepression ist auch bei nichtinvasiver sublingualer Buprenorphingabe vorhanden (Thörn et al. 1988; Bradley 1984; Watson et al. 1982).

Es sind in der Klinik postoperative Dosen bis 7 mg ohne wesentliche Atemdepression verabreicht worden (Ceilingeffekt?; Budd 1981): diese klinische Erfahrung wird relativiert durch die Berichte von schweren Atemdepressionen nach therapeutischer Dosierung (beispielsweise 0,3 mg Buprenorphin prä- und 0,3 mg kontinuierlich i.v.; Fry 1982; Zanette et al. 1996; van den Berg et al. 1994). Die Inzidenz von postoperativer Hypoxämie soll bei unter Buprenorphin stehenden Patienten beträchtlich sein (Basdevant et al. 1994).

Nach rückenmarknaher Gabe sind Früh- und Spätatemdepressionen beschrieben (Knape 1986). Bei Kindern, bei denen perioperativ Fentanyl gegeben worden ist, hat die postoperative Gabe von Buprenorphin zu Atemdepressionen geführt (Zanette et al. 1996; vgl. auch Diskussion um die sog. »sequence analgesia«).

Nichtkardiogenes Lungenödem ist möglich (Thammakumpee u. Sumpatanukule 1994; Gould 1995).

9.1.2 Zentral stimulierende Wirkungen

Konvulsionen (Pathre et al. 1994), psychotomimetische Reaktionen, Stimulation autonomer Zentren: schon in therapeutischer Dosierung Schweißausbrüche; lebensbedrohliche Zwischenfälle mit Halluzinationen (McEvilly u. O'Carroll 1989; Paraskevaides 1988); ÜWE (van den Berg et al. 1994).

Nucleus amygdalae: Euphorie, Suchtpotenz: das Sucht- und Entzugspotential von Buprenorphin, das ursprünglich als Ersatz bei Suchtmittelmissbrauch konzipiert war, ist möglicherweise verringert, weil die extrem langen Rezeptorenbindungen möglicherweise kompensatorische Zellmechanismen verlangsamen (Mello u. Mendelson 1985; Jasinski et al. 1978).

9.3 Herz/Kreislauf

Keine repräsentativen Kontrollstudien: Hypotension wenig ausgeprägt (Coltart u. Malcolm 1979), cave Interaktionen (N$_2$O, Benzodiazepine); wurde bei frischem Herzinfarkt eingesetzt (Vergleichsstudien mit Heroin und *Pentazocin [!]*: Hayes et al. 1979; Sganzerla et al. 1987). Erhöhung Druck im kleinen Kreislauf (Ellmauer et al. 1994).

Im Vergleich zu Pentazocin »kleinere Inzidenz«, zu pulmonaler Hypertension (Sganzerla et al. 1987; da Buprenorphin sich nicht zur sog. Analgesieführung eignet, gelten die entsprechenden Erfahrungsberichte nicht für Risikopatienten, bei denen in der Regel eine i.v.-Analgesieführung indiziert ist, Hrsg.).

9.5 Verdauungstrakt

Wie Morphin; Mundtrockenheit.

9.6 Leber, ableitende Gallengänge

Reversible Leberfunktionsstörungen (Beispiel γ-GT-Erhöhung; Hirschauer et al. 1989). Fallbeschreibung (112 mg) von schwerer Hepatitis mit Nierenversagen bei toxischer Dosierung (Houdret et al. 1999).

9.8 Glatte Muskulatur

Wie Morphin, aber kürzer dauernd; praktisch keine Wirkung auf Oddi-Spinkter (Cuer et al. 1989).

9.11 Hautorgan, Haare, Nägel

Schweißausbrüche.

10 Warnhinweise

Folgende Faktoren machen den Wirkstoff potentiell heimtückisch:

a) Relativ langsamer und individueller Wirkungsanschlag (Slattery et al. 1982): Die allgemeingültige Regel, dass ein potenter i.v.-Wirkstoff in einer Arm-Herz-Hirn-Kreislaufzeit seine klinische Wirkung zeigen sollte (Titration für optimale Dosierung nur möglich bei entsprechend sofortiger Herz- und ZNS-Reaktion), wird damit verletzt. In der pädiatrischen postoperativen Phase wurde nach i.v.- Gabe eine kontinuierlich zunehmende Depression bis zu 2 h beobachtet! (Olkkola et al. 1995).

b) Hohe Rezeptorenaffinität und hohe Dissoziationsbindungsenergie: verunmöglicht praktikable Anta-

gonisierung mit kompetitiven Antagonisten. Die in der Literatur empfohlene Bekämpfung einer Atemdepression mit dem unspezifischen »Antidot« bzw. »Atmungsanaleptikum« Doxapram ist klinisch unsicher, sprich: untauglich. Bei epiduraler Applikation kann eine Atemdepression im Gegensatz zu Morphin *eher (aber nicht immer!)* frühzeitig in den ersten 4 h auftreten, und zwar wegen systemischer Resorption (späte Atemdepressionen wahrscheinlich selten wegen der hohen Lipidbindung, die eine kraniozephale Wegwaschung des Moleküls im Intrathekalraum verhindert; Gundersen et al. 1986; Lanz et al. 1984); 2 h nach epiduraler Verabreichung wurde vereinzelt über eine lebensgefährliche Schocksymptomatik berichtet (Christensen u. Andersen 1982).

c) Dynamische Eigenschaften: Bei Umstellung von Buprenorphin auf reine MOR-Agonisten Möglichkeit der verminderten Wirkung derselben um mehr als 24 h (lange Rezeptorbindung). Die Dynamik kann im Einzelfall kaum vorhergesehen werden: die Kompetition am Rezeptor bzw. die auslösbaren intrinsischen Wirkungen werden davon abhängen, ob primär reine μ-Agonisten in niedriger oder hoher Dosierung vor sekundärem Buprenorphin oder primär Buprenorphin in niedriger oder hoher Dosierung vor sekundären μ-Agonisten verabreicht werden: ein dynamisches Rätselspiel mit vielen Unbekannten! (Hrsg.). Siehe auch unten: Interaktionen und Methadon.

12 Notfallmaßnahmen bei Überdosierung, Entzugssymptomatik

Kontrollierte Beatmung, symptomatische Behandlung der übrigen Nebenwirkungen. Wegen der extrem hohen μ-Rezeptoraffinität von Buprenorphin gelingt keine spezifische Naloxonantagonisierung. Zur Behandlung der Hypoventilation wird die Gabe des sog. Atemanaleptikums Doxapram empfohlen.

Fallbeschreibung von schwerer Hepatitis und Nierenversagen nach Einnahme von 112 mg BN nach 48 h: erfolgreiche Behandlung mit Hämodialyse (hohe Plasmakonzentration von BN sowie NBN nachgewiesen; Houdret et al. 1999).

13 Interaktionen

Siehe Checkliste »Interaktionen Opioide«, insbesondere:

- Verstärkung zentraler Effekte: psychotrope Medikamente, Antiparkinsonmittel, Antihypertensiva, Parasympathikomimetika, Sympathikolytika, Ketamin, Lithium.
- Hemmung zentraler Effekte: Naloxon (partiell), Doxapram (nicht reliabel), Amphetamin, Almitrin, Dopamin, Ephedrin, Atropin, Kortikosteroide, Thyroxin.
- Methadon: Buprenorphin wird vom unter Methadon stehenden Patienten relativ gut vertragen (im Gegen-

satz zu anderen Opioiden vom Typ Agonist-Antagonist wie Nalbuphin; Strain et al. 1992).

– Proteasehemmer (Ritonavir, Indinavir, Saquinavir): Interferenz mit Cytochrom P450 3A4-System: mögliche Eliminationshemmung (Iribarne et al. 1998; s. unter Methadon).

15 Kinetik, Kinetikdiskussion

Physikochemische Eigenschaften

Ionisierungsgrad bei pH 7,4 (%): 91

pK_a: 8,42

Eiweißbindung (% Dosis): 96

Wasser-Oktanol-Koeffizient: Log N ca. 4 (extrapoliert auf pH 7,40; N_{pH} 9980; 25 °C)

Resorption und Bioverfügbarkeit

Bioverfügbarkeit (% Dosis): 16 (p.o.), 90% i.m.; (Bullingham et al.1980); 60 (bukkal-transmukosal; Bullingham et al. 1982); 30 sublingual (Mendelson et al. 1997)

C_{max}: –

T_{max}: 2–4 h (sublingual)

Verteilung, Elimination, Metabolismus, aktive Metaboliten

α-Halbwertszeit (min): 3

Terminale β-Halbwertszeit (h): 2-5; bei s.c.-Gabe offenbar >20 h (Gralow et al. 1995)

Context Halbwertszeit: fällt weg (keine kontinuierliche i.v.-Anwendung)

$V_{initial}$ (l): ca. 12-18 (arterielle Messungen)

V_{ss} (l): ca.180

Cl_{total} (l/min): 1,1-1,5

Renale Elimination (% Dosis): 70

Fäkale Elimination (% Dosis):30

Hepatische Biodegradation: N-Dealkylierung mittels Cytochrom-P450-System (Iribarne et al. 1997)

Inaktive Metaboliten: ?

Aktive Metaboliten: Norbuprenorphin (Atemdepression über periphere μ-Rezeptoren? (Ohtani et al. 1997))

Effektivität

Fällt weg (hohe Rezeptoraffinität = Plasmakonzentration ist nicht repräsentativ)

Biomembrangängigkeit

Diaplazentäre Passage: vorhanden.

Translaktale Passage: vorhanden.

Blut-Hirn-Schranken-Passage: rapid.

15.2 Kinetikdiskussion

Buprenorphin hat eine gute transmukosale (z. B. nasale Bioverfügbarkeit ca. 50%! Eriksen et al. 1989) und intramuskuläre Bioverfügbarkeit. Der Wirkungseintritt erfolgt verzögert (s. oben: Rezeptor-Zeit-Bindungsrate).

Die höchste Plasmakonzentration wird nach i.m.- und sublingualer Applikation nach 2 h erreicht. Wegen hoher Rezeptoraffinität stimmen die Plasmakonzentrationen nicht mit der klinischen Wirkung überein. Bei sublingualer Verabreichung wird ein enterohepatischer Zyklus diskutiert.

Buprenorphin weist wegen hochgradiger Ionisierung und Plasmaeiweißbindung ein kleines Initialvolumen auf. Das terminale Verteilumgsvolumen ist jedoch wegen der hohen Lipophilie groß und beträgt das ca. 3fache Körpervolumen. Die entsprechend große Gewebesequestrierung in Kombination mit hoher Rezeptoraffinität ergibt eine lange klinische Wirkung bzw. Kumulationsgefahr bei repetierten Dosen. Die terminale Eliminationszeit nach ED liegt um 3 h, ist aber in Diskrepanz mit der klinischen Wirkung, die >8 h andauern kann.

Die Elimination von Buprenorphin erfolgt über hepatischen Abbau unter Bildung von inaktiven Metaboliten (N-alkyliert, glukuroniert), die fäkal (70–90 %) und renal (30 %) ausgeschieden werden (Bullingham et al. 1980).

16 Vorklinische und klinische Studien

In einer als Doppelblindstudie konzipierten Vergleichsstudie (Buprenorphin sublingual vs. Ketobemidon) erhielten 3 (n=16) Patienten wegen ungenügender Analgesie im Abstand von 45 min. eine 2. Dosis von 0,4 mg. Die angelegte Versuchsanordnung musste abgebrochen werden, da diese 3 Patienten wegen spät auftretender Atemstörungen (Atemdepression, Bradypnoe, Apnoephasen bis 20 s, Hyperkapnie) eine Weiterführung des Versuchs verunmöglichten (Thörn et al. 1988).

Die Frage, ob Buprenorphin im Rahmen der postoperativen Analgesie mit vollen μ-Agonisten einsetzbar wäre, wurden in einer »kontrollierten Doppelblindstudie« (n = 120; postoperative Schmerzen nach Hysterektomie; Fentanylgeführte perioperative Analgesie) geprüft. Im Aufwachsaal: i.v.-Buprenorphin (0,15 mg) oder Papaveretum appliziert (10 mg); Abteilung: Buprenorphin (0,3 mg i.m.) oder Papaveretum (20 mg i.m.) bei Bedarf (!) auf (zusammen mit 12,5 mg Prochlorperazin i.m. [!] nach »üblicher Praxis«) bzw. Buprenorphin sublingual (0,4 mg). Resultate: die VAS (0–10) variierten in der unmittelbaren postoperativen Phase (i.v.-Gabe) um 6 (!), nach i.m.-Applikation um 4, um später auf die tolerierbaren VAS-Werte von um 2 abzufallen. Die Autoren schließen, dass beide Wirkstoffe analgetisch wirken und sich nicht negativ beeinflussen (Green et al. 1993).

Eine französische Studie verglich die postoperative Gabe von 0,2 mg Buprenorphin sublingual nach Thyreoidektomie mit einer oralen (unverständlich niedrigen) Gabe von 10 mg (»controlled release«) Morphin sowie einer Wundinfiltration mit Bupivacain (Lacoste et al. 1997).

Eine Fallbeschreibung von tödlicher Selbstmedikation in suizidaler Absicht mit Buprenorphin (Gaulier et al. 2000).

17 Kurzprofil

Der Thebainabkömmling Buprenorphin kann invasiv und nichtinvasiv zur Bekämpfung von starken bis stärksten Schmerzen eingesetzt werden.

Schwerwiegende Nachteile des Wirkstoffs sind eine wechselnde Dynamik, eine träge Kinetik sowie die Unmöglichkeit einer spezifischen Antagonisierung (Grund: zu hohe Rezeptordissoziationsenergie notwendig, um den Wirkstoff kompetitiv zu verdrängen). Sein aktiver Metabolit Norbuprenorphin, ein intrinsisch schwacher Wirkstoff, passiert die Blut-Hirn-Barriere schlecht (Ohtani et al. 1995).

Der Wirkungseintritt lässt sich nicht in einer Arm-ZNS-Zeit beobachten (klinische Titrierung erschwert; keine Indikation für PCA).

Gegenüber vollen MOR-Agonisten wie Morphin, Fentanyl, Sufentanil etc. bietet der Wirkstoff in Bezug auf UAW keine Vorteile.

Der Wirkstoff wird von den welschschweizerischen Universitätskliniken Lausanne/Genf als mit Naloxon (s. oben!) *antagonisierbares* Referenzmedikament der Gruppe Opioide geführt (Pharma-Flash 1994).

Die vorsichtige, nichtinvasive sublinguale Buprenorphinapplikation kann bei starken chronischen, *stabilen* Schmerzzuständen erwogen werden, wobei auftretende Durchbruchschmerzen mit potenten kurzwirksamen antiypretischen Analgetika angegangen werden können (Hrsg.).

18 Literatur

Literatur bis 1996: s. CD-ROM.

Eissenberg T, Johnson RE, Bigelow GE (1997) Controlled opioid withdrawal evaluation during 72 h dose omission in buprenorphine-maintained patients. Drug Alcohol Depend 45/1-2: 81–91

Gaulier JM, Marquet P, Lacassie E et al. (2000) Fatal intoxication following self-administration of a massive dose of buprenorphine. J Forensic Sci 45/1: 226–228

Houdret N, Asnar V, Szostak-Talbodec N et al. (1999) Hépatonephrite et ingestion massive du buprenorphine. Acta Clin Belg S1: 29–31

Kamei J, Sodeyama M, Tsuda M (1997) Antinociceptive effect of buprenorphine in mu1-opioid receptor deficient CXBK mice. Life Sci 60/22 PL: 333–337

Lacoste L, Thomas D, Kraimps JL et al. (1997) Postthyroidectomy analgesia: morphine, buprenorphine, or bupivacaine? J Clin Anesth 3: 189–193

Mendelson J, Upton RA, Everhart ET et al. (1997) Bioavailability of sublingual buprenorphine. J Clin Pharmacol 37/1: 31–37

O'Connor PG, Carroll KM, Shi JM et al. (1997) Three methods of opioid detoxification in a primary care setting. A randomized trial. Ann Intern Med 127/7: 526–530

Ohtani M, Kotaki H, Nishitateno K (1997) Kinetics of respiratory depression in rats induced by buprenorphine and its metabolite, norbuprenorphine. J Pharmacol Exp Ther 281/1: 428–433

Pick CG, Peter Y, Schreiber S (1997) Pharmacological characterization of buprenorphine, a mixed agonist-antagonist with kappa 3 analgesia. Brain Res 744/1: 41–46

Schottenfeld RS, Pakes JR, Oliveto A (1997) Buprenorphine vs methadone maintenance treatment for concurrent opioid dependence and cocaine abuse. Arch Gen Psychiatry 54/8: 713–720

Strain EC, Walsh SL, Preston KL (1997) The effects of buprenorphine in buprenorphine-maintained volunteers. Psychopharmacology (Berl) 129/4: 329–338

Butorphanol rec. INN, BAN, USAN sowie Butorphanol Tartrat USAN, BC-2627 (Code)

1 Handelsnamen

Stadol (Bristol-Myers).

3 Chemie, Geschichte, diverse Hinweise

Butorphanoltartrat:
- (-)-17-(Cyclobutylmethyl)morphinan-3,14-dioltartrat
- $C_{21}H_{29}NO_2 \cdot C_4H_6O_6$
- MG: 477,6
- CAS N° 42408-82-2 (Butorphanol)
- CAS N° 58786-99-5 (Tartrat)
- Pharmakopöe(n): USP XXII

Butorphanol ist ein Opiod der chemischen Familie der Morphinane. 1979 als injizierbares Opioid eingeführt, ist es seit 1992 unter dem Handelsnamen Stadol NS als Nasalspray vorhanden.

5 Stoff, Indikationsgruppe, Dynamik

Zentralwirksames Schmerzmittel vom Typ synthetisches Opioid: Agonist-Antagonist (? s. unter Dynamik).

5.2 Dynamik (Rezeptorenprofil)

Affinität und intrinsische Wirkung
(K_i-Werte: Razemat)
MOR bzw. µ-Rezeptor: 1,7
DOR bzw- δ-Rezeptor: 13
KOR bzw. κ-Rezeptor: 7,4

Butorphanol verhält sich klinisch wie ein Agonist-Antagonist; seine Affinität zum Nichtopioid (σ-Rezeptor) ist schwach (K_i-Wert: 2300; Houde 1979). Neuere Untersuchungen weisen allerdings auf eine partielle µ-Agonistwirkung hin (Garner et al. 1997). Die unter Butorphanol auftretende Sedierung mag durch eine κ-Rezeptorwirkung erklärt sein.

6 Indikationen, Dosierung, Anwendungsart

6.1 Indikationen

Siehe unter 17: Kurzprofil.

6.2 Dosierung

2 mg Butorphanol i.m. entsprechen 10 mg Morphin i.m.; die transnasale Gabe von 2 mg entspricht einer i.v.-ED von 2 mg.
ED: 1–3 (mg; i.m.)
ED: 0,5–2 (mg; i.v.)
ED: 2 (mg; transnasal bzw. 25 µg/kg bei Kindern)

Bei der parenteralen Applikation tritt die Wirkung innerhalb von 10 min, das Wirkungsmaximum nach 30 min ein; die Wirkungsdauer beträgt ca. 3–4 h.

Klinisch angewandt: intranasal bei schweren Migräneanfällen (Melanson et al. 1997).

6.3 Anwendungsart
Nichtintasive Techniken
Transnasal (Chu et al. 1987; Cool et al. 1987; Kurtz et al. 1987, Bennie et al. 1998)

Invasive Techniken
i.v., i.m.

7 Keine Indikationen
- Intraoperative Analgosupplementierung: ungenügende Potenz (Murphy u. Hug 1982; Stanley et al. 1983).
- Intraoperative Analgesieführung.

8 Kontraindikationen
- Frischer Myokardinfarkt.
- Pulmonale Hypertension.
- Rückenmarknahe Verabreichung (hohe intrathekale Neurotoxizität im Tierversuch; Rawal et al. 1991).
- Patienten unter Langzeitopioidgabe vom Typ MOR. Agonist (z. B. Methadon etc.): akute Entzugssymptomatik (Preston et al. 1988).

9 UAW
Im Prinzip wie → Morphin, insbesondere:

9.1 ZNS
9.1.1 Zentral dämpfende Nebenwirkungen
Dosisabhängige Hemmung des ZNS. Analgesie: *Ceilingeffekt*. Maximale Atemdepression bei 4 mg, danach (im *toxischen* Bereich) *Ceilingeffekt* (Nagashima et al. 1976; Dryden 1986; Kallos u. Caruso 1979; s. auch Diskussion Ceilingeffekt und sequentielle Antagonisierung: Bowdle et al. 1987).

9.1.2 Allgemeine Stimulation ZNS
Konvulsionen, psychotomimetische Reaktionen, Stimulation autonomer Zentren: in therapeutischer Dosierung Möglichkeit von Halluzinationen.

9.3 Herz/Kreislauf
Keine Vergleichsuntersuchungen in Bezug auf den kleinen Kreislauf. Im Tierversuch (Hund) beobachtet man bei einer Dosierung von 0,1 mg/kg eine beträchtliche, unter N_2O sich akzentuierende, kardiovaskuläre Depression (Sederberg et al. 1981).

10 Warnhinweise
- Agonist-Antagonist-Dynamik induziert bei unter chronischer Opioidmedikation stehenden Patienten Entzugssymptomatik.

- Nasale Anwendung beim ambulanten Patienten: seltene Möglichkeit der Apraxie! (Gora-Harper et al. 1995).

11 Notfallmaßnahmen bei Überdosierung, Entzugssymptomatik
In Prinzip wie bei Morphin (ABC-Maßnahmen; zur Antagonisierung durch Naloxon sind offenbar relativ hohe Dosen notwendig).

12 Interaktionen
- N_2O: beträchtliche Verstärkung der negativen Inotropie (Tierversuch; Sederberg et al. 1981).

15 Kinetik, Kinetikdiskussion
Es liegen praktisch keine Angaben über kinetische Parameter vor. Terminale Halbwertszeit: 3–4 h. Hepatische Elimination zu inaktivem, biliär ausgeschiedenem Hydroxybutorphanol inaktiviert. Orale Bioverfügbarkeit: ca. 20% (ausgeprägter First-pass-Effekt) nur ca. 20%. Nasale Anwendung: hervorragende Bioverfügbarkeit.

16 Klinische und vorklinische Studien
Im Tierversuch antagonisiert Butorphanol in einer (Höchst)dosierung von 30 mg/kg den antinoziptiven Effekt von Etorphin, Levorphanol, Morphin und Dezocin (Smith et al. 1999).

Die epidurale Gabe (s. Neurotoxizität; Rawal et al. 1991) wurde gegen i.v.-Bolusgabe (2 mg) nach Sectio caesarea auf analgetische Wirkung (VAS-Kontrolle) verglichen: die i.v.-Gabe war der epiduralen Gabe ebenbürtig, Pruritus sowie die Inzidenz an ÜWE schienen vermindert zu sein. Als Rescuemedikation wurde der Agonist Morphin (!) via i.v.-PCA-Gabe eingesetzt. (Doppelblindstudie n: 15+15+15; Camann et al. 1992).

Die Zugabe von 40 µg/kg Butorphanol zu 80 µg/kg Morphin epidural bei Kindern (n=20; randomisierte DB-Studie; heterogenes Operationsgut; Lawhorn u. Brown 1994) ergab eine Reduktion der Inzidenz von Pruritus, ÜWE, Atemdepression.

17 Kurzprofil
Das 1978 in die Klinik eingeführte potente Opioid hat sich wegen seiner dynamischen Eigenschaften eines Agonist-Antagonisten nicht durchgesetzt (Sedation, Dysphorie etc.); offenbar bestehen auch spezifische geschlechtsabhängige Differenzen in Bezug auf die analgetische Wirkung (Gear et al. 1999).

Von klinischem Interesse wäre der in Grossbritannien erfolgreich in der Klinik ausprobierte Dosierspray für *nasale* Applikation.

18 Literatur

Literatur bis 1996: s. CD-ROM.

Bennie RE, Boehringer LA, Dierdorf SF et al. (1998) Transnasal butorphanol is effective for postoperative pain relief in children undergoing myringotomy. Anesthesiology 89/2: 385–390

Gear RW, Miaskowksi C, Gordon NC et al. (1999) The kappa opioid nalbuphine produces gender- and dose-dependent analgesia and antianalgesia in patients with postoperative pain. Pain 83/2: 339–345

Garner HR, Burke TF, Lawhorn CD et al. (1997) Butorphanol-mediated antinociception in mice: partial agonist effects and mu receptor involvement. J Pharmacol Exp Ther 282/3: 1253–1261

Melanson SW, Morse JW, Pronchik DJ et al. (1997) Transnasal butorphanol in the emergency department management of migraine headache. Am J Emerg Med 1: 57 – 61

Smith MA, Barrett AC, Picker MJ (1999) Antinociceptive effects of opioids following acute and chronic administration of butorphanol: influence of stimulus intensity and relative efficacy at the mu receptor. Psychopharmacology (Berlin) 143/3: 262–269

Ciramadol (rec. INN, USAN)

Von der Fa. Wyeth entwickelter schwachwirksamer Agonist-Antagonist, der in den Jahren 1979–1985 anekdotisch auf analgetische Eigenschaften untersucht worden ist.

Conorphon

Der von der Fa. Miles Pharmaceutial hergestellte schwachwirksame Agonist-Antagonist (Code TR-5109) ist schlecht untersucht.

Cyclazocin

Cyclazocin ist ein 1962 entwickelter, dem Pentazocin verwandter Agonist-Antagonist, der wegen seiner *psychotomimetischen UAW* keinen Eingang in die Schmerzklinik gefunden hat.

Dezocin, Dezocine USAN, Code Wy 16225

Dezocin ist ein Opioid vom Typ Agonist-Antagonist; UAW sind u. a. selbst nach ED längeranhaltende Atemdepression, Pruritus, Übelkeit, Würgen und Erbrechen sowie akute Entzugssymptomatik bei unter μ-Agonisten stehenden Patienten.

Siehe 1. Auflage 1996.

Levallorphan rec. INN, BAN, DCF

Levallorphan (Lorfan), ein Agonist-Antagonist, ist chemisch das N-Allylderivat des μ-Agonisten Levorphanol (Morphinanstruktur). Levallorphan wurde früher als Antagonist eingesetzt. Seine klinische Wirkung betrifft μ-wie auch κ-agonistische Wirkungen mit zentraler Sedierung, Miosis, Bradykardie, Hypotension, Nausea und Emesis, Dysphorie; Atemdepression, Schweißausbrüche etc. Levallorphan verstärkt niedrig dosiert die Atemdepression von μ-Agonisten. Dosisabhängig ändert der Wirkstoff seine Dynamik und induziert ausgeprägte μ-antagonistische Wirkungen. Der Wirkstoff wie auch die früher eingesetzten obsoleten Kombinationspräparate mit Pethidin sind nicht mehr im Handel.

Meptazinol rec. INN, BAN, USAN, WY 22811

Für Meptazinol besteht wegen unreiner Dynamik, die partiell mit derjenigen eines (schwachwirksamen) Agonist-Antagonisten vergleichbar ist, niedriger peroraler Bioverfügbarkeit sowie hoher Inzidenz von ÜWE, kein Indikationsgrund.

Siehe 1. Auflage 1996.

Nalbuphin rec. INN, BAN, DCF, USAN, EN-2234 A(Code)

1 Handelsnamen

Nubain (DuPont de Nemours).

2 Darreichungsform/galenische Formen

In der Regel Ampullen zu 2 ml (= 20 mg); Injektionsflaschen zu 10 ml (= 100 mg oder 10 mg/ml).

3 Chemie, Geschichte, diverse Hinweise

– 17-Cyclobutylmethyl-4,5α-epoxymorphinan-3,6α,14-triol

Gebräuchlich ist Nalbuphinhydrochlorid:
– $C_{21}H_{27}NO_4$, HCl
– MG: 393,9
– CAS N° 20594-83-6 (Nalbuphin)
– CAS N° 23277-43-2 (Nalbuphinhydrochlorid).

Nalbuphin ist ein semisynthetisches Thebainderivat; es besitzt das Phenanthrengrundgerüst (Ringe A, B, C; Piperidinring, an dem eine Seitenkette angehängt ist; O_2-Ring). Die C-Atome 3, 6, und 14 enthalten eine Hydroxylgruppe. Nalbuphin ist mit Oxymorphon, sowie den Antagonisten Naloxon und Naltrexon verwandt (Pachter u. Matossian 1968).

Strukturformel

Nalbuphin

3.3 Diverse Hinweise

Siehe allgemeine Hinweise, insbesondere:
– Injektionslösung enthält Konservierungsmittel Parahydroxybenzoesäureester und Sulfite (rückenmarknahe Anwendung verboten).
– Angebrauchte Durchstechflaschen nur innerhalb von 48 h verwenden.

4 Rezeptpflicht, Schwangerschaftskategorie

Deutschland: Rp; Schwangerschaft: Kontraindikation mit Ausnahme der Geburt (strenge Indikationsstellung, Gr 4); strenge Indikationsstellung Stillzeit

Österreich: Rp, wiederholte Abgabe verboten (NR)

Schweiz: A; Schwangerschaft: C; strikte Vorbehalte in Bezug auf Trimenon I und III sowie Stillperiode gemäss üblichen klinischen Vorbehalten für zentralwirksame diaplazentär- und translaktalgängige Stoffe (s. Morphin).

5 Stoffbezeichnung entsprechend der Hauptindikation, Dynamik

Zentralwirksames Schmerzmittel vom Typ (semisynthetisches) Opioid. Agonist-Antagonist.

5.2 Dynamik (Rezeptorenprofil)

Affinität und intrinsische Wirkung
MOR bzw. μ-Rezeptor: keine Angaben
DOR bzw. δ -Rezeptor: keine Angaben
KOR bzw. κ -Rezeptor: keine Angaben
Nalbuphin gilt als KOR-Agonist und schwacher MOR-*Antagonist.*

Im Tierversuch zeigt Nalbuphin gegenüber MOR-Agonisten keinen Antinozeptionsschutz beim Heisswasserversuch (55°C; Übersichtsarbeit Bertalmio 1993). Nalbuphin antagonisiert in der Klinik partiell MOR-induzierte Wirkungen wie Pruritus, Atemdepression, Sedierung; akute Entzugssymptomatik.

Nalbuphin antagonisiert eine fentanyl-induzierte Reduktion der Rhythmizität der dorsalen Inspirationszentren (Tabatabai et al. 1989).

6 Indikationen, Dosierung, Anwendungsart
6.1 Indikationen

- Anwendung *Rote Liste* Deutschland: kurzdauernde Anwendung bei mittelstarken bis starken postoperativen Schmerzen sowie Schmerzen in der Geburtsphase [s. unter Kontraindikationen!], Gynäkologie und Herzinfarkt. Aufhebung opioid-induzierter Atemdepression nach Narkosen; z. B. nach Fentanyl-Kombinationsnarkose [s. Kommentar unten].

Anästhesiologisch-postoperative Praxis (bedingt empfehlenswert)

- Der Wirkstoff wird in der Kinderanästhesiologie teilweise eingesetzt.
- Der Wirkstoff wurde als Prämedikation eingesetzt (Chestnutt et al. 1987; Pinnock et al. 1985; Rita et al. 1980): damit wird eine nachfolgende perioperative Analgesieführung mit MOR-Agonisten unsinnig; der Wirkstoff eignet sich selbst für eine perioperative Analgosupplementierung nicht (mangelnde analgetische Potenz: MAC-Einspareffekt nur 8%, Murphy u. Hug 1982, Ceilingeffekt).

- Hingegen scheint sich Nalbuphin beim opioidnaiven Patienten für eine nebenwirkungsarme Analgosedierung (Beispiel in Kombination mit Propofol) zu eignen.
- Die Indikation, eine opioidinduzierte (z. B. Fentanyl) Atemdepression zu antagonisieren, wird im Kap. »Sequentielle Analgesie« (Buch B) kritisch diskutiert: nach Meinung des Hrsg. ist diese Indikation obsolet.

Onkologie
Nicht empfehlenswert (therapeutischer Index gegenüber MOR-Agonisten nicht verbessert, dafür Nachteile wie beschränkte Analgesiepotenz, keine p.o.-Formen vorhanden, psychotomimetische Nebenwirkungen; nicht kompatibel mit »Unité de Doctrine«).

6.2 Dosierung

Anästhesiologisch-postoperative Praxis
Potenzvergleich (grobe Faustregel!) Morphin 1 (z. B. 10 mg) : Nalbuphin 2 (z. B. 20 mg; i.m.-Verabreichung) bis Morphin 1: Nalbuphin 1; die klinische Wirkungsdauer beträgt ca. 3–6 h.
ED 10–20 mg (i.m.); TD_{max} 160 mg (i.m.).

Pädiatrie
0,1–0,2 mg/kgKG bis Maximaldosis (10 mg)

Hospiz, ambulante Behandlung
Anekdotisches: Die MOR-antagonistischen Effekte werden zur prophylaktischen und therapeutischen Reversion der epidural- und intrathekal-μ Agonist-induzierten Nebenwirkung Pruritus eingesetzt (Davies u. From 1988; Penning et al. 1988).

6.3 Anwendungsart

Nichtintasive Techniken
p.o.-Anwendung nicht sinnvoll (Bioverfügbarkeit niedrig; Beaver et al. 1981).

Invasive Techniken
i.v., i.m., s.c.

Therapeutische Systeme
Keine.

7 Keine Indikationen

- Perioperative Analgesieführung (zu schwache Potenz, Ceilingeffekt, dynamische Inkompatibilität mit MOR-Agonisten).
- Perioperative Analgosupplementierung (idem).
- Schmerzzustände bei terminalen Krankheiten (idem).

8 Kontraindikationen
Siehe allgemeine Hinweise, im Prinzip wie Morphin, insbesondere:

– geburtshilfliche Analgesie (grössere diaplazentäre Passage als Pethidin; Wilson et al. 1986; es fehlen jedoch kontrollierte Vergleichsstudien bzw. Daten).
– Anwendung bei unter MOR-Agonisten (z. B. Methadon) stehenden Patienten (akute Entzugssymptomatik! Siehe »Unité de Doctrine«).

9 UAW

Siehe Checkliste UAW zentrale Analgetika vom Typ Opioid, im Prinzip wie → Morphin/Pethidin, mit folgenden Unterschieden oder Eigenheiten:

9.1 ZNS

9.1.1 Zentral hemmende Wirkungen

Allgemeine Hemmung und Dysfunktion inkl. Neurotoxizität: Sedierung, Benommenheit (häufig; s. κ-Rezeptoren und Kortex), in therapeutischer Dosierung sind auch Unruhe, Verwirrtheit und Nervosität möglich. Missbrauch und entsprechende einfache Entzugssymptomatik möglich; umgekehrt kann der Wirkstoff bei Patienten unter Langzeitopioideinnahme als partieller Antagonist eine akute Entzugssymptomatik induzieren (s. »unité de Doctrine«: Einschränkung der Indikationen).

Analgesie: ausgesprochener Ceilingeffekt: geeignet für Analgosupplementierung, jedoch nicht für Analgesieführung (Gal et al. 1982). Die MAC-Reduktion beträgt nur um 8–22% (Cyclopropan, Enfluran, Tierversuch, DiFazio et al. 1981; Murphy u. Hug 1982).

Stoffregen (zit. in Dudziak 1984) erhöht in einer sog. »Dreiecksnarkose« mit Analgesie, Muskelrelaxation und Bewusstlosigkeit mit Nalbuphin wegen offenbar ungenügender Analgesiepotenz die N_2O-Konzentration auf für die Praxis *verbotene* 75–79%.

Atemsteuerung: ausgeprägte Atemdepression in therapeutischer Dosierung bei <1%; dosisabhängige Atemdepression wie Morphin: Atemdepression bei 10 mg Nalbuphin i.m. gleich wie bei 10 mg Morphin i.m.; Ceilingeffekt ab 30 mg (i.m.) bzw. 0,4 mg/kgKG (Klepper et al. 1986; Gal et al. 1982).Wegen seiner µ-antagonistischen Eigenschaften wird es zur sog. sequentiellen Analgesietechnik eingesetzt (Tabatabai et al. 1983; Latasch et al. 1984). Diese Wirkung ist unterschiedlich und unregelmäßig (Moldenhauer et al. 1985). Ähnliche nicht überzeugende Versuche wurden schon in der Vergangenheit etwa mit → Nalorphin durchgeführt (Hrsg.; s. Diskussion sequentielle Antagonisierung, Buch B). Lungenödem möglich (selten).

9.1.2 Zentral stimulierende Wirkungen

Allgemeine Stimulation des ZNS (inkl. Konvulsionen): Kopfweh (häufig); psychotomimetische Effekte selten (<1,5%); ab 70 mg: Dysphorie, Halluzinationen etc.

Chemotriggerzone (ÜWE): häufig und mit Pethidin vergleichbar (Chestnutt et al. 1985).

Zentrale Vaguskerne (Bradykardie): Bradykardie, aber auch Tachykardie möglich.

9.3 Herz/Kreislauf

Nalbuphin verhält sich als einziger Agonist-Antagonist relativ gutmütig und kann auch bei Herzkranken mit erhöhtem Pulmonaldruck gegeben werden (Roth et al. 1988; Lake et al. 1982).

9.5 Verdauungstrakt

Motilitätsabnahme im Gastrointestinaltrakt offenbar kleiner als bei Morphin (Shah et al. 1984; Vatashsky et al. 1985; unterschiedliche Studiendesigns: Fehlen aussagekräftiger kontrollierter Vergleichsstudien).

9.11 Hautorgan, Haare, Nägel

Jucken, Brennen, Hautrötungen

10 Warnhinweise

Gegenüber reinen µ-Agonisten scheint Nalbuphin ein verringertes, aber durchaus vorhandenes Suchtpotential zu besitzen (Diskussion s. Buch B).

Möglichkeit der einfachen Entzugssymptomatik bei abruptem Absetzen einer Nalbuphin-Langzeitmedikation.

Eine akute Entzugssymptomatik bei unter MOR-Agonisten (z. B. Methadon) stehenden Patienten ist beschrieben worden (Preston et al. 1989).

Nalbuphin wird zur sog. → sequentiellen Analgesietechnik eingesetzt in der Hoffnung, nur die µ-induzierte Hypoventilation, jedoch nicht die Analgesie zu kontrollieren (→ Buch B; Blaise et al. 1990).

11 Toxikologische Daten

Nalbuphin zeigt im Tierversuch (Schaf) im Gegensatz zu Sufentanil und Butorphanol nur eine geringe Neurotoxizität. In einem Fall wurde ein temporärer Ausfall der Hinterbeinmotorik bei einer hohen intrathekalen Dosierung von 0,75 mg/kgKG festgestellt (Rawal et al. 1991).

12 Notfallmaßnahmen bei Überdosierung, Entzugssymptomatik

Sog. ABC-Reanimationsmaßnahmen inkl. spezifische Antagonisierung mit Naloxon.

14 Inkompatibilitäten

Die (unsinnige) Mischung von Diazepam, Nafzillin und Nalbuphin präzipiert (zit. nach Jeglum et al. 1981).

15 Kinetik, Kinetikdiskussion

Physicochemische Eigenschaften
Ionisierungsgrad: –
pK_a: –
Eiweißbindung bei pH 7,4 (%): 25–40
Wasser-Oktanol-Koeffizient: –

Resorption und Bioverfügbarkeit
Bioverfügbarkeit (% Dosis): 16 (p.o., Beaver et al. 1981)
C_{max}: ca. 48 ng/ml (30 min.; ED 10 mg i.m.)

Verteilung, Elimination, Metabolismus, aktive Metaboliten
α-Halbwertszeit (min): ca. 30 (?)
Terminale β-Halbwertszeit(h): 3–5 (i.v.; Lake et al. 1982)
Kontextsensible Halbwertszeit: fällt weg
$V_{initial}$: –
V_{ss} (l): 2,9
Cl_{total} (l/min): ca. 190 (20 mg i.v.) bzw. 15,6–22 (ml/kgKG/min)
Renale Elimination (% Dosis): 4 (unverändert), 70 (Metaboliten
Fäkale Elimination: 11–16 (Metaboliten)
Inaktive Metaboliten (?): Noroxymorphin, Nalbuphin-N-oxid, 6-Ketonalbuphin, verschiedene Zwischenprodukte
Aktive Metaboliten: –

Effektivität
MAC-Reduktion: s. zentrale Analgesie I.1.2

Biomembrangängigkeit
Diaplazentäre Passage: ja.
Translaktale Passage: ja.
Blut-Hirn-Schranke-Passage: ja.

15.2 Kinetikdiskussion

Hepatischer Abbau über Konjugation (Glukuronid [Hauptmetabolit] sowie Sulfat), über Hydroxylierung und Oxidation zu verschiedenen Zwischenprodukten (M_1 bis M_7). Andere Metaboliten umfassen Noroxymorphin, Nalbuphin-N-oxid, 6-Ketonalbuphin.

16 Vorklinische und klinische Studien

Nalbuphin antagonisiert partiell μ-induzierte Wirkungen wie Atemdepression (Jaffe et al. 1988) und Analgesie (Freye et al. 1988; s. auch partielle therapeutische Antagonisierung im Sinne der sequentiellen Analgesietechnik: Buch B).

Nalbuphin reduziert in einer Dosierung von 2–4 mg i.v. morphin-induzierten Pruritus (rückenmarknahe Gabe), wobei bei einer Dosierung von 4 mg die analgetische Wirkung von Morphin schon teilweise antagonisiert wird (Somrat et al. 1999).

17 Kurzprofil

Nalbuphin, ein Opioid vom Typ Agonist-Antagonist, induziert im Gegensatz zu Pentazocin und Butorphanol in der Regel keine psychotomimetischen und kardiovaskulären Nebenwirkungen, jedoch eine ausgeprägte κ-vermittelte Sedierung. Nalbuphin lässt sich problemlos mit Naloxon antagonisieren.

Wegen seiner partiell antagonistischen μ-Wirkung sowie Ceilingeffekt hat der Wirkstoff im Rahmen der »Unité de Doctrine« jedoch nur eine beschränkte Einsatzberechtigung bei schweren terminalen oder perioperativen Schmerzzuständen.

Entsprechend ist die in gewissen Ländern aus rechtlichen Gründen (s. auch Buch B: »Betäubungsmittelgesetzgebung«, »Suchtgifte«) übliche Gabe im Prähospitalisationsmilieu (Notfalldienst, praktische Ärzte) sinnarm: es ist nachgewiesen worden, dass die Patienten im perioperativen Umfeld erhöhte Dosen von potenten MOR-Agonisten für eine adäquate Analgesie nötig haben (Robinson u. Burrows 1999; Houlihan et al. 1999). Die Anwendung in der geburtshilflichen Praxis wird nicht empfohlen (hohe transfetale Passage; fetal-neonatale UAW; lange HWZ Neonatus; Nicolle et al. 1996).

Nalbuphin wurde zur Bekämpfung postoperativer akuter Schmerzzustände in der Kinderchirurgie eingesetzt (Wandless 1987; Bhikazi 1978) und wird zur Anwendung bei ausserklinischen Notfallpatienten diskutiert, wobei immer auf den Ceilingeffekt in Bezug auf Atemdepression verwiesen wird (s. oben; s. Diskussion Buch B).

18 Literatur

Literatur bis 1996: s. CD-ROM.

Houlihan KP, Mitchell RG, Flapan AD et al. (1999) Excessive morphine requirements after pre-hospital nalbuphine analgesia. J Accid Emerg Med 16/1: 29–31
Robinson N, Burrows N (1999) Excessive morphine requirements after pre-hospital nalbuphine analgesia. Correspondence. J Accident Emerg Med 16/5: 392
Somrat C, Oranuch K, Ketchada U et al. (1999) Optimal dose of nalbuphine for treatment of intrathecal-morphine induced pruritus after caesarean section. J Obstet Gynaecol Res 25/3: 209–213

Nalorphin rec. INN, BAN, DCF

Die Synthese von Nalorphin (chem. N-Allyl-nor-morphin), einem synthetischen Opioid vom Typ Agonist-Antagonist, wie auch erste pharmakologische Arbeiten wurden 1940 u. 1942 durch McCawley, Hart, Marsh und dann Weijlard u. Erickson durchgeführt. Seine antagonistische Aktivität wurde im Tierversuch durch Hiller u. Unna beobachtet (1943). 1950 wurde die antagonistische Potenz des Wirkstoffs durch Huggins, Smith u. Lehman sowie 1951 durch Eckenhoff im klinischen Versuch bestätigt. Damit hatte man, wie man es damals in Absenz der Kenntnis über spezifische Rezeptorpharmakodynamik dachte, ein sog. → Antidot oder sog. → Analeptikum gegen Morphinüberdosierungen. Die Möglichkeit, die Morphinwirkung mit einem Antidot zu antagonisieren, geht auf die Beobachtung von Pohl zurück, der schon 1914 die morphin-antagonisierende Wirkung von N-Allyl-nor-codein erwähnte.

Früher wurde die Kombination Nalorphin-Morphin in einem Verhältnis von 2 mg zu 10 mg angewandt in der Hoffnung, eine wirkungsvolle Analgesie ohne Atemdepression zu erzielen (= sog. sequentielle Analgesietechnik: s. Buch B, s. auch Diskussion Nachteile der Wirkstoffe vom Typ Agonist-Antagonist bzw. »Unité de Doctrine« [Buch H-J und Buch B]).

Der zentral hemmende Effekt der Atemdepression ist dosisabhängig und ab 20 mg Nalorphin ausgeprägt. Wird der Agonist-Antagonist Nalorphin beim gleichen Patienten mit einem vollen μ-Agonisten kombiniert, kann aufgrund der unklaren dynamischen Situation (Ziel der → »Unité de Doctrine« ist es, solche unklaren dynamischen Situationen zu vermeiden) Folgendes passieren: 1. entweder kann eine Verstärkung der Atemdepression festgestellt werden oder aber 2. eine *partielle* Antagonisierung dieser opioid-induzierten Atemdepression (vgl. auch kritische Bemerkungen zu → Buprenorphin und Nalbuphin).

Wegen der partiellen Antagonisierung wurde früher in der Geburtshilfe eine sog. prophylaktische bis therapeutische Antagonisierung einer opioidinduzierten fetalen Hypoventilation durch Nalorphin durchgeführt (im Sinne der *später* formulierten »sequential analgesia«), wobei eine partielle Antagonisierung von ca. 35% der induzierten Atemdepression erreicht wurde, in anderen Fällen aber das Gegenteil, nämlich eine verstärkte Sedation mit Atemdepression auftrat. Therapeutische Antagonisierungsversuche lösten ebenfalls lebensbedrohende Entzugssymptome aus. Der heute obsolete Wirkstoff Nalorphin wurde schon 1973 durch Lee u. Atkinson treffend umschrieben: »It is a tricky drug to use. Too little will not reserve morphine effects; too much will potentiate them.«

Pentazocin rec. INN, BAN, DCF, USAN

Das von Sidney Archer in den Forschungslabors von Sterling-Winthrop entwickelte, in gewissen älteren »Vergleichsstudien« oft als »Referenz« zitierte Opioid vom Typ Agonist-Antagonist hat eine orale/rektale Bioverfügbarkeit von 20% und ist gewebetoxisch (s.c., i.m. und rückenmarknahe Applikation sind verboten). Die Effektivität von Pentazocin ist geschlechtsabhängig: dies gilt auch für andere Agonist-Antagonisten mit κ-Agonistenwirkung (Nalbuphin, Butorphanol; Gear et al. 1996a,b). Der als (+/-)-Razemat in der Klinik eingesetzte Wirkstoff induziert selektiv-stereospezifisch opioiderge (KOR-agonistische, MOR-antagonistische) sowie nichtopioiderge phencyclidin-ähnliche (σ-Rezeptor)-Wirkungen (+)-Enantiomer) mit psychotomimetischen UAW (via Beeinflussung des striatalen und mesolimbischen Dopaminsystems: Dysphorie etc. mit Erniedrigung der Patientencompliance etc.) sowie Druckerhöhung im kleinen Kreislauf, die ab ED 60 mg (entsprechend 10 mg Morphin) ausgeprägt sind.

Der Wirkstoff hat aus folgenden Gründen keine Einsatzberechtigung in der Schmerzpraxis:
1. kleines therapeutisches Fenster (UAW ab 60 mg ED),
2. schwache analgetische Wirkung, Ceilingeffekt,
3. agonist-antagonistische Dynamik (s. »Unité de Doctrine«),
4. nichtopioiderge σ_1-Wirkungen (psychotomimetisches Potential, pulmonale Hypertension),
5. Gewebetoxizität.

Pentazocin ist noch weitverbreitet in Ländern, in denen (s. Buch B) der Einsatz von MOR- Agonisten (Morphin, Pethidin, Fentanyl, Sufentanil, Remifentanil) noch verboten oder eingeschränkt ist (z. B. Pakistan).

18 Literatur
Literatur bis 1996: s. CD-ROM.

Profadol

Profadol ist ein historisches Opioid vom Typ Agonist-Antagonist, das v. a. in den Jahren 1969–1974 in klinischen Studien beschrieben worden ist.

Propiram rec. INN

Propiram ist ein historisches Opioid vom Typ Agonist-Antagonist, das v. a. in den Jahren 1971–1981 auf klinische Eignung geprüft wurde.

Tonazocin

Tonazocin ist ein von Winthrop (Code Win 42156) entwickeltes zentrales Schmerzmittel vom Typ Opioid mit agonist-antagonistischer Dynamik.

Zenazocin

Zenazocin (Code Win 42964) ist ein von Winthrop entwickeltes zentrales Schmerzmittel vom Typ Opioid mit agonist-antagonistischer Dynamik.

---

4 Opioide: κ-Agonisten

Die Klasse der sog. partiellen κ-Agonisten wird zzt. nur durch in der pharmakologischen Forschung eingesetzte Wirkstoffe – Bremazocin, Fedotozin, Spiradolin etc. – repräsentiert.

Im Tierversuch zeigt der Wirkstoff Enadolin antihyperalgetische und antiallodynische Eigenschaften (Field et al. 1999, Lit. Buch B).

Es gibt Hinweise, dass der zentrale κ-Rezeptor sich vom peripheren KOR (z. B. Gastrointestinaltrakt) unterscheidet.

5 Opioide: Opioidpeptide und Opioidpeptidenzyme

Siehe auch Buch A sowie Buch B.

Die intrazerebroventrikuläre und spinal-intrathekale Anwendung von → β-Endorphin induziert eine ausgeprägte und bis Tage andauernde Analgesie.

Exoliganden vom Typ Opioidpeptid sind als Analgetika systemisch nicht anwendbar, weil sie die Blut-Hirn-Barrieren nicht passieren.

Opioidpeptidenzyme sind Wirkstoffe, die Opioidpeptide enzymatisch abbauen. Wirkstoffe, die diesen physiologischen Abbau hemmen, erhöhen indirekt die Konzentration endogener Opioidpeptide und fördern körpereigene Schmerzsysteme.

Die intrathekale Applikation von Bestatin (Peptidasehemmer) und Thiorphan (Enkephalinasehemmer) induziert einen (allerdings gegenüber Morphin nur schwachen) antinozizeptiven Schutz .

6 Opioide: Antagonisten

Opioid-Antagonisten weisen eine Affinität zu Opioidrezeptoren auf. Per definitionem induzieren sie (in klinischer Dosierung) keine intrinsischen opioidergen Wirkungen. Opioid-Antagonisten besetzen reversibel, kompetitiv und aufgrund des Massenwirkungsgesetzes Opioidrezeptoren und verdrängen dort reversibel gebundene Opioide bzw. opioiderge Liganden.

Folgende Antagonisten werden vorgestellt:
- Methylnaltrexon*
- Nalmefen*,
- Naloxon,
- Naltrexon*.

Anmerkung: * Abgekürztes Wirkstoffprofil.

Methylnaltrexon

17 Kurzprofil

Methylnaltrexon, ein quaternärer – kaum biomembrangängiger – Opioidantagonist, antagonisiert opioidinduzierte gastrointestinale Motilitätsstörungen (Studien am isolierten Darmmuskel: Yuan et al. 1995; Klinik: Yuan et al. 1997). Im Tierversuch vermag die Kombination Methylnaltrexon + Morphin die emetogene Wirkung von Apomorphin (100%) und Cisplatin (100%) auf 22% bzw. 0% zu senken (Foss et al. 1998).

Im Tierexperiment induziert Low-dose-Naltrexon (wie Etorphin) die antinozizeptive Wirkung von Morphin und hemmt ebenfalls eine morphin-induzierte Toleranzentwicklung (Shen u. Krain 1997; s. auch Buch B: bimodaler Effekt von Opioiden).

Die i.v.- Gabe von N-Methylnaltrexon induzierte bei gesunden Probanden mit Ausnahme einer orthostatischen Hypotension in hoher Dosierung keine relevanten klinisch beobachtbaren Effekte (Foss et al. 1997), reduzierte aber bei Methadonpatienten in einer täglichen Dosis von 0,005–0,45 mg/kg i.v. signifikant eine methadon-induzierte intestinale Hypomotilität (Yuan et al. 1997, 1999).

18 Literatur

Literatur bis 1996: s. CD-ROM.

Foss JF, O'Connor MF, Yuan CS et al. (1997) Safety and tolerance of methylnaltrexone in healthy humans: a randomized, placebo-controlled, intravenous, ascending-dose, pharmacokinetic study. J Clin Pharmacol 37/1: 25–30

Foss JF, Yuan CS, Roizen MF et al. (1998) Prevention of apomorphine- or cisplatin-induced emesis in the dog by a combination of methylnaltrexone and morphine. Cancer Chemother Pharmacol 42/4: 287–291

Shen KF, Crain SM (1997) Ultra-low doses of naltrexone or etorphine increase morphine's antinociceptive potency and attenuate tolerance/dependence in mice. Brain Res 757/2: 176–190

Yuan CS, Foss JF, Osinski J et al. (1997) The safety and efficacy of oral methylnaltrexone in preventing morphine-induced delay in oral-cecal transit time. Clin Pharmacol Ther 61/4: 467–475

Yuan CS, Foss JF, O'Connor M et al. (1999) Effects of intravenous methylnaltrexone on opioid-induced gut motility and transit time changes in subjects receiving chronic methadone therapy : a pilot study. Pain 83: 631–635

Nalmefen

3 Chemie, Geschichte, diverse Hinweise

- 17-(Cyclo-propylmethyl)-4,5α-epoxy-6-methylenmorphinan-3,14-diol
- $C_{21}H_{25}NO_3$
- MG: 339,4
- CAS N° 55096-26-9

Nalmefen ist ein wasserlösliches Derivat von → Naltrexon.

5 Stoffbezeichnung entsprechend der Hauptindikation
Spezifischer voller Opioid-Antagonist

15 Kinetik, Kinetikdiskussion
Nalmefen wird beim Gesunden zu 60% als Glukuronid ausgeschieden. Die Clearance beträgt 1000 ml/min. 5% der MS wird unverändert ausgeschieden. Verteilungsvolumen V_{ss} (l): 480–515; terminale β-Halbwertszeit: 8–9 h (Dixon et al. 1986).

17 Kurzprofil

Nalmefen ist wie Naloxon ein voller Opioid-Antagonist mit langer Wirkdauer (Wang et al. 1998). Der Wirkstoff wurde in der Klinik u. a. versuchsweise zur Therapie bei durch rückenmarknahe Opioidgabe induzierter, langdauernder Atemdepression und bei opioid- und cholestasis-induziertem Pruritus etc. eingesetzt (Duggan u. Isaacson 1992; Bergasa et al. 1998; Kaplan et al. 1999).

18 Literatur

Literatur bis 1996: s. CD-ROM.

Bergasa NV, Alling DW, Talbot TL et al. (1999) Oral nalmefene therapy reduces scratching activity due to the pruritus of cholestasis: a controlled study. J Am Acad Dermatol 41 (3 Pt 1): 431–434
Bergasa NV, Schmitt JM, Talbot TL et al. (1998) Open-label trial of oral nalmefene therapy for the pruritus of cholestasis. Hepatology 3: 679–684
Frye RF, Matzke GR, Schade R et al. (1997) Effects of liver disease on the disposition of the opioid antagonist nalmefene. Clin Pharmacol Ther 61/1: 15–23
Kaplan JL, Marx JA, Calabro JJ et al. (1999) Double-blind, randomized study of nalmefene and naloxone in emergency department patients with suspected narcotic overdose. Ann Emerg Med 34/1: 42–50
Wang DS, Sternbach G, Varon J (1998) Nalmefene: a long-acting opioid antagonist. Clinical applications in emergency medicine. J Emerg Med 3: 471–475

Naloxon rec. INN, Naloxonum BAN, Naloxone hchl. USAN, EN 1530 A(Code)

1 Handelsnamen

Narcan (Du Pont de Nemours); Generika: ja.

2 Darreichungsform/galenische Formen

In der Regel Ampullen zu 1 ml (1 ml Injektionslösung enthält 0,4 mg Wirkstoff).

3 Chemie, Geschichte, diverse Hinweise

– Allylnoroxymorphon
– L-17-Allyl-4,5-epoxy-3,14-dihydroxymorphinan-6-on oder INN:
– N-Allyl-4,5α-epoxy-3,14-dihydroxy-6-morphinanon $C_{19}H_{21}NO_4$
– MG: 327,37

Naloxonhydrochlorid und Naloxonhydrochloriddihydrat:
– $C_{19}H_{21}NO_4$, HCl
– MG: 363,8
– CAS N° 465-65-6 (Naloxon)
– CAS N° 357-08-4 (Hydrochloridanhydrid)
– CAS N° 51481-60-8 (Hydrochloriddihydrat)
– Pharmakopöe(n): Naloxon hydrochlorid (bzw. -chlorhydrat, hydrochloricum etc.) Ph Fr X, BP 1988, USP XXII, F.U. IX, DAB 10, Ph Eur II, Ph Helv VII, Ph Int III.

Gegenüber Morphin hat Naloxon folgende Änderungen an seiner Molekülstruktur:
– C_6: Ketogruppe statt Hydroxylgruppe; C_{17}: Allylgruppe statt N-Methylgruppe (wie Oxymorphon); C_{14}: Hydroxylgruppe statt H-Atom; eine Einfach- statt Doppelbindung zwischen C_7 und C_8. Merke: diese vom Morphin nur wenig unterschiedliche Struktur bzw. chemische Konfigurationsänderung (vgl. auch N-Allylgruppe und Oxymorphon) verändern nicht die MOR-Affinität unwesentlich, die intrinsische Wirkung bzw. Dynamik jedoch komplett.

Strukturformel

Naloxon

3.3 Diverse Hinweise

Siehe allgemeine Hinweise in Bezug auf Entzugssymptomatik.

4 Rezeptpflicht, Schwangerschaftskategorie

Deutschland: Rp; Schwangerschaft und Stillzeit: Kontraindikation (Gr3/La 2; irrelevant, da der Wirkstoff nur zu Reanimationszwecken in niedrigster Dosierung eingesetzt wird; Hrsg.)

Schweiz: B; Schwangerschaft: B
Österreich: Rp, wiederholte Abgabe verboten (NR)

5 Stoffbezeichnung entsprechend der Hauptindikation, Dynamik

Synthetisches Opioid: vom Typ voller spezifischer, kompetitiver Antagonist (die gängige Bezeichnung »Antidot« oder »Narkotika-Antidot« sollte nicht mehr verwendet werden).

5.2 Dynamik

Naloxon weist eine Affinität zu Opioidrezeptoren auf und verdrängt entsprechend der Affinität kompetitiv andere Liganden, aber ohne eine intrinsische Wirkung auszulösen.

In hoher Dosierung verändert Naloxon zelluläre Mechanismen wie Ca^{2+}-Ionenfluss, Lipidperoxidation, hemmt die γ-Aminobuttersäure (Kraynack u. Gintautas 1982) und setzt Katecholamine frei (Mannelli et al. 1983).

6 Indikationen, Dosierung, Anwendungsart
6.1 Indikationen

– Opioidüberdosierungen (Unfälle, Suizide, Overdose etc.).
– Atemdepression von Neugeborenen bei maternaller Opioidmedikation

- Diagnostischen Erfassung von physischer Opioidabhängigkeit.

6.1.1 Andere Anwendungen

- Perioperative Medizin: spezifische partielle Antagonisierung von Opioideffekten in der postoperativen Periode (z. B. opioidinduzierte Obstipation, Pruritus etc.): teilweise sind diese Indikationen noch nicht gesichert (u. a. Gefahr akuter Schmerzzustände bis Entzugssymptomatik).
- Kreislaufdepression (z. B. sepsisinduziert etc.; Arndt u. Freye 1979; Fadem u. Holaday 1979; Groeger et al. 1983; s. → periphere Opioidrezeptoren und Herz-Kreislauf-System: Buch B).
- Behandlung traumatischer Querschnittsläsionen (Faden et al. 1981; diese Behandlung hat sich nicht bewährt, aber dazu geführt, die Unwiderruflichkeit einer traumatischen Nervenläsion ins Wanken zu bringen).
- Intrathekal appliziertes Endorphinantagonist Thyreotropin (Tierversuch) reduziert hypovolämischen und septischen Schock: in Kombination mit dem Endorphinantagonisten Naloxon ergibt sich unter gleichen Bedingungen ein synergistischer Effekt (Faden et al. 1984).
- Differentialdiagnose opioidinduzierter Oddi-Sphinkter-Spasmen während hepatobiliärer Szintigraphie in der Radiologie (Patch et al. 1991).

6.2 Dosierung (in Bezug auf spezifische Antagonisierung)

In einer Dosierung von 1–4 µg/kgKG antagonisiert Naloxon zuverlässig opioid-induzierte Wirkungen (Ausnahme: Buprenorphin). Akute Opioidüberdosierungen benötigen in der Regel höhere Dosierung von 0,4–1,2 mg (ebenfalls vorsichtig titrieren).

Die Antagonisierung ist am besten mit einer auf mindestens 5–10 ml verdünnten Lösung langsam (bei gleichzeitigem Fortführen evtl. notwendiger Reanimationsmaßnahmen wie künstliche Beatmung) in fraktionierter i.v.- Titration durchzuführen.

Bei Kindern beträgt die Dosierung 0,01 mg/kgKG. Bei Misserfolg kann nach 2–3 min. eine Repetitionsdosis verabreicht werden.

Je nach zu antagonisierendem Wirkstoff (Rezeptoraffinität, HWZ, kontextsensible HWZ) muss eine genügende Rezeptorokkupation mit Naloxon bzw. spezifische Antagonisierung eventuell bis zu mehreren Stunden und Tagen unter Intensivpflegebedingungen (fortlaufende klinische Überwachung, kontinuierliche Kapnographie und Pulsoxymetrie) weitergeführt werden; entsprechend kann die notwendige Gesamtdosis von Naloxon mehrere Milligramm betragen.

Unter Ausnahmebedingungen (kein i.v.-Zugang möglich) kann der Wirkstoff s.c. oder i.m. verabreicht werden.

Die Infusionstherapie kann mit einer Infusionslösung 500 ml Glukose % oder physiologische Kochsalzlösung, in der 2 mg Naloxon (= 5 Handelsampullen) gelöst sind, durchgeführt werden: 1 ml dieser Lösung ergibt eine Wirkstoffkonzentration von 0,004 mg/ml Lösung. Diese innert 24 h zu verbrauchende Lösung bzw. Tropfenzahl wird der klinischen Situation angemessen titriert.

Gleichzeitig zur Antagonisierung:

- Laufendes Überdenken, ob Indikation »Antagonisierung einer opioidinduzierten Hypoventilation« überhaupt richtig ist.
- Gleichzeitige künstliche assistierte/kontrollierte Beatmung mit O$_2$ 100% oder O$_2$-angereicherter Luft (obligate Kontrolle: kontinuierliche Pulsoxymetrie, kontinuierliche analoge Seitenstromkapnographie).
- Sicher sein, dass andere Gründe für eine Hypoventilation ausgeschlossen werden können. Beispielsweise darf nach einer Kombinationsnarkose mit Muskelrelaxanzien ohne nervenstimulatorischen Nachweise nicht auf eine intakte Muskelfunktion geschlossen werden. Nach Muskelrelaxation muss nervenstimulatorisch (»single twitch«, Tetanus, Train-of-four) eine Restrelaxation ausgeschlossen werden, bevor kritiklos Naloxon eingesetzt wird.

Anwendungsart

Nichtintasive Techniken

Nasal, endotracheal (Tandberg u. Abercrombie 1982; Loimer et al. 1994: therapeutisch und diagnostisch!)

Invasive Techniken

i.v., i.m., s.c.
Die i.m.- und s.s.-Gabe des Wirkstoffs ist nur in den Fällen indiziert, wo ein i.v.-Zugang unmöglich ist (also nur in extremen Ausnahmesituationen).

Therapeutische Systeme

Entfallen: s. Naltrexon

7 Keine Indikationen

- Nichtopioidbedingte zentrale Funktionsausfälle (»Hangover« nach Allgemeinanästhetika etc.).
- Antagonisierungsversuche bei Wirkstoffen mit zu hoher Bindungsenergie (→ Buprenorphin).

8 Kontraindikationen

Siehe allgemeine Hinweise, insbesondere:
Vorsicht ist geboten bei Opioidabhängigen (oder Verdacht auf Opioidabhängigkeit), weil eine akute und prinzipiell lebensgefährdende Entzugssymptomatik ausgelöst werden kann. Bei opioidabhängigen Müttern ist wegen der diaplazentären Passage der meisten Opioide der Fetus bzw. Neugeborene ebenfalls opioidabhängig und reagiert entsprechend auf akute spezifische Antagonisierung mit einer Entzugssymptomatik.

9 UAW

Reine Antagonisten haben definitionsgemäß eine hohe Rezeptorenaffinität und entfalten im Prinzip *keine intrinsische* Wirkung. Die bei der spezifischen Antagonisierung möglichen klinischen Effekte wurden früher als »Analepsie« beschrieben (Kraynack u. Gintautas 1982).

9.1 ZNS

9.1.1 Zentraldämpfende Nebenwirkungen

Keine relevanten intrinsischen Wirkungen (Probanden: bis zu 12 mg, ab 20 mg leichte Sedation, Cohen et al. 1983).

Im Tierexperiment ist eine duale Wirkung, nämlich in Niedrigdosierung (s.c., µg-Dosierung) eine antinozizeptive (»paradoxe Analgesie«) und in Höchstdosierung (s.c., mg-Dosierung) eine pronozizeptive Wirkung im Sinne einer Hyperalgesie, nachweisbar (Hot-plate-Test, i.p.- Essigsäure, Mäuse); die hohe Dosierung eines Enkephalinaseblockers (= erhöhtes endogenes Enkephalin) hatte keinen Einfluss auf die Naloxonwirkung. Eigentümlicherweise induzierte eine niedrige Dosierung des verwendeten Enkephalinaseblockers (RB 101) eine Hyperalgesie. Die Autoren vermuten, dass niedrigdosiertes Naloxon die → DNIC-Kontrolle stimuliert, und zwar über Aktivierung des endogenen Enkephalinsystems (Noble et al. 1994).

9.1.2 Zentral stimulierende Nebenwirkungen

In therapeutischer Dosierung keine intrinsischen zentral stimulierenden Wirkungen (s. oben).

In der Folge einer akuten Antagonisierung sind aber epileptische Anfälle möglich. Ebenfalls wird häufig ÜWE sowie Vertigo beobachtet (entspricht wahrscheinlich einer graduellen Aufhebung der opioid-induzierten antiemetischen Hemmung der Brechfunktionszentren [s. Buch B sowie Einführung] und damit Enthemmung der proemetischen Area-postrema-Aktivierung durch restliche im Blut zirkulierende Opioide; Hrsg.).

9.14 Diverse

9.14.1 Peripher stimulierende Nebenwirkungen

Keine intrinsischen NW bis Dosierung von 12 mg bei gesunden Versuchspersonen; bei ED ab der bei klinischer von 20 mg kann eine akute arterielle Hypertension auftreten (Cohen et al. 1983).

Infolge einer Antagonisierung können jedoch Hypertension, Schweißausbrüche, Tachykardie, Kammerflimmern., Lungenödem, Herz-Kreislauf-Zusammenbruch etc. im Rahmen eines deregulierenden Adrenalinsturms und im Sinne von intrinsischer Wirkung beobachtet werden (Tanaka 1974; Azar u. Turndorf 1979; Flacke et al. 1974; s. Buch B: akute Entzugssymptomatik).

10 Warnhinweise

Cave Halbwertszeiten der eingesetzten Wirkstoffe.
Cave akute Entzugssymptomatik (s. Buch B).

11 Toxikologische Daten

Naloxon hat eine große therapeutische Breite; kumulierte Tagesdosen bis 90 mg s.c sind ohne klinische Nebenwirkungen und Veränderungen von Laborwerten vertragen worden.

12 Notfallmaßnahmen bei Überdosierung, Entzugssymptomatik

Eigentliche Intoxikationen bei Überdosierung sind nicht beschrieben worden. Bei akuter Entzugssymptomatik muss versucht werden, die Balance der opioidvermittelten Wirkungen durch Gabe eines schnellwirksamen µ-Agonisten in ein vernünftiges Maß zu bringen (unter Intensivpflege- bzw. Reanimationsbedingungen).

13 Interaktionen

Bei Patienten, die längere Zeit über höhere Dosierungen von Opioiden ausgesetzt waren, kann eine gewisse »Naloxon-Empfindlichkeit« beobachtet werden; diese manifestiert sich darin, dass es schon unter minimalen Naloxondosen zu abrupten Entzugserscheinungen kommen kann!

14 Inkompatibilitäten

- Mit Lösungen, die Bisulfit, Metabisulfit, langkettige oder hochmolekulare Anionen enthalten.
- Alkalische Lösungen.

15 Kinetik, Kinetikdiskussion

Physikochemische Eigenschaften
Ionisierungsgrad bei pH 7, 4 (%): keine Angaben
pK_a: keine Angaben
Eiweißbindung bei pH 7,4 (%): 32–45
Wasser-Oktanol-Koeffizient: keine Angaben

Resorption und Bioverfügbarkeit
Bioverfügbarkeit (%): 2 (p.o.)
C_{max}: keine Angaben

Verteilung, Elimination, Metabolismus, aktive Metaboliten
α-Halbwertszeit (min): keine Angaben
Terminale β-Halbwertszeit (min): 70 (Erwachsener), >210 (Neonatus)
$V_{initial}$: keine Angaben
V_{ss} (l/kg): 2,1
Cl_{total} (ml/min/kg): 22 t

Biomembrangängigkeit
Diaplazentäre Passage: keine Angaben.
Translaktale Passage: keine Angaben.
Blut-Hirn-Schranken-Passage: ja.

15.2 Kinetikdiskussion

Die orale Bioverfügbarkeit ist sehr niedrig (u. a. bedeutender Abbau im ersten hepatischen Umlauf). Die Plasmaeiweißbindung beträgt 32–45%. Naloxon passiert leichter als Morphin die Blut-Hirn-Schranke. Hepatische Verstoffwechselung; renale Elimination. Hauptmetabolit: Naloxonglukuronid. Clearance 22 ml/min/kg.

Naloxon eignet sich nicht für die p.o.-Gabe. Seine terminale Halbwertszeit klinische Wirksamkeit ist weit kürzer als diejenige der gebräuchlichen μ-Agonisten (Purdell-Lewis 1980). Die Gefahr eine Antagonisierung besteht also aus 2 wesentlichen Aspekten:

1. Der zu antagonisierende Opioideffekt (z. B. akute MOR-induzierte Atemdepression) wird entsprechend der kurzen HWZ von Naloxon kompetitiv antagonisiert; danach schleicht sich wieder die Wirkung der noch im Plasma zirkulierenden, aber vom Rezeptoren lediglich kompetitiv verdrängten μ-*Agonisten* ein. Der Patient muss also laufend überwacht werden und weitere Dosen des kurzwirksamen Naloxons appliziert werden.

2. **Cave** kontextsensible (praxisgerechte) Halbwertszeiten, soweit bekannt!

3. Die Antagonisierung geschieht zu abrupt mit möglichen Gefahren von akuter lebensgefährdender Entzugssymptomatik inklusive Herz-Kreislauf-Dekompensation (Andree 1980).

Die kurze Wirkung von Naloxon (nach i.v.-Anwendung ca. min) wird auf eine schnelle Elimination des Wirkstoffes aus dem ZNS erklärt (Ngai et al. 1976).

Einzelberichte existieren über eine orale (hochdosierte) Gabe zur Aufhebung einer opiod-induzierten Obstipation, wobei jedoch systemische Wirkungen zu beobachten waren (u. a. Entzugserscheinungen; s. auch Methylnaltrexon sowie Fixkombination Tilidin-Naloxon).

16 Vorklinische und klinische Studien

Orales Naloxon reduziert eine opioidinduzierte Obstipation; wegen der individuell unterschiedlichen oralen Bioverfügbarkeit sind genaue Dosierungen noch unsicher: systemische Naloxonwirkungen (Opioidantagonisierung bei akutem Entzugssyndrom, Schmerzen etc.) sind nach ED von >6 mg beschrieben worden; bei repetierter oraler Naloxongabe ist ein Kumulativeffekt mit relevanter systemischer Wirkung nicht auszuschliessen (s. auch Tilidin + Naloxon). UAW bei oraler Gabe sind oft: vermehrte Darmaktivität bis zu Bauchkrämpfen; diese intestinalen UAW und systemischen Entzugserscheinungen scheinen vor einer Antalgesie vorzukommen (Meissner et al. 2000).

17 Kurzprofil

Naloxon ist der Referenzantagonist für Opioide mit hoher Opioidrezeptorenaffinität. Naloxon hat eine kurze Halbwertszeit. Eine spezifische Antagonisierung muss die Halbwertszeit des vom Opioidrezeptor zu verdrängendenden Agonisten in Betracht ziehen (besser: kontextsensible Halbwertszeit!).

Der Wirkstoff gehört zum obligatorischen pharmakologischen Instrumentarium jedes praktischen Arztes, der mit der Möglichkeit von Opioidüberdosierungen konfrontiert wird. Weitere noch nicht voll belegte Indikationen sind endorphin-induzierte Schocksituationen.

18 Literatur

Literatur bis 1996: s. CD-ROM.

Meissner W, Schmidt U, Hartmann M et al. (2000) Oral naloxone reverses opioid-associated constipation. Pain 84: 105–109

Naltrexon rec. INN, BAN, DCF, USAN, EN-1639 A (Code)

1 Handelsnamen

Nalorex (Du Pont de Nemours).

3 Chemie, Geschichte, diverse Hinweise

Naltrexon ist als Hydrochlorid gebräuchlich:

- (5R)-N-Cyclopropylmethyl-3,14-dihydroxy-4,5-epoxymorphinan-6-on-Hydrochlorid
- $C_{20}H_{23}NO_4$, HCl
- MG: 377,9
- CAS N° 16590-41-3 (Naltrexon)
- CAS N° 16676-29-2 (Naltrexonhydrochlorid)

Unterschied zum vollen Opioidagonisten Oxymorphon: am endständigen N-Atom ist eine Cyclopropylmethylgruppe substitutiert.

Strukturformel

Naltrexon

4 Rezeptpflicht, Schwangerschaftskategorie

Deutschland: nicht im Handel
Österreich: Rezeptpflichtig, wiederholte Abgabe verboten
Schweiz: nicht im Handel

5 Stoffbezeichnung entsprechend der Hauptindikation

Reiner kompetitiver Opioid-Antagonist.

6 Indikationen, Dosierung, Anwendungsart

6.1 Indikationen

- Als Appetitzügler bei Bulimie, Obesitas (s. Buch B).
- Als Compliance-testsubstanz bei opioidsüchtigem Medizinalpersonal (Test der kontrollierten Einnahme, Urinprobentest; Silverstein et al. 1993).

– Autonome Dysfunktionen wie Erektionsstörungen.
– Perorale langwirksame Opioidantagonisierung.
– Therapeutikum bei der Alkoholentzugstherapie.

9 UAW

Teilweise im Rahmen der Entzugssymptomatik, teilweise im Rahmen intrinsischer Wirkungen.

Hepatozelluläre Schäden, Thrombozytopenie.

17 Kurzprofil

Naltrexon ist vom FDA als Therapeutikum zum Alkoholentzug zugelassen.

Im Gegensatz zu Naloxon (niedrige orale Bioverfügbarkeit) ist Naltrexon in »Slow-release«-Tabletten (orales therapeutisches System) erhältlich. Naltrexon ist ungefähr doppelt so potent wie Naloxon und hat eine längere Wirkungsdauer (Halbwertszeit zwischen 3,9–10,3 h). Bei oraler Gabe wird es schnell aus dem Magen-Darm-Trakt absorbiert und entfaltet eine klinische Wirkung innert 60 min. Der Wirkstoff unterliegt einem First-pass-Effekt und wird hauptsächlich über Glukuronisierung hepatisch abgebaut.

Praktische Schmerztherapie: es gibt keine genügende Erfahrung, um das optimale Schmerzmanagement eines unter Naltrexon stehenden Patienten zu beschreiben (Silverstein et al. 1993). Ebenfalls ist die Signifikanz des Naltrexonmetaboliten 6-β-Naltrexol auf das UAW-Potential (ÜWE, Ängstlichkeit etc.) noch nicht gesichert.

18 Literatur

Literatur bis 1996: s. CD-ROM.

King AC, Volpicelli JR, Gunduz M et al. (1997) Naltrexone biotransformation and incidence of subjective side effects: a preliminary study. Alcohol Clin Exp Res 5: 906–909

7 Opioide: diverse, nichtklassifizierte

– Bezitramid rINN°
– Doxpicomin rINNM°
– Eptazocin rINN°
– Ethoheptazin rINNM°
– Leveomethadyl Acetat USAN° (s. Methadon)
– Methadylacetat ° (s. Methadon)

II. Zentrale Schmerzmittel vom Typ Nichtopioid

Folgende Analgetika induzieren einen Antinozizeptionsschutz bzw. eine Analgesiewirkung über zentrale, nichtopioiderge Wirkmechanismen:
– Flupirtin,
– Nefopam.

(Der Wirkstoff Paracetamol wird von einigen Autoren [frz. Schule] auch als zentrales Analgetikum [Wirkung über zentrales COX-2-System] dargestellt. Die nur partiell und im Detail unbekannte Wirkung von Paracetamol umfasst jedoch auch periphere antiinflammatorische Wirkungen, die in der Klinik (s. Wirkstoffprofil: Stomatologie) eindeutig nachgewiesen sind. Paracetamol wird in diesem Buch deshalb im Abschnitt nichtsaure antipyretische Analgetika behandelt.)

Flupirtin rec. INN, BAN, D 9998 (Code)

1 Handelsnamen

Katadolon (Degussa).

2 Darreichungsform/galenische Formen

In der Regel Kapseln zu 100 mg; Suppositorien zu 150 mg und 75 mg (sog. Kinderzäpfchen).

3 Chemie, Geschichte, diverse Hinweise

Ethyl-N-[2-amino-6-(4-fluor-phenylmethyl-amino) pyridin-3yl]carbamat

Gebräuchlich ist Flupirtinmaleat:
– $C_{15}H_{17}FN_4O_2$, $C_4H_4O_4$
– MG: 420,41
– CAS N° 75507-68-5
Flupirtin ist ein Triaminopyridinderivat.

Strukturformel

Flupirtin

3.2 Geschichte

Der Wirkstoff Flupirtin wurde 1981 synthetisiert (von Bebenburg 1981).

3.3 Diverse Hinweise

Siehe allgemeine Hinweise.

4 Rezeptpflicht, Schwangerschaftskategorie

Deutschland: Rp; Schwangerschaft: Kontraindikation (Gr4); Stillzeit: Kontraindikation (La2)
    Österreich: nicht im Handel
    Schweiz: nicht im Handel

5 Stoff, Indikationsgruppe, Dynamik (Rezeptorenprofil)

Zentralwirksames Schmerzmittel vom Typ Nichtopioid bzw. NOAM (Nicht-Opioid ohne antiphlogistische sowie muskelrelaxierenden Eigenschaften).

5.2 Dynamik (Rezeptorenprofil)

Affinität und intrinsische Wirkung

Die spekulative Dynamik von Flupirtin wird als zentrale Schmerzmodulation durch Verstärkung der adrenergen und serotoninergen absteigenden Hemmbahnen beschrieben: Affinitätsbestimmungen der diskutierten Rezeptoren stehen jedoch nicht zur Verfügung. Die Wirkung von Flupirtin ist jedoch nicht diejenige eines zentralen α_2-Agonisten (Szelenyi et al. 1989). Flupirtin soll eine GABA-erge myotonolytische Wirkung haben. Flupirtin neutralisiert durch Öffnung von K^+-Kanälen einen überschiessenden Ca^{2+}-Einstrom, der durch NMDA-Rezeptoren vermittelt wird (= membranstabilisierende Wirkung; Kornhuber et al. 1999).

Flupirtin (80 mg i.v.) reduzierte wie Pentazocin (30 mg i.v.) bei 20 Probanden die durch intrakutane elektrische Schmerzstimulation auslösbaren somatosensorisch evozierten Hirnpotentiale (Bromm et al. 1986).

6 Indikationen, Dosierung, Anwendungsart

6.1 Indikationen

- Anwendung *Rote Liste* Deutschland: zur kurzfristigen Anwendung bei Nervenschmerzen (Neuralgien/Neuritiden), Schmerzen bei Krebserkrankungen, vasomotorischen und Migränekopfschmerzen, Schmerzzuständen nach Operationen, Schmerzen nach Verletzungen, Verbrennungen, Verätzungen; Zahnschmerzen. Nur Kapseln und Zäpfchen: zur kurzfristigen Anwendung bei abnutzungsbedingten Gelenkerkrankungen, Dysmenorrhö.
- Schmerzpraxis: aufgrund der zentralen myolytischen Wirkung indiziert für Schmerzzustände mit reflektorisch erhöhtem Muskelspann (Rückenschmerzen).

6.2 Dosierung

ED 100–200 (mg; p.o.).
ED: 150 (mg; rektal).
TD_{max} 600 (mg, p.o), 900 (mg, rektal).
TD_{max} Patienten mit Hypoalbuminämie/eingeschränkter Nierenfunktion: 450 (mg, p.o.).
Wirkungsintervall: ca. 4–6 h
Empfohlene Dosierung für Stufe 1 ($\rightarrow$ WHO Stufenplan): 100 mg p.o. um 06.00/10.00/14.00/18.00/ 22.00 Uhr.

6.3 Anwendungsart

Nichtintasive Techniken
p.o., rektal

7 Keine Indikationen

- Perioperative Analgosupplementierung (Grund: fehlende Potenz).
- Perioperative Analgesieführung (Potenz).
- Starke akute und chronische Schmerzen (Potenz).
- Starke Viszeralschmerzen (Potenz).

8 Kontraindikationen

Siehe allgemeine Hinweise, insbesondere:
- schwere Lebererkrankungen.
- hepatische Enzephalopathie.
- Myasthenia gravis (siehe unter Dynamik: zentrale GABA-Agonistenwirkung).

9 UAW

9.1 ZNS

9.1.1 Zentral dämpfende Nebenwirkungen

Sedation, Schwindel, Vertigo, zentral induzierte Verminderung des Skelettmuskeltonus (Tierversuch; Nickel et al. 1990). Sehstörungen.

9.1.2 Zentral stimulierende Nebenwirkungen

Übelkeit, Kopfschmerzen, Schwitzen, Mundtrockenheit.

9.5 Verdauungstrakt

Verdauungstrakt: lokale Magen-Darm-Trakt-Irritationen wie Sodbrennen, Magenschmerzen etc., Verstopfung und Durchfall. Afterbrennen (Suppositorien).

9.14 Diverse

9.14.1 Peripher dämpfende Nebenwirkungen

Verminderung des Skelettmuskulaturtonus (s. zentrale Wirkungen).

9.14.3 Immunsystem

Hautreaktionen.

10 Warnhinweise

- Harnteststreifen für Bilirubin, Urobilinogen, Harnprotein sind unter Flupirtinmedikation nicht verwertbar (falsch-positive Resultate).
- Die Verkehrstauglichkeit kann eingeschränkt sein.

11 Toxikologie

LD_{50}-Werte im Tierversuch: orale Applikation 600–2000 mg pro kgKG; bei i.v.-Verabreichung 50–100 mg pro kgKG.

12 Notfallmaßnahmen bei Überdosierung, Entzugssymptomatik

Symptomatisch (Grund: genaue Dynamik unbekannt; mangelnde klinische Erfahrung).

13 Interaktionen

13.1 Medikamentöse Interaktionen

- Blutgerinnung: Flupirtin induziert in vitro eine Hemmung der kollageninduzierten Thrombozytenaggregation (Darius u. Schrör 1985; klinische Auswirkungen unbekannt).

- Paracetamol: wahrscheinlich erhöhte Leberbelastung (kontrollierte Studien fehlen).
- Proteinbindungskompetition: Warfarin, Diazepam etc. (diskutiert; keine kontrollierten Studien).
- Zentral wirksame Wirkstoffe: wahrscheinlich Wirkungsverstärkung (relevante Unterlagen fehlen).

13.2 Physiologische Interaktionen

- Hypoalbuminämie: erhöhte Wirkung bzw. Toxizität bei Hypoalbuminämie.
- Eingeschränkte Nieren- und Leberfunktion: erhöhte Wirkung bzw. Wirkungsverlängerung (kontrollierte Studien fehlen).
- Schwere Leberfunktionsstörungen, Leberzirrhose: Berichte über Enzephalopathie u. Ataxie (Williams u. Powell-Jackson 1985).

---

15 Kinetik, Kinetikdiskussion (abgekürzt)

Physikochemische Eigenschaften
Eiweißbindung bei pH 7,4 (%): 84

Resorption und Bioverfügbarkeit
Bioverfügbarkeit (% Dosis): 90 (p.o.), >70 (rektal)

Verteilung, Elimination, Metabolismus
Terminale β-Halbwertszeit (h): 10
Cl_{total}: 1,3–1,6 (ml/min/kg)
Renale Elimination (% Dosis): 20 (unveränderte MS), 20 (M_1: Acetylmetabolit), ca. 8 (M_2: p-Fluorhippursäure), ca. 22 (nicht identifizierte Metaboliten)
Aktive Metaboliten: M_1-Metabolit

Biomembrangängigkeit
Translaktale Passage: vorhanden

15.2 Kinetikdiskussion

Flupirtin wird bei oraler Gabe schnell und vollständig resorbiert (Obermeier et al. 1985). Flupirtin hat wegen offensichtlicher Absenz eines hepatischen First-pass-Effekt eine hohe orale Bioverfügbarkeit.

Der Leberabbau erfolgt über hydrolytische Spaltung der Urethanstruktur sowie Acetylierung des anfallenden Amins zu analgetisch aktivem Metabolit 1 und dann durch oxidative Spaltung des Restmoleküls und anschließender Glycinkonjugation zu Metabolit 2 sowie zu verschiedenen, noch unbekannten Restmetaboliten mit vorwiegend renaler Elimination (70% Dosis).

16 Vorklinische und klinische Studien

Im Tierversuch beobachtet man nach Gabe eine dosisabhängige Erhöhung auf den Skelettmuskeltonus mit Morphin, Kodein, Tramadol, dagegen einen muskelentspannenden Effekt nach i.p.-Flupirtingabe in therapeutischer Dosierung (gemessen wurden Widerstand von Flexor und Extensor am Hinterbein der wachen Ratte). Diese Tonusreduktion war vergleichbar mit der Wirkung von myotonolytischen Substanzen wie Baclofen, Diazepam und Tetrazepam (Nickel 1990).

Flupirtin wurde als Akutbehandlung des episodischen kindlichen Spannungskopfschmerzes als Alternative zu Paracetamol diskutiert (Pothmann u. Lobisch 2000).

Ein Fallbericht über Langzeitbehandlung mit Flupirtin bei therapieresistenten, muskuloskelettalen chronischen Schmerzen (Wörz 2000).

17 Kurzprofil

Flupirtin ist ein schwachwirksames Analgetikum mit zentralem, unbekanntem Angriffspunkt, hoher oraler Bioverfügbarkeit sowie myotonolytischer Komponente.

18 Literatur
Siehe CD-ROM.

Kornhuber J, Bleich S, Wiltfang J et al. (1999) Flupirtine shows functional NMDA receptor antagonism by enhancing MG²⁺ block via activation of voltage independent potassium channels. J Neural Transm 106: 857–867

Pothmann R, Lobisch M (2000) Akutbehandlung des episodischen kindlichen Spannungskopfschmerzes mit Flupirtin und Paracetamol. 14: 1–4

Wörz R (2000) Langzeitbehandlung mit Flupirtin. 7 Jahre Dauertherapie eines chronischen Schmerzsyndroms. Schmerz 14: 29–32

Nefopam rec. INN, BAN, Nefopan hchl. USAN, Benzoxazocine, R 738 (Code)

1 Handelsnamen
Acupan (Riker). Generika: ja.

2 Darreichungsform/galenische Formen
Je nach Hersteller in der Regel: Filmtabletten zu 30 mg; Suppositorien zu 60 mg; Ampullen zu 1ml (Injektionslösung = 20 mg Nefopam-HCl).

3 Chemie, Geschichte, diverse Hinweise
- 3, 4, 5, 6,-Tetrahydro-5-methyl-1-phenyl-1*H*-2,5-benzoxazocin

Gebräuchlich ist Nefopamhydrochlorid:
- $C_{17}H_{19}NO$, HCl
- MG: 289,8
- CAS N° 13669-70-0 (Nefopam)
- CAS N° 23327-57-3 (Nefopamhydrochlorid)

Der trizyklische (s. unten: Geschichte) Wirkstoff Nefopamhydrochlorid ist ein Benzoxacinderivat und chemisch ein zyklisches Analogmolekül des Antihistaminikums Diphenhydramin (praktisch gleiche Konfiguration, aber mit Benzolringschliessung); Nefopam weist aber praktisch keine antihistaminerge oder anticholinerge Wirkung auf. Der chemische Synthesetrick bestand darin, die Seitenkette von Diphenhydramin zu einem Ring zu formen und somit ein Benzoxacin zu erhalten (1976). Nefopam ist ein ± Razemat.

Strukturformel

Nefopam

3.2 Geschichte

Der *trizyklische* Wirkstoff wurde 1969 unter dem Namen Fenazoxin von Bassett et al. zur Therapie von Depressionen sowie als Parkinsonmittel vorgeschlagen (Bassett 1969); später wurde seine zentralmuskelrelaxierende (Klohs et al. 1972; Tobin u. Gold 1972) u. analgetische Wirkung klinisch ausgenutzt (Sunshine u. Laska 1975).

4 Rezeptpflicht, Schwangerschaftskategorie

Deutschland: Rp, Schwangerschaft: Kontraindikation (Gr5); Stillzeit: Kontraindikation (La3)
  Österreich: nicht im Handel
  Schweiz:B, Rp; Schwangerschaft: C

5 Stoff, Indikationsgruppe, Dynamik (Rezeptorenprofil)

Zentralwirksames Schmerzmittel vom Typ Nichtopioid.

5.2 Dynamik (Rezeptorenprofil)

Der genaue Wirkmechanismus von Nefopam ist unbekannt. Man nimmt an, dass Nefopam – vgl. mit Tramadol – über zentrale monoaminerge System bzw. als Monoamin-Reuptakehemmer (D, NA, 5-HT) die zentrale Nozitransformation beeinflusst (Rosland u. Hole 1990; Fasmer et al. 1986; Hunskaar et al 1987; Esposito et al. 1986). Entsprechend ist eine nefopam-induzierte Analgesie bzw. ZNS-Depression durch Naloxon nicht antagonisierbar (Piercy u. Schröder 1981)

Röntgenstrukturanalytische Untersuchungen lassen enge Strukturwirkungsbeziehungen mit dem Serotoninrezeptormodell vermuten (Klüfers et al. 1986).

Im Tierversuch (Hot-plate-Test) zeigt v. a. (+)-Nefopam bei intrathekaler und intrazerebroventrikulärer Anwendung einen analgetischen Effekt (Berge et al. 1986, Bernatzky u. Jurna 1986).

6 Indikationen, Dosierung, Anwendungsart

– Anwendung *Rote Liste* Deutschland: mäßig starke Schmerzen.
– Gleiche Indikationen wie mittelstarke Analgetika (Pethidin) für akute und chronische Schmerzzustände. Das sympathikomimetische Nefopam ist auch effektiv gegen Shivering (s. unten); Nefopam induziert auch zentralmuskelrelaxierende Wirkungen.

6.2 Dosierung

ED: 30–60 mg (p.o.; bis 4-mal pro Tag).
Tageshöchstdosierung: 300 mg.
ED: 20 mg (i.m.).
ED: 10–20 mg (i.v.langsam).
Wirkdauer (h): 3–4.

Äquianalgetische Dosierung
Achtung: Äquianalgetische Dosierungsschemata sind grobe, aus der Vergangenheit in der Regel kritikarm übernommene Vergleichstabellen, die aus Tierversuchen, Humanstudien (Probanden) und selten aus der Schmerzklinik stammen. Entsprechend haben sie für die Schmerzpraxis nur einen sehr relativen Wert.

Nefopam: 30–60 mg **(p.o.)** entspricht:
– Pentazocin: 50–100 mg (p.o. , Menon et al. 1989)
– Aspirin: 650 mg (p.o.)

Nefopam: 20 mg **(i.m.)** entspricht:
– Morphin: 10–12 mg (i.m.; Sunshine u. Laska 1975; Beaver u. Feise 1977)
– Pethidin: 50–75 mg (i.m)
– Pentazocin: 30–60 mg (i m., Menon et al. 1989; Pandit et al. 1989).

6.3 Anwendungsart

Nichtinvasive Techniken
p.o.

Invasive Techniken
– i.m., i.v. (in große Venen, Injektion ist schmerzhaft!).
– Keine rückenmarknahen Techniken in Humanstudien (Tierversuch: s. unter Dynamik).

Therapeutische Systeme
Keine.

7 Keine Indikationen

– Perioperative Analgesieführung.
– Perioperative Analgosupplementierung.
– Akute schwache bis mittlere mit Gewebeentzündungen einhergehende Schmerzzustände.

8 Kontraindikationen

Siehe allgemeine Hinweise, insbesondere:
– Engwinkelglaukom,
– konvulsionsgefährdete Patienten,
– Myokardinfarkt,
– Patienten mit hochgradiger hepatischer und renaler Dysfunktion,
– Prostatahypertrophie.

9 UAW
9.1 ZNS
9.1.1. Zentral dämpfende Nebenwirkungen
Atemdepression im Vergleich zu Opioiden offenbar weniger ausgeprägt (Gasser u. Belleville; Gerbershagen u. Schaffner 1979; Bhatt et al. 1981; keine kontrollierten Studien bei äquianalgetischer Dosierung und vergleichbarer Klinik).

Nefopam ist ein potenter Hemmer des nozizeptiven Flexionsreflexes (R_{III}; Guirimand et al. 1999).

9.1.2 Zentralstimulierende Nebenwirkungen
Konvulsionen möglich; Nervosität; Insomnie; Nausea und Erbrechen (sehr häufig: ca. 10–30%; Heel et al. 1980), Halluzinationen.

Unter Nefopammedikation wird in der Regel keine Miosis (sondern Mydriasis, s. unten) beobachtet (Jasinski u. Preston 1987).

Bei gesunden nichtsüchtigen Probanden wurde der psychomotorische Effekt von Nefopam mit Morphin und *d*-Amphetamin untersucht, wobei die psychomotorische Wirkung von Nefopam von den Probanden als »schwach amphetaminähnlich«, teilweise aber auch als »schwach morphinähnlich« empfunden wurde (Jasinski et al. 1987).

Nefopam soll eine »geringere Suchtpotenz« als Morphin haben (Ladewig 1979; Tierversuche: Collins et al. 1984).

9.3 Herz/Kreislauf
Hypotension (**Cave** i.m.-Applikation und sofortige Mobilisation!). Atropinähnliche Nebenwirkungen (Tachykardie, Mundtrockenheit, Mydriasis); daneben Schwindel, Schläfrigkeit, Schweißausbrüche. In Bezug auf Hämodynamik leicht positiv chrono- und inotrope Wirkung (Hagemann et al. 1978).

10 Warnhinweise (s. auch Kontraindikationen)
Hypotension: Patient bei parenteraler Applikation liegenlassen!
Kinetik stark altersabhängig.

11 Toxikologie
Die akute Toxizität im Tierversuch (Ratte, Maus, Hund) ergibt je nach Dosierung, Applikationsart (p.o., i.m., i.v.) LD_{50}-Werte von 20 (Hund, i.v.) bis ca. 180 (Ratte, p.o.) mg/kg. Bei allen 3 Tierarten war die Todesursache zentrale Stimulation (Konvulsionen) und zentrale Dysfunktion mit Atemstillstand. Der Exitus trat nach 1–10 min (i.v.), 15–30 min. (i.m.) bzw. 30–120 min nach oraler Gabe ein (Case et al. 1975).

Akute Überdosierungen mit letalem Ausgang sind beschrieben worden (Pierve et al. 1981). Die Langzeitverabreichung (12 Wochen) von therapeutischen Dosen von 3 mg/kgKG hat beim Menschen keinen Hinweis auf chronisch-toxische Nebenwirkungen ergeben (Klotz 1974).

Chronische Toxizität: keine Anhaltspunkte (Tierversuch: Ratte, Hund) in hohen Dosen (20–160 mg/kgKG) mit Ausnahme einer dosisabhängigen Reduktion des Körpergewichts (bzw. Testes, Uterus) sowie sporadisches Auftreten von Konvulsionen (Case et al. 1976).

11.2 Kanzerogenität, Mutagenität, Teratogenität, Embryotoxizität, Fertilität
Im Tierversuch konnte bei chronischer Applikation keine Beeinflussung der Fertilität (Reproduktionsstudien) und keine Teratogenität beobachtet werden (Case et al. 1975).

12 Notfallmaßnahmen bei Überdosierung, Entzugssymptomatik
Symptomatisch (Grund: Dynamik unbekannt = Hauptnachteil des Wirkstoffes).

13 Interaktionen
Siehe allgemeine Hinweise zentralwirksame Schmerzmittel, insbesondere:

13.1 Medikamentöse Interaktionen
- Alkohol: zentrale Nefopamwirkung soll nicht potenziert werden (n: 12, gesunde Probanden, Griffiths et al. 1986).
- Amphotericin-induziertes Shivering?
- Anticholinergika: Wirkungsverstärkung.
- MAO-Hemmer: zentrale Dysfunktion.
- Opioide: Wirkungsverstärkung (Lasseter et al. 1976).
- Paracetamol: Hepatotoxizität von Paracetamol verstärkt.
- Postanästhetisches Shivering? (Rosa et al. 1995).
- Sympathikomimetika: Wirkungsverstärkung.
- Trizyklische Antidepressiva: Hemmung ZNS?

13.2 Physiologische Interaktionen
- Alter: Wirkungsverlängerung- und -verstärkung.
- Nieren- und Leberinsuffizienz: Wirkungsverlängerung- und -verstärkung.

15 Kinetik, Kinetikdiskussion (abgekürzt)

Physikochemische Eigenschaften
Ionisierungsgrad bei pH 7,4 (%): –
Plasmabindung bei pH 7,4 (%): 73

Resorption und Bioverfügbarkeit
C_{max}: 50 ng/ml (ED 60 mg i.m. nach t_{max}: 120 min)

Verteilung, Elimination, Metabolismus
Terminale β-Halbwertszeit (h): 4
Biomembrangängigkeit:
Translaktale Passage positiv: 3% der mütterlichen Dosis (klinisch irrelevant bei einer täglichen Exposition von ca. 0,05 mg kg/Tag (Liu et al. 1976).

15.2 Kinetikdiskussion

Die orale wie parenterale (i.m.) Bioverfügbarkeit von Nefopam ist gut; maximale Plasmakonzentrationen werden bei beiden Formen dosis- und altersabhängig nach ca. 2 h erreicht. Der Wirkstoff wird extensiv zu ca. 7 Metaboliten verstoffwechselt: Desmethylnefopam und Nefopamoxid werden renal eliminert. Die Muttersubstanz wird renal zu <5% und fäkal zu 8% ausgeschieden.

Ältere Patienten zeigen eine vom jungen Patienten verschiedene Kinetik (verlängerte Halbwertszeit, verlängerte Eliminationszeit: Tendenz zur Akkumulation; Davies et al. 1986).

Aufgrund der Halbwertszeit muss bei multipler Gabe die Dosis an die Bedürfnisse v. a. beim älteren Patienten angepasst bzw. reduziert werden (Kumulationsgefahr).

16 Vorklinische und klinische Studien

Die italienische Anästhesieschule setzt Nefopam zur Therapie des postoperativen Shivering ein: die Wirkung in Bezug auf postanästhetisches Shivering soll durch 20 mg Nefopam i.v. wirkungsvoller sein als die Gabe von 50 mg Pethidin i.v. (eine für das Shivering unüblich hohe Dosierung! Anm. Hrsg.) bzw. 150 µg Clonidin i.v. (Rosa et al. 1995).

Nefopam soll ebenfalls besser als Pethidin Amphotericin-B-induziertes Shivering reduzieren helfen (Rosa et al. 1997).

17 Kurzprofil

Der Wirkstoff Nefopam ist ein zentrales Analgetikum vom Typ Nichtopioid mit zentralem, unbekanntem Wirkungsmechanismus (Hauptnachteil des Pharmakons).

Der Wirkstoff wird in Ländern, wo Opioide aus gesellschaftspolitischen Gründen »verpönt sind« (z. B. gewisse Departemente in Indien etc.), als Alternative bei akuten mittleren bis starken (z. B. postoperativen) Schmerzen eingesetzt.

18 Literatur

Literatur bis 1996: s. CD-ROM.

Guirimand F, Dupont X, Bouhassira D et al. (1999) Nefopam strongly depresses the nociceptive flexion (RIII) reflex in humans. Pain 80: 399–404

Rosa G, Dell'Utri D, Conti G et al. (1997) Efficacy of nefopam for the prevention and treatment of amphotericin B-induced shivering. Arch Intern Med 157/14: 1589–1592

Buch D: Antipyretische Analgetika

Mitarbeiter:

Burkhard Hinz, Hanns Ulrich Zeilhofer, Herman Hans Waldvogel, Kay Brune

Nomenklatur der antipyretischen Analgetika

Saure und nichtsaure antipyretische Analgetika

Antipyretische Analgetika lassen sich aus pharmakologischer und physikochemischer Sicht zwei Gruppen zuordnen. Zu den sauren Analgetika gehören die Pharmaka, die neben analgetischen und antipyretischen Effekten in höherer Dosierung auch eine ausgeprägte antiphlogistische Wirkung zeigen. Die entsprechenden Substanzen besitzen Säurecharakter (pK$_A$-Wert 3–5,5) und weisen eine ausgeprägte hydrophile/lipophile Polarität sowie eine hochgradige Bindung an Plasmaproteine (>90%) auf. Zu dieser Gruppe zählen schwache Säuren wie Acetylsalicylsäure, 2-Arylpropionsäuren (Profene), Arylessigsäuren und heterozyklische Ketoenolsäuren.

Nichtsaure Analgetika (Paracetamol, Pyrazolinone) üben analgetische und antipyretische Effekte aus, besitzen jedoch keine nennenswerte antiphlogistische Wirkkomponente. Ihre Vertreter sind gering polar, neutral (Paracetamol) oder schwach alkalisch (Pyrazolinone) und nur geringgradig an Plasmaproteine gebunden.

Saure und nichtsaure Analgetika werden zu den antipyretischen Analgetika zusammengefasst.

Nichtsteroidale Antiphlogistika

Nach der Entdeckung der antiinflammatorischen Wirkung der Glucocorticoide im Jahre 1949 werden die antiphlogistisch wirkenden sauren antipyretischen Analgetika auch kollektiv als nichtsteroidale Antiphlogistika (»non-steroidal antiinflammatory drugs«, NSAIDs) bezeichnet. Da nichtsaure antipyretische Analgetika keine klinisch registrierbare antiphlogistische Wirkung hervorrufen (s. Diskussion: Paracetamol und antiphlogistische Wirkung in der Stomatologie), werden sie nicht zu den NSAIDs gezählt.

Nichtopioidanalgetika, Nichtopiate

Antipyretische Analgetika werden auch als Nichtopioidanalgetika bezeichnet. Dieser Gruppe werden auch die (zentralangreifenden) Wirkstoffe Nefopam (s. auch »NOAM«) und Flupirtin zugeordnet.

Nichtnarkotika

Die Bezeichnung Narkotikum bzw. Nichtnarkotikum geht auf die Harrison Act zurück (s. Buchabschnitt Opioide). Sie wird nur noch in den USA gelegentlich verwendet.

Periphere Analgetika

Antipyretische Analgetika werden seit → Lims Tierversuchen von vielen Klinikern als »periphere Analgetika« bezeichnet. Inzwischen ist die ursprüngliche Differenzierung in zentral wirksame, starke (Opioid)analgetika und peripher wirksame antipyretische Analgetika jedoch verlassen worden, da in einer Reihe von Untersuchungen der letzten Jahre gezeigt werden konnte, dass Opioidanalgetika nicht nur im Zentralnervensystem, sondern auch in der Peripherie wirken, und dass *vice versa* auch antipyretische Analgetika zentrale Effekte ausüben.

Schwache Analgetika (engl. mild or minor analgesics)

Die analgetische Wirksamkeit der antipyretischen Analgetika wird oft unterschätzt. So entspricht die analgetische Potenz einer i.m. Einzeldosis Ketorolac (30 mg) einer i.m. Einzeldosis Morphin (10–12 mg Morphin bzw. 100 mg Pethidin) bei der Therapie mittlerer bis starker akuter postoperativer Schmerzen (s. Wirkstoffprofil). Antipyretische Analgetika sind beispielsweise bei der Bekämpfung heftigster Zahnschmerzen den Opioidanalgetika überlegen.

Nonaddictive Analgesics

Die Bezeichnung »nonaddictive« ist irreführend, weil auch antipyretische Analgetika durchaus missbräuchlich verwendet werden können (→ Phenacetin).

Geschichte der antipyretischen Analgetika

Die Geschichte antientzündlicher Wirkstoffe beginnt bereits mit der Verwendung von Dekokten Salicylathaltiger Pflanzen durch griechische und römische Ärzte. So findet die Weidenrinde als Mittel gegen Fieber und Schmerzzustände bereits im *Corpus Hippocraticum* Erwähnung. Im Laufe der Jahrhunderte zeitweise in Vergessenheit geraten, erlebte die Weidenrinde im 18. Jahrhundert eine Renaissance durch Reverend E. Stone aus Oxfordshire, der nach sechsjähriger Anwendung der Droge bei Patienten ihre antipyretische Wirkung im Jahre 1763 in einem Brief an die Royal Society of Medicine erörterte. Nach der Identifizierung des Salicylsäure-Präkursors Salicin als wirksames Prinzip der Weidenextrakte wurde Salicylsäure durch Herrmann Kolbe – aufbauend auf den Arbeiten von Piria in Italien – im Jahre 1859 in Deutschland synthetisiert.

Ersten klinischen Publikationen zur antipyretischen Wirkung der Substanz folgend, wurde Salicylsäure seit 1874 in größerem Maßstab industriell hergestellt und fand wenig später auch Einzug in die Therapie der chronischen Polyarthritis. Im Jahre 1897 synthetisierte der Bayer-Chemiker Felix Hoffmann Acetylsalicylsäure, die zwei Jahre später durch Heinrich Dreser als antipyretisches Analgetikum in die Klinik eingeführt wurde.

In die Zeitphase der Salicylate fällt auch die Entdeckung der nichtsauren antipyretischen Analgetika. Im Jahre 1882 synthetisierte Knorr in Erlangen Phenazon (zu diesem Zeitpunkt noch als »Antipyrin« bezeichnet), das ursprünglich als Chinolinanalogon konzipiert war. Phenazon wurde durch den Erlanger Pharmakologen Filehne getestet und erwies sich in der Klinik als wirksam. Die Substanz wurde wenig später von der Firma Hoechst als Antipyretikum in die Arzneimitteltherapie eingeführt. Die nichtsaure Verbindung Phenazon verfügt über analgetische und antipyretische Wirkungen, besitzt jedoch nur geringe antiphlogistische Effekte. Phenazon und seine Derivate Propyphenazon und Metamizol (Dipyron) werden bis heute weltweit in großem Umfang als Analgetika verwendet (Brune 1997; Laporte et al. 1991). Die antipyretische Wirkung von Acetanilid wurde im Jahre 1886 von den Klinikern Cahn und Hepp in Straßburg beschrieben. Diese Entdeckung erfolgte zufällig, da Acetanilid aufgrund eines Irrtums der versorgenden Apotheke appliziert wurde. Die Substanz wurde als »Antifebrin« in die Pharmakotherapie eingeführt und später durch Phenacetin und schließlich Paracetamol ersetzt. Wie auch die Phenazon-Derivate hat Paracetamol als nichtsaures Analgetikum nur geringe entzündungshemmende Eigenschaften.

Wesentliche Kenntnisse zum Wirkungsmechanismus der genannten Substanzen waren lange nicht bekannt. Nachdem man in den 60er Jahren zwar zeigen konnte, dass einige saure antipyretische Analgetika Hemmer der oxidativen Phosphorylierung, der Histaminfreisetzung und Leukozytenmigration (Übersicht in: Brune et al. 1976) sind, wurde die erste plausible Erklärung für die antiinflammatorischen, analgetischen und antipyretischen Effekte dieser Substanzen erst im Jahre 1971 von John Vane publiziert. Vane zeigte, dass die sauren antiphlogistischen Analgetika wie Acetylsalicylsäure und Indometacin durch Hemmung der Cyclooxygenase (COX) zur Reduktion proinflammatorischer Prostaglandine führen (Vane 1971). Die Cyclooxygenase (Prostaglandin-H-Synthase) ist ein bifunktionelles Membranprotein, das die aus Membranphospholipiden hydrolytisch freigesetzte Arachidonsäure in zwei Reaktionsschritten in Prostaglandin H_2 überführt. In einem Bisoxygenierungsschritt (Cyclooxygenase-Reaktion) entsteht das zyklische Hydroperoxyendoperoxid Prostaglandin G_2, das in der sich anschließenden Peroxidase-Reaktion in das Hydroxyendoperoxid Prostaglandin H_2 als Ausgangssubstanz biologisch aktiver Prostaglandine und Thromboxane umgesetzt wird. Antipyretische Analgetika hemmen nur die Cyclooxygenase-Reaktion der Prostaglandin-H-Synthase.

Der Befund einer Hemmung der Prostaglandinsynthese als Wirkungsmechanismus der »aspirin-like drugs« machte insofern Sinn, als die in den 1960er Jahren charakterisierten Prostaglandine über die Erhöhung der Gefäßpermeabilität und die Verstärkung der Wirkung anderer Entzündungsmediatoren (Kinine, Serotonin, Histamin) maßgeblich an Entstehung und Unterhaltung von Entzündungsprozessen beteiligt sind. Diese einfache, monokausale Erklärung ließ sich jedoch nicht mit allen experimentellen Befunden in Einklang bringen (Mc Cormack u. Brune 1991; Weissmann 1993; Hinz et al. 2000c).

Verteilung antipyretischer Analgetika – Konsequenzen für pharmakologische und unerwünschte Effekte

Innerhalb der sauren antipyretischen Analgetika besteht eine deutliche pharmakologische und physikochemische Ähnlichkeit. Die sauren nichtsteroidalen antiphlogistischen/analgetischen Wirkstoffe zeigen aufgrund eines hydrophilen und eines lipophilen Molekülteils eine ausgeprägte hydrophile/lipophile Polarität, besitzen Säurecharakter (pK_A-Werte 3–5,5) und werden im Plasma hochgradig (>90%) an Eiweiße gebunden. Die Arbeitsgruppe um Brune zeigte anhand autoradiographischer Studien, dass sich die sauren Analgetika besonders im Blut, in Leber, Milz und Knochenmark, aber auch in Kompartimenten mit saurem extrazellulärem pH-Wert anreichern (Abb. D-1). Zu letzterem Kompartimenttyp zählen insbesondere das entzündete Gewebe, die Wand des oberen Gastrointestinaltrakts und die Sammelröhren der Nieren (Brune 1974; Brune et al. 1976; Rainsford et al. 1981). Die Akkumulation saurer Analgetika im entzündeten Gewebe wird als entscheidender Faktor ihrer antiinflammatorischen Effekte angesehen. Bei schmerzhaft-inflammatorischen Reaktionen kommt es im entzündeten Gewebe zu Kapillarschäden und zu einem Austritt von Plasmaeiweißen mit gebundenen Arzneistoffen in den Extravasalraum. Aufgrund des im entzündeten Gewebe üblicherweise erniedrigten pH-Wertes können die analgetischen Säuren aus dem Extrazellularraum leichter in die Zelle eindringen. Auf diese Weise lässt sich auch erklären, warum die Wirkdauer der sauren Analgetika im allgemeinen länger ist als man aufgrund

Blutgerinnung (Hemmung der Plättchenaggregation) mit der charakteristischen Verteilung analgetischer Säuren erklären (s. auch Checkliste UAW in Buch E). Im chronisch entzündeten Gewebe der Lunge führen saure antipyretische Analgetika durch Hemmung der Prostaglandinsynthese zur erhöhten Bildung von Leukotrienen und damit zu asthmaähnlichen Reaktionen (Israel et al. 1993).

Für neutrale (Paracetamol) bzw. schwach basische (Phenazon und Derivate) nichtsaure antipyretische Analgetika mit nur geringgradiger Plasmaproteinbindung konnte hingegen eine schnelle und homogene Distribution im Organismus nachgewiesen werden. Wie erwartet zeigten diese Verbindungen eine gute Penetration der Blut-Hirn-Schranke (Brune et al. 1980). Im Einklang mit diesen Befunden erwiesen sich die nicht antiinflammatorisch wirkenden (nicht im entzündeten Gewebe akkumulierenden) Substanzen Paracetamol und Phenazon in der Peripherie nur als schwache Inhibitoren der Prostaglandinsynthese (Brune et al. 1981; Vane 1971). Ebenso wurden nach Gabe von Paracetamol und Phenazon die für saure Analgetika typischen unerwünschten Effekte in nicht nennenswertem Umfang registriert.

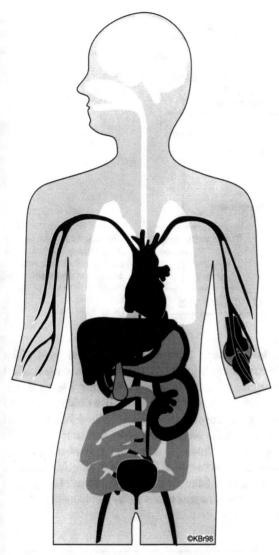

Abb. D-1. Schematische Darstellung der Verteilung saurer antipyretischer Analgetika im Organismus (Übertragung tierexperimenteller Daten auf den Menschen). Dunkel dargestellt sind die Gebiete, in denen hohe Konzentrationen saurer antipyretischer Analgetika erreicht werden: z. B. Magen, Wand des oberen Gastrointestinaltrakts, Blut, Leber, Knochenmark, Milz (nicht gezeigt), entzündetes Gewebe (z. B. Gelenke) und die Niere (Kortex > Medulla). Einige saure antipyretische Analgetika werden teilweise unverändert über den Urin ausgeschieden und erreichen hohe Konzentrationen in dieser Körperflüssigkeit, andere unterliegen einer enterohepatischen Zirkulation und werden in Form von Konjugaten in hohen Konzentrationen in der Galle gefunden

ihrer Plasmahalbwertszeit vermuten könnte. Das entzündete Gewebe verhält sich vermutlich wie ein »tiefes« Kompartiment, dessen Auffüllung und Entleerung sich mit erheblicher Verzögerung der Konzentration im Plasma anpasst.

Auf der anderen Seite lassen sich auch eine Reihe unerwünschter Effekte saurer antipyretischer Analgetika im Gastrointestinaltrakt (Ulcerationen), in der Niere (Flüssigkeits- und Ionen-Retention) und bei der

Cyclooxygenase-Isoformen

Bis Ende der 1980er Jahre vermutete man, dass die Bildung von Prostaglandinen allein von der zellulären Verfügbarkeit des Substrats Arachidonsäure abhängig ist. Erste Hinweise auf die Existenz einer induzierbaren COX-Isoform wurden im Jahre 1990 durch die Gruppe um Philip Needleman publiziert, die nach Stimulation humaner Monozyten und peritonealer Maus-Makrophagen mit Lipopolysaccharid (LPS) eine Neusynthese des COX-Proteins registriert hatten (Fu et al. 1990; Masferrer et al. 1990). Diese Induktion konnte durch Präinkubation der Zellen mit Dexamethason aufgehoben werden. Wenig später gelang verschiedenen Arbeitsgruppen die Identifizierung der neuen Isoform (Kujuba u. Herschman 1992; O'Banion et al. 1991; Sirois u. Richards 1992; Xie et al. 1991). Strukturanalysen zeigten, dass die COX-Isoenzyme eine Homologie von ca. 60% in ihrer Aminosäuresequenz aufweisen. Die von unterschiedlichen Genen kodierten Isoformen unterscheiden sich jedoch hinsichtlich Gewebeverteilung und Expressionsregulation. COX-1 ist in fast allen Zelltypen, unter anderem in Niere, Magen, Thrombozyten und Gefäßendothel, konstitutiv exprimiert und reguliert als sogenanntes »house-keeping enzyme« physiologische Adaptationen. Die Induktion von COX-2 erfolgt im Rahmen von Gewebeschädigungen und

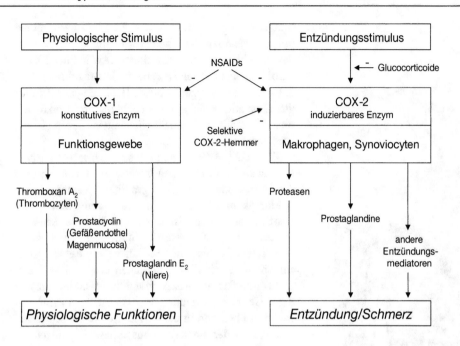

Abb. D-2. Anfang der 1990er Jahre aufgestellte Hypothese zur physiologischen und pathophysiologischen Funktion der COX-Isoenzyme. (Nach Vane 1994)

Entzündungen durch Cytokine [Tumornekrosefaktor α, Interleukin-1 (IL-1)], Mitogene und Wachstumsfaktoren. Eine COX-2-Induktion wurde unter anderem in Makrophagen/Monozyten, Endothelzellen, Chondrozyten und Osteoblasten beschrieben. Erhöhte COX-2-Spiegel sind auch im Synovialgewebe von Patienten mit Rheumatoid- und Osteoarthritis registriert worden (Crofford 1996). Diese ersten Befunde führten zur Hypothese (Abb. D-2), dass eine selektive Hemmung der COX-2 zur Inhibition von Entzündung und Schmerz bei fehlender Beeinträchtigung der COX-1-abhängigen Effekte im Magen-Darm-Trakt, in der Niere und bei der Blutgerinnung führen müßte (Vane 1994; s. auch Buch A und Buch E).

Spätere Studien zeigten, dass die Induktion der COX-2-Expression nicht nur durch Glucocorticoide, sondern – zelltypabhängig - auch durch die antiinflammatorischen Cytokine IL-4, IL-10 und IL-13 gehemmt wird (Niiro et al. 1997; Onoe et al. 1996). Die physiologische Bedeutung der Glucocorticoide bei der Regulation der COX-2 wird durch den Befund gestützt, dass peritoneale Makrophagen adrenalektomierter Tiere eine erhöhte COX-2-Expressionsrate aufweisen (Masferrer et al. 1992). Im übrigen wurde in diesem Zusammenhang auch das in manchen Lehrbüchern noch vorhandene Dogma, dass Glucocorticoide die Prostaglandinsynthese hauptsächlich über die Induktion von Lipocortin 1 hemmen, durch eine plausiblere Erklärung ersetzt (Übersichten in: Barnes u. Adcock 1993; Hinz u. Hirschelmann 1997). Dem Glucocorticoid-induzierbaren Protein Lipocortin 1 wurde lange die Rolle eines direkten Phospholipase-A_2-Hemmstoffs zugeschrieben (Flower und Blackwell, 1979). Das 37-kDa-Protein ist als erster geklonter Vertreter der Prototyp der Lipocortine oder Annexine – einer Familie Calcium- und Phospho-

lipid-bindender Proteine (Wallner et al. 1986). Von Davidson et al. (1987) durchgeführte In-vitro-Studien belegten schließlich, dass Lipocortine identisch mit bestimmten Zellgerüstproteinen, den Calpactinen, sind und über unspezifische Phospholipid-Bindung und damit über die Verminderung des Substratangebots für die Phospholipase A_2 nur eine scheinbare Enzymhemmung hervorrufen. Desweiteren sprechen mehrere Experimente dafür, dass die Induktion von Lipocortin durch Glucocorticoide ein Zelltyp-abhängiges Phänomen ist.

Strukturelle Basis einer selektiven COX-2-Hemmung

Die Idee einer selektiven COX-2-Hemmung klang faszinierend und überzeugend, sodass viele Arzneimittelhersteller umgehend ihre antipyretischen Analgetika auf eine Wirkung an der COX-2 testeten. In diesem Zusammenhang erwiesen sich überraschenderweise einige bekannte Substanzen (Etodolac, Meloxicam, Nabumeton) als scheinbar selektive Hemmer der COX-2 (Engelhardt et al. 1996; Laneuville et al. 1994; Meade et al. 1993). Es zeigte sich jedoch, dass die COX-2-Selektivität der jeweils untersuchten Substanz je nach Testsystem (isoliertes Enzym, Zellhomogenate, Zellinien, isolierte Zellen) und Versuchsbedingungen (Inkubationszeit, verwandte Stimuli) erheblich variiert. Als eine brauchbare Alternative erwies sich daher das von Patrono und Mitarbeitern beschriebene »Vollblutassay« (Patrignani et al. 1994), mit dem die COX-1/COX-2-Selektivität einer Verbindung an klinisch relevanten humanen Blutzellen bestimmt wird, die COX-1 (Thrombozyten) oder   COX-2 (Monozyten nach LPS-Stimulation) exprimieren. Diese Methode kann auch ex vivo zur präklinischen und klinischen Evaluierung der COX-2-Selektivität einer Verbindung verwandt werden und berücksichtigt im Unterschied zu anderen Testsystemen die unterschiedliche Proteinbindung der Testsubstanzen (Übersicht zur Methode in Brune u. Hinz, 1998a). Untersuchungen von Patrignani et al. (1997) mit diesem Versuchssystem zeigten schließlich, dass keines der derzeit therapeutisch eingesetzten sauren antipyretischen Analgetika die COX-2 selektiv hemmt, d. h. unter therapeutischen Bedingungen Thrombozytenaggregation und Thromboxansynthese intakt lässt, gleichzeitig hingegen die Bildung von Prostaglandin E$_2$ auf einen Entzündungsstimulus hin unterdrückt. Einige Substanzen (Diclofenac, Meloxicam, Nimesulid) lassen sich eher als »präferenzielle« Hemmer der COX-2 bezeichnen.

Die Aufklärung der Kristallstrukturen der beiden Isoenzyme durch die Arbeitsgruppen um Garavito (Picot et al. 1994) und Browner (Luong et al. 1996) ergab, dass beide COX-Isoenzyme aus einem N-terminalen Ende (»epidermal growth factor-like domain«), einem membranbindenden Motiv sowie einer C-terminalen Domäne, die die COX- und Peroxidase-aktiven Stellen aufweist, bestehen. Die katalytischen Zentren beider Enzymproteine liegen am Ende eines hydrophoben Kanals, der bei der COX-2-Isoform ein etwa 17% größeres Volumen aufweist. Neben dem hydrophoben Tunnel befindet sich ein zweiter Kanal (»side pocket«), der sich nur bei der COX-2-Isoform im geöffneten Zustand befindet und bei der COX-1 durch einen voluminösen Isoleucin-Rest (bei COX-2 nimmt Valin die entsprechende Aminosäure-Position 523 ein) verschlossen bleibt. Dieser scheinbar geringe strukturelle Unterschied wird als Basis der COX-2-selektiven Hemmwirkung von 1,2-Diarylheterocyclen mit Sulfon- bzw. Sulfonamid-Seitenkette diskutiert, die in vitro eine etwa 100- bis 1000fach höhere Affinität zur COX-2 als zur COX-1-Isoform aufweisen (Gierse et al. 1995). Studien von Kurumbail et al. (Kurumbail et al. 1996) zeigten in diesem Zusammenhang, dass die COX-2-Selektivität von SC-558 aus der Bildung von Wasserstoffbrückenbindungen zwischen dem Stickstoff- und den Sauerstoffatomen der Sulfonamid-Gruppe mit polaren Aminosäuren (Histidin 90, Arginin 513, Phenylalanin 518) innerhalb der »side pocket« resultiert. Dank dieser Erkenntnisse wird es in Zukunft möglich sein, weitere spezifische COX-2-Hemmer auf Basis eines Target-orientierten Drug Designs herzustellen. Unterschiede in der Größe der Substratbindungsstellen könnten darüber hinaus auch die unterschiedliche Substratspezifität der COX-Isoformen erklären: Während COX-1 spezifisch Arachidonsäure und Dihomo-γ-linolensäure umsetzt, wird durch COX-2 ein größeres Spektrum an Fettsäuren (Arachidonsäure, Dihomo-γ-linolensäure, Eicosapentaensäure, γ-Linolensäure, α-Linolensäure, Linolsäure) metabolisiert.

Neuere Erkenntnisse zu Funktionen der Cyclooxygenase-Isoenzyme

Das einfache Konzept, dass es sich bei COX-2 um ein ausschließlich proinflammatorisches Enzym handelt, lässt sich nach den Studien der letzten Jahre jedoch nicht mehr halten (Übersicht in: Brune et al. 1999a, b; Hinz u. Brune 2000). So wird das COX-2-Isoenzym unter anderem in Gehirn und Rückenmark – hier v. a. im Hinterhorn, der analgetischen Filterstation – konstitutiv exprimiert (Peri et al. 1995; Beiche et al. 1996). Weiterhin wird COX-2 konstitutiv in der Macula densa der Rattenniere exprimiert und kann dort durch physiologische Stimuli (Salz- und Wasserentzug) hochreguliert werden (Harris et al. 1994; Harris 1998). Mehrere Befunde deuten darauf hin, dass die renale COX-2 in die Regulation des Renin-Angiotensin-Systems (Kontrolle der Reninfreisetzung) sowie in die glomeruläre Hämodynamik involviert ist. In der humanen Niere wurde eine konstitutive COX-2-Expression in den glomerulären Podozyten und im Gefäßsystem nachgewiesen (Khan et al. 1998; Komhoff et al. 1997).

Des weiteren scheint die zyklische hormonelle Induktion von COX-2 eine wichtige Rolle bei der Ovulation zu spielen (Lim et al. 1997). Im Uterusepithel wird COX-2 zu verschiedenen Zeitpunkten der Frühschwangerschaft exprimiert und spielt hier eine Rolle bei der Nidation des befruchteten Eis sowie bei der für den Aufbau der Plazenta notwendigen Angiogenese (Chakraborty et al. 1996). Ebenso sind COX-2-abhängige Prostaglandine in die Induktion der Uteruskontraktion bei Wehen involviert. In diesem Zusammenhang konnte ein Anstieg der COX-2 mRNA im Amnion und in der Plazenta unmittelbar vor und nach Einsetzen der Wehen registriert werden (Gibb u. Sun 1996). Die Vermutung, dass via COX-2 gebildete Prostaglandine in den Geburtsvorgang involviert sind, wird auch durch den Befund gestützt, dass selektive COX-2-Inhibitoren zur Reduktion der Prostaglandin-Synthese in isolierten fetalen Membranen führen (Sawdy et al. 1997).

Eine (geringe) konstitutive COX-2-Expression wurde auch im unstimulierten Magengewebe des Menschen und verschiedener Versuchstiere festgestellt (Kargman et al. 1996; O´Neill und Ford-Hutchinson 1993). Weitere Experimente ergaben, dass selektive COX-2-Inhibitoren den Vorgang der Wundheilung chronischer Ulcera bei Maus und Ratte verzögern (Mizuno et al. 1997; Schmassmann et al. 1998). Mehrere Befunde sprechen in diesem Zusammenhang dafür, dass COX-2 während des Ulcerationsvorgangs – möglicherweise als Folge der Entzündungsreaktion – induziert wird und eine Funktion beim Wundheilungsprozess ausübt. In Studien der jüngsten Zeit konnte gezeigt werden, dass selektive COX-2-Inhibitoren auch die bei wiederholter Applikation eines Magenirritans auftretende adaptive

Gastroprotektion bei der Ratte hemmen, sodass eine konstitutiv exprimierte COX-2 auch in physiologische Funktionen innerhalb der gastrischen Homöostase involviert zu sein scheint (Gretzer et al. 1998).

Studien der letzten Jahre schreiben weiterhin der endothelialen COX-2 eine vasoprotektive und antiatherogene Wirkung zu. Eine besondere Bedeutung kommt in diesem Zusammenhang Prostacyclin als Hauptprodukt des endothelialen Eicosanoid-Stoffwechsels zu. Die Substanz ist ein potenter Inhibitor von Plättchenaggregation, Leukozytenaktivierung und -adhäsion, Gefäßmuskelkontraktion sowie Cholesterolester-Ansammlung in Gefäßzellen. Die Induktion des endothelialen COX-2-Gens wird als vasoprotektiver Mechanismus diskutiert, der die Progression atherosklerotischer Läsionen begrenzen und ihre Regression fördern soll. In diesem Zusammenhang konnte in kultivierten humanen Endothelzellen eine Hochregulierung der COX-2 durch Lysophosphatidylcholin, einen Bestandteil atherogener Lipoproteine und atherosklerotischer Läsionen, demonstriert werden (Zembowicz et al. 1995). Weitere an humanen Endothelzellen durchgeführte Experimente zeigten, dass auch Shear Stress eine Hochregulierung der COX-2 hervorruft (Topper et al. 1996). Das Konzept einer gefäß- und kardioprotektiven Rolle der COX-2 wird auch durch den Befund gestützt, dass die COX-2-Expression in Endothelzellen und Myozyten von infarktgeschädigtem Myokard kompensatorisch hochreguliert wird (Wong et al. 1998). Die derzeit bekannten physiologischen und pathophysiologischen Funktionen des COX-2-Isoenzyms sind in Abbildung D-3 zusammengefasst.

Weitere Einsichten in Funktionen der COX-Isoenzyme brachten Versuche mit Knock-out-Mäusen, die infolge selektiver Gendeletierung das jeweilige Isoenzym nicht exprimieren können. Die Befunde waren überraschend. So erwiesen sich COX-1-knock-out-Mäuse als recht lebensfähig. Die Tiere bekamen keine spontanen Magenulcera, entwickelten aber nach Indometacingabe Ulcerationen (Langenbach et al. 1995). Folglich scheinen neben einer COX-1-Hemmung auch Prostaglandin-unabhängige Mechanismen bei der durch saure antipyretische Analgetika induzierten Ulcus-Genese eine Rolle zu spielen (z. B. lokal irritierende Substanzwirkung auf die Mucosa). Als Ursache für das Ausbleiben spontaner Magenulcera bei COX-1-knock-out-Mäusen wird eine kompensatorische Hochregulierung anderer gastroprotektiver Mechanismen (erhöhte Synthese von cytoprotektivem Stickstoffmonoxid und »calcitonin gene-related peptide«) diskutiert (Whittle 1993). Weitere Studien ergaben, dass auch via COX-1 generierte Prostaglandine in das akute Entzündungsgeschehen involviert sind. So zeigten COX-1-knock-out-Mäuse eine geringere Ausbildung von akuten Entzündungsreaktionen (Langenbach et al. 1995). Auf der anderen Seite hätte man von COX-2-knock-out-Mäusen keine wesentliche Funktionsbeeinträchtigung erwartet, da ihnen, der Hypothese nach, nur die am Entzündungsgeschehen beteiligten »pathophysiologischen« Prostaglandine fehlen sollten. Diese Tiere entwickelten jedoch schwere Nephropathien, die pränatal oder nach der Geburt häufig zum Tode führten (Dinchuk et al. 1995). Diese Befunde legen nahe, dass die COX-2 auch regulatorische Funktionen während der Embryo- bzw. Organogenese auszuüben scheint. Weiterhin zeigten COX-2-knock-out-Mäuse kardiale Fibrose und weibliche Tiere waren aufgrund fehlender Ovulation infertil (Dinchuk et al. 1995; Lim et al. 1997). Des weiteren lassen sich auch verschiedene experimentelle Entzündungen an COX-2-knock-out-Mäusen induzieren (Dinchuk et al. 1995). Weitere Untersuchungen werden zeigen, inwieweit sich die Befunde mit Knock-out-Tieren auf den Menschen übertragen lassen.

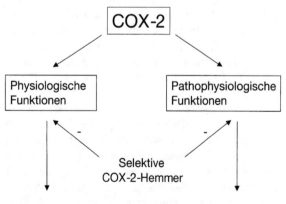

Abb. D-3. Derzeitig bekannte physiologische und pathophysiologische Funktionen der COX-2

Mechanismen der Hyperalgesie und Analgesie

Parallel zur Entdeckung einer induzierbaren COX-Isoform konnten Studien der letzten Jahre einen wesentlichen Beitrag zur Charakterisierung der molekularen Basis der Schmerzentstehung leisten. So wurde gezeigt, dass nach einer Gewebeschädigung nicht nur im betroffenen Gewebe, sondern auch im Rückenmark Prostaglandine gebildet werden, die die Übertragung schmerzrelevanter Informationen vom geschädigten

Gewebe zum Großhirn modulieren (Übersicht in: Brune 1994). Die aus Nervenendigungen und umliegenden Gliazellen sezernierten Prostaglandine erleichtern dabei v.a. die Glutamat- und Substanz-P-mediierte synaptische Übertragung nozizeptiver Informationen von der Substantia gelatinosa des spinalen Hinterhorns auf die Neurone des Vorderseitenstranges (Malmberg u. Yaksh 1992). Im traumatisierten Gewebe stellen Prostaglandine per se keine bedeutenden Schmerzmediatoren dar, sondern erhöhen vielmehr die Empfindlichkeit von Nozizeptoren auf andere Stimuli, indem sie normalerweise nicht erregbare polymodale Rezeptoren (»silent nociceptors«) in einen Zustand leichter Erregbarkeit überführen (Abb. D-4). Diese fast ubiquitär vorhandenen Nozizeptoren sind im gesunden Gewebe mechanoinsensitiv (»schlafende« Nozizeptoren) und werden erst infolge einer pathophysiologischen Alteration (postoperativer oder traumatischer Gewebeschaden) »aufgeweckt«, d.h. ihre Schwellen für mechanische und/oder thermische Reize werden soweit gesenkt, dass sogar nichttoxische Reize eine Erregung der Nozizeptoren hervorrufen können (Schaible u. Schmidt 1988; Schaible u. Grubb 1993; Kress et al. 1992; Neugebauer et al. 1995; s. Buch A). Für den Prozess der Nozizeptor-Sensitivierung werden gegenwärtig zwei Mechanismen diskutiert. Die erste Hypothese geht davon aus, dass unter dem Einfluss von Prostaglandinen mehr stressabhängige Ionenkanäle am Nozizeptor verfügbar sind. Im zweiten Modell wird eine Kontraktion der Schwann-Zellen (Abb. D-4) im entzündeten Gewebe als Ursache einer erhöhten Nozizeptoroberfläche angesehen. In jüngsten Studien konnte gezeigt werden, dass Prostaglandin E$_2$ und andere inflammatorische Mediatoren die Aktivierung → Tetrodotoxin (TTX)-resistenter Natriumionen-Kanäle in Neuronen der Hinterwurzelganglien (DRG; von engl. »dorsal root ganglion«) fördern (England et al. 1996; Gold et al. 1996). In diesem Zusammenhang konnte vor kurzem ein TTX-resistenter Natriumionen-Kanal geklont werden (Akopian et al. 1996), der selektiv in kleinen und mittleren DRG-Neuronen exprimiert wird. Eine Reihe experimenteller Befunde spricht dafür, dass DRG-Neurone die Somata der dünnen und unmyelinisierten C- und A$_\delta$-Nervenfasern darstellen, die hauptsächlich an der Weiterleitung nozizeptiver Stimuli beteiligt sind. Die Modulation der Natriumionen-Kanäle verläuft über Aktivierung der Adenylatcyclase und eine Erhöhung des intrazellulären cAMP-Spiegels, die möglicherweise zu einer Proteinkinase-A-abhängigen Phosphorylierung dieser Kanäle führt.

Es gilt heute als gesichert, dass der Hauptangriffspunkt der sauren antiphlogistisch/analgetischen Substanzen in der Normalisierung der erhöhten Empfindlichkeit feiner Nervenendigungen (Nozizeptoren) im geschädigten Gewebe liegt. Die entsprechenden analgetischen Substanzen üben insofern im strengen Sinne keinen analgetischen Effekt aus, sondern wirken durch Modulierung der Sensitivität polymodaler Nozizeptoren »antihyperalgetisch« (Handwerker u. Reeh 1991; Heppelmann et al. 1986; Schaible u. Grubb 1993; s. Buch A).

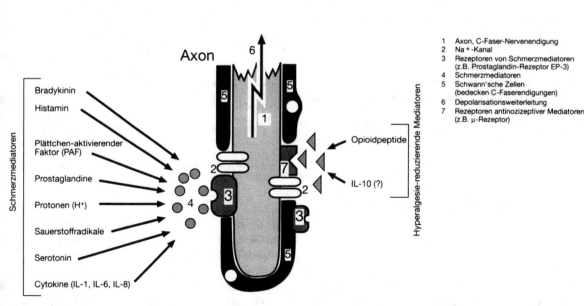

Abb. D-4. Aktivatoren und Modulatoren polymodaler (wide-dynamic range) Nozizeptoren. Gewebeschädigende Noxen führen zu einer Freisetzung von Kaliumionen, Protonen und Bradykinin sowie zur Synthese von Prostaglandinen. Neuropeptide (Bradykinin) und Ionen erregen die Nozizeptoren, während Prostaglandine eine Erhöhung der Empfindlichkeit der Nozizeptoren hervorrufen. Die aus Mastzellen, Blutplättchen und anderen Zellen freigesetzten Mediatoren Histamin und Serotonin begünstigen Vasodilatation und Plasmaextravasation. Proinflammatorische (hyperalgetische) Mediatoren erhöhen die Sensitivität nozizeptiver C-Faser-Nervenendigungen durch Erhöhung der Anzahl rezeptorgekoppelter Ionenkanäle oder durch Kontraktion von Schwann-Zellen: Für Opioidpeptide wird eine inhibitorische Wirkung auf die Nozizeptoren diskutiert. Die Bedeutung von Stickstoffmonoxid (NO) und Cytokinen ist Gegenstand derzeitiger Untersuchungen. (Nach Heppelmann et al. 1990)

Darüber hinaus führt eine Blockade der Prosta-glandinsynthese im Hinterhorn des Rückenmarks zu einer Analgesie. In diesem Zusammenhang konnte in verschiedenen Studien demonstriert werden, dass parenteral applizierte COX-Inhibitoren neben einer Blockade der COX im entzündeten Gewebe auch zu einer dosisabhängigen Hemmung der spinalen Prosta-glandin-Freisetzung führen (Malmberg u. Yaksh 1995). Es zeigte sich, dass gerade in der analgetischen Filter-station, dem Hinterhorn des Rückenmarks, COX-2 kon-stitutiv vorhanden ist und dort die vorherrschende COX-Isoform darstellt (Beiche et al. 1996). Für eine Involvierung von COX-2 in den nozizeptiven Prozess spricht in diesem Zusammenhang der Befund, dass nach Induktion einer peripheren Entzündung (Injektion von Freundschem Adjuvans in die Rattenpfote) erhöhte COX-2-mRNA-Spiegel im Rückenmark registriert wur-den (Beiche et al. 1996). Darüber hinaus scheinen saure antipyretische Analgetika auch auf die supraspinale Prostaglandinbildung zu wirken, da die intracerebro-ventrikuläre Applikation dieser Substanzen analgetische Effekte in verschiedenen Schmerzmodellen zur Folge hat (Björkman et al. 1990; de Beaurepaire et al. 1990). In einer kürzlich publizierten Studie konnte gezeigt wer-den, dass der spezifische COX-2-Inhibitor Celecoxib zu einer Senkung der durch eine periphere Entzündung induzierten Prostaglandin-E_2-Synthese in der Cerebro-spinalflüssigkeit führt, während ein entsprechender Hemmeffekt nach Gabe des selektiven COX-1-Hemmers SC-560 ausblieb (Smith et al. 1998). Von daher scheinen neben den peripher generierten Prostaglandinen auch die via COX-2 im Zentralnervensystem synthetisierten Prostaglandine eine bedeutende Rolle bei der Induktion einer Hyperalgesie zu spielen.

Dass die im entzündeten Gewebe synthetisierten Prostaglandine die Expression des COX-2-Enzyms über eine positive Rückkopplung potenzieren können, wurde unlängst in einer an Ratten mit Carrageenin-Ödem durchgeführten Studie demonstriert (Nantel et al. 1999a). Von Hinz et al. (2000a) an kultivierten murinen Makrophagen erhobene Befunde zeigten weiterhin, dass Prostaglandin E_2 die LPS-induzierte COX-2-Expression auf transkriptioneller Ebene über einen Adenylatcyclase/cAMP-abhängigen Mechanismus hochreguliert.

Befunde der jüngsten Zeit sprechen weiterhin dafür, dass die analgetische Wirkung antipyretischer Anal-getika im Rückenmark nicht ausschließlich auf eine Verminderung der Prostaglandinsynthese, sondern darüber hinaus auf eine erhöhte Konzentration anderer Arachidonsäuremetabolite zurückzuführen sein könnte (Vaughan et al. 1997). In diesem Zusammenhang konn-te gezeigt werden, dass die Aktivierung von μ-Rezep-toren durch Opioide zu einer Aktivierung der Phospho-lipase A_2 führt (Abb. D-5). Die infolgedessen neben COX-Produkten verstärkt synthetisierten Metabolite

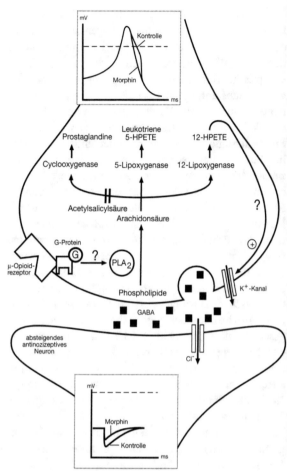

Abb. D-5. Schematische Darstellung GABA-freisetzender Nerven-endigungen im Mittelhirn (nach Vaughan et al. 1997; Williams et al. 1997). μ-Opioidagonisten aktivieren an präsynaptischen Nerven-endigungen inhibitorischer GABAerger Interneurone das Enzym Phospholipase A_2. Die infolgedessen erhöhten Arachidonsäure-Spiegel werden via Cyclooxygenase, 5-Lipoxygenase und 12-Lipoxygenase metabolisiert. Die über den 12-Lipoxygenase-Weg entstehende 12-HETE aktiviert präsynaptische Kaliumkanäle und erniedrigt die Aktionspotentialdauer. Ein verkürztes Aktions-potential reduziert die GABA-Freisetzung in den synaptischen Spalt und damit die GABA-induzierte inhibitorische Wirkung auf absteigende antinozeptive Neurone. Antipyretische Analgetika wie Acetylsalicylsäure können die beschriebene Opioidwirkung erhöhen, indem sie über Hemmung der Cyclooxygenase einen ver-stärkten Abbau der Arachidonsäure über den 12-Lipoxygenase-Weg hervorrufen und auf diese Weise die Bildung von 12-HPETE erhöhen

des 12-Lipoxygenase-Weges (12-Hydroperoxyeicosate-traensäure; 12-HPETE; s. auch Buch A) aktivieren span-nungsabhängige Kaliumkanäle und führen über die Verminderung der Dauer des Aktionspotentials zu einer Hemmung der Transmitterfreisetzung. Saure anti-pyretische Analgetika könnten diesen Effekt verstärken, indem sie über Hemmung der COX eine verstärkte Bildung von Lipoxygenase-Produkten bewirken. Auf der Basis dieser Befunde ließe sich die klinisch seit längerem bekannte Potenzierung der Opioidwirkung durch antipyretische Analgetika erklären (Williams 1997).

Neuere Befunde unterstreichen weiterhin, dass das Rückenmark auch ein wesentliches Target nichtsaurer antipyretischer Analgetika darstellt. Von Neugebauer et al. (1994) an anästhesierten Katzen durchgeführte elektrophysiologische Studien sprechen dafür, dass Metamizol, i.v. appliziert, die infolge einer peripheren Entzündung erhöhte Aktivität von C-Fasern und von spinalen Neuronen senkt. Ob dieser Effekt mit einer geringgradigen Reduktion der Prostaglandinsynthese im Zentralnervensystem in Verbindung zu bringen ist, werden künftige Studien zu klären haben. Für Paracetamol konnte in tierexperimentellen Studien eine zentrale und supraspinale analgetische Wirkung nachgewiesen werden. Dabei wurde eine Interferenz der Substanz mit der N-Methyl-D-aspartat- und Substanz-P-mediierten spinalen Analgesie beobachtet (Björkman et al. 1994). Die in früheren Studien postulierte Hemmung der Prostaglandinsynthese im Zentralnervensystem als analgetischer Wirkungsmechanismus von Paracetamol wird kontrovers diskutiert (Flower u. Vane 1972; Lanz et al. 1986). Darüber hinaus gibt es experimentelle Hinweise auf eine »stimmungshebende« Wirkung des Paracetamols (Forster et al. 1992).

Mechanismen der Pyresis und Antipyresis

Im Rahmen einer modernen physiologisch orientierten Diagnostik wurde Fieber erst durch die Arbeiten von → Wunderlich und Seguin über klinische Thermometrie systematisch erfasst (Wunderlich u. Seguin 1871). Die Körpertemperatur wird durch hypothalamische Wärmeregulationszentren reguliert (Feldberg u. Saxena 1971a,b), die hauptsächlich über den Tractus spinothalamicus Afferenzen aus peripheren (→ Ruffini- u. Golgi-Mazzoni-Körperchen) und zentralen Thermorezeptoren empfangen. Entsprechende Afferenzen werden an Hypophyse, Vasomotorenzentrum, quergestreifte Muskulatur und Arrectores pilorum weitergeleitet. Das zu den → »zirkumventrikulären Organen« zählende, hochvaskularisierte, mit fenestrierten Kapillaren und weitem, flüssigkeitsgefülltem Perivaskularraum versehene Organum vasculosum laminae terminalis (OVLT) ist ein Sensorsystem für im Blut zirkulierende endogene Pyrogene sowie für die Kommunikation zwischen peripherem Immunsystem und Zentralnervensystem (Stitt 1985; Nakamori et al. 1993; Hashimoto et al. 1994). Die im Bereich des OVLT modifizierte Blut-Hirn-Schranke ist permeabel für Stoffe mit einem Molekulargewicht bis 17000 und somit auch für das endogene Pyrogen IL-1β (MG 17000) (Cooper 1987).

Im Tierversuch konnte nach intracerebroventrikulärer Injektion von Prostaglandinen eine zentrale Pyresis erzeugt werden (Milton u. Wendlandt 1970; Feldberg u. Saxena 1971a; Feldberg u. Gupta 1973). Die für die zentrale Pyresis verantwortlichen Regionen sind die präoptische Region sowie die benachbarte OVLT. Die zentrale Fieberreaktion erfolgt wahrscheinlich über 2 Stufen. Zuerst wird die Freisetzung von Cytokinen durch Pyrogene (z. B. LPS) induziert. In einem ersten Schritt werden Cytokine wie → IL-1, IL-6, TNF-α und IFN-γ durch Immunzellen oder Malignome (»neoplastisches Fieber«) gebildet (Johnson 1996; Kunkel et al. 1986; Mizel et al. 1981; Newton u. Covington 1987).

Die Synthese von Prostaglandin E_2 wird durch Cytokine (z. B. IL-1) stimuliert, die durch die Wirkung von Pyrogenen (z. B. LPS) freigesetzt werden. Das im OVLT produzierte Prostaglandin E_2 generiert neuronale Signale, die das thermoregulatorische Zentrum im präoptischen Bereich des vorderen Hypothalamus aktivieren, der in der Nähe des OVLT lokalisiert ist. Das in die Fieberentstehung involvierte Prostaglandin E_2 entstammt der in nichtneuronalen Zellen induzierten COX-2. Neueren Untersuchungen zufolge wird COX-2 nach LPS-Stimulation in subarachnoidalen Endothelzellen exprimiert. Auf Proteinebene konnte nach 1,5 h eine COX-2-Expression nachgewiesen werden, die sich – parallel zur Fieberreaktion – innerhalb von 5 h voll ausbildete (Matsumura et al. 1998). Eine signifikante Unterdrückung der Fieberreaktion ist nach Mikroinjektion von Ketorolac in die anteroventrale präoptische Region nachgewiesen worden (Scammell et al.1998). Als Signalstoff für die Fieberentstehung wird ausschließlich zentralproduziertes Prostaglandin E_2 angesehen (Sehic et al.1996).

Das Prostaglandinsystem beeinflusst die Thermoregulation beim gesunden, afebrilen Tier nicht. So zeigen gegenüber Kälte oder Hitze exponierte Versuchstiere keinen Anstieg der zentralen Prostaglandinsynthese (Cammock et al. 1976; Bernheim et al. 1980). Ebenso konnte nach Gabe antipyretischer Analgetika keine nennenswerte Senkung der Körpertemperatur gesunder, afebriler Probanden registriert werden (Milton 1982).

Saure und insbesondere nichtsaure antipyretisch wirksame Analgetika (s. → physikochemische Eigenschaften) treten relativ leicht in das Zentralnervensystem über. Ein Teil der antipyretischen Wirkung erfolgt wahrscheinlich über Hemmung der zentralen Prostaglandinsynthese im Bereich des vorderen Hypothalamus und ist somit zentraler Art. Das unterschiedliche antipyretische Profil der einzelnen Substanzen wird an späterer Stelle diskutiert (s. Wirkstoffprofile: Dynamik).

Saure antipyretische Analgetika

Basierend auf Befunden, dass Acetylsalicylsäure in hoher Dosierung (>3 g/Tag) nicht nur zur Reduzierung von Fieber und Schmerz, sondern darüber hinaus auch zur Hemmung entzündlicher Reaktionen führt, beschrieb Winter im Jahre 1962 mit dem Carrageeninödem ein Assay zur Erfassung der antiinflammatorischen Aktivität einer Verbindung (Winter et al. 1962; Otterness

u. Bliven 1985). Überraschenderweise zeigten alle den Test durchlaufenen Substanzen ein ähnliches physikochemisches Profil (lipophile/hydrophile Polarität, ähnliche pK_A-Werte sowie eine hochgradige Plasmaproteinbindung). Tabelle D-1 enthält eine Zusammenstellung ihrer Indikationen. Die sauren antipyretischen Analgetika (Übersicht zur Chemie und Pharmakologie saurer antipyretischer Analgetika in: Hinz et al. 2000b) lassen sich hinsichtlich zwei Charakteristika differenzie-

Tabelle D-1. Indikationen der antipyretischen Analgetika

Indikationen akute und chronische Schmerzen, die durch Entzündungen verschiedener Ätiologie bedingt sind	Saure antipyretische Analgetika, NSAIDs[a]		
	hohe Dosis Arylessigsäuren Arylpropionsäuren Keto-enolsäuren	*mittlere Dosis* Arylessigsäuren Arylpropionsäuren Keto-enolsäuren	*niedrige Dosis* Salicylate Arylpropionsäuren
Arthritiden:			
chronische Polyarthritis (rheumatoide Arthritis)	Diclofenac, Indometacin	Diclofenac, Indometacin	
Spondylitis ankylosans (Morbus Bechterew)	Ibuprofen	Ibuprofen	nein
akute Gicht (Gichtanfall)	Piroxicam, (Phenylbutazon)[b]	Piroxicam, (Phenylbutazon)[b]	
Tumorschmerzen (z. B. bei Knochenmetastasen)	Indometacin[c], Diclofenac[c] Ibuprofen[c] Piroxicam[c]	Indometacin[c], Diclofenac[c] Ibuprofen[c] Piroxicam[c]	Acetylsalicylsäure[c] Ibuprofen[c]
aktivierte Arthrosen (akute schmerzhaft-entzündliche Schübe)	Tenoxicam	Diclofenac, Indometacin Ibuprofen Piroxicam	Ibuprofen, Ketoprofen
Schmerzen, Entzündungen, Schwellungen bei Affektationen der Weichteile des Bewegungsapparates	nein	Diclofenac, Indometacin Ibuprofen Piroxicam	Ibuprofen, Ketoprofen
posttraumatische Schmerzen, Schwellungen	nein	Indometacin, Diclofenac Ibuprofen	Acetylsalicylsäure Ibuprofen
postoperative Schmerzen, Schwellungen[d]	nein	Indometacin, Diclofenac Ibuprofen	Azapropazon Ibuprofen
passagere Schmerzen mit entzündlicher Komponente Dysmenorrhoe	} nein	} nein	Ibuprofen, Ketoprofen, Naproxen
Kopfschmerzen, Migräne, Zahnschmerzen			Acetylsalicylsäure, Ibuprofen
Fieber und Gliederschmerzen bei Erkältungskrankheiten			Acetylsalicylsäure, Ibuprofen

Indikationen Schmerzen und Fieber	Nichtsaure antipyretische Analgetika	
	Pyrazolinone	Aniline
spastische Schmerzen (Koliken)	Metamizol	nein
schwere Fieberzustände	Metamizol[e], Propyphenazon	nein
akute und chronische starke Schmerzen	Metamizol[e], Propyphenazon	nein
Tumorschmerzen	Metamizol[e], Propyphenazon	Paracetamol[c]
Kopfschmerzen, Migräne	Metamizol[e], Propyphenazon, Phenazon	Paracetamol[f]
allgemeine Befindlichkeitsstörungen bei Virusinfektionen (Fieber und Gliederschmerzen bei grippalen Infekten)	Propyphenazon, Phenazon	Paracetamol

[a] Dosierungsbereiche von NSAIDs und beispielhafte Angabe von Monosubstanzen (aber Dosierungsvorschrift für jede Substanz beachten!)
[b] Nur noch bei Gichtanfall indiziert
[c] Vergleiche den Stufenplan der WHO zur Therapie von Karzinomen, unter Umständen als Zusatzmedikation
[d] Blutgerinnung und Nierenfunktion müssen normal sein
[e] Falls andere Analgetika und Antipyretika kontraindiziert sind, z. B. NSAIDs bei Magen- und Duodenalulcera, Blutgerinnungsstörungen oder Asthma bronchiale
[f] Bei einzelnen Patienten

Tabelle D-2. Pharmakokinetische Eigenschaften saurer antipyretischer Analgetika. (Nach Brune u. Lanz 1985)

Pharmakokinetische/ chemische Subklassen	pK_A-Wert	Plasmaprotein-bindung	Orale Bio-verfügbarkeit	t_{max}[a]	$t_{1/2}$[b]	Einzeldosis (maximale Tagesdosis) bei Erwachsenen
a) Geringe Potenz/ schnelle Elimination:						
Salicylate:						
Acetylsalicylsäure	3,5	50–70%	50% dosisabhängig	15 min	15 min	0,05–1 g[c] (bis 6 g)
Salicylsäure	3,0	80–95% dosisabhängig	80–100%	0,5–2 h	2,5–4,5 h dosisabhängig	0,5–1 g (6 g)
2-Arylpropionsäuren:						
Ibuprofen	4,4	99%	100%	0,5–2 h	2 h	200–800 mg (2,4 g)
Anthranilsäuren:						
Mefenaminsäure	4,2	90%	70%	2–4 h	1–2 h	250–500 mg (1,5 g)
b) Mittlere Potenz/ mittlere Eliminations-geschwindigkeit:						
Salicylate:						
Diflunisal	3,3	98–99% dosisabhängig	80–100%	2–3 h	8–12 h dosisabhängig	250–500 mg (1 g)
2-Arylpropionsäuren:						
Naproxen	4,2	99%	90–100%	2–4 h	12–15 h[d]	250–500 mg (1,25 g)
Arylessigsäuren:						
6-Methoxy-2-naphthyl-essigsäure (aktiver Nabumetonmetabolit)	4,2	99%	20–50%	3–6 h	20–24 h	0,5–1 g (1,5 g)
c) Hohe Potenz/ schnelle Elimination:						
2-Arylpropionsäuren:						
Flurbiprofen	4,2	>99%	keine Daten	1,5–3 h	2,5–4(–8) h	50–100 mg (200 mg)
Ketoprofen	5,3	99%	90%	1–2 h	2–4 h	25–100 mg (200 mg)
Aryl-/Heteroarylessigsäuren:						
Diclofenac	3,9	99,7%	50% dosisabhängig	1–12 h[e] sehr variabel	1–2 h	25–75 mg (150 mg)
Indometacin	4,5	99%	100%	0,5–2 h	2–3(bis 11 h)[d] sehr variabel	25–75 mg (200 mg)
Oxicame:						
Lornoxicam	4,7	99%	100%	0,5–2 h	4–10 h	4–12 mg (16 mg)
d) Hohe Potenz/ langsame Elimination:						
Oxicame:						
Piroxicam	5,9	99%	100%	3–5 h	14–160 h[d]	20–40 mg; initial: 40 mg
Tenoxicam	5,3	99%	100%	0,5–2 h	25–175 h[d]	20–40 mg; initial: 40 mg
Meloxicam	4,08	99,5%	89%	2–6 h	20 h[e]	7,5–15 mg

[a] Zeit bis zum Erreichen der maximalen Plasmakonzentration nach oraler Applikation
[b] terminale Eliminationshalbwertszeit
[c] thrombozytenaggregationshemmende Einzeldosis: 50–100 mg; analgetische Einzeldosis: 0,5–1 g
[d] enterohepatischer Kreislauf
[e] monolithische säurefeste Tabletten oder ähnliche galenische Zubereitungen

ren: ihrer Potenz, d. h. der Einzeldosis, die zur Erzielung eines antiinflammatorischen Effektes notwendig ist, sowie ihrer pharmakokinetischen Eigenschaften (Tabelle D-2). Im Folgenden werden wichtige Vertreter folgender Gruppen besprochen (individuelle Wirkstoffprofile s. Buch E und Buch G):

a) saure antipyretische Analgetika mit geringer Potenz und kurzer Eliminationshalbwertszeit,

b) saure antipyretische Analgetika mit mittlerer Potenz und mittlerer Eliminationshalbwertszeit,

c) saure antipyretische Analgetika mit hoher Potenz und kurzer Eliminationshalbwertszeit,

d) saure antipyretische Analgetika mit hoher Potenz und langer Eliminationshalbwertszeit.

Saure antipyretische Analgetika mit geringer Potenz und kurzer Eliminationshalbwertszeit

Als ein Kriterium für die optimale therapeutische Auswahl eines antipyretischen Analgetikums hat sich ihr pharmakokinetisches Profil erwiesen (pharmakokinetische Kenndaten saurer antipyretischer Analgetika in Tabelle D-2). So sind bei akuten Schmerzzuständen (Kopfschmerzen, Zahnschmerzen, Dysmenorrhö, Schmerzen nach Bagatellverletzungen) zuverlässig und schnell anflutende, auf der anderen Seite aber auch schnell eliminierbare saure Analgetika indiziert. Prototypen dieser Gruppe sind Ibuprofen und Acetylsalicylsäure (Wirkstoffprofile s. Buch E).

Ibuprofen ist ein Vertreter der 2-Arylpropionsäurenchiralen Substanzen mit asymmetrischem Kohlenstoffatom in α-Stellung zur Carboxylgruppe. Sie bestehen aus einer R- und einer S-Form, die sich hinsichtlich ihrer optischen Aktivität, d. h. der Fähigkeit, die Ebene des linear polarisierten Lichtes zu drehen, unterscheiden. Diese Unterscheidung ist von Bedeutung, da nur die S-Formen – zumindest peripher – die COX-Isoformen substantiell hemmen (Adams et al. 1976; Brune et al. 1991; Hinz et al. 1999) und auf dieser Basis ihre antiphlogistische, z. T. wohl auch analgetische Wirkung auszuüben scheinen. Ibuprofen ist in Deutschland (wie auch Flurbiprofen und Ketoprofen) als Racemat (1:1-Gemisch der Enantiomere) zugelassen. Da R-Ibuprofen in vivo in respektablem Umfang in die stärker COX-hemmende S-Form umgewandelt wird, kann von einer protahierten Wirkung des Racemats ausgegangen werden. In Abhängigkeit von seiner galenischen Formulierung zeigt Ibuprofen ein unterschiedliches Absorptionsverhalten. Eine schnelle Absorption ist bei Gabe des Lysin-Salzes gewährleistet. Die Bioverfügbarkeit von Ibuprofen beträgt nahezu 100%. Ibuprofen zeigt in analgetischer Dosierung (bis 1,2 g pro Tag) kein messbar erhöhtes Risiko an Ulcerationen und ist hinsichtlich gastrointestinaler Beschwerden und Blutgerinnungsstörungen der Acetylsalicylsäure vorzuziehen. Nach

Einnahme von Ibuprofen wurden einige Fälle von Pseudotumor cerebri, Kopfschmerz, Sehstörungen sowie Meningitis beschrieben. Ibuprofen kann in einigen seltenen Fällen zur Retention von Lithium sowie zu einer verminderten renalen Elimination von Methotrexat führen.

Acetylsalicylsäure wird in einer Einzeldosis von 0,5–1 g als Analgetikum und Antipyretikum, in höherer Dosierung (Einzeldosis >1 g) als Antiphlogistikum eingesetzt. Acetylsalicylsäure wird bereits im Magen resorbiert und im Plasma und Gewebe mit einer Eliminationshalbwertszeit von ca. 15 min (bei Dosen <1 g) deacetyliert.

Acetylsalicylsäure führt sehr oft zu unerwünschten Wirkungen im Gastrointestinaltrakt. Dabei wird die Häufigkeit von Magenulcera und schweren Blutungen bei regelmäßiger Gabe analgetischer Dosen mit 1:5000 angegeben. In die gastrointestinale Toxizität der Substanz scheint neben einer Hemmung der Synthese cytoprotektiver Prostanoide auch ein Prostaglandin-unabhängiger irritierender Effekt der Substanz involviert zu sein: Acetylsalicylsäure liegt im Magensaft überwiegend in nicht dissoziierter Form vor, wird bei der Mucosapassage in Salicylsäure und Essigsäure gespalten und kann auf diese Weise die Epithelzellen direkt schädigen. Acetylsalicylsäure führt bei ca. 10–15% aller Patienten mit Asthma bronchiale zum sogenannten »Aspirin-Asthma« (→ »AIA«). Als Mechanismus des dabei ausgelösten Bronchospasmus wird ein Konzentrationsabfall von bronchodilatierendem Prostaglandin E_2 sowie eine vermehrte Bildung proinflammatorischer und bronchokonstriktorischer Leukotriene (»Lipoxigenase-Shift«) diskutiert. Hohe Salicylatdosen verstärken die Wirkung von indirekten Antikoagulanzien (4-Hydroxycumarinderivate) und oralen Antidiabetika (Sulfonylharnstoffe).

Acetylsalicylsäure ist kontraindiziert bei Patienten mit Magen-Darm-Ulcera, erhöhter Blutungsneigung und Asthma bronchiale. Das → Reye-Syndrom (Meningoencephalopathie mit fettiger Degeneration von Leber und anderen parenchymatösen Organen) kann nach Acetylsalicylsäure-Einnahme durch Kinder mit fieberhaften Virusinfekten (z. B. Windpocken) entstehen. Kinder vor der Pubertät, die an Virusinfektionen erkrankt sind, dürfen daher nicht mit Acetylsalicylsäure behandelt werden. Aufgrund von Blutungsneigung und vorzeitigem Verschluss des Ductus arteriosus Botalli sollte Acetylsalicylsäure nicht im 3. Trimenon der Schwangerschaft sowie in der Stillzeit verwandt werden.

Bei der Reinfarktprophylaxe wird die thrombozytenaggregationshemmende Wirkung niedriger Acetylsalicylsäure-Dosierungen (50–100 mg/Tag) therapeutisch ausgenutzt. Die irreversible Hemmung der thrombozytären COX-1 bedingt die lang anhaltende Verminderung der Blutgerinnungsfähigkeit nach Gabe der

Substanz. Da Thrombozyten das geschädigte Enzymsystem nicht regenerieren können, hält dieser Effekt trotz der geringen Halbwertszeit der Acetylsalicylsäure bis zu 7 Tage an.

Anthranilsäurederivate (Fenamate), die eine dem Ibuprofen äquivalente analgetische Wirkung besitzen, haben heute wegen ihrer unerwünschten Wirkungen (häufige Diarrhöen, einige Fälle von Nephrotoxität) in der Schmerztherapie kaum noch Bedeutung.

Saure antipyretische Analgetika mit mittlerer Potenz und mittlerer Eliminationshalbwertszeit

Zu Vertretern dieser Gruppe gehören Naproxen und Diflunisal. Das in Deutschland als reine S-Form zugelassene Naproxen ist bei schmerzhaften Regelblutungen und Schmerzzuständen nach der Geburt indiziert. Diflunisal (Difluorphenylsalicylat) verfügt im Vergleich zu Acetylsalicylsäure über eine längere Halbwertszeit (8–12 h).

Saure antipyretische Analgetika mit hoher Potenz und kurzer Eliminationshalbwertszeit

Antipyretische Analgetika dieser Gruppe werden bevorzugt zur Therapie entzündlicher Schmerzen (chronische Polyarthritis, Wundschmerzen nach operativen Eingriffen an Muskulatur und Knochen) eingesetzt. Das für diese Indikationen weltweit am häufigsten eingesetzte Diclofenac hemmt die COX-2-Isoform etwas stärker als das COX-1-Enzym (Patrignani et al. 1997) und besitzt eine im Vergleich zu anderen sauren Analgetika relativ geringe Inzidenz unerwünschter gastrointestinaler Ereignisse (Henry et al. 1996). Die Schwachstellen des Diclofenac liegen in seinen pharmakokinetischen Eigenschaften begründet. Die klassische, magensaftresistent-ummantelte (monolithische) Diclofenac-Natrium-Tablette kann gelegentlich über Stunden im Magenlumen verweilen, was eine Absorption des Wirkstoffs verhindert und das Eintreten der gewünschten analgetischen und antiphlogistischen Effekte blockiert. Zusätzlich kommt es nach der Absorption von Diclofenac im Dünndarm durch eine unterschiedlich intensive Extraktion und Metabolisierung in der Leber zu einem First-Pass-Verlust des Wirkstoffs. Von daher erscheint Diclofenac zur Therapie akuter passagerer Schmerzen und Fieberzustände ungeeignet, da die Substanz aufgrund ihrer geringen und variablen Bioverfügbarkeit sowie ihres späten Absorptionsbeginns keine zuverlässige analgetische Wirkung in niedriger Dosierung erwarten lässt. Durch die Einführung neuer galenischer Formen (dispergiertes oder an Ionenaustauscherharz gebundenes Diclofenac) ist es möglich, die pharmakokinetischen Schwä-

chen des Wirkstoffs in den bisher üblichen galenischen Formen zu überwinden.

Weitere Vertreter hochpotenter saurer Analgetika mit kurzer Eliminationshalbwertszeit sind Lornoxicam, Flurbiprofen und Indometacin, sowie die etwas geringer potenten Substanzen Ketoprofen (Übersicht in: Brune und Hinz 1998b) und Fenoprofen. Die genannten Substanzen weisen bei hoher oraler Bioverfügbarkeit jedoch ein relativ hohes Risiko unerwünschter Wirkungen auf (Henry et al. 1996).

Saure antipyretische Analgetika mit hoher Potenz und langer Eliminationshalbwertszeit

Oxicame (Piroxicam, Tenoxicam, Meloxicam) werden aufgrund ihrer langen Halbwertszeit bei chronischen, den ganzen Tag über andauernden intensiven Schmerzen (z.B. bei chronischer Polyarthritis und Knochenmetastasen) eingesetzt, erfüllen jedoch nicht die Anforderungen für die Therapie akuter passagerer Schmerzen und Fieberzustände. Die genannten Substanzen werden langsam eliminiert und metabolisiert und zeigen eine ausgeprägte enterohepatische Zirkulation. Grundsätzlich besteht bei diesen länger im Organismus verweilenden Substanzen auch ein größeres Risiko unerwünschter Wirkungen im Gastrointestinaltrakt und in der Niere (Henry et al. 1996). In Vergleichsstudien mit Indometacin weist Piroxicam schwerwiegendere unerwünschte Wirkungen im Gastrointestinaltrakt auf und zeigt eine Reihe weiterer unerwünschter Wirkungen (Leukopenie, Transaminasenanstieg, Nierenfunktionsstörung, Phototoxizität, schwere Hautschäden). Saure antipyretische Analgetika mit langer Halbwertszeit sollten aufgrund der bestehenden Kumulationsgefahr nicht bei Patienten mit eingeschränkter Leber- und Nierenfunktion angewendet werden.

Nichtsaure antipyretische Analgetika

Anilinderivate

Von den Anilinderivaten findet heute nur noch Paracetamol (pharmakokinetische Kenndaten in Tabelle D-3) therapeutische Anwendung. Paracetamol ist der Hauptmetabolit des aufgrund nephrotoxischer Effekte aus dem Verkehr gezogenen Phenacetins.

Paracetamol findet Anwendung bei leichten bis mittelstarken Schmerzen nicht viszeralen Ursprungs sowie

Tabelle D-3. Pharmakokinetische Eigenschaften nichtsaurer antipyretischer Analgetika

Subklassen	Plasmaprotein-bindung	Orale Bioverfügbarkeit	t_{max}[a]	$t_{1/2}$[b]	Einzeldosis (maximale Tagesdosis) bei Erwachsenen
Anilin–Derivate:					
Paracetamol	5–50% dosisabhängig	70–100% dosisabhängig	0,5–1,5 h	1,5–2,5 h	0,5–1 g (4 g)
Pyrazolinon–Derivate:					
Phenazon	<10%	100% dosisabhängig	0,5–2 h	11–12 h	0,5–1 g (4 g)
Propyphenazon	bis 10%	100% dosisabhängig	0,5–1,5 h	1–2,5 h	0,5–1 g (4 g)
Metamizol–Natrium[c]	<20%	–	–	–	0,5–1 g (4 g)
4-Methylaminophenazon[d]	58%	100%	1–2 h	2–4 h	–
4-Aminophenazon[d]	48%	–	–	4–5,5 h	–
Selektive COX-2-Inhibitoren:					
Celecoxib	94-98%	60-80%	2–4 h	11 h	100–200 mg (400 mg)
Rofecoxib	~98%	100%	2–4 h	~17 h	12,5–25 mg (50 mg)

[a] Zeit bis zum Erreichen der maximalen Plasmakonzentration nach oraler Applikation
[b] terminale Eliminationshalbwertszeit
[c] Noraminopyrinmethansulfonat-Natrium
[d] Metamizol-Metaboliten

bei den meisten febrilen Zuständen. Die Substanz weist in den üblichen Dosierungen gering einzuschätzende unerwünschte Wirkungen auf. Paracetamol wird erst im Dünndarm resorbiert und sollte bei Pylorospasmen (bei Migräne auftretend) rektal appliziert werden. Paracetamol wird hauptsächlich in Phase-II-Reaktionen zum Glucuronid und Sulfat metabolisiert (Abb. D-6). Der in geringem Ausmaß (≤3%) via Cytochrom P-450 entstehende reaktive elektrophile Metabolit N-Acetyl-p-benzochinonimin wird normalerweise über Konjugation mit Glutathion inaktiviert (Abb. D-6).

Eine Erschöpfung der hepatischen Glutathionreserven tritt jedoch bei Paracetamolüberdosierung (>6–8 g) auf, sodass unter diesen Umständen der reaktive Metabolit kovalente Bindungen mit zellulären Proteinen eingehen kann. Dadurch kann es dosisabhängig zu reversiblen funktionellen Störungen, Leber-

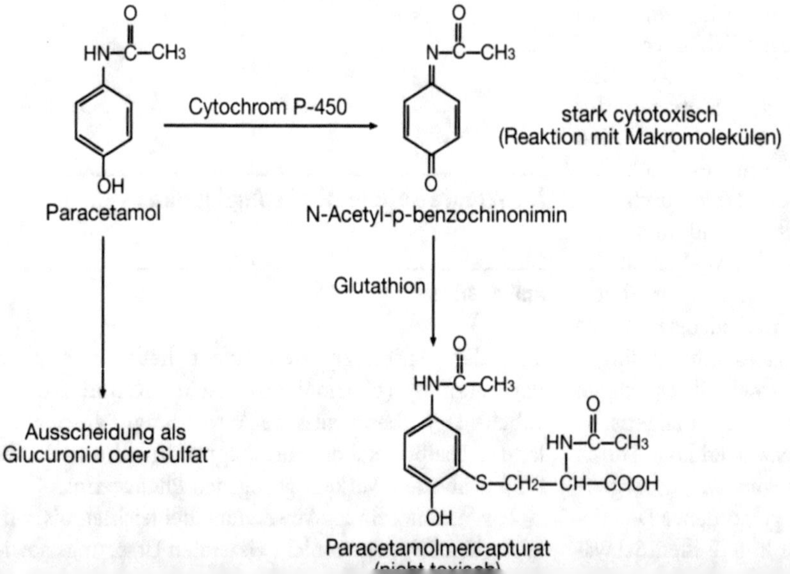

Abb. D-6. Schematische Darstellung des Paracetamolmetabolismus

zellnekrosen und Leberkoma kommen. Im Falle einer vorgeschädigten Leber können entsprechende lebensbedrohliche Leberzellschädigungen auch bereits bei noch zugelassener hoher Dosierung evident werden. Eine Herabsetzung der toxischen Paracetamol-Schwellenkonzentration tritt auch bei bestehender Induktion des Cytochrom-P-450-Systems (z. B. Enzyminduktion bei Alkoholikern, chronische Einnahme von Barbituraten) auf. Zur Behandlung von Paracetamol-Intoxikationen wird v. a. der Sulfhydryldonor N-Acetylcystein eingesetzt. Paracetamol sollte aufgrund der beschriebenen möglichen unerwünschten Effekte nicht bei Leberkranken und bei Alkoholikern angewendet werden.

Pyrazolinonderivate

Pyrazolinone (pharmakokinetische Kenndaten in Tabelle D-3) verfügen über gute analgetische Effekte und werden bei mäßigen bis mittelstarken Schmerzen eingesetzt. Phenazon, Propyphenazon und Metamizol stellen die vorherrschend eingesetzten antipyretischen Analgetika in Lateinamerika, vielen Ländern Asiens sowie Ost- und Mitteleuropas dar.

Das bei schweren Fieberzuständen indizierte Metamizol ist hinsichtlich seiner antipyretischen Potenz Phenazon, Paracetamol und Acetylsalicylsäure überlegen. Des weiteren wird für Metamizol eine direkte spasmolytische Wirkung an der glatten Muskulatur diskutiert. Das gut wasserlösliche Metamizol findet – intravenös appliziert – bei der Therapie akuter Ureter- und Gallenkoliken Anwendung. Da nach (besonders schneller) intravenöser Injektion von Metamizol Schockreaktionen mit tödlichem Ausgang und (häufiger) Schockfragmente beschrieben worden sind, sollte die Substanz langsam injiziert und unter strenger Indikationsstellung eingesetzt werden. Zum Risiko einer Schockreaktion gibt es nur Schätzungen. Dabei zeigt sich, dass Schock und Schockfragmente bei allen COX-Hemmern – insbesondere bei parenteraler Applikation – auftreten (The International Collaborative Study of Severe Anaphylaxis, 1998). Das Agranulozytose-Risiko nach Metamizol-Gabe wird inzwischen mit einer Größenordnung von 1:1.000.000 angegeben. Pyrazolinonderivate führen – wie auch COX-Hemmer – sehr selten zu schweren allergischen Hauterkrankungen oder zu Blutdruckabfällen (Roujeau et al. 1995). Im Gegensatz zu dem inzwischen aus dem Verkehr gezogenen Aminophenazon wirken die heute therapeutisch eingesetzten Pyrazolinonderivate nicht nitrosaminbildend.

Kontraindikationen für Pyrazolinone stellen Blutbildungsstörungen, hepatische Porphyrie, Glucose-6-phosphat-Dehydrogenase-Mangel und Nierenfunktionsstörungen dar.

Selektive COX-2-Inhibitoren

Seit der Entdeckung der COX-2-Isoform sind eine Reihe neuer Verbindungen synthetisiert und hinsichtlich ihrer COX-2-Selektivität getestet worden. Als selektive COX-2-Inhibitoren (per definitionem Substanzen, die auch in maximaler therapeutischer Dosierung keine klinisch relevante Hemmung der COX-1 hervorrufen) erwiesen sich 1,2-Diarylheterocyclen mit Sulfon- bzw. Sulfonamidseitenkette. Wie bereits an früherer Stelle erwähnt wird als Basis der COX-2-selektiven Hemmwirkung dieser Verbindungen eine spezifische Einlagerung in die »side pocket« im hydrophoben Tunnel der COX-2-Isoform diskutiert (Kurumbail et al. 1996).

Inzwischen befinden die selektiven COX-2-Hemmstoffe Celecoxib (Celebrex, Searle; Pfizer) und Rofecoxib (Vioxx, MSD) in der klinischen Anwendung für die Indikationen chronische Polyarthritis (Celecoxib), Osteoarthrose (Celecoxib, Rofecoxib) und Schmerzen bei Erwachsenen (Rofecoxib). In Deutschland wurde Rofecoxib Ende 1999 zugelassen (Osteoarthrose), Celecoxib erhielt Mitte 2000 seine Zulassung (Osteo- und rheumatoide Arthritis). Rofecoxib und Celecoxib wurden an jeweils ca. 4000 Patienten mit Knie- oder Hüftgelenksarthrose untersucht und zeigten in Tagesdosen von 200 mg (Celecoxib) bzw. 25 mg (Rofecoxib) eine ähnlich gute Wirkung wie konventionelle NSAIDs. Celecoxib wurde des weiteren bei etwa 2100 Patienten mit chronischer Polyarthritis getestet und wird für diese Indikation in Tagesdosen von 200–400 mg empfohlen. Die initiale Dosis Rofecoxib zur Therapie akuter Schmerzen bei Erwachsenen und primärer Dysmenorrhoe (in Deutschland für diese Indikationen bisher nicht zugelassen) ist 50 mg einmal täglich, die Folgedosen betragen 50 mg einmal täglich. Der Einsatz von 50 mg Rofecoxib über einen Zeitraum von 5 Tagen hinaus ist bisher nicht untersucht worden. Phase-III-Studien zur Wirksamkeit und Verträglichkeit von Rofecoxib bei rheumatoider Arthritis werden derzeit durchgeführt. Beide COX-2-Inhibitoren besitzen eine den konventionellen NSAIDs vergleichbare analgetische Potenz (Ehrich et al. 1999a; Ehrich et al. 1999b; Lefkowith 1999) und zeigten in den therapeutischen Tagendosen (Tabelle D-3) keinen Einfluss auf die COX-1-abhängige Thromboxansynthese der Blutplättchen sowie die gastrale Prostaglandinsynthese. Wichtige pharmakokinetische Daten beider Substanzen sind in Tabelle D-3 zusammengestellt. Beide Verbindungen besitzen – gemessen an der Zeit bis zum Eintritt der maximalen Plasmakonzentration, die im Bereich von 2–4 h liegt – eine relativ langsame Absorption sowie eine langsame Elimination, die ihren Einsatz bei akuten, passageren Schmerzen wenig sinnvoll erscheinen lässt. Entsprechend ihrer unterschiedlichen Halbwertszeiten wird Celecoxib zur zweimal täglichen Applikation und Rofecoxib zur einmal täglichen Gabe empfohlen. Eine zweite Generation schnell resorbierbarer und kurzzeitig wirksamer spezifischer COX-2-Inhibitoren befindet sich dementsprechend gegenwärtig in der klinischen Prüfung.

Während Rofecoxib primär durch Reduktion mit cytosolischen Enzymen metabolisiert wird, erfolgt die Biotransformation von Celecoxib in der Leber v. a. über das Cytochrom-P450-System (CYP2C9). Vor diesem Hintergrund bestehen potentielle Wechselwirkungen zwischen Celecoxib und Arzneistoffen mit inhibitorischer Wirkung auf CYP2C9. In bisherigen klinischen Studien wurden potentiell signifikante Interaktionen von Celecoxib mit dem potenten CYP2C9-Inhibitor Fluconazol beschrieben. Fluconazol hemmt die Biotransformation von Celecoxib und führt konsekutiv zu einem Anstieg der Celecoxib-Plasmakonzentration. Aus diesem Grunde sollte Celecoxib in solchen Fällen in der niedrigsten Dosierung eingesetzt werden. Da nach gleichzeitiger Gabe selektiver COX-2-Inhibitoren mit dem indirekten Antikoagulans Warfarin eine Erhöhung der Prothrombinzeit registriert wurde, sollte dieser Parameter bei Patienten, die mit Warfarin eingestellt sind, insbesondere zu Therapiebeginn mit Celecoxib bzw. Rofecoxib engmaschig kontrolliert werden.

Eine sorgfältige Überwachung ist weiterhin bei Patienten, die gleichzeitig mit einem selektiven COX-2-Hemmstoff und Lithium therapiert werden, geboten, da die Plasmakonzentration von Lithium durch NSAIDs erhöht werden kann. Im Falle von Rofecoxib ist nach gleichzeitiger Gabe von Rifampicin ein 50%iger Abfall der Rofecoxib-Plasmakonzentration registriert worden. Des weiteren kann die antihypertensive Wirkung von ACE-Hemmern bei gleichzeitiger Gabe spezifischer COX-2-Inhibitoren geringfügig abgeschwächt werden.

Im Rahmen der bisherigen Anwendung selektiver COX-2-Inhibitoren konnten keine überraschenden unerwünschten Effekte registriert werden. Im Einklang mit der selektiven Blockade des COX-2-Enzyms besitzen Celecoxib und Rofecoxib (wie übrigens auch die nichtsauren Analgetika Paracetamol, Propyphenazon und Metamizol) eine im Vergleich zu den sauren analgetisch-antiphlogistischen Wirkstoffen deutlich weniger ausgeprägte gastrointestinale Toxizität (Simon et al. 1999; Ehrich et al. 1999b; Lefkowith 1999). So lagen die nach Gabe klinisch empfohlener Dosen Celecoxib bzw. Rofecoxib am gesunden ulkusfreien Patienten registrierten Ulcerationen und Erosionen im Gastrointestinaltrakt auf Placeboniveau. Unter Therapie mit selektiven COX-2-Inhibitoren sind gelegentlich (>1/100, <1/10) Oberbauchbeschwerden, Diarrhö, Übelkeit und Dyspepsie aufgetreten. Diese unerwünschten Effekte lassen sich jedoch zur Zeit in keinen kausalen Zusammenhang mit dem Wirkungsmechanismus der neuen Substanzen bringen. Wie unter der Therapie mit NSAIDs wurden auch nach Gabe selektiver COX-2-

Inhibitoren Wasser- und Elektrolytretentionen (Ödeme, Flüssigkeitseinlagerungen) registriert (Catella-Lawson et al. 1999; Ehrich et al. 1999b; McAdam et al. 1999). Diese Befunde werden in Verbindung mit bereits erwähnten Befunden der letzten Jahre diskutiert, die für eine Involvierung des (konstitutiven) COX-2-Isoenzyms in die Regulation des Renin-Angiotensin-Systems sprechen. Aus diesem Grunde sind die neuen Präparate insbesondere bei Patienten mit anamnestisch bekannter Herzinsuffizienz, Linksherzdysfunktion, Hypertonie sowie bestehenden Ödemen anderer Ursache mit Vorsicht einzusetzen.

Bei der Therapie von Patienten mit vorbestehender eingeschränkter Nierenfunktion, dekompensierter Herzinsuffizienz oder Leberzirrhose sind Verlaufskontrollen der Nierenfunktion angeraten. Kontrollierte klinische Studien zur Anwendung selektiver COX-2-Hemmstoffe während der Schwangerschaft liegen bisher nicht vor. Celecoxib und Rofecoxib sind wegen eines möglichen vorzeitigen Verschlusses des Ductus arteriosus Botalli und einer möglichen Wehenschwäche im dritten Trimenon einer Schwangerschaft kontraindiziert. Eine Anwendung der Substanzen während des ersten und zweiten Trimenons erscheint nur dann gerechtfertigt, wenn der potentielle Nutzen das mögliche Risiko für den Fetus rechtfertigt.

Mögliche Langzeitwirkungen selektiver COX-2-Hemmstoffe lassen sich zum jetzigen Zeitpunkt schwer abschätzen. Wie bei jeder wirklichen Arzneimittelinnovation wird auch hier erst der Großeinsatz am Patienten den therapeutischen Wert definieren. In bereits erwähnten tierexperimentellen Untersuchungen wurde gezeigt, dass COX-2 bei Magenschädigungen und am Rand von Ulzera induziert wird und dass eine selektive COX-2-Blockade den Vorgang der Wundheilung chronischer Ulcera verzögern kann (s. Kap. Neuere Erkenntnisse zu Funktionen der Cyclooxygenase-Isoenzyme). Vor diesem Hintergrund sollte bei Patienten mit vorbestehenden NSAID-assoziierten Ulcera sicher gestellt werden, dass es bei Umstellung auf spezifische COX-2-Inhibitoren zu einer wirksamen Ulcusabheilung kommt.

Begründet scheint ebenso die Frage, ob selektive COX-2-Hemmer Ulzera bei bestimmten Subgruppen (Patienten mit Erosionen oder Ulcusanamnese) verursachen können. Ein entsprechender Nachweis der Sicherheit von COX-2-Inhibitoren bei diesen Risikogruppen erscheint sinnvoll und erforderlich. Des weiteren werden Langzeitstudien zeigen, inwieweit die Gabe selektiver COX-2-Inhibitoren einen Einfluss auf die Inzidenz von Gefäßerkrankungen ausübt. In bisherigen klinischen Studien wurde eine Abnahme der systemischen Prostacyclinproduktion bei gesunden Probanden nach Gabe selektiver COX-2-Inhibitoren registriert (McAdam et al. 1999; Catella-Lawson et al. 1999). Vor dem Hintergrund der derzeit diskutierten vasoprotektiven Rolle des endothelialen COX-2-Enzyms (s. Kap. Neuere Erkenntnisse zu Funktionen der Cyclooxygenase-Isoenzyme) könnte eine alleinige Hemmung der (vasoprotektiven) COX-2-abhängigen Prostacyclinproduktion bei uneingeschränkter Aggregierbarkeit der Thrombozyten (infolge fehlender Hemmung der COX-1-abhängigen Thromboxansynthese), zumindest der Theorie nach, vaskuläre Konsequenzen nach sich ziehen. Wenngleich Hinweise auf ein derartiges klinisch relevantes Risiko bisher gering sind, ist bei der Gabe selektiver COX-2-Inhibitoren an Patienten mit Risikofaktoren für Thrombosen die gleichzeitige Anwendung niedrig-dosierter Acetylsalicylsäure angeraten.

Auf der anderen Seite könnte der Einsatz selektiver COX-2-Inhibitoren ein Spektrum neuer Indikationen eröffnen. Da sich die Degeneration großer Gehirnareale bei der Alzheimer-Krankheit unter Mitwirkung der COX-2 manifestiert (Tocco et al. 1997), könnte die Hemmung der COX-2-Aktivität eine prophylaktische Option bei Alzheimer-Patienten darstellen. Desweiteren könnten selektive COX-2-Inhibitoren zur Therapie kolorektaler Karzinome Einsatz finden. So konnten in ca. 80% humaner Kolonkarzinomgewebe erhöhte COX-2-Spiegel registriert werden (Williams et al. 1997). Die dadurch erhöhte COX-2-Aktivität führt zu einer verstärkten Synthese von Prostaglandin E_2, das über Eingriff in die Proliferation des Epithels den Prozess der Kolonkarzinogenese verstärkt (Oshima et al. 1996). Neben der Synthese prokarzinogener Prostaglandine scheint COX-2 auch in die Aktivierung potentieller xenobiotischer Verbindungen zu DNA-bindenden Karzinogenen involviert zu sein, die die Kolonkarzinogenese unterhalten (Levy 1997). Eine Senkung von Kolonkrebs-Mortalität und -Inzidenz (Kune et al., 1988; Thun et al., 1991) sowie eine Abnahme der Anzahl und Größe der Kolonpolypen bei Patienten mit familiärer adenomatöser Polyposis (Giardiello et al. 1993) konnte bereits in früheren pharmakoepidemiologischen Studien mit nichtselektiven COX-Inhibitoren nachgewiesen werden. In ersten tierexperimentellen Studien erwies sich der selektive COX-2-Hemmer Celecoxib als im Vergleich zu konventionellen sauren antipyretischen Analgetika potenterer Inhibitor der Kolonkarzinogenese (Kawamori et al. 1998). Unlängst publizierte Daten zeigen, dass auch Magen-, Brust-, Lungen- und Prostatakrebs-Gewebe erhöhte COX-2-Expressionsraten aufweisen (Parrett et al. 1997; Ristimäki et al. 1997, Hida et al. 1998; Gupta et al. 2000), sodass selektive COX-2-Hemmer theoretisch auch bei diesen Tumoren von therapeutischem Wert sein könnten. Es bleibt jedoch anzumerken, dass erst das Fehlen gravierender Nebenwirkungen beim Langzeitgebrauch selektiver COX-2-Hemmer die Basis für entsprechende prospektive klinische Studien darstellt. Ein prophylaktischer Einsatz selektiver COX-2-Inhibitoren für die genannten Indikationen erscheint erst danach gerechtfertigt.

Literatur

Adams SS, Bresloff P, Mason CG (1976) Pharmacological differences between the optical isomers of ibuprofen: evidence for metabolic inversion of the (-)-isomer. J Pharm Pharmacol 28: 256–257

Akopian AN, Sivilotti L, Wood JN (1996) A tetrodotoxin-resistant voltage-gated sodium channel expressed by sensory neurons. Nature 379: 257–262

Barnes PJ, Adcock I (1993) Anti-inflammatory actions of steroids: molecular mechanisms. Trends Pharmacol Sci 14: 436–441

Beiche F, Scheuerer S, Brune K et al. (1996) Upregulation of cyclooxygenase-2 mRNA in the rat spinal cord following peripheral inflammation. FEBS Lett 390: 165–169

Bernheim HA, Gilbert TM, Stitt JT (1980) Prostaglandin E levels in third ventricular cerebrospinal fluid of rabbits during fever and changes in body temperature. J Physiol (Lond) 301: 69–78

Björkman R, Hallman KM, Hedner J et al. (1994) Acetaminophen blocks spinal hyperalgesia induced by NMDA and substance P. Pain 57: 259–264

Björkman R, Hedner J, Hedner T et al. (1990) Central, naloxone-reversible antinociception by diclofenac in the rat. Naunyn Schmiedebergs Arch Pharmacol 342: 171–176

Brune K (1974) How aspirin might work: a pharmacokinetic approach. Agents Actions 4: 230–232

Brune K (1994) Spinal cord effects of antipyretic analgesics. Drugs 47 (S5): 21–27

Brune K (1997) The early history of non-opioid analgesics. Acute Pain 1: 33–40

Brune K, Rainsford KD, Schweitzer A (1980) Biodistribution of mild analgesics. Br J Clin Pharmacol 10 (S2): 279–284

Brune K, Rainsford KD, Wagner K et al. (1981) Inhibition by anti-inflammatory drugs of prostaglandin production in cultured macrophages – factors influencing the apparent drug effects. Arch Pharmacol 315: 269–276

Brune K, Lanz R (1985) Pharmacokinetics of non-steroidal anti-inflammatory drugs. In: Bonta IL, Bray MA, Parnham MJ (eds) Handbook of inflammation, vol 5: The pharmacology of inflammation, pp 413–449

Brune K, Beck WS, Geisslinger G et al. (1991) Aspirin-like drugs may block pain independently of prostaglandin synthesis inhibition. Experientia 47: 257–61

Brune K, Glatt M, Graf P (1976) Mechanism of action of antiinflammatory drugs. Gen Pharmacol 7: 27–33

Brune K, Hinz B (1998a) Selektive Cyclooxygenase-2-Hemmer: Glaube, Hoffnung, Wahrheit! Akt Rheumatol 23: 1–5

Brune K, Hinz B (1998b) 2-Arylpropionsäuren: Stellenwert in der Schmerztherapie. Schmerz 12: 383–388

Brune K, Hinz B, Zeilhofer HU (1999a) Rationale Verwendung nicht-steroidaler antiphlogistischer Analgetika (inklusive selektiver COX-2-Hemmer) in der Praxis. Akt Rheumatol 24: 102–108

Brune K, Zeilhofer HU, Hinz B (1999b) Cyclo-oxygenase inhibitors: new insights. In: Emery P (ed) Fast Facts – Rheumatology highlights 1998–99. Health Press, Oxford, pp 18–24

Cammock S, Dascombe MJ, Milton AS (1976) Prostaglandins in thermoregulation. In: Samuelsson B, Paoletti R (eds) Advances in prostaglandin and thromboxane research. Raven, New York, pp 375–380

Catella-Lawson F, McAdam B, Morrison BW et al. (1999) Effects of specific inhibition of cyclooxygenase-2 on sodium balance, hemodynamics, and vasoactive eicosanoids. J Pharmacol Exp Ther 289: 735–741

Chakraborty I, Das SK, Wang J, Dey SK (1996) Developmental expression of the cyclo-oxygenase-1 and cyclo-oxygenase-2 genes in the peri-implantation mouse uterus and their differential regulation by the blastocyst and ovarian steroids. J Mol Endocrinol 16: 107–122

Cooper, KE (1987) The neurobiology of fever: Thoughts on recent developments. Ann Rev Neurosci 10: 297–324

Crofford LJ (1996) Expression and regulation of COX-2 in synovial tissues of arthritic patients. In: Vane JR, Botting JH, Botting RM (eds) Improved non-steroid anti-inflammatory drugs COX-2 enzyme inhibitors. Kluwer & Harvey, London, pp 133–146

Davidson FF, Dennis EA, Powell M et al. (1987) Inhibition of phospholipase A_2 by »lipocortins« and calpactins. An effect of binding to substrate phospholipids. J Biol Chem 262: 1698–1705

De Beaurepaire R, Suaudeau C, Chait A et al. (1990) Anatomical mapping of brain sites involved in the antinociceptive effects of ketoprofen. Brain Res 536: 201–206

Dinchuk JE, Car BD, Focht RJ et al. (1995) Renal abnormalities and an altered inflammatory response in mice lacking cyclooxygenase II. Nature 378: 406–409

Distel M, Mueller C, Bluhmki E et al. (1996) Safety of meloxicam: a global analysis of clinical trials. Br J Rheumatol 35: 68–77

Ehrich EW, Dallob A, De Lepeleire I et al. (1999a) Characterization of rofecoxib as a cyclooxygenase-2 isoform inhibitor and demonstration of analgesia in the dental pain model. Clin Pharmacol Ther 65: 336–347

Ehrich EW, Schnitzer TJ, McIlwain H et al. (1999b) Effect of specific COX-2 inhibition in osteoarthritis of the knee: a 6 week double blind, placebo controlled pilot study of rofecoxib. Rofecoxib Osteoarthritis Pilot Study Group. J Rheumatol 26: 2438–2447

Engelhardt G, Bögel R, Schnitzer C et al. (1996) Meloxicam: influence on arachidonic acid metabolism; part I: in vitro findings. Biochem Pharmacol 51: 21–28

England S, Bevan S, Docherty RJ (1996) Prostaglandin E_2 modulates the tetrodotoxin-resistant sodium current in neonatal rat dorsal root ganglion neurones via the cyclic AMP-protein kinase A cascade. J Physiol (Lond) 495: 429–440

Feldberg W, Gupta KP (1973) Pyrogen fever and prostaglandin-like activity in cerebrospinal fluid. J Physiol (Lond) 228: 41–53

Feldberg W, Saxena PN (1971a) Fever produced in rabbits and cats by prostaglandin E_1 injected into the cerebral ventricles. J Physiol (Lond) 215: 23P–24P

Feldberg W, Saxena PN (1971b) Further studies on prostaglandin E_1 fever in cats. J Physiol (Lond) 219: 739–745

Flower RJ, Blackwell GJ (1979) Anti-inflammatory steroids induce synthesis of a phospholipase A_2 inhibitor which prevents prostaglandin generation. Nature 278: 456–459

Flower RJ, Vane JR (1972) Inhibition of prostaglandin synthetase in brain explains the anti-pyretic activity of paracetamol (4-acetamidophenol). Nature New Biol 240: 410–411

Forster C, Maglerl W, Beck A et al. (1992) Differential effects of dipyrone, ibuprofen, and paracetamol on experimentally induced pain in man. Agents Actions 35: 112–121

Fu JY, Masferrer JL, Seibert K et al. (1990) The induction and suppression of prostaglandin H_2 synthase (cyclooxygenase) in human monocytes. J Biol Chem 265: 16737–16740

Giardiello FM, Hamilton SR, Krush AJ et al. (1993) Treatment of colonic and rectal adenomas with sulindac in familial adenomatous polyposis. N Engl J Med 328: 1313–1316

Gierse JK, Hauser SD, Creely DP et al. (1995) Expression and selective inhibition of the constitutive and inducible forms of human cyclo-oxygenase. Biochem J 305: 479–484

Gold MS, Reichling DB, Shuster MJ et al. (1996) Hyperalgesic agents increase a tetrodotoxin-resistant Na^+ current in nociceptors. Proc Natl Acad Sci USA 93: 1108–1112

Gretzer B, Ehrlich K, Maricic N et al. (1998) Selective cyclo-oxygenase-2 inhibitors and their influence on the protective effect of a mild irritant in the rat stomach. Br J Pharmacol 123: 927–935

Gupta S, Srivastava M, Ahmad N, Bostwick DG, Mukhtar H (2000) Over-expression of cyclooxygenase-2 in human prostate adenocarcinoma. Prostate 42: 73–78

Handwerker HO, Reeh PW (1991) Pain and inflammation. In: Bond M, Charlton JE, Woolf C (eds) Proceedings of the Vth World Congress on Pain Pain Research and Clinical Management, vol 5. Elsevier, North Holland, pp 59–70

Harris RC (1998) Potential roles of COX-2 in kidney physiology and disease. Second International Workshop on COX-2, July 28-31, 1998, Kapalua, Maui, Hawaii (Presentation Summaries)

Harris RC, McKanna JA, Akai Y, Jacobson HR, Dubois RN, Breyer MD (1994) Cyclooxygenase-2 is associated with the macula densa of rat kidney and increases with salt restriction. J Clin Invest 94: 2504–2510

Hashimoto M, Ueno T, Iriki M (1994) What roles does the organum vasculosum laminae terminalis play in fever in rabbits? Pflügers Arch 429: 50–57

Henry D, Lim LL, Garcia Rodriguez LA et al. (1996) Variability in risk of gastrointestinal complications with indivudual nonsteroidal anti-inflammatory drugs: results of a collaborative meta-analysis. Br Med J 312: 1563–1566

Heppelmann B, Messlinger K, Neiss W F et al. (1990) Ultrastructural three-dimensional reconstruction of group III and group IV, sensory nerve endings (»free nerve endings«) in the knee joint capsule of the cat: evidence for multiple receptive sites. J Comp Neurol 292: 103–116

Heppelmann B, Pfeffer A, Schaible H-G et al. (1986) Effects of acetylsalicylic acid and indomethacin on single groups II and IV sensory units from acutely inflamed joints. Pain 26: 337–351

Hida T, Yatabe Y, Achiwa H et al. (1998) Increased expression of cyclooxygenase 2 occurs frequently in human lung cancers, specifically in adenocarcinomas. Cancer Res 58: 3761–3764

Hinz B, Brune B (2000) New insights into physiological and pathophysiological functions of cyclooxygenase-2. Curr Opin Anaesthesiol 13: 585–590

Hinz B, Brune K, Pahl A (1999) Flurbiprofen inhibits inducible nitric oxide synthase expression in RAW 264.7 cells. Naunyn-Schmiedeberg's Arch Pharmacol 359 (Suppl): R14

Hinz B, Brune K, Pahl A (2000a) Prostaglandin E_2 up-regulates cyclooxygenase-2 expression in lipopolysaccharide-stimulated RAW 264.7 macrophages. Biochem Biophys Res Commun 272: 744–748

Hinz B, Dorn CP, Shen TY, Brune K (2000b) Anti-inflammatory – antirheumatic Drugs. In: Ullmann's encyclopedia of industrial chemistry, 6th edn. 2000 Electronic Release, Wiley-VCH, Weinheim

Hinz B, Hirschelmann R (1997) Neuere Erkenntnisse zur endogenen Regulation der Glucocorticoide. Pharmazie 52: 655–669

Hinz B, Kraus V, Pahl A, Brune K (2000c) Salicylate metabolites inhibit cyclooxygenase-2-dependent prostaglandin E_2 synthesis in murine macrophages. Biochem Biophys Res Commun 274: 197–202

Israel E, Fischer AR, Rosenberg MA et al. (1993) The pivotal role of 5-lipoxygenase products in the reaction of aspirin-sensitive asthmatics to aspirin. Am Rev Respir Dis 148: 1447–1451

Johnson M (1996) Neoplastic fever. Palliat Med 10: 217–224

Kargman S, Charleson S, Cartwright M et al. (1996) Characterization of prostaglandin G/H synthase 1 and 2 in rat, dog, monkey, and human gastrointestinal tracts. Gastroenterology 111: 445–454

Kawamori T, Rao CV, Seibert K et al. (1998) Chemopreventive activity of celecoxib, a specific cyclooxygenase-2 inhibitor, against colon carcinogenesis. Cancer Res 58: 409–412

Khan KNM, Verturini CM, Bunch RT et al. (1998) Interspecies differences in renal localization of cyclooxygenase isoforms: implication in nonsteroidal antiinflammatory drug-related nephrotoxicity. Toxicol Pathol 27: 612–620

Komhoff M, Grone JJ, Klein T, Seyerth HW, Nüsing RM (1997) Localization of cyclooxygenase-1 and cyclooxygenase-2 in adult and fetal human kidney: implication for renal function. Am J Physiol 272: F460–F468

Kune GA, Kune S, Watson LF (1988) Colorectal cancer risk, chronic illnesses, operations, and medications: case control results from the Melbourne Colorectal Cancer Study. Cancer Res 48: 4399–4404

Kress M, Koltzenburg M, Reeh PW et al. (1992) Responsiveness and functional attributes of electrically localized terminals of cutaneous C-fibers in vivo and in vitro. J Neurophysiol 68: 581–595

Kujuba DA, Herschman HR (1992) Dexamethasone inhibits mitogen induction of the TIS 10 prostaglandin synthase/cyclooxygenase gene. J Biol Chem 267: 7991–7994

Kunkel SL, Wiggins RC, Chensue SW et al. (1986) Regulation of macrophage tumor necrosis factor production by prostaglandin E_2. Biochem Biophys Res Commun 137: 404–10

Kurumbail RG, Stevens AM, Gierse JK et al. (1996) Structural basis for selective inhibition of cyclooxygenase-2 by anti-inflammatory agents. Nature 384: 644–648

Laneuville O, Breuer DK, Dewitt DL et al. (1994) Differential inhibition of human prostaglandin endoperoxide H synthases-1 and -2 by nonsteroidal anti-inflammatory drugs. J Pharmacol Exp Ther 271: 927–934

Langenbach R, Morham SG, Tiano HF et al. (1995) Prostaglandin synthase 1 gene disruption in mice reduces arachidonic acid-induced inflammation and indomethacin-induced gastric ulceration. Cell 83: 483–492

Lanz R, Polster P, Brune K (1986) Antipyretic analgesics inhibit prostaglandin release from astrocytes and macrophages similarly. Eur J Pharmacol 130: 105–109

Laporte JR, Carne X, Vidal X et al. (1991) Upper gastrointestinal bleeding in relation to previous use of analgesics and non-steroidal anti-inflammatory drugs. Catalan countries study on upper gastrointestinal bleeding. Lancet 337: 85–89

Lefkowith JB (1999) Cyclooxygenase-2 specificity and its clinical implications. Am J Med 106: 43S–50S

Levy GN (1997) Prostaglandin H synthases, nonsteroidal anti-inflammatory drugs, and colon cancer. FASEB J 11: 234–247

Lim H, Paria BC, Das SK et al. (1997) Multiple female reproductive failures in cyclooxygenase 2-deficient mice. Cell 91: 197–208

Luong C, Miller A, Barnett J et al. (1996) Flexibility of the NSAID binding site in the structure of human cyclooxygenase-2. Nature Struct Biol 3: 927–933

Malmberg AB, Yaksh TL (1992) Hyperalgesia mediated by spinal glutamate or substance P receptor blocked by spinal cyclooxygenase inhibition. Science 257: 1276–1279

Malmberg AB, Yaksh TL (1995) Cyclooxygenase inhibition and the spinal release of prostaglandin E_2 and amino acids evoked by paw formalin injection: a microdialysis study in unanaesthetized cats. J Neurosci 15: 2768–2776

Masferrer JL, Seibert K, Zweifel B et al. (1992) Endogenous glucocorticoids regulate an inducible cyclooxygenase enzyme. Proc Natl Acad Sci USA 89: 3917–3921

Masferrer JL, Zweifel BS, Seibert S et al. (1990) Selective regulation of cellular cyclooxygenase by dexamethasone and endotoxin in mice. J Clin Invest 86: 1375–1379

Matsumura K, Cao C, Ozaki M et al. (1998) Brain endothelial cells express cyclooxygenase-2 during lipopolysaccharide-induced fever: light and electron microscopic immunocytochemical studies. J Neurosci 18: 6279–6989

McAdam BF, Catella-Lawson F, Mardini IA et al. (1999) Systemic biosynthesis of prostacyclin by cyclooxygenase (COX)-2: the human pharmacology of a selective inhibitor of COX-2. Proc Natl Acad Sci USA 96: 272–277

McCormack K, Brune K (1991) Dissociation between the antinociceptive and anti-inflammatory effects of the nonsteroidal anti-inflammatory drugs. A survey of their analgesic efficacy. Drugs 41: 533–547

Meade EA, Smith WL, DeWitt DL (1993) Differential inhibition of prostaglandin endoperoxide synthase (cyclooxygenase) isozymes by aspirin and other non-steroidal anti-inflammatory drugs. J Biol Chem 268: 6610–6614

Milton AS (1982) Prostaglandins in fever and the mode of action of antipyretic drugs. In: Milton AS (ed) Pyretics and antipyretics handbook of experimental pharmacology, vol 60. Springer, Berlin Heidelberg New York, pp 257–303

Milton AS, Wendlandt S (1970) A possible role for prostaglandin E_1 as a modulator for temperature regulation in the central nervous system of the cat. J Physiol (Lond) 207: 76P–77P

Mizel SB, Dayer JM, Krane SM et al. (1981) Stimulation of rheumatoid synovial cell collagenase and prostaglandin production by partially purified lymphocyte-activating factor (interleukin 1). Proc Natl Acad Sci USA 78: 2474–2477

Mizuno H, Sakamoto C, Matsuda K et al. (1997) Induction of cyclooxygenase 2 in gastric mucosal lesions and its inhibition by the specific antagonist delays healing in mice. Gastroenterology 112: 387–397

Nakamori T, Morimoto A, Yamaguchi K et al. (1993) Organum vasculosum laminae terminalis (OVLT) is a brain site to produce interleukin-1 beta during fever. Brain Res 618: 155–159

Nantel F, Denis D, Gordon R et al. (1999) Distribution and regulation of cyclooxygenase-2 in carrageenan-induced inflammation. Br J Pharmacol 128: 853–859

Neugebauer V, Schaible G, He X et al. (1994) Eletrophysiological evidence for a spinal antinociceptive action of dipyrone. Agents Actions 41: 62–70

Neugebauer V, Geisslinger G, Rümenapp P et al. (1995) Antinociceptive effects of R(-)- and S(+)-flurbiprofen on rat

spinal dorsal horn neurons rendered hyperexcitable by an acute knee joint inflammation. J Pharmacol Exp Ther 275: 618–628

Newton RC, Covington M (1987) The activation of human fibroblast prostaglandin E production by interleukin 1. Cell Immun 110: 338–349

Niiro H, Otsuka T, Izuhara K et al. (1997) Regulation by interleukin-10 and interleukin-4 of cyclooxygenase-2 expression in human neutrophils. Blood 89: 1621–1628

O'Banion MK, Sadowski HB, Winn V et al. (1991) A serum- and glucocorticoid-regulated 4-kilobase mRNA encodes a cyclooxygenase-related protein. J Biol Chem 266: 23261–23267

O'Neill GP, Ford-Hutchinson AW (1993) Expression of mRNA for cyclooxygenase-1 and cyclooxygenase-2 in human tissues. FEBS Lett 330: 156–160

Onoe Y, Miyaura C, Kaminakayashiki T et al. (1996) IL-13 and IL-4 inhibit bone resorption by suppressing cyclooxygenase-2-dependent prostaglandin synthesis in osteoblasts. J Immunol 156: 758–764

Oshima M, Dinchuk JE, Kargman SL, Oshima H, Hancock B, Kwong E, Trzaskos JM, Evans JF, Taketo MM (1996) Suppression of intestinal polyposis in $Apc^{\Delta 716}$ knockout mice by inhibition of cyclooxygenase 2 (COX-2). Cell 87: 803–809

Otterness IG, Bliven ML (1985) Laboratory models for testing nonsteroidal anti-inflammatory drugs. In: Lombardino J (ed) Nonsteroidal anti-inflammatory drugs. Wiley, New York, pp 111–252

Parrett ML, Harris RE, Joarder FS et al. (1997) Cyclooxygenase-2 gene expression in human breast cancer. Int J Oncol 10: 503–507

Patrignani P, Panara MR, Greco A et al. (1994) Biochemical and pharmacological characterization of the cyclooxygenase activity of human blood prostaglandin endoperoxide synthase. J Pharmacol Exp Ther 271: 1705–1712

Patrignani P, Panara MR, Sciulli MG et al. (1997) Differential inhibition of human prostaglandin endoperoxide synthase-1 and -2 by nonsteroidal anti-inflammatory drugs. J Physiol Pharmacol 48: 623–631

Peri KG, Hardy P, Li DY et al. (1995) Prostaglandin G/H synthase-2 is a major contributor of brain prostaglandins in the newborn. J Biol Chem 270: 24615–24620

Picot D, Loll PJ, Garavito RM (1994) The X-ray crystal structure of the membrane protein prostaglandin H_2 synthase-1. Nature 367: 243–249

Rainsford KD, Schweitzer A, Brune K (1981) Autoradiographic and biochemical observations on the distribution of non-steroid antiinflammatory drugs. Arch Int Pharmacodyn Ther 250: 180–194

Ristimäki A, Honkanen N, Jänkälä H et al. (1997) Expression of cyclooxygenase-2 in human gastric carcinoma. Cancer Res 57: 1276–1280

Roujeau JC, Kelly JP, Naldi L, Rzany B, Stern RS, Anderson T, Auquier A, Bastuji-Garin S, Correia O, Locati F, Mockenhaupt M, Paoletti C, Shapiro S, Sheir N, Schöpf E, Kaufman D (1995) Medication use and the risk of Stevens-Johnson syndrome or toxic epidermal necrolysis. N Engl J Med 333: 1600–1607

Scammell TE, Griffin JD, Elmquist JK et al. (1998) Microinjection of a cyclooxygenase inhibitor into the anteroventral preoptic region attenuates LPS fever. Am J Physiol 274: R783–R789

Schaible H-G, Grubb BD (1993) Afferent and spinal mechanisms of joint pain. Pain 55: 5–54

Schaible H-G, Schmidt RF (1988) Time course of mechanosensitivity changes in articular afferents during a developing experimental arthritis. J Neurophysiol 60: 2180–2195

Schmassmann A, Peskar BM, Stettler C et al. (1998) Effects of inhibition of prostaglandin endoperoxide synthase-2 in chronic gastro-intestinal ulcer models in rats. Br J Pharmacol 123: 795–804

Sehic E, Szekely M, Ungar AL et al. (1996) Hypothalamic prostaglandin E_2 during lipopolysaccharide-induced fever in guinea pigs. Brain Res Bull 39: 391–399

Simon LS, Weaver AL, Graham DY et al. (1999) Anti-inflammatory and upper gastrointestinal effects of celecoxib in rheumatoid arthritis: a randomized controlled trial. J Am Med Assoc 282:1921-1928

Sirois J, Richards JS (1992) Purification and characterisation of a novel, distinct isoform of prostaglandin endoperoxide synthase induced by human chorionic gonadotropin in granulosa cells of rat preovulatory follicles. J Biol Chem 267: 6382–6388

Smith CJ, Zhang Y, Koboldt CM et al. (1998) Pharmacological analysis of cyclooxygenase-1 in inflammation. Proc Natl Acad Sci USA 95: 13313–13318

Stitt JT (1985) Evidence for the involvement of the organum vasculosum laminae terminalis in the febrile response of rabbits and rats. J Physiol (Lond) 368: 501–511

The International Collaborative Study of Severe Anaphylaxis (1998) Epidemiology 9: 141–146

Thun MJ, Namboodiri MM, Heath CW jr (1991) Aspirin use and reduced risk of fatal colon cancer. N Engl J Med 325:1593-1596

Tocco G, Freire-Moar J, Schreiber SS, Sakhi SH, Aisen PS, Pasinetti GM (1997) Maturational regulation and regional induction of cyclooxygenase-2 in rat brain: implications for Alzheimer's disease. Exp Neurol 144: 339–349

Topper JN, Cai J, Falb D et al. (1996) Identification of vascular endothelial genes differentially responsive to fluid mechanical stimuli: cyclooxygenase-2, manganese superoxide dismutase, and endothelial cell nitric oxide synthase are selectively upregulated by steady laminar shear stress. Proc Natl Acad Sci USA 93: 10417–10422

Vane J (1994) Towards a better aspirin. Nature 367: 215–216

Vane JR (1971) Inhibition of prostaglandin synthesis as a mechanism of action of aspirin-like drugs. Nature New Biol 231: 232–235

Vaughan CW, Ingram SL, Connor MA et al. (1997) How opioids inhibit GABA-mediated neurotransmission. Nature 390: 611–614

Wallner BP, Mattaliano RJ, Hession C et al. (1986) Cloning and expression of human lipocortin, a phospholipase A_2 inhibitor with potential anti-inflammatory activity. Nature 320: 77–81

Weissmann G (1993) Prostaglandins as modulators rather than mediators of inflammation. J Lipid Med 6: 275–286

Whittle BJ (1993) Thirteenth Gaddum Memorial Lecture. Neuronal and endothelium-derived mediators in the modulation of the gastric microcirculation: integrity in the balance. Br J Pharmacol 110: 3–17

Williams CS, Smalley W, DuBois RN (1997) Aspirin use and potential mechanisms for colorectal cancer prevention. J Clin Invest 100: 1–5

Williams JT (1997) The painless synergism of aspirin and opium. Nature 390: 557–559

Winter CA, Risley EA, Nuss GW (1962) Carrageenin-induced edema in hind paw of the rat as an assay for anti-inflammatory drugs. Proc Soc Exp Biol 111: 544–552

Wong SCY, Fukachi M, Melnyk P, Rodger I, Giaid A (1998) Induction of cyclooxygenase-2 and activation of nuclear factor-κB in myocardium of patients with congestive heart failure. Circulation 87:100-103

Wunderlich CA, Seguin E (1871) Medical thermometry and human temperature. William Wood, New York

Xie W, Chipman JG, Robertson DL et al. (1991) Expression of a mitogen-responsive gene encoding prostaglandin synthase is regulated by mRNA splicing. Proc Natl Acad Sci USA 88: 2692–2696

Zembowicz A, Jones SL, Wu KK (1995) Induction of cyclooxygenase-2 in human umbilical vein endothelial cells by lysophosphatidylcholine. J Clin Invest 96: 1688–1692

Buch E: Antipyretische Analgetika (AA) – Wirkstoffprofile

Mitarbeiter:

Bernhard Aicher, Burkhard Hinz, Reinhard Sittl, Herman Hans Waldvogel,
Hanns Ulrich Zeilhofer

Zum Gebrauch und zum Aufbau der Wirkstoffprofile

Die hier vorgestellten Wirkstoffprofile sind nach bestem Wissen und Gewissen erstellt worden und beinhalten den aktuellen Wissensstand. Da der Informationsfluss zwischen Forschung bzw. Hersteller und Klinik kontinuierlich ist, entbinden die in diesem Buch angegebenen Informationen betreffend Wirkungen, UAW, Dosierung etc. den Leser nicht, die jeweiligen aktuellen Packungsprospekte, Patienteninformationen und speziellen Herstellerhinweise zu konsultieren.

In allen Gruppen finden sich toxische Substanzen, deren unerwünschte Wirkungen teilweise erst nach langjähriger klinischer Erfahrung bekannt wurden. Sie sind kurz erwähnt, damit die Jahre klinischer Erfahrungen, die dazu geführt haben, die Gefährlichkeit dieser Stoffe endlich zu erkennen, nicht vergeblich gewesen sind: bei der Beurteilung neuer Wirkstoffe soll der Aspekt des klinischen Erfahrungsguts mitberücksichtigt werden.

Der Einsatz von antipyretischen (AA) Analgetika in der täglichen Schmerztherapie erfordert vom Kliniker in jedem Fall ein besonders vorsichtiges und am Patienten (Anamnese; Kurzstatus) individuell angepasstes Vorgehen.

Die in hier behandelten Analgetika können entsprechend ihrer dynamischen Eigenschaften als Analgetika,
Antipyretika,
Aggregationshemmer,
Antiphlogistika oder
[lokale Entzündungshemmer]
eingesetzt werden.

Die standardisierten Wirkstoffprofile entsprechen denjenigen in Buch C und G.

Checklisten

8 Checkliste
»Kontraindikationen antipyretische Analgetika (AA)«

8.1 Absolute Kontraindikationen
saure antipyretische Analgetika

Bekannte Überempfindlichkeit gegenüber Wirkstoff- oder Wirkstoffgruppe (s. Kreuzsensibilität); Überempfindlichkeit gegenüber sog. Hilfsstoffen.

8.2 Absolute Kontraindikationen
saure saure antipyretische Analgetika

- Akute perioperative Schmerzzustände: der Einsatz von sauren antipyretischen Analgetika im Kontext der perioperativen Medizin bzw. akuten postoperativen Schmerzzuständen ist aufgrund der unspezifischen, eindrücklichen Hemmung der COX-Systeme abzulehnen (Grund: Beeinträchtigung wichtiger COX-koregulierter, physiologischer Mechanismen wie Koagulation, Nierenfunktion etc.; s. unten physiologische Rollen der COX-Isoformen). Als Alternativmedikation für die akuten postoperativen Schmerzen sind daher Opioide allein oder in Kombination mit nichtsauren aA (→ Metamizol, Propacetamol) vorzuziehen.
- Asthma bronchiale,
- floride Magendarmulzerationen,
- unkontrollierte arterielle Hypertension
- virale Erkrankungen (Grippe, Varizellen) beim Kind (< 12 Jahren; s. Reye-Syndrom),
- vorbestehende beträchtliche Nierenschädigung bzw. Nierenfunktionsstörung (s. unten),
- vorbestehende Koagulopathien, inkl. Antikoagulation,
- vorbestehende starke Leberschädigung (Verschlimmerung, s. unten) inkl. Leberzirrhosepatienten (Grund: Gefahr der tödlichen gastrischen Hämorrhagie).

8.3 Relative Kontraindikationen
saure saure antipyretische Analgetika

- Patienten mit allergischen bis systemischen Erkrankungen (Grund: erhöhte Inzidenz allergischtoxischer Multiorganerkrankungen wie aseptische Vaskulitis, Hepatitis, Meningitis, Pankreatitis, Perikarditis, Nephritis etc.; *Beispiel* Polyarthritis),
- Patienten mit allg. Allergieanamnese (Angioödeme, Nahrungsmittel- und Photoallergie, Nasenpolypen, Urtikaria, Eosinophilie, vasomotorischer Rhinitis; s. erhöhte Inzidenz allergischer u. allergischtoxischer Reaktionen: s. »AIA«-Syndrom, Anaphylaxis etc.),
- Patienten mit Autoimmunerkrankungen (Grund: Exazerbationen der Grunderkrankung; *Beispiele* Lupus erythematodes, Myasthenia gravis),
- Patienten mit Ulkusanamnese,
- Patienten mit vorbestehender Dysfunktionen des ZNS (Grund Exazerbationen der Grundkrankheit: *Beispiele* Epilepsie, M. Parkinson),
- regelmäßiger schwerer Alkoholkonsum (erhöhte Ulzerogenität, erhöhte Lebertoxizität),
- Patienten mit koronarer Herzkrankheit (s. unten; Camu et al. 1992; Empfehlung: Paracetamol).

8.4 Relative Kontraindikationen saure nichtsaure antipyretische Analgetika

– regelmäßiger schwerer Alkoholkonsum (betrifft Paracetamol; Grund: erhöhte Lebertoxizität; s. Wirkstoffprofil).

9 Checkliste »UAW antipyretische Analgetika (AA)« und Diskussion

Die Checkliste beinhaltet 14 standardisierte Kategorien.

Beachte den Unterschied in Bezug auf UAW und Interaktionen zwischen *zentralen spezifischen* Analgetika vom Typ Opioid (s. Buch B) – in der Regel spezifisch und durch einfache Therapiemaßnahmen zu beheben (nämlich in der Regel sog. ABC-Maßnahmen, spezifische Antagonisierung) und UAW und Interaktionen der antipyretischen Analgetika, die in der Regel unspezifischer und komplizierter Natur sind mit:

1. direkttoxischen Wirkungen auf Organgebiete
2. Störung endogener Enzym- (s. COX-Isoformen) bzw. PG-Systeme sowie
3. allergischtoxischen Nebenwirkungen mit unbekanntem Wirkmechanismus.

Deshalb ist in der Regel statt kausaler Therapiemaßnahmen eine symptomatische Therapie indiziert; schwere Zwischenfälle sind in der Regel intensivpflegebedürftig und in der Prognose schwierig abzuwägen.

1 und 2 ZNS, Gesichtssinne

ZNS und COX-Systeme
Das COX-1-System ist im ZNS ubiquitär konstitutiv nachweisbar, besonders im Bereich des Vorderhirns.

Das COX-2-System ist konstitutiv und induktiv im ZNS vorhanden und zwar vorwiegend als Mediator von analgetischen und antipyretischen Wirkungen.

Im Tierversuch hatte die Gabe des relativ selektiven COX-2-Hemmers Nimesulid (s. Wirkstoffprofil) keine Auswirkung auf experimentell gesetzte Hirnödeme; die PGE_2-Konzentration war allerdings in kortikalen und hypothalamischen Bereichen reduziert (Koyfman et al. 2000).

Das COX-2-System kann durch pyrogene Zytokine beispielsweise im Bereich des zirkumventrikulären Organs OVLT (s. Buch A) – inklusive Gefäßendothelien – induziert werden (s. Abschnitt Buch E: Antipyresis; Breder et al. 1996, Arbeiten von Cao et al., Marcheselli u. Bhazan 1996).

Das COX-2-System kann durch zentrale Stressfaktoren wie Konvulsionen, Ischämie aktiviert werden (Yamagata et al. 1993; Marcheselli u. Bhazan 1996).

Das spinale COX-2-System kann über periphere Entzündungsreaktionen aktiviert werden (Beiche et al. 1996).

Die Langzeiteinnahme von sauren antipyretischen Analgetika mit COX-1 und COX-2-Hemmung wird bei M. Alzheimer als protektive Medikation diskutiert (Stewart et al. 1997).

Das zentrale COX-2-System wird diskutiert im Zusammenhang mit gewissen Diäten und Alterungsprozessen.

Zusammenfassend können folgende pathophysiologische Beziehungen in Bezug auf das zentrale COX-System vereinfacht aufgestellt werden:

– COX-1-System ZNS = konstitutives Enzymsystem; putativ involviert in Regulation von autonomen Funktionen (Vorderhirn),
– COX-2-System ZNS = konstitutives und induzierbares Enzymsystem; durch periphere und zentrale Stimuli aktivierbar.

Allgemein antipyretische Analgetika und ZNS
Antipyretische Analgetika induzieren eine antinozeptiv-analgetische und antipyretische Wirkung über zentrale Mechanismen (s. individuelles Wirkstoffprofil).

Antipyretische Analgetika können folgende UAW im Sinne einer zentralen Dysfunktion induzieren: Sedation bis Konfusion, Konvulsionen, Koma, Kopfschmerzen, Übelkeit und Erbrechen, Sehstörungen, Tinnitus, Halluzinationen, Schweißausbrüche, Störungen der zentralen Atemsteuerung (siehe z. B. Salicylismus), Euphorie etc., Sehstörungen (inkl. Ablagerungen in Cornea, Retina, Amblyopie) sowie Störungen der Geschmacksfunktion.

Eine Dysfunktion zentraler Cyclooxygenasen bzw. eine Überprodutkion von Arachidonsäure wird diskutiert im Zusammenhang von psychischen Erkrankungen wie Schizophrenie (Das u. Khan 1998).

Erste Anzeichen einer ZNS-Intoxikation sind in der Regel das Auftreten von Tinnitus, Benommenheit bis Verwirrtheit: diese Effekte korrelieren in der Regel mit der Plasmakonzentration.

Antipyretische Analgetika können Exazerbationen vorbestehender zentraler Dysfunktionen auslösen (s. relative Kontraindikationen).

Tinnitus
Gewisse saure antipyretische Analgetika sind dosisabhängig ototoxisch: es betrifft dies v. a. den Hörverlust höherer Frequenzen (*Beispiele* → Acetylsalicylsäure, Benorilat). Der exakte Wirkmechanismus von salicylatinduziertem Tinnitus ist allerdings unbekannt: salicylatexponierte Versuchstiere weisen eine erhöhte c-fos-Expression im → Locus coeruleus, → PAG, → lateralen Parabrachialkernen, nicht aber entsprechenden Hörkernen auf: ein Indiz, dass Salizalylinduzierte Tinnitus und Stress sowohl auditorische als auch nichtauditorische Kerngebiete betrifft (Wallhäusser-Franke 1997).

Kopfschmerzen

> Circulus vitiosus: Kopfschmerz – Kopfschmerzmittel – kopfschmerzmittelinduzierte Kopfschmerzen – Kopfschmerzen

Werden antipyretische Analgetika zur Behandlung von Kopfschmerzen vom Spannungstyp bzw. der verschiedenen Migräneformen verwendet, können sog. medikamenten-induzierte Kopfschmerzen auftreten (s. Buch A). Diese Kopfschmerzform kann bei chronischer Substanzwirkung nach Einnahme täglicher Dosen von Analgetika, aber auch nach Einnahme von ergotaminhaltigen Medikamenten oder Triptanen über mindestens 3 Monate hinweg auftreten. Dieser Kopfschmerz ist chronisch, d.h. er besteht 15 Tage oder mehr pro Monat und verschwindet meist innerhalb von 10–14 Tagen nach Absetzen der Substanz. Er ist diffus, pulsierend und unterscheidet sich vom Migränekopfschmerz durch das Fehlen von Kopfschmerzattacken und/oder fehlende Begleitsymptome.

Nach den Kriterien der IHS setzt die Diagnose »Ergotaminkopfschmerz« voraus, daß über mindestens 3 Monate täglich Ergotamin (oral mindestens 2 mg, rektal mindestens 1 mg) eingenommen wurde.

Voraussetzung für den sogenannten Analgetikakopfschmerz ist die Einnahme von mindestens 50 g Acetylsalicylsäure oder eines vergleichbaren Analgetikums pro Monat oder mindestens 100 Tabletten eines Kombinationspräparates pro Monat. Eine klare Diagnose kann nur dadurch gestellt werden, daß sich der substanzinduzierte Kopfschmerz nach dem Absetzen der Substanz bessert. Zurück bleibt überlicherweise das primäre Kopfschmerzleiden.

Es gibt – entgegen den oft geäußerten Vermutungen – keinen wissenschaftlich begründeten Hinweis darauf, dass coffeinhaltige Analgetika in größerem Maße für die Entwicklung von medikamenteninduzierten Kopfschmerzen verantwortlich sind als Monoanalgetika oder Migränemittel. Es gibt ebenso keinen Hinweis darauf, dass der Entzug von coffeinhaltigen Analgetika schwieriger ist als der Entzug anderer Medikamente, die zu medikamenteninduzierten Kopfschmerzen geführt haben (Feinstein et al. 2000).

Zur Vermeidung eines medikamenteninduzierten Kopfschmerzes sollte den Kopfschmerzpatienten geraten werden, nicht häufiger als an 10 Tagen und nicht länger als 3 Tage hintereinander Schmerz- oder Migränemittel einzunehmen.

Kopfschmerzen und terminale Schmerzzustände

Kopfschmerzen bei Patienten unter Langzeitgabe von sauren und nichtsauren antipyretischen Analgetika (Ausnahme: Metamizol) sind differentialdiagnostisch von Kopfschmerzen wegen Hirnmetastasen auseinanderzuhalten; bei terminalen Schmerzzuständen ist im Kontext der Stufentherapie aus diesen Gründen der nichtsaure antipyretische Wirkstoff Metamizol vorzuziehen. Paracetamol hat sich aufgrund der Erfahrungen des Hrsg.in diesem Kontext nicht bewährt, weil es oft Kopfschmerzen induziert, besonders bei terminalen Schmerzzuständen, wo die max. TD von 4 g in der Regel aber ungenügend wirksam ist.

3 Herz/Kreislauf

Unerwünschte Herz-Kreislauf-Wirkungen sind im Gegensatz zu den zentralen Schmerzmitteln beschrieben, da nur wenige antipyretische Analgetika invasiv verabreicht werden.

Die therapeutische Gabe von antipyretischen Analgetika soll über eine Weitstellung der glatten Gefäßmuskulatur bzw. Vasodilatation eine Hypotension begünstigen; andererseits sind Studien bei KHK-Patienten durchgeführt worden, die eine negative Beeinflussung der Koronardurchblutung ergeben haben (→ Indometacin; ungenügende Daten).

Bei toxischer Dosierung kommt es wahrscheinlich zu direkttoxischer unspezifischer Schädigung des Herzens sowie der zentralen Gefäßregulatoren (Vasomotorenkollaps).

Prostaglandine sind für die Offenhaltung des Ductus Botalli mitverantwortlich; eine iatrogeninduzierte Prostaglandinsynthesehemmung kann zum vorzeitigen Verschluss des Ductus Botalli führen (→ fetal-neonatales COX-1- System).

Über Deregulation des H_2O- und Elektrolythaushalts (→ renale COX-Homöostase-Störung) kann eine larvierte Herzinsuffizienz dekompensieren; dies manifestiert sich klinisch als Kurzatmigkeit, Anstrengungsdyspnoe, in Form von peripheren Ödemen, als Gewichtszunahme oder Hämatokritverschiebung.

> i.v.-Gabe: langsamste, fraktionierte Gabe unter enger, verlängerter Beobachtungspflicht; Bolusgabe verboten.

Spezifische Wirkstoffe wie Opioide werden gemäß der induzierten spezifischen ZNS-Wirkung, die optimal nach einer Arm-Herz-ZNS-Kreislaufzeit auftritt (→ Buch allgemeine Kinetik und Applikationsformen), sorgfältig, interindividuell anhand der induzierten ZNS-Wirkung »titriert«.

Antipyretische Analgetika können definitionsgemäß aus folgenden Gründen nicht »titriert« werden:
1. der Wirkungseintritt ist langsam: die i.v.-Gabe kann deshalb nicht am klinischen Effekt in nützlicher Zeit interindividuell hochtitriert werden,
2. der klinische Effekt ist weniger ausgeprägt (Ausnahme: spasmolytische Analgetika wie Metamizol etc. bei kolikartigen starken Schmerzzuständen),

3. im Gegensatz zu der Wirkstoffgruppe Opioide (»interindividuelle Auftitrieren anhand der Wirkung«, s. Buch B) erfolgt die Dosierung nach Körpergewicht.

Die Bolusgabe von antipyretischen Analgetika ist verboten (Grund: akuter Herz-Kreislauf-Stillstand; kardiale Wiederbelebungschancen haben wegen der kardialen Toxizität in der Regel eine schlechte Prognose!).

Die i.v.-Gabe von muss langsamst, sorgfältigst, fraktioniert über einen längeren Zeitraum von 10–30 min durchgeführt werden, und zwar über eine gesicherte Plastikkanüle (oder mindestens gesicherte Butterfly) sowie laufender Infusion (um venöse Irritation durch das Infusat zu reduzieren; z. B. Infusionsbeutel von 250 ml in der Hauspraxis) sowie personellem, kontinuierlichem Patientenmonitoring (Beobachtungspflicht!) sowie Möglichkeit der Reanimation.

Monitoring: sinnvolle, einfachste, preiswerte Monitoringmaßnahmen sind:

1. Hand am Puls;
2. kontinuierlicher, verbaler Patientenkontakt; (bei Anzeichen einer verlangsamten Reaktion, verwaschener Sprache etc. muss der Blutdruck nicht gemessen werden, weil er bis zum Beweis des Gegenteils oft schon ungenügend ist (also: sofortiges Kopftieflagerung, Volumen- und Sauerstoffgabe bis zum Ausschluss einer Hypotension etc.);
3. Patienten ernst nehmen! Aussagen wie v. a. »komisches Gefühl« und Angst! Daneben Schweißausbruch, Jucken in der Nase, Schwindel etc. nie banalisieren: sie sind meist Vorboten einer anaphylaktischen Reaktion! Bei Aufkommen solcher subjektiver Phänomene sofort Injektion abbrechen!

Die in der Hauspraxis/ambulanten Medizin oft vorgenommene i.v.-Gabe über einfache Metallnadeln ist obsolet, weil:

1. solche Nadeln nicht gesichert sind,
2. die Nadeln leicht die Venenwände perforieren (v. a. wenn mißbräuchlich [!] Kubitalvenen punktiert werden) und
3. bei allfälligen Reanimationsmaßnahmen (schnelle Volumenzufuhr etc.) unnütz sind.

Empfehlung: Plastikverweilkanüle oder mindestens gut fixierte Butterflykanüle auf Handrücken.

4 Atmung, Atemorgane

Saure antipyretische Analgetika schädigen zentrale und periphere Atemfunktionsmechanismen unspezifisch:

4.1 Wirkungen auf zentrale Atemregulation
Bei Überdosierung beobachtet man eine zentrale Dysfunktion der Atemzentren, die sich anfänglich als Hyperpnoe, später als Versagen der zentralen Atemregulation manifestiert: entsprechende Therapiemaßnahmen sind rein symptomatisch und entsprechend unsicher (vgl. dosisabhängige spezifische Atemdepression bei Opioiden ist einfach, nämlich spezifisch antagonisierbar; s. auch → Salicylismus).

4.2 Wirkungen auf periphere Atemorgane
Die Wirkung von sauren antipyretischen Analgetika auf die peripheren Atemorgane ist kompliziert und betrifft in 1. Linie eine Deregulierung des pulmonalen COX-Systems.

Seltene periphertoxische Reaktionen betreffen Lungenödeme (Wirkungsmechanismus unklar).

Im Rahmen allergisch-toxischer Organentzündungen sind eosinophile aseptische Organentzündungen möglich; dies betrifft insbesondere saure antipyretische Analgetika und ähnliche Wirkstoffe [in eckiger Klammer], die in der Rheumatologie eingesetzt werden, nämlich: Diflunisal, Fenamate, Fenbufen, [Goldsalze], Ibuprofen, Loxoprofen, Mesalazin*, Naproxen, Sulindac, Sulphasalazin*, Tolfenaminsäure (*erhöhte Inzidenz von Pneumonitis, Alveolitis: s. individuelle Wirkstoffprofile).

Klinisch manifestiert sich eine aseptische Pneumonitis-Alveolitis in den meisten Fällen mit (nicht obligatem) Fieber, (im klinischen Kontext oft übersehenen oder falsch interpretierten) trockenem Husten und Dyspnoe; röntgenologisch sind Infiltrationen (histologisch eosinophile Granulome) nachweisbar, labormäßig besteht eine Eosinophilie (Goodwin u. Glenny 1992).

> Achtung bei trockenem, anhaltendem Reizhusten: ernstnehmen und gezielt abklären!

Via direkte Stimulation sind bronchopulmonale Afferenzen imstande, Neuropeptide freizusetzen (→ Buch A), so auch → Tachykinine (Buch A), die für proinflammatorische Reaktionskaskaden mit Bronchokonstriktion, Vasodilatation, Extravasation bzw. Ödembildung, Schleimsekretion sowie Fibroblastenaktivierung etc. mitverantwortlich sind (Reynolds et al. 1997). Siehe auch Buch F (Potentielle neue Wirkstoffe bei Asthma, reaktive Bronchitis etc.: Tachykininantagonisten., Leukotrien-Rezeptorantagonisten etc.).

Interaktion saure antipyretische Analgetika und bronchopulmonale COX-Systeme

> Prädisponiert: alle Asthmatiker sowie Patienten weiblichen Geschlechts, im Alter gegen 40, mit vorherigen Beschwerden einer vasomotorischen Rhinitis, sowie Nasenpolypen: sorgfältige Anamneseerhebung vor Gabe antipyretischer Analgetika ausschlaggebend!

Saure antipyretische Analgetika destabilisieren die pulmonalen COX-Systeme. Die Inzidenz von durch saure antipyretische Analgetika induzierten Bronchokonstriktionen ist beim Allergiker erhöht und beträgt 10–20% (Szczeklik 1997; Sampson et al. 1997; Cowburn et al. 1998).

Eine iatrogene Hemmung des COX-1-Systems koreguliert Bronchialfunktionen: eine iatrogene Beeinflussung dieses Systems stört das physiologische Gleichgewicht zwischen bronchodilatatorischen PGE vs. bronchokonstriktorische LTC_4, LTD_4 (Szczeklik u. Gryglewski 1983): innerhalb von Minuten kann sich ein lebensgefährliches Krankheitsbild mit Bronchospasmus, Rhinorrhö, fazialer Vasodilatation und angeschwollenen Konjunktiven entwickeln. Möglicherweise wird zusätzlich Histamin aus Mastzellen freigesetzt sowie bronchokonstriktorische Kinine aktiviert.

Die durch saure antipyretische Analgetika induzierte Hemmung der pulmonalen Cyclooxygenasen führt zu einer Freisetzung von (bronchokonstriktorischen) Cystein-Leukotrienen; bei den Betroffenen kann im Vergleich zu Gesunden oder Nichtreagierenden mittels Bronchialbiopsie eine Überexpression des perinukleären Enzyms LTC_4-Synthase und entsprechend in bronchialen Lavagen eine erhöhte Konzentration von LTC-4 aus Eosinophilen sowie in einem geringeren Ausmasse in Mastzellen nachgewiesen werden (Sampson et al. 1997). Das humane LTC-4-Gen konnte geklont werden und auf der Chromosomenlokalisation 5q35 nachgewiesen werden (Penrose et al. 1996).

Arachidonsäure wird normalerweise auf spezifische Zellaktivation hin über zytosolische Phospholipase A2 (cPLA2) freigesetzt und über den Weg des 5-Lipoxygenase-activating-Protein (FLAP) in 2 Schritten zu Leukotrienen abgebaut: über 5-Lipoxygenase (5-LO) zu LTA_4 und dann zu Dihydroxy-Leukotrien LTB_4 durch Zellen, die das Enzym LTA_4-Hydrolase exprimieren bzw. zu cys-LT LTC_4 durch Zellen, die die LTC_4-Synthase exprimieren, welche LTA_4 zu reduziertem Glutathion überführen. Die Aminosäuren Glukagon und Glycin werden dann metabolisch vom Molekül abgehängt und es entstehen die aktiven Metaboliten LTD_4 und LTE_4: eine erhöhte Konzentration von LTE_4 im Urin von »Acetylsalicylsäure-intoleranten« Patienten (Patienten, die nach Gabe von sauren antipyretischen Analgetika mit einer akuten Bronchokonstriktion reagieren) beweist die bei diesen Patienten ausgeprägte Aktivierung der 5-LIPOX bzw. LTC_4-Synthase (Cowburn et al. 1998).

Die Leukotriene C_4, D_4, E_4 (s. Buch A!) sind hochpotente inflammatorische Mediatoren (mikrovaskuläre Permeabilität ↑, Chemotaxis, Schleimsekretion ↑, Bronchokonstriktion [ca. 1000-mal stärker als Histamin etc.), die beim Asthmakranken auch im Bronchiallavage und sogar Urin nachgewiesen werden können.

Die exakten Wirkmechanismen der durch saure antipyretische Analgetika induzierbaren Bronchokonstriktion sind aber immer noch unklar. Unterschiedliche Patientenreaktionen (oder Patienten-Zellpopulationen) auf saure antipyretische Analgetika sind wahrscheinlich wegen interindividueller Störungen bzw. Reaktionen der Eikosanoidkaskaden erklärbar: die Inhalation von 720 mg Lysinacetylsalicylat bei Patienten mit bekanntem, stabilem Asthmaleiden schützte vor Metacholin- sowie Bradykinin- (per inhalationem) induzierter Bronchokonstriktion (placebokontrollierte DB-Studie, Sestini et al. 1997, Polosa et al. 1997).

Neueste Forschungen deuten nun auf die Möglichkeit hin, dass die Aminosäuresequenz der für die Enzymexpression (LTC_4-Synthase) verantwortlichen Gene (betr. Allel C-444) für Patienten, die Acetylsäure tolerieren, verschieden ist von denjenigen, die auf Acetylsalicylsäure mit einer akuten Bronchokonstriktion reagieren (Sanak et al. 1997).

Indometacin, Acetylsalicylsäure und Na-Salicylat per inhalationem reduzierte bei bekannten Asthmatikern ebenfalls die bronchokonstriktorischen Effekte von inhaliertem Metabisulfit sowie AMP (Wang et al. 1996).

Der Effekt einer intrabronchialen Instillation von Lysinaspirin (10 mg) wurde bei 11 Patienten mit bekanntem Asthma und Acetylsalicylsäureüberempfindlichkeit sowie bei 14 Patienten mit bekanntem Asthma, aber fehlender Acetylsalicylsäureüberempfindlichkeit untersucht. Die Intrabronchialaspirate vor Instillation unterschieden sich in beiden Gruppen in Bezug auf Histamin, IL-5, eosinophiles Kationprotein, Eosinophile, Tryptase sowie Prostanoide nicht. Nach 15 min wurden endobronchiale Proben entnommen und untersucht.

Bei Asthmatikern mit Acetylsalicylsäure-Intoleranz wurde eine statistisch signifikante Zunahme von Leukotrienen, IL-5, Histamin sowie der Anzahl eosinophiler Zellen beobachtet im Gegensatz zur Gruppe der acetylsalicylsäuretoleranten Asthmatiker. Beide Gruppen zeigten hingegen eine signifikante Reduktion der (bronchodilatatorischen) PGE_2 und TXB_2; PGD_2, PGF_2-α, PGF_9-α, 11 β-PGF_2 waren nur in der Gruppe der Acetylsalicylsäuretoleranten Asthmatiker reduziert (Szczeklik et al. 1996).

Analgetika können das konstitutive bronchopulmonale COX-System stören!
Die Rolle von niedrigdosierter Acetylsalicylsäure ist unklar: es gibt Hinweise, dass niedrigdosierte Acetylsalicylsäure vor Bronchokonstriktion schützt.

PGE_2, ein COX-1-Produkt der Atemwege (Schleimhäute, glatte Bronchialmuskulatur; Churchill et al. 1989; Delamere et al. 1994), in einer Konzentration von 5×10^{-8} mol/l in der Bronchialschleim nachweisbar, ist ein physiologischer Kofaktor der Regulation des Bronchiallumens sowie bronchialer Entzündungsreaktionen. Es induziert u. a. eine direkte oder indirekte Hemmung (s. unten):

- der cholinergen Bronchokonstriktion (Ito et al. 1990),
- der Freisetzung von Mediatoren aus Mastzellen (Peters et al. 1982),
- der Chemotaxis,
- des durch Zytokine induzierten Überlebens von Eosinophilen (Alam et al. 1993),
- der IL-2-Produktion (T-Lymphozyten; Chouaib et al. 1987),
- von durch Il-4 induzierter Produktion von lymphozytären IgE (Pene et al. 1988).

Tabelle. Bronchokonstriktion:physiologische Rezeptoren, Neurotransmitter etc.

COX-1	PGH2/Prostanoide: v. a. PGE_2	Bronchoregulation
COX-2	u. a. TXA_2, $PGF_{2\alpha}$	Bronchokonstriktion
TXA-2	via TP-Rezeptoren	Bronchokonstriktion
PGD_2		Bronchokonstriktion
$PGF_{2\alpha}$		Bronchokonstriktion
IL-1β	COX-2-Expression ↑, Prostanoide	?
»Zytokinsuppe«		
(IL-1β, TNF-α, Interferon-γ)	COX-2-Expression ↑, PGE_2 ↑, $PGF_{2\alpha}$ ↑	? (Belvisi et al. 1997)
Histamin	H_1-Rezeptoren-Aktivation	Bronchokonstriktion
Histamin	$PGF_{2\alpha}$ ↑ (Br.-Muskulatur! Knight et al. 1997)	Bronchokonstriktion
Endothelin 1		Bronchokonstriktion
Phospholipase	Leukotriene LTB_4, LTC_4, LTD_4, LTE_4	Bronchokonstriktion
Bradykinin per inhalationem		Bronchokonstriktion
PGE_2		Bronchodilatation
PGI_2 (Prostacyclin)		Bronchodilatation
H_2-Rezeptoren-aktivierung		Bronchodilatation
NO		Bronchodilatation
Antileukotriene		Bronchodilatation

PGI_2 (Prostacyclin) ist ein potenter Dilatator glatter Muskeln (starker Broncho- und Vasodilatator, schwache Uterusrelaxation), das über G-Protein-gekuppelte Rezeptoren die Adenylatcyclase aktiviert und die Produktion der cAMP erhöht (damit auch die Plättchenaggregation hemmt). Prostacyclin hat eine kurze HWZ von ca. 2–3 min. (schnelle hydrolytische Spaltung bei normalem pH). Prostacyclin wird in der Intensivpflege eingesetzt (als Aerosol oder i.v. über Pulmonalkatheter) bei primärer und sekundärer pulmonaler Hypertension.

Das Zytokin IL-1β induziert die Transskription und Translation der induzierbaren COX-2 um ein Mehrfaches (mit entsprechender Produktion von Prostanoiden): es gibt Hinweise auf die Mitwirkung des Faktor NF-κB (Newton et al. 1997).

Das endogende bronchiale NO-System hemmt proinflammatorische und bronchokonstriktorische Reaktionskaskaden (Kageyama et al. 1997).

Die Inhalation von Nedocromil- und Cromoglycat (4 mg bzw. 10 mg) bei Asthmatikern – die auf Acetylsalicylsäure mit einer Reduktion der FEV-1 von >25% reagierten – erbrachte eine reduzierte Reduktion der FEV-1 auf 18–20%: ein Indiz nach Ansicht der Autoren, dass »Aspirin-induziertes Asthma« nicht auf Thrombozyten, sondern auf Mastzellenaktivierung beruht (Robuschi et al. 1997).

Prostanoide und ARD-Syndrom

Beim sog. ARD-Syndrom (engl. *adult respiratory distress syndrome*) ist eine Erhöhung der pulmonalen Thromboxane B_2 (TXA_2-Metabolit) nachweisbar. Die Störung der pulmonalen PG-Balance im Sinne einer TXA_2-Erhöhung wird für eine Erhöhung des pulmonalen Druckes mitverantwortlich gemacht. COX-Blocker sind imstande, eine TXA_2-induzierte pulmonale Hypertension zu blockieren (Tierversuch). In diesem Sinne wurde in der Klinik die Gabe von Indometacin sowie (vasodilatierenden) PGI_2 und PGE_1 therapeutisch genutzt. Die Störung der pulmonalen PG-Balance wird in der Pathophysiologie der pulmonalen Hypertension als Faktor diskutiert (Christman et al. 1992).

Vorklinische und klinische Studien

Leukotriene und Asthma s. auch Buch F.
Therapieansatz: Spezifische COX-2-Hemmer.
Therapieansatz: LTC_4-Antagonisten, LTB_4-Antagonisten, 5-Lipoxygenase Hemmer, TP-Rezeptorantagonisten, TXA-Synthase-Hemmer (Lockhart u. Dinh-Xuan 1997; Devillier u. Bessard 1997).
Therapieansatz: Dexamethason, IL-1-Rezeptorantagonist (Vigano et al. 1997; Pang u. Knox 1997).

Die Inhalation von PGE_2 führt beim Gesunden zu Bronchodilatation, beim Asthmatiker jedoch zu einer unterschiedlichen Wirkung auf das Bronchiallumen (Szezeklik et al. 1996). Eine durch Körperanstrengung induzierbare Widerstandserhöhung wird reduziert, eine histamininduzierte Bronchokonstriktion jedoch kaum beeinflusst (Pavord u. Tattersfield 1995). Man nimmt deshalb hypothetisch an, dass PGE_2 eine Bronchokonstriktion (bzw. asthmatische Reaktionen) indirekt, nämlich über neuronale Mechanismen oder via Mastzellenmediation, mitbeeinflusst (Pavord u. Tattersfield 1995).

Inhaliertes PGD_2 ist im Vergleich zu Histamin bei Gesunden und Asthmatikern eine 18- bis 25-mal stärkeres bronchokonstriktorisches Agens; der Effekt von PGD_4 ist unklar (Sampson et al. 1997). Wirkstoffe vom Typ Antileukotriene sind erfolgreich als Anti-Asthmatika eingesetzt worden (O'Byrne et al. 1997).

→ Ketamin hat bronchodilatatorische Eigenschaften, indem es die Wirkung des bronchokonstriktorischen Peptids Endothelin-1 hemmt (Sato et al. 1997).

Zytokine induzieren die Neusynthese von COX-2 in unterschiedlicher Weise: bei Asthmapatienten können erhöhte Konzentrationen von IL-1β, TNF-α und Interferon-γ nachgewiesen werden, wobei bei In-vitro-Untersuchungen nur das Zytokin IL-1β zeit- und konzentrationsabhängig die Prostanoidproduktion via erhöhte COX-2 nicht aber die COX-1-Expression verstärkte. Die Hauptprostanoide waren: PGE_2 sowie 6-keto-PGF_1. Dieser Vorgang wurde durch Dexamethason geblockt (Pang u. Knox 1997).

Acetaldehyd ist ein Hauptfaktor einer Alkohol-induzierbaren Bronchokonstriktion. Bei wiederholter Inhalation wird eine Tachyphylaxie beobachtet: d. h. die Acetaldehyddosierung muss erhöht werden, um eine Reduktion der FEV-1 von 20% zu erreichen. Das saure antipyretische Analgetikum bzw. COX-Hemmer Indometacin hebt die Tachyphylaxie auf: aus diesen Gründen nehmen die Autoren an, dass bei Acetaldehyd-induzierter Bronchokonstriktion mit Tachyphylaxie ein COX-Mechanismus involviert ist (Fujimura et al. 1997).

Autoimmunerkrankungen: Patienten, bei denen Acetylsalicylsäure eine Bronchokonstriktion auslöste, wiesen gegenüber Asthmapatienten mit ASS-Toleranz erhöhte antinukleäre Antikörper auf, ein Indiz, dass Patienten mit Immunstörungen (M. Raynaud, Kältesensibilität, rheumatoide Symptome etc.) empfindlicher auf saure antipyretische Analgetika reagieren (Szczeklik et al. 1995).

Vor der Gabe von sauren antipyretischen Analgetika sind immer folgende anamnestische Hinweise abzuklären:
Nasenpolypen? Chronische Sinusitiden? Chronische Rhinitis? (Loewe et al. 1985)
Anosmie oder Hyposmie?
Bekannte Allergien, auch Haustierallergien (z. B. allergische Rhinitis auf Haustiere)

Raucher?
Chronische Bronchitis (Großstadtprobleme, hyperreaktives Bronchialsystem)?
Immunstörungen?
Allergien bis Anaphylaxie nach Einnahme von milben- bzw. parasitenhaltigem Getreide? (Sánchez-Borges et al. 1997)

---

5 Verdauungstrakt

Verdauungstrakt und COX-Systeme

Mit einigen Ausnahmen werden protektive Prostaglandine durch die COX-1 synthetisiert: COX-1-Knock-out-Mäuse weisen aber keine spontanen Magenschleimhautschäden auf (Langenbach et al. 1995). Man nimmt deshalb an, dass noch andere zyto- oder organoprotektive Substanzen für die Protektion der Magenschleimhaut vorhanden sind.

Strahlungsgeschädigte Dünndarmschleimhautkrypten (Lieberkühn'sche Ileumkrypten) werden durch die Applikation des starken COX-1-Inhibitoren Indometacin zusätzlich geschädigt, jedoch nicht durch Applikation eines selektiven COX-2-Hemmers: COX-1-Kaskade-Prostanoide sind offensichtlich zytoprotektiv und regenerativ wirksam; sie können auch nach Bestrahlungschäden in frischen, proliferativen Zellen nachgewiesen werden (Cohn et al. 1997).

Das COX-2-System wird bei Entzündungen und Neoplasmen des GI-Traktes exprimiert, nicht jedoch das COX-1-System (Ristimäki et al. 1997, Kutchera et al. 1996; Tsujii et al. 1997, Sheng et al. 1997; s. auch weiter unten die Diskussion um Apoptosis, niedrigdosierte saure antipyretische Analgetika und Darmpolyposis sowie COX-2 und Karzinogenese).

Zusammenfassend können – vereinfacht – folgende pathophysiologische Beziehungen in Bezug auf das COX-System aufgestellt werden:
- COX-1-System Verdauungstrakt = konstitutives organoprotektives Enzymsystem (bei iatrogener Hemmung sind entsprechende UAW zu erwarten);
- COX-2-System Verdauungstrakt = konstitutives und induzierbares Enzymsystem (Entzündungen, Neoplasmen [→ Buch F: COX-2 und Karzinogenesis]; aber essentiell für Wundheilungsvorgänge: bei iatrogener Hemmung gibt es in Bezug auf diese Vorgänge nur unzureichende Daten).

Wirkmechanismen

Wirkmechanismen der durch antipyretische Analgetika induzierten UAW im Verdauungstrakt sind
1. direkttoxischer Art,
2. entstehen über Homöoastasestörung der implizierten COX- bzw. PG-Systeme oder sind
3. toxischallergischer Art.

In der Regel sind alle akuten, chronischen, reversiblen bis irreversiblen Funktionsstörungen und Schäden möglich.

Mundhöhle, Ösophagus

> **Pillenösophagitis**
> (Minocha u. Greenbaum 1991)

Bukkoösophageale Schleimhauteruptionen sind nach Oxyphenbutazon beschrieben worden (Jain et al. 1991).

Endoskopisch nachgewiesene und makroskopisch typische ösophageale Ulzerationen sind nach Acetyl-salicylsäure-, Ibuprofen-, Acetylsalicylsäure-Ibuprofen-Einnahme beschrieben worden; Anämie, retrosternale Schmerzen und Dysphagie waren Begleitsymptome (n=4 Fälle; Hypothese: direkttoxische Schädigung v. a. bei p.o.- Einnahme in Tablettenform und ohne genügende Flüssigkeitseinnahme; Sugawa et al. 1997).

Fallbeschreibung: die Einnahme einer einzigen Flurbiprofentablette ohne Wasser zur Schmerzbehandlung nach Zahnextraktion führte zu multiplen ösophagealen Ulzerationen mit Stenosebildung (klinisch als akuter Brustschmerz impressionierend; Takehana et al. 1992).

Ösophagealschleimhautzellen in Zellkulturen sind imstande, unter Normalbedingungen anfallende Arachidonsäure über den COX-Abbauweg vorwiegend in PGE_2 abzubauen; in Gegenwart von schädigenden Reizen wird offenbar auch der LIPOX-Weg (s. Buch A) beschritten zum Abbau entsprechender Prostanoide wie 12-15-HETE (Jimenez et al. 1997).

Magen/Dünndarm

Magen-Darm-Schädigungen sind die häufigsten UAW der sauren antipyretischen Analgetika (Hawkey 1994): ihr Einsatz erhöht die Möglichkeit einer Magen-Darm-Erkrankung um den Faktor 4, bei chronischer Einnahme um den Faktor 5; in 10– 30% findet man bei chronischer Einnahme über 3 Monate Läsionen wie subepitheliale Hämorrhagien, Erosionen und Ulzera (Florent et al. 1989; Hawkey 1990; Bollini et al. 1992; Garcia-Rodriguez u. Jick 1994, Langman et al. 1994, UK Committee on Safety of Medicines; Langman et al. 1994, Laine 1996). Die Inzidenz von schweren, lebensgefährdenden gastrointestinalen Zwischenfällen (Hämorrhagie, Magenperforation) ist bei Rheumatikern erheblich und mit einer gegenüber der Normalbevölkerung deutlich erhöhten Mortalität behaftet (18% vs. 43%, Wolfe et al. 1986; Armstrong u. Blower 1987; Lanas et al. 1997). Die Inzidenz von Duodenalulzera scheint unter sauren antipyretischen Analgetika nicht wesentlich, deren Morbidität jedoch stark erhöht zu sein. Eine finnische Übersicht über Ätiologie von akuten oberen Gastrointestinalblutungen erbrachte keinen signifikanten Hinweis, dass die Einnnahme von sauren antipyretischen

Analgetika ausschlaggebend war: Raucher und Trinker hatten unabhängig von einer Analgetikaaufnahme eine höhere Inzidenz von Blutungen (Matikainen u. Kangas 1996, n=48 Blutungen vs. Kontrollgruppe von Notfallpatienten ohne Blutungen; beide Gruppen gaben jedoch in ca. 60% an, »Analgetika eingenommen zu haben«). Eine andere Publikation wiederum fand demgegenüber keinen Zusammenhang zwischen funktioneller Dyspepsie, Alkoholkonsum und Rauchen (Talley et al. 1994).

Saure antipyretische Analgetika können die Schleimhaut des Magen-Darm-Trakts
1. direkttoxisch sowie
2. Deregulierung der implizierten intestinalen COX-Systeme schädigen.

Die direkttoxische Wirkung auf die Magenschleimhaut ist kompliziert und erfolgt über mehrere Stufen. Ein tiefes bzw. saures Magen-pH führt wahrscheinlich zu einer schnelleren, lokalen Resorption der nichtionisierten Form (Hogben et al. 1957) mit entsprechend höherer Potenz der direkten Schädigung der oberflächlichen Zellschichten sowie Hemmung der lokalen für den Schleimhautschutz notwendigen PG-Synthase bzw. »PG-Homöostase«. Ist einmal die oberflächliche Schleimhautbarriere durchbrochen, kann sich die Schädigung ulzerös in die Tiefe fortsetzen (Elliott et al. 1996). Die Bedeutung der Magensäure als pathogener Faktor wurde teilweise bestritten, weil die Gabe des säurehemmenden Wirkstoffs Ranitidin nicht zu einer Reduktion der durch saure antipyretische Analgetika-induzierten Magenulzera führte (Lancaster-Smith et al. 1991). Der Einsatz des stärkeren Protonenblockers Omeprazol schützt jedoch gegen durch saure antipyretische Analgetika induzierte Magenulzera (Yeomans et al. 1998); außerdem ist seit langem bekannt, dass der Moment der Wirkstoffeinnahme (nüchtern vs. nichtnüchtern; tierexperimentell: Satoh et al. 1984), der Galenik (in Schleimhautfalten hängenbleibende Wirkstoffkorpuskel vs. flüssige Formen etc.), der Komedikation mit magentoxischen Komedikationen (Kaffee, Nikotin, Kombinationen mit saures antipyretischen Analgetika, Kortikosteroiden etc.) die Ulzerogenität beeinflusst.

Toxische Wirkungen umfassen u. a. auch das in der Wundheilung von Ulzera implizierte Fibroblastensystem: die Gabe von 1 mg/kg Indometacin in submukosales Magengewebe hemmt die fibroblastische Wundheilung und führt u. a. zum Fibroblastenzelltod durch Apoptose (Hirose et al. 1997). Als direkttoxische Wirkung kann auch die Entkuppelung mitochondrialer oxidativer Phosphorylierungsvorgänge angesehen werden (Bjarnason u. Hayllar 1996).

Das gastrische COX-2-System ist für die Wundheilung wichtig. Damit stellt sich die Frage, ob die Gabe von selektiven COX-Hemmern bei vorliegenden Schleimhautschädigungen die Wundheilung entscheidend hemmt bzw. ulzerogene Wirkungen hat.

Die gastrische Schleimhautperfusion sowie Säureproduktion unter Pentagastrin-Stimulation ist u.a. abhängig von der luminalen Protonenkonzentration, gastrischem PG- und NO-System sowie intakten Afferenzen. Die Gabe des Stimulans Pentagastrin induziert keine Schädigung der Schleimhautbarrieren, jedoch die zusätzliche Gabe des sauren antipyretischen Analgetikums Indometacin (Kato et al. 1997). Ulzerationen nach kurzer Wirkstoffexposition sind eher toxischer Genese, solche nach chronischer Exposition eher systemischer Genese.

Zwischen klinischer Symptomatik, lokalen Schleimhautschäden und endoskopischen Befunden bestehen keine Zusammenhänge: Patienten ohne klinische Symptomatik können erhebliche endoskopische Läsionen aufweisen; schwere Magen-Darm-Zwischenfälle treten plötzlich auf, ohne daß der Patient über Symptome klagte (Armstrong u. Blower 1987, Somerville et al. 1986); klinische Beschwerden können ohne entsprechende histologische Läsionen vorhanden sein und Läsionen können bei völliger Beschwerdefreiheit nachgewiesen werden (Arbeiten von Lanza zitiert in Whittle 1992; Caruso u. Bianchi-Porro 1980).

Das in der pränatalen und frühgeburtlichen Pädiatrie eingesetzte Indometacin kann schwere Intestinalläsionen beim Frühgeborenen induzieren (s. Indometacin).

Das nichtsaure antipyretische Paracetamol ist nicht ulzerogen, obwohl bei p.o.-Gabe gastrische Irritationen (Dyspepsie) möglich sind (McIntosh et al. 1988).

Wahl der Applikationsform bzw. galenischen Form

Die rektale und systemische Anwendung schützt vor der direkten toxischen Schädigung der Magen-Darm-Trakt-Schleimhaut, jedoch nicht vor der systemischen Schädigung (PG-Synthese; s. Kontraindikation Proktitiden).

Die Wahl der galenischen Form kann die Inzidenz der direkten Magenschleimhautschädigung reduzieren: monolithisch ummantelte, magensaftresistente Tabletten oder Dragées verweilen als Fremdpartikel (Pylorusreflex) länger als bislang angenomen im Magenlumen; Wirkstofflösungen haben dagegen eine rasche Magenpassage und ein kleineres Schädigungspotential (Rauws 1992).

Interaktion mit physiologischem gastrischem COX-System

Das gastrische COX-1-System koreguliert (u. a. mit dem COX-2-System, s. unten):

1. mikrovaskuläre Integrität der Magen-Darm-Schleimhaut,
2. Perfusion,
3. Reepithelialisierung,
4. Neubildung gastroprotektiver Kofaktoren wie Transforming Growth Factor α, Cholezystokinin, IL-β, Hepatozyten Growth Factor, NO, VIP, cAMP,

5. den gastroprotektiven, intraluminalen Schleimdrüsendruck,
6. Schleim-, Bikarbonat- und Säureproduktion (das pH des gastrischen Mukus ist neutral, das intraluminale gastroduodenale pH beträgt zwischen 1,3 und 3)
7. Ionendiffusionspotentiale zwischen Lumen (pH) und inneren Gewebeschichten (pHi)
8. die Gerinnung (z. B. submuköse Blutungen $\Leftrightarrow$ Nekrosedruck $\Leftrightarrow$ Hypokoagulation) (Guth et al. 1984, 1985; Guth 1986; Cohen et al. 1987; Morris et al. 1986; Hirata et al. 1997; Konturek et al. 1998; Bamba et al. 1998; Mercer et al. 1998; Synnderstad u. Holm 1998; Miller 1983, Miller et al. 1883; Hogan et al. 1994, Filmström 1986; Hojgaard et al. 1996; Fromm 1987a,b; Code 1981; Shorrock u. Rees 1988, Konturek u. Konturek 1994, Kaunitz u. Tanaka 1996, Wallace u. Granger 1996).

Tierexperimentell (Adjuvans-induzierte Entzündung) wurde Folgendes nachgewiesen:

1. ein antiinflammatorischer Effekt wurde nur erzielt, wenn eine COX-1-Hemmung vorhanden war;
2. die dabei eintretenden gastrointestinalen UAW erfolgten parallel zur COX-1-Hemmung;
3. Wirkstoffe mit präferenzieller COX-2-Hemmung (NS-398, Nimesulid, DuP 697, Etodolac) erzielten nur in hohen, COX-unspezifischen Dosierungen einen signifikanten antiinflammatorischen Effekt (Wallace et al. 1998).

Das gastrische COX-2-System ist induzierbar und involviert bei Heilungsvorgängen: im Tierversuch hemmen COX-2-Hemmer die Heilungsphase (Mizuno et al. 1997; Brzozowski et al. 1999), insbesondere die für die Wundheilung wichtige Angiogenese (Hull et al. 1999).

Die klinische Relevanz dieser Beobachtungen in Bezug auf die Einführung selektiver COX-2-Hemmer kann noch nicht endgültig abgeschätzt werden: Fallberichte über schwere gastrische Schäden sind in Einzelfällen schon publiziert worden (s. Wirkstoffprofil Celexocib Buch G), obwohl aufgrund der vorliegenden klinischen Daten wie beispielsweise Meloxicam selektive COX-2-Hemmer gegenüber nichtselektiven COX-Hemmern eine signifikant niedrigere Inzidenz entsprechender gastrischer UAW aufweisen (s. auch Buch D).

Es wurde untersucht, ob eine durch antipyretische Analgetika induzierte Hemmung der 5-LIPOX bei potentiellen gastrointestinalen Nebenwirkungen involviert ist: die chronische Gabe von Indometacin im Tierversuch (Ratte, D: 2mg/kg p.o.) ergab eine hohe Mortalität von 40% (intestinale Adhäsionen und Perforationen), eine signifikante Erhöhung der Leukozyteninfiltration im mesenterischen Interstitium sowie eine Erhöhung der gastrischen LTB_4-Konzentration. Die präventive Gabe des spezifischen COX-LO-Hemmers Tepoxalin (D: 20 mg/kg p.o.; 30 min vor Indometacinexposition) und des spezifischen LO-Hemmers Zileuton (100 mg/kg p.o.) verhinderte die Erhöhung der gastrischen Leukotrienekonzentration sowie Neutrozytenreaktion auf Indometacin (Kirchner et al. 1997).

Tierversuch (Ratte; ex vivo Versuchskammern; Magen): die Perfusion mit Taurocholat induzierte bei der Indometacin-exponierten Magenschleimhaut Blutungen, jedoch nicht bei der mit selektiven COX-2-Hemmern exponierten Schleimhaut (Nimesulid; NS-398; Hirata et al. 1997).

Fibroblasten sind in der Wundheilung gastrischer Ulzera mitbeteiligt: In-vitro-Fibroblastenkulturen reagierten auf »platelet-derived growth factor« (PDGF) mit einer Proliferation; hingegen hemmten der »transforming growth factor β-1« sowie PGE_1 das Fibroblastenwachstum (Piazuelo et al. 1998).

Veränderte Intestinalbarriere:
enterohepatische Zirkulation von intestinalen Keimen
Saure antipyretische Analgetika schädigen die Schleimhaut des Dünndarms (Erosionen, Stenosebildung etc., Bjarnason 1988).

Saure antipyretische Analgetika schädigen schützende Faktoren der Dünndarmschleimhaut (Lugea et al. 1997). Bei sauren antipyretische Analgetika, die als Razemat bzw. in 2 enantiomeren Formen vorkommen, wird die COX häufig vornehmlich durch nur 1 Enantiomer gehemmt, die Störung der Dünndarmschleimhaut scheint jedoch bei beiden Formen aufzutreten, und dabei von der COX-Inhibition unabhängig zu sein (Davies et al. 1996; Reuter al. 1997).

Allgemeine Risikofaktoren

Als Risikofaktoren für gastrointestinale UAW gelten:
- Alkoholkonsum,
- Alter >60 Jahre (Talley et al. 1995; tierexperimentelle Untersuchungen: Miyake et al. 1996),
- gastrisches pH (Hung et al. 1995), Gastrinaktivität, Bikarbonatfreisetzung Pankreassaft.
- Helicobacter-pylori-Befall: Helicobacter-pylori-Infektion ist eine der häufigsten bakteriellen Infektionen weltweit und mitverantwortlich für chronische aktive Gastritis vom Typ B, schleimhautassoziiertes Lymphoid Lymphoma (MALT), gastrische Atrophie, gastrische Präkanzerosen, sowie in bis zu 95% für Duodenalulzera (Hunt 1996). Eine Infektion mit Helicobacter pylori ist auch in der Hälfte aller Patienten mit gastro-intestinalen Läsionen die durch saure antipyretische Analgetika induziert wurden, vorhanden (Taha et al. 1992, Chan et al. 1997; Heresbach et al. 1992): man schätzt die Inzidenz bei 60% in Bezug auf Magenulzerationen und 95% in Bezug auf Duodenalulzera. Magenulzerationen im Bereich der großen Kurvatur sind eher durch saure antipyretische Analgetika induziert, unabhängig einer H.-pylori-Infektion (al-Assi et al. 1996). Eine andere Studie bestreitet den Zusammenhang zwischen durch saure antipyretische Analgetika induzierte gastrointestinale UAW und H. pylori-Infektion (Lanas et al. 1997). Beachte: die Inzidenz von Helicobacter-pylori-Infektionen ist beim älteren Patienten höher. Pilotto et al. examinierten eine Kontrollgruppe von älteren Patienten (n=73; 70–96 Jahre) mit manifester GI-Blutung (Hämatemesis, Meläna, Hg-Abfall >3 g, endoskopische Kontrolle) vs. Patienten ohne manifeste Anhaltspunkte für Blutungen (n=73). Die Inzidenz von Magenulkus, Duodenalulkus und erosiver Gastritis war in beiden Gruppen vergleichbar, nämlich 46%, 19% und 16%. Die Gruppe mit manifester Blutung wies einen höheren Konsum von sauren antipyretischen Analgetika auf (53 vs. 19%; der Konsum war in ca. 50% sporadisch und in 28% chronisch) und einen niedrigeren Befall mit H.-bacter-Infektion auf (48% vs. 73%). Die statistische Auswertung ergab, dass die Einnahme von sauren antipyretischen Analgetika mit einem erhöhten Risiko von sowohl gastrischen wie auch duodenalen Blutungen verbunden ist; Patienten mit H.-pylori-Befall wiesen signifikant weniger gastrische Blutungen auf (Pilotto et al. 1997). Es auch wird diskutiert, ob H. pylori selbst mit der PG-Synthese interferiert (Hudson et al. 1993).
- Hohe Dosierung,
- Kombination Alkohol + Nikotin (Tierversuche: synergistische Toxizität, Tariq et al. 1985),
- Komedikationen: Aminodiphosphonate (s. Adjuvanzien, Graham et al. 1997),
- Komedikationen: Antikoagulanzien,
- Komedikationen: Kortikosteroide,
- Langzeiteinnahme: >1 Monat, >2 Monate, kritisch >3 Monate (Gabriel et al. 1991: Metaanalyse 16 Publikationen),
- Nikotinkonsum (verschiedene Faktoren wie gastroprotektive PGE_2-Synthese $\downarrow$, Baumeister et al. 1995; verminderte Ulkusrandperfusion für Heilphase, Iwata u. Leung 1995; Hemmung der duodenalen Bikarbonatproduktion, Ainswortz et al. 1993),
- Polypragmasie illustriert an 1 typischen Fall: iatrogene Intoxikation Mefenaminsäure + Diclofenac + Paracetamol + Dexamethason wegen Lumbosakralschmerzen bei Diabetiker (!)= iatrogene Invasion (Dünndarmresektion; Bielecki et al. 1995),
- Stress (postoperativer Stress etc.!). Diskussion: Stress (Kaltwasserimmersion von Ratten: gastrische 6-Keto-PG $F_1\alpha\uparrow$: durch Indometacin reduzierbar jedoch mit Konsequenz von Schleimhautschäden, die durch die Gabe von Iloprost – einem PGI2-Analogon – aufhebbar waren; Harada et al. 1997; Kombination Nikotin + Stress fördert gastrische Ulzerationen, möglicherweise über Hypersensibilisierung gastrischvagaler M_1-M_2-Rezeptoren, Ogle et al. 1993),

- Vorbestehende Magen-Darm-Erkrankungen (Ulkus-erkrankungen),
- vorbestehende Systemerkrankungen (*Beispiele* Rheumaerkrankungen, Immunerkrankungen),
- wiederholte Einnahmen,
- Wirkstofftyp bzw. Hemmung Isoenzym COX-1/ COX-2.

Wirkstoffwahl: Gastropathie-Index? Pharmakovigilanz!

Propionsäurederivate wie Ibuprofen weisen eine niedrige Inzidenz von Magen-Darm-Nebenwirkungen; Azapropazon, Piroxicam (!!) und Ketoprofen haben das höchste Inzidenzpotential (García Rodríguez u. Jick 1994; Griffin et al. 1991; Ehsanullah et al. 1988; Langman et al. 1994). Ähnliche Ergebnisse wurden durch eine Erhebung mittels Einweisungs-Gastropathie-Index erzielt, nämlich: Ketoprofen, Piroxican, Fenbufen = signifikantes gastrisches UAW-Potential >> Naproxen, Azapropazon, Mefenaminsäure >> Indometacin, Diclofenac, Ibuprofen (Trewin et al. 1994; n=2987 Einweisungsdaten).

Es wird diskutiert, ob saure antipyretische Analgetika mit einer vorteilhaften COX-1-/COX-2-Ratio in Bezug auf Effektivität und Inzidenz von UAW vorteilhafter sind (s. Celecoxib und Rofexocib, sowie Meloxicam; Crofford 1997); ebenfalls ist noch unklar, ob die Gabe selektiver COX-2-Hemmer die Wundheilung bei geschädigter Gastrointestinalschleimhaut hemmt und damit nicht indiziert wäre.

Das Oxford Adverse Drug Reaction Schema dagegen weist folgende Risiko in Abhängigkeit des Wirkstoffs aufgrund von Zwischenfällen auf 10.000 Verschreibungen im Zeitraum 1991/1994 auf: Piroxicam, Benorylat, Flurbiprofen Risiko > Indometacin, Naproxen > Diclofenac und Ibuprofen (Smith et al. 1994). Das Ulkusrisiko bei Langzeiteinnahme von Ibuprofen, Diclofenac ist <Indometacin, Naproxen, Piroxicam und am höchsten bei Azapropazon und Ketoprofen (n=1144 Ulkusnotfallaufnahmen, Langman et al. 1994); das Ulkusrisiko ist geringer bei Ibuprofengabe als bei Acetylsalicylsäure und Naproxen u.v. a. Piroxicamgabe (n=574 Ulkuspatienten; Kaufman 1993; s. Ibuprofen).

Schutz vor gastrointestinalen UAW

Beide COX-Systeme sind für eine intakte gastrointestinale Schleimhaut verantwortlich. Das COX-2-System ist bei Entzündungen und malignen Entartungen offenbar (als »induktives Enzymsystem«) aktiviert, spielt aber bei physiologischen Heilvorgängen – eben als »institutionelles Enzymsystem« – eine wichtige Rolle (Morteau et al. 2000).

Eine Arbeit bestreitet den Einfluss von Risikofaktoren (*Beispiele:* Geschlecht, Alter, Sozialstatuts, Rasse, Zigarettenrauchen, Alkoholkonsum) und Wirkstoffwahl (Robinson et al. 1989).

Magen-Darm-Nebenwirkungen können prophylaktisch durch Wahl der optimalen galenischen Form (Lösungen statt Tabletten etc.), Einnahmeregeln (Diät, Antacidaschutz etc.) sowie Therapeutika (Protonenblocker, H_2-Blocker, PG-, s. unten) reduziert werden. Gewöhnliche Tabletten irritieren die Magenschleimhaut am meisten mit der Möglichkeit von mikrokristalliner Ablagerung in Schleimhautfalten und dies je nach Partikelform (Zolfaghari et al. 1997); besser vertragen werden Wirkstofflösungen (kürzere Schleimhautkontaktdauer) sowie therapeutische Systeme (schützende Mikroverkapselung oder Aluminiumhydroxidbindung, Resorption erst im Dünndarm): bei Langzeitanwendung sind allerdings auch hier bei älteren Patienten endoskopisch Läsionen der Dünndarmschleimhaut nachweisbar (Lewis u. Waye 1988).

Die WHO empfiehlt die gastrointestinalen UAW von Acetylsalicylsäure durch gleichzeitige Milch- oder Antacidagabe oder durch Gabe auf vollen Magen zu reduzieren (Cancer Pain Relief WHO 1986: 54): durch Anheben des Magen-pH (normal: 1,0–1,5) auf >3,5 wird der Anteil des ionisierten Wirkstoffs analgetischer Säuren (vgl. pK_a um 3,5) vergrößert: somit penetrieren weniger (nichtionisierte) Wirkstoffanteile die Schleimhautbiomembranen; der schädigende osmotische Effekt, der allein zu Magenschleimhautläsionen führen kann, wird allerdings nicht reduziert.

Prävention

Die Gabe von Misoprostol (PG-Analog) reduziert wahrscheinlich am wirkungsvollsten die gastroduodenale Toxizität saurer antipyretischer Analgetika (Numo 1992, Loeb et al. 1992, Hollander 1994, Silverstein et al. 1995, Levine 1995). Misoprostol kann zu UAW führen wie: abdominale Krämpfe und Diarrhö.

Die prophylaktische Gabe von Sucralfat ist wahrscheinlich wirkungslos auf das Entstehen von sauren antipyretischen Analgetika induzierten Ulzera, mag aber die gastrische Blutung reduzieren helfen (Hudson et al. 1997).

Die Gabe von sog. H_2-Blocker ist gegenüber der Gabe von Protonenpumpenblockern (Famotidin, Omeprazol) unterlegen; diese schützen v. a. die Duodenalschleimhaut und ist indiziert bei allen Patienten mit Ulkusanamnese (Wallin et al. 1990; Taha et al. 1996, Ekstrom et al. 1996; Hawkey et al. 1998).

Die antibiotische Behandlung einer Helicobacter-pylori-Infektion reduziert möglicherweise das Risiko einer gastrischen Läsion (Diskussion s. oben; Chan et al. 1997). Vorgehen bei Helicobacter pylori- Infektionen und Patienten unter sauren antipyretischen Analgetika mit gastrischen Beschwerden:

1. Analgetikum absetzen,
2. Infektion bekämpfen,
3. Analgetikum nach erfolgreicher Infektionsbekämpfung vorsichtig wieder aufnehmen.

Distale Darmabschnitte: Dickdarm – Rektum – Anus

Saure antipyretische Analgetika können im distalen Darmtrakt (Kolon, Rektum) toxische Schädigungen (Blutungen, Anämie, Strikturen, Ulzerationen, Diarrhö) sogar mit letalem Ausgang induzieren. Saure antipyretische Analgetika können entzündliche Darmerkrankungen (IBS, M. Crohn etc.) exazerbieren. Epidemiologische Daten für distale Darmerkrankungen, die durch saure antipyretische Analgetika induziert werden, sind ausstehend (Davies 1995).

Schwere (teratogene) Schädigungen des Dünn- und Dickdarms sind durch diaplazentare und translaktale Passage beim Fetus sowie Neugeborenen möglich (v. a. Enterokolitis): s. Wirkstoffprofil Indometacin.

Lanas et al. untersuchten eine Gruppe von 71 Patienten mit gastrointestinalen Blutungen (HPLC-Plasmatest für Acetylsalicylsäure, COX-Test; Drop outs: 5 [Warfarin etc.]; 66 Blutungen, davon 28 Magenulkus, 14 Duodenalulkus und 21 (!!) Kolon-Rektum-Blutungen). Acetylsalicylsäureeinnahme bei 80% (Lanas et al. 1992): die Inzidenz von durch saure antipyretische Analgetika induzierte UAW in *distalen* Darmabschnitten wird offenbar massiv unterschätzt.

> Vgl. COX-2 und Karzinogenesis in Buch F.

Saure antipyretische Analgetika:
Langzeiteinnahme und Inzidenz kolorektaler Malignome

1. Patienten unter Acetylsalicylsäure entwickeln seltener kolorektale Krebserkrankungen (Fallstudien: Melbourne Colorectal Cancer Study 1988; National Cancer Institute 1991; Arbeiten von Peleg et al. 1994; Muscat et al. 1994, Suh et al. 1993: zitiert in Giovannucci et al. 1995).
2. Patienten unter Acetylsalicylsäure entwickeln seltener Krebserkrankungen; bei Auftreten von Malignomen ist die Mortalitätsrate niedriger (Schreinemachers un Everson 1994; Giovannucci et al. 1994; Arbeiten von Thun et al. 1991, 1993: zitiert in Giovannucci et al. 1995).
3. Patienten mit rheumatoider Arthritis und Acetylsalicylsäurelangzeitgabe weisen eine erniedrigte Malignomrate (Magen, Kolon) auf (Gridley et al. 1993; Laakso et al. 1986: zit. in Giovannucci et al. 1995).
4. Die Therapie mit dem Salicylat Sulfasalazin (s. Buch E) erniedrigt bei der entsprechenden Patientengruppe möglicherweise die Entartungsrate der chronisch entzündeten Intestinalschleimhaut (Pinnczowski et al. 1994 zit. in Giovannucci et al. 1995).
5. Patienten unter Acetylsalicylsäurelangzeittherapie weisen eine erniedrigte Rate von intestinalen Benignomen auf (*Beispiel* kolorektale Adenome; Suh et al. 1993; Giovannucci E et al. 1994; Greenberg et al. 1993; Logan et al. 1993: zitiert in Giovannucci et al. 1995), die ihrerseits als Malignomvorstufen betrach-

tet werden können (Muto et al. 1975: zit. in Giovannucci et al. 1995).
6. Der Einsatz von Sulindac wird bei *familiärer adenomatöser Polyposis* empfohlen, weil der Wirkstoff offenbar die Polypenbildung, möglicherweise aber auch die krebsartige Entartung hemmt (Giardiello et al. 1993; Nugent u. Phillips 1993; Thorson et al. 1994: s. Buch E).
7. COX-Hemmer wie Acetylsalicylsäure, Indometacin, Piroxicam und Sulindac hemmen im Tierversuch die Entstehung von Kolonmalignomen (Lit. s, Giovannucci et al. 1995).
8. Neuere Untersuchungen weisen auf die Upregulierung der COX-2 in tumorösen Geweben sowie Immunzellen (Makrophagen) hin (s. unten).

Langzeitstudien ergaben unterschiedliche Interpretationen: die retrospektive Studie von Giovannucci et al. umfasst Nachforschungen zwischen 1984 und 1992 (n=89446 Frauen des amerikanischen Gesundheitsdienstes); bei Frauen scheint ein regelmäßiger Acetylsäurekonsum über 10 Jahre das Risiko für kolorektale Krebserkrankungen signifikant zu reduzieren (Giovannucci et al. 1995; optimale Dosisfindungsanalyse unmöglich; diskutierte Wirkungsmechanismen sind COX-1- u. -2-Acetylierung bzw. Hemmung; über ein acetyliertes COX-2 kann offenbar dennoch eine Reaktionskaskade über 15-R-HETE aktiviert werden, die mit Zellproliferation etc. interferiert; ebenfalls ist Überhandnehmen des nicht gehemmten LIPOX-Systems möglich mit unbekannter biologischer Bedeutung; Marcus 1995). Das COX-2-System ist bei malignen Erkrankungen offenbar stark aktiviert und mag die Apoptosis maligner Zellen hemmen bzw. das Tumorwachstum fördern (Ryu et al. 2000: Untersuchungen an metastasierenden gynäkologischen Malignomen).

6 Leber, ableitende Gallenwege, Pankreas

Die Leber ist neben der Niere das Haupteliminationsorgan der antipyretischen Analgetika (s. Tabelle: hepatische Extraktionsrate).

Im Gegensatz zu zentralen Analgetika vom Typ Opioid können antipyretische (saure und nichtsaure) Analgetika die Leber erheblich schädigen. Das relativ offene hepatische Kapillarbett sowie hohe Wirkstoffkonzentrationen begünstigen unspezifische Leberzellschädigungen.

Im Prinzip sind alle akuten, chronischen, reversiblen bis irreversiblen Funktionsstörungen und Schäden möglich.

Epidemiologische Studien zeigen in Bezug auf saure antipyretische Analgetika (s. auch: nichtsaures antipyretisches Analgetikum Paracetamol und Leber!) hingegen eine relative kleine Inzidenz von Leberschäden: so hat García-Rodriguez in einer retrospektiven Studie

(England, Wales; Allgemeinpraktiker; 1987–1991, n=625307; >2 Mio. Verschreibungen) nur 23 Fälle von akuten Leberschäden ermittelt, was eine Inzidenz von 3,7 schweren Leberschäden auf 100.000 Verbraucher bzw. 1,1 Fälle auf 100.000 Verschreibungen ergab; letaler Ausgang: 0; Wirkstoff mit höchster Leberhepatoxizität: Sulindac; Patienten mit rheumatischer Arthritis: 10-mal höhere Inzidenz von Leberschäden; ebenfalls Patienten mit hepatotoxischer Komedikation (García Rodríguez et al. 1994).

Die hepatische Biotransformation erfolgt bei den meisten AA über das Cytochrom-p450-System: die Oxicame Piroxicam und Tenoxicam, das Phenylessigsäurederivat Diclofenac sowie das Propionsäurederivat Ibuprofen und Derivate werden über das Isosubenzym P450TB, CYP2C transformiert, die Wirkstoffe Acetylsalicylsäure, Mefenaminsäure und Indometacin über die Subform P450TB. Es wird deshalb postuliert, dass Komedikationen, die diese Systeme ebenfalls beanspruchen (Fungizide, Sulfonamide, Calziumkanalblocker etc.), die hepatische Biotransformation dieser saure antipyretische Analgetika reduzieren können (Leemann et al. 1993).

Die Anwendung von sauren antipyretischen Analgetika über Wochen kann eine reversible anikterische zytolytische Hepatitis auslösen die nach Dosisreduktion oder Therapiestop ausheilt (Danan u. Babany 1984). Toxische Leberschäden sind v. a. bei Diclofenac, Phenylbutazon, Pirprofen, Sulindac beschrieben worden (Prescott 1986). Als Leberschäden stehen hepatozelluläre Schäden, aber auch Cholestasis im Vordergrund, v. a. bei älteren Patienten oder Patienten mit systemischen Begleiterkrankungen.

Wegen Hepatotoxizität sind u. a. die antipyretischen Analgetika Clometacin, Fenclozinsäure, Ibufenac, Benoxaprofen und Feprazon aus dem Handel gezogen worden.

In der Regel werden beim Einsatz AA immer dosisabhängige, reversible Leberfunktionsschädigungen in Form von pathologischen Enzym-, Bilirubin- und Prothrombinwerten beobachtet. Aseptische Leberentzündungen kommen in der Folge von allergischtoxischen Entzündungen vor. Folgende Leberschädigungen werden beschrieben: reversible toxische Schädigung hepatozellulärer Funktionen (hepatische Enzymsysteme, hepatischer Lipidstoffwechsel, Bilirubinstoffwechsel etc.), irreversible Leberschädigung (akute fatale Leberverfettung, akute Leberzellnekrose etc.), »allergischtoxische« reversible bis irreversible Leberschäden (pathophysiologischer Wirkmechamismus unbekannt). Folgende Patienten sind in Bezug auf Hepatoxizität besonders gefährdet:

– ältere Patienten,
– Kinder,
– Kinder mit viralem Infekt: Reye-Syndrom (Arbeiten von Hall; Hurwitz 1989; Glen-Bott 1988; Hardie et al. 1987; Gladtke u. Schauseil-Zipf; Porter et al. 1990),

– Patienten mit systemischen Erkrankungen (Lupus erythematodes, autoimmunologische Formen des Rheumatismus etc.).
– Patienten mit vorbestehendem Leberschaden (Leberzirrhose, chronisch erhöhter Alkoholkonsum etc.),
– Patienten, die unter chronischen Leberenzyminduktoren (Phenobarbital, Alkohol) stehen.

Die hepatische Verstoffwechselung von Paracetamol kann die hepatischen Abbaumechanismen erschöpfen und zu fulminanten tödlichen Leberschäden führen (s. unter Wirkstoffprofil Paracetamol!). Bei eingeschränkter Leberfunktion ist Paracetamol in einer reduzierten täglichen Dosierung von 2-mal 1 g (Bircher u. Sharifi 1991), sowie Wirkstoffe mit niedriger Hepatotoxizität und kurzer Halbwertszeit (Acetylsalicylsäure, Ibuprofen, Diclofenac) vorzuziehen.

Die Wirkung von antipyretischen Analgetika auf die abführenden Gallenwege ist unklar (O'Donnell et al. 1992 [Indometacin]; O'Leary et al. 1991; Rhodes et al. 1991). Experimentell kann durch die Gabe von Acetylsalicylsäure die Bildung von Konkrementen reduziert werden (Lee et al. 1981; Hood et al. 1988). Es wird angenommen, dass die chronische Schädigung der abführenden Gallenwege bei Langzeiteinnahme von Wirkstoffen, die durch Hepatozyten abgebaut werden, unterschätzt

Tabelle. Hepatische Extraktionsrate antiypretischer Analgetika (in %). (Nach Bircher u. Sharifi 1991)

Acetylsalicylat	50	Metamizol	3
Allopurinol	50	Naproxen	1
Azapropazon	1	Paracetamol	31
Ibuprofen	2	Phenylbutazon	1
Indometacin	9	Salicylat	5

Tabelle. Leberenzyminduktoren

Alkohol (chronisch)	Griseofulvin
Aminoglutethimid	Phenytoin
Barbiturate	Rifampicin
Carbamazepin	

Tabelle. Leberenzymhemmer

Allopurinol	Fluvoxamin
Amiodaron	Gemfibrozil
Androgene	Isoniazid
Bezafibrat	Ketoconazol
Chinidin	Makrolid-Antibiotika
Chloralhydrat	Metronidazol
Chloramphenicol	Miconazol
Cimetidin	Omeprazol
Ciprofloxacin	Propafenon
Clofibrat	Propranolol
Cotrimoxazol	Sulfinpyrazon
Danazol	Tamoxifen
Diltiazem	Valproinsäure
Disulfiram	Verapamil
Fluconazol	

und verkannt wird: Schädigungen, wie sie unter der Bezeichnung »idiopathische biliäre intrahepatische Duktopenie« auftreten, weisen histopathologisch u. a. eine perikanalikuläre Lipofuscinosis auf, ein Indiz für chronische wirkstoffinduzierte Hepatozytenschädigung (z. B. Phenacetin, Chlorpromazin etc.; Degott et al. 1992).

7 Niere, ableitende Harnwege

Durch AA-induzierte Schädigungen auf das Nierensystem sind prinzipiell über folgende 3 Mechanismen möglich:

7.1 direkt-toxische Schädigung;
7.2 Interaktionen mit renalem COX-1- und COX-2-System;
7.3 toxisch-allergische Schädigung.

Möglich sind somit sämtliche Formen akuter, chronischer, reversibler bis irreversibler Funktionsstörung bis Organschäden wie akute allergisch-toxische Nephritis, akute oder chronische interstitielle Nephritis, nephrotisches Syndrom, oligurisches reversibles bis irreversibles Nierenversagen, Papillennekrose, Proteinurie, Hämaturie, Hyperkaliämie, Zystitis, Dysurie (s. Wirkstoffprofil Tiaprofensäure!) sowie Tumoren ableitender Harnwege. Retrospektive Übersichtsstudien weisen auf eine signifikante Korrelation zwischen Einnahme von sauren antipyretischen Analgetika sowie Hospitalisierung wegen akuter Niereninsuffizienz auf (Evans et al. 1995: Analyse von 207 Patienten wegen akuter Niereninsuffizienz).

7.1 Direkttoxische Schädigung

> »Phenacetinniere«

Anfang der 50-er Jahre wurde in der Schweiz erstmals ein möglicher Zusammenhang zwischen einer chronischen Nierenschädigung und der Einnahme von Medikamenten hingewiesen. Dabei kamen besonders die zur damaligen Zeit weit verbreiteten Phencetin-haltigen Analgetika in Verdacht (Spühler u. Zollinger 1950). Epidemiologische Langzeitstudien zeigten, dass die chronische Einnahme dieser Medikamente in z. T. ekzessiven Dosen zu einer chronisch-interstitiellen Nephritis, die morphologisch durch eine ausgeprägte Kapillarsklerose der Nierenbeckenschleimhaut gekennzeichnet ist, führt und als »Phenacetinniere« bezeichnet wird (Dubach et al. 1991). Der Begriff »Phenacetinniere« wurde später zur »Analgetikaniere« verallgemeinert, obwohl es keine überzeugende Evidenz dafür gibt, dass antipyretische Analgetika in Form von Mono- oder Kombinationsanalgetika zu einer chronischen Nierenerkrankung vom Typ einer »Phenacetinniere« führen (Feinstein et al. 2000).

7.2 Interaktion mit physiologischem renalem COX-System

Das Prostaglandinsystem der Niere (via konstitutive COX-1 und konstitutive COX-2) reguliert u. a.:

- die fetale Phase der Glomerulogenesis und Entwicklungs des Nierenkortex (COX-2!; im Menschen kann die Exposition der Schwangeren zur Nierenmissbildung des Feten führen! Komhoff et al. 1997, 2000),
- die renale Perfusion,
- die Regulation der glomerulären Filtration (COX-1!),
- die Salzabsorption in der aufsteigenden Henle-Schleife (Clive u. Stoff 1984; COX-2!),
- das renale Reninsystem und Kaliumionenausscheidungsmechanismen (Henrich 1983);
- im Tierversuch kann durch selektive COX-2-Hemmung die Kontraktionsfähigkeit der Ureteren gehemmet werden (Nakada et al. 2000).

Bei mechanischer Reizung des Nierenbeckens werden über mechanosensible Nierensensoren die entsprechenden noxischen Reize ausgelöst unter zentripetal weitergeleitet: in entsprechenden Tierversuchen kann diese Nozitransduktion (offenbar von PGE_2 und Substanz P moduliert) die Nozitransduktion sowie die erhöhte Konzentration von PGE_2 durch den Wirkstoff Etodolac (nichtselektiver COX-1-/COX-2-Hemmer, s. Wirkstoffprofil) gehemmt werden (Kopp et al. 2000).

Die renale COX-1 und COX-2 bauen Arachidonsäure in die folgenden 5 Prostanoide (s. auch Buch A) um:

- PGE_2
- $PGF_{2\alpha}$
- PGI_2
- $TBXA_2$
- PGD_2 (Breyer u. Breyer 2000)

Diese bioaktiven Lipidmediatoren koregulieren über entsprechende Zielrezeptoren, nämlich der Familie der G-Protein-gekuppelten PG-Rezeptoren EP, FP, IP, TP, DP, renale Funktionen. Dies beinhaltet u. a.:

- Ca^{2+}-Influx (betrifft FP, TP, EP1-Rezeptoren)
- Stimulation des zyklischen Adenosinphosphatsystems (EP2, EP4, DP, IP-Rezeptoren)
- Hemmung des zyklischen Adenosinphosphatsystems (EP3-R)

Die topographische Differenzierung des komplexen COX-Systems bzw. der damit verbundenen Funktionen ist heute einigermassen bekannt (Breyer u. Breyer 2000):

- Stimulation der EP1- und EP3-Expression reduziert die NaCl- und Wasserreabsorption aus dem ableitenden Tubulussystem (Effekt: erhöhte Natrium- und Wasserausscheidung; allerdings weisen EP3-Knockout-Mäuse nur eine leichte Veränderung des Wasserhaushalts auf).
- EP2-Rezeptorsystem: (schwach) nachweisbar im Nierensystem; genaue intrarenale Lokalisation aber

noch unbekannt (entsprechende EP2-Knock-out-Mäuse leiden aber an Hypertension, sodass angenommen wird, dass das renale EP2-System den Salzhaushalt mitreguliert; s. auch oben Kopp et al. 2000).

- EP4-Rezeptorsystem: nachweisbar im glomerulärem System (Regulation der Reninfreisetzung und Regulation des glomerulären, vaskulären Widerstands).
- IP-Rezeptorsystem reguliert offenbar die afferente Arteriole (also Renin-Freisetzung sowie glomerulären vaskulären Widerstand).
- DP-Rezeptorsystem: wahrscheinlich renal nicht vertreten.

Das renale PGE_2/PGI_2-System moduliert die vasokonstriktorischen Effekte von Angiotensin II, Noradrenalin und Vasopressin. Diese beeinflussen die glomeruläre Filtration, den vaskulären Widerstand und die Ausschüttung von Renin.

Saure antipyretische Analgetika können die renale Perfusion reduzieren; über eine reduzierte Na-Ausscheidung werden Ödeme bzw. vorbestehende Herzinsuffizienz sowie eine arterielle Hypertension induziert. Über die reduzierte Reninausschüttung kann ein Hypoaldosteronismus mit Hyperkaliämie resultieren. Eine Hyponätriämie ist über eine reduzierte H_2O-Ausscheidung möglich (Murray u. Brater 1993).

Die Nieren synthetisiert die meisten PGs (Sun et al. 1981), v. a. PGI_2 (Nierenkortex) sowie PGE_2 (Nierenmark; Larsson u. Anggard 1973).

Immunohistologisch konnte die Expression von COX-1 in der menschlichen Nieren im Tubulärsystem, Interstitialzelle, Endothelzellen, glatter Muskulatur der prä- und postglomerulären Gefäße nachgewiesen werden, wogegen das COX-2-System auf Endothel-, Muskelzellen der renalen Gefäßsystems (Arterien, Venen) sowie intraglomerulären Podozyten, nicht aber in der Macula densa nachweisbar ist (Körnhoff et al. 1997); es wird angenommen, dass das COX-2-System bei Intravasalmangel upreguliert und somit für die Nierenfunktion ebenfalls von vitaler Bedeutung ist (Venturini et al. 1998).

Das COX-1-System scheint in der fetalen Phase in den Glomeruli und Sammelrohren v. a. zum juxtamedullären Kortex hin exprimiert zu werden; ontogenetisch lässt sich das COX-2-System nur bei reifen Nieren nachweisen: ein Hinweis auf die Funktion der renalen Perfusion und glomerulären Hämodynamik. Im Tierversuch wird durch experimentelle Hypovolämie das renale sonst in der Macula densa wenig vorhandene COX-2-System aktiviert bzw. hinaufreguliert (Venturini et al. 1998).

Eine Ausschaltung des COX-2-Gens in Versuchstieren führt jedoch zu schweren Störungen der Nierenfunktion.

Das Fehlen des COX-1-Systems bei reifen Glomeruli, nicht aber bei unreifen fetalen Glomeruli lässt auf eine ontogenetische Rolle des COX-1-Systems bei der Glomerulogenese schließen (Kornhoff et al. 1997).

Das renale Prostaglandinsystem ist mitbeteiligt an der Regulation der glomerulären Filtrationsrate, der Salzabsorption im aufsteigenden Teil der Henle-Schleife, der renalen Perfusion, der komplizierten renalen Hormonsysteme (Renin-, Angiotensin-, Vasopressin- und Noradrenalinsystem), des renalen Phospholipasesystem (PG-Produktion; Levenson et al. 1982; Baer 1988).

Beim Gesunden hat die temporäre Gabe von sauren antipyretischen Analgetika wenig Auswirkungen auf die Nierenfunktion, wie dies am Beispiel von 2 Studien illustriert sei:

Salzverlust stimuliert das renale PG-System Die Gabe von 50 mg Indometacin bzw. 400 + 800 mg Ibuprofen hatte keinen Einfluss auf die renale Perufsion, glomeruläre Filtrationsrate und renale Elektrolyteliminiation bei gesunden, unter salzarmer Diät gehaltenen Probanden (n=8). Die Gabe von Furosemid induzierte erwartungsgemäß eine sofortige Erhöhung der renalen Perfusion und glomerulären Filtrationsrate. Beide sauren antipyretischen Analgetika, Indometacin und Ibuprofin (800 mg) hemmten signifikant diese Furosemidinduzierte diuretische Phase, jedoch ohne Einfluss auf die Na-Ausscheidung. Beide sauren antipyretischen Analgetika hemmten die renale Reninaktivität (Passmore et al. 1990). Die durch Furosemid induzierte erhöhte Plasma-Renin-Aktivität sowie Aldosteronkonzentration wurden bei 8 gesunden Probanden durch Nimesulid maskiert, die erwartete kaliuretische und diuretische Furosemidwirkung temporär signifikant reduziert (Steinhäuslin et al. 1993).

Es ist deshalb zu erwarten, dass bei Vorliegen pathologischer Vorgänge sowie bei Einsatz hochdosierter, potenter saurer rantipyretischer Analgetika eine relevante renale Dysfunktion auch beim Gesunden auftritt. Prinzipiell gefährliche Konstellationen sind zu erwarten bei Patienten, wo eine optimale Nierenfunktion von der renalen PG-Synthese abhängt, insbesondere bei:

- Arteriosklerose (Grund: allgemein Gefäßregulation, Organperfusion eingeschränkt und weniger flexibel)
- beeinträchtigter Nierenperfusion (Arteriosklerose, Schock etc.),
- Dehydratation (Grund: renales COX-System ist Hauptfaktor für Autoregulation),
- diabetische Nierenschädigung + Metformin,
- Herzinsuffizienz (Grund: optimalen renale Ausscheidung vermindert zusätzliche Intravasalbelastung),
- hohem Alter (Grund: wie Arteriosklerose),
- hohen zirkulierenden Katecholaminen (renale Vasokonstriktion; *Beispiel:* starke Schmerzzustände, Schock etc.),
- hohem Reninspiegel (Grund: optimale renale Autoregulation von RA-System abhängig),

- Hypertension und Hypotension,
- Hypovolämie,
- Interaktionen mit Diuretika,
- Komedikation mit nierentoxischen Wirkstoffen (betr. v. a. Nierentransplantierte unter nephro-tubulotoxischen antibakteriellen/antivirale Wirkstoffen; Ludwin u. Alexopoulou 1993, Schwarz et al. 1998),
- Leberzirrhose (Grund: optimale renale Eliminationsmechanismen notwendig),
- peri- und postoperativen H_2O- und Elektrolytverlusten etc.,
- portalen Shunts,
- Nierenschädigung bei multiplem Myelom (Yussim et al. 1998),
- zirkulierenden nephrotoxischen Endoliganden (»colony stimulating factor 1«, TNF-α; Wada et al. 1997),
- vorbestehenden Nierenfunktionsstörungen

(vgl. Zambraski u. Dunn 1994; Clive u. Stoff 1984; Carmichael u. Shankel 1984; Murray u. Brater 1990; Oates et al. 1988; Dibona 1986; Arbeiten von Ciabattoni s. Wirkstoffprofil Sulindac).

Prophylaxe
1. Aufrechterhaltung des normalen systemischen Perfusionsdrucks (adäquater Blutdruck, adäquate Volumen- und Elektrolytsubstitution)
2. regelmäßige klinische Check ups (Gewicht; Ödeme etc.) und Laborkontrollen
3. optimale Wirkstoffwahl (Wirkstoffe mit kurzer Halbwertszeit/niedriger Toxizität)

Die Rolle des COX-1-/COX-2-Wirkstoff-Profils (Murray u. Brater 1997) ist allerdings aufgrund der neueren Befunde, dass das COX-2-System ebenfalls relevant für eine normale Nierenfunktion ist, diskutierbar (Venturini et al. 1998): selektive COX-2-Hemmer beeinflussen das renale v. a. für die Salzresorption und Reninmechanismen konstitutive renale COX-2-System (sowohl Celexocib als auch Rofecoxib reduzieren signifikant die Na-Ausscheidung; Catella-Lawson et al. 1999) und der potente COX-2-Hemmer Flosulid wurde wegen gehäufter Inzidenz von Ödemneigung aus dem Markt zurückgezogen.

7.3 Toxisch-allergische Schädigung

Saure AA (und teilweise ihre Metaboliten) können auch über akute bis chronische, dosisunabhängige Reaktionen allergischtoxischer Art Tubulärschäden, Papillennekrosen, interstitielle Nephritiden vermitteln (*Beispiel:* T-Zellen-vermittelte Überempflichkeitsreaktion), dies besonders bei Vorbestehen von Autoimmunerkrankungen.

Antihypertensiva und saure antipyretische Analgetika

Saure antipyretische Analgetika hemmen interaktionell die Wirkung von Antihypertensiva.

Als Wirkmechanismus wird angenommen, dass saure antipyretische Analgetika die renale PG-Homöostase mit konsekutiver Vasokonstriktion, Verminderung der renalen Na- und H_2O- Ausscheidung verändern. Die Wirkhemmung betrifft alle Antihypertensiva, aber in unterschiedlichem Ausmaß (Angiotensin Convertin Enzym Hemmer, Ca^{2+}-Kanalblocker, Diuretika etc.). Ob die Wirkstoffe Acetylsalicylsäure und Sulindac unter gewissen Umständen eine antihypertensive Medikation potenzieren bzw. bei Patienten mit antihypertensiver Medikation von Vorteil sind, wurde diskutiert (Mené et al. 1995).

10 Blut und blutbildende Organe

Saure antipyretische Analgetika schädigen potentiell das Blutorgan
1. direkttoxisch,
2. über COX-Systeme und
3. über allergischtoxische Mechanismen.

Im Prinzip sind alle Formen akuter, chronischer, reversibler bis irreversibler Funktionsstörungen bis Organschäden möglich.

> Interaktion mit physiologischem Thrombozyten-COX-System

Alle sauren antipyretischen Analgetika hemmen mehr oder weniger die COX-1 des Blutsystems.

Die acetylierten Salicylate hemmen die Cyclooxygenase der Thrombozyten (TXA_2) irreversibel (Fehlen der Neusynthese, weil kernlosen Zellen): sie werden deshalb auch in niedriger Dosierung als eigentliche Aggregationshemmer eingesetzt.

Die Hemmung der thrombozytären Thromboxansynthese führt je nach Wirkstoff (Acemetacin, Ibuprofen > Diclofenac, Raineri-Gerber 1991) zu einer erhöhten Blutungsneigung, was besonders bei Patienten mit kongenitalen Defekten der Blutgerinnung (M. von Willebrand; Hämophilie A, B; Thrombozytopenie etc.) zu spontanen Blutungen führen kann. Okkulte MD-Blutungen können zu einer sekundären Anämie führen.

Antipyretische Analgetika können auch eine hämolytische Anämie (in der Regel reversibel) induzieren (Wirkungsmechanismen unbekannt); Fallbeschreibungen betreffen die Wirkstoffe Ibuprofen, Sulindac, Naproxen, Tolmetin, Feprazon. Auslösemitfaktoren sind Mangel an Glucose-6-Phosphat-Dehydrogenase, oxidativer Stress (Sanford-Driscoll u. Knodel 1986).

Andere Schädigungen betreffen Agranulozytose etc. (s. Wirkstoffprofile).

Perioperative Medizin:
saure antipyretische Analgetika und Hämorrhagie

Die prä-, peri- oder postoperative Anwendung von sauren antipyretischen Analgetika ist mit einer schwer quantifizierbaren inhärenten größeren Blutungsneigung behaftet (s. Indometacin, Engel et al. 1989). Diflunisal erhöhte bei 15 Patienten die Blutungszeit um >50% (obere Normgrenze) und veränderte bei diesen Patienten die Thrombozytenaggregation: die Autoren leiten aus dieser beschränkten Beobachtungsreihe ab, dass Diflunisal für die perioperative Medizin »sicher sei« (Chapman u. Macleod 1987). Die präoperative rektale Gabe von Indometacin erhöhte signifikant die Blutungszeit bis an obere Normwerte ohne Auswirkung auf die Gerinnung (McGlew et al. 1991). Die Inzidenz von relevanten postendoskopischen Biopsie- und Polypectomie-Blutungen (n=694: davon ca. 50% unter sauren antipyretischen Analgetika) betrug <1% und war unabhängig, ob der Patient zuvor saure antipyretische Analgetika eingenommen hatte (Shiffman et al. 1994).

Welche präoperativen Gerinnungstests (Thrombozytenanzahl, Prothrombinzeit, akt. part. PT, Blutungszeit) geben einen Hinweis auf erhöhtes postoperatives Blutungsrisiko?

Patienten mit abnormer Thrombozytenfunktion (z. B. TXA_2-Blockade mit Acetylsalicylsäure) können eine normale Blutungszeit aufweisen; das präoperative Screening in Bezug auf Blutungszeit hat wenig Aussagekraft (Gewirtz et al. 1996); die Blutungszeit ist durch eine sorgfältige Anamnese (individuelle Blutungs- und Hämatomneigung beim Zähneputzen, nach Zahnextraktionen, nach banalen Traumata etc.) ersetzbar (Peterson et al. 1998): zu dieser Anamnese gehört auch das sorgfältige Fragen nach Einnahme von antipyretischen Analgetika!

In einer retrospektiven Studien (n=1447; Abdominal- und Thoraxchirurgie) lag die Inzidenz postoperativer Blutungen bei 3,2% (n=46). 12,2% der Patienten hatten pathologische präoperative Gerinnungswerte: in Bezug auf postoperative Blutungen repräsentierten sie jedoch nur 23,9% der postoperativen Blutungsfälle im Gegensatz zu sog. Risikopatienten mit Vermutung auf Koagulopathie (wirkstoffbedingt, Leber- oder Nierenfunktionsstörungen) mit einer Inzidenz von 56,5%. 34 Patienten mit abnormen Koagulationstests, aber ohne klinischem Risikopotential wiesen einen normalen postoperativen Verlauf auf (Kussmann et al. 1997).

In einer retrospektiven Untersuchung von 165 Hüftoperationen (totale Hüftprothese) war die Inzidenz von postoperativen GI-Blutungen, Hypotension etc. v. a. bei Patienten unter sauren antipyretischen Analgetika mit einer HWZ >6 h deutlich höher (Connelly et al. 1991).

Die postoperative Gabe von Ketorolac (3-mal 30 mg i.m.) vs. Metamizol (3-mal 2 g i.m.) nach plastischchirurgischen Eingriffen ergab einen vergleichbaren guten Analgesieschutz; bei der Ketorolac-Gruppe wurden jedoch 2 postoperative Hämorrhagien festgestellt: die Autoren empfehlen, Ketorolac für diese Art Chirurgie nicht einzusetzen (randomisierte Doppelblindstudie; Marín-Bertolín et al. 1997).

Bei einem organtransplantierten Patienten unter Low-dose-Acetylsalicylsäure wurde eine Gingivektomie durchgeführt, die zu einer schweren Blutung führte, sodass Thrombozytenkonserven gegeben werden mußten (Thomason et al. 1997): der treffende Arbeitstitel sei deshalb als Assoziationsbegriff hier widergegeben:

> »Aspirin-induced post-gingivectomy haemorrhage: a timely reminder«

Ene Studie (n=240; Kinder; Kinderuniversitätsklinik; Tonsillektomie; Doppelblindstudie; Ketorolac vs. Kodein) musste bei n=64 aufgrund Ketorolac-induzierter Zwischenfälle bzw. Interimanalyse durch einen geblindeten, der Studiengruppe nicht angehörigen Statistiker abgebrochen werden (Grund: 5 Nachblutungen bei Ketorolac mit Wiedereinweisung; Splinter et al. 1996).

Ob eine durch analgetische Säuren induzierte Koagulationsstörung mit rückenmarknahen Techniken vereinbar ist, bleibt umstritten (s. Buch B: Rückenmarknahe Techniken): der Hrsg. ist der Meinung, dass die Gabe von sauren antipyretischen Analgetika im Kontext von rückenmarknahen Techniken kontraindiziert ist (gleiche Begründung wie für perioperative Medizin, s. oben).

Alle Patienten unter antipyretischen Säuren sollten nach rückenmarknahen Techniken neurologisch nachkontrolliert werden; eine verlängerte Blutungszeit von über 10 min sollte nicht überschritten werden (Macdonald 1991).

Die Hämostasis (TXA_2-Hemmung, veränderte Thrombinfunktion) ist unter analgetischen Säuren in Bezug auf Vasokonstriktion, Aggregation und Gerinnung verändert. Die Punktion des Epiduralraums oder Intrathekalraums ist mit Gewebsläsionen verbunden. Positive epidurale Drücke (Lumbalbreich) und positiver erhöhter Venendruck (Schwangere; Husten; Würgen etc.) begünstigen eine Hämatombildung. Schließlich hat eine rückenmarknahe Hämatombildung einen anderen klinischen Stellenwert als eine Hämatombildung in gut zugänglichen peripheren Geweben. Rückenmarknahe, v. a. epidurale Techniken bei Patienten unter saurer antipyretischer Analgetika (*Beispiel:* sog. präemptive Analgesietechnik) müssen deshalb besonders sorgfältig nachkontrolliert werden.

In der geburtshilflichen Analgesie kann die aggregationshemmende Wirkung in Kombination mit einer
ebenfalls über das Prostaglandinsystem vermittelten
Uterusatonie zu katastrophalen Folgen führen: so
mußte während einer Vergleichsstudie (Diclofenac,
Ketoprofen; plazebokontrollierte Studie; postoperative
Analgesie nach Sectio caesarea) eine Patientin nach nur
6,25 mg Diclofenac (kontinuierliche i.v.-Infusion)
wegen Uterusatonie und Blutung aus der Studie genommen werden (Rorarius et al. 1993).

Nicht gelöste Probleme:
Was ist die Rolle der physiologischen Hämostasefakto-
ren? Weisen Patienten mit Blutungsneigung zusätzliche
Hämostasedefekte auf? Welche präoperativen Gerin-
nungsabklärungen sind notwendig bei Patienten mit
antipyretischen Analgetika? Was ist die Rolle der perioperativ durch den Eingriff per se veränderten Hämo-
stasefaktoren? Ist die Art des Eingriffs in Erwägung zu
ziehen (Beispiel: Amygdalektomie)? Was ist die Rolle
der patienteneigenen Kofaktoren: Koagulopathien,
Lebererkrankungen, Alter. Was ist die Rolle des eingenommenen Wirkstoffs (Einmaldosis vs. Mehrfachdosis.
Wirkstoffserumkonzentration; Prüfung Wirkstoffe
kurze HWZ vs. lange HWZ)?

9.11 Hautorgan, Haare, Nägel

Das Hautorgan, inklusive Haare und Nägel können
durch verschiedene durch AA induzierte Mechanismen
akut, chronisch, reversibel bis irreversibel geschädigt
werden. Dermatologische Reaktionen wie Exantheme,
multiforme Erytheme, Pruritus, Rash und Urtikaria
können Vorboten einer *akuten anaphylaktischen* Reaktion sein.

Andere Manifestation wie Angioödem, bullöser
Pemphigus, epidermale Nekrolyse, Erythema nodosum
usw., exfoliative Dermatitis, Lichen planus sowie phototoxische bis photoallergische Eruptionen sind Zeichen
einer schweren toxisch bis toxischallergischen Haut-
schädigung.

Spontanhämatome usw. kommen bei durch AA
induzierter erhöhter Blutungsneigung und erhöhter
Gefäßpermeabilität vor.

Berichte über qualitative und quantitative Haar- und
Nägelschädigungen sind anekdotisch publiziert (s.
Wirkstoffprofile).

9.12 Allergischtoxische UAW

Die exakten pathophysiologischen Mechanismen der
verschiedensten »allergischer« Reaktionen sind nur
lakunär bekannt; die konventionellen allergisch-
immunologischen Reaktionsmuster (Typ I–IV) werden
deshalb zwar erwähnt, in der Regel aber nur als allergischtoxische Reaktion bezeichnet: in der therapeuti-

schen Auswirkung sind die oft umstrittenenen Bezeichnungen irrelevant.

Reaktionsmuster Typ I
Typ-I-Allergie: Anaphylaktische Reaktion; Antigen
reagiert mit Zellgebundenem IgE (seltener auch IgG
Subklasse).

Typ-I-Pseudoallergie: Anaphylaktoid; Wirkstoff
aktiviert Rezeptoren von Mastzellen oder Basophile
(Freisetzung oder Synthese von Mediatoren, Modulation von Second-messenger-Systemen)

Die meisten klinischen Reaktionen sind vom ana-
phylaktoiden Typ, nämlich nicht-immun-vermittelt. Bei
dieser Reaktion werden entsprechende präformierte
Mediatoren freigesetzt (z. B. Histamin). Entsprechend
der Wirkstoffmenge ist die anaphylaktoide Reaktion
unterschiedlich stark.

Anaphylaktische Reaktionen unterscheiden nur vom
Wirkmechanismus her (Antigen-IgE-AK-Verbindung
induziert die sofortige Freisetzung und De-novo-Synthese von präformierten Mediatoren, Prostanoiden,
Kininen etc. durch Mastzellen und Basophile. Anaphylaktische Reaktionen sind im Gegensatz zu anaphylak-
toiden pseudoallergischen Reaktionen nicht abhängig
von der Menge des applizierten Wirkstoffes.

Reaktionsmuster Typ II
Typ-II-Allergie: AK-abhängige zytotoxische Reaktion;
AK binden an zellgebundene Antigene

Typ-II-Pseudoallergie: zytotoxisch; Wirkstoff induziert direkte Zellschädigung, Zytolyse, zytotoxische
Mediatorsysteme (Koagulation, Fibrinolyse etc.)

Reaktionsmuster Typ III
Typ-III-Allergie: komplexvermittelt: zirkulierende
Antigene und AK.

Typ-III-Pseudoallergie: komplexvermittelt: Wirkstoffe binden an Zellmembrane oder/und zirkulierende
Zellen und aktivieren das Komplementsystem.

Reaktionsmuster Typ IV
Typ-IV-Allergie: zellvermittelte Spätreaktion: Antigene
reagieren mit Rezeptoren aktivierter T-Zellen.

Typ-IV-Pseudoallergie: zellvermittelte Spätreaktion:
Wirkstoffe agieren an Rezeptoren aktivierter T-Lymphozyten oder Makrophagen.

Allergischtoxische Zwischenfälle sind bei allen AA
unabhängig von der Dosierung und unabhängig von
der Erstexposition möglich.

Bei der Anwendung von AA muss mit einer »Sensibilisierung« von ca. 0,05% der Patienten bei Wirkstoffen mit Pyrazoloncharakter und 0,01% der Patienten
mit pyrazolonfreien antipyretischen Schmerzmittel
gerechnet werden. Da AA jedoch häufiger eingenommen werden als andere Wirkstoffe (und zusätzlich eine
sog. Kreuzsensibilisierung möglich ist), sind »aller-

gische« Reaktionen immer als mögliche UAW zu erwarten.

Wegen nicht akzeptabler Inzidenz allergischtoxischer Zwischenfälle sind die Wirkstoffe → Glafenin, → Indoprofen, → Clobuzamid, → Oxyphenbutazon, → Carprofen, → Zomepirac aus dem Handel genommen worden.

Die als lokale Entzündungshemmer eingesetzten Wirkstoffe Mesalazin und Sulfasalazin induzieren allergischtoxische aseptische Mono- und Multi-Organentzündungen.

Die Wirkstoffe → Ketorolac und → Metamizol sollen wegen der Möglichkeit akuter allergischtoxischer Zwischenfälle nur unter strikter Indikationsstellung eingesetzt werden.

Prodromalsymptome für Hypersensibilitätsreaktionen vom Typ Anaphylaxis sind u. a. → kutane und respiratorische Manifestationen (Bronchospasmus, Rhinitis, Quincke, Rash, Urtikaria; vgl. DD → AIA-Syndrom).

Der für die sog. Typ-I-Reaktion verantwortliche Mediator ist das auf Mastzellen fixierte Immunglobulin IgE, das auf Antigenexposition eine Histaminfreisetzung induziert (Intrakutantest: urtikarielle Sofortreaktion). Klinisch findet sich eine mehr oder weniger ausgeprägte, akute anaphylaktoide bis anaphylaktische Schocksymptomatik mit Hypotension, Vasodilatation (Kopfweh), Bronchokonstriktion (Dyspnoe, Asthmaanfall, asthmatische Reaktion, akutes Ödem der oberen Atemwege), Permeabilitätssteigerung (Quincke-Ödem), Kontraktion glatter Muskulatur (Bauchkrämpfe, Übelkeit, Erbrechen, Diarrhö, Asthma bronchiale), Juckreiz ohne kutane Manifestationen, Koronarspasmen (retrosternaler Schmerz), Atem- und Kreislaufstillstand, Konvulsionen.

Die weiteren induzierten Reaktionskaskaden sind vielfältig und können hier nicht dargestellt werden (Zytokine etc.).

> Aura ernstnehmen = Juckreiz, Schwindel, Nausea, Schweißausbruch und Angst

Oft stellt der Patient eine Art »Aura« fest mit Juckreiz, Schwindel, Nausea und Emesis, Schweißausbruch und Angst.

> Bei OTC-Beratung (Apotheker): Anamnese bzw. Status immer einschließen: Nasenpolypen, Rhinitiden, Angioödem

Neben Patienten mit bekannter Allergie sind besonders gefährdet: Patienten mit Nasenpolypen, Rhinitiden und Angioödemen (fakultativ).

Allergischtoxische Reaktionen können auch über das frei zirkulierende Immunglobulin IgG (selten auch: IgM) ablaufen. In diesem Falle induziert eine Antigenexposition eine zytotoxische Reaktion auf entsprechenden Zelloberflächen mit Aktivierung des Komplementsystems und konsekutiver Zytolyse (Intrakutantest negativ). Die auch als sog. Typ II bezeichnete Reaktion tritt innerhalb von Minuten bis Tagen auf und betrifft alle antipyretischen Analgetika, aber insbesondere Metamizol, Phenylbutazon (sowie das Gichtmittel Allopurinol).

Mediator	Effekt	Klinik
Histamin (H_1/H_2)	**Vaskuläre Permeabilität**↑ (H_1) Vasodilatation, NO-Stimulation (H_1) Kontraktionen glatte Muskulatur (H_1)	**Angioödem (Quincke)** Flush, Kopfweh, Urtikaria, Hypotension Bronchokonstriktion (Asthma) Bauchkrämpfe, Nausea, Emesis, Diarrhö
	Drüsen = erhöhte Viskosität Sekrete (H_1) Drüsensekretion ↑ (H_2) Herz (H_1, H_2)	Sputumkonsistenz wie beim Asthmatiker Rhinorrhö, Tränenfließen, Speichel ↑ Erniedrigte Fibrillationsschwelle Koronare Spasmen Positive Inotropie Positive Chronotropie Bradykardie (Bezold-Jarisch-Reflex)
	Nozizensorensensibilisierung (Neuropeptidfreisetzung; H_1) Sensorensensibilisierung (»vagal irritant receptors2; H_1)	 Pruritus
LIPOX-Derivate (LTB_4, LTC_4, LTD_4)	**Chemotaxis** Kontraktion glatte Muskulatur vaskuläre Permeabilität ↑ Drüsensekretion	**Bronchokonstriktion (Asthma)** Hypotension
COX-Derivate (PGD_2, $PGF_{2\alpha}$, TXA_2)	 Vasodilatation Kontraktion glatte Muskeln Kontraktion Koronararterien Drüsensekretion	 Flush, Hypotension Bronchokonstriktion (Asthma) Myokardischämie

Fieber, Halsschmerzen, Mundhöhlenaphthen

Die häufigsten klinischen Manifestationen sind, Leukopenie, Agranulozytose, Thrombozytopenie, aplastische Anämie und autoimmunhämolytische Anämie. Unter Gabe von antipyretischen Analgetika muss das Auftreten unerklärbarer Symptome wie Fieber, Halsschmerzen, Mundhöhlenaphthen usw. bei sog. Typ-II-induzierter Leukopenie ausgeschlossen werden.

Weitere allergischtoxische Reaktionen betreffen Reaktionen mit IgG- oder IgM-Reaktionen mit zellgebundenen Antigenen. Die Gewebeschädigung erfolgt durch zirkulierende, präzipierende und komplementaktivierende Immunkomplexe, die physiologischerweise immer entstehen und normalerweise durch das RES problemlos entsorgt werden (»Antigenerkennung, Antigenentsorgung«). Unter bestimmten Umständen entstehen jedoch Immunkomplexe, die nicht mehr entsorgt werden, in Geweben ablagern und an Ort und Stelle wegen der Gewebeabwehr (»Arthus«-Reaktion mit Komplementaktivierung, Chemotaxis, Phagozytose etc.) lokal reversibel bis irreversibel schädigen. Solche Reaktionen werden nach Gabe diverser antipyretischer Analgetika beschrieben: insbesondere Phenylbutazon, Sulindac sowie Salicylaten der Gruppe »lokale Entzündungshemmer« (Mesalazin, Sulfasalazin).

Reaktionen vom gemischten allergischtoxischen Typ betreffen reversible bis irreversible, fatale Organentzündungen wie Alveolitis, → Lyell-Syndrom (»Syndrom der verbrühten Haut«) bzw. Epidermolysis acuta toxica, Meningitis und Meningoenzephalitis, Myokarditis, Myositis, Nephritis, Pankreatitis, Pneumonitis und eosinophile Lungeninfiltrate, Polyadenitis, → Reye-Syndrom und → Stevens-Johnson Syndrom.

Sogenannte T-Lymphozyten-vermittelte, komplementunabhängige Spättypreaktion unter Beteiligung von Lymphokinen, Chemotaxis, Phagozytoseaktivierung mit entsprechenden Enzymfreisetzungen und konsekutiver Gewebeschäden (Intrakutantest: verzögerte, infiltrative Gewebereaktion) betreffen Photoallergie, fixes Arzneimittelexanthem (auch andere Formen wie Lichen planus etc.) und Kontaktekzeme.

Phototoxizität und Kreuzsensibilität

Folgende saure antipyretische Analgetika (systemisch/topisch angewendet) sind potentiell phototoxisch:

→ Carprofen (photoinduzierte Hämolyse, Becker et al. 1996)

→ Ketoprofen (teilweise mit positiver Kreuzsensibilität mit Ibuproxam, Flurbiprofen, Tiaprofensäure; 10 Fälle; Kontaktdermatitis, Photokontaktdermatitis; photo-induzierte Hämolyse; Mozzanica u. Pigatto 1990, Becker et al. 1996).

→ Naproxen (Becker et al. 1996)

→ Piroxicam (Becker et al. 1996)

→ Suprofen: Es werden 5 Fälle von Suprofen-induzierter Photosensibilität (1% Salbe; der Wirkstoff Suprofen ist unterdessen vom Markt zurückgezogen) mit Kreuzsensibilität mit dem chemisch verwandten Wirkstoff Tiaprofensäure publiziert (Photokontaktdermatitis; Kurumaji et al. 1991).

→ Tiaprofensäure (Diffey et al. 1983, Becker et al. 1996)

Kreuzallergie

Als Kreuzallergie allgemein wird eine Situation bezeichnet, wo gebildete Antikörper nicht nur mit dem ursprünglichen Allergen, sondern auch mit einem diesem verwandten Stoff reagieren. Kreuzsensibilität kommt eher bei allergischer Disposition vor. Berichte über Zwischenfälle bei offenbarer Kreuzsensibilität sind bekannt bei:

Tabelle. Kreuzsensibilität, Kreuzallergie

Alclofenac	Salicylate, Penicillin, Goldverbindungen
Acetylsalicylsäure	Indomethacin, Mefenaminsäure, Flufenaminsäure, Metamizol (aber nicht: Paracetamol)
Fenoprofen	Naproxen (Hepatotozixität)
Indomethacon	Acetylsalicylsäure, Penicillin
Ketoprofen	Acetylsalicylsäure
Methylsalicylat	Acetylsalicylsäure
Naproxen	Acetylsalicylsäure
Piroxicam	Tartrazin

13 Allgemeintoxische UAW

Im Gegensatz zu Analgetika vom Typ Opioid können antipyretische Analgetika dosisabhängig und unspezifisch verschiedene Stoffwechsel- und Homöostasesysteme beeinträchtigen. Besonders gut untersucht sind nur die ASS-induzierten Veränderungen des Muskel- und Glucosestoffwechsels.

Salicylate interferieren mit der oxidativen Phosphorylation der quergestreiften Muskeln (erhöhter Zellmetabolismus, erhöhter O_2-Verbrauch, erhöhte CO_2-Produktion), parallel einer unspezifischen Stimulation der Atemzentren (bei hohen Plasmakonzentrationen) mit klinischer Hyperpnoe bzw. Hypokapnie (respiratorische Alkalose); pH-regulierend wird eine erhöhte renale Bikarbonatausscheidung induziert (gleichzeitige renale Na^+- und K^+-Verluste: sog. respiratorische kompensierte Alkalose).

Bei hoher Plasmakonzentration wird eine toxische Depression der Atemzentren bei gleichzeitig fortlaufendem exzessivem Muskelmetabolismus (CO_2-Produktion und O_2-Vebrauch erhöht) beobachtet. Parallel wird über eine Vasomotorenzentrumhemmung die optimale

Nierenperfusion gestört und damit die renale kompensierende Bikarbonatelimination. Wegen Erschöpfung der Homöostasemechanismen kann das weiter anfallende CO_2 weder eliminiert noch gepuffert werden (vorgängiger Bikarbonatverlust): es resultiert eine gemischte, dekompensierte Azidose.

Salicylate besitzen bereits in niedriger Dosierung einen blutzuckersenkenden Effekt. Grund dafür ist eine *insulotrope* Wirkung. Die Gabe von Salicylaten erhöht damit die Gefahr einer Hypoglykämie bei Therapie mit oralen Antidiabetika.

14 Diverse Wirkungen und UAW

Die im Buch C unter 14 angegebene Inkompatibilitäten fallen weg, da nur Metamizol, Ketorolac, Acetylsalicylsäure, Propacetamol in kontinuierlicher Infusion verwendet werden.

Diverse unter 9.1–9.13 nicht klassifizierbare Wirkungen und UAW sind:

14.1 Akute intermittierende Porphyrie
Zahlreiche analgetischen Säuren haben eine porphyrinogene Potenz und sind deshalb bei Vorliegen dieser Erkrankung kontraindiziert. Bei folgenden Wirkstoffen sind entsprechende Zwischenfälle bekannt geworden: Amidopyrin, Azapropazon, Diclofenac, Metamizol, Mefenaminsäure, Oxyphenbutazon, Phenylbutazon, Piroxicam.

14.2 Geburtshilfe
Weibliche COX-2-Knock-out Mäuse sind infertil. Beide, konstitutionelle COX-1 und induktive COX-2 spielen eine wichtige Rolle während der gesamten Schwangerschaft (Implantation ovum, Placentargenese, Geburtsvorgänge etc.). $PGF_{2\alpha}$-Rezeptor-knockout Mäuse werden schwanger, sind aber nicht fähig, zu gebären (fehlende Uteruskontraktionen etc; die Gabe von Oxytoxin induziert keine uterokonstriktive Freisetzung von Prostaglandinen).

Saure antipyretische Analgetika beeinflussen über das uterotrope Prostaglandinsystem die normale Geburts- und Nachgeburtsphase (Verlängerung Geburtsphase; Erhöhung der Nachgeburtshämorrhagiegefahr). Im schlimmsten Fall kann folgendes passieren: Uterusatonie + Koagulationshemmung (Thrombozytenfunktion etc.) = Notfallhysterektomie + Hämatombildung rückenmarknahe Techniken = Paragplegie + Ionentrapping neonatus = toxische Konzentration (ZNS): die Gabe von sauren antipyretischen Analgetika in der perioperativen geburtshilflichen Medizin ist gefährlich! Alternative: Opioide wie Kodein, Morphin, rückenmarknahe niedrigdosiertes LA + niedrigdosiertes Opioid; intravenöse Basistherapie mit nichtsauren antipyretischen Analgetika Propacetamol.

14.3 Ductus arteriosus, fetale und neonatale Schäden
Diaplazentagängige saure antipyretische Analgetika können vorzeitig zum Verschluss des Ductus arteriosus beim ungeborenen Kind führen. Daneben sind auch schwerste fetal-neonatale Schäden möglich (z. B. Darmperforationen etc.; s. Wirkstoffprofil Indometacin).

Therapie Ductus apertus Indometacin vs. Ibuprofen
Die i.v.-Gabe von Indametacin induziert eine Reduktion der fetalen bzw. frühgeburtlichen Hirnperfusion mit Reduktion der mitochondralen O_2-Versorgung und Störung der zerebrovaskulären Steuerung (Edwards et al. 1990; McCormick et al. 1993). Diese Effekte sind nicht unbedingt als Folge einer COX-Hemmung zu interpretieren: sie können auch Indometacin-eigen sein (Chemtob et al. 1991). Die Arbeit von Patel et al. 1995 bestätigt diese Vermutung: Ibuprofen und Indometacin sind imstande, einen offenen Ductus arteriosus zu schließen (PG-System), wobei Ibuprofen keine Störung der fetalen zerebrovaskulären Steuerung induzierte (Ibuprofen 5-10 mg/kgKG langsam i.v. vs. Indometacin 0,1 mg/kgKG i.v.; n: 12+15; echokardiographische Überwachung des Ductus; Überwachung der fetalen Hirnperfusion über NIRO [Near Infrared Spectroscopy: Veränderungen des zerebralen Blutvolumens]; Veränderung an oxidiertem Cytochrom aa_3 bzw. zerebrale mitochondrale Oxygenation; Therapieerfolg in beiden Gruppen 57%). Die Autoren bezweifeln, dass Indometacin die optimale Wahl für die Therapie des Ductus apertus sei (Patel et al. 1995).

14.4 Missbrauch, Substanzabhängigkeit
Es gilt festzustellen, daß eine Substanzabhängigkeit (Sucht) in der Regel Missbrauch beinhaltet, Missbrauch jedoch auch ohne Substanzabhängigkeit, ohne suchtverhalten, bestehen kann (s. Buch B). Von allen antipyretischen Analgetika besitzt nur das – inzwischen verbotene – Phenacetin ein abhängigkeitsinduzierendes Potenzial. In Pulverform eingenommen wird Phenacetin schnell resorbiert und flutet im Gehirn ebenfalls schnell an. Es kommt so zu einem unmittelbaren »Belohnungseffekt« (dem »Kick«).

14.5 Polyneuropathien
Der Wirkstoff Phenacetin kann periphere Polyneuropathien induzieren.

14.6 Spasmolytische Wirkung
Über COX-Hemmung sowie andere, noch nicht verstandene Mechanismen induzierten gewisse antipyretische Analgetika eine Spasmolyse (*Beispiele* Ketorolac, Metamizol, Ketoprofen, Ibuprofen; s. PG-System und Dysmenorrhö).

14.7 Nekrotisierende Weichteilinfektionen

Seltene Fallbeschreibungen bei Kindern, wo ein Zusammenhang zwischen der Einnahme von AA und nekrotisierenden Weichteilinfektionen, teilweise mit tödlichem Ausgang, beschrieben wird (Kahn u. Styrt 1997).

14.8 Fortpflanzungsorgane, Fertilität, Geschlechtsfunktionen

Potenzstörungen, Fertilitätsstörungen (z. B. »luteinized unruptured follicle syndrome«; Akil et al. 1996; Smith et al. 1996; Indometacin: Miller et al. 1989).

---

13 Checkliste »Interaktionen AA«

Die Gabe von antipyretischen Analgetika kann die Dynamik und Kinetik anderer Wirkstoffe verändern und umgekehrt.

Viele interaktionelle Zwischenfälle sind nur aus einzelnen Fallpublikationen beschrieben; entsprechend beziehen sich die in der Literatur beschriebenen Pro's und Kontra's sich v. a. auf theoretische Überlegungen (Johnson et al. 1993, 1994). Bei Wirkstoffkombinationen, die von den kinetischen und dynamischen Grundüberlegungen her sich zu Interaktionen anbieten, soll aus Sicherheitsgründen die Patientenkontrolle verstärkt werden (z. B. Serumkonzentrationsbestimmungen der entsprechenden Wirkstoffe, klinische Kontrolle des Körpergewichts, Ödembereitschaft, Auftreten von UAW wie Kurzatmigkeit, von Blutungsneigungen etc.).

13.1 Pharmakodynamische Interaktionen mit antiypretischen Analgetika

- AA + Opioide: analgetische Wirkung ↑ (s. »balanced analgesia«, Kombinationspräparate);
- ACE-Hemmer + saure antipyretische Analgetika: Nephrotoxizität ↑ (Seelig et al. 1990).
- Alkohol: Lebertoxizität ↑ (Fed Regist 1997); die FDA schlägt 1997 allgemeine Warnungen (inkl: OTC-Medikamente zugelassene Wirkstoffe wie Acetylsalicylsäure, Paracetamol, Ibuprofen, Ketoprofen u. Naproxen vor): »Die Kombination von exzessivem Alkoholkonsum und Schmerzmittel kann Ihre Gesundheit gefährden.« Für saure antipyretische Analgetika (Acetylsalicylsäure, Carbaspirin Calzium, Cholin Salicylat, Ibuprofen, Ketoprofen, Magnesium Salicylat, Naproxen und Natriumsalicylat wird folgende Warnung empfohlen: Wenn Sie 3 und mehr alkoholische Getränke täglich zu sich nehmen, sollten sich Ihren Arzt bzw. Apotheker davon verständigen. Für das nichtsaure antipyretische Analgetikum Paracetamol bzw. entsprechende Kombinationspräparate: Wenn Sie 3 und mehr alkoholische Getränke täglich zu sich nehmen, sollten Sie Ihren Arzt bzw. Apotheker darüber informieren und über das erhöh-

te Risiko von Leberschäden wissen (FDA Commissioner M.A. Friedman 1997).

- Antihypertensiva: antihypertensive Wirkung ↓ (Wirkstoffwahl: → Acetylsalicylsäure, → Sulindac; Empfehlung: engere BD-Kontrollen!)
- Antikonvulsiva Phenytoin, Valproat (Salicylate): Serumkonzentration Antikonvulsiva ↑
- Diuretika + saure antipyretische Analgetika: Diuretikawirkung ↓ (Favre et al. 1983)
- Ginkgo biloba (unkontrolliert angewandtes Phytotherapeutikum, das die Thrombozytenaggregation schädigt und in hoher Dosierung spontan zu intrathekalen u. epiduralen Spontanhämatomgen führt; Vale 1998): Blutungsgefahr ↑↑ v. a. im Kontext rückenmarknaher Techniken (deduktive Hypothese)
- Kortikosteroide: Ulkuspotential ↑ (Piper et al. 1991); antiphlogistische/antinozizeptive Wirkung ↑ (Buritova et al. 1996)
- Orale Antidiabetika: Salicylate haben insulotrope Wirkung = Wirkungsverstärkung; **Cave:** Hypoglykämie!
- Orale Antikoagulanzien + saure antipyretische Analgetika + nichtsaures AA Paracetamol (!): unterschiedliche Wirkungsverstärkung der Koagulationshemmung ↑ (Kontraindikation bis **Cave!**)

13.2 Pharmakokinetische Interaktionen

- ACE-Hemmer (Temocapril, Fosinopril, Lisinopril etc.; renale und hepatischbiliäre Exkretion!) + saure antipyretische Analgetika = 2 mögliche Mechanismen: 1. ACE-Dynamik ↓; 2. renale Elimination ACE-Hemmer ↓ = Dynamik über erhöhte Konzentration ↑ (Shionoiri 1993)
- Aminoglykoside bei Neonati + Indometacin: Serumkonzentrationen der Aminoglykoside unterschiedlichst verändert! (keine Empfehlung möglich)
- Antazida, Sucralfate: Resorptionsrate saure antipyretische Analgetika ↓ und ↑; Resorption als Gesamtes jedoch nicht relevant verändert; abschließende Daten und Fakten in Bezug auf einzelne saure antipyretische Analgetika jedoch ungenügend (Brouwers u. de Smet 1994)
- Antazida: Urin-pH ↑ (pH 7) = renale Elimination Salicylsäure ↑, Serumkonzentration Salicylsäure ↓ (verminderte Wirksamkeit)*
- Baclofen: s. Lithium
- Cholestyramin: Resorption + enterohepatischer Zyklus ↓ (betr. Piroxicam, Tenoxicam, Sulindac etc.)*
- Cimetidin (H₂-Blocker): oxidative Verstoffwechselung anderer Wirkstoffe inkl. gewisse *saure antipyretische Analgetika* ↓*
- Ciproflaxin + saure antipyretische Analgetika + (Chloroquin): neurologische UAW (Angst, Tremor etc.; eine Fallbeschreibung: Rollof u. Vinge 1993)
- Cumarine + saure antipyretische Analgetika: 3 Interaktionen möglich (beide Wirkstoffgruppen weisen

eine hohe Proteinbindung, in der Regel eine Cytochrom-p450-abhängige hepatische Biotransformation sowie ein relativ enges therapeutisches Fenster auf: entsprechende interaktionelle NW sind multipel. Regel: wegen Hämorrhagiegefahr ist die Kombination Cumarine + saure antipyretische Analgetika kontraindiziert

- Cyclosporin + saure antipyretische Analgetika (insbesondere Diclofenac): Serumkonzentration Diclofenac, möglicherweise aller sauren antipyretischen Analgetika ↑ (Kovarik et al. 1997)
- Digoxin + Alter: s. Digoxin (Risiko UAW Digoxin↑)
- Digoxin: Eiweißbindung/-kompetition (relative Kontraindikation; Empfehlung: vermehrte klinische Kontrolle sowie Wirkstoffplasmakonzentrationsmessungen)
- Galle-bindende Harze: Resorption und Serumkonzentration saure antipyretische Analgetika ↓ (Brouwers u. de Smet 1994)
- H₂-Blocker + saure antipyretische Analgetika + Probenecid: Dynamik saure antipyretische Analgetika + Probenecid verstärkt (erhöhte antiinflammatorische Wirkungen und UAW, Brouwers u. de Smet 1994)
- H₂-Blocker + saure antipyretische Analgetika: keine relevanten Interaktionen beim Gesunden (Dixon u. Page 1991); ungenügend Daten und Fakten beim polymedizierten Kranken
- Kortikosteroide: Salicylsäureclearance ↑ (= verminderte Wirkung durch erniedrigte Serumkonzentration)*
- Leberenzyminduktoren (Phenobarbital, Alkohol etc.): relative Kontraindikation, Lebertoxizität ↑ (betr. v. a. Paracetamol)
- Lithium: Eiweißbindung/-kompetition; rel. KI (Gefahr akuter Lithiumtoxizität), Empfehlung: Monitoring Lithiumserumkonzentration obligatorisch; Wirkstoffe Acetylsalicylsäure u. Sulindac sind wahrscheinlich gegenüber anderen sauren antipyretischen Analgetika vorzuziehen; langwirksame saure antipyretische Analgetika sind nicht indiziert)
- Metformin (Diabetes Typ 2) + saure antipyretische Analgetika = Lactatazidose, Nierenversagen (2 Fallbeschr., Chan et al. 1998)
- Methotrexat + Carboanhydrasehemmer (Glaukombehandlung): Komplikationen (Iridozyklitis)
- Methotrexat: Eiweißbindung/-kompetition; rel. KI (Gefahr der Methotrexattoxizität v. a. bei hoher Methothrexatmedikation mit konsekutiver Knochenmarkschädigung, Nieren- und Leberversagen; nach Johnson et al. 1994 [→ Sulindac] kann Kombination mit sauren antipyretischen Analgetika nicht empfohlen werden)
- orale Antidiabetika: 1. Eiweißbindung, 2. Insulotrope Wirkung Salicylate; relative KI; Empfehlung: vermehrte Kontrolle der antidiabetischen Therapie. Wirkstoffwahl: keine Salicylate, keine Pyrazole

- Paracetamol + Warfarin: Koagulabilität eingeschränkt (s. Wirkstoffprofil Paracetamol)
- Phenytoin: keine saure antipyretische Analgetika vom Typ Salicylat und Pyrazole (Johnson et al. 1994)
- Probenecid: renale Glukuronidsekretion ↓ = Akkumulationsgefahr (betr. v. a. Naproxen, Ketoprofen, Indometacin, Carprofen; Empfehlung: Monitoring Serumkonzentrationen)*
- Quinolone + saure antipyretische Analgetika: möglicherweise Inhibition GABA-System mit erhöhter Gefahr von Konvulsionen (Davey 1988)
- saure AA vom Pyrazontyp (→ Phenylbutazon etc.): Verstoffwechselung Cumarine, orale Antidiabetika, Antikonvulsiva (Phenytoin)↓ (Akkumulationsgefahr besonders beim älteren und kranken Patienten)
- Sulfinpyrazon: wie Probenecid
- Thiopental: Eiweißkompetition (verlängerte Aufwachphase möglich, Hu et al. 1993)
- Triamteren: KI in Kombination mit → Indometacin
- Valproat: keine Acetylsalicylsäuregabe, vorzuziehen: Naproxen (Johnson et al. 1994)

13.3 Physiologische Interaktionen

- Alkoholkonsum, übermäßiges Trinken + Einnahme von sauren antipyretischen Analgetika (z. B. »Bagatellindikation« Kopfschmerzen) + ungenügende Flüssigkeitsaufnahmen = akutes Nierenversagen + akuter Leberschaden (Fallbeispiel Tsuboi et al. 1997)
- Alter: UAW ↑; Alter + Polymedikation: UAW + Interaktionen ↑↑,
- älterer Patient + art. Hypertension + saure antipyretische Analgetika: Hypertensionskrisen; antihypertensive Medikationen in der Wirkung geschwächt (Hydrochlorothiazid, Ibuprofen 1800 mg tgl.; n=25, randomisierte, DB-Crossover-Studie, Gurwitz et al. 1996),
- älterer Patient + Diabetes + saure antipyretische Analgetika + Polymedikationen: erhöhtes Risiko für Diabetesentgleisung mit Folgen wie Pseudo-Hirnschlag, Ödeme, Herzinsuffizienz etc. (Roe 1981),
- Antipyresis und Körperabwehr: Die Gabe von potentiellen Antipyretika kann das Symptom Fieber verschleiern und somit die klinische Diagnostik stören,
- arterielle Hypertension: verstärkt durch Einnahme von sauren antipyretischen Analgetika (ausgesprochen: Naproxen, Indometacin; die Interaktion von Acetylsalicylsäure, Piroxicam, Sulindac, Ibuprofen waren leicht; Pope et al. 1993; Metaanalyse von 54 Publikationen; Johnson 1997; 1998),
- dekompensierte Herzinsuffizienz (optimale Nierenfunktion durch PG-Hemmung beeinträchtigt + arterielle Hypoperfusion + venöse Stauung = erhöhtes Risiko ischämischer Nierenschäden),
- Gelenkknorpel: es werden 3 Kategorien von sauren antipyretischen Analgetika beschrieben mit Wirkung auf Gelenkknorpel: 1. Die Matrixsynthese

durch Chondrozyten wird verstärkt (→ Aceclofenac, Tenidap), 2. Keine Wirkung auf Matrixsynthese bzw. Chondrozyten (→ Piroxicam, Acetylsalicylsäure, Nabumeton) sowie 3. Hemmende Wirkung auf Matrixsynthese (→ Ibuprofen, Indometacin, Nimesulid, Naproxen). Die implizierten Mechanismen sind unklar und umfassen auch immunologische Aspekte wie Growth Factors (Insulin-Growth Factor –1 [synthesefördernd], IL-1 [synthesehemmend] etc; Dingle u. Parker 1997)

- Interaktion gastrisches COX-System: s. unter 5
- Interaktion pulmonales COX-System: s. unter 4
- Interaktion renales COX-System: s. unter 7. **Cave:** Prä-, peri- und postoperative dekompensierte Wasser- und Elektrolytverluste. Vorbestehende Niereninsuffizienz
- Interaktion thrombozytäres COX-System: s. unter 10
- Interaktion uterines COX-System: s. unter 14
- K⁺-Homöostase: Hyperkaliämie durch saure antipyretische Analgetika, im Besonderen im Kontext 1. Komedikation mit ACE-Hemmer oder/und vorbestehende Niereninsuffizienz (Howes 1995)
- Kinder + Naproxen: Pseudoporphyrie möglich (Hollingworth 1993)
- Kinder + rheumatische Erkrankungen + antirheumatische Langzeitmedikationen (Allgemein: Analgesieeffekt schwieriger erfassbar; Diclofenac, Ibuprofen, Tolmetin, Naproxen effektiv wie Indometacin oder Salicylate (aber weniger toxisch) (Hollingworth 1993)
- Kinder + saure antipyretische Analgetika: Lebervulnerabilität gegenüber Erwachsenen erhöht
- Kinder + Tolmetin: Pseudoproteinurie möglich (Holingworth 1993)
- kolorektale Malignome: saure antipyretische Analgetika haben in Zellkulturen und Tierstudien antiproliferative und anti-neoplastische Eigenschaften. Epidemiologische Studien beim Menschen (→ chron.   Low-dose-Acetylsalicylsäureeinnahme) scheinen dieses Eigenschaften zu bestätigen.
- Leberzirrhose (optimale Nierenfunktion bzw. optimale renale PG-Autoregulation beeinträchtigt; therapiepflichtige Ödemreduktion verunmöglicht)
- M. Alzheimer: die saure antipyretische Analgetika Meclofenaminsäure, Diflunisal sowie Indometacin hemmen die Gewebetransglutaminase, die mitverantwortlich gemacht wird für die Depotentstehung von Amyloid-β-Peptiden (Zhang et al. 1997)
- Methotrexat »low dose« + saure antipyretische Analgetika + rheumatoide Arthritis: Thrombozytepenie möglich (Franck et al. 1996)
- Orthopädie: Knochenneubildung ↓ (Amadio u. Cummings 1986; Ritter u. Gioe 1982)*.
- Ovarialkarzinom: Risiko ↓ Langzeiteinnahme Acetylsalicylsäure; Risiko sign. ↓ Langzeiteinahme Paracetamol (Cramer et al. 1998)

- Probenecid + Methotrexat »low dose« (Kombination): Effektivität ↑, Inzidenz UAW ↓ (Furst 1995)
- Sepsis und Fieber:Die unkritische Gabe von antipyretisch wirksamen Analgetika im Rahmen von Fieberzuständen ist seit jeher umstritten (Adam u. Stankov 1994; WHO 1993); es ist unklar, ob antipyretische Analgetika die Ausbreitung einer viralen Erkrankung fördern (Shann 1995).Tierversuche bzw. Erfahrungen aus der Veterinärmedizin (schwere Infektionen mit S. pneumoniae, Rinderpest, Trypanosoma, P. multicoda) ergeben Anhaltspunkte, dass die unkritische Gabe von sauren und nichtsauren Antipyretika (Salicylate, Paracetamol) bei schweren septischen Krankheitsbildern die Mortalität erhöht (Esposito 1984; Kurosawa et al. 1987; Vaughn u. Kluger 1977; Vaughn et al. 1980; Shann 1995)
- Trimethoprim-Sulphamethoxazol + Antifolinwirkstoffe (Methotrexat): Toxizität ↑ (Furst 1995)
- Vasopressin: Potenzierung (Angeli et al. 1988)

Anmerkung: *Klinische Relevanz nicht erwiesen.

Literatur

Siehe CD-ROM.

Dubach UC, Rosener B, Stürmer T (1991) An epidemiologic study of abuse of analgesic drugs. New Engl J Med 324: 155–160
Feinstein AR, Heinemann LAJ, Curhan GC, Delzell E, DeSchepper PJ, Fox JM, Graf H et al. (2000) Ad Hoc Committee of the International Study Group on Analgesics and Nephropathy: Relationship between nonphenacetin combined analgesics and nephropathy: a review. Kidney Int 58 (in press)
Spühler O, Zollinger HU (1950) Die nicht-eitrige chronische interstitielle Nephritis. Helv ed Acta 17: 564–569

Einteilung der antipyretischen Analgetika

Die Einteilung hält sich an die klassische Einteilung in saure und nichtsaure antipyretische Analgetika. Ausnahmen wie Glafenin (nichtsaure Muttersubstanz), Nifluminsäure, Amfenac oder Azapropazon (amphiprotische Moleküle) werden trotz abweichender physikochemischer Eigenschaften in der entsprechenden Gruppe belassen (s. Wirkstoffprofil: Chemie).

1   Saure antipyretische Analgetika

1.1 Salicylsäure und Salze oder Abkömmmlinge der Salicylsäure (nichtacetylierte Salicylate)

1.2 Acetylsalicylsäure und Abkömmlinge der Acetylsalicylsäure (acetylierte Salicylate)

1.2 Abkömmlinge der Anthranilsäure bzw. Salze davon (Fenamate)

1 Saure antipyretische Analgetika

1.1 Salicylsäure und Salze oder Abkömmmlinge der Salicylsäure (nichtacetylierte Salicylate)

Das chemische Grundgerüst der Salicylsäure besteht aus einem Benzolring mit einer Hydroxylgruppe sowie einer Carboxylgruppe (Phenolcarbonsäure bzw. Hydroxybenzoesäure), wobei die Orthoform (Salicylsäure) der Hydroxylgruppe, nicht aber die Meta- und Paraformen, wirksam ist. Die Salze und Ester der Salicylsäure heißen Salicylate. Derivate der Salicylsäure werden eingesetzt als

1. zellschädigend wirkende Substanzen (*Beispiele*: das obsolete Wintergrünöl, eine Art frühes »Naturaspirin«; das bakteriostatisch wirkende Tuberkulosemittel PAS; Sulfasalazin und Mesalamin, die zur Eindämmung chronischentzündlicher Darmerkrankungen eingesetzt werden);
2. saure antipyretische Analgetika, die entweder ein Prodrug für Salicylsäure (Salsalat) oder Salicylamid (Ethenzamid, Sulfasalazin) darstellen.

Zunehmend diskutierte, seltene, möglicherweise durch eine Hypersensibilitätsreaktion bedingte UAW gewisser Salicylate betreffen Entzündungen allergischtoxischer Art wie Perikarditis, Myokarditis, interstitielle Nephritis, Pankreatitis, Alveolitis, Meningitis etc.

Die Vergiftungserscheinungen durch Salicylsäure und Derivate gleichen sich grundsätzlich und zeigen das Bild des sog. *Salicylismus*. Das gilt auch für äußerlich eingesetzte Salicylate, die auf großer Oberfläche aufgetragen, in erheblichem Umfang resorbiert werden und – v. a. bei Kindern, Nierenkranken, älteren Patien-

ten – systemische Wirkungen entfalten können. Für die praktische Schmerztherapie hat nur der Wirkstoff Diflunisal eine Bedeutung.

Folgende nichtacetylierte Salicylate sind aufgelistet: Salicylsäure*

– Aceclofenac rINN

– [4-Aminosalicylsäure, Aminosalylum, PAS*]

– Acetaminosalol, rec. INN*

– Antipyrinsalicylat*

– Chlorosalicylsäure* (Prodrug: Meseclazon* und Seclazon*)

– Cholinsalicylat, rec INN*

– **Diflunisal, rec. INN**

– e-Methylsalicylsäure*

– Ethenzamid, rec. INN*

– Ethylsalicylat*

– Etosalamid, rec INN *

– Fosfosal rec. INN

– [Mesalazin, rec. INN*]

– Meseclazon rec INN°

– Methylsalicylat*

– Natriumsalicylat*

– Olsalazin*

– Parsalmid, rec INN*

– Picoamin, rec INN*

– Pranosal, rec INN*

– Salacetamid, rec INN*

– Salicylamid, rec INN*

– Salsalat, rec INN*

– Seclazon*

– Sulfasalazin, rec INN**

– Triflusal, rec INN*

– Trisalicylat*

Anmerkungen: * Unvollständiges Wirkstoffprofil, ** Wirkstoffprofil s, Buch Antinozizeptiva, Antirheumatika, ° fehlendes Profil. In eckigen Klammern: kein Analgetikum.

Salicylsäure, Acidum salicylicum, Spirsäure

3 Chemie, Geschichte, diverse Hinweise

2-Hydroxybenzoesäure

C7H6O3

MG: 138,1

CAS N° Nr. 69-72-7

Salicylsäure ist ein weißes oder farbloses kristallines Pulver mit süßlich-kratzendem Geschmack. Salicylsäure ist in Wasser wenig, in Alkohol oder Äther gut löslich. Salicylsäure kommt in der Natur in der Weidenrinde (Glykosid Salicin), in Blumenblüten (Veilchen, Kamillen), Senegawurzeln oder in ätherischen Ölen vor (Gaultheria procumbens etc).

Salicylsäure wird in der Industrie verwendet (obsoletes Nahrungsmittelkonservierungsmittel; Fluoreszenzindikator; Ausgang zur Farbstoff- und Arznei-mittelsynthese; Parfumindustrie).

Salicylsäure ist als Na- und Mg-Salz, Meglumin (N-Methylglucamin) oder Trolamin (Triethanolamin)-Verbindung vorhanden. Salicylsäure ist aktiver Metabolit der sog. Prodrugs Acetylsalicylsäure und Salsalat.

Strukturformel

Salicylsäure

3.1 Geschichte

Der englische Pfarrer (Reverend) Edward Stone berichtete 1763 auf einer Sitzung der Royal Society über die Behandlung von Fieber mit Weidenrindenextrakten: in Europa konnte sich aber diese Anwendung gegenüber der damals üblichen Chinarinde (Cinchona officinalis, Chinin und Cinchonin) nicht durchsetzen bis nach der durch Napoleon verhängten Kontinentalsperre. Der Münchner Pharmazeut Andreas Bucher (1783–1852) extrahierte aus der Weidenrinde 1828 eine gelbliche, Salicingenannte Masse. Der Apotheker Leroux setze Salicin in Kristallform um und Raffaele Piria (1814–1865) gelang es 1838 die Salicylsäure zu veredeln. Dem in Marburg und Leipzig tätigen Hermann Kolbe (1818–1884) gelang es die Struktur der Salicylsäure aufzuklären und 1859 deren Synthese zu erarbeiten. R. Schmitt optimierte später 1885 die Salicylsäuresynthese. Friedrich von Heyden ließ sich durch Kolbe überzeugen und eröffnete in diesen Jahren in Radebeul bei Dresden eine Fabrik zur Herstellung von (billiger, weil synthetischer) Salicylsäure. Um die gleiche Zeit hatte Stricker an der Charité (1876) den Wirkstoff beim akuten Gelenkrheumatismus eingeführt.

5 Stoffbezeichnung, Indikationsgruppe, Dynamik

Saures antipyretisches Analgetikum: (äußerliches) Antirheumatikum, Keratolytikum, Antiseptikum. Einmal im Blut wirkt die Salicylsäure als: Analgetikum, Antipyretikum, Antiphlogistikum.

---

15 Kinetik (abgekürzt)

Physikochemische Eigenschaften
pK_a: 3,0 (25 °C) bzw. 13,4
Proteinbindung (% Dosis): 80–95
T bis C_{max} (h): 0,5–2 (p.o.)

Resorption und Bioverfügbarkeit
Bioverfügbarkeit (% Dosis): 80–100 (p.o.)

Verteilung, Elimination, Metabolismus
Terminale β-Halbwertszeit (h): 2,5–4,5 (Nieren- und Lebergesunde)

V_{ss} (l/kg): 0,17 ± 0,03
Renale Elimination (% Dosis): 85; davon 2–30 (Muttersubstanz)
Biliäre Elimination (% Dosis): 15
Inaktive und aktive Metaboliten: –

Effektivität
Antiphlogistischeffektive Plasmakonzentration (µg/ml): 150–300
Toxische Plasmakonzentration/ZNS-Wirkung Tinnitus: >200 mg/ml (kleiner therap. Index!)
IC_{50} COX-1 (nmol/l): –. IC_{50} COX-2 (nmol/l): –

Biomembrangängigkeit
Diaplazentar: –
Translaktal: –
Blut-Hirn-Barriere: –
Synovialflüssigkeit: –

15.2 Kinetikdiskussion

Die Proteinbindung der Salicylsäure ist dosisabhängig. Bei einer Plasmakonzentration von 14 µg/ml ist sie 95% und fällt bei höherer Dosierung: bei 300 mg/ml ist sie noch 80% usw. Andrerseits hängt die Proteinbindung auch ab von der vorhandenen Proteinbindungskapazität (erniedrigt bei Urämie, Hypoalbuminämie, Schwangerschaft, Neugeborenen, Leberzirrhose, chronische Immunerkrankungen: indirekt relative Überdosierung möglich).

Die renale Elimination der Muttersubstanz (% Dosis) variiert zwischen 2 und 30, in Abhängigkeit von der Dosis sowie des Urin-pH. Ein enterohepatischer Zyklus wird diskutiert. Die hepatische Elimination ist beim Neugeborenen sowie beim Lebergeschädigten verringert.

17 Kurzprofil

Die Salicylsäure ist im natürlichen Glykosid Salicin des Weidenbaums (Salix) sowie anderer Pflanzen enthalten. Der Wirkstoff wird für dermatologische Salben, Bäder, Lotionen als sogenanntes Dermatologikum, Keratolytikum sowie für Mundspülungen gebraucht.

Salicylsäure ist wegen ihrer gewebereizenden Eigenschaften nur zur äußerlichen Applikation geeignet ist und auch als äußerliches Antiseptikum, Keratolytikum sowie Antirheumatikum einsetzbar.

Salicylsäure wird in Großbritannien in Verbindung mit der fungistatischen Benzoesäure als Antimykotikum eingesetzt (sogenannte »Whitfield-Salbe«).

Für den Wirkstoff Salicylsäure besteht keine Verwendung in der Schmerzklinik. Der Wirkstoff Salicylsäure kann allerdings über die Prodrugs → Acetylsalicylsäure und → Salsalat in den Kreislauf eingebracht werden und so analgetisch, antiphlogistisch und antipyretisch wirken. Salicylsäureaderivate werden ebenfalls als anti-

:hrombotische Präventiva bei KKH sowie Chemothera-
peutikum bei Präposition für kolorektale Malignome
etc. eingesetzt: entsprechende vegetarische Diäten enthalten aber nicht genügend Salicylsäure, um eine solche
Diät empfehlen zu können (Janssen et al. 1997).

18 Literatur

Literatur vor 1996: → CD-ROM.

Janssen PL, Katan MB, van Staveren WA (1997) Acetylsalicylate and
salicylates in foods. Cancer Lett 114 (1-2): 163–164

Aceclofenac rec INN

3 Chemie, Geschichte, diverse Hinweise

$C_{16}H_{13}Cl_2NO_4$

MG: 354,2

CAS N° 89796-99-6

[o-(2,6-Dichloroanilino)phenyl] glykolsäure-esterace-
tat.

5 Stoffbezeichnung entsprechend Hauptindikation, Dynamik

Saures antipyretisches Analgetikum: [Analgetikum],
[Antipyretikum], Antiphlogistikum: Antirheumatikum.

5.2 Dynamik

Aceclofenac sowie aktive Metaboliten (4'-Hydroxya-
ceclofenac) hemmt offenbar die PGE_2-Produktion über
unspezifische COX-Hemmung von Synovialzellen
(Yamazaki et al. 1997). Aceclofenac wird über Hydrolyse
ebenfalls zum aktiven Metaboliten Diclofenac sowie 4'-
Hydroxyaceclofenac abgebaut (ist also eine Prodrug für
Diclofenac, Yamazaki et al. 1999).

Aceclofenac hemmt die durch Il-1β-induzierte Produktion von PGE_2 durch Synovialzellen.

9 UAW

9.1 und 9.2 ZNS, Gesichtsinne

Konfusion (eine Fallbeschreibung: P. >80 Jahre; Pallarés
Querol 1994).

9.6 Leber, ableitende Gallengänge, Pankreas

Hepatotoxizität (Hernández Beriain u. Segura García
1995; Pérez Moreno et al. 1996; Prieto de Paula et al. 1997).

12 Allergischtoxische UAW

Vaskulitis (Gtoxische UAW Beriain u. Segura García 1995

16 Vorklinische und klinische Studien

Die analgetische Wirkung von 100 mg Aceclofenac soll
650 mg Paracetamol entsprechen (2 Studien, Post-Episi-
tomieschmerz; Yscla 1988; Movilia 1989).

Die Gabe von 200 mg tgl. Aceclofenac war im Vergleich zu 100 mg Indometacin tgl. in der Behandlung

von Patienten (n=310) mit aktiver ankylosierender
Spondylitis (Multicenter, parallel, DB, Beobachtungsdauer: 3 Monate) in Bezug auf Effizienz und UAW vergleichbar (Batlle-Gualda et al. 1996).

Die Effizienz und Sicherheit von 2-mal 100 mg Aceclofenac vs. 500 mg Naproxen (Multicenter, randomisierte parallele Doppelblindstudie, n=190) war bei
aktiver Osteoarthritis des Kniegelenks vergleichbar
(Kornasoff et al. 1997).

Die Effizienz und Sicherheit von 2-mal 100 tgl. Aceclofenac im Vergleich zu 20 mg Tenoxicam (n=272,
aktive ankylosierende Spondylitis) war vergleichbar
(Villa Alcázar et al. 1996).

Das UAW-Potential von Aceclofenac soll anhand der
vorliegenden, limitierten Untersuchungen mit denjenigen von → Indometacin, → Piroxicam (2-mal
100 mg tgl. vs. 20 mg tgl.), → Diclofenac, → Nabumeton
(1–2 g tgl., Gijón Banos 1997; Grau et al. 1991; Peréz Busquier et al.; Brogden u. Wiseman 1996) vergleichbar
sein.

Siehe auch Vergleichsstudie mit Nabumeton.

17 Kurzprofil

Der Wirkstoff, partiell eine Prodrug zu Diclofenac und
entsprechend Diclofenac-Metaboliten (Bort et al. 1996),
hat analgetisch-antiphlogistische Eigenschaften und
wird in der Rheumatologie eingesetzt.

18 Literatur

Literatur vor 1996: → CD-ROM.

Batlle-Gualda E, Figueroa M, Ivorra J (1996) The efficacy and tolerability of aceclofenac in the treatment of patients with ankylosing spondylitis: a multicenter controlled clinical trial. Aceclofenac Indomethacin Study Group. J Rheumatol 7: 1200–1206
Brogden RN, Wiseman LR (1996) Aceclofenac. A review of its
pharmacodynamic properties and therapeutic potential in the
treatment of rheumatic disorders and in pain management.
Drugs 52/1: 113–124
Gijgden RN, Wiseman LR (1996) Aceclofenac. A review of its pharmacodynamic properties and therapeutic potential in the treatment of rheumatic disorders and in pain management.
Drugs 52/1: 113–124
nac Indomethacin Study Group. JKornasoff D, Frerick H, Bowdler J
et al. (1997) Aceclofenac is a well-tolerated alternative to naproxen in the treatment of osteoarthritis. Clin Rheumatol 1: 32–38
Morros R, Figueras A, Capella D (1997) Hypersensitivity vasculitis
related to aceclofenac [letter] Br J Rheumatol 4: 503–504
Peréz Busquier M, Calero E, Rodríguez M (1997) Comparison of
aceclofenac with piroxicam in the treatment of osteoarthritis.
Clin Rheumatol 2: 154–159
Pérez Moreno JM, Puertas Montenegro M, Fernández Ruiz A et al.
(1996) Hepatitis toxicam in the treatment of osteoarthritis.
Clin Rheumatol 2:Prieto de Paula JM, Romero Castro R, Villa-
mandos Nicás YV (1997). Correspondence. Toxicidad hepática
por aceclofenaco. Gastroenterol Hepatol 3: 165
Villa Alcázar LF, de Buergo M, Rico Lenza H (1996) Aceclofenac is
as safe and effective as tenoxicam in the treatment of ankylosing spondylitis: a 3 month multicenter comparative trial. Spa-
nish Study Group on Aceclofenac in Ankylosing Spondylitis. J
Rheumatol 7: 1194–1199
Yamazaki R, Kawai S, Matsuzaki T et al. (1997) Aceclofenac blocks
prostaglandin E2 production following its intracellular conversion into cyclooxygenase inhibitors. Eur J Pharmacol 329/2–3:
181–187

Yamazaki R, Kawai S, Matsuzaki T et al. (1999) Hydrolytic activity is essential for aceclofenac to inhibit cyclooxygenase in rheumatoid synovial cells. J Pharmacol Exp Ther 289/2: 676–681

4-Aminosalicylsäure, Para-aminosalicylsäure, PAS

Die Salze der Aminosalicylsäure werden als Bakteriostatika (→ Tuberkulostatika) v. a. in der sog. 3. Welt eingesetzt: sie können die gleichen UAW und toxischen Symptome wie die Salicylsäure (→ Salicylismus) zeigen.

Acetaminosalol rec. INN

Über den Wirkstoff Acetaminosalol (Phenetsal; Cétassol; 4-Acetamidophenyl salicylat) sind auf Medline im Zeitraum 1966 – Januar 1998 keine Publikationen zu erfahren.

Antipyrinsalicylat, Salipyrin, Phenazonsalicylat

Über den Wirkstoff Antipyrinsalicylat, einer historischen Phenazon-Salicylsäure-Kombination (Phenyldimethylpyrazolonsalicylat) stehen keine relevanten Daten zur Verfügung (Medline 1966 – Januar 1998: 0).

Cholin-Magnesium-Trisalicylat

9 UAW

9.4 Atmung, Atemorgane
32 asthmatische, Acetylsalicylsäure-intolerante Patienten tolerierten die kontrollierte Einnahme von Cholin Magnesium-Trisalicylat bis zu einer TD von 3000 mg während 1 Woche ohne nennenswerte UAW, u. a. mit einer nicht signifikanten Reduktion der Plasmakonzentration von Thromboxan B_2 (TXB_2) (Szczeklik et al. 1990).

Dagegen: 1 Fallbericht einer Patientin (Nasenpolypen! rheumatoide Arthritis!), die mit akuten allergischen, kutanen und bronchialen Reaktionen auf den Farbstoff Tartrazin, Acetylsalicylsäure, aber auch – im Sinne einer positiven Kreuzsensibilität! – auf CMT reagierte (Chudwin et al. 1986).

9.6 Leber
Hepatoxotizität vgl. wie übrige Salicylate (Cersomimo u. Matthews 1987). Aseptische eosinophile Hepatitis (Nadkarni et al. 1992; 1 Fall).

17 Kurzprofil
Trisalicylat (inoffizielle Kurzbezeichnung; CAS N° 64425-90-7) ist ein saures antipyretisches Analgetikum vom Typ *nichtacetyliertes* Kombinationssalicylat von → Cholinsalicylat und Magnesiumsalicylat mit möglicherweise kleinerer Toxizität (Blechman u. Lechner 1979; Binus et al. 1982). Einzelfälle mit allergischtoxischer Hetapotoxität sind beschrieben (Cersosimo u. Matthews 1987; Nadkami et al. 1992).

Kreuzsensibilität bei Patienten mit »Asthma-induziertem« Asthma möglicherweise vermindert (1 Arbeit: Szczeklik et al. 1990 vs. Chudwin 1986).

Der Wirkstoff wurde als Antirheumatikum und Antipyretikum v. a. in angelsächsischen Ländern eingesetzt. CMT wurde in 1 Studie (n=26; I:metastatische Knochenschmerzen; Ergebnis: vs. Placebo stat. nicht sign. Wirkung) erwähnt (Johnson u. Miller 1994).

18 Literatur
Literatur: → CD-ROM.

Cholinsalicylat rec. INN, BAN, USAN

Der in wässrigen Lösungen [Ohrentropfen (20%; 47,5–52,5%)/Gels (8,7%)] in der Stomatologie, Zahnheilkunde und Otologie – und früher auch als Kindersirup in der Rheumatologie – eingesetzte Wirkstoff Cholinsalicylat (chem. 2-Hydroxyethyl-trimethylammoniumsalicylat; $C_{12}C_{19}NO_4$; MG: 241,3; CAS N° 2016-36-6) soll Acetylsalicylsäure-ähnliche, nämlich analgetische, antiphlogistische und bakteriostatischen Eigenschaften haben.

5-Chlorsalicylsäure (5-CSA)

5-Chlorsalicylsäure ist Hauptmetabolit von Meseclazon.

Meseclazon

Meseclazon ist eine Prodrug für 5-CSA.

Seclazon rec. INN; USAN; W-2354

Der Wirkstoff Seclazon (W-2354) soll urikosurische Eigenschaften haben (Medline 1966 – Januar 1998: 9 Publikationen).

Diflunisal rec. INN, BAN, USAN; MK 647 (Code)

1 Handelsnamen
Fluniget (MSD), Generika: ja

2 Darreichungsform/galenische Formen
In der Regel Tabletten zu 250 mg und 500 mg.

3 Chemie, Geschichte, diverse Hinweise
2',4'-Difluor-4-hydroxy-3-biphenylcarbonsäure (INN)
5-(2,4-Difluorphenyl)-salicylsäure
Summenformel: $C_{13}H_8F_2O_3$
MG: 250,20
CAS N° 22494-42-4

Diflunisal, eine weisskristalline Substanz, ist ein Difluorphenylderivat der Salicylsäure (typische Hydroxybenzoesäure in Orthostellung) und löslich in den meisten organischen Lösungsmitteln sowie in verdünnter alkalischer Lösung.

Strukturformel

Diflunisal

3.3 Diverse Hinweise
Die Tabletten sollen ganz geschluckt, weder zerdrückt noch zerkaut werden.

4 Rezeptpflichtigkeit, Schwangerschaftskategorie
Deutschland: Rp, Schwangerschaft: hohe Dosis Trimenon III kontraindiziert, Kontraindikation in jedem Fall nach 36. Schwangerschaftswoche. Strenge Indikationstellung Trimenon I und II; Trimenon III bis 37. Schwangerschaftswoche niedrige Dosierung: strenge Indikationsstellung.

Österreich: RPF

Schweiz: C (Trimenon I und II: Tierstudien: Teratogenität, Embryotoxizität vorhanden; keine Humanstudien; D (Trimenon III: UAW Embryo über COX-Hemmung; wegen translaktaler Passage in der Stillzeit nicht indiziert)

5 Stoffbezeichnung entsprechend der Hauptindikation, Dynamik
Saures antipyretisches Analgetikum: Analgetikum, [Antipyretikum], Antiphlogistikum

5.2 Dynamik
Diflunisal soll die Cyclooxygenasen hemmen. Das Fehlen einer antipyretischen Wirkung wird erklärt durch das fast fehlende Penetrieren in das ZNS. Tierversuch: gegenüber Acetylsalicylsäure erhöhte antipyretische Wirkung (Firmendokumentation MSD). Blutplättchenhemmung ist reversibel dosisabhängg: ab TD (mg) 500 keine, ab TD (mg) 1000 leichte und ab TD (mg) 2000 wird eine signifikante Wirkung erwartet. Urikosurischer Effekt bei TD von 2-mal 500 mg (mit gleichzeitiger Harnvolumenverminderung) nachweisbar (van Loenhout et al. 1981).

6 Indikationen, Dosierung, Anwendungsart
6.1 Indikationen
Kurzzeiteinsatz bei nozizeptiven, traumatisch bedingten Schmerzen wie: Distorsionen, Zerrungen, zahnchirurgischen Eingriffen, Kleineingriffen, Dysmenorrhö, Lumbago sowie Schmerzen bei chronischen Affektionen wie Osteoarthrose und rheumatoide Arthritis.

6.2 Dosierung
$ED_{initial}$: 1000 (mg; p.o.)
Erhaltungsdosis: 2-mal 500 (mg/Tag; p.o.)
TD_{max}: 1500 (mg; p.o.)
Dosisintervall: 8–12 h

Die äquianalgetische Dosis von 500 mg Diflunisal entspricht ungefähr einer Dosis von 600 mg Acetylsalicylsäure (Tempero et al., Phase IIA Studien).

6.3 Anwendungsart
Nichtinvasiv peroral über kurze Zeit

7 Keine Indikationen (ungeeignete Anwendung)
Schnelle Analgesiewirkung (träge Kinetik; akute Schmerzbehandlung, Durchbruchschmerzen etc.), starke Schmerzzustände (als Monotherapie), pädiatrische Indikationen.

8 Kontraindikationen
Siehe Checkliste »Kontraindikationen saure antipyretische Analgetika«.

9 UAW
Siehe Checkliste »UAW saure antipyretische Analgetika«, insbesondere:

9.1 und 9.2 ZNS, Gesichtssinne
Kopfschmerzen (inkl. Exazerbation, Lapeer 1987)

9.5 Verdauungstrakt insbesondere Magen-Darm-Trakt
Hohe Inzidenz akuter, chronischer, reversibler bis irreversibler Schädigungen (Admani u. Khaleque 1979; Gutthann et al. 1997).

9.6 Leber, ableitende Gallengänge, Pankreas
Akute, chronische, reversible bis irreversible Funktionsstörungen und Schädigungen wie erhöhte Transaminasen (ca. 15% der Patienten), Hepatitis (eine Fallbeschreibung; Warren 1978).

Patienten mit Verdacht auf Leberfunktionsstörungen müssen vor und während der Behandlung entsprechend auch labormäßig verfolgt werden. Bei Verschlechterung der Leberklinik bzw. Leberwerten (Cave zusätzliche Symptome wie Eosinophilie, Exanthem) muss die Medikation mit dem Wirkstoff sofort abgesetzt werden und der Patient in Bezug auf die Weiterentwicklung dieser allergisch-toxischen Symptomatik (Exanthem? Eosiniphilie? Fieber) eng beobachtet werden.

9.7 Niere, ableitende Harnwege, Blase
Akute, chronische, reversible bis irreversible Funktionsstörungen (Wharton et al. 1982; Dionisio et al. 1986) und Schädigungen. Akute allergisch-toxische interstitielle Nephritis (Chan et al. 1980).

Achtung: renale Elimination. *Faustregel:* bei Nierenfunktionstörungen (reduzierte Kreatininclearance <10 ml (min) Diflunisal kontraindiziert. Bei Patienten mit mäßiger Nierenfunktionsstörung droht Akkumulation.

9.10 Blut, blutbildende Organe
Akute, chronische, reversible bis irreversible Funktionsstörungen und Schädigungen wie sekundäre Anämie, Leukopenien etc. (McLean et al. 1986, De Schepper et al. 1981).

9.11 Hautorgan, Haare, Nägel
Relativ häufig Hautauschläge (Roetzheim et al. 1991); Pruritus, Schwitzen, trockene Schleimhäute, Stomatitis, Photosensitivität, Urtikaria, Erythema multiforme, Rash, Stevens-Johnson-Syndrom (Hunter et al. 1978).

9.12 Allergischtoxische UAW
Toxisch-allergische Mono- und Multiorganschädigungen wie akuter Bronchospasmus, Reye-Syndrom, Stevens-Johnson-Syndrom (Dubois et al. 1982), aseptische Organentzündungen (Hepatitis [Geoffrey et al. 1987: eine Fallbeschreibung], Adenitis, Nephritis, Pneumonitis (eine Fallbeschreibung eosinophile Pneumonie + Vaskulitis, Rich u. Thomas 1997), anaphylaktoider Herz-/Kreislauf-/Atemstillstände (Poe et al. 1989). Eine Fallbeschreibung akute interstitielle Nephritis + Erythrodermie (Chan et al. 1980). Dermatitiden und hämolytische Anämie (Cook et al. 1988).

2 Fallbeschreibungen von selektiver akuter generalisierter Urtikaria sowie Beklemmungsgefühl bei sonst Salicylat-toleranten Patienten (Arias et al. 1995). Siehe auch unter 9.14!

9.14 Diverses
9.14.1 Parästhesien: s. unter 9.1.
9.14.2 Nekrotisierende Weichteilschäden (Faszien): eine Fallbeschreibung (Krige et al. 1985)
9.14.3 Phototoxizität: 1 Fall mit lichenoider epidermaler Nekrose (Street u. Winkelmann 1989)

10 Warnhinweise
Kreuzsensibilität mit sauren antipyretischen Analgetika: möglich.

Da Diflunisal zu 95% renal eliminiert wird, ist bei Patienten mit Nierenfunktionseinschränkung eine entsprechende Eliminationsverlängerung mit Kumulationsproblematik zu erwarten (Verbeeck 1979; lange HWZ).

11 Toxikologische Daten
Eine chronische Toxizität im Tierversuch besteht ab 10 mg/kg/Tag (Tempero et al. 1977).

Akute, spesiesabhängige Toxizität: DL_{50} 185–826 (p.o.; mg/kgKG; Maus, Ratte, Kaninchen). Im Rattenver-

such ist Diflunisal 3mal toxischer als Acetylsalicylsäure (Stone 1977).

Klinik: Todesfälle ab 15 g (Monomedikation), ab 7,5 g (Polymedikationen) beschrieben (Court u. Volans 1984).

Im Vergiftungsfall ist wegen hoher Proteinbindung eine Hämolyse nicht wirksam.

Klinische Überdosierungssymptomatik
Das klinische Bild einer Überdosierung zeigt im allgemeinen folgende Symptomatik: Benommenheit, Nausea und Emesis, Diarrhö, Hyperventilation, Tachykardie, Schweißausbrüche, Tinnitus, Desorientiertheit, Stupor und Koma.

11.2 Kanzerogenität, Mutagenität, Teratogenität, Embryotoxizität, Fertilität
Keine Angaben.

13 Interaktionen
Beachte allgemeine Checkliste »Interaktionen saure antipyretische Analgetika«, insbesondere:

13.1 Pharmakologische Interaktionen
- Aluminiumhydroxid: Resorption Diflunisal ↓ (ca. 50%; Verbeek et al. 1979; Empfehlung: Einhaltung unterschiedlicher Einnahmezeiten; Unterschied mindestens 2 h).
- Aminoglykoside (Tolbutamid): keine signifikanten Veränderungen der Plasmakonzentrationen.
- Acetylsalicylsäure: die (unsinnige) Kombination Diflunisal-Acetylsalicylsäure ergibt eine Senkung der Plasmakonzentration von Diflunisal um ca. 15%; die wahrscheinlich klinisch nicht signifikant ist (Tempero et al. 1977). Daneben aufgrund synergistischer Wirkung erhöhte Inzidenz von typischen unerwünschten UAW saurer Analgetika.
- Furosemid: der hyperurikämische Effekt von Furosemid wird reduziert; bei gesunden Probanden offenbar kein Einfluss auf die Diurese. Fehlen von kontrollierten Studien bei Patienten.
- Hydrochlorothiazid: die Plasmakonzentration von Hydrochlorothiazid wird bis ca. 35% erhöht und dessen renale Elimination gehemmt; die urikosurische Wirkung von Diflunisal wird durch den hyperurikämischen Effekt von Hydrochlorothiazid antagonisiert.
- Indometacin: die (unsinnige) Kombination Diflunisal-Indometacin ergibt eine akute Erhöhung der Plasmakonzentration von Indometacin bis über 30%, eine verminderte Indometacin-Ausscheidung mit der Möglichkeit letaler Hämorraghien (Tempero et al. 1977).
- Naproxen (unsinnige Kombination): die renale Elimination von Naproxen und seiner Metaboliten wird gehemmt.
- Orale Antikoagulanzien (Warfarin, Acenocoumarol, Phenprocoumon): aus der Eiweißbindung verdräng-

te Antikoagulanzien verlängern u. a. Prothrombin-zeit

- Oxazepam: Oxazepam wird durch Diflunisal aus der Proteinbindung verdrängt: erhöhte Wirkung Oxazepam (Van Hecken et al. 1985).
- Paracetamol (sinnarme Kombination in normaler Dosierung): Plasmakonzentration von Paracetamol bis 50% erhöht.
- Probenecid: bei gesunden Probanden (n=8; Dauer 2 Wochen) wurde die kinetische Interaktion zwischen Diflusinal (TD 250 mg) und Probenecid (TD 500 mg) untersucht. Ergebniss: C_{ss} Diflunisal ↑, Diflunisalplasmaclearance ↓, Diflunisalglukuronidelimination ↓, freie Diflunisalplasmafraktion ↑ (Macdonald et al. 1995).
- Sulindac (unsinnige Kombination): Plasmakonzentration des aktiven Sulindac-Sulfidmetaboliten wird gesenkt
- Thiopental: Plasmakonzentration von Thiopental erhöht (ergibt bei Kurznarkosen möglicherweise längere Eduktionsphase)

13.2 Physiologische Interaktionen

- Eingeschränkte Nierenfunktion: Diflunisal-Kinetik abhg. von Kreatinin-Clearance (Erikson et al. 1989).

15 Kinetikprofil

Physikochemische Eigenschaften
pK_a: 3-4
Proteinbindung (% Dosis): 98-99,9

Resorption und Bioverfügbarkeit
Bioverfügbarkeit (% Dosis): 80-100 (p.o.)
T bis C_{max} (h): 2-3 (p.o.)
C_{max} (µg/ml): 9 - 90 mg/mo (ED 50 und 500 p.o.)

Verteilung, Elimination, Metabolismus
α-Halbwertszeit: -
Terminale β-Halbwertszeit (h): 9-13 (Nieren- und Lebergesunde; dosisabhängig)
$V_{initial}$: -
V_{ss} (l/kg): 0,11
Cl_{total}: -

Renale Elimination (% Dosis): 95 (Metaboliten: D-Phenolglukuronid, D-Acylglukuronid, D-Sulfat), Muttersubstanz ca. 5 (dosisabhängig)
Biliäre Elimination (% Dosis): <5 (MS, Metaboliten); enterohepatischer Kreislauf möglich bei Patienten, die eine höhere biliäre Elimination aufweisen (Nuernberg et al. 1991).
Inaktive Metaboliten: Phenol- und Acylglukuronid, Sulfate, Hydroxy-Metabolit (Mcdonald et al. 1991); bei 6 Patienten mit Nierenversagen bei nach 1 ED von

250 mg ein signifikantes Ansteigen der Glukuronid-Phenol- und Sulphat-Metaboliten nachgewiesen, Dickinson et al. 1991)
Aktive Metaboliten: keine Angaben

Effektivität
Analgetisch   wirksame   Plasmakonzentration (µg/ml): ~ 40
Toxisch wirksame Plasmakonzentration: -
Ratio therapeutische/toxische Plasmakonzentration: -
Ratio COX-1-/COX-2-Hemmung: -

Biomembrangängigkeit
Diaplazentar: vorhanden
Translaktal: vorhanden (Muttermilchkonz. entspricht ca. 2-7% Plasmakonz.)
Blut-Hirn-Barriere: nachgewiesen (Nuernberg et al. 1991)
Synovialflüssigkeit: -

15.2 Kinetikdiskussion

Diflunisal wird rasch und fast vollständig resorbiert. Diflunisal hat eine dosisabhängige Kinetik: dies betrifft die renale Eliminationsrate (höhere Dosierung = renale Elimination ↓, terminale Halbwertszeit ↑). Niereninsuffizienz entsprechend: terminale Halbwertszeit ↑. Plasmaproteinbindung: bei höherer Dosierung ↓ = freie Fraktion ↑. Zeit für C_{ss} mit TD von 2-mal 125/2-mal 250 mg tgl. p.o.: 4-6 Tage (ergibt C_{ss} 13 bzw. 40 mg/ml).

Die hepatische Biotransformation ist polymorph und kann durch Faktoren wie Nikotinkonsum, Geschlecht bzw. Hormonhaushalt, Leberfunktion (Männer vs. Frauen vs. Frauen unter Antikonzeptiva) qualitativ verändert werden (Macdonald et al. 1990, 1992; Herman et al. 1994). Die Acylglukuronidierung ist ein unstabiler Abbauweg (Brunelle u. Verbeeck 1997).

Bei Intoxikationen mit Salicylaten sollten entsprechende Serumkonzentrationsbestimmungen von freier Salicylsäure (Acetylsalicylsäure) und Diflunisalmetaboliten durch Hochdruckflüssigkeitschromatographie bestimmt werden, um falsche Resultate auszuschließen (Adelman et al. 1991).

Die Harnsäureausscheidung erhöht sich beim Gesunden unter Diflunisalgabe. Im Gegensatz zu anderen Salicylaten sind keine Glycinmetaboliten im Harn nachweisbar (deutet auf eine verschiedene Verstoffwechselung hin). Metaboliten von Diflunisal sind Glukuronide. Diflunisal wird nicht zu Salicylsäure abgebaut, da offenbar Fluoratome im aromatischen Ring stabil sind. Diflunisal weist eine diaplazentare und translaktale Passage auf, die ca. 5% der mütterlichen Plasmakonzentration beträgt.

16 Vorklinische und klinische Studien

Bei 47 Patienten wurde die tgl.perorale Gabe von 2-mal 500 mg Diflunisal vs. 3-mal 500 mg Metamizol verglichen (Yalcin et al. 1998; randomisierte Cross-over-Studie).

Im Tierexperiment konnten nach Langzeitgabe (35 Tage) einer hohen Diflunisaldosis (50 mg/kgKG p.o.) und post mortem Leberperfusion der Leber mit 3 mg Diflunisal kovalente Bindungen zwischen Lebergewebe und Diflunisal nachgewiesen werden, ein Hinweis daß Wirkstoffe mit Acylglukuronidmetaboliten Makromoleküle mit dem Lebergewebe bilden und so immunotoxisch wirken (Wang u. Dickinson 1998).

17 Kurzprofil

Diflunisal ist ein 1971 eingeführtes, nichtacetyliertes Salicylat mit spätem Wirkungseintritt, vorwiegend renaler Ausscheidung und langanhaltender analgetisch-antiphlogistischer, wegen minimalem ZNS-Übertritt jedoch kaum antipyretischer Wirkung.

18 Literatur

Literatur vor 1996: → CD-ROM.

Brunelle FM, Verbeeck RK (1997) Conjugation-deconjugation cycling of diflunisal via beta-glucuronidase catalyzed hydrolysis of its acyl glucuronide in the rat. Life Sci 60/22: 2013–2021

Gutthann SP, García Rodríguez LA, Raiford DS (1997) Individual nonsteroidal antiinflammatory drugs and other risk factors for upper gastrointestinal bleeding and perforation. Epidemiology 1: 18–24

Rich MW, Thomas RA (1997) A case of eosinophilic pneumonia and vasculitis induced by diflunisal. Chest 111/6: 1767–1769

Wang M, Dickinson RG (1998) Hepatobiliary transport of diflunisal conjugates and taurocholate by the perfused rat liver: the effect of chronic exposure of rats to diflunisal. Life Sci 62/8: 751–762

Yalcin S, Güllü IH, Tekuzman G et al. (1998) A comparison of two nonsteroidal antiinflammatory drugs (diflunisal vs. dipyrone) in the treatment of moderate to severe cancer pain: a randomized crossover study. Am J Clin Oncol 2: 185–188

Ethenzamid rec. INN, Etenzamid BAN; Ethylsalicylamid, Protopyrin, Aethoxybenzamidum, Ethoxybenzamide, O-Ethylsalicylamid

Der ältere, in vielen OTC-Präparaten (»Fieber-, Grippe-, Föhnmittel«) vorhandene Wirkstoff Ethenzamid ist Prodrug von Salicylamid, indem es nach intestinaler Resorption partiell enzymatisch in Salicylamid umgewandelt wird. Der Wirkstoff ist im Tierversuch karzinogen (Leberkarzinom; Naito et al. 1986).

18 Literatur

Siehe 1. Auflage 1996: → CD-ROM.

Ethylsalicylat, Salicylsäureethylester

Ethylsalicylat wird zu *topischen* Analgesiepräparaten verwendet.

Fosfosal rec. INN, (Code UR 1521)

Der anfangs der 1980er Jahre eingeführte Wirkstoff Fosfosal ist chemisch der Phosphatester von Salicylsäure. Die Hydrolyse zur Salicylsäure erfolgt möglicherweise schon in der (kompletten) Resorptionsphase, da im Plasma nach p.o. Anwendung nur Salicylsäure nachgewiesen werden kann. Berichte über Lebertoxizität (Caballería 1993; Delgadillo et al. 1994).

18 Literatur

→ CD-ROM.

[Mesalazin rec. INN] [BAN, DCF; Mesalamin USAN, 5-ASA, 5-Aminosalicylsäure, acidum metaminosalicylicum, Fisalamine, Mesalamin, MAS]

Das Salicylsäurederivat Mesalazin wird als lokaler Entzündungshemmer bei chronisch-entzündlichen Vorgängen im Verdauungstrakt eingesetzt (Collier et al. 1992; Schroeder et al. 1987). Mesalazin hemmt COX- sowie LIPOX-Mechanismen.

Dynamik, UAW und Interaktionen sind denjenigen der sauren antipyretischen Analgetika ähnlich (sog. »Salicylatallergie«, Leber- und Nierenfunktionsstörungen, Diarrhö, intestinale Schädigungen, erhöhte Blutungsneigung, Interaktionen mit Sulfonylharnstoffen, Cumarinen etc.).

Eine Fallbeschreibung von Reye-Syndrom beim Erwachsenen im Zusammenhang mit nachgewiesener Hepatitis A (Duerksen et al. 1997).

Daneben besteht eine erhöhte Inzidenz vom pathophysiologischen Standpunkt her unerklärter, allergischtoxischer Organentzündungen vom Typ III-IV wie Alveolitis, Alveolitis-Pneumonitis, interstitielle Nephritis, Myokarditis, Pankreatitis, Thrombozytopenie, Perikarditis etc. (Metha 1990; Kristensen et al. 1990; Cooper et al. 1986; Daneshmend 1991; Isaure antipyretische Analgetikacs et Murphy 1990; Jenss et al. 1990; s. auch Sulphasalazin!). Wegen erhöhter Inzidenz von tubulointerstitiellen Nephritiden sollte der Patient entsprechend regelmäßig auf die Nierenfunktion überprüft werden (Corrigan u. Stevens 2000).

18 Literatur

Literatur vor 1996: → CD-ROM.

Corrigan G, Stevens PE (2000) Review article: interstitial nephritis associated with the use of mesalazine in inflammatory bowel disease. Aliment Pharmacol Ther 14/1: 1–6

Duerksen DR, Jewell LD, Mason AL et al. (1997) Co-existence of hepatitis A and adult Reye's syndrome. Gut 41/1: 121–124

Hämling J, Raedler A, Helmchen U, Schreiber S (1997) 5-Aminosalicylic acid-associated renal tubular acidosis with decreased renal function in Crohn's disease. Digestion 58/3: 304–307

Marteau P, Cellier C (1997) Effets indésirables de l'acide 5-aminosalicylique. Gastroenterol Clin Biol 21/5: 377–386

Methylsalicylat, Methylis Salicylas, Methylium Salicylicum, Salicylsäuremethylester

Methylsalicylat ist ein Salicylsäurederivat, das zur topischen Anwendung (»topisches Antirheumatikum«, künstliches Gaultheriaöl, künstliches Wintergrünöl, »Rheumabäder«) eingesetzt wird.

Je nach individuellen Voraussetzungen (Hautperfusion [z. B.: nach Jogging etc.], Körpertemperatur, galenische Beimischungen wie Menthol, Einsatz von [verbotenen] Wärmeumschlägen etc.) kann bis zu 20% der Dosis resorbiert werden mit potentiell lebensgefährdenden und akuten UAW/Interaktionen (Heng 1987, Chan 1996a, 1996b, Chow et al. 1989, Danone et al. 1986, Morra et al. 1996, Pratzel et al. 1990, Roberts et al. 1982, Yano et al. 1992). Im Tierversuch wurde nachgewiesen, dass topisches Methylsalicylat offenbar nicht in den oberflächlichen Gewebeschichten sich anreichert bzw. therapeutische Konzentrationen erreicht, sondern rapid systemisch aufgenommen wird (Cross et al. 1999).

In Hongkong ist die Hälfte aller wegen akuter Salicylatvergiftung behandelten Patienten durch topische Methylsalicylatöle/Crèmen/Bäder bedingt (Chan 1996).

18 Literatur
Literatur vor 1996: → CD-ROM.

Cross SE, Megwa SA, Benseon HA et al. (1999) Self promotion of deep tissue penetration and distribution of methylsalicylate after topical application. Pharm Res 16/3: 427–433

3-Methylsalicylsäure

Die 3-Methylsalicylsäure ist ein ringsubstituiertes Salicylsäurehomolog.

Nabumeton rec. INN, BAN, USAN, DCF; BRL 14777 (Code)

1 Handelsnamen
Balmox (SKB)

2 Darreichungsform/galenische Formen
Filmtabletten zu 500 mg und 1 g; Tabletten solubile zu 1 g.

3 Chemie, Geschichte, diverse Hinweise
4-(6-Methoxy-2-naphthyl)butan-2-on
$C_{15}H_{16}O_2$
MG: 228,3
CAS N° 42924-53-8

Der Wirkstoff Nabumeton ist ein chemisch ein Keton ohne Säuregruppe, das als Prodrug zur eigentlichen Wirksubstanz 6-Methoxy-2-naphtylessigsäure (6-MNA) – eng mit dem Propionsäurederivat → Naproxen verwandt – sowie anderen Metaboliten abgebaut wird

4 Rezeptpflichtigkeit und Schwangerschaftskategorie
Deutschland: Rp Schwangerschaft Kontraindikation Gr4; Laktation Kontraindikation La 2
   Österreich: nicht registriert
   Schweiz: B, Schwangerschaftskategorie Trimenon I und II: B (= keine Teratogenität im Tierversuch, keine Humandaten); Trimenon III: D (= fetal-neonatale UAW wegen COX-1-Hemmung)

5 Stoff, Indikationsgruppe, Dynamik (Rezeptorenprofil)
Nichtsaure Prodrugs für saure antipyretische Analgetika: Antiphlogistikum, Antirheumatikum, [Analgetikum], [Antipyretikum]

5.2 Dynamik
Nabumeton ist die Prodrug für 6-MNA, einem schwachen COX-Hemmer mit offenbar vorteilhaftem COX-1-/COX-2-Profil; bei i.v.-Gabe von 6-MNA wird die gastrische 6-Keto-PGF1 auch in hoher Dosierung kaum gehemmt (Melarange et al. 1992). Nabumeton soll die Intestinalbarriere (s. oben) nicht schädigen und auf die Matrixsynthese der Chondrozyten (s. oben) keinen Einfluss haben.

6 Indikationen, Dosierung, Anwendungsart
6.1 Indikationen
Entzündliche und degenerative Erkrankungen des Bewegungsapparates (inkl. rheumatischer Formenkreis, extraartikulärer Rheumatismus etc.)

6.2 Dosierung
Erwachsene und Kinder über 14 Jahren: TD 1 g (Einzeldosis oder 2 Dosen). TD_{max}: 2g
   Ältere Patienten: TD_{max}: 1 g

6.3 Anwendungsart
Nichtinvasiv: p.o.

7 Keine Indikationen (ungeeignet)
Akute Schmerzzustände (träge Kinetik, lange HWZ = schlechte Steuerbarkeit)

8 Kontraindikationen
Siehe Checkliste »Kontraindikationen saure antipyretische Analgetika«, insbesondere:
– Kinder unter 14 Jahren

9 UAW (1–14)
→ Checkliste »UAW saure antipyretische Analgetika«, insbesondere

1 und 2 ZNS, Gesichtssinne
Vermindertes Sehen; Tinnitus. Verminderte Vigilanz, Schwindel, Kopfschmerzen (häufig), Schlaflosigkeit.

3 Herz/Kreislauf
Periphere Ödeme

5 Verdauungstrakt
Trockener Mund. Häufig (>10%): Dyspepsie, gastro-intestinale Beschwerden, Diarrhö und Konstipation, Nausea, Flatulenz. Die Inzidenz von UAW war in 1 Studie gegenüber Piroxicam, Naproxen, Sulindac, Indometacin, Diclofenac und Ibuprofen reduziert und ähnlich wie bei Etodolac (Bjorkman 1996); in anderen Studien ergaben sich keinerlei Vorteile in Bezug auf gastrointestinale UAW (Bock et al. 1996).

11 Hautorgan, Haare, Nägel
Häufig: Ausschläge und Juckreiz

Fälle von Pseudoporphyrie (komb. mit Phototoxizität) sind beschrieben worden (Checketts u. Morgan 1999; Magro u. Crowson 1999, Krischer et al. 1999).

10 Warnhinweise
Die Verkehrstüchtigkeit ist eingeschränkt.

Nabumeton scheint porphyrogen zu sein (Varma u. Lanigan 1998).

13 Interaktionen
Siehe Checkliste »Interaktionen saure antipyretische Analgetika«!

---

15 Kinetikprofil
Physikochemische Eigenschaften
Proteinbindung (% Dosis): 99

Resorption und Bioverfügbarkeit
Bioverfügbarkeit (% Dosis): 20–50
T bis C_{max} (h): 6 (p.o.; 6-NMA)

Verteilung, Elimination, Metabolismus
Terminale β-Halbwertszeit (h): 22 (Nieren- und Lebergesunde)
Renale Elimination (% Dosis): ca. 80 (MS, Metaboliten)
Biliäre Elimination (% Dosis): ca. 10 (MS, Metaboliten)
Aktive Metaboliten: ca. 35% 6-MNA und 50% unbekannte Metaboliten (ED 1 g p.o.)

Effektivität
Therapeutische Serumkonzentration:
Toxische Konzentration:
Therapeutische/Toxische Serumkonzentration:
IC_{50} COX-1 (nmol/l): – ; ID_{50} COX-1 (µmol): 200–280; 70; 64,5 (bzw. 6-MNA)
IC_{50} COX-1 (nmol/l): – ; ID_{50} COX-2 (µmol): 15–55; 20; 93,65 (bzw. 6-MNA)
COX-2-/COX-1-Hemmverhältnis in Bezug auf ID_{50}: niedrig (günstig) nämlich je nach Test 0,14–1,4
Achtung: keine standardisierten Tests! (Lit. nach Meade et al. 1993, Barnett et al. 1994, Laneuville et al. 1994)

Biomembrangängigkeit
Diaplazentar
Translaktal
Blut-Hirn-Barriere
Synovialflüssigkeit: ausgesprochen (Davies 1997)

15.2 Kinetikdiskussion
Der aktive Metabolit 6-MNA untersteht keinem enterohepatischen Kreislauf; seine Glukuronidmetaboliten werden renal ausgeschieden. Gegenüber einer ED weisen multiple Gaben eine verkleinerte AUC mit entsprechend vergrössertem Verteilungsvolumen auf: ein Hinweis auf zusätzliche Proteinbindung, die offenbar nicht linear sondern variabel ist, denn bei Nierenfunktionsstörungen erhöht sich die C_{ss} kaum. Allerding weisen ältere Patienten gegenüber jungen Probanden eine verminderte Eliminationsrate und eine entsprechend erhöhte Serumkonzentration nach Nabumetongabe auf (Davies 1997). Bei Plasmaproteinveränderungen (chronische Nieren- und Leberschäden, rheumatische Schübe etc.) sind entsprechende Plasmakonzentrationsänderungen des aktiven Metaboliten zu erwarten, wobei der Impakt auf die Klinik aufgrund der vorliegenden Daten schwierig abzuschätzen ist (Brier et al. 1995, Davies 1997, s. auch klinische Studien).

16 Klinische Studien
In einer Phase-IV-Multicenterstudie wurden die Wirkstoffe Aceclofenac (TD 2-mal 100 mg) und Nabumeton (TD 1–2 g) verglichen (n=274; aktive Osteoarthritis Knie; open-label, Parallelgruppen, randomisierte 3-Monate-Studie; VAS-Scores; Gonarthrosis Severity Index Score, Global Assessment). Die Wirkstoffe waren in Bezug auf Effektivität und UAW (inklusive Drop-Outs wegen Unverträglichkeit, gastrointestinalen UAW etc.) vergleichbar (Gijelgruppen, randoBei 297 Patienten mit Osteoarthritis war die Gabe von tgl. 1000 mg Naproxen vergleichbar mit tgl. 1500 mg Nabumeton (rand. placebokontr. Parallelgruppen Multicenterstudie Fleischmann et al. 1997).

Die tgl. prä- und postoperative Gabe von 2000 mg Nabumeton bei orthopädischen arthroskopischen Eingriffen bei Osteoarthritispatienten ergab keinen Hinweis auf perioperative nabumetoninduzierte Hämostasestörungen (n=58+53, placebokontr. DB-Studie; klinische und hämatologische [Blutungszeit, PT, PTT] Parameter, Schnitzer et al. 1998).

Bei 17 Frauen (Alter >56 Jahre; Osteoarthritis; Co-Medikation: Hydrochlorothiazid, Fosinopril für art. Hypertension; randomisierte Doppelblindstudie) wurde während 2 Kontrollwochen die Nierenfunktion (Inulin-Clearance; para-Aminohippurat-Clearance, Prostaglandine im Urin) verglichen unter Nabumeton, Ibuprofen und Sulindac: 4 Patientinnen unter Ibuprofen, davon 1 unter Sulindac, aber keine unter Nabuneton wiesen einen reduzierten Glomerularfiltrationsdruck, einen erhöhten arteriolären Widerstand (Nierenperfusion) sowie eine verminderte Elimination von vasodilatierenden renalen PG auf (Cook et al. 1997).

Die Gabe von Etodolac (400 mg tgl.) bei rheumatoider Arthritis war in Bezug auf die Taxierung von Seiten des Teststeams und der Patientenpopulation der Gabe von Nabumeton (TD 1500 mg) überlegen (Multicenter, Parallelgruppen, plazebokontrolliert; n=89 + 90, Schnitzer u. Constantine 1997).

17 Kurzprofil

Der Wirkstoff Nabumeton ist nichtsaures Prodrug für die den Wirkstoff der Naproxen verwandten 6-Methoxy-2-naphthylessigsäure (einem sauren antipyretischen Analgetikum) und mit – trotz vorteilhafter COX-1-/COX-2-Ratio – offenbar ähnlichem UAW-Profil wie die übrigen sauren antipyretischen Analgetika (Gijür die den Wirkstoff der Naproxen verwandten 6-Methoxy-2-naphthylessigsäure (einem sauren antipyretischen AnalgNabumeton wird in der Rheumatologie eingesetzt (Lister et al. 1993; Bensen u. Zizzo 1998).

Die lange Halbwertszeit erlaubt eine einmalige TD.

Der Hauptnachteil dieses neuen, in der Klinik noch wenig eingesetzten Wirkstoffs sind die multiplen, teilweise unbekannten Metaboliten sowie das kleine Erfahrungsgut (Miwa et al. 1997).

18 Literatur

Literatur vor 1996: → CD-ROM.

Bensen W, Zizzo A (1998) Newer, safer nonsteroidal anti-inflammatory drugs. Rational NSAID selection for arthritis. Can Fam Physician 44/101–102: 105–107

Bjorkman DJ (1996): Nonsteroidal anti-inflammatory drug-induced gastrointestinal injury. Am J Med 101 (1A): 2S–32S

Bock de GH, Hermans J, Marwikjk van HWJ et al. (1996) Health-related quality of life assessments in osteoarthritis during NSAID treatment. Pharm World Scie 18/4: 130–136

Checketts SR, Morgan GJ Jr (1999) Two cases of nabumetone induced pseudoporphyrie. J Rheumatol 26/12: 2703–2705

Cook ME, Wallin JD, Thakur VD et al. (1997) Comparative effects of nabumetone, sulindac, and ibuprofen on renal function J Rheumatol 6: 1137–1144

Davies NM (1997) Clinical pharmacokinetics of nabumetone. The dawn of selective cyclo-oxygenase-2 inhibition? Clin Pharmacokinet 33/6: 404–416

Fleischmann RM, Flint K, Constantine G et al. (1997) A double-masked comparison of Naprelan and nabumetone in osteoarthritis of the knee. Naprelan Study Group. Clin Ther 4: 642–655

Gijischmann RM, Flint K, Constantine G et al. (1997) A double-masked comparison of Naprelan and nabumetone in osteoarthritis of the knee. Naprelan Study Group. Clin Ther 4: 642–655

Gijón Banos J (1997) Eficacia y seguridad de la nabumetona en el tratamiento de la gonartrosis: ensayo clínico comparativo con aceclofenaco. Grupo de Estudio de Nabumetona en Artrosis de Rodilla. Med Clin (Barc) 109/4: 130–134

Huang JQ, Sridhar S, Hunt RH (1999) Gastrointestinal safety profile of nabumetone: a meta-analysis. Am J Med 107/6A: 55–61

Krischer J, Scolari F, Kondo-Oestreicher M et al. (1999) Pseudoporphyrie induced by nabumetone. J Am Acad Dermatol 40/3: 492–493

Magro CM, Crowson AN (1999) Pseudoprophyria associated with Relafen therapy. J Cutan Phathol 26/1: 42–47

Miwa LJ, Jones JK, Pathiyal A et al. (1997) Value of epidemiologic studies in determining the true incidence of adverse events. The nonsteroidal anti-inflammatory drug story. Arch Intern Med 157(18): 2129–2136

Schnitzer TJ, Donahue JR, Toomey EP et al. (1998) Effect of nabumetone on hemostasis during arthroscopic knee surgery. Clin Ther 1: 110–24

Varma S, Lanigan SW (1998) Pseudoporphyrie caused by nabumetone. Correspondence. Br J Dermatol 138/3: 549–550

Natriumsalicylat, Natrii Salicylas

16 Vorklinische und klinische Studien

Die lokale iontophoretische Applikation von Natriumsalicylat bei lateraler Epikondylitis (»Tennisellbogen«) ist einer lokalen iontophoretischen Applikation von Diclofenac unterlegen (n=20; Demirtas u. Onder 1998).

17 Kurzprofil

Das nichtacetylierte Natriumsalz der Salicylsäure (chem.: Natrium 2-hydroxybenzoat; $C_7H_5NaO_3$; MG 160,1

CAS N° 54-21-7) ist mit dem Wirkstoff Salsalat vergleichbar. Im Vergleich zu Acetylsalicylsäure hemmt Natriumsalicylat offenbar v. a. das COX-2-System (wenig Einfluss auf die PGE_2- und $PGF_{2\alpha}$-Synthese; Mitchell et al. 1997) sowie auf das durch Zytokine aktivierbare NO-System (Sakitani et al. 1997).

18 Literatur

Demirtas RN, Oner C (1998) The treatment of lateral epicondylitis by iontophoresis of sodium salicylate and sodium diclofenac. Clin Rehabil 1: 23–29

Mitchell JA, Saunders M, Barnes PJ et al. (1997) Sodium salicylate inhibits cyclo-oxygenase-2 activity independently of transcription factor (nuclear factor kappaB) activation:role of arachidonic acid. Mol Pharmacol 51/6: 907–912

Sakitani K, Kitade H, Inoue K et al. (1997) The anti-inflammatory drug sodium salicylate inhibits nitric oxide formation induced by interleukin-1beta at a translational step, but not at a transcriptional step, in hepatocytes. Hepatology 2: 416–420

[Olsalazin (5,5'-Azodisalicylsäure)]

Olsalazin ist ein unter dem Handelsnamen Dipentum (Pharmacia) eingeführtes sogenanntes »antiphlogistisch wirksames Magen-Darm-Mittel«, das chemisch 2 mit einer Azobrücke verbundene Mesalazinmoleküle darstellt.

Parsalmid rec. INN; 54106-CB (Code); MY-41-6 (Code)

Über den in Italien als Antirheumatikum eingesetzten Wirksttoff (chem. 5-Amino-N-butyl-O-(prop-2-yl) salicylamid; 5-Amino-N-butyl-2-(prop-2-yloxy)benzamid; $C_{14}H_{18}N_2O_2$; MG 246,3, CAS N° 30653-83-9) sind keine relevanten Daten bekannt (Medline 1966–1998 April: 2 Publikationen aus der Arzneimittelforschung).

Picolaminsalicylat, Picolamin rec. INN

Picolaminsalicylat wird in topischen Analgesiesprays eingesetzt.

Pranosal rec. INN

Pranosal (chemisch: 3-(2,5-Dimethylpyrrolidin-1-yl) propylsalicylat; $C_{16}H_{23}NO_3$; MG 277,4) wird als 5%ige topische Lösung in der Rheumatologie eingesetzt.

Salacetamid rec. INN, DCF

Der ältere Wirkstoff Salacetamid ist Prodrug für Salicylamid.

Salicylamid rec. INN, BAN, DCF

Der ältere Wirkstoff Salicylamid ist ein Amid der Salicylsäure.

Salsalat rec. INN, BAN, USAN; Sasapyrin, Salicyl-Salicylat, Acidum salicyloslicylicum, salicylsalicylic acid, Disalicylsäure

16 Vorklinische und klinische Studien

Patienten mit Hämophilie A haben Salsalat ohne wesentliche Beeinträchtigung der Blutungsneigung toleriert (1 Einzelstudie mit 9 Hämophiliepatienten; Sweeney u. Hoernig 1991).

Salsalat scheint eine schwache analgetische Wirkung bei rheumatischen Muskel/Skelettschmerzen oder akuten nozizeptiven Schmerzzuständen beispielsweise nach zahnärztlichen Eingriffen zu haben (Regalado 1978; Seymour et al. 1984; Bombardier et al. 1995; McPherson 1984; Atkinson et al. 1995).

Die gastroduodenale Toxizität soll bei gleicher Serumkonzentration von Salicylsäure gegenüber Acetylsalicylsäure reduziert sein (1 Publikation: Cryer et al. 1990).

Als UAW wurden beschrieben: Schilddrüsenfunktionsstörungen (Latham et al. 1993: 1 Fallreport mit Zitierung weiterer 3 Fälle); Panzytopenie (1 Patient mit syst. Lupus erythematosus, Lisse et al. 1993).

In einer anderen Studie (n:771, Osteoarthritis, rheumatische Arthritis) wurde nach einer 3-Wochen-Studie bei praktischen Ärzten der therapeutische Wert als »effective and safe« bewertet, obwohl >30% der Patienten wegen gastrointestinaler UAW, und >6% der Patienten wegen Tinnitus die Behandlungs abbrechen mussten (Atkinson et al. 1995).

In einer anderen Studie (n=20 + 23; rheumatische Arthritis) wurde der Effekt von 1500 mg Salsalat mit 20 mg Piroxicam in Bezug auf Effektivität und UAW (u. a. gastroskopische Kontrollen) als vergleichbar gewertet, wobei jedoch nebenbei 37% der Salsalatpatienten zentraltoxische Symptome aufwiesen (Tinni-

tus; Montrone et al. 1989); eine andere Studie (n=23! gleiche Dosierung etc.) ergab für Salsalat etwas weniger gastrointestinale UAW (25% vs. 11%; Bianchi et al 1989).

17 Kurzprofil

Salsalat – chem. Salicylsalicylsäure (aus 2 veresterten Molekülen Salicylsäure bestehend: $C_{14}H_{10}O_5$, MG: 258,2 CAS N° 552-94-3) – ist eine nichtacetylierte Prodrug für Salicylsäure. Während der (langsamen und offenbar unvollständigen) Resorptionsphase erfolgt die Hydrolyse in 2 Moleküle Salicylsäure (Dromgoole et al. 1983, 1984). Ausgeschieden werden u. a. auch unveränderte MS sowie Konjugate.

18 Literatur
: → CD-ROM.

[Sulfasalazin rec. INN: Antirheumatika]

[Triflusal rec. INN]

Der Wirkstoff Triflusal wird als Agreggationshemmer eingesetzt.

Trisalicylat: Cholinsalicylat

1.2 Acetylsalicylsäure und Abkömmlinge der Acetylsalicylsäure (acetylierte Salicylate)

Acetylierte Salicylate haben eine antipyretische, antiphlogistische, aggregationshemmende und analgetische Wirkung.

Die Acetylsalicylsäure (Acidum acetylosalicylicum, Aspirin) ist der Referenzwirkstoff für antipyretische Analgetika.
- [Aloxiprin, rec INN*)
- **Acetylsalicylsäure** und Acetylsalicylsäurekombinationen
- Benorilat, rec INN*
- Carbasalat, rec INN*
- Dipyrocetyl, rec INN*
- Etersalat, rec INN*
- Lysinacetylsalicylat (Kombination Lysin + Aspirin)
- 3- Methylacetylsalicylsäure*

Anmerkung: *Unvollständiges Wirkstoffprofil.; in eckigen Klammern: nicht als Analgetikum eingesetzt.

Acetylsalicylsäure, Aspirin, Acidum acetylosalicylicum, ASS, ASA

1 Handelsnamen

Aspirin Bayer. Generika: ja. Kombinationspräparate: ja

2 Darreichungsform/galenische Formen

In der Regel Tabletten zu 100 und 500 mg; Kautabletten zu 500 mg; Brausetabletten zu 300–500 mg.

In Kombinationspräparaten auch als Supp. (Treupel).

Flasche mit Trockensubstanz enthaltend 0,9 g DL-Lysinmono(acetylsalicylat), entsprechend 0,5 g Acetylsalicylsäure (aqua ad inj., Glycin, Aspisol)

3 Chemie, Geschichte, diverse Hinweise

2-(Acetyloxy)benzoesäure
Summenformel: $C_9H_8O_4$
MG: 180,2
CAS N° 50-78-2

Acetylsalicylsäure ist ein weiß-kristallines, praktisch geruchloses Pulver von saurem Geschmack und gebräuchlich als Aluminium-, Arginin-, Ca^{2+}-, Lysin-, Mg^{2+}- und Na^+- Salz.

Die Aktivsubstanz Salicylsäure, in Myrteblätter (Ebers Papyrus Rezeptsammlung), Weidenrinde (Hippokrates; Dioskurides, Plinius der Ältere etc.), Mädesüss oder Spirstaude der Kräuterfrauen, dann Reverend Edward Stone (1763, s. auch Buch D), wird seit Menschengedenken zur Linderung von Schmerzen und »Rheumabeschwerden« angewendet. Durch Napoleon's Kontinentalsperre gegen England bzw. Chininmangel wurde die Suche nach einem schmerzstillenden Fiebermittel neu angefacht: Johann Andreas Buchner extrahierte in München 1828 aus Weidenrinde eine gelbliche Substanz, die er Salicin nannte; 1829 gelang dem frz. Apotheker Pierre Joseph Leroux die Kristallisierung von Salicin und 1838 spaltete der italienische Chemiker Raffaelle Piria aus der vorliegenden Mischsubstanz das aktive Prinzip des Rings aus 6 C-Atomen mit organischem Rest, die er »acide salicyle«nannte. Charles F. Gerhardt versuchte 1853 die Acetylierung der Salicylsäure: seine Substanz war aber nicht rein. Das Gleiche gelang dem Innsbrucker H. von Gilm. Die Struktur der Salicylsäure als Orthooxybenzoesäure gelang dem Marburger Hermann Kolbe (1859). Einer seiner Schüler, Friedrich von Heyden begann 1874 die industrielle Produktion von Salicylsäure in Radebeul bei Dresden. 1869 gelang die chemische Darstellung in kristalliner Form von Acetylsalicylsäure dem Chemiker Karl-Johann Kraut, allerdings noch mit Unreinheiten (d. h. Salicylsäure enthaltend). 1897 wurde in den Bayer-Labors zum ersten Mal rein Acetylsalicylsäure durch Felix Hoffmann dargestellt. Felix Hoffmann gilt als offizieller Entdecker der Acetylsalicylsäure, nach anderen Versionen soll aber sein Vorgesetzter Eichengrün die notwendigen Anweisungen gegeben haben (s. Glossar: Felix Hoffmann sowie Arthur Eichengrün). Der Prüfer von neuen Bayer-Substanzen, Herr Prof. Dreser, lehnte anfänglich die neue Substanz ab. Eichengrün hat sie entgegen den Anweisungen Dresers für die klinische Prüfung an Ärzte abgegeben und somit der Substanz zum Durchbruch verholfen.

Acetylsalicylsäure ist der Essigsäureester der Salicylsäure und entsteht durch Einwirken von Essigsäure(anhydrid) auf Salicylsäure.

Der am 1. Februar 1899–1918 patentrechtlich geschützte Namen Aspirin wurde ab 1918 im Rahmen des Versailler Vertrages von den sog. Siegermächten USA, F, UK, später Australien übernommen (vgl. Einführung Glossar). Der Namen Aspirin ist abgeleitet aus A (für »Acetyl«) und »Spir« (Spiraea ulmaria bzw. Spirsäure).

Lysinacetylsalicylat ist die Kombination der Aminosäure Lysin mit Acetylsalicylsäure (i.v.-Formel), die im Plasma in Lysin und Salicylsäure aufgelöst wird.

Strukturformel

Acetylsalicylsäure

3.3 Diverse Hinweise

Folgende fixe Acetylsalicylsäurekombinationen sind im Handel:
1. Kombination mit einem zentralen Schmerzmittel vom Opioidtyp:
   Acetylsalicylsäure + Kodein (für Kurzeinsatz),
   Acetylsalicylsäure + Hydrocodon (für Kurzeinsatz),
   Acetylsalicylsäure + Propoxyphen (s. Wirkstoffprofil Propoxyphen).
2. Kombination AA:
   Acetylsalicylsäure + Paracetamol (sinnvolle Kombination: s. Abschnitt Kombinationspräparate in Buch F).
3. Kombination mit einem Adjuvans:
   Acetylsalicylsäure + Coffein (sinnvolle Kombination s. Abschnitt Kombinationspräparate in Buch F),
   Acetylsalicylsäure + Barbiturat (obsolet),
   Acetylsalicylsäure + Vitamine (z. B. Vitamin C),
   Acetylsalicylsäure + Magnesiumhydroxid,
   Acetylsalicylsäure + Zitronensäure (auch aus galenischen Gründen).
4. Kombination AA + Adjuvans: Acetylsalicylsäure + Paracetamol + Coffein (sinnvolle Kombination; → Buch F).

4 Rezeptpflichtigkeit, Schwangerschaftskategorie

Deutschland: rezeptfrei, verschreibungspflichtig: Ampullen; Schwangerschaft: Kontraindikation hohe Dosierung: Trimenon III sowie ab 36. Schwangerschaftswoche; strenge Indikationsstellung: bis 37. Schwangerschaftswoche: niedrige Dosierung; Stillzeit: Kontraindikation hohe Dosierung; strenge Indikationsstellung: niedrige Dosierung.

Österreich: RPF.

Schweiz: D; Schwangerschaft: C und Trimenon III: D; Stillzeit: regelmäßige Anwendung: Kontraindikation.

5 Stoffbezeichnung entsprechend der Hauptindikation, Dynamik

Saures antipyretisches Analgetikum: Analgetikum, Antipyretikum, Antiphlogistikum, [Antirheumatikum], (irreversibler) Thrombozytenaggregationshemmer.

5.2 Dynamik

Die dynamischen Eigenschaften von Acetylsalicylsäure sind dosisabhängig und umfassen reversible bis irreversible Schädigungen verschiedenster zellulärer Mechanismen (→ COX, → LIPOX; Succinatdehydrogenase, α-Ketoglutardehydrogenase, Hyaluronidase, oxidative Phosphorylierungsvorgänge) etc.

Acetylsalicylsäure schädigt dosisabhängig unspezifisch die Kohlenhydratverstoffwechselung (Beispiel: eine hohe Acetylsalicylsäuredosis kann beim Diabetiker die Glykosurie erniedrigen, beim Gesunden aber erhöhen).

Acetylsalicylsäure beeinflusst die Harnstoffelimination dosisabhängig und bivalent. TD <2 g: renale Harnstoffelimination ↓ durch Hemmung der aktiven tubulären Sekretion bei unbeeinflusster tubulärer Reabsorption). TD >4 g: tubuläre Reabsorption ↓ = ↑ (s. auch Interaktionen).

Acetylsalicylsäure verhindert die Aktivierung der Hormonachse Hypothalamus/Hypophyse/NNR (Cortisolfreisetzung signifikant; ACTH-Freisetzung nicht signifikant) durch Vasopressin (Nye et al. 1997).

Acetylsalicylsäure induziert eine Neosynthese von Ferritin im Endothelbereich und wirkt so als Antioxidans (Oberle et al. 1998).

Acetylsalicylsäure hemmt in einer TD von 80 mg die kolorektale Produktion von PGE_2 und $PGF_{2\alpha}$; bei dieser Dosierung wurden keine Plasmakonzentrationen von Acetylsalicylsäure oder Salicylsäure gemessen (Ruffin et al. 1997).

Acetylsalicylsäure hat einen zytotoxischen Effekt (In-vitro-Nervenzellkulturen; Castano et al. 1997, Sabouri et al. 1998): solche zytotoxischen Effekte werden als Apoptose von proliferativen, präkanzerösen Darmzellen oder deren Nekrose diskutiert (Barnes et al. 1998 vs. Subbegowda u. Frommel 1998).

Acetylsalicylsäure verstärkt in vivo bei Atherosklerosepatienten eine Acetylcholin-induzierbare Vasodilatation (n=14, Femoralarterie; Husain et al. 1998) und mag deshalb bei gefässokklusiven Erkrankungen wie Polyzythämie vera, primärer Thrombozytämie etc. indiziert sein (Willoughby u. Pearson 1998).

5.2.1 Acetylsalicylsäure als Analgetikum: Mechanismen der Nozizeption

Acetylsalicylsäure induziert eine periphere sowie zentrale, nämlich spinale und supraspinale antinozizeptive Wirkung (Yaksh 1982). Die periphere Wirkung betrifft relativ unspezifisch das Mikromilieu und kann vereinfacht mit einer Hemmung der Arachidonsäurekaskade bzw. Hemmung der Cyclooxygenasen, aber auch teilweise der Lipoxygenasen, aber auch vieler anderer, teilweise noch unbekannter Mechanismen erklärt werden. Die zentrale Wirkung kann vereinfachend als zentrale Nozitransformationsänderung im Sinne einer antinozizeptiven Hemmung über zentrale PG-, SP-Systeme erklärt werden.

Acetylsalicylsäure hemmt die Nozitransduktionsrate und Nozitransmissionsrate von Primärafferenzen bei tierexperimentell induzierter akuter, schmerzhafter Gelenkentzündung (Irländisch-Moos, Signalmuster der Primärafferenzen; Heppelmann et al. 1986). Bei Probanden wurde der Vorderarm durch saure Infusionen bzw. niedriges pH (5,2) gereizt und die entsprechenden Schmerzempfindungen aufgezeichnet (VAS; DB-Studie); eine lokale Applikation von Acetylsalicylsäure und Indomethacin hatte einen signifikanten antinozizeptiven lokalen Effekt (Steen et al. 1995). Acetylsalicylsäure hemmt die Nozitransduktion von Gelenkkapsel-Mechanozeptoren bei der rheumatoiden Ratte wahrscheinlich über periphere PG- Mechanismen (Guilbaud u. Iggo 1985).

Die intrathekale Gabe von Substanz P induziert einen signifikanten pronozizeptiven Effekt; diese spinale Wirkung von Substanz P lässt sich durch systemische (i.p.)-Gabe von Acetylsalicylsäure neutralisieren (Hunskaar et al. 1985).

Die tierexperimentell (Affe) induzierten Schmerzen (Pulpareizung; Schmerzkorrelat Mundöffnung) kann durch systemische und zentrale (3. Hirnventrikel) Gabe von Acetylsalicylsäure signifikant reduziert werden; dieser antinozizeptive Effekt von Acetylsalicylsäure ist durch spezifische Serotoninantagonisten aufhebbar (Shyu et al. 1984).

Die Applikation von Acetylsalicylsäure in die vordere hypothalamische Region induziert beim wachen Affen eine durch spezifische Serotoninantagonisten aufhebbare Analgesie: ein Indiz, dass Acetylsalicylsäure in der Modulation zentraler deszendierender serotoninerger Hemmbahnen involviert ist (Shyu u. Lin 1985, Groppetti et al. 1988)

Die tierexperimentelle i.p.- Gabe von 400 mg/kg Acetylsalicylsäure induzierte in Bezug auf den Hotplate-Test und Formalintest eine signifikante antinozizeptive Wirkung mit gleichzeitiger Erhöhung der ZNS-Serotonin-Konzentration und Erniedrigung kortikaler $5-HT_2$-Rezeptoren. Mit Naloxon vorbehandelte Tiere wiesen keinen antinozizeptiven Acetylsalicylsäureschutz auf: ein Indiz, dass serotoninerge und opioiderge zentrale Mechanismen die zentrale antinozizeptive Wirkung von Acetylsalicylsäure mitbestimmen (Pini et al. 1997; ähnliche Wirkungen wurden durch die gleiche Forschergruppe mit Paracetamol induziert).

Die spinale Applikation von PGE_2 und $PGF_{2\alpha}$ hat einen pronozizeptiven Effekt bzw. fördert die spinale Nozitransmission; dieser Effekt kann durch potente saure antipyretische Analgetika aufgehoben werden (Taiwo u. Levine 1986).

Die intrathekale Gabe von Acetylsalicylsäure als auch Indometacin hatte keinen signifikanten antinozizeptiven Effekt auf supramaximale Stimulation (Irländisch-Moos-Entzündung, Tail-clamp-Test, Halothannarkose, MAC-Reduktion; Antognini 1993); bei intrathekaler Gabe wird wahrscheinlich über Hemmung des spinalen PGE$_2$ eine prostaglandininduzierte Hemmung der monoaminerger, v. a. noradrenerger deszendierender Hemmbahnen aufgehoben und ein schwacher antinozizeptiver Effekt erzielt (Taiwo u. Levine 1988).

Acetylsalicylsäure hemmt nicht den via A$_\delta$-Fasern vermittelten nozizeptiven Input (intrathekale Applikation, Tierversuch supramaximale Stimuli, Antognini 1993); hingegen hemmt Acetylsalicylsäure auf spinaler Ebene über das C-Fasersystem vermittelte Nozizeptionsreflexe (Bustamante et al. 1997).

5.2.2 Acetylsalicylsäure als Antipyretikum und Mechanismen des Nozifensorsystems Thermoregulation

Fieber und Hypothermie sind Warn- und Abwehrmechanismen im Rahmen der Nozifension: deren Rolle ist die Entdeckung, die thermische Abtötung oder Schwächung von invadierten pathogenen Mikroorganismen sowie die Regulation des damit verbundenen Energiehaushalts (Romanovsky u. Székély 1998). Die pyrogene Signalübermittlung wird durch endogene Pyrogene wie Zytokine (IL-1, IL-6, TNF-α) und Prostaglandine (PGE$_2$) moduliert. Die involvierten Mechanismen sind sehr komplex und teilweise putativ. Periphere Mechanismen involvieren auch Kupffer-Zellen, das noradrenerge System sowie vagale Afferenzen: die zentralen hypothalamischen für die Thermoregulation hauptverantwortlichen Kerngebiete werden somit über komplexe Signalsysteme humoraler und neuronaler Art informiert (Blatteis et al. 1988; Blatteis u. Sehic 1998; Wehmeier u. Kliche 1992; Luheshi u. Rothwell 1996; Kluger et al. 1995).

Acetylsalicylsäure moduliert sowohl periphere als auch zentrale Mechanismen der Thermoregulation: dies betrifft insbesondere periphere und zentrale hypothalamische PG-Mechanismen (Flower u. Vane 1972).

5.2.3 Acetylsalicylsäure als Antiphlogistikum und Mechanismen der Entzündungshemmung

Na-Salicylat weist in vitro bei exogener Zugabe von Arachidonsäure (30 µM) eine schwache COX-2-Hemmung auf (IC$_{50}$: >100 mg/ml); bei Präsenz proinflammatorischer Zytokine wie IL-1β, wo bei physiologischen Bedingungen die Konzentration der exogenen Arachidonsäure bis 10 mg/ml beträgt, hemmt Acetylsalicylsäure die induzierbare COX-2 schon in niedrigster Konzentration (IC$_{50}$: 5 µg/ml; Mitchell et al. 1997).

In einer Studie betrug die Ratio COX-1-/COX-2-Hemmung: Tenoxicam <Acetylsalicylsäure <Indometacin (Lora et al. 1997).

5.2.4 Acetylsalicylsäure als Thrombozytenaggregationshemmer

Acetylsalicylsäure hemmt zu 89% und permanent durch Acetylierung die COX der (kernlosen) Thrombozyten (Thrombozytenturnover: mehrere Tage) nach 1 ED von 325 mg p.o.; die Hemmung der verschiedenen, organeigenen COX-Systeme ist unterschiedlich und dosisabhänig; eine Niedrigdosierung von Acetylsalicylsäure (»low-dose«) vermag so das thrombozytäre COX-System (TXA$_2$) ohne wesentliche Störung anderer COX-Systeme zu hemmen (Burch et al. 1978; Harter et al. 1979).

Die Gabe von 300 mg Acetylsalicylsäure bei Gesunden und bei Patienten mit essentieller Thrombozythämie ergab interindividuelle Unterschiede in der Hemmung des 12-LIPOX-Abbauweges unabhängig von der COX-Hemmung (Cortelazzo et al. 1998)

Die ED von 133 mg p.o. bei Probanden ergab eine Plasmakonzentration von Salicylsäure von 82 µg/ml, bei repetierter Gabe bis 186 µg/ml und eine praktisch komplette Reduktion der Serumkonzentrationen von PGE$_2$ sowie TXB$_2$, im Gegensatz zu Salsalat (gleiche Versuchsbedingungen bei gleichen Probanden; Morris et al. 1985).

6 Indikationen, Dosierung, Anwendungsart
6.1 Indikationen

Analgetikum (empfehlenswert):
- schwache bis mittelstarke nozizeptive Schmerzen im allgemeinen,
- Kopfschmerzen vom Typ Spannungskopfschmerzen, Migräne
- Muskelskelettschmerzen,
- schwache bis mittelstarke Schmerzen mit entzündlicher Komponente.

Analgetikum (nichtinvasiv, invasiv) perioperative Medizin: nicht empfehlenswert (Problem eines acetylierten COX-Hemmers: als Anwendungsbereich wird im Anwendungsbeleg gleichzeitig »Verminderung von Thrombosen und Embolien«, »Entzündungen oberflächlicher Venen« sowie »postoperative Schmerzen« genannt). Siehe auch allgemeine KI.

Weitere Indikationen:
- Antirheumatikum (nicht empfehlenswert; für die antiphlogistische Wirkung ist eine hohe Tagesdosis um 4000–6000 mg notwendig);
- Aggregationshemmer (sog. *Low-dose-Acetylsalicylsäure*therapie 30 mg bis 150 mg, empfehlenswert, Reilly u. Fitzgerald 1988; Pedersen u. Fitzgerald 1984), v. a. bei akuter Myokardischämie in Kombination mit Streptokinase (Baigent et al. 1998): vgl. aber mögliche UAW perioperative Medizin (s. unten!);
- Therapeutikum (ebenfalls »low dose«) bei verschiedenen pränatalen Krankheitsbildern (Präeklampsie, zur Verhinderung der fetalen Wachstumsdepression,

maternalle Hypertension etc.; Benigni et al. 1989, Uzan et al. 1991; Walsh et al. 1985, 1992; Diskussion nicht abgeschlossen, s. Barth 1998).

In Bezug auf analgetische, insbesondere antiphlogistische Wirkung hat Acetylsalicylsäure ein kleines therapeutisches Fenster (subtherapeutische Dosis: kein analgetischer Effekt; supertherapeutische Dosis: unverhältnismäßige Zunahme von UAW).

Acetylsalicylsäure ist das in der Klinik weltweit am häufigsten eingesetzte saure antipyretische Schmerzmittel. Acetylsalicylsäure in einer tgl. Dosis um 2,5 g als »Antirheumatikum« eingesetzt wies in einer Übersichtsstudie eine erstaunlich niedrige Inzidenz von UAW auf (Fries et al. 1993).

In Chloroform aufgelöst wird Acetylsalicylsäure als »Billigstanalgetikum« bei neurogenen Schmerzzuständen mit Erfolg eingesetzt (Indien: Tharion u. Bhattacharji 1997; King 1993).

Topische Acetylsalicylsäure kann Histamin-induziertes Jucken reduzieren (Yosipovitch et al. 1997).

6.2 Dosierung (in Bezug auf Analgesie)

ED: 500–1000 (mg; p.o.),

TD_{max}: 1500–3000–6000 mg (mg; p.o.).

Nach WHO-Richtlinien sollte, wegen unverhältnismäßiger Zunahme der UAW, eine tägliche Höchstdosierung von 4 g nicht überschritten werden. Dosisintervall: 4–6 h

Äquianalgetische Dosierung

Acetylsalicylsäure: 650 (mg; p.o.) entspricht

Paracetamol: 650 (mg; p.o.),
Phenacetin: 650 (mg; p.o.),
Natriumsalicylat: 1000 (mg; p.o.),
Codein: 30 (mg; p.o.),
Pethidin: 50 (mg; p.o.),
Oxycodon: 2,5–5 (mg; p.o.),
Pentazocin: 30 (mg; p.o.),
Propoxyphen HCl: 65 (mg; p.o.),
Propoxyphen-Napsylat: 100 (mg; p.o.).

Dosierungshinweise bei Kleinkindern

Die Dosierung bei Kindern bis zum Alter von 12 Jahren ist in der folgenden Tabelle angegeben.

Cave: Acetylsalicylsäure soll bei grippalen Fieberzuständen beim Kind nicht eingesetzt werden (Grund: Reye-Syndrom; als alternativer Wirkstoff ist hier Paracetamol vorzuziehen).

6.3 Anwendungsart

Nichtinvasiv (p.o., rektal, transkutan) und invasiv (systemisch und lokoregional i.v.)

Alter	Körper-gewicht	Acetylsalicyl-säure	Paracetamol
Bis 3 Monate	bis 5 kg	10 mg/kg (bzw. 25–50 mg)	40 mg
Bis 12 Monate	bis 7,5 kg	10 mg/kg (bzw. 60–80 mg)	80 mg
Bis 24 Monate	bis 10 kg	10–15 mg/kg (bzw. 80–150 mg)	120 mg
2–3 Jahre	bis 15 kg	150 mg	150 mg
4–5 Jahre	bis 20 kg	200 mg	200 mg
6–8 Jahre	bis 25 kg	300 mg	300 mg
Bis 10 Jahre	bis 35 kg	400 mg	400 mg
Bis 12 Jahre	bis 45 kg	500 mg	500 mg

7 Keine Indikationen (ungeeignete Anwendung)

Als Monotherapie bei starken Schmerzzuständen; viszerale Schmerzen.

8 Kontraindikationen

Siehe Checkliste »Kontrainidkationen saure AA«, insbesondere:

- Interaktionen alle Komedikationen/Kombinationen mit sauren antipyretischen Analgetika, Interferon-α, Methotrexat, Urikosurika
- 3. Schwangerschaftstrimenon für Analgesiedosierungen (tokolytische Nebenwirkungen, vorzeitiger Schluss des Ductus Botalli), mit Einschränkung für niedrige Aggregationshemmungsdosierungen bzw. spezielle Indikationsstellung wie Prophylaxis bei Präeklampsie (60–100 mg/Tag; Schiff et al. 1989; Uzan et al. 1991), wobei neuere Arbeiten diese Indikation wegen Wirkungslosigkeit in Frage stellen (Golding 1998; Byaruhanga et al. 1998)

Bei Patienten, die hronisch Acetylsalicylsäure einnehmen und unter akuten Magen-Darm-Ulzerationen leiden, ist eine *elektive* chirurgische Versorgung nicht indiziert, weil erfolglos und mit zuvielen Komplikationen belastet (Stenose, Reulzerationen, hohe Mortalität etc.; Hirschowitz u. Lanas 1998).

9 UAW

Siehe Checkliste »UAW saure antipyretische Analgetika«, insbesondere:

9.1 und 9.2 ZNS, Gesichtssinne

Kopfschmerzen, Schwitzen, Schwindel, Hörschädigung (Tinnitus, Taubheit), Seh- und Hörstörungen, zentralausgelöste Nausea und Emesis, Unruhe, zentrale Hyperventilation, Verwirrtheit, zentrale Pyrexie und zentrale Hypothermie, Koma.

Acetylsalicylsäure (inkl. Benorilat) besitzen eine Ototoxizität: der 8. Hirnnerv wird direkt, dosisabhängig und meist reversibel geschädigt mit v. a. Hörverlust höherer Frequenzen.

9.3 Herz/Kreislauf

Hypotension, Tachykardie, Herz-Kreislauf-Stillstand im Rahmen einer akut allergischtoxischen Reaktion.

Acetylsalicylsäure soll zu einer »Stimulation der Herzleistung mit gleichzeitiger Koronardilatation« führen (keine kontrollierten Daten).

9.4 Atmung, Atemorgane

Dosisabhängig: zunächst (ab Plasmakonzentration: 500 mg/ml) zentrale Stimulation der Atemzentren, später Dysfunktion und Atemdepression.

Cooke beschrieb 1919 zum 1. Mal den Zusammenhang zwischen Acetylsalicylsäure und möglichem Asthmaanfall. Im angelsächsischen Schrifttum wird die Kombination Asthma, Acetylsalicylsäure und Nasenpolyp auch die »Aspirin -Trias« genannt. Die angelsächsische Bezeichnung »AIA-Syndrom« (»aspirin induced asthma«) ist irreführend: alle sauren antipyretischen Analgetika hemmen die pulmonalen Cyclooxygenasen (Slapke u. Jäger 1977; Arbeiten von Szceklik etc.) und können somit eine akute Bronchokonstriktion aufgrund folgender Wirkmechanismen induzieren:
1. bronchodilatatorische $PGE_2 \downarrow$,
2. bronchokonstriktorische Leukotriene $\uparrow$ (Cowburn et al. 1998; s. auch oben unter Checkliste UAW).

Das Syndrom ist beim A-priori-Gesunden, vorzüglich aber beim bekannten Allergiker (Asthma bronchiale, Nasenpolypen, Lebensmittelurtikaria, Angioödeme, Eosinophilie etc.; in 8–20% aller Fälle; v. a. Frauen im Alter von 30–50 Jahren, aber auch beim Kind) auslösbar (Ogino et al. 1986; Arbeiten von Szczeklik 1992; Botey 1988).

Patienten mit Nasenpolypen und vasomotorischer Rhinitis sind in bis 40% betroffen.

Ein Teil dieser Patienten entwickelt akut eine diskrete, klinisch oft übersehene Symptomatik mit Nasenfließen, Obstruktion der nasalen Luftwege, Niesen und sogar Malaise. Aus diesem Anfangsstadium kann sich innerhalb Wochen eine chronische Rhinitis sowie eine regelrechte Überempfindlichkeit bzw. Intoleranz auf Acetylsalicylsäure und saure antipyretische Analgetika entwickeln. Bei Reexposition ist eine lebensgefährdende akute Symptomatik mit akuter Bronchokonstriktion bzw. Asthma-Anfall, Hautflushes, akuter Konjunktivitis bis Herz-Kreislauf-Stillstand möglich.

Die einmalige Gabe von Acetylsalicylsäure ergab bei acetylsalicylsäureempfindlichen bekannten Asthmatikern eine signifikante Reduktion der FEV_1; die gleichzeitige Untersuchung von nasalen Sekretionen (Lavage) eine Reduktion des (bronchodilatatorischen) PGE_2 sowie eine Erhöhung der (bronchokonstriktorischen) LTC_4 und Histamin. Bei acetylsalicylsäuretoleranten Probanden konnte nach niedriger Acetylsalicylsäuredosierung keine solchen Veränderungen festgestellt werden außer einer Reduktion des PGE_2 bei ED 650 mg (Ferreri et al. 1988).

Eine Kreuz-Intoleranz in Bezug auf wirkstoffinduziertes Asthma wird angenommen bei folgenden Substanzen (nach Szczeklik 1992):
1.1 nichtacetylierte Salicylate (mögliche Ausnahmen: → Na-, Cholin-, Tri und Salicylamid),
1.2 acetylierte Salicylate,
1.3 Fenamate: Flufenaminsäure, Mefenaminsäure,
1.4 Essigsäurederivate: Diclofenac, Indometacin, Ketorolac, Sulindac, Tolmetin,
1.5 Propionsäurederivate: Fenoprofen, Ibuprofen, Ketoprofen, Tiaprofensäure,
1.6 Oxicame,
1.9 und 2.1 saure und nichtsaure Pyrazolone: Aminophenazon, Metamizol, Phenylbutazon, Sulfinpyrazon (wahrscheinliche Ausnahmen: Azapropazon, Paracetamol).

Allergologen testen die allergische Potenz über Veränderung des Widerstands in den oberen Luftwegen nach intranasaler Applikation von 10–16 mg Acetylsalicylsäure (falsch-negative Tests möglich). Hauttests mit Acetylsalicylsäure sind nicht aussagekräftig, weil schon 40% aller Patienten auf lokale Applikation von Acetylsalicylat Hautmanifestationen zeigen.

Eine vollständige Anamnese und ein kurzer klinischer Status schützen vor der Gabe von antipyretisch-antiphlogistischen Analgetika an Allergiker. Im Falle eines Zweifels sollen saure antipyretische Analgetika nicht angewandt werden (Power 1993; Alternative: s. Kodein, Paracetamol).

9.5 Verdauungstrakt insbesondere Magen-Darm-Trakt

Die Magen-Darm-Trakt-Nebenwirkungen sind die häufigsten UAW von Acetylsalicylsäure: Eine Übersichtsstudie ergibt eine totale Inzidenz von gastrointestinalen Nebenwirkungen von 28% bei Patienten unter Acetylsalicylsäuremedikation (s. UAW Allg.).

Wirkungsmechanismen sind 1. direkttoxischer Art und 2. über Hemmung der gastrischen PG-Biosynthese (**Cave:** rektal- und parenteral applizierte Acetylsalicylsäure hemmt systemisch die gastrische PG-Biosynthese).

9.5.1 Allgemein
Inappetenz, Völlegefühl etc. sowie (sekundäre) Anämie bei chronischer Einnahme.

9.5.2 Mundhöhle, Ösophagus
Stomatitis, Glossitis, Aphthen, Sodbrennen, retrosternale Schmerzen.

9.5.3 Magen
Gastralgien, okkulte und nichtokkulte Blutungen bei Schleimhautläsionen (Mikroerosionen, Ulzera etc.), Nausea und Emesis, Völlegefühl, Hämatemesis, Dyspepsie, Flatulenz, Blähungen.

9.5.4 Duodenal-, Dünn-, Dick- und Enddarm, Anus
Diarrhö und Obstipation, okkulte und nichtokkulte Schleimhautläsionen, Duodenalulzera, Melaena, Steatorrhö, systemallergische Kolitis, Proktitiden.

9.6 Leber, ableitende Gallengänge, Pankreas

Wie alle sauren antipyretischen Analgetika ist Acetylsalicylsäure hepatotoxisch: erhöhte, reversible Leberfunktionswerte treten nach Acetylsalicylsäuremedikation oft auf (Prescott 1986). Eine erhöhte Inzidenz für Leberschäden besteht bei Vorbestehen anderer systemischer Erkrankungen wie Lupus erythematodes etc., Virusinfektionen (Reye-Syndrom), Kinder und junge Frauen mit Weichteilrheumatismus sowie bei toxischen Plasmakonzentration >150 µg/ml (Übersicht Kurowski u. Brune 1992).

Eine Fallbeschreibung von reversibler Hepatotoxizität bei 1 Patienten mit rheumatoider Arthritis: nach ca. 1 Woche von tgl. 4,8 g Acetylsalicylsäure erhöhten sich reversibel die Leberenzyme (Serumkonzentration Salicylsäure erreichte: 25 mg/100 ml!?, Kanada et al. 1978).

Beim »Prairie«-Hund kann durch diätetische Hypercholesterinämie eine lithogene Galle erzeugt werden. Hohe Acetylsalicylsäuredosen können bei diesen Murmeltieren die Steinbildung verhindern (Lee et al. 1981). Der Grund dafür ist nicht klar (s. Glafenin!). Die Wirkung von Acetylsalicylsäure auf die Sekretion der Gallenblase ist unklar (O'Leary et. 1991 vs. Rhodes et al. 1991); es gibt Berichte über reduzierte Steinbildung unter Acetylsalicylsäuregabe (Lee et al. 1981, Hood et al. 1988).

9.7 Niere, ableitende Harnwege, Blase

Schon 1917 konnten Hanzlik u. Karsner mit (toxischen) Dosierungen von 8–14 g beim Gesunden eine Nierenschädigung mit gradueller Funktionseinbuße induzieren (Hanzlik u. Karsner 1917; zit. in Übersicht Zambraski u. Dunn 1992). Beim Gesunden hat eine therapeutische Acetylsalicylsäuredosierung wenig unerwünschte Nebenwirkungen auf das Nierensystem. Acetylsalicylsäure schädigt dosisabhängig das Tubulussystem und tubuläre Enzymsystem der N-Acetyl-β-Glukosaminidase. Acetylsalicylsäure reduziert bei gesunden weiblichen Probanden im Gegensatz zu Salicylat oder Placebo die renale PGE_2-Exkretion, ohne Einfluss auf die glomeruläre Filtrationsrate bzw. Kreatininclearance (Reimann et al. 1985).

Bei folgenden systemischen Erkrankungen ist die Inzidenz von UAW erhöht: Leberzirrhose, Herzinsuffizienz, vorbestehende Nierenerkrankungen sowie Situationen, bei denen eine renale Funktion bzw. Regulation (renales PG-System !) notwendig sind (Übersicht Zambraski u. Dunn 1992).

Harnsäure: als Faustregel gilt, dass eine TD von 1–2 g die Harnsäureausscheidung reduziert, eine TD von >3 g die Harnsäureausscheidung fördert.

9.10 Blut, blutbildende Organe, Gerinnung

Akute, chronische, reversible bis irreversibel Funktionsstörungen und Schäaden wie Agranulozytose, aplastische Anämie, Thrombopenie, verlängerte Blutungszeit, hämolytische Anämie bei Patienten mit Glucose-6-Phosphatdehydrogenasemangel (alle Komplikationen relativ selten).

Gerinnungsstörungen können sich in spontanen Hämatombildungen, Nasenbluten, erhöhter perioperativer Blutungsneigung etc. manifestieren (Amrein et al. 1981).

1 Fall von Schönlein-Henoch-Purpura (Sola Alberich et al.1997).

Acetylsalicylsäure hemmt die Plättchen-COX-irreversibel schon ab ca. 3mg/kgKG/24 h.: dies betrifft die TXA_2. Die Thrombozyten-PG-Synthese wird schon in einer Dosis von 40 mg gehemmt aus folgenden Gründen: in der 1. Biophase (zwischen Resorption aus Magen-Darm-Trakt und Leberpassage) ist der Kontakt Acetylsalicylsäure-Thrombozyten gut; danach ist der Kontakt zwischen Wirkstoff und dem nächstliegenden Organ, v. a. nach der Leberpassage, nicht nur kleiner, sondern auch weniger effektiv, da im Gegensatz zu den Thromobozyten das kernhaltige Endothel bzw. Endothel-PG-System nur reversibel geschädigt wird (Clarke et al. 1991). Da schon eine Niedrigstdosierung (20 mg) ebenfalls die Biosynthese von Megakaryozyten hemmt, wirkt sich eine einmalige Thrombozytenschädigung auf eine Dauer von ca. 7–10 Tagen aus: entsprechend gilt als Faustregel, dass ein Intervall von mindestens eine Woche notwendig ist, um eine acetylsalicylsäureinduzierte Aggregationsstörung auszuschließen (Sauer et al. 1992).

Acetylsalicylsäure hemmt in hoher Dosierung durch Verminderung der Thrombinformation die Blutgerinnungskaskade (Kyrle et al. 1987).

Anästhesie, perioperative Medizin insbesondere neurochirurgische, urologische Eingriffe und Patienten unter »Low-dose«-Acetylsalicylsäure:

> Ungenügende Daten und Fakten = fehlende Einsatzkonzepte! (Neurochirurgie = Anästhesie)

Eine nationale Umfrage bei Mitgliedern der Oberärzte Neuroanästhesie (GB) hat ergeben: >65% wussten nicht, ob es spezifische spitaleigene Weisungen gäbe in bezug (allgemein zunehmende) Low-dose-Acetylsalicylsäureeinnahme und selektive intrakranielle Eingriffe. Etwa 30% der Anästhesisten befolgten eigene Weisungen und kannten entsprechende schriftliche Spitalweisungen nicht und 5% kannten entsprechende schriftliche Weisungen (James et al. 1997), obwohl die Hälfte der Befragten der Meinung war, eine Acetylsalicylsäuremedikation könnte zu perioperativer Blutungsneigung ühren und folgende Maßnahmen in Betracht zogen:

- Eine Low-dose-Acetylsalicylsäure-Einnahme sollte präoperativ ca. 11 Tage vor selektiven Eingriffen (Range: 1–42 Tage!) gestoppt werden.
- Bei Auftreten von acetylsalicylsäureinduzierter Blutungsneigung wurde in der Hälfte der Befragungen die Gabe von Thrombozytenpackungen angegeben (James et al. 1997; ähnliches gilt auch für den Bereich Urologie, Zhu et al. 1995).

Fallbeschreibung: Hämoptysis (Lungenbiopsie, van Sonnenberg u. Wittich 1998).

Der Effekt von verschiedenen Niedrigdosierungen von Acetylsalicylsäure (20 mg, 40 mg, 80 mg, Placebo) auf die renale Konzentration von PGI2 und TXA_2 sowie Plättchenaggregation bzw. Blutungsneigung (+4 h; +7 Tage) wurde bei 12 Schwangeren (Gestationswoche 28–23; normaler Schwangerschaftsverlauf) untersucht. Es wurde schon ab Dosis 20 mg eine dosisabhängige Aggregationshemmung und Blutungsneigungserhöhung sowie Veränderung der Urinratio TXA_2 ($\downarrow$)/$PGI_2 \cong$ festgestellt, und zwar bei negativen Serumkonzentrationsbestimmungen von Salicylsäure (Martin et al. 1996).

Rückenmarknahe Techniken: aufgrund der vorliegenden Erfahrungen (keine standardisierten Vergleichsstudien) ist eine abschließende Beurteilung nicht möglich. Siehe: Diskussion rückenmarknahe Techniken im Buchabschnitt Allgemeine Kinetik und Applikationsweisen.

Eine Übersichtsarbeit (n=891) bei Schwangeren unter Low-dose-Acetylsalicylsäure (60 mg tgl.) hat keine erhöhte Inzidenz von Zwischenfällen von Mutter und Kind gegenüber einer ähnlichen Populatione unter Allgemeinanästhesie ergeben (Sibai et al. 1995).

Bei 22% wurde bei der Punktion bzw. im Katheter Blut, jedoch keine schwerern Zwischenfälle festgestellt: der von den Autoren geteilte Schluss, eine präoperative medikamentöse Beeinflussung der Thrombozytenfunktion sei irrelevant (Horlock et al. 1995) kann der Hrsg.nicht teilen.

Einzelne Fallbeschreibungen über durch Acetylsalicylsäure verursachte dramatische Komplikationen in Zusammenhang mit rückenmarknaher Anästhesie wurden publiziert (Locke et al. 1976; Pryle et al. 1996; O'Sullivan 1990).

Im Absenz eines internationalen Konsensus über Acetylsalicylsäure-induziertes Risiko bei invasiven Lokoregional- und Regionaltechniken sei aus einem Editorial von R. Macdonald 1991 folgender sinnvoller Ratschlag zitiert:

Success and absence of complications with one patient should not become the *raison d'être* for treating all patients similarly.

Was für Mandeloperationen »die Regel« ist, sollte auch für rückenmarknahe Interventionen gelten! (Hrsg.)

Viele HNO-Chirurgen weisen in der Regel Patienten an, vor selektiven Tonsillektomien an, keine saure antipyretische Analgetika einzunehmen (Grund: Angst vor perioperativem »Oozing«, postoperativer Hämorrhagie, postoperativem Erbrechen durch verschlucktes Blut).

Die Inzidenz von präoperativer Medikation mit sauren antipyretischen Analgetika wird bei dermatologischen Kleineingriffen diskutiert: die Blutungszeit konnte gesenkt werden, wenn die Einnahme von sauren antipyretischen Analgetika 5–7 Tage vor Eingriff gestoppt wurde; die Blutungszeit war bei Patienten unter sauren antipyretischen Analgetika in ca. 10 (nichtacetylierte saure antipyretische Analgetika) – 25% (Acetylsalicylsäure) verlängert, exzessive intraoperative Blutungsneigung wurde nur bei Patienten unter sauren antipyretischen Analgetika, insbesondere Acetylsalicylsäure, beobachtet: diese Patienten hatten auch eine verlängerte Blutungszeit (Hautbiopsien; Hautexzisionen; n=21+20; Lawrence et al. 1994); die Gefahr von acetylsalicylsäureinduzierten perioperativen Blutungen bei gastroskopischen und koloskopischen Biopsien wird verschieden interpretiert (Nakajima et al. 1997 vs. O'Laughlin et al. 1981). Wegen erhöhtem Blutungsrisiko ist die präoperative Acetylsalicylsäuremedikation bei Venenoperationen nicht zu empfehlen (Goldman et al. 1991). Der perioperative Blutverlust nach Acetylsalicylsäuregabe (Hüftgelenkprothesen) war signifikant erhöht (Amrein et al. 1981).

Übersichtsarbeit (n=2435; 1979–1985; Verum vs. Placebo; TD 300--1200 mg; I: transitorische Ischämie-Attacken [Dosierung vor Einführung der »low dose«!]): dosisabhängig signifikant erhöhte Inzidenz von GI-Blutungen: von 6499 elektiv operierten Patienten mussten 30 (= 0,46%) wegen postoperativer Blutung reoperiert werden: die Blutungen erfolgten bei normalen Laborwerten in Bezug auf Prothrombin, partieller Thromboplastinzeit, Thrombozytenzahl! (Slattery et al. 1995).

Der Grund von Nachoperationen wegen postoperativer Blutung war in 95% der Fälle die Einnahme von Acetylsalicylsäure und anderen sauren antipyretischen Analgetika (Scher 1996).

Die Inzidenz postnataler, intrazerebraler Blutungen bei Frühgeburten (n=108; Gestationswoche 34 oder KG <1500 g) war bei Müttern unter Acetylsalicylsäure gegenüber Müttttern unter Paracetamol oder keine antipyretischen Analgetika signifikant erhöht (Rumack et al. 1981).

Gewisse Nierentransplantationszentren halten eine fortgeführte Acetylsalicylsäuremedikation als KI für eine Nierentransplantation (Werner u. Schuber 1997).

9.11 Haut, Haare, Nägel

Selten: allergische Hautmanifestationen (Urtikaria); sehr selten: toxische epidermale Nekrolysis, angioneurotisches Ödem.

9.12 Allergischtoxische UAW

Anaphylaxis, Bronchospasmus (s. unter 9.4!), Quincke-Hypersensibilitätstyp I. Selten: Hypersensibilitätsreaktion Typ III mit Organentzündungen (Reye-Syndrom etc.).

Eine Fallbeschreibung von unilateralem periorbitalem Ödem (Price u. Thomson 1997).

9.13 Allgemeintoxische UAW

9.13.1 Muskelstoffwechsel

Siehe oben: Checkliste »UAW saure antipyretische Analgetika«.

9.13.2 Glucosestoffwechsel

In niedriger Dosierung insulinotroper, blutzuckersendender Effekt.

10 Warnhinweise

Der allgemeine Warnhinweis, Medikamente nicht in Reichweite von Kindern aufzubewahren, gilt für Acetylsalicylsäure, einem der verbreitetsten Medikamente überhaupt, ganz besonders.

Die Einnahme von Acetylsalicylsäure (Indikation: koronare Herzkrankheit, Kolorektalmalignomprophylaxe, Thromboseprophylaxe bei Langzeitflügen bzw. Economy-Class-Syndrom etc.) ist erheblich (Hopper u. Pierce 1998): bei akuter perioperativer Betreuung ist dies durch eine sorgfältige Anamneseaufnahme zu dokumentieren und entsprechende Sorge zu tragen.

Die Inzidenz von gastrointestinalen UAW bei niedrigdosierter unkontrollierter Acetylsalicylsäureeinnahme für die (offenbar nicht effektive) Malignomprophylaxe (TD 75 mg) sollte nicht unterschätzt werden (Singh u. Trotman 1998).

Beim älteren Patienten hat auch das Low-dose-Regime eine Auswirkung auf die Nierenfunktion (reversible Harnsäure-Clearance bzw. HS-Erhöhung, verminderte Kreatininclearance (s. unter phys. Interaktionen).

Der intranasale Acetylsalicylsäuretest (15 mg Acetylsalicylsäure) ist relativ empfindlich (>85%) und spezifisch (>95%): falsch-negative Tests sind jedoch möglich (s. auch Probleme der nasalen Applikation, Buch Allgemeine Kinetik; Milewski et al. 1998).

Cave: Fieberzustände bei Kindern unter 12 Jahren (→ Reye-Syndrom).

Cave: renale und hepatische Insuffizienz.

Cave: vorbestehende Hörschäden (v. a. beim älteren Patienten!).

Hämostasestörung durch Verminderung der Plättchenaggregation und damit erhöhte Blutungsneigung für operative und anästhesiologische Verfahren; Kumulation bei repetitierenden Verabreichungen.

Immungeschwächte Schmerzpatienten: die antipyretische Wirkung von Acetylsalicylsäure kann das klinische Zeichen von Fieber maskieren:

Wegen *translaktaler* Passage sind UAW beim brustgestillten Kind (*Beispiel:* Hauteruptionen) möglich.

11 Toxikologische Daten

Bei Einnahme von Acetylsalicylsäure in erhöhter Dosierung droht eine unspezifische Intoxikation mit einem multisymptomatischen (und deshalb schwer diagnostizierbaren) Vergiftungsbild mit Bauchschmerzen, Nausea und Emesis, Tachypnoe, zunehmender Dekompensation einer metabolischen Azidose, Koagulopathie, zunehmender Atemstörungen bis Atemversagen im Rahmen eines »adult respiratory distress syndrome« (ARDS; radiologisch: diffuse alveoläre Verschattungen), zunehmende Bewusstseinsstörungen im Rahmen einer progressiven Enzephalopathie, pathologische Leberwerte. Eine der Wirkmechanismus ist die Entkoppelung der oxidativen mitochondrischen Phosphorylierung mit konsekutiver Hypoglykämie, Hyperthermie, Laktatazidose.

Bei Auftreten von mindestens 2 dieser Punkte sind Tests wie Blutgasanalysen, Blutgerinnungstests, Salicylatserumkonzentrationsbestimmungen angezeigt (Achtung: es gibt in diesem Zusammenhang Fallbeschreibungen über Laparotomien wegen Schmerzen, Lungenbiopsien wegen ARDS etc.!): die Serumkonzentration von Salicylat beträgt in diesen Fällen >400 mg/l (s. unten: Kinetikprofil). Bei Bestätigung soll durch gastroskopische Kontrolle die Absenz von Acetylsalicylsäurekonkrementen im Magen nachgewiesen werden (Hrsg.).

Leichtere Intoxikationen sind möglich bei einer TD von 3 g (Erwachsene) bzw. 125 mg/kgKG (Kinder), entsprechend einer Serumkonzentration von >200 mg/l (Tinnitus, Schwindel, Kopfschmerzen).

Acetylsalicylsäure wurde auch missbräuchlich als Abortivum eingesetzt: aufgrund der Fallanalyse kommen die Autoren zum Schluss, dass der Fetus hinsichtlich Acetylsalicylsäuretoxizität gefährdeter ist als die Mutter (17-jährige Primipara, Acetylsalicylsäureeinnahme in der 33–37 Woche von tgl. 50 Acetylsalicylsäuretablette; Salicylsäureplasmakonz. 620 mg/l; Hyperventilation mit pCO_2 um 15 mmHg, pH 7,34; toter Fetus; Mutter mit forcierter alkaliner Diurese/Hämodialyse gerettet; Palatnik u. Tenenbein 1998).

Kleinkinder, Kinder, febrile Infekte und Acetylsalicylsäure: s. Reye-Syndrom.

Chronisch-subchronische Toxizität

Vor allem Magen-Darm-Blutverluste bzw. Eisenmangelanämie, in hoher Dosierung auch Nierenschäden.

Mutagenes und tumorerzeugendes Potential
Relevantes Potential nicht nachweisbar

Teratogenes, embryo-fetotoxisches Potential
Im Tierversuch nachweisbar. Humanmedizin: als COX-Hemmer im Trimenon III/Stillzeit kontraindiziert (Gestationsverlängerung, Wehenhemmung, Zunahme der mütterlichen und fetalen Blutungsneigung [inkl. intrakranielle Blutungen beim Frühgeborenen]).

12 Notfallmaßnahmen bei Überdosierung
Als Faustregel gilt, dass Dosierungen bis 150 mg/kgKG eine leichte, bis 300 mg/kg eine mittlere und ab 500 mg/kgKG eine schwere und potentiell letale Intoxikation induzieren.

Je nach Schweregrad und Symptomatik können grob 4 Stadien unterschieden werden:
1. Leichte ZNS- Dysfunktion (>200 mg/ml Serumkonzentration) mit Kopfschmerzen, Tinnitus, Schwindel,
2. respiratorische Alkalose (>500 mg/ml Plasmakonzentration),
3. Kompensation der respiratorischen Alkalose,
4. metabolisch-respiratorische Azidose, Koma (>900 mg/ml Plasmakonzentration; v. a. Kinder, selten Erwachsene).

Notfallmaßnahmen sind:
Korrektur der Wasser- und Elektrolytstörungen (Kalium, Magnesium; bei Kleinkindern unter Intensivpflegebedingungen). Gabe von Glucose. Azidose-Korrektur. Glycingabe (initial 8 g p.o., dann 4 g alle 2 h während 12 h; Grund: verbessert hepatische Biotransformation von Acetylsalicylsäure).

Forcierte Diurese, Übersäuerung durch Alkalisierung des Urins bekämpfen (»alkalische Diurese« bei kontinuierlicher pH-Messung des Urins: Limit $pH_{art.}$: 7,6; $pH_{Urin:}$ 7,7 (optimal 8). Bei Kindern >350 mg/ml Plasmakonzentration).

Dekontamination: Magenspülung + Gastroskopie (*Faustregel*: klare Spülung kein Beweis für Absenz von Wirkstoffklumpen im Magen; Hrsg. unveröff.). Hämoperfusion- oder -dialyse

Bestimmung der Wirkstoffkonzentrationen im Serum usw. (s. Warnhinweise).

Bei Koma, Hyperpyrexie und Tetanie: kontrollierte Beatmung, toxischem Lungenödem-PEEP

13 Interaktionen
Siehe Checkliste »Interaktionen saure antipyretische Analgetika«, insbesondere:

13.1 Medikamentöse Interaktionen
- ACE-Hemmer (Angiotensin-converting-enzym-Hemmer): s. auch unter Captopril. TD 100 = keine Interaktion, ab TD 300 mg Verminderung des antihypertensiven Effekts von ACE-Hemmern zu erwarten (Guazzi et al. 1998)
- Aldosteronantagonisten: Wirkung ↓
- Alkohol: Alkohol-Wirkung ↑ (Alkohol-Magenoxidation ↓, Alkoholdehydrogenase; Roine et al. 1990); Acetylsalicylsäure-induzierte UAW inkl. Blutungstendenz ↑; Deykin et al. 1982).
- Aminoglykoside: renale Elimination ↓ = Aminoglykosidplasmakonzentration ↑
- Antihypertensiva: Wirkung ↓ (hohe Acetylsalicylsäuredosierung); s. auch Angiotensin-converting-Enzym-Hemmer
- Antikoagulanzien + Acetylsalicylsäure + MD-Schleimhaut: Magenschleimhautschädigung + erhöhte Blutungsneigung = Hämorrhagiegefahr ↑. Empfehlung: vermeide Kombination mit hoher Dosierung. Kombination mit niedriger Acetylsalicylsäure Dosierung möglich: regelmäßige Laborkontrolle (Gerinnungsstatus) notwendig.
- Captopril bei Patienten nach Herzinfarkt + Low-dose-Acetylsalicylsäure: kein Interaktion (Oosterga et al. 1998)
- Carbonsäureanhydrasehemmer: schwere metabolische Azidose möglich.
- Cumarine: Wirkung ↑ (= erhöhte Hämorrhagiegefahr; Gefahr der Hypoprothrombinämie ab tgl. 3 g Acetylsalicylsäure).
- Digoxin: renale Elimination ↓ = Digoxinplasmakonzentration ↑ (Empfehlung, falls Langzeitmedikation mit Acetylsalicylsäure notwendig: Plasmakonzentrationsbestimmungen Digoxin).
- Diuretika: durch Salicylate wird die renale Prostaglandinsynthese vermindert und dadurch die glomeruläre Filtration eingeschränkt. Bei einer Vorbelastung (Hypovolämie, vorbestehende Nierenschädigung) kann es zu einer akuten Verschlechterung der Nierenfunktion kommen. Empfehlung: für genügende Hydratation sorgen (gilt besonders für postoperative Situationen!), Nierenfunktion überwachen!
- Harnsäure: Acetylsalicylsäure hemmt beeinflusst dosisabhängig die Harnsäureelimination. In täglicher Dosierung von bis 2 g hemmt sie die Nierenfunktion bzw. die renale Elimination von Harnsäure. Dies erfolgt durch die Hemmung der aktiven tubulären Sekretion von Harnsäure bei unbeeinflusster Reabsorption. Bei höheren Dosierungen ab 4–5 g tgl. erfolgt eine Hemmung der Reabsorptionsfunktion. In dieser hohen Dosierung wäre Acetylsalicylsäure also ein harnsäuretreibendes Gichtmittel, wenn nicht die hohe Dosierung wegen des kleinen therapeutischen Fensters unverhältnismäßig viele UAW erzeugen würde.
- Heparin (allgemein Antikoagulanzien): Hämorrhagiegefahr ↑; Empfehlung: Kodein, Paracetamol oder Kombination bevorzugen.

- Interferon-α: Wirkung Interferon ↓; Empfehlung: Salicylat vermeiden (relative Kontraindikation).
- Kaffeekonsum: keine Interferenz mit Absorptionsrate von Salicylaten, möglicherweise erhöhte Inzidenz von Magen-Darm-Irritationen.
- Kombination saure antipyretische Analgetika: Inzidenz UAW ↑↑ (= unsinnige Kombination).
- Kortikoide: Salicylatelimination ↑ = Serumkonzentration Salicylate ↓ = Wirkung Salicylate↓; bei Absetzen der Glukokortikoidmedikation: relativer Salicylatüberschuss möglich (bis Toxizität; normalisierte Elimination). Empfehlung: Salicylat-Dosierung der Kortikoidmedikation adaptieren (während der Glukokortikoidmedikation Salicylate evtl. erhöhen, bei Absetzen der Glukokortikoidmedikation eventuell reduzieren).
- Kortikosteroide: Risiko Magen-Darm-Blutung ↑.
- Lithiummedikation: von allen sauren antipyretischen Analgetika ist der Wirkstoff Acetylsalicylsäure (neben Sulindac) am ehesten indiziert; regelmäßige Kontrollen der plasmatischen Lithiumkonzentration sind trotzdem notwendig.
- Magnesiumhydroxid: die Magen-Darm-Trakt-Resorption Salicylate ↓. Empfehlung: Dosiseinnahme zeitlich um mindestens 2 h verschieben.
- Methotrexat: 1. Eiweißbindungskompetition (freie Methotrexatfraktion ↑); 2. tubulärer Sekretions (Eliminations)-Mechanismus Methotrexat ↓ = gefährlich-toxische MT-Konzentrationen. Die Gabe von 15 mg Methotrexat und 2 g ED Acetylsalicylsäure bei rheumatoider Arthritis reduziert die glomeruläre/tubuläre Funktion in einem Ausmasse, dass regelmäßige Funktionskontrollen etc. indiziert sind (Seideman u. Müller-Suur 1993). Vgl auch gleich gelagerte Interaktionen mit anderen sauren antipyretischen Analgetika (→ Naproxen: Singh 1986; Ketoprofen: Thyss et al. 1986). Die Kombination Acetylsalicylsäure + Methotrexat weist gegenüber anderen Kombinationen mit sauren antipyretischen Analgetika prinzipiel die gleiche Toxizität auf (Rooney et al. 1993).
- Metoclopramid: keine relevante Interferenz mit Salicylatresorption; Metoclopramidmedikation beschleunigt möglicherweise Acetylsalicylsäureresorption (Migränepatienten, Ross-Leet et al. 1983; Kurowski u. Brune 1992).
- Orale Antidiabetika vom Typ Sulfamide, Sulfonylharnstoffe: Eiweißbindungskompetition = freie Fraktion Antidiabetika ↑ + insulotroper Effekt Salicylate = Wirkung ↑. Hypoglycämie-Gefahr! Empfehlung: Patient über Hypoglycämierisiko aufklären (Protokoll auf Diabetikerkarte!). Labormäßige Kontrollen (BZ-Werte, Urinkontrolle) erhöhen.
- Orale Antikoagulanzien: Potenzierung (Prothrombinzeitverlängerung = erhöhte Blutungsgefahr). Ungenügend quantifizierte Daten und Fakten aus

Schmerzpraxis. Die therapeutische Kombination von 3 mg Warfarin und 80 mg Acetylsalicylsäure bei Patienten mit KHK (n=114, Überwachungsdauer 8 Wochen) musste bei 17% auf 1 mg/80 mg wegen UAW reduziert werden. 3 Drop-outs. Gemeinsame Gründe: Mikrohämaturie, persistierende Hämaturie Epistaxis (Goodman et al. 1994). Eine ähnliche Studie weist auf eine hohe Inzidenz von erheblichen gastrointestinalen Blutungen innerhalb von 2 –3 Tagen nach Medikationsbeginn hin (Inzidenz 20%; Younossie et al. 1997). Die in der Regel sinnvolle Acetylsalicylsäure-Antikoagulation mit »low dose« kann in gewissen Fällen ins Gegenteil umschlagen (Beispiel: statt Hirninfarkt Hirnblutung, Fischer 1986). Eine therapeutische Kombinationsantikoagulation soll streng indiziert und überwacht werden (ungenügend Daten und Fakten in Bezug auf Effektivität/Risiko-Ratio; Hafner et al. 1996).
- Probenecid (Gichtmittel, s. Buch F): theoretisch reduzierte tubuläre Harnstoffelimination (keine klinische Vergleichsdaten vorhanden). Empfehlung: Nierenfunktion eng überwachen.
- Schleifendiuretika (z. B. Spironolacton, Furosemid): Wirkung ↓ (s. oben: Diuretika).
- Sulfinpyrazon (Urikosurikum mit Plättchenantiagreggationseffekt; Essien u. Mustard 1977) theoretisch tubuläre Harnstoffelimination ↓ etc.. Keine relevanten Daten und Fakten; 1 Brief-Publikation (Walter u. Staiger 1980): Empfehlung: Nierenfunktion eng überwachen.
- Sulfonamide, Sulfonamidkombinationen: Wirkung ↑
- Ticlopidin: Daten und Fakten unklar: Magen-Darm-Schleimhautagression ↑ = Hämorrhagierisiko↑ vs. Kombinationstherapie Ticlopidin + Acetylsalicylsäure für therapeutische Prophylaxe (Gregorini u. Marco 1997)
- Urikosurika allgemein (Benzbromaron, Sulfinpyrazon, Probenecid): urikosurischer Effekt ↓ = tubuläre Eliminationskompetition zugunsten Salicylate und zu ungunsten Urate. Empfehlung: Vermeiden (Kontraindikation).
- Valproinsäure: Wirkung ↑

13.2 Physiologische Interaktionen

- Alter: Inzidenz UAW (v. a. GI-Blutungen, Niereninsuffizienz, Asthma, ZNS-Toxizität) + Interaktionen (betr. v. a. Antikogulanzien, Sulfonylharnstoffe, Diuretika, Methotrexat, Antacida) ↑ (Karsh 1990). Empfehlung: sorgfältige Anamnese, Indikation, optimale Wahl der galenischen Form (z. B. enterocoated; postprandial statt nüchtern; flüssige statt korpuskuläre galenische Form etc.) sowie engere Beobachtung.
- Alter, Low-dose-Aspirin, Nierenfunktion + Hypoalbuminämie, Diuretika: erhöhte renale Dysfunktion ist möglich (Kreatinin-Clearance etc.); Empfehlung:

Überwachung der Nierenfunktion auch bei low-dose Therapie (Caspi et al. 2000).

- Postmyokardiale Linksventrikeldilatation: Low-dose-Acetylsalicylsäure scheint die Ventrikeldilatation zu reduzieren (Oosterga et al. 1998).
- Inzidenz von colorektalen Malignomen bei Langzeiteinnahme: unverändert (Stürmer et al. 1998; Singh u. Trotman 1998)
- Alter und Langzeiteinnahme: erhöhtes Risiko von Hirnschlägen (Hirnblutungen, Kronmal et al. 1998)
- Antipyretische Wirkung: das klinische Warn-Symptom Fieber kann maskiert werden (betr. perioperative Schmerzzustände, immungeschwächte Patienten).
- Atmung: in hoher Dosierung über erhöhten peripheren Anfall von CO_2 sowie über zentrale Stimulation der Atemzentration stimuliert.
- Migräne: Lysinsalicylat + Metoclopramid sind in der Behandlung akuter Migräne effektiv (Hugues et al. 1997).
- Na-Salicylat ist offenbar in niedriger Konzentration ein starker COX-2-Hemmer (Mitchell et al. 1997)
- Regelmäßige Acetylsalicylsäurekonsumer weisen eine erniedrigte Rate von Dickdarm-Adenomen auf (Sandler et al. 1998)
- Lungenkarzinom + COX-Aktivität/Hemmung: möglicherweise ein Zusammenhang (Hida et al. 1998)
- Prostatakarznomaktivität + COX-Aktivität/COX-Hemmung: möglicherweise ein Zusammenhang (Norrish et al. 1998)
- Virusinfektionen: erhöhte Virusstreuung (1 Arbeit, keine klinischen Folgen, Rhinovirus; Stanley et al. 1975)

15 Kinetikprofil

Physikochemische Eigenschaften
Proteinbindung (% Dosis): 50–70; um 80%±10% Salicylat (in vivo/in vitro Messungen; Ghahramani et al. 1998)
pK_a: 3,5 (25 °C)

Resorption und Bioverfügbarkeit
Bioverfügbarkeit (% Dosis): 50–70 (p.o.)
T bis C_{max} (h): 0,25–1,0
C_{max} (µg/ml): 20 (ED 500 mg; p.o.)
Verteilung, Elimination, Metabolismus
α-Halbwertszeit: nicht relevant
Terminale β-Halbwertszeit (h): 0,25 (MS, p.o.; Nieren- und Lebergesunder)
$V_{initial}$: keine Angaben
V_{ss} (l/kg): 0,15
Cl_{total} (ml/min/kg): 9,3
Renale Elimination: 85
Biliäre Elimination: 15

Inaktive Metaboliten: Phenolglucuronid, Acetylesterglucuronid, Gentisinsäure, 2,3-Dihydroxybenzoesäure, 2,3,5-Trihydroxybenzoesäure.
Aktive Metaboliten: Salicylsäure

Effektivität
TD 4 g/: 200–400 mg/ml (Salicylsäure)
Therapeutische analgetische Serumkonzentration: 30–50 mg/ml
Therapeutische antiphlogistische Serumkonzentration: 250–300 mg/ml
Toxische Dosis (respiratorische Alkalose): >500 mg/ml Plasmakonzentration (betrifft Salicylsäure; therapeutischer Index klein!).
IC_{50} COX-1(nmol/l): 1,67±1,11; IC_{50} COX-2(nmol/l): 278 ± 55,6; COX-2-/COX-1-Hemmverhältnis: 166 (Bemerkung: nichtstandardisierte Tests [s. unter Einführung]). Deshalb nur als Hinweis zu werten: ungünstiger Koeffizient (Acetylsalicylsäure eignet sich nicht für antiphlogistische Langzeittherapie).
IC_{50} COX-1 (µmol/l): 3,24–4,70–6,15 (Churchill et al. 1996)
IC_{50} COX-2 (µmol/l): 11,14–16,03–20,93 (Churchill et al. 1996)
COX-2-/COX-1-Hemmverhältnis: 3,4 (Churchill et al. 1996)

Biomembrangängigkeit
Diaplazentar: ja
Translaktal: 1000 mg p.o. (Mutter) = 2–2,5 µg/ml Konz. Muttermilch
Blut-Hirn-Barriere: –
Synovialflüssigkeit: –

15.2 Kinetikdiskussion
Bei oraler Aufnahme wird innerhalb von 30–60 min (T bis C_{max}) die maximale Plasmakonzentration (C_{max}) erreicht; dies in Abhängigkeit von der galenischen Makro-Form (Siegmund et al. 1998).

Der Wirkstoff wird schnell zu Salicylsäure hydrolysiert. Die hepatische Verstoffwechselung der Salicylsäure hängt von der zugeführten Dosis ab: die terminale Halbwertszeit beträgt bis 6 h bei niedriger Dosierung und bis 30 h bei hoher Dosierung. Die renale Ausscheidung hängt ab von der Salicylsäureplasmakonzentration (bzw. zugeführten Dosis Acetylsalicylsäure) und wird durch Alkalisierung des Urins begünstigt.

16 Vorklinische und klinische Studien
Der Zusatz von 90 mg Lysin-Acetylsalicylsäure (= entspricht 50 mg Acetylsalicylsäure) bei i.v.-Regionalblockade hat eine signifikante Verbesserung der Analgesie in der unmittelbaren postoperativen Phase ergeben (s. Allg. Kinetik: Bier-Block; Corpataux et al. 1997).

Acetylsalicylsäure in niedriger Dosierung ist eine effektive prophylaktische Therapie bei KHK bzw. myokardialer Ischämie (Borzak et al. 1998).

Eine Fallbeschreibung, wo eine an Boulimie leidende Patientin regelmäßig bis zu 24-mal 300 mg Acetylsalicylsäure zur Induktion von Emesis zu sich nahm (Gordon et al. 1997)

Perioperative Medizin: zur Pharmakotherapie Acetylsalicylsäure-induzierter Hämorrhaghien werden die Wirkstoffe Aprotinin und Desmopressin diskutiert (Flordal 1997).

17 Kurzprofil

Acetylsalicylsäure ist die Prodrug zu Salicylsäure. Die HWZ der acetylierten MS ist kurz. Acetylsalicylsäure hat eine analgetische, antipyretische, antiphlogistische sowie aggregationshemmende Wirkung über irreversible Thrombozyten-COX-Hemmung.

Die verschiedenen dynamischen Wirkungen sind dosisabhängig: sie erlauben auch einen differenzierten Einsatz im Rahmen der Niedrigdosierung (Low dose) zur selektiven TX-Blockade bzw. Einsatz als Aggregationshemmer.

Acetylsalicylsäure gilt als Referenzwirkstoff (→ WHO Manual für Schmerztherapie bei Krebserkrankungen; »Médicaments de référence: Pharma-Flash 1994, Genève«) der sauren antipyretischen Schmerzmittel, andere antipyretische Analgetika (Ibuprofen, Ketorolac, Diclofenac sowie das nichtsaure antipyretische Analgetikum Paraacetamol) mindestens in der perioperativen Schmerztherapie besitzen ein höheres analgetisches Potential.

Den besten analgetischen Effekt entfaltet Acetylsalicylsäure bei akuten nozizeptiven Schmerzen aus oberflächlichen Geweberegionen (Muskeln, Sehnen, Knochen, Gelenke, Zähne, akutes rheumatisches Fieber) inklusive Kopfschmerzen. Durch die Kombination mit Paraacetamol und Coffein wird eine klinische relevante Wirkungsverstärkung um mindestens 40% bei gleichzeitiger Halbierung der Dosen der Einzelsubstanzen erreicht (Migliardi et al. 1994; Lipten et al. 1998). Bei aus tiefen Geweben kommenden viszeralen Schmerzen hat sie keine relevante Wirkung.

Die therapeutisch-antiphlogistische Plasmakonzentration ist nahe der toxischen Konzentration. Dieses schmale therapeutische Fenster erlaubt keinen Langzeit-Einsatz in hoher Dosierung bzw. als Antiphlogistikum.

Acetylsalicylsäure, auch i.v. bei perioperativen Schmerzzuständen theoretisch einsetzbar, hat aufgrund seiner Dynamik insbesondere irreversibler Hemmung der Thrombozyten-COX, ein entsprechendes Potential an erhöhter, tagelang anhaltender Blutungsgefahr (Oozing etc.); daneben sind andere via COX-Hemmung induzierbaren UAW möglich (Uterusatonie, Nierenfunktionseinbuße, Bronchokonstriktion etc.).

Dieselben Gefahren sind zu beachten, wenn Acetylsalicylsäure v. a. beim älteren, polymedizierten Patienten als Low-dose-Prophylaktikum (s.oben) kontrolliert und oft unkontrolliert eingenommen wird: internationale Therapie- und Verhaltens-Richtlinien in Bezug auf elektive und notfallmäßige perioperative Medizin fehlen (Kroenke et al. 1998).

18 Literatur

Literatur vor 1996: s. CD-ROM.

Baigent C, Collins R, Appleby P et al. (1998) ISIS-2: 10 year survival among patients with suspected acute myocardial infarction in randomised comparison of intravenous streptokinase, oral aspirin, both, or neither. The ISIS-2 (Second International Study of Infarct Survival) Collaborative Group. BMJ 316 (7141): 1337–1343

Barnes CJ, Cameron IL, Hardman WE et al. (1998) Non-steroidol anti-inflammatory drug effect on crypt cell proliferation and apoptosis during initiation of rat colon carcinogenesis. Br J Cancer 77/4: 573–580

Barnes CJ, Lee M (1998) Chemoprevention of spontaneous intestinal adenomas in the adenomatous polyposis coli Min mouse model with aspirin. Gastroenterology 114/5: 873–877

Barth W (1998) Low-dose aspirin for preeclampsia – the unresolved question. Editorial. N Engl J Med 338/11: 756–757

Blatteis CM, Sehic E (1998) Cytokines and fever. Ann N Y Acad Sci 840: 608–618

Borzak S, Cannon CP, Kraft PL et al. (1998) Effects of prior aspirin and anti-ischemic therapy on outcome of patients with unstable angina. TIMI 7 Investigators. Thrombin Inhibition in Myocardial Ischemia. Am J Cardiol 81/6: 678–681

Botey J, Navarro C, Marín A et al. (1988) Aspirin-induced asthma in children. Allergol Immunopathol (Madr) 3: 145–149

Bustamante D, Paeile C, Willer JC et al. (1997) Effects of intrathecal or intracerebroventricular administration of nonsteroidal anti-inflammatory drugs on a C-fiber reflex in rats. J Pharmacol Exp Ther 281/3: 1381–1391

Byaruhanga RN, Chipato T, Rusakaniko S (1998) A randomized controlled trial of low-dose aspirin in women at risk from preeclampsia. Int J Gynaecol Obstet 60/2: 129–135

Caspi D, Lubart E, Graff E et al. (2000) The effect of mini-dose aspirin on renal function and uric acid handling in elderly patients. Arthritis Rheum 43/1: 103–108

Castano E, Dalmau M, Martí M et al. (1997) Inhibition of DNA synthesis by aspirin in Swiss 3T3 fibroblasts. J Pharmacol Exp Ther 280/1: 366–372

Cortelazzo S, Marchetti M, Orlando E et al. (1998) Aspirin increases the bleeding side effects in essential thrombocythemia independent of the cyclooxygenase pathway: role of the lipoxygenase pathway. Am J Hematol 57/4: 277–282

Cowburn AS, Sladek K, Soja J et ald. (1998) Overexpression of leukotriene C4 synthase in bronchial biopsies from patients with aspirin-intolerant asthma. J Clin Invest 101/4: 834–846

Essien EM, Mustard JF (1997) Inhibition of platelet adhesion to rabbit aorta by sulphinpyrazone and acetylsalicylic acid Atherosclerosis 1: 89–95

Flordal PA (1997) Pharmacological prophylaxis of bleeding in surgical patients treated with aspirin. Eur J Anaesthesiol Suppl. Mar 14: 38–41

Ghahramani P, Rowland-Yeo K, Yeo WW et al. (1998) Protein binding of aspirin and salicylate measured by in vivo ultrafiltration. Clin Pharmacol Ther 63/3: 285–295

Golding J (1998) A randomised trial of low dose aspirin for primiparae in pregnancy. The Jamaica Low Dose Aspirin Study Group. Br J Obstet Gynaecol 105/3: 293–299

Gordon J, Ramsay R, Treasure J (1997) Use of aspirin to facilitate vomiting in a young woman with bulimia nervosa: a case report. Int J Eat Disord 2: 201–203

Gregorini L, Marco J (1997) Ticlopidine and aspirin interactions. Heart 77/1: 11–12

Groppetti A, Braga PC, Biella G et al. (1988) Effect of aspirin on serotonin and met-

Guazzi MD, Campodonico J, Celeste F et al. (1998) Antihypertensive efficacy of angiotensin converting enzyme inhibition and aspirin counteraction. Clin Pharmacol Ther 63/1: 79–86

Hida T, Leyton J, Makheja AN, Ben-Av P et al. (1998) Non-small cell lung cancer cycloxygenase activity and proliferation are inhibited by non-steroidal antiinflammatory drugs. Anticancer Res 2A: 775–782

Hirschowitz BI, Lanas A (1998) Intractable upper gastrointestinal ulceration due to aspirin in patients who have undergone surgery for peptic ulcer. Gastroenterology 114/5: 883–892

Hopper S, Pierce M (1998) Aspirin after myocardial infarction: the importance of over-the-counter use. Fam Pract S1: S10–13

Hugues FC, Lacoste JP, Danchot J et al. (1997) Repeated doses of combined oral lysine acetylsalicylate and metoclopramide in the acute treatment of migraine. Headache 37/7: 452–454

Husain S, Andrews NP, Mulcahy D et al. (1998) Aspirin improves endothelial dysfunction in atherosclerosis. Circulation 97/8: 716–720

James DN, Fernandes JR, Calder I et al. (1997) Low-dose aspirin and intracranial surgery. A survey of the opinions of consultant neuroanaesthetists in the UK. Anaesthesia 52/2: 169–172

Kroenke K, Gooby-Toedt D, Jackson JL (1998) Chronic medications in the perioperative period. South Med J 91/4: 358–364

Kronmal RA, Hart RG, Manolio TA et al. (1998) Aspirin use and incident stroke in the cardiovascular health study. CHS Collaborative Research Group. Stroke 5: 887–894

Lora M, Morisset S, Ménard HA et al. (1997) Expression of recombinant human cyclooxygenase isoenzymes in transfected COS-7 cells in vitro and inhibition by tenoxicam, indomethacin and aspirin. Prostaglandins Leukot Essent Fatty Acids 56/5: 361–367

Milewski M, Mastalerz L, Nizankowska E et al. (1998) Nasal provocation test with lysine-aspirin for diagnosis of aspirin-sensitive asthma. J Allergy Clin Immunol 101/5: 581–586

Mitchell JA, Saunders M, Barnes PJ et al. (1997) Sodium salicylate inhibits cyclo-oxygenase-2 activity independently of transcription factor (nuclear factor kappaB) activation: role of arachidonic acid. Mol Pharmacol 51/6: 907–912

Nakajima H, Takami H, Yamagata K (1997) Aspirin effects on colonic mucosal bleeding: implications for colonic biopsy and polypectomy. Dis Colon Rectum 40/12: 1484–1488

Norrish AE, Jackson RT, McRae CU (1998) Non-steroidal antiinflammatory drugs and prostate cancer progression. Int J Cancer 77/4: 511–515

Nye EJ, Hockings GI, Grice JE et al. (1997) Aspirin inhibits vasopressin-induced hypothalamic-pituitary-adrenal activity in normal humans. J Clin Endocrinol Metab 82/3: 812–817

Oberle S, Polte T, Abate A et al. (1998) Aspirin increases ferritin synthesis in endothelial cells: a novel antioxidant pathway. Circ Res 82/9: 1016–1020

Oosterga M, Anthonio RL, de Kam PJ et al. (1998) Effects of aspirin on angiotensin-converting enzyme inhibition and left ventricular dilation one year after acute myocardial infarction. Am J Cardiol 81/12: 1178–1181

Palatnick W, Tenenbein M (1998) Aspirin poisoning during pregnancy: increased fetal sensitivity. Am J Perinatol 1: 39–41

Pini LA, Vitale G, Sandrini M (1997) Serotonin and opiate involvement in the antinociceptive effect of acetylsalicylic acid. Pharmacology 54/2: 84–91

Price KS, Thomson DM (1997) Localized unilateral periorbital edema induced by aspirin. Ann Allergy Asthma Immunol 79/5: 420–422

Romanovsky AA, Székely M (1998) Fever and hypothermia: two adaptive thermoregulatory responses to systemic inflammation Med Hypotheses 50/3: 219–226

Ruffin MT 4th, Krishnan K, Rock CL (1997) Suppression of human colorectal mucosal prostaglandins: determining the lowest effective aspirin dose. J Natl Cancer Inst 89/15: 1152–1160

Sabouni F, Firouzi M, Taghikhani M et al. (1998) Neurite outgrowth of dorsal root ganglia is delayed and arrested by aspirin. Biochem Biophys Res Commun 248/1: 165–167

Sandler RS, Galanko JC, Murray SC et al. (1998) Aspirin and nonsteroidal anti-inflammatory agents and risk for colorectal adenomas. Gastroenterology 114/3: 441–447

Siegmund W, Hoffmann C, Zschiesche M et al. (1998) Relative bioavailability of rapidly dispersing, plain, and microencapsuled acetylsalicylic acid tablets after single dose administration. Int J Clin Pharmacol Ther 36/3: 133–138

Singh AK, Trotman BW (1998) Use and safety of aspirin in the chemoprevention of colorectal cancer. J Assoc Acad Minor Phys 9/2: 40–44

Sola Alberich R, Jammoul A, Masana L (1997) Henoch-Schönlein purpura associated with acetylsalicylic acid. Letter. Ann Intern Med 126/8: 665

Stürmer T, Glynn RJ, Lee IM et al. (1998) Aspirin use and colorectal cancer: post-trial follow-up data from the Physicians' Health Study. Ann Intern Med 128/9: 713–720

Subbegowda R, Frommel TO (1998) Aspirin toxicity for human colonic tumor cells results from necrosis and is accompanied by cell cycle arrest. Cancer Res 58/13: 2772–2776

Tharion G, Bhattacharji S (1997) Aspirin in chloroform as an effective adjuvant in the management of chronic neurogenic pain. Arch Phys Med Rehabil 78/4: 437–439

van Sonnenberg E, Wittich G (1998) Hemoptysis during lung biopsy after aspirin. AJR Am J Roentgenol 171/1: 261

Willoughby S, Pearson TC (1998) The use of aspirin in polycythaemia vera and primary thrombocythaemia. Blood Rev 1: 12–22

Yosipovitch G, Ademola J, Lui P et al. (1997) Topically applied aspirin rapidly decreases histamine-induced itch. Acta Derm Venereol 77/1: 46–48

Younossi ZM, Strum WB, Schatz RA et al. (1997) Effect of combined anticoagulation and low-dose aspirin treatment on upper gastrointestinal bleeding. Dig Dis Sci 42/1: 79–82

[Aloxiprin rec. INN]

Die an Aluminiumhydroxid polymer gebundene Acetylsalicylsäure wird im Magen-Darm-Trakt pH-abhängig (vorzüglich im alkalischen Milieu) zu Acetylsalicylsäure abgebaut. Der Wirkstoff wird v. a. als Thrombozytenaggregationshemmer eingesetzt.

Benorilat rec. INN

Benorilat, Prodrug für über Hydrolyse nach Resorption freigesetzter Acetylsalicylsäure und Paracetamol, soll theoretisch die Vorteile haben, über Synergie eines sauren und eines nichtsauren AA das UAW-Potential zu erniedrigen. Die MS ist auch unverändert in Synovialflüssigkeiten nachgewiesen worden.

Schmerzpraxis: s. 1. Auflage 1996.

Carbasalat rec. INN, Carbaspirin Calcium USAN

Carbasalat, chemisch ein Komplex mit 1 Atom Harnstoff und 1 Atom Kalziumacetylsalicylat, soll ein mit Acetylsalicylsäure vergleichbares Wirkprofil haben.

Dipyrocetyl rec. INN, Diacetylsalicylsäure, UCB 5080

Der Wirkstoff wird in 1 tschechischen Arbeit in den Siebziger Jahren beschrieben.

Etersalat rec. INN, Eterilat

Etersalat, mit dem Benorilatmolekül verwandt (zusätzliche Ethyloxygruppe zwischen den beiden Molekülen Acetylsalicylsäure und Paracetamol), ist Prodrug für Salicylsäure sowie 4-Acetamido-phenoxy-essigsäure.

Lysinacetylsalicylat

Lysinacetylsalicylat ist die p.o. und i.v. verabreichbare Kombination der Aminosäure Lysin mit Acetylsalicylsäure.

Die ED beträgt 500–1000 mg i.v.; die TD_{max}: 2000 mg. Dosisintervall: 8 h.

3-Methylacetylsalicylsäure

Der Wirkstoff ist ein ringsubstituiertes Homologon von Acetylsalicylsäure.

1.3 Abkömmlinge der Anthranilsäure bzw. Salze davon (Fenamate)

Die Anthranilsäurederivate (Fenamate) stellen einen Weiterentwicklungsversuch der klassischen analgetisch wirksamen Anilinderivate dar. Wie die Salicylate sind die Fenamate chemisch aromatische Carbonsäuren (am Stickstoff aromatisch substituierte Anthranilsäure: o-Aminobenzoesäure; 2-Aminobenzosäure).

Die Fenamate haben sich in der Klinik, mit Ausnahme der Mefenaminsäure, nicht bewährt. Eine ganze Gruppe von Wirkstoffen musste wegen gehäuftem Auftreten fataler toxischallergischen UAW aus dem Handel gezogen werden (s. detaillierte Kommentare im Wirkstoffprofil Glafenin).

Fenamate sollen Kalziumkanäle spezifisch hemmen (s. Flufenaminsäure).

Als Faustregel gilt, dass ein Fenamat (Ausnahme: Mefenaminsäure) nie länger als 1 Woche eingesetzt werden soll.
- Antrafenin, rec INN*,
- Etofenamat, prop INN*,
- Floctafenin, rec INN*,
- Flufenaminsäure, rec INN*,
- Glafenin, rec INN*,
- **Meclofenaminsäure, rec INN,**
- **Mefenaminsäure, prop INN,**
- Morniflumat*,
- Nifluminsäure, rec INN*,
- Talniflumat, rec INN*,
- Tolfenaminsäure, rec INN*,
- Ufenamat, rec INN** (Flufenaminsäure-Butylester).

Anmerkungen: Fett gedruckt: die in der Schmerztherapie einsetzbaren Wirkstoffe.

Anmerkung: *Unvollständiges Wirkstoffprofil, **kein Wirkstoffprofil.

Antrafenin rec. INN, SL 73003

Der Wirkstoff Antrafenin wurde, aufgrund von Tierversuchen wegen Toxiziät aus dem Handel gezogen.

Etofenamat prop. INN, BAN, USAN, DCF; B 577; TV 485

Die Kinetik des älteren Wirkstoffes Etofenamat, einem Diethylenglycolester der Flufenaminsäure, wurde nach nichtinvasiver (topisch, p.o.) und invasiver (i.m.) Applikation im Tierversuch und bei Probanden untersucht: als Metaboliten wurde die MS, Flufenaminsäure sowie multiple Metaboliten nachgewiesen (Dell et al. 198; Dell et al. 1990). Bei oraler Gabe ist die Kinetik des Wirkstoffes so variabel, dass ein klinischer Einsatz sinnlos wird (Vd > KG; HWZ 5–22 h; Lentjes u. van Ginneken 1987).

Als UAW wurde allergische Kontaktdermatitis beschrieben (Degenhardt et al. 1988, Hergueta et al. 1994).

18 Literatur
Siehe CD-ROM.

Floctafenin rec. INN, BAN, DCF, USAN; RU 15750

16 Vorklinische und klinische Studien
Eine französisch-belgische Multicenterstudie untersuchte die Wirksamkeit von 800 mg Floctafenin TD vs. 3000 mg Paracetamol TD bei chronischen Osteoarthritis-Schmerzen (n=192 Patienten, Crossover-Beobachtungsperiode von nur 12 Tagen; Lequesne et al. 1997).

Floctafenin (n=49) wurde mit Nimesolid sowie Paracetamol (n=101) bei Patienten mit bekannter Intoleranz auf saure antipyretische Analgetika geprüft (offene, nicht blindversuchs-, nicht placebokontrollierte, nicht randomisierte, retrospektive Studie: n=150): die Patienten erhielten p.o. eine Gabe von 200 mg Floctafenin, 100 mg Nimesulid, sowie 500 mg Paracetamol (definiert als $^{1}/_{4}$ Dosis), gefolgt bei Absenz von UAW von den restlichen $^{3}/_{4}$ der Dosis. Die »Intoleranz«-Rate lag bei beiden Gruppen um >8,5% (Giuseppe et al. 1997).

17 Kurzprofil

Der von Roussel hergestellte ältere Wirkstoff Floctafenin wird als eine Prodrug in der Leber zur aktiven Substanz Floctafeninsäure metabolisiert, die dann als Glukuronid biliär und renal ausgeschieden wird.

Der Wirkstoff kann das renale System schädigen: neben dem Auftreten einer interstitiellen Nephritis sind nicht identifizierte Metaboliten von Floctafenin in Blasensteinen nachgewiesen worden (Vanhille et al. 1984; Moesch et al. 1987).

Seit der Markteinführung 1972 in Holland sind bis 1990 ein Dutzend Fälle von Anaphylaxis festgestellt worden (Jonkhoff u. Stricker 1990).

18 Literatur

Literatur vor 1996: → CD-ROM.

Lequesne M, Fannius J, Reginster JY et al. (1997) Floctafenin vs. acetaminophen for pain control in patients with osteoarthritis in the lower limbs. Franco-Belgian Task Force. Rev Rhum Engl Ed 64/5: 327–333

Giuseppe P, Antonino R, Alessandro DB et al. (1997) Floctafenine: a valid alternative in patients with adverse reactions to nonsteroidal anti-inflammatory drugs. Ann Allergy Asthma Immunol 78/1: 74–78

Flufenaminsäure rec. INN, BAN, USAN; CI 440; INF 1837

5.2 Dynamik

In-vitro-Messungen zellulärer Ströme weisen auf eine Eigenart der Fenamate hin, nämlich die Funktion nichtselektiver Kalziumkanäle zu verändern: in einer Versuchsanordnung sind u. a. prokinetische Wirkungen an Intestinalzellen aufgezeigt worden (Gögelein et al. 1990; Poronnik et al. 1992; Ottolia u. Toro 1994; Farrugia et al. 1998, Chen et al. 1998).

16 Vorklinische und klinische Studien

Flufenaminsäure wurde in einer placebokontrollierten Crossover-Studie bei 40 Rheumapatienten in einer TD von 4-mal 100 mg p.o., eingesetzt, wobei eine TD von 4 mg Paracetamol als Rescuemedikation erlaubt war. 34 Patienten beendeten die dreiwöchige Untersuchung (Drop-out-Rate 15%). Der Paracetamolverbrauch reduzierte sich von >90 Tabletten zu 500 mg auf >60 Tabletten tgl. (Kagan et al. 1981).

Nach kutaner Applikation, deren Kinetik phonophoretisch (Ultraschall) verbessert werden kann (Hippius et al. 1998) als Gel ist der Wirkstoff in der Synovialflüssigkeit konzentriert nachzuweisen (Nowack u. Eckenberger 1986), hat aber gegenüber Naproxen-Gel keine Vorteile (Seligra u. Inglés 1990). Bei lokaler Applikation von Flufenaminsäure in bei durch Veneninsuffizienz chronisch geschädigten Geweben ist eine lokale Wirkstoffakkumulation möglich (Frage der Förderung von Kontaktekzemen; Bahmer et al. 1990)

17 Kurzprofil

Der gegenüber Phenylbutazon (Mathies u. Eichhorn 1967) verglichene Wirkstoff hat eine interindividuelle Kinetik mit langer Halbwertszeit, langsamer Clearance sowie extrem großem Verteilungsvolumen (Lentjes u. van Ginneken 1987).

Der Butylester von Flufenaminsäure wurde unter dem Namen Ufenamat (rec. INN, HF 264) synthetisiert.

18 Literatur

Literatur vor 1996: → CD-ROM.

Chen Q, Olney JW, Lukasiewicz PD et al. (1998) Fenamates protect neurons against ischemic and excitotoxic injury in chick embryo retina. Neurosci Lett 242(3): 163–166

Farrugia G, Nitecki S, Harty GJ et al. (1998) The effect of flufenamic acid on gastrointestinal myoelectrical activity and transit time in dogs. Gut 42/2: 258–265

Hippius M, Uhlemann C, Smolenski U et al. (1998) In vitro investigations of drug release and penetration–enhancing effect of ultrasound on transmembrane transport of flufenamic acid. Int J Clin Pharmacol Ther 36/2: 107–111

Glafenin rec. INN

Glafenin, ein nichtsaurer Anthranilsäureester der Gruppe der 4-Aminochinoline, wurde 1994 endgültig aus dem Handel gezogen. Der Wirkstoff hat analgetische, aber kaum antipyretische und antiphlogistische Eigenschaften.

Das UAW-Potential von Glafenin umfasst schwerste, oft tödliche Zwischenfälle in der Form von hämolytischer Anämie, akuter Hämolyse mit oder ohne akutes Nierenversagen, Thrombozytopenie, disseminiere intravasale Koagulation, Rhabdomyolysis, renale Insuffizienz, tubulointerstitielle Nephritis, akutes toxisches Nierenversagen, Nieren- Blasen- und Gallensteinbildung (Glafeninmetaboliten), akute toxischallergische Hepatitis, akute gelbe Leberatrophie, Steven-Johnson-Syndrom, Hyperthermie, eosinophile Lymphadenitis, eosinophile Pneumonitis, Anaphylaxie etc.

Die ausgesprochene Nierentoxizität von Glafenin wurde schon 1970 beschrieben. 1981 wurde ein Fall publiziert, wo eine Mutter absichtlich ihr 7-jähriges Kind mit Glafenin vergiftete (gelbliche Urinverfärbung parall zu akuten Nierenversagen bzw. akuter tubulointerstitieller Nephritis, Proesmans et al. 1981).

1972 wurden in Holland 116 durch Glafenin induzierte anaphylaktische Reaktionen durch eine nationale Studie belegt.

Literaturhinweise über schwerste, oft tödliche Zwischenfälle über Glafenin sind abundant: die hier zitierten Publikationen stellen daher nur ein kleine Auswahl v. a. der frühen Berichte dar (Andrieu et al. 1976; Barral u. Faivre 1975; Bosset et al. 1979; Chivrac et al. 1974; Cheymol et al. 1985; Daudon et al. 1983; Davido et al. 1989; Faveret et al. 1975; Gaultier et al. 1972; Maesen et al.

1976; Michaud u. Doublet 1976; Proesmans et al. 1981; Renier et al. 1975; Roux et al. 1978a,b; Rozen et al. 1978; Sentilhes 1978: Stork J 1976).

Diskutiert wird ein allergisch-immunologischer Zusammenhang zwischen der Einnahme von Wirkstoffe vom Typ Halogen-Aminoquinoline und Glafenin (Cheymol et al. 1985).

Trotz nationaler (holländischer) Pharmakovigilanzinstitutionen hat es Jahrzehnte gebraucht, um Glafenin aus dem Verkehr zu ziehen.

Es ist zu hoffen, dass eine effektive national-internationale Pharmakoviliganz über anonyme Erfassungsdaten solche Katastrophen in Zukunft reduzieren hilft (s. auch Ontogenese: Thalidomid).

18 Literatur
Siehe 1. Auflage 1996.

Meclofenaminsäure rec. INN, BAN, USAN, DCF; Meclofenamat; CI 83; INF 4668

1 Handelsnamen
Meclomen (Parke-Davis). Generika: ja.

2 Darreichungsform/galenische Formen
In der Regel Kapseln (zu 100 mg).
Gel zu topischer Anwendung (5%).

3 Chemie, Geschichte, diverse Hinweise
2-[(2,6-Dichlor-3-methylphenyl)amino]benzoesäure
Summenformel: $C_{14}H_{11}Cl_2NO_2$
MG: 296,2
CAS N° 644-62-2
Na-Meclofenamat:
$C_{14}H_{10}Cl_2NNaO_2, H_2O$
MG: 336,1
CAS N° 6385-02-0

4 Rezeptpflichtigkeit, Schwangerschaftskategorie
Deutschland:
Österreich: RP.
Schweiz: B; Schwangerschaft: Trimenon I und II: C; Trimenon III: D; Stillzeit: Kontraindikation (keine Studien).

5 Stoffbezeichnung entsprechend der Hauptindikation, Dynamik
Saures antipyretisches Analgetikum: [Analgetikum], [Antipyretikum], Antiphlogistikum: Antirheumatikum.

5.2 Dynamik
Meclofenamat hemmt signifikant das COX- sowie das 5- und 15-LIPOX-System bzw. die Produktion von PG,

sowie 5-HETE, LTB4 aus Neutrophilen (Conroy et al. 1991, Stadler et al. 1994).

6 Indikationen, Dosierung, Anwendungsart
6.1 Indikationen
Nozizeptive akute und chronische Schmerzzustände (im Prinzip vergleichbar mit Acetylsalicylsäure):
- posttraumatische Entzündungen (Beispiel: Zahnextraktionen),
- entzündliche und degenerative Erkrankungen des rheumatischen Formenkreises (chronische Polyarthritis, Spondylitis ankylopoetica, Arthrosen, Spondylosen, Osteoarthritis etc., extraartikulärer Rheumatismus, Schulter-Arm-Syndrom etc.; Rennie et al. 1977, Pellegrini 1991; Zuckner et al. 1978; Multz et al. 1978; Grace et al. 1983; Wilkens 1978; Schleyer 1978), Gicht (Eberl u. Dunky 1983).
- Dysmenorrhö.

6.2 Dosierung
ED: 50–100 mg p.o.
$TD_{initial}$ 4-mal 100 mg p.o.
TD_{max}: 400 mg
$TD_{Erhaltungsdosis}$ 2–3-mal 100 mg p.o.
Dosisintervall: 4–6 h

6.3 Anwendungsart
Nichtinvasiv (p.o.; topisch als 5%iger Gel; Vecchiet u. Colozzo 1991)

7 Keine Indikationen (ungeeignete Anwendung)
Mittlere bis schwere Schmerzzustände;
viszerale Schmerzen.

8 Kontraindikationen
Siehe Checkliste »Kontraindikationen saure antipyretische Analgetika«, insbesondere:
- Anthranilallergie
- erhöhte Inzidenz von gastrointestinalen UAW (inkl. Durchfall)
- Asthmatiker oder Patienten mit Rhinitiden und Nasenpolypen
- Kinder unter 14 Jahren;
- Stillzeit

9 UAW
Siehe Checkliste »UAW saure antipyretische Analgetika«, insbesondere:

9.1 und 9.2 ZNS, Gesichtssinne
Schwindel, Kopfschmerzen.

Aufgrund von Tierversuchen wird eine hirnprotektive, antiödematöse Wirkungen postuliert (Bucci et al. 1990; Ambrus et al. 1985).

9.4 Atemwege

Sogenannte AIA möglich.

9.5 Verdauungstrakt insbesondere Magen-Darm-Trakt

Häufigste UAW: Nausea und Emesis. Malabsorption und Steatorrhö (Moeller 1987: 1 Fall)

Sodbrennen, ösophageale Ulzerationen (Santalla Pecina et al. 1991).

Cave: bei Auftreten von Diarrhoe soll der Wirkstoff sofort abgesetzt werden.

9.6 Leber, ableitende Gallengänge, Pankreas

Erhöhung der Serumaminotransferasen.

9.10 Blut, blutbildende Organe

Agranulozytosis (Wishner et al. 1985), Thrombozytopenie (Rodriguez 1981) etc.

9.11 Hautorgan, Haare, Nägel

Sehr selten. Allergische Hautausschläge. Erythema multiforme (eine Fallbeschreibung; Harrington u. Davis 1983)

9.12 Allergischtoxische UAW

Eine Fallbeschreibung einer akuten Allergie (Kreuzsensibilität mit Glafenin, keine Sensibilität gegenüber Acetylsalicylsäure und anderen sauren antipyretischen Analgetika! Fernandez-Rivas et al. 1993).
Selten: Stevens-Johnson-Syndrom.

12 Notfallmaßnahmen bei Überdosierung

Wie bei allen sauren antipyretischen Analgetika: symptomatische Intensivtherapie inkl. Magenspülung (gastroskopische Kontrolle, Hrsg.), Aktivkohle, Diureseförderung. Hämolyse ist wegen der hohen Eiweißbindung unwirksam.

15 Kinetikprofil

Physikochemische Eigenschaften
Proteinbindung (% Dosis): 99,8

Resorption und Bioverfügbarkeit
Bioverfügbarkeit (% Dosis): fast vollständig
T bis C_{max} (h): 0,5–1,0 (p.o.)

Verteilung, Elimination, Metabolismus
Vd
AUC
Terminale β-Halbwertszeit (h): 1–3 (Nieren- und Lebergesunde)
Renale Elimination (% Dosis): 5 (unverändert), 75 (Metaboliten)
Hepatische Biotransformation: M_1 und M_2 (Koup et al. 1990)

Aktive Metaboliten: M_1
Inaktive Metaboliten: M_2

Effektivität
Therapeutische Serumkonzentration:
Toxische Konzentration:
Therapeutische/Toxische Serumkonzentration:
IC_{50} COX-1 (nmol/l): ID_{50} COX-1 (µmol): 2,0–2,5; 10; 1,5
IC_{50} COX-2 (nmol/l): ID_{50} COX-2 (µmol): 13–18; 0,3; 9,7
COX-2-/COX-1-Hemmverhältnis: 6,92– 0,03–6,4
(**Cave:** nicht standardisierte Tests. Lit. nach Meade 1993; Barnett 1994;, Laneuville: s. unter Nabumeton.)

Biomembrangängigkeit
– Diaplazentar
– Translaktal
– Blut-Hirn-Barriere
– Synovialflüssigkeit

16 Vorklinische und klinische Studien

Bei »Kopfschmerzen« sowie »kraniofazialen Schmerzen« war Meclofenamat gegenüber Placebo (n=20!!) effektiv (Mongini et al. 1993).

Eine TD von 200–-250 mg p.o. Meclofenamat war gegenüber 100–125 mg Indometacin bei Patienten mit aktiver ankylosierender Spondylitis effektiv und besser toleriert (n=49 + 49; Ebner et al. 1983).

Eine DB-Multicenterstudie (n=757; I: rheumatoide Arthritis) verglich die Gabe von tgl. 200 mg Meclofenamat gegenüber Placebo (Dauer: 8 Wochen), Acetylsalicylsäure 3,6 g tgl. (8 Wochen) sowie Meclofenamat 300 mg tgl. gegenüber Acetylsalicylsäure 3,6 g tgl., wobei in 1 Gruppe unkontrolliert (!!) Goldsalze und Kortikosteroide toleriert wurden (Petrick u. Black 1983): die Meclofenamatgruppe wies mehr Diarrhö auf.

Diclofenac 25 mg tgl. war gegenüber 100 mg Meclofenamat in Bezug auf Funktionsverbesserung bei Osteoarthritis ineffektiv; Meclofenamat wies eine höhere analgetische Effektivität auf (Bellamy et al. 1992)

In einer Studie war der analgetisch-antiphlogistische Effekt von 100 bzw. 200 mg demjenigen von 600 mg Acetylsalicylsäure überlegen (Rowe et al. 1985; Zahnextraktionen; n=174; placebokontrolliert)

In Kombination mit Kodein bei Zahnextraktionen gegenüber Monotherapie effektiver (Placebo vs. 100 mg vs. 100 mg + 60 mg Kodein; Giglio u. Laskin 1990).

In einer Studie bei Zahnextraktionen gegenüber 600 mg Acetylsalicylsäure (nach Stunde + 3) sowie Placebo effektiver (Gallardo u. Rossi 1992).

Die Wirkstoffe Ibuprofen (ED 200–400 mg) und Meclofenamat (ED 50–100 mg) wurden nach zahnchirurgischen Eingriffen (n=254) verglichen, wobei die Meclofenamatgruppe mehr gastrointestinale UAW (Diarrhö etc.) aufwies (Hersh et al. 1993).

Die Gabe von Meclofenamat 200 mg (TD) war gegenüber Naproxen (500 mg TD) in Bezug auf Analgesie vorteilhafter (I: Muskelskelettschmerzen, Mele u. Fontanesi 1993).

17 Kurzprofil

Der Anthranilsäureabkömmling Meclofenaminsäure wird in der Rheumatologie, beim akuten Gichtanfall, sowie in der Stomatologie eingesetzt (s. Punkt 16 Vorklinische und klinische Studien).

Die Biotransformation führt u. a. über einen wenig belegten aktiven Metaboliten.

Der Hersteller verlangt, bei chronischer Anwendung regelmäßige Blutbildkontrollen durchzuführen (Agranulozytose): Fenamate sollten jedoch, wenn überhaupt, höchstens 1 Woche lang verabreicht werden (Hrsg.).

Es besteht Kreuzsensibilität mit Glafenin.

18 Literatur

Siehe CD-ROM.

Mefenaminsäure prop. INN, BAN, USAN, DCF;

CI 473 (Code), INF-3355 (Code)

1 Handelsnamen

Ponstan (Parke Davis). Generika: ja.

2 Verabreichungsform

In der Regel Kapseln zu 250 mg; Filmtabs (500 mg); Suspension (50 mg = 5ml = 1 Teelöffel); Suppositorien (zu 125 u. 500 mg).

3 Chemie, Geschichte, diverse Hinweise

3-Xylyl-2-aminobenzoesäure; N-(2,3-Xylyl)anthranilsäure

$C_{15} H_{15} NO_2$

MG: 241,28

CAS N° 61-68-7

Mefenaminsäure präsentiert sich als grauweisses, geruchloses, kristallines Pulver.

4 Rezeptpflichtigkeit, Schwangerschaftskategorie

Deutschland: Rp; Schwangerschaft: Trimenon I, II: strenge Indikationsstellung; Trimenon III: Kontraindikation; Stillzeit: strenge Indikationsstellung.

Österreich: RP.

Schweiz: B; Trimenon I und II: C, Trimenon III: D. Stillzeit: Kontraindikation (translaktale Passage vorhanden; Auswirkungen auf Säugling nicht untersucht).

5 Stoffbezeichnung entsprechend der Hauptindikation, Dynamik

Saures AA: Analgetikum, Antipyretikum, Antiphlogistikum: Antirheumatikum

Mefenaminsäure triggert wie Diclofenac eine experimentell induzierte Mitochondrienschwellung über Membranveränderungen (Nierenzellen; Uyemura et al. 1997)

6 Indikationen, Dosierung, Anwendungsart
6.1 Indikationen

Akute nozizeptive und chronische Schmerzen (vergleichbar im Prinzip mit Acetylsalicylsäure) wie:

– Dys- und Hypermenorrhoe (Pulkkinen u. Kaihola 1977; Anderson et al. 1976; Guillebaud et al. 1978; effektiver als Acetylsalicylsäure)
– Entzündliche und degenerative Erkrankungen des rheumatischen Formenkreises (Stephens et al.1979)
– Grippale Infekte (allg. Muskelschmerzen, Kopfschmerzen sowie wegen antipyretischem Effekt)
– Kopfschmerzen, Migräne (Peatfield 1983)
– Muskelschmerzen
– Postoperative Schmerzen nach Zahnchirurgie
– Skelettschmerzen (Osteoarthritis, Barnard-Jones et al. 1986)

6.2 Dosierung

ED 500 (Initial; mg; p.o. als Filmtablette bzw. Kapseln, rektal), dann 250 mg

TD: 1250 mg

TD_{max}: 2000 mg

Dosisintervall: 6 h

ED Kinder 6 Monate–14 Jahre: 6,5 (mg/kgKG; p.o. als Suspension oder Kapsel)

ED Kinder 6 Monate –14 Jahre: 12 (mg/kgKG, rektal)

TD Kinder 6 Monate–12 Monate: 3-mal tgl. 50 (mg; p.o.; Suspension 5 ml = 50 mg); 2-mal tgl. 125 (mg; rektal)

TD Kinder 1–3 Jahre: 3-mal tgl. 75 (mg; p.o.; Suspension 7,5 ml = 75 mg); 3-mal tgl. 125 (mg; rektal)

TD Kinder 3–6 Jahre: 3-mal tgl. 100 (mg; p.o.; Suspension 10 ml bzw. 100 mg); 4-mal tgl. 125 (mg; rektal)

TD Kinder 6–9 Jahre: 3-mal tgl. 150 (mg; p.o.; Suspension 15 ml bzw. 150 mg); 1-2-mal tgl. 500 (mg, rektal)

TD Kinder 9–12 Jahre: 3-mal tgl. 200 (mg; p.o.; Suspension 20 ml bzw. 200 mg); 1-2-mal tgl. 500 (mg; rektal)

TD Kinder 12–14 Jahre: 3-mal tgl. 250 (mg; p.o.; Suspension 25 ml bzw. 250 mg); 3-mal tgl. 500 (mg; rektal)

Äquipotente Dosierung

300 mg ED Amidopyrin = 300 mg Mefenaminsäure (postoperative Schmerzen nach zahnmedizinischen Eingriffen, Steinhäuser 1970)

6.3 Anwendungsart

Nur nichtinvasiv (p.o., rektal)

7 Keine Indikationen (ungeeignete Anwendung)

Viszerale Schmerzen,

Langzeittherapie bei Kindern (Ausnahme: M. Still).

8 Kontraindikationen

Siehe Checkliste »Interaktionen saure antipyretische Analgetika«, insbesondere:

- Arterielle Hypertension
- Epilepsie

9 UAW

Siehe Checkliste »UAW saure antipyretische Analgetika«, insbesondere:

9.1 und 9.2 ZNS, Gesichtssinne

Schwindel, Benommenheit, Müdigkeit, Kopfschmerzen, Gereiztheit, Unruhe, Sehstörungen, Hörstörungen (Hyperakusis, Tinnitus, trockene Augen), Konvulsionen (Grand-mal-Anfälle) sowie Exazerbationen von vorbestehenden zentralen Dysfunktionen (Beispiele Muskelrigor bei M. Parkinson, Grand-mal-Anfälle bei Epilepsie) bei toxischen Dosierungen, Parkinsonoid (Cremona-Barbaro 1983, zentrale Hyperthermie (Steinhäuser 1970).

9.3 Herz/Kreislauf

Blutdruckanstieg (Hypertensionskrisen möglich).

Schließung des fetalen Ductus Botalli.

9.4 Atmung, Atemorgane

Asthma bronchiale bzw. sog. AIA.

9.5 Verdauungstrakt insbesondere Magen-Darm-Trakt

Akute, chronische, reversible bis irreversible Funktionsstörungen und Schäden wie Dyspepsie, Diarrhö und Nausea (oft als Vorboten einer systemischallergischen Körperreaktion), abdominale Schmerzen, gastrointestinale Ulzera, akute Kolitis, Enteritis, Steatorrhö, Malabsorption (Marks u. Gleeson 1975; Chadwick et al. 1976; Kingswell 1987; Peacey u. Walls 1992).

Lokale Irritation bei Anwendung von Suppositorien.

9.6 Leber, ableitende Gallengänge, Pankreas

Akute, chronische, reversible bis irreversible Funktionsstörungen und Schäden wie Hepatitis, reversible Steatorrhö, Pankreatitis (eine Fallbeschreibung: Van Walraaven et al. 1982).

9.7 Niere, ableitende Harnwege, Blase

Akute, chronische, reversible bis irreversible Nierenfunktionsstörungen und Schäden wie allergische und toxische Glomerulonephritis, akutes reversibles bis irreversibles Nierenversagen interstitielle Nephritis, Polyurie (oft als Prodromalstadium vor eigtl. Nierenversagen, öfters bei Frauen und Anamnese mit Anorexia); in der Erholungsphase Nierenfunktion mit Kon-

zentrationseinbuße. (Witherspoon 1981; Drury et al. 1981; Woods u. Michael 1981; Engler et al. 1982; Baker et al. 1984; Poulton et al. 1985; Taha et al. 1985; Brunner et al. 1985; Jenkins et al. 1988; Boletis et al. 1989),

1 Fall von reversibler (Kortikosteroidtherapie) interstitieller Nephritis mit Nierenversagen (Brunner et al. 1985); 1 Fall von interstitieller Nephritis (Englert et al. 1982). 1 Fall von akutem wirkstoffinduziertem Hypoaldosteronismus mit Hyperkäliämie/Hyporeninämie (Chan et al. 1995).

Es wird vermutet, dass Mefenaminsäureglukuronidmetaboliten irreversibel mit Organproteinen irreversibel binden (Nierentoxizität, McGurk et al. 1996).

9.10 Blut, blutbildende Organe

Akute, chronische, reversible bis irreversible Funktionsstörungen und Schäden wie hämolytische Anämie etc. (Robertson et al. 1971; Farquet et al. 1978; Burns u. Young 1984).

Thrombozytopenische Purpura: s. Fallbericht unter 16.

9.11 Hautorgan, Haare, Nägel

Allergische Rashs (oft Vorboten für allergischsystemische Reaktionen) und im Rahmen von allergischtoxischen Allgemeinreaktion bullöser Pemphigus (Shepherd et al. 1986) etc., Quincke-Ödem. Akute Hauteruptionen (3 Fallberichte, Long et al. 1992).

9.12 Allergisch-toxische UAW

Akutallergische Organentzündungen wie Nephritis, Kolitis, Vaskulitis, Pankreatitis, hämolytische Anämie (s. oben). Eine Fallbeschreibung von hämolytischer Anämie und Stevens-Johnson Syndrom und cholestatischer Hepatitis (allerdings: Multimedikation, vorbestehende Allergie, metastasierendes Lungen-Ca; Chan et al. 1991) Stevens-Johnson-Syndrom (Kingswell 1987).

9.14 Diverse UAW

Der Wirkstoff wird von chronischen Kopfschmerzpatienten oft unkontrolliert eingenommen (Rahman et al. 1993; s. oben). Der Wirkstoff hat wahrscheinlich tokolytische Eigenschaften (Sanger u. Bennett 1979) und hat möglicherweise eine Indikation bei der Behandlung menorrhagischer Menstruationsbeschwerden (Bonnar u. Sheppard 1996).

10 Warnhinweise

Bei Langzeitanwendung entsprechende klinische und labormäßige (Blutbild, Gerinnung, Nierenfunktion) Kontrollen angezeigt.

Sogenanntes AIA-Syndrom möglich.

11 Toxikologie

Bei Überdosierung treten Muskelzuckungen bis generalisierte Konvulsionen auf. Wie bei allen sauren antipyretischen Analgetika ist eine Hämodialyse wegen der hohen Proteinbindung nicht wirksam (Wang et al. 1980).

12 Notfallmaßnahmen bei Überdosierung

Symptomatisch. Gabe von Antikonvulsiva wie Diazepam unter Intensivpflegebedingungen etc.

13 Interaktionen

Siehe Checkliste »UAW saure antipyretische Analgetika«, insbesondere:

- Alter: 1 Hinweis von Praktikerseite, dass der Wirkstoff beim älteren Menschen gegenüber Nichtfenamaten ein unvorteilhaftes UAW-Profil hat (Korrespondenz: Grant u. MacConnachie 1995)
- Antikoagulanzien: verstärkte, verlängerte Wirkung (Prothrombinzeitverlängerung, Drug Interactions Newsletter 1983)
- Coffein: Nierentoxizität Mefenaminsäure ↑ (Tierversuch; Champion de Crespigny et al. 1990)
- Valproat + Urämie: keine zusätzliche Eiweißbindungsverdrängung (Dasgupta u. Emerson 1996)
- Valproat + Urämie + Aktivkohle In-vitro-Experiment: freie Fraktion Valproat ↑↑ (!Grund: wahrscheinlich Interaktion mit urämischen im Blut zirkulierenden, unbekannten endogenen Stoffen)
- Valproat: freie Fraktion ↑ (Dasgupta u. Emerson 1996)

15 Kinetikprofil

Physikochemische Eigenschaften
Proteinbindung (% Dosis): 90
pK_a: 4,2

Resorption und Bioverfügbarkeit
Bioverfügbarkeit (% Dosis): 70
T bis C_{max} (h): 2–4 (dosisabhängig)
C_{max}: keine Angaben

Verteilung, Elimination, Metabolismus
Terminale β-Halbwertszeit (h): 1–2 (Nieren- und Lebergesunde)
Vd
AUC
Hepatische Biotransformation: über Cytochrom$_{P450\ TB}$
Renale Elimination: fast vollständig als 3 Hauptmetaboliten (Hydroxymethyl-, Glukuronid-, Carboxylsäure-M; Sato et al. 1993); <5% unverändert
Biliäre Elimination
Inaktive Metaboliten: Acylglukuronide
Aktive Metaboliten: 3-Hydroxymethylmetabolit, 3-Carboxylmetabolit (schwach aktiv)

Effektivität
Therapeutische Serumkonzentration:
Toxische Konzentration:
Therapeutische/Toxische Serumkonzentration:
IC_{50} COX-1 (nmol/l): ID_{50} COX-1 (µmol):
IC_{50} COX-2 (nmol/l): ID_{50} COX-2 (µmol):

COX-2-/COX-1-Hemmverhältnis: Mefenaminsäure hat wie Diclofenac im Humantest (Inkubation von Vollblut von Probanden; TXB_2- und PGE_2-Assay; saure antipyretische Analgetika in steigender Konzentration 0–100 µM) eine in Bezug auf COX-2 gegenüber anderen geprüften sauren antipyretischen Analgetika (Ketoprofen, Flurbiprofen, Naproxen, Ibuprofen) eine ausgeprägte COX-1-Hemmung; Cryer u. Feldman 1998).

Biomembrangängigkeit
Diaplazentar (% Serumkonzentration): <1
Translaktal (% Serumkonzentration): <1
Blut-Hirn-Barriere: keine Angaben
Synovialflüssigkeit

15.2 Kinetikdiskussion

Die renale Elimination beim Frühgeborenen von Mefenaminsäure (MS), M1 (3'-hydroxymethylmetabolit), M2 (3'-Carboxylmetabolit) sowie deren Glukuronidverbindungen variierten in Abhängigkeit von der Dosis sowie der bei Frühgeborenen verlängerten HWZ in Bezug auf die MS (reduzierte Aktivität der noch unreifen hepatischen Enzymsysteme p450 und Glukuronyltransferase, Sato et al. 1997).

16 Vorklinische und klinische Studien

Die Organtoxizität von Mefenaminsäure im Tierversuch kann auf eine PG-Homöoastestörung der PGE_2-Population zurückgeführt werden (Elliott et al. 1986); daneben scheinen Mefenaminsäureacylglukuronidmetaboliten irreversibel an Protein zu binden (Grund von Nierenschädigungen?, McGurk et al. 1996).

Die perorale Gabe von 500 mg eine Stunde vor hysteroskopischen Untersuchungen ergab eine signifikante Schmerzreduktion nach Untersuchung, jedoch in Bezug auf Eingriffsqualität keine Vorteile (Nagele et al. 1997).

Menorrhagie: in einer randomisierten kontrollierten Studie (n=76; I: Menorrhagie; Menstage 1 -3) erwies sich die Gabe von 4-mal 500 mg Ethamsylat (n=27) als wirkungslos, Mefenaminsäure (n=23) 3-mal 500 mg der Gabe von 4-mal 1 g Tranexaminsäure (n=26) unterlegen (Vergleich: Blutverlust; Bonnar u. Sheppard 1996).

Dysmenorrö: in einer Vergleichsstudie (n=73, prospektive, kontrollierte DP-, Cross-over-Studie, Dauer: 3 Tage; Delgado et al. 1994) war Tolfenaminsäure (200 mg TD) gegenüber Mefenaminsäure (500 mg TD) überlegen.

Fallbericht: eine junge Frau wurde zusammengeschlagen; wegen Schmerzen (v. a. in der Abdominalgegend) nahm sie Mefenaminsäure für 2 Tage. Sie entwickelte in der Folge eine akute Verschlechterung des Allgemeinzustands mit Hämatemesis, Meläna, Vertigo sowie akuter Anämie (Hb 5,8 g/dl). Untersuchungen ergaben eine Coombs-negative hämolytische Anämie, Thrombozytopenie, Vermutung von mikroangiopathischer Hämolyse (Fragmentozyten in Blutausstrichen) mit Diagnose: thrombozytopenische Purpura, die auf frischgefrorenes Plasma therapeutisch ansprach (Schulthess u. Schleiffenbaum 1996).

Die präoperative Gabe von 500 mg Mefenaminsäure ist in Bezug auf perioperativen Patientenkomfort bei Hysteroskopien ungenügend, senkt aber signifikant die Schmerzen nach der invasiven Untersuchung (Nagele et al. 1997).

17 Kurzprofil

Der ältere Wirkstoff Mefenaminsäure ist das einzig saure antipyretische Analgetika vom Typ Fenamat, das sich wegen seines vorteilhaften Wirkungsprofil in der Praxis für schwache bis mittelschwere akute und chronische Schmerzzustände bewährt hat.

Das Potential von UAW ist vergleichbar mit demjenigen von gängigen in der tgl. Schmerzpraxis eingesetzten sauren antipyretischen Analgetika wie Acetylsalicylsäure, Ibuprofen, Diclofenac.

Im Vordergrund scheinen gastrointestinale u. renale UAW, v. a. bei älteren Patienten zu stehen.

18 Literatur

Literatur bis 1996: → CD-ROM.

Cryer B, Feldman M (1998) Cyclooxygenase-1 and cyclooxygenase-2 selectivity of widely used nonsteroidal anti-inflammatory drugs. Am J Med 104/5: 413–421

Dasgupta A, Emerson L (1996) Interaction of valproic acid with nonsteroidal antiinflammatory drugs mefenamic acid and fenoprofen in normal and uremic sera: lack of interaction in uremic sera due to the presence of endogenous factors. Ther Drug Monit 6: 654–659

McGurk KA, Remmel RP, Hosagrahara VP et al. (1996) Reactivity of mefenamic acid 1-o-acyl glucuronide with proteins in vitro and ex vivo. Drug Metab Dispos 8: 842–849

Nagele F, Lockwood G, Magos AL (1997) Randomised placebo controlled trial of mefenamic acid for premedication at outpatient hysteroscopy: a pilot study. Br J Obstet Gynaecol 104/7: 842–824

Nagele F, Lockwood G, Magos AL (1997) Randomised placebo controlled trial of mefenamic acid for premedication at outpatient hysteroscopy: a pilot study. Br J Obstet Gynaecol 104/7: 842–844

Sato J, Kudo N, Owada E et al. (1997) Urinary excretion of mefenamic acid and its metabolites including their esterglucuronides in preterm infants undergoing mefenamic acid therapy. Biol Pharm Bull 4: 443–445

Uyemura SA, Santos AC, Mingatto FE et al. (1997) Diclofenac sodium and mefenamic acid: potent inducers of the membrane permeability transition in renal cortex mitochondria. Arch Biochem Biophys 342/2: 231–235

Morniflumat rec. INN; UP 164 (Code)

Morniflumat (Nifluril, UPSA; chem.: 2-Morpholinoethyl 2-(α,α,α-trifluoro-m-toluidino)-nicotinat; $C_{19}H_{20}F_3N_3O_3$, MG 395,4; CAS N° 65847-85-0) ist ein v. a. antiphlogistisch wirksames Nifluminsäurederivat (Morpholinoethylester-Nikotinat).

Nifluminsäure rec. INN, acidum niflumicum, acide niflumique DCF; UP 83 (Code)

1 Handelsnamen

Nifluril (UPSA); Generika: ja

2 Darreichungsform/galenische Formen

In der Regel Kapseln (250 mg); Suppositorien zu 400, 700 mg als Morniflumat); Salbe (3 g/100 g).

3 Chemie, Geschichte, diverse Hinweise

2-(3-Trifluormethylanilino)-nicotinsäure
$C_{13}H_9F_3N_2O_2$
MG: 282,23
CAS N° 4394-00-7

Chemisch gehört die Nifluminsäure zu den sog. »amphiprotischen« Molekülen mit 2 ionisierbaren – einer sauren und einer basischen – Molekülseiten; die Bedeutung dieser chemischen Besonderheit ist jedoch nicht klar.

Strukturformel

Nifluminsäure

4 Rezeptpflichtigkeit, Schwangerschaftskategorie

Deutschland: Rp, Schwangerschaft: strengste Indikationsstellung Trimenon I, II, Kontraindikation III; Stillzeit: strenge Indikationsstellung.

Österreich: RP.

Schweiz: C (Salbe), B (Kapseln, Suppositorien); Schwangerschaftskategorie: Trimenon I und II: B, Trimenon: D

5 Stoffbezeichnung entsprechend der Hauptindikation, Dynamik

Saures AA: Analgetikum, [Antipyretikum], Antiphlogistikum

6 Indikationen, Dosierung, Anwendungsart

6.2 Dosierung

ED: 250–5500 (mg; p.o.)

TD 500–1000 (mg; p.o.), 2-mal 700 (mg; rektal)

TD_{max}: 1500 (mg; p.o.)

TD Kinder ab 12 Jahren: 500–750 (mg; p.o.) bzw. 2- bis 3-mal 1 Kapsel

TD Kinder ab 12 Jahren: 800 (mg; rektal) bzw. 2-mal 1 Supp. zu 400 mg

Die Kapseln sollen möglichst während einer Mahlzeit und mit viel Wasser eingenommen werden.

6.3 Anwendungsart
Nichtinvasiv (p.o., rektal) sowie äußerlich

9 UAW
Als UAW sind v. a. gastrointestinale Schädigungen, (so eine in der Literatur als »benign« erwähnte Ösophagusstenose), Hepatitis, Fluorvergiftungen, Nierenstörungen, allergischtoxische Hautmanifestationen, Agranulozytose (s. Kommentar Kurzprofil) möglich.

---

15 Kinetik (abgekürzt)

Physikochemische Eigenschaften
Proteinbindung (% Dosis): >90

Resorption und Bioverfügbarkeit
T bis C_{max} nach oraler Gabe (h): ca. 2

Verteilung, Elimination, Metabolismus
Terminale β-Halbwertszeit (h): 4–5 (Nieren- und Lebergesunde)
V_{ss} (l/kg): 0,3
RenaleElimination (% Dosis): 70, davon 10 (unverändert)
Biliäre Elimination (% Dosis): 30
Inaktive Metaboliten: 5-Hydroxy-Nifluminsäure, 4'-Hydroxy-Nifluminsäure und Konjugate

Effektivität
Therapeutische Serumkonzentration:
Toxische Konzentration:
Therapeutische/Toxische Serumkonzentration:
IC_{50} COX-1 (nmol/l): ID_{50} COX-1 (µmol): 16;
IC_{50} COX-2 (nmol/l): ID_{50} COX-2 (µmol): 0,1;
COX-2-/COX-1-Hemmverhältnis: 0,006;

Biomembrangängigkeit
Diaplazentar (% mütterliche Serumkonzentration): ca. 1
Translaktale Phase: positiv
Blut-Hirn-Passage
Synovialflüssigkeit

---

16 Vorklinische und klinische Studien
Bei Nichtbeachtung von Schwangerschaftskategorien sind vorprogrammierte Katastrophen zu erwarten: eine Patientin erhielt im Trimenon III während 4 Tagen eine TD von 750 mg Nifluminsäure (!): dies führte zu einem schweren Oligohydramnios sowie schweren renalen und gastrointestinalen Schädigungen beim Neugeborenen (Alessandri et al. 1994); bei einem anderen Neugeborenen, dessen Mutter unter Nifluminsäure stand wurde eine schwere Nierenfunktionsstörung festgestellt (Chevalliert et al. 1992). In Frankreich scheint der Wirkstoff bei schwangeren Frauen weiter verordnet zu werden, sodass entsprechende Publikationen möglich sind, wie das pränatale Auftreten einer fetalen Niereninsuffizienz (Radi et al. 1999)

17 Kurzprofil
Der Wirkstoff scheint als Fluorid-Nikotinsäureverbindung zusätzlich spezifische inhärente Probleme (Fluoridvergiftung; Akanthosis) zu haben.

18 Literatur
Siehe CD-ROM.

Radi S, Broux F, Noblet C et al. (1999) Danger du nifluril pendant la grossesse: un cas d'insuffisance renale chronique à début antenatal. Arch Pediatr 6(3): 338–339

Talniflumat rec. INN; BA-7602-06 (Code)

Talniflumat (chem. Phthalidyl 2-(α,α,α-trifluoro-*m*-toluidino)nicotinat; $C_{21}H_{13}F_3N_2O_4$; MG 414,3; CAS N° 66898-62-2) ist ein Ester der Nifluminsäure.

Tolfenaminsäure rec. INN

3 Chemie, Geschichte, diverse Hinweise
N-(3-Chloro-o-tolyl)anthranilsäure
$C_{14}H_{12}ClNO_2$
MG 261,7
CAS N° 13710-19-5

15.2 Kinetikdiskussion
Tolfenaminsäure hat eine gute p.o. Bioverfügbarkeit von 75% (Pedersen 1994). Der Wirkstoff wird hepatisch zu multiplen oxidativen, dann glukuronisierten Anthranilsäuremetaboliten abgebaut (Sidelmann et al. 1997). Seine pharmakokinetisches Verhalten kann durch ein Zweikompartiment verglichen werden mit kurzer HWZ (β-HWZ 1–2h), kleinem Verteilvolumen, rapider vorzüglich hepatischer Clearance (150–200 ml/min) und renaler Clearance der Glukuronidkonjugate.

16 Vorklinische und klinische Studien
In einer Arbeit über Langzeittoxizität bei 48 Patienten wurde die Behandlung bei 7 Patienten nach 1 Monat wegen UAW (Diarrhö, Dyspepsie, Emesis, Duodenalulkus) abgebrochen; bei den übrigen wurde Dysurie sowie eine nicht weiter abgeklärte Eosinophilie (!!) beobachtet, aber nicht weiter untersucht (Sorensen u. Christiansen 1977).

Bei 76 Migränepatienten wurde eine randomisierte DB, Cross-over Studie Vergleichsstudie (Tolfenaminsäure TD 300 mg vs. Propranolol TD 120 mg p.o.; Dauer: 12 Wochen, Washout-4-Wochen-Intervall) durchgeführt.

Resultat: Effekt statistisch vergleichbar; Drop-outs Propranolol (n=9) wegen Schwäche, Hypotension, Fatigue; Dropouts Tolfenaminsäure (n=5) wegen gastrointestinalen UAW (Kjaersgard Rasmussen et al. 1994). Tolfenaminsäure (in Rapid Release Form) wies in anderen, kontrollierten Studien einen gleichguten Effekt wie Paracetamol sowie Sumatriptran auf (Myllylä et al. 1998)

17 Kurzprofil

Der Wirkstoff Tolfenaminsäure ist ein saures antipyretisches Analgetikum mit potenter COX-Hemmung (Lindén et al. 1976; Proudman u. McMillan 1991). Tolfenaminsäure wird als Migränemittel (Hansen 1994, Tokola et al. 1984; Kjaersgard Rasmussen et al. 1994, Myllylä et al. 1998; Krymchantowski et al. 1999), als Antirheumatikum (Isomäki 1994; Rejholec et al. 1980; Kajander et al. 1976), sowie als Antipyretikum bei Kindern mit und ohne Glucose-6-Phosphat-Dehydrogenasemangel (Haliotis et al. 1997) eingesetzt.

Vereinzelte Berichte über toxische und allergischtoxische UAW wie gastrointestinale Unverträglichkeit, Ulzera, Dysurie, Hepatitis, Pneumonitis, Hautmanifestationen, Eosinophilie (Sorensen u. Christiansen; Autio u. Stubb 1994; Nakatsumi et al. 1993; Strömberg et al. 1987; Tuuponen et al. 1988), wobei aufgrund fehlender Daten und Fakten aus der Klinik die Inzidenzrelevanz nicht beurteilbar ist.

18 Literatur

Literatur vor 1996: → CD-ROM.

Haliotis FA, Tzortzinis AA, Papanastasiou DA (1997) Use of tolfenamic acid in febrile children with and without glucose-6-phosphate dehydrogenase deficiency. Int J Clin Pharmacol Ther 35/3: 103–106

Krymchantowski AV, Adriano M, Fernandes D (1999) Tolfenamic acid decreases migraine recurrence when used with sumatriptan. Cephalalgia 19/3: 186–187

Myllylä VV, Havanka H, Herrala L et al. (1998) Tolfenamic acid rapid release vs. sumatriptan in the acute treatment of migraine: comparable effect in a double-blind, randomized, controlled, parallel-group study. Headache 38/3: 201–207

Sidelmann UG, Christiansen E, Krogh L et al. (1997) Purification and 1H NMR spectroscopic characterization of phase II metabolites of tolfenamic acid. Drug Metab Dispos 6: 725–731

1.4 Abkömmlinge der Essigsäure (Salze und Vorformen)

Als Prototyp der Essigsäureabkömmlinge kann die Substanz Indometacin angesehen werden. Sie hat gute antiphlogistische Eigenschaften, aber ebenfalls eine relativ hohe Inzidenz von entsprechenden UAW. Auf der Suche nach Wirkstoffen mit besserer Verträglichkeit wurden zahlreiche aromatisch bzw. heteroaromatisch substituierte Essigsäuren entwickelt.

Die Essigsäurederivate können in Abkömmlinge der Indolessigsäure, Pyrrolessigsäure sowie Phenylessigsäure eingeteilt werden. Die Pyrole Indometacin, Sulindac und Tolmetin sind potente Antiphlogistika.

Diclofenac ist ein Phenolessigsäurederivat mit antiphlogistischer und analgetischer Wirkung. Ketorolac ist ein potentes Analgetikum, das für die Behandlung akuter bis starker Schmerzen auch in der perioperativen Medizin eingesetzt werden kann:

– Acemetacin, rec INN,
– Alclofenac, rec INN,
– Amfenac, rec INN*,
– Bindazac, rec INN*,
– Bromfenac*,
– Bufexamac, rec INN*,
– Cinmetacin, rec INN*,
– Clidanac, rec INN*,
– Clometacin, rec. INN*,
– Clopirac, rec INN*,
– **Diclofenac, rec INN,**
– Eltenac
– Etodolac, rec INN,
– Felbinac*,
– Fenclofenac, rec INN*,
– Fenclozinsäure, rec INN*,
– Fentiazac, rec INN*,
– Glucametacin, rec INN*,
– Ibufenac, rec INN*,
– **Indometacin, rec INN,**
– Isoxepac, rec INN*,
– **Ketorolac Trometamol (Tromethamin), rec INN,**
– Lonazolac, rec INN*,
– Methiazinsäure, rec INN*,
– Oxametacin, rec INN*,
– Pirazolac, rec INN*,
– Proglumetacin, rec INN*,
– Sulindac, rec INN*,
– Tolmetin, rec INN*,
– Zomepirac, rec INN*.

Anmerkung: *unvollständiges Wirkstoffprofil.

Acemetacin rec. INN, BAN, Bay f4975 (Code), TV 1322 (Code)

15 Kinetik (abgekürzt)

Physikochemische Eigenschaften
Proteinbindung (% Dosis): 82–94

Resorption und Bioverfügbarkeit
Bioverfügbarkeit (% Dosis): 100 (p.o.)
T bis C_{max} nach oraler Gabe (h): 1 – 3 (Acemetacin), 4–8 (Indometacin); Retardformen: ca. 2 (Acemetacin)

Verteilung, Elimination, Metabolismus
Terminale β-Halbwertszeit (h): 4; verschiedene Angaben; ca. 1 (Acemetacin) bzw. 7 (Acemetacin; Nieren- und Lebergesunder; Jones et al. 1991)
V_{ss} (l/kg): 70

Cl_{renal} (ml/min): ca. 36
Hepatische Biotransformation:
Renale Elimination (% Dosis): 40, MS 2,5
Biliäre Elimination (% Dosis): 50, 7 MS biliär und 3,5
MS fäkal (erheblicher enterohepatischer Zyklus!)
Inaktive Metaboliten: Acemetacinglukuronid, verschiedene Metaboliten
Aktive Metaboliten: Indometacin

15.2 Kinetikdiskussion

Acemetacin wird rasch und praktisch vollständig resorbiert nach ED (p.o.). Die Eiweißbindung ist gegenüber Indometacin niedriger (= höhere freie Fraktion).

Die Biotransformation von Acemetacin ist (wie diejenige von Indometacin) kompliziert und führt vereinfacht über Esterolyse zu Indometacin, O-Demethylierung. N-Desazylierung sowie anschließender Glukuronisierung (Surborg 1980).

Die terminale Eliminationshalbwertszeit ist beim Nieren- und Lebergesunden ca. doppelt so lang wie bei Indometacin. Das große Verteilungsvolumen weist auf eine hohe Gewebesequestration, die bedeutende biliäre Eliminationsrate auf einen enterohepatischen Zyklus hin.

17 Kurzprofil

Acemetacin ist eine Prodrug von Indometacin.

Alclofenac rec. INN, BAN, DCF, USAN; W 7320 (Code);
Alclofen-acethanolamin, alclofenac olamin, alclofenac ethanolamin

17 Kurzprofil

Alclofenac wurde früher als Alternative zu Goldsalzen, Phenylbutazon, Indometacin in der Rheumatologie eingesetzt. Das UAW-Potential ist erheblich und umfasst u. a. auch toxischallergische Organschädigungen wie Vaskulitis, angioneurotisches Ödem. Siehe 1. Auflage 1996.

Amfenac rec. INN, BAN, USAN; AHR 5850 (Code)
sowie AHR 5850D

Amfenac ist ein »amphiprotischen« Molekülen mit 2 ionisierbaren – einer sauren und einer basischen – Molekülseiten.

Bendazac rec. INN, Bindazac BAN, Bendazac USAN, AF 983 (Code)

Bendazac ist ein Essigsäurderivat mit antiinflammatorischen Eigenschaften, das zur p.o.-Behandlung von Katarakten diskutiert wird. Siehe 1. Auflage.

Bromfenac

17 Kurzprofil

Bromfenac (1987 beschrieben und ca. 1990 klinisch eingesetzt) ist chemisch eine 2-Amino-3-benzoylphenylessigsäure und ein potentes Analgetikum vom Typ saure antipyretische Analgetika, das 1997 als Analgetikum von der FDA freigegeben wurde, aber unterdessen vom Hersteller offenbar zurückgezogen worden ist (Hepatotoxizität; s. auch Diskussion Friedman et al. 1999): Patienten entwickelten nach einem Prodromalstadium mit Müdigkeit und Schlappheit ein fulminantes, letales Leberversagen assoziiert mit Hypothrombinämie, Enzephalopathie (Fontana et al. 1999, Rabkin et al. 1999, Hunter et al. 1999; Moses et al. 1999).

18 Literatur

Literatur vor 1996: → CD-ROM

Fontana RK, McCashland TM, Benner KG et al. (1999) Acute liver failure associated with prolonged use of bromfenac leading to liver transplantation. The Acute Liver Failure Study Group. Liver Transpl Surg 5/6: 480–484

Friedman MA, Woodcock J, Lumpkin MM et al. (1999) The safety of newly approved medicines: do recent markt removals mean there is a problem? JAMA 281/18: 1728–1734

Hunger EB, Johnston PE, Tanner G et al. (1999) Bromfenac (Duract)-associated hepatic failure requiring liver transplantation. Am J Gastroenterol 94/8: 2299–2301

Johnson GH, Van Wagoner JD, Brown J et al. (1997) Bromfenac sodium, acetaminophen/oxycodone, ibuprofen, and placebo for relief of postoperative pain. Clin Ther 3: 507–519

Moses PL, Schroeder B, Alkhatib O et al. (1999) Severe hepatotoxicity associated with bromfenac sodiu, Am J Gastroenterol 94/5: 1393–1396

Rabkin JM, Smith MJ, Orloff SL et al. (1999) Fatal fulminant hepatitis associated with bromfenac use. Ann Pharmacother 33/9: 945–947

Bufexamac rec. INN, BAN, DCF; CP 1044 (Code)

17 Kurzprofil

Bufexamac, wird heute noch in perkutanen Hauttherapeutika vorgefunden (Indikation: Pruritus; sog. »diaper rash« bzw. lokalisierte Dermatitis; Hämorrhoidalsalben etc.).

Bufexamac induziert eine beeindruckende Inzidenz von teilweise schwersten allergischtoxischen kutanen UAW auch bei systemischer und topischer Anwendung (Landrieux et al. 1996; Collet et al. 1993; Poli et al. 1991; Meneghini u. Angelini 1979; Gebhart u. Wollina 1995, Bauer et al. 1999), wobei selbst nach kürzester Exposition eine hohe Sensibilisierungspotenz nachgewiesen werden kann (Lachapelle 1975; Kränke et al. 1996 u. 1997, Frosch u. Raulin 1987).

18 Literatur

Literatur vor 1996: → CD-ROM.

Bauer A, Greif C, Gebhardt M et al. (1999) Schwere Epikutantestreaktion auf Bufexamac in einem Hämorrhoidal-Therapeutikum. Dsch Med Wochenschr 124740: 1168–1170

Kränke B, Derhaschnig J, Komericki P et al. (1996) Bufexamac is a frequent contact sensitizer. Contact Dermatitis 347/1: 63–64

Kränke B, Szolar-Platzer C, Komericki P et al. (1997) Epidemiological significance of bufexamac as a frequent and relevant contact sensitizer. Contact Dermatitis 36/4: 212–215

Landrieux C, Esteve E, Serpier H et al. (1996) Dermite de contact grave au bufexamac avec desquamation en grands lambeaux. Ann Dermatol Venereol 123/3: 198–199

Cinmetacin rec. INN

Es handelt sich bei Cinmetacin (chem.: 1-Cinnamoyl-5-methoxy-2-methylindol-3-yl) essigsäure; $C_{21}H_{19}NO_4$; MG 349,4; CAS N° 20168-99-4) um einen in Italien unter dem Handelsnamen Cetanovo eingeführten marginal beschriebenen Wirkstoff (Luciettei u. Banchieri 1980: 8 Probanden (!!); Komatsu et al. 1973; Danesi et al. 1988).

18 Literatur
Siehe CD-ROM.

Clidanac rec. INN, Code TAI 284

Der wenig beschriebene Clidanac (chem.: 6-Chloro-5-cyclohexylindan-1-carboxylsäure; $C_{16}H_{19}ClO_2$; MG 278,8; CAS N° 28968-07-2) ist unter dem Handelsnamen Indanal im Handel.

Clometacin rec. INN

Clometacin (Dupéran [Cassenne]), ein Indolderivat und Isomer von Indometacin ist wegen *Hepatotoxizität* aus dem Handel gezogen worden.

Clopirac rec. INN, BAN, USAN, BRL 13856 (Code), CP 172-AP (Code)

Clopirac, als Clopiran im Handel, (chemisch: [1-(4-Chlorophenyl)-2,5-dimethylpyrrol-3-yl] Essigsäure; $C_{14}H_{14}ClNO_2$; MG 263,7; CAS N° 42779-82-8), wird in 1 Extranummer des J Belge Rhumatol Med Phys 1975; 30 S: 25–54) erwähnt.

Diclofenac rec. INN; BAN, DCF, USAN);
GP 45840 (Code Diclofenac Na).

1 Handelsnamen
Voltaren (Novartis); Generika: ja

2 Darreichungsform/galenische Formen
Je nach Hersteller in der Regel Tabletten/magensaftresistente Dragées zu 25, 50, 100 mg; Retardformen zu 75 und 100 mg; Tropfen zu 15mg/ml bzw. 1 Tropfen = 0,5 mg; Suppositorien in der Regel zu 12.5, 25, 50 und 100 mg.

Dispersible Trinktabletten (Voltaren Dispers).

Ampullen in der Regel zu 3 ml = 75 mg; die Ampullen enthalten Metabisulfit (E 223; 2 mg) als Antioxidans sowie Benzylalkohol (120 mg) als Konservierungsmittel.

Perkutane Verabreichungsformen. Emulsionen, Augentropfen etc.

Therapeutische Systeme TS oral: Ionenaustauscher-Kapsel (Voltaren Resinat).

TS transkutan: als Pflaster transkutanes therapeutisches System.

3 Chemie, Geschichte, diverse Hinweise
Na-[2-(2,6-Dichloroanilino)phenyl]acetate
$C_{14}H_{11}Cl_2NO_2$ (Diclofenac)
MG 296,15
$C_{14}H_{10}Cl_2NNaO_2$ (Natriumsalz)
MG: 318,1
CAS N° 15307-86-5
CAS N° 15307-79-6 (Diclofenac-Natriumsalz)

Diclofenac gehört, zusammen mit Tolmetin, zur sogenannten Fenac-Gruppe, die wiederum mit den Indolacetaten (→ Indometacin) die Gruppe der Arylessigsäuren bildet. Dr. Hans Stenzl hatte wesentlichen Anteil, die Forschungen zu den Antirheumatika »Irgapyrin«, »Butazolidin« und Diclofenac bzw. »Voltaren« einzuleiten. Nach der Einführung von Indometacin durch Merck & Co. in die klinische Rheumatologie 1960/1964 erarbeitete das Team um Alfred Sallmann in Basel aus dem Konzept, dass die damals bekannten »Antirheumatika« Phenylbutazon, Mefenaminsäure und Indometacin die Struktur-Gemeinsamkeit von 2 gegeneinander verdrillten aromatischen Ringe haben, den neuen Wirkstoff Diclofenac, der – 1965 erfunden – 1974 in der Schweiz eingeführt wurde. An der Entwicklung hatte auch Dr. Pfister einen Anteil (nach 1971 bei Roche: Carprofen, Tenoxicam).

Chemisch ist Diclofenac eine besonders lipophile Arylessigsäure.

4 Rezeptpflichtigkeit, Schwangerschaftskategorie
Deutschland: Rp; Schwangerschaft: Trimenon I, II: strenge Indikationsstellung; Trimenon III: Kontraindikation; Stillzeit: strenge Indikationsstellung.

Österreich: Rp, KI Trimenon III (keine Kategorien).

Schweiz: B; Schwangerschaft: B (Trimenon I, II), D (Trimenon III).

5 Stoffbezeichnung entsprechend der Hauptindikation, Dynamik
Saures antipyretisches Analgetikum: Analgetikum, Antipyretikum, Antiphlogistikum, Antirheumatikum, Gichtmittel.

5.2 Dynamik
Diclofenac hemmt dosisabhängig COX- und LIPOX-Systeme (Ku et al. 1986), wobei in Bezug auf die COX-Isoenzyme beide Systeme gleich stark gehemmt werden (Ku et al. 1986; O'Neill u. Lewis 1989; Mitchell et al. 1994); neben der LIPOX-Hemmung wird die Leuko-

trienproduktion auch über unbekannte Mechanismen gehemmt (Kothari et al. 1987).

Diclofenac triggert wie Mefenaminsäure eine experimentell induzierte Mitochondrienschwellung über Membranveränderungen (Nierenzellen; Uyemura et al. 1997).

5.2.1 Diclofenac als Analgetikum: Mechanismen der Nozizeption

Diclofenac hemmt periphere und zentrale Cyclooxygenasen, scheint aber darüber hinaus einen analgetischen Effekt (unbekannter Mechanismus) zu haben (tierexperimentelle Entzündung mit Irländisch-Moos + PGE₂; Vergleich mit Indometacin, Tonussi u. Ferreira 1994; Kral 1985). Im Tierexperiment ist die analgetische Wirkung dosisabhängig und ausgesprochener bei entzündlicher Schmerzgenese: impliziert sind auch ventrobasale Kerngebiete des Thalamus (Attal et al. 1988), die offenbar bei der zentralen Prozessierung von nozizeptiven Input bei Entzündungen besonders involviert sind (Guilbaud et al. 1989): ihre neuronale Aktivität nimmt zu bei Anlegen einer peripheren experimentellen Enzündung und nimmt ab, wenn die lolake Nozitransduktionsrate mit Lidocain geblockt wird.

Im Tierexperiment (i.p., intrazerebro- und intrathekale Applikation) induziert Diclofenac einen antinozizeptiven Effekt über verschiedene Systeme der zentralen Nozitransformation (Opioid, Serotonin, NO; Björkman 1995). Im Tierversuch pronozizeptive, Hyperalgesie induzierende Zytokinwirkung (IL-1b; periphere Applikation) kann durch eine intrazerebroventrikuläre Gabe von 1 ng Diclofenac aufgehoben werden (Oka et al. 1996).

Diclofenac erhöht die Plasma-β-endorphin-Konzentration (Martini et al. 1984). Diclofenac hemmt das Enzym Phosphodiesterase, erhöht damit die intrazelluläre zyklische AMP mit möglicher Auswirkung auf die glatte Muskulatur. Diclofenac hemmt die LT-Produktion bzw. Lipoxygenase (Ku et al. 1986). Diclofenac ist im Tierversuch (Maus) ein Substanz-P-Schädiger (Papworth et al. 1997).

5.2.2 Diclofenac als Antipyretikum und Mechanismen des Nozifensorsystems Thermoregulation

Vorwiegend via Cyclooxygenasenhemmung.

5.2.3 Diclofenac als Antiphlogistikum und Mechanismen der Entzündungshemmung

Vorwiegend via Cyclooxygenasenhemmung.

6 Indikationen, Dosierung, Anwendungsart

6.1 Indikationen

Wie saure antipyretische Analgetika v. a.:

- akute mittelstarke bis starke nozizeptive Schmerzen v. a. entzündlich-traumatischer Genese (inklusive akuter Gichtanfall; empfehlenswert):
- Dysmenorrhö, Adnexitis.
- Rheumatischer Formenkreis (rheumatoide Arthritis, juvenile rheumatoide Arthritis, ankylosierende Spondylitis, Osteoarthritis, nichtartikulärer Weichteilrheumatismus, degenerativbedingte Schmerzzustände etc., empfehlenswert, s, Punkt 16),
- Gallengangs- und Nierenkoliken (Laerum et al. 1996; Akriviadis et al. 1997),
- in Komedikation mit potenten Opioiden bei schweren terminalen Schmerzzuständen mit ossärer Beteiligung (Metastasen; empfehlenswert),
- Migräne (Del Bene et al. 1987; Davies u. Clifford Rose 1992: eingeschränkte Erfahrung über Anwendung für 1. Tag);
- postraumatische entzündliche und schmerzhafte Zustände nach stomatologischen Eingriffen (Matthews 1984, Bakshi et al. 1994).

6.2 Dosierung

ED 0,3–0,7 (mg/kgKG; p.o.), in der Regel: 50 mg p.o.
TD: 150–200 (mg; p.o.) bzw. 2- bis 4-mal tgl. 50 (mg; p.o.); max. TD p.o. 300 mg
TD: 2-mal 75 (mg; i.m.)
TD leichte Fälle, Langzeitbehandlung: 75–100 (mg; p.o.)
TD_max 0,5–2 (mg/kgKG; p.o.)
Klinische Wirkdauer 4–6 h; Dosisintervall ca. 6–8 h: ergibt 2- bis 4-mal 50 mg (Tagesdosis 150–200 mg); Wirkdauer bei Retardformen 8–12 h

Die Dragées sollen unzerkaut, vor der Mahlzeit und mit viel Flüssigkeit eingenommen werden.

Die i.m.-Applikation (nicht empfehlenswert: s. Buch K) muss tief glutäeal und mit wechselnder Injektionsseite sowie höchstens 2 Tage dauern; die i.m.-Anwendung ist für Kinder verboten.

i.v.-Anwendung: verdünnt in 100–500 ml phys. NaCl-Lösung oder 5% Glucoselsg; gepuffert mit 0,5–1 ml 8,4 bzw. 4,2% Na-Bikarbonat-Lsg.) langsamst innerhalb von 30–120 min. i.v. (TD: 2-mal 1 Ampulle verteilt auf 24 h).

Diclofenac-Suppositorien haben sich zur postoperativen Analgesie nach kleinen bis mittelgroßen Eingriffen bei Kindern bewährt, wobei die Zäpfchendosierung (12,5 mg, 25 mg, 100 mg) für Kinder oft zu klein oder zu groß ist (Fell 1993; Moores et al. 1990).

Die galenische Form von Voltaren eignet sich für PEG-Sonden.

Kinder:
    p.o.: 0,5–1 mg/kg/8–12 h
    TD_max: 3 mg/kg/24 h

6.3 Anwendungsart

Nichtinvasiv (p.o., rektal, perkutan-topisch). Bei schnellem Wirkungseintritt ist die Gabe von Trinktabletten angezeigt (schnellere Resorptionskinetik).

Therapeutische topische Systeme (Pflaster) sowie
ionto- und sonophoretischunterstützte Systeme (Vyas
et al. 1995).

Invasiv (i.m. u. i.v.): s, Einschränkungen!

7 Keine Indikationen (ungeeignete Anwendung)

- Starke Schmerzen ohne Entzündungsbeteiligung,
- banale Schmerzzustände (s. Punkt 16),
- viszerale Schmerzen.

8 Kontraindikationen

Siehe Checkliste »Kontraindikationen saure antipyretische Analgetika«, insbesondere:

- Akute perioperative Schmerzzustände: der Einsatz
  von sauren antipyretischen Analgetika im Kontext
  der perioperativen Medizin insbesondere postoperative Schmerzzustände ist aufgrund der unspezifischen, eindrücklichen Hemmung der physiologischen COX-Systeme abzulehnen (Beeinträchtigung
  von Koagulationsmechanismen, Nierenfunktion
  etc.) Als Alternativmedikation für die akuten postoperativen Schmerzen sind daher Opioide allein
  oder in Kombination mit nichtsauren AA (→ Metamizol, Propacetamol) vorzuziehen
- Kinder (keine Erfahrungen)
- M. Crohn (Verstärkung der Symptomatik)
- Proktitis: Suppositorien
- Stillzeit (translaktale Passage)

9 UAW

Siehe Checkliste »UAW saure antipyretische Analgetika«, insbesondere:

9.1 und 9.2 ZNS, Gesichtssinne

Häufig: Müdigkeit (**Cave:** eingeschränkte Verkehrstauglichkeit).

Störungen der Sensorik (Parästhesien, Störungen
der Geschmacksempfindung, Seh- und Hörstörungen),
Gedächtnisstörungen, Desorientierung, Amnesie (1 Fall
von globaler transitorischer Amnesie; Larsson u. Ange-
ras 1987), Krämpfe, Zittern, neurologische Ausfälle
(Caldéron de Ayala Fernández et al. 1993).

Myocloni, Enzephalopathie mit Myocloni (Alcalay
et al. 1979; Sánchez Valiente 1995).

Depressionen, Angstgefühl, Alpträume und psychotomimetische Reaktionen.

Zentrale Pyrexie im Rahmen einer systemischen Allergie (Dux et al. 1983).

9.3 Herz/Kreislauf

Hypotension (v. a. im Rahmen allergischtoxischer
Manifestationen), Herzklopfen, Hypertension, pektan-
ginöse Schmerzen, Ödeme. Im Rahmen von anaphylak-
toiden Reaktionen koronare Ischämie/Koronarspasmen
(Mori et al. 1997). i.v.-Anwendung: keine genügenden
Daten.

9.4 Atmung, Atemorgane

»AIA« (hohe Kreuzsensibilität). Eine Fallbeschreibung nach topisch-ophthalmischer Applikation (Sharir
1997).

9.5 Verdauungstrakt insbesondere Magen-Darm-Trakt

Akute, chronische, reversible bis irreversible Schädigungen wie: aphtöse Stomatitis, Glossitis, Gastralgien,
Nausea und Emesis, Diarrhö, Bauchkrämpfe, Dyspepsie, Blähungen, Anorexie. Blutungen aufgrund von
Schleimhautschäden, Ulzera (bis Hämatemesis, Meläna,
Ulkusperforation ohne Vorwarnung, blutiger Durchfall), intraluminal-diaphragmatische Strikturen (v. a.
aszend. Dickdarm und DD-Ulzerationen, Dünndarm-
perforationen (hohe Dosierung slow release!), blutende
Dickdarmentzündungen (Verstärkung bei M. Crohn),
okkulter Blutverlust (Bown et al. 1985; Deakin 1988;
Whitcomb et al. 1992; Halter et al. 1993).

Suppositorien: lokale Schleimhautirritation.

Im Handel sind Kombinationspräparate mit Misoprostol erhältlich.

9.6 Leber, ableitende Gallengänge, Pankreas

Akute bis chronische, toxische und allergischtoxische,
reversible bis irreversible Funktionsstörungen und
Schäden wie Cholestase, Erhöhung der Serumtransami-
nasen, Hepatitis etc.: nach Farrell 1997 relativ selten; mit
oder ohne Gelbsucht, in Einzelfällen fulminant und
ohne Prodromalsymptome wie Hautausschläge (!) auftretend (Dunk et al. 1982; Babany et al. 1983; Breen et al.
1986: 1. Englische Falbeschreibung nach Einführung
1979 im UK; Schapira et al. 1986; Hovette et al. 1989;
Ouellete et al. 1991; Selz u. Cereda 1993; Ramakrishna u.
Viswanath 1994; Vila Santasuana et al. 1997; Jones et al.
1998; Scully et al. 1993, Bhogaraju et al. 1999).

Die diskutierten Mechanismen der Diclofenac-indu-
zierten Lebertoxizität sind 1. allergischer und 2. toxischer Art (intermediäre Metaboliten; Ratten, Hepato-
zytenkulturen; Kretz-Rommel u. Boelsterli 1993)

Diclofenac hat eine porphyrogene Wirkung und ist
bei Patienten mit hepatischer Porphyrie kontraindiziert.

9.7 Niere, ableitende Harnwege, Blase

Akute bis chronische, reversible bis irreversible Funk-
tionsstörungen und Schäden wie Niereninsuffizienz bis
Nierenversagen, Hämaturie, Proteinurie, interstitielle
Nephritis, Papillennekrose, nephrotisches Syndrom etc.
(Rossi et al. 1992; Wolters et al. 1985; Scott et al. 1986;
Beun et al. 1987; Yinnon et al. 1987, Tattersall et al. 1992,
Revai u. Harmos 1999). Cave ältere Patienten (Schwartz
et al. 1988).

Postoperativ: nach zweitägiger Diclofenacgabe von 2-
mal 75 mg/Tag relevante COX-Störung (n=20: Öso-
phagogastrektomie; Dos.: 2-mal 75 mg/Tag; 1 Diclofenac-
Drop-out wegen Niereninsuffizienz; Power et al. 1992).

9.10 Blut, blutbildende Organe

Akute, chronische, reversible bis irreversible Funktions-störungen und Schäden wie Thrombozytopenie (George u. Rahi 1995), Leukopenie, Agranulozytose (Colomina u. Garcia 1989), immunhämolytische Anämie (Salama et al. 1996: s. unter 9.12!; Heuft et al. 1990: 1 Fall nach Einmalapplikation).

Apstische Anaemie (Fallbeschreibung Eustace et al. 1989; die JAMA-Studie (s. Metamimzol) von 1989 ergab eine signifikant erhöhte Assoziation für Diclofenac und Indometacin; diese Ansicht wird durch eine frz. Studie in Blood 1993 nicht geteilt; O'Brien 1986. Vgl. Diskussion: signifikante Inzidenz Agrnulozytose Metamizol! JAMA 1986).

Spontanhämatome (vgl. Kommentare perioperative Medizin!). Publikationen über Diclofenac und postoperative Hämorrhagiegefahr: kein Effekt bei orthopädischen u. transurethralen Eingriffe (Lindgren u. Djups 1985; Bricker et al. 1987). Thrombozytendysfunktion: Diclofenac (1,1 mg pro kgKG i.v.) vs. Ketoprofen (1,4 mg pro kgKG i.v.) vs. Ketorolac (0,4 mg pro kgKG i.v.) hatte den geringsten Einfluss auf eine Adrenalin-/ADP-induzierte Thrombozytenaggregation (rand. Cross-over DB-Studie; n=10 Probanden; Niemi et al. 1997; n=2 Drop-outs wegen Absenz von sek. Aggregation !).

Die Antiagreggationswirkung ist dosisabhängig und reversibel.

9.11 Hautorgan, Haare, Nägel

Hautausschläge; bullöse Ausschläge, Stevens-Johnson-Syndrom (Morris et al. 1985), Lyell-Syndrom, Dermatitis exfoliativa, Haarausfall, Photosensibilität, Purpura etc.; Pemphigus vulgaris (Matz et al. 1997); allergische Spätreaktionen (Schiavino et al. 1992); bullöse Dermatitis (Gabrielsen et al. 1981); Kontaktdermatitis (topische Applikation; Gebhardt et al. 1994)

Unter Diclofenactherapie auftretende Hautauschläge können Hinweise auf allergischtoxische UAW sein (akute Hepatitis etc.).

9.12 Allergischtoxische UAW

Lokale Hautreaktionen bis systemische Anaphylaxis bzw. anaphylaktischer Schock (Alkhawajah et al. 1993; Dux et al. 1983). Erythema multiforme (Morris u. Remtulla 1985); Erythema multiforme + Rhabdomyolyse (Delrio et al. 1996). Eine Fallbeschreibung (engl. Abstract) von tödlich verlaufenem Reye-Syndrom (Matsuo et al. 1997). Aseptische Meningitis bei Lupus-Patient (Codding et al. 1991). Coombs-positive hämolytische Anämie mit konsekutivem Nierenversagen (Grund: Diclofenac-Glukuronidmetabolit; Bougie et al. 1997)

Hohe Inzidenz von allergischen Reaktionen bei Patienten mit vorbestehender Acetylsalicylsäureallergie (Ciucci 1980).

Immunkomplex-induzierte hämolytische Anämie (eine Fallbeschreibung; de Quirós et al. 1997; Kramer et al. 1986). Salama et al. beschrieben 17 Fälle (Zeitraum: 5 Jahre) von allergischer hämolytischer Anämie mit akuter intravaskulärer Hämolyse (2 Todesfälle, 8 Fälle von reversiblem Nierenversagen bzw. Hämodialysebehandlung; alle Fälle mit gleichzeitigen Auto-AK sowie Wirkstoff-induzierten AK; vermuteter Mechanismus; Salama et al. 1996); eine Fallbeschreibung von allergischer (Coombs-positiver) hämolytischer Anämie mit Nierenversagen; als aktives Agens wurde der glukuronierte Diclofenacmetabolit 4'-Hydroxydiflofenac ermittelt (Bougie et al. 1997).

9.14 Diverse UAW

Impotenz.

10 Warnhinweise

Bei chronischer Anwendung sind regelmäßige klinische- und Laborkontrollen angezeigt (Blutbild, Leber- und Nierenfunktionstests; klinische Kontrollen u. Laborerstkontrolle ab 2. Woche, danach in Abständen von mind. 8 Wochen).

Die Verkehrstauglichkeit ist bei allen Patienten potentiell gefährdet, bei solchen mit Schwindel sicher eingeschränkt.

i.m.-Applikation (nicht empfehlenswert!): schmerzhaft: 1 Fallbericht von neurogenen Schmerzen nach i.m.-Applikation (de Courcy u. Nicholls 1993; Gehling), Möglichkeit von Gewebenekrosen (Nikolau-Syndrom), nekrotisierende Fasziitis (Pillans u. O'Connor 1995; Stricker u. van Kasteren 1992).

Bei i.v.-Applikation (unverdünnt) hohe Inzidenz von Venenreizung/Thrombose (Campbell et al. 1989), sodass die i.v.-Applikation in verdünnter Lösung (Gopinath 1991) vorzunehmen ist (i.v.-Gabe: klinisches Erfahrungsgut klein, Registrierung ausstehend).

Bei Einsatz von Diclofenac in der postoperativen Periode ist, wie bei Einsatz aller saurer antipyretischen Analgetika, v. a. die Nierenleistung optimal zu unterstützen (adäquate i.v.-Flüssigkeitszufuhr, adäquate Herz-Kreislauf-Leistung; betr. v. a. ältere Patienten, die oft schon unter Diuretika stehen).

11 Toxikologische Daten

DL 50 (Ratte) ca. 230 mg/kgKG

Klinische Überdosierungssymptomatik

Die klinische Symptomatik ist nichttypisch, vielfältig und kann Symptome wie Hypotension, Konvulsionen, gastrointestinale Reizungen, Atemdepression, Niereninsuffizienz etc. umfassen.

12 Notfallmaßnahmen bei Überdosierung

Spitaleinweisung; Reanimationsbedingungen: Vorgehen wie bei Intoxikation saure antipyretische Analgetika (Magenspülung, Gastroskopie, symptomatische Behandlung der klinischen UAW, Erhaltung einer optimalen Diurese; Problem der hohen Eiweißbindung: Hämodialyse nicht zweckmäßig).

13 Interaktionen
Siehe Checkliste »Interaktionen saure antipyretische Analgetika«, insbesondere:

13.1 Medikamentöse Interaktionen
- Antihypertensiva: hypotensiver Effekt ↓
- Cloxacillin: kein Effekt (beschränkte Daten: Nergelius et al. 1997)
- Cumarine: wie orale Antikoagulanzien (Spontane Lungenblutung: Cuadrado Gómez et al. 1987
- Cyclosporin: Serumkonzentration Diclofenac ↑↑ (Kovarik et al. 1997: Indometacin)
- Ciprofloxacin + Diclofenac im Tierversuch: Konvulsionsgefahr ↑ (Shrivastava et al. 1997)
- Digoxin: freie Fraktion Digoxin ↑ (Eiweißbindungskompetition)
- Gentamycin + Low-dose-Diclofenac im Tierversuch: Nephrotoxizität ↑ (Farag et al. 1996)
- Kortikosteroide: gastrointestinale UAW (Blutungen!) ↑
- Lithium: freie Fraktion Lithium ↑ (Eiweißbindungskompetition = toxische Reaktionen)
- Methotrexat: tubuläre Sekretion ↓ = toxische Methotrexat-Plasmakonzentration ↑
- Opioide: Opioid-Spareffekt; Balanced-analgesia-Technik möglich (Hodsman et al. 1987)
- Orale Antidiabetika: freie Fraktion ↑ (Eiweißbindungskompetition)
- Orale Antikoagulanzien: Wirkung ↑
- Probenecid: freie Fraktion ↑ (Eiweißbindungskompetition)
- Schleifendiuretika: diuretische Wirkung ↓
- Triamteren (Diuretikum): Risiko akutes Nierenversagen ↑

13.2 Physiologische Interaktionen
- Cyclosporin: Nierentoxizität von Cyclosporin ↑
- Morbus Crohn: entzündliche Ulzerationen ↑
- Hepatische Porphinurie: KI
- Perioperative Medizin: Urin-Output ↓; Urin 6-Keto-$PGF_{1\alpha}$ ↑ (Power et al. 1992)

15 Kinetikprofil

Physikochemische Eigenschaften
Proteinbindung (% Dosis):
99,7 (davon an Albumin: 99,4)
pK_a ca. 3,9

Resorption und Bioverfügbarkeit
Bioverfügbarkeit (% Dosis): 50–60 (Extremwerte: 30–80)

T bis C_{max} (h): 2,5 bzw. 1,5–4 (p.o.; magensaftresistente Tabletten), 1 (rektal), 4,5 (3–6) (Retardform); 0,25 (0,17–0,33) (gepufferte Diclofenac-Na-Lösung); 0,85 (0,17–2) dispersible Tabletten Voltaren-Dispers; 1,25 (0,33–2) Diclofenac-Colestyramin (Ionenaustauscher-Kapsel Voltaren Resinat) (Brune 1995)
C_{max} (ng/ml): 900 (ED 25 mg; p.o.); 2,5 µg/ml (ED 75 mg i.m.); 0,4 – 0,5 µg/ml (Retardform 75 bzw. 100 mg bei T = 4h); TD 2-mal 75 – 100 mg Retardform: tiefste C-Werte um 22 – 25 ng/ml

Verteilung, Elimination, Metabolismus
α-Halbwertszeit: keine Angaben
Terminale β-Halbwertszeit MS (h): 1–2 (Nieren- und Lebergesunder)
Terminale β-Halbwertszeit (h) Metaboliten: wie MS; mit Ausnahme des langsam eliminierten, inaktiven Metaboliten 3'-hydroxy-4'-methoxy-diclofenac.
$V_{initial}$:
V_{ss} (ml/kg): 175 (ED 50 mg i.v.)
AUC: –
$Cl_{total\ MS}$ (ml/min): ~ 265±50
$Cl_{total\ Metaboliten}$ (ml/min): –
Hepatische Biotransformation: teilweise Glukuronidierung der MS, Hydroxylierung, Methylierung zu phenolischen M
Renale Elimination: 50–70; MS <1; ab Kreatininclearance <10 ml/min (entsprechend einer Css = 4-mal höher für Metaboliten) werden Metaboliten biliär ausgeschieden.
Biliäre Elimination: 35
Inaktive Metaboliten: verschiedene Hydroxy-M (3'-hydroxy-, 4'-Hydroxy-*, 5-Hydroxy-, 4,5'-Dihydroxy-, 3'-hydroxy-4'-methoxy-diclofenac) mit nachfolgender Konjugation mit Glukuronsäure. * s, UAW 9.12
Aktive Metaboliten: 2 schwachaktive phenolische Hydroxylmetaboliten

Effektivität
Therapeutische Serumkonzentration: –
Toxische Konzentration: –
Therapeutische/Toxische Serumkonzentration: –
IC_{50} COX-1 (nmol/l): ID_{50} COX-1 (µmol): 0,9; 2,7
IC_{50} COX-2 (nmol/l): ID_{50} COX-2 (µmol): 1,5; 20,5
COX-2-/COX-1-Hemmverhältnis: 1,6–7,6*
IC_{50} COX-1 (µmol/l): 0,0018–0,0026–0,0035 (Churchill et al. 1996)
IC_{50} COX-2 (µmol/l): 0,0009–0,001–0,0012 (Churchill et al. 1996)
COX-2-/COX-1-Hemmverhältnis: 0,38 (Churchill et al. 1996)

Bemerkung: nichtstandardisierte Tests (s. Einleitung; Lit. nach Barnett et al. 1994, Laneuville et al. 1994: s. unter Nabumeton*. Churchill s. unter Meloxicam!).

Diclofenac hat wie Mefenaminsäure im Humantest (Inkubation von Vollblut von Probanden; TXB_2 und PGE_2-Assay; sauren antipyretischen Analgetika in steigender Konzentration 0–100 µM) eine in Bezug auf COX-2 gegenüber anderen geprüften sauren antipyretischen Analgetika (Ketoprofen, Flurbiprofen, Naproxn, Ibuprofen), ausgeprägte COX-1-Hemmung (Cryer u. Feldman 1998).

Biomembrangängigkeit
Diaplazentar: ja
Translaktal: ja; ; stillende Rheumapatientinnen: akzeptabel für Mutter und Neonatus bei sorgfältiger Überwachung (Goldsmith 1989; Needs u. Brooks 1985 s. Wirkstoffprofil Diclofenac).
Blut-Hirn-Barriere: die intrazerebrale Konzentration ist offenbar höher als diejenige der freien Fraktion im Plasma (Zecca et al. 1991).
Synovialflüssigkeit: Diclofenac (ED 75 mg p.o.) erreicht innerhalb von 2 h gegenüber der Plasmakonzentration erhöhte Werte (>300 ng/ml); synoviale HWZ ~3–6 h; im Equilibrium bleibt die Synovialkonzentration gegenüber der Plasmakonzentration erhöht).

15.2 Kinetikdiskussion

Die Kinetik bei oralen Diclofenacformen wird durch die Galenik bestimmt. Für schnellen Wirkeintritt (z. B. Durchbruchschmerzen) ist eine Diclofenac-Na-Lösung vorzuziehen. Orale therapeutische Systeme wie dispersible Tabletten oder Ionenaustauscherkapsel haben gegenüber orthodoxen Tablettenformen ebenfalls einen schnellere Resorptionskinetik, verbunden mit dem Vorteil einer protrahierten Abgabe bzw. verlängertem therapeutischem Effekt.

Die orale Bioverfügbarkeit wird durch einen interindividuellen First-pass-Effekt eingeschränkt; aus dem gleichen Grund ist die Zeit bis zum Erreichen C_{max} hoch variabel. Hepatisches Isoenzym: Cytochrom$_{P450\ TB}$.

Nach i.m.-Anwendung von 75 mg Diclofenac werden nach ca. 20 min maximale Plasmakonzentrationen um 2,5 µg/mol (=8 µmol/l) erreicht (lineare Kinetik zur Dosis).

Bei langsamer i.v.-Gabe von 75 mg Diclofenac über 2 h (!) werden max. Plasmakonzentrationen um 1,9 µg/mol (= 1,9 µmol/l) erreicht. Achtung: beim älteren Menschen führt eine 15 minütige i.v.-Applikation zu wesentlich höheren Plasmakonzentrationen als beim jungen Probanden.

Eingeschränkte Nierenfunktion: bei Kreatinin-Clearance <10 ml/min (Faustregel) erreicht die C_{ss} ca. 4x höhere Konzentrationen als beim Gesunden. Eingeschränkte Leberfunktion: keine wesentliche Änderung der Kinetik.

Faustregel AUC: bei gleicher Dosierung nach invasiver Gabe (i.m., i.v.) ca. das Doppelte einer nichtinvasiven (p.o.)-Gabe; Grund: wegen Leberpassage in einer ersten Passage zur Hälfte metabolisiert.

Perkutanes Diclofenac-Gel zeigt eine interindividuell variable Kinetik bzw. Hautresorption; Steady-state-Konzentrationen werden aber nach 2 Tagen erreicht und erreichen niedrige, aber konstante und therapeutische Plasmakonzentrationen um 10–50 nmol/l (Sioufi et al. 1994).

Die Biotransformation erfolgt teilweise über Glukuronidierung der MS, aber vorwiegend durch einfache und mehrfache Hydroxylierung und Methoxylierung über multiple phenolische Metaboliten (3'-hydroxy-, 4'-methoxy-Diclofenac etc.), die dann an Glukuronsäure konjugiert werden; 2 der phenolischen Metboliten sind schwächer aktiv. Hauptsächlich beteiligte hepatisches Enzymsysteme umfassen für die Hydroxylierung von Diclofenac zu hepatotoxischen Neben- Metaboliten CYP2C8 (>) CYP2C18 und C19 sowie (>>) CYP2B6 (Bort et al. 1999).

Die systemische Clearance beträgt um 250 ± ml/min; die terminale HZW ca. 1–2 h. Die terminale HZW der aktiven Substanzen ist kurz (1–3 h), mit Ausnahme des inaktiven Metaboliten 3'-hydroxy-4'-methoxy-Diflocenac. Etwa 60% der Dosis werden renal in Form von Metaboliten ausgeschieden (< 1% MS), der Rest biliär bzw. via Fäzes.

16 Vorklinische und klinische Studien

Migräne: in verschiedenen kontrollierten Studien wurde Diclofenac nichtinvasiv (p.o.; Massiou et al. 1991) sowie i.m. (Karachalios et al. 1992; Davies u. Clifford Rose 1992) mit Erfolg verabreicht.

Diclofenac wird mit Erfolg in der Rheumatologie eingesetzt, entsprechend sind multiple Publikationen aus der Klinik veröffentlicht (offene Studien, kontrollierte Studien, kontrollierte Vergleichsstudien vs. Placebo und vs. andere Wirkstoffe):

1. Rheumatoide Arthritis (Miehlke et al. 1976, Weisman 1986; multiple, für Diclofenac positive/nicht negative Vergleichsstudien mit Acetylsalicylsäure (Beispiel: Caldwell 1986), Indometacin (Beispiel: Wijnands et al. 1991), Ibuprofen (Beispiel: Cardoe u. Fowler 1979), Naproxen (Beispiel: Huskisson u. Scott 1991), Meloxicam (Lindén et al. 1996), negativ in Bezug auf gastrointestinale UAW: Goei The et al. 1997).
2. Juvenile rheumatischer Arthritis inkl. Still-Syndrom (Beispiel: Sänger 1978), ankyolosierender Spondylitis (*Beispiel* Miehlke 1976, Calabro 1986).
3. Osteoarthritis (im Vergleich zu Ibuprofen, Flurbiprofen, Naproxen, Piroxicam, Tenoxicam).
4. Nichtartikulärer Rheumatismus (TD 150 mg ~ Acemetacin 180 mg, Richter u. Rechziegler 1988; TD 150 mg ~ 600 mg Etodolac, Bontoux 1990; DD 150 mg ~ 1600 mg Ibuprofen, Huskisson u. Bryans 1983; TD

100 mg retard ~ 20 mg Tenoxicam, Arinoviche u. Arriagada 1990; TD 150 mg ~ 400 mg Etodolac (Lonauer et al. 1993: Etodolac; TD 100 mg ~ Tenoxicam 20 mg ~ Piroxicam 20 mg ~ Etodolac 600 mg Retard (Porzio 1993 Etodolac).

Fallbeispiel: Indikation »Tennisellbogen« (laterale Epikondylitis; random. placebokontrollierte DB-Multicenter Studie; 150 mg TD p.o.; >28 Tage; 14 – tägige Immobilisation (Gipsverband); Resultat: guter und signifikanter analgetischer Effekt vs. Placebo; aber: keine sign. Unterschiede in Bezug auf funktionelle Verbesserungen. Diclofenacgruppe: UAW signif. ↑ (Labelle u. Guibert 1997).

Nierenkolik: Vergleich i.m.-Gabe 75 mg Diclofenac vs. 50 mg Indometacin (n=41+42). Diclofenac war effektiver (schnellerer Wirkungseintritt, längere Analgesie. Indometacin: erhöhe UAW wie Dizziness und Nausea, Laerum et al. 1996). Diclofenac (ED 75 mg i.m.) als auch Ketorolac (ED 60 mg i.m.) waren bei heftigen Nierenkoliken >90% effektiv (Stein et al. 1996).

Die postoperative Analgesie nach abdom. Hysterektomie (n=31 + 31) mit Morphin vs. Morphin + 100 mg Diclofenac rektal (Beobachtungsdauer 72 h) ergab in Bezug auf postoperative N & E keine Vorteile (Scott u. Jennings 1997).

Der Effekt von suboptimalem Low-dose-Morphin epidural 2 mg wurde in Kombination mit i.m.-Gabe von 75 mg Diclofenac bei postoperativer Analgesie nach Sectio caesarea untersucht (n=120; rand. DB-Studie; Gruppe A: Placebo epidural/i.m. vs. Gruppe B: Placebo epidural/Verum i.m. vs. Gruppe C: Verum epidural/Placebo i.m. vs. Gruppe D: Verum epidural/Verum i.m.; Rescuemedikation: Pethidin). Ergebnis: Gruppe D wies die beste Analgesie und die höchste Inzidenz von UAW auf. Diclofenac allein bot keinen genügenden analgetischen Schutz (Sun et al. 1992).

Betrifft postoperative Analgesie nach Sectio caesarea (n=120 in 6 randomisierten, geblindeten Gruppen von n=20). Gruppe A: Morphin epidural 0,5-1-2-3-4 mg (10 ml NaCl phys.) + 75 mg Diclofenac + Placebo i.m. Regelmäßige 2- stdl. postoperative Erfassung (VAS; Rescue Medikation Pethidin; UAW (Pruritus, N & E, Blutungen etc.). Resultat: Gruppe A (n=20) = beste Analgesie. UAW – Inzidenz: in allen Gruppen vergleichbar; Pruritus in keinem Zusammenhang mit der Morphinmedikation (Sun et al. 1993).

Betrifft postoperative Analgesie nach Sectio caesarea (n=120; Bupivacain 15 ml 5% hyperbar + 0,1-0,05-0,025 mg Morphin intrathekal + 3-mal 75 mg Diclofenac i.m. vs. 0,1-0,05-0,025 mg Morphin + Diclofenac i.m. on demand). Resultat: eine niedrige intrathekale Gabe von Morphin sei in bezug Atemdepression günstiger, der fehlende analgetische Effekt könnte mit einer hohen i.m.- Dosis von Diclofenac wettgemacht werden (Cardoso et al. 1998).

Betrifft postoperative Analgesie nach Sectio caesarea: die i.m.-Gabe von 75 mg Diclofenac ergab einen Papaveretum Einspareffekt bei Sectio Patientinnen von ca. 30% (Bush et al. 1992).

15 Patienten (terminales Krebsstadium) erhielten »patientenkontrolliert« das (langwirksame und kaum steuerbare) Methadon für 3 Tage in Kombination mit i.m. (!!)- Diclofenac 75 mg. Resultat: nicht signifikante Methadonplasmakonzentration ↓ (Mercadante et al. 1997).

Perioperative Blutungsneigung

Alle sauren antipyretischen Analgetika beeinflussen die Hämostase in Abhängigkeit von ihrer Potenz. Publikationen über Spontanblutungen nach Diclofenac sind schon früh beschrieben worden (Price u. Obeid 1989; Michalevicz u. Seligsohn 1982).

Perioperative Blutung sind insbesondere in der Urologie (Prostatektomie), HNO (Tonsillektomie), plastischen Chirurgie (Lappenplastik) sowie perioperativen Analgesie (rückenmarknahe Techniken) gefürchtet.

Die Publikationen in Bezug auf perioperative Medizin sind widersprüchlich. Die Studiendesigns sind – insbesondere in Bezug auf die Beobachtungsdauer oft nicht vergleichbar: bei transurethraler Prostataresektion und Spinalanästhesie wurde in der unmittelbaren postoperativen Phase unter Diclofenac keine erhöhte Blutung festgestellt (Bricker et al. 1987): thrombozytäre Dysfunktionen treten jedoch entsprechend der Cmax erst nach 2 h auf (Niemi et al. 1997).

Eine Placebokontrollierte DB-Studie (n=verum 47; n=50 Placebo) ergab einen guten schmerzstillenden Effekt (v. a. nach Schlucken) nach Tonsillektomie (Dommerby u. Rasmussen 1984) und die Autoren weisen darauf hin, dass aufgrund dieser Studie Diclofenac als Analgetikum in der HNO-Abteilung eingeführt wurde. Aufgrund langer klinischer Erfahrungen weis der HNO-Praktiker jedoch, dass postoperative Blutungen nicht nur in den ersten Stunden, sondern ersten Tagen nach Tonsillektomie auftreten: es gibt jedoch keine kontrollierten Erhebungen über die Inzidenz von Posttonsillektomieblutungen über mehrere Tage unter Einnahme von sauren antipyretischen Analgetika.

Deshalb sei nach der Devise »In dubio pro reo« (Patient) folgende Arbeiten zitiert:

Die invasive Gabe von Diclofenac (i.v., i.m.) führte bei Zahnextraktionen zu einer signifikanten »kapillären Blutungsverlängerung« (= Oozing, Hrsg.; Campbell et al. 1990)

Bei tonsillektomierten Kindern (!!) war die postoperative Blutungsneigung signifikant erhöht (Thiagarajan et al. 1993)

Betrifft postoperative Analgesie mit Diclofenac nach Sectio caesarea: im Kleingedruckten ein Drop-out wegen Uterusatonie + postoperativer Blutungsneigung (Rorarius et al. 1993).

Im rand. DB-Versuch war die topische Applikation von 2% Diclofenac(Lecithin-Gel) bei leichter bis mittelstarker Osteoarthritis des Knies gegenüber Placebo signifikant effektiv (Grace et al. 1999).

Rektales Diclofenac reduziert morphininduzierten Pruritus (intrathekales präoperatives Morphin 0,3 mg; 100 mg Diclofenac rektal nach Anästhesieinduktion; Colbert et al. 1999; s. auch Diskussion: saure antipyretische Analgetika und rückenmarknahe Techniken).

17 Kurzprofil

Diclofenac ist ein bewährtes, potentes saures antipyretisches Analgetikum mit ausgesprochenen analgetischen und antiphlogistischen Eigenschaften. Diclofenac ist nichtinvasiv (p.o., rektal, topisch, topische therapeutische [ionto- und sonophoretische] Systeme) sowie invasiv (i.m., i.v.) anwendbar.

Analgetische Potenz >Ibuprofen und Naproxen. Im Kontext der Balanced Analgesia Technik wird ein Morphinspareffekt um 35–74% erzielt. Die i.v.-Anwendung ist eingeschränkt je nach nationaler Registration.

Für ein potentes saures antipyretisches Analgetikum ist sein UAW-Potential akzeptabel.

Im Kontext der perioperativen Medizin induziert Diclofenac - wie alle potenten sauren antipyretischen Analgetika - Wirkungen auf multiple, v. a. gastrointestinale, pulmonale, thrombozytäre, uterine, neonatale und renale PG-Systeme mit entsprechenden UAW. Aus diesem Grund ist der Einsatz von sauren antipyretischen Analgetika v. a. in der geburtshilflichen Schmerztherapie, bei Eingriffen wie Tonsillektomie, plastischer Chirurgie etc. nicht zu empfehlen; dies gilt auch für das Umfeld rückenmarknaher Techniken.

Die i.m.-Gabe von 75 mg Diclofenac wird als Referenznotfallmedikation für heftige Schmerzzustände traumatischer Art, Nierenkoliken und Gallengangskoliken in der welschen Schweiz erwähnt (Pharma-Flash 1994; s. auch Alternativen Ketorolac, Metamizol).

Daneben kann Diclofenac bei allen akuten und chronischen mit Entzündung einhergehenden Schmerzzuständen (Erkrankungen des rheumatischen Formenkreises, akuter Gichtanfall, ossärbedingte Tumorschmerzen, akuten Schüben bei degenerativen Erkrankungen der Gelenke sowie entzündlichen Schmerzzuständen bei Affektionen der Weichteile) angewandt werden. Diclofenac gilt in der rheumatologischen Schmerzklinik als ein bewährter »Golden-standard-Wirkstoff«.

Der Einsatz von Diclofenac bei passageren Schmerzzuständen (Dysmenorhö, Kopfschmerzen etc.) muss überdacht sein; Diclofenac-Kalium soll bei Migräne besser wirken als Sumatriptan oder Ergotaminpräparate (McNeely u. Goa 1999). Es gibt keine Vergleichsstudien über den Einsatz von Diclofenac bei Kindern.

18 Literatur

Literatur bis 1996: s. CD-ROM.

Akriviadis EA, Hatzigavriel M, Kapnias D et al. (1997) Treatment of biliary colic with diclofenac: a randomized, double-blind, placebo-controlled study. Gastroenterology 113/1: 225–231

Bhoagaraju A, Nazeer S, Al-Baghdadi Y et al. (1999) Diclofenac-associated hepatitis. South Med J 92/7: 711–713

Bort R, Mace K, Boobis A et al. (1999) Hepatic metabolism of diclofenac: role of human CYP in the minor oxidative pathways. Biochem Pharmacol 58/5: 787–796

Bougie D, Johnson ST, Weitekamp LA et al. (1997) Sensitive to a metabolite of diclofenac as a cause of acute immune hemolytic anemia. Blood 90/1: 407–413

Cardoso MM, Carvalho JC. Amaro AR et al. (1998) Small doses of intrathecal morphine combined with systemic diclofenac for postoperative pain control after cesarean delivery. Anesth Analg 86/3: 538–541

Colbert S, O'Hanlon DM, Galvin S et al. (1999) The effect of rectal diclofenac on pruritus in patients receiving intrathecal morphine. Anaesthesia 54/10: 948–952

De Quir S, O'Hanlon DM, Galvin S et al. (1999) The effect of rectal diclofenac on pruritus in patients receiving intrathecal morphine. Anaesthesia 54/10: Farrell GC (1997) Drug-induced hepatic injury. J Gastroenterol Hepatol 12/9–10: S242–S250

Gehling M (1997) Intramuskuläre Injektionen von Diclofenac Dtsch Med Wochenschr 122/39: 1195–1196

Goei The HS, Lund B, Distel MR et al. (1997) A double-blind, randomized trial to compare meloxicam 15 mg with diclofenac 100 mg in the treatment of osteoarthritis of the knee. Osteoarthritis Cartilage 5/4) 283–288

Grace D, Rogers J, Skeith M et al. (1999) Topical diclofenac vs. placebo: a double blind, randomized clinical trial in patients with osteoarthritis of the knee. J Rheumatol 26/12: 2659–2663

Jones AL, Latham T, Shallcross TM et al. (1998) Fulminant hepatic failure due to diclofenac treated successfully by orthotopic liver transplantation. Transplant Proc 30/1: 192–194

Labelle H, Guibert R (1997) Efficacy of diclofenac in lateral epicondylitis of the elbow also treated with immobilization. The University of Montreal Orthopaedic Research Group. Arch Fam Med 6/3: 257–262

LeLoet X, Dreiser RL, Le Gros V et al. (1997) Therapeutic equivalence of diclofenac sustained-released 75 mg tablets and diclofenac enteric-coated 50 mg tablets in the treatment of painful osteoarthritis. Int J Clin Pract 51/6: 389–393

Matz H, Bialy-Golan A, Brenner S (1997) Diclofenac: a new trigger of pemphigus vulgaris? Dermatology 195/1: 48–49

McNeely, Goa KL (1999) Diclofenac-potassium in migraine: a review. Drugs 57/6: 991–1003

Mercadante S, Sapio M, Caligara M et al. (1997) Opioid-sparing effect of diclofenac in cancer pain. J Pain Symptom Manage 14/1: 15–20

Mori E, Ikeda H, Ueno T, Kai H et al. (1997) Vasospastic angina induced by nonsteroidal anti-inflammatory drugs. Clin Cardiol 7: 656–688

Nergelius G, Vinge E, Bengtsson et al. (1997) No effect of diclofenac on the pharmacokinetics of cloxacillin. Pharmacol Toxicol 81/1: 26–30

Niemi TT, Taxell C, Rosenberg PJ (1997) Comparison of the effect of intravenous ketoprofen, ketorolac and diclofenac on platelet function in volunteers. Acta Anaesth Scand 41/10: 1353–1358

Ohana M, Hajiro K, Takakuwa H et al. (1997) Recovery from diclofenac-induced hypersensitive fulminant hepatitis and prostaglandins. Dig Dis Sci 42/110: 2031–2032

Papworth J, Colville-Nash P, Alam C et al. (1997) The depletion of substance P by diclofenac in the mouse. Eur J Pharmacol 325/2–3: R1–R2

Revai T, Harmos G (1999) Nephrotic syndrome and acute interstitial nephritis associated with the use of diclofenac. Wien Klin Wochenschr 111/13: 523–524

Scott RM, Jennings PN (1997) Rectal diclofenac analgesia after abdominal hysterectomy. Aust N Z J Obstet Gynaecol 37/1: 112–114

Sharir M (1997) Exazerbation of asthma by topical diclofenac. Letter. Arch Ophthalmol 115/2: 294–295

Shrivastava MP, Makde SD, Paranjpe BD (1997) Interaction of ciprofloxacin with diclofenac and paracetamol in relation to it's epileptogenic effect. Indian J Physiol Pharmacol 41/2: 164–166

Vila Santasuana A, Cid Panella R, Roure Nuez C et al. (1997) Hepatits aguda por diclofenaco. Letter. Gastroenterol Hepatol 20/3: 164–165

Eltenac

Das in der Veterinärmedizin (Pferde) eingeführte Antiphlogistikum, chem. 4-[(2,6-Dichlorophenyl)amino]-3-thiophen-Essigsäure wurde als topische Gel bei Osteoarthritis geprüft (Sandelin et al. 1997).

18 Literatur

Sandelin J, Harilainen A, Crone H et al. (1997) Local NSAID gel (eltenac) in the treatment of osteoarthritis of the knee. A double blind study comparing eltenac with oral diclofenac and placebo gel. Scand J Rheumatol 26/4: 287–292

Etodolac rec. INN, BAN, DCF, USAN; AY 24236 (Code)

1 Handelsnamen
Lodine (Ayerst; Wyeth)

2 Darreichungsform/galenische Formen
In der Regel Filmtabletten zu 200 und 300 mg; Retard-Filmtabletten zu 600 mg.

3 Chemie, Geschichte, diverse Hinweise
1,8-Diethyl-1,3,4,9-tetrahydropyranol (3,4-b)-indol-1-essigsäure
$C_{17}H_{21}NO_3$
MG: 287,4
CAS N° 41340-25-4

Etodolac stellte ein chirales Enantiomerrazemat dar, wobei das offenbar inaktive R-Enantiomer in einer 10fach höheren Plasamkonzentration nachweisbar ist als die aktive S-Form. Beide Enantiomere weisen eine Albuminbindung (I und II- Bindungsstellen) auf (Mignot et al. 1996) und eine unterschiedlichen Eliminationsweg auf.

4 Rezeptpflichtigkeit, Schwangerschaftskategorie
Deutschland: nicht eingeführt (Stand 1998)
Österreich: RP.
Schweiz: Liste B; Schwangerschaftskategorie C.

5 Stoffbezeichnung entsprechend der Hauptindikation, Dynamik
Saures antipyretisches Analgetikum: Analgetikum, [Antipyretikum], Antiphlogistikum: Antirheumatikum

5.2 Dynamik
Tierversuch (experimentelle Entzündungen): antiphlogistische Wirkung > Indometacin; dosisabhänig PGE_2-Synthese ↓ (ca. 5-mal schwächer als Indometacin), Granulombildung, Chemotaxis, Freisetzung lysosomaler Enzyme und Sauerstoffradikale ↓ vergleichbar mit Indometacin aber mit kleinerem Potential Ulzerogenität (Inoue et al. 1991). Im Vergleich zu Acetylsalicylsäure, Naproxen und Piroxicam offenbar kleinere Hemmung der gastrointestinalen Cyclooxygenasen bwz. PGF_2, Prostacyclin. Etodolac scheint das COX-2 Enzym ca. 10-mal stärker zu hemmen als das COX-1-System (Glaser et al. 1995, Dvornik 1997).

6 Indikationen, Dosierung, Anwendungsart

6.1 Indikationen
Akute und chronische antiphlogistische und analgetische Behandlung:
- chronische Polyarthritis, Arthose (Gordon et al. 1983; Jacob et al. 1983, 1986; del Toro et al. 1983; Waltham-Weeks 1987); Osteoarthritis (Schnitzer u. Constantine 1997);
- schwache bis mittelstarke Schmerzen nichtrheumatischen Ursprungs.

6.2 Dosierung
ED bzw. Initialdosis: 200 (mg; p.o., postprandial)
TD: 600 (mg; p.o.)
TD_{max}: 1200 (mg: p.o.)
Dosisintervall: 6–8 h
ED Retardform: 600 (mg; p.o.)
TD Retardform: 600–1200 (mg; p.o.)

Langzeitbehandlung:
Die tgl. Dosierung von 600 mg soll nicht überschritten werden; in speziellen Fällen, bei tgl. Dosierung von 1200 mg ist eine Anwendungsbeschränkung auf 7 Tage empfehlenswert (Einnahme v. a. nach dem Abendessen, s. Biorhythmik).

6.2.2 Dosisfindungsstudien,
Vergleichsstudien Rheumatologie
Die optimale TD bei chronischer Anwendung (I: rheumatoide Arthritis) ist >200–< 300 mg (Spencer-Green 1997).

Diclofenac, Piroxicam, Tenoxicam, Ibuprofen:
Faustregel: ED 200 mg Etodolac = 650 mg Acetylsalicylsäure; ED 400 mg Etodolac >650 mg Acetylsalicylsäure
    Vergleichsstudie (Rheumatologie): Effizienz und UAW-Potential Etodolac (TD 400 mg) ~ Diclofenac (TD 150 mg; rand. DB-Studie, n=108; Drop-outs: 25 (Lonauer et al. 1993); TD 200 mg ~ Piroxicam 20 mg (rand. DB-Studie, n=118, Drop-outs in beiden Gruppen 12–13%; Dauer: 3 Mte; Dick et al. 1993).

TD 300 mg, effektiver als TD 200 mg, ~ TD 20 mg Piroxicam (Lightfoot 1997).

Meta-analyse (Osteoarthritis des Kniegelenks): Etolac (600 mg TD Retardform) ~ Diclofenac (100 mg TD Retardform) ~ Tenoxicam (TD 20 mg) ~ Piroxicam (TD 20 mg; Porzio 1993).

Langzeitstudie über 3 Jahre: TD 300–600 mg ~ TD 2400 mg Ibuprofen (Effektivit, UAW; beide Gruppen nach 1 Jahr Drop-Out von 50%!; Neustadt 1997).

Naproxen, Nabumeton, Nimesulid

TD 800/400 mg Etodolac ~ TD 1000/500 mg Naproxen. TD 400 mg Etodolac ~ TD 150 mg Nabumeton (plazebokontrollierte (n=>80–100) Vergleichsgruppe über 3 Wochen; Schnitzer u. Constantine 1997).

Nimesulid (TD 200 mg) ~ Etodolac (TD 600 mg; n=200; Knie-Osteoarthritis, 3 Monate Beobachtungsdauer; Lücker et al. 1994).

6.3 Anwendungsart

Nichtinvasiv (p.o., rektal).

7 Keine Indikationen (ungeeignete Anwendung)

Starke nozizeptive Schmerzen, viszerale Schmerzen.

8 Kontraindikationen

Siehe Checkliste »Kontraindikationen saure antipyretische Analgetika«, insbesondere:
– Schwangerschaft und Stillzeit
– Kinder unter 16 Jahren

9 UAW

Siehe Checkliste »UAW saure antipyretische Analgetika«, insbesondere:

9.1 und 9.2 ZNS, Gesichtssinne

Schwindel, Tinnitus, Schläfrigkeit, Müdigkeit (Cave: eingeschränkte Verkehrstauglichkeit), Kopfschmerzen, Schwächegefühl, Lichtempfindlichkeit, Sehstörungen, Depressionen, Schlaflosigkeit, Nervosität, Ängstlichkeit.

9.3 Herz/Kreislauf

Schmerzen im Thoraxbereich, Tachykardie, Synkope, Palpitationen.

9.5 Verdauungstrakt, insbesondere Magen-Darm-Trakt

Eine Postmarketingstudie (n= 8334) ergab, dass gastrointestinale UAW die häufigsten Etodolac-induzierten UAW sind (Serni 1990).

Stomatitis, Übelkeit, Erbrechen, Diarrhö, Sodbrennen, Verdauungsstörungen, Blähungen, Obstipation. Vergleichsstudien (teilweise endoskopisch kontrolliert, Beobachtungsdauer bis 1 Mt.): vs. Nabumeton ↑, Tenoxicam ↓ (TD 600 mg vs. TD 20 mg; Perpignano et al. 1994), Naproxen ↓ (Lipscomb et al., Russell 1990, Laine

et al.), okkultes Blut: ca. 2% (Todesco et al. 1994),akute Kolitis (Wilcox u. Porensky 1997); rektale Blutungen.

Eine TD von 600 bis 200 mg induziert im Vergleich zu TD 2600 mg Acetylsalicylsäure bzw. TD 750 mg Naproxen bzw. TD 2400 mg Ibuprofen bzw. TD 200 mg Indometacin nach 7 Tagen endoskopische niedrigere Magenschleimhautläsionen (vergleichbar mit Placebogabe); eine TD 600–1000 mg Etodolac war vergleichbar mit einer TD 150 mg Diclofenac (Lanza u. Arnold 1989).

Im Tierversuch (Ratte) ist die Hemmung der gastrointestinalen Cyclooxygenasen gegenüber Nabumeton, Naproxen und Piroxicam in niedriger Dosierung weniger ausgeprägt, in hoher Dosierung jedoch vergleichbar (Spangler 1993; Lee u. Dvornik 1985).

9.6 Leber, ableitende Gallengänge, Pankreas

Anstieg der Lebertransaminasen. Gelbsucht, akutes Leberversagen (Mabee et al. 1995); akute Hepatitis (Latrive et al. 1992).

9.7 Niere, ableitende Harnwege, Blase

Polyurie, Ödeme. Eine Studie bei 2629 Rheumapatienten ergab keinen Hinweis auf renale UAW (inkl. Hämodialyse- u. ältere Patienten; Brater 1990). In einer Dosierung ab ED 500 mg reversible Nierenfunktionseinschränkung (Brater et al. 1987).

9.10 Blut, blutbildende Organe

Eine Fallbeschreibung von Agranulozytose (Cramer et al. 1994)

9.11 Hautorgan, Haare, Nägel

Exanthem, Pruritus, Rash.

9.12 Allergischtoxische UAW

Vaskulitis (A. temporalis, klinisch in Form von Horton-Kopfschmerzen imponierend, Lie u. Dixit 1996; Willemin et al. 1989).

13 Interaktionen

Siehe Checkliste »Interaktionen saure antipyretische Analgetika«, insbesondere:
– Methotrexat (ED: 10 mg i.m.-Gabe; n=19): keine relevante Interaktionen (Anaya et al. 1994)
– Warfarin: leichte Bindungsverdrängung mit $C_{\text{max Warfarin total}}$ ↓, $Cl_{\text{Warfarin total}}$ ↓, $C_{\text{Warfarin freie Fraktion}}$ ↑ (Ermer et al. 1994)

Physiologische Interaktionen

Konstitutives zytoprotektives COX-1-System/induktives COX-2-System: Anhaltspunkte für präferentielle COX-2-Hemmung (Glaser et al. 1995; Dvornik 1997).

15 Kinetik (abgekürzt)

Physikochemische Eigenschaften

Proteinbindung (% Dosis): 99 (enantiomerunterschiedliche Albuminstellen I und II; Mignot et al. 1996)

Resorption und Bioverfügbarkeit

Bioverfügbarkeit (% Dosis): >90 (inkl. Retardformen)

T bis C_{max} (h): 1 (ED p.o.)

C_{max} (µg/ml): 18,6 (ED; p.o.)

Verteilung, Elimination, Metabolismus

Terminale β-Halbwertszeit (h): 6–8 (Leber- und Nierengesunde)

RenaleElimination (% Dosis): 75; MS <1

Biliäre Elimination (% Dosis): 25

Vd: hoch für S-Enantiomer

Metaboliten: oxidierte Metaboliten, Acyl-Glukuronide (renale Elimination)

Effektivität

Therapeutische Serumkonzentration: –

Toxische Konzentration: –

Therapeutische/Toxische Serumkonzentration:

IC_{50} COX-1 (nmol/l): ID_{50} COX-1 (µmol): 74,4

ID_{50} COX-2 (µmol): 60

COX-2-/COX-1-Hemmverhältnis: 1,2

(Laneuville et al. 1994)

Biomembrangängigkeit

Diaplazentar: –

Translaktal: –

Blut-Hirn-Barriere: –

Synovialflüssigkeit: –

15.2 Kinetikdiskussion

Es ist zu beachten, dass die vorläufigen kinetischen Daten v. a. die Razematform untersuchen; getrennte kinetische Daten (Enantiomere, aktive/nichtaktive Metaboliten) sind im Tierversuch durchgeführt worden und zeigen enantiomerspezifische Unterschiede (Brocks u. Jamali 1991). Im Tierversuch (Ratte) bedeutender enterohepatischer Kreislauf (Ogiso et al. 1997). Die Bioverfügbarkeit bei rektaler Anwendung ist mit der oralen vergleichbar (Molina-Martinez et al. 1993).

16 Vorklinische und klinische Studien

In einer Multicenter-Vergleichsstudie (placebokontrolliert) mit Nabumeton (TD 1,5 g), Naproxen (TD 1000/500 mg) bei rheumatoider Osteoarthritis war die Gabe von 400/800 mg tgl. Etodolac in Bezug auf eine subjektive und objektive Bewertung durch das Testteam bzw. die Patientenpopulation überlegen (Schnitzer u. Constantine 1997).

Postoperative Schmerzen nach Vasektomie: Etodolac (ED 200 mg) war mit einer Kombination von Paracetamol und Kodein vergleichbar (Casey et al. 1997).

Die TD von mind. 200 mg und max. 300 Etodolac (sog. »low dose«) p.o. bei rheumatoider Arthritis ist in Bezug auf Effektivität und Verträglichkeit mit Acetylsalicylsäure-, Piroxicam- und Sulindacmedikationen vergleichbar (Spencer-Green 1997).

Etodolac SR (Sustained-release-Form; 1-mal 600 mg tgl.) wurde mit Tenoxicam (20 mg tgl.) verglichen (n=120 ältere Patienten mit radiologisch und klinisch nachgewiesener, aktiver Osteoarthritis des Knie- oder Hüftgelenks; randomisierte Parallelgruppe-DB-Multicenter-Studie, VS-Schmerzskalen, funktionelle Testes, Dauer: 2 Wochen pro Gruppe). Resultat: kein Unterschied in Bezug auf funktionelle Verbesserung des klinischen Zustands. UAW (beide Gruppen nur gastrointestinale UAW): höhere Inzidenz für Tenoxicam (23,3% vs. 8,3%). Endoskopische Untersuchungen nach 8 Wochen (n=30 pro Therapiegruppe) ergaben in beiden Gruppen 2 Ulzera und in der Tenoxicamgruppe mehr diskrete Schleimhautschädigungen (Perpignano et al. 1994).

17 Kurzprofil

Das Indolessigsäurederivat Etodolac wird in der Rheumatologie als antiphlogistisch wirksames Analgetikum, v. a. bei Osteoarthritis der Hüfte und des Kniegelenks eingesetzt, auch bei älteren Rheuma-Patienten (Bacon Todesco et al. 1994).

Der Wirkstoff hat offenbar ein vorteilhaftes COX-1-/COX-2-Profil und damit theoretische Vorteile. Trotzdem stehen gastrointestinale UAWan 1. Stelle der Etodolac-induzierten UWA (Serni 1990, Schattenkirchner 1990).

Während der britischen Einführungsperiode zwischen 1984 und 1986 sind immerhin 27 Hinweise auf schwerwiegende Etodolac-induzierte UAW eingegangen (Bem et al. 1988).

Es muss bis auf Weiteres aufgrund der vorliegenden Daten angenommen werden, dass das UAW-Potential mit demjenigen anderer potenter saurer antipyretischer Analgetika vergleichbar ist und u. a. auch allergischtoxische UAW umfasst.

18 Literatur

Literatur bis 1996: → CD-ROM.

Casey R, Zadra J, Khonsari H (1997) A comparison of etodolac (Ultradol) with acetaminophen plus codeine (Tylenol £3) in controlling post-surgical pain in vasectomy patients. Curr Med Res Opin 13(10): 555–563

Dvornik DM (1997) Tissue selective inhibition of prostaglandin biosynthesis by etodolac. J Rheumatol S47: 40–47

Lightfoot R (1997) Comparison of the efficacy and safety of etodolac and piroxicam in patients with rheumatoid arthritis. Etodolac Study 326 Rheumatoid Arthritis Investigators Group. J Rheumatol S47: 10–16

Neustadt DH (1997) Double blind evaluation of the long-term effects of etodolac vs. ibuprofen in patients with rheumatoid arthritis. J Rheumatol S47: 17–22

Ogiso T, Kitagawa T, Iwaki M (1997) Pharmacokinetic analysis of enterohepatic circulation of etodolac and effect of hepatic and renal injury on the pharmacokinetics. Biol Pharm Bull 20/4: 405–410

Schnitzer TJ, Constantine G (1997) Etodolac (Lodine) in the treatment of osteoarthritis: recent studies. J Rheumatol S47: 23–31

Spencer-Green G (1997) Low dose etodolac in rheumatoid arthritis: a review of early studies. J Rheumatol S47: 3–9 und 48–50

Wilcox GM, Porensky RS (1997) Acute colitis associated with etodolac. J Clin Gastroenterol 1: 367–368

Felbinac

Der Wirkstoff Felbinac, chem. Biphenylessigsäure, ist ein aktiver Metabolit von Fenbufen und hat bei topischer Anwendung eine mit Ketoprofen vergleichbare antiphlogistisch-analgetische Potenz (Moore et al. 1998). Er wird zur Behandlung traumatischer Gewebeentzündungen wie Prellungen, Zerrungen, Verstauchungen, aber auch bei extraartikulären rheumatischen Erkrankungen eingesetzt und zwar in der Regel mit einer 3-maligen lokalen Gelapplikation (3%).

Die Proteinbindung von Felbinac liegt um 99%, seine terminale β-Halbwertszeit um >10 h. Felbinac wird hepatisch zu 4'-Hydroxy-(1,1'-biphenyl)-essigsäure und weiteren nichtaktiven Metaboliten abgebaut und renal eliminiert. Bei dieser Technik werden nach einigen Tagen stabile Serumkonzentrationen von 420–1040 ng/ml erreicht (Bolten et al.1989,1990). Synovial- und Gewebeentnahmen bilateral (Kniegelenke) ergab höhere Wirkstoffkonzentrationen in der Synovialflüssigkeit auf der behandelten Seite. Ein Wirkstoffkonzentrationsgefälle zwischen Applikationsort (Haut; ca. 1500–14000 ng/g) u. tieferen Schichten (Synovialflüssigkeit um 100–800 ng/ml, Sehnen 10–200 ng/g, Knorpel 10–110 ng/g, Muskelgewebe 12–100 ng/g) sowie Subkutis 16–100 ng/g) ohne Neigung zu Gewebeakkumulationen konnte nachgewiesen werden; diese Konzentrationen waren aber um die Hälfte geringer als bei p.o.-Anwendung von 3-mal 300 mg p.o. (Bolten et al. 1990; Bolten et al. 1989).

UAW s. Fenbufen.

18 Literatur

Literatur vor 1996: s. CD-ROM.

Moore RA, Tramer MR, Carroll D et al. (1998) Quantitative systematic review of topically applied non-steroidal anti-inflammatory drugs. BMJ 316(7128): 333–338

Fenclofenac rec. INN, BAN, USAN; RX 67408 (Code)

Das Essigsäurederivat Fenclofenac wurde wegen gehäufter UAW (*Magen-Darm-Trakt; ZNS; Nierenfunktionsstörungen* etc.) aus dem Handel zurückgezogen.

Fenclozinsäure rec. INN, Fenclozic acid BAN; ICI 54450 (Code)

Das Essigsäurederivat Fenclozinsäure wurde wegen *Hepatotoxizität* aus dem Handel zurückgezogen

Fentiazac rec INN, BAN, USAN; BR-700 (Code), Wy-21894 (Code)

Der Wirkstoff, chem. [4-(4-Chlorophenyl)-2-phenyl-thiazol-5-yl] Essigsäure ($C_{17}H_{12}ClNO_2S$; MG: 329,8; CAS N° 18046-21-4; Donorest [Wyeth]), wird zu einem schwachaktiven Metaboliten (p-Hydroxy-Fentiazac, Wy-25110) abgebaut (Chang et al. 1984), hat Eigenschaften eines sauren antipyretischen Analgetikums mit potentieller Hepatoxizität (Bunde et al. 1983), eine interindividuell variable Kinetik mit relativ langer HZW, die besonders beim älteren Patienten von Nachteil sein kann (Houin et al. 1993; Dowell et al. 1984).

18 Literatur

Siehe CD-ROM.

Glucametacin rec. INN

Der Wirkstoff Glucametain (Euminex; chem. 2-{2-[1-(4-Chlorobenzoyl)-5-methoxy-2-methylindol-3-yl]acetamido}-2-deoxy-D-glucose-Monohydrat; $C_{25}H_{27}ClN_2O_8$, H_2O; MG 537,0; CAS N° 52443-21-7) wurde als Antirheumatikum eingesetzt.

Es stehen minimale kontrollierte Daten zur Verfügung (Ibba et al. 1983, n=30;Capelli et al. 1981, n=32 während 20 Tagen; Chlud et al. 1978: Vergleichsstudie vs. Indometacin, n=20 + 20).

18 Literatur

Siehe CD-ROM.

Ibufenac rec. INN, BAN, USAN

Der Wirkstoff (Dytransin [Boots]) wurde wegen *Hepatotoxizität* aus dem Handel gezogen.

Indometacin rec. INN, Indomethacin BAN, USAN; Indométacine DCF; Indomethacine Sodium USAN; MK 615 (Code)

1 Handelsnamen

Indocid (MSD), Generika: ja

2 Darreichungsform/galenische Formen

In der Regel: Kapseln zu 25/50/75 mg; therapeutische Systemkapseln zu 75 mg; Suppositorien zu 50 mg; orale Suspensionen (25 mg/ml), Sprays; Ampullen zu 50 mg; Gel.

Als warme Umschläge (s. postherpetische Neuralgie).

3 Chemie, Geschichte, diverse Hinweise

1-(4-Chlorbenzoyl)-5-methoxy-2-methylindol-3-essigsäure.

Als Indometacin-Na,-Meglumin,-Na-Trihydrat gebräuchlich.

$C_{19}H_{16}ClNO_4$

M$_r$: 357,81

CAS N° 53-86-1

Das Indolacetat bzw. Arylessigsäurederivat Indometacin ist ein weissgelblichbräunliches kristallines Pulver mit gerbähnlichem Geschmack.

Strukturformel

Indometacin

4 Rezeptpflichtigkeit, Schwangerschaftskategorie

Deutschland: Rp; Schwangerschaft: Kontraindikation (Gr 1, 8, 9), Stillzeit: Kontraindikation (La 2,4).

Österreich: Rp.

Schweiz: B, Gel Liste C; Schwangerschaft: Trimenon I, II: B, III: D; Stillzeit Kontraindikation.

5 Stoffbezeichnung entsprechend der Hauptindikation, Dynamik

Saures antipyretisches Analgetikum: Analgetikum, Antipyretikum, Antiphlogistikum, Antirheumatikum, Gichtmittel (akuter Gichtanfall).

5.2 Dynamik

Indometacin ist ein potenter COX-Hemmer, wahrscheinlich durch Bindung an eine Radikalgruppe der Enzyme, die für Konformationsänderungen wichtig sind (Kulmacz et al. 1990). Im Tierversuch hat Indometacin eine ID$_{50}$ bei einer Konzentration von 0,06 µg/ml (= ca. 100-mal potenter als Acetylsalicylsäure; Flower u. Vane 1974).

5.2.1 Indometacin als Analgetikum: Mechanismen der Nozizeption

Indometacin hemmt im peripheren Kompartiment die Nozitransduktion im Sinne eines anti-inflammatorischen Mediators des Mikromilieus (Hemmung pronozizeptiver PGs: im tierexperimentellem (Formalintest mit biphasischer Antwort: 1. Phase innerhalb von 0–5 min v. a. im peripheren Kompartiment Bradykinin u. SP involvierend und 2. Phase, v. a. im peripheren Kompartiment multiple Entzündungsmediatoren wie H, 5-HT, Bradykinin und PG involvierend, Shibata et al. 1989: Buch A; im zentralen Kompartiment in der Frühphase jedoch auch das PG-System bzw. PGE$_2$ involvierend, Scheuren et al. 1997). s.c.-appliziertes Indometacin hemmt nur die 2. Phase (im Gegensatz zum Bradykinin β$_2$-Rezeptorantagonist HOE 140), bei intrathekaler Gabe aber beide Phasen (Chapman u. Dickenson 1992; Hunskaar u. Hole 1987), die entsprechende Ausbildung von Signalmolekülen auf spinaler Ebene (Krox-24-

Expression in Laminae I–II auf Höhe L4–5; Buritova et al. 1995).

Indometacin hemmt durch Irländisch-Moos-induzierte Entzündungen; wegen fehlender Blut-Hirn-Barrieren-Permeabilität hatte es dagegen keine Wirkung auf im Tierexperiment induzierte Hirnentzündung [intraventrikuläre Gabe von Irländisch-Moos (Gamache u. Ellis 1986)].

Indometacin hat eine Affinität zu GABAA- sowie BZ-Rezeptoren: seine Interferenz mit dem zentralen GABA-System erklärt möglicherweise die unter Indometacin beobachtbaren Beeinträchtigung psychomotorischer Funktionen (Wong 1993).

5.2.2 Indometacin als Antipyretikum und Mechanismen des Nozifensorsystems Thermoregulation

Im Tierversuch induziert die i.v.-Gabe des Endotoxins Lipopolysaccharid LPS eine Hyperthermie mit Aktivierung der »Stressachse« bzw. hypophysären Hormonfreisetzung (Cortisol, Vasopressin) und hypothalamische Expression de novo von c-Fos; dieser Effekt wird durch Indometacin, aber auch durch Dexamethason, geblockt: ein Indiz, dass LPS-induzierte Hyperthermie über die Phospholipase-A2-Kaskade abläuft (Parrott et al. 1997). Ebenfalls parallel zu Fieber als zentrales Warnsymptom wird durch periphere bakterielle Endotoxine die zentrale Neurotransmission über Aktivierung noradrenerger Systeme in der präoptischen Region aktiviert; diese Aktivierung kann durch Indometacin sowie spezifische IL-1-Antagonisten gehemmt werden (Linthorst u. Reul 1998): ein Hinweis, dass Prostaglandine und IL-1 in der Frühwarnphase »Fieberreaktion« als Mediatoren involviert sind.

Indometacin hemmt im Tierversuch die nach Staphylokokken-Enterotoxin A (SEA) induzierbare Hyperthermie sowie Induktion von Zytokinen, Interferon, TNF, IL-2 (Huang et al. 1997).

Indometacin hat in gewissen Situationen (Malaria, Malignom-Fieber, Sweet-Syndrom) einen gegenüber anderen AA (Acetylsalicylsäure, Paracetamol) potenteren, antifebrilen Effekt: der exakte Grund ist unklar und wird einer stärkeren PGE$_2$-Hemmung zugeschrieben (Warshaw et al. 1981, Berbetto et al. 1993).

Der COX-2-Hemmer Nimesulid hat im Tierversuch eine stärkere antipyretische Wirkung als Indometacin.

5.2.3 Indometacin als Antiphlogistikum und Mechanismen der Entzündungshemmung

Hauptmechanismus: COX-Hemmung. In der Augenchirurgie reduziert eine 0,1%ige Indometacin-Augenlösung signifikant das Auftreten von postchirurgischen Entzündungen (Arnaud u. Trinquand 1997). Im Tierversuch hemmte Indometacin wie NK-1-Rezeptorantagonist und β$_2$-Rezeptor-Antagonist die Frühphase der Entzündungsreaktion nach thermischer Schädigung;

alle 3 Substanzen hatten aber wenig Einfluss auf Spät-
phasen (Waller et al. 1997). Indometacin hemmt dosisabhängig bei chronischer Entzündung (Adjuvans-induzierte Arthritis, Ratte) involvierte Parameter wie
Pfotenvolumen ($\downarrow$), Osteoklastenaktivität ($\downarrow$) und normalisiert den gestörten Zink- und Kupferhaushalt
(Aota et al. 1996; Quivy et al. 1995).

6 Indikationen, Dosierung, Anwendungsart
6.1 Indikationen
Zur Schmerzlinderung, Entzündungshemmung oder
spezifischen Prostaglandinhemmung (nicht empfehlenswert für enterale Anwendung; bedingt empfehlenswert für invasive Anwendung, s. Nebenwirkungspotential) bei:

- Affektionen des Bewegungsapparates (Verstauchungen, Zerrungen);
- akute nozizeptive Schmerzen wie: degenerative Erkrankungen wie Arthosen, Koxarthrosen;
- Dysmenorrhö;
- Gichtanfälle;
- Nierensteinkoliken (Holmlund u. Sjödin 1978; Jönsson et al. 1987);
- perioperative Analgesiesupplementierung (Pavy et
  al. 1990; Engel et al. 1989);
- postherpetische Neuropathie (topisch oder iontophoretisch; Arbeiten von Morimoto);
- Schmerzen bei Knochenmetastasen;
- schweren rheumatische Schmerzen bei chronischer
  Polyarthritis, juvenile chronische Polyarthritis,
  Spondylitis ankylosans (Bröll et al. 1984);
- sekundäre Hyperkalzämie.
- Postnatale Medizin beim unreifen Frühgeborenen:
  die postnatale (!), prophylaktische Gabe von Low-
  dose- (!) Indometacin beim unreifen Frühgeborenen
  wird diskutiert (I: Prävention intraventrikulärer
  Hämorrhagien; Ment et al. 1994). Siehe auch unter KI!
- Bartter-Syndrom (s. Glossar, s. PG$_E$, Clive u. Stoff
  1984).
- Antipyretikum u. a. bei malaria-, malignominduzier-
  ter Hyperthermie etc. (Wilairatana u. Looareesuwan
  1994; Engervall et al. 1986); Fieber bei Sweet-Syndrom (proliferative, erythematöse Hautplaques in
  der oberen Körperhälfte mit Leukozyteninfiltration
  und Fieber; Jeanfils et al. 1997).

6.2 Dosierung
TD$_{max}$ 200 mg (p.o.) bzw. 150 mg (i.m.)
TD 2-mal 25 bis 3-mal 25 mg (p.o.)
Akuter Gichtanfall: TD$_{max}$ 3-mal 50 mg (i.m.)
Die analgetische Wirkung von 50 mg Indometacin ent-
spricht derjenigen von 600 mg Acetylsalicylsäure p.o.
(Sunshine et al. 1964).

6.3 Anwendungsart
Nichtinvasiv (topisch, p.o., rektal) und invasiv (i.m., i.v.)

7 Keine Indikationen (ungeeignete Anwendung)
Zur Initialphase der Behandlung von Schmerzzu-
ständen geeignet (< 2 Wochen), wegen toxischer und
allergischtoxischer UAW für Langzeitbehandlung un-
geeignet.
Ausnahme: M. Hodgkin, wenn andere antipyretisch
Schmerzmittel analgetisch und antipyretisch nicht
wirken!
Die historische Anwendung von Indometacin in der
Inneren Medizin zur Therapie von orthostatischen
Hypotensionssyndromen über Natrium- und Wasser-
retention ist obsolet.

8 Kontraindikationen
Siehe Checkliste »Kontraindikationen saure antipyretische Analgetika«, insbesondere:

- Akute perioperative Schmerzzustände: der Einsatz
  von sauren antipyretischen Analgetika im Kontext
  der perioperativen Medizin insbesondere postoperativen Schmerzzuständen ist aufgrund der unspezifischen, eindrücklichen Hemmung der physiologischen COX-Systeme abzulehnen (Beeinträchtigung
  von Koagulationsmechanismen, Nierenfunktion
  etc.) Als Alternativmedikation für die akuten postoperativen Schmerzen sind daher Opioide allein
  oder in Kombination mit nichtsauren AA ($\rightarrow$ Metamizol, $\rightarrow$ Propacetamol) vorzuziehen
- Allergiker
- Epilepsie
- M. Parkinson
- Schwangerschaft (s. Literatur über fetale UAW!)
- Schwere Leberschäden
- Ductus arteriosus apertus neonati: unsicher; sekundäre Wiedereröffnung; Oligohydramnos, hohe Toxizität beim Frühgeborenen! (Gersony et al. 1983; Cly-
  man et al. 1985; Friedman et al. 1978),
- Indometacin ist wegen seiner tokolytischen Eigenschaften (> β-Rezeptoragonist) im Trimenon bis zur
  32. Gestationswoche eingesetzt worden (Kurki et al.
  1991; Morales et al. 1989; Besinger et al. 1991): die
  Gabe von Indometacin ab 32. Gestationswoche induziert schwerste fetale-neonatale UAW wie nekrotisierende Enterokolitis, intestinale Perforationen,
  bronchopulmonale Dysplasien, RDS, interkranielle
  Blutungen, rev. bis irrev. Niereninsuffizienz, Ductus
  art. apertus etc. (Clifuentes et al. 1979; Norton et al.
  1993, Eronen et al. 1994; Kurki et al. 1994)
- KHK
- Schwere Nierenfunktionseinbußen

9 UAW
Siehe Checkliste »UAW saure antipyretische Analgetika«, insbesondere:

9.1 und 9.2 ZNS, Gesichtssinne

Häufig: Kopfschmerzen (>10%), Benommenheit (häufig), Schwindel, Somnolenz, Depressionen, Müdigkeit (Cave: eingeschränkte Verkehrstauglichkeit), Apathie, Hörstörungen, Tinnitus, multiple Sehstörungen (Burns 1968; Palimeris et al. 1972; Henkes et al. 1972), Konvulsionen, Koma, psychotomimetische, manische Reaktionen inkl. akute Psychosen (Carney 1977; Bessa 1994; Lear u. Moore 1994).

Exazerbation Parkinson- und Epilepsieerkrankungen, periphere Neuropathien (Eade et al. 1975), Parästhesien, unwillkürliche Muskelzuckungen .

9.3 Herz/Kreislauf

Hypotension, Hypertension, Tachykardie, pektanginöse Schmerzen, Arrhythmien, Herzklopfen, Herzinsuffizienz.

Vasokonstrikion: die Gabe von Indometacin ist bei KHK wahrscheinlich kontraindiziert (Friedman et al. 1981: mittl. art. Druck ↑, koronarer Widerstand ↑, myokardiale av-Sauerstoffdifferenz ↑, Koronar-Flow ↓; Pacold et al. 1986; Sauerstoffsättigung Koronargefässe ↓, koronarer Widerstand ↑; Forman et al. 1985: idem, TXB_2 ↓); die Vasokonstriktion ist wie bei anderen sauren antipyretischen Analgetika v. a. im Rahmen allergischer Reaktion signifikant (Mori et al. 1997; s, Diclofenac).

9.4 Atmung, Atemorgane

Sogenanntes AIA-Syndrom; ausgesprochene Kreuzsensibilität, schwere bis tödliche Asthmaanfälle (Timperman et al. 1971; Vanselow u. Smith 1967; Koger u. Klaassen 1973; Johnson et al. 1977; Santiago u. Klaustermeyer 1976).

Cave: Indomethacin-haltige Augenpräparate können eine akute Bronchokonstriktion auslösen!! (Sheehan et al. 1989; Polachek u. Shvartzman 1996).

9.5 Verdauungstrakt insbesondere Magen-Darm-Trakt

Häufig. Appetitlosigkeit, Oberbauchbeschwerden (bis 9%), Diarrhö und Obstipation, Nausea (bis 9%) und Emesis, Flatulenz, Ulzerationen, Blähungen, ulzerierende Stomatitis, Hämorrhagien und Perforationen besonders bei vorbestehenden Divertikeln und Tumoren (Coutrot et al. 1978, Calin 1984, Day 1983)

Ulzera: v. a. präpylorische und duodenale Ulzera (Taylor et al. 1968; Thomposn 1980); akute Ulzerationen, massive Hämorrhagien (Djahanguiri 1969,

Neonati (Indometacintherapie wegen Ductus arteriosus apertus): schwerwiegende, oft tödliche Ulkuserkrankung (bis Perforation) im Magen-Darm-Trakt (Alpan et al. 1985).

Das ulzerogene Potential (UD_{50}, Tierversuch) von Indometacin ist gegenüber Tenoxicam, Piroxicam, Naproxen, Diclofenac signifikant erhöht (Arbeiten von Tanaka). Eine hohe Dosierung (unabhängig von der Einnahmedauer) erhöht die Gefahr von Magen-Darm-Nebenwirkungen von Indometacin (García Rodríguez u. Jick 1994, s. Einführung).

Indometacin schädigt den Dünndarmtrakt, wobei aufgrund experimenteller Daten postuliert wird, dass der enterohepatische Kreislauf von Indometacin sowie endogene Bakterien (geschädigte Intestinalbarriere) zur Chronifizierung bzw. Exazerbation führen können (Yamada et al. 1993)

9.6 Leber, ableitende Gallengänge, Pankreas

Akute, chronische, reversible bis irreversible Funktionsstörungen und Schäden wie allergischtoxische Hepatitis, Ikterus etc. (Kelsey u. Scharyi 1967; Fenech et al. 1967). Patienten mit Gallengangssteinen wiesen bei einer TD von 3-mal 25 mg Indometacin (1 Woche Behandlungsdauer) eine bessere postprandiale Gallenblasenleerung auf (O'Donnell et al. 1992; n=7).

9.7 Niere, ableitende Harnwege, Blase

Akute, chronische, reversible bis irreversible Funktionsstörungen und Schäden wie nephrotisches Syndrom, Proteinurie, Hyporeninämie, Hypoaldosteronismus, Hyperkaliämie etc. (Fredrick et al. 1968; Finding et al. 1980; Zimran et al. 1985; Beroniade et al. 1979; Mitnick et al. 1980; Jackson u. Lawrence 1978; Walshe u. Venuto 1979; Kleinknecht 1980; Gary et al. 1980; Bernheim et al. 1979; Tan et al. 1979; Mitchell et al. 1982; Boiskin et al. 1987; Chan 1987; Passmore et al. 1990).

Wegen diaplazentarer Passage Störung/Schädigung der fetalen Nieren möglich (Gleason 1987).

2 Fälle von akutem, Indometacin-induziertem Nierenversagen; in der Erholphase Ansteigen der PG-Konzentrationen im Urin (McCarthy et al. 1982).

Die tgl. Gabe von 2-mal 75 mg Indometacin während nur 2 Tagen (!) bei 8 Patienten mit chronischer, aber stabiler während nur 2 Tagen Nierenfunktionseinbuße reduzierte die glomeruläre Filtrationsrate, die renale PGE_2-Elimination, die Na-Hömooaste inkl. Erhöhung des KG, die Plasmareninaktivität, die Kreatininclearnce und erhöhte die Serumkonzentration von β_2-Mikroglublin (im Gegensatz zu 2-mal 200 mg Sulindac tgl.; McCarthy et al. 1982).

Der Effekt von Indometacin bei gesunden unilateralen Langzeitnephrektomieren und gesunden Kontrollpatienten war eine gegenüber der Kontrolle signifikante Verringerung der urinären PGE_2-Rate (ca. 350 fmol/min vs. ca. 80 fmol/min), daneben aber in beiden Gruppen eine signifikante Reduktion der Nierenfunktion mit u. a. Reduktion der glomerulären Filtrationsrate (bis –15%), des Urinflows (bis 50%), der Na-Exkretion (Nielsen et al. 1994).

Bei 10 gesunden Probandinnen wurde die tgl. Gabe von 4 g Paracetamol und 150 mg Indometacin während 3 Tagen in Bezug auf renale UAW mit einer Placebogruppe verglichen: gegenüber Placebo reduzierten Paracetamol u. Indometacin die renale Exkretion von PGE_2 um bis 58% bzw. 80% (Tag 3), eine etwas schwächere Reduktion am Tag 3 von PG_6-Keto-$F_{1\alpha}$. Beide Wirkstoffe reduzierten die renale Na-Elimination; auf akuten Wasserbelastung hatte Paracetamol jedoch gegenüber Indometacin eine verringerte antidiuretische Wirkung. Indometactin reduzierte zudem die basale Plasmareninaktivität, Paracetamol die PAH-Clearance $_{total\ body}$, eine mögliche Folge einer durch Paracetamol induzierten Acetylierung von PAH (Prescott et al. 1990).

9.9 Endokrinium
Gynäkomastie; Hyperglykämie.

9.10 Blut, blutbildende Organe
Akute, chronische, reversible bis irreversible Funktionsstörungen und Schäden wie Leukopenie, Thrombozytopenie, Agranulozytose, hämolytische und aplastische Anämie etc. (mit Diclofenac gegenüber anderen sauren antipyretischen Analgetika signifikante Inzidenz: First Report Int Agranulozytosis and Aplastic Anemia Study: JAMA 1986; Kornberg u. Rachmilewitz 1982; Camba u. Joyner 1984; Walenga et al. 1986).

9.11 Hautorgan, Haare, Nägel
Pruritus, Urtikaria (Matthews u. Stage 1974), Eruptionen (Hamburger u. Potts 1983), Exantheme, Dermatitis exfoliativa, Stevens-Johnson Syndrom, toxische epidermale Nekrolyse (O'Sullivan et al. 1983), Haarausfall, Spontanhämatome, Petechien usw. im Rahmen der gestörten Gerinnungsfunktion. Exazerbationen herpetiformer Dermatitiden (Griffiths et al. 1985; s. auch Indikation für. postherpetische Neuralgien!), Psoriasis (Lazarova et al. 1989), Schleimhautpemphigus (Harrington u. Messenger 1986).

9.12 Allergischtoxische UAW
Akuter anaphylaktischer Schock, plötzliche schwere Atemnot (Johnson et al. 1977); Organentzündungen wie Hepatitis, Pankreatitis (Guerra et al. 1967); Arteriitis (vgl. Horton-Kopfschmerzen!; Easterbrook et al. 1967)

9.14 Diverse UAW

9.14.1 Ablagerungen in Kornea und Retina (Burns 1968).

9.14.2 Lokale Gewebereizung (Suppositorien; i.m.-Injektion)

9.14.3 Rektal- und Vaginalblutungen bei lokaler Reizung und/oder Gerinnungsstörung (Levy u. Gaspar 1975)

9.14.4 Grünliche Urin- und Stuhlverfärbung möglich (Biliverdinämie, Baran 1973).

9.14.5 Fetus- und Neugeborener: Wegen diaplazentarer Passage Störung fetaler PG-Systeme (s. 18.2 ergänzende Literatur): Ductus Botalli (vorzeitiger Schluss, s. auch oben: Indikationen), fetale Blutzellen (Thrombozytopenie, Leukopenie; erhöhte Inzidenz perinataler zerebraler Hämorrhagien und postpartaler Sepsis), fetaler Magen-Darm-Trakt (postpartale Distensionen bis Perforationen, Schleimhautnekrosen, nekrotisierende Enterokolitiden), fetale Nierenleistung (Dysfunktion bis sek. Oligohydramnos).

9.14.6 Langzeiteinnahme: Fallbericht über Nierenpapillennekrose bei einem 55 jährigen Patienten, der über 7 Jahre 1,1 kg Indometacin sowie 5,5 kg Phenylbutazon einnahm (Jackson u. Lawrence 1978).

9.14.7 Impotenz (Miller et al. 1989)

11 Toxikologie
Die toxische Plasmakonzentration von Indometacin ist nur doppelt so hoch wie die therapeutische Konzentration = minimale therapeutische Breite.

12 Notfallmaßnahmen bei Überdosierung
Wie bei allen sauren antipyretischen Schmerzmitteln symptomatisch.

Symptomatik bei Überdosierung
Die Indometacinakutsymptomatik bei akzidenteller Überdosierung scheint klinisch nur durch eine leicht übersehbare Benommenheit sowie ebenfalls leichte Magenreizung gekennzeichnet zu sein, wobei ein Grossteil der Patienten symptomfrei bleibt (Queneau et al. 1978; Court u. Volans 1984).

13 Interaktionen
Siehe Checkliste »Interaktionen saure antipyretische Analgetika«, insbesondere:

13.1 Medikamentäse Interaktionen
- β-Blocker allgemein: Wirkung ↓ (Durao et al. 1977)
- ACE-Hemmer: Wirkung ↓ (Witzgall et al. 1982)
- Antazida: Indometacinwirkung ↓ (Gaelazzi 1977)
- Bemetizid: diuretische Wirkung ↓ (Düsing et al. 1983)
- Chlorothiazid-Diuretika allgemein: Wirkung ↓ (via erhöhte Chlorid-Reabsorption durch Indometacin: im distalen Tubulus kann somit Chlorothiazid nur eine begrenzte Wirkung zeigen; renale PGE_2-Synthese ↓; Kirchner et al. 1987)
- Cimetidin: Resorption von Indometacin ↓ (Somogyo u. Muirhead 1987)
- Cyclosporin: im Gegensatz zu Diclofenac (AUC ↑↑) keine relevante Interaktion (Kovarik et al. 1997)
- Digoxin: Indometacinwirkung ↓ (betr. Einsatz bei Kleinkindern mit Ductus arteriosus apertus).

- Frühgeburten und Ceftazidime: Clearance ↑ HWZ ↓ (van den Anker et al. 1995)
- Furosemid: Furosemidwirkung ↓ (Passmore et al. 1990), Furosemidkinetik verändert (kein Akzess zum Wirkungsort renale Tubuli; Chennavasin et al. 1980)
- Hydralazin: hypotensive Wirkung ↓
- Immunosuppresivum AK Muromanab CD3: ZNS-Toxizität ↑ (Mignat 1997)
- Lithium: Serumkonzentration ↑ (Reimann et al. 1983)
- Nitroglyzerin: keine relevante Interaktion (Thadani u. Kellerman 1983; s. unten!)
- Orale Antikoagulanzien: Potenzierung wahrscheinlich (s. Warfarin)
- Oxprenolol: antihypertensive Wirkung ↓ (Salvetti et al. 1982)
- PG-Analog E₁ Misoprostol (200 mg) + Indometacein (50 mg = glomeruläre Filtrationsrate ↓) + Zirrhosepatienten: temporäre ca. einstündige Blockade der renalen Wirkung von Indometacin (Wong et al. 1995)
- Probenecid: Plasmakonzentration Indometacin ↑ (Grund: Kompetition der tubulären Sekretion; biliäre Elimination ↓, Hemmung renale Glukuronidierung, Baber et al. 1978, Vree et al. 1994)
- Tiludronat: leichte, aber klinische keine signifikanten Interaktionen (Sansom et al. 1995)
- Tolbutamid: Hypoglykämie (Diwan u. Kulkarni 1983)
- Trandolapril (2mg) + Indometacin (25 mg; 17 hypertensive Patienten mit Diastole 95–155 mg; Beobachtungsdauer: 3 Wochen; random. placebokontrollierte DB-Studie; 6 Drop-outs): keine relevante Interaktion (Pritchard et al. 1996)
- IL-1β-Induktoren (Bropirimien, Tilorone) + Embryotoxizität im Tierversuch: durch Indometacin gehemmt (Marks u. Tracy 1995)
- Triamteren: Nierentoxizität ↑
- Warfarin: Prothrombinzeit ↑; Empfehlung: Kombination vermeiden (Chan 1997)
- Zidovudin: hepatische Glukuronisierung ↓ (Veal u. Back 1995)

13.2 Physiologische Interaktionen
Wie alle sauren antipyretischen Analgetika Veränderung der verschiedenen Organprostaglandinsysteme (Magen-Darm-Trakt, Nieren, Bronchien etc.), insbesondere:
- Hyperkaliämie (**Cave**: ältere Patienten; Grund: Beeinträchtigung renales PG-System) als »leichte« Nierenfunktionsstörung (MacCarthy u. Stokes 1979; Andrejak et al. 1985, Meier et al. 1983; Goldszer et al. 1981)
- Trimenon III/>32. Gestationswoche: Oligohydramnion (Kirshon 1988, de Wit 1988), fetale Schäden (Goldenberg et al. 1989).
- Knochenneubildung nach orthopädischen Eingriffen gehemmt (Ritter u. Gioe 1982; Tierversuch: Chow u. Chambers 1994)

- Koronare Herzkrankheit (KHK): Indomethacin hat eine gefäßverengende Wirkung, deshalb ist bei Vorliegen einer KHK Vorsicht geboten (Bednaricyzk et al. 1997; Forman et al. 1985; Friedman et al. 1981). Wahrscheinlich keine Interaktion mit Nitroglyzerin (Thadani u. Kellerman 1983)
- Pepsin: antrale Ulzerogenizität ↑ (umgekehrt: Pepsinantagonisten Pepstatin A und Loxtidin: Ulzerogenizität ↓; Gaw et al. 1995)
- Darmnekrosen: Tierversuch: signifikante Reduktion der viszeralen Durchblutung (Kofaktor für intestinale Nekrosen beim unter Indometacin stehenden Neugeborenen)(Cronen et al. 1982, Meyers et al. 1991). Nekrotisierende Enterokolitis: Tierversuch: exp. Okklusion = keine Darmnekrose; Indometacin allein = keine Darmnekrose; exp. Okklusion + Indometacin = 60% Nekrose! Hypothese: Kind + Hypovolämie/Schock + Indometacin = nekrotisierende Enterokolitis (Krasna u. Kim 1992)
- Uterus: potente Tokolyse (Zuckerman et al. 1974)

15 Kinetikprofil
Physikochemische Eigenschaften
Proteinbindung (% Dosis): 90–99
pK_a: 4,5

Resorption und Bioverfügbarkeit
Bioverfügbarkeit (% Dosis): 100 (p.o.)
T bis C_{max} (p.o.; h): 1–2
C_{max}: keine Angaben

Verteilung, Elimination, Metabolismus
α-Halbwertszeit: keine Angaben
Terminale β-Halbwertszeit (h): 2–3 (Nieren- und Lebergesunde; Extremwerte bei Gesunden bis >11 h)
$V_{initial}$: keine Angaben
V_{ss} (l/kg): 0,27–0,93
Cl_{total} (ml/min/kg): 1,6–2,0
Renale Elimination (% Dosis): 50–70, MS ca. 15
Biliäre Elimination (% Dosis): 20–40, MS <2, interindividuell unterschiedlicher enterohepatischer Zyklus
Inaktive Metaboliten: ja (Konjugate mit Glukuronsäure und N-Deacetylierung)
Aktive Metaboliten: nein

Effektivität
Therapeutische Serumkonzentration: 0,3–3 µg/ml
Toxische Konzentration: >5 µg/ml (minimaler therapeutischer Index!)
Therapeutische/Toxische Serumkonzentrationsratio: ungünstig
IC_{50} COX-1 (nmol/l): 0,0279±0,0028; ID_{50} COX-1 (µmol): 4,9 – 8,1; 1,67; 13,5

IC$_{50}$ COX-2 (nmol/l): 1,68±0,223; ; ID$_{50}$ COX-2 (µmol): 130–160; 24,6; >1000
COX-2-/COX-1-Hemmverhältnis: 60; 22,3; 14,7; 74
IC$_{50}$ COX-1 (µmol/l): 0,016–0,019–0,022/0,10
IC$_{50}$ COX-2 (µmol/l): 0,026–0,030–0,034/0,35
COX-2-/COX-1-Hemmverhältnis: 1,6 sowie 3,5
(Churchill et al. 1996; 2 Versuchsanordnungen)
Widersprüchliche Resultate! Ungünstige Koeffizienten nach Meade 1993, Barnett 1994, Laneuville: s. unter Nabumeton. Günstiger (beispielsweise besser als Ibuprofen: 7) bei Churchill et al. 1996 (s. unter Meloxicam).

Biomembrangängigkeit
Diaplazentar: nachgewiesen, rapid, fetale Konz. >> als Amnionkonz. (Moise et al. 1990)
Translaktal: ja
Blut-Hirn-Barriere: nachgewiesen, rapid innerhalb von 30 min. nach ED i.m. (Grund: Lipophilie, Bannwarth et al. 1990)
Synovialflüssigkeit: gut

15.2 Kinetikdiskussion

Die terminale Eliminationshalbwertszeit kann auch beim beim Nieren- und Lebergesunden bis zum Extremwert von 11 h betragen und ist als hoch variabel einzustufen.

Plasma- und Liquorkonzentrationen scheinen nicht mit der analgetischen Wirkung zu korrelieren (Bannwarth et al. 1990).

Enterohepatischer Zyklus (quantitativ interindividuell verschieden). Lebermetabolismus: O-Demthylierung, Acylkonjugation mit Glukuronsäure und N-Deacetylierung (inaktive Metaboliten). O-Desmethylindometacin wird auch renal glukuronidiert (dieser Prozess wird offenbar durch Probenecid gehemmt [Vree et al. 1994]).

16 Vorklinische und klinische Studien

Publikationen über den Einsatz von Indometacin in der perioperativen Medizin sind vorhanden (Reasbeck et al. 1982; Mattila et al. 1983; Yrjölä et al. 1988; Keenan et al. 1983; Pavy et al. 1990; Murphy u. Medley 1993, Engel et al. 1989, Rorarius et al. 1987; Taivainen et al. 1989; Crocker u. Paech 1992): in der Regel wurde ein bescheidener Opioidsparkeffekt von ca. 30% erreicht. UAW bzw. Drop-outs waren: 1 akute Hypotension (Yrjölä et al. 1988), 1 akute Bradyarrhythmie (Rorarious et al. 1987; erhöhte Blutungsneigung bzw. Blutverlust (Taivainen et al. 1989; Engel et al. 1989), ungenügende Wirkung (Murphy u. Medley 1993, Crocker u. Peach 1992).

Therapie Ductus arteriosus apertus: Ibuprofen vs. Indometacin

Die i.v.-Gabe von Indametacin induziert eine Reduktion der fetalen bzw. frühgeburtlichen Hirnperfusion mit Reduktion der mitochondralen O_2-Versorgung und Störung der zerebrovaskulären Steuerung (Edwards et al. 1990; McCormick et al. 1993). Diese Effekte sind allerdings nicht unbedingt als Folge einer COX-Hemmung zu interpretieren: sie könnten auch Indometacineigen sein (Chemtob et al. 1991). Die Arbeit von Patel et al. (1995) bestätigt diese Vermutung: Ibuprofen und Indometacin sind imstande, einen offenen Ductus arteriosus zu schließen (PG-System), wobei Ibuprofen keine Störung der fetalen zerebrovaskulären Steuerung induzierte (Ibuprofen 5-10 mg/kgKG langsam i.v. vs. Indometacin 0,1 mg/kgKG i.v.; n=12 + 15; Echokardiographische Überwachung des Ductus; Überwachung der fetalen Hirnperfusion über NIRO [Near Infrared Spectroscopy: Veränderungen des zerebralen Blutvolumens]; Veränderung am oxidierten Cytochrom aa$_3$ bzw. zerebrale mitochondrale Oxygenation; Therapieerfolg in beiden Gruppen 57%).

Die Autoren bezweifeln somit, dass Indometacin die optimale Wahl für die Therapie des Ductus apertus sei (Patel et al. 1995).

17 Kurzprofil

Indometacin ist ein altbekanntes, potentes saures antipyretisches Analgetikum mit einem erheblichen Potential an UAW.

Indometacin hat in Bezug auf analgetische und insbesondere antiinflammatorisch-antiphlogistische Wirkung ein kleines, therapeutisches Fenster.

Indometacin kann zur symptomatischen Kurztherapie v. a. bei chronischer Polyarthritis und Gicht, aber auch bei akuten Affektionen des Bewegungsapparates, und Entzündungen jeglicher Art eingesetzt werden.

Die i.v.-Gabe ist wegen akuter Kreislaufreaktionen gefährlich. Indometacin hat gegenüber anderen sauren antipyretischen Analgetika potente antipyretische Eigenschaften, die bei speziellen Indikationen von Vorteil sein können (s. oben).

Die perorale Verträglichkeit von Indometacin ist schlecht.

Indometacin eignet sich nicht für eine Langzeitanwendung.

18 Literatur

Literatur bis 1996: → CD-ROM.

Arnaud B, Trinquand C (1997) Étude en double insu sur 3 groupes paralleles de deux formulations d'indométhacine à 0,1% et du diclofénac à 0,1% dans la prévention et le contrôle de l'inflammation après chirurgie de la cataracte. J Fr Opthalmol 20/3: 183–188

Bednarcyzk EM; Furniss SM; Green JA et al. (1997) Evaluation of the indomethacin-nitroglycerin interaction with positron-emission tomography J Cardiovasc Pharmacol 30/6: 731–733

Chan TY (1997) Prolongation of prothrombin time with the use of indomethacin and warfarin. Br J Clin Pract 51/3: 177–178

Huang WT, Lin MT, Won SJ (1997) Staphylococcal enterotoxin A-induced fever is associated with increased circulating levels of cytokines in rabbits. Infect Immun 65/7: 2656–2662

Jeanfils S, Joly P, Young P et al. (1997) Indomethacin treatment of eighteeen patients with Sweet's syndrome. J Am Acad Dermatol 36(3Pt1): 436–443

Kovarik JM, Mueller EA, Gerbeau C et al. (1997) Cyclosporine and nonsteroidal antiinflammatory drugs: exploring potential drug interactions and their implications for the treatment of rheumatoid arthritis. J Clin Pharmacol 37/4: 336–343

Linthorst AC, Reul JM (1998) Brain neurotransmission during peripheral inflammation. Ann NY Acad Sci 840: 139–152

Mignat C (1997) Clinically significant drug interactions with new immunosuppressive agents. Drug Saf 4: 267–278

Parrott RF, Vellucci SV, Goode JA et al. (1997) Interrelated adrenocortical and neurohypophysial responses associated with fever in endotoxin-treated pigs. Am J Physiol 273(3Pt2): R1046–1052

Scheuren N, Neupert W, Ionac M et al. (1997) Peripheral noxious stimulation releases spinal PGE_2 during the first phase in the formalin assay of the rat. Life Sci 60/21: PL295–300

Waller J, Siney L, Hoult JR et al. (1997) A study of neurokinins and other oedema-inducing mediators and mechanisms in thermal injury. Clin Exp Pharmacol Physiol 11: 861–863

Isoxepac rec. INN, BAN, USAN; HP 549 (Code); P-720549 (Code)

Isoxepac ist ein Essigsäureabkömmling (chem.: 6, 11-Dihydro-11-oxodibenz[b,e]oxepin-2-yl-Essigsäure; $C_{16}H_{12}O_4$; MG 268,3; CAS N° 55453-87-7).

18 Literatur
Siehe CD-ROM.

Ketorolac rec. INN, BAN, DCF, Ketorolac Tromethamine USAN, Ketorolac Trometamol BAN; BPPC (Code)

1 Handelsnamen
Toratex (Roche-Syntex; Grünenthal)

2 Darreichungsform/galenische Formen
In der Regel Tabletten 10 mg; Ampullen zu 10 und 30 mg.

3 Chemie, Geschichte, diverse Hinweise
(+/-)-5(Benzoyl-2,3-dihydro-1N-pyrrolizin-1-carboxylsäure, Trishydroxymethylaminomethansalz $C_{15}H_{24}M_2O_6$ (Ketorolac Trometamol)
MG: 376,41
CAS N° 74103-06-3 (Ketorolac)
CAS N° 74103-07-4 (Trometamol)

Ketorolac, ein Derivat der Pyrrolessigsäure, ist ein weisses, kristallines Pulver mit chemischer Verwandschaft zu Tolmetin. Das im Handel befindliche Ketorolac ist ein Razemat. Es wird angenommen, dass die analgetische Wirkung sowie ein Teil der UAW (Ulzerogenität) auf das (–)-S-Enantiomer zurückzuführen ist (Mroszczak et al. 1996); im Tierversuch weist das (+)-R-Enantiomer eine analgetische Wir-

kung bei ca. 100 x schwächerer COX-Hemmung auf (Handley et al. 1998).

3.3 Diverse Hinweise
Das Lösungsmittel Trometamol (2-Amino-2-(hydroxymethyl)-1,3-propandiol) ist ein in wässriger Lösung schwach basischer Puffer und dem Anästhesisten/Intensivmediziner seit langem bekannt unter dem alten Namen THAM oder Tris (-Puffer). Trometamol kann bei metabolischer Azidose eingesetzt werden, um Protonen zu binden und HCO_3^- freizusetzen.

Ketorolac wurd für die transdermale Applikationen vorgeschlagen (Cordero et al. 1997).

4 Rezeptpflichtigkeit, Schwangerschaftskategorie
Deutschland:
    Österreich:
    Schweiz: B (mit Einsatzbeschränkungen in Bezug auf Einsatzdauer sowie Höchstdosierungen). Schwangerschaft: Trimenon I und II: B (keine Studien bei schwangeren Frauen), Trimenon III: D (Tokolyse, Ductus Botalli); wegen translaktaler Passage für Stillzeit kontraindiziert.

5 Stoffbezeichnung entsprechend der Hauptindikation, Dynamik
Saures antipyretisches Analgetikum: Analgetikum, [Antipyretikum, Antiphlogistikum, Aggregationshemmer], Ophthalmikum

5.2 Dynamik
Ketorolac hemmt die COX. Im Tierversuch beträgt die analgetisch effektive Dosis je nach Testdesign um 0,1–0,3 mg/kgKG: Ketorolac ist somit ca. 800-mal Acetylsalicylsäure, 50-mal Naproxen, 6-mal Indometacin potenter (Buckley u. Brogden 1990).

Ketorolac hemmt die Plättchen-TXB_2-Produktion reversibel u. signifikant (Thwaites et al. 1996).

5.2.1 Ketorolac als Analgetikum:
Mechanismen der Nozizeption
Ketorolac scheint keine direkten Wirkungen auf das opioiderge, serotoninerge, noradrenerge, NO- oder LIPOX- System zu haben (Tierversuche, Handley et al. 1998). Es wird diskutiert, dass Ketorolac-induzierte Analgesie, die im Tierversuch mit Naloxon reduziert werden kann, indirekt über Freisetzung endogener Opioide (Met-Enkephalin) wirkt (Michel et al. 1996).

Ketorolac reduzierte präemptiv bei Probanden eine durch thermische Reize induzierte Hyperalgesie, hatte jedoch keinen Einfluss auf bradykinininduzierte Schmerzen (Lundell et al. 1996).

Ketorolac reduziert Blasmenspasmen (PG-induzierte Spasmen; urologische Operationen; Grass et al. 1993; Andersson u. Forman 1978; Johns u. Patain 1977).

Im Tierversuch wirkungslos beim Hot-plate-Test (Rooks et al. 1990). Im Tierversuch blockiert Ketorolac bei intrathekaler Applikation die Nozitransformation teilweise spezifisch und antagonisierbar über das Opioidsystem bzw. κ-Rezeptoren (Uphouse et al. 1993).

Bei Kausalgien mag eine erhöhte Freisetzung von Noradrenalin periphere COX-Systeme induzieren und zu Allodynie führen (Roberts 1986); diese COX-Stimulation kann durch Ketorolac gehemmt werden (Vanos et al. 1992).

5.2.2 *Ketorolac als Antipyretikum und Mechanismen des Nozifensorsystems Thermoregulation*

Ketorolac ist ein potentes Antipyretikum (Vargas et al. 1994).

5.2.3 *Ketorolac als Antiphlogistikum und Mechanismen der Entzündungshemmung*

Antiinflammatorische Potenz: > Phenylbutazon, Naproxen (Rooks II et al. 1982): deshalb in der Ophthalmologie als Steroidersatz einsetzbar (Flach et al. 1988).

6 Indikationen, Dosierung, Anwendungsart
6.1 Indikationen

Perioperative Medizin:

Pro's: Der Kurzzeiteinsatz für akute postoperative mittelstarke bis starke Schmerzzustände wurde in vielen Publikationen positiv bewertet (McQuay et al. 1986; Yee et al. 1984, 1985, 1986; Folsland et al. 1990; Gillies et al. 1987; Watcha et al. 1992, Burns et al. 1991, De Lucia u. White 1991; Ding u. White 1991; Grass et al. 1993; Parker et al. 1991; Sevarino et al. 1992, Murray et al. 1989).

Kontra's: der Einsatz eines potenten sauren antipyretischen Analgetikums im Kontext der perioperativen Medizin insbesondere postoperativen Schmerzzuständen ist aufgrund der unspezifischen, eindrücklichen Hemmung der physiologischen COX-Systeme abzulehnen (Beeinträchtigung von Koagulationsmechanismen, Nierenfunktion etc.) Als Alternativmedikation für die akuten postoperativen Schmerzen sind daher Opioide allein oder in Kombination mit nichtsauren AA (→ Metamizol, Propacetamol) vorzuziehen.

Nieren- und Gallensteinkoliken.

Durchbruchschmerzen bei Opioidbasisanalgesie (*Beispiel:* transdermales Fentanyl etc.; Reinhart et al. 1992).

Als kontinuierliche s.c.- i.v.-Infusion in Komedikation mit potenten Opioiden bei terminalen Schmerzzuständen mit ossärer Beteiligung (de Conno et al. 1994; Myers u. Trotman 1994; Gordon 1998; Middleton et al. 1996; Hughes et al. 1997; Ripamonti et al. 1996; **Cave:** unterschiedliche nationale behördliche Anweisungen; s. auch unter Punkt 16).

6.2 Dosierung

Vorbehalte: es handelt sich um einen neuen Stoff; die klinische Erfahrung ist limitiert; in einigen Ländern ist die i.v.-Gabe nicht freigegeben. Die Behandlungsdauer soll 5 Tage nicht überschreiten.

Erwachsene:

ED 10 (mg; p.o.),

TD_{max}: 40 (mg; p.o.),

ED 10–30 (mg; i.m.); in gewissen Fällen ED i.m. bis 60 mg bei Patienten unter 65 Jahren.

TD_{max} 60–120 (mg; i.m. und i.v.): ältere Patienten über 65 Jahre/junge Patienten unter 65 Jahre

ED: 10–30 (mg; i.v.; verdünnt in 20 ml NaCl phys., über 30 min)*

Patienten >65 Jahre: ED 15 mg (i.m., i.v.)

i.v.-Dauerinfusion Erwachsene: Ladungsdosis 12,5 (mg, langsam innerhalb von 30 min.); Erhaltungsdosis: 2,5 (mg/h; i.v.).

Kinder (im Alter >1 Jahr; die i.v.-Route ist vorzuziehen; nach Forrest et al. 1997; Aitken et al. 1992; Watcha et al. 1992)

p.o.-Gabe: 0,25 mg/kgKG. TD_{max} = 1,0 mg/kgKG. Dauer max: 7 Tage

i.v.-Gabe und i.v.-Dauerinfusion: 0,5 mg/kgKG langsamst i.v., danach kont. 0,17 mg/kgKG/h oder alle 6 h 1,0 mg/kgKG; TD_{max} = 90 mg; Dauer max = 48 h.

i.m.-Gabe; 0,9–1,0 (mg/kgKG, i.m. Erstdosis, danach alle 6 h: 0,5 mg/kgKG).

i.m.-Dauerinfusion: Ladungsdosis 12,5 (mg; innerhalb von 30 min.), Erhaltungsdosis 2,5 (mg/h; i.m.; Burns et al. 1991).

Peripher-neuraxial: i.v.-Lokoregionalblock in Komedikation mit LA (Connelly et al. 1995; Vanos et al. 1992), intraartikulär in Komedikation mit LA (Reuben u. Connelly 1995; Wilkinson 1996).

Klinische Wirkungsdauer (p.o.; i.m.): ca. 4 h.

Äquianalgetische Potenz

Relative Potenz von Ketorolac (nach Rooks et al. 1985):	
Acetylsalicylsäure	1
Ibuprofen	9
Diclofenac	35
Indometacin	60
Ketorolac	350

Ketorolac 5–30 (mg; p.o.) entspricht ca.:
Acetylsalicylsäure 650 mg (p.o.)
Paracetamol 500 mg (p.o.)
Glafenin 400 mg
(p.o.; Arsac u. Frileux 1988; Buckley u. Brogen 1990)
Naproxen 550 mg (p.o.)
Kodein-Ibuprofen-Kombination
(60 mg/600 mg, Vangen et al. 1988)
Kodein-Paracetamol-Kombinaion
(60 mg/600 mg, Wong et al. 1992)
Ketorolac 30 mg (rektal) entspricht 100 Indometacin
(mg; rektal, Newton et al. 1992).

Ketorolac 10 (mg: i.m.) entspricht ca.

Morphin 6 mg (i.m.)
Pethidin 50 mg (i.m.; Stanksi et al. 1990; Yee et al. 1986).

Ketorolac 30-50 (mg: i.m.) entspricht ca.

Morphin 10–12 mg (i.m.)
Pethidin 50–100 mg
    (i.m.; Watcha et al. 1992; Yee et al. 1986; Powell et al. 1990;
    Goldstein u. Sung 1992; Maunuksela et al. 1992)
Pentazocin 45 mg (i.m., Estenne et al. 1988)

Dosisintervalle in der Regel 4–6 h (p.o.-Form), 6 h (invasive Formen).
Ketorolac 90 i.m. ist 12 mg Morphin gleichwertig oder sogar überlegen (Yee et al. 1986; Spindler et al. 1990; Yee et al. 1986, O'Hara et al. 1987).

Ketorolac zeigt einen Ceilingeffekt: optimale Analgesie bei ED um 30–60 mg (ED, i.m.; keine Wirkungsverbesserung mit 90 mg i.m.; O'Hara et al. 1987; Burns et al. 1991).

Die analgetische Anschlagzeit beträgt bei einer ED 10 mg Ketorolac i.v. 20 min und ist gegenüber Morphin (ED 10 mg i.v.: 6 Min.) wesentlich langsamer (randomisierte, placebokontrollierte ED-DB-Parallelgruppenstudie, n:105; Parameter: VAS-Reduktion 50%; Rice et al. 1995).

6.3 Anwendungsart
Nichtinvasiv p.o. und iontophoretisch topisch (Saggini et al. 1996). Nasal im Tierversuch (s. allg. Kinetik)

Invasiv i.m. (Bolus; Dauerinfusion, Burns et al. 1991; Gillies et al. 1987), i.v. (Bolus, Dauerinfusion; Achtung: nationale Registrierung!), i.v.-Regionalblock sowie in Triggerpunkte (s. unter 16),

7 Keine Indikationen (ungeeignete Anwendung)
Monotherapie bei starken bis stärksten postoperativen Schmerzzuständen (Watters et al. 1992);
Langzeiteinsätze;
Bagatellschmerzen;
Migräneattacken;
Schwere Migräne/Spannungskopfschmerzen: ja (Harden et al. 1998);
postpartale Uteruskrämpfe (Hrsg.).

8 Kontraindikationen
Siehe auch Buch D sowie allgemeine Checkliste E, insbesondere:
- Akute perioperative Schmerzzustände: der Einsatz von sauren antipyretischen Analgetika im Kontext der perioperativen Medizin insbesondere postoperativen Schmerzzuständen ist aufgrund der unspezifischen, eindrücklichen Hemmung der physiologischen COX-Systeme abzulehnen (Beeinträchtigung von Koagulationsmechanismen, Nierenfunktion

etc.) Als Alternativmedikation für die akuten postoperativen Schmerzen sind daher Opioide allein oder in Kombination mit nichtsauren AA (Metamizol, Propacetamol) vorzuziehen
- Asthma bronchiale
- Patienten mit Nasenpolypen etc. (s. AIA)
- Langzeitanwendung
- Alter (nicht unter 16 Jahren gemäß Registrierung)
- Schwangerschaft, Stillzeit
- Nierenfunktionseinschränkung (Serumkreatinin >5.0 mg/dl)
- Hypovolämie und Dehydratation
- Patienten mit allgemeinen Koagulations- oder Blutungsstörungen, postoperative Situationen mit Hämostase- oder Koagulationsproblemen
- Patienten unter Lithium-, Probenecidmedikation

9 UAW
Siehe Checkliste saure antipyretische Analgetika, insbesondere:

9.1 und 9.2 ZNS, Gesichtssinne
Analgesie: Ceilingeffekt (s. oben). Sedation und in gewissen Fällen mit potenten Opioiden vergleichbar (Buckley et al. 1990; Grass et al. 1993); Verwirrtheit, Müdigkeit, Kopfschmerzen, Nausea und Emesis. In einer anderen Studie waren die UAW Nausea und Emesis ebenso ausgeprägt wie bei Morphinmedikation (Burns et al. 1991). Abnorme Geschmacksempfindungen, Sehstörungen; exzessiver Durst, Nervosität, Depressionen, Euphorie, Konzentrationsunvermögen, Schlafstörungen, Erregung, Schwindel; Konvulsionen; akuter reversibler Hörverlust (Otti et al. 1997).

9.3 Herz/Kreislauf
Hypotension, Bradykardie (Foster u. Williams 1997), Palpitationen
Perioperativer Einsatz: wenig Daten (Camu et al. 1990: n=12; Murray et al. 1989).

9.4 Atmung, Atemorgane
Wie bei allen potenten sauren antipyretischen Analgetika bzw. COX-Hemmern ist eine akute Bronchokonstriktion bzw. Asthmanfall (»AIA-Syndrom«) möglich (Zikowksi et al. 1993; Haddow et al. 1993; Chen u. Bennett 1994) und dies auch nach topischer Applikation wie ophthalmologischen Lösungen (Sitenga et al. 1996).

Wie bei allen sauren antipyretischen Analgetika: Cave: Nasenpolypen, vasoaktive Rhinitis! (Haddow et al. 1993).

9.5 Verdauungstrakt insbesondere Magen-Darm-Trakt
Wie alle potenten sauren antipyretischen Analgetika alle Formen von reversiblen bis irreversiblen Schädigungen des Verdauungstraktes wie Stomatitis, Mundtrockenheit; Nausea und Emesis (ca. 9%), Bauchschmerzen, Dyspepsie, Völlegefühl, Blähungen, akute

Ulzera, Diarrhö, Konstipation, rektale Blutungen, Meläna etc. (Estes et al. 1993; Fuller u. Kalekas 1993; McDonald et al. 1993; Maliekal u. Elboim 1995, Steinberg u. Tessier 1993; Quigley u. Ruh 1994).

Inzidenzfaktoren sind Alter (>75 Jahre), Behandlungsdauer (>5 Tage), hohe Dosierung (Strom et al. 1996).

Inzidenz: mit Piroxicam höchste Risikorate der Gruppe saure antipyretische Analgetika (García Rodríguez et al. 1998).

Perioperative Medizin: der Einsatz von Ketorolac reduziert die Inzidenz von postop. Nausea und Emesis nicht (Bean-Lijewski u. Hunt 1996).

9.6 Leber, ableitende Gallengänge, Pankreas

Leberfunktionsstörungen. Im Kontext der Hospitalisation scheint parenteraler Ketorolac keine spezielle Hepatoxizität aufzuweisen (Studie aus 35 Philadelphia-Gegen-Spitäler; n=>10.000 vs. >10.000 Ketorolac vs. Opioidtherapieschemata; Hennessy et al. 1997).

9.7 Niere, ableitende Harnwege, Blase

Wie alle potenten sauren antipyretischen Analgetika alle Formen reversibles bis irreversibler Schädigung des Nierensystem mit Hyperkaliämie, akutem Nierenversagen etc. (Corelli u. Gericke 1993, Aitken et al. 1992; Rotenberg u. Giannini 1992; Schoch et al. 1992; Pearce et al. 1993, Smith et al. 1993; Perazella u. Buller 1993; Adverse Drug Reaction Advisory Committee Australien 1993 [Anonymous]; Fong u. Gora 1993; Haragsim et al. 1994; Patel u. Landercasper 1995; Kelley u. Bastani 1995; Revell 1996; Buck u. Norwood 1996).

2 Fallbeschreibungen, wo während intrakraniellen Eingriffen sich eine Polyurie entwickelte, die durch Ketorolac reduziert werden konnte (Williams 1996).

Langzeitanwendung: Hämaturie, Proteinurie, Glomerulonephritis, Nephritis, Papillennekrose, nephrotisches Syndrom, akutes Nierenversagen. Daneben: erhöhte Harnfrequenz, Oligurie, Erhöhung der Plasmaharnstoff- und -kreatininwerte, Gewichtzunahme (Parent u. Patrice 1994).

Perioperative Inzidenz von Nierenversagen unter Ketorolac: aufgrund der vorliegenden (ungenügenden) Daten und Fakten gering (1:1000–100.000; Myles u. Power 1998).

9.10 Blut, blutbildende Organe

Wie alle potenten sauren antipyretischen Analgetika Störung der Koagulation, Thrombozytenaggregation (reversibel) mit erhöhter Blutungsneigung v. a. im Kontext der perioperativen Medizin (Spowart et al. 1988; Conrad et al. 1988; Garcha u. Bostwick 1991; Aitken et al. 1992; Power et al. 1990; Grass et al. 1993, Concannon et al. 1993; Conrad et al. 1988, Spindler ett al. 1990; Parker et al. 1994; Read u. Bainton 1994; Thwaites et al. 1996; Judkins et al. 1996).

Aggregationshemmender Effekt: kann therapeutisch ausgenutzt werden, um die mikrovaskuläre Perfusion in gewissen Fällen zu verbessern (Concannon et al. 1993; Shufflebarger et al. 1996).

9.11 Hautorgan, Haare, Nägel

Juckreiz, Schwitzen.

9.12 Allergischtoxische UAW

Anaphylaxis mit Bronchospasmus, Larynxödem, Herz-Kreislauf-Versagen, Hautmanifestationen (Erythem, großflächige Hautausschläge mit Eosinophilie) und oft Herzinfarktsymptomatik (DD!!; Goetz et al. 1992; Logan et al. 1995). Akutes Angioödem (Shapiro 1994), Pankreatitis (Goyal u. Goyal 1998).

9.14 Diverse UAW

9.14.1 Schmerzen am Injektionsort
9.14.2 Harnverhalten (postoperative Analgesie; Burns et al. 1991)

10 Warnhinweise

Die Verkehrstauglichkeit kann eingeschränkt sein.

Aufgrund des schmalen therapeutischen Index ist der Wirkstoff in gewissen Ländern (NE, GR, P) nicht zugelassen bzw. seine klinische Einführung suspendiert (F: Dez. 1993). In gewissen Ländern ist die i.v.-Verabreichungsform nicht zugelassen.

11 Toxikologische Daten

DL 50: Maus 529 mg/kgKG p.o.; Ratte 200–225 mg/kgKG
Chronische Toxizität: Papillennekrosen (Tierversuch: Nagetiere).
Klinische Intoxikationssymptome umfassten im *Tierversuch*:
– verminderter Aktivität,
– Diarrhö,
– schwerfällige Atmung,
– Erbrechen,
– Rasselgeräusche.

11.2 Mutagenität

Mutagenitätstests haben keine Mutagenität festgestellt (Test Report CCR Project 459800)

13 Interaktionen

Siehe Checkliste »Interaktionen saure antipyretische Analgetika«, insbesondere:

13.1 Medikamentöse Interaktionen

– Furosemid: vermindert beim Normovolämischen (!) die diuretische Wirkung von Furosemid um 20%;
– Probenecid: die Clearance von Ketorolax wird vermindert;
– Lithium: Lithiumtoxizität ↑ (Cold et al. 1998).

- Gentamycin + Ketorolac (Tierversuch): Nierentoxizität ↑↑ (Cave perioperative Medizin! Jaquenod et al. 1998)
- Heparin »low dose«: im Tierversuch keine Interaktion; aber: Ketorolactiere wiesen eine dosisabhängige signifikante Blutungsneigung bzw. Thrombozytendysfunktion auf (Green et al. 1996)
- Warfarin: Ketorolac verdrängt Warfarin aus Eiweißbindung (von 99,5 auf 99,3%; ohne klinische Relevanz).

13.2 Physiologische Interaktionen

Alter >65 Jahre: Inzidenz GI-Blutungen ↑ (Strom et al. 1996)

14 Inkompatibilitäten

Kompatibel mit den gebräuchlichen Infusionslösungen sowie i.v.-applizierbaren zentralen Schmerzmitteln vom Typ Opioid, wenn sie entsprechend verdünnt werden.

Lösungen mit niedrigem pH-Wert (unverd. Morphinsulfat-, Pethidinhydrochlorid-, Promethazinhydrochlorid-, Hydroxyzinhydrochloridlösungen) lassen Ketorolac als Niederschlag oder ölige Flüssigkeit ausfallen.

15 Kinetik

Physikochemische Eigenschaften
Proteinbindung (% Dosis): 99,2
pK_a: 3,5

Resorption und Bioverfügbarkeit
Bioverfügbarkeit (% Dosis): 99,8% (p.o.); 100 (i.m., Brocks u. Jamali 1992)
T bis C_{max} (min): 30–60 (p.o.), 40–50 (i.m.), 5 (i.v.)
C_{max}: 2,4–5,0 mg/ml (10/30 mg i.v.), 0,87 µg/ml (10 mg; p.o.); 0,77–2,2 µg/ml (10/30 mg i.m.); 5532 ng/ml±1095 (80 mg; i.m.; 60–90 min.)

Verteilung, Elimination, Metabolismus
α-Halbwertszeit: –
Terminale β-Halbwertszeit (h): 3,5–9,2 (Nieren- und Lebergesunde), im Mittel um 5,5
$V_{initial}$: –
V_{ss} (l/kg): 0,15–0,33
Cl_{total}: –
RenaleElimination (% Dosis): 92; MS: 60
Biliäre Elimination: ca. 6
Inaktive Metaboliten: ja
Aktive Metaboliten: nein

Effektivität
Analgetisch wirksame Plasmakonzentration um 0,1–0,3 µg/ml
Toxische Plasmakonzentration ab >5 µg/ml (Therapeutischer Index klein!)

IC_{50} COX-1 (nmol/l): k.D.. IC_{50} COX-2 (nmol/l): k.D., COX-2-/COX-1-Hemmverhältnis: keine Daten

Biomembrangängigkeit
Diaplazentar (% Dosis): 1,5–3,7
Translaktal (% Dosis): 10–20
Blut-Hirn-Barriere: nachgewiesen (Rice et al. 1993, Plasmakonzentration/liquorverhältnis ca. 0,03)
Synovialflüssigkeit: –

15.2 Kinetikdiskussion

Beim Menschen findet nur eine geringe Interkonversion des (+)-Enantiomers zu der (–)-Isoform statt. Die Isomere weisen verschiedene dynamische und kinetische Eigenschaften auf. In bezug auf Kinetik wird nach Gabe des Razemats weniger (–)-Isoform gemessen, dessen Kinetik sich von der (+)-Isoform unterscheidet (HZW kürzer, Clearance grösser; Mroszczak et al. 1996; Hamunen et al. 1999).

Das hoch an Plasmaproteine gebundene Ketorolac verteilt sich bei einem 70 kg Patienten in ca. 10,5–32,1 l. Der hepatische Abbau (ein First-pass-Effekt konnte nicht nachgewiesen werden) erfolgt über Glukuronsäurekonjugation zu ca. 30% sowie Hydroxylierung zu ebenfalls inaktivem p-Hydroxyketorolac zu ca. 10%. Beide inaktive Metaboliten werden renal und ca. 6% werden via Fäzes eliminiert.

Alter und Nierenfunktion können die Halbwertszeit verlängern, wogegen Einschränkungen der Leberfunktion im Allgemeinen die Kinetik kaum beeinflussen. Die klinische Halbwertszeit beträgt gegen 6 h (ist also wesentlich länger als die meist gleichzeitig im Sinne der balanced analgesia verabreichten µ-Agonisten), bei Vorliegen einer relevanten Nierenfunktionsstörung muss man mit einer Verdoppelung der Ketorolachalbwertszeit rechnen. Ketorolac kann nach systemischer Applikation im ZNS (Liquor) nachgewiesen werden (Rice et al. 1993).

Kinder (vs. Erwachsene): Vd = ↑ (ca. 100%); Cl: ↑ (Grund: niedrigere Proteinbindungsfraktion); β-HWZ = unverändert (Grund: Vd vs. Cl; Forrest et al. 1997).

17 Vorklinische und klinische Studien

Dosisfindungsstudie (randomisierte DB-Studie; n=70) bei großen orthopädischen Eingrffen der spinalen Wirbelsäule (Fusion): eine Dosis von 4-mal 7,5 mg Ketorolac i.v. ist optimal für einen Opioidspareffekt (PCA-Morphin); Dosierungen über 4-mal 7,5 mg (10–30) ergab keinen zusätzlich analgetischen Schutz (=Ceilingeffekt; Reuben et al. 1998).

Terminale therapierefraktäre Schmerzzustände mit ossärer Beteiligung: Ketorolac, dessen Invasivapplikation sowie Langzeitanwendung (*Beispiel* FDA <Tage!) durch nationale Registierungsbehörden aufgrund des UAW-Potentials eingeschränkt ist, kann s.c. oder i.v. als

Bolus oder kontinuierlich durchaus sinnvoll eingesetzt werden, wobei aber entsprechend dem bekannten UAW-Potential Zwischenfälle (n=36; 1 Colonperforation, Myers u. Trotman 1994) nie auszuschließen sind (Gordon 1998, de Conno et al. 1994; Myers u. Trotman 1994; Gordon 1998; Middleton et al. 1996; Hughes et al. 1997; Myers u. Trotman 1994; Ripamonti et al. 1996).

Perioperative Medizin: nach s.c.- kontinuierlicher Anwendung für terminale, therapierefraktäre Schmerzzustände wird häufig ein in diesem Kontext irrelevantes, lokales Oozing beobachtet: eine Beobachtung, die aber im Kontext der perioperativen Medizin Bedeutung hat (vgl. Oozing/Hämatomneigung bei rückenmarknaher Technik [Gerancher et al. 1997], nach Tonsillektomie, in plastischer Chirurgie (Beispiel Marín-Bertolín et al. 1997 beurteilen Ketorolac und Metamizol als »gleich sicher« (»equally safe«), schränken aber gleichzeitig ein, dass Ketorolac nicht angewendet werden sollte, wenn eine postoperative Hämatombildung vermieden werden muss ...).

Ketorolac wurde zur i.v.-Regionalanalgesie in der perioperativen Medizin sowie bei therapieresistenten Neuralgien eingesetzt in einer Dosierung von 20 mg (Steinberg et al. 1998; Zusatz zu 0,5% Lidocain) bis 60 mg (n=7; Vanos et al. 1992; Reuben et al. 1995).

Ketorolac (60 mg verdünnt in 20ml Kochsalzlsg.) wurde erfolgreich peripher im Gebiet sog. Triggerpunkte umspritzt (Calodney et al. 1994).

Ketorolac 60 mg i.m. vs. Kombination Pethidin 50 mg + Promethazin 25 mg vs. Placebo bei akuten Exazerbationen von Spannungskopfschmerzen in den ersten 2 h signifikant wirksam (Harden et al. 1998; n=41, randomisiert in 3 Gruppen.

Nach retropubischer radikaler Prostatektomie (n=20+20, placebokontrollierte Studie) wurde nach Epiduralanalgesie (Fentanyl, 50 mg Ladungsdosis; 20 mg Abrufdosis; 10 minütiger Lock-out-Phase) als analgetisches Supplementum Ketorolac (60 mg i.m.) vs. Placebo (2 ml Kochsalzlösung i.m.) geprüft (VAS). als Ladungsdosis, danach 6 stdl. 30 mg (vs. 1 ml Kochsalzlösung) 6-stündlich bis zu 72 h (Ende Studiendesign). Resultat: Ketorolac erzielte einen Fentanylspareffekt (40%) sowie (trotz PCA!) bessere VAS, eine Verminderung der postoperativen paralytischen Ileus und am postoperativen Tag III (!) eine verminderte Inzidenz von N & E. Beide Gruppen wiesen einen ähnlichen Sedationsgrad auf. Die Ketorolacgruppe wies darüber hinaus eine niedrigere Körpertemperatur auf (Grass et al. 1993).

In einer Studie (n=198; Doppelblind, randomisiert; abdominale Hysterektomie) wurde durch die Gabe von 60 mg iv (Ladungsdosis), gefolgt von 6-stündlicher Gabe von 30 mg Ketorolac nur ein bescheidener Opioidspareffekt (PCA: Pethidin und Morphin) am ersten Operationstag festgestellt (Parker et al. 1994).

Eine offene, parallele Multicenterstudie (n=227) verglich die Effizienz von 30 mg Ketorolac i..m. mit 10 mg Morphin i.m. für die Behandlung von mittleren bis starken postoperativen Schmerzzuständen, wobei die Ketorolacgruppe in 89%, die Morphingruppe in 61% zusätzliche Analgetika beanspruchte (Spindler et al. 1990)

In einer prospektiven randomisierten Doppelblindstudie wurde der analgetische Effekt von i.v.-Ketorolac (0,75 mg/kgKG) gegenüber i.v.-Morphin (0,1 mg/kgKG) bei Strabismusoperationen bei Kindern verglichen (n=42 ASA I, Alter 2–12 Jahre; Midazolamprämedikation, Allgemeinanästhesie Propofol/N_2O/Vecuronium). Bei beiden Gruppen war die Analgesiewirkung vergleichbar (Rescuemedikation Paracetamol). Trotzdem die Morphingruppe zusätzlich Metoclopramid 0, 15mg/kgKG i.v. erhielt, wies sie eine höhere Inzidenz von postoperativer Nausea und Emesis auf (71% vs. 19%, erste 24 h; bzw. 52% vs. 19% Spätphase, >24 h nach Operationsende, Munro et al. 1994).

Die präoperative Gabe von 30 mg Ketorolac i.m. (20 mg Butylscopolamin i.m.) vor einer Alfentanil-PCA-Analgesie bei extrakorporalen Stoßwellenlithotripsie bei Nierenstein ergab in einer placebokontrollierten Studie keinen Vorteil (Wixforth et al. 1998; s. Wirkstoffprofil Butylscopolamin).

17 Kurzprofil

Ketorolac ist das bislang potenteste in die Klinik eingeführte saure antipyretische Analgetikum und kann auch invasiv (is.c., i.m., i.v.) angewendet werden.

Damit eignet sich Ketorolac hervorragend zur kurzzeitigen Behandlung mittlerer bis starker akuter nozizeptiver Schmerzen, auch bei Kindern, wo es eine analgetische Potenz hat, die mit Morphin vergleichbar ist (allerdings auch eine höhere Potenz an Nausea u. Emesis induziert; Lieh-Lai et al. 1999).

Im Rahmen der perioperativen Medizin, insbesondere postoperative Schmerzen, soll Ketorolac wie alle potenten COX-Hemmer wegen der Schädigung entsprechender physiologischer Systeme (Thrombozytenfunktion, Koagulation, Nierenfunktion) nicht routinemäßig angewendet werden.

Wegen seiner analgetischen Potenz kann Ketorolac als Alternative zu Opioiden wie Morphin und Pethidin bei akuten Schmerzzuständen in der Notfallpraxis wie Nierenkolik, Migräne-Anfall, Sichelzellanämiekrisen etc. eingesetzt werden.

In der Palliativmedizin kann Ketorolac bei Schmerzpatienten mit ossären Schmerzen eingesetzt werden.

Die i.m.- oder langsame i.v.-Gabe von Ketorolac (10–30 mg) wird als Referenznotfallmedikation (Notfallkoffer praktischer Arzt) für heftige Schmerzzustände traumatischer Art, Nierenkoliken (Di Trolio et al. 1999) und Gallengangskoliken in der welschen Schweiz empfohlen (Pharma-Flash 1994; s. auch: Diclofenac).

Der praktische Arzt, der Ketorolac in der Heimpraxis notfallmäßig einsetzt, sollte jedoch in der Lage sein

Ausbildung in Wiederbelebung, Wiederbelebungs-
instrumentarium, gesicherter venöser Zugang mittels
Verweilkanüle) entsprechende akute UAW adäquat
anzugehen (pers. Meinung des Hrsg.).

18 Literatur

Literatur bis 1996: → CD-ROM.

Bailey R, Sinha C, Burgess LP (1997) Ketorolac tromethamine and
hemorrhage in tonsillectomy: a prospective, randomized,
double-blind study. Laryngoscope 107/2: 166–169

Brook JW, Boike A, Zema RL et al. (1997) The anti-inflammatory
action of locally injected ketorolac. J Am Podiatr Med Associ
87/10: 460–465

Cold JA, ZumBrunnen TL, Simpson MA et al. (1998) Increased lithium serum and red blood cell concentration during ketorolac
coadministration. J Clin Psychopharmacol 1: 33–37

Cordero JA, Alarcon L, Escribano E (1997) A comparative study of
the transdermal penetration of a series of nonsteroidal antiinflammatory drugs. J Pharm Sci 86/4: 503–508

Di Trolio RN, Sing RF, Bates GM (1999) Use of ketorolac in renal
colic. J Am Osteopath Assoc 99/11: 589–590

Feldman HI, Kinman JL, Berlin JA et al. (1997) Parenteral ketorolac: the risk of acute renal failure. Ann Intern Med 126/3:
193–199

Forrest JB, Heitlinger EL, Revell S (1997) Ketorolac for postoperative pain management in children. Drug Saf 5: 309–329

Foster PN, Williams JG (1997) Bradycardia following intravenous
ketorolac in children. Eur J Anaesthesiol 3: 307–309

García Rodríguez LA, Cattaruzzi C, Troncon MG et al. (1998) Risk
of hospitalisation for upper gastrointestinal tract bleeding
associated with ketorolac, other nonsteroidal anti-inflammatory drugs, calzium antagonists, and other antihypertensive
drugs. Arch Intern Med 158/1: 33–39

Gerancher JC, Waterer R, Middleton J (1997) Transient paraparesis
after postdural puncture spinal hematoma in a patient receiving ketorolac. Anesthesiology 86/2: 490–494

Gillis JC, Brogden RN (1997) Ketorolac. A reappraisal of its pharmacodynamic and pharmacokinetic properties and therapeutic use in pain management. Drugs 53/1: 139–188

Gordon RL (1998) Prolonged central intravenous ketorolac continuous infusion in a cancer patient with intractable bone pain.
Ann Pharmacother 32/2: 193–196

Goyal SB, Goyal RS (1998) Ketorolac tromethamine-induced acute
pancreatitis. Letter. Arch Intern Med 158/4: 411

Handley DA, Cervoni P, McCray JE et al. 1998) Preclinical enantio-
selective pharmacology of (R)- and (S)-ketorolac. J Clin Pharmacol 38/2S: 25S–35S.

Hamunen K, Maunuksela EL, Sarvely J et al. (1999) Stereoselective
pharmacokinetics of ketorolac in children, adolescents and
adults. Acta Anaesthesiol Scand 43/10: 1041–1046

Harden RN, Rogers D, Fink K et al. (1998) Controlled trial of
ketorolac in tension-type headache. Neurology 50/2:507–5009

Hennessy S, Kinman JL, Berlin JA et al. (1997) Lack of hepatotoxic
effects of parenteral ketorolac in the hospital setting. Arch
Intern Med 157/21: 2510–25514

Hughes A, Wilcock A, Corcoran A (1997) Ketorolac: continuous
subcutaneous infusion for cancer pain. Correspondence. J Pain
Symptom Manage 6: 313–316

Jaquenod M, Rönnhedh C, Cousins MJ et al. (1998) Factors influencing ketorolac-associated perioperative renal dysfunction.
Anesth Analg 86/5: 1090–1097

Lieh-Lai MW, Kauffman RE, Uy HG et al. (1999) A randomized
comparison of ketorolac tromethamine and morphine for
postoperative analgesia in critically ill children. Crit Care Med
27/12: 2786–2791

Marín-Bertolín S, De André J, González-Martínez R et al. (1997) A
controlled, randomized, double-blind study of ketorolac for
postoperative analgesia after plastic surgery. Ann Plast Surg
38/5: 478–484

Myles PS, Power I (1998) Does ketorolac cause postoperative renal
failure: how do we assess the evidence. Editorial IV. Brit J Anaesth 80/4: 420–421

Otti T, Weindel M, Bastiani B (1997) Ketorolac induce acute reversible hearing loss in a patient maintained on CAPD. Correspondence. Clin Nephrol 47/3: 208–209

Reuben SS, Connelly NR, Lurie S et al. (1998) Dose-response of
ketorolac as an adjunct to patient-controlled analgesia morphin in patients after spinal fusion surgery. Anesth Analg 87/1:
98–102

Steinberg RB, Reuben SS, Gardner G (1998) The dose-response
relationship of ketorolac as a component of intravenous regional anesthesia with lidocain. Anesth Analg 86/4: 791–793

Lonazolac rec. INN

1 Handelsnamen

Argun L, Arthro Akut, Irritren

3 Chemie, Geschichte, diverse Hinweise

3-(4-Chlorphenyl)-1-phenyl-4-pyrazolessigsäure
$C_{17}H_{13}ClN_2O_2$
MG 312,8
CAS N° 53808-88-1

16 Vorklinische und klinische Studien

Der Wirkstoff (TD 3-mal 200 mg p.o.) wurde mit
Naproxen (TD 2-mal 250 mg p.o.) während 3 Wochen
verglichen (vergleichende DB-Studie) bei verschiedenen Formen von »spinaler« Osteoarthrose, Koxarthro-
se, Gonarthrose (n=20 + 20; Siegmeth u. Placheta 1982;
UWA: in beiden Gruppen 1 Fall von Dermatitis, sowie
gastrointestinale UAW; Effektivität vergleichbar).

Während einer offenen Langzeitstudie bei 35 Patien-
ten mit rheumatoider Arthritis war der Effekt von
Lonazolac-Ca in einer TD von 600 mg in der Hälfte der
Fälle gut; UAW waren gastrointestinaler Art, wegen
akuter Verschlechterung der Grundkrankheit mehrere
Drop-outs (Lonauer et al. 1981).

15 Kinetikprofil

Das kinetische Verhalten von Lonazolac ist altersabhängig: die HZW beträgt beim jungen Gesunden ca. 6 h,
beim älteren Patienten das Doppelte. Eine translaktale
Phase konnte für den Metaboliten M1 nachgewiesen
werden (Huber et al. 1990) Lonazolac ist nach peroraler
Anwendung in der Synovialflüssigkeit nachweisbar
(Deneke et al. 1998), und zwar je nach Synovialzustand:
beim entzündeten Gelenk um >60%, beim nichtentzün-
deten degenerativen Gelenk um <40% der Serumkonzentration (Mayrhofer u. Thumb 1984)

17 Kurzprofil

Lonazolac ist ein saures antipyretischen Analgetikum,
das in der Rheumatologie verwendet wird.

18 Literatur

Literatur vor 1996: → CD-ROM.

Deneke J, Luckow V, Guserle et al. (1998) Transsynovial kinetics of
lonazolac and its hydroxy metabolige in synovitis patients. Int
J Pharmacol Ther 36/8: 418–419

Methiazinsäure rec. INN; Methiazinic acid, RP 16091 (Code)

17 Kurzprofil
Über den Wirkstoff Methiazinsäure (Handelsnamen: Metian, Novartril, Roimal, Soridermal, Soripal; chem.: 10-Methylphenothiazin-2-yl) Essigsäure; $C_{15}H_{13}NO_2S$; MG 271,3; CAS N° 13993-65-2) sind zwischen 1969 und 1974 einige einzelne kinetische, toxikologische sowie klinische Studien veröffentlicht worden.

Oxametacin rec. INN

17 Kurzprofil
Oxametacin wird biotransformiert zu Oxametacinglukuronid, Desmethylindometacinamidglukuronid sowie partiell zu Indometacin (Handelsnamen: Dinulcid, Flogar, Restid (chem.: 1-(4-Chlorobenzoyl)-5-methoxy-2-methylindole-3-acetohydroxamic acid, $C_{19}H_{17}ClN_2O_4$, MG 372,8 CAS N° 27035-30-9; Dittrich et al. 1981; Vergin et al. 1981). Das Potential an UAW soll nach den spärlich verfügbaren klinischen Daten etwa die Hälfte desjenigen von Indometacin betragen (Polderman u. Colon 1980).

18 Literatur
Siehe CD-ROM.

Pirazolac rec. INN, BAN, USAN; ZK 76604 (Code)

17 Kurzprofil
Pirazolac ist ein heterozyklischer Essigsäureabkömmling (4-(4-Chlorophenyl)-1-(4-fluorophenyl)pyrazol-3-yl-essigsäure; $C_{17}H_{12}ClFN_2O_2$; MG 330,7; CAS N° 71002-09-0) mit einer HWZ von 17h, das offenbar fast vollständig über einfache Glukuronierung eliminiert wird (Täuber 1990) Pirazolac wird in einigen klinischen Studien erwähnt (Numo 1990: Vergleichsstudie vs. Sulindac, n=160; Carcassi et al. 1990: Vergleichsstudie mit Indometacinm n=119 [32 Drop-outs!!]; Symmons et al. 1985: n=24 [Dosisfindungsstudie; UAW: gastrointestinale sowie Haut]).

18 Literatur
Siehe CD-ROM.

Proglumetacin rec. INN, BAN; Protacin Maleat; CR-604 (Code)

17 Kurzprofil
Proglumetacin (Handelsnamen: Afloxan, Protaxil, Protaxon, Proxil ; chem.: Indometacin-2[4-[3{[4-(benzoylamino)-5-(dipropylamino)-1,5-dioxopenthyl]oxy}propyl]-1-piperazin]ethylester;$C_{46}H_{58}ClN_5O_8$, $2C_4H_4O_4$; MG: 1076,6; CAS N° 57132-53-3; CAS N° 59209-40-4 [Maleat]), ist eine Esterverbindung von Indometacin sowie dem Wirkstoff Proglumid (4-Benzamido-NN-dipropylglutamarsäure), dem eine hemmende Wirkung auf die Magensekretion zugeschrieben wird. Proglumetacin

(TD 450 mg) wurde bei 50 Gonarthrosepatienten mit Piroxicam (TD 20 mg) verglichen, wobei die Effektivität vergleichbar war, in der Piroxicamgruppe jedoch wegen UAW 20 Drop-outs zu verzeichnen waren (Puhl u. Springorum 1984). In einer weiteren Studie wurd eine TD 300 mg Proglumetacin mit TD 500 mg verglichen bei Patienten mit Exazerbation einer chronischen rheumatischen Arthritis, wobei die Effektivität in beiden Gruppen vergleichbar war (Esprito Santo et al. 1983). Eine italienische Multicenterstudie bei 1522 Patienten unter TD 450 mg Proglumetacin ergab eine Inzidenz von 17% gastrointestinaler UAW; von Patientenseite dagegen wurde eine Inzidenz von 2,2% festgestellt (Carratelli et al. 1985). Eine andere Studie berichtet über die Behandlungsdauer von 12 Tagen bei 30 Patienten, wobei bei 30% gastrointestinale Symptome (Sodbrennen, epigastrische Schmerzen) auftraten, die als »milde« und »akkessorisch« eingestuft wurden (Lorenzi et al. 1983). Daneben noch einige wenige Publikationen ähnlicher Provenienz.

18 Literatur
Siehe CD-ROM.

Sulindac rec. INN, BAN, USAN

1 Handelsnamen
Clinoril (MSD); Generika: ja

2 Darreichungsform/galenische Formen
In der Regel Tabletten zu 100 mg und 200 mg.

3 Chemie, Geschichte, diverse Hinweise
(Z)-5-Fluor-2-methyl-1-[4-(methylsulfinyl)-benzyliden]-inden-3-essigsäure
$C_{20}H_{17}FO_3S$
MG: 356,42
CAS N° 38194-50-2

4 Rezeptpflichtigkeit, Schwangerschaftskategorie
Deutschland: ?
Österreich: Rp.
Schweiz: B; Schwangerschaft: nicht definiert; vom Hersteller wird die Schw./Stillz. als Kontraindikation angegeben.

5 Stoffbezeichnung entsprechend der Hauptindikation, Dynamik
Saures antipyretisches Analgetikum: Analgetikum, [Antipyretikum], Antiphlogistikum: *Antirheumatikum*, Gichtmittel (akuter Gichtanfall).

5.2 Dynamik
Starke Hemmung der PG-Synthese durch den in Bezug auf COX-Hemmung aktiven Sulfidmetaboliten.
Der Sulfidmetabolit hemmt wahrscheinlich über das PG-System die Proliferation von intestinalen Adenom-

zellen; der Sulfonmetabolit, der keine COX-LIPOX-
oder Phospholipasehemmung aufweist, schädigt in der
Karzinogenese involvierte intrazelluläre Signalsysteme
(z. B. Cycline etc.) im Tierversuch (Mammakarzinom,
Kolonkarzinom; Piazza et al. 1997; Mahmoud et al. 1998;
Thompson et al. 1997; Han et al. 1998).

6 Indikationen, Dosierung, Anwendungsart

6.1 Indikationen
Entzündlich-schmerzhafte Zustände, v. a. rheumatischer Genese wie

Arthose,

chronische Polyarthritis,

Spondylitis ankylans,

Periarthropathien,

Tendinitiden und Tendosynovitis,

akuter Gichtanfall.

Der Einsatz von Sulindac wird bei familiärer adenomatöser Polyposis empfohlen, weil der Wirkstoff offenbar
die Polypenbildung, möglicherweise aber auch die
krebsartige Entartung hemmt (Giardiello et al. 1993;
Nugent u. Phillips 1993; Thorson et al. 1994).

6.2 Dosierung
TD 100–200 (mg; p.o.)
TD_{max} 400 (mg; p.o.)

6.3 Anwendungsart
Nichtinvasiv (p.o.)

8 Kontraindikationen
Siehe Buch D sowie allgemeine Checkliste E, insbeson-
dere:
- Schwangerschaft und Stillzeit
- Alter unter 14 Jahren
- Überempfindlichkeit gegenüber sauren antipyreti-
  schen Analgetika (Kreuzsensibilität vorhanden)

9 UAW
Siehe Checkliste saure antipyretische Analgetika, insbesondere:

9.1 und 9.2 ZNS, Gesichtssinne
Schwindel, Schläfrigkeit, Benommenheit, Kopfschmerzen, Schlafstörungen, Asthenie, Parästhesien, Konvulsionen, Nervosität, Depressionen, psychotomimetische
Krankheitsbilder (Kruis u. Barger 1980), akute Verschlechterung einer vorbestehenden Parkinson-Er-
krankung (Sandyk u. Gillman 1985), Delirium (Thornton 1980), Enzephalopathie (Neufeld u. Korczyn 1986),
zentrales Fieber (Levites et al. 1981)

Tinnitus. Progrediente Sehstörungen, typische
Geschmacksveränderungen (bitter, metallischer Geschmack).

9.3 Herz/Kreislauf
Hypertenion (Easton u. Koval 1980), Hypotension,
sekundäre Stauungsinsffizienz, Herzklopfen.

9.4 Atmung, Atemorgane
Sogenannte AIA möglich.

9.5 Verdauungstrakt insbesondere Magen-Darm-Trakt
Stomatitis; häufig: Gastralgien; Nausea und Emesis,
Diarrhö, Obstipation, Flatulenz, Inappetenz, gastrointestinale Krämpfe, Gastritis, Gastroenteritis, Ulzerationen etc. 1 Fall von Jejununperforation (Yoon u. Ng 1998).

9.6 Leber, ableitende Gallengänge, Pankreas
Wie alle sauren antipyretischen Analgetika alle Formen
akuter, chronischer reversibler bis irreversibler Leberschädigungen (Anderson 1979; Fagan et al. 1983; Bodin
et al. 1985; Whittaker et al. 1982; Giroux et al. 1982; Wolfe
1979; Kammerer et al. 1982; Daniele et al. 1988; Kaul et al.
1981; Gallanosa u. Spyker 1985; Wood et al. 1985; Dhand
et al. 1981).

Die Hepatotoxizität von Sulindac gegenüber anderen
gebräuchlichen sauren antipyretischen Analgetikum ist
ca. 5–10-mal erhöht (Walker 1997; García Rodríguez et
al. 1994). Pankreatitis (Lilly 1981; Memon 1982; Goldstein et al. 1980; Siefkin 1980).

Cholezystohepatolithiasis (in- und extrahepatische
Steinbildung mit Nachweis von eingeschlossenen Sulin-
dac-Metaboliten; Tokumine et al. 1999).

9.7 Niere, ableitende Harnwege, Blase
Akute, chronische reversible bis irreversible Nieren-
funktionsstörungen bis Nierenversagen (Mitnick 1983,
Horowitz et al. 1988; Whelton et al. 1983)

Widersprüchliche Angaben bezüglich Hemmung der
renalen Prostaglandinsynthese bzw. »nierenschonen-
der« Effekt (Ciabattoni et al. 1984, 1987; Roberts et al.
1985; Quintero et al. 1985; Brooks u. Day 1991). Verfär-
bung des Urins, Hämaturie.

Nephrotisches Syndrom (Lomvardias et al. 1981).

9.9 Endokrinium
Reversible Gynäkomastie (Kapoor et al. 1983).

9.10 Blut, blutbildende Organe
Agranulozytosis (Morris et al. 1981), immun-hämo-
lytische Anämie (Johnson et al. 1985; Mintz et al. 1986;
Girard et al. 1994; Angeles et al. 1994), aplastische
Anämie (Bennett et al. 1980), Thrombozytopenie
(Karachalios u. Parigorakis 1986; Rosenbaum 1981;
Shojania u. Rusen 1981), Neutropenie; Knochenmark-
depression (Miller 1980).

9.11 Hautorgan, Haare, Nägel
Ausschläge, Juckreiz, Alopexie, s. toxischallergische
Störungen (9.12 toxische epidermische Nekrolyse

(Hovde 1990), Stevens-Johnson-Syndrom, exfoliative Dermatitis: s. unter 9.12), Photosensitivität, Ekchymosen, Purpura.

9.12 Allergischtoxische UAW

Anaphylaxis (Smith u. Lindberg 1980); potentiell tödlich verlaufende Multiorganmanifestationen mit Fieber, Schüttelfrost, Juckreiz, Hautauschlag (Bruce u. Odom 1986), Quincke-Ödem, Leberfunktionsstörung, Ikterus, Hepatitis, Pankreatitis, Pneumonie, Eosinophilie, Leukopenie, Anämie, Adenitis, Nierenfunktionseinschränkung bis Nierenversagen, Arthralgie (Park et al. 1982) Stevens-Johnson Syndrom, akute Pankreatitis + toxische epidermale Nekrolyse + Hepatitis (Klein u. Khan 1983), generalisierte Lymphadenopathie (Hoffman u. Rudnicki 1988; Sprung 1982), Pneumonitis (Fein 1981), aseptische Meningitis (Ballas u. Donta 1982), immunhämolytische Anämie (s. 9.10).

9.13 Allgemeintoxische UAW

Trockene und entzündete Schleimhäute.

9.14 Diverse UAW

9.14.1 Vaginale Blutungen, Epistaxis.

13 Interaktionen

Siehe Buch D sowie Checkliste E, insbesondere:

- Antihypertensiva: Wirkungseinbuße; aber: Sulindac und Acetylsalicylsäure sind Mittel der Wahl (Empfehlung: strenge BD-Kontrollen; Johnson et al. 1994);
- Cholestyramin: Bioverfügbarkeit Sulindac (MS, Metaboliten) ↓ (Malloy et al. 1994);
- Dimethylsulfoxid: Dimethylsulfoxid (DMSO) reduziert die Plasmakonzentration des aktiven Sulfidmetaboliten und induziert periphere Neuropathien;
- Furosemid: diuretische, antihypertensive Wirkung von Furosemid gehemmt (Roberts et al.1985);
- Hämorrhagie (Tierversuch) + Sulindacsulfid: Nierenfunktion ↓↓ (Henrich et al. 1986);
- Hydrochlorothiazid: Wirkung kann auch verstärkt werden (Steiness 1982; Empfehlung: enge BD-Kontrolle);
- Lithium: Lithiumkonz. ↑, aber: Sulindac und Acetylsalicylsäure sind Mittel der Wahl (Empfehlung: Lithiumkonz.- Kontrollen; Johnson et al. 1994);
- Methotrexat;
- Orale Antidiabetika: offenbar keine wesentliche Beeinflussung;
- Orale Antikoagulanzien: Fehlen von kontrollierten Studien; eine Verlängerung der Prothrombinzeit ist anzunehmen;
- Probenecid: urikosischer Effekt von Probenecid leicht reduziert; Plasmakonzentration von Sulindac und Sulindacmetaboliten erhöht.

15 Kinetik (abgekürzt)

Physikochemische Eigenschaften
pK_a: 4,5

Resorption und Bioverfügbarkeit
Bioverfügbarkeit (% Dosis): 90 (p.o.)
T bis C_{max} (h): 2–4 (p.o.)

Verteilung, Elimination, Metabolismus
Terminale β-Halbwertszeit (h): 7–8 (MS), 16–17 (Metaboliten)
RenaleElimination (% Dosis): 50–75
Biliäre Elimination (% Dosis): 25
Inaktive Metaboliten:
Aktive Metaboliten: Sulfidmetaboliten (COX-Mechanismen), Sulfonmetaboliten (Mechanismen von Zelltumoren)

Effektivität
Therapeutische/Toxische Serumkonzentration:
IC_{50} COX-1 (nmol/l): 1,12 ± 0,787; ID_{50} COX-1 (µmol): 0,3 – 0,5; 1,3
IC_{50} COX-2 (nmol/l): 112 ± 65,5; ID_{50} COX-2 (µmol): 11 – 14; 50,7
COX-2-/COX-1-Hemmverhältnis: 100; 30,9; 39

(Bemerkung: vorläufige Daten aus verschiedenen Quellen! Ungünstiger Koeffizient! Lit. nach Meade 1993, Barnett 1994, Laneuville: s. unter Nabumeton).

Biomembrangängigkeit
Diaplazentar: ja (MS, Sulfidmetabolit; Kramer et al. 1995), insbesondere Sulindacsulfid-Metaboliten; Absenz einer plazentaren Bioelimination (Lampela et al. 1999).
Translaktal: –
Blut-Hirn-Barriere: –
Synovialflüssigkeit: –

15.2 Kinetikdiskussion

Nach oraler Gabe wird Sulindac rasch resorbiert. Seine Biotransformation führt über eine Reduktion zu einem Sulfidmetaboliten (aktiv in Bezug auf analgetische, antiinflammatorische Eigenschaften) und irreversibel über eine Oxidation zu einem Sulfonmetaboliten.

Sulindac, Sulfid- und Sulfonmetaboliten weisen eine hohe Albuminbindung auf. Sulindac und Sulfonmetaboliten werden als Konjugate renal ausgeschieden. Der in Bezug auf COX-Hemmung aktive Sulfonmetabolit hingegen wird nur zu einem geringen Teil renal ausgeschieden (s. auch: Interaktionen, Henrich et al.). Bei Langzeitanwendung ist sowohl beim Leber- als auch beim Nierengeschädigten eine Akkumulation von MS und M anzunehmen (Davies u. Watson 1997).

16 Vorklinische und klinische Studien

Bei familiärer Adiposis, oft eine benigne Vorform zum Kolonmalignom, scheint das intestinale PG-System upreguliert zu sein (erhöhte TXB2); nach Sulindactherapie ist die intestinale Konzentration an PGD_2, PGE_2, $PGF_{2\alpha}$, 6-ketoF$_{1\alpha}$ signifikant reduziert; diese Reduktion ist interindividuell stark unterschiedlich, wobei eine starke Reduktion der intestinalen PG-Population unabhängig vom Auftreten eines Malignoms zu sein scheint (Giardiello et al. 1998).

Bei 17 Patientinnen (Alter >56; Osteoarthritis, art. Hypertension: Hydrochlorothiazid- und Fosinoprilmedikation) wurde randomisiert, geblindet während 1 Monat die zu vergleichenden Wirkstoffe (Ibuprofen, Nabumeton, Sulindac) verabreicht (Intervall: 2 Wochen) und vor- und nachher die Nierenfunktion untersucht: 4 Ibuprofenpatientinnen, die eine signifikante Nierenfunktionseinschränkung entwickelten, wiesen einen erniedrigten hydrostatischen Glomerulusdruck (–15%) auf sowie einen erhöhten arteriolären Widerstand (+85%) assoziiert mit einer Reduktion der renalen vasodilatatorischen PG auf (Sulindacgruppe: 1 Fall; Nabumetongruppe: 0; Cook et al. 1997).

Sulindac reduziert wie alle sauren antipyretischen Analgetika die normale Produktion der Fruchtblasenflüssigkeit (UAW: Oligohydramnion). Dieser Effekt wurde positiv ausgenutzt bei 3 monoamniotischen Zwillingsschwangerschaften, um die Komplikation der bei diesen Fällen öfters vorkommenden Nabelschnurverwicklungen durch Stabilisation der Fetuslage zu reduzieren; das Monitoring umfasste Doppleruntersuchungen in Bezug auf Amnionflüssigkeit, fetaler Urinoutput, Umbilikalarterie, Ductus arteriosus (Peek et al. 1997; UAW: fetaler renaler Output ↓).

17 Kurzprofil

Das saure antipyretische Analgetikum Sulindac ist Prodrug (Sulfoxid) für einen aktiven Sulfidmetaboliten mit langer Wirkungsdauer und erheblichem UAW-Potential. Wegen seiner antiphlogistischen Wirkung wird es in der Rheumatologie eingesetzt.

Ziel der Forschung ist, die Wirkung der verschiedenen Metaboliten in Bezug auf ihre Wirkung bezüglich Tumorproliferation (Benignom, Malignom) zu untersuchen (Reddy et al. 1999).

18 Literatur

Literatur bis 1996: → CD-ROM.

Cook ME, Wallin JD, Thakur VD et al. (1997) Comparative effects of nabumetone, sulindac, and ibuprofen on renal function. J Rheumatol 24/6: 1137–1144

Davies NM, Watson MS (1997) Clinical pharmacokinetics of sulindac. A dynamic old drug. Clin Pharmacol 32/6: 437–459

Giardiello FM, Spannhake EW, DuBois RN et al. (1998) Prostaglandin levels in human colorectal mucosa: effects of sulindac in patients with familial adenomatous polyposis. Dig Dis Sci 43/2: 311–3316

Han EK, Arber N, Yamamoto H et al. (1998) Effects of sulindac and its metabolites on growth and apoptosis in human mammary epithelial and breast carcinoma cell lines. Breast Cancer Res Treat 48/3: 195–203

Tokumine F, Sunagawa T, Shiohira Y et al. (1999) Drug-associated cholelithiais: a case of sulindac stone formation and the incorporation of sulindac metabolites into the gallstones. Am J Gastroenterol 94/8: 2285–2288

Lampela ES, Nuutinen LH, Ala.Kokko TI et al. (1999) Placental transfer of sulindac, sulindac sulfide, and indomethacin in a human placental perfusion model. Am J Obstet Gynecol 180(1Pt1): 174–180

Mahmoud NN, Boolbol SK, Dannenberg AJ et al. (1998) The sulfide metabolite of sulindac prevents tumors and restores enterocyte apoptosis in a murine model of familial adenomatous polyposis. Carcinogenesis 1: 87–91

Peek MJ, McCarthy A, Kyle P et al. (1997) Medical amnioreduction with sulindac to reduce cord complications ini monoamniotic twins. Am J Obstet Gynecol 176/2: 334–336

Piazza GA, Alberts DS, Hixson LJ et al. (1997) Sulindac sulfone inhibits azoxymethane-induced colon carcinogenesis in rats without reducing prostaglandin levels. Cancer Res 57/14: 2909–2915

Reddy BS, Kawamori T, Lubet R et al. (1999) Chemopreventive effect of S-methylmethane thiosulfate and sulindac administered together during the promotion/progression stages of colon carcinogenesis. Carcinogenesis 20/8: 1645–1648

Thompson HJ, Jiang C, Lu J et al. (1997) Sulfone metabolite of sulindac inhibits mammary carcinogenesis. Cancer Res 57/2: 267–271

Walker AM (1997) Quantitative studies of the risk of serious hepatic injury in persons using nonsteroidal antiinflammatory drugs. Arthritis Rheum 40/2: 201–208

Yoon KH, Ng SC (1998) A case of sulindac-induced enteropathy resulting in jejunal perforation. Ann Acad Med Singapore 1: 116–119

Tolmetin rec. INN, BAN USAN bzw. Tolmetin Sodium USAN

1 Handelsnamen

Tolectin (Cilag; McNeil)

2 Darreichungsform/galenische Formen

Je nach Hersteller Kapseln 400 mg; Tabletten 400 mg; Gel.

3 Chemie, Geschichte, diverse Hinweise

1-Methyl-5-(p-toluoyl)-pyrrol-2-essigsäure

$C_{15}H_{15}NO_3$

MG. 257,30

CAS N° 26171-23-3

Tolmetinnatriumdihydrat:

$C_{15}H_{14}NNaO_3$, $2H_2O$

MG: 315,3

CAS N° 35711-34-3 (Natriumtolmetinanhydrid)

CAS N° 64490-92-2 (Natriumdihydrat)

4 Rezeptpflichtigkeit, Schwangerschaftskategorie

Deutschland: –

Österreich: Rp.

Schweiz: B; Schwangerschaft: C (Trimenon I,II), D (Trimenon III). Stillzeit (wegen translaktaler Passage) kontraindiziert.

5 Stoffbezeichnung entsprechend der Hauptindikation, Dynamik

Saures antipyretisches Analgetikum: [Analgetikum], [Antipyretikum], Antiphlogistikum: Antirheumatikum.

Der Wirkstoff wurde auch in Form eines nichtsauren Prodrugs (MED-15) beschrieben (Caruso et al. 1992).

6 Indikationen, Dosierung, Anwendungsart

6.1 Indikationen

Schmerzzustände bei rheumatischen und degenerativen Erkrankungen, inkl. ankylosierende Spondylitis, Osteoarthritis.

6.2 Dosierung

ED 600–800 (mg; p.o.)
TD: 800–2000 (mg; p.o. bzw. 2- bis 3-mal tgl. 1 Kapsel)
ED Kinder ab 12 Jahren/40 kgKG: 400 (mg; p.o.)
TD Kinder ab 12 Jahren/40 kgKG: 800 (mg; p.o. bzw. 2-mal 1)
TD >2000 mg (= analgetisches Ceiling; UAW ↑)

6.3 Anwendungsart

Nichtinvasiv: p.o., topisch

8 Kontraindikationen

Siehe Buch D sowie allgemeine Checkliste E, insbesondere:

- Mindestalter: 12 Jahre
- Schwangerschaft und Stillzeit

9 UAW

Siehe Checkliste »Saure antipyretische Analgetika«, insbesondere:

9.1 und 9.2 ZNS, Gesichtssinne

Schwindel, Kopfschmerzen, Schläfrigkeit, Müdigkeit (**Cave:** Verkehrstauglichkeit), zentrale Pyrexie (Brown u. Weir 1978), Schwitzen etc. Seh- und Hörstörungen; psychische Störungen (Manie: Sotsky u. Tossell 1984).

9.3 Herz/Kreislauf

Hypertension im Rahmen einer Na-Retention mit Ödemen.

9.4 Atmung, Atemorgane

Sogenannte AIA möglich (positive Kreuzsensibilität).

9.5 Verdauungstrakt insbesondere Magen-Darm-Trakt

Häufig (bei >10% aller Patienten): Nausea (Ehrlich 1983) und Emesis, Sodbrennen, Diarrhö, Ösophagusulzerationen (Palop et al. 1997); Magen- und Duodenalulcerationen etc.

9.6 Leber, ableitende Gallengänge, Pankreas

Häufig: Anstieg der Lebertransaminasen.

9.7 Niere, ableitende Harnwege, Blase

Alle Formen der akuten, chronischen, reversiblen bis irreversiblen Schädigung wie nephrotisches Syndrom, interstitielle Nephritis etc. (Ehrlich u. Wortham 1975; Tietjen 1989; Chatterjee 1981; Wellborne et al. 1983; Knodel et al. 1986; Boiskin et al. 1987; Blackshear 1982; Katz et al. 1981; Feinfeld et al. 1984; Pascoe et al. 1986; Vogelsang et al. 1993).

9.10 Blut, blutbildende Organe

Alle Formen der akuten, chronischen, reversiblen bis irreversiblen Schädigung: immun-hämolytische Anämie (Squires et al. 1985; van Dijk et al. 1989, Larsen u. Becher), Thrombozytopenie (Lockhart 1982), Leukopenie, Agranulozytosis (Sakai u. Joseph 1978).

9.11 Hautorgan, Haare, Nägel

Allergische Manifestationen wie Pruritus, Rash, Urtikaria, Angioödem (Ponte u. Wisman 1985) Purpura, Erythema multiforme: s. 9.12.

9.12 Allergischtoxische UAW

Anaphylaktoide Reaktionen bis Anaphylaxis (Ahmad 1980; McCall u. Cooper 1980; Restivo u. Paulus 1978; Rossi u. Knapp 1982; Bretza u. Novey 1985; Moore u. Goldsmith 1980; Rake u. Jacobs 1983), allergischtoxische Multiorganreaktionen mit Rash, Urtikaria, Pruritus, immunothrombozytopenische Purpura (Stefanini u. Nassif 1982), Erythema multiforme, Schwitzen, Polylymphadenopathie; Organentzündungen wie aseptische Meningitis (v. a. bei vorbestehenden Autoimmunerkrankungen wie Lupus erythematodes; Ruppert u. Barth 1981).

10 Warnhinweise

Anaphylaktoide Reaktionen: positive Kreuzsensibilität zu Zomepirac; keine zu Salicylatverbindungen (Rake u. Jacobs 1983).

Interferenz mit Eiweißsulfosalicylharntests.

12 Notfallmaßnahmen bei Überdosierung

Wie bei allen sauren antipyretischen Analgetika: Hospitalisierung; Magenentleerung mit anschließend gastroskopischer Kontrolle (Hrsg.), Aktivkohle, symptomatische Behandlung, Diureseüberwachung etc.

13 Interaktionen

Siehe Buch D sowie Checkliste E, insbesondere:

13.1 Pharmakologische Interaktionen

- Alkohol: Alkoholkonsum erhöht die gastrointestinale Unverträglichkeit;
- Antazida: hemmen Resorption von Tolmetin;
- Antikoagulanzien: Verlängerung der Blutungszeit (Prothrombinzeitverlängerung);
- Carbamazepin: freie Fraktion ↑ (Eiweißbindungskompetition, Dasgupta u. Volk 1996);

- Cimetidin: gastrischer Schleimhautschutz schlecht; Duodenalschleimhautschutz gut (Arbeiten von Lanza);
- Hydantoin: Eiweißverdrängung zu erwarten, klinische Relevanz unbekannt;
- Kortikosteroide: keine Studien bekannt; erhöhte Ulzerogenizität ist zu erwarten;
- Lithium: freie Fraktion Lithium erhöht sich (toxische Lithiumkonzentrationen möglich);
- Milch: reduziert gastrointestinale UAW, verzögert Resorption;
- Misoprostol-Prophylaxe: gastrischer u. duodenaler Schleimhautschutz (Lanza 1986);
- Orale Antidiabetika: keine Studien vorhanden;
- Salicylate: obsolete Kombination;
- Sulfonamide: keine Studien bekannt; Eiweißverdrängung zu erwarten;
- Valproat: freie Fraktion ↑ (Eiweißbindungskompetition; Dasgupta u. Volk 1996).

15 Kinetik

Physikochemische Eigenschaften
Proteinbindung (% Dosis): 99
pK_a: 3,5

Resorption und Bioverfügbarkeit
Bioverfügbarkeit (% Dosis): 100 (p.o.)
T bis C_{max} (h): 0,5–1 (p.o.)
C_{max}: um 40 mg/ml (400 mg; p.o.)

Verteilung, Elimination, Metabolismus
Terminale β-Halbwertszeit (h): 2 und 5*
V_{ss} (l): 9
RenaleElimination (% Dosis): 100; 10 MS, 73 inaktive Metaboliten, 12 Konjugate
Biliäre Elimination: 0
Inaktive Metaboliten: ja
Aktive Metaboliten: nein

Effektivität
Therapeutische/Toxische Serumkonzentration: –
IC_{50} COX_1 (nmol/l): 0,156±0,0117; IC_{50} COX_2 (nmol/l): 27,2 ± 4,75; COX_2/COX_1 Hemmverhältnis: 175

Biomembrangängigkeit
Diaplazentar (im Tierversuch nachgewiesen)
Translaktal (im Tierversuch nachgewiesen)
Blut-Hirn-Barriere: keine Angaben
Synovialflüssigkeit: ja

15.2 Kinetikdiskussion

Die terminale Eliminationshalbwertszeit beim Nieren- und Lebergesunden wird als biphasisch beschrieben und soll 2 h (schnelle Phase) bzw. 5 h (langsame Phase) betragen. Bei multipler Dosierung kann sich die Serumkonzentration von Tolmetin kumulativ erhöhen (+ 10% nach 1 Woche; TD 1600 mg; Furst et al. 1982).

16 Vorklinische und klinische Studien

Die Drop-out-Rate wegen UAW betrug ca. 15% (O'Brien 1983; >65 Jahre; UAW + Wirkungslosigkeit; Ehrlich 1983).

17 Kurzprofil

Tolmetin ist ein mit Ketorolac verwandtes saures antipyretisches Analgetikum, das als Antirheumatikum bei Osteoarthritis, rheumatoider Arthritis, ankylosierende Spondylitis eingesetzt wird. Die Inzidenz an UAW ist erheblich.

Eine retrospektive Kohortenstudie 1980–1984 ergab keinen Anhaltspunkt für eine Tolmetin-spezifische Sensibilisierungsgefahr bzw. Tolmetin-bedingter Inzidenz allergisch u. allergischtoxischer Zwischenfälle (Strom et al. 1988). Eine retrospektive Kohortenstudie mit dem eng verwandten Wirkstoff Zomepirac ergab ebenfalls keinen Anhaltspunkt für eine ehöhte Inzidenz allergischtoxischer UAW (Strom et al. 1987): unterdessen ist aber Zomepirac wegen gehäuften Auftretens allergischtoxischer Zwischenfälle vom Markt genommen worden!

Zwischen Tolmetin und Zomepirac besteht eine Kreuzsensibilität (Rake u. Jacobs 1983).

18 Literatur
Siehe CD-ROM.

Zomepirac rec. INN, BAN, Zomepirac Sodium USAN; McN 2783 (Code)

Der potente COX-Hemmer Zomepirac wurde wegen gehäufter toxischer und allergischtoxischer UAW (*akutes Nierenversagen, Anaphylaxis, interstitielle Nephritis, Agranulozytosis etc.*) aus dem Handel gezogen. Vgl. Diskussion Tolmetin.

1.5 Propionsäureabkömmlinge

Die Propionsäure oder Propansäure (CH_3CH_2COOH) ist eine einbasige Fettsäure. Ihre Derivate werden auch Profene genannt. Chemisch haben sie chiralen (mit seinem Spiegelbild nicht zur Deckung bringenden), optisch aktiven Charakter. Im Handel sind gewöhnlich razemische Gemische. Ausnahme davon ist das als reines S-Enantiomer eingeführte Naproxen. Den Propionsäurederivaten werden im allgemeinen gute analgetische und antirheumatische Eigenschaften sowie eine relativ gute Verträglichkeit nachgesagt: so ist der bewährte Wirkstoff Ibuprofen in vielen Ländern als OTC-Schmerzmittel zugelassen.

Es sind jedoch auch etliche Propionsäurederivate wegen Toxizität aus dem Handel zurückgezogen worden.

Die Anzahl der Propionsäureabkömmlinge ist groß:
- Alminoprofen, rec INN*,
- Benoxaprofen, rec INN*°,
- Bucloxinsäure, rec INN*,
- Butibufen, rec INN*,
- Carprofen, rec INN*°,
- Clobuzarit, rec INN*°,
- Dexketoprofen-Trometamol
- Fenbufen, rec INN*,
- Fenoprofen, prop INN*,
- Flunaxoprofen, rec INN*,
- Flurbiprofen, rec INN* u. Flurbiprofen Therapeutisches System
- **Ibuprofen, rec INN u.**
  Ibuprofen Therapeutisches System
- Ibuproxam, rec INN*,
- [Indobufen, rec INN*],
- Indoprofen, rec INN*°,
- **Ketoprofen, rec INN u.**
  Ketoprofen Therapeutisches System
- Loxoprofen*
- M-5011, Code für
  d-2-[4-(3-Methyl-2-thienyl)phenyl]-Propionsäure**
- Nabumeton, rec INN*,
- **Naproxen, rec INN,**
- Oxaprozin, rec INN*,
- Piketoprofen, rec INN*,
- Pirprofen, rec INN*°°,
- Pranoprofen, rec INN*,
- Protizinsäure, rec INN*
- Suprofen, rec INN*°°,
- Tiaprofensäure, rec INN*
- Ximoprofen*

Anmerkungen: *unvollständiges Wirkstoffprofil.;
**kein Wirkstoffprofil (Wirkstoff in vorklinischer Phase); ° wegen Toxizität aus dem Handel gezogen; °° aus dem Handel gezogen; in eckigen Klammern: kein Analgetikum; als *Aggregationshemmer* eingesetzt.

Alminoprofen rec. INN

Über Alminoprofen (Handelsnamen Minalfène [Lab. Bouchara]; chemisch ein Arylcarboxylsäurederivat: 4-[(2-Methylallyl)amino]hydratropinsäure; $C_{13}H_{17}NO_2$; MG: 219,3; CAS N° 39718-89-3) sind vereinzelt kinetische und klinische Studien in Frankreich und Japan publiziert worden.

Benoxaprofen rec. INN, USAN, BAN; Compound 90459 (Code); LRCL-3794 (Code)

Wegen gehäuftem Auftreten schwerer UAW (*Hepatotoxizität* etc.) besonders bei älteren Patienten wurde die Produktion des Propionsäureabkömmlings Benoxaprofen [Oraflex (Lilly)] eingestellt.

Bucloxinsäure rec. INN; bucloxic acid; CB 804 (Code)

Siehe 1. Auflage 1996.

Butibufen rec. INN

Siehe 1. Auflage 1996.

Carprofen rec. INN, BAN, USAN; Ro 20-5720/000 (Code)

Das Phenylessigsäure- bzw. Propionsäurederivat Carprofen Imadyl (Roche) wurde wegen erhöhter Inzidenz von UAW (insbesondere *Photosensibilität*) aus dem Handel gezogen. Der Wirkstoff 1981 eingeführt (1983 zurückgezogen), wurde durch Tenoxicam (Tilcotil) 1986 abgelöst.

Clobuzarit rec. INN, BAN; ICI 55897 (Code)

Der Propionsäureabkömmling Clobuzarit wurde wegen gehäuftem Auftreten schwerer UAW (u. a. *Stevens-Johnson-Syndrom*) von klinischen Studien zurückgezogen.

Fenbufen rec. INN, BAN, USAN; CL 82204 (Code)

1 Handelsnamen
Lederfen (Lederle); Generika: ja

3 Chemie, Geschichte, diverse Hinweise
4-(Biphenyl-4-yl)-4-oxobutansäure
$C_{16}H_{14}O_3$
MG: 254,3
CAS N° 36330-85-5

4 Rezeptpflichtigkeit, Schwangerschaftskategorie
Deutschland: Rp, Schwangerschaft: Kontraindikation (Gr4, Gr9); Stillzeit: strenge Indikationsstellung.
  Österreich: Rp.
  Schweiz: nicht im Handel.

5 Stoffbezeichnung entsprechend der Hauptindikation, Dynamik
Saures antipyretisches Analgetikum: Analgetikum, [Antipyretikum], Antiphlogistikum: Antirheumatikum.

5.2 Dynamik
Die MS Fenbufen ist eine Prodrug für den sauren Hauptmetaboliten 4-Biphenylessigsäure, einem potenten Hemmer der Cyclooxygenasen (in vivo, in vitro; Sloboda et al. 1980).

9 UAW
Siehe Buch D sowie Checkliste E, insbesondere:

9.7 Niere, ableitende Harnwege
Schweres nephrotisches Syndrom mit akutem Nierenversagen (Levy et al. 1987).

9.10 Blut, blutbildende Organe

Akute, chronische, reversible bis irreversible Schäden wie aplastische und hämolytische Anämie (Martland u. Stone 1988; Michalevicz et al. 1987; Muir et al. 1994; Beucler et al. 1986), akute Agranulozytose (Sensebe et al. 1984).

9.11 Hautorgan, Haare, Nägel

Erhöhte Inzidenz von allergischen Hautmanifestationen bis zu schweren allergischtoxischen Hautschäden (Nicolas et al. 1982; Martin et al. 1984; → UK: Current Problems Nr. 23, 1988; Roujeau et al. 1990)

9.12 Allergischtoxische UAW

Allergischtoxische Multiorganmanifestationen (s. auch unter 9.11; 9.10): Nephritis + epidermale Nekrolyse +Hepatitis; Krivoy et al. 1997); Pneumonitis (Chuck et al. 1987); Pneumonitis + Lymphadenopathie (Swinburn 1987); Rash + eosinophile Pneumonitis (Burton 1990); Enzephalitis (Crosse u. Stanley 1994); Vaskulitis (Jean-Pastor et al. 1984)

---

15 Kinetik (abgekürzt)

Physikochemische Eigenschaften
Proteinbindung (% Dosis): 100

Resorption und Bioverfügbarkeit
T bis C_{max} (h): 2 MS (p.o.), 6–8 Metabolit 4-Biphenylessigsäure (p.o.)

Verteilung, Elimination, Metabolismus
Terminale β-Halbwertszeit (h): 14 (Nieren- und Lebergesunder)
Renale Elimination (% Dosis): 65
Biliäre Elimination (% Dosis): 10

15.2 Kinetikdiskussion

Die MS ist schlechtwasserlösliche Prodrug (= orale Absorption aus GI-Trakt schlecht) für den Metaboliten 4-Biphenylessigsäure; daneben wurden aber multiple, schlecht belegte und teilweise nicht näher identifizierbare Metaboliten nachgewiesen. Einige dieser Metaboliten scheinen eine über IL-1 stimulierende, sensibilisierende Wirkung zu haben (Photosensibilität; Rainsford et al. 1993; Edwards 1988)

17 Kurzprofil

Der langwirksame, in der Rheumatologie eingesetzte Wirkstoff Fenbufen, ist Prodrug für die 4-Biphenylessigsäure (→ Felbinac).

18 Literatur

Literatur bis 1996: s. CD-ROM.

Krivoy N, Azzam Z, Oren I et al. (1997) Interstitial nephritis, toxic epidermal necrolysis and liver dysfunction associated to fenbufen. Clin Rheumatol 16/5: 489–490

Fenoprofen prop. INN, DCF, USAN, BAN, Fenoprofen Calcium USAN
(Ca-Salz); Lilly 53858 (Code)

1 Handelsnamen

Fenoprex (Lilly); Generika: ja

3 Chemie, Geschichte, diverse Hinweise

(RS)-2-(3-Phenoxyphenyl)propionsäure
$C_{15}H_{14}O_3$
MG: 242,28
$(C_{15}H_{13}O_3)_2Ca, 2 H_2O$
MG: 558,6
CAS N° 31879-05-7 (Fenoprofen; Säure)
CAS N° 34597-40-5 (Kalziumsalzanhydrid)
CAS N° 53746-45-5 (Kalziumsalzdihydrat)

5 Stoffbezeichnung entsprechend der Hauptindikation, Dynamik

Saures antipyretisches Analgetikum: (Analgetikum), [Antipyretikum], Antiphlogistikum: Antirheumatikum

5.2 Dynamik

Der Wirkstoff hemmt die Cyclooxygenasen.

Ein *Beispiel* für die unspezifische Wirkung von sauren antipyretischen Analgetika auf multiple unzählige zelluläre Mechanismen (Enzymsysteme, Proteine etc.): das Enzym Palmitoyl-Koenzym-A-Hydrolase katalysiert reversibel Palmitol-Koenzym A und andere langkettige Acyl-Enzym-A-Verbindungen zu Koenzym A, Palmitat und Acelester: dies ist in der Veresterung von Fettsäuren zu Triglyzeriden wichtig. Fenoprofen induziert in Leberhomogenaten von mit Fenoprofen gefütterten Ratten das Palmitoyl-Koenzym A, die Carnitin-Acyltransferase (katalysiert in Mitochondrien den Transfer der Acylgruppe von Acyl-Koenzym-A zu L-Carnitin bzw. den Transport aktivierter Fettsäuren aus den Mitochondrien in das Zellplasma (De Craemer et al. 1998).

6 Indikationen, Dosierung, Anwendungsart

6.1 Indikationen

Symptomatische Behandlung von Osteoarthritis, rheumatoider Arthritis.

6.2 Dosierung

ED: 200 mg p.o.
TD: 1200 (mg; p.o.)
Dosisintervall: 4–6 h

9 UAW

Siehe Checkliste saure antipyretische Analgetika, insbesondere:

9.6 Leber, ableitende Gallenwege, Pankreas

Cholestatische Hepatitis (Stennett et al. 1978).

9.7 Niere

Sämtliche Formen akuter, chronischer, reversibler bis irreversibler Schädigungen toxischer bis allergischtoxischer Ursache wie nephrotisches Syndrom, akutes Nierenversagen, membranöse Glomerulonephritis, interstitielle Nephritis (Artinano et al. 1986; Bender et al. 1984; Brezin et al. 1979; Cahen et al. 1988; Curt et al. 1980; Dhar u. Yum 1984; Finkelstein et al. 1982; Guyon et al. 1983; Handa et al. 1980; Husserl et al. 1979; Lofgren et al. 1981; Lorch et al. 1980; Mourad et al. 1982; Regester 1980; Stachura et all. 1983; Thomsen et al. 1983; Wendland et al. 1980; Zech et al. 1982). Papillennekrose bei Patienten mit Lupus erythematodes (Kimberley 1978; Husserl et al. 1979).

9.10 Blut, blutbildende Organe

Alle akuten, chronischen, reversiblen bis irreversiblen Störungen des Blutorgans wie Agranulozytosis (Simon et al. 1978; Katz u. Wang 1980; Treusch et al. 1978; Simon u. Kosmin 1978); Thrombozytopenie (Simpson et al. 1978; Katz et al. 1980; Simpson et al. 1978); immuninduzierte Hämolyse mit konsekutivem Nierenversagen (Shirey et al. 1988); Schädigung der Erythropoese bzw. aplastische Anämie (Reitz u. Bottomey 1984; Ashraf et al. 1982, Weinberger 1979)

9.11 Hautorgan, Haare, Nägel

Stephens-Johnson-Syndrom; Lyell-Syndrom (Stotts et al. 1988); Pruritus und exfoliative Hautreaktion (Treusch et al. 1979).

10 Warnhinweise

Fenoprofen interferiert mit Schilddrüsenfunktionstests (betr. totale und freie T3-Messung; Tillman et al. 1986)

11 Toxikologie

Ein Fallbericht von einem 17-jährigen Mädchen, das in suizidaler Absicht 24–36 g Fenoprofen einnahme. Die klinische Symptomatik war Koma, Hypotension, metabolische Azidose, Atemdepression (4 h nach Einnahme; Kolodzik et al. 1990).

15.2 Kinetikdiskussion

Der chirale als Enantiomer-Razemat vorliegende Wirkstoff wird entsprechend zu R- und S-Glukuroniden bzw. zu R- und S- 4-Hydroxyfenoprofenkonjugaten abgebaut. S-Acylglukuronid wird renal ausgeschieden; die renale Elimination der MS ist minimal (Volland et al. 1990).

16 Vorklinische und klinische Studien

In einer Vergleichsstudie bei rheumatischen Patienten (Acetylsalicylsäure TD 3,9 g [!!] vs. Fenoprofen TD 2,4 g p.o.) wurde in einer randomisierten DB-Studie eine Drop-out-Rate von 37% (Acetylsalicylsäure) bzw. 25% (Fenoprofen) »erzielt« (Sigler et al. 1976).

In einer Versuchsanordnung (enterocoated vs. normales Fenoprofen; n=16 + 16) wurde bei 6 von 16 Probanden ein Duodenalulkus nach einer 2-wöchigen Exposition (TD 2400 mg; normale galenische Form; beide Formen induzierten Schleimhautläsionen) »erzielt« (Ryan et al. 1987).

In einer Placebokontrollierten Cross-over DB-Studie wurde der Effekt des Homöopathikums bzw. Toxicoendrongifts Rhus tox 6X mit Fenoprofen bei Rheumakranken verglichen, wobei Fenoprofen im Gegensatz zu Placebo und Rhus tox 6X eine Effektivität aufwies (Shipley et al. 1983)

17 Kurzprofil

Fenoprofen ist ein saures antipyretisches Analgetikum. Der Wirkstoff wurde früher als Alternative zu Acetylsalicylsäure in der Rheumatologie eingesetzt. Die Inzidenz allergischtoxischer UAW ist beachtlich.

Der Wirkstoff ist kontraindiziert bei Patienten mit vorbestehender Schädigung des renalen Systems.

18 Literatur

Siehe CD-ROM.

De Craemer D, van den Branden C, Pauwels M et al. (1999) Peroxisome-proliferating effects of fenoprofen in mice. Lipids 33/5: 539–543

Flunaxoprofen rec. INN; RV 12424 (Code)

17 Kurzprofil

Der Wirkstoff Flunazoprofen, ein Hemmer der Cyclooxygenasen, nicht aber der Lipoxygenasen (Berti et al. 1987), (Handelsnamen Priaxim [Ravizza, It]; chem. (+)-2-(p-Fluorophenyl)-α-methyl-5-benzoxazolaceticacid; $C_{16}H_{12}FNO_3$; MG 285,3; CAS N° 66934-18-7) wird in einigen italienischen Publikationen als Antirheumatikum für perorale und topische Anwendung (Bareggi et al. 1988) vorgestellt: so ist Flunazoprofen in einer nichtkontrollierten, offenen Studie in einer TD von 200–400 mg p.o. bei 28 Patienten während 2–4 Monaten mit bestem Erfolg bei Absenz jeglicher UAW eingesetzt worden (Capone u. Martinelli 1987). Ein vergleichbares Ergebnis (Erfolg; Absenz jeglicher UAW) ergab eine weitere offene, nicht kontrolliert Studie an 25 Patienten (Trombaccia et al. 1987). In einer offenen, nichtkontrollierten Crossover-Studie an 20 rheumatischen Patientinnen wurde die TD 400 mg Flunazoprofen mit einer TD 500 mg Naproxen verglichen, wobei in beiden Gruppen der klinische Effekt gut war bei »völliger Absenz von UAW« (Fioravanti et al. 1989).

18 Literatur

Siehe CD-ROM.

Flurbiprofen rec. INN, BAN, USAN, DCF; BTS 18322

1 Handelsnamen
Froben (Boots); Generika: ja

2 Darreichungsform/galenische Formen
In der Regel Dragées zu 50 mg und 100 mg; Suppositorien zu 100 mg; Augentropfen.

Therapeutisches Systeme: Retardkapseln zu 200 mg (Froben Retard Boots); in Vorbereitung transdermale therapeutische Systeme (Patch, Pflaster).

3 Chemie, Geschichte, diverse Hinweise
2-(2-Fluorbiphenyl-4-yl)-propionsäure
$C_{15}H_{13}FO_2$
MG: 244,26
CAS N° 5104-49-4

Flurbiprofen gehört zur Gruppe der chiralen 2-Arylpropionsäuren; der Wirkstoff wird als 1:1-Razemat angeboten. Die Inversion beim Menschen R : S beträgt 0–5%.

Strukturformel

Flurbiprofen

3.2 Geschichte
Flurbiprofen wurde in den Boots Laboratorien in Nottingham entdeckt und 1977 in die Klinik eingeführt.

4 Rezeptpflichtigkeit, Schwangerschaftskategorie
Deutschland: Rp; Schwangerschaft: Kontraindikation (Gr4, Gr9); Stillzeit Kontraindikation (La1).

Österreich: Rp.

Schweiz: Trimenon I und II: B; Trimenon III: D

5 Stoffbezeichnung entsprechend der Hauptindikation, Dynamik
Saures antipyretisches Analgetikum: (Analgetikum, Antipyretikum), Antiphlogistikum: Antirheumatikum

5.2 Dynamik
Flurbiprofen hemmt das COX-System durch rasche, reversible stereospezifische Bindung (Konformationsänderung der Enzyme; Kulmacz u. Lands 1985). In vivo ist keine relevante Interversion zwischen den Enantiomeren nachzuweisen. Beide Enantiomere weisen im Tierversuch eine antiproliferative Wirkung auf, wobei bei gleicher antiproliferativer Potenz bei der R-Form eine deutliche Verminderung der Ulzerogenität bzw. PG-Hemmung nachweisbar ist (McCracken et al. 1996).

5.2.1 Flurbiprofen als Analgetikum und Mechanismen des Nozifensorsystems Nozizeption
Das S-Enantiomer hemmt die Cyclooxygenasen und hat antiinflammatorische und analgetische Eigenschaften; R-Flurbiprofen hat analgetische Eigenschaften, wobei eine intraartikuläre Gabe von S-Flurbiprofen, nicht jedoch R-Flurbiprofen im Tierexperiment (Entzündungsmodell) eine antinozizeptive Wirkung induzierte (mechanische Hyperalgesie; Ableitung spinaler Neurone; Geisslinger u. Schaible 1996). Die durch S-Flurbiprofen induzierte Hemmung betrifft v. a. die TXB_2 (~100%) sowie PGE_2 (interindividuell). R-Flurbiprofen hemmt die TXB_2, nicht aber die PGE_2 (Probanden, geblindete Flurbiprofen Enantiomergabe; Untersuchung von Serum und Exsudaten bzw. Hautblaseninhalt; Oelker et al. 1997). Aufgrund dieser Unterschiede wäre ein anti-inflammatorisch-analgetisches S-Flurbiprofen und ein analgetisches R-Flubiprofen theoretisch vorstellbar (Geisslinger et al. 1993)

5.2.2 Flurbiprofen als Antipyretikum und Mechanismen des Nozifensorsystems Thermoregulation
Flurbiprofen hat speziesabhängig potente antipyretische Eigenschaften (Van Miert u. van Duin 1977); neuere Arbeiten über antipyretische Wirkmechanismen sind nicht vorhanden, dürften aber über Hemmung der peripheren und zentralen Cyclooxagenasen erfolgen.

5.2.3 Flurbiprofen als Antiphlogistikum und Mechanismen der Entzündungshemmung
Die antiinflammatorischen Wirkungen erfolgen über Hemmung der Cyclooxygenasen.

6 Indikationen, Dosierung, Anwendungsart
6.1 Indikationen
Behandlung von Schmerzen bei Arthrosen, chronischer Polyarthritis, ankylosierende Spondylitis,
schmerzhafte Wirbelsäulesyndrome, Osteoarthritis
Prä- und postoperative Schmerzzustände (v. a. stomatologische, gynäkologische und orthopädische Kleineingriffe)
akuter Gichtanfall
Dysmenorrhö

Diverse Indikationen:
Der Wirkstoff wurde bei Hyperkalzämie; Inkontinenz bei Detrusordysfunktion, Migräne sowie als
(lokales) Antiphlogistikum (Ophthalmologie) eingesetzt.

6.2 Dosierung
TD 2-mal 100 (mg; p.o. oder rektal; vorzüglich morgens und abends chronobiologische Aspekte der Schmerztherapie);
TD: 200 (mg; p.o. Retardkapsel);

Gichtanfall: während 2 Tagen 400 mg/Tag, danach während 8 Tagen 200 mg/Tag (Scott, Boots Company PLC)

Äquianalgetische Dosierung:
ED 100 mg ~ 600 mg Acetylsalicylsäure ~ 50 mg Diclofenac ~ 10 mg Dihydrocodein/500 mg Paracetamol (Frame 1986; Boots Company Fichier).

Äquiantiphlogistische Dosierung:
TD 200 mg Flurbiprofen ~ TD 400 mg Phenylbutazon (Cottin u. Simon 1980: M. Bechterew).

TD 200–400 mg Flurbiprofen ~ TD 20–40 mg Piroxicam (Rosenthal 1984; rheumatischer Formenkreis).

TD 200 mg Flurbiprofen ~ TD 4000 mg Acetylsalicylsäure (Dequeker u. Mardjuardi 1981).

TD 300 mg Flurbiprofen ~ TD 750 mg Naproxen (Chérie-Lignière 1983) ~ TD 100 mg Indomethacin (Brewis 1977; Grant et al. 1980).

TD 200 mg Flurbiprofen ~ TD 500 mg Naproxen (Brown et al. 1986).

6.3 Anwendungsart
Nichtinvasiv p.o., rektal, topisch, transkutan (Patch).

7 Keine Indikationen (ungeeignete Anwendung)
Akute nichtentzündliche Schmerzzustände; viszerale Schmerzen.

8 Kontraindikationen
Siehe Checkliste »Kontraindikationen saure antipyretische Analgetika«, insbesondere:
– Schwangerschaft und Stillzeit

9 UAW
Siehe Checkliste »UAW saure antipyretische Analgetika«, insbesondere:

9.5 Verdauungstrakt insbesondere Magen-Darm-Trakt
Häufig wie bei allen potenten sauren antipyretischen Analgetika.

Faustregel: Dosierung >6 mg/kg = gastrointestinale UAW ↑↑ (Lanza u. Royer 1993). Experiment: R-Flurbiprofen hemmt intrazelluläre Enzymsystem via Entkoppelung, schädigt leicht die gastrointestinale Schleimhautbarriere (Permeabilität ↑, leiche Entzündung, leichte Erniedrigung der gastrointestinalen PG); S-Flurbiprofen: gastrointestinale PG ↓↓; Schleimhautschäden u. Ulzerationen; Bjarnason u. Hayllar 1996).

9.6 Leber, ableitende Gallengänge, Pankreas
Relativ selten. 1 Fallbericht über cholestatischen Ikterus (Kotowski u. Grayson1982).

13 Interaktionen
Keine besonderen Angaben: beachte Checkliste »Interaktionen saure antipyretische Analgetika«.

15 Kinetik

Physikochemische Eigenschaften
Proteinbindung (% Dosis): 99

Resorption und Bioverfügbarkeit
T bis C_{max} (h): 1,5–3 (p.o.)
C_{max}: 5,5 µg/ml (ED 50 mg)
C_{ss}: 2,3 µg/ml (bei TD 3-mal 50 mg p.o.)

Verteilung, Elimination, Metabolismus
β-Halbwertszeit (h): 2,5–8,0; Mittel: 3,8
V_{ss} (l/kg): ca. 0,1
Inaktive Metaboliten
Aktive Metaboliten: 4-Hydroflurbiprofen (schwach aktiv)
Hepatische Biotransformation: Hydroxylierung, Methylierung, Glukuronisierung, Konjugation
RenaleElimination (% Dosis): 95; Muttersubstanz: 15–20

Effektivität
Therapeutische Serumkonzentration:
Toxische Konzentration:
Therapeutische/Toxische Serumkonzentration:
IC_{50} COX-1 (nmol/l): 0,082±0,041; ID_{50} COX-1 (µmol): 0,46 – 0,5; 0,04
IC_{50} COX-2 (nmol/l): 0,102±0,041; ID_{50} COX-2 (µmol): 2,1 – 3,4; 0,51
COX-2-/COX-1-Hemmverhältnis: 1,3–5,7–12,7

Biomembrangängigkeit
Diaplazentar: keine Angaben
Translaktal: ja
Blut-Hirn-Barriere: keine Angaben
Synovialflüssigkeit: ja

15.2 Kinetikdiskussion
Flurbiprofen hat chiralen Charakter; somit weisen seine Entantiomere eine Stereoselektivität in Bezug auf kinetische und dynamische Eigenschaften auf. In vivo ist die spontane Inversion von der R- zur S- Form irrelevant. Flurbiprofen wird rasch resorbiert. Entsprechend der kurzen HZW sind Retardformen entwickelt worden, deren Bioverfügbarkeit ebenfalls gut ist (entsprechend der langsamen Abgabe ist die T_{max} verlängert). Die extensive hepatische Bioelimination erfolgt über Glukuronisierung und Konjugation mit anschließender renaler Elimination von bis 20% unveränderte MS sowie Konjugate; die enzymatische hepatische Hydroxylierung erfolgt offenbar über das Subsystem P4502C9 (Davies 1995, Tracy et al. 1995).

Die orale und rektale Bioverfügbarkeit ist vergleichbar.

6 Vorklinische und klinische Studien

Flurbiprofen-Patches (ED 40 mg; TD: 2-mal 40 mg) weisen in ersten offenen Studien gegenüber der peroralen Applikation von Diclofenac bei Weichteilrheumatismus eine ähnliche Effektivität aus bei einer erniedrigten Inzidenz gastrointestinaler UAW (Martens 1997).

7 Kurzprofil

Der Wirkstoff Flurbiprofen wird in der Rheumatologie, aber auch in der Schmerztherapie wegen seiner ausgeprägten antipyretischen, antiphlogistischen und analgetischen Wirkungen, wegen seinem günstigen Verhältnis Effektivität-UAW-Potential sowie einem unterdessen reichen Erfahrungswissen mit Erfolg eingesetzt (Buchanan u. Kassam 1986).

Ein Kombinationswirkstoff NO-Flurbiprofen (NO-freisetzendes Flurbiprofen) wird vorklinisch getestet.

18 Literatur

Literatur bis 1996: → CD-ROM.

Martens M (1997) Efficacy and tolerabilits of a topical NSAID patch (local action transcutaneous flurbiprofen) and oral diclofeanc in the treatment of soft-tissue rheumatism. Clin Rheumatol 1: 25–31

Oelkers R, Neupert W, Williams et al. (1997) Disposition and effects of flurbiprofen enantiomers in human serum and blister fluid. Br J Clin Pharmacol 43/2: 145–153

Ibuprofen rec. INN, BAN, DCF, USAN; Ibuprofen Aluminium USAN (Aluminiumsalz), Ibuprofen Piconol USAN (Piconolverbindung); RD 13621 (Code), BTS 13621 (Code), Ibuprofen compositum N-Methylglucamine (Megluminverbindung), 2-Pyridyl(±)-p-isobutylhydratrope (Piconolverbindung), Be 100 und U 75630 (Codes für Piconolverbindung)

1 Handelsnamen

Brufen (Boots). Generika: ja. Kombinationspräparate: ja

2 Darreichungsform/galenische Formen

Je nach Hersteller Dragées in der Regel zu 200 mg–400 mg, Filmtabletten zu 600 mg, 200-mg-Flüssigkapseln, Brausegranulat zu 600 mg, Sirup: 100 mg/5ml (= 1 Esslöffel), Suppositorien (500 mg); Retardtabletten, Kinderelixire sowie Gels und Cremes; in Vorbereitung: i.v.-Form.

3 Chemie, Geschichte, diverse Hinweise

2-(p-Isobutylphenyl)-propionsäure
$C_{13}H_{18}O_2$
MG: 206,27
CAS N° Nr. 15687-27-1

Ibuprofen gehört zur Gruppe der Arylpropionsäuren bzw. Profene. Wegen asymmetrischen Kohlenstoffatom als D-und L-Isomer vorhanden (wobei in vitro und in vivo das Dextro-Isomer aktiv ist). In der Regel sind

Razemate sowie das S-Ibuprofen im Handel. Die Inversion R:S beim Menschen ist beträchtlich und beträgt 50–80% (nach Brune).

Strukturformel

Ibuprofen

3.2 Geschichte

Stewart Adams erhielt 1953 den Forschungsauftrag durch die Fa. Boots »Entdeckung und Entwicklung neuer antirheumatisch wirksamer Substanzen«. In Zusammenarbeit mit dem Chemiker John Nicholson wurden in der Folge über 600 Substanzen entwickelt und geprüft; so wurden auch dank neuer Toxizitätsnachweisen die ursprünglich als toxisch geltenden Phenylpropionsäuren neu überprüft. 1965 erste klinische Testung von BTS 13621, das 1969 als Analgetikum-Antirheumatikum in Großbritannien (1970 Schweiz, USA 1973) eingeführt wurde. 1983 durch britische Gesundheitsbehörde in der 200 mg Dragée-Form als rezeptfreies OTC Präparat zugelassen. Die Ibuprofen-Forschergruppe der FA. Boots erhielt 1985 die Ehrung »Queen's Award for Technological Achievement«.

4 Rezeptpflichtigkeit, Schwangerschaftskategorie

Deutschland: je nach Dosierung Rp; Schwangerschaft:Trimenon I, II: strenge Indikationsstellung; Trimenon III: Kontraindikation; Stillzeit: strenge Indikationsstellung.

Österreich: Rp.

Schweiz: B; Gel: C. Schwangerschaft: Trimenon I, II: B, Trimenon III: D, Stillzeit: Kontraindikation.

FDA: OTC FDA (seit 1984 zu einer D: 200 mg-mal 4 –6 tgl. p.o.)

5 Stoffbezeichnung entsprechend der Hauptindikation, Dynamik

Saures antipyretisches Analgetikum: Analgetikum, Antipyretikum, Antiphlogistikum: Antirheumatikum; Aggregationshemmer.

5.2 Dynamik

Ibuprofen ist ein chirales Moleküle mit einem unsymmetrischen C-Atom und kann somit als Razemat oder als Isoform auftreten. Wie bei vielen chiralen Wirkstoffen ist die Dynamik und Kinetik stereoselektiv. In vivo findet eine substantielle Inversion von der (R–)- zur (S+)-Form statt (50–80%).

S(+)-Ibuprofen hemmt COX –1 > COX-2; R(–) hemmt die COX-2 kaum (Boneberg et al. 1996); das Ibuprofen-Razemat hemmt somit unselektiv beide Cyclooxygenasen (Cryer u. Feldman 1998). Das R-Enantiomer trägt zur analgetischen Wirkung bei (Geisslinger et al. 1994), abgesehen davon, dass es über eine hohe Inversionsrate eine protrahierte S-Leistung induziert.

Ibuprofen reduziert die Expression der NO-Synthase bei Gliazellen in Anwesenheit einer Entzündungs-Suppe mit Lipopolysacchariden (Stratman et al. 1997).

5.2.1 Ibuprofen als Analgetikum:
Mechanismen der Nozizeption
Ibuprofen wirkt über periphere und zentrale Mechanismen der Nozizeption.

Die von der α-Methylarylsäure abstammende S(+)-Form ist ein potenter Hemmer der Cyclooxygenase; beide Enantiomere zeigen aber eine antinozizeptive Wirkung bei intrathekaler und intraperitonealer Gabe (Malmberg u. Yaksh 1992; Jurna 1993; Geisslinger et al. 1994).

Peripheres Kompartiment: Nozitransduktionsrate ↓ über Hemmung von pronozizeptiven COX-Mediatoren vorwiegend durch die (S+)-Form.

Die (R–)-Form induziert analgetische Wirkungen über eine Bio-Inversion zur (S+)-Form, hemmt aber per se die (monozytäre) PGH2-Synthese via R-Ibuprofenoyl-CoA thioesterbildung (Neupert et al. 1997).

Zentrales Kompartiment: spinale pronozizeptive Nozitransformation ↓ via PGE_2- Hemmung (Malmberg u. Yaksh 1995; Dirig et al. 1997: interessant: COX-2 Inhibitoren haben keinen Effekt auf die spinale PG-vermittelte Nozitransformation!).

Im Tierversuch (Isländisch-Moos-Entzündungsmodell) wird die Hyperalgesie dosisabhängig sowohl durch systemische (i.p.) als auch neuraxial-zentrale (intrathekal) Applikation signifikant gehemmt vor Auslösung der experimentellen Entzündung; einmal etabliert, wird die Hyperalgesie nur durch systemische (i.p.), aber nicht mehr durch intrathekale Anwendung gehemmt: ein Hinweis, dass ein durch periphere Entzündung auslösbares Hyperalgesiephänomen durch spinale Cyclooxygenasen (wahrscheinlich COX-2) wohl mitmoduliert wird, aber eher durch periphere Entzündungsreaktionen aufrechterhalten wird (Dirig et al. 1998). Die intrathekale Gabe von (S+)-Ibuprofen im Tierversuch hemmt die späte (zweite) Hyperalgesiephase sowie die spinale Freisetzung von PGE_2 nach Setzen einer peripheren Entzündung (Isländisch Moos), unabhängig von der Gabe spezifischer COX-2 Inhibitoren (SC588125, SC-236)(Dirig et al. 1997).

Der Metabolismus von Anandamid, eine im ZNS aus Arachidonat u. Äthanolamin zusammengesetzte Substanz, und Endoligand des Cannabinoidsystems, wird durch Ibuprofen gehemmt (Fowler et al. 1997): dies kommt einer indirekten cannabinomimetischen Wirkung gleich (s. Cannabinoidsystem: spinale Nozitransformation Buch A).

Wie bei allen potenten sauren antipyretischen Analgetika ist der analgetische Effekt einem Ceilingeffekt unterworfen (Analgesie bei experimentellen argon-laserinduzierten Schmerzen 400 >800 mg Ibuprofen Arbeiten von Nielsen et al. 1990). Die Zeit bis zum Eintritt des maximalen analgetischen Effektes beträgt ca. 3 h.

(R-)Ibuprofen hemmt einen nukleären Transskriptionsaktivator (NF-κB) in Immunzellen (Scheuren et al. 1998).

5.2.2 Ibuprofen als Antipyretikum und Mechanismen des Nozifensorsystems Thermoregulation
Sepsis: Ibuprofen senkt das Symptom Fieber, die renale Prostacyclin- und Thromboxankonzentration, Laktatazidose etc.: allerdings ohne Einfluss auf die Mortalität (Bernard et al. 1997).

5.2.3 Ibuprofen als Antiphlogistikum
und Mechanismen der Entzündungshemmung
Die antiinflammatorischen Mechanismen involvieren in erster Linie die Hemmung der Arachidonsäurekaskade.

6 Indikationen, Dosierung, Anwendungsart
6.1 Indikationen
Schwache bis mittlere Schmerzzustände bei:
- akuten nozizeptiven Schmerzen vom Typ Entzündungsschmerz (empfehlenswert),
- Kleineingriffen nach Zahnschmerzen, Post-Episiotomieschmerz,
- postoperativen Schmerzen (s. allg. Problem saure antipyretische Analgetika und COX-Hemmung).
- empfehlenswert bei Knochenmetastasenschmerzen.

Äquianalgetische Dosis: Faustregel 200 mg Ibuprofen = 500 mg Acetylsalicylsäure = 600 mg Paracetamol; 400 mg Ibuprofen stärker und länger anhaltend wirkend als 500 mg Acetylsalicylsäure.

In Kombination mit Opioiden bei terminalen Schmerzzuständen mit ossärer Beteiligung (Metastasen) (empfehlenswert).

Rheumatoide Arthritis, Osteoarthrose, Gonarthrosis, ankylosierender Spondylitis (empfehlenswert).
– Akute Gichtarthritis –
– Nichtartikuläre Rheumaschmerzen,
– Dysmenorrhö (empfehlenswert).
– Fieberzustände (v. a. bei Kindern).
– Literaturangaben (vor 1996): → 1. Auflage

6.2 Dosierung
ED: 200–800 (mg; p.o.) je nach Indikation; Ceilingeffekt >400 mg

TD_{max}: 1200–2400 mg (je nachdem ob OTC-Präparat)
Dosisintervall bzw. Wirdauer: 4–6 h; bei Retardformen bis 8 h
Bei mittleren Schmerzen TD 1200–1600 (mg; p.o.)
Bei schweren Schmerzzuständen TD 1600–2400 (mg/p.o.)

Klinische Wirkdauer ca. 4–6 h, bei Retardformen bis
   8 h.
Brausegranulate sind für PEG-Sondenapplikation
   geeignet.
Kinder:
Kinderelixir: 5–10 mg/kgKG (p.o., alle 6–8 h)

Anwendungsart
Nichtinvasiv (p.o., rektal, topisch)

7 Keine Indikationen (ungeeignete Anwendung)
Starke Schmerzzustände (als Monotherapie),
viszerale Schmerzen.

8 Kontraindikationen
Siehe Checkliste »Kontraindikationen saure antipyretische Analgetika«, insbesondere:
- Schwangerschaft und Stillzeit (s. Schwangerschaftskategorie)

9 UAW
Siehe Checkliste »UAW saure antipyretische Analgetika«, insbesondere:

9.1 und 9.2 ZNS, Gesichtssinne
Wie alle sauren antipyretischen Analgetika akute, chronische, reversible bis irreversible Störungen wie Kopfschmerzen, Schwindel, Einschränkung des Reaktions-
vermögens, Schläfrigkeit, Depressionen, Müdigkeit,
Angstgefühl, Verwirrtheitszustände; Sehstörungen
(inkl. toxische Amblyopie, Kataraktbildung, Skotom-
bildung etc) Thompson 1972; Levy u. Hanscom 1976;
Melluish et al. 1975; Collum u. Bowen 1971; Nicastro
1989; Palmer 1972; Ridder u. Tomlinson 1992; Tullio 1981;
Yee 1990), Hörstörungen; psychotomimetische Reaktionen (Griffith et al. 1982).
   Exazerbation von Parkinson-Manifestationen (Sandyk et al. 1987).

9.3 Herz/Kreislauf
Wie alle sauren antipyretischen Analgetika: indirekte
Belastung über evtl. auftretenden Nierenfunktions-
störungen. Im Rahmen einer systemischen Reaktion
Hypotension (Lee et al. 1983).
   Frühzeitige Schließung des Ductus arteriosus
(Coceani et al. 1979).

9.4 Atmung, Atemorgane
Wie bei allen sauren antipyretischen Analgetika Möglichkeit – via pulmonale PG-Störung – einer akuter
Bronchokonstriktion bzw. Asthmaattacke (Committee
on Safety on Medicine 1975; Merritt u. Selle 1978).

9.5 Verdauungstrakt insbesondere Magen-Darm-Trakt
Interindividuell, in Abhängigkeit von der Dosis, Therapiedauer, Risikofaktoren etc. alle Formen von akuter,
chronischer, reversibler bis irreversibler Schädigung
wie lokale Schleimhautreizungen (Stomatitis, Proktitis), Nausea und Emesis, Diarrhö oder Obstipation,
Sodbrennen, Völlegefühl, Gastralgie, Inappetenz, ero-
sive Gastritis, okkulte Blutverluste, Ulkusblutungen,
Kolitis, Proktitis etc. (Cagnoni u. Aledort 1994 [Kofak-
tor: Hämophilie]; Casteels-Van Daele 1972; Clements
et al. 1990; Engbaek 1977; García Rodríguez et al. 1994;
Hershfield 1990; Holdstock 1972; Ng et al. 1993 [Kofak-
tor: Meckel-Divertikel]; Ravi et al. 1986; Thomson u.
Anderson 1970).

9.6 Leber, ableitende Gallengänge, Pankreas
Pathologische Leberfunktionstests. Hepatitis; akute
Leberverfettung mit pleuraler Effusion (Bravo et al.
1977; Sternlieb u. Robinson 1980).

9.7 Niere, ableitende Harnwege, Blase
Interindividuell und in Abhängigkeit von der Dosierung, Therapiedauer, Risikofaktoren (Alter, Komedikationen, perioperative Medizin! etc.) etc. alle Formen von
akuter, chronischer, reversibler bis irreversibler Nierenschädigung wie akutes Nierenversagen, interstitielle
Nephritis, nephrotisches Syndrom etc. (Bennett et al.
1985; Blau 1987; Brandstetter u. Mar 1978; Cook et al.
1997; Elsasser et al. 1988; Fong u. Cohen 1982; Herrick
1980; Justiniani 1986; Kim et al. 1995; Marasco et al. 1987;
Moss et al. 1986; Perazella u. Buller 1991; Poirier 1984;
Primack et al. 1997; Ramachandran et al. 1997; Rogers u.
Venning 1986; Sivarajan u. Wasse 1997; Spierto et al.
1992; van Bijlon 1989; Whelton et al. 1990).
   Eine Fallbeschreibung: Nierenversagen bei Nieren-
transplantiertem mit Ibuprofen (Stoves et al. 1998).
   Die Koexistenz eines Lupus erythematosus erhöht
die Inzidenz schwerer Nierenschäden (Kimberley et al.
1979).

9.10 Blut, blutbildende Organe
Interindividuell und in Abhängigkeit von der Dosierung, Therapiedauer, Risikofaktoren (Alter, Komedikationen etc.) etc. alle Formen von akuter, chronischer,
reversibler bis irreversibler Schädigung wie Agranulozytosis, Thrombozytepenie, Eosinophilie, autoimmunhämolytische und aplastische Anämie, Störung der
Gerinnung etc. (Gryfe 1976; Guidry et al. 1979; Korsager
1978; Mamus et al. 1986; Massari et al. 1977 Torosian et
al. 1978).

9.11 Hautorgan, Haare, Nägel
Urtikaria, Purpura, Pruritus, Hautausschläge, Kontaktdermatitis, Photosensibilisierung (Bergener u. Przybilla
1992; Halpern u. Volans 1994; Kuligowski et al. 1991;
Meyer 1979; Shelley u. Shelley 1987; Valsecchi u. Cainelli
1985; Veronesi et al. 1986; Wart 1969), Haarausfall, Haar-
schaden (Meyer 1979).

9.12 Allergischtoxische UAW

Analphylaktoide bis anaphylaktische Sofortreaktionen (Urtikaria, Asthma, Larynxödem, Beklemmungsangst) (Merritt u. Selle 1978).

Toxischallergische Multiorganreaktionen v. a. in Zusammenhang mit systemischer Erkrankungen wie Lupus erythematosus, M. Raynaud etc. (zentrale Pyrexie, Nausea u. Emesis, Bauchkrämpfe, Hepatitis, Meningitis, ulzerative Proktitis etc.; Bernstein 1980; Finch u. Strottman 1979; Khoury 1989; Mandell et al. 1976; Ruppert u. Barth 1981; Perera et al. 1984; Quinn et al. 1984; Shoenfeld et al. 1980; Sonnenblick u. Abraham 1978; Vigourou et al. 1993).

Im Rahmen von LE ist die Inzidenz von aseptischer Meningitis u. Meningoenzephalitis (+ Status epilepticus!) hoch (selbst nach ED 200 mg!: Bouland et al. 1986; Durback et al. 1988; Giansiracusa et al. 1980; Gilbert u. Eichenbaum 1989; Grimm u. Wolf 1989; Hanson 1994; Jensen et al. 1987; Katona et al. 1988; Kindmark et al. 1987; Lawson u. Grady 1985; Lortholary et al. 1990; Perera et al. 1984; Quinn et al. 1984; Samuelson u. Williams 1979; Treves et al. 1983; van der Zwan u. van Dam 1992; Wasner 1978; Widener u. Littmann 1978).

9.14 Diverse UAW

9.14.1 Muskelschwäche, Rhabdomyolysis: Interferenz mit Palmitoyl-Koenzym A (Ross u. Hoppel 1987)

11 Toxikologie

Im Tierversuch speziesverschieden (v. a.: Gastrointestinalulzerationen als Todesursache bei der Ratte).

Akzidentelle/suizidale Intoxikation mit Ibuprofen: im Vergleich zu Acetylsalicylsäure oder Paracetamol klinischer Verlauf benigner (Perry et al. 1987; Court u. Volans 1984).

13 Interaktionen

Siehe Checkliste »Interaktionen saure antipyretische Analgetika«, insbesondere:

13.1 Medikamentöse Interaktionen

- Alkohol: erhöhte Aggression gegen Magen-Darmschleimhaut, erhöhte Inzidenz von ZNS-Wirkungen. Empfehlung: Kombination vermeiden (evtl. rektale Anwendung)
- Antihypertensiva/Diuretika: Ibuprofen antagonisiert Effekt von Antihypertensiva/Diuretika. Empfehlung: Dosis anpassen (Radack et al. 1987)
- Acetylsalicylsäure: Ibuprofen wird aus der Eiweißbindung verdrängt (freie Fraktion unverhältnismäßig erhöht); reduzierte Clearance der Wirkstoffe (synergistische renale PG-Hemmung). Die Kombination von 2 sauren antipyretischen Analgetika ist gefährlich und nicht zu empfehlen (Grennan et al. 1979; s. Einführung E)
- Baclofen: erhöhte Toxizität von Baclofen.

- Digoxin: Eiweißbindungskompetition. Empfehlung Dosis anpassen; klinisch entsprechende Überwachung
- Furosemid: Ibuprofen wird aus Albuminbindung verdrängt. Empfehlung: Dosis anpassen. Überdenke Wirkungen auf Nierensystem!
- Gentamycin: Gentamycin + Low-dose-Ibuprofen im Tierversuch: Nephrotoxizität ↑ (s. unter Diclofenac; Farag et al. 1996)
- H_2-Blocker (Ranitidin, Cimetidin): keine relevanten Interaktionen bekannt
- Orale Antikoagulanzien: wahrscheinlich erhöhte Gefahr der Blutungsneigung. Empfehlung: entsprechende Überwachung der Blutgerinnung
- Oxytetracycline: Oxytetracycline verdrängen Ibuprofen aus Albuminbindung. Empfehlung: Dosis anpassen
- Probenecid: verzögerte Ibuprofenausscheidung, Abschwächung der Probenecidwirkung. Empfehlung: Dosis anpassen
- Sulfinpyrazon: verzögerte Ibuprofenausscheidung. Abschwächung der Sulfinpyrazonwirkung. Empfehlung: Dosis anpassen
- Triamteren (Diuretikum): erhöhtes Risiko eines akuten Nierenversagens

13.2 Physiologische Interaktionen

Autoimmunerkrankungen: akute, reversible bis irreversible Multiorganerkrankungen (→ Meningitis + LE! Hepatitis etc.) mit Allgemeinsymptomatik (Fieber, Nausea, Bauchkrämpfe, Kopfschmerzen, Muskelrigor; Sonnenblick et al. 1978).

Bei Auftreten einer aseptischen Meningitis/Meningoenzephalitis bei Patienten unter Ibuprofen ist eine nachträgliche Abklärung auf LE indiziert!

Ein 12 jähriges Mädchen mit juveniler Arthritis reagierte mit Exposition auf Ibuprofen reversibel mit Fieber, Hepatitis, Lymphozytopenie (Stempel u. Miller 1977). Eine 21jährige Frau mit Polyarthritis und Raynaud-Syndrom entwickelte auf Exposition auf Ibuprofen eine reversible Symptomatik mit Nausea und Emesis, aseptischer Meningitis, Kopfschmerzen, Rigor (Bernstein 1980).

Patienten mit zystischer Lungenfibrose: Anhaltspunkt, dass die Langzeitgabe von Ibuprofen in hoher Dosierung v. a. bei jüngeren Patienten über Hemmung der Freisetzung von lysosomalen Enzymen die Migration, Adhärenz, Schwellen und Aggregation von Neutrophilen in die betroffenen Schleimhäute hemmt (D: 20–30 mg/kg entsprechend einer Cmax 50–100 mg/ml; placebokontrollierte Langzeitstudie; n=85; klinisch signifikante Verbesserung der FEV1; Konstan et al. 1995)

15 Kinetik (unvollständig)

Physikochemische Eigenschaften
Proteinbindung (% Dosis): 99; Umbilikalschnur:
ca. 95 (frühreife Neugeborene, Ananda et al. 1997).
pK_a: 4,4 u. 5,2

Resorption und Bioverfügbarkeit
Bioverfügbarkeit (% Dosis): 80–100
(p.o., abhängig der Nahrungsaufnahme)
T bis C $_{max}$ (h): 0,5–2 (p.o.); 4 (rektal, durch Mahlzeiten evtl. verlängert)

Verteilung, Elimination, Metabolismus
α-Halbwertszeit
Terminale β-Halbwertszeit (h): 2 (Nieren- und Lebergesunder); frühreife Neugeborene: ~ 30 (Aranda et al. 1997)
Vd: Vd frühreife Neugeborene ca. 60–65 ml/kg (Aranda et al. 1997)
Plasmaclearance: ~ 2 ml/kg/h (Frühreife Neugeborene Ananda et al. 1997)
Renale Clearance
Biliäre Elimination
RenaleElimination (% Dosis, Muttersubstanz, Metaboliten): 75–85, MS <1
Inaktive Metaboliten: Metaboliten A, B, C, D;
hepatisches Isoenzym: Cytochrom $_{P450\ TB}$

Effektivität
Therapeutische Serumkonzentration:
Toxische Konzentration:
Therapeutische/Toxische Serumkonzentration:
IC_{50} COX-1 (nmol/l): ID_{50} COX-1 (μmol): 8,9–14; 2,6; 4,0
IC_{50} COX-2 (nmol/l): ID_{50} COX-2 (μmol): 7,2–8,2; 1,53; 12,5
IC_{50} COX-1 (μmol/l): 1,60–2,26–2,93 (Churchill et al. 1996)
IC_{50} COX-2 (μmol/l): 3,57–15,72–27,87 (Churchill et al. 1996)
COX-2-/COX-1-Hemmverhältnis: 0,67; 0,6; 3,1 bzw. 7 (Churchill et al. 1996)

Biomembrangängigkeit
Diaplazentar
Translaktal: ja
Blut-Hirn-Barriere: ja
Synovialflüssigkeit: ja

15.2 Kinetikdiskussion

Der frühreife Neugeborene, wo Ibuprofen in gewissen Situationen (Prävention intraventrikuläre Hämorrhagie, Schluss D. arteriosus apertus) weist eine erniedrigte Eiweißbindung sowie eine verlängerte Verweildauer (reduzierte Eliminationsmechanismen) im Organismus auf (Ananda et al. 1997).

16 Vorklinische und klinische Studien

Primäre Dysmenorrhö: mit Acetylsalicylsäure, Mefenaminsäure, Naproxen für PD eingesetzt, wobei Ibuprofen das vorteilhafteste Profil Effektivität/UAW-Potential hat (s. unter Naproxen).

Perioperative Medizin: die i.v.-Gabe von 400 mg Ibuprofen bei infrarenaler Aortenchirurgie (mit Clamping) under Epiduralanästhesie induzierte in einer prospektiven, randomisierten DB-Studie (13+13) die Nierenfunktion in Bezug auf die Parameter 6-Keto-PGF$_{1α}$-, PGE$_2$-Serumkonzentration, renale Kreatinin- und fraktionierte Na-Elimination, Renin-, Aldosteron- und Vasopressinserumkonzentrationen (Kontrollen intraoperativ [1 h nach Crossclamping], postoperativ [= 6 h nach Clamping] und 24 h nach Clamping [postop. Tag 1]) in Bezug auf die perioperative Phase signifikant, indem die Placebogruppe höhere Serumwerte für 6-Keto-PGF$_{1α}$-, PGE$_2$ und Vasopressin aufwies (Brinkmann et al. 1998).

Die analgetische Potenz von 800 mg Ibuprofen p.o. war vergleichbar mit derjenigen von 60 mg Ketorolac i.v. (Mixter et al. 1998).

In einer randomisierten, doppelblinden, placebokontrollierten Dosisfindungsstudie wurde Ibuprofen (als »solubilized formulation«) an 729 Migränepatienten in einer klinischen Studie im Parallelgruppendesign untersucht. Alle Verumbehandlungen waren der Placebogabe signifikant überlegen, eine Dosis-Wirkungs-Beziehung konnte allerdings nicht gezeigt werden; alle 3 Dosierungen waren gleich effektiv. Demgegenüber zeigten die UAW eine gewisse Dosisabhängigkeit (Placebo: 7%; 200 mg Ibuprofen: 5,5%; 400 mg Ibuprofen: 8,8%; 600 mg Ibuprofen: 8,0%) (Kellstein et al. 2000).

Ibuprofen vs. Sumatriptan bei Höhenkopfschmerz

Die Gabe von 600 mg Ibuprofen p.o. war der Gabe von 100 mg Sumatriptan bei der Therapie von Höhenkopfschmerz (n=33 Freiwillige; randomisierte Doppelblindstudie; Höhenunterschied 200 auf 3480 m) überlegen (Burtscher et al. 1995), dies offenbar im Gegensatz zur zitierten Studie von Bärtsch et al. 1994.

17 Kurzprofil

Der Propionsäureabkömmling Ibuprofen ist ein potentes saures antipyretisches Analgetikum.

Ibuprofen hat ausgezeichnete analgetische, antipyretisch und antiinflammatorische Eigenschaften und dies bei einem guten Verhältnis Effektivität/UAW-Potential: aus diesem Grund ist es in vielen Staaten auch als OTC-Wirkstoff zugelassen,

Ibuprofen eignet sich deshalb auch für den Langzeiteinsatz. Ein weiterer Vorteil dieses Wirkstoffes ist das große klinische Erfahrungsgut (Hawkey et al. 2000).

In einer großangelegten, einfach-blinden, randomisierten klinischen Prüfung wurden von 1108 niedergelassenen Ärzten die Verträglichkeit von Ass, Ibuprofen und Paracetamol an 8677 Patienten geprüft, die an

Schmerzzuständen unterschiedlicher Genese litten und einer - für eine OTC-Anwendung typischen - Behandlung mit antipyrektischen Analgetika bis zu einer Dauer von 7 Tagen bedurften. Ibuprofen und Paracetamol erwiesen sich als signifikant besser verträglich als ASS (Moore et al. 1999).

Der Einsatz von Ibuprofen bei Autoimmunerkrankungen wie LE ist gefährlich.

Ibuprofen kann auch bei passageren Schmerzen mit entzündlicher Komponente wie Dysmenorrhö, Kopfschmerzen, Zahnschmerzen sowie Fieber und Gliederschmerzen bei Erkältungskrankheiten eingesetzt werden.

Die analgetische Potenz von Ibuprofen ist stärker als diejenige von Acetylsalicylsäure, jedoch schwächer als diejenige von → Diclofenac; sein Nebenwirkungspotential in Bezug auf Magen-Darm-Trakt-Nebenwirkungen ist schwächer (Griffin et al. 1991).

Ibuprofen wird in der welschen Schweiz mit Acetylsalicylsäure, Diclofenac, Ketorolac und Paracetamol zu den antipyretischen Referenzanalgetika gezählt (Pharma-Flash 1994)

Ibuprofen kann für akute und chronische mit Entzündungen einhergehende Schmerzen inklusiv v. a. ossärbedingten Tumorschmerzen (Metastasen), beim akuten Gichtanfall, bei Schmerzen bei Erkrankungen des rheumatischen Formenkreises (rheumatoide Arthritis, Morbus Bechterew), bei entzündlichen Schmerzzuständen bei Weichteilaffektionen bzw. extraartikulärem Rheumatismus, sowie in der perioperativen Schmerztherapie eingesetzt werden, wobei hier die den sauren antipyretischen Analgetika spezifischen Eigenheiten der potenten Hemmung der renalen, thrombozytären Cyclooxygenasen etc. Beachtung geschenkt werden muss.

18 Literatur

Literatur bis 1996: → CD-ROM.

Ananda JV, Varvarigou A, Beharry K et al. (1997) Pharmacokinetics and protein binidung of intravenous ibuprofen in the premature newborn infant. Acta Paediatr 86/3: 289–293

Bernard GR, Wheeler AP, Russell JA et al. (1997) The effects of ibuprofen on the physiology and survival of patients with sepsis. The Ibuprofen in Sepsis Study Group. N Engl J Med 336/13: 912–918

Cook ME, Wallin JD, Thakur VD et al. (1997) Comparative effects of nabumetone, sulindac, and ibuprofen on renal function. J Rheumatol 24/6: 1137–1144

Cryer B, Feldman M (1998) Cyclooxygenase-1 and cyclooxygenase-2 selectivity of widely used nonsteroidal anti-inflammatory drugs. Am J Med 104/5: 413–421

Dirig DM, Isakson P, Yaksh TL (1998) Effect of COX-1 and COX-2 inhibition on induction and maintenance of carrageenan-evoked thermal hyperalgesia in rats. J Pharmacol Exp Ther 285/3: 1031–1038

Hawkey CJ, Cullen DJ, Pearson G et al. (2000) Ibuprofen vs. other non-steroidal anti-inflammatory drugs: use in general practice and patient perception. Aliment Pharmacol Ther 14/2: 187–191

Kellstein DE, Lipton RB, Geetha R et al. (2000) Evaluation of a novel solubilized formulation of ibuprofen in the treatment of migraine headache: a randomized, double-blind placebo-controlled, dose-ranging study. Cephalalgia 20: 233–243

Mixter CG 3rd, Meeker LD, Gavin TJ (1998) Preemptive pain control in patients having laparoscopic hernia repair: a comparison of ketorolac and ibuprofen. Arch Surg 133/4: 432–437

Moore N, van Gause E, Le Parc JM, Wall R, Schneid H, Farhan M, Verriere F, PÜelen F (1999) The PAIN study: paracetanol, aspirin and ibuprofen new toleranbility study – a large-scale, randomised clinical trial comparing the tolerability of aspirin ibuprofen and peracetanol for short-term analgesia. Clin Drug Invest 18: 89–98

Neupert W, Brugger R, Euchenhofer C et al. (1997) Effects of ibuprofen enantiomers and its coenzyme A thioesters on human prostaglandin endoperoxide synthases. Br J Pharmacol 122/3: 487–492

Primack WA, Rahman SM, Pullman J (1997) Acute renal failure associated with amoxicillin and ibuprofen in an 11-year old boy. Correspondence. Pediatr Nephrol 1: 125–126

Ramachandran S, Giles PD, Hartland A (1997) Acute renal failure due to rhabdomyolysis in presence of concurrent ciprofibrate and ibuprofen treatment. BMJ 314 (7094): 1593

Scheuren N, Bang H, Münster T et al. (1998) Modulation of transcription factor NF-kappa B by enantiomer of the nonsteroidal drug ibuprofen. Br J Pharmacol 123/4: 645–652

Sivarajan M, Wasse L (1997) Perioperative acute renal failure associated with preoperative intake of ibuprofen. Correspondence. Anesthesiology 86/6: 1390–1392

Stoves J, Rosenberg K, Harnden P et al. (1998) Acute interstitial nephritis due to over-the-counter ibuprofen in a renal transplant recipent Nephrol Dial Transplant 13/1: 227–228

Stratman NC; Carter DB; Sethy VH (1997) Ibuprofen: effect on inducible nitric oxide synthase. Brain Res Mol Brain Res 50/1–2: 107–112

Ibuproxam rec. INN

Trotz der Namengebung ist Ibuproxam kein Oxicam, sondern eine (razematische) Propionhydroxamsäure-Prodrug für Ibuprofen.

[Indobufen rec. INN; K-3920 (Code)]

Der Wirkstoff wird als Aggregationshemmer eingesetzt.

Indoprofen rec. INN, BAN, USAN; K 4277 (Code), Isindone

Der Wirkstoff Indoprofen wurde vom Markt zurückgenommen wegen gehäuftem Auftreten schwerwiegender Komplikationen wie *toxischallergischer Organerkrankungen* (Hauterkrankungen, Stevens-Johnson-Syndrom, Thromboyzytopenie, irreversibles Nierenversagen etc.) sowie *Karzinogenität* (Tierstudien).

Ketoprofen rec. INN, BAN, USAN, DCF; RP 19583 (Code)

1 Handelsnamen

Profenid (Rhône-Poulenc)

2 Darreichungsform/galenische Formen

In der Regel Kapseln zu 50 mg; Suppositorien zu 100 mg; therapeutische Systeme.
Ampullen zu 50 u. 100 mg.

3 Chemie, Geschichte, diverse Hinweise

2-(3-Benzoyl-phenyl)-propionsäure
Summenformel: $C_{16}H_{14}O_3$
MG: 254,29
CAS N° 22071-15-4

Ketoprofen ist gebräuchlich als Na- sowie Lysinsalz. Ketoprofen gehört zur Gruppe der 2-Phenylpropionsäuren (bzw. Arylpropionsäuren).

Ketoprofen ist als Razemat, sowie als (S+)-Enantiomer (Dexketoprofen Trometamol) im Einsatz (Mauléon et al. 1996).

In vivo findet eine spontane Inversion der (S+)- zu (R-)-Ketoprofen von ca. 10%; diese chirale Inversion scheint bidirektionell verlaufen zu können (Jamali u. Brocks 1990; Gich et al. 1996; Rudy et al. 1998; Hayball et al. 1993; Jamali et al. 1997).

Strukturformel

Ketoprofen

4 Rezeptpflichtigkeit, Schwangerschaftskategorie

Deutschland: Rp; Schwangerschaft: Trimenon I, II: strenge Indikationsstellung; Trimenon III: Kontraindikation; Stillzeit: strenge Indikationsstellung.

Österreich: Rp.

Schweiz: B; Schwangerschaft: B.

5 Stoffbezeichnung entsprechend der Hauptindikation, Dynamik

Saures antipyretisches Analgetikum: Analgetikum, [Antipyretikum], Antiphlogistikum: Antirheumatikum

5.2 Dynamik

Die Dynamik von Ketoprofen ist stereoselektiv: das (S+)-Enantiomer ist ein potenter Hemmer der Cyclooxygenasen.

5.2.1 Ketoprofen als Analgetikum: Mechanismen der Nozizeption

Die involvierten antinozizeptiven Mechanismsen sind peripherer und zentraler Art.

Die präemptive i.v.-Gabe von Ketoprofen (Tierversuch; Isländisch-Moos-Entzündung) induziert einen peripheren antiphlogistischen Effekt, sowie auf zentraler Ebene eine segmentale Reduktion der c-fos-Expression de novo v. a. in tieferen Rexed-Schichten; dagegen induzierte Ketoprofen keinen antinozizeptiven Effekt auf thermische noxische Reize (Buritova et al. 1996).

Periphere antinozizeptive Mechanismen betreffen die Hemmung der Cyclooxygenasen (betrifft vorwiegend das [S+]-Enantiomer).

Ketoprofen-Razemat zeigt im Tierversuch einen zentralen antinozizeptiven Effekt bei Testanordnungen (Hot-Plate-, Tail- Flick-Test, Braga 1990). Die i.v.-Gabe von Ketoprofen-Razemat erhöht die Reizschwelle auf elektrische Reizung des Peroneusnerven für femorale Abwehrreflexe beim Gesunden (Willer u. Harrewyn 1987), nicht jedoch beim Paraplegiker (Willer et al. 1989).

Die involvierten spinalen und supraspinalen Mechanismen sind vielfältig und betreffen das zentrale PG- u. Substanz-P-System, sowie 5-HT u. NMDA-Systeme (De Beaurepaire et al. 1990; Rampin et al. 1988, 1989, Boulu u. Bastien 1989; Herrero et al. 1997), wobei der Anteil der einzelnen Enantiomere in Bezug auf diese Effekte nicht bekannt ist: vorderhand nimmt man wie bei Ibuprofen an, dass das (S+)-Enantiomer vorzüglich über die Hemmung von Cyclooxygenase analgetisch, antipyretisch und aniinflammatorisch wirkt. Die Dynamik des (R-)-Enantiomers ist nicht bekannt. Die supraspinalen durch Ketoprofen involvierten Kerngebiet sind v. a. das zentrale Höhlengrau, dorsomediale, ventromediale sowie posteriore hypothalamische Kerngebiete, aber – etwas weniger ausgeprägt – auch thalamische Kerne, das mesenzephale Tegmentum, NTS sowie die retikulare Formation des Hirnstamms (Hot-plate-Test, intrazerebrale Applikation auf entsprechende Kerngebiete von 10 mg/0,3 ml Ketoprofen-Razemat vs. Kochsalz-Kontrolle; de Beaurepaire et al. 1990).

Ketoprofen hemmt den hämodynamischen Stress eines nozieptiven mesenterialen Reizes (Sagnard et al. 1990). Die COX-Hemmung soll kleiner als bei Diclofenac, aber schon bei einer minimalen Plasmakonzentration von 2 µg/l einsetzen (entspricht einem 5-fachen einer einfachen oralen ED von 100 mg, Populaire et al.1979).

5.2.2 Ketoprofen als Antipyretikum und Mechanismen des Nozifensorsystems Thermoregulation

Ketoprofen hemmt über PG-Hemmung die Körpertemperatur (Davidson et al. 1989).

5.2.3 Ketoprofen als Antiphlogistikum und Mechanismen der Entzündungshemmung

Die antiinflammatorische Wirkung wird über die (S+)-Form bzw. Hemmung der Cyclooxygenasen vermittelt. 10–16 Tage nach Auslösung einer experimentellen Entzündung (Freund-Ajduvans) wurde dem anästhesierten Versuchstier in die Hirnventrikel Ketoprofen-Razemat 20–40 mg injiziert. Danach wurden thalamische Neurone abgegriffen und die Aufzeichnungen verglichen mit und ohne forzierte Pfotenbewegung. Ketoprofen reduzierte signifikant das spontane und evozierte Feuern dieser Zellen (Braga 1990). Die topische Anwendung von Ketoprofen-Gel im Entzündungsmodell an der Ratte induziert eine signifikante, dosisabhängige, lokale antiphlogistische Wirkung (Chi u. Jaun 1990).

6 Indikationen, Dosierung, Anwendungsart
6.1 Indikationen

Entzündlichrheumatische Schmerzzustände wie chronische Polyarthritis, Spondylitis ankylosans, Osteoarthritis, akuter Gichtanfall, Dysmenorrhö, Migräne,

Nozizeptive Schmerzen: akute postoperative besondere Schmerzzustände (= offizielle Indikation): der

Einsatz eines potenten sauren antipyretischen Analgetikums im Kontext der perioperativen Medizin insbesondere postoperativen Schmerzzuständen ist aufgrund der unspezifischen, eindrücklichen Hemmung der physiologischen COX-Systeme abzulehnen (Beeinträchtigung von Koagulationsmechanismen, Nierenfunktion etc.) Als Alternativmedikation für die akuten postoperativen Schmerzen sind daher Opioide allein oder in Kombination mit nichtsauren AA (→ Metamizol, → Propacetamol) vorzuziehen.

Entzündungsschmerz inkl. Knochenmetastasenschmerzen.

Akut-viszerale Schmerzen inklusiv Nieren- und Gallengangskoliken, in Kombination mit Opioiden bei ossären und entzündlichen Schmerzzuständen bei terminalen Erkrankungen.

6.2 Dosierung
ED 25–75 mg
TD 150–200 mg (morgens, abends).
TD max. 300 mg (p.o.; i.m.; i.v.)
Dosisintervall: 6–8 h
Äquianalgetische Dosierung:
ED Ketoprofen 12,5 mg ~ ED 650 mg Acetylsalicylsäure ~ 1000 Paracetamol (Zahnextraktionen; Mehlisch u. Brown 1996; Seymour et al. 1996).

ED Ketoprofen 12,5–25 mg ~ ED 200 mg Ibuprofen ~ ED 275 mg Naproxen (n=345; DB-Studie; I: Spannungskopfschmerz; Lange u. Lentz 1995).

Gegenüber Ibuprofen ist der analgetische Wirkungseintritt schneller (auch abhängig von der galenischen Formulierung).

6.3 Anwendungsart
Nichtinvasiv (p.o., rektal)

Invasiv (neuraxial-lokal; i.m., langsam i.v. inkl. Dauerinfusion – je nach landeseigener Zulassung)

7 Keine Indikationen (ungeeignete Anwendung)
Monotherapie bei mittleren bis schweren Schmerzzuständen

8 Kontraindikationen
Siehe Checkliste »Kontraindikationen saure antipyretische Analgetika«, insbesondere:
- Perioperative Medizin insbesondere postoperative Schmerzzustände (Grund: Hemmung der physiologisch für eine optimale Thrombozytenfunktion, Koagulation, Nierenfunktion etc. notwendigen organeigenen COX-Systeme)
- Proktitis und Proktorrhagien: Zäpfchenform kontraindiziert
- Stillzeit (positive translaktale Passage)

9 UAW
Siehe Checkliste »UAW saure antipyretische Analgetika«, insbesondere:

9.1 und 9.2 ZNS, Gesichtssinne
Gelegentlich Müdigkeit (**Cave:** eingeschränkte Verkehrstauglichkeit), Schwindel, Depressionen, Kopfschmerzen. Konjunktivitis (Umez-Eronini 1978: Kontaktdermatitis?). Pseudotumor cerebri bei P. bei Bartter-Syndrom (Larizza et al. 1979).

9.4 Atmung, Atemorgane
Wie bei allen sauren antipyretischen Analgetika Destabilisierung der pulmonalen PG-Homöostase bzw. akuter Asthmanfall, auch nach topischer Anwendung (!) (de Miguel Díez et al. 1998; Schreuder 1990).

9.5 Verdauungstrakt insbesondere Magen-Darm-Trakt
Aufgrund der Publikationen vergleichbar mit → Azapropazon, Ibuprofen, Naproxen (Langman 1994; Mann u. Sachdev 1977).

9.6 Leber, abführende Gallenwege, Pankreas
Aufgrund der Publikationen scheint die Inzidenzrate niedrig zu sein: Ikterus (Rambaud et al. 1990), akute Hepatitis (Nores et al. 1991).

9.7 Niere, ableitende Harnwege, Blase
Akute, chronische, reversible bis irreversible Schädigungen wie Nierenversagen (Clerc et al. 1983; Ducret et al. 1982; Pazmino u. Pazmino 1988; Windeck u. Jakubowski 1983): Berichte über entsprechende reversible bis letale Folgen bei Anwendung während der Schwangerschaft (Gouyon et al. 1991; Llanas et al. 1996: 10 von 11 Frühgeborene: renale Schädigung; davon 3 tödlich).

9.10 Blut, blutbildende Organe
Aufgrund der Publikationen selten.

9.11 Hautorgan, Haare, Nägel
Bei topischer Applikation ausgesprochene Neigung zu Kontaktdermatitis, Photosensibilität (Alomar 1985; Angelini u. Vena 1983; Anonymous 1997; Camarasa 1985; Cusano et al. 1987, Cusano u. Capozzi 1992; Jeanmougin et al. 1996; Lanzarini et al. 1989; Mastrolonardo et al. 1994; Med Letter 1986; Mirande-Romero et al. 1997; Mozzanica et al. 1987; Oh 1994; Romaguera et al. 1989; Tosti et al. 1990;Valsecchi et al. 1983).

Hautauschläge. Selten: bullöse Hautreaktionen im Rahmen eines Stevens-Johnson- oder Lyell-Syndroms (Tijhuis et al. 1995).

9.12 Allergischtoxische UAW
Anaphylaxie (Tardy et al. 1989); Asthmaanfall, Urtikaria, angioneurotische Ödem bei bekannter Acetylsalicylsäureallergie (Frith et al. 1978; Egede 1979). Aseptische Meningitis (Roel et al. 1991)

10 Warnhinweise
Die i.v.-Gabe von Ketoprofen muss langsam erfolgen; die kontinuierliche Gabe induziert wesentlich weniger lokale Venenreizungen als die langsame Bolusgabe (Kehr et al. 1996).

Eine Fallbericht über Nierenversagen bei topischer Applikation (Krummel et al. 2000).

11 Toxikologie

Bei Überdosierung zeigt Ketoprofen wie viele Propionsäurederivate eine relativ geringe Toxizität mit Schläfrigkeit, Bauchkrämpfen, Nausea und Emesis, seltener Hypotension u. Bronchialasthma (PG-vermittelt).

12 Notfallmaßnahmen bei Überdosierung

Symptomatisch. Magenspülung (und fiberoptische Kontrolle des Mageninhalts; Hrsg). Aktivkohle. Die Gefahr der Propionsäurederivate liegen weniger in der akuten Überdosierung (relativ geringe Toxizität) als bei akuten allergischtoxischen Reaktionen.

13 Interaktionen

Siehe Checkliste »Interaktionen saure antipyretische Analgetika«, insbesondere:

Warfarin: Blutungsneigung $\uparrow$, Koagulationszeit $\uparrow$ (Fallberichte Hämorrhagie: Wilson 1988; Flessner u. Knight 1988)

Niereninsuffizienz: freie Fraktion (S+)-Enantiomer $\uparrow$ (Hayball et al. 1993)

ACE-Medikation: Fallbeschreibung (Quinapril TD 20 mg + Ketoprofen TD 200 mg + Alter + perioperative Homöostasestörung $\Rightarrow$ postoperative Nierenversagen; Badid et al. 1997).

---

15 Kinetik

Physiochemische Eigenschaften
Proteinbindung (% Dosis): 99

Resorption und Bioverfügbarkeit
Bioverfügbarkeit (% Dosis): 100 (p.o.)
T bis C_{max} (h): 1–1,5 (p.o.); 0,75–1 (rektal), 0,3–0,5 (parenteral)
C_{max}: keine Angaben

Verteilung, Elimination, Metabolismus
Terminale β-Halbwertszeit (h): 1,5–2 (Nieren- und Lebergesunder); ca. 2 (R–)-Enantiomer; ca. 2–3 (S+)-Enantiomer (Rudy et al. 1998)
$V_{initial}$: –
V_{ss} (l): 8–16
Cl_{total}: keine Angaben
RenaleElimination (% Dosis): 50–85 innerhalb von 6 h (65–75 als Glukuronat, <1% unverändert)
Biliäre Elimination (% Dosis): <10 (MS, Metaboliten)

Effektivität
Therapeutische Serumkonzentration: : 0,3 µg/ml
Toxische Konzentration:
Therapeutische/Toxische Serumkonzentration:
IC_{50} COX-1 (nmol/l): – ; ID_{50} COX-1 (µmol): 0,5

IC_{50} COX-2 (nmol/l): – ; ID_{50} COX-2 (µmol): 2,3
COX-2-/COX-1-Hemmverhältnis: 4,6
(Barnett et al. 1994)

Biomembrangängigkeit
Diaplazentare Passage: –
Translaktale Passage: –
Blut-Hirn-Barriere: ja (rapider Angleichung Konzentrationsgefälle Plasma/ZNS; Netter et al. 1985)
Synovialflüssigkeit: ja.

15.2 Kinetikdiskussion

Ein enterohepatischer Zyklus wird diskutiert. Ketoprofen wird über Hydroxylierung und Glukuronsäurekonjugierung eliminiert. Kinetik und Dynamik sind stereoselektiv. Bei repetierter Gabe und Niereninsuffizienz ist wegen Chiralinversion, enterohepatischem Zyklus und reduzierter Elimination eine toxische Anreicherung des Entantiomers (S+)-Ketoprofen sowie (S+)-Ketoprofenmetaboliten möglich (Grubb et al. 1999): eine ähnliche toxische Akkumulation von (S+)-Ketoprofen ist bei Feten (renale pränatale Dysfunktion) von Müttern, die das Enantiomer eingenommen hatten, möglich (Bannwarth et al. 1999).

16 Vorklinische und klinische Studien

Bei Kleinkindern wurde der Opioidspareffekt bei Tonsillektomien untersucht: der Unterschied von Rescue-Fentanyl zwischen der Placebo- und Ketoprofengruppe betrug 64% bzw.. 77% (Nikanne et al. 1997).

Eine DB-Crossover Studie verglich den Effekt von ED 200 mg (Retardform) vs. 2-mal 50 mg mal 2 (Regular) bei 84 Patienten. Im Laufe der Studie 19 Drop-outs (»mainly for non-drug related reasons«, die als gastrointestinale Störungen angegeben wurden; Toft et al. 1985).

17 Kurzprofil

Ketoprofen ist ein älteres saures antipyretisches Analgetikum mit potenter analgetischer, antipyretischer und anti-inflammatorischer Wirkung, das in letzter Zeit – invasiv angewendet – in der perioperativen Medizin wieder entdeckt wird. Das Enantiomer Dexketoprofen (-Trometamol) ist in der klinischen Prüfung als Analgetikum: in vorklinischen tierexperimentellen Studien induzierte es im nanomolaren Bereich eine Hemmung des Wind-up-Phänomens bei Ratten, Mazario et al. 1999).

Ketoprofen wurde ebenfalls zur Behandlung von akuten Nieren- und Gallengangskoliken eingesetzt.

18 Literatur

Literatur bis 1996: → CD-ROM.

Anonymous (1997) Kontaktdermatif av ketoprofen. Lakartidningen 94/30–31: 2664–2665
Badid C, Chambrier C, Aouifi A et al. (1997) Anti-inflammatoire non steroidien et inhibiteur de l'enzyme de conversion: association dangereuse en période postopératoire. Ann Fr Anesth Reanim 16/1: 55–57

Bannwarth B, Lagrange F, Pehourcq F et al. (1999) (S)-Ketoprofen accumulation in premature neonates with renal failure who were exposed to the racemate during pregnancy. Br J Clin Pharmacol 47/4: 459–460

de Miguel Diéz J, Ramos Martos A, Serrano Iglesias JA (1998) Agudizacíon asmática severa causada por la aplicación de keto-profeno. Correspondence. Arch Bronconeumol 34/4: 224–225

Grubb NG, Rudy DW, Brater DC et al. (1999) Stereoselective phar-macokinetics of ketoprofen and ketoprofen glucuronide in end-stage renal disease: evidence for a ›futile cycle‹ of elimina-tion. Br J Pharmacol 48/4: 494–500

Herrero FJ, Parrado A, Cervero F (1997) Central and peripheral actions of the NSAID ketoprofen on spinal cord nociceptive reflexes. Neuropharmacology 36/10: 14425–1431

Jamali F, Lovlin R, Aberg G (1997) Bi-directional chiral inversion of ketoprofen in CD-1 mice. Chirality 9/1: 29–31

Krummel T, Dimitrov Y, Moulin B et al. (2000) Acute renal failure induced by topical ketoprofen. BMJ 320(7227): 93

Mazario J, Roza C, Herrero JF (1999) The NSAID dexketoprofen trometamol is as potent as mu-opioids in the depression of wind-up and spinal cord nociceptive reflexes in normal rats. Brain Res 816/2: 512–517

Mirande-Romero A, Gonzaléz-LF (1999) The NSAID dexketopr-ofen trometamol is as potent as mu-opioids in the depression of wind-up and spinalNikanne E, Kokki H, Tuovinen K (1997) I.v. perioperative ketoprofen in small children during adenoi-dectomy. Br J Anaesth 78/1: 24–27

Rudy AC, Liu Y, Brater C et al. (1998) Stereoselective pharmacoki-netics and inversion of (R)-ketoprofen in healthy volunteers. J Clin Pharmacol 38/2S): 3S–10S

Loxoprofen

Loxoprofen wird in Japan vermarktet (Berichte über Asthmaattacken, eosinophile Pneumonitis).

Naproxen rec. INN, BAN, DCF, USAN, RS 3540 und RS 3650
(Code Naproxen Na-Salz), Naprolag (Naproxennatriumsalz)

1 Handelsnamen
Apranax (Syntex). Generika: ja

2 Darreichungsform/galenische Formen
In der Regel Filmtabletten und Suppositorien zu 125, 250 und 500 mg; als Sirup/Suspension 5 ml = 250 mg sowie topische Formen.

3 Chemie, Geschichte, diverse Hinweise
(+)-6-Methoxy-alpha-methyl-2-naphthalinessigsäure
$C_{14}H_{14}O_3$
MG: 230,26
Naproxen ist gebräuchlich als Natriumverbindung:
$C_{14}H_{13}NaO_3$
MG: 252,2
CAS N° 22204-53-1
CAS N° 26159-34-2

Naproxen ist ebenfalls gebräuchlich als Naproxenlysin-, -aminobutanol- und -piperazinsalz.

Naproxen, chemisch ein Vertreter der Arylpropion-säuren, ist seit seiner Einführung als reines → S(+)-Enantiomer im Gebrauch. Es ist nicht bekannt, ob eine Inversion stattfindet.

Die Kombination des Wirkstoffmoleküls Naproxen mit einem NO-Donator (Nitroxybutylester) mag mög-licherweise bei gleicher Effektivität die Inzidenz von gastrointestinalen UAW reduzieren helfen (Davies et al 1997).

4 Rezeptpflichtigkeit, Schwangerschaftskategorie
Deutschland: Rp; Schwangerschaft: Trimenon I, II: strenge Indikationsstellung; Trimenon III: Kontraindi-kation, Stillzeit: strenge Indikationsstellung.

Österreich: R.

Schweiz: B; Schwangerschaft: B (Trimenon I,II) und D (Trimenon III).

FDA (USA): OTC-Zulassung für TD: 2- bis 3-mal 200 mg (>12 Jahre)

5 Stoffbezeichnung entsprechend der Hauptindikation, Dynamik
Saures antipyretisches Analgetikum: Antiphlogistikum, Antirheumatikum, Analgetikum, Gichtmittel (s. Indika-tionen)

5.2 Dynamik
Naproxen ist ein potenter COX-Hemmer (Appleton u. Brown 1979). In vitro (Synovialzellen von Patienten mit rheumatoider Arthritis; LPS-Inkubation bzw. IL-1-Sti-mulation = TNF-α-Induktion, IL-Induktion): Naproxen (90 μ/ml = therapeut. Konz.): IL-1 Synthese (nicht aber IL-6) sowie TNF-α-Synthese ↓ (Ounissi-Benkalha et al. 1996).

6 Indikationen, Dosierung, Anwendungsart
6.1 Indikationen
Akute nozizeptive Schmerzen: postoperative und post-traumatische Schmerzzustände.

Chronische Schmerzzustände: entzündliche und degenerative Erkrankungen des rheumatischen For-menkreises, extraartikulärer Rheumatismus. Dysme-norrhö. Akuter Gichtanfall. Migräneprophylaxe.

6.2 Dosierung
ED 500 (mg; p.o.), danach 250
$TD_{Erhaltungsdosis}$ 500–750 (mg; p.o.)
TD_{max}: 1000 (mg, p.o.)
Dosisintervall: 6–8 h
Äquianalgetische Dosis: Faustregel 250–275 mg Naproxen/Naproxen-Natrium = 650 mg Acetyl-salicylsäure
Kinder (>1 Jahr): TD 10 mg/kg, verteilt auf 2 Einzel-gaben; TD_{max}: 15 mg/kgKG:
Kinder 1–4 Jahre (9–15 kgKG): 2-mal 60 (mg; p.o.)
Kinder 5–11 Jahre (16–30 kgKG): 2-mal 125 (mg; p.o.)
Kinder ab 12 Jahren: TD 500 mg (2-mal 250 mg p.o.)
Akuter Gichtanfall: Initialdosis 750 (mg; p.o.), danach 8 stündlich 250 mg p.o. über 2 Tage.

6.3 Anwendungsart
Nichtinvasiv (p.o., rektal)

✔ Keine Indikationen (ungeeignete Anwendung)
Viszerale Schmerzen,
Monotherapie bei starken Schmerzzuständen.

⚠ Kontraindikationen

Siehe Checkliste »Kontraindikationen saure antipyretische Analgetika«, insbesondere:
- Stillen (translaktale Passage)
- Eingeschränkte Nierenfunktion
  (*Faustregel:* Kreatininclearance <20 ml/min)

9 UAW

Siehe Checkliste »UAW saure antipyretische Analgetika«, insbesondere:

9.1 und 9.2 ZNS, Gesichtssinne

Kopfschmerzen, Konzentrationsschwierigkeiten, Müdigkeit (**Cave:** Verkehrstauglichkeit), Schlafstörungen, Tinnitus, Schwindel, Hörschwierigkeiten; Exazerbationen von vorbestehenden ZNS-Erkrankungen wie Parkinson etc. (Goodwin u. Regan 1982; Shaunak et al. 1995; Wysenbeek et al. 1988: leichte Einschränkung kognitiver Funktionen bei 4 von 12 Patienten während 3-wöchiger Testperiode unter TD 750 mg)

9.3 Atmung, Atemorgane

Kreuzsensibilität mit Acetylsalicylsäure (Fine 1978; Arbeiten von Szczeklik)

9.5 Verdauungstrakt insbesondere Magen-Darm-Trakt

Wie alle sauren antipyretischen Analgetika akute, chronische, reversible bis irreversible Schädigungen wie Nausea und Emesis, Stomatitis, epigastrisches Unbehagen, Völlegefühl, Diarrhö, Hämatemesis, Meläna, Ulzerationen, Kolitis, Exazerbation vorbestehender entzündlicher Kolonerkrankungen, Proktokolitis (Baas et al. 1976; Bridges et al. 1990; Hovde u. Farup 1992; Khan et al. 1997; Lipscomb et al. 1996; Lipscomb u. Rees 1996; Lussier et al. 1978; Ravi et al. 1986; Sarosiek et al. 1996; Watne 1981).

Ulzerogenität: mit → Ibuprofen vergleichbar (Strom et al. 1997; n=>100.000 Naproxenpatienten vs. >270.000 Ibuprofenpatienten).

Inzidenzrate: p.o. > rektal (Lipscomb u. Rees); unabhängig von Helicobacter-pylori-Infektion: Lipscomb et al. 1996). Die gastrische PGE$_2$-Produktion wird erheblich reduziert (Sarosiek et al. 1996).

9.6 Leber, ableitende Gallengänge, Pankreas

Akute, chronische, reversible bis irreversible Schädigungen wie Hepatitis, Ikterus, Pankreatitis (Du Ville et al. 1993; Giarelli et al. 1986; Castiella et al. 1995; Krogsgaard et al. 1980; Law u. Knight 1976).

9.7 Niere, ableitende Harnwege, Blase

Akute, chronische, reversible bis irreversible Schädigungen (Brezin et al. 1979; Cartwright et al. 1979; Ezra et al. 1986; Ingram 1979; Nortier et al. 1990; Quiegley et al.

1982; Shpilberg et al. 1990; Vitting et al. 1986; Wasser et al. 1982; Wu et al. 1987).

9.10 Blut, blutbildende Organe

Akute, chronische, reversible bis irreversible Schädigungen wie Agranulozytosis, Thrombozytopenie, aplastische, hämolytische Anaemie etc. (Arnold et al. 1980; Hughes et al. 1983; Hung u. Gibbons 1995; McNeil et al. 1986; Nygard u. Starkebaum 1987; Poldre 1989; Schifter 1981 [Fallbericht aplastische Anämie bei bekanntem Allergiker]).

9.11 Hautorgan, Haare, Nägel

Allergische Hautauschläge, epidermale Nekrolysis, angioneurotisches Ödem, Haarausfall, Erythema nodosum, Lichen planus, Exazerbation kutaner Autoimmunerkrankungen wie LE (Barter 1989; Girschick et al. 1995 Heymann et al. 1984; Parodi et al. 1992). Bullöse Dermatitis: s. unter Pseudoporphyrurie.

9.12 Allergischtoxische UAW

Anaphylaktische Reaktionen; allergischtoxische Mono- bis Multi-Organentzündungen wie Angiitis, Pneumonitis, Vaskulitis etc. (Bodd u. Bodd 1983; Buscaglia et al. 1984; Flint u. Johnson 1987; Grennan et al. 1979[kutane Vaskulitis + Nephritis + paralytischer Ileus]; Jahangiri et al. 1992; Lien u. Gulseth 1983; Londino et al. 1984; Mordes et al. 1980; Nader et al. 1982; Nader u. Schillaci 1983; Ogawa et al. 1991; Sandler u. Sandberg 1993; Sheehan 1985; Singhal et al. 1989). 1 Fallbericht über Mundhöhlenulzerationen + Neutropenie (Kaziro 1980). 1 Fallbericht über Lungenödem + Ikterus + Nierenfunktionsstörung (Reeve et al. 1987)

9.14 Diverse UAW

9.14.1 Keratopathie (Fallbericht: Szmyd u. Perry 1985)
9.14.2 Ejakulationsprobleme (Wei u. Hood 1980)
9.14.3 Pseudoporphyrie (Allen et al. 1991; Cox u. Wilkinson 1992; Creemers et al. 1995; Howard et al. 1985; Judd et al. 1986; Lang u. Finlayson 1994; Mayou u. Black 1986; Shelley et al. 1987; Sterling u. Pye 1987; Suarez et al. 1990); s. auch 13.2 Interaktionen/Vitiligo

10 Warnhinweise

Interferenz mit Nebennierenfunktionsprüfungen
  (17-Ketosteroidebestimmung)
Interferenz mit 5-Hydroxy-indolkarcinoid-Test

11 Toxikologie

Fälle von akzidenteller Einnahme von bis 25 g ergaben wie bei vielen Propionsäureintoxikationen relativ benigne Klinik mit v. a. Magen-Darm-Störungen (Fredell et al. 1977). Eine Überdosierung manifestiert sich mit Schwindel, Sodbrennen, Nausea und Emesis, Verdauungsbeschwerden, Konvulsionen.

12 Notfallmaßnahmen bei Überdosierung

In Prinzip wie bei allen sauren antipyretischen Analgetika (Magenausheberung mit gastroskopischer

Kontrolle; Hrsg.), symptomatische Behandlung, Sicherstellen einer genügenden Diurese; wegen hoher Eiweißbindung sind Dialyseverfahren nicht geeignet, Spitaleinweisung.

13 Interaktionen

Siehe Checkliste »Interaktionen saure antipyretische Analgetika«, insbesondere:

13.1 Medikamentöse Interaktionen

Antazida vom Typ Bikarbonat: beschleunigte Resorption von Naproxen;

Antacida vom Typ Mg- oder Aluminiumydroxid: verlangsamte Resorption;

Antikoagulanzien: Verlängerung der Blutungszeit theoretisch möglich;

β-Blocker: Antihypertensivawirkung wird reduziert (Drug Interaction Nedwsletter 1987);

Cimetidin (2-mal 400 mg tgl.): Halbwertszeit Naproxen ↓ (Vree et al. 1993);

Hydantoin: Wirkungsverstärkung theoretisch möglich;

Methotrexat: tubuläre Sekretionshemmung, Erhöhung; der Plasmakonzentration von Methotraxat bis in gefährlichtoxische Werte (tödliche Zwischenfälle möglich; Singh et al. 1986);

Probenecid: Verlängerung der Elimination von Naproxen;

Sulfonylharnstoffe: Möglichkeit der Hypoglycämie;

Valproat: Naproxen vorteilhafter als Acetylsalicylsäure (Johnson et al. 1994: Sulindac).

13.2 Physiologische Interaktionen

Alter: erniedrigte Eiweißbindung bei älteren Patienten (Erhöhung freie Wirkstofffraktion, Upton et al. 1984).

Rheumatoide Polyarthritis: Erhöhung der freien Wirkstofffraktion (Van den Ouweland et al. 1988).

Myelom: Inzidenz Nierenversagen ↑ (Anhaltspunkte)

Vitiligo: Inzidenz Pseudoporphyrie ↑ (Anhaltspunkte; Burns 1987; Diffey u. Farr 1988)

15 Kinetik

Physikochemische Eigenschaften
Proteinbindung (% Dosis): 98; O-Desmethylnaproxen 100 (nichtlinear: bei gewissen Erkrankungen oder Hypoalbuminämie erniedrigt)
pK_a: 4,2 (25° C)

Resorption und Bioverfügbarkeit
Bioverfügbarkeit (% Dosis): 90–100
T bis C_{max} (h): 1–4
C_{max}: 75 µg/ml (ED 550 mg p.o.)

Verteilung, Elimination, Metabolismus
Terminale β-Halbwertszeit (h): 14 (Nieren- und Lebergesunde); 24,7 ± 6,4 (7 – 36; ED 500 mg; Vree et al. 1993).

$V_{initial}$: keine Angaben
V_{ss}: keine Angaben
Cl_{total}: keine Angaben
AUC:
Biotransformation: via multiple p450 Iso-Enzyme (O-Demethylierung; Tracy et al. 1997)
RenaleElimination (% Dosis): 95–99 (inaktive Metaboliten; MS <1; unterschiedliche Angaben)
Biliäre Elimination (% Dosis): 1
Inaktive Metaboliten: 6-Desmethylnaproxen (unkonjugierter Hauptmetabolit), Konjugate (Naproxen-Acyl-Glukuronide)
Aktive Metaboliten: –

Effektivität
Therapeutische Serumkonzentration: wahrscheinlich ab 15 µg/ml; bei Patienten mit rheumatischer Arthritis: >50 mg/ml
Toxische Konzentration:
Therapeutische/Toxische Serumkonzentration:
IC_{50} COX-1 (nmol/l):): 9,56 ± 4,26;
ID_{50} COX-1 (µmol):0,6; 4,8
IC_{50} COX-2 (nmol/l): 5,65 ± 9,57;
ID_{50} COX-2 (µmol): 2,3; 28,4
Entsprechend COX-2-/COX-1-Hemmverhältnis:
0,6–3,3–5,9 (Lit. nach Barnett 1994, Laneuville 1994: s. unter Nabumeton).

Biomembrangängigkeit
Diaplazentar: ja
Translaktal (% Plasmakonzentration Mutter): 1
Blut-Hirn-Barriere: keine Angaben
Synovialflüssigkeit: ja (Day et al. 1995; Davies u. Anderson 1997)

15.2 Kinetikdiskussion

Die Proteinbindung (v. a. Albumin) von Naproxen ist nichtlinear (chronisch-rheumatoide Erkrankungen, Hypoalbuminämien ↓). AUC: bis ED 500 mg linearproportional; höhere Dosierung: freie Fraktion ↑ (= erhöhte renaler Elimination).

Ein enterohepatischer Zyklus wird vermutet.

Die Eliminationskinetik bei Nieren- und Leberfunktionsstörungen ist variabel und nicht eindeutig. 30% des MS wird zu 6-Desmethylnaproxen verstoffwechselt. Glukuronisierte und Sulphatmetaboliten werden renal ausgeschieden; das unveränderte MS wird kaum unverändert ausgeschieden. Die Kinetik von Naproxen wird bei Lebergeschädigten sowie bei rheumatischer Arthritis signifikant verändert. Signifikante Interaktionen mit Lithium, Probenecid und Methotrexat (Davies u. Anderson 1997).

In einer Studie war die HWZ beim Nierengeschädigten gegenüber dem Gesunden praktisch unverändert (n=8 Gesunde; n=16 Nierengeschädigte; ED 250 mg; Antilla et al. 1980).

Das Cytochromsystem P450, 1A2 und 2C9 sind für die hepatische O-Demethylierung hauptverantwortlich (Miners et al. 1996), wobei die 2C9 die dominante Form zu sein scheint (Tracy et al. 1997)

Die Eliminationshalbwertszeit beim Kind ist ebenfalls lang und beträgt um die 13–14 h (Ansell et al. 1975).

Beim älteren Patienten kann die freie Fraktion erhöht sein (Empfehlung: Dosis anpassen; Upton et al. 1984).

16 Vorklinische und klinische Studien

Naproxen wurde eingesetzt, um den Circulus vitiosus »Kopfschmerzen, Migräne – Kopfschmerzmittel – Kopfschmerzen« zu unterbrechen (Mathew 1987).

Übersichtsartikel: für die symptomatische Schmerzbehandlung bei primärer Dysmenorrhö ist der Einsatz von Naproxen mit demjenigen von Ibuprofen, Mefenaminsäure sowie Acetylsalicylsäure zu vergleichen, wobei Ibuprofen das vorteilhafteste Profil »Wirkung/UAW-Potential« aufweist (>50 Publikationen; Zhang u. Li Wan Po 1998).

Naproxen wurde erfolgreich während 6 Wochen (TD 750 mg) eingesetzt, um nach Hüftgelenkoperationen eine heterotope Ossifikation zu verhindern (Vielpau et al. 1999)

17 Kurzprofil

Naproxen wird als Antirheumatikum sowie als antiphlogistisches Analgetikum beispielsweise nach akuten traumatischen Schmerzzuständen eingesetzt.

In einigen Ländern ist Naproxen-Natrium als OTC-Medikament zugelassen. Naproxen wird ebenfalls bei Höhenkopfschmerzen eingesetzt (Burtscher 1999).

Der Wirkstoff hat eine träge Kinetik (HWZ >50 h) und in Bezug auf das UAW-Potential keine Vorteile.

18 Literatur

Literatur bis 1996: → CD-ROM.

Burtscher M (1999) Höhenkopfschmerz: Epidemiologie, Pathophysiologie, Therapie und Prophylaxe. Wien Klin Wochenschr 111/20: 830--836

Davies NM, Anderson KE (1997) Clinical pharmacokinetics of naproxen. Clin Pharmacokinet 32(4): 268–293

Davies NM, Roseth AG, Appleyard CB (1997) NO-naproxen vs. naproxen: ulzerogenic, analgesic and anti-inflammatory effects. Aliment Pharmacol Ther 1: 69–79

Khan LS, Chen M, Eaton R (1997) Over-the-counter naproxen sodium and esophageal injury. Correspondence. Ann Intern Med 126/12: 1006

Strom BL, Schinnar R, Bilker WB et al. (1997) Gastrointestinal tract bleeding associated with naproxen sodium vs ibuprofen Arch Intern Med. 157: 2626–2631

Tracy TS, Marra C, Wrighton SA et al. (1997) Involvement of multiple cytochrome P450 isoforms in naproxen O-demethylation. Eur J Clin Pharmacol 52/4: 293–298

Vielpau C, Joubert JM, Hulet C (1999) Naproxen in the prevention of heterotopic ossification after total hip replacement. Clin Orthop Dec 369: 279–288

Zhang WY, Li Wan Pa A (1998) Efficacy of minor analgesics in primary dysmenorrhoea: a systematic review. Br J Obstet Gynaecol 105/7: 780–789

Oxaprozin rec. INN, BAN, USAN; Wy 21743

Der Wirkstoff Oxaprozin (chem. 3-(4,5-Diphenyloxazol-2-yl) propionsäure; $C_{18}H_{15}NO_3$; MG 293,3; CAS N° 21256-18-8) hat eine extrem lange HWZ von >50 h.

Siehe auch 1. Auflage 1996.

Piketoprofen rec. INN

Piketoprofen (chem.: m-Benzoyl-N-(4-methyl-2-pyridyl) hydratropamid; $C_{22}H_{20}N_2O_2$; MG 344,2; CAS N° 60576-13-8) ist ein schlecht belegter, in topischen »Rheumapräparaten« vorkommender analgetisch und antiphlogistisch wirksamer Wirkstoff. Berichte über Kontaktdermatitis.

Pirprofen rec. INN, BAN, USAN; Su-21524 (Code)

Pirprofen, in den Siebziger Jahren eingeführt und noch 1979 sowie 1981 an Symposien als Langzeitantirheumatikum vorgestellt (David-Chaussé 1982; Symposien 1979, 181), wurde wegen Nephrotoxizität, Hepatotoxizität (De Herder et al. 1987; Fouin-Fortunet et al. 1986) schon 1990 wieder vom Markt genommen. Siehe auch Kommentare unter Glafenin.

18 Literatur

Siehe CD-ROM.

Pranoprofen rec. INN

Pranoprofen (chem.: α-Methyl-5H-[1]-benzopyrano[2,3-b]pyridin-7-essigsäure; $C_{15}H_{13}NO_3$; MG 255,3; CAS N° 52549-17-4; Niflan [Yoshitomi; Razemat] (+)S- u. (-)R- Enantiomere) ist ein unzureichend belegter Propionsäureabkömmling, der systemisch, topisch (Haut, Ophthalmikum) eingesetzt wird.

Protizinsäure rec. INN, Acidum protizinicum DCF, protizinic acid, Code 17 190 RP

Protizinsäure (chem.: 2-(7-Methoxy-10-methylphenothiazin-2-yl)propionsäure; $C_{17}H_{17}NO_3S$; MG: 315,4; CAS N° 13799-03-6, 54323-85-2; Pirocrid [Théraplix]) ist ein älteres, nur unzureichend belegtes Propionsäurederivat, das systemisch, topisch und in Augentropfen eingesetzt wird.

Suprofen rec. INN, BAN, USAN; Sutoprofen, R 25061 (Code)

Der Wirkstoff Suprofen, chemisch ein Phenylpropionat, wurde aus dem Handel gezogen; als UAW wurden u. a. *akute Nierenfunktionsstörungen* sowie → Phototoxizität (positiv kreuzsensibel auf → Tiaprofensäure) beobachtet.

Tiaprofensäure rec. INN, BAN, FC 3001 (Code), RU 15060 (Code)

1 Handelsnamen
Surgam (Albert-Roussel-Höchst)

2 Darreichungsform/galenische Formen
In der Regel Tabletten (200 mg); Suppositorien (300 mg).

3 Chemie, Geschichte, diverse Hinweise
2-(5-Benzoyl-2-thienyl)-propionsäure
$C_{14}H_{12}O_3S$
MG: 260,31
CAS N° 33005-95-7

Tiaprofensäure gehört zur Gruppe der chiralen Aryl-propionsäuren. Die gängige Marktform hat razemischen Molekülcharakter, wobei die genaue stereoselektive Kinetik und Dynamik der Enantiomere unzulänglich bekannt ist: die S-Form soll v. a. antiphlogistisch wirksam sein. Eine Bioreversion von S- zur R-Form ist nachgewiesen worden (Davies 1996).

4 Rezeptpflichtigkeit, Schwangerschaftskategorie
Deutschland: Rp; Schwangerschaft: Kontraindikation (Gr 5); Stillzeit: Kontraindikation (La 1).
   Österreich: ?.
   Schweiz: B; Schwangerschaft: B (Trimenon I,II), D (Trimenon III).

5 Stoffbezeichnung entsprechend der Hauptindikation, Dynamik
Saures antipyretisches Analgetikum: [Analgetikum], [Antipyretikum], Antiphlogistikum: Antirheumatikum. Weitere Angaben s. 1. Auflage 1996.

9 UAW
Siehe Checkliste UAW, insbesondere:

9.1 und 9.2 ZNS, Gesichtssinne
Selten: Kopfschmerzen, Müdigkeit (Cave: Verkehrstauglichkeit), Schwindel. Delirium (eine Fallbeschreibung: Allison u. Shantz 1987). Tinnitus.

9.6 Leber, ableitende Gallengänge, Pankreas
Akute, chronische, reversible bis irreversible Schädigungen wie Leberfunktionsstörungen, pathologische Lebertests, Hepatitis, Pankreatitis etc. (relativ selten; Fallbeschreibungen: Coladangelo 1986; Cadranel et al. 1987).

9.7 Niere, ableitende Harnwege, Blase
Eine Fallbeschreibung von reversiblem Nierenversagen (ten Tije et al. 1995).
   Cave: aseptische Zystitis (Reizblase, Zystalgie, interstitielle Zystitis, inklusive Dysurie, Hämaturie, Mik-

tionsstörungen); sekundäre Hydronephrose bis Ureter-obstruktionen, Zystitis + interstitielle Nephritis etc (Ahmed u. Davison 1991, Bateman 1994, Crawford et al 1997, Crew et al. 1997, Ghose 1993 [positive Relevanz ebenfalls mit Indometacin], Greene et al. 1994, Harrison et al. 1994, Henley et al. 1997, Lindquist et al. 1997, Mayall et al. 1994, O'Neill 1994, van Gameren u. Gökemeijer 1997).

9.11 Hautorgan, Haare, Nägel
Urtikaria, Erytheme, bullöse Eruptionen, Rash.
   Cave: ausgesprochene Photosensibilisierungspotenz (Photoprodukt: Decarboxytiaprofensäure, das in Fibroblasten und Hetapozyten akkumuliert; Castell et al. 1994, Neumann et al. 1989; Valsecchi et al. 1989, von Kries et al. 1987).

9.12 Allergischtoxische UAW
Anaphylaktoide bis allergische Zwischenfälle. Stevens-Johnson Syndrom mit tödlichem Ausgang (eine Fallbeschreibung, Davidson u. Speed 1993).
   Aseptische Zystitis: s. unter 9.7

9.14 Diverses
9.14.1 Spiralenträgerinnen: Antikonzeptionsschutz eingeschränkt
9.14.1 Intoxikation: eine Fallbeschreibung (2000 mg; 14-jähriges Mädchen, klinisch ohne Konsequenzen; Köppel et al. 1984)

13 Interaktionen
Siehe Checkliste »Interaktionen saure antipyretische Analgetika«, insbesondere:
- Cumarine: eine Fallbeschreibung mit tödlichem Ausgang (Whittaker et al. 1986)
- Leichte Form von arterieller Hypertension: BD ↑, Plasma-Reninkonzentration↓ (Smith et al. 1985)
- Lithiummedikation: tubuläre Lithiumrückresorption ↑; Empfehlung: Lithiumserumkonzentrationskontrollen (Alderman u. Lindsay 1996)

15 Kinetik
Physikochemische Eigenschaften
Proteinbindung (% Dosis): 99 (altersunabhängig; um 98,5% bei Nierenfunktionseinschränkung; Albuminbindung; Nilsen et al. 1985).
pK_a: 3,0
Resorption und Bioverfügbarkeit
Bioverfügbarkeit (% Dosis): 90 (p.o.), 70 (rektal)
T bis C_{max} (h): 0,5-1 (p.o.; dosisabhängig); 4 (rektal)
C_{max} (mg/l): 6,8 ± 0,7-54,1 ± 13,8 (100-600 mg; p.o.)
Verteilung, Elimination, Metabolismus
Terminale β-Halbwertszeit (h): 1,5-2,5 (Nieren- und Lebergesunde); sustained released Formula:

$V_{initial}$: –
V_{ss} (10% KG): 4–10
Cl_{total} (l/h): 2,6–6,0 bzw. 1,82–2,2 l/h/m²
AUC
Hepatische Biotransformation:
Renale Elimination: 60 (MS, Metaboliten)
Biliäre Elimination: 40 (MS, Metaboliten)

Effektivität
Therapeutische Serumkonzentration:
Toxische Serumkonzentration:
COX-1-/COX-2-Ratio:

Biomembrangängigkeit
Diaplazentar: ja
Translaktal: ja
Blut-Hirn-Barriere: –
Synovialflüssigkeit: ca. 6–10 h nach Erreichen von 50% Serumkonzentration (p.o.-Gabe).

16 Vorklinische und klinische Studien

Fallbericht: 70 jährige Patientin (Indikation für Tiaprofenmedikation: Polyarthrose 1983–1993; TD 200–400 mg); Auftreten einer »therapieresistenten« Zystitis 1983; 1990 subtotale Zystektomie, Erweiterungsplastik mit Ileum (Sanz 1995).

Übersichtsarbeit von 108 Fällen (!!) von Tiaprofensäure-induzierten Zystitiden: ca. 30% der behandelnden Ärzte waren über diese typische UAW nicht informiert (Henley et al. 1997; Schou et al. 1999; Andreassen et al. 1999, Gheyi et al. 1999).

17 Kurzprofil

Der Wirkstoff Tiaprofensäure, ein »Antirheumatikum« (Plosker u. Wagstaff 1995) induziert v. a. Schädigungen der ableitenden Harnwege: bei Auftreten von Pollakisurie, Nykturie, Dysurie, Zystitisbeschwerden etc. muss die Tiaprofensäuregabe, falls überhaupt indiziert, sofort eingestellt werden. Die Expositionsdauer für eine Tiaprofensäure-induzierte aseptische Zystitis beträgt wenige Tage bis mehrere Jahre (Crawford et al. 1997: 1982–1994: 69 Fälle von Zystitis + 32 Fälle von Dysurie, Hämaturie; 2 Tage bis 3 Jahre).

Nach Absetzen kurzzeitiger Tiaprofensäuremedikation ist eine spontane Zurückbildung, sofern der Zusammenhang mit der Blasenschädigung und der Wirkstoffexposition überhaupt erkannt wird, möglich (Ahmed u. Davidson 1991; AADR Bulletin 1993, 1994, Harrison et al. 1994; CSM Grossbritannien 1994).

18 Literatur
Literatur bis 1996: → CD-ROM.

Andreassen KH, Eldrup J, Hansen RI et al. (1999) Tiaprofenic acid-induced cystitis – three cases and a literature review. Scand J Urol Nephrol 33/6: 408–410
Crawford ML, Waller PC, Wood SM (1997) Severe cystitis associated with tiaprofenic acid. Br J Urol 79/4: 578–584
Crew JP, Donat R, Roskell D (1997) Bilateral ureteric obstruction secondary to the prolonged use of tiaprofenic acid. Br J Clin Pract 51/1: 59 – 6
Gheyi SK, Robertson A, Atkinson PM (1999) Severe interstitial cystitis caused by tiaprofenic acid. J R Soc Med 92/1: 17
Henley MJ, Harriss D, Bishop MC (1997) Cystitis associated with tiaprofenic acid: a survey of British and Irish urologists. Br J Urol 79/4: 585–587
Lindquist M, Pettersson M, Edwards IR et al. (1997) How does cystitis affect a comparative risk profile of tiaprofenic acid with other non-steroidal antiinflammatory drugs? An international study based on spontaneous reports and drug usage data. ADR Signals Analysis Project (ASAP) Team. Pharmacol Toxicol 80/5: 211–217
Schou J, Jensen HL, Frimodt-Moller C (1999) Interstitial cystitis provoked by tiaprofenic acid. Scand J Urol Nephrol 33/6: 411–412
van Gameren II, Gökemeijer JD (1997) Cystitis and interstitial nephritis related to the use of tiaprofenic acid (Surgam). Neth J Med 51/6: 228–231

Ximoprofen

Der Wirkstoff Ximoprofen ist ein Propionsäurederivat, das in einer tgl. Dosierung von 30 mg zur symptomatischen Behandlung der ankylosierenden Spondylitis eingesetzt worden ist (Dosisfindungsstudie, Dougados et al. 1994).

18 Literatur
Siehe CD-ROM.

1.6 Oxicame

Die Oxicame bzw. Enolsäurederivate werden v. a. in der Rheumatologie eingesetzt. Die bekanntesten Vertreter sind Meloxicam, Piroxicam, Tenoxicam. Oxicame werden schnell absorbiert und haben mit Ausnahme von Lornoxicam eine extrem lange Halbwertszeit (mehrere Tage), was eine Kumulationsgefahr in sich birgt. Aus diesen Grund werden sie in der akuten, inklusiven postoperativen Schmerztherapie nicht eingesetzt.
- Cinnoxicam°
- Droxicam*
- Isoxicam, rec INN*,
- Lornoxicam
- **Meloxicam,**
- Mesoxicam°,
- **Piroxicam, rec INN,**
- Sudoxicam°,
- Tenoxicam.

Anmerkungen: *unvollständiges Wirkstoffprofil; ° kein Wirkstoffprofil.

Droxicam

Der Wirkstoff ist eine Prodrug für → Piroxicam (hydrolytische Konversion nach der Resorptionsphase).

Isoxicam rec. INN, USAN, BAN; W 8495

Klinische Daten und Fakten über Isoxicam (chem.: 4-Hydroxy-2-methyl-N-(5-methylisoxazol-3-yl)-2H-1,2-benzothiazin-3-carboxamid 1,1-dioxid; $C_{14}H_{13}N_3O_5S$; MG: 335,3; CAS N° 34552-84-6), einem Antirheumatikum sind v. a. in der Mitte der Achziger Jahre publiziert worden. UAW sind u. a. schwere allergischtoxische Hautschädigungen wie Lyell-Syndrom etc. (Guillaume et al. 1985).

18 Literatur
Siehe CD-ROM.

Lornoxicam

Lornoxicam ist ein neuerer Wirkstoff vom Typ saure antipyretische Analgetika und wird gegenwärtig in der Rheumatologie sowie in der perioperativen Medizin auf seine analgetischen und antiphlogistischen Qualitäten getestet (Kidd u. Frenzel 1996, Balfour et al. 1996).

Lornoxicam hemmt das COX-1-/COX-2-System, die Interleukin-6-Produktion sowie die induktive NO-Synthase (s. Buch A, Berg et al. 1999).

Lornoxicam ist auch invasiv (i.m., i.v.) anwendbar. Die HWZ soll 3–5 h betragen (Hitzenberger et al. 1990), was im Widerspruch steht zu den Publikationen von Staunstrup et al., die Lornoxicam postoperativ nach orthopädischen Eingriffen mit Erfolg alle 8 h verabreichten (i.m.).

Die analgetische Potenz von Lornoxicam ist beachtlich: in Dosierungen von >4 – 8 – 16 mg (i.m.) ist der analgetische Effekt mit Morphin 20 mg (i.m.) bzw. (i.v.) 50 mg Tramadol (i.v.) bzw. 100 mg Tramadol vergleichbar (Norholt et al. 1996; Ilias u. Jansen 1996; Staunstrup et al. 1999).

Als medikamentöse Interaktion ist beschrieben worden: Änderung der Pharmakokinetik von Phenprocoumon (beide Isomere; Erhöhung der AUC = erhöhte Cumarinwirkung; Masche et al. 1999).

18 Literatur
Literatur bis 1996: → CD-ROM.

Berg J, Fellier H, Christoph T et al. (1999) The analgesic NSAID lornoxicam inhibits cyclooxygenase (COX)-1-/-2, inducible nitric oxide synthase (iNOS), and the formation of interleukin (IL)-6 in vitro. Inflamm Res 48/7: 369–379

Masche UO, Rentsch KM, von Felten A et al. (1999) Opposite effects of lornoxicam co-administration on phenprocoumon pharmacokinetics and pharmacodynamics. Eur J Clin Pharmacol 54/11: 857–864

Staunstrup H, Ovesen J, Larsen UT et al. (1999) Efficacy and tolerability of lornoxicam vs. tramadol in postoperative pain. J Clin Pharmacol 39/8: 834–841

Meloxicam

Der Wirkstoff Meloxicam wird im Buch G (Antirheumatika) besprochen.

Piroxicam rec. INN, BAN, USAN; Piroxicam Cinnamate USAN (Cinnamatverbindung), Piroxicam Olamine USAN (Olaminverbindung); CP 16171 (Piroxicam); SPA-S-510 (Cinnamatverbindung), CP-16171-85 (Olaminverbindung)

1 Handelsnamen
Felden (Pfizer); Generika: ja

2 Darreichungsform/galenische Formen
Je nach Herstellster und Galenik: Tabs, Granulate, Kapseln, (Sub)lingualtablette (Fast Dissolving Dosage Formulation FDDF), Suppositorien in der Regel in der Dosierung zwischen 10 und 20 mg; Ampullen (1 ml) zu 20 mg oder (2ml) zu 40 mg.

Piroxicam kann auch topisch appliziert werden (Gel, Crème; Augentropfen).

3 Chemie, Geschichte, diverse Hinweise
4-Hydroxy-2-methyl-N-2-pyridyl-2H-1,2-benzothiazinin-3-carbox-amid-1,1-dioxid
Summenformel: $C_{15}H_{13}N_3O_4S$
MG 331,3
CAS N° Nr. 36322-90-4

Piroxicam ist ebenfalls als Cinnamat-, β-Cyclodextrin-Clathrat-, Olamin-und Pivalatverbindung erhältlich. Das zur Gruppe Oxicame gehörende Piroxicam ist ein Vertreter der heterozyklischen Ketoenolsäuren.

4 Rezeptpflichtigkeit, Schwangerschaftskategorie
Deutschland; Rp; Schwangerschaft: Kontraindikation (Gr 4, Gr 9), Stillzeit: Kontraindikation La 2.
Österreich: Rp.
Schweiz: B; Schwangerschaft: Trimenon I, II: B; Trimenon III: D.

5 Stoff, Indikationsgruppe, Dynamik
Saures antipyretisches Analgetikum: Analgetikum, Antipyretikum, Antiphlogistikum: Antirheumatikum, Urikosurikum

5.1 Dynamik
Piroxicam hemmt die Cyclooxygenase bzw. PG-Produktion. Daneben hemmt Piroxicam die Neutrophilen-Aggregation in den Blutgefässen, die Migration polymorphkerniger Neutrophiler und Monozyten in das Entzündungsgebiet, die Freisetzung lysosomaler Enzyme aus stimulierten Leukozyten sowie die Bildung von Radikalen (ähnlich wie der neue Stoff Nimesulid). Bei seropositiven, chronischen Poliarthritispatienten wird die Bildung des Rheumafaktors gehemmt.

In einer klinischen Studie konnte nachgewiesen werden, dass die lokale sowie systemische Phospholipase-A2-Aktivität bei prolabierten, sequestrierten lumbalen Zwischenwirbelscheiben erhöht war und durch die Gabe von Piroxicam reduziert werden konnte (Piperno et al. 1997).

6 Indikationen, Dosierung, Anwendungsart

6.1 Indikationen

Ankylosierende Spondylitis;
akuter Gichtanfall;
Osteoarthritis;
rheumatoide Arthritis.
Primäre Dysmenorrhö ab 12. Alterjahr (Pasquale et al. 1988).

6.2 Dosierung

Akute und chronische entzündliche Schmerzzustände:
Initialdosis: 20–40 (mg/Tag; ED; p.o., sublingual oder rektal);
Erhaltungsdosis: 10–20 (mg/Tag; ED; p.o., sublingual oder rektal);
Dauerbehandlung mit TD 30 mg: Risiko für intestinale UAW↑!
Akute postoperative und posttraumatische Schmerzzustände (nicht empfehlenswert, s. unter 7):
Initialdosis 20–40 mg (p.o., sublingual, rektal oder i.m.);
Erhaltungsdosis 20 mg (p.o., sublingual, rektal).
Akuter Gichtanfall:
intitial 40 mg (invasiv oder nichtinvasiv), danach während höchstens 1 Woche Erhaltungsdosis 40 mg (als ED oder aufgeteilt).

6.3 Anwendungsart

Nichtinvasiv: p.o., sublingual-lingual, rektal, perkutan
Invasiv: i.m.

7 Keine Indikationen (ungeeignete Anwendung)

Passagere Schmerzen (s. Kinetik);
starke viszerale Schmerzzustände;
Monotherapie starke Schmerzzustände;
dynamische kurze Schmerzzustände (*Beispiel* postoperative Schmerzzustände; s. Kinetik, s. i.m.-Applikation).

8 Kontraindikationen

Siehe Checkliste »Kontraindikationen saure antipyretische Analgetika«, insbesondere:
– Porphyrie
– Schwangerschaftskategorie und Stillzeit

9 UAW

Siehe Checkliste saure antipyretische Analgetika, insbesondere:

9.4 Atmung, Atemorgane

AIA möglich.

9.5 Verdauungstrakt insbesondere Magen-Darm-Trakt

Alle Formen akuter, chronischer, reversibler bis irreversibler Schäden bzw. Funktionsstörungen wie Stomatitis, Appetitlosigkeit, Nausea und Emesis, Obstipation, Flatulenz, Diarrhö, Bauchschmerzen, Verdauungsstörungen, Ulzera und Perforationen, Dünndarmobstruktionen, anorektale Blutungen etc. (Fok et al. 1985, Inman u. Rawson 1985, Johnston 1987, Laake et al. 1983, Sukamar 1987).

1994 ersuchte die Public Citizen's Research Group (Washington, von Ralph Nader gegründet) eine Petition, den Wirkstoff Piroxicam wegen erhöhter Inzidenz von GI-Zwischenfällen vom Markt zu nehmen: diese Petition wurde von der FDA abgelehnt. Ähnliche Diskussionen und Entscheide im UK: andere Studien kommen zum Schluss, dass die Inzidenz nicht höher sei (Giercksky 1986, Rossi et al. 1987, Lanza et al. 1995).

Die Kombination von Piroxicam mit β-Cyclodextrin wird in Bezug auf gastrointestinale UAW besser vertragen (Müller u. Simon 1997).

9.6 Leber, ableitende Gallengänge, Pankreas

Alle Formen akuter, chronischer, reversibler bis irreversibler Schäden wie pathologische Leberenzymtests, akutes hepatozelluläres Leberversagen, Hepatitis, allergischtoxische Lebernekrose etc.; ebenfalls hepatorenale Kombischäden (Caballeria et al. 1990, Hepps et al. 1991, Honein et al. 1988, Lee et al. 1986, Paterson et al. 1992, Planas et al. 1990, Sherman u. Jones 1992).

9.7 Niere, ableitende Harnwege, Blase

Akute, chronische, reversible bis irreversible Schäden wie Nierenfunktionseinschränkung bis Nierenversagen, interstitielle Nephritis, Glomerulitis, Papillennekrose, nephrotisches Syndrom inklusive hepatorenale Kombinationsschäden etc. (Allier et al. 1988, Fellner 1985, Frais et al. 1983, Göbel u. Müller-Brodmann 1982, Grossman u. Moss, Herschberg 1983, Loeffler et al. 1989, Mavrikakis et al. 1985, Miller et al. 1984, Mitnick u. Klein 1984, Sarma 1989).

9.10 Blut, blutbildende Organe

Akute, chronische, reversible bis irreversible Schäden des Blutorgans wie aplastische Anämie thrombozytopenische Purpura, Leukopenie, Eosinophilie, sek. Anämie (verursacht durch gastrointestinale Blutungen), Anämie (ohne gastrointestinale Blutungen), Nasenbluten etc. (Lee et al. 1982, Bjornstad u. Vik 1986, Sanada u. Takai 1991, Björnstad u. Vik 1986, Giordano et al. 1987, García et al. 1988)

9.11 Hautorgan, Haare, Nägel

Exanthem, Pruritus, vesikulobullöse Hautmanifestationen, Photosensitivität (phototoxische Hauteruptionen, Stern 1983), Pemphigus mit tödlichem Ausgang, toxische epidermale Nekrolysis.

Wie bei anderen sauren antipyretischen Analgetika können Hauterscheinungen (Exanthem etc.) und Eosinophilie Prodrome einer allergischtoxischen Mono-

oder Multiorganentzündung sein (*Beispiel* fulminante Hepatitis).

Onycholyse, Alopexie (Gerber 1987)

9.12 Allergischtoxische UAW

Allergische Hautreaktionen (»fixed drug eruption«) etc. in bis 3% (Guillaume et al. 1985: s. unter Isoxicam) inkl. Lyell- Syndrom, Stevens-Johnson-Syndrom, bullöse IgA-Dermatitis, Photosensibilität etc. (Camilleri u. Pace 1998, Cirne de Castro et al. 1989, Figueiredo et al. 1987, Gastaminza et al. 1993, Ljunggren 1989, Magana-García u. Magana-Lozano 1987, Morison et al. 1987, Ordoqui et al. 1995, Sunohara et al. 1989, Vaalsecchi u. Cainelli 1989, Valsecchi et al. 1993, Varela et al. 1998).

Aseptische Mono- und Multiorganentzündungen wie Pankreatitis, akute Nephropathie mit Schönlein-Henoch-Purpura (Haye 1986, Göbel u. Müller-Brodmann 1982).

Periphere Neuropathie mit Muskelschmerzen, Mikrovaskulitis, Erythrodermie (Sangla et al. 1993).

Antinukleäre Antikörper (positive ANA-Titer).

9.14 Diverse UAW

Toxische lokale Gewebsreizungen bei i.m.-Applikation (Brennen an Injektionsstelle; Abszessbildung, Fettnekrose).

Reversible Infertilität (Calmels et al. 1999; Fallbericht).

13 Interaktionen

Siehe Checkliste »Interaktionen saure antipyretische Analgetika«, insbesondere:

Antihypertensiva: Piroxicam antagonisiert Wirkung der Antihypertensiva (Drug Interaction Newsletter 1987);

Antikoagulanzien: Piroxicam interferiert mit der Wirkung von Antikoagulanzien vom Typ Cumarin (Warfarin etc.) im Sinne einer Wirkungsverstärkung;

Cimetidin: Cimetidin erhöht die Resorptionsrate von Piroxicam (wahrscheinlich ohne klinische Relevanz);

Diuretika: Piroxicam antagonisiert die Wirkung gewisser natriuretischer Diuretika bzw. Antihypertensiva (Drug Interaction Newsletter 1987).

Lithium (Nadarajah u. Stein 1985)

---

15 Kinetik (unvollständig)

Physikochemische Eigenschaften
Proteinbindung (% Dosis): 99

Resorption und Bioverfügbarkeit
Bioverfügbarkeit (% Dosis): 100
T bis C_{max} (h): 1–2 (p.o.)

C_{max}: 1,5–2 µg/ml (ED 20 p.o.) bzw. 3–8 µg/ml (Mehrfacheinnahme, Steady State)

Verteilung, Elimination, Metabolismus
Terminale β-Halbwertszeit (h): 50 Mittelwert (hohe Variabilität!: 14–160;), Cytochrom$_{P450\,TB}$-abh.
Vd (l/kg): 0,15
Cl (ml/min/kg): 0,036
Renale Elimination: ca. 65%; MS ca. 5%
Biliäre Elimination: ca. 35%

Effektivität
Therapeutische Serumkonzentration:
Toxische Konzentration:
Therapeutische/Toxische Serumkonzentration:
IC_{50} COX-1 (nmol/l): 0,00242 ± 0,000604; ID_{50} COX-1 (µmol): 9,0–24; 17,7
IC_{50} COX-2 (nmol/l): 0,604 ± 0,242.; ID_{50} COX-2 (µmol): 70–240; >500
IC_{50} COX-1 (µmol/l): 0,90–2,03–3,17 (Churchill et al. 1996)
IC_{50} COX-2 (µmol/l): 0,11–0,98–1,84 (Churchill et al. 1996)
COX-2-/COX-1-Hemmverhältnis: 250; 9,54; 28 bzw. 0,48 (Churchill et al. 1996)

Biomembrangängigkeit
Diaplazentar: –
Translaktal (% mütterliche Plasmakonzentration): 1–3
Blut-Hirn-Barriere: keine Daten
Synovialflüssigkeit: *Faustregel:* ca. 40% Serumkonzentration

---

15.2 Kinetikdiskussion

Die interindividuelle Variabilität der terminalen Halbwertszeit, die hohe biliäre Eliminationsgröße sowie das Auftreten von späten 2. Plasmakonzentrationsspitzen weisen auf einen enterohepatischen Zyklus hin. Bei Leberinsuffizienz kann die Plasmaproteinbindung abnehmen bzw. die freie Wirkstofffraktion zunehmen. Hepatisches Isoenzym ist Cytochrom$_{P450\,TB}$.

16 Klinische Studien

Die analgetische Wirkung von täglich 40 mg Piroxicam bei Dysmenorrhö-bedingten Schmerzzuständen ist mit der analgetischen Wirkung von täglich 1600 mg Ibuprofen vergleichbar (Doppelblindstudie; n=68, Pasquale et al. 1988).

Piroxicam wurde bei schweren Schmerzzuständen bei Kopf- und Nackenmalignomen mit Acetylsalicylsäure verglichen (Saxena et al. 1994: randomisierte DB-Studie; n=50).

Die ED von 40 mg Piroxicam in der Form von Piroxicam-FDDF war gegenüber einer ED von 550 mg Naproxen bei der symptomatischen Behandlung von

Schmerzen nach Zahnextraktionen überlegen (Selcuk et al. 1998).

Piroxicam in einer TD von 40 mg (i.m., danach p.o.) war gegenüber einer TD von 15mg (i.m., danach p.o.) Meloxicam bei der symptomatischen Behandlung von akutem Lumbago ebenbürtig, jedoch mit einer höheren Inzidenz von gastroint. UAW behaftet (7 vs. 1.2%; n=169, kontrollierte, randomisierte, Parallelgruppen-Multicenterstudie; Bosch et al. 1997).

Die Gabe von 40 mg Piroxicam (bzw. 2-mal 20 mg) sublingual (sog. »fast-dissolving dosage form«, FDDF) vs. 75 mg Diclofenac i.m. wurde bei akuten Nierenkoliken verglichen (n=80; randomisierte DB-Studie; VAS-Scores, Vitalparameter innerhalb von 30 min nach Applikation): beide Gruppen erreichten einen genügenden klinischen Effekt um ca. 80% innerhalb von 30 min; eine komplette Analgesie wurd in beiden Gruppen in ca. 25% erzielt; in beiden Gruppen mussten in den übrigen Fällen Rescuemedikationen eingesetzt werden (Supervía et al. 1998).

17 Kurzprofil

Der Wirkstoff Piroxicam weist eine interindividuell unterschiedliche Kinetik auf. Piroxicam wird bei chronischen Schmerzzuständen bzw. Erkrankungen des rheumatischen Formenkreises, beim akuten Gichtanfall, bei ossär bedingten Schmerzen (Metastasen) sowie schmerzhaft-entzündlichen Schüben bei degenerativen Gelenkerkrankungen angewendet. Die Verweildauer von Piroxicam im Organismus ist u. a. von der Leber- und Nierenfunktion abhängig.

Piroxicam wird auch in der perioperativen Medizin eingesetzt (Bigler et al. 1992, Lauretti et al. 1997, Morgensen et al. 1992, O'Hanlon et al. 1996, Sunshine et al. 1988): der Einsatz eines unspezifischen, nicht antagonisierbaren Wirkstoffes mit langer HWZ bzw. träger Kinetik und potentieller, langanhaltender Störung von organeigenen COX-Systemen für eine dynamisch wechselnde klinische Situation, wie dies die perioperative Medizin darstellt, ist nach Ansicht des Hrsg.jedoch gefährlich und kontraindiziert.

18 Literatur

Literatur bis 1996: → CD-ROM.

Bosch HC, Sigmund R, Hettich M (1997) Efficacy and tolerability of intramuscular and oral meloxicam in patients with acute lumbago: a comparison with intramuscular and oral piroxicam. Curr Med Res Opin 14/1: 29–38

Calmels C, Dubost JJ, Jasmin-Lebrun C et al. (1999) A new case of NSAID-inducer infertility. Rev Rhum Engl Ed 66/3: 167–168

Camilleri M, Pace JL (1998) Linear IgA bullous dermatosis induced by piroxicam. J Eur Acad Dermatol Venereol 1: 70–72

Lauret GR, Mattos AL, Lima IC (1997) Tramadol adn beta-cyclodextrin piroxicam: effective multimodal balanced analgesia for the intra- and postoperative period. Reg Anesth 3: 243–248

Müller P, Simon B (1997) Vergleichende endoskopische Untersuchungen zur gastroduodenalen Verträglichkeit von Piroxicam-beta-Cyclodextrin vs. Piroxicam. Z Rheumatol 56/2: 76–79

Piperno M, Hellio le Graverand MP, Reboul P et al. (1997) Phospholipase A2 activity in herniated lumbar discs. Clinical correlations and inhibition by piroxicam. Spine 22/18: 2061–2065

Selcuk E, Gomel M, Apaydin S et al. (1998) The postoperative analgesic efficacy and safety of piroxicam (FDDF) and naproxen sodium. Int J Clin Pharmacol Res 18/1: 21–29

Supervía A, Pedro-Botet J, Nogués X et al. (1998) Piroxicam fast-dissolving form vs. Diclofenac sodium in the treatment of acute renal colic: a double-blind controlled trial. Br J Urol 81/1: 27–30

Varela P, Amorim I, Massa A et al. (1998) Piroxicam-beta-cyclodextrin and photosensitivity reactions. Contact Dermatitis 38/4: 229

Tenoxicam rec. INN, BAN, USAN, DCF; RO 12-0068 (Code)

1 Handelsnamen

Tilcotil (Roche)

2 Darreichungsform/galenische Formen

In der Regel zu 20 mg; Sachets zu 20 mg; Suppositorien zu 20 mg; Ampullen zu 20 mg (lyophilisiert).

3 Chemie, Geschichte, diverse Hinweise

4-Hydroxy-2-methyl-N-(2-pyridyl)-2H-thieno [2,3-e][1,2]thiazixin-3-carboxamid-1,1-dioxid
$C_{13}H_{11}N_3O_4S_2$
MG: 337,4
CAS N° 59804-37-4

Tenoxicam ist ein Thienothiazinderivat der Oxicamklasse und chemisch dem Piroxicam verwandt. Es wurde wie sein Vorgänger Carprofen in Zusammenarbeit mit der TU Wien im Labor des 1989 verstorbenen Dr. Rudolf Pfister entwickelt.

4 Rezeptpflichtigkeit, Schwangerschaftskategorie

Deutschland: Rp; Schwangerschaft: Kontraindikation (Gr 5); Stillzeit: Kontraindikation (La 1).

Österreich: Rp.

Schweiz: B; Schwangerschaft: B; Stillzeit: Kontraindikation.

5 Stoff, Hauptindikation, Dynamik

Saures antipyretisches Analgetikum: Antiphlogistikum, Antirheumatikum, Gichtmittel (Coupierung akuter Gichtschmerzanfälle)

5.2 Dynamik

Tenoxicam hemmt die Prostaglandinbiosynthese sowohl in vitro als auch in vitro. In vitro neutralisiert Tenoxicam aktiven Sauerstoff (Radikalfänger).

Die Haupthemmwirkung betrifft die COX (Bradshaw et al. 1984; König et al. 1987; Morof et al. 1988; Tanaka u. Himori 1988); die Lipoxygenase wird durch Tenoxicam wahrscheinlich nicht gehemmt. Daneben hemmt Tenoxicam verschiedene Entzündungsfunktionen der Leukozyten (Phagozytosis, Histaminfreisetzung; König et al. 1987).

6 Indikationen, Dosierung, Anwendungsart

6.1 Indikationen

Zur symptomatischen Behandlung schmerzhafter, entzündlicher Zustände wie

chronische Polyarthritis (rheumatoide Arthritis);
Osteoarthritis, Osteoarthrose;
Spondylitis ankylosans (M. Bechterew);
Weichteilerkrankungen- und -verletzungen (Zerrungen, Verstauchungen, Tendinits, Bursitis, Periarthritis);
akuter Gichtanfall.

6.2 Dosierung

ED = TDmax 1-mal 20 mg (Tablette, Sachet oder Suppositorium).

Invasiv (i.v., i.m.): ED = 20 mg. Invasiv intraartikulär, Bier-Block: keine offiziellen Angaben.

Gichtanfall ED = TD bis 40 mg höchstens für 2 Tage. Langzeitgabe: TD 10 mg.

6.3 Anwendungsart

Nichtinvasiv
(p.o., rektal) sowie invasiv (Wundinfiltration, intrartikulär, i.v., i.m.).

7 Keine Indikationen (ungeeignete Anwendung)

Akute Schmerzzustände, prä- und postoperative Analgesie (nicht empfehlenswert: zu träge Kinetik), Monotherapie starker Schmerzzustände.

8 Kontraindikationen

Siehe Buch D sowie allgemeine Checkliste E, insbesondere:

– Perioperative Medizin insbesondere postoperative Analgesie (Grund: Hemmung der COX-Systeme, träge Kinetik);
– Patienten unter 18 Jahren (Ausstehen klinischer Erfahrungsberichte).

9 UAW

Siehe Buch D sowie Checkliste E, insbesondere:
Bei Langzeitanwendung zeigt Tenoxicam möglicherweise weniger UAW als Piroxicam, Diclofenac, Indometacin und Ketoprofen (Todd u. Clissold 1991).

9.1 und 9.2 ZNS, Gesichtssinne

Schwindel und Kopfschmerzen bei ca. 3% der Patienten.

9.5 Verdauungstrakt insbesondere Magen-Darm-Trakt

Ähnlich wie → Piroxicam (Bird et al. 1985), → Acetylsalicylsäure (Bird et al. 1982, 1983, 1985) und → Diclofenac (Dammann et al. 1990; Müller et al. 1989).

Die ED (20 mg) vergleichbar ED Piroxicam (20 mg), Indometacin (50 mg); alle weniger UAW als ED Acetylsalicylsäure (500 mg, Lücker et al. 1986).

3-monatige Behandlung: Inzidenz um 12;5%: Magenschmerzen, Sodbrennem, Nausea, Diarrhö, Obstipation,

sowie selten Blutungen, Ulzera, Perforationen (Caughey u. Waterworth 1989).

Tierversuch: Ulzerogenität <Indometacin (p< 0,05 = Piroxicam, Diclofenac, Tenoxicam, Naproxen (Tanaka u. Himori 1981).

9.6 Leber, ableitende Gallengänge, Pankreas

Akute, chronische, reversible bis irreversible Schäden wie: pathologische Leberwerte (Transaminasen, Gamma-GT, Bilirubin: ca. 1–2%), Ikterus mit Hepatitis (Jobar et al. 1993, Katsinelos et al. 1997, Sungur et al. 1994).

9.7 Niere, ableitende Harnwege, Blase

Bei 1–2% der Patienten (Anstieg des Plasmaharnstoffs und -kreatinin), Ödembildung. Bei Patienten mit chronischer Niereninsuffizien: innerhalb von Tagen (TD 20 mg) Plasmakreatininclearance ↑, renale PG ↓ (auch bei Kontrollgruppe, Freestone et al. 1991). 1 5-Jahresstudie (>67000 Patienten): Inzidenz renaler UAW niedrig (häufigste Beschwerden: Dysurie, Nierenschmerzen; Heintz 1995).

Ältere oder schwächliche Patienten sollen aus diesen Gründen vor einer Narkose, einer Operation wegen des erhöhten Risikos eines Nierenversagens das (langwirksame) Präparat nicht erhalten.

9. 10 Blut, blutbildende Organe

Akute, chronische, reversible bis irreversible Funktionseinschränkungen bzw. Schädigungen inkl. Aggregationshemmung, sekundäre Anämie, Agranuluzytose etc. (Onitsuka et al. 1983; Sánchez Sevillano et al. 1993).

9.11 Hautorgan, Haare, Nägel

In ca. 1–2% der Patienten Pruritus, Exanthem, Erythem, Urtikaria, allergischtoxische Hautschädigungen wie Stevens-Johnson-Syndrom, Lyell-Syndrom, Photodermatosen, Alopexie (Aroca García et al. 1997, Chosidow et al. 1991).

9.14 Diverse UAW

Tenoxicam hemmt im Tierversuch den Geburtsvorgang.

Hypoglykämie (Moreno et al. 1992)

11 Toxikologie

Im Tierversuch zeigt Tenoxicam keine mutagene, karzinogene oder teratogene Wirkung.

12 Notfallmaßnahmen bei Überdosierung

Es sind keine Fälle von akuter Überdosierung bekannt, sodass die Empfehlungen auf Annahmen beruhen. Die Elimination kann dank Reduktion der enteralen Absorptionsrate durch die Gabe von 3-mal 4 g Colestyramin (nicht resorbierbarer Lipidsenker bzw. Ionenaustauscher) signifikant beschleunigt werden (Arbeiten von Guentert et al.).

13 Interaktionen
Siehe Buch D sowie Checkliste E.

13.1 Medikamentöse Interaktionen
Kompetitive Eiweißverdrängungsphänomene sind denkbar; relevante Interaktionen mit folgenden Wirkstoffen wurden bislang nicht festgestellt: Antazida, Cimetidin, Digoxin, Glibornurid, Phenprocoumon, Probenecid, Tolbutamid, Warfarin.

Cholestyramin: der Lipidsenker Cholestyramin (Chlorid eines stark basischen Anionenaustauscherharzes) reduziert signifikant die enterale Absorption von Tenoxicam und kann in einer Dosierung von 3-mal 4 g zur Förderung der enteralen Elimination von Tenoxicam im Vergiftungsfall eingesetzt werden.

13.2 Physiologische Interaktionen
Gefährdung der Nierenfunktion über Hemmung der renalen PG-Synthese v. a. bei bestehenden Nierenerkrankungen, Leberzirrhose, dekompensierter Herzinsuffizien, Hypovolämie und Hypotension etc.

Bei verminderter Leberfunktion bzw. hohen Bilirubin- oder niedrigen Plasmaeiweisskonzentrationen kann die freie Fraktion des Wirkstoff erhöht werden (Dosisreduktion notwendig).

15 Kinetik (unvollständig)

Physikochemische Eigenschaften
pK_{a1} 1,1; pK_{a2} 5,3
Verteilungskoeffizient (*n*-Oktanol; wäßriger Phosphat-Puffer, pH 7,4): 0,3
Proteinbindung (% Dosis): >98,5 (Serumalbumin: Warfarin-Diazepamstelle)

Resorption und Bioverfügbarkeit
Bioverfügbarkeit (% Dosis): 100 (p.o.), 80 (rektal)
T bis C_{max} (h): 1–2,6 (p.o., nüchtern), 4–6 (p.o., postprandial)

Verteilung, Elimination, Metabolismus
Terminale β-Halbwertzeit (h): 60–75 Mittelwert (hohe Variabilität: 30–160)
V_{ss} (l/kg): 0,12–0,15
RenaleElimination (% Dosis): 33–45 (MS <1%)
Biliäre Elimination (% Dosis): 45–67%
Inaktive Metaboliten: 5-Hydroxy-pyridyl (5'-Hydroxy-Tenoxicam), verschiedene s. Diskussion
Aktive Metaboliten: nein

Effektivität
Keine Angaben.

Biomembrangängigkeit
Diaplazentar: gering (Tierversuch)
Translaktal: vorhanden (Tierversuch)
Blut-Hirn-Barriere: keine Daten

Synovialflüssigkeit: max. Konz. (ca. 50% Serumkonzentration) nach 6–8 h (p.o.-Gabe).

15.2 Kinetikdiskussion
Tenoxicam wird hepatisch komplett abgebaut zum inaktiven Haupt-Metaboliten 5-Hydroxy-pyridyl (5'-hydroxy-)tenoxicam sowie weitere durch Glukuronisierung inaktivierten Abbauprodukten. Hepatisches Isoenzym: Cytochrom$_{P450\ TB}$.

Die terminale Halbwertszeit ist lang und wegen niedriger Gesamtplasma-Clearance (2 ml/min) geringer als die hepatische Extraktionsrate. Via Fäzes wird offenbar keine MS eliminiert, jedoch unterschiedlich viel Metaboliten, sodass ein enterohepatischer Zyklus möglich sein könnte (unterschiedlich lange terminale Halbwertszeit).

Der Wirkstoff diffundiert gut in die Synovialflüssigkeit und erreicht dort Konzentrationen, die rund 35–59% derjenigen im Plasma betragen.

Diaplazentare Passage gering (Tierversuch); translaktale Passage vorhanden (Tierversuch). Die hohe Proteinbindung kann bei Nieren- und Leberfunktionsstörungen sowie gewissen Systemerkrankungen (rheumatoide Arthritis etc.) erniedrigt sein.

16 Vorklinische und klinische Studien
Die i.v.-Gabe von 20 Tenoxicam als Bolus reduzierte einen Fentanyl-induzierten Pruritus in der postoperativen Phase (Abdominalchirurgie; Fentanyl epidural + AG; Colbert et al. 1999).

Tenoxicam wurd 20 mg i.v. 10 min vor Allgemeinanästhesieinduktion gegeben (Doppelblindstudie; n=25 + 25; Sectio caesarea [!! vgl. Publikation von Rorarious und zu Diclofenac: saure antipyretische Analgetika induzieren eine Dysfunktion der Thrombozyten, der Koagulation etc., die sich im Kontext einer ebenfalls induzierbaren Uterohypotonie besonders katastrophal auswirken kann]); der Intubationsstress soll in der Tenoxicamgruppe erniedrigt gewesen sein (keine Daten) ebenso der postoperative Opioidbedarf (Nalbuphin auf »Bedarf«; keine Daten); die VAS für Schmerzen sollen höher als üblich ausgefallen sein (keine Daten); der Operateur beurteilte aufgrund von Scores die Uterusrelaxation in beiden Gruppen als identisch; eine neonatale pulmonale Hypertension noch vorzeitiger Schluss des Ductus arteriosus sei nicht aufgetreten (keine Daten; Elhakim u. Nafie 1995).

Die präoperative Gabe von 20 mg Tenoxicam i.v. (30 min. vor Eingriff) bei ambulanten Brustbiopsien unter Allgemeinanästhesie + Bupivacain-Wundinfiltration (n=77) ergab einen signifikanten postoperativen Opioidspareffket (Pethidin; Colbert et al. 1998). Diskussion: dieser Effekt wird als »präemptiv« beschrieben: es ist aber anzunehmen, dass der Wirkungseintritt für

Tenoxicam – wie bei allen sauren antipyretischen Analgetika – mehr als 30 min beträgt und somit der Effekt analgetisch war, aber nicht präemptiv (definitionsgemäß Nozizeptionsbarrage vor Auslösen von noxischem Input!).

Tenoxicam wurde in der perioperativen Medizin peripher-neuraxial angewendet, so in Wundinfiltrationen (D 7,5 mg; Inguinalhernie; kein Vorteil; Mikkelsen et al. 1996), i.v-Lokoregionalanästhesie bzw. Bier-Block (D: 20 mg; Jones u. Pugh 1996; Hoffmann et al. 1997; keine Langzeitbeobachtung in Bezug auf Venenschädigung) und intraartikulär (D. 20 mg in 40 ml; Cook et al. 1997).

Der antiphlogistische Effekt von 20 mg (TD) nach bilateraler Zahnextraktion (Molar III) war nicht messbar und mit der Wirkung von Placebo vergleichbar (stereophotogrammmetrische Kontrollen 2 postoperative Tage; Ucok 1997).

17 Kurzprofil

Tenoxicam ist ein saures antipyretisches Analgetikum der Gruppe heterozyklische Keto-Enolsäure mit träger Kinetik bzw. langer HWZ.

Der Wirkstoff wird zur symptomatischen Behandlung von chronischen Schmerzzuständen bei Erkrankungen des rheumatischen Formenkreises eingesetzt.

Der Einsatz von Tenoxicam in der perioperativen Medizin im Rahmen der Balanced-analgesia-Technik (Colbert et al. 1998, Munro et al. 1998, van der Meulen et al. 1997) birgt wegen der kinetischen und dynamischen Eigenschaften die Gefahr einer unspezifischen (= nicht antagonisierbaren), langanhaltenden Hemmung der entsprechenden thrombozytären, uterinen, renalen, pulmonalen Cyclooxygenasen bzw. entsprechender Organdysfunktionen (empfohlene Alternative: i.v. Propacetamol; s. auch unter 16: Colbert et al. 1999).

18 Literatur

Literatur vor 1996: → CD-ROM.

Aroca García MD, Luna Rodríguez C, Gallego Navarro MA et al. (1997) Alopecia secundaria a tenoxicam. Un efecto adverso no descrito? Correspondence. Aten Primaria 3: 157

Colbert S, O'Hanlon DM, Chambers F et al. (1999) The effect of intravenous tenoxicam on pruritus in patients receiving epidural fentanyl. Anaesthesia 54/1: 76–80

Colbert ST, O'Hanlon DM, McDonnell C et al. (1998) Analgesia in day case breast biopsy – the value of pre-emptive tenoxicam. Can J Anaesth 45/3: 217–222

Cook TM, Tuckey JP, Nolan JP (1997) Analgesia after day-case knee arthroscopy: double-blind study of intra-articular tenoxicam, intra-articular bupivacaine and placebo. Br J Anaesth 78/2: 163–168

Hoffmann V, Vercauteren M, Van Steenberge A et al. (1997) Intravenous regional anesthesia. Evaluation of 4 different additives to prilocaine. Acta Anaesth Belg 48/2: 71–76

Jones NC, Pugh SC (1996) The addition of tenoxicam to prilocaine for intravenous regional anaesthesia. Anaesthesia 51/5: 446–448

Katsinelos P, Katsos I, Patsiaoura K et al. (1997) Tenoxica-associated hepatic injury: a case report and review. Eur J Gastroenterol Hepatol 4: 403–406

Munro FJ, Young SJ, Broome IJ et al. (1998) Intravenous tenoxicam for analgesia following laparoscopic cholecystectomy. Anaesth Intensive Care 1: 56–60

Ucok C (1997) Stereophotogrammetric assessment of the effect of tenoxicam on facial swelling subsequent to third molar surgery. Int J Oral Maxillofac Surg 5: 380–382

1.7 Sulfoanilide

In dieser Gruppe wird nur ein Wirkstoff erwähnt, nämlich das Nimesulid: es handelt sich hierbei um eine neue Substanz mit antipyretischer, antiphlogistischer und analgetischer Wirkung.

Nimesulid rec. INN; R-805

1 Handelsnamen

Nisulid (Wyeth)

2 Darreichuungsform

In der Regel Tabletten/Sachets (Granula) zu 100 mg.

3 Chemie, Geschichte, diverse Hinweise

4-Nitro-2-phenoxymethansulfoanilid

$C_{13}H_{12}N_2O_5S$

MG 308,1

CAS N° 51803-78-2

Der Wirkstoff Nimesulid, von Ryker u. Helsinn synthetisiert und entwickelt, ist ein schwachsaures Sulfoanilid mit der Besonderheit des Fehlens einer Carboxylgruppe. Nimesulid ist ein geschmack- und geruchloses, leicht gelbliches mikrikristallines Pulver, und wird durch chemische Synthese aus Chlornitrobenzol gewonnen.

4 Rezeptpflichtigkeit, Schwangerschaftskategorie

Deutschland: –

   Österreich: –

   Schweiz: B; Schwangerschaft: Trimenon I, II: B; Trimenon III: D.

5 Stoff, Indikationsgruppe, Dynamik

Saures antipyretisches Analgetikum: Analgetikum, Antipyretikum, Antiphlogistikum

5.2 Dynamik

Das schwachsaure Nimesulid hemmt die Cyclooxygenasen (Vigdahl u. Turkey 1977, Magni 1993) mit einer ca. 20-fachen höheren Hemmung der COX-2 vs. COX-1: trotzdem ist bei therapeutischer Nimesulid-Konzentration (MS) eine genügende Hemmung der konstitutiven COX-1 nachzuweisen mit entsprechenden klinischen Wirkungen wie thrombozytäre Dysfunktion, renale Dysfunktion (TXB2 ↓, 6-Keto-PGF1-α↓; Panara et al.

1998; Tavares et al. 1995). Darüber hinaus hat der Wirkstoff einen sog. Scavengereffekt (Capsoni et al. 1987; Maffei Facino et al. 1993). Nimesulid hemmt die Histaminfreisetzung in vivo und in vitro (Berti et al. 1991). Nimesulid hemmt Myeloperoxidaseenzymsysteme bzw. durch neutrophile Zellen beteiligte Entzündungsvorgängen (Ottonello et al. 1993).

Im Tierversuch starke antiphlogistische und antipyretische Wirkung, vergleichbar mit Indomethacin, Diclofenac oder Piroxicam (Böttcher et al. 1987), in niedriger Dosierung stärker und länger antipyretisch als Paracetamol, sowie starke Plättchenaggregationshemmung (Tierversuche; Arbeiten von Ceserani in Drugs 1993).

5.2.1 Nimesulid und Mechanismen der Nozizeption
Tierversuch (Essigsäure-Writhing-Test; Maus): die i.m.-Applikation induzierte einen stärkeren antinozizeptiven Effekt als eine i.m.-Vergleichsdosis von Diclofenac (Gupta et al. 1998).

5.2.2 Nimesulid als Antipyretikum und Mechanismen des Nozifensorsystems Thermoregulation
Im Tierversuch wurde durch ein peripheres Entzündungsmodell Fieber ausgelöst; dabei wurde eine ca. 7fache Erhöhung der zentralen PGE_2-Konzentration sowie eine Verdoppelung der De-novo-Expression der COX-2-mRNS nachgewiesen. Nimesulid hatte in dieser Versuchsanordnung einen dosisabhängigen und stärkeren antipyretische Effekt als Indomethacin und Ibuprofen. Nimesulid hemmte die PGE_2-Produktion ohne Einfluss auf die Expression der COX-2 (Taniguchi et al. 1997). In therapeutischer Dosierung soll die COX-2-Hemmung ca. doppelt so stark sein wie die COX-1-Hemmung: aus diesen Gründen wird dem Wirkstoff eine gewisse Selektivität für COX-2 zugeschrieben (Famaey 1997).

5.2.3 Nimesulid und antiphlogistische Mechanismen
Tierversuch (Ratte): experimentell durch Hefe induzierte Hyperthermie, PGE_2-Konzentration ZNS ↑ (ca. 7x) sowie COX-2-mRNS ↑ (ca. 2x; ZNS-COX-1mRNS unverändert) wurde durch die Gabe von Nimesulid folgendermassen beeinflusst : dosisabhängige Antipyresis sowie ZNS-PGE_2 ↓; jedoch kein Einfluss auf COX-2-mRNS (Taniguchi et al. 1997).

6 Indikationen, Dosierung, Anwendungsart
6.2 Dosierung
TD 2-mal 100 mg p.o. (postprandial)

6.3 Anwendungsart
Nichtininvasiv (p.o.)

8 Kontraindikationen
Siehe Checkliste »Kontraindikationen saure antipyretische Analgetika«, insbesondere:
– Kinder unter 12 Jahren

9 UAW
Siehe Checkliste »UAW saure antipyretische Analgetika«, insbesondere:

9.4 Atmung, Atemorgan
Bei 429 Patienten mit bekannter Unverträglichkeit auf saure antipyretische Analgetika (»AIA«) wurde positive Kreuzsensibilität von nur 3,3% erreicht (Andri et al. 1994; kumulative Exposition bis TD 200 mg).

9.5 Verdauungstrakt insbesondere Magen-Darm-Trakt
Eine Fallbericht von Stomatitis (Valsecchi et al. 1992).

9.6 Leber, ableitende Gallenwege, Pankreas
Akute, chronische, reversible bis irreversible Schäden wie akute Hepatitis, akutes Leberversagen etc. (6 Fälle; Van Steenbergen et al. 1998; McCormick et al. 1999; Romero Gomez 1999)

9.7 Nieren, ableitende Harnwege, Blase
Akute, chronische, reversible bis irreversible Schäden wie akutes Nierenversagen (Apostolou et al. 1997; 1 Fallbericht: Patient mit Horton-Syndrom); tokolytische Behandlung der Schwangeren mit Nimesulid: Fallbericht einer pränatalen fetalen Nierenschädigung mit terminaler Schädigung bei Geburt (Peruzzi et al. 1999).

9.10 Blut, blutbildende Organe
Eine Fallbericht über thrombozytopenische Purpura bei Aids-Erkrankung (Pasticci et al. 1990)

15 Kinetik

Physikochemische Eigenschaften
Proteinbindung (% Dosis): 97,5 (Albumin 96%; Lipoproteine 0,6%, Alpha₁-Glykoprotein 0,4%)
Erythrozytenbindung 2%, freie Fraktion 1%.(Bree et al. in Drugs 1993)
pK_a 6,5

Resorption und Bioverfügbarkeit
Bioverfügbarkeit (% Dosis): 96 (p.o.), 54–96 (rektal, Bernareggi et al. 1993)
T bis C_{max} (h): 1,22–3,83
C_{max} : keine Angaben

Verteilung, Elimination, Metabolismus
Terminale β-Halbwertszeit (h): 1,93–4,73 (MS, Leber- und Nierengesunder)
$V_{initial}$: keine Angaben
V_{ss} (l/kg): 0,19–0,39
Cl_{total} (l/h): 2
RenaleElimination (% Dosis): 80 (Metaboliten), 2 (MS)
Biliäre Elimination (% Dosis): 20 (Metaboliten (p-Hydroxy-H-acetylamino-Derivat))

Inaktive Metaboliten: ja
Aktive Metaboliten: 4-OH-Nimesulid

Effektivität
Therapeutische Serumkonzentration:
Toxische Konzentration:
Therapeutische/Toxische Serumkonzentration:
IC_{50} COX-1 (nmol/l): ; ID_{50} COX-1 (µmol): 70;
IC_{50} COX-2 (nmol/l): ; ID_{50} COX-2 (µmol): 1,27;
COX-2-/COX-1-Hemmverhältnis: 0,02 (nach Barnett et al. 1994)

Biomembrangängigkeit
Diaplazentar:
Translaktal:
Blut-Hirn-Barriere:
Synovialflüssigkeit:

15.2 Kinetikdiskussion

Die Hauptelimination des nur schwachsauren Wirkstoffs erfolgt über Leberabbau zum aktiven Hauptmetaboliten Hydroxynimesulid (4-OH-Nimesulid), der als Glukuronid renal (60%) und via Fäzes (25%) ausgeschieden wird und eine lange Halbwertszeit hat (>10 h).

Die totale Clearance ist altersabhängig und beträgt beim älteren Patienten >5 l/h.

16 Vorklinische und klinische Studien

Ein Fallbericht (1-jähriger Knabe [1]): allergische Reaktion (Urtikaria, Angioödem) auf Paracetamol (1500 mg); nicht jedoch auf die kumulative Dosierung von 119 mg Nimesulid (de Almeida et al. 1997).

Dosisfindungsstudie: eine TD von 2-mal 100 mg scheint optimal bei der symptomatischen Behandlung von Osteoarthritis zu sein (Bourgeois et al. 1994).

Eine doppelgeblindete Multicenter-Vergleichsstudie (Diclofenac vs. Nimesulid) bei Patienten mit akuten Schulterschmerzen ergab ein vorteilhafteres Profil (Effizienz, UAW) von Nimesulid (Wober 1999)

17 Kurzprofil

Nimesulid ist ein saures antipyretisches Analgetikum vom Typ schwachsaures Sulfoanilid mit relativ selektiver Hemmung der COX-2 (Rainsford 1999). Bei Patienten mit Aspirin-Unverträglichkeit, soll der Wirkstoff (mit Vorsicht) als Alternative in Betracht gezogen werden (Ventura et al. 1999).

18 Literatur
Literatur bis 1996: → CD-ROM.

Apostolou T, Sotsiou F, Yfanti G et al. (1997) Acute renal failure induced by nimesulide in a patient suffering from temporal arteritis. Nephrol Dial Transplant 7: 1493–1496

de Almeida MA, Gaspar AP, Carvalho FS et al. (1997) Adverse reactions to acetaminophen, ASA, and NSAIDs in children: what alternatives? Allergy Asthma Proc 5: 313–318

Del Rosse A, Fradella G, Russo L et al. (1997) Pheochromocytoma crisis caused by contemporary ergotamine, caffeine, and nimesulide administration. Am J Med Sci 314/6: 396–398

Famaey JP (1997) In vitro and in vivo pharmacological evidence of selective cyclooxygenase-2 inhibition by nimesulide: an overview. Inflamm Res 46/11: 437–446

Gupta S, Velpandian T, Mathur P et al. (1998) Comparative analgesic activity of nimesulide and diclofenac by intramuscular route: correlation with pharmacokinetic profile of nimesulide. Pharmacology 56/3: 137–143

McCormick PA, Kennedy F, Curry M et al. (1999) COX 2 inhibitor and fulminant hepatic failure. Research letter. Lancet 353 (9146): 44–41

Panara MR, Padovano R, Sciulli MG et al. (1998) Effects of nimesulide on constitutive and inducible prostanoid biosynthesis in human beings. Clin Pharmacol Ther 63/6: 672–681

Peruzzi L, Gianoglio B, Porcellini MG et al. (1999) Neonatal end-stage renal failure associated with maternal ingestion of cyclooxygenase-type-1 selective inhibitor nimesulide as tocolytic. Correspondence. Lancet 354 (9073): 265–266

Rainsford (1999) Relationship of nimesulide safety to its pharmacokinetics: assessment of adverse reactions. Rheumatology (Oxford) 38/S1: 4–10

Romero Gomez M, Nevado Santos M, Fobelo MJ et al. (1999) Hepatitis aguda pr nimesulida: descripcion de tres casos. Med Clin (Barc) 113/9: 357–358

Taniguchi Y, Yokoyama K, Inui K et al. (1997) Inhibition of brain cyclooxygenase-2 activity and the antipyretic action of nimesulide. Eur J Pharmacol 330/2–3: 221–229

Van Steenbergen W, Peeters P, De Bondt J et al. (1998) Nimesulide-induced acute hepatitis: Evidence from six cases. J Hepatol 29/1: 135–141

Ventura MT, Cenci L, Giuliano G et al. (1999) Retrospective study of adverse reactions to non steroid anti-inflammatory drugs (NSAIDs): predictive value of controlled challenge with alternative drugs. Immunopharmacol Immunotoxicol 21/3: 455–468

Wober W (1999) Comparative efficacy and safety of nimesulide and diclofenac in patients with acute shoulder, and a meta-analysis of controlled studies with nimesulide. Rheumatology (Oxford) 38/S1: 33–38

1.8 Nicotinsäurederivate

Die Nicotinsäurederivate, Abkömmlinge der Pyridincarbonsäure bzw. Nikotinsäure, sind ziemlich unbekannte Wirkstoffe, die mit Ausnahme von Flunixin (Veterinärmedizin) in der klinischen Schmerztherapie keine Bedeutung haben. Folgende 3 Wirkstoffe werden an dieser Stelle aufgelistet:

– Clonixin, rec INN*
– Flunixin, rec INN*
– Isonixin, rec INN*

Anmerkung: *unvollständiges Wirkstoffprofil.

Clonixin rec. INN, USAN; CBA 93626 (Code); Sch 10304 (Code)

16 Vorklinische und klinische Studien

Die Effizienz und Verträglichkeit einer Wirkstoffkombination Clonixin + Buscopan wurde bei Dysmenorrhö untersucht (offene Studie; n=30; Hernández et al. 1998).

17 Kurzprofil

Der ältere, unter den Handelsnamen Dolalgial, Dorixina erhältliche Nikotinsäureabkömmling Clonixin-Lysin-salz (chem. $C_{13}H_{11}ClN_2O_2$; MG 262,7; CAS N° 17737-65-4) hat analgetische, antipyretische, antiinflammatorische und vasorelaxierende Eigenschaften und wird als Anti-rheumatikum, aber auch i.v. als Analgetikum in der perioperativen Medizin eingesetzt.

18 Literatur

Hernández Bueno JA, de la Jara Díaz J, Seduno Cruz F et al. (1998) Effecto analgésico antiespasmódico y seguridad del clonixi-nato de lisina y bromuro de L-butilhioscina en el tratamiento oral de la dismenorrea. Ginecol Obstet Mex 66: 35–39

Flunixin rec INN; BAN, USAN

17 Kurzprofil

Der ältere Nikotinsäureabkömmling Flunixin (chem. 2-[2-Methyl-3-trifluoromethylalinino]nicotinsäure) ($C_{14}H_{11}F_3N_2O_2$; MG 296,2; CAS N° 38677-85-9) wird wegen seiner antiinflammatorischen Eigenschaften in der Veterinärmedizin eingesetzt.

Isonixin rec. INN

17 Kurzprofil

Der ältere Nikotinsäureabkömmling Isonixin (Nixyn; chem. 2-Hydroxy-N-(2,6-Dimethylphenyl)nicotinamid; $C_{14}H_{14}N_2O_2$; MG 242,3; CAS N° 57021-61-1) ist ein saures antipyretisches Analgetikum, das v. a. in der spanischen Rheumatologie eingesetzt wird. Als UAW werden u. a. allergischtoxische Hautmanifestationen beschrieben.

1.9 Saure Pyrazolone

Die Pyrazolone (Sy.: Pyrazolinone, Pyrazone) sind Enolsäurederivate mit analgetischen, antipyretischen und antiphlogistischen Eigenschaften.

Folgende saure Pyrazolone werden hier besprochen:
- Azapropazon, rec INN
- Benzpiperylon, rec INN*
- Bumadizon Kalzium, rec INN*
- Clofezon, rec INN*
- Difenamizol, rec INN*
- Emorfazon, rec INN*
- Epirizol, prop INN*
- Famprofazon, rec INN*
- Feclubuzon, rec INN*
- Fenbutamidol, InoffSy*
- Feprazon, rec INN*
- Pemedolac
- Pinazon InoffSy (Piperinsalz von Feprazon)*
- Kebuzon, prop INN*

- Mofebutazon, rec INN*
- Morazon, rec INN*
- Nifenazon, rec INN*
- Niprofazon, rec INN*
- Oxipizon, rec INN*
- Oxyphenbutazon, rec INN**
- **Phenylbutazon, rec INN**
- Pinazon, rec INN*
- Pipebuzon, rec INN*
- Piperylon, prop INN*
- Ramifenazon, rec INN*
- Sulfinpyrazon, rec INN*
- Suxibuzon, rec INN*
- Tribuzon, prop INN*

Anmerkung: *unvollständiges Wirkstoffprofil.

Azapropazon rec. INN; Apazone USAN, Azapropazonum BAN, DCF; Cinnopropazone, AHR 3018 (Code), MI 85 (Code)

1 Handelsnamen

Prolixan, Tolipryn (Du Pont); Generika: ja
Ebenfalls: Kombinationspräparate (Dolo-Prolixan = Azapropazon + Dextropropoxyphen + Phenoproba-mat).

2 Darreichungsform/galenische Formen

In der Regel Kapseln zu 300 mg; Tabletten, Filmtablet-ten zu 600 mg; Ampullen zu 600 mg (Lyophilisat).

3 Chemie, Geschichte, diverse Hinweise

5-Dimethylamino-9-methyl-2-propyl-1H-pyrazolo-[1,2a]-1,2,4-benzotriazin-1,3(2H)-dion
Pyrazolinderivat der Gruppe Benzotriazine (chemisch: ein Pyrazolidindion der Gruppe heterozyklische Keto-enolsäuren); gebräuchlich als Dihydrat
Summenformel: $C_{16}H_{20}N_4O_2$ 2 H_2O
MG: 300,37 (Anhydrid)
MG: 336,4
CAS N° 13539-59-8 (Anhydrid)

Chemisch gehört Azapropazon zu den sog. amphiproti-schen Molekülen (McCormack u. Brune 1990) mit 2 ionisierbaren – einer sauren und einer basischen – Molekülseiten.

3.3 Diverse Hinweise

Das Lyophilisat (rekonstituierte Lösung) darf nur frisch verwendet werden.

4 Rezeptpflichtigkeit, Schwangerschaftskategorie

Deutschland: Rp, Schwangerschaft inkl. Stillzeit: Kon-traindikation.

Österreich: Nr.

Schweiz: B, Schwangerschaft: B, Trimenon III und Stillzeit kontraindiziert.

5 Stoffbezeichnung entsprechend der Hauptindikation, Dynamik

Saures antipyretisches Analgetikum: Analgetikum, Antipyretikum, *Antiphlogistikum: Antirheumatikum*, Gichtmittel (für akuten Gichtanfall).

5.2 Dynamik

Azapropazon ist ein schwacher Prostaglandinsynthetasehemmer; der Wirkstoff soll membranstabilisierend (Lysosomenmembrane) wirken und die Migration, Aggregation, Degranulierung, Endoperoxidproduktion polpmorphkerniger Leukozyten im Sinne eines sog. Scavenger-Effekts hemmen. Azapropazon induziert zentrale analgetische Wirkungen (Tierversuch, Wirkmechanismen nicht bekannt; Lötsch et al. 1995) Azapropazon wirkt urikosurisch.

6 Indikationen, Dosierung, Anwendungsart

6.1 Indikationen

Schmerzhafte akute und chronische Zustände bei:

entzündlichen und degenerativen rheumatischen Erkrankungen im Bereich des Gelenk- und Stützapparates;

Juvenile Polyarthritis, Stillsyndrom;

Lumbago, Ischialgien;

akuter Gichtanfall, chronische Gicht;

lokale Entzündungszustände des Bewegungsapparates;

posttraumatische Schmerzzustände v. a. in der orthopädischen Chirurgie (offizielle Indikation: der Einsatz von sauren antipyretischen Analgetika im Kontext der perioperativen Medizin insbesondere postoperativen Schmerzzuständen ist aufgrund der unspezifischen, eindrücklichen Hemmung der physiologischen COX-Systeme abzulehnen (Beeinträchtigung von Koagulationsmechanismen, Nierenfunktion etc.)

Als Alternativmedikation für die akuten postoperativen Schmerzen sind daher Opioide allein oder in Kombination mit nichtsauren AA (→ Metamizol, Propacetamol) vorzuziehen (pers. Meinung, Hrsg.).

6.2 Dosierung

Wie bei allen Dosierungen soll individuell nach Bedarf und Krankheitszustand erfolgen und immer postprandial bei Sicherung reichlicher Flüssigkeitszufuhr.

TD für Erwachsene unter 60 Jahren: 2-mal 600 (mg; p.o., postprandial bei reichlicher Flüssigkeitszufuhr)

TD max 3-mal 600 (mg; p.o, postprandial)

TD Erhaltungsdosis: 600–900 (mg; p.o. postprandial)

TD akuter Gichtanfall initial: 4-mal 600 (mg; p.o.; i.v. oder i.v. Kurzinfusion, erste 24 h)

TD Erhaltungsdosis akuter Gichtanfall: 3-mal 600 (mg; p.o., bis Ende Gichtattacke, höchstens 1 Woche).

TD chronische Gicht Erhaltungsdosis 2-mal 600 mg

TD chronische Gicht, Patienten über 60 Jahren: 900 mg

Bei starken Schmerzen kann die Initialdosis intravenös (am besten über eine Kurzinfusion: 2 Ampullen rekonstituierte Lösung in mindestens 10 ml oder besser 250 phys. Kochsalzlösung über Verweilkanüle; cave paravenöse Applikation) appliziert werden. Die i.v.-Anwendung muss langsam erfolgen (>10 min für i.v.-Einzelgabe; >20 min für Kurzinfusion).

Dosiseinschränkungen für junge Patienten über 14 Jahren: tgl. Richtdosis: 20 mg pro kg Körpergewicht.

Dosiseinschränkungen für ältere Patienten über 60 Jahren: tgl. Höchstdosis 900 mg.

Dosiseinschränkungen gelten wie bei allen sauren antipyretischen Analgetika auch bei Patienten mit Einschränkung der Nieren- und Leberfunktion. (Parameter: Kreatinin-Clearance bei 50 ml/min Dosisreduktion um 50%; Toleranz: Bilirubingrenze: >7 mg% sowie Quick-Wert >70 mg%: Dosisreduktion um 50%; die Quick-Wertgrenze >50% darf nicht unterschritten werden).

6.3 Anwendungsart

Nichtinvasiv: p.o.

Invasiv: i.v. (Bolus, Kurzinfusion)

7 Keine Indikationen (ungeeignete Anwendung)

Mittlere bis starke Schmerzzustände ohne Entzündungsgeschehen,

viszerale Schmerzen.

8 Kontraindikationen

Siehe allgemeine Checkliste E, insbesondere:

- postoperative Schmerzzustände (s. oben);
- Schwangerschaft, Stillzeit;
- Kinder unter 14 Jahren (Ausstehen entsprechender Untersuchungen).

9 UAW

Siehe Checkliste saure antipyretische Analgetika, insbesondere:

9.3 Herz/Kreislauf

Keine Angaben über Herz-Kreislauf-Wirkung bei i.v.-Gabe.

Belastung des Herzens/Kreislaufs indirekt über erhöhtes Plasmavolumen mit sekundären Flüssigkeitretentionen, Ödembildung.

9.4 Atmung, Atemorgane

AIA: Azapropazon wird in der Regel von AIA gefährdeten Patienten vertragen (Szczeklik et al. 1990). Azapropazone hemmt jedoch die Cyclooxygenasen: im Einzelfall dürfte eine AIA deshalb nicht ausschließbar sein (Hrsg.).

9.5 Verdauungstrakt, insbesondere Magen-Darm-Trakt

Häufigste Nebenwirkung bei ca. 10% der Patienten: gastrointestinale Störungen und Blutungen (im Vergleich zu Ibuprofen, Naproxen, Diclofenac, Ketoprofen signifikant erhöhtes u. mit Indomethacin, Piroxicam, Ketoprofen vergleichbares Risiko; García Rodríguez 1998: s. Einführung).

9.6 Leber, abführende Gallenwege, Pankreas

Akute, chronische, reversible bis irreversible Funktionsstörungen und Schäden wie akute Hepatitis (Lo u. Dymock IW 1988)

9.7 Niere, ableitende Harnwege, Blase

Akute, chronische, reversible bis irreversible Funktionsstörungen und Schäden wie akutes Nierenversagen, interstitielle Nephritis, nichtoligurisches reversibles Nierenversagen etc. (Sipilä et al. 1983, 1986).

9.10 Blut, blutbildende Organe

Akute, chronische, reversible bis irreversible Funktionsstörungen und Schäden wie Coombs-positive hämolytische Anämie (ebenfalls positiver Coombs-Test ohne hämolytische Anämie); Leukopenie (Chan-Lam et al. 1986; Green et al. 1985).

9.11 Hautorgan, Haare, Nägel

Hautauschläge teilweise photoallergischer bzw. phototoxischer Natur (Barker u. Cotterill 1977; Diffey et al. 1986).

9.12 Allergischtoxische UAW

Einfache allergische Reaktionen mit Bronchospasmus bis komplizierte allergischtoxische Reaktionen wie Photosensitivität inkl. Mono- und Multiorganbefall (Lungenfibrose, Alveolitis, Angiödem; Albazzaz et al. 1986; Diffey et al. 1986; Olsson et al. 1985)

10 Warnhinweise

Folgende klinische Kontrollen sind bei chronischer Einnahme alle 2–4 Wochen angezeigt: Labor (Blutbild, Harn); Leber-, Nierenfunktion alle 4–8 Wochen.

11 Toxikologische Daten

Maus: DL 50 über 3000 mg/kgKG

12 Notfallmaßnahmen bei Überdosierung

Im Prinzip wie alle sauren antipyretischen Analgetika: theoretisch forzierte alkalisch Diurese (gastroskopisch kontrollierte, Hrsg) Magenspülung, symptomatische Behandlung der klinischen Wirkungen.

13 Interaktionen

Siehe Buch D sowie Checkliste E, insbesondere:

13.1 Medikamentöse Interaktionen

– Antikoagulanzien (Warfarin, Phenprocoumon, Acenocoumarol): freie Fraktion der Antikoagulanzien erhöht: entsprechend verstärkte Blutungsneigung; Green et al. 1977);

– Cimetidin: Plasmakonzentration Azapropazon $\uparrow$, Cimetidin $\downarrow$;
– Diphenylhydantoin, Phenytoin: freie Fraktion Diphenylhydantoin $\uparrow$ (Gefahr ZNS Intoxikation; Geaney et al. 1982, Roberts et al. 1981);
– Lithium: freie Fraktion Lithium $\uparrow$;
– Mahlzeiten: Azapropazon soll periprandial eingenommen werden; Einnahmen bei nüchternem Magen ergeben erniedrigte Plasmakonzentrationen von Azapropazon;
– Methotrexat: tubulärer Eliminationsmechanismus $\downarrow$ = Plasmakonz. $\uparrow\uparrow$(Daly et al. 1986);
– Sulfonylharnstoffe (orale Antidiabetika): freie Fraktion Sulfonylharnstoffe $\uparrow$ = Gefahr der Hypoglykämie; Andreasen et al. 1981; Waller u. Wallder 1984).

13.2 Physiologische Interaktionen:

Schwere Leber- und Niereninsuffizienz: freie Fraktion Azapropazon erhöht.

15 Kinetik

Physikochemische Eigenschaften
Proteinbindung (% Dosis): 90–99
pK_a: 6,35

Resorption und Bioverfügbarkeit
Bioverfügbarkeit (% Dosis): 80–95; Resorptionshalbwertszeit (h): 0,78 ± 0,5
T bis C_{max} (h): 4–6
C_{max}: –

Verteilung, Elimination, Metabolismus
Terminale β-Halbwertszeit (h): 9–17 (Nieren- und Lebergesunder)
$V_{initial}$: –
V_{ss} (l/kg): 0,17
Cl_{total}: –
RenaleElimination (% Dosis; Muttersubstanz, Metaboliten): 95; MS: 60–70
Biliäre Elimination: 0–20 (enterohepatischer Zyklus diskutiert)
Inaktive Metaboliten: 8-Hydroxy-Azapropazon
Aktive Metaboliten: nein

Effektivität
Keine Angaben.

Biomembrangängigkeit
Diaplazentar: ja
Translaktal: ja (Bald et al. 1990)
Blut-Hirn-Barrieren: –

17 Kurzprofil

Die heterozyklische Ketoenolsäure Azapropazon ist ein saures antipyretisches Analgetikum mit einem erheblichen gastrointestinalen Nebenwirkungspotential. Interaktionen treten v. a. auf mit Phenytoin, Tolbutamid, Warfarin und Methotrexat. Azapropazon kann auch invasiv (i.v.) bei akuten Schmerzzuständen inkl. akuten Gichtanfall eingesetzt werden.

18 Literatur
Siehe CD-ROM.

Benzpiperylon rec. INN; KB-95 (Code)

Der Wirkstoff (Benzometan, Humedil) ist chem.: 4-Benzyl-2-(1-methyl-4-piperidyl)-5-phenyl-4-pyrazolin-3-on; $C_{22}H_{25}N_3O$; MG 347,5; CAS N° 53-89-4.

Bumadizon Kalzium rec. INN

Bumadizon, als Kalziumsalz gebräuchlich (Bumaflex, Eumotol, Rheumatol; 2-(2,3-diphenylcarbazolyl)hexansäure ($C_{19}H_{21}N_2O_3$)$_2$ Ca, 1/2 H_2O; MG 699,9; CAS N° 3583-64-0; CAS N° 34461-73-9 [Kalziumsalz]), ist die Prodrug für → Phenylbutazon und → Oxyphenbutazon.

Clofezon rec. INN; Clofézone DCF; ANP 3260 (Code); Clofezonum

Clofezon, eine äquimolare Kombination von Phenylbutazon und dem Acetamidderivat Clofexamid (Handelsnamen Panas, Perclusone, Perclustop; chem.: $C_{14}H_{21}ClN_2O_2$ (Clofexamid); $C_{19}H_{20}N_2O_2$ (Phenylbutazon), 2 H_2O; MG: 629,2; CAS N° 60104-29-2) ist die Prodrug für Phenylbutazon (!) und dem ziemlich unbeschriebenen Wirkstoff Clofexamid, einem »Antidepressivum«.

Difenamizol rec. INN; AP-14 (Code)

Der unter dem HandelsnamenPasalin eingeführte Wirkstoff ist chemisch: 2-Dimethylamino-N-(1,3-diphenylpyrazol-5-yl)propionamid; $C_{20}H_{22}N_4O$; MG 334,4; CAS N° 20170-20-1.

Emorfazon rec. INN

Der unter dem Handelsnamen Pentoil eingeführte Wirkstoff ist chemisch: 4-Ethoxy-2-methyl-5-morpholino-3(2H)-pyridazinon; $C_{11}H_{17}N_3O_3$; MG 239,3; CAS N° 38957-41-4.

Epirizol prop. INN, USAN;DA 398 (Code), Mepirizol

Der unter den Handelsnamen Analock, Daicon, Mebron, Mepiral, Mepirijust eingeführte Wirkstoff ist chemisch: 4-Methoxy-2-(5-methoxy-3-methylpyrazol-1-yl)-6-methylpyrimidin; $C_{11}H_{14}N_4O_2$; MG 234,3; CAS N° 18694-40-1.

Famprofazon rec. INN, BAN

Der unter dem Handelsnamen Gewodin eingeführte Wirkstoff ist chemisch: 4-Isopropyl-2-methyl-3-[methyl(α-methylphenethyl)aminomethyl]-1-phenyl-3-pyrazolin-5-on; $C_{24\,h31}N_3O$; MG 377,5; CAS N° 22881-35-2

Feclubuzon rec. INN; AE-9 (Code)

Der unter dem Handelsnamen Rocador eingeführte Wirkstoff ist chemisch: 4-Butyl-4(hydroxymethyl)-1,2-diphenyl-3,5-pyrazolidindion, verestert mit 4-Chlorobenzoesäure; $C_{27}H_{25}ClN_2O_4$; MG 477,0; CAS N° 23111-34-4.

Fenbutamidol

Fenbutamidol ($C_{32}H_{34}N_4O_4$; MG 538,6; CAS N° 25146-18-3) ist eine äquimolare Kombination von Oxphenbutazon und Phenyramidol

Feprazon rec. INN, BAN; Phenylprenazone, Prenazone, DA 2370 (Code)

Der Wirkstoff (chemisch: 4-(3-Methylbut-2-enyl)-1,2-diphenylpyrazolidin-3,5-dion; $C_{20}H_{20}N_2O_2$; MG: 320,4; CAS N° 30748-29-9) ist peroral und topisch bei rheumatischen Erkrankungen eingesetzt worden.

UAW umfassen u. a. gastrointestinale Störungen, Hepatitis, Nephropathien, Kopfschmerzen, Tinnitus, Blutstörungen etc.

Pemedolac USAN

Pemedolac (Code AY 30715), ein Indolessigsäureabkömmling mit langer Wirkdauer, soll v. a. analgetische Eigenschaften haben (Chau u. Weichman 1989, 1993; s. 1. Auflage 1996.).

Pinazon

Das Piperazinsalz von Feprazon wurde unter der inoffiziellen Kurzbezeichnung Pinazon in den Handel gebracht.

Kebuzon prop. INN

Kebuzon (Ketophenylbutazon) war früher v. a. in Osteuropa beliebtes Rheumamittel. UAW: allergischtoxische Hepatitis. Nach i.m.-Applikation Nicolai-Syndrom.

Mofebutazon rec. INN, DCF; Monobutazone, Monophenylbutazon, Phenbutadion

Der wenig belegte Wirkstoff Mofebutazon ist eine Prodrug für Phenylbutazon, Oxyphenbutazon, γ-Hydroxyphenylbutazon (Loew et al. 1985, s. 1. Auflage 1996.).

Morazon rec. INN, BAN

Morazon (Tarugan) ist 1992 – ohne Angabe von Gründen – vom Markt zurückgezogen worden. UAW: u. a. allergischtoxische Hepatitis, Pellagra. Der Wirkstoff soll auch missbräuchlich angewandt worden sein (Kingreen u. Breger 1984). Der Hersteller schrieb dem Wirkstoff auch »antidepressiv-psychoanaleptische Wirkungen« zu.

18 Literatur
Siehe CD-ROM.

Nifenazon rec. INN, BAN

Keine Angaben.

Niprofazon rec. INN

Keine Angaben.

Oxipizon: s. Piperazinsalz von Oxyphenbutazon

Oxyphenbutazon rec. INN, BAN, DCF

Oxyphenbutazon ist ein → Phenylbutazonderivat (bzw. Metabolit) mit einem 2. Phenylstickstoffatom (p-Hydroxy-Gruppe). Der Wirkstoff → Oxipizon ist das Piperazinsalz von Oxyphenbutazon. Oxyphenbutazon ist Prodrug bzw. Metabolit von Phenylbutazon. Tanderil (Ciba Geigy) ist ohne Angaben von Gründen aus dem Handel gezogen worden.

Der Wirkstoff erfreute sich jahrzehntelang als Allerweltsmittel größter Beliebtheit im schweiz. Milizmilitärdienst (Tanderil; Rp 3-mal 2 Dragées/Tag; Indikationen: Fußschmerzen bis Halsschmerzen; pers. Erfahrung Hrsg.). Durch schwedische und britische Arbeitsgruppen wurden in den 60iger Jahren gehäuft schwerwiegende allergischtoxische Zwischenfälle (aplastische Anämie, Thrombozytopenie, Agranulozytosis, Panzytopenie, toxische epidermale Nekrolysis etc.) publiziert. Die Mortalität durch Schädigung des hämatopoetischen Systems (aplastische Anämie, Agranulozytosis) wurde auf 3,8 pro 100'000 Patienten geschätzt (Inman 1977).

Phenylbutazon rec. INN, BAN, DCF; Pyrazinbutazon DCF (Piperazinsalz); Butadione

1 Handelsnamen (exklusiv Kombinationspräparate)
Butazolidin (Ciba-Geigy). Generika: ja.

17 Kurzprofil
Phenylbutazon ist ein toxisches Pyrazolonderivat: seine aktiven Metaboliten sind Oxyphenbutazon und γ-Hydroxyphenylbutazon, 1946 durch H. Stenzl in Basel erfunden und 1949 in die Klinik eingeführt. Beschriebe-

ne UAW sind ausgesprochene Hepatotoxizität, Nephrotoxizität, Blut- und Knochenmarksschädigung, Stevens-Johnson-Syndrom, Lyell-Syndrom, allergischtoxische Organentzündungen (s. 1. Auflage 1996).

Beim Kamel (Camelus dromedarius) soll Phenylbutazon gemäß den Rennkommissionen der Vereinigten Emirate nur bis zu 7 Tagen vor Renneinsatz appliziert werden (Wasfi et al. 1997)

18 Literatur
Siehe CD-ROM.

Wasfi IA, Abdel Hadi AH, Zorob O (1997) Pharmacokinetics of phenylbutazone in camels. Am J Vet Res 58/6: 636–640

Pinazon: s. Piperazinsalz von Feprazon

Pipebuzon (rec. INN)

Der Wirkstoff wird in 2 (!) französischen Publikationen (Stomatologie) in den 1970er Jahren beschrieben.

Piperylon prop. INN

Keine Angaben.

Ramifenazon rec. INN

Keine Angaben.

Sulfinpyrazon rec. INN (BAN)

Sulfinpyrazon, ein Phenylbutazonderivat mit verschiedenen Metaboliten (Sulfid, Sulfon, p-hydroxy-Sulfon and p-hydroxy-Sulphinpyrazone), ist ein Wirkstoff mit urikosurischer und aggregationshemmender Wirkung.

Suxibuzon rec. INN

Keine Angaben.

Tribuzon, prop. INN

Keine Angaben.

2 Nichtsaure antipyretische Analgetika

Nichtsaure antipyretische Analgetika lassen sich in folgende Gruppen einteilen:
2.1 Nichtsaure Pyrazolone
2.2 Anilinderivate

2.1 Nichtsaure Pyrazolone und Vorformen davon

Unter den nichtsauren Pyrazolonen finden sich 3 der 4 klinisch wichtigen nichtsauren peripheren Schmerzmittel, nämlich das potente Metamizol, Phenazon und Propyphenazon. Das 4. nichtsaure Analgetikum ist der unten besprochene Paraaminophenolabkömmling Paracetamol.

Folgende Pyrazolone werden hier besprochen:
– Aminophenazon, rec INN*,
– **Metamizol,**
– Phenazon, rec INN*,
– Propyphenazon, rec INN*.

_____

Anmerkung: *Unvollständiges Wirkstoffprofil.

Aminophenazon rec. INN, Amidopyrine DCF, Aminophenazone Cyclamate (prop. INN); Amidofebrin, Amidophenazon, Amidopyrin, Amidazofen, Aminopyrin, Diamin, Dimethylaminophenazon, Dimethylaminoantipyrin, Dipyrin, Pyramidon; Aminophenazoni cyclamas, aminophenazone cyclohexylsulfamate

17 Kurzprofil
Aminophenazon war lange Zeit ein vielverwendeter Wirkstoff (*Beispiel* Pyramidon). Er bildet mit nitrithaltigem Wasser oder Nahrungsmitteln potentiell karzinogene Nitrosamine und wurde deshalb in den meisten Ländern aus dem Handel gezogen.

Im Tierversuch erhöht Aminophenazon spinale Reflexe nach peripherer nozizeptiver Reizung bei isoliertem Rückenmark, reduziert sie aber bei intaktem ZNS: die antinozizeptive Wirkung von Aminophenazon wird mit der Interferenz mit absteigenden serotoninergen Bahnen erklärt.

Metamizol prop. INN; Dipyrone BAN, USAN, Noramidopyrine DCF und Noramidopyrine-méthanesulfonate sodique DCF; Analginum, Methampyrone, Methylmelubrin, Natrium novaminsulfonicum, Novaminsulfon, Neo Pyrazol, Noramidopyrine methanesulfonate sodium, Noramidopyrin-methansulfonat-Natrium, Novamidazophen, Sulpyrine

1 Handelsnamen
Novalgin (Hoechst). Generika: ja.
Kombinationspräparate: ja

2 Darreichungsform/galenische Formen
In der Regel Ampullen in der Regel von 1000 mg (2 ml) und 2500 mg (5 ml); Suppositorien zu 1000 mg; Tropflösungen** Novalgin (Hoechst) 1 ml = 20 Tropfen = 500 mg; Sirups; Tabletten; Filmtabletten zu 500 mg.

3 Chemie, Geschichte, diverse Hinweise
N-Methyl-N-(2,3-dimethyl-5-oxo-1-phenyl-3-pyrazolin-4-yl)-aminomethan-sulfonsäure
$C_{13}H_{17}N_3O_4S$
CAS N° 50567-35-6

Metamizol ist als Ca^{2+}-, Mg^{2+}-, Na^+- Salz und Methansulfonat gebräuchlich.

Die Muttersubstanz ist chemisch eine Sulfonsäure, wird aber sofort in eine Phenazonbase bzw. den aktiven Metaboliten 4-Methylaminophenazon durch den Körper umgewandelt. Physiologisch hat somit der Wirkstoff keinen Säurencharakter. Metamizol, 1921 in die Klinik eingeführt, ist ein Pyrazolderivat und chemisch verwandt mit Aminophenazon (Amidopyrin, Pyramidon) sowie den Antiphlogistika Phenylbutazon und Oxyphenbutazon. Metamizol teilt ähnliche Eigenschaften mit den Wirkstoffen → Nifenazon und Ramifenazon (Isopyrin).

4 Rezeptpflichtigkeit, Schwangerschaftskategorie
Deutschland: Rp; Schwangerschaft: strenge Indikationsstellung, Stillzeit: translaktale Passage: strenge Indikationsstellung.

Österreich: Rp.

Schweiz: B; Oblongtabletten zu 500 mg/10 Packung: C; Schwangerschaft B; Kontraindikation Stillzeit wegen translaktaler Passage.

5 Stoffbezeichnung entsprechend der Hauptindikation, Dynamik
Nichtsaures antipyretisches Analgetikum: Analgetikum, Antipyretikum, [Antiphlogistikum], Spasmolytikum.

5.2 Dynamik
Metamizol hat periphere (spasmolytische) und zentrale antinozizeptive Wirkungen; diese umfassen u. a. auch eine Hemmung der COX-Systeme (Frölich et al. 1986; Arbeiten von Schroth, Forth 1986).

5.2.1 Metazimol als Analgetikum: Mechanismen der Nozizeption
Die Mikroinjektion von 10–100 mg in das PAG aktiviert deszendierende Hemmbahnen mit dem Resultat einer signifikanten spinalen Nozitransformationsrate (Carlsson et al. 1986; Carlsson u. Jurna 1987; Carlsson et al. 1988; ca. 50% verminderte Anwort spinaler WDR-Neurone auf periphere noxische Reize; Tail-flick-Reaktion ↓;Vanegas et al. 1997). Die zentralantinozizeptive Wirkung von Metamizol kann teilweise durch Naloxon aufgehoben werden (Akman et al. 1996). Bei zentraler Gabe im Tierversuch verändert Metamizol die Aktivität von On- und Off-Zellen der rostralen ventromedialen Medulla oblongata (Tortorici u. Vanegas 1994). Im Tierversuch hemmt Metamizol dosisabhängig durch noxische Reize der Ureter induzierbare Pressorreflexe (Laird u. Cervero 1996): möglicherweise durch gehemmte viszerale Nozitransduktionsrate.

5.2.2 Metamizol als Antipyretikum und Mechanismen des Nozifensorsystems Thermoregulation

Tierexperimentell wurden Maus-Astrozyten- sowie Makrophagen-Kulturen so stimuliert, dass PGD_2- und PGE_2 freigesetzt wurden (in vitro). Diese PG-Freisetzung konnte durch hohe Dosierung von 4-AMA inhibiert werden (Lanz et al. 1986): dies entspräche einer peripheren und zentralen antipyretischen Hemmung (s. Einleitung).

5.2.3 Metamizol als Antiphlogistikum und Mechanismen der Entzündungshemmung

Die Metamizol-Metaboliten 4-Methylaminoantipyrin sowie 4-Aminoantipyrin hemmen die Cyclooxygenasen; die Wirkung von Metamizol auf die Plättchenaggregation in vitro und in vivo ist unterschiedlich (Weithmann u. Alpermann 1985).

6 Indikationen, Dosierung, Anwendungsart
6.1 Indikationen (empfehlenswert)
Schmerzhafte Spasmen der Harn- und Gallenwege,
starke akute Schmerzen (perioperative Medizin),
starke Schmerzen bei terminalen Schmerzzuständen,
Tumorschmerz,
schwere Fieberzustände.

6.2 Dosierung
ED: 500–1000 (mg; p.o.), 1000 (mg; rektal),
    500–1000 mg; i.v. (langsamst über >15 min;
    s. Checklisten)
TD: 5–7,5 g/24 h
ED: Für Coupierung einer Kolik: 2,5 (g: sehr langsam
    i.v.)

Infusionsanalgesie
Ladungsdosis 2,5 g, danach pro 24 h zusätzliche 2,5–5 g i.v. (keine Langzeitinfusionen! Reserviert für starke Akutschmerzen v. a. mit spastischer Komponente; Reanimationsbereitschaft: Anaphylaxiemöglichkeit). Perfusor: 50 ml-Spritze mit 5000 mg Metamizol/500 ml NaCl-Lsg. 0,9%; 1 ml Lösung = 100 mg Metamizol; Infusion: 2 ml/h.

Daneben sind in Deutschland Kombinationen (»Schmerztropf«, Würzburger Schmerztropf etc.) üblich wie z. B. Metamizol 1000 mg + Tramadol 100 mg + 10 mg Metoclopramid in 1000 ml Lösung/12 h).

Kinder:
ED bis 3. Monat: 1 Tropfen**; TD 2-mal 1 Tropfen
    (strengste Indikationsstellung)
ED Kinder 3. Monat bis 1. Lebensjahr (>5 kg): 5 Tropfen;
    TD: 4-mal 5 Tropfen
ED Kinder ab 1. Lebensjahr (5–8 kgKG): 0,1–0,2 (ml
    Injektionslösung; i.m.*), bis 10 Tropfen; TD: 4-mal 10
    Tropfen
ED Kinder 9–15 kgKG: 0,2–0,5 (ml Injektionslösung;
    i.m.* oder i.v.), bis 10 Tropfen; TD: 4-mal 10 Tropfen

ED Kinder bis 23 kg: 0,3–0,8 (ml Injektionslösung; i.m.*
    oder i.v.); bis 15 Tropfen; TD: 4-mal 15 Tropfen
ED Kinder bis 30 kg: 0,4–1,0 (ml Injektionslösung; i.m.*
    oder i.v.); bis 20 Tropfen, TD 4-mal 20 Tropfen
ED Kinder bis 45 kg: 0,5–1,5 (ml Injektionslösung; i.m.*
    oder i.v.); bis 30 Tropfen; TD: 4-mal 30 Tropfen
ED Kinder bis 53 kg: 0,8–1,8 (ml Injektionslösung; i.m.*
    oder i.v.); bis 35 Tropfen; TD: 4-mal 35 Tropfen

Anmerkung: *Nach Meinung des Hrsg. ist die intramuskuläre Applikation allgemein bei Kindern, sofern möglich, zu unterlassen (s. Buch B).

Kinder i.v. ED: 5–15 mg/kg/4–6 h (Sittl et al. 1993)
Kinder kontinuierlich i.v.: 1,5–3 mg/kg/h

Äquianalgetische Potenz:
Die analgetische Potenz von 2,5 g Metamozil (i.v.) ist vergleichbar mit 100 mg Pethidin (i.m.), 60 mg Pentazocin (i.m.), 100 mg Tramdol (i.m.) (modifiziert vom Hrsg. nach Benoist 1988).

Terminale Schmerzzustände: 3-mal 2 g Metamizol p.o. = 6-mal 10 mg Morphin p.o. (n=21; Rodríguez et al. 1994).

6.3 Anwendungsart
i.v., i.m., p.o.

Der Wirkstoff sollte wegen seinem Nebenwirkungspotential nur für die i.v.-Verabreichung für akute starke Schmerzzustände in der prä- oder postoperativen Schmerzbekämpfung durch entsprechend geschultes Personal eingesetzt werden. Die p.o.-Gabe ist bei Kindern und bei terminalen Schmerzzuständen zu empfehlen.

8 Kontraindikationen
Siehe Checkliste »Kontraindikationen nichtsaure antipyretische Analgetika«, insbesondere:
- Absenz von Reanimationsmöglichkeiten (betr. i.v.-Gabe),
- Blutbildungsstörungen,
- Glucose-6-Phosphat-Dehydrogenasemangel,
- Kinder mit einem Körpergewicht von <5 kg,
- Langzeitanwendung,
- Porphyrie (Moore u. McColl 1987),
- Pyrazolonallergie,
- Schock.

9 UAW
Siehe Checkliste »UAW nichtsaure antipyretische Analgetika«, insbesondere:

9.3 Herz/Kreislauf
Starke Vasodilatation: Hypotension bei rascher i.v.-Gabe bis Herz-Kreislauf-Stillstand. Herzklopfen, »Pulsjagen« und Beklemmungsgefühl als Prodromalsymptome für Anaphylaxie! Bei langsamer i.v.-Gabe Inzidenz von Hypotension <1% (Hoigné et al. 1986).

9.4 Atmung

Bronchospasmus v. a. bei bekannten Allergikern (AIA) möglich.

9.5 Verdauungstrakt, insbesondere Magen-Darm-Trakt

Unspezifische Abdominalbeschwerden sind möglich. Ösophago-gastro-duodenoskopische Kontrollen bei Probanden ergab eine MD-Toxizität im Vergleich von derjenigen von → Paracetamol (n=12, placebokontrollierte Crossover-Studie mit Paracetamol 1,5 g tgl. p.o.) ergab die tgl. Gabe von 3 g Metamizol ergab gastrische Erosionen inkl. 1 Magen und je 1 Ösophagealulkus (Symptom: »Hungergefühl«! Bianchi Porro et al. 1996).

9.7 Niere, ableitende Harnwege, Blase

Gelegentlich benigne, durch Stoffwechselprodukt induzierte Rotfärbung des Harns. In einer Übersichtsstudie wiesen Hämolysepatienten (Anamnese: sog. Analgetikaniere) signifikant mehr Metamizol- und Paracetamol-Metaboliten auf als andere Hämolysepatienten (Schwarz et al. 1988): ein Hinweis auf unkontrollierte Einnahme (Hrsg.).

9.10 Blut, blutbildende Organe

Im Vordergrund der Bedenken steht das Auftreten einer Agranulozytose.

Eine Metamizol-induzierte Agranulozytose wurde von verschiedenen nationalen Aufsichtsbehörden (UK, USA, Schweden) festgestellt (Med Letter 1973; Bottiger et al. 1979); ein internationaler Vergleich (First Report International Agranulocytosis and Aplastic Anaemia Study 1986) ergab, dass die Inzidenz von Agranulozytose offenbar von Land zu Land verschieden ist und möglicherweise als zu hoch eingeschätzt würde (Analyse von 221 Fällen aus 1425 Krankenhäusern; andere Wirkstoffe: Indometacin, Butazon für Agranulozytose; Indometacin und Diclofenac für aplastische Anämie).

Von 78.000 während 11 Jahren hospitalisierten Patienten, entwickelten 12 eine Wirkstoff-induzierte Agranulozytose, wobei 6 davon möglicherweise Metamizol-induziert waren (Hörder et al. 1982); demgegenüber sind holländische Publikationen skeptischer, was schon an deren Titelwahl abzulesen ist: Metamizol: »een honderdjarige treurnis« (Offerhaus 1987) oder »a 100-year-old grief« (Levy u. Shapiro 1987).

Metamizol ist in folgenden Ländern seit Jahrzehnten vom Markt genommen: Großbritannien, USA, Australien. In Schweden wurde es 1999 wieder vom Mark genommen (Grund: erhöhte Inzidenz von Agranulozytose).

Metamizol wird in Argentinien bei banalen Schmerzen (Pharyngitis, Arthralgie, Bauchschmerzen) verschrieben (s. Bemerkungen Kurzprofil). In der Provinz Buenos Aires wurden in den Jahren 1963–1976 55 Fälle von Agranulozytose registriert (jährliche Inzidenz 8,4

Fälle/Mio./Jahr). Die Mortalität betrug 35%. 65% der Fälle waren assoziiert mit der Einnahme von AA, davon ca. 80% mit Metamizol. 9 Fälle betrafen repetierte Episoden von Agranulozytose wegen Wiedereinnahme des Wirkstoffes (Larregina et al. 1994).

9.11 Hautorgan, Haare, Nägel

Starkes Schwitzen. Juckreiz. Lyell-Syndrom. Pemphigus (Arellano et al. 1990).

9.12 Allergischtoxische UAW

Achtung: Prodrome für Anaphylaxis: Juckreiz, kalter Schweißausbruch, Unruhe, Angst, Benommenheit, Beklemmungs- und Kältegefühl, Nausea und Emesis, Dyspnoe, Blässe und Zyanose;

Anaphylaxis (Berg et al. 1989); Typ-II-Reaktionen (s. Diskussion; Agranulozytosis, Idiosynkrasiereaktionen), Lyell-Syndrom.

Allergische Rhinokonjunktivitis (selten: Aníbarro u. Fontanela 1997).

9.14 Diverse UAW

Kreuzsensibilität mit Acetylsalicylsäure: die Gabe von Metamizol bei einem Patienten mit bekannter Allergie gegenüber sauren antipyretischen Analgetika löste Dyspnoe, Zyanose, Atemstillstand aus (Bartoli 1976).

10 Warnhinweise

Allergischakute Reaktionen/Herz-Kreislauf-Stillstände sind *nicht* dosisabhängig und treten akut oder nach einem Intervall (< 60 min) auf (s. auch: Aminophenazon!).

Patienten mit bekannter Überempfindlichkeit auf saure antipyretische Analgetika weisen oft eine positive Kreuzsensibilität mit dem nichtsauren Metamizol auf!

Eine Fallbeschreibung: Neugeborenes mit persistierender pulmonaler Hypertension nach materneller Metamizol-Exposition (Martí Solé u. Pasarisas Sala 1996).

Prodrome akuter allergischer Schock

Juckreiz,
kalter Schweiß,
Unruhe, Angst, Benommenheit, Übelkeit, Beklemmungsgefühl, Kältegefühl,
Hautverfärbung (Blässe, Zyanose),
Dyspnoe, Hypotension.

Wird unter der i.v.-Gabe eines dieser Symptome beobachtet, muss sofort die Injektion abgebrochen werden und sofort Reanimationsbereitschaft erstellt werden.

11 Toxikologische Daten

Eine klinische Überdosierungssymptomatik ist nicht bekannt.

Mehrere Fälle sind beschrieben, bei denen in suizidaler Absicht große Mengen Metamizol eingenommen wurden (25–49 g) ohne wesentliche Folgen (Rohdewald et al. 1988).

12 Notfallmaßnahmen

Reanimationsmaßnahmen betreffen v. a. die allergische Schocksymptomatik, Herz-Kreislauf-Stillstand etc.

Bei Agranulozytose Einweisung in Intensivpflege und therapeutische Gabe von Granulozyten-colony-stimulating-Faktor (G-CSF; Huss et al. 1996).

13 Interaktionen

Siehe Checkliste »Interaktionen nichtsaure AA«, insbesondere:
- Leberinsuffizienz: β-HWZ 4-Methylaminoantipyrin, 4-Formylaminoantipyrin, 4-Acetylaminoantipyrin (betr. nur schnelle Acetylierer) ↑, Clearance ↓ (ED p.o. 1 g; Zylber-Katz et al. 1995)
- Orale Antidiabetika(Glibenclamid): offenbar keine Wirkungsverstärkung (ungenügende Daten)

14 Inkompatibilitäten

Unter Licht- und Sauerstoffeinwirkung hydrolysiert ein Teil der Lösung zu 4-Aminoantipyrin unter leichter Gelbfärbung in gängigen Infusionslösungen.

Metamizol darf mit → Tramadol (s. Buch C) in gleicher Infusion gegeben werden.

15 Kinetikprofil

Physiochemische Eigenschaften
Proteinbindung (% Dosis): je nach Metabolit 14–58
pK_a: keine Angaben

Resorption und Bioverfügbarkeit
Bioverfügbarkeit (% Dosis): keine Angaben (irrelevant, da i.v.-Gabe indiziert)
T bis C_{max} (h): je nach Metabolit und hepatischer Acetylierung: 1,4–16,1
C_{max} (mg/l): je nach Metabolit sowie hepatischer Acetylierung: 1,6–10,5

Verteilung, Elimination, Metabolismus
α-Halbwertszeit (min): keine Angaben
Terminale β-Halbwertszeit (h): je nach Metabolit und hepatischer Acetylierung: 3,3–10,6
$V_{initial}$: –
V_{ss} : –
Cl_{total} (ml/min): 4-Methylaminopyrin: 4, übrige Metaboliten 30,7–36,1
RenaleElimination (% Dosis, Muttersubstanz, Metaboliten): keine Angaben
Biliäre Elimination (% Dosis; Muttersubstanz, Metaboliten): –

Inaktive Metaboliten: –
Aktive Metaboliten: 4-Methyl-aminoantipyrin (MAA bzw. Monomethylaminoantipyrin MMAAP), 4-Aminoantipyrin (AA), 4-Formyl-aminoantipyrin (FAA), 4-Acetyl-amino-antipyrin (AcAA)

Effektivität
Keine Angaben.

Biomembrangängigkeit
Diaplazentar: –
Translaktal: ja (alle 4 Metaboliten)
Blut-Hirn-Barriere: –

15.2 Kinetikdiskussion

Metamizol ist ein Prodrug für mehrere aktive Substanzen. Damit wird die Dynamik und v. a. die Kinetik der Muttersubstanz kompliziert. Nach Hydrolyse – bei enteraler Gabe schon im Magen-Darm-Trakt – wird die Substanz 4-Monomethylaminoantipyrin (MAA) frei, die zu 4-Aminoantipyrin (AA) abgebaut sind. Beide Substanzen sind starke Prostaglandinsynthesehemmer.

Weitere analgetisch wirksame (»echte«) Metaboliten sind 4-Formylaminoantipyrin (FAA) und 4-Acetylaminoantipyrin (AcAA).Die Abbau-HWZ von MAA zu FAA beträgt 2,6–3,5 h (Levy et al. 1995). Der Abbauweg von MAA über AA und dann je nach Acetylierungstyp langsam oder schnell zu AcAA beträgt 3,8 bis 5,5 h).Via Urin werden ca. 60% einer Dosis eliminiert in Form einer der 4 Metaboliten. Die Proteinbindung der Metaboliten ist <60%.

Bei p.o.-Gabe ist die Bioverfügbarkeit für den aktiven Metaboliten MAA hoch (ca. 85%; Tmax für Cmax ca. 1,2 – 2 h). Die Bioverfügbarkeit bei i.m.- bzw. Rektalapplikation beträgt 87 bzw. 54%.

Bei i.v.- oder i.m.- bzw. parenteraler Anwendung kann der Primärwirkstoff Metamizol allerdings im Plasma bis zu seiner hydrolytischen Spaltung zu MAA nachgewiesen werden (große statistische Unterlagen fehlen zur exakten Bestimmung von Halbwertszeiten). Alle 4 Metaboliten werden translaktal ausgeschieden.

Bei Niereninsuffizienz bei schweren Erkrankungen (z. B. septischer Schock etc.) wird die Kinetik der aktiven Metaboliten wegen reduzierter hepatischer Clearance in Zusammenhang mit Niereninsuffizienz, Herz-Kreislauf-Insuffizienz so verändert, dass eine verlängerte Clearance von MAA erwartet werden muss (Heinemeyer et al. 1993).

16 Vorklinische und klinische Studien

Die p.o.-Gabe von 1–2 g Metamizol (trinkfertige Flüssigkeit) war in Bezug auf postoperative Analgesie nach unterer Molarzahnexktration unter LA (langwirksames Mepivacain! s. postoperative Überwachungsdauer nur bis 60 min.!) gegenüber 600 mg Ibuprofen ebenbürtig bzw. überlegen (2g; VAS während nur 60 min!, n=253; Planas et al. 1998).

Die postoperative Analgesie mit 100 mg Diclofenac rektal + 1 g (in 100 ml NaCl 0,9% i.v.) nach Spinalanästhesie bei kleinen orthopädischen Eingriffen unter Spinalanästhesie ergab eine signifikante Verminderung des PCA-Buprenorphinbedarfs (Steffen et al. 1997; s. Wirkstoffprofil Buprenorphin).

17 Kurzprofil

Der Wirkstoff Metamizol ist ein potentes nichtsaures antipyretisches Analgetikum und kann in seiner Wirksamkeit mit mittelstarken zentralen Analgetika vom Opioidtyp (Pethidin, Tilidin, Tramadol) verglichen werden.

Es lindert starke Schmerzen und kann auch dank seiner spasmolytischen Eigenschaften bei Koliken eingesetzt werden. Die *rasche* i.v.-Gabe von Metamizol wird nicht empfohlen.

Die postoperative Kombinationsgabe als »Schmerztropf« hat sich in Deutschland bewährt.

Wegen der Möglichkeit einer anaphylaktischen Reaktion soll der Wirkstoff nur unter entsprechenden Überwachungs- und Reanimationsbedingungen verabreicht werden. Als seltene Nebenwirkung ist eine Spätimmunagranulozytosis möglich.

Ein weiterer Nachteil des Wirkstoffes ist die erhebliche Anzahl von aktiven und inaktiven Metaboliten.

Metamizol kann als Alternative zu sauren antipyretischen Analgetika bei Vorliegen von Magen-Darm-Ulzera, Koagulopathien etc. angewandt werden.

18 Literatur

Literatur bis 1996: → CD-ROM.

Aníbarro B, Fontela JL (1997) Immediate rhinoconjunctivitis induced by metamizole and metronidazole. Ann Allergy Asthma Immunol 78/4: 345–351
Daphan CE, Abbasoglu O, Agalar F et al. (1999) Neutropenic enterocolitis due to dipyrone use. Aust N Z J Surg 69/9: 680–681
Planas ME, Gay-Escoda C, Bagán JV et al. (1998) Oral metamizol (1 g and 2 g) vs. ibuprofen and placebo in the treatment of lower third molar surgery pain: randomised double-blind multi-centre study. Cooperative Study Group. Eur J Clin Pharmacol 53/6: 405–409
Steffen P, Seeling W, Reiser A et al. (1997) Untersuchungen zum differenzierten Einsatz von Nichtopioiden zur postoperativen Analgesie III. Analgetischer Effekt einer perioperativen Gabe von Metamizol plus Diclofenac nach Spinalanästhesien. Anaesthesiol Intensivmed Notfallmed Schmerzther 32/8: 496–501
Vanegas H, Tortorici V, Eblen-Zajjur A et al. (1997) PAG-microinjected dipyrone (metamizol) inhibits responses of spinal dorsal horn neurons to natural noxious stimulation in rats. Brain Res 759/1: 171–174

Phenazon rec. INN, Phenazon DCF, Anodynin, Antipyrin, Analgésine, Paradyne, Pyrazolonum phenyldimethylicum, Sedatine

9 UAW (abgekürzt)

Siehe Checkliste »UAW nichtsaure antipyretische Analgetika«, insbesondere:

9.1 und 9.2 ZNS, Gesichtssinne

Bei Überdosierung Nausea und Emesis, Benommenheit, Konvulsionen, Koma.

Todesfälle bei Überdosierungen sind möglich (Travers 1991).

9.6 Leber, abführende Gallengänge, Pankreas

Leberenzyminduktion: Phenazon wird über mikrosomale Oxidasen abgebaut und beeinflusst somit induktorisch Leberabbau von evtl. Komedikationen.

9.7 Niere, abführende Harnwege, Blase

Akutes Nierenversagen möglich (Ortuno u. Botella 1973). Nach Phenazoneinnahme kann eine Rotfärbung des Urins auftreten.

9.10 Blut, blutbildende Organe

Via translaktale Intoxikation: Anaemia haemolytica neonati (Frei et al. 1985)

9.11 Haut, Haare, Nägel

Hautausschläge.

13 Interaktionen

Siehe Checkliste »Nichtsaure antipyretische Analgetika«, insbesondere:

- Antiepileptika: über hepatische Enzyminduktion Wirkungsverminderung (Kombination vermeiden);
- Barbiturate: über hepatische Enzyminduktion Wirkungsverminderung;
- Disulfiram: die Elimination von Disulfiram wird vermindert, Kumulationsrisiko (Kombination vermeiden);
- H_2-Rezeptorenblocker (Cimetidin): Elimination von Cimetidin vermindert;
- orales Antikoagulans (Warfarin): durch Phenazon (Antipyrin) wird eine Enzyminduktion angekurbelt, die den antikoagulatorischen Effekt vermindert. Empfehlung: Adaptation der oralen Antikoagulation mit entsprechenden Gerinnungsstatuskontrollen;
- β-Rezeptorenblocker: Elimination vermindert, Kumulationsgefahr: Kombination vermeiden.

15 Kinetik (abgekürzt)

Physikochemische Eigenschaften
Proteinbindung (% Dosis): ca. 10
pK_a: 1,5 (25° C)

Resorption und Bioverfügbarkeit
Bioverfügbarkeit (% Dosis): 100 (p.o.)
T bis C_{max} (h): 0,5–2

Verteilung, Elimination, Metabolismus
β Halbwertszeit (h): 12 (abh. von Leberfunktion und Alter)
RenaleElimination (% Dosis): 90–100 (Metaboliten), MS <5

17 Kurzprofil

Als Folge der napoleonischen Kontinentalblockade kam der kontinentale Chinarindenimport zum Erliegen. In der Folge wurde u. a. als Chininersatz bzw. beim Versuch, Chinin vollsynthetisch herzustellen, von Knorr u. Filehne in Erlangen Antipyrin bzw. Phenazon entwickelt, das heute in Kombinationen, Ohrinstillationen allein oder in Kombination mit Coffein, Salicylaten etc. auf dem Markt vorhanden ist und zu den meistverkauften Analgetika gehört (Pommer et al. 1987).

Die Dynamik von Phenazon, einem schwachwirksamen nichtsauren antipyretischen Analgetikum erfolgt möglicherweise auch über das zentrale Serotoninsystem (Pini et al. 1993). Die ED 500 mg Phenazon soll einer ED 500 mg Paracetamol entsprechen (Quiding et al. 1982).

18 Literatur
Siehe CD-ROM.

Propyphenazon rec. INN, BAN, DCF

16 Vorklinische und klinische Studien

Der analgetische Effekt der Kombination Prophyphenazon + Coffein ist möglicherweise v. a. Coffein zuzuschreiben (Kraetsch et al. 1996; 20 Probanden; chemische Reizung Nasenschleimhaut, chemo-somatosensorische »event-related« Potentiale; randomisierte placebokontrollierte DB-Studie).

Eine Fallbeschreibung von reversibler Agranulozytose (Ghizzi et al. 1991).

Die analgetische Potenz von Propyphenazon war doppelt so stark wie diejenige von Acetylsalicylsäure (300 mg vs. 100 mg), schneller sich entfaltend und kürzer andauernd (eine placebokontrollierte Studie; n=210; postoperative Analgesie nach Zahneingriffen; Boerlin et al. 1986).

17 Wirkstoffprofil

Propyphenazon wurde 1978 Ersatz in Kombinationspräparaten für Aminophenazon (keine Nitrosamideentstehung).

Der in kontrollierten klinischen Studien kaum belegte Wirkstoff soll ähnliche UAW – vorwiegend allergischer Art – wie Metamizol erzeugen. Propyphenazon ist schwach an Plasmaproteine gebunden; seine HWZ beträgt 1–2 h (Übersichtsartikel Brogden 1986).

Bei Intoxikationen wird wie bei allen Pyrazolonen eine Hämoperfusion vorgeschlagen (Okonek u. Reinecke 1983).

18 Literatur
Siehe CD-ROM.

Kraetsch HG, Hummel T, Lötsch J et al. (1996) Analgesic effects of propyphenazone in comparison to its combination with caffeine. Eur J Clin Pharmacol 49/5: 377–382

2.2 Anilinderivate

Diese Gruppe von *nichtsauren Stoffen* umfasst neben heute obsoleten toxischen Stoffen wie Acetanilid, Paraphenetidin und Phenacetin den Wirkstoff Paracetamol. Gegenüber den sauren Analgetika unterscheiden sie sich v. a. durch das Fehlen einer signifikanten COX-Hemmung bzw. antiphlogistischen Wirkung.

Anilinderivate werden nur bei Schmerzen eingesetzt, die nicht mit einer Gewebeentzündung einhergehen, da die antiphlogistische Wirkung weitgehend fehlt.

Wegen praktisch fehlendem Einfluss auf die ubiquitäre PG-Biosynthese sind entsprechende Dysfunktionen v. a. der gastrischen, pulmonalen, renalen und thrombozytären Funktion selten (s. UAW: Einführung).

Folgende Wirkstoffe werden vorgestellt:
- Acetanilid (Antifebrin)*
- **Paracetamol (Acetaminophen)**
- **Phenacetin***
- **Propacetamol**

Anmerkung: *Unvollständiges Wirkstoffprofil.

Acetanilid, Antifebrin, Phenylacetamid

Wird Anilin (Anilininum, Aminobenzol) mit Essigsäure aufgekocht, entsteht Acetanilid. 1826 destillierte Otto Unverdorben aus Indigo den Stoff Anilin. Anilin wurde später, 1834, durch Runge auch aus Steinkohlenteer hergestellt. Von Fritzsche erfand den Namen Anilin, weil er es durch Erhitzen von Indigo (portugiesisch: Anil) mit Kaliumlauge herstellen konnte. Anilin dient neben der Herstellung von Arzneimitteln auch der Herstellung von Kunstharzen, Riechstoffen etc. Acetanilid bildet Met-Hb und ist seit Jahrzehnten aus der Humanmedizin zurückgezogen worden.

Paracetamol BAN, DCF; Acetaminophen, p-Acetamiphenol, N-Acetyl-p-Aminophenol (NAPAP), Termido

Folgende Freinamen sind für definierte Kombinationen in Grossbritannien üblich:

– Co-Codamol (Kombination mit Codein);
– Co-Dydramol (Kombination mit Dihydrocodein);
– Co-Proxamol (Kombination mit Propoxyphen).

Siehe auch Benorilat (chem. Verbindung: Paracetamol-O-Acetylsalicylat).

Siehe auch: → Kombinationspräparate.

Siehe auch: → Propacetamol (*N,N*-Diethylglycinester = injektable Prodrugform von Paracetamol).

1 Handelsnamen

Historisches Präparat (1893, Deutschland)

2 Darreichungsform/galenische Formen

Je nach Land, Galenikform und Hersteller in der Regel Brausetabletten mit Dosierungen um 500 mg; Kindersirups; Pulver: Sachets mit Dosierungen um 80 mg (Säuglinge)–150 mg (Kleinkinder); Suppositorien mit Dosierungen zwischen 80 und 1000 mg; Tabletten mit Dosierungen um 500 mg.

Das in Frankreich kürzlich eingeführte Präparat Paralyoc kann ohne Wasser als Bukkalpräparat (Kautablette) eingenommen werden und ist hervorragend geeignet bei erschwerten Bedingungen (Wassermangel in Wüste, Katastropheneinsatz etc.).

3 Chemie, Geschichte, diverse Hinweise

4-Hydroxyacetanilid (oder: N-(4-Hydroxyphenyl)acetamid)
Summenformel: $C_8H_9NO_2$
MG: 151,16
CAS N° 103-90-2

Paracetamol ist ein weißkristallines, geruchloses, leicht-bitteres Pulver.

Strukturformel

Phenacetin   Paracetamol

3.2 Geschichte

1893 durch von Mering in die Klinik eingeführt. Paracetamol war aktiver Metabolit von → Phenacetin und → Acetanilid. Wegen der UAW der heute obsoleten Ausgangsstoffe Phenacetin und Acetanilid wird Paracetamol heute als *Primärwirkstoff* eingesetzt.

4 Rezeptpflichtigkeit, Schwangerschaftskategorie

Deutschland: RPF; Schwangerschaft: strenge Indikationsstellung v. a. Trimenon I, Stillzeit: strenge Indikationsstellung.

Österreich: RPF.

Schweiz: D; Schwangerschaft: Kategorie B; Stillzeit strenge Indikationsstellung.

FDA (USA): OTC-zugelassen

5 Stoff, Indikationsgruppe, Dynamik

Nichtsaures antipyretisches Analgetikum: Analgetikum, Antipyretikum

5.2 Dynamik

Paracetamol kann auch als zentralwirksames Analgetikum vom Typ Nichtopioid bezeichnet werden.

Unter In-vivo- und In-vitro-Bedingungen in einer Dosierung von <500 mg beeinflusst Paracetamol die COX nicht. Unter gewissen Bedingungen jedoch, bei Vorkommen niedriger Lipidperoxiden, kann Paracetamol die Cyclo-oxygenase hemmen (Lands 1981).

5.2.1 Paracetamol als Analgetikum:
Mechanismen der Nozizeption

Die antinozizeptive Wirkung scheint vorwiegend zentraler Art zu sein. Paracetamol hemmt durch periphere, noxische Nervenstimulation auslösbare thalamische Aktivitäten (Carlsson u. Jurna 1987, Carlsson et al. 1988). Es gibt Hinweise auf eine Wirkung hinsichtlich spinaler nozizeptiver serotoninerger Verarbeitung (Tjölsen et al. 1991), zentrale Hemmung der Substanz P (Hunskaar et al. 1985), zentrale PG-Systemhemmung (Ferrari et al. 1990) sowie spinale Blockierung des pronozizeptiven Arginin-NO-Synthetase-Systems (Björkman et al. 1994).

Tierversuch (Ratte, Hot-plate-Test, Formalin-Test): in einer Dosierung von 400 mg/kg i.p. induzierte Paracetamol eine Naloxon-reversible (!) antinozizeptive Wirkung, eine Naloxon-reversible (!) signifikante Erhöhung der ZNS- Serotonin-Konzentration sowie Verminderung der Subrezeptorenpopulation vom Typ 5-HT_2 in kortikalen Schnitten: ein Hinweis daß Paracetamol über mit Naloxon gemeinsame Bindungsstellen via das zentrale serotoninerge System antinozizeptiv wirkt (Pini et al. 1997; s. auch Buch F: Synergie bei Kombinationsanalgetika, Coffein).

Im Tierversuch induziert intrathekales Paracetamol einen zentralen antinozizeptiven Schutz gegen viszerale noxische Reize (mechanische Kolondehnung); dieser Effekt ist nicht durch Naloxon, aber durch den α_2-Antagonisten Yohimbin antagonisierbar (Jensen et al. 1992).

In hoher Dosierung (1 g ED) erzielt Paracetamol gegenüber Placebo einen nozizeptiven Schutz beim Cold-pressor-Versuch (Yuan et al. 1998) und reduziert dosisabhängig und ohne Ceilingeffekt die zentrale Antwort auf periphere elektrische transkutane Reize, dies im Gegensatz zur in diesem Versuch unwirksamen Acetylsalicylsäure (nozizeptiver Flexionsreflex R-III; Piguet et al. 1998; Piletta et al. 1991).

5.2.2 Paracetamol als Antipyretikum und Mechanismen des Nozifensorsystems Thermoregulation

Der antipyretische Wirkungsmechanismus ist zentraler (hypothalamischer) Art (Flower u. Vane 1972; s. Einführungsteil D).

5.2.3 Pracetamol als Antiphlogistikum und Mechanismen der Entzündungshemmung

Paracetamol weist im Tierversuch (Adjuvans-induzierte Arthritis) eine mit Acetylsalicylsäure vergleichbare antiphlogistische Wirkung auf Paracetamol hemmt die spinale reaktive Fos-LI-Expression in Bezug auf Vergleichsgruppen in der frühen chronischen Entzündungsphase (1–3 Wochen nach Inokulation); beide Wirkstoffe können aber im gleichen Versuch die durch periphere Stimulation des entzündeten Gelenks induzierbare spinale Expression von Fos-LI sowohl in der akuten als auch in der chronischen Spätphase (ab 3 Wochen) nicht reduzieren (McQueen et al. 1991; Vinegar et al. 1976; Abbadie u. Besson 1994).

6 Indikationen, Dosierung, Anwendungsart
6.1 Indikationen

Schwache bis mittlere Schmerzzustände, die mit keiner relevanten Gewebeentzündung einhergehen (empfehlenswert).

Kopfschmerzen, Zahnschmerzen, leichte Schmerzen nach chirurgischen Eingriffen, Menstruationsbeschwerden, gewisse Neuralgien (empfehlenswert)

Als nichtinvasive oder invasive Basistherapie im Rahmen der Balanced-analgesia-Technik im Rahmen der perioperativen Medizin (empfehlenswert).

Als antipyretisches Analgetikum v. a. bei Säuglingen/Kleinkindern anstelle von Acetylsalicylsäure (s. Reye-Syndrom).

Als Antiypretikum bei Fieber- und Hyperthermiezustände als Folge bakterieller oder viraler Infekte der Atemwege, Grippeerkrankungen; zur symptomatischen Behandlung von Fiebererkrankungen des Säuglings und Kindes (inkl. Hyperthermie nach Impfungen; empfehlenswert)

In Kombination mit ASS und/oder Coffein ist eine Wirkungsverstärkung gegenüber Monoanalgetika um mindestens 40% zu beobachten (empfehlenswert; s. Buch F).

In Kombination mit Opioiden bei terminalen Schmerzzuständen ohne wesentliche ossäre oder entzündliche Beteiligung (empfehlenswert).

6.2 Dosierungsrichtlinien

Klinische analgetische Wirkdauer (h) ~ 4–6; antipyretische Wirkdauer (h) ~ 6–8.

Tabletten, Brausetabletten (in viel Wasser: die Brauselösung soll klar sein)

Erwachsene, Kinder >12 Jahre: ED 1–2 Tabletten à 500 mg; TD_{max} 4 g.

Erwachsene und Kinder >12 Jahren: ED 1–2 Brausetabletten; TD_{max} 8 Brausetabletten (= 4 g).

Cave: Brausetabletten sind wegen ihrer angenehmen Anwendungsweise sehr beliebt (Möglichkeit der akzidentellen Überdosierung!).

Kinder:

Die Pulversachets sind für Säuglinge und Kinder bis zu 3 Monaten verboten.

Für Kinder im Alter von 3 Monaten bis 2 Jahren sind Sachets à 80 mg, für ältere Kinder (2 Jahre bis 6 Jahre) Sachets à 150 mg erhältlich.

ED p.o. Initial: 25 mg/kg; dann 15 mg/kg/4–6 h; TD_{max} beachten!

Suppositorien

Kinder (2–12 Jahre; KG >12 kg): Initialdosis rektal für perioperativen Einsatz: nach Birmingham et al. (1997): 40 mg/kg (Grund D 10–20 mg/kg erreichten keine therapeutischen Serumkonzentrationen).

Kleinkinder im Alter von 3–6 Monaten: 1 Zäpfchen à 80 mg (ED), TD_{max} 160 mg

Kleinkinder im Alter von 6–12 Monaten: 1 Zäpfchen à 80 mg (ED), TD_{max} 240 mg

Kleinkinder im Alter von 12–24 Monaten: 1 Zäpfchen à 80 mg (ED), TD_{max} 320 mg

Kinder im Alter von 2–4 Jahren: 1 Suppositorium à 150 mg (ED), TD_{max} 450 mg

Kinder im Alter von 4–6 Jahren: 1 Zäpfchen à 150 mg (ED), TD_{max} 600 mg

Kinder im Alter von 6–12 Jahren: 1 Suppositorium à 300 mg (ED), TD_{max} 1,5 g

Kinder ab 12 Jahren und Erwachsene: 1 Zäpfchen à 600 mg (ED), TD_{max} 1,8 g.

6.3 Anwendungsart

Nichtinvasiv (p.o., rektal)
Invasiv: i.v. (s. Propacetamol)

7 Keine Indikationen (ungeeignete Anwendung)

Nozizeptive Weichteilschmerzen, Dysmenorrhö (als Monotherapie); schwere Schmerzzustände (als Monotherapie); viszerale Schmerzen;
akute Schmerzzustände mit Entzündungsbeteiligung.

8 Kontraindikationen

Siehe Checkliste »Kontraindikationen nichtsaure antipyretische Analgetika«, insbesondere:

- Schwere hepatozelluläre Insuffizienz, Leberinsuffizienz bei Äthylismus
- Patienten mit Glukose-6-Phosphatdehydrogenasemangel bzw. Erythrozyten mit Mangel an reduziertem Glutathion (akute Hämolyse)

9 UAW

Siehe Checkliste UAW nichtsaure AA, insbesondere:

9.1 und 9.2 ZNS, Gesichtssinne

Enzephalopathie und Koma möglich. Im Rahmen eines fulminanten Leberversagens schwere Formen von Hirnödem.

Bei Langzeitgabe bei terminalen Schmerzzuständen (Stufentherapie) können Kopfschmerzen auftreten: diese sind im differentialdiagnostischen Kontext von Hirnmetastasen oft schwierig zu taxieren!

9.3 Herz/Kreislauf

Arrhythmien möglich. Auch bei massiver Überdosierung stehen hepatorenale Schädigungen im Vordergrund.

Relevante Studien über Herz-Kreislauf-Reaktionen bei i.v.-Proparacetamolgabe existieren noch nicht.

9.4 Atmung, Atemorgane

Asthmaanfall bei Allergikern möglich (s. → AIA), aber gegenüber sauren antipyretischen Analgetika weniger häufig: sog. AIA-Patienten manifestierten auf niedrige Paracetamoldosis (ED bis 600 mg) nur zu 6%, nach ED bis 1000 mg bis 28% eine bronchokonstriktive Reaktion (Delaney 1976; Szczeklik 1992; s. unter Acetylsalicylsäure).

Asthmatische Kinder: Asthmaattacke möglich (im Vergleich weniger heftig und seltener, Fischer et al. 1983; Arbeiten von Szczeklik).

Kreuzsensibilität mit sauren antipyretischen Analgetika: keine.

9.5 Verdauungstrakt, insbesondere Magen-Darm-Trakt

Im Gegensatz zu den analgetischen Säuren sehr selten. Gastrointestinale Blutungen wurden bei Überdosierungen festgestellt. Hämatesis im Rahmen einer Paracetamolvergiftung (Cheung et al. 1994).

9.6 Leber, ableitende Gallengänge, Pankreas

Dosisabhängige Hepatotoxizität (Regel: TD >6 g über Zeitdauer X), in der Regel im Kontext einer hepatorenalen Toxizität (Barker et al. 1977; Dabbah u. Chesney 1985).

Eine Fallbeschreibung: Alkoholiker nahm 300 ml Paracetamol-Lösung (= 6 g) wegen Alkoholgehalts, die Hepatitis, Nierenversagen induzierte (Johnson et al. 1981).

Die gleichzeitige Einnahme von Alkohol, Barbituraten oder anderen enzyminduzierenden Wirkstoffen erhöht die Potenz der Leberschädigung.

In einer reduzierten TD (2-mal 1 g) soll Paracetamol gegenüber sauren antipyretischen Analgetika bei Leberschäden vorgezogen werden (Bircher u. Sharafani 1991).

Das Auftreten einer letalen Leberschädigung (akute Lebernekrose mit Multiorganversagen; Prodrome: Nausea und (Hämat)emesis, Schmerzen im rechten oberen Bauchquadranten) kann bei Alkoholismus, auch bei nicht erhöhten Paracetamolplasmakonzentrationen verzögert und abrupt auftreten (Cheung et al. 1994).

9.7 Niere, ableitende Harnwege, Blase

In der Regel > TD 2 g Nierenschädigungen möglich wie akutes, reversibles bis irreversibles Nierenversagen mit tubulären Nekrosen und Einschränkung der Glomerulationsfiltrationsrate. Langzeiteinsatz + normale Dosierung Paracetamol-Nephropathie- Risiko klein (Blantz 1996; Barrett 1996; Buckalew 1996).

In der Regel bei akzidenteller oder suizidaler Überdosierung sowei bei chronischem Alkoholmissbrauch, bei negativer Stickstoffbilanz, Unterernährung sowie chronischer hepatorenaler Funktionseinschränkungen (»ältere Patienten«) etc. als hepatorenale Schädigungen. Nierenschädigungen treten aber auch isoliert. d. h. ohne wesentliche Leberbeteiligung, auf (Blakely u. McDonald 1995; Bonkovsky et al. 1994; Campbell u. Baylis 1992; Cobden et al. 1982; Dabbah u. Chesney 1985; Davenport u. Finn 1988; Drenth et al. 1994; Eguia u. Materson 1997; Gabriel 1982; Gerber et al. 1980; Harris 1982; Katzir et al. 1995; Kaysen et al. 1985; Keaton 1988; Kher u. Makker 1987; Kleinknecht et al. 1986; Kleinman et al. 1980; Pedersen et al. 1993; Pillans u. Hall 1985; Prescott et al. 1982).

Es gibt 2 Fallbeschreibungen von akuter tubulärer Nekrose bei Gesunden nach therapeutischer Dosierung (Gabriel et al. 1982).

Die Inzidenz von Nierenschädigungen bei Paracetamolintoxikationen mit Leberbeteiligung scheint nicht höher zu sein als bei anderen Patienten mit fulminantem Leberversagen und ist somit dem allgemeinen Krankheitsbild und nicht spezifischen nephrotoxischen Wirkstofffaktoren zuzuschreiben (Wilkinson et al. 1977)

Ein akutes Nierenversagen tritt in <2% aller schweren Paracetamol-Intoxikationsfällen auf (Blakely u. McDonald 1995).

9.10 Blut, blutbildende Organe

Äußerst selten: Agranulozytosis, akute Hämolyse, Thrombozytopenie sowie Panzytopenie, thrombozytäre Schönlein-Henoch-Purpura (Chichmanian et al. 1989; Dussarat et al. 1988; Jouet et al. 1980; Heading 1968; Hirsch et al. 1982; Kornberg u. Polliack 1978; Lacotte et al. 1990; Richards u. Lindley 1987; Scheinberg 1979; Shoenfeld et al. 1980; Skokan et al. 1973).

Im Rahmen von Paracetamol-Vergiftungen in Abhängigkeit des Leberschadens, nicht jedoch Serumkonzentration: Thrombozytopenie (Fischereder u. Jaffe 1994; Thornton u. Losowsky 1990).

Im Gegensatz zu Phenacetin keine Methämoglobinämie. Bei Patienten mit bekanntem Glucose-6-Phosphat-Dehydrogenase-Mangel hat Paracetamol keine Hämolyse ausgelöst.

9.11 Hautorgan, Haare, Nägel
Allergische Hautausschläge möglich.

9.12 Allergisch-toxische UAW
Selten (Ellis et al. 1988; Stricker ed al. 1985). Broncho-spasmus kombiniert mit allergischen Hautmanifesta-tion sowie Angioödem möglich.

Es besteht *keine Kreuzsensibilität* mit sauren anti-pyretischen Analgetika (Fowler 1987).

Die Inzidenz von paracetamolinduzierten allergi-schen UAW in einer 6-monatigen prospektiven Kran-kenhausstudie (n=11407 Notfalleinweisungen wegen allergischer Symptome) betrug 1,84% gegenüber Pyra-zon- und ASA-Präparaten (um 21%; Pastorello et al. 1986).

9.13 Allgemeintoxische UAW
Glucoseverwertungsstörungen bzw. Hypoglykämie und metabolische Azidose bei Überdosierungen.

10 Warnhinweise
Die Paracetamoleinnahme beeinflusst folgende diagno-stische Methoden: 1. Blutzuckermessungen (Glukose-Oxidase-Methode) und 2. Harnsäurebestimmungen (Phosphowolframat-Reduktionsmethode).

Intoxikationen: Bei Intoxikationen muss der Patient über längere Zeit beobachtet werden, wie das folgende Fallbeispiel illustriert: Eine 21jährige Frau wurde 3 h nach Einnahme von 25 g Paracetamol aus suizidalen Gründen hospitalisiert. Nach erfolgter Magenaushebe-rung – 4 h nach Einnahme – betrug die Paracetamol-Serumkonzentration der notabene asymptomatischen Patientin nur 124 μg/ml. Aus diesen Gründen wurde auf eine Acetylcystein-Behandlung verzichtet und die Pati-entin nach Hause entlassen. Nach *50 (!)* h entwickelte die Patientin Nausea, Hämatemesis und Schmerzen im oberen rechten Bauchquadranten im Rahmen eines ful-minanten Leber- und Nierenversagens mit Hirnödem mit letalem Ausgang (Cheung et al. 1994).

Pädiatrische Notfallmedizin: 1 Fallbericht, wo ein Kind nach Schädel-Hirn-Trauma wegen klinischer Ver-schlechterung nochmals mittels CT durchgescant wurde: der abdominale Scan entdeckte eine auf Parace-tamolgabe zurückführbare devitalisierte Leber. In die-sem seltenen Fall hat ein paracetamolinduziertes Leber-versagen die zentrale Klinik bei Schädel-Hirn-Trauma maskiert (Anderson et al. 1997).

11 Toxikologische Daten
Klinische Überdosierungssymptomatik
Dosisabhängige toxische Lebernekrose durch reaktiven toxischen Paracetamol-*N*-Hydroxy-Metaboliten, der nach Erschöpfung der hepatischen Glutathionspeicher gebildet wird.. Dieser Glutathionspeicher wird beim Erwachsenen in der Regel ab 10–15 g orale Einnahme von Paracetamol, bei Kindern bei einer Einnahme von über 150 mg/kgKG erschöpft, sodass die Vergiftung der Leber einsetzen kann. Bei einer Überdosierung (*Faustregel:* ca. 10 g, in Einzelfällen schon ab 5 g; bei Kindern ab 150 mg/kgKG) kommt es zu einer schweren Leberschädigung, die die Verstoffwechselung und Eli-mination von Paracetamol beeinträchtigt. Bei Verdacht auf Paracetamolüberdosierung können Wirkstoffe mit Suflhydrylgruppen (Cysteamin, Methionin, Acetylcy-stein) intravenös eingesetzt werden, und zwar inner-halb der ersten 10 h nach der erfolgten überdosierten Paracetamoleinnahme. Die Hepatotoxizität von Parace-tamol ist bei chronischer Alkoholeinnahme potenziert (Seeff et al. 1986; Lauterburg u. Velez 1988; Licht et al. 1980; Cheung et al. 1994). Die toxische Dosierung kann beim Lebergeschädigten unter 4 g liegen (!! Schiodt et al. 1997).

DL Einzelfälle 4 g –DL ca. 25 g.

Eine Paracetamol-Blutkonzentration über 200 μg/ml (2 h nach p.o.-Gabe) oder 100–150 μg/ml nach 6–10 h deutet auf hepatotoxisches Risiko hin. Zu diesem Zweck gibt es einfache Paracetamol-Blutkonzentrationsbe-stimmungskits für den Praktiker (sog. Paracetamol-Nomogramme, bei chronischer Alkoholeinnahme aller-dings ungültig; Cheung et al.1994).

Die späten Paracetamolintoxikationssymptome tre-ten frühestens innerhalb von 12–24 h auf:

Frühstadium der Vergiftung (gefährlich, weil klinisch leicht übersehbar!)
Hautblässe, Schwitzen, Nausea und Emesis; Abdominal-schmerzen (oft: oberer rechter Quadrant).

Intermediärstadium (sehr gefährlich, weil falsch einge-schätzt)
Zeichen einer scheinbar klinischen Erholung; labor-mäßig: Leberzellnekrosen.

Spätstadium der Vergiftung (ab 28 h bis zu Tagen!)
Enzephalopathie (bis Koma), Leberversagen, Nieren-versagen, Herzrhythmusstörungen, Hypoglykämie, metabolische Azidose.

Hepatotoxizität: Mechanismen
Die Paracetamol-Lebertoxizitätsmechanismen sind nicht vollständig bekannt. Zum Teil ist das vaskuläre Leberbett relativ offen: die relativ ungeschützt offenlie-genden sinusoidalen Endothelzellen der Leber werden durch Paracetamol angegriffen (DeLeve et al. 1997).

Ein Teil der Biotransformation wird durch das Enzymsystem p450 katalysiert und zwar über einen aktiven, toxischen Intermediarmetaboliten, der norma-lerweise durch die Sulfhydrylgruppe des in Leberzellen vorhandenen Glutathion abgebunden bzw. neutralisiert wird (Cytochrom P450 (CYP2E1) induziert N-Hydroxy-lierung zum toxischen, elektrophilen, oxidierenden N-Acetyl-benzo-chinonimin, das möglicherweise auch kovalente Bindungen mit vitalen Leberproteinen einge-ht und diese dadurch neutralisiert). Ein Mangel an Glutathion verhindert diese Neutralisation, und der toxische Intermediärmetabolit kann das Lebergewebe schädigen mit Nekrose, apoptotischen Prozessen, intrazellulärem Ca^{2+}-Anstieg etc. (Holownia et al. 1997; Gibson et al. 1996). (Das Antidot N-Acetylcystein ist eine Vorstufe von Glutathion.)

Es bestehen Unterschiede zwischen akuter Alkohol- und Paracetamolschädigung: nüchterne Ratten wurden toxischen Dosen von Alkohol sowie Paracetamol ausgesetzt. Nach Toxinexposition wurden die exprimierten RNS für Akute-Phase-Proteine, Enzyme für Harnstoffsynthese- und Elimination, und Leberregenerationsproteine untersucht. Es zeigte sich, dass die Alkohol und Paracetamol ganz unterschiedlich die Lebergewebe schädigen, indem eine Alkoholintoxikation dosisabhängig die akute Phase-Proteine-Synthese anhebt, Paracetamol jedoch reduziert (Tystrup et al. 1997).

Die Gabe von 1 g/kg Paracetamol im Tierversuch (Ratte) induziert zentrilobuläre Leberschäden mit erhöhten Transaminasen mit paralleler erhöhter Expression der iNOS (induzierbaren NO-Synthase): Hepatozyten synthetisieren NO wahrscheinlich als Folge entzündlicher Reize (Gardner et al. 1998).

Neben dem hepatischen NO-System sind auch Makrophagen in den hepatotoxischen Wirkmechanismen impliziert (Goldin et al. 1996)

11.2 Kanzerogenität, Mutagenität, Teratogenität, Embryotoxizität, Fertilität

Langzeitgabe: bei Frauen möglicherweise erhöhte Inzidenz von Eierstockmalignomen (Diskussion: antigonadotropher Effekt bzw. erhöhte Bildung von Eierstockzysten; Glutathion ist für die Freisetzung/Rezeptoraffinität des follikelstimulierenden Hormones FH notwendig (n=563; Cramer et al. 1998).

12 Notfallmaßnahmen bei Überdosierung

Notfalldiagnostik:

- Anamnese (wichtig, weil klinische Prodrome oft übersehbar! Alkoholkonsum; Suizid; Depression; Kinder; hepatotoxische Komedikationen).
- Serumkonzentrationsbestimmung von Paracetamol.
- Prothrombinzeit (Frühindikator; O'Grady et al. 1989).
- Serumkreatinin (Frühindikator; O'Grady et al. 1989).
- Klinische Zeichen für Enzephalopathie (Frühindikator bei schweren Fällen; O'Grady et al. 1989).
- Säuren-Basen-Homöostase bzw. pH (Frühindikator; Flanagan u. Mant 1986, O'Grady et al. 1989; Zezulka u. Wright 1982).
- Lebertransaminasen (relativ schlechter Indikator! Limite 500–100 IU/l; Rumack u. Matthew 1975; Smilkstein et al. 1988; Koma und metabolische Azidose auch ohne *anfängliche* Leberbeteiligung möglich! Breen et al. 1982).
- Verdacht auf Paracetamol-Intoxikation = Hospitalisierung!.

Symptomatische Behandlung sowie Verhinderung der metabolitenbedingten Lebernekrose durch i.v.-Gabe von verträglichen Molekülen mit Sulfhydrylgruppen (sog. SH-Donatoren wie L-Acetylcystein, L-Methionin, Cysteamin, Smilkstein et al. 1988; Rumack et al. 1981): damit werden die Metaboliten neutralisiert. Wird die Therapie innerhalb von 10 h nach Exposition gestartet, kann die N-Acetylcysteingabe oral (USA-bzw. Smilkstein et al. 1988: Loading Dosis 140 mg/kgKG N-Acetylcystein p.o.; danach alle 4 h bis zu 17-mal 70 mg/kgKG) oder i.v. (nach Prescott, Smilkstein) mit Erfolg eingesetzt werden; nach 10–14 h Exposition ist die orale Gabe sowie das Smilkstein-Protokoll (»loading dose« 140 mg/kg i.v., danach alle 4 h bis zu 12-mal 70 mg/kg N-Acetylcystein; Dauer: 24–72 h; Smilkstein et al. 1991) zu befürworten (Kind et al. 1996). Aus den entsprechenden vorliegenden Studien darf geschlossen werden, dass eine genügend lange Therapiedauer einen höheren Schutz ergibt als eine kurze 24-h-Therapie.

Bestimmung der Plasmakonzentration! (Einfache Faustregel: akute Lebertoxizität ab 200 µg/ml nach Einnahme bis 4 h; >100µ/ml nach Einnahme nach 8 h).

Dekontamination: nach Einnahme von grösseren Mengen von Paracetamol (>7,5 g) soll innerhalb von 4 h eine fiberoptisch kontrollierte (wegen Konkrementbildungen, nicht publ. Erfahrung des Hrsg.) Magenaushebung durchgeführt werden. Gabe von Aktivkohle in einer Dosierung von 1 g/kgKG.

Die Gabe von Aktivkohle (v. a. High Surface Charcaol) reduziert signifikant die gastrointestinale Resorption von Paracetamol (Roberts et al. 1997), interferiert aber mit der Resorption von p.o. N-Acetylcystein (= Kontraindikation bei p.o. Acetylcystein-Protokoll).

Bei Schwangeren, die wegen Paracetamol-Intoxikation unter N-Acetylcysteintherapie standen, konnte eine diaplazentare Passage von N-Acetylcystein nachgewiesen werden; die mittlere N-Acetylcysteinkonzentration erreichte im Nabelschnurblut ca. 10 mg/ml (= mütterliche Konzentration); keine der gesunden Feten wiesen eine Paracetamol- bzw. N-Acetylcysteinschädigung auf (Horowitz et al. 1997).

Eine erhöhte Plasmakonzentration bis 120 µg/ml kann ohne wesentliche Lebertoxizität bis zu 4 h nach Einnahme geduldet werden; ist 4 h nach Wirkstoffeinnahme die Plasmakonzentration höher, ist eine toxische Leberkonzentration anzunehmen.

13 Interaktionen

Siehe Checkliste Interaktionen AA, insbesondere:

13.1 Medikamentöse Interaktionen

- α_1-Agonisten (vgl. Grippe-/Erkältungskombinationsmittel! Stress etc.): Hepatotoxizität ↑ (Roberts et al. 1997)
- Aktivkohle: die Wirksamkeit des bei Paracetamolvergiftungen oralappliziertem Antidots Acetylcystein

wird durch Aktivkohle gehemmt; Aktivkohle ist verboten bei Intoxikationen.

- Alkohol: Hepatotoxizität und hepatische Biotransformation ↑↑ (Food and Drug Administration 1997, Girre et al. 1993, Johnston u. Pelletier 1997; Jorup-Ronstrom et al. 1986, Lechat u. Kisch 1989; Licht et al. 1980; Maddrey 1987; Pezzano et al. 1988; Seeff et al. 1988); Empfehlung: TD <2g, beim älteren Patienten mit Multiorganfunktionseinschränkungen auch in dieser Dosierung: erhöhte klinische Überwachungspflicht angezeigt.
- Alkohol: Nephrotoxizität ↑ (s. 9.7)
- Antikoagulanzien (Warfarin): Achtung: neuere Daten verweisen auf die Möglichkeit der Verstärkung der Antikoagulation (Bell 1998; Hylek et al. 1998)! Empfehlung: gezielte Anamnese in Bezug auf Schmerzmitteleinnahme, bessere Überwachung der Antikoagulation.
- Barbiturate: Hepatotoxizität ↑.
- Choramphenicol: Untersuchungen über pharmakokinetische Interaktionen bei gleichzeitiger Gabe dieser Wirkstoffe sind nicht eindeutig.
- Compound A/Sevofluran: Glutathionreserve ↓ = renale und hepatische Paracetamoltoxizität ↑ (Laster et al. 1997; Hypothese aufgrund von Tierversuchen).
- Enzyminduzierende Wirkstoffe: Hepatotoxizität ↑.
- Sevofluran: erhöhte Nephrotoxizität/Hepatotoxizität von Compound A in Komedikation mit Paracetamol und Fasten (Tierversuch, Laster et al. 1997).
- Zidovudin: Glukuronkonjugation wird gehemmt: Erhöhung der Plasmafraktion von Zidivudin mit erhöhter Gefahr haematotoxischer und hepatotoxischer unerwünschter UAW. Empfehlung: Kombination kontraindiziert. Alternative: andere zentrale oder periphere Analgetika.

13.2 Physiologische Interaktionen

- Alkoholkonsum (chronischer Abusus): hepato-renale Toxizität ↑ (Gerber et al. 1980)
- Alkoholkonsum (hoher, regelmäßiger): Lebertoxizität ↑↑ (Hall et al. 1987; Seeff et al. 1986; Lauterburg u. Velez 1988; Licht et al. 1980; Johnston u. Pelletier 1997).
- Alkoholkonsum: akzidentelle Vergiftungen haben eine höhere Mortalitätsrate als Suizidvergiftungen (hypothetischer Grund: Alkoholkonsum; Schiodt et al. 1997).
- Hämodialysepatienten: eine Fallbeschreibung von akuter Pankreatitis (Farrell u. Schmitz 1997)
- HIV-Infektion: Lebermetabolismus gestört/Glukuronisierungspotenz ↓ (wahrscheinlich unabhängig von Primärkrankheits-bedingten Komedikationen; Esteban et al. 1997).
- Leber-Ischämie (z. B. posttraumatisch): Paracetamol in therapeutischer Dosierung kann Leberversagen induzieren (ein Fallbeispiel: Schädel-Hirn-Trauma

beim Kind kaschiert paracetamolinduzierte Lebernekrose, Anderson et al. 1997).
- Multiorganfunktionseinschränkungen (Leber, Niere, Herz) beim älteren Menschen: hepatorenale Toxizität auch bei niedrigen Dosierungen ↑ (Bonkovsky et al. 1994).
- Ovarialmalignome: s. oben!

14 Inkompatibilitäten

Mit Ausnahme des Prodrug Propacetamol kann Paracetamol nur nichtinvasiv appliziert werden.

15 Kinetik

Physikochemische Eigenschaften
Proteinbindung (% Dosis): 5–10 (dosisabhängig)
pK_a: 9–9,7

Resorption und Bioverfügbarkeit
Bioverfügbarkeit (% Dosis): 70–100 (p.o.; dosisabhängig)
T bis C_{max} (h): 0,5–1,5 (p.o., dosisabhängig, abh. von galenischer Form); 1,5–4 (Kindersupp., große interindividuelle Unterschiede; Birmingham et al. 1997)
C_{max}: ca. 5 bzw. ca. 9 bzw. 15 µg/ml (rektal bei D 10 bzw. 20 bzw. 30 mg/kg Suppositorien; Birmingham et al. 1997)

Verteilung, Elimination, Metabolismus
Terminale β-Halbwertszeit (h): 1,5–2,5 (Nieren-und Lebergesunde: lineares Verhalten bis ED 2 g exkl. Neonati); bei Vergiftungsfällen stark und individuell und bis 12–14 h ansteigend (Fallbeispiele; Cetaruk et al. 1997)
$V_{initial}$: –
V_{ss} :(l/kg): 0,95 ± 0,12
AUC:
Cl_{total} : –
Renale Elimination (% Dosis, Muttersubstanz, Metaboliten): ca. 85, MS unter 5
Hepatische Biotransformation: Glukuronsäurekonjugation (ca. 60%); Sulfursäurekonjugation (ca. 35%); Konjugation mit Cystein (ca. 3%). Daneben auch Hydroxylierung (via Cytochrom p-450) und Deacetylierung
Biliäre Elimination: keine Angaben
Inaktive Metaboliten: hepatische Elimination 95% via Konjugation/Oxidation
Aktive Metaboliten: N-Acetyl-p-benzochinonimin (< % via Cytochrom$_{P-450}$ -System: toxischer Intermediärmetabolit, NAPQI, der normalerweise mit einer Glutathion-Sulfhydrylgruppe [Mercapturat] neutralisiert wird, bei Fehlen von Glutathion jedoch aktiv das Lebergewebe schädigt)

Effektivität
Toxische Serumkonzentration: >200 mg/ml (4 h nach Einnahme) bzw. >50 mg/ml (12 h nach Einnahme, Faustregel)
Lebertoxische Plasmakonzentration (µg/ml): >300
Therapeutisch antipyretisch wirksame Plasmakonzentration (µg/ml): 10–20 bzw. 10–20 mg/l (= 66–132 mM)(nach Rumack, Beck et al. 2000)
Therapeutisch analgetisch wirksame Plasmakonzentration: nicht bekannt (aber höher als antipyretisch wirksame PK, Beck et al. 2000)
IC_{50} COX_1 (nmol/l): 17,9 ± 13,3; IC_{50} COX_2 (nmol/l): 133 ± 79,5: COX-2-/COX-1-Hemmverhältnis: 7,4

Biomembrangängigkeit
Diaplazentar: keine quantifizierten Studien vorhanden
Translaktal (% mütterliche Plasmakonzentration): ca 0,1
Blut-Hirn-Barriere: sehr gut* (s. unter 15.2)
Synovialflüssigkeit: keine Daten

15.2 Kinetikdiskussion

Die orale Resorption von Paracetamol ist schnell und gut; die rektale Absorption quantitativ und qualitativ gegenüber der oralen leicht reduziert. Die Auflösung rektaler Kindersuppositorien erfolgt innerhalb von 40–120 min.

Die terminale Halbwertszeit verhält sich bis zu einer Dosierung von 2 g linear.

Das Verteilungsvolumen ist altersabhängig sowie bei Hypo- und Hyperthyreoidismus, Leberschaden verändert.

Die Verstoffwechselung erfolgt um 95% in der Leber über einfache Konjugation und Oxidation (Enzymsysteme/Glukuronisierung/Verschwefelung). Ein kleiner Teil (<4%) wird über das Cytochrom$_{P-450}$-System zu einem hepatotoxischen Metaboliten deacetyliert und hydroxyliert (N-Hydroxy-Metabolit: NAPQI). Bei Einnahmen von >5 g Paracetamol können beide Abbauwege ausgelastet werden, sodass ein grösserer Teil als üblich zum toxischen Metaboliten NAPQI, sowie zusätzlichen toxischen Metaboliten abgebaut wird, die über Glutathion zum atoxischen Mercapturat detoxifiziert werden. Ist aber der Abbauweg in Bezug auf Cytochrom$_{p-450}$ und Leberglutathiongehalt erschöpft, bilden die reaktiven Metaboliten auf der Leberzelle Makromoleküle, die eine Leberzellnekrose induzieren.

Eine erhöhte hepatische Clearance wird bei Hyperthyreose, Schwangerschaft, Obesitas beobachtet (verkürzte terminale Halbwertszeit).

Die rektale Gabe von 20 mg/kgKG Paracetamol (10% Tropfenlösung, verdünnt mit gleicher Menge steriles Wasser) beim Frühgeborenen ergab eine Plasmakonz. <10 mg/ml; die sehr variable Tmax war 78 ± 40 min (Lin et al. 1997).

Nach p.o.-Gabe von 1000 mg Paracetamol wurde bei Probanden eine Plasmakonzentration von 4,6–12–18,9µg/l innerhalb von 90 min erreicht, wobei (über Lumbalpunktionen) eine Liquorkonzentration von 1,0–3–7,6 µg/l gemessen wurde, d.a. bei der Hälfte der Patienten erreichte die Ratio Plasmakonzentration: Liquorkonzentration eine hohe Quote von 3:1 (Scharein u. Bromm 1995), ein weiterer Hinweis für die Bedeutung der zentralen Analgesie von Paracetamol.

16 Vorklinische und klinische Studien

Die rektale Gabe von Paracetamol nach Strabisismusoperationen war einer postoperativen i.v.-Analgesie mit Fentanyl-Droperidol im analgetischen Effekt ebenbürtig, billiger und in Bezug auf Sedation vorteilhafter (Padda et al. 1997; n=45; prospektive, randomisierte Vergleichsstudie).

Die Gabe von 10–15 mg/kgKG Paracetamol bei Verbrennungen (n=395; Kinder) als kontinuierliche Basisanalgesieregime (Rescue: Morphin) ergab einen befriedigenden analgetischen Schutz bei ~ 50% der Kinder; entsprechende Plasmakonzentrationsbestimmungen ergaben eine Cmax von <10 mg/ml (Meyer et al. 1997).

Der postoperative Analgesieschutz bei tonsillektomierten Kindern, v. a. im Kontext der zunehmenden Tagesklinik-«Betreuung», ist unbefriedigend: eine postoperative Paracetamol-Monotherapie kann wegen ungenügender Wirksamkeit nicht empfohlen werden (n=40; TD p.o. 60 mg/kg bzw. rektal TD 90 mg/kg; Romsing et al. 1998); die Gabe von Ibuprofen ist bei dieser Patientenpopulation vergleichbar mit der Kombination Paracetamol + Kodein (St. Charles et al. 1997; n=110), die als annehmbar (Moore et al. 1997: Review von 63 Studien) im Gegensatz zur unbefriedigenden Kombination Paracemol + Dextropropoxyphen (Li Wan Po u. Zhang 1997: Review von 26 randomisierten Studien) zu bezeichnen ist.

17 Kurzprofil

Paracetamol ist ein gut verträgliches, rasch wirkendes nichtsaures AA. Paracetamol ist das OTC-Analgetikum der Gruppe AA mit der niedrigsten Toxizität/Morbidität/Mortalität (USA-OTC Medline Studie 1969–1995; McGoldrick u. Bailie 1997).

Paracetamol wird von Jugendlichen (suizidäre Absichten) missbraucht; in den Ländern mit hohem Absatz ist eine erhöhte Inzidenz von nicht-fatalen (Leber)-Vergiftungen bei akzidenteller Überdosierung und intentionellen Suiziden nachweisbar (Gilbertson et al. 1996; Gunnell et al. 1997). Gefährdet sind besonders Patienten, die Alkohol auch einnehmen (exzessiv, aber auch moderat! Draganov et al. 2000).

In Bezug auf Analgesiewirkung ist Paracetamol schwächer als Acetylsalicylsäure wirksam (Vergleich ED zu ED; keine Vergleiche jedoch in Bezug auf kon-

inuierlich adäquat dosierte Gabe über 48 h!), hat
edoch den Vorteil eines nichtsauren AA mit wenig
Einfluss auf die organeigenen Prostaglandinsysteme
bzw. wenig unerwünschte UAW in Bezug auf den
Gastrointestinaltrakt, Nierenperfusion, Bronchialregu-
ation.

Paracetamol gehört zu den Referenzwirkstoffen der
Gruppe antipyretische Analgetika (Pharma-Flash
1994).

In der Zahnchirurgie ist die antiphlogistische Wirkung von Paracetamol in kontrollierten Studien wiederholt nachgewiesen worden: die norwegische
Arbeitsgruppe um Lökken u. Skoglund kommt zum
Schluss, das Paracetamol in der Zahnchirurgie für die
postoperative Analgesie und Abschwellung möglicherweise Salicylaten überlegen ist (Lökken u. Skoglund
1995).

Paracetamol wird für Kleinkinder und Säuglinge bei
Fiebererkrankungen (Committee on Infections Diseases 1982) als Alternative zu Salicylaten empfohlen, um
die Inzidenz des lebensgefährlichen → Reye-Syndrom
(bei ASS-Gabe) zu vermindern.

In einer großangelegten, einfach-blinden, randomisierten klinischen Prüfung wurden von 1108 niedergelassenen Ärzten die Verträglichkeit von Ass, Ibuprofen
und Paracetamol an 8677 Patienten geprüft, die an
Schmerzzuständen unterschiedlicher Genese litten und
einer – für eine OTC-Anwendung typischen – Behandlung mit antipyrektischen Analgetika bis zu einer
Dauer von 7 Tagen bedurften. Ibuprofen und Paracetamol erwiesen sich als signifikant besser verträglich als
ASS (Moore et al. 1999).

Die Hauptgefahr von Paracetamol ist die akzidentelle relative oder totale Überdosierung, die zur letalen
Lebernekrose führt.

Die freie (nicht fixe) Kombination von Paracetamol
mit schwachwirksamen Opioiden (Kodein; Hydrocon;
Dextropropoxyphen) wird bei der Bekämpfung von
mittelstarken Schmerzen, bei denen eine Monotherapie
mit peripheren Schmerzmitteln ungenügend, ein Einsatz von potenten Opioiden jedoch unverhältnismäßig
ist, mit Recht empfohlen (Beaver u. MacMillan 1980;
Beaver 1984).

Durch die Kombination mit ASS und Coffein wird
eine klinisch relevante Wirkungsverstärkung um mindestens 40% bei gleichzeitiger Halbierung der Dosen
der Einzelsubstanzen erreicht; diese Wirkungsverstärkung ist insbesondere bei der Therapie von Kopfschmerzen vom Spannungstyp und bei Migräne-Kopfschmerz von Bedeutung (Goldstein et al. 1999; Migliardi et al 1994; Lipten et al. 1998).

Paracetamol kann invasiv über Prodrugform Propa-
racetamol mit Erfolg als opioideinsparende Referenz-
Basistherapie in der perioperativen Medizin im Rahmen der → Balanced-analgesia-Technik eingesetzt werden.

18 Literatur

Literatur bis 1996: → CD-ROM.

Anderson B, Cluroe A, Duncan D (1997) Hepatic necrosis masque-
rading as trauma. Pediatr Radiol 1: 82–83
Beck DH, Schenk MR, Hagemann K et al. (2000) The pharmacokinetics and analgesic efficacy of larger dos rectal acetaminophen (40 mg/kg) in adults: a double-blinded, randomized
study. Anesth Analg 90/2: 431–438
Birmingham PK, Tobin MJ, Henthorn TK et al. (1997) Twenty-four-
hour pharmacokinetics of rectal acetaminophen in children.
Anesthesiology 87/2: 244–252
Blantz RC (1996) Acetaminophen: acute and chronic effects on
renal function. Am J Kidney 1/S1: 3–6(S)
Cetaruk EW, Dart RC, Hurlbut KM et al. (1997) Tylenol extended
relief overdose. Ann Emerg Med 1: 104–108
Cramer DW, Harlow BL, Titus-Ernstoff L et al. (1998) Over-the-
counter analgesics and risk of ovarian cancer. Early Report.
Lancet 351: 104– 107
DeLeve LD, Wang X, Kaplowitz N et al. (1997) Sinusoidal endothe-
lial cells as a target for acetaminophen toxicity. Direct action
vs. requirement for hepatocyte activation in different mouse
strains. Biochem Pharmacol 53/9: 1339–1345
Draganov P, Durrence H, Cox C et al. (2000) Alcohol-acetamino-
phen syndrome. Even moderate social drinkers are at risk.
Postgrad Med 107/1: 189–195
Eguia L, Materson BJ (1997) Acetaminophen-related acute renal
failure without fulminant liver failure. Pharmacotherapy 2:
363–370
Esteban A, Pérez-Mateo M, Boix V, González M (1997) Abnormalities in the metabolism of acetaminophen in patients infected
with the human immunodeficiency virus (HIV). Methods Find
Exp Clin Pharmacol 2: 129–132
Farrell J, Schmitz PG (1997) Paracetamol-induced pancreatitis and
fulminant hepatitis in a hemodialysis patient. Clin Nephrol
48/2: 132–133
Food and Drug Administration (1997) Over the-counter drug pro-
dugs containing analgesic/antipyretic active ingredients for
internal use: required alcohol warning. Fed Regist 62/220:
61041–61057
Gardner CR, Heck DE, Yang CS et al. (1998) Role of nitric oxide in
acetaminophen-induced hepatotoxicity in the rat. Hepatology
3: 748–754
Golding J (1998) A randomised trial of low dose aspirin for primiparae in pregnancy. The Jamaica Low Dose Aspirin Study
Group. Br J Obstet Gynaecol 105/3: 293–299
Gunnell D, Hawton K, Murray V et al. (1997) Use of paracetamol
for suicide and non-fatal poisoning in the UK and France: are
restrictions on availability justified? J Epidemiol Community
Health 51/2: 175–179
Holownia A, Mapoles J, Menez JF et al. (1997) Acetaminophen
metabolism and cytotoxicity in PC12 cells transfected with
cytochrome P4502E1 J Mol Med 75/7: 522–527
Horowitz RS, Dart RC, Jarvie DR et al. (1997) Placental transfer of
N-acetylcysteine following human maternal acetaminophen
toxicity. J Toxicol Clin Toxicol 35/5: 447–551
Hylek EM, Heiman H, Skates SJ (1998) Acetaminophen and other
risk factors for excessive warfarin anticoagulation JAMA 279:
657–662
Johnston SC, Pelletier LL Jr (1997) Enhanced hepatotoxicity of acetaminophen in the alcoholic patient. Two case reports and a
review of the literature. Medicine (Baltimore) 76/3: 185–191
Laster MJ, Gong D, Kerschmann RL et al. (1997) Acetaminophen
predisposes to renal and hepatic injury from compound A in
the fasting rat. Anesth Analg 84/1: 169–172
Li Wan Po A, Zhang WY (1997) Systematic overview of co-proxamol to assess analgesic effects of addition of dextropropoxyphene to paracetamol. BMJ 315 (7122): 1565–1571
Lin YC, Sussman HH, Benitz WE (1997) Plasma concentrations
after rectal administration of acetaminophen in preterm neonates. Paediatr Anaesth 7/6: 457–459
McGoldrick MD, Bailie GR (1997) Nonnarcotic analgesics: prevalence and estimated economic impact of toxicities. Ann Pharmacother 31/2: 221–227

Meyer WE 3rd, Nichols RJ, Cortiella J et al. (1997) Acetaminophen in the management of background pain in children post-burn. J Pain Symptom Manage 1: 50–55

Moore A, Collins S, Carroll D (1997) Paracetamol with and without codeine in acute pain: a quantitative systematic review. Pain 70/2: 193 – 201

Moore N, van Gause E, Le Parc JM, Wall R, Schneid H, Farhan M, Verriere F, PÜelen F (1999) The PAIN study: paracetanol, aspirin and ibuprofen new toleranbility study – a large-scale, randomised clinical trial comparing the tolerability of aspirin, ibuprofen and peracetanol for short-term analgesia. Clin Drug Invest 18: 89–98Padda GS, Cruz OA, Krock JL (1997) Comparison of postoperative emesis, recovery profile, and analgesia in pediatric strabismus repair. Rectal acetaminophen vs. intravenous fentanyl-droperidol. Ophthalmology 104/3: 419–423

Piguet V, Desmeules J, Dayer P (1998) Lack of acetaminophen ceiling effect on R-III nociceptive flexion reflex. Eur J Clin Pharmacol 53/5: 321–324

Pini LA, Vitale G, Ottani A et al. (1997) Naloxone-reversible antinociception by paracetamol in the rat. J Pharmacol Exp Ther 280/2: 934–940

Roberts JR, Gracely EJ, Schoffstall JM (1997) Advantage of high-surface-area charcoal for gastrointestinal decontamination in a human acetaminophen ingestion model. Acad Emerg Med 3: 167–174

Roberts SM, DeMott RP, James RC (1997) Adrenergic modulation of hepatotoxicity. Drug Metab Rev 29/1–2: 329–353

Romsin J, Hertel S, Harder A et al. (1998) Examination of acetaminophen for outpatient management of postoperative pain in children. Paediatr Anaesth 8/3: 235–239

Schiodt FV, Rochling FA, Casey DL et al. (1997) Acetaminophen toxicity in an urban county hospital. N Engl J Med 337(16): 1112–1117

St. Charles CS, Matt BH, Hamilton MM et al. (1997) A comparison of ibuprofen vs. acetaminophen with codeine in the young tonsillectomy patient. Otolaryngol Head Neck Surg 117/1: 76–82

Tygstrup N, Jensen SA, Krog B et al. (1997) Expression of liver functions following sub-letal and non-letal doses of allyl alcohol and acetaminophen in the rat. J Hepatol 1: 156–162

Yuan CS, Karrison T, Wu JA et al. (1998) Dose-related effects of oral acetaminophen on cold-induced pain: a double-blind, randomized placebo-controlled trial. Clin Pharmacol Ther 63/3: 379–383

Phenacetin rec. INN, DCF

Der im Alter von 22 Jahren in die Farbenfabriken Friedrich Bayer, Elberfeld, eintretende Carl Duisberg kam auf die Idee, das bei der Farbstoffherstellung in großen Mengen anfallende Paranitrophenol in das »Antipyretikum« Phenacetin überzuführen (1884).

Das Anilinderivat Phenacetin besitzt antipyretische und analgetische, aber keine antiinflammatorisch-antiphlogistischen Wirkungen, wobei die analgetische Wirkung des Phenacetins der von Paracetamol – seinem Hauptmetaboliten – überlegen ist. Phenacetin wird rasch resorbiert, insbesondere bei Verwendung von pulverförmigen Darreichungsformen, bei denen sich die Partikelgröße umgekehrt proportional zu den Plasmakonzentrationen verhielt (Prescott et al. 1970). Unter den antipyretischen Analgetika wurde nur für Phenacetin (in »Schmerzpulvern«, meist in Form von Kombinationspräparaten) eine »euphorisierende« Wirkung und ein »Cravingverhalten« beschrieben (Grimlund 1963; Murray 1978).

Bei akuter Vergiftung mit Phenacetin (> 20 g) kön-

nen Erregungszustände und Delirien und schließlich hypoxische Krämpfe, Kreislaufkollaps und Koma auftreten, wobei es sich nur z.T. um die Folge der Methämoglobinbildung handelt, die allerdings bei Abusus bis zu 30% und bei schweren Vergiftungen bis 50% ausmacht. Von dem akuten Vergiftungsbild sind die Folgen chronischen Missbrauchs von Phenacetin-haltigen Analgetika über Jahre und oft Jahrzehnte zu unterscheiden. Anfang der 50-er Jahre wurde in der Schweiz – später auch in England, Australien, Deutschland und anderen Ländern – erstmals ein möglicher Zusammenhang zwischen einer chronischen Nierenschädigung und der Einnahme von Phencetin-haltigen Analgetika beschrieben (Spühler u. Zollinger 1950, 1953) Epidemiologische Langzeitstudien zeigten, dass die chronische Einnahme dieser Medikamente in z.T. exzessiv hohen Dosen zu einer chronisch-interstitiellen Nephritis, die morphologisch durch eine ausgeprägte Kapillaroskleros der Nierenbeckenschleimhaut gekennzeichnet ist, führt und als »Phenacetinniere« bezeichnet wurde (Dubach et al. 1971, 1991). In diesem Zusammenhang wurden auch Karzinome des Nierenbeckens und der ableitenden Harnwege beschrieben. Aus diesen Gründen wurde Phenacetin in vielen Ländern verboten bzw. vom Markt genommen. Der Begriff »Phenacetinniere« wurde später zur »Analgetikaniere« verallgemeinert, obwohl es keine überzeugende Evidenz dafür gibt, dass die Einnahme von antipyretischen Analgetika in Form von Mono- oder Kombinationsanalgetika mit und ohne Coffein zu einer chronischen Nierenerkrankung vom Typ einer »Phenacetinniere« führen kann (Feinstein et al. 2000).

18 Literatur
Siehe auch CD-ROM.

Dubach UC, Rosner B, Stürmer T (1991) An epidemiologic study of abuse of analgesic drugs-effects of phenacetin and salicylate on mortality and cardiovascular morbidity (1968–1987). N Engl J Med 324: 155–160

Feinstein AR, Heinemann LAJ, Curhan GC, Delzell E, DeSchepper PJ, Fox JM, Graf H et al. (2000) Ad Hoc Committee of the International Study Group on Analgesics and Nephropathy: Relationship between nonphenacetin combined analgesics and nephropathy: a review. Kidney Int 58 (in press)

Grimlund K (1963) Phenacetin and renal damage at a swedish factory. Acta Med Scand 174 [suppl 405]: 1–16

Murray RM (1978) Genesis of analgesic nephropathy in the United Kingdom. Kidney Int 13: 50–57

Prescott LF, Steel RF, Ferrier WR (1970) The effects of particle size on the absorption of phenacetin in man. Clin Pharmacol Ther 11: 496–504

Propacetamol prop INN, UP 341-01

1 Handelsnamen
Pro-Dafalgan (UPSA)

2 Darreichungsform
Stechflaschen zu 1 und 2 g.

Die Stechflaschen enthalten je 1 bzw. 2 g Propacetamol, entsprechend 0,5 bzw. 1 g Paracetamol. Die Solventien sind 0,1 bzw. 0,2 g Natrii citras sowie Aqua iniectabile.

3 Chemie, Geschichte, diverse Hinweise

Monohydrochlorid 4-Acetamidophenyl (diaethyl-amino) acetat

$C_{14}H_{21}ClN_2O_3$

MG: 300,79

Paracetamol ist ein in Wasser unlöslicher Wirkstoff. Die Synthese eines labilen, wasserlöslichen Paracetamol-Prodrugs in der Form eines Esters gelang der Firma UPSA über 3 Etappen (1. Veresterung von Paracetamol mit dem Chlorid der Monochloressigsäure; 2. Einbringung des Esters in die modifizierte Aminosäure Diethylglycin (zweifach äthyliertes Glycin); 3. Chlorierung/Versalzung des Moleküls). Im Blut wird der Ester durch Plasmaesterasen gespalten; wegen spontaner Hydrolyse im wässrigen Milieu muss aber die Lösung innerhalb von >30 min angewandt werden, eine Chance einer Paracetamol-Auskristallisierung besteht aber nicht, weil die maximale Konzentration von freigesetztem Paracetamol ca. 0,30% beträgt und damit die Konzentration von 1,71%, bei der Paracetamol theoretisch auskristallisieren würde, nicht erreicht.

4 Rezeptpflichtigkeit, Schwangerschaftskategorie

Deutschland: –

Österreich: –

Schweiz: B; Schwangerschaftskategorie: B; Stillzeit: strenge Indikationsstellung

Stoffbezeichnung entsprechend der Hauptindikation

Nichtsaures antipyretisches Analgetikum: Analgetikum, Antipyretikum

6 Indikationen, Dosierung, Anwendungsart

6.1 Indikationen

Invasiv-intravenöse Kombinationsanalgesie mit Opioiden für perioperative Medizin (Basisanalgesie, Opioidspareffekt). Besonders empfehlenswert (Referenz) bei Fällen, wo der Einsatz von Nichtopioiden vom Typ saure antipyretische Analgetika mit entsprechender COX-1-Hemmung (Acetylsalicylsäure, Diclofenac, Ibuprofen, Ketorolac, Ketoprofen etc.) die Gefahr entsprechender thrombozytären, renalen, pulmonalen, gastrointestinalen, uterinen etc. Dysfunktionen induziert; ebenfalls als Alternative gegenüber Metamizol (UAW: → Agranulozytose).

6.2 Dosierungsrichtlinien

Im Prinzip wie Paracetamol. *Faustregel:* 2 g Propacetamol = 1 g Paracetamol.

Für Kinder (>40 kgKG; >13 Jahre) und Erwachsene: TD 4-mal 1–2 g langsam i.v.; zwischen den einzelnen Gaben soll eine Frist von 4 h vergehen. Vorderhand ist die i.v.-Anwendung auf 2 Tage befristet (Frage der IKS-Registrierung).

Propacetamol wird über ein laufende Infusion (125 ml % Glucose, phys. Kochsalzlösung) über 10–15 min i.v. appliziert.

Eine schnellere Infusion ist wegen der Hyperosmolarität der Infusionslösung nicht angezeigt.

Eine langsamere Infusion >20 min reduziert die analgetische Wirkung, weil (wegen der anlaufenden Umverteilung) keine genügend hohe Plasmakonzentration bzw. Blut-ZNS-Konzentrationsgefälle aufgebaut wird (= ungenügende zentrale, analgetisch wirkende COX-2-Inhibition; Arbeiten von Dayer).

6.3 Anwendungsart

i.v.-Kurzinfusion.

Vorgehen:

1. sterile Entnahme des Solvens in eine 10 ml Spritze,
2. Kapsel Stechflasche entfernen, Einstichgummi desinfizieren,
3. Injektion des Solven in Stechflasche,
4. Schütteln und Entnahme der durchsichtigen Lösung,
5. Gabe der Lösung in Miniperfusion von 125 ml NaCl 0,9% oder Glucose 5%,
6. Infusionsdauer 15 min; die Lösung muss innerhalb von 15 min appliziert werden; die Applikationsdauer soll ebenfalls 15 min dauern).

8 Kontraindikationen

– Bekannte Unverträglichkeit für Paracetamol,
– Schwere Leberinsuffizienz (s. auch Wirkstoffprofil Paracetamol),
– Schwere Niereninsuffizienz (s. auch Wirkstoffprofil Paracetamol),
– Glucose-6-Phosphat-Dehydrogenase-Defizit,
– M. Meulengracht (konstitutionelle, hereditäre Hyperbilirubinämie).

9 UAW

Siehe unter → Paracetamol: selten passagere Hautmanifestationen (»rash«), daneben Hypotension, Vertigo, Nausea, Malaise (**Cave: keine schnelle Injektion!**).

Akute allergische Reaktionen mit Quincke-Ödem, Bronchospasmus bis Anaphylaxie sind extrem selten. Allergischtoxische Schäden des Blutorgans sind selten.

Positive Kreuzallergie mit sauren antipyretischen Analgetika (»AIA«): bei 5–10% der gegen Acetylsalicylsäure intoleranten Patienten.

Die i.v.-Gabe von Propacetamol kann am Injektionsort Schmerzen verursachen (hyperosmolare Lösung, ca. in 2,5% der Fälle).

10 Warnhinweise

Wie → Paracetamol.

Inkompatibilitäten der Infusionslösung: die Propacetamol-Infusion ist kompatibel mit flexiblen Plastik-

schläuchen/Beutel vom Typ PVC, rigiden Plastikfla-
schen vom Typ Polypropylen) sowie Glas. Die Propace-
tamollösung soll nicht mit anderen Wirkstofflösungen
vermengt werden.

Die fertige Infusionslösung soll sofort, spätestens
innerhalb von 15 min verwendet werden.

Testinterferenzen mit 1. Blutzuckermessungen (Glu-
cose-Oxidase-Methode) und 2. Harnsäurebestimmungen (Phosphowolframat-Reduktionsmethode).

Seltenerweise besteht die Möglichkeit der Kontamination des Pflegepersonals (beim Aufbereiten der
Lösung) bzw. Auslösen einer Sensibilisierungsreaktion
bzw. Kontaktdermatitis (Szczurko et al. 1996).

12 Notfallmaßnahmen bei Intoxikation

Im Prinzip sind wie bei Paracetamol folgende Notfall-
punkte zu beachten:
- Anamnese (wichtig, weil klinische Prodrome oft
  übersehbar! Alkoholkonsum; Suizid; Depression;
  Kinder; hepatotoxische Komedikationen)
- Serumkonzentrationsbestimmung von Paracetamol;
  folgende Serumkonzentrationen sind als hepatotoxisch zu betrachten:
  >200 mg/ml nach 4 h,
  >100 mg/ml nach 8 h,
  >50 mg/ml nach 12 h,
  >30 mg/ml nach 15 h,
- Prothrombinzeit (Frühindikator; O'Grady et al. 1989)
- Serumkreatinin (Frühindikator, O'Grady et al. 1989)
- Klinische Zeichen für Enzephalopathie (Frühindikator bei schweren Fällen, O'Grady et al. 1989).
- Säuren-Basen-Homöostase bzw. pH (Frühindikator;
  Flanagan u. Mant 1986, O'Grady et al. 1989; Zezulka
  u. Wright 1982).
- Lebertransaminasen (relativ schlechter Indikator!
  Limite 500–100 IU/l; Rumack u. Matthew 1975;
  Smilkstein et al. 1988; Koma und metabolische Azi-
  dose auch ohne *anfängliche* Leberbeteiligung mög-
  lich! Breen et al. 1982).

Diskussion s. unter Wirkstoffprofil Paracetamol.
Faustregel: Die detoxifizierende Medikation mit N-
Acetylcystein bzw. Methionin ist einfach und preisgünstig: sie sollte deshalb gemäß dem Prinzip in dubio pro
reo nicht nur schnell installiert werden, sondern auch
über eine genügend lange Zeitperiode! (Diskussion s.
Wirkstoffprofil Paracetamol).

13 Interaktionen

Wie → Paracetamol, in erster Linie (in Hinblick auf den
Einsatz in perioperativer Medizin)
- Wirkstoffe mit hepatischer Enzyminduktion
  (P450-System) wie
  Isoniazid,
  Rifampicin,
  Antiepileptika,

Barbiturate: Hepatotoxizität ↑;
- erhöhte Hepatotoxizität (v. a. bei Hochdosierung) bei
  Alkohol (missbräuchlicher Alkoholkonsum),
  Salicylamid,
  Chlormezanone,
  Chloroxazone,
  schwere Unterernährung.
Chloramphenicol: HWZ Chloramphenicol ↑↑.
Salicylamid: HWZ Paracetamol ↑.
Chlormezanone. HWZ Paracetamol ↑.
Zidovudin: Bluttoxizität ↑ (Neutropenie).

15.2 Kinetikdiskussion

Nach Gabe von Propacetamol wird das Propacetamol-
molekül im Plasma hydrolytisch zu Paracetamol und
Diethylglycin gespalten. Nach einer 15 minütigen Propa-
cetamol-Gabe, ist die MS Propacetamol nur noch zu 1%
im Plasma vorhanden. Diethylglycin wird unverändert
renal eliminiert. Paracetamol hat dosisabhängig eine
Proteinbindung zwischen 20 (normale Dosierung)
– 50% (Überdosierung). Das Distributionsvolumen
beträgt ca. das KG, nämlich 1l/kgKG. Die terminale HWZ
beträgt 2,5–3,5 h. Die hepatische Elimination ergibt 2
hauptsächliche Metaboliten. Die Elimination von Paracetamol erfolgt v. a. renal über Elimination der Glukuronidkonjugate (60–80%) sowie der Sulfokonjugate
(20–30%) und <5% in unveränderter Form. <4% der MS
kann hepatisch via das Enzymsystem P450 in 2 toxische
Metaboliten (p-Aminophenol, N-Acetyl-p-benzochinonimin) umgewandelt werden, die mit Glutathion konju-
gieren (s. Diskussion unter Wirkstoffprofil Paracetamol).

Biomembranen: translaktale, diaplazentare sowie
Blut-Hirn-Passage vorhanden. Die translaktale Passage
ist minimal (<1% der mütterlichen Dosierung: eine
Wirkung auf den Säugling ist unwahrscheinlich).

Patienten mit leichter bis mittlerer Leberinsuffizienz: HWZ praktisch unverändert; bei schwerer Leberinsuffizienz stark verlängert. Ältere Patienten: das Alter
hat kaum Einfluss auf die HWZ.

17 Kurzprofil

Propacetamol ist eine injektable Form von Paracetamol
in Form eines injektablen, wasserlöslichen und unstabilen Chlorhydrat-Aminosäurenesters, das in Lösung
sofort Paracetamol freigibt.

Nichtinvasives Propacetamol wird seit 1983 zunehmend im Rahmen der → »balanced analgesia« bei
postoperativen und posttraumatischen Schmerzzuständen, sowohl bei Kindern, als auch bei Erwachsenen, mit
Erfolg eingesetzt.

Die i.v.-Gabe von Propacetamol darf aufgrund der
Erfahrungen mit der MS als 1. Analgetikawahl in der
perioperativen Medizin bezeichnet werden und zwar
als Mittel der Wahl für Nichtopioide in Kombination
mit einem entsprechenden Opioid (Zweck: »balanced
analgesia«; Waldvogel 1983; Opioidspareffekt).

Propacetamol i.v. wurde wegen seiner starken antipyretischen Wirkung auch in der pädiatrischen Onkologie mit Erfolg eingesetzt (Reymond et al. 1997: als Alternative zu → Acetylsalicylsäure).

Als Prodrug für ein nichtsaures antipyretisches Analgetikum hat Propacetamol gegenüber sauren antipyretischen Analgetika v. a. im Kontext der perioperativen Medizin den ausschlaggebenden Vorteil, mit dem thrombozytären, renalen, pulmonalen, uterinen etc. COX-1-System (bzw. Blutgerinnung, Nierenfunktion etc.) praktisch nicht zu interferieren.

Aus diesem Grund bietet sich Propacetamol in der perioperativen Medizin besonders bei Tageschirurgie inkl. Tonsillektomie, orthopädischen Eingriffe, gynäkologisch-geburtshilflichen Indikationen (z. B. postoperativ nach Sectio caeserea, Episiotomie etc.), plastischer Chirurgie etc. an.

Nachteile der i.v.-Form sind die umständliche Aufbereitung der Lösung sowie die Einhaltung der Applikationsregeln. Weitere Nachteile sind vorderhand die ungenügende Dokumentation bzw. Registrierungsdokumentation in Bezug auf Langzeitanwendung sowie Anwendung bei Kleinkindern (in beiden Fällen ist die nichtinvasive Paracetamolanwendung unbedenklich).

18 Literatur
Literatur bis 1996: s. CD-ROM.

Granry JC, Rod B, Monrigal JP et al. (1997) The analgesic efficacy of an injectable prodrug of acetaminophen in children after orthopaedic surgery. Paediatr Anaesth 7(6): 445–449
Jarde O, Boccard E (1997) Parenteral vs. oral route increases paracetamol efficacy. Clin Drug Investig 14 : 474–481
Reymond D, Birrer P, Lüthy AR et al. (1997) Antipyretic effect of parenteral paracetamol (propacetamol) in pediatric oncologic patients: a randomized trial. Pediatr Hematol Oncol 1: 51–57

3 Kombinationsanalgetika

Kombinationsanalgetika werden in Buch F besprochen.

4 Diverse

Mit Ausnahme des Wirkstoff Benzydamin sind die folgenden Wirkstoffe, die in einigen Ländern v. a. in Kombinationsmittel vom Typ Grippe-, Föhn-, Rheuma- und Schmerzmittel wegen angeblicher analgetischer, antiphlogistischer, antipyretischer Eigenschaften auf dem Markt sind, in Bezug auf Dynamik, Kinetik, Wirksamkeit und Sicherheit ungenügend belegt oder toxisch und sollten deshalb nicht eingesetzt werden.

4.1 Oxindole:
Tenidap

4.2 Chinazolinonderivate:
Diproqualon (rec. INN), Fluproquazon (rec. INN), Proquazon (rec. INN).

4.3 Verschiedene:
Acetylkresotinsäure, Benzydamin (rec. INN mod.), Benzylmandelat (Benzyl-DL-Phenylglykolat, Phenylglykolsäurebenzylester, Mandelsäurebenzylester), Bucolome (rec. INN)*, Chlorthenoxazin (rec. INN), Cincophen (rec. INN) und Cincophenderivate, Ditazol (rec. INN), Epirizol (prop. INN), Simetrid (prop. INN), Tiaramid (rec. INN), Tinoridin (rec. INN mod), Viminol-Hydroxybenzoat (rec. INN mod.)

Tenidap

Tenidap ist ein neuerer durch die Fa. Pfizer entwickelter Wirkstoff, chemisch ein nichtsaures Oxindol, das im Tierversuch antiinflammatorische und analgetische Wirkung zeigt. Der Wirkstoff moduliert/hemmt u. a. das COX- und LIPOX-System (5-Lipox-Spezies in vivo und in vitro, aber speziesabhängig), die Makrophagensignaltransduktion bzw. aktivierte Zytokinproduktion (inkl. Chemokinproduktion) (IL-6; IL-1, IL-1β; IL-8; Monocyte Chemoattractant Protein-1), die Ausbildung von Akute-Phase-Proteinen (Serum-Amyloid-A-Protein, C3-Proaktivator, Haptoglobin-α_2, Haptoglobin-β, α_1-Anti-Chymotrypsin), die Aktivierung von Kollagenasen, Metalloproteasen; der Wirkstoff beinflusst die Senkungsreaktion, das intrezelluläre pH ($\downarrow$) etc. im antiinflammatorischen, antiproliferativen, möglicherweise sogar antiviralen Sinne (Brooks 1993; Littman et al. 1995; Moore et al. 1996; Dezube et al. 1997; Ferandes et al. 1997, 1998; Palacios et al. 1998; Doherty et al. 1998). Als UAW ist beschrieben worden: akute eosinophile Pneumonitis (Martinez u. Domingo 1997). Tenidap ist 1998 als Modulator in der Rheumatologie aus den laufenden, klinischen Prüfungen zurückgezogen worden.

18 Literatur
Siehe CD-ROM.

Benzydamin rec. INN, BAN, DCF, USAN, AF 864 (Code)

1 Handelsnamen
Bucco-Tantum (Roche)

3 Chemie, Geschichte, diverse Hinweise
1-Benzyl-3-(3-dimethylaminopropoxy)-1H-indazol
$C_{19}H_{23}N_3O$
MG: 309,40
$C_{19}H_{23}N_3O$, HCl
MG: 345,9

CAS N° 642-72-8
CAS N° 132-69-4 (HCl)
Benzydamin ist auch als Hydrochlorid-, sowie als Salicylatverbindung gebräuchlich.

16 Vorklinische und klinische Studien

Topisch wurde der Wirkstoff als Salbe bei der Behandlung postherpetischer Neuralgien anekdotisch eingesetzt (McQuay et al. 1990). Mit Ausnahme mukosaler Applikationen scheint Benzydamin aber bei topischer Applikation bei akuten traumatischen Weichteilverletzungen gegenüber Placebo keine signifikante Wirkung zu erzielen (Moore et al. 1998).

Mukosale Applikationen: bei Vaginalduschen zur symptomatischen Behandlung von Pruritus und Schleimhautschwellungen bei Trichomonaden- etc. -Befall (Lévy 1989; offen nicht kontrollierte Studie; n=30), bei Chemotherapie- sowie Radiotherapie-induzierter schmerzhafter Mukositis (Schubert u. Newton 1987; Kim et al. 1986), bei aphtöser Stomatitis, wobei Benzydamin analgetische Wirkungen zeigte, aber auch Sensationen wie Brennen auslösen konnte (Matthews et al. 1987).

17 Kurzprofil

Der Wirkstoff Benzydamin ist wegen antiphlogistischer, lokalanästhetischer, antibakterieller Eigenschaften u. a. zur palliativen Bukkalhygiene geeignet (Palliativmedizin: Mukositis nach Bestrahlung, bei Aids-Erkrankung etc.!). Die dabei implizierten Wirkungsmechanismen sind u. a. die Hemmung inflammatorischer Zytokine wie → TNF-α, die Hemmung von Phagozytendegranulation und Leukozytenmembranadhäsion. Benzydamin hemmt die COX- und LIPOX Systeme offenbar kaum (Sironi et al. 1996; Cioli et al. 1985; Müller-Peddinhaus 1987). Der Wirkstoff wird primär über hepatische Oxidation, Konjugation und Dealkylierung abgebaut. Die orale Bioverfügbarkeit von Benzydamin ist gut (100 mg p.o. ≅ 0,8 µg/ml bzw. 87% p.o.-Verfügbarkeit), seine HZW ist lang (ca. 8–13 h langsame systemische Clearance). Die perorale, vaginale und rektale Resorptionsrate ist klein: der Wirkstoff wird bei lokalen Spülungen etc. nur langsam resorbiert, die so erzielten Plasmakonzentrationen erreichen nur ca. 30% einer p.o.-Gabe (Chasseaud u. Catanese 1985; Baldock et al. 1991).

UAW des wenig belegten Wirkstoffs sind allergischtoxischer Art (systemische und topische Applikation; Phototoxizität, Kontaktdermatitis; Frosch u. Weickel 1989: 3 Fallbeschreibungen nach topischer Applikation).

18 Literatur

Literatur bis 1996: → CD-ROM.

Moore RA, Tramer MR, Carroll D et al. (1998) Quantitative systematic review of topically applied non-steroidal anti-inflammatory drugs. BMJ 316 (7128): 333–338

Buch F: Antinozizeptiva

Mitarbeiter:

Bernhard Aicher, Clemens Allgaier, Burkhard Möller, Herman Hans Waldvogel

Antinozizeptiva

Die bislang in der Klinik nicht übliche Wirkstoffgruppenbezeichnung »Antinozizeptiva« formulieren wir so:

»Antinozizeptiva sind Wirkstoffe, die über spezifische Wirkmechanismen einen antinozizeptiven Schutz bieten, allein aber keine klinisch relevante Analgesie erzeugen« (s. 1. Auflage 1996).

Antinozizeptiva verändern

1. quantitativ und spezifisch den nozizeptiven Input so, dass ein gegenüber der Monotherapie verbesserter Antinozeptionsschutz bis Analgesie resultiert oder
2. qualitativ und spezifisch die nozizeptive Verarbeitung so, dass therapieresistente Schmerzen therapeutisch zugänglich werden (Beispiel: neurogene Schmerzen und trizyklische Antidepressiva).

Vereinfacht können wir sagen, dass Antinozizeptiva die »Pyramidenbasis der Antinozeption« und Analgetika die »Pyramidenspitze der Antinozeption (Nozitranslation)« beeinflussen.

Aus dem Gesagten geht hervor, dass diese hier in Bezug auf das Schmerzverständnis durchgeführte *didaktische* Einteilung in vielen Fällen *willkürlich* ist: so wie es zwischen Nozizeption und Schmerz, Antinozeption und Analgesie fließende Übergänge gibt, so bestehen auch zwischen »Analgetika« und »Antinozizeptiva« fließende Übergänge und entsprechend auch Ungenauigkeiten.

Im Tierversuch kann eine endogene, spezifische, durch Naloxon antagonisierbare Antinozeption durch Stress (Kaltwasserschwimmen, operativer Eingriff, Parsons u. Herz 1990; Petersen-Felix et al. 1993) aktiviert werden. Dieser endogene Antinozeptionsschutz kann durch Hemmung entsprechender Eliminationssysteme (z. B. Hemmung der Enkephalinasen) verstärkt und verlängert werden (Jayaram et al. 1995): solche Enzymhemmer würden wir eher als Antinozizeptiva statt Analgetika bezeichnen, die implizierten und durch die Enkephalinase verstärkten Endorphine hingegen als Analgetika.

Das Schmerzsystem ist ein Warn- und Abwehrsystem. Als solches darf es vom Algesiologen – einem definierten Ganzheitsmediziner (siehe Einführung Buch A) – nie gesondert beurteilt werden, sondern nur immer im Kontext des Patienten als »Gesamtkunstwerk«.

Der Begriff Antinozizeptivum wird in diesem »brückenschlagenden« Buch bewusst unüblich weit angewendet, beispielsweise bis zu neuen Wirkstoffgruppen wie Antiasthmatika (bzw. Inhibitoren der proinflammatorischen Leukotriene) oder »Neuroprotektiva« (Schutz der Neurone nach z. B. Ischämieschädigung), aber auch im Kontext noch nicht genau verstandener Entzündungskrankheiten, Autoimmunerkrankungen oder akuter Degenerationsgeschehen wie M.

Alzheimer (defizitäre zentrale cholinerge Dysfunktion und oxidativer Stress), psychoorganisches Syndrom nach erfolgten ZNS-Schäden usw. Ähnliches gilt für Wirkstoffe, die zuerst im Tierversuch wegen beispielsweise antinozizeptiver Eigenschaften in die Vorklinik vordringen und möglicherweise erst viel später als Analgetika eingestuft werden (Hypothetischer Fall: zentrale Nikotinrezeptoragonisten, s. unten).

Antinozizeptiva:
COX- und LIPOX-System; Eikosanoide und Verwandte

Eicosanoide sind Metaboliten der Arachidonsäure, einer vierfach ungesättigten C-20-Fettsäure (Eicosatetraensäure), die Bestandteil der Phospholipide in Zellmembranen ist.

Die Arachidonsäure wird durch membrangebundene Phospholipase A_2 oder in 2 Schritten durch die Phospholipase C und Diacylglyceridlipase freigesetzt. Die Aktivierung der Phospholipase-Aktivität kann durch verschiedene Stimuli erfolgen und wird oftmals über einen Anstieg der intrazellulären Ca^{2+}-Konzentration vermittelt.

Man unterscheidet 2 Hauptgruppen von Arachidonsäure-Metaboliten (s. Buch A):

1. Prostanoide: Prostaglandine einschließlich Thromboxane, die über den Cyclooxygenase-(COX-)Weg gebildet werden.
2. Leukotriene und offenkettige Hydroperoxy- und Hydroxysäuren, die über den Lipoxygenase-(LIPOX-)Weg entstehen. Die »slow reacting substances of anaphylaxis« stellen z. B. ein Gemisch aus Leukotrienen dar (LTC4/LTD4/LTE4).

Man unterscheidet 2 Isomere der Cyclooxygenase: COX-1 und COX-2 (s. Buch A und E). Beide Isoformen sind konstitutionelle Enzyme, wobei jedoch die COX-2 »konstitutionell« im Nierensystem und in der zentralen Antinozeption (s. Buch A und E) involviert ist, aber als induktives Enzym bei Entzündungsvorgängen eine wichtige Rolle spielt (s. Buch E und D).

Fast alle Zellen enthalten die COX (von der bislang die Subtypen COX-1 und COX-2 bekannt sind, s. Buch D und E) und sind damit befähigt, PG-Endoperoxide zu synthetisieren. Sie unterscheiden sich aber z. T. erheblich in der Enzymausstattung für die weiteren Syntheseschritte, sodass in Abhängigkeit vom jeweiligen Zelltyp ganz unterschiedliche Prostanoide gebildet werden können.

Für die Nozizeption sind v. a. die proinflammatorischen PGE_2 und PGI_2 (Prostacyclin) von Bedeutung. Diese beiden Prostanoide können Nozisensoren gegenüber der Wirkung von Mediatoren wie Bradykinin oder Histamin sensibilisieren (s. »peripheres Mikromilieu der Nozitransduktion« Buch A).

Analoga von Prostanoid-Endoliganden haben entsprechend den Zielrezeptoren (PGD-R, PGE-R, PGF-R, PGI-R, PGT-R) und Dynamik (Agonisten, Antagonisten) in Bezug auf Nozizeption-Antinozizeption therapeutisch nutzbare Eigenschaften (s. Einzelheiten Buch A).

Die meisten in Buch D und E beschriebenen antipyretischen Analgetika sind potente Hemmer der COX-1 und COX-2. Entsprechend der Hemmung der konstitutionellen organprotektiven COX-1 induzieren v. a. die sauren antipyretischen Analgetika entsprechende UAW; die Gabe von PGE_1-Agonisten (bzw. PGE_1-Analoge wie Misoprostil, Rioprostil etc.) als »Substitutionskomedikation« zu sAA vermindert die gastrische Toxizität der sAA, indem das durch die COX-Hemmung ausgeschaltete PGE_1 iatrogen zugeführt wird (s. Buch D und E; Achtung: Misoprostol-enthaltende Schmerzmittelkombinationen sind während der Schwangerschaft verboten; PGE_2- und $PGF_{2\alpha}$-Agonisten werden zur Unterbrechung einer Frühschwangerschaft als Abortiva eingesetzt).

Der Wirkstoff Ketoconazol wird in der Intensivpflege beim ARDS (»adult respiratory distress syndrome«) eingesetzt: sein Wirkmechanismus beruht u. a. auf der Hemmung der Thromboxansynthese bzw. 5-Lipoxygenase.

PGE_1- und PGI_2-Agonisten bzw. -Analoge (Alprostadil, Epoprostenol) werden in der Intensivpflege als Vasodilatanzien bei pulmonaler Hypertension eingesetzt – auch bei auf NO-Gabe therapieresistenten Fällen (Jones et al. 1987; Frostell et al. 1993; Welte et al. 1993; Walmrath et al. 1993; Schulze-Neick et al. 1994; Haas et al. 1995); im gleichen klinischen Kontext wird der Einsatz von liposomalem PGE_1 zur Verbesserung der Gewebeoxygenierung diskutiert.

PGE_1- und PGI_2-Agonisten sind wegen ihrer vasodilatatorischen Wirkung i.v. oder i.a. auch bei Gefässverschlusskrankheiten eingesetzt worden.

PGE_1 steigert die Gewebsperfusion (Relaxation der Arteriolen und präkapillären Sphinkteren; verbesserte Deformierbarkeit der Erythrozyten). Gleichzeitig werden Thrombozyten und Neutrophile stabilisiert; sie reagieren auf Stimuli weniger (Aggregation etc.). Ischämisch geschädigte Gewebe mögen deshalb besser oxygeniert werden und weniger mit einer »Entzündungskaskadenkettenreaktion« reagieren. Aus diesem Grund wurde in der Initialphase einer vermuteten Algodystrophie die Medikation mit PGE_1 vorgeschlagen (Richter u. Brackertz 1989).

Die neue Wirkstoffgruppe der spezifischen COX-2-Inhibitoren (SCI) wird im Abschnitt Antirheumatika beschrieben.

Leukotriene (s. Buch A, D und E) sind Lipidmediatoren, die von Zellen der myeloischen Reihe (Granulozyten, Mastzellen, Makrophagen) auf Stimulation aus dem Zellmembranbestandteil Arachidonsäure gebildet werden. Diese Zellen können über den COX-Weg Prostaglandine und Thromboxane bilden und über den 5-LIPOX-Weg die Reihe der Leukotriene (Ausgangsleukotriene LTA4, s. Glossar). Die im Zytosol bereitstehende 5-Lipoxygenase wird dabei mit einem Aktivierungsprotein (5-Lipoxygenase-Aktivierungsprotein oder FLAP) gekoppelt und an die Zellmembran transportiert. FLAP-Inhibitoren hemmen die Aktivierung und verhindern die Bildung der aus dem inaktiven Intermediärleukotrien A4 enzymatisch entstehenden proinflammatorischen Sulfidopeptid-Leukotriene C4, D4 und E4 (früher auch »slow reacting substances of anaphylaxis«). Aus LTA4 entsteht LTB4, eine chemotaktische Substanz für neutrophile Granulozyten. Die 3 Sulfidopeptid-Leukotriene LTC4, LTD4, LTE4 werden in der Bronchialschleimhaut de novo bei entsprechender Stimulation von Mastzellen und eosinophilen Granulozyten produziert (Bronchokonstriktion, Vasodilatation, Extravasation, erhöhte Schleimsekretion mit vermindertem ziliärem Abtransport etc.). Durch Blockade des entsprechenden Zielrezeptors Cys-LT1-R kann dieser Effekt geblockt werden.

Leukotriene und Asthma

Folgende LT-Rezeptorantagonisten sind als nichtsteroidale, bronchodilatatorische, antiinflammatorische Antiasthmatika in der klinischen Entwicklung (Phase III):

– Montelukast (LT bzw. Cys-LT-1-Rezeptorantagonist).
– Zafirlukast (LT - bzw. Cys-LT-1-Rezeptorantagonist).
– Zileuton (FLAP-Antagonist).

Der LY 29311, ein oraler LTB4-Rezeptor-Antagonist, reduzierte bei Probanden im DB-Versuch die durch LTB4 induzierten proinflammatorischen Hautreaktionen (Hautbiopsien, Flowmetrie etc.; van Pelt et al. 1997).

Der Wirkstoff Picotamide ist ein TXA-Antagonist bzw. ein Hemmer der Thromboxan-Synthase (nicht aber der COX): neben einem Antiaggregationseffekt reduziert Picotamide eine durch ACE-Hemmer induzierbare, erhöhte Thromboxan-Freisetzung (bzw. Husten; Malini et al. 1997); der Wirkstoff ist auch in klinischer Prüfung bei diabetogenen Vaskularisationsschäden (Extremitäten, Nieren).

PAF (Plättchen aktivierender Faktor), ein von Thrombozyten, Basophilen, Neutrophilen, Monozyten und Makrophagen synthetisiertes und freigesetztes Phospholipidderivat, ist ein potenter Induktor der Plättchenaggregation sowie ein proinflammatorischer Mediator, der anaphylaktische Symptome wie Bronchokonstriktion, Hypotension, Neutropenie etc. induziert: entsprechend sind PAF-Antagonisten putative Therapeutika (z. B. Asthma, Entzündung, Anaphylaxis).

COX-2 System und Karzinogenesis (s. auch Buch E)

Neuere Forschungen weisen auf eine physiologische Verbindung zwischen COX-2 System und maligner Zellentartung hin: die COX-2 ist in krebserkrankten Geweben über onkogene/proinflammatorische Proteine/Immunsubstanzen wie ras, scr, Il-1, »epidermal growth factor«, »transforming growth factor«, »tumor necrosis factor α« sowie noxische Stimuli wie Hypoxie, Ultraviolettlicht verstärkt induzierbar. Dies ist für Malignome des Gastrointestinaltrakts, des Hautorgans, Pankreas, Lungen etc. nachgewiesen worden. Untersuchungen über die Lokalisation der nachweisbar erhöhten COX-2 bei gastrointestinalen Malignomen haben jedoch auch ergeben, dass die COX-2 v. a. in tumorperipheren Makrophagen konzentriert ist (Chapple et al. 2000).

Die über die COX-2 synthetisierbaren Prostanoide PGE_2 hemmen die Apoptosis (teilweise direkt und teilweise über Aktivierung von IL-6, einem apoptosishemmenden Immunprotein): die Metastasierung, die Invasionspotenz, Angiogenesis usw. sind mit diesen Vorgängen liiert. COX-2-Knockout-Mäuse sowie die Anwendung selektiver COX-2 Hemmer (aber ebenfalls die Anwendung von COX-1-/COX-2-Hemmern wie Acetylsalicylsäure über längere Zeiträume, s. unter Wirkstoffprofil Buch E) sind bei familiärer adenomatöser Polyposis effektiv; dasselbe gilt für tierexperimentelle Azoxymethan-induzierte Kolonkarzinome (Ratte), wo COX-1-/COX-2-Hemmer wie Acetylsalicylsäure, Indometacin, Ibuprofen sowie COX-selektive Hemmer einen antiproliferativen Effekt induzieren. Bei Magenkarzinompatienten ist die COX-2 in Krebszellen, aber auch in präkanzerösen Zellen vermehrt nachweisbar (eine direkte Relation zwischen COX-2-Expression und Erkrankungen konnte dagegen nicht nachgewiesen werden (Lim et al. 2000). Bei Karzinomen im Nacken-Kopfbereich ist ebenfalls eine vermehrte Expression von COX-2 Gen, COX-2-Protein und entsprechenden Prostanoiden nachweisbar: antikanzerogene Substanzen wie Retinoide können diese Überstimulation des COX-2 Systems offenbar reduzieren (Mestre et al. 2000, Lim et al. 2000; Fosslien 2000).

Folgende Wirkstoffe sind in vorklinischer und klinischer Prüfung:
- PGE_2-Antikörper (T-Zellen-Suppression).
- PGE_1-Rezeptor-Antagonisten SC19220, SC51089 (hemmt PGE_1-induzierte Hyperalgesie im Tierversuch).
- LY29311 (oraler spezifischer LTB4-R-Antagonist),
- Montelukast (LT-R-Antagonist).
- Picotamide (TXA-Antagonist, Thromboxansyntheseinhibitor).
- Zafirlukast (LT-R-Antagonist).

Antinozizeptiva: adrenerges System; Noradrenalin und Adrenalin

α_2-Agonisten

Selektive α_2-Adrenozeptor-Agonisten besitzen
- Imidazolin (Oxymetazoilin, Clonidin, Moxonidin) oder
- Guanidinstruktur (Guanfacin, Guanabenz).

Man kennt mittlerweile 3 Subtypen von α_2-Adrenozeptoren: α_{2A}, α_{2B} sowie α_{2C}.

Die menschlichen Adrenozeptoren umfassen ca. 450–461 Aminosäuren; sie sind sämtlich an G-Proteine gekoppelt und beeinflussen identische Effektorsysteme:
- Verminderung der cAMP-Synthese über eine Hemmung der Adenylatcyclase.
- Verminderung der Offenwahrscheinlichkeit spannungsabhängiger Ca^{2+}-Kanäle.
- Erhöhung der Offenwahrscheinlichkeit spannungsabhängiger K^+-Kanäle.

Lipophile α_2-Agonisten wie Clonidin, Moxonidin, Guanfacin und Guanabenz durchdringen leicht die Blut-Hirn-Schranke und wirken durch Aktivierung zentraler α_2-Adrenozeptoren antihypertensiv, sedierend und analgetisch.

Die antihypertensive Wirkung von α_2-Agonisten wie Clonidin beruht auf der Aktivierung von α_2-Adrenozeptoren in der Medulla oblongata (rostrale ventrolaterale Medulla, Nc. tractus solitarii), wodurch die Entladungsfrequenz prä- und postganglionärer sympathischer Neurone vermindert und die vagaler Neurone zum Herzen gesteigert wird. Zusätzlich wird in der Peripherie über präsynaptische α_2-Adrenozeptoren die NA-Freisetzung vermindert.

Die analgetische Wirkung von α_2-Agonisten beruht wahrscheinlich auf einer spinalen Schmerzmodulation: sie verhindern im Hinterhorn die Freisetzung von Neurotransmittern aus Primärafferenzen.

Eine weitere typische Nebenwirkung bei Gabe von α_2-Agonisten, nämlich Mundtrockenheit, beruht z. T. auf einer Hemmung der Freisetzung von ACh aus den die Speicheldrüsen innervierenden parasympathischen Fasern.

Diskutiert wird gegenwärtig auch, dass die antihypertensive Wirkung von α_2-Agonisten mit Imidazolinstruktur auf einer Aktivierung von Imidazolinrezeptoren in der rostralen ventrolateralen Medulla oblongata beruht und über die α_2-Adrenozeptoren v. a. die sedierende Wirkung vermittelt wird.

Clonidin wird als Adjuvans bei Opioidentzug eingesetzt: im Entzug ist die Aktivität der noradrenergen Locus-coeruleus-Neurone (s. Buch A) massiv gesteigert. Durch α_2-Agonisten kann die Aktivität dieser Neurone gedämpft werden.

Mivazerol ist ein neueres, potentes Antinozizeptivum vom Typ α_2-Agonist, mit Tendenz zu Bradykardie, aber möglicherweise im Vergleich zu Clonidin und Dexmedetomidin niedriger Inzidenz zu arterieller Hypotension (Zhang et al. 1997; Anonymous 1997).

Zwischen Opioidagonisten und α_2-Agonisten besteht eine synergistische Interaktion: beide Systeme aktivieren über identische G-Proteine identische Effektorsysteme, nämlich die
– Adenylatcyclase und
– K$^+$-Kanäle.

Die Inzidenz von UAW hängt von der Rezeptorselektivität ab (α_1:α_2). Über α_1-Rezeptoraktivierung kann eine Vasokonstriktion bzw. arterielle Hypertension induziert werden.

Folgende α_2-Agonisten werden in der Schmerzforschung und Schmerzpraxis eingesetzt:
– Clonidin.
– Dexmedetomidin.
– Mivazerol.
– Moxonidin (ein selektiver I_1/α_2-Agonist, ursprünglich als Hypotensivum in die Klinik eingeführt; Fairbanks et al. 2000).

Antinozizeptiva: dopaminerges System

D-Agonisten (z. B.) hemmen die spinale Nozitransmission (Jensen u. Yaksh 1984; s. auch Buch A). Der D-Präkursor Levodopa wurde bei akuten neuropathischen Herpesschmerzen sowie diabetischen neuropathischen Schmerzen eingesetzt (Ertas et al. 1998).

Antinozizeptiva: Psychostimulanzien

In der Klinik eingesetzte Amphetamine (Dextroamphetamine, Methamphetamin) potenzieren die analgetische Wirkung von zentralwirksamen Analgetika und antagonisieren deren sedative Wirkung über eine unspezifische zentrale Stimulation (s. auch Buch A: Interferenzen).

Die implizierten Wirkmechanismen sind: eine Entspeicherung noradrenerger Neurone durch Hemmung des membranären und vesikulären Transporters sowie Hemmung des Abbaus von Noradrenalin durch die MAO.

Amphetamine entwickeln rasch eine Toleranz bzw. physische Abhängigkeit. Der Einsatz von Amphetaminen bei terminalen Schmerzzuständen oder in Feldsituationen ist sinnvoll.

Dextroamphetamin wurde in einer TD von 5–10 mg p.o. zur Potenzierung der analgetischen Wirkung von Opioiden sowie wegen seiner antisedativen Wirkung eingesetzt.

Methylphenidat wurde in einer TD von 10–60 mg p.o. morgens bzw. 5–30 mg p.o. nachmittags, interindividuell titriert, eingesetzt (Bruera et al. 1992).

Antinozizeptiva: Psychotherapeutika

Neuroleptika

Die Gruppe der Neuroleptika (auch: Antipsychotika) umfasst je nach Pharmakologieschule verschiedenste Wirkstoffe, nämlich Phenothiazine (Chlorpromazin, Levopromazin, Thioridazin, Triflupromazin, Perphenazin, Fluphenazin), Dibenzodiazepine und Dibenzoxazepine, Thioxantholderivate (Chlorprothixen), heterozyklische Substanzen (Haloperidol, Loxapin, Molindone, Pimozid etc.).

Eine kritische Analyse der gängigen Literatur ergab keinen Anhaltspunkt, Neuroleptika in der Schmerzklinik für analgetische Zwecke einzusetzen (Nix 1998).

Neuroleptika wurden dagegen als Adjuvanzien wegen ihrer sedativen, antiemetischen, anxiolytischen Wirkungen eingesetzt (z. B. Methotrimeprazin in einer TD 40–80 mg i.m.).

Chlorpromazin kann bei terminalen Erkrankungen (v. a. Ösophaguskarzinom etc.) vorkommendem, chronischem Aufstossen eingesetzt werden.

Der starke, langwirkende D-2 Antagonist Haloperidol kann in einer Dosierung von 2- bis 3-mal tgl. 0,5–1 mg bei Verwirrungszuständen oder Delirium eingesetzt werden.

Neuroleptika oder Antipsychotika sind bei Entzugsbehandlungen nicht indiziert.

Die Kombination »DPT« (Dolantin/Promethazin/Chlorpromazin) wurde früher bei terminalen Schmerzzuständen verabreicht: sie weist gegenüber Monotherapie keine erhöhte Effizienz, aber eine signifikant erhöhte Inzidenz von UAW auf und sollte nicht mehr eingesetzt werden.

Tranquilizer

Tranquilizer sind Beruhigungsmittel ohne antipsychotische Eigenschaften.

Benzodiazepine

Benzodiazepine haben keine intrinsischen analgetischen Eigenschaften, sind aber imstande, das Schmerzerlebnis bzw. den Nozitranslationsmechanismus zu modulieren (Chapman u. Feather 1973; Gracely et al. 1978; Dellemijn u. Fields 1994).

Benzodiazepine wie Diazepam potenzieren die zentrale Wirkung von Opioiden und haben eine anxiolytische und muskelrelaxierende Wirkung, die bei entsprechenden Schmerzzuständen nutzbar ist.

Das Benzodiazepin Clonazepam, ein Antiepileptikum, wurde bei neuropathischen Schmerzen (Dellemiin u. Fields 1994; Bartusch et al. 1996) sowie in einer Dosierung von 2- bis 3-mal tgl. 0,25–0,5 mg p.o. bei opioidinduzierten Myocloni-Zuständen eingesetzt (Eisele et al. 1992; Fallbericht).

Der Wirkstoff Midazolam (s. Wirkstoffprofil Buch G) hat starke amnestische Eigenschaften, die in gewissen akuten Schmerzsituationen (sowie repetitiven proemetischen Stimuli in der Radio-/Chemotherapie) ausgenutzt werden können (Amnesie schützt vor Aufbau eines Schmerz-Gedächtnisses bzw. Aversionen. Midazolam wurde ebenfalls in der pädiatrischen Schmerzpraxis eingesetzt gegen morphininduzierte Myocloni (s. Wirkstoffprofil Morphin; Holdsworth et al. 1995).

Antinozizeptiva: Cannabinoidsystem

Als Cannabinoide werden Extrakte der Cannabis sativa L. sowie entsprechende Metaboliten mit ähnlicher Struktur bezeichnet. Aus der Hanfpflanze Cannabis sativa lassen sich 400 verschiedene Substanzen, davon > 60 sog. Cannabinoide extrahieren. Die wichtigsten Cannabinoide sind Δ^9 – THC (Tetrahydrocannabinol), von dem es mehrere Isomere gibt, sowie Cannabinol (CBN), Cannabidiol (CBD) und Anandamid (chem. N-Arachidonoylethanolamid).

Das Cannabinoidsystem ist involviert in zentralen Mechanismen der Nozizeption, aber auch im Warn- und Abwehrsystem, Übelkeit, Würgen und Erbrechen (s. Buch A).

Cannabinoide teilen mit den Opioiden folgende Eigenschaften:

1. Beide repräsentieren natürliche, von Pflanzen synthetisierte Moleküle (Opium; Haschisch/Marihuana).
2. Beide sind bei Tier und Mensch als natürliche Endoliganden nachweisbar.
3. Beide sind als Exoliganden einsetzbar.
4. Opioid- und Cannabinoidsystem verfügen über spezifische Rezeptoren (Opioidrezeptoren μ-, δ-, κ/ Cannabinoidrezeptoren CB1 und CB2; Schatz et al. 1997).
5. Beide Rezeptorsysteme kommen beim Menschen peripher und zentral vor.
6. Beide Systeme interferieren mit dem zentralen Dopaminsystem (French 1997).
7. Beide Systeme sind in Bezug auf das Belohnungssystem miteinander verhängt (Ledent et al. 1999: Arbeiten an CB1-Knockoutmäusen).
8. Beide Rezeptorsysteme sind im Immunsystem nachweisbar (Arbeiten von Stein; Schatz et al. 1997).
9. Opioide und Cannabinoide haben antinozizeptive Eigenschaften.
10. Opioide und Cannabinoide verstärken endogene deszendierende Schmerzhemmsysteme.
11. Opioide und Cannabinoide benutzen gemeinsame Transduktionsketten (via Gi/o-Protein-gekoppelte Rezeptoren Welch et al. 1995).
12. Opioide und Cannabinoide induzieren ähnliche zentrale Wirkungen wie Sedation, Euphorie, Katalepsie.
13. Für beide Systeme sind Agonisten und Antagonisten bekannt.
14. Opioid- und Cannabinoidsystem weisen gemeinsame Interferenzen auf (NO-, DA-System etc.).
15. Opioide und Cannabinoide werden seit Menschengedenken therapeutisch eingesetzt.
16. Opioide und Cannabinoide werden auch mißbräuchlich verwendet.
17. Opioide und Cannabinoide sind aus diesem Grund je nach Gesellschaftssystem mit Tabus behaftet.

Die Rolle von Cannabis zur Behandlung von Migräne und Kopfschmerzen ist erneut Gegenstand der Forschung (Russo 1998).

Cannabinoide sind in der Palliativmedizin einsetzbar als:

– Antiemetika (Übersicht Waldvogel 1995; Schwartz et al. 1997).
– Putative Antinozizeptiva (s. unten)
– Appetitstimulanzien bei schwerer Anorexie (Beal et al. 1997).

Derzeit werden 2 Subtypen der Cannabinoidrezeptoren unterschieden: CB-1-Rezeptoren (v. a. ZNS) und CB-2-Rezeptoren (v. a. peripheres Immunsystem). Die CB-Rezeptoren gehören zur Superfamilie der G-Protein-gekoppelten Rezeptoren (Gi/o); die verschiedenen Wirkungen (Hemmung/Aktivierung) auf die Adenylatcyclase scheinen vom Enzym-Isomersubtyp abzuhängen (Rhee et al. 1998). Cannabinoidrezeptoren werden durch neuronale und nichtneuronale Zellen exprimiert: der CB1-Rezeptor ist im ZNS sowie an peripheren Nerven nachweisbar; der CB2-Rezeptor auch an nichtneuronalen Zellen. Der CB1-Rezeptor aktiviert die MAP (»mitogen-activated protein kinase«) und erhöht die Durchlässigkeit von K$^+$-Ionen-Kanälen. Man nimmt an, dass der supraspinale analgetische Effekt über CB-1-Rezeptoren vermittelt wird (Cook et al. 1995; Lichtman u. Martin 1997). Aufgrund von Tier- und Humanforschung postuliert man Interferenzen mit dem Opioid- (v. a. δ-R, DOR bzw. MR-1), COX-, Dopaminsystem, NMDA- sowie NO-System (di Toro et al. 1998; Ledent et al. 1999; Welch et al. 1995; Stefano et al. 1997, Schatz et al. 1997, French 1997, Lichtman u. Martin 1997; Hampson et al. 1998). Eine Hypoaktivität des Cannabinoidsystems induziert eine Hyperalgesie, die vom NMDA-Rezeptorsystem mitbestimmt wird; Cannabinoide reduzieren eine Hyperalgesie und Entzündungsreaktionen über periphere CB1-Rezeptoren (Richardson et al. 1998).

Peripher appliziertes Anandamid hat antiinflammatorische Eigenschaften (z. B. Hemmung der Freisetzung von durch Capsaicin freigesetztem CRP, Hemmung der Extravasation etc.): diese Wirkungen sind durch den CB-1-Antagonisten SR 141716A (Richardson et al. 1998), aber auch durch den CB-2-Antagonisten SR144528 antagonisierbar (Calignano et al. 1998). Diskutiert wird ebenfalls die Möglichkeit, dass cannabinoiderge Exoliganden (THC) und Endoliganden (Anandamid) durch Naloxon aufhebbare antinozizeptive Wirkungen über noch unbekannte Opioidendopeptide induzieren (Smith et al. 1998).

Folgende Cannabinoide sind in vorklinischer oder klinischer Erprobung

- Anandamid (Smith et al. 1998; Richardson et al. 1998; Jaggar et al. 1998; physiologischer Endoligand: CB-Agonist).
- 2-Arachidonylglycerol (Stella et al. 1997; 2-AG; physiologischer Endoligand: CB-Agonist).
- CP 55,940 (in der Forschung eingesetztes potentes, synthetisches, bizyklisches Cannabinoid).
- CT3 (synthetischer CB-Agonist mit analgetischen Eigenschaften; Burstein et al. 1998).
- Dronabinol (v. a. Antiemetikum: s. Übersicht Waldvogel 1995; Smith et al. 1998).
- Palmitoylethanolamid (putativer CB2-Agonist; Jaggar et al. 1998).
- WIN55,212-2 (Martin et al. 1998: »rat rail flick«: bei zentraler Applikation in rostroventrale Medulla signifikante antinozizeptive Wirkung).
- HU210 (Martin et al. 1998: »rat tail flick«: bei zentraler Applikation in rostroventrale Medulla signifikante antinozizeptive Wirkung).
- SR 141716A (CB1-Antagonist; blockt im Tierversuch antinozizeptiven Effekt; Lichtman u. Martin 1997).

Antinozizeptiva: serotoninerges System; Serotonin (5-HT)

Das serotoninerge System wird in Buch A beschrieben.

5-HT-Agonisten

Die analgetische Wirkung von → Tramadol beruht zum einen auf seiner (schwach) opioidagonistischen Wirkung, zum andern auf einer nichtopioiden Komponente, wobei hier eine Erhöhung der synaptischen Konzentration von 5-HT und NA diskutiert wird.

Nefopam wirkt zentral analgetisch, ohne an Opioidrezeptoren zu binden. Der genaue Wirkmechanismus ist nicht bekannt. Die Hemmung der Aufnahme von Monoaminen (5-HT, NA) mag hierzu beitragen. Aufgrund dieses sympathomimetischen Effekts können Blutdruck und geringfügig die Herzfrequenz steigen. Nefopam besitzt zudem anticholinerge und histamin-

antagonistische Eigenschaften (s. Wirkstoffprofi Buch C).

Siehe auch die Rolle von 5-HT unter → Antidepressiva.

Triptane

Die Therapie der klassischen Migräne hat sich seit Einführung des selektiven $5\text{-HT}_{1B/1D}$-Rezeptoragonisten Sumatriptan, der u. a. die intrakranielle, für Schmerzattacken mitverantwortliche, Vasodilatation blockiert und damit den nozizeptiven Input verringert, wesentlich verbessert (SSISG 1991). Sumatriptan bewirkt aufgrund seiner 5-HT1B-agonistischen Wirkung eine Kontraktion der meningealen Blutgefäße und als Folge der Aktivierung der 5HT1D-Rezeptoren an den Neuropeptidfreisetzenden sensorischen Trigeminusfasern eine Unterdrückung der neurogenen Entzündung. (→ Buch A)

Folgende Wirkstoffe vom Typ Triptane sind als $5\text{-HT}_{1B/1D}$-Agonisten bei Migräne zzt. einsetzbar:

	Bioverfügbarkeit p.o.	HWZ (h)
Naratripan	~ 60-75%	6
Rizatriptan	~ 45%	2
Sumatriptan	~ 14%	2
Zolmitriptan	~ 50%	3

Triptane unterscheiden sich im wesentlichen in der Rezeptoraffinität bzw. -selektivität sowie in der Kinetik. Die Effizienz beträgt bei Triptanen > 60%, wobei eine Kopfschmerzfreiheit in 35–45% erzielt wird.

Neuere klinische Erfahrungen weisen auf ein beträchtliches Abhängigkeitspotential der Triptane hin (vergleichbar mit Ergotaminpräparaten).

5-HT-Antagonisten

Serotonin, v. a. in enterochromaffinen Zellen synthetisiert, wird bei Schädigung oder Reizung des GI-Trakts (z. B. Chemotherapie, Strahlentherapie, aber auch einfache Gastritis) freigesetzt. Freigesetztes Serotonin aktiviert über intestinale, v. a. vagale Primärafferenzen bzw. deren 5-HT-3 Rezeptoren Übelkeit, Würgen und Brechen. 5-HT-3 Rezeptoren finden sich ebenfalls zentral, und zwar im zirkumventrikulären Sensor Chemotriggerzone sowie in tiefer liegenden Brechfunktionszentren (Formatio reticularis, Nc. tractus solitarii etc.).

Entsprechend verhindert die Gabe von 5-HT-3-Antagonisten die Chemotransduktionsrate entsprechender Warn- und Abwehrsignale, Übelkeit, Würgen und Erbrechen an Primärafferenzen sowie deren zentrale Transmission und Transformation im Bereich des Sensors Chemotriggerzone sowie auch der Brechfunktionszentren (Übersicht Waldvogel 1995).

Antinozizeptiva: Zytokinsystem

Proinflammatorische, peripher und zentral produzierte Zytokine wie IL-1, IL-6, TNF-α etc. sind Gegenstand neuer Therapieansätze im Rahmen von schmerzhaften Entzündungsvorgängen.

Die intrazerebrale Applikation von IL-1β, IL-6 und TNF-α in niedriger, nichtpyrogener Dosierung induziert im Tierversuch einen pronozizeptiven Effekt (Pfotenreaktion auf »hot plate test« ↑, Feuern Nc. trigeminalis caudalis auf noxische Reize ↑); dieser Effekt ist durch entsprechende Antagonisten sowie Na$^+$-Salizylat blockierbar, ein Indiz, dass diese Zytokine im ZNS auch über das PG-System bzw. PG-Rezeptoren eine intrinsische Wirkung erzeugen. Diese ist je nach Zielrezeptor pronozizeptiv (EP3-Rezeptoren der präoptischen Region; Bradykinin-1- und -2-Rezeptoren) bis antinozizeptiv (EP-1 Rezeptoren, ventromedialer Thalamus; Hori et al. 1998; Perkins et al. 1995; Oka et al. 1996).

IL-1 wird diskutiert als peripherer »Bote« des Immunsystems, der im zentralen zirkumventrikulären Organum vasculosum laminae terminalis (OVLT) die dortige induzierbare COX-2 aktiviert mit dem Resultat von Fieber (s. auch Buch D und E).

IL-1 und rheumatische Arthritis

Zytokine spielen in der Pathogenese eine zentrale Rolle, denn sie ermöglichen die Zell-Zell-Interaktionen ohne direkten Zellkontakt und vermitteln über ihre spezifischen Wirkungen sowohl proinflammatorische als auch antiinflammatorische Effekte. Als rein proinflammatorisch wirken im synovialitischen Geschehen IL-1-α und -β sowie TNF-α, rein antiinflammatorisch der lösliche IL-1-Rezeptorantagonist IL-1Ra. Il-1Ra bindet am IL-1-Rezeptor Typ I, der die aktivierenden Signale in das Zellinnere der Entzündungszellen vermittelt, ohne eine solche intrazelluläre Reaktion auszulösen. Dieser Umstand ist der fehlenden Bindung von IL-1Ra am IL-1-Rezeptor-accessory-Protein (IL-1R-AcP) zu verdanken, worüber erst die Signaltransduktionskaskade nach Bindung aktivierender Liganden wie Il-1-α und -β am IL-1-Rezeptor (Typ I) ausgelöst wird. Rekombinantes IL-1Ra bietet somit einen idealen physiologischen Ansatzpunkt zur Antagonisierung der IL-1-Effekte auf das arthritische Geschehen. Dieses therapeutische Prinzip ist in vitro, im Tierversuch und auch in der klinischen Anwendung geeignet, knorpel- und knochendestruierende arthritische Prozesse therapeutisch zu beeinflussen. Il-1Ra erfüllt somit die Kriterien eines krankheitsmodifizierenden Medikamentes, während die antientzündlichen Effekte auf Gelenkschwellung und Morgensteifigkeit übertherapeutischen Dosierungen vorbehalten zu sein scheinen.

Der Wirkstoff Diacerein hemmt die Produktion von IL-1, reduziert Metalloproteasen und stimuliert die Produktion von knorpelprotektierenden Substanzen wie Hyaluronsäure.

TNF-α und rheumatische Arthritis

TNF-Rezeptoren werden zur Familie der Nervegrowth-factor-Rezeptoren gerechnet; es werden die Subtypen TNF-α/β-Rezeptoren unterschieden.

Im TNF-System ist ein vergleichbarer endogener Gegenspieler des für die Arthritis maßgeblichen Liganden TNF-α nicht bekannt. Hier wird in experimentellen Ansätzen nicht die Rezeptorblockade, sondern die Ligandenbindung durch lösliche TNF-α bindende Proteine verfolgt. Dieses gelingt z.B. durch die Applikation von löslichen TNF-α-Rezeptoren, die in ihrer Bindungskomponente mit TNF-α durch die Modifikation der sterischen Konfiguration von zwei TNF-α-Rezeptoren stark variiert werden kann. Dies wird durch die Bindung des TNF-Liganden an zwei Rezeptormoleküle erklärt, die eine stabile Ligand-Rezeptor-Bindung ermöglicht. Lösliche Rezeptoren werden deshalb durch Brückenproteine, z.B. durch Immunglobulindomänen miteinander verknüpft und in einer sterisch stabilen Dimerform appliziert.

Neben diesen nahezu ausschliesslich proinflammatorisch wirkenden Molekülen existiert eine Vielzahl von Interleukinen, die sowohl pro- als auch antiinflammatorische Eigenschaften in sich vereinigen. Die Antagonisierung dieser Zytokine könnte somit auch eine proinflammatorische und therapeutisch unerwünschte Wirkung haben. Ein Beispiel hierfür sei IL-6: ein potentes proinflammatorisches Zytokin, das aber auf die Sekretion von Matrixmetalloproteinasen (Inhibition) und deren endogene Inhibitoren (Induktion) einen erwünschten Effekt bei der Arthritis besitzt. Auch setzt die Beendigung einer chronischen Entzündungsreaktion eine vorübergehende hohe, eventuelle Antigene eliminierende, Entzündungsreaktion voraus, sodass dominierend antiinflammatorische Zytokine, wie die der TH-2-Antwort (IL-4, IL-10), einer Chronifizierung durchaus Vorschub leisten könnten. Es ist aus dem Gesagten verständlich, dass IL-1 und TNF-α erstrangige Ziele einer antirheumatischen Therapie darstellen.

Im Buch G wird der Wirkstoff Etanercept vorgestellt, ein gentechnisch hergestelltes Fusionsprotein, das als »falscher« Rezeptor für TNF-α fungiert.

In Erprobung ist auch der Wirkstoff Infliximab, ein Antikörper, der spezifisch gegen TNF-α und partiell auch gegen TNF-β (früher: Lymphotoxin) wirkt. Bei beiden Wirkstoffen wird es sich erst in Zukunft erweisen, ob die pharmakotherapeutische Neutralisation eines physiologisch so wichtigen Zytokines sinnvoll ist oder nicht.

Folgende Antinozizeptiva sind in vorklinischer oder klinischer Erprobung:
- TNF-Rezeptor-(p75)-IgG1-Fusionsprotein (TNFR: Fc; Etanercept: Antirheumatikum)*.

– Anti-TNF-α-Antikörper (Infliximab).
– IL-1-Inhibitoren (IL-1-Rezeptor-Antagonisten, lösliche IL-1-Rezeptoren).
– Anti-CD4-Antikörper.
– Interferon-β-1a (Rebif; Behandlung von Multiple-Sklerose-Schüben).

Antinozizeptiva: Neurotrophine, neurotrophe Peptide

Der zu den Neurotrophinen gehörende, in Buch A beschriebene, NGF induziert über mindestens zwei verschiedene Rezeptoren (tkr, p75NTR) multiple Funktionen bezüglich Trophik, Apoptose, Funktion etc. von sensorischen und autonomen Neurone.

Die intradermale Gabe von NGF steigert die Erregbarkeit von Nozisensoren, wobei die implizierten Mechanismen nicht klar sind (Dyck et al. 1997). Im Gegensatz dazu führt eine Injektion von synthetischen Proteinen (sog. »receptor bodies«, bei denen die extrazelluläre Domäne eines trk-Rezeptoren mit dem Fc-Stück von IgG gekoppelt wurde), zur Sequestrierung bzw. Neutralisation zirkulierender NGF-Moleküle, zu einer verminderten Erregbarkeit der Nozisensoren auf thermische Reize und Bradykinin (McMahon et al. 1995).

Bei Tieren mit experimentellem Diabetes kann ein Defizit an NGF sowie RNA für den trkA-Rezeptor nachgewiesen werden; dies führt zu einem reduzierten axonalen Transport an NGF und entsprechenden Funktionsausfällen bei kleinkalibrigen sensorischen Neuronen bzw. Nozisensoren (SP ↓, CGRP ↓; Tomlinson et al. 1997).

Die 3-malige wöchentliche Gabe von 0,1–0,3 µg/kg s.c. rh NGF hat sich (gentechnisch hergestellter NGF) bei Patienten mit diabetischer Neuropathie als günstig erwiesen (offene, placebokontrollierte Studie an 250 Patienten; Apfel et al. 1998).

Neurotrophe Peptide wie ORG 2766 sind bei neuropathischen Zuständen experimentell getestet worden, haben aber bislang keine fassbaren Resultate erbracht.

In Bezug auf putative Schmerzstrategien wird postuliert, dass bei peripheren Nervenläsionen die lokale Anwendung von NGF im Bereich des verletzten, geschädigten Nerven vorteilhaft sein könnte (in der Regel ist im Bereich der Nervenläsion die NGF-Konzentration erniedrigt; die Anwendung von anti-NGF-Wirkstoffen könnte hingegen theoretisch distal von der Nervenläsion erwogen werden, dort, wo nach Nervenläsionen gegenüber dem Gesunden zu hohe NGF-Werte nachweisbar sind (Anand et al. 1997).

Antinozizeptiva: Purine

Die Rolle der Purine in der Nozizeption/Antinozizeption wird in Buch A beschrieben.

Adenosin

Adenosin induziert pronozizeptive und antinozizeptive Effekte, je nach Rezeptorlokalisation (peripherer Nozisensor, Präsynapsis der Primärafferenzen), Rezeptorsubtyp (A1–A3) etc. (Sawynok 1998).

Die Aktivierung von A3-Rezeptoren erhöhte die Freisetzung pronozizeptiver Mediatoren wie Histamin und Serotonin über Mastzellen (Sawynok et al. 1997).

Die Wirkung von Adenosin, das enzymatisch rasch abgebaut wird, kann durch die Hemmung entsprechender Enzyme (Adenosin-Deaminase, Adenosin-Kinase) verlängert werden.

Kasuistik: Adenosin und Antinozizeption bzw. Analgesie
Die i.t.-Gabe von A_1-Antagonisten hebt eine strychnininduzierte Allodynie auf (Ratte; Khandwala et al. 1998).

Die i.t.-Gabe von 500, 1000 oder 2000 µg Adenosin bei 7 Probandinnen hatte keinen Einfluss auf Kälteschmerzschwelle, Wärmeschmerzschwelle, Hitzeschmerzschwelle (Peltier-Element, thermale Pulse), Kaltwasserimmersionstest sowie Schmerzschwelle bei taktilen Reizen (von Frey-Haare 0,01–279 g) an *gesunder* Haut. Anders jedoch beim Testen an mit Senföl vorbehandelter, *entzündeter* Haut, wo die Schmerzschwellen auf taktile Reize signifikant erhöht und ein Allodyniephänomen reduziert waren (leichtes Bürsten; sekundäre Hautzone). Die i.t.-Gabe von 2000 µg Adenosin induzierte bei 1 Probandin Schmerzen (Rane et al. 1998).

Die systemische wie auch intrathekale Administration von Adenosin bzw. Adenosinanalog (A_1-Rezeptoragonisten) hat im Tierversuch sowie in klinischen Studien am Menschen einen antinozizeptiven Effekt ergeben, der durch Adenosinantagonisten (Theophyllin) antagonisierbar ist und möglicherweise über Hemmung des Substanz-P-Systems erfolgt (Sjolund et al. 1997; Tierversuch).

Die perioperative kontinuierliche i.v.-Gabe von 25–80 µg/kg/min Adenosin hatte einen signifikanten Einspareffekt an Anästhetika zur Folge (Isofluran-N_2O-Einspareffekt ca. 40%; postoperativer Opioideinspareffekt ca. 18%; n: 43; Hysterektomie; placebokontrollierte Doppelblindstudie; Segerdahl et al. 1997; Vergleichsstudie vs. Remifentanil unter Desfluran-Allgemeinanästhesie, Zárate et al. 1999).

Die orale Gabe des Adenosin-Analogs UP 202-56 hemmt im Tierversuch die durch Irisch-Moos auslösbare lokale Entzündungsreaktion wahrscheinlich über α_1-Rezeptoren (Honoré et al. 1998).

Adenosinregulierende Wirkstoffe sind u. a. Acadesin (Purinnukleosidanalogon) und Draflazin (Nukleosidtransport-Inhibitor): beide Wirkstoffe werden in vorklinischen Tests auf ihre Fähigkeiten untersucht, die Verfügbarkeit von Adenosin in geschädigten, ischämischen Geweben zu verbessern.

Coffein (»Caffein«, Thein)

Das Coffein ist die weltweit am häufigsten konsumierte, psychoaktive Substanz. Es wurde erstmals 1820 aus grünen Kaffeebohnen von Runge und van Giese isoliert und seither in mehr als 60 verschiedenen Pflanzen identifiziert (Debry 1994). Im Jahr 1823 fand es Eingang in das »Dictionary of Medical Terms«. Coffein ist ein weißes, geruchloses, kristallines, bitter-schmeckendes Pulver und schützt aufgrund seiner fungiziden und möglicherweise insektiziden Wirkungen die Pflanzen vor Parasiten (Debry 1994). Diese synthetisieren das Coffein, ein Methylxanthin-Derivat (1,3,7-trimethylxanthin), aus Purinen, mit Theobromin als der unmittelbaren Vorstufe (Looser et al. 1974).

Coffein wird zu mehr als 99% in Form von Getränken und Lebensmitteln beispielsweise als Kaffee, Tee, Kakao-Getränken, Schokolade und Soft-Drinks (von Cola-Getränken bis Red Bull usw.) konsumiert. Auf Basis der Daten der FAO (Food and Agriculture Organisation of the United Nations) läßt sich der Coffein-Konsum für 1995 in etwa abschätzen. In Deutschland wurden danach 313 mg Coffein pro Einwohner und Tag (davon 292 mg aus Kaffee, 9 mg aus Tee und 12 mg aus Kakao-Getränken) und für die Schweiz 288 mg (275 aus Kaffee, 11 mg aus Tee und 1 mg aus Kakao-Getränken). In diesen Daten sind allerdings Soft-Drinks, die bei Kindern und Jugendlichen die primäre Coffein-Quelle darstellen nicht berücksichtigt. Für die USA wird der Coffein-Konsum auf 196–423 mg und für Großbritannien auf 359–621 mg pro Einwohner und Tag geschätzt (Weidner & Istvan 1985; Bruce & Lader 1986). In den USA wird nach neuesten Daten die tägliche Coffein-Einnahme unter Berücksichtigung aller Quellen auf 3 mg/kg/Person geschätzt, wobei 2/3 davon aus dem Kaffee stammen. Bei Kindern im Alter zwischen 7 und 10 Jahren beträgt die tägliche Einnahme zwischen 0,5 und 1,8 mg/kg/Person (Barone & Roberts 1996). Dabei stammen 26–55% des Coffeins aus Soft-Drinks, 17–40% aus schokoladenhaltigen Lebensmitteln, 6–34% aus Tee und 0–22% aus Kaffee-Konsum (Ellison et al. 1995).

Coffein wird nach oraler Applikation schnell absorbiert (Bioverfügbarkeit von 99% nach 45 min.). Signifikante Blutplasmakonzentrationen werden bereits 5 min nach oraler Einnahme erreicht, das C_{max} etwa nach 30 bis 60 min obwohl dies auch zwischen 15 und 20 min schwanken kann (Sawynok & Yaksh 1993). Bei der Ratte beträgt die LD_{50} 200 mg/kg, ein Wert der in etwas auch für andere Spezies (einschließlich dem Menschen) gilt (Drews 1982). Bei Patienten mit Coffein-Vergiftungen wurden Plasmakonzentrationen von mehreren Hundert µmol/L gemessen. Die tägliche Einnahme von ca. 7 mg Coffein pro kg Körpergewicht (ca. 500 mg pro Tag) ergab einen mittleren 24-Std. Plasmaspiegel von 4,4 µg/ml innerhalb einer Spanne von 1,2–9,7 µg/ml (Lelo et al. 1986). Die Halbwertszeit von Coffein-Dosen unter 10 mg/kg beträgt unabhängig von Lebensalter zwischen 2,5 und 4,5 Std. (Arnaud 1987; Blanchard & Sawers 1983). Bei Säuglingen und Frühgeburten ist sie aufgrund der geringeren Aktivität des Cytochrom P-450 mit 80–100 Std. deutlich verlängert. Die Coffein-Clearance ist bei einen Monat alten Säuglingen noch gering (31 ml/kg/h), steigt beim fünf- bis sechsmonatigen Säugling auf 331 ml/kg/h und beträgt beim Erwachsenen ca. 155 mg/kg/h (Aranda et al. 1979). Bei erwachsenen Männern ist die Coffein-Halbwertszeit von Rauchern gegenüber Nichtrauchern um 30–50% reduziert (Hart et al. 1976; Joeres et al. 1988), was auf eine durch das Rauchen bedingte Enzyminduktion des hepatischen Cytochrom P_{4501A2} zurückgeführt wird (Kalow u. Tang 1991). Das Verteilungsvolumen von Coffein beträgt beim Menschen 0,5–0,7 l/kg (Arnaud 1987).

Coffein wird in der Leber fast vollständig zu Dimethyl- und Monomethylxanthinen, Trimethyl- und Dimethylallantoin, Uracilderivaten und anderen Abbauprodukten metabolisiert, nur 1–5% werden unverändert ausgeschieden (Arnaud 1993). Der Metabolismus beim Menschen ist quantitativ (72–80% des Coffeins) durch eine Cytochrom P_{4501A2} vermittelte Demethylierung (Methylgruppe in Position 3) gekennzeichnet, die zur Bildung von Paraxanthin führt (Arnaud 1993). Viele der Metabolisierungsstufen sind beim Menschen sättigbar, sodass die Eliminationshalbwertszeit nicht nur für das Coffein sondern auch für einige seiner Mebaboliten dosisabhängig ist (Kaplan et al. 1997). Es wird diskutiert, ob es in Teilen des ZNS durch ZNS-spezifische, enzymatische Stoffwechselwege zu hohen Theophyllin-Konzentrationen im ZNS kommen könnte, das synergistisch zum Coffein bei der Inhibition der Adenosin A_1 und A_{2A} Rezeptoren wirken könnte (Fredholm et al. 1999). Beim Menschen zeigt auch das Paraxanthin einige der Muttersubstanz Coffein ähnliche Wirkungen (Benowitz et al. 1995). Der Metabolismus von Coffein weist bei Mensch und Nagern signifikante Unterschiede auf. So ist beispielsweise die Halbwertszeit bei Nagern mit nur 0,7–1,6 Std. deutlich kürzer als beim Menschen (Bonati et al. 1985). Die Übertragbarkeit von tierexperimentellen Ergebnissen auf den Menschen ist also auch aufgrund des unterschiedlichen Metabolismus nicht ohne weiteres möglich.

Als biochemischer Mechanismus, der den Effekten, die nach dem Konsum üblicher Coffein-Mengen auftreten, zugrunde liegt, gilt insbesondere die Bindung an die Adenosin-Rezeptoren. Dadurch wird die Wirkung der Liganden (vor allem des endogenen Adenosins) antagonisiert. Derzeit sind vier Adenosin-Rezeptortypen bekannt, nämlich die Adenosin A_1-, A_{2A}-, A_{2B}- und A_3-Rezeptoren. Beim Meschen scheinen für die Coffein-Wirkungen im wesentlichen über die Inhibition der Adenosin A_1-, A_{2A}-Rezeptoren vermittelt zu werden, obgleich auch andere Mechanismen möglich sind. So zeigen neueste Daten, dass Coffein eine zentrale cholinerge Analgesie induziert (Ghelardini et al. 1997) und die lipopoly-saccharid-induzierte COX-2- und Prostaglandin-(PG)E$_2$-Synthese sowie die COX-2 Proteinbiosynthese in Microgliazellen hemmt (Fiebich et al. 2000). Coffein besitzt unter den zentral stimulierenden Substanzen einen einzigartigen Mechanismus. Es interagiert zwar ebenfalls mit der dopaminergen Übertragung, aber auf einem völlig anderen Wege als beispielsweise Kokain oder Amphetamine. Coffein induziert im Gegensatz zu den anderen zentralen Stimuantien weder eine Erhöhung der Dopamin-Freisetzung noch eine erhöhte Aktivierung der D$_1$ dopaminergen Transmission im Nucleus accumbens. Stattdessen steigert es die Transmission über die Zellen des Nucleus accumbens und in anderen Bereichen der Basalganglien, die D$_2$-Rezeptoren ausprägen. Coffein bewirkt eine Reduktion der Zellaktivität im Nucleus accumbens, wohingegen Kokain und Amphetamine eine erhöhte Zellaktivität nach sich ziehen. Die gesamte Aktivität des Nucleus accumbens wird durch Coffein wesentlich weniger beeinflußt als durch Kokain, Nikotin und Amphetamine (Fredholm et al. 1995).

In experimentellen Tests kam dem Coffein zwar ein gewisses Verstärkungspotential (reinforcing) zu, doch war dieses viel geringer und unter verschiedenen Bedingungen weniger konsistent als das von Kokain und Amphetaminen. In einigen Tests war es sogar noch schwächer als das von Nikotin, einer hinsichtlich seiner Reinforcing-Eigenschaften sehr widersprüchlichen Substanz. Zudem ist zu beachten, dass in tierexperimentellen Studien Coffein im allgemeinen i.v. verabreicht wurde, beim Menschen ein sicher nur äußerst seltener Applikationsweg.

Coffein ist im Gegensatz zu den anderen psychostimulativen Substanzen nicht in der Lage, ein Selbst-Administrationsverhalten auszulösen. Wichtig ist anzumerken, dass Coffein in den »Reinforcement-Tests« eine biphasische Dosis-Wirkungs-Beziehung zeigt, bei geringen Dosen verstärkend, bei höheren Dosen aber eine Aversion auslöst (Nikodijevic et al. 1993). Eine ähnliche biphasische Dosis-Wirkungs-Beziehung wird auch beim Menschen beobachtet. Geringe Dosen werden als belebend und angenehm empfunden, höhere Dosen gehen demgegenüber oft mit einer Dysphorie oder in extremen Fällen mit deutlich toxischen Effekten (z.B. der Induktion von Angstzuständen) einher (Fredholm et al. 1999). Die genauen Gründe für die biphasische, in Form eines umgekehrten U verlaufenden Dosis-Wirkungs-Beziehung sind unbekannt, doch ist dieser Effekt im Sinne eine Selbstlimitierung der Coffeindosierung von großer Bedeutung.

Coffein erhöht die Aufmerksamketi und Munterkeit und wird zweifellos von vielen Menschen eingenommen, um wach zu bleiben. Bei Schichtarbeitern scheint Coffein die Leistungsfähigkeit während der Nachtschicht zu erhöhen, ohne den Tagschlaf wesentlich zu

beeinflussen (Muehlbach & Walsh 1995). Für bestimmte Effekte des Coffeins – wie beispielsweise die Blutdruckerhöhung – zeigt sich eine schnelle Toleranzentwicklung. Demgegenüber zeigen die motorisch-stimulativen Effekte, die Aufmerksamkeitsreaktion und das verbesserte Diskriminationsvermögen eine sehr langsame Toleranzentwicklung mit einer sehr großen Variabilität.

Ein Coffein-Entzugssyndrom einschließlich der in der Symptomatik im Vordergrund stehenden Coffein-Entzugskopfschmerzen läßt sich kurzfristig nur nach hohen Coffein-Dosen (ca. 1500 mg/Tag über 7 bis 14 Tage) und beim abrupten und vollständigen Absetzen jeglicher Einnahme von Coffein – einschließlich Lebens- und Genußmitteln – auslösen. Bei über Monate andauernder regelmäßiger Coffeinzufuhr treten die Entzugserscheinungen nur auf, wenn eine regelmäßige Tagesdosis von 300–400 mg Coffein überschritten wird. (Griffith et al. 1986a, 1986b; Griffith & Woodson 1988). Da das Entzugssyndrom im allgemeinen mit einer Latenz von 20–48 Stunden, frühestens aber nach 12–24 Stunden auftritt (Griffith & Woodson 1988; Silverman et al. 1992), wird den Entzugserscheinungen normalerweise durch den üblichen täglichen Coffeingenuß in Form von Lebens- und Genußmitteln vorgebeugt und hat somit kaum praktische Relevanz (Fox 1988; 1996).

Die analgetische Wirkung des Coffeins wird u.a. durch die Antagonisierung des Adenosins durch die Interaktion mit den adrenergen Rezeptoren im ZNS erklärt (Sawynok 1995, Myers 1986). Neueste Daten zeigen zudem, dass Coffein eine zentrale cholinerge analgesie induziert (Ghelardini et al. 1997) und die lippolysaccacharid-induzierte COX-2- und Prostaglandin-(PG)E$_2$-Synthese sowie die COX-2 Proteinbiosynthese in Microgliazellen hemmt (Fiebich et al. 2000). In zwei Placebo-kontrollierten, randomisierten Doppelblindstudien mit therapeutischen Dosierungen (65–300 mg Coffein) konnte eine direkte analytische Wirkung von Coffein als Monosubstanz gezeigt werden (Carmann et al. 1990; Ward et al. 1991). Die klinischen Studien, die die adjuvante Wirkungsverstärkung zwischen 40% und 80% durch Coffein in Kombinationsanalgetika belegen, sind im Buch F (Abschnitt: Klinische Belege für das Kombinationsrtionale von ASS, Paracetamol und Coffein) ausführlich dargestellt.

Literatur

Aranda JV, Collinge JM, Zinman R, Watters G (1979) Maturation of caffeine elimination in infancy. Arch Dis Child 54:946–949

Arnaud MJ (1987) The pharmacology of caffeine. Prog Drug Res 31:273–313

Arnaud MJ (1993) Metabolism of caffeine and other components of Coffee. In: Caffeine, Coffee and Health Garattini S (ed.), Raven Press, New York, pp.43–95

BaroneJJ, Roberts HR (1996) Caffeine consumption. Food Chem Toxicol 34: 119–129

Benowitz NL, Jacob P, Mayan H, Denaro C (1995) Sympathomimetic effects of paraxanthine and caffeine in humans. Clin Pharmacol Ther 58:684–691

Bonati M, Latini R, Tognoni G (1985) Interspezies comparison of in vivo caffeine pharmacokinetics in man, monkey, rabbit, rat and mouse. Drug Metab Rev 15:1355–1383

Bruce M, Lader M (1986) Caffeine – clinical and experimental effects in humans. Hum Psychopharmacol 1:63–82

Debry G (1994) Coffee and Health. John Libbey Eurotext, Paris 538p.

Dews PB (1982) Caffeine. Ann Rev Nutr 2:323–341

Ellison CR, Singer MR, Moore LL, Nguyen USDT, Garrahie E and Maror JK (1995) Current caffeine intake in young children: amounts and sources. J Am Diet Assoc 95:802–804

Fiebich BL, Lieb K, Hüll M, Aicher B, van Ryn J, Engelhardt G (2000) Effects of caffeine and paracetamol alone or in combination with acetysalicylic acid on prostaglandin E$_2$ in microglial cells. Neuropharmacology 39:2205–2213

Fox JM (1995) Kombinationsarzneimittel aus Paracetamol plus Acetylsalicylsäure: Nutzen und Risiko. Der Schmerz 9:273–285

Fox JM (1996) Kombinationsanalgetika – Obsolet? Gefährlich? Nützlich? Teil II: Fixe Kombination von Analgetika mit anderen Wirkstoffen. DAZ 136:4099–4106

Fredholm BB, Bätig K, Holmén J, Nehlig A, Zvartau EE (1999) Actions of caffeine in the brain with special reference to factors that contribute to ist widespread use. Pharmacol Rev 51:83–133

Ghelardini C, Galeotti N, Bartolini A (1997) Caffeine induces central cholinergic analgesia. Naunyn Schmiedebergs Arch. Pharmacol. 356:590–59

Hart P, Farell GC, Cooksley WG, Powell LW (1976) Enhancd drug metabolism in cigarette smokers. Br Med J 2:147–149

Joeres R, Klinker H, Heusler H, Epping J, Zilly W, Richter E (1988) Influence of smoking on caffeine elimination in healthy volunteers and in patients with alcoholic liver cirrhosis. Hepatology 8:575–579

Kalow GB, Tang BK (1991) Caffeine as a metabolic probe: Exploration of the enzyme-inducing effect of cigarette smoking. Clin Pharmacol Ther 49:44–48

Kaplan GB, Greenblatt DJ, Ehrenberg BL, Goddard JE, Cotreau MM, Harmatz JS, Shader RI (1997) Dose-dependent pharmacokinetics and psychomotor effects of caffeine in humans. J Clin Pharmacol 37:693–703

Lelo A, Miners JO, Robson R, Birkett DJ (1986) Assessment of caffeine exposure: caffeine content of beverages, caffeine intake, and plasma concentrations of methylxanthines. Clin Pharmacol Ther 39:54–59

Looser M, Baumann TW, Warner H (1974) The biosynthesis of caffeine in coffee plant. Phytochemistry 13:2515–2517

Muehlbach GK, Walsh JK (1995) The effects of caffeine on stimulated night-shift work and subsequent daytime sleep. Sleep 18:22–29

Nikodijevic O, Jacobson KA, Daly JW (1993) Locomotor activity in mice during chronic treatment with caffeine and withdrawal. Pharmacol Biochem Behav 44:199–216

Sawynok J, Yaksh TL (1993) Caffeine as an analgesic adjuvant: a review of pharmacology and mechanism of action. Pharmacoloical Reviews 45:43–85

Weidner G, Istvan J (1985) Dietary sources of caffeine. N Engl J Med 313:1421

Antinozizeptiva: cholinerges System; Acetylcholin, Nikotin

Das cholinerge System funktioniert mit dem Neurotransmitter Acetylcholin (ACh). Es sind 2 verschiedene Zielrezeptoren bekannt: die Muskarin- und die Nikotinrezeptoren (M- bzw. mACh-Rezeptoren, N- bzw. nACh-Rezeptoren). Beide Rezeptorsysteme kennen ihrerseits multiple Subtypen (s. auch Buch A).

Muskarinrezeptoragonisten; M-Rezeptorantagonisten

Das spinale cholinerge System wird in den Laminae II u. III durch die Subtypen M$_1$ und M$_3$ repräsentiert (Naguib u. Yaksh 1997; Ratte); der entsprechende cholinerge Transmitter ACh sowie die Transmitterenzyme Cholinacetyltransferase und Acetylcholinesterase sind ebenfalls nachweisbar. Man nimmt an, dass in Bezug auf Noziception/Antinoziception das spinale cholinerge System v. a. interneuronal impliziert ist (s. auch Buch A).

Bei intrathekaler Applikation kann in folgender Dosierung bei der Ratte ein antinoziceptiver Effekt bei der Hälfte der Versuchstiere beobachtet werden:

Morphin	1,1 nmol (durch Naloxon antagonisierbar)
Neostigmin	1,2 nmol (durch 25 nmol Atropin i.t. antagonisierbar)
Clonidin	4,4 nmol (durch Yohimbin antagonisierbar)
Carbachol	15 nmol (durch 25 nmol Atropin i.t. antagonisierbar)
Edrophonium	112 nmol (durch 25 nmol Atropin i.t. antagonisierbar)

Die folgenden Kombinationen weisen einen signifikanten synergistischen antinoziceptiven Effekt auf:
- Neostigmin + Clonidin.
- Edrophonium + Clonidin.
- Edrophonium + Morphin.

Man nimmt deshalb an, dass der antinoziceptive Effekt von intrathekalem Neostigmin, einem Cholinesterase-Hemmer, durch cholinerge M-Rezeptoren vermittelt wird. Zwischen spinalen M-Rezeptoren, Opioidsystem und adrenergen α$_2$-Rezeptoren scheinen in Bezug auf Antinoziception Interaktionen zu bestehen (Naguib u. Yaksh 1994).

Die Rolle des peripheren cholinergen Systems in Bezug auf Noziception/Antinoziception ist unklar: intraartikuläres Neostigmin hat im Tierversuch einen antinoziceptiven Effekt (s. unten).

Auf spinaler Ebene wirken pronoziceptiv:
- Atropin (M-Antagonist).
- Pirenzepin (M1-R-Antagonist).
- Methoctramin (M2-R-Antagonist).
- 4-Diphenylacetoxy-N-methylpiperidin-methiodid (4-DAMP).

Spinal applizierte M-Agonisten wirken antinoziceptiv:
- Carbachol (gemischter M1-M2-Agonist mit starker nikotinischer Komponente, der langsam hydrolysiert wird).
- Acetylcholinesterasehemmer (z. B. → Neostigmin).

Neostigmin

Neostigmin wurde 1930 synthetisiert und 1931 als Medikament zur Anregung der Darmperistaltik und gegen Muskelkrämpfe eingeführt, 1935 wurde die Indikation bei Myasthenia gravis durch die englische Ärztin Mary Walker entdeckt.

Die intrathekale Anwendung des Acetylcholinesterasehemmers Neostigmin erhöht die spinale Konzentration des u. a. für die Nozizeption, die Motorik und Regulation des sympathischen Outflows verantwortlichen Neurotransmitters Acetylcholin. Beachte: die meisten handelsgängigen Neostigminampullen enthalten potentiell neurotoxische Konservierungsstoffe wie Paraben etc.!

Das therapeutische Fenster von Neostigmin ist klein, was nicht verwunderlich ist, wird doch der ubiquitäre Neurotransmitter Acetylcholin unkontrolliert ubiquitär erhöht.

Die schon 1942 durch Kremer beschriebenen UAW von intrathekalem Neostigmin sind auch heute wieder beschrieben, nämlich (Atropin-reversible) Hypertension, muskuläre Schwäche, Verminderung der tiefen Sehnenreflexe, Schweißausbrüche, Nausea und Emesis, psychotomimetische Reaktionen etc. (Kremer 1942; Hood 1995).

Intrathekales Neostigmin wurde in der perioperativen Medizin in einer Dosierung von 25–50–00 μg von 2 Forscherteams (s. Literatur) untersucht, wobei ein gewisser antinozizeptiver Effekt festgestellt werden konnte. Aufgrund der aufgetretenen UAW etc. ist der klinische Nutzen jedoch schwierig abzuschätzen (Beispiele Lauretti u. Azevedo 1996; Lauretti u. Lima 1996: Einsatz von i.v.-Ketamin sowie niedrigdosiertem N-Butyl-Scopolamin nach Vaginalplastiken [in der Regel postoperativ schmerzarm]; dosisabhängige Inzidenz von schwerer Übelkeit, Würgen und Erbrechen, Schweißausbrüchen und nicht näher definiertem »Distress«: Lauretti et al. 1997, Klamt et al. 1997; 24 Sectio-Patientinnen, verschiedene Dosierungen, Vergleich mit postoperativem Morphinkonsum: Krukowski et al. 1997; gleichzeitiger Einsatz multipler Antiemetika etc.: Lauretti u. Reis 1997; Versuch am Gesunden: UAW u. a. verminderte Extremitätenmotorik: Hood et al. 1997; mögliche Interaktion von Neostigmin und Clonidin bei gesunden Probanden: Hood et al. 1996; hohe peroperative Inzidenz von Nu.E: Lauretti u. Reis 1996).

Anekdotisch sind Fälle von spinaler Applikation von 100–200 μg Neostigmin bei Tumorschmerzzuständen publiziert worden (Klamt et al. 1996).

Die intraartikuläre Gabe von Neostigmin im Tierversuch induziert einen signifikanten antinozizeptiven Effekt (Entzündungsmodell, mechanische und thermische Reize: Bürkle et al. 1998; neuropathische Schmerzen und Allodynie: Lavand'homme et al. 1998); dieser antinozizeptive Effekt konnte auch in der perioperativen Medizin (intraartikuläre Gabe von 500 μg Neostig-

min nach arthroskopischen Eingriffen) beobachtet werden (Yang et al. 1998).

Zentralgängige selektive Acetylcholinesteraseinhibitoren sind als neuroprotektive Antonizeptiva sowie Therapeutika bei M. Alzheimer (ENA 713 bzw. Rivastigmin) in Entwicklung.

Nikotinrezeptoragonisten/-antagonisten

Die Rolle der cholinergen Subgruppe der Nikotinrezeptoren in Bezug auf Nozizeption ist unklar (z. B. Nikotin: kein Einfluss auf exp. Ischämieschmerz bei Probanden: Milgrom-Friedman et al. 1983, vs. anxiolytische, stressreduzierende, analgetische Wirkung: Pomerleau 1986).

Die im Jahre 1992 aus der Haut des indianischen Pfeilgiftfrosches Epipedobates tricolor isolierte Substanz Epibatidin weist im Tierversuch eine enorme antinozizeptive Potenz auf; Epibatidin zeigt keine Affinität zu den meisten bekannten Rezeptorfamilien (Opioid, GABA, Monoamine etc.) mit Ausnahme der cholinergen Rezeptoren (mACh-R: Antagonist; nACh-R: Agonist). Diese Entdeckung hat das Interesse an Nikotin und Nikotinderivaten bzw. Substanzen mit Affinität für cholinerge Nikotinrezeptoren geweckt. Die von Glaxo entwickelte Substanz ABT-594 wirkt antinozizeptiv wahrscheinlich über serotoninerge Neurone des Nc. raphe magnus, die nACh-Rezeptoren exprimieren (Bitner et al. 1998).

In der Schmerzforschung – und Praxis werden folgende Wirkstoffe angewendet:

- ABT-594 (nACh-Rezeptoragonist; chem.: (R)-5-(2-Azetidinylmethoxy)-2-chloropyridin; Analgetikum; Forschungsstadium; Bannon et al. 1998).
- Botulinustoxin A*.
- Epibatidin (nACh-R-Agonist; starke analgetische Eigenschaften, kleines therapeutisches Fenster, nur in Forschung eingesetzt).
- Neostigmin (mACh-R-Agonist).
- Rivastigmin (zentraler Anticholinesterasehemmer, als neuroprotektiver Wirkstoff im vorklinischen Test; Chen et al. 1998).

Botulinustoxine*

Die durch Clostridium botulinum synthetisierten Botulinustoxine A-G (BTX A-G etc.) sind die stärksten bekannten Giftstoffe bzw. Ektotoxine. Botulinustoxine stellen Zn^{2+}-Peptidasen dar, die Exozytose-Proteine wie das Synaptobrevin spalten. Grundsätzlich wirken diese Toxine auf alle Neurone und Transmitter. Tatsächlich hemmen die BTX jedoch vorwiegend die Freisetzung von ACh in der Körperperipherie und lähmen dadurch die neuromuskuläre Übertragung. Botulinustoxine werden derzeit zur Behandlung von Kopfschmerzen vom Spannungstyp intensiv klinisch erforscht.

Antinozizeptiva: NO-System

Die Rolle des NO-Systems in Nozizeption/Antinozizeption wird in Buch A beschrieben. In der Schmerzpraxis sind NO-Donatoren bei schmerzvollen spastischen Zuständen der glatten Muskulatur sowie beim M. Raynaud in vorklinischer und klinischer Prüfung.

NO und rheumatische Arthritis

Mit den ersten Veröffentlichungen zum Thema »Stickstoffmonoxid und Arthritis« 1992 fokussieren sich die vorliegenden Arbeiten auf die Induzierbarkeit der NO-Synthetase II (iNOS) bei Entzündungsprozessen durch proinflammatorische Zytokine, die Lokalisierung NO-produzierender Zellen im arthritischen Gelenk und die NO-vermittelten systemischen Entzündungsprozesse (Grabowski et al. 1996; Hauselmann et al. 1998; McInnes et al. 1996; Murrell et al. 1995; van de Loo et al. 1998).

NO wiederum ist ein potenter Induktor der Zytokine TNF-α, wie in Synovialis- und U-937-Makrophagen-Zelllinien gezeigt werden konnte (McInnes et al. 1996), von Adhäsionsmolekülen (ICAM, VCAM) und matrixmodifizierenden Enzymen (Matrixmetalloproteinase – MMP; Stichtenoth u. Frolich 1998; van de Loo et al. 1998). NO ist somit ein potenter Induktor von Entzündungsmediatoren wie auch der Gewebedestruktion durch die Matrixmetalloproteinasen MMP-1, 3 und 9, die in der Synovialmembran bei RA hoch exprimiert werden und teilweise in klinischer Erprobung befindliche Ansätze für therapeutische Interventionen sind (Rajagopalan et al. 1996; Sasaki et al. 1998; Pfeilschifter et al. 1996). NO ist somit als ein wichtiger Faktor der Synovitis und der Chondrodestruktion anzusehen. NO ist ein Induktor der Guanylatcyclase. NO inhibiert ferner den oxidativen Stoffwechsel, induziert das COX-System und wirkt über verschiedene molekulare Mechanismen (fördernde Einflüsse auf Radikalbildung, Eisenfreisetzung aus der Ferritin-gebundenen Form, DNA-Desaminierung und Inhibition der Ribonukleotid-Reduktase) zytotoxisch und apoptotisch.

Die induzierbare NO-Synthase muss aus klinischer Sicht von großem Interesse sein, zumal für den Grad der iNOS-Induktion in peripheren mononukleären Zellen ein statistisch signifikanter Zusammenhang mit der Zahl schmerzhafter (r=0,48) und geschwollener Gelenke (r=,047) als klinischen Größen der RA-Krankheitsaktivität beobachtet werden kann (St.Clair et al. 1996).

IL-1β, TNF-α und LPS sind bekannte Induktoren der interstitiellen Collagenase (MMP-1) und des Stromelysins (MMP-13), einem Schlüsselenzym der arthritischen Gelenkdestruktion. Dieselben Induktoren erhöhen die iNOS-Transkription in Chondrozyten und Synovialiszellen, wobei die Zugabe spezifischer iNOS-Inhibitoren wie L-NMMA nicht nur die NO-, sondern parallel auch die MMP-Produktion in vitro hemmt, während der NO-

Donator S-Nitroso-N-Acetyl-D,L-Penicillamin sowohl die NO- als auch die MMP-Produktion parallel erhöht (Murrell et al. 1995). Weitere kürzlich publizierte Untersuchungen zu NO-Effekten in Knorpelgewebe und Gefäßendothel ergeben zusätzliche Hinweise für eine NO-vermittelte MMP-Aktivität (Rajagopalan et al. 1996; Sasaki et al. 1998; Pfeilschifter et al. 1996).

Folgende Wirkstoffe sind in vorklinischem oder klinischem Einsatz:

NO-Donatoren

- Nitroglyzerin*.
- Na-nitroprussid.
- S-Nitrosothiol (SNAG).

NO-Synthasehemmer/-antagonisten

Folgende NO-Synthasenhemmer werden in der Forschung als putative Therapeutika diskutiert:
- 7-Nitroindazol (7-NI).
- N(omega)-nitro-L-arginine-methylester (L-NAME).
- NG-Monomethyl-L-arginin (L-NMMA).

Matrixmetalloproteinasen-Inhibitor

- Trocade*.

Antinozizeptiva: EAA-System

Die Rolle der EAA wird in Buch A beschrieben.

Ein noxischer Input über A_δ- und C-Fasern induziert auf spinaler Ebene präsynaptisch die Freisetzung von Glutamat und Substanz P.

Glutamat bindet an postsynaptische

metabotrope Glu-Rezeptoren (mGlu-R_{1-8}: G-Protein-gekoppelte Rezeptoren) sowie an

ionotrope Glu-Rezeptoren:

NMDA-Rezeptor: ein Glu-R mit hoher Affinität für NMDA, bestehend aus einem tetrameren Protein mit wahrscheinlich 2 Membranuntereinheiten NR1 (Bindungsstelle für Glu und Glycin!) und NR2.

AMPA-Rezeptor: ein Glu-R mit hoher Affinität für AMPA (AMPA ist ein heterozyklisches Analogon von L-Glutamat), bestehend aus den Untereinheiten Glu-R 1-4.

Kainat-Rezeptor (KA-R): ein Glu-R mit hoher Affinität für Kainat (einem zyklischen Neurotoxin mit vergleichsweise geringer Affinität zu AMPA-Rezeptoren: EC50 > μM), bestehend aus den Glu-R-Untereinheiten 6–7 (Laube et al. 1998; Yung 1998; Nakanishi et al. 1998).

Bei akuten nozizeptiven Schmerzen scheinen v. a. AMPA- und metabotrope Glutamatrezeptoren beteiligt zu sein. Hierbei ist eine differentielle Verteilung der AMPA-Rezeptoren von Bedeutung:

– Substantia gelatinosa: v. a. Glu-R1 und Glu-R2,
– Laminae IV und V: v. a. Glu-R3 und Glu-R4.
– AMPA-R ohne die Glu-R2-Untereinheit sind permeabel für Na^+- und Ca^{2+}-Ionen: sie ermöglichen in den tieferen Schichten einen erhöhten Ca^{2+}-Ionenstrom.

Der NMDA-Rezeptor scheint v. a. für das »Wind-up-Phänomen« von Bedeutung zu sein. In chronischen Schmerzmodellen reduzierten NMDA-R-Antagonisten die Hyperalgesie nach Neuropathie oder Arthritis.

Der NK-1-Rezeptor ist bei der Ausbildung des »wind-up« offenbar beteiligt, da NK-1-R-Antagonisten viele Langzeitveränderungen unterdrücken (s. auch unten: NK-1-R-Antagonisten bei »delayed emesis«).

Eine spinale Übererregbarkeit wird auch über das NO-System vermittelt: die durch i.t.-Verabreichung von NMDA induzierbare Hyperalgesie und Bahnung nozizeptiver Reflexe kann durch NO-Inhibitoren (s. unten) blockiert werden.

Substanz P bindet an NK1-Rezeptoren mit dem Resultat einer akuten pronozizeptiven Depolarisation der HH-Neurone. Ist diese Depolarisation genügend stark, wird der Mg^{2+}-Ionenblock entfernt und entsprechend zusätzlich NMDA-Rezeptoren aktiviert über Protein-C-Kinase-induzierte Rezeptorphosphorylierung (s.: zentrale Sensibilisierung Buch A).

Eine anhaltende glutamaterge Aktivierung von Rückenmarkneuronen (Postsynapse der Zweitafferenz) induziert eine Ionenkanalöffnung mit Ca^{2+}-Influx und unkontrollierter kaskadenartiger Aktivierung verschiedenster intrazellulärer Systeme mit konsekutiver Produktion von freien toxischen Radikalen, Lipidperoxidation etc. und endlich Zelltod: die Neurotoxizität des EAA-Systems ist deshalb auch Ziel der Forschung (z. B. Schutz vor postischämischen Zellschäden etc., neuroprotektive Antinozizeptiva).

Die präsynaptische Glutamatfreisetzung aus afferenten Neuronen kann über Opioide sowie α_2-Agonisten reduziert werden. Opioide sind wahrscheinlich auch imstande, postsynaptische NMDA-Rezeptoren zu modulieren (Rusin u. Randic 1991; DAGO). Volatile Anästhetika sind ebenfalls imstande, die präsynaptische Freisetzung von EAA zu hemmen (Hudspith 1997).

Die Rolle der AMPA-Rezeptoren bzw. die Rolle von putativen AMPA-Antagonisten sind Gegenstand der Forschung (im Gegensatz zu NMDA-R-Antagonisten, die eher das Wind-up-Phänomen etc. beeinflussen, wären AMPA-Antagonisten aufgrund der vorliegenden Beobachtungen fähig, akut antinozizeptiv bis analgetisch zu wirken; Nishiyama et al. 1998).

Der AMPA-Kainat-Antagonist LY293558 induziert bei i.v.-Gabe (Phase I, Phase-II-Studien) Sehstörungen; in Bezug auf Antinozizeption induzierte der Agonist

eine Verminderung von Spontanschmerzen, die mechanische Hyperalgesie sowie die Allodynie nach Vorbehandlung mit Capsaicin (Sang et al. 1998).

NMDA-Antagonisten mit niedriger Affinität sind in vorklinischen Tests (möglicher Einsatz: neuroprotektive Eigenschaften nach Hirnschlag, bei Alkoholentzug, nach Konvulsionen etc.). Ebenfalls in vorklinischer Forschung sind Neuropeptidasehemmer mit dem Ziel, die Freisetzung von Glutamat zu reduzieren (Glutamat wird vom Neuropeptid N-Acetyl-Aspartyl-Glutamat hydrolytisch durch die Neuropeptidase NAALADase gespalten).

mGlu-Rezeptorenantagonisten

– NPS 2390 (nichtkompetitiv).

AMPA-Antagonisten

– ACEA 2085.
– LY293558 (AMPA-Kainat-Antagonist).
– NBQX(neuroprotektives Antinozizeptivum).
– SPD 502.
– ZK200775 (neuroprotektives Antinozizeptivum).

Kainatantagonisten

– SYM 2081 (selektiver Kainat-R-Antagonist als Analgetikum in vorklinischer Entwicklung)

NMDA-Antagonisten

– ACEA-1021 (5-Nitro-6,7-dichlor-1,4-dihydro-2,3-chinoxalinedion, NMDA-Antagonist Glycindomaine).
– AR-R 15896AR und AR-R 16283AA (sog. low-affinity-nichtkompetitive NMDA-Antagonisten als neuroprotektive Antikonvulsiva).
– AVP (D-2-Amino-5-phosphonovalerat).
– CPP (3-(2-Carboxypiperazin-4-yl)propyl-1-phosphonsäure).
– Dextrometorphan* (Wirkstoffprofil Buch C).
– Dextrorphan *(Wirkstoffprofil Buch C).
– Dizocilpine (MK-801 bzw. (+)-5-Methyl-10,11-dihydroxy-5H-dibenzo(a,d) cyclohepten-5,10-imine)°.
– GM1-Ganglioside.
– Ketamin* (Wirkstoffprofil Buch G).
– Magnesium* (Wirkstoffprofil Buch G).
– Memantine (3,5-Dimethyltricyclo(3.3.1.1(3,7))decan-1-amin: ein Amantadina-Abkömmling mit dopaminergen sowie NMDA-antagonistischen Wirkungen)°.
– MPS 1506° (neuroprotektiver Wirkstoff in klinischen Phase I Studien).
– PCP (Phencyclidin)°.

———

Anmerkungen: ° kein Wirkstoffprofil, *abgekürztes Wirkstoffprofil, s. Buch G.

Antinozizeptiva: Tachykininsystem

Die Rolle des Tachykininsystem in Bezug auf Nozizeption/Antinozizeption ist in Buch A beschrieben.

Substanz-P-Hemmer, Substanz-P-Antagonisten

Spezifische Substanz-P-Antagonisten hemmen das Substanz-P-System bzw. die Nozitransduktion sowie die spinale Nozitransformation (s. Buch A).

Im Tierversuch wurden spezifische Substanz-P-Antagonisten wie spezifische → Neurokinin$_1$-Antagonisten eingesetzt (Yamamoto u. Yaksh 1992; Moussaoui et al. 1993; McCarson u. Krause 1996).

Der Substanz-P-Antagonist MK-869 hat antidepressive Eigenschaften (Kramer et al. 1998).

Der NK-1-Rezeptor-Antagonist L-754030 hat antiemetische Eigenschaften bei Cisplatin-induzierter Übelkeit, Würgen und Erbrechen, und zwar interessanterweise auch signifikant in der sog. Spätphase (»delayed emesis«) (Navari et al. 1999).

> Nozifensorsystem Schmerz:
> NK-1-Antagonisten;
> Nozifensorsystem ÜWE:
> NK-1-Antagonisten

In der Schmerzforschung und in der Praxis werden eingesetzt:

- MK-869.
- LY306,740.
- Capsaicin*.
- Resiniferatoxin (RTX) (ein in Euphorbien vorkommendes natürliches Diterpen und Capsaicin-Analogon).

Antinozizeptiva: histaminerges System; Histamin

Die Aktivierung von H$_1$-Rezeptoren induziert einen pronozizeptiven durch H$_1$-Rezeptor-Antagonisten reversiblen Effekt (Tierversuch; Malmberg-Aiello et al. 1998).

Im Tierversuch induziert die s.c.-Gabe des H$_1$-Antagonisten Mepyramin sowie der H$_2$-Antagonisten Famotidin und Lupitidin (SJF 93479) einen antinozizeptiven Schutz (»p-benzoquinone-writhing test«, »caudal compression test«), nicht jedoch der H-2-Antagonist Ranitidin.

Der gemischte H$_1$-/H$_2$-Rezeptor-Antagonist Icotidin (SKF 93319) induzierte wiederum einen signifikanten antinozizeptiven Effekt und synergisierte den antinozizeptiven Effekt von Morphin (Abacioglu et al. 1993).

H$_1$-Rezeptor-Antagonisten (»Antihistaminika«) finden. Sie induzieren unspezifische periphere und zentrale anticholinerge Wirkungen (Spasmolyse, Sekretionshemmung; Sedation, antiemetischer Effekt) und induzieren somit auch → Xerostomie sowie zentrale Interaktionen mit zentralwirksamen Stoffen (Opioide, Alkohol etc.)

H$_1$-Rezeptor-Antagonisten geben keinen Schutz vor dem sog. → AIA-Syndrom.

Das Antihistaminikum Hydroxyzine wurde wegen anxiolytischer, sedativer, antiemetischer Wirkungen in Komedikation mit Opioiden in der perioperativen Medizin in einer TD von 300–450 mg i.m. eingesetzt (Beaver u. Feise 1976; Bellville et al. 1979). In einer Dosierung ab 100 mg potenziert der Wirkstoff nichtspezifisch opioiderge Atemdepressionen!

Die antinozizeptive-analgetische Wirkung geläufiger Antihistaminika ist umstritten. Folgenden Antihistaminika wird eine analgetische Wirkung zugeschrieben: Diphenhydramine, Hydroxyzin, Orphenadrin, Pyrilamin; nicht jedoch: Chlorpheniramin und Phenyltoloxamin (Rumore u. Schlichting 1986).

Das Antihistaminikum Mizolastin (H$_1$-Rezeptor-Antagonist) hat antiinflammatorische Eigenschaften (Goldhill et al. 1998).

H$_1$-Rezeptor-Antagonisten Pyrilamin, Diphenhydramin, Chlorpheniramin etc. haben potente lokalanästhetische Eigenschaften (Dire u. Hogan 1993; Rigel u. Katona 1986).

Antinozizeptiva: Opioidsystem; opioiderge Neuropeptide, Neuropeptidasen

Dynorphin-Antisera

Nach peripheren Nervenläsionen bzw. neuropathischen Schmerzzuständen erfolgt auf spinaler Ebene eine Upregulation der Neurotransmitter Dynorphin, CCK, Neuropeptid Y. Gleichzeitig wird auch das spinale NMDA-System aktiviert. Neuropathische Schmerzen sprechen auf übliche Morphingabe schlecht an.

Dynorphin ändert die spinale Erregbarkeit durch Steigerung der Freisetzung von exzitatorischen Aminosäuren EAA sowie Vergrösserung der rezeptiven Felder. Bei gleichem peripherem Input wird somit eine grössere Zahl spinaler Neurone aktiviert. Die intrathekale Gabe des NMDA-Antagonisten MK 801, Dynorphin-A (1–13)-Antiserum, sowie Morphin veränderte die Reaktionen des Versuchstieres auf taktile Allodynie sowie »hot-water-tail-flick test« nicht (exp. L5-/L6-Spinalnervenwurzel-Ligation); hingegen blockte eine Kombination Morphin + MK-801 bzw. Dynorphin-Antiserum beide Reaktionen signifikant; die Autoren schliessen daraus, dass die tonische NMDA-Hyperaktivität teilweise durch endogenes Dynorphin unterstützt

β-Endorphin + Corticotropin-releasing-Hormon (CRH)

Das zentrale CRH-System aktiviert und koordiniert über ACTH sowie adrenomedulläre Kortikoide eine allgemeine Stressabwehr im antiinflammatorischen, antinozizeptiven Sinn.

Das periphere CRH-System ist bei Entzündungen upreguliert; in entzündeten Geweben, in Immunzellen (v. a. Mastzellen), in Primärafferenzen des C-Fasersystems sowie an postganglionären sympathischen Efferenzen kann eine erhöhte Konzentration an CRH, CRH-mDNA sowie CRH-Rezeptoren nachgewiesen werden (Karalis et al. 1991, Webster et al. 1998).

Die Wirkungsmechanismen und Verteilung der CRH-Subrezeptoren CRH-Rezeptor 1, CRH-Rezeptor 2α und CRH-Rezeptor 2β sind nicht bekannt.

Die Wirkmechanismen des peripheren CRH-System in Bezug auf Nozizeption sind unklar und teilweise widersprüchlich: einerseits soll peripheres CRH das periphere Opioidsystem von Immunzellen bei Entzündungen aktivieren und somit analgetisch-antinozizeptiv wirken (Schaefer et al. 1997), andererseits soll das periphere CRH-System proinflammatorisch über periphere CRH-Rezeptoren Immunzellen aktivieren (Karalis et al. 1991, 1997; Wilder 1993; Webster et al. 1997). Eine Mastzellendegranulation kann durch akuten psychischen Stress ausgelöst werden; diese Reaktion kann auch durch subkutane Gabe von CRH (0,1–10 μM) ausgelöst werden und durch den CRH-1-Rezeptorantagonisten Antalarmin geblockt werden (Theoharides et al. 1998).

Im Tierversuch kann durch experimentellen Stress (z. B. Ratte mit exp. entzündeter Pfote, Kaltwasserschwimmen) ein antinozizeptiver Schutz induziert werden. Durch lokale, aber nicht systemische Applikation von CRH ist diese antinozizeptive/analgetische Wirkung dosisabhängig verstärkbar und durch CRH-Antiserum antagonisierbar (Schaefer et al. 1996). Die Applikation von CRH in entzündetes Gewebe induziert eine starke analgetische Wirkung, die mit β-Endorphin-Antiserum antagonisierbar ist (Schaefer et al. 1997).

Putative CRH-Wirkstoffe sind:
– Antalarmin (CRH-1-Rezeptorantagonist) (Webster et al. 1996; Theoharides et al. 1998).

Neuropeptid FF

Die intrathekale Gabe von Neuropeptid FF und Analoge induziert einen opioidergen (μ-, δ-R-vermittelten) spinalen antinozizeptiven Effekt, der durch Naloxon antagonisierbar ist (Gouarderes et al. 1996).

Cholezystokinin

CCK-B-Antagonisten erhöhen im Tierversuch eine opioiderge Antinozeption (Valverde et al. 1994).

Enkephalinasehemmer

Zentralgängige Wirkstoffe, die endogene opioidabbauende Enzyme hemmen wie RB 101 (Enkephalinasehemmer) weisen im Tierversuch (peripheres Entzündungsmodell) einen signifkanten peripheren antinozizeptiven Effekt auf (Maldonado et al. 1994).

Endopeptidaseninhibitoren

Thiorphan (ein Hemmer der neutralen Endopeptidase) und Bestatin (ein Aminopeptidasen-Hemmer) erhöhen die durch Cannabinoide induzierte antinozizeptive Wirkung über erhöhte Dynorphinkonzentrationen bzw. durch die Enzymhemmung entsprechend verlängerte κ-Rezeptorenaktivierung (Reche et al. 1998).

Antinozizeptiva: Bradykininsystem

Bradykininantagonisten

Die Rolle des peripheren Bradykininsystems bezüglich Nozizeption/Antinozeption wird in Buch A beschrieben.

Die Aktivierung von B_2-Rezeptoren an primären Afferenzen sowie postganglionären sympathischen Fasern und damit die Auslösung einer proinflammatorischen Mediatorkaskade (Prostaglandine, Zytokinrezeptoren) sowie die für Hyperalgesie mitverantwortliche B_2-Aktivierung kann im Tierversuch durch entsprechende spezifische Bradykininantagonisten geblockt werden (Sufka u. Roach 1996; de Campos et al. 1996; Dray 1997).

Experimentell eingesetzter B_1-Rezeptorantagonist ist des-Arg[Leu8]bradykinin: im Tierversuch hemmt die Gabe von des-Arg[Leu8]bradykinin in einer Dosierung von 30 nmol/kg i.v. oder s.c. eine durch Irländisch-Moos-Entzündung induzierte Hyperalgesie sowie die Spätphase im Formalintest, wobei das therapeutische Fenster so klein ist, dass angenommen werden muss, dass die Substanz ebenfalls agonistische Wirkungen induziert bzw. kein reiner Antagonist ist. Beim monoarthritischen Versuchstier verstärkte des-[Arg9]bradykinin das durch Einwirkung von Kininase 1 entstehende Bradykininabbauprodukt, ein experimenteller B_1-Agonist, die Hyperalgesie.

Genetisch veränderte Knock-out-Mäuse (fehlende B_2-Rezeptoren) reagierten auf intraplantäre Injektion von Bradykinin (10 nmol) und experimentelle Entzündung (Irländisch-Moos-Injektion) nicht mit Hyperalgesie; die Spätphase beim Formalintest, die thermale Hyperalgesie beim Freundschen Adjuvanstest blieben jedoch bei diesen Mäusen intakt. Aufgrund dieser tierexperimentellen Hinweise nimmt man an, dass B_1-Rezeptorantagonisten putativ antiinflammatorische, analgetische Wirkstoffe sind (Rupniak et al. 1997).

Antinozizeptiva: nichtopioiderge Peptide, Somatostatinsystem

Das Neuropeptid Somatostatin$_{1-14}$ ist an der spinalen Schmerzmodulation mitbeteiligt (s. Buch A).

Der exakte Wirkungsmechanismus dieses 1984 in die Schmerzklinik durch Chrubasik u. Meynadier eingeführten »putativen Neurotransmitters« ist weitgehend ungeklärt.

Intrathekal appliziertes Somatostatin induziert eine therapeutische Analgesie etc. (Taurà et al. 1994), v. a. in Kombination mit Morphin bei terminalen stärksten Schmerzzuständen (Chrubasik et al. 1984; Meynadier et al. 1985; Agnusdei et al. 1988: s. unter Calcitonin). Wegen neurotoxischer Wirkungen muss jedoch sein Einsatz kritisch im Kosten-Nutzen-Verhältnis überdacht werden (Editorial Yaksh 1994).

Somatostatin-Rezeptoren (v. a. der SS-Rezeptor-2) sind v. a. in entzündeten und neoplastischen gastrointestinalen Geweben upreguliert (Reubi et al. 1994). Somatostatin-Analoge sind Gegenstand der Tumorforschung bzw. Entwicklung antineoplastischer Wirkstoffe (Pollak u. Schally 1998).

Somastostatin-Analoge sind putative δ-Opioid-Rezeptor-Agonisten (Bonner et al. 1997).

Die lokale Gabe von Somatostatin in einer Dosierung von 250 mg wird in der Sportmedizin diskutiert (Russo et al. 1997).

Somatostatin reduziert das Feuern peripherer Nozizeptoren im gesunden und v. a. entzündeten Gelenk und scheint damit eine Rolle als anti-inflammatorischer Regulator zu haben.

Somatostatin wurde deshalb v. a. in der italienischen Rheumatologieschule bei akuten und chronischen, schmerzhaften Knie- und Schultergelenkerkrankungen intraartikulär in einer Dosierung von 250–500–750 μg/5% Glukoselösung (1 Sitzung pro 1–2 Wochen) eingesetzt (Silveri et al. 1994; Ciocci et al. 1994; Fioravanti et al. 1995). Dinter u. Müller berichteten schon 1984 erste positive Ergebnisse bei aktiver Psoriasis-Arthritis (Dinter u. Müller 1984).

Somatostatin hemmt in physiologisch niedriger Dosierung die Proliferation von RA-Zellen und moduliert proinflammatorische Zytokine sowie Metalloproteinasen. SOM-Rezeptoren 1 und 2 werden in gewissen Synovialzellen exprimiert (Takeba et al. 1997)

Somatostatin intrathekal ist im Tierversuch neurotoxisch (Gaumann et al. 1990).

Die intrathekale Applikation von Somatostatin (20 μg) und Somatostatin-Analog Octreotid (Sandostatin; 150 μg) hemmte die spinale Nozitransmission nach akuter elektrischer C-Faserstimulation nicht, jedoch signifikant diejenige nach experimenteller Formalinentzündung (bes. deren Spätphase; Chapman u. Dickenson 1992). Octreotid kann in einer Dosis von 2-bis 3-mal 50–100 μg s.c. bei Blasenkrämpfen durch Obstruktion wegen Malignom gegeben werden.

Antinozizeptiva: Ionenkanalblocker

Als Ionenkanäle werden transmembranöse Glykoproteinstrukturen bezeichnet, die ionenselektiv sind.

Ionenkanäle reagieren auf Membranpotentialschwankungen (voltage-gated), Exoliganden, Neurotransmitter (ligand-gated), oder auch mechanische Deformation mit einer Konformationsänderung (selektive Schliessung oder Öffnung des Kanals).

Die bekanntesten Wirkstoffe vom Typ Ionenkanalblocker, die bei neuropathischen Schmerzzuständen eingesetzt werden, sind Lidocain, Mexiletin, Carbamazepin (s. unter Antikonvulsiva), Lamotrigin (s. unter Antikonvulsiva) und Gabapentin.

Natriumkanäle: Na⁺-Kanalblocker

Na+-Kanäle sind ubiquitäre Zellmembrankanäle, die man zzt. in 2 Gruppen einteilt: Tetrodotoxin-resistente und TTX-nichtresistente.

Natriumionenkanäle sind für die Signalübertragung die wichtigsten Känale, um ein Aktionspotential zu generieren. Die Natriumkanäle des peripheren Nervensystems:

neben den durch das Kugelfischgift Tetrodotoxin (TTX) im nanomolaren Bereich spezifisch blockierbaren Natriumkanälen gibt es auch TTX-insensitive Natriumkanäle, die auch im Bereich des A_δ-und C-Fasersystems vorhanden sind. TTX-resistente Natriumkanäle vom Typ SNS/PN3 sind bislang in peripheren Neuronen bzw. im Zusammenhang mit Hyperalgesie und neuropathischen Schmerzzuständen diskutiert worden.

Lokalanästhetika

Lokalanästhetika sind unspezifische Na⁺-Ionenkanalblocker, welche die Neurotransmission blockieren. Generell blockieren LA entsprechende Nervenfasern in Abhängigkeit ihrer Durchmesser: dünne A_δ- und C-Fasern vor früher dickeren A_γ- (Propriozeption), A_β- (Tast- und Drucksinn) sowie A_α-Fasern (motorische Efferenzen). Man unterscheidet LA vom Ester- (Procain, Chloroprocain, Tetracain) sowie vom Amidtyp (Lidocain, Mepivacain, Bupivacain, Ropivacain, Etidocain etc.).

LA beeinflussen alle 4 Transfunktionen der Nozizeption:
1. Nozitransduktion (Hemmung der peripheren Schmerzmodulation bei entzündlichem Schmerzgeschehen; Arturson 1990; Horrobin u. Manku 1977; Peck et al. 1985; Rimbäck et al. 1988; Cassuto et al. 1990),
2. Nozitransmission (periphere und spinale Hemmung; de Jong u. Nace 1968; Thorén u. Önerg 1981; Wiesenfeld-Hallin u. Lindblom 1985),
3. Nozitransformation (spinale Schmerzmodulation; Woolf u. Wiesenfeld-Hallin 1985),
4. Nozitranslation (reduzierte Perzeption; Garfield u. Gugino 1987).

Dies ermöglicht folgende Applikationsformen bzw. Indikationen (allein oder in Kombination mit spezifischen Wirkstoffen wie Opioiden):

1. Nozitransduktionsblock: topische und kutane Applikation (als Salbe [→ EMLA], inkl. Iontophorese)
2. Nozitransmissionsblock: invasive neuraxiale Blockaden (Nervenblock, perineurale Applikation, Lokoregionalblock, Bier-Block, Epidural- und Intrathekalblock),
3. Nozitransformation: v. a. spinale Applikationen (»spinale Barrage in Kombination mit spezifischen Wirkstoffen wie Morphin etc.«),
4. Nozitranslation: systemische Applikation (?).

Die Idee, systemisch Lokalanästhetika zu analgetischen und anästhesiologischen Zwecken einzusetzen, ist alt. Nach der Synthese von Procain durch Alfred Einhorn (1899) führte August → Bier 1908 den i.v.-Bier-Block ein; der Madrider J. Goyanès sowie J.L. Ransohoff in Amerika führten etwas später intraarterielle Methoden ein; → Lériche und Fontaine setzten i.v.-Procain bei Schmerzzuständen bei Arteriitis obliterans, die Anästhesisten → Lundy und Gordon bei Pruritus, Gelbsucht sowie Verbrennungen ein, Bigelow u. Harrison 1944 zur Allgemeinanästhesie; die Indikation postoperative Schmerzkontrolle wurde 1947 durch Burstein und 1948 durch Graubard gestellt (Armstrong Davison 1965; Graubard et al. 1948). Die i.v.-Gabe von LA zu kardiologischen perioperativen Zwecken – nämlich zur Behandlung von Arrhythmien – wurde 1940 durch den Anästhesisten Rovenstine eingeführt.

Im Tierversuch feuern Neurone unter systemischer Lokalanästhetikamedikation deutlich weniger (Chabal et al. 1989). Die Kombination Morphin und Lokalanästhetikum in niedriger, die Motorik nicht hemmender Dosierung, potenziert die antinozizeptive spezifische spinale Verarbeitung (Fraser et al. 1992; Tejwani et al. 1992; Maves u. Gebhart 1992). Lidocain in einer Dosierung von 1,5–2 mg/kg i.v. wurde bei Phantomschmerzen eingesetzt. Ob die analgetische Wirkung im Rahmen einer ubiquitären Natriumkanalblockade zu erklären ist (Tanelian u. Brose; Tanelian u. MacIver 1991) und somit wahrscheinlich nie einen breiten Einzug in die Klinik hat, ist reine Spekulation.

Subkutanes Lidocain in einer Dosierung von 2 mg/kg/h war bei therapieresistenten (Morphin, Amitriptylin, Valproinsäure, Mexilitin, Flufenazin, Kortikosteroide) und gemischt-neuropathischen terminalen Schmerzzuständen partiell erfolgreich. Bei diesen Patienten muss wegen der schlechten Metabolisierung eine Überdosierung durch optimales Monitoring verhindert werden (Devulder et al. 1993).

Die analgetische Wirkung niedrigster Dosierungen von üblichen Lokalanästhetika ist klein; bei mittlerer Dosierung wird eine systemische Transmissionshemmung der peripheren , v. a. kardialen dromo- und bath-

motropen Neurone erzeugt; nur kleine Dosiserhöhungen genügen, um toxische kardiale und zentrale Wirkungen zu erzeugen (minimales therapeutisches Fenster) (Kolecki u. Curry 1997); die Synthese neuer Lokalanästhetika für einen per definitionem antinozizeptiven bis analgetischen Einsatz ist grundsätzlich möglich.

Das Fischtoxin → Tetrodotoxin wird in der Forschung als Na^+-Kanalblocker eingesetzt; ebenfalls wird die Substanz tierexperimentell eingesetzt, um ihren potentiellen Einsatz als Langzeitlokalanästhetikum zu evaluieren (Kohane et al. 1998).

Folgende LA werden zur systemischen Antinozizeption eingesetzt:

→ Lidocain i.v. und s.c. (TD 5 mg/kgKG; Indikation: neuropathische Schmerzen; Bach et al. 1990; Brose u. Cousins 1991).
→ Mexiletin*.
Tocainid (TD 20 mg/kg p.o.; Indikation neuropathischtrigeminale Schmerzen: Lindstrom u. Lindblom 1987).

Endoanästhesie

Die Idee einer systemischen Nozizeptionsblockade durch niedrigdosierte systemische Lokalanästhetikagabe ist alt: sie wurde anekdotisch in der Behandlung von Verbrennungsschmerzen im 2. Weltkrieg (Tovell 1942) entwickelt und später vereinzelt eingesetzt (Graubard et al. 1948; Jönsson et al. 1991; Cassuto et al. 1985). Ebenfalls wird sie in der Experimentalmedizin (Rowlingson et al. 1980), zur postoperativen Schmerzbekämpfung (Bartlett u. Hutaserani 1961) und Behandlung von Trigeminusneuralgien sowie Schmerzzuständen bei peripheren diabetischen Neuropathien angewandt (Schnapp et al. 1981; Lindblom u. Lindstrom 1984; Dejgaard et al. 1988). Die Technik, Druck-, Chemo- oder Dehnungsrezeptoren zu blockieren bzw. die Sensibilität der inneren Organe sowie die Unterbrechung der durch endogene chemische Reize ausgelösten Schmerzempfindung auszuschalten, geht auf Zipf zurück, der schon 1953 den Begriff der »Endoanästhesie« formuliert hatte. Eine weitere Indikation betrifft die antinozizeptive Stressprophylaxe, z. B. zur Reduktion der durch Intubations- und Laryngoskopiemanöver auslösbaren Hustenreflexe und/oder Herzkreislaufreaktionen (Gefke et al. 1983; Steinhaus u. Gaskin 1963).

Kalziumkanäle: Ca^{2+}-Kanalblocker

In peripheren und zentralen Neuronen werden 4 spannungs-abhängige Kalziumkanäle (L, N, T, P) unterschieden, von denen der L-, der w-Agatoxin IVA-sensitive P-Typ sowie der w-Conotoxin GVIA –sensitive N-Typ in der Freisetzung von Neurotransmittern sensorischer Neurone involviert sind.

Intrazellulärer Einstrom von Ca^{2+}-Ionen an der postsynaptischen Membran bzw. Zweitneuron ist notwenlig für verschiedene kalziumionenabhängige Second-Messenger-Systeme (s. Buch A). Das rapide glutaminerge Neurotransmittersystem (schneller synaptischer Überträger von Aktionspotentialen aus Primäraffferenzen, Blockierung des hemmenden postsynaptischen Systems GABA und Glycin bzw. pronozizeptiver Interneuronsysteme, s. Buch A) wird präsynaptisch durch Ca²⁺Ionenkonzentrationen mitgesteuert.

N- und P-Typ-Kalziumkanäle können durch das G-Proteinsystem gehemmt werden (s. Opioide; Neuropeptide).

Aufgrund dieser noch unvollständigen Kenntnisse über die exakten Wirkmechanismen kann postuliert werden, dass allgemein Kalziumkanalionenblocker antinozizeptive bis analgetische Wirkungen induzieren können.

Ca²⁺-Kanalionenblocker und Schmerzpraxis

Kalziumkanalionenblocker induzieren im Tierversuch (Formalintest, »hot plate test«, Essigsäuretest) einen peripheren (antiinflammatorischen) und zentralen antinozizeptiven Effekt. Kalziumkanalionenblocker induzieren je nach Wirkstofftyp bei der Ratte im Formalintest einen signifikanten antiinflammatorischen und peripher antinozizeptiven Effekt (Gürdal et al. 1992; Miranda et al. 1992).

Der analgetische Effekt von Morphin wird durch Verapamil verstärkt (Vaupel et al. 1993); Kalziumkanalionenblocker verändern ebenfalls mit Morphin und Süssigkeiten beobachtbare Verhaltensweisen im Tierversuch (Nikfar et al. 1998).

Die intrathekale Applikation von Kalziumkanalionenblockern vom Typ L und Typ N potenziert den antinozizeptiven Effekt von intrathekalem Morphin (Tierversuch; Omote et al. 1996).

Die intrazerebroventrikuläre Applikation von Kalziumkanalionenblockern im Tierversuch ergab einen antinozizeptiven Effekt (i.p.-Applikation von Essigsäure, »writhing test«, Maus) und zwar Verapamil > Nimodipin > Diltiazem > Flunarizin > Nifedipin > Cinnarizin. Dieser Effekt konnte durch Naloxon nicht antagonisiert werden und ist wahrscheinlich einem erniedrigten intrazellulären Ca²⁺-Ionenangebot bzw. einer verminderten neuronalen Exzitabilität zuzuschreiben (Miranda et al. 1993).

Die Wirkstoffe vom Typ Kalziumkanalionenblocker vom Typ L, Diltiazem und Verapamil, im Tierversuch intrathekal appliziert, induzieren einen antinozizeptiven Effekt (Hara et al. 1998).

Die humanexperimentelle Zugabe von Verapamil bei s.c.-Lokalanästhesien induzierte ein Erythem und Ödem und hatte keinen relevanten Einfluss auf folgende Schmerzreize mit Ausnahme einer kurzzeitigen Reduktion auf Nadelstichreize (Laurito et al. 1994).

Die Addition von 5 mg Verapamil zu einer epiduralen Bupivacain-Lokoregionalanästhesie für postoperative Analgesie erhöhte den antinozizeptiven Schutz im Vergleich zur Monomedikation mit Bupivacain (Choe et al. 1998; wobei die Neurotoxizität von Verapamil unbekannt ist, Hrsg.).

SNX-111 ist ein neuentwickelter Kalziumkanalionenblocker (spannungs-abhängiger N-Typ), der bei therapieresistenten neuropathischen Schmerzzuständen erfolgreich angewandt wurde (Brose et al. 1997).

Schmerztherapie: folgende Kalziumkanalionenblocker vom Typ N sind in vorklinischer und klinischer Entwicklung:
– MVIIA.
– SNX 111.
– Ziconotide (kann nur intrathekal appliziert werden; UAW: Vertigo und Gleichgewichtsstörungen, ÜWE, Urinretention).

Protonenkanäle (H⁺-Kanäle)

Protonen bestimmen das periphere Nozitransduktionsmilieu mit (s. Buch A); zzt. sind 2 Protonenkanäle beschrieben und geklont worden (ASIC, acid-sensing ionic channel, und DRASI, dorsal root ASIC; Waldmann et al. 1997).

Nozisensoren können durch H⁺-Ionen sensibilisiert werden (anormale Ruheaktivität etc.) und entsprechend auf mechanische, thermische Reize oder durch endogene Entzündungsmediatoren entsprechend eine höhere Nozitransduktionsrate initiieren (s. Buch A: peripheres Mikromilieu). Entsprechend wären Protonenkanalblocker putative periphere Antinozizeptiva.

Kaliumionenkanäle (K⁺-Kanäle)

Kaliumionenkanäle, von denen zzt. 2 Subtypen kloniert und lokalisiert wurden, sind ubiquitäre, auch im ZNS nachweisbare Strukturen (Su et al. 1997). Kaliumionenkanäle sind für die spinale und supraspinale Nozitransformationsmodulation mitverantwortlich: die Kaliumionenkanalöffnung soll eine Hyperpolarisation des Membranpotentials induzieren, mit Hemmung des Übertragungsmodus des glutaminergen bzw. NMDA-Rezeptorsystems bzw. des damit involvierten Ca²⁺-Ionenstroms.

ATP-abhängige Kaliumionenkanäle sind in der noradrenergen und opioidergen spinalen Antinozizeption involviert (Yang et al. 1998). Tierexperimentell kann ein durch Clomipramin und Amitriptylin ausgelöster Antinozizeptionsschutz durch die Neutralisation von Kaliumionenkanälen mittels Gabe von entsprechenden Oligosensenukleotiden aufgehoben werden (Galeotti et al. 1997).

Antinozizeptiva: Kortikosteroide

Die antiinflammatorische, andiödematöse, appetitsteigernde euphorisierende, glukokortikoide und antiemetische Wirkung des Kortikosteroides Dexamethason kann in der Schmerzklinik ausgenützt werden.

Dexamethason in einer TD von 16–96 mg (p.o.; i.v.) und Prednison (40–100 mg p.o.) können als antitumorale, immunosuppressive, antiödematöse Adjuvanzien bei immunologischen Systemerkrankungen, tumor- bzw. metastasenbedingten Nervenkompressionen inklusive Rückenmarkkanal, obere Einflussstauung, erhöhtem intrakraniellem Druck, fortgeschrittenen metastasierenden Malignomen, v. a. wenn sie hormonal beeinflussbar sind, eingesetzt werden (Moertel et al. 1974; Gilbert et al. 1978; French u. Galicich; Greenberg et al. 1980; Bruera et al. 1985; Weisman 1988; Della Cuna et al. 1989; Popiela et al. 1989; Stiefel et al. 1989; Koehler 1995).

Dass Kortikosteroide eine analgetische Komponente via Prostaglandinhemmung haben, und auch die Wirkung von angewandten Analgetika potenzieren können (Shell 1972), wird bestritten (ist aber nicht auszuschliessen). Daneben erhöht die Kortikosteroidgabe in solchen Krankheitsbildern die Stimmung sowie den Appetit; ein Teil der Patienten kann aber auch mit Dysphorie und Depression reagieren).

Die Wirkung von Kortikosteroiden auf das COX-2-System wird in Buch D diskutiert.

In der Onkologie werden Kortikosteroide in der antiemetischen Stufentherapie eingesetzt (Übersicht Waldvogel 1995).

Rückenmarknahe (epidurale) Kortikosteroidgaben wurden bei chronischen, nicht näher diagonistizierten, tiefen Rückenschmerzen (keine kontrollierte Studie) und in der Migränetherapie eingesetzt (Gallagher 1986, retrospektive Studie; kein Effekt in kontrollierter Studie, Edmeads 1988).

Der Einsatz hoher Dosen von Methylprednisolon hat die bei Sichelzellanämie bei Kindern und Adoleszenten auftretenden Schmerzzustände (s. Glossar: Herrick-Syndrom) reduzieren können; allerdings mit dem Preis einer höheren Rate von sog. Reboundattacken bei Therapiestop gegenüber Kontrollgruppen (Griffin et al. 1994; n: 56 akute Schmerzattacken bei 36 Kindern/Jugendlichen; kontrollierte Doppelblindstudie).

Die i.v.-lokoregionale Gabe von Methylprednisolon (Bier-Block) bei RA ergab in einer placebokontrollierten Studie eine funktionelle Verbesserung der betroffenen Handgelenke (mögliche Bias der Studie war die systemische Gabe von Methylprednisolon; Jelinek et al. 1991).

Die unmittelbar prä- oder perioperative einmalige Kortikoidgabe wird zunehmend diskutiert (Vorteil: antiinflammatorisch-analgetische Wirkung, bei ED-Gabe wahrscheinlich keine relevanten UAW).

Die lokale Kortikosteroidinjektion in aktive Gicht tophi kann Gichtattacken blockieren.

Indikationen von Kortikosteroiden in der Schmerz praxis sind:
– Schmerzzustände bei Nervenkompressionen.
– Kapselschmerz.
– Schmerzzustände bei Weichteilkompessionen.
– Lymphödem.
– Hirnödem.
– Knochenmetastasen.

Kortikosteroidinduzierte UAW sind:
– Zentrale Dysfunktionen (Euphorie, aber auch Depres sionen, manische, psychotische bis deliröse Forme psychischer Störungen; Stiefel et al. 1989).
– Mineralokortikoide Wirkung per se (inkl. Haut- un Gesichtsveränderungen; abhängig vom Wirkstofftyp z.B. nicht bei Dexamethason, das keine mineralokor tikoide Wirkung induziert).
– Wirkstoffinduzierte Myopathie.
– Gastrointestinale Blutungen (Cave: Komedikation m sauren antipyretischen Analgetika sAA).
– Erhöhte Infektanfälligkeit (Mykosen wie Cand diasis).
– Diabetes mellitus.

Interaktionen:
– sAA.
– Phenytoin.

Wirkstoffprofile:
– Prednison*.

Antinozizeptiva: Metalle (Eisen, Kupfer, Zink, Gold, Selen)

Die Migration aktivierter verschiedener weißer Blu körperchen in das Synovialgewebe sowie periartikulär Gewebe triggert lokal toxische Substanzen wie Sauer stoffradikale und andere Mediatoren. Dieser Vorgan ist für die RA charakteristisch.

Prooxidative Metalle wie Eisen können diesen Vor gang unterstützen. Dagegen wird der Vorgang gehemm durch Schwermetalle wie Gold, Zink, Selenium. De implizierte Wirkmechanismus ist wahrscheinlich ein lysosomale Hemmung der getriggerten Zellen durc das Schwermetall und eine verringerte Freisetzun toxischer Sauerstoffradikale.

Das Spurenmetallelement Zink (Zn, Atomnumme 30, MG 65,38) hat wichtige Funktionen in Enzymsyste men, Proteinsynthese und Zellteilung. Zink ist ei essentielles Element: bei Zinkkarenz treten Anämi Hypogonadismus, schlechte Wundheilung etc. au Zink, im Hinterhorn konzentriert nachweisbar, hat ein noch schlecht untersuchte Rolle als Hemmer der spina len Nozitransformation; tierexperimentell kann durc ntrathekale Zinkgabe ein antinozizeptiver Effekt erreicht werden (Larson u. Kitto 1997).

Kupfer-Zink-enthaltende Superoxid-Dismutase wirkt als natürlicher Gewebe-Scavenger. Die i.m.-Gabe dieses Enzyms bei RA hatte einen therapeutischen Effekt in ca. 60% der Patienten (offene Studie). Der Wirkstoff → D-Penicillamin aktiviert die Superoxid-Dismutase. Ähnliche Wirkungen sollen Selenium-Vitamin-E-Supplemente haben (Übersicht Aaseth et al. 1998). Neben indirektem Scavengereffekt hemmt Zink auch Makrophagen. Der Wirkstoff Doxycyclin – zzt. in klinischer Prüfung für OA – bindet Zink.

Antinozizeptiva: Spasmolytika

Spasmolytika sind Wirkstoffe, die über Herabsetzung des Tonus der glatten Muskulatur Krämpfe der glatten Muskulatur beheben. Man unterteilt sie in folgende heterogene Gruppen:

1 Neurotrope Spasmolytika (Beispiel → Atropin, → Scopolamin, → N-Butylscopolamin).
   Die neurotropen Spasmolytika antagonisieren als Parasympathikolytika die Wirkung von ACh an den peripheren mACh-Rezeptoren.
2 Muskulotrope Spasmolytika: → Papaverin.
   Als Wirkung wird diskutiert eine Erhöhung der cAMP durch Hemmung der Phosphodiesterasen, die cAMP in 5'-AMP spaltet.
3 Neuromuskulotrope Spasmolytika: → Camylofin, → Drofenin etc.
   Der Wirkungsmechanismus der neuro-muskutropen Spasmolytika ist gemischt.
4 Diverse spasmolytisch wirksame Substanzen:
   4.1 Spasmolytisch wirksame Analgetika: antipyretische Analgetika → Metamizol, → Ketoprofen (Buch E); Opioid: → Pethidin (Buch C).
   4.2 Nitrate: → Nitroglyzerin (Buch G).

Man kann die Spasmolytika auch nach klinischer Effizienz einteilen. Dem Schmerztherapeuten stehen für starke Koliken der ableitenden Gallen- und Harnwege mit Ausnahme von Metamizol, Ketoprofen und Butylscopolamin keine potenten Wirkstoffe zur Verfügung. Die unzähligen »neurotropen, muskulotropen und neuromuskulotropen« Spasmolytika sind in der Regel in Bezug auf klinische Effizienz und Nebenwirkungspotential in den wenigsten Fällen durch aussagekräftige kontrollierte Studien belegt: viele wirken unspezifisch, parasympathikolytisch (periphere Muskarinrezeptoren postganglionärer Fasern) auf diverse Organsysteme (Augen, Herz, Bronchien, Gastrointestinal- und Urogenitalsystem, Sekretionsorgane). Die Feststellung, dass das Verhältnis der induzierten muskarinartigen Nebenwirkungen zur angestrebten Spasmolyse bei den meisten neurotropen Spasmolytika nicht übereinstimme

(Wick 1951: s. Wirkstoffprofil Butylscopolamin Buch G), gilt auch heute noch. Der Wirkstoff Trimebutin (chemisch: (RS)-2-Dimethylamino-2-phenylbutyl 3,4,5-trimethoxybenzoat) wurde in Frankreich aus der Klasse der Spasmolytika genommen und wird jetzt in der relativ neuen Klasse der sogenannten »Magen-Darm-Regulatoren« aufgeführt. Trimebutin ist der erste in der Klinik eingesetzte periphere Enkephalinagonist mit leichter Affinität zu den peripheren μ-, δ-und κ-Rezeptoren.

Berichte über Einsatz schwacher Spasmolytika in der Schmerztherapie sind selten: die p.o.-Gabe von Propanthelin in Kombination mit epiduralem Sufentanil blockierte therapieresistente krampfartige Schmerzen (Blaseninvasion durch Zervixkarzinom; Boersma et al. 1990).

Folgende Spasmolytika sind bekannt:
- Alverin (Papaverinderivat).
- Amprotropin.
- Atropin.
- Benzilonium.
- Butetamat.
- Butylscopolamin (Buscopan)*.
- Camylofin.
- Carzenid.
- Clidiniumbromid.
- Dicyclomin.
- Diphemanil.
- Diponium.
- Drofenin.
- Ethaverin (Papaverinderivat).
- Fenpiveriniumbromid.
- Fenalamid.
- Flavoxat.
- Glycopyrronium.
- Hexocyclium.
- Homatropinderivate.
- Ipratropium.
- Isomethepten.
- Mebeverin (Papaverinderivat).
- Mepenzolat.
- Methantelin.
- Oxybutynin.
- Oxyphencyclidin.
- Oxyphenium.
- Papaverin*.
- Parapenzolat.
- Penthienat.
- Phloroglucinyl (Papaverinderivat).
- Pinaveriumbromidbromid (Papaverinderivat).
- Piperidolat.
- Pramiverin.
- Prifinium.
- Prifiniumbromid (Papaverinderivat).
- Propanthelin.
- Propyromazin.

– Scopolamin.

– Tiemonium.

– Tricyclamol.

– Tridihexethyl.

– Trimebutine.

– Trospiumchlorid.

– Valethamat.

_____

Anmerkung: *Kurzprofil s. Buch G

_____

Antinozizeptiva: Muskelrelaxanzien

Die allgemeine Bezeichnung Muskelrelaxans wird in verwirrender Weise gebraucht: in den einschlägigen Hand- und Lehrbüchern werden die Substanzen in der Regel im gleichen Kapitel vorgestellt. Der Anästhesist spricht von Muskelrelaxanzien im Sinne von Wirkstoffen mit Angriffspunkt neuromuskuläre Endplatte. Der Allgemeinpraktiker mag den gleichen Begriff gebrauchen für »myotonolytisch« wirksame Substanzen.

Um Mißverständnisse auszuschließen, sollen die diversen Wirkstoffe eingeordnet werden.

Wir können prinzipiell folgende Wirkstoffe unterscheiden:

1 Eigentliche Muskelrelaxanzien (Angriffspunkt neuromuskuläre Endplatte):
  1.1 kompetitive Muskelrelaxanzien,
  1.2 depolarisierende Muskelrelaxanzien,
  1.3 diverse (→ Botulinustoxine).
2 Allgemeine Muskelrelaxanzien (Angriffspunkt außerhalb neuromuskuläre Endplatte):
  2.1 muskulotrope Muskelrelaxanzien (Angriffspunkt Muskelkontraktionsapparat),
  2.2 neurotrope Muskelrelaxanzien (Angriffspunkt neuronale Muskelsteuerung),
  2.3 muskuloneurotrope Muskelrelaxanzien (Angriffspunkt Muskelkontraktionsapparat und neuronale Muskelsteuerung).

Aus Südamerika 1595 nach Europa durch Sir Walter Raleigh gebrachte Pfeilgifte faszinierten Generationen von Wissenschaftler: A. von Humboldt bis Claude Bernard, der seine Effekte 1840 beschrieb.

Eine der ersten klinischen Indikationen zum Einsatz des vom Chazutoindianerstamm eingesetzten Pfeilgifts Kurare in Form von Chondodendron-tomentosum-Extrakten war die Behandlung spastischer Muskelerkrankungen, die Minderung von Muskelzuckungen und Muskelkontraktionen während elektrischer Konvulsionstherapie in der Psychiatrie.

Der dt. Anästhesist → A. Läwen hat 1912 in Leipzig erstmals Curare zu Operationszwecken eingesetzt, was dann wieder in Vergessenheit geriet. Erst 1942 wurde es wieder durch die kanadischen Anästhesisten Griffith u. Johnson (Montreal) verwendet. Das aktive Prinzip von Kurare wurde 1943 durch Wintersteiner u. Dutcher vom Squibb Institut als d-Tubocurarine isoliert.

Als sog. Myotonolytika werden allgemeine (meist neurotrope) Muskelrelaxanzien bezeichnet, die der Muskeltonus herabsetzen.

Willkürlich vom Kortex gesteuerte Muskelbewegungen werden im Laufe der zentrifugalen absteigenden kortikospinalen Signalwege (Tractus pyramidalis corticospinalis anterior) auf supraspinaler und spinaler Ebene moduliert und beeinflussen auf Höhe Rückenmark beispielsweise durch auf gleicher Höhe einschießende nozizeptive Inputs in den Laminae I und II.

Im Vorderhorn bildet die motorische Hauptbahn mit den α- und γ-Motoneuronen Synapsen aus, die die spinale Ebene durch die Vorderwurzel verlassen, um die Aktion des Muskels zu steuern. Die größeren induzieren über Renshaw-Zellen rückgekoppelten α-Fasern über die neuromuskuläre Endplatte eine entsprechende Muskelkontraktion, die kleineren $\gamma_{1,2}$-Fasern ziehen zum Propriozeptor des Muskels, zur Muskelspindel (Fusus neuromuscularis) bzw. intrafusalen Fasern. Der Propriorezeptor wird im nichtkontraktilen mittleren Teil von schnellleitenden sensiblen Ia-Nervenfasern innerviert, die hier als annulospirale Nervenfaserstrukturen imponieren. Im übrigen Muskel sind die für den tonischen Streckreflex wichtigen sensiblen Endigungen der sogenannten Blütendolden (Afferenzen Typ II) vorhanden. Die Efferenzen innervieren den peripheren kontraktilen Teil der Muskelspindel. Die Länge des Muskels wird durch diesen proprizeptiven Apparat gesteuert. Ein monosynaptischer Reflexbogen wird gebildet durch eine ins Hinterhorn ziehende zentripetale Ia-Faser und einer entsprechenden efferenten γ-Faser. Bei einer pathologischen Muskelspastizität kann tierexperimentell durch Durchtrennen der Hinterwurzel dieser monosypaptische Reflexbogen unterbrochen und die Spastizität aufgehoben werden. Pathologische Reflexbögen sind mitverantwortlich bei folgenden klinischen Erkrankungsformen:

– Unterbrechung der Hinterwurzel: Tabes dorsalis.

– Unterbrechung der spinalen Synapsierung zwischen Afferenz und Efferenz (Beteiligung von interneuronalen Verflechtungen): Syringomyelie.

– Unterbrechung im Bereich der Vorderhornzelle (Efferenzen): Poliomyelitis.

– Unterbrechung durch Störung der peripheren Efferenz: Mono- und Polyneuritis.

– Unterbrechung im Bereich der Efferenzen (Kompression Diskushernie etc.; Charcot-Marie-Syndrom).

– Unterbrechung im Bereich der motorischen Endplatte (Myasthenia gravis; Lambert-Eaton-Syndrom, Botulismus).

– Verstärkung der Efferenzen bei hohem spinalen, nozizeptivem Input (→ Fluchtreflex und Muskelkontraktionen).

- Enthemmung der spinalen Regulierung nach Rückenmarkschädigung (Muskelspastizität bei Querschnittsgeschädigten).

Nach dem Gesagten ist es klar, dass vor Pharmakotherapie einer entsprechenden Muskelspastizität differentialdiagnostisch der Grund für die Spastizität gesucht werden muss. Prinzipiell kann ein pathologischer Reflexbogen folgendermaßen pharmakotherapeutisch moduliert werden:

Die in der Schmerzpraxis eingesetzten Myotonolytika wirken über:

1 Zentrale Modulation der zentralen Muskeltonusregulierung:

1.1 Neurotransmitterspezifische Wirkstoffe (GABA-Agonisten, Glutamat-Antagonisten, Glycin-Antagonisten, α_2-Agonisten etc.).
GABA-Agonisten ($\rightarrow$ Baclofen [GABA-B-Agonist], Diazepam [BZ-Bindungsstelle des GABA$_A$-R] etc.) hemmen die Freisetzung von exzitatorischen Transmittern aus der Afferenzfaser Ia durch Hyperpolarisation.

1.2 Unspezifische Wirkstoffe (Progabid, Phenprobamat).

2 Periphere Modulation des Muskelkontraktionsapparates (exklusiv neuromuskuläre Endplatte; Beispiel Azumolen, Dantrolen).

3 Periphere Modulation der motorischen Endplatte (therapeutische $\rightarrow$ Botulinustoxine).

Myotonolytika sollten im Idealfall den betreffenden Reflexbogen spezifisch beeinflussen, keine unspezifischen, unerwünschten ZNS-Wirkungen (Beispiel Sedation) entfalten und weder die Atemmuskulatur noch die Willkürmotorik hemmen. In der Praxis induzieren jedoch die bekannten Myotonolytika unerwünschte Nebenwirkungen und Interaktionen im Sinne einer unspezifischen ZNS-Depression (Schwindel, Müdigkeit, Sedation, Hypotension; Interaktionen mit zentralgängigen Substanzen und Antihypertensiva), schädigen unspezifisch Teile des Reflexbogens (Beispiel Botulinustoxin) oder hemmen die quergestreifte Atemmuskulatur.

Bei schweren Spastizitäten (posttraumatische Rückenmarkläsion) sind einige der folgenden Muskelrelaxanzien nur bei intrathekaler Gabe effizient ($\rightarrow$ intrathekale kontinuierliche Gabe):

- Afloqualon.
- Baclofen (GABA-B-Rezeptor-Agonist).

Baclofen wird intrathekal (Blut-Hirn-Barriere) als Myorelaxans bei Rückenmarkgeschädigten eingesetzt; weitere Indikationen sind u. a. Komedikation bei neuropathischen Schmerzen (falls Monomedikationen mit Carbamazepin oder Kombination Carbamazepin + Phenytoin nicht ausreicht; TD: 30–75 mg; UAW: Schwindel, Ataxie, Müdigkeit, Verwirrtheit). Die NNT bei Trigeminusneuralgie ist vorteilhaft niedrig (1,0–2,6, Arbeiten von Fromm, zitiert in Sindrup et al. 1999).

Muskelrelaxanzien sind:
- Botulinustoxine*.
- Carisoprodol.
- Chlormezanon.
- Chlorphenesin.
- Chlorzoxazon.
- Cresotamid.
- Cyclobenzaprin.
- Dantrolen.
- Diazepam.
- Idricilamid.
- Meladrazin.
- Mephenoxalon.
- Metaxalon.
- Methocarbamol.
- Phenbrobamat.
- Pridinol.
- Styramat.
- Progabid.
- Thiocolchicosid.
- Tizanidin.
- Tolperison.

Botulinustoxine

Botulinustoxine sind durch anaerobe Organismen produzierte, äußerst potente sog. Ektotoxine. Als Botulismus wird das Vergiftungsbild mit Akkomodationsstörungen, Sehstörungen (Mydriasis, Doppeltsehen), Ptosis, Sprach- und Schluckstörungen, Aufhören der Speichelsekretion, zunehmende allgemeine Muskelschwäche mit u. a. Beeinträchtigung der Atemmechanik, Paralyse der Extremitätenmuskulatur etc. bezeichnet. Es kann nach dem Genuss unzureichend konservierter Nahrungsmittel (»bombierte Konserven«) auftreten. Das hitzeempfindliche Toxin wird durch die Magen- und Jejunalschleimhaut resorbiert und blockiert die Freisetzung von ACh aus peripheren Nervenfasern. Das Botulinustoxin A (M_r um 150'000) wird in der Schmerzklinik als $\rightarrow$ Adjuvans bei neurologischen Dysfunktionen (muskuläre spastische Dystoniesyndrome wie Blepharospasmus, Torticollis, myofasziale Schmerzsyndrome etc.) sowie bei Kopfschmerzen vom Spannungstyp eingesetzt (s. Wirkstoffprofil Buch G).

Antinozizeptiva:
Antioxydanzien, Biomembranstabilisatoren

Die i.v.-Gabe der antioxidativ wirkenden α-Lipoesäure (thioctic acid) war in einer tgl. Dosierung (3-wöchige Behandlungsdauer) von 600 mg bei 328 an neuropathischen Schmerzen leidenden Diabetikern signifikant wirksam (Ziegler et al. 1995).

Die Gruppe der Aminosteroide (Lazaroide) sind Analoge von Methylprednisolon ohne glukokortikoidartige Wirkungen, die Biomembranen vor Oxidation schützen.

Antinozizeptiva: Antidepressiva

Antidepressiva werden bei neuropathischen Schmerzen eingesetzt.

In der Regel werden 2 Gruppen von Antidepressiva unterschieden:

1. Trizyklische Antidepressiva (z.B. Imipramin, Amitryptilin),
2. atypische Antidepressiva inkl. selektive Hemmstoffe der 5-HT-Wiederaufnahme.

Die Gruppe der trizyklischen Antidepressiva ist die wichtigste Gruppe, jedoch bei ca. 1/3 der Patienten wirkungslos. Die Zahl von zu behandelnden Patienten, um bei einem Patienten einen Behandlungserfolg von 50% zu erhalten (nach Cook u. Sacket 1995), liegt bei neuropathischen Schmerzen (postherpetische Neuralgie, periphere Nervenschädigungen, zentrale Schmerzen, Trigeminusneuralgie, schmerzhafte Neuropathie) im besten Fall bei 1,1 (optimale Dosierung bei schmerzhaften Neuropathien) und bei > 10 (schmerzhafte, periphere Nervenschädigungen; Sindrup et al. 1999).

Man unterscheidet Wirkstoffe vom Typ Dibenzoazepine (verwandt mit Phenothiazinen; Imipramin, Desipramin, Climopramin) und Dibenzocycloheptadiene (verwandt mit Thioxanthenen; z. B. Amitriptylin).

Trizyklische Antidepressiva hemmen die Wiederaufnahme von NA und 5-HT. Typische UAW sind anticholinerge Wirkungen (Mundtrockenheit, Miktionsstörungen), α_1-Rezeptor-Block (Hypotension, orthostatische Hypotension: Cave ältere Patienten: erhöhtes Risiko für Sturzgefahr), H_1-Rezeptor-Block (Sedierung) sowie HT_{2A}-Block (Appetitsteigerung, Gewichtszunahme).

Keine Ähnlichkeit mit tri- oder tetrazyklischen Antidepressiva haben die Serotoninreuptakehemmer Fluoxetin und Trazodon: sie zeichnen sich auch durch nur ein schwaches UAW-Potential in Bezug auf das Herzleitungssystem sowie anticholinergische Nebenwirkungen aus.

Der Wirkstoff Cyclobenzaprin, chemisch mit den Antidepressiva verwandt, hat myotonolytische Eigenschaften. Der Wirkstoff S-Adenosylmethionin hat analgetische und antidepressive Eigenschaften (ungenügende Daten).

Die Wirkung von Antidepressiva in der Schmerztherapie betrifft:

1. Stimmungsaufhellung (France 1987; Circulus vitiosus Schmerz/Angst/Depression/Schmerz!);
2. analgetische Wirkung per se (via monoaminerge Schmerzhemmbahnen);
3. Potenzierung der analgetischen Wirkung von Opioiden (Botney u. Fields 1983; Spiegel et al. 1983: Arbeiten von Ventafridda et al.).

Durch die intrasynaptisch erhöhte Konzentration biogener Amine werden die monoaminergen deszendierenden Schmerzbahnen verstärkt (s. Buch A; Duggan u. Headley 1977). Diese Wirkung kann durch die spinale Applikation von 5-HT- und NA-Antagonisten (Methysergid, Phentolamin) aufgehoben werden (Yaksh 1979).

Die intrasynaptische Akkumulation der entsprechenden Amine erfolgt innerhalb von Stunden. Der klinisch nachweisbare analgetische Wirkungseintritt jedoch braucht Tage bis Wochen; ein maximaler analgetischer Effekt wird in der Regel erst nach 4–6 Wochen erreicht.

Diese Diskrepanz wird erklärt durch die Möglichkeit einer postsynaptischen α_1- und H_1-Antagonistenwirkung (Richelson u. Nelson 1984) sowie eine den Antidepressiva zugeschriebene Chinidinwirkung (= erhöhte Membranstabilität bzw. neuronale Hemmung; → kardiale UAW).

Antidepressiva mit zentralanticholinergischer Wirkung sollen das spontane Feuern zentraler Neurone v. a. beim Deafferenzierungsschmerz hemmen (de Angelis 1992). Die chronische Anwendung von Reuptakehemmern induziert auf der prä- und postsynaptischen Seite eine Reihe von Reaktionen, wie veränderte Sensibilität verschiedener Rezeptorenpopulationen (Rezeptorensensibilität erniedrigt für präsynaptische α_2-Rezeptoren sowie postsynpatische β_1- und $5-HT_2$-Rezeptoren; Rezeptorensensibilität erhöht für α_1-Rezeptoren; s. auch UAW!). Die Affinität der Antidepressiva für Opioidrezeptoren ist niedrig; die nachweisbare interaktionelle, durch Naloxon partiell antagonisierbare, Potenzierung einer Opioidanalgesie (Isenberg u. Cicero 1984) ist unerklärt (fehlende Daten, s. auch Naber 1993).

Kinetik

Die klinisch gebräuchlichen Antidepressiva weisen eine hohe Lipophilie sowie eine gute enterale Resorption auf. Dank der hohen Biomembrangängigkeit ergibt dies i. Allg. eine Bioverfügbarkeit von 30–70% (Ausnahme: Clomipramin, Desipramin: hohe präsystemische Elimination) Die therapeutischen Plasmakonzentrationen liegen zwischen 100 und 300 ng/ml, wobei die in diesem Kontext analgetisch wirksamen Plasmakonzentrationen nicht genau bekannt sind.

Einige der Antidepressiva weisen eine sehr hohe Eiweißbindung auf (Problem einer interaktionellen Eiweißbindungskompetition).

Die Eliminationshalbwertszeit der gebräuchlichen Antidepressiva ist entsprechend lang (hohes Verteilungsvolumen) und beträgt zwischen 10 und 30 h (Ausnahme: Doxepin: 2 h).

Die Elimination erfolgt in der Regel über hepatische Oxidationsmechanismen und anschließende Konjugation mit Glukuronsäure (hohe interindividuelle Unterschiede). Neben der in der Regel tage- bis wochenlangen terminalen Eliminationsrate muss auch mit dem Auftreten von aktiven Metaboliten gerechnet werden (Beispiel Doxepin: Nordoxepin).

Ob sedierende Antidepressiva v. a. abends und nichtsedierende tagsüber verabreicht werden sollen, ist anhand von kontrollierten Studien unklar, aufgrund der sehr trägen Kinetik (v. a. bei chronischer Gabe) jedoch zu bezweifeln.

Die Rolle der Antidepressiva in der Schmerzpraxis

Antidepressiva sind imstande, Depressionen aufzuhellen. Depressive Zustandsbilder sind v. a. beim chronischen Schmerz häufig und zu diesem im reziproken Verhältnis. Eine Kombination von Antidepressiva und Neuroleptika kann analgetische Medikationen potenzieren und deren Ergebnisse verbessern (Pöldinger 1986).

Das Symptom Schmerz kann als »larvierte Depression« auftreten und umgekehrt (Turkington 1980). Allerdings ist es bislang nicht gelungen, die klinischen (kognitiven, affektiven und somatisch-vegetativen) Facetten der (gemischten, d. h. endo- und exogenen) Depressionssymptomatik klar zu definieren, gegenüber schmerzinduzierten Symptomen klar auseinanderzuhalten und entsprechend differenziert auszudiagnostizieren (Estlander 1995).

Die zentrale Perzeption der Schmerzen kann durch Psychopharmaka so verändert werden, dass Schmerzen irgendwie nur noch aus einer gewissen Distanz wahrgenommen werden (vgl. Opioide!).

Der Einsatz von Antidepressiva bei chronischen Schmerzen (Arthritis, rheumatische Schmerzen, »low back pain«; idiopathische Schmerzzustände; Schmerzzustände bei Systemerkankungen wie multipler Sklerose, somatisierende Depression) ist seit langem üblich (Paoli 1960, Kocher u. Schär 1969).

In einer multidisziplinären Schmerzklinik (Doppelblindstudie n: 296 Screening für Studie (!), n für Studie: 40, Therapiedauer 8 Wochen, Beobachtung 6 Monate (!)) war die tgl. Gabe von 10–25 mg Amitriptylin abends bei chronischen Schmerzkranken einer tgl., engen psychologischen Führung mit Psychotherapie ebenbürtig (Pilowsky et al. 1995). Diese Arbeit zeigt, wie aufwendig und schwierig die psychologische Beurteilung, Begleitung und Pharmakotherapie bei chronischen Schmerzzuständen ist. Die hypoalgetische bis analgetische Wirkung von Antidepressiva besteht aus einer antidepressiven Wirkung und einer eigentlichen Hemmung der nozizeptiven Verarbeitung. Es ist deshalb nicht erstaunlich, dass der exakte Stellenwert der Antinozizeptiva in der Schmerzpraxis wegen fehlender diagnostischer Daten (Beispiel: standardisierte Studiendesigns, die schmerzinduzierte Depression und depressionsinduzierte Schmerzen auseinanderhalten), aber auch wegen der noch unklaren Dynamik (s. unten) der eingesetzten Stoffe unklar ist.

Antidepressiva werden v. a. bei neurogenen Schmerzzuständen (v. a. bei diabetogenen sowie postherpetischen neurogenen Schmerzen) mit Schmerzen vom Typ Allodynie, Par- und Dysästhesie etc., bei gewissen chronischen Kopfwehformen (Bank 1994), chronischen Fazialneuralgien, aber auch chronischen Schmerzzuständen im Rahmen einer chronischen, rheumatologischen und selbst Krebserkrankung eingesetzt (als Monotherapie, als Adjuvans in Kombination mit Analgetika; Daxelmüller 1966; Onghena u. van Houdenhouve 1992; Watson 1994; Magni 1991). Hierdurch war eine teilweise bis komplette Analgesie zu erreichen. Bei chronischen Spannungskopfschmerzen (oft auch mit Depression verbunden; Yazici et al. 1993; s. unten: Göbel et al. 1995) sind Antidepressiva ebenfalls mit Erfolg seit 1964 (Lance u. Curran) eingesetzt worden. Bei der Fibromyalgia sind pathologisch erniedrigte Liquormonoaminkonzentrationen gemessen worden (Houvenagel et al. 1990): hier könntee ein Einsatz von Monoaminreuptakehemmern theoretisch sinnvoll sein. Die Anzahl kontrollierter klinischer Studien ist nicht nur bei allen Wirkstoffen beschränkt, sondern es mangelt v. a. an vergleichbaren Studiendesigns: die statistische Aussagekraft wird dadurch massiv eingeschränkt (Beispiel Review Fibromyalgia: White u. Harth 1996). Die unten in der Tabelle angegebene mittlere Tagesdosierung ist auch aus diesen Gründen mit Vorsicht zu interpretieren. In der Regel sollen diese Wirkstoffe nur mit schwächster Tagesdosierung über mindestens 1 Woche appliziert werden (entsprechende Dosiserhöhungen erst nach diesem Zeitraum und mit Vorsicht). Ob die analgetische Dosierung tatsächlich niedriger angesetzt werden kann als die antidepressive Dosierung, ist noch immer umstritten. Der analgetische Effekt zeigt sich bei neurogenen Schmerzzuständen in der Regel erst nach >4 Wochen. Die analgetisch optimale Serumkonzentration ist bei den meisten Antidepressiva nicht bekannt. Für Imipramin soll sie bei ca. 200–250 ng/ml, für den Imipraminmetaboliten Desipramin 125 ng/ml liegen. Das therapeutische Fenster von Nortriptylin liegt zwischen 50 und 150 ng/ml. Die unter 2. angegebenen neueren Antidepressiva (vom Typ tetrazyklische, atypische NA-Reuptakehemmer sowie Serotoninreuptakehemmer) sind in Bezug auf optimale analgetische Dosierung noch unzureichend untersucht.

UAW

Typische UAW der eingesetzten Antidepressiva sind dosisabhängig und abhängig von der Wirkung auf entsprechende (in der Regel multiple, periphere und zentrale) Zielrezeptoren (Monoamine 5-HT, NA, D; daneben Ach (ant.) und Histamin).

Wichtigste UAW sind: trockener Mund, Mydriasis (Akkomodationsstörungen), Geschmacksveränderungen (metallischer/saurer Geschmack), orthostatische Hypotensionsneigung, Schweißausbrüche, Nausea und Erbrechen, Zittern, Kopfschmerzen, Angst bis Agitation, Insomnie, Müdigkeit, Sedation bis Konfusion, akute Verwirrtheitszustände, maligne Hyperthermie, extrapyramidale Symptomatik sowie ADH-Hemmung; GI-Trakt: Stomatitis, Magenreizung, Verstopfung bis paralytischer Ileus; Herz: in niedriger Dosierung Sinustachykardie (NA-Reuptakehemmung und Antimuskarinwirkung), dann chinidin- und α_1-antagonistischer Effekt mit negativer Inotropie).

Fälle von allergischen Hautreaktionen, Photosensibilisierung, pathologischen Blut- und Leberwerten sowie Störungen der Nierenfunktion (inkl. Agranulozytose, Hepatitis, Hämaturie) werden regelmäßig publiziert. Die relativ häufigen Drop-outs bei kontrollierten klinischen Studien weisen auf eine durch UAW bedingte, erniedrigte Patientenakzeptanz hin.

Sexuelle Dysfunktionen umfassen u. a. Veränderung der Libido, Erektions- und Ejakulationsstörungen (inkl. Priapismus, Galaktorrhö, Gynäkomastie).

Patienten müssen aufgeklärt sein sowohl über mögliche UAW als auch über die lange Anschlagzeit dieser Medikation.

Kontraindikationen

Antidepressiva sind bei folgenden Patienten kontraindiziert:
– Patienten unter MAO-Hemmern,
– Patienten über 40 Jahre ohne klinische Untersuchung inkl. EKG,
– Patienten mit Herzleitungsstörungen inkl. QT-Verlängerung (relative KI: Patienten mit Block I).

Medikamentöse Interaktionen

1. MAO-Hemmer; Grund: toxisch erhöhte zentrale Monoaminkonzentration (lebensgefährliche ZNS-Dysfunktion).
2. Antiarrhythmika; Grund: erhöhte Kardiotoxizität wegen Chinidineffekt: betrifft v. a. Na$^+$-Ionenkanalhemmer.
3. Anticholinergika; Grund: additive anticholinerge Toxizität: betr. sog. → OTC-Antihistaminika (Grippemittel, Heuschnupfenmittel etc.).
4. Sympathikomimetika; Grund: erhöhte Konzentration intrasynaptischer NA erhöht sog. »pressor response«: betrifft alle Sympathikomimetika inklusive Ephedrin (ein typisches OTC-Schnupfenmittel!) sowie Adrenalin/Ephedrin bei LA! Siehe auch unter Phäochromozytom.
5. Antihypertensiva; möglicherweise blockieren Antidepressiva auch die Andockung von Guanethidin-, α-Methyldopa sowie Clonidin an die postsynaptischen Rezeptoren (erhöhte Hypotensionsgefahr bei Komedikation mit β-Blockern, Clonidin).

6. Antikoagulanzien vom Typ Warfarin: erhöhte Wirkung.
7. Glaukompatienten: Auslösung einer Krise.
8. Epilepsie: Auslösung einer Krise (betr. v. a. Maprotilin).
9. Allgemeinanästhesie: Inhalationsanästhetika (atropinartige Muskarinwirkung, kardiale Chinidinwirkung, Einfluss des autonomen NS über NA und Adrenalin): erhöhe Inzidenz von Arrhythmien; die Rolle von Pancuronium und Ketamin ist unklar; Enfluran: erhöhte Konvulsionsneigung. Die Gabe von Adrenalin (Beispiel: LA-Zusatz), Ephedrin (Beispiel: Prävention Hypotension bei rückenmarknaher Anästhesie) und Amphetamin (Beispiel: Aufhellung terminaler Schmerzzustände) kann eine lebensgefährliche Hypertensionskrise auslösen.
10. Alle Wirkstoffe, die das ZNS deprimieren (Alkohol, Sedativa etc.): erhöhte ZNS-Depression, erhöhte Inzidenz von psychologischen Problemen bei gewissen Patienten.
11. Opioide: Wirkung ↑. Grund: Eliminationskinetik sowie Dynamik (Isenberg u. Cicero 1984; Biegon u. Samuel 1980; Botney u. Fields 1983; Spiegel et al. 1983). Dextropropoxyphen: hemmt Elimination von Doxepin. Morphin: Amitriptylin und Clomipramin erhöhen Bioverfügbarkeit von Morphin (Ventafridda et al. 1987). Grund: Leberabbaukompetition (Elimination verlängert; erhöhte Serumkonzentration bzw. Wirkung).
12. Phäochromozytom: Möglichkeit der Auslösung einer Hypertensionskrise (fehlende Daten).

Intoxikation, Notfallmaßnahmen

Achtung: die Überdosierung mit Antidepressiva ist potentiell letal und in Bezug auf Therapie schwierig (Cave suizidgefährdete Patienten!!).

Bei Intoxikation stehen im Vordergrund:
1. ZNS-Intoxikation (Konvulsionen, Koma, zentralanticholinergische Psychose, Hyperthermie etc.).
2. Herzmanifestationen (schwerste Arrhythmien mit Blockade der Erregungsleitung, Hypotension).

Warnhinweise

Verkehrstauglichkeit: eingeschränkt (keine kontrollierten Daten, verschiedenste legale Auslegungen).

Antidepressiva müssen ein- und auch ausgeschlichen werden wie alle Wirkstoffe, die über eine bestimmte Zeit über Rezeptorenpopulationen eine Wirkung erbringen (s. Buch B).

Antidepressiva sind wahrscheinlich porphyrogen (keine Daten).

Antidepressiva sind bei akuten Schmerzzuständen nicht indiziert. Die Gabe von Antidepressiva beim Karzinompatienten ist umstritten (Magni 1987).

4. Trizyklische Antidepressiva (NA- und 5-HT-Reuptakehemmer)

Eine systematische kritische Übersicht bzw. Metaanalyse randomisierter, kontrollierter klinischer Studien ergab, dass trizyklische Antidepressiva bei neuropathischen, postherpetischen Neuralgien wirksam sind (Volmink et al. 1996), wobei Amitriptylin und Desipramin eher bei konstantem neuralgischem postherpetischem Schmerz, Carbamazepin bei lanzinierenden Schmerzen empfohlen wird.

Imipramin, Amitriptylin und Clomipramin induzieren eine relativ ausgewogene Hemmung des Reuptake von Serotonin und Adrenalin. Die NNT (»number needed to treat«) für diese Gruppe von Reuptakehemmern bei schmerzhaften neuropathischen Schmerzzuständen beträgt 1,7–2,5 (Mittel 2) und fällt etwas günstiger aus als die NNT bei selektiven NA-Reuptakehemmern (2,3–6,6; Sindrup et al. 1999).

Amitriptylin (z. B. Saroten)
Mittlere TD analgetische Wirkung (mg, p.o.)
20–65–100–150
Mittlere TD antidepressive Wirkung (mg, p.o.)
75–100–200–300
HWZ 16–24–46 h
KI: Antiarrhythmika

Hauptsächlich involvierte Transmitter: 5-HT ++ (Reuptakehemmung), NA ++ (Re-uptakehemmung), ACh +++ (Antag.), H++ (Antag.). Der eher sedierende Wirkstoff (Unterschied zu Clomiprazin!) sollte abends verabreicht werden.

UAW: Sedation+++, anticholinerge (Muskarin-) Wirkungen +++ (Urinretention! Akkomodationsstörungen), orthostat. Hypotension+++, Herzleitungsstörungen+++; UAW erhöht bei älteren Patienten (Kreislaufstörungen, Tachykardie).

Kontraindikationen: Demenz (z. B. M. Alzheimer), Glaukom, schwere Vorhof-Kammer-Überleitungsstörungen, Neigung zu Konvulsionen.

Präemptiver Einsatz sowie therapeutisch bei Herpes-Patienten bzw. postherpetischen Neuralgien. Einschleichdosis 10–25 mg p.o. (abends; wegen sedierenden Wirkungen nicht morgens verabreichen).

Analgetische Serumkonzentration: 100 ng/ml.

Amitriptylin hat keinen Effekt bei Probanden, bei denen eine Hyperalgesie und Allodynie mittels intradermaler Injektion von 100 µg Capsaicin ausgelöst wurde (Eisenach et al. 1997).

Clomipramin (z. B. Anafranil)
Mittlere TD analgetische Wirkung   25–50–150
Mittlere TD antidepressive Wirkung 75–100–200–300
HWZ: 20–24–40 h
KI: Antiarrhythmika

Hauptsächlich involvierte Transmitter: 5-HT++, NA++, ACh+++ (antag.), H
UAW: Sedation+++, anticholinerge W+++, Hypotension++, Herzleitungsstörungen+++

Der erste publizierte Einsatz von Clopramin zur Behandlung schwerer Schmerzzustände erfolgte 1969 durch Kocher und Schär. Gegenüber Amitriptylin hat der Wirkstoff eher »aufhellende« (bzw. antriebssteigernde) Wirkungen und sollte deshalb morgens verabreicht werden (Cave: Insomnie; Cave: Suizidgefährdete).

Doxepin
Mittlere TD analgetische Wirkung   25–50–150
Mittlere TD antidepressive Wirkung 75–100–200–300
HWZ: 10–17–47 h
KI: Komedikation MAO-I, Antiarrhythmika
Hauptsächlich involvierte Transmitter: 5-HT, NA+, ACh+++, H+++
UAW: Sedation +++, anticholinerge W++, Hypotension+++, Herzleitungsstörungen++

Imipramin (Prodrug für Desipramin)
Mittlere TD analgetische Wirkung   20–25–150
Mittlere TD antidepressive Wirkung 100–200
Hauptsächlich involvierte Transmitter: 5-HT+, NA+, ACh++, H+; aktiver Metabolit: Desipramin
UAW: Sedation++, anticholinerge W++, Hypotension++, Herzleitungsstörungen++

Paoli publizierte 1960, dass in 70% der Patienten mit multipler Sklerose unter Imipramin nicht nur eine Stimmungsaufhellung, sondern auch eine signifikante Schmerzreduktion auftrat (Paoli et al. 1960).

Die ED von 100 mg Imipramin erhöhte bei gesunden Freiwilligen die Toleranz gegenüber Hitze- und Druckstimuli (elektrische Reize, standardisierte Thermo- und Druckreize, Eiswassertest), wobei jedoch die Lokalisation/zeitliches Auftreten gegenüber der Kontrollgruppe unverändert war. Imipramin-Plasmakonzentrationen variierten zwischen 23 und 253 nM (!) 3 h nach p.o.-Einnahme (Poulsen et al. 1995). Die tgl. Gabe von 25–75 mg (ansteigend innerhalb von 3 Wochen) p.o. Amitriptylin in Retardform (kontrollierte Doppelblindstudie, n: 29+24) bei chronischen, therapieresistenten Spannungskopfschmerzen ergab nach 3 Wochen Anschlagzeit eine signifikante Verkürzung der tgl. Schmerzperioden, eine erhöhte Schwelle zu experimentellem Kopfhautdruckschmerz, jedoch ohne Beeinflussung entsprechender Schläfen-EMG- und EEG (Cz-A1, EOG, CNV)-Aktivitätskontrollen (Göbel et al. 1995).

2. Tetrazyklische und atypische NA-Reuptakehemmer

Desipramin

Mittlere TD für analgetische Wirkung   165–200
Mittlere TD für antidepressive Wirkung   100–200
Hauptsächlich involvierte Transmitter: NA+++
UAW: Sedation +/-, anticholinerge W +, Hypotension+,
Herzleitungsstörungen++

Bei postherpetischen Neuralgien Einschleichdosis
12,5–25 mg p.o. (abends) ; wird möglicherweise besser
vertragen als Amitriptylin (Max et al. 1992).

Maprotilin

Mittlere TD analgetische Wirkung   100
Mittlere TD antidepressive Wirkung   100–150
Hauptsächlich involvierte Transmitter: NA++
UAW: Sedation+++, orthostat. Hypotension++, Herz-
leitungsstörungen++

Mianserin

TD analgetische Wirkung   30–60
Hauptsächlich involvierter Transmitter : NA++
UAW : Sedation

Nortriptylin

Mittlere TD analgetische Wirkung   25–50–75
Mittlere TD antidepressive Wirkung   75–150
Hauptsächlich involvierte Transmitter: NA
UAW: Sedation+, anticholinerge W+, Hypotension+,
Herzleitungsstörungen++

Trazodon

Mittlere TD analgetische Wirkung   50–150–225
Mittlere TD antidepressive Wirkung   150–200
Hauptsächlich involvierte Transmitter/Rezeptor:
5-HT+, α-R (Antag)
UAW: Sedation+++, Hypotension++

3. Selektive 5-HT-Reuptakehemmer
(selektive Serotoninwiederaufnahmehemmer, SSRI)

Citalopram

Mittlere TD analgetische Wirkung   20–40
Mittlere TD antidepressive Wirkung   20–40–60
Hauptsächlich involvierte Transmitter: 5-HT+++
HWZ 19–33–45 (h)
UAW: Schlafstörungen +, gastrointestinale Störungen
++
KI: Komedikation mit MAO-Hemmern

Die tgl. Gabe von 20–40 mg Citalopram (n: 42, Doppelblind vs. Placebo) bei über 10 Jahre bestehender Fibromyalgia ergab keinen analgetischen Effekt (Nørregaard
et al. 1995); ebenfalls kein Erfolg bei zentralen Schmerzen (Vestergaard 1996).

(±)-Fluoxetin

Mittlere TD analgetische Wirkung   20–40–60
Mittlere TD antidepressive Wirkung   20–40–80
Hauptsächlich involvierte Transmitter: 5-HT+++
HWZ 72–*170*–360 (h)
UAW: Sedation +/-, gastrointestinale Störungen ++

Im Tierversuch pronozizeptiv in Bezug auf akute
Schmerzen (Dirksen et al. 1998)! 1 Studie bei neuropathischen Schmerzen ohne Wirkung (Max et al. 1992).

Fluvoxamin

Im Tierversuch pronozizeptiv in Bezug auf akute
Schmerzen (Dirksen et al. 1998)!

Paroxetin (z. B. Seroxat)

Mittlere TD analgetische Wirkung   20–40
Mittlere TD antidepressive Wirkung   20–40–60
Hauptsächlich involvierte Transmitter: 5-HT+++
UAW: Sedation +/-, anticholinerge W +/-, gastrointesti-
nale Störungen

Publikationen über Wirkung bei lanzinierenden neuropathischen Schmerzen bei Diabetes mellitus (Sindrup
et al. 1990).

Sertralin

Mittlere TD analgetische Wirkung   50–?
Mittlere TD antidepressive Wirkung   50–200
Hauptsächlich involvierte Transmitter: 5-HT+++
UAW: Sedation +/-

Zimelidin

Mittlere TD analgetische Wirkung   300
Mittlere TD antidepressive Wirkung   ?

Antinozizeptiva: Antiepileptika (Antikonvulsiva)

Die häufigsten in der Klinik als Antiepileptika einge-
setzten Wirkstoffe sind:
– Phenytoin.
– Carbamazepin.
– Valproat.

Hauptwirkmechanismus erfolgt über das GABA-
System, das in 60–70% aller ZNS-Synapsen vorhanden
ist. GABA (γ-Aminobuttersäure) wird enzymatisch aus
L-Glutaminsäure gebildet. GABA-Zielrezeptoren sind
GABA-A- und GABA-B-Rezeptoren. Phenytoin und
Carbamazepin sind ebenfalls unspezifische Na$^+$-Ionen-
kanalblocker und stabilisieren Zellmembranen bzw. die
Exzitabilität stimulierter C-Fasern (Dray 1997).
    Eine Affinität für GABA-A-Rezeptoren haben GABA,
Benzodiazepine, Barbiturate, Neurosteroide. Eine Akti-

ierung des GABA-A-Rezeptors führt zu einem Influx von Chlorionen (= Membranhyperpolarisation). GABA-A-Agonisten hemmen das neuronale Feuern (= Antikonvulsiva). Entsprechend sind GABA-A-Antagonisten Prokonvulsiva.

Antiepileptika bzw. Antikonvulsiva interferieren mit der zentralen GABA-ergen Schmerzmodulation (s. Buch A: Interferenz und Schmerztherapie). In der Schmerzklinik werden die Wirkstoffe Carbamezepin (Dibenzazepin; eingeführt 1966 durch Campbell et al.), Phenytoin (Hydantoin; Bergouinan 1942), Valproinsäure sowie Benzodiazepine eingesetzt.

Carbamazepin erhöht im Tierversuch die Schmerzschwellen auf noxische Reize wahrscheinlich über zentrale serotoninerge Mechanismen (periphere Tryptophankonz. ↓, ZNS-Serotoninkonz. ↑; Pinelli et al. 1997); Carbamazepin reduziert das spinale Feuern sowie evozierte Antworten spinaler Hinterhornneurone (C-Fasern, A-Fasern) nach peripherer experimenteller Nervenschädigung durch Ligatur (Chapman et al. 1998). Carbamazepin wid als Wirkstoff erster Wahl bei Gesichtsnervenneuralgien angegeben (Soyka et al. 1998).

Eine Übersichtsarbeit (1966–1994; 37 Publikationen, davon 20 auswertbar) ergab, dass Antikonvulsiva v. a. bei Trigeminusneuralgie, diabetischer Neuropathie und als Migräneprophylaxe effektiv sind (McQuay et al. 1995).

Valproat vs. Placebo ergibt keinen analgetischen Effekt (Übersichtsanalyse McQuay et al. 1995); zentralneuropathischer Schmerz nach Rückenmarkläsionen wurde durch Valproat nicht beeinflusst (kontrolliert DB Cross-over-Studie; Drewes et al. 1994).

Besondere Einsatzgebiete betreffen neurogene Schmerzen vom Typ Trigeminusneuralgie (Tic douloureux; Sweet 1986) sowie andere neurogene Schmerzen von brennendem Dysästhesiecharakter.

Der klinische Stellenwert der Antiepileptika in der Schmerzklinik ist aufgrund unzureichender Daten schwierig abzuschätzen.

In der Schmerzklinik einsetzbare Antiepileptika:

Wirkstoff   *Wirkmechanismus*
- Clobazam   BZ-R-Agonist
- Carbamazepin   spannungsabhängige Na⁺-Kanäle

Carbamazepin kann in einer TD von 200–1600 mg p.o. bei neuropathischen Schmerzen adjuvant eingesetzt werden (McQuay et al. 1995); bei postherpetischen Neuralgien (v. a. vom lanzinierenden Typ) beträgt die Einschleich-TD 150 mg p.o.; als UAW beachten: Müdigkeit, kutane Manifestationen, Schwindel, Sedation, Ataxie, Übelkeit, Leberfunktionsstörungen, Doppelbildersehen, Leukopenie, Thromobozytopenie, Kopfschmerzen.

Clonazepam

Clonazepam ist ein potentes Antikonvulsivum, das bei neuropathischen Schmerzzuständen in einer TD von 3–8 mg (TD, langsames Ein- und Ausschleichen!) eingesetzt werden kann; UAW sind Müdigkeit, Sedation, Ataxie.

- Dezinamid   Na-Kanal-Blocker
- Felbamat   Na-Kanal-Blocker
- Flunarizin   Ca-Kanal-Blocker
- Fosphenytoin   Prodrug für → Phenytoin
- Gabapentin   Strukturell mit GABA verwandt, Wirkmechanismus unbekannt
- Oxcarbazepin   wie Carbamazepine
- Lamotrigin   Na-Ionenkanalblocker (= präsynaptische Freisetzung von Glutamat und Aspartat gehemmt; in einer TD von bis 200 mg bei neuropathischen Schmerzen ohne Effekt, McCleane 1999)
- Levetiracetam spez. Rezeptorbindung?
- Midazolam*   BZ-R-Agonist
- Milacemid   Glycinsystem verstärkt
- MK-801   NMDA-Blocker

Phenytoin

TD : 300–500 mg bei neuropathischen Schmerzzuständen (Yajnik et al. 1992); UAW: kutane Manifestationen, Übelkeit, Müdigkeit, Ataxie, Leberfunktionsstörungen, Hirsutismus, Gingivahyperplasie; durch Bergouinan 1942 eingeführt.

- Progabid   GABA-System verstärkt
- Tiagabin   GABA-Uptake-Hemmer
- Topiramat   Na-Kanal-Hemmer, GABA-Wirkung ↑, Glutamathemmer
- Stiripentol   ?
- Valproat*   enzymatische GABA-Elimination ↓, enzymatische GABA-Produktion ↑
- Vigabatrin   hemmt GABA-Transaminase
- Zonisamid   Na⁺-Kanal-Blocker

Anmerkungen: Die mit * bezeichnete Wirkstoffe werden in der Schmerzpraxis eingesetzt.

Die Kombination von 2 Antikonvulsiva kann zu schweren Interaktionen führen (z. B. Lamotrigin + Carbamazepin = toxisches zerebelläres Syndrom). Die Gabe von Antikonvulsiva bei Langzeitgabe und im Kontext iatrogener Knochenmarkschädigung (Bestrahlung, Chemotherapie etc.) muss folgende UAW besonders beachten:
1. erhöhte Sedation,
2. hepatische Enzyminduktion/kompetition: bei Langzeitgabe Monitoring der Serumkonzentration notwendig,
3. UAW: Knochenmarkschädigung (Carbamazepine, Horowitz et al. 1992; Pellock 1987).

Antinozizeptiva: Phytotherapeutika, Naturstoffe

Wirkstoffe wie Morphin, Salizylsäure, Digoxin, Curare, Insulin, Penicillin etc. sind aus natürlich gewonnenen Präparaten isoliert worden, nachdem entsprechende empirische Erfahrungen Hinweise auf in Pflanze oder Tier vorhandene Wirkstoffe ergaben: ihre klinische Bedeutung haben sie dadurch erlangt, dass sie isoliert, analysiert, standardisiert und auf Wirkung, UAW, Toxizität etc. kontrolliert geprüft worden sind.

Einige Phytotherapeutika, wie das indische Jigrin, sind eigentliche »Phytopolypharmazeutika« und bestehen aus verschiedensten Pflanzengemischen. Jigrin induziert im Tierversuch eine signifikante antiphlogistische Wirkung (Irisch-Moos-Injektion in Pfoten; Karunakar et al. 1997).

Publikationen von empirischen, nicht kontrollierten Studien erwähnen die Gabe von Fumaria officinalis (Echter Erdrauch) bei Gallengangskoliken (Hentschel et al. 1995).

Das in der indischen Ayurveda bei rheumatischen Erkrankungen eingesetzte Phytotherapeutikum »Sandhika« zeigt im Tierversuch (s.c. Irisch-Moos-Injektion in Pfoten, exp. Baumwollpelletgranulom; Ratte) eine Verminderung des hepatischen Glutathiongehalts ohne Transaminasenerhöhung sowie eine Verminderung von Malondialdehyd, was nach Angabe der Autoren einem antioxidantisch-antientzündlichen → Scavenger-Effekt zuzuschreiben ist (Chaurasia et al. 1995). Das Pflanzenmittel Sho-Saiko-To (SST) induziert in Hepatozyten der Ratte in vitro die induzierbare → Nos bzw. eine erhöhte NO-Freisetzung, aber nur in Anwesenheit von → Interferon-γ sowie Interleukin-1 oder Lipopolysacchariden (Hattori et al. 1995). Honokiol und Magnolol sind aus der Magnolienrinde extrahierbare Substanzen mit antiemetischen und antiperoxidativen Eigenschaften. Ingwerextrakte habe antiemetische Eigenschaften. Alphitol ist eine aus der Baumrinde von Alphitonia zizyphoides isolierte phenolische Substanz mit einer aspirinähnlichen In-vitro-Hemmung der COX (Dunstan et al. 1998).

Entsprechend der zunehmenden Beliebtheit von Phytotherapeutika werden zunehmend Intoxikationsfälle und UAW beschrieben (5 Fallbeschreibungen akuter ZNS-Toxizität nach Passionsfruchtprodukten [Passiflora incarnata]; Solbakken et al. 1997).

Wasser- und Alkoholextrakte aus Blättern, Rinde oder Wurzeln (Rhizomen) von Baldrian, Rosmarin, Salbei, Veronic-Arten, Wegwarte (Zichorie), Magnolie etc. sind Gegenstand der Phytomedizinalforschung.

Phytotherapeutika werden oft in der Regel in nichtstandardisierter Form und in relativ unkontrollierter Art appliziert. Der Gehalt an pflanzlichen Inhaltsstoffen ist abhängig von der Saison, vom Anbaugebiet etc.

In Europa versucht die »European Scientific Cooperative on Phytotherapy« (ESCOP) die in Pflanzen vorkommenden Substanzen bzw. deren evtl. aktive Prinzipien zu identifizieren, klassieren und standardisieren ebenfalls publiziert die ESCOP entsprechende Monographien über Pflanzenwirkstoffe.

Teufelskralle (Harpagophyti radix)

Die südafrikanische Teufelskralle (Familie der Pedaliaceae) enthält u. a. die bitter schmeckenden Iridoide Harpagosid, Harpagid sowie andere offenbar auch aktive, schlecht beschriebene Substanzen. Teufelskrallenextrakte sind alte Hausmittel gegen Schmerzen und Entzündungen (Eichler u. Koch 1970). Die im Handel befindlichen Phytoextrakte unterscheiden sich hinsichtlich Gehalt an den verschiedenen Wirkstoffen.

Wasserlösliche Extrakte der Teufelskralle induzieren im Tierversuch dosisabhängig antiinflammatorische und analgetische Wirkungen (Lanhers et al. 1992, Baghdikian et al. 1997); die antiinflammatorische Wirkung konnte dagegen in hoher Dosierung bei arthritischen Patienten nicht nachgewiesen werden (Whitehouse et al. 1983).

Das Harpagophytumextrakt, insbesondere Harpagosid, soll das COX- sowie LIPOX-System hemmen; an gesunden Probanden, die tgl. 4-mal 500 mg Pulvis (enthaltend 3% Iridoide) während 21 Tagen zu sich nahmen, konnte jedoch kein Effekt auf die Blutprostaglandine nachgewiesen werden (Moussard et al. 1992). Harpagosid, extrahiert und isoliert aus Scrophulariaceae-Arten, hatte im Tierversuch nur einen minimalen antiphlogistischen Effekt (García et al. 1996).

Isländisch-Moos (Cetraria islandica)

Der Effekt von Lutschen von Isländisch-Moos-Pastillen (Cetraria islandica) wurde bei 61 Patienten nach Operation des Nasenseptums (sog. Mundatmer – wegen postop. Nasenpacking – mit hoher Inzidenz von Austrocknung der Mundschleimhaut mit konsekutiven Entzündungen) untersucht, wobei sich eine tgl. Gabe von 0,48 g (hier in der Form von in Deutschland handelsüblichen 10 Island-Moos-Lutscher) für die postoperativen Tage 1–5 offenbar vorteilhaft auswirkte (offene Studie, Kempe et al. 1997).

Ginsengwurzel: Ginsenoside: Ginsenosid-Rf

In der Ginsengwurzel finden sich Dutzende biologisch aktiver Saponine, sog. Ginsenoside. Das nur in Spuren darin vorkommende Ginsenosid-Rf, ein Kalziumionenblocker in sensorischen Neuronen, induziert dosisabhängig bei systemischer Gabe im Tierversuch einen antinozizeptiven Effekt (Maus; Essigsäure-writhing-Test; Spätphase-Formalin-Test), hatte aber keinen Effekt auf akuten Schmerz (Akutphase-Formalin-Test, thermischer »tail-flick-test« (49°C), »hot plate test«; Mogil et al. 1998).

Ginsengwurzel: Ginsenosid: Majonosid-R2

Das Ginsenosid Majonosid-R2 antagonisiert im Tierversuch partiell opioiderge, adrenerge und GABA-erge nozizeptive Wirkungen (Nguyen et al. 1998).

Toki-shakuyaku-san (TSS)

In einer Placebo-kontrollierten DB-Studie wurde während 2 Zyklen das chinesische Pflanzenpräparat bei Dysmenorrhö erfolgreich eingesetzt. Allerdings wurde Dysmenorrhö in dieser Studie a priori als Kombination von Energie-Defizienz Yin, Kälte und »stagniertem Blut« definiert (Kotani et al. 1997).

Melissa officinalis (Melisse, Melissenblätter, Zitronenkraut)

Melissenblätter enthalten 0,05–0,3% ätherische Öle, ca. 30% Citral, ca. 40% (+)-Citronellal, daneben Geraniol, Linalool, Tannine, nicht identifizierte Glykoside etc. Schon von → Theophrastus in seiner Pflanzenkunde erwähnt, wurde es in der Volksmedizin eingesetzt bei Insekten- und Skorpionstichen, systemisch als Spasmolytikum bei Intestinalkoliken, als Tokolytikum, Sedativum.

Melissaextrakte haben antimikrobielle, antivirale, proteinsynthesehemmende Eigenschaften, die beispielsweise bei Herpesinfektionen therapeutisch genutzt werden können (Kucera et al. 1967; Herrmann et al. 1967; Chlabicz u. Galasinski 1986; Dimitrova et al. 1993); standardisierte, placebokontrollierte Studien über die Wirksamkeit der einzelnen Wirkstoffe sind allerdings nicht vorhanden.

Pfefferminz

Pfefferminz (eine Mischung von Menthol und anderen volatilen Ölen), in der Volksmedizin gegen Blähungen und als Verdauungsmittel eingesetzt, ist u. a. beim »irritable bowel syndrome« indiziert (Rees et al. 1979; Dew et al. 1984; methodologisch angezweifelt durch Klein 1988; in Doppelblindstudie gegenüber Placebo allerdings nicht signifikant wirksam: Nash et at. 1986).

Die intestinale Instillation von Pfefferminzöl kann eine Motilitätsverminderung (Duthie 1981), aber auch schmerzvolle Spasmen (Rogers et al. 1988) induzieren. In-vitro-Versuche geben Hinweise für eine spasmolytische Wirkung auf glatte Muskulatur (Hawthorn et al. 1988; Hills u. Aaronson 1991).

Aus diesem Grund wurden emulsifizierte Pfefferminzlösungen als Instillationen bzw. Enema vor diagnostischen Eingriffen des Dickdarms (Koloskopie, Bariumeinläufe) eingesetzt mit entsprechend vermindertem Bedarf an i.v.-Spasmolytika (Leicester u. Hunt 1982; Jarvis et al. 1992; Sparks et al. 1995).

Die Wirkung von topisch appliziertem Pfefferminzöl (als ethanolische Lösung) allein und in Kombination mit Paracetamol wurde in einer klinischen Studie an 41 Patienten mit episodischen Kopfschmerzen vom Spannungstyp mit der systemischen Gabe von Paracetamol (1000 mg) allein und Placebo verglichen (Göbel et al. 1997). Von jedem Patienten wurden 4 Kopfschmerzereignisse über 15, 30, 45 und 60 min ausgewertet. Die drei Verumtherapien waren der Placebobehandlung signifikant überlegen, die Unterschiede zwischen den Verumbehandlungen erreichten jedoch keine statistische Signifikanz. Hieraus kann allerdings nicht auf eine vergleichbare Wirksamkeit geschlossen werden. Das Studienendesign und die Patientenzahl (power) waren nicht auf den Nachweis einer Äquivalenz ausgelegt. Weitere methodische Schwächen sind in der für eine sytemische Therapie (Vergleichsgruppe Paracetamol) viel zu kurzen Beobachtungszeit (üblich sind 4-6 Std.), den fehlenden Angaben zur Definition des primären Endpunktes, in der fehlenden Beschreibung der statistischen Verfahren unter Berücksichtigung der multiplen statistischen Testung und im nicht auszuschließenden Bias infolge unzureichender Verblindung des Pfefferminzöls begründet. Die Studie besitzt somit lediglich den Charakter einer explorativ, deskriptiv aus- und zu bewertenden Pilotstudie, so dass der konformatorische Nachweis der Wirksamkeit von topisch appliziertem Pefferminzöl zur Behandlung des episodischen Kopfschmerzes vom Spannungstyp noch zu erbringen ist. An dieser Stelle sei auf die Guidelines der International Headache Society für klinische Studien in den Indikationen Migräne (IHS Committee on Clinical Trials 1991) und Kopfschmerz vom Spannungstyp (IHS Committee on Clinical Trials 1995) sowie die weitere einschlägige Literatur (Altman 1997, FDA-Guideline 1990; Schoenen 1997) verwiesen.

Literatur

Altman DG (1997): General Principles of Outcome Measures and Analysis in Clinical Trials. In: Olesen J & Telft-Hansen P (eds.): Headache Treatment: Trial Methodology and New Drugs. Lippincott-Raven Publishers, Philadelphia pp. 27–33.

Göbel H, Heinze A, Dworschak M, Lurch A, Fresenius J (1997): Oleum Menthae Piperitae Reduces the Symptoms of Tension-Type Headache and Its Efficacy Does Not Differ from That of Acetaminophen. In: Olesen J & Telft-Hansen P (eds.): Headache Treatment: Trial Methodology and New Drugs. Lippincott-Raven Publishers, Philadelphia pp. 169–174.

Group for Analgesic Drugs (1990): Guidelines for the clinical evaluation of analgesic drugs. Rockville, MD: Center for Drug Evaluation and Research. US Food and Drug Administration.

International Headache Society Committee on Clinical trials (1991): Guidelines for controlled clinical trials of drugs in migraine. Cephalalgia 11:1–12.

International Headache Society Committee on Clinical trials (1995): Guidelines for controlled clinical trials of drugs in tension-type headache. Cephalalgia 15:165–179.

Schoenen J (1997): Guidelines for Trials of Drug Treatments in Tension-Type Headache. In: Olesen J & Telft-Hansen P (eds.): Headache Treatment: Trial Methodology and New Drugs. Lippincott-Raven Publishers, Philadelphia pp. 135–143.

Antinozizeptiva: Vitamine

Ältere, offene, nichtkontrollierte, mitteleuropäische Studien erwähnen den positiven Einsatz von Vitaminen, allein oder in Kombinationspräparaten, bei diversen Schmerzzuständen (v. a. muskuloskeletale Schmerzen etc.) (Kunt 1978; Feldmann u. Mund-Hoym, Palicki 1970; Schneider 1971).

Es gibt 2 randomisierte DB-Studien über den Einsatz von Vitamin-B-Komplexen bei diabetogenen neuropathischen Schmerzen sowie bei Wirbelsäulen-Syndromen, die in in einem Buch publiziert wurden (s. auch: Übersichtsarbeit von Jurna 1998).

Die hochdosierte Gabe von Vitamin B_6 ist neurotoxisch.

Die Vitamine B_1 (Thiamin), B_6 (Pyridoxin) und B_{12} (Cobalamin) induzieren im Tierversuch eine antinozizeptive·Wirkung (Writhingtest: Leuschner 1992; intrathekale Gabe: Fu et al. 1988; supraspinal-thalamische Schmerzmodulation; Jurna et al. 1990; Bartoszyk u. Wild 1989: Potenzierung von Diclofenac in Bezug auf Hyperalgesiephase nach tierexp. Entzündung), wobei die Hypothese eines antioxidativen Effekts sowie einer Modulation der zentralen Serotoninrezeptoren aufgeworfen wird (Bermond 1989; Dakshinamurti et al. 1990).

Bei Probanden wurden in einer placebokontrollierten, Cross-over-DB-Studie der Effekt einer mehrtägigen Gabe der Vitamine B_1-, B_6-, B_{12}-Kombination (Thiamindiphosphat 100 mg, Pyridoxinhydrochlorid 200 mg sowie Cyanocobalamin 20 µg p.o.) untersucht in Bezug auf Verstärkung des antinozizeptiven Effekts (gemessen an Schmerz-Ratings, EEG-Potentialmessungen [→ δ-Wellen bzw. Power], Messungen der Plasmakonzentrationen der eingesetzten Wirkstoffe) von 50 mg Diclofenac bei experimentellen Schmerzreizen (elektrische subkutanen Pulsschläge von 20 ms Dauer bei 38 gesunden Probanden). Diclofenac induzierte gegenüber Placebogabe erwartungsgemäss einen antinozizeptiven Schutz nach einer Latenz von mind. 100 Minuten. Trotz gegenüber Ausgangslage signifikant erhöhten Vitaminserumkonzentration konnte kein Effekt in Bezug auf die Diclofenacwirkung festgestellt werden (Bromm et al. 1995).

Aufgrund unzureichender Daten aus Forschung und Klinik ist es nicht möglich, den Stellenwert von Vitamingabe allein oder in Kombination in der Schmerzpraxis zu bestimmen.

Antinozizeptiva: Immunomodulatoren

Funktionsachse Hypothalamus-Hypophyse-Nebenniere: CRH-R-Agonisten, CRH-R-Antagonisten

Zwischen dem Immunsystem und der Funktionsachse HHN besteht ein Dialog (s. Buch K). Bei Entzündungen wird zentral über Zytokine die Freisetzung von CRH stimuliert. In entzündeten Geweben kann eine erhöhte Konzentration von CRH nachgewiesen werden: Immunzellen (insbesondere Mastzellen), aber auch postganglionäre sympathische Nervenfasern sowie das C-Fasersystem sind fähig, CRH zu synthetisieren und CRH-Rezeptoren zu exprimieren. Die neue, nichtpeptiderge Substanz Antalarmin ist ein CRH-1-Rezeptorenantagonist.

Neuere Wege zur Unterdrückung von Entzündungen oder Entzündungszellen (z.B. Mastzellen) sind die Applikation von spezifischen Antikörpern zu Immunglobulinen mit dem Resultat einer Verbindung von AK mit entsprechendem freien Immunoglobulin, sodass das Immunoglobulin vom Zielrezeptoren nicht mehr erkannt wird oder dort nicht mehr andocken kann (z.B. Anti-IgE-AK bei Asthma bronchiale; Milgrom et al. 1999).

Systemische Enzymkombinationstherapie

Die Gabe von oralen oder rektalen proteolytischen Enzymkombinationen ist in Deutschland seit über 35 Jahren, anfänglich v. a. bei naturheilkundlich orientierten Ärzten, bekannt. Nach Resorption der intakten, aktiven Enzyme aus dem Magen-Darm-Trakt interagieren die Proteasen mit den endogen vorkommenden Serumantiproteinasen (Gardner u. Steffens 1995; Kabacoff et al. 1963; Matthews 1977, 1992; Moriwaki et al. 1974, 1974; Moriya et al. 1967). Deren wichtigste Vertreter sind das α_1-Antitrypsin (AAT) und das α_2-Makroglobulin, die wahrscheinlich auch Steuer- und Transportmolekülfunktionen für verschiedene, in der Immunreaktion entscheidende Zytokine (TNF, Interleukin-2, Interleukin-1β, Interleukin-6 und Interferon) wahrnehmen (James 1980, 1990; LaMarre et al. 1991). Man nimmt an, dass mit der Bindung an Antiproteinasen eine Veränderung der enzymatischen Aktivität hinsichtlich der Substratspezifität und -affinität stattfindet. Oral applizierte Enzyme verändern die hydrolytische Serumaktivität, den Zytokinhaushalt sowie Effekte auf verschiedene Immunzellpopulationen (v. a. Makrophagen; Adams u. Hamilton 1988; James 1990; Lamarre et al. 1991). Die putativen Hauptmechanismen der Enzymtherapie sind die Steigerung der hydrolytischen Serumaktivität (Kleine u. Kunze 1993), der fibrinolytischen Aktivität (Ernst 1ll3, 1994; Guggenbichler 1988; Trevani et al. 1994), der antiödematöse und antiphlogistische Effekt (Baumüller 1994; Doenicke u. Hoernecke 1993; Kleine u. Pabst 1988; Arbeiten von Rahn; Ziegler 1994).

Immunmechanismen

Leskovar u. Desser wiesen *in vitro* und z. T. *ex vivo* nach, dass die Gabe proteolytischer Enzyme die Aktivität von Makrophagen und NK-Zellen bis zu 700% vom Aus-

angswert steigert (Desser et al. 1993; Leskovar et al.
993). Die Aktivitätssteigerung kann im sog. Chrom-
eleased-Test nachgewiesen werden; sie äußert sich ferner in einer Induktion von TNF und Interleukinen
Desser et al. 1992; Desser u. Rehberger 1990). Proteoly-
ische Enzyme wie Bromelain, Chymotrypsin, Trypsin,
Amylase und Ficin sind offenbar in der Lage, über-
exprimierte Adhäsionsmolekülpopulationen down zu
regulieren (Garbin et al. 1994; Harrach et al. 1994; Mun-
zig et al. 1994; Jutila et al. 1991; Erdmann et al. 1994;
Rimpler 1990; Winkler u. Rimpler 1989; Winkler et al.
1992). Offenbar weisen Proteasen zu den multiplen
Adhäsionsmolekülen unterschiedliche Affinitäten auf,
sodass Enzymkombinationen sinnvoll sind (Uster et al.
1994; Rokitansky et al. 1993).

Kombinationsanalgetika

In Kombinationsanalgetika sind verschiedene analgetische und nichtanalgetische Wirkstoffe in einem fixen
Dosierungsverhältnis miteinander kombiniert. Das
Rationale für die fixe Kombination dieser Wirkstoffe im
Sinne einer polysymptomatischen Therapie des multidimensionalen Schmerzgeschehens ist sowohl empirisch als auch durch eine Vielzahl klinischer Studien
belegt. Die gegenüber den Monoanalgetika oftmals
überlegene Wirksamkeit und die hinsichtlich der dosisabhängigen Nebenwirkungen in vielen Fällen bessere
Verträglichkeit der Kombinationspräparate erklärt den
immer noch bedeutenden Anteil dieser Medikamente,
den diese sowohl bei den durch den Arzt verordneten
als auch bei den verschreibungsfrei erhältlichen Analgetika ausmachen.

Die Therapie mit Kombinationsanalgetika ist allerdings immer wieder Gegenstand kontroverser Diskussionen, sowohl innerhalb der Fachkreise als auch in der
Öffentlichkeit. Diese Diskussionen sind z. T. »derart
emotionalisiert und politisiert, dass die wissenschaftliche Bewertung der Fakten in einen Streit der vorgefass-
ten Meinungen gemündet ist. Die nach wie vor vorhandenen gravierenden Erkenntnislücken werden je nach
Bedarf subjektiv mit Hypothesen gefüllt, deren klinische Basis nahe Null und deren experimentelle Basis
weit von der Anwendung am Menschen entfernt ist«
(Fox 1995).

Um das Mißverständnis aufzuklären, dass in diesen
Arzneimittelkombinationen die verschiedenen arzneilich wirksamen Bestandteile mehr oder weniger beliebig kombiniert werden können, sei zunächst auf die
gesetzlichen Regularien für diese Arzneimittel verwiesen, die für alle fixen Kombinationspräparate und
damit auch für Kombinationsanalgetika gelten.

Für die Bewertung fixer Arzneimittelkombinationen
haben die Zulassungsbehörden in Europa und den USA
besondere Kriterien aufgestellt (Crout 1974; Arzneimittelprüfrichtlinien 1990; EG Richtlinie 83/571; IKS 1985).
Im Vordergrund der Betrachtung stehen dabei der therapeutische Nutzen, die Verträglichkeit und die Sicherheit der Arzneimittelkombination. Aus behördlicher
Sicht ist eine fixe Arzneimittelkombination dann als
sinnvoll und zweckmäßig zu betrachten, wenn

- jeder Wirkstoff einen Beitrag zur Wirkung oder
  Sicherheit leistet und die kombinierte Anwendung
  sich durch eine bessere Wirksamkeit oder eine höhere Sicherheit im Vergleich zu den Einzelsubstanzen
  auszeichnet,
- die Dosierung der einzelnen Wirkstoffe in der fixen
  Kombination für die angestrebte Wirkung der Arzneimittelkombination geeignet ist,
- die Wirkstoffe in ihrer Pharmakokinetik kompatibel
  sind und aus pharmakologischer und toxikologischer
  Sicht keine unerwünschten Kombinationseffekte
  erwarten lassen,
- Unbedenklichkeit, Verträglichkeit und Sicherheit
  gegeben sind. Hierbei sind die Vorteile wie z. B. die im
  Vergleich zu den Monosubstanzen niedrigere Dosierung und das damit geringere Risiko dosisabhängiger
  unerwünschter Arzneimittelwirkungen gegenüber
  möglichen Nachteilen, wie einer Summation der
  dosisunabhängigen, unerwünschten Wirkungen der
  Kombinationspartner, abzuwägen,
- in der Nutzen-Risiko-Abwägung die Therapie bei
  kombinierter Anwendung im Vergleich zu den Mono-
  therapien günstiger ausfällt.

Für eine positive Beurteilung einer fixen Arzneimittelkombination kann die Erfüllung bereits nur eines der
Kriterien zur Wirksamkeit oder Verträglichkeit ausreichend sein. Weitere Kriterien wie beispielsweise ein
breiteres Wirkungsspektrum des Kombinationspräparates im Vergleich zu einer Monotherapie oder eine The-
rapievereinfachung und verbesserte Patientencompliance durch die Einnahme eines Kombinationsarzneimit-
tels gegenüber mehreren Mono-Gaben können ebenfalls
zu einer positiven Bewertung eines Kombinationspräparates führen. Gemäß der neuen CPMP-Guideline
ist die Verbesserung der Patientencompliance bei ver-
schreibungsfreien Präparaten bereits für eine positive
Bewertung ausreichend (Feiden-CPMP-Guideline 1996).

In der Schmerztherapie werden im wesentlichen folgende arzneilich wirksamen Bestandteile fix kombiniert:

- antipyretisches Analgetikum + Coffein,
- antipyretisches Analgetikum + Codein,
- antipyretisches Analgetikum + Vitamin(e),
- antipyretisches Analgetikum + Opioid,
- saures antipyretisches Analgetikum + nichtsaures
  antipyretisches Analgetikum,

– saures antipyretisches Analgetikum + nichtsaures antipyretisches Analgetikum + Coffein,

– saures antipyretisches Analgetikum + nichtsaures antipyretisches Analgetikum + Vitamin,

– saures antipyretisches Analgetikum + nichtsaures antipyretisches Analgetikum + Coffein + Codein,

– antipyretisches Analgetikum + Ergotamin/DHE,

– antipyretisches Analgetikum + Ergotamin/DHE + Barbiturat,

– antipyretisches Analgetikum + Ergotamin/DHE + Barbiturat + Codein,

– antipyretisches Analgetikum + Ergotamin/DHE + Barbiturat + Codein + Coffein,

– antipyretisches Analgetikum + Spasmolytikum,

– antipyretisches Analgetikum + Antiemetikum.

Jedes Kombinationsanalgetikum muss folglich auf der Basis der vorliegenden pharmakologisch-toxischen und klinischen Daten gegebenenfalls unter Berücksichtigung seines Verschreibungsstatus (verschreibungsfrei oder verschreibungspflichtig) differenziert gewürdigt werden. Dieser Aufgabe hatten sich beispielsweise die wissenschaftlichen Aufbereitungskommissionen beim ehemaligen deutschen Bundesgesundheitsamt (BGA) im Rahmen des gesetzlichen Nachzulassungsverfahrens angenommen und eine größere Anzahl von Monographien zu fixen Analgetikakombinationen erarbeitet.

Die Therapie mit Kombinationsanalgetika ist nicht unumstritten. Ihre Kritiker führen im wesentlichen folgende Kritikpunkte an:

– die Kombinationspartner wiesen zu große Unterschiede in ihrer Pharmakokinetik auf;

– durch die fixe Kombination würde das toxikologische Profil gegenüber den Monosubstanzen verschlechtert;

– Kombinationsanalgetika besäßen ein besonderes nephrotoxisches Risiko für die Entwicklung einer terminalen Niereninsuffizienz;

– durch die Kombination mit Coffein würde der nichtbestimmungsgemäße Mehrgebrauch gefördert;

– Kombinationsanalgetika seien im besonderen Maße für die Entwicklung von medikamenteninduzierten Kopfschmerzen verantwortlich;

– die durch Kombinationsanalgetika zu erzielende bessere analgetische Wirkung sei – soweit überhaupt vorhanden – gegenüber dem analgetischen Effekt der Monoanalgetika klinisch nicht relevant.

Auch für diese Diskussion gilt, dass die einzelnen Fragen für die unterschiedlichen Analgetikakombinationen auf der Basis adäquater wissenschaftlicher Daten differenziert zu analysieren und zu bewerten sind. Es ist also durchaus möglich, dass ein bestimmtes Kombinationspräparat nach heutiger Erkenntnislage als ungeeignet oder obsolet zu beurteilen ist, wohingegen ein anderes sehr wohl eine positive Nutzen-Risiko-Beurteilung aufweist und eine Bereicherung der Schmerztherapie darstellt.

Kombinationsanalgetikum: Acetylsalicylsäure + Paracetamol + Coffein

Beispielhaft für den Kombinationstyp saures antipyretisches Analgetikum + nichtsaures antipyretisches Analgetikum + Coffein sei an dieser Stelle eines der weltweit am häufigsten verwendeten Kombinationsanalgetika, nämlich die fixe Kombination von Acetylsalicylsäure, Paracetamol und Coffein (z. B. Thomapyrin Schmerztabletten), angeführt.

Pharmakokinetik

Die Kombinationspartner → Acetylsalicylsäure (ASS), → Paracetamol und → Coffein stimmen hinsichtlich der wichtigsten pharmakokinetischen Kenndaten (Zeitpunkt maximaler Plasmakonzentration, Proteinbindung, Metabolisierung, Elimination) weitgehend überein und sind somit für eine fixe Kombination geeignet.

In einer humanpharmakologischen Studie wurden die ASS-Blutspiegel nach Einzelgaben von ASS (650 mg) bzw. der kombinierten Gabe von ASS und Paracetamol (325 bzw. 650 mg) mit und ohne Coffein (65 bzw. 130 mg) verglichen. Bei allen ASS-Paracetamol-Kombinationen, mit und ohne Coffeinzusatz, waren die ASS-Werte im Vergleich zur alleinigen Gabe von ASS erhöht (Cotty et al. 1977).

In einer gemäß den Vorgaben der IKS durchgeführten humanpharmakologischen Studie wurden nach p.o. Applikation von zwei Tabletten eines fixen Kombinationspräparates (je Tablette: 250 mg Acetylsalicylsäure + 200 mg Paracetamol + 50 mg Coffein) die maximalen Plasmawerte an Gesamtsalicylaten nach ca. 1,7 h und eine Plasmaeliminationshalbwertszeit von ca. 3 h bestimmt; die entsprechenden Daten für Paracetamol betrugen 0,75 h und 2,8 h und für Coffein 0,65 und 5,3 h (Aicher u. Kraupp 1996). Diese Werte stimmen mit denen überein, die bei der Verabreichung der Monosubstanzen gefunden wurden.

In zwei weiteren Pharmakokinetikstudien zur Einmal- und Mehrfachgabe des gleichen Präparates wurde dieses mit anderen Formulierungen verglichen (Schmid et al. 1980, 1985). Dabei wurde die relative Bioverfügbarkeit der Wirkstoffe ASS und Paracetamol auf Sättigungsphänomene bei der Maximaldosierung von 3-mal 2 Tabletten pro Tag und der Einfluss von Coffein und ASS auf die Pharmakokinetik des Paracetamols an gesunden Probanden untersucht. Die ASS-Plasmaspiegel nach Einnahme eines Monopräparates ASS stimmten mit denen des Kombinationspräparates überein. Erwartungsgemäß erfolgte eine verzögerte Resorption von ASS aus den Tabletten, während die Bioverfügbarkeit der Salicylsäure aus Lösung und Tablette übereinstimmten. Für Paracetamol zeigten sich keine Unterschiede in der Plasma-AUC zwischen Monopräparat,

Kombinationspräparat und Kombinationslösung. Aus den Kombinationsformen wurde Paracetamol etwas verzögert resorbiert, die Plasmaspiegelmaxima verschoben sich von 0,25 auf 0,75 h. Bei einem Teil der Probanden wurde die Kinetik von Paracetamol und Salicylsäure nach der Mehrfachapplikation von 3-mal 2 Tabletten des Kombinationsanalgetikums mit den Ergebnissen nach einer Einmalapplikation von 2 Tabletten verglichen (Schmid et al. 1980). Die Kinetik von Paracetamol nach 3-facher Gabe stimmt gut mit den aus der Einmalgabe errechneten Werten und mit anderen Literaturwerten überein. Auch für die Salicylsäureplasmaspiegel stimmen die Werte mit den aus der Einmaldosierung errechneten Werten überein.

Aus den vorliegenden Pharmakokinetikstudien zur fixen Kombination von ASS, Paracetamol und Coffein lässt sich zusammenfassend feststellen, dass die wichtigsten pharmakokinetischen Parameter mit denen der Einzelsubstanzen gut übereinstimmen. Die Wirkstoffe werden rasch resorbiert, und ihre relative Bioverfügbarkeit ist hoch. Wie alle Enzymreaktionen sind die Metabolisierungswege bei hohen Dosen sättigbar. Die Kinetik der ASS folgt in einem Dosisbereich von 0,5–1 g einer Kinetik 1. Ordnung. Ein Abweichen von einer Kinetik 1. Ordnung bedeutet hohe individuelle Streuung der Blutspiegel, der Eliminationshalbwertszeiten und eine nicht ohne weiteres berechenbare Kumulation bei multipler Gabe. Ziel sollte es daher sein, diesen kritischen Dosisbereich nicht zu erreichen. Um die volle analgetische Wirkung zu erreichen, ist also ihre Kombination z. B. mit Paracetamol und Coffein sinnvoll. Der gewünschte therapeutische Effekt lässt sich so mit geringeren Mengen der Einzelsubstanzen erzielen und die ASS-Dosis bleibt unterhalb des Sättigungsbereiches (analoges gilt für Paracetamol).

Toxikologie

Zur Toxikologie der Einzelsubstanzen → Acetylsalicylsäure (ASS), → Paracetamol und → Coffein liegt umfangreiches wissenschaftliches Erkenntnismaterial vor. Da die akuten wie auch chronischen toxischen Wirkungen dieser drei Wirkstoffe sehr verschieden sind, ist eine additive oder gar überadditive Wirkung dieser Komponenten in der fixen Kombination von vornherein sehr unwahrscheinlich.

In einer umfangreichen chronischen Kombinationstoxizitätsstudie wurde die Kombination von ASS, Paracetamol und Coffein gegen eine Kombination von ASS und Paracetamol sowie gegen die Einzelkomponenten ASS und Paracetamol in pharmakologisch äquivalenten Dosen geprüft (Lehmann et al. 1996). Nach 6-monatiger Anwendung an 320 Tieren (40 Ratten/Gruppe) mit Dosen, die zu vielfach höheren Plasmaspiegeln führten als die, die bei therapeutischer Dosierung beim Menschen erreicht werden, zeigte sich, dass die Kombi-

nationen hinsichtlich der untersuchten hämatologischen, klinisch-chemischen und histologischen Parameter ebenso wie die Einzelsubstanzen eine nur geringe Toxizität aufweisen. Die chronische Anwendung der fixen Kombination von ASS, Paracetamol und Coffein zeigt im Tierexperiment im Vergleich zu den Einzelkomponenten keine spezifischen kombinationstoxikologischen Effekte.

Nephrotoxizität

Die Frage einer gegenüber den Einzelsubstanzen spezifischen Nephrotoxizität der Kombination von ASS, Paracetamol und Coffein wurde in der oben genannten Studie ebenfalls untersucht. Hierzu wurden die Nieren speziellen licht- und elektronenmikroskopischen Untersuchungen unterzogen (Lehmann et al. 1996). Das Fehlen pathologischer Nierenbefunde über das von den Einzelsubstanzen bekannte Ausmaß und Bild hinaus spricht gegen eine höhere Nephropathogenität der Kombination, auch unter den Gegebenheiten einer chronischen Überdosierung. Andere tierexperimentelle Untersuchungen zur Nephrotoxizität bei langandauernder Verabreichung von ASS, Paracetamol und Coffein, wie sie insbesondere von Nanra (Nanra u. Kincaid-Smith 1970; Nanra 1983) publiziert wurden, zeigen demgegenüber eine Zunahme der renalen Papillennekrosen. Hierzu ist allerdings anzumerken, dass in diesen Untersuchungen entweder noch zusätzliche Noxen, wie eine bewusste Dehydrierung in Verbindung mit einer massiven Überdosierung, und/oder für die Kombinationsanalgetika irrelevante Dosisverhältnisse gewählt worden waren, sodass bei allen untersuchten Substanzen und Kombinationen insgesamt relativ häufig diese Nekrosen auftraten. Eine Extrapolation dieser Daten auf den Menschen ist somit sehr problematisch und für eine Risikoabschätzung von nur sehr eingeschränktem Nutzen, wie selbst von Kritikern der Kombinationsanalgetika eingestanden wird (De Broe et al. 1996).

Andere Autoren weisen darauf hin, dass sich tierexperimentelle Befunde zur Nephrotoxizität grundsätzlich nicht auf den Menschen übertragen lassen (Michielsen u. De Schepper 1998; Schwarz et al. 1999) und verweisen auf die gravierenden Unterschiede in den physiologischen Mechanismen zwischen Tiermodellen und dem Menschen. So erwies sich im Rattenmodell Phenacetin im Gegensatz zur Salicylsäure als nicht nephrotoxisch. Beim Menschen hat aber eine großangelegte prospektive Studie über einen Zeitraum von 20 Jahren gezeigt, dass Phenacetin das relative Risiko zur Entwicklung einer chronisch interstitiellen Nephritis (»Phenacetin-Niere«, Spühler u. Zollinger 1953) erhöht (Dubach et al. 1991), wohingegen für ASS keine solche Risikoerhöhung zu beobachten ist. Die Grenzen der tierexperimentellen Befunde werden auch darin deutlich, dass es bei Ratten zwar zu einer Konzentration von Paracetamol in den Papillen kommt, eine Papillennekrose aber nur sehr schwer zu induzieren ist. Dies ist mit ASS demgegenüber leicht möglich, obwohl sich ASS in den Papillen nicht anreichert, und beim Menschen Papillennekrosen durch ASS nicht induziert werden.

Eine den Dosisverhältnissen der Fertigarzneimittel entsprechende Kombination von ASS, Paracetamol und Coffein wurde an Ratten untersucht (Engelhardt 1996). Eine Störung der Mikrozirkulation im Nierenmark kann durch eine Abnahme der vasodilatorisch wirksamen Prostaglandine induziert werden, wie sie von Cyclooxygenase-Inhibitoren, wie ASS oder anderen NSAR, verursacht werden können. Bestimmt wurde die renale Ausscheidung des Prostaglandin E_2 als Maß für eine Störung der Mikrozirkulation im Nierenmarkbereich. ASS induziert eine verringerte dosisabhängige renale Mikrozirkulation, Paracetamol beeinflusst die PGE_2-Ausscheidung nur unwesentlich, wohingegen Coffein die Verschlechterung der Mikrozirkulation durch ASS antagonisiert und somit einen potentiell nierenprotektiven Effekt aufweist. In einer human-pharmakologischen Untersuchung wurden die tierexperimentellen Befunde bestätigt (Aicher u. Kraupp 1996a; 1997). Nach dreitägiger Applikation von ASS (3-mal 500 mg/Tag) bzw. einer Kombination von ASS und Coffein (500 mg ASS + 100 mg Coffein 3-mal täglich) wurden die renale PGE_2- und die 6-keto-$PGF_{1\alpha}$-Ausscheidung verglichen. Die ASS-induzierte Reduktion in der PGE_2-Synthese in der Niere und die Verringerung der 6-keto- $PGF_{1\alpha}$-Ausscheidung wird durch Coffein teilweise anta gonisiert. Diese Befunde entsprechen hinsichtlich dieser Parameter auch denen des Menschen.

In einem Positionspapier sprach 1996 die National Kidney Foundation (NKF) der USA die Empfehlung aus, die »Verfügbarkeit« der verschreibungsfrei erhältlichen Kombinationsanlgetika, die mindestens zwei antipyretische Analgetika und zusätzlich Codein/Coffein enthalten, einzuschränken und sie der Rezeptpflicht zu unterstellen, da sie nach langjährigem gewohnheitsmäßigem Konsum ein erhöhtes Risiko für die Entwicklung eines terminalen Nierenversagens aufwiesen (Henrich et al. 1996). Dieser Empfehlung schlossen sich in der Folge auch verschiedene europäische Nephrologen und nephrologische Fachgesellschaften an (Hörl 1997; De Broè et al. 1996; De Broe u. Elsviers 1998; Schwarz et al. 1999). Zur Begründung der Empfehlung wird im wesentlichen auf die Ergebnisse mehrerer epidemiologischer Studien verwiesen und zwar auf sieben retrospektive Fall-Kontroll-Studien (McCredie et al. 1982; Murray et al. 1983; Sandler et al. 1989; Pommer et al. 1989; Morlans et al. 1990; Steenland et al. 1990; Perneger et al. 1994) und zwei prospektive Studien (Dubach et al. 1991; Elseviers u. De Broe 1995). Ebenso wird auf eine belgische Untersuchung verwiesen, die eine positi-

ve Korrelation zwischen den örtlichen Verkaufszahle für Kombinationspräparate und der Prävalenz de Analgetika-Nephropathie in den regionalen Dialyse und Transplantationszentren konstatiert (Elseviers u De Broe 1994). Die behördlich veranlasste Marktrück nahme der Kombinatonsanalgetika in Ländern wi Schweden und Australien hätte zu einem deutliche Rückgang der Analgetika-Nephropathie als Ursache fü eine terminale Niereninsuffizienz geführt, wohingeger mit dem isolierten Verbot von Phenacetin z. B. in Bel gien diese Wirkung nicht erreichbar gewesen sei (Henrich et al. 1996). Das Positionspapier der NKF wurde mehrfach kritisiert (Delzell u. Shapiro 1996; Lipton e al. 1996). Auch der neuesten Publikation im New England Journal of Medicine (De Broe u. Elseviers 1998) wurde mehrfach widersprochen (Michielsen u. De Schepper 1998; Aicher u. Baumeister 1998; Fox 1998).

Die vorliegenden epidemiologischen Studien und dabei insbesondere die retrospektiven Fall-Kontroll-Studien wurden wegen ihrer methodischen Schwachpunkte mehrfach kritisiert (Delzell u. Shapiro 1998; McLaughlin et al. 1998; Feinstein et al. 2000a). Da an dieser Stelle primär die fixe Kombination aus ASS, Paracetamol und Coffein von Interesse ist, können nur die Studien in eine Bewertung einfließen, die entsprechende Daten enthalten. Nur in drei der sieben Fall-Kontroll-Studien finden sich Daten zu nicht-phenacetinhaltigen Kombinationsanalgetika (Murray et al. 1983; Morlans et al. 1990; Pommer et al. 1989). In der prospektiven Studie von Dubach und Mitarbeitern sind ausdrücklich phenacetinhaltige Analgetika Gegenstand der Untersuchung und auch in der Kohorten-Studie von Elseviers und De Broe begann der Analgetika-Abusus aller Patienten zu einer Zeit, in der die angegebenen Kombinationsanalgetika noch Phenacetin enthielten (Delzell u. Shapiro 1998; McLaughlin et al. 1998; Schwarz et al. 1999).

In der Fall-Kontroll-Studie von Murray und Mitarbeitern zeigte sich kein erhöhtes relatives Risiko für die Entwicklung einer terminalen Niereninsuffizienz bei der regelmäßigen Einnahme von Analgetika, unabhängig davon, ob Monoanalgetika wie ASS oder Paracetamol oder Kombiantionsanalgetika (einschließlich phenacetinhaltige) wie beispielsweise ASS + Paracetamol, ASS + Phenacetin verwendet wurden (Murray et al. 1983). Daten speziell zu coffeinhaltigen Kombinationsanalgetika liegen aus dieser Studie nicht vor. Kritisiert wurden methodische Schwachpunkte dieser Studie, insbesondere das Vorliegen systematischer Fehler (Bias) wie einer Auswahlverzerrung (Selectionbias) und einer Verzerrung durch fehlerhafte Information (Informationbias) (Delzell u. Shapiro 1998; McLaughlin et al. 1998; Feinstein et al. 2000a).

In der Fall-Kontroll-Studie von Morlans et al. (1990) ergab sich ein leicht erhöhtes relatives Risiko für die Entwicklung einer terminalen Niereninsuffizienz bei einer regelmäßigen Verwendung von Analgetika von 2,89 (95%-Konfidenzintervall 1,78–4,68). Für die Dauer der regelmäßigen Verwendung ergab sich ein Trend eines höheren relativen Risikos, für die kumulative Dosis ergab sich allerdings kein monotoner Dosis-Effekt-Verlauf. Für phenacetinhaltige Kombinations-analgetika zeigte sich ein stark erhöhtes relatives Risiko von 19,05 (95%-Konfidenzintervall 2,31–157,4), während die nicht-phenacetinhaltigen Kombinationsanalgetika ein nur geringfügig erhöhtes RR von 2,80 (95%-Konfidenzintervall 1,07–7,33) aufweisen. Daten speziell zu coffeinhaltigen Kombinationsanalgetika liegen auch aus dieser Studie nicht vor. Auch diese Studie wurde aufgrund methodischer Schwachpunkte, wie dem Vorliegen eines Selectionbias, eines ungenügend kontrollierten »confounding by indication« (Unterscheidung zwischen einer durch die Exposition verursachten Erkrankung de novo gegenüber einer durch die Exposition induzierten Exazerbation einer bestehenden Grunderkrankung) sowie hinsichtlich der statistischen Methoden kritisiert (Delzell u. Shapiro 1998; McLaughlin et al. 1998).

Nur eine Fall-Kontroll-Studie untersuchte sowohl Monoanalgetika als auch Kombinationsanalgetika sowohl mit als auch ohne Phenacetin sowie coffeinhaltige und coffeinfreie Kombinationen (Pommer et al. 1989). Für Patienten, die kontinuierlich für mindestens ein Jahr (meist über viele Jahre) Analgetika einnahmen, zeigte sich ein erhöhtes relatives Risiko von RR = 2,44 (95%-Konfidenzintervall 1,77–3,39). Bei der regelmäßigen Einnahme von Monoanalgetika ergab sich ein RR = 1,56 (95%-Konfidenzintervall 0,81–3,01), bei der regelmäßigen Einnahme von Kombinationsanalgetika (einschließlich der phenacetinhaltigen) ergab sich ein RR = 2,65 (95%-Konfidenzintervall 1,91–3,67). Betrachtet man die einzelnen analgetischen Wirkstoffe in den Kombinationsanalgetika, zeigte sich für ASS und Paracetamol ein nicht-dosiskorreliertes, geringfügig erhöhtes relatives Risiko, für Phenacetin eine streng dosiskorrelierte, ausgeprägte Erhöhung des relativen Risikos. Vergleicht man die Werte für alle Kombinationsanalgetika (einschließlich der phenacetinhaltigen) mit denen für alle Kombinationsanalgetika (ohne die phenacetinhaltigen), so ergibt sich für alle Kombinationsanalgetika (einschließlich der phenacetinhaltigen) eine dosiskorrelierte Erhöhung des relativen Risikos, für die Kombinationen (ohne die phenacetinhaltigen) aber keine Erhöhung des relativen Risikos (der einzige erhöhte Wert in der höchsten Dosisgruppe beruht lediglich auf 6 Werten in der Fallgruppe im Vergleich zu 2 Werten bei den Kontrollen; d. h. Schlussfolgerungen sind aufgrund der sehr geringen Zahlen kaum möglich). Betrachtet man nun den Coffein-Bestandteil in den Kombinationsanalgetika, zeigt sich eine dosiskorrelierte, ausgeprägte Erhöhung des relativen Risikos. In dieser Auswertung wurde allerdings zwischen coffeinhaltigen Kombinati-

onsanalgetika mit Phenacetin und coffeinhaltigen Kombinationsanalgetika ohne Phenacetin nicht differenziert, sodass diese Erhöhung des relativen Risikos hinreichend durch den Phenacetin-Bestandteil erklärt werden kann. Diese Studie wurde hinsichtlich ihrer gravierenden methodischen Schwachpunkte mehrfach kritisiert (Delzell u. Shapiro 1998; McLaughlin et al. 1998) und u. a. auf die fehlende Verblindung der Interviewer hinsichtlich des Fall- oder Kontrollstatus und der damit verbundenen Gefahr eines »Interviewerbias« hingewiesen. Wie die anderen retrospektiven Fall-Kontroll-Studien ist auch diese Studie elementar von der Validität der mittels Eigenangaben der betroffenen Personen rückblickenden Rekonstruktion der tatsächlichen Expositionsbelastung abhängig, die gerade bei Analgetika missbrauchenden Patienten in vielen Fällen nicht gegeben ist (Schwarz et al. 1984; Schwarz et al. 1989; Delzell u. Shapiro 1996). Somit besteht zusätzlich auch die Gefahr eines »Recallbias«. Als besonders problematisch sind die Auswahl der Fälle mit weit fortgeschrittenen Nierenerkrankungen und das wesentliche Confounder (Störvariable), wie beispielsweise die zeitliche Abfolge (»time order«; d. h. die Exposition muss vor dem Beginn der beobachteten Erkrankung erfolgt sein) oder das »confounding by indication«, nicht kontrolliert worden (Delzell u. Shapiro 1998). Zusammenfassend ergibt sich aus den vorliegenden epidemiologischen Studien keine Evidenz, dass andere Analgetika als Phenacetin, weder Monoanalgetika noch Kombinationsanalgetika, chronische Nierenerkrankungen, einschließlich der terminalen Niereninsuffizienz, induzieren (Delzell u. Shapiro 1998, McLaughlin et al. 1998). Adäquate epidemiologische Studien liegen hierzu derzeit noch nicht vor (Delzell u. Shapiro 1998, McLaughlin et al. 1998; Schwarz et al. 1999).

In enger Abstimmung mit den Zulassungsbehörden von Deutschland (BfArM), Österreich (Bundesministerium für Gesundheit) und der Schweiz (IKS) faßte ein wissenschaftliches Gremium von international anerkannten Experten den Stand der wissenschaftlichen Erkenntnis wie folgt zusammen (Feinstein et al. 2000a):

1. Die epidemiologischen Studien lassen den Schluß nicht zu, dass die Verwendung phenacetin-freier Kombinationsanalgetika mit den behaupteten Nierenschäden in Zusammenhang stehen.

2. Bisher liegen nur wenige Untersuchungen zu diesem Thema vor, die zudem gravierende methodische Mängel aufweisen.

3. Die Kalzifizierung der Nierenpapillen ist – trotz gegenteiliger Behauptungen – nicht pathognomonisch für eine AN (Analgetika-Nephropathie).

4. Auch aus pharmakologischen Untersuchungen gibt es keine überzeugenden Befunde für die Behauptung, dass phenacetin-freie Kombinationsanalgetika für die Niere schädlicher seien als Monoanalgetika.

Als ein wesentliches Argument der Kritiker der Kombinationsanalgetika wurde wiederholt behauptet, dass in Australien nach dem Verbot der Kombinationsanalgetika die Analgetika-Nephropathie deutlich abnehme, wohingegen in Belgien nach dem isolierten Verbot von Phenacetin diese nur geringfügig rückläufig sei, was ein Indiz dafür sei, dass der Ersatz des Phenacetins durch Paracetamol dieses Problem nicht gelöst habe (Elseviers u. DeBroe 1994a, 1994b, 1995, 1996; Noels et al. 1995; Henrich et al. 1996; De Broe et al. 1996, 1998).

In Australien erfolgte der Austausch des Phenacetins in den Kombinationsanalgetika graduell ab 1967 und war 1977 abgeschlossen (Nanra 1993; Michielsen u. De Schepper 1996a). Zwei Jahre danach, 1979, erfolgte das Verbot der Kombinationsanalgetika. Da diese Maßnahmen fast gleichzeitig erfolgten und in Anbetracht einer Latenz von 15–30 Jahren für die Entwicklung einer Analgetika-Nephropathie, ist es unmöglich, den in Australien beobachteten kontinuierlichen Rückgang in der Inzidenz der Analgetika-Nephropathie einer dieser Maßnahmen (beispielsweise dem Verbot der Kombinationsanalgetika) zuzuordnen und die andere (das graduelle Verschwinden des Phenacetins in den Kombinationsanalgetika) nicht zu berücksichtigen (Michielsen u. De Schepper 1996a; Schwarz et al. 1999). In Belgien erging das Verbot von Phenacetin erst 10 Jahre später als in Australien, nämlich 1988. Der Ersatz des Phenacetins in den Kombinationsanalgetika begann in Belgien auf freiwilliger Basis bereits ab 1967 (Michielsen u. Schepper 1996a). Vergleicht man die Inzidenzen der Analgetika-Nephropathie bei Patienten zu Beginn ihrer Dialyse in Australien und Belgien im Zeitraum von 1970 bis 1994, zeigt sich – unter Berücksichtigung des um 10 Jahre späteren Phenacetin-Verbotes in Belgien – ein nahezu identischer Rückgang in den Inzidenzen beider Länder seit 1976 (Michielsen u. De Schepper 1998). Dieser Arbeit liegen die offiziellen Daten der EDTA-ERA – (European Dialysis and Transplantation Association- European Renal Association) und ANZDTA- (Australia and New Zealand Dialysis and Transplantation Association) Statistiken zugrunde.

Vergleicht man in Belgien die Region Flandern, in der das Phenacetin verboten, Kombinationsanalgetika aber frei verkäuflich sind, mit New South Wales in Australien, einem Bundesstaat in dem zwei Jahre nach dem Phenacetin auch die Kombinationsanalgetika vom Markt genommen wurden, zeigt sich, dass in beiden Regionen der Zeitverlauf sowohl für die altersspezifische Inzidenz der Analgetika-Nephropathie als auch der prozentuale Anteil der AN an den Patienten, die zur Dialyse zugelassen werden, vergleichbar sind (Michielsen & DeSchepper 2000). Diese Ergebnisse stützen also ebenfalls nicht die Hypothese, dass phenacetin-freie Kombinationsanalgetika eine nennenswerte Rolle im Hinblick auf die Analgetika-Nephropathie spielen. Das belgische Gesundheitsministerium revidierte im August 2000 (Royal Degree No. 20000226449 of 12 August 2000 – Moniteur belge / Belgisch Staatsblad) einen ein Jahr zuvor publizierten Minister-Erlaß, der eine Verschreibungspflicht für Kombinationsanalgetika vorgesehen hatte.

In einer anderen, oft zitierten Arbeit werden die Verhältnisse zwischen Schweden und Belgien verglichen, wobei wiederum ein Rückgang der Analgetika-Nephropathie in Schweden und ein fast unverändert großes Problem in Belgien konstatiert wurden (Noels et al. 1995). Die Autoren verglichen jedoch die Entwicklung der Prävalenz der Patienten mit einer Nierenersatztherapie in Belgien mit Daten zur Inzidenz von Schweden (Michielsen u. De Schepper 1996b). Trotz dieser gravierenden Schwäche wurde von der National Kidney Foundation (NKF) in ihrem Statement gerade auf diese Arbeit verwiesen (Henrich et al. 1996). Das NKF-Statement basiert desweiteren auf einer Untersuchung, in der die Verkaufszahlen der marktführenden Analgetika in einzelnen Regionen Belgiens für 1983 mit Prävalenz-Daten zur Analgetika-Nephropathie in den regionalen Dialyse- und Transplantationszentren für das Jahr 1990 korreliert wurden (Elseviers u. De Broe 1994). Die betrachteten Analgetika wurden in drei Gruppen – Monoanalgetika, Kombiantionsanalgetika mit einem analgetischen Wirkstoff und Kombinationsanalgetika mit mindestens zwei analgetischen Wirkstoffen und Coffein/Codein – zusammengefasst und die Korrelationskoeffizienten berechnet. Für Monoanalgetika und Kombinationsanalgetika mit nur einem analgetischen Wirkstoff ergab sich keine Korrelation, für die Kombinationsanalgetika mit mindestens zwei analgetischen Wirkstoffen jedoch ein signifikanter Korrelationskoeffizient von $Rs = 0{,}86$. Die Autoren leiteten daraus die Schlussfolgerung ab, dass die fixe Kombination von mindestens zwei antipyretischen Wirkstoffen mit Coffein/ Codein für die Entwicklung der beobachteten Analgetika-Nephropathien verantwortlich seien. Betrachtet man aber die Korrelationskoeffizienten für die einzelnen Kombinationsanalgetika mit mindestens zwei analgetischen Wirkstoffen und Coffein/Codein, ergab dieser für Perdolan, das bis 1967 Phenacetin enthielt, ein $Rs = 0{,}45$ ($p < 0{,}05$); für Witte Kruis, welches bis 1972 Phenacetin enthielt, ergab sich ein $Rs = 0{,}77$ ($p < 0{,}001$) und für Mann, welches bis 1981 Phenacetin enthielt, wurde ein $Rs = 0{,}88$ ($p < 0{,}001$) berechnet. Mit anderen Worten, das Ausmaß der Korrelation hängt von der Zeitdauer ab, in der die Präparate noch Phenacetin enthielten; je länger sie Phenacetin enthielten, desto größer die Korrelation (Michielsen u. De Schepper 1996c). Auf die Vernachlässigung des Phenacetins, der Marktanteil des Phenacetins betrug 1884 in Belgien mindestens 12% (Elseviers u. De Broe 1994), bei der Interpretation ihrer Daten und auf andere gravierende methodische Mängel wurde von mehreren Autoren hingewiesen (Repges 1994; Fox 1997; Feinstein et al. 2000a).

Im übrigen sei darauf hingewiesen, dass in Belgien weder heute noch in der Vergangenheit ein Kombinationsanalgetikum auf dem Markt war, welches die hier besonders interessierende Kombination von ASS, Paracetamol und Coffein enthielt. Das über viele Jahre in Belgien marktführende Kombinationspräparat Perdolan enthält zusätzlich noch Codein, sodass die Untersuchungen in Belgien generell nicht ohne weiteres z. B. auf Deutschland übertragbar sind. Dass das Phenacetin die eigentliche für die Analgetika-Nephropathie (richtiger wäre: Phenacetin-Nephropathie) verantwortliche Substanz darstellt, ist die eindeutige Feststellung, die Brunner und Selwood in ihrem offiziellen Report im Auftrag des EDTA-ERA Registry Committee treffen (Brunner u. Selwood 1994). Die Veränderungen in der Prävalenz und in der Altersverteilung der Analgetika-Nephropathie als Ursache für die Entwicklung einer terminalen Niereninsuffizienz wurde bei Patienten unter Nierenersatztherapie auf Basis der »EDTA-ERA Registry Files« analysiert. Verglichen wurden dabei die Jahre 1990 und 1981. Der Prozentsatz der Patienten mit Analgetika-Nephropathie ging fast in allen europäischen Ländern zurück, im Durchschnitt von 3 auf 2%. Die höchste Prävalenz bestand in der Schweiz, die allerdings auch den stärksten Rückgang von 28% 1981 auf 12% in 1990 aufwies. Im gleichen Zeitraum war eine Verschiebung in der Altersverteilung nach rechts zu beobachten. Der Median in der Altersverteilung zu Beginn einer Nierenersatztherapie stieg im europäischen Durchschnitt von 57 auf 63 Jahre. In der Schweiz wurde dies besonders deutlich. Der Anteil der Patienten in den Alterskohorten unter 55 Jahren ging in diesem Zeitraum auf weniger als 1/3 zurück; demgegenüber stieg er bei den Patienten von 65 Jahren und älter. Neuerkrankungen bei Patienten im Alter von 35 Jahren und jünger waren in der Schweiz nicht mehr zu verzeichnen. Die Autoren weisen darauf hin, dass das Phenacetin als Bestandteil der Kombinationsanalgetika in der Schweiz nur sehr langsam vom Markt verschwunden sei und noch in den späten 80er Jahren verfügbar war. In Dänemark, wo Phenacetin ab den frühen 60er Jahren in den OTC-Präparaten durch andere Wirkstoffe ersetzt wurde und nur noch in einigen verschreibungspflichtigen Präparaten bis 1984 erhältlich war, zeigte sich ein Rückgang in der Prävalenz vom höchsten Wert 1970 mit 14%, über 9% in 1980 auf nun 3% 1990. Dieser Vergleich lässt die Autoren zu dem Schluss kommen, dass »in etwa 10-20 Jahren die Analgetikanephropathie keine signifikante Ursache für die terminale Niereninsuffizienz in der Schweiz und anderen Ländern mehr sein wird, so wie es in Schweden 20 Jahre nach dem Verschwinden des Phenacetins bereits der Fall ist« (Brunner u. Selwood 1994).

Vergleichbare Ergebnisse wurden jüngst für die USA und Kanada publiziert (Gault u. Barrett 1998). In Kanada wurde Phenacetin 1970 aus einem marktführenden Kombinationspräparat, welches Phenacetin, ASS, Coffein und Codein enthielt, durch den pharmazeutischen Hersteller als freiwillige Maßnahme entfernt. Aufgrund regulatorischer Maßnahmen verschwand das Phenacetin 1972 aus allen am Markt befindlichen OTC-Kombinationen, wie beispielsweise den Kombinationen mit ASS. Seit 1986 sind alle Kombinationsanalgetika, die Paracetamol, ASS oder deren Derivate enthalten, in Kanada nicht mehr zugelassen. Laut dem Canadian Organ Replacement Register ging die Anzahl der Patienten mit terminalem Nierenversagen, die in eine Nierenersatztherapie mit der Diagnose Analgetikanephropathie einbezogen wurden, von durchschnittlich 14 in den Jahren 1981 bis 1983 auf durchschnittlich 9 in den Jahren 1993 bis 1995, also um 36%, zurück (Gault u. Barrett 1998). Bezogen auf eine Million Einwohner Kanadas verringerte sich die Rate von 0,59 auf 0,32, also um 46%. Betrachtet als Anteil an allen Fällen mit terminaler Niereninsuffizienz, verringerten sich die Anzahl der Patienten mit Analgetikanephropathie in diesem Zeitraum von 1,13% auf 0,31%, oder um 73%.

In den USA ist ein noch ausgeprägterer Rückgang der Analgetikanephropathie festzustellen. Laut US Renal Data System von 1997 ging der Anteil an Patienten mit Analgetikanephropathie als Ursache für ein terminales Nierenversagen zwischen 1991 und 1995 von 0,8% auf 0,1% zurück (Gault u. Barrett 1998). Dies ist deshalb besonders beachtenswert, da in den USA im Gegensatz zu Kanada Kombinationsanalgetika aus ASS, Paracetamol und Coffein als OTC-Analgetika seit vielen Jahren unter den marktführenden Präparaten am Markt sind.

Die Bewertung, dass coffeinhaltige, aber phenacetinfreie Kombinationsanalgetika bei einer langjährigen Anwendung in nicht bestimmungsgemäß hohen Dosen, wenn überhaupt, im Vergleich zu den Monoanalgetika kein erhöhtes nephrotoxisches Risiko aufweisen, wird in den jüngst erschienenen Beratungen mehrerer Expertengruppen klar bestätigt (Bach et al. 1998; Feinstein et al. 2000a).

Coffein in Kombinationsanalgetika

Beim Menschen erhöht → Coffein die Vigilanz, reduziert die psychomotorische Reaktionszeit, verlängert die Einschlaf- und Wachphase und beeinflusst positiv die intellektuelle Leistungsfähigkeit, sofern diese durch Müdigkeit eingeschränkt ist (Sawynok 1995; Sawynok et al. 1995). Die Mechanismen dieser Stimulation sind nur teilweise bekannt.

Die analgetische Wirkung des Coffeins wird u. a. durch die Antagonisierung des Adenosins, Interaktion mit den adrenergen Rezeptoren im ZNS und die Stimulation cholinerger Neurone erklärt (Sawynok 1995, Myers 1997; Ghelardini et al. 1997). Neueste Daten zeigen zudem, dass Coffein die Lipopoly-saccacharid-induzierte COX-2- und Prostaglandin-(PG)E$_2$-Synthese sowie die COX-2 Proteinbiosynthese in Microgliazellen hemmt (Fiebich et al. 2000). In zwei Placebo-kontrollierten, randomisierten Doppelblindstudien mit therapeutischen Dosierungen (65–300 mg) gezeigt werden (Camann et al. 1990; Ward et al. 1991). Die klinischen Studien, die die adjuvante Wirkungsverstärkung durch Coffein in Kombinationsanalgetika belegen, sind im Abschnitt »Klinische Belege für das Kombinationsrationale von ASS, Paracetamol und Coffein« ausführlich dargestellt.

Die psychotropen Effekte des Coffeins lassen es intuitiv plausibel erscheinen, dass diese Substanz als Bestandteil in Kombinationsanalgetika den über den bestimmungsgemäßen Gebrauch hinausgehenden Vielgebrauch induzieren oder unterhalten könnte. Diese Überlegung wurde von einer ganzen Reihe von Autoren aufgegriffen und zur Interpretation beispielsweise klinisch-nephrologischer Ergebnisse bzw. Daten zum Analgetikaverbrauch herangezogen (Murray 1978; Pommer et al. 1986; Baumgartner et al. 1989; De Broe et al. 1996; Glaeske 1996; Henrich et al. 1996; De Broe u. Elseviers 1998).

Die Behauptung, dass Coffein ein eigenständiges Missbrauchs- und Abhängigkeitspotential besitze, trifft aber nach heutigem Erkenntnisstand nicht zu und negiert das Ergebnis der Expertengruppe um Hughes, die im Rahmen der Vorbereitung des neuen DSM-IV (Diagnostic and Statistical Manual of Mental Disorders, 4th edn.) und des internationalen Diagnoseschlüssels ICD-10 (International Classification of Diseases, 10th edition) die gesamten zur Verfügung stehenden Daten analysierte (Hughes et al. 1992). Die Autoren empfahlen weder den »Coffein-Missbrauch« (caffeine abuse) noch die Coffein-Abhängigkeit (caffeine dependence) als Diagnose in das DSM-IV und den ICD-10 aufzunehmen. Angesichts der absehbaren Kontroversen treffen die Autoren in einem »final comment« die Feststellung: »This article was written in the belief that empirical data and established criteria for acceptance of disorders are better guides for such a decision than a priori beliefs or philosophical positions« (Hughes et al. 1992). Dieser Empfehlung wurde sowohl im DSM-IV wie auch im ICD-10 Folge geleistet und fand mit einem entsprechenden Hinweis auf diese Entscheidung auch Eingang in die erstklassigsten Standardwerke der Pharmakotherapie wie z. B. »*Goodman* u. *Gilman's The Pharmacological Basis of Therapeuthics*« (9th edn., 1996). Lediglich das »Coffeinentzugssyndrom« (»caffeine withdrawal«) stellt laut der Analyse von Hughes und Mitarbeitern eine eigenständige Diagnose gemäß den Kriterien von DSM-IV und ICD-10 dar, obwohl auch hier kein »Cravingverhalten« zu beobachten ist (Griffith u. Woodson 1988).

Ein Coffeinentzugssyndrom einschließlich der in der Symptomatik im Vordergrund stehenden Coffein-Entzugskopfschmerzen, die ihrerseits die andauernde Einnahme von coffeinhaltigen Kombinationsanalgetika induzieren könnten, lässt sich kurzfristig nur in hohen Dosen (ca. 1500 mg/Tag über 7–14 Tage) beim abrupten und vollständigen Absetzen jeglicher Einnahme von Coffein – einschließlich Lebens- und Genussmitteln – auslösen. Bei über Monate andauernder regelmäßiger Coffeinzufuhr kann das Entzugssyndrom nur ausgelöst werden, wenn die regelmäßige Tagesdosis von 300–400 mg Coffein überschritten wird (Griffith et al. 1986a, 1986b; Griffith u. Woodson 1988). Da das Entzugssyndrom im allgemeinen mit einer Latenz von 20–48 h, frühestens aber nach 12–24 h auftritt (Griffith u.Woodson 1988; Silverman et al 1992), wird einem solchen normalerweise durch den üblichen täglichen Coffeingenuss in Form von Lebens- und Genussmitteln vorgebeugt. Dies bestätigen auch die Ergebnisse eines in Abstimmung mit den Zulassungs-behörden von Deutschland, Österreich und der Schweiz gebildetes wissenschaftlichen Gremiums von internationalen Experten (Feinstein et al. 2000b). Es analysierte und bewertete jüngst die Frage, ob Coffein in Analgetika einem Mißbrauch dieser Arzneimittel Vorschub leistet. Folgende Schlußfolgerungen wurden auf der Basis der gesamten verfügbaren Daten gezogen:

In experimentellen Studien zeigte Coffein unter bestimmten Bedingungen zwar ein geringes Abhängigkeitspotential, doch wurde – wie erwähnt – in diesen experimentellen Auslaßexperimenten den Versuchspersonen jegliches Coffein, also auch in Lebensmitteln und Getränken, abrupt entzogen. Solchen Bedingungen sind Schmerzpatienten, die Analgetika einnehmen, im »realen Leben« aber nur in Ausnahmefällen ausgesetzt. Es sei deshalb äußerst unwahrscheinlich, dass Coffeinentzug einen nicht bestimmungsgemäßen Gebrauch (Mehr- oder Vielgebrauch) von Analgetika durch Schmerzpatienten stimuliert oder unterhält (Feinstein et al. 2000b).

Da eine Reihe von Coffein-Untersuchungen mit Kaffee oder coffein-haltigen Getränken durchgeführt wurden, ist zu berücksichtigen, dass der Geschmack des Kaffees bzw. der coffein-haltigen Getränke diese Wahlexperimente beeinflussen (Booth et al. 1992; French et al. 1994). Unter experimentellen Bedingungen wurde von den Versuchspersonen Coffein in Form von Getränken dem Coffein in Kapselform vorgezogen (Griffiths et al. 1989; Höfer et al. 1994); diese Präferenz wird in der Regel auch für Schmerzpatienten zutreffen. Bei der Interpretation der Coffein-Untersuchungen ist weiterhin anzumerken, dass in vielen dieser Studien die Versuchspersonen nicht wirklich »blind« waren, d.h. ihnen war bekannt, dass sie an einer »Coffein-Studie« teilnahmen. Hierdurch können, wie neueste Untersuchzngen zeigen, die Studienergebnisse beeinflußt und verzerrt werden (Dews et al. 1999)

Die Frage, ob ein Kombinationspräparat mit Coffein (100 mg) im Vergleich zum coffeinfreien Monopräparat, zu Coffein als Monopräparat und zu Placebo zu einer erhöhten Tabletteneinnahme hinsichtlich der Einzel- oder der Tagesdosis führte, wurde in drei klinischen Doppelblindstudien an insgesamt 2265 Schmerzpatienten geprüft (O'Brien 1996). Die Tabletteneinnahme wurde mittels eines Patiententagebuchs erfasst, wobei die in den USA für OTC-Analgetika übliche Einzeldosis von 2 Tabletten bzw. eine Tagesdosis von 6 Tabletten als Norm angenommen wurde. Verglichen wurde die Anzahl Patienten in den vier Behandlungsgruppen, die eine höhere Zahl von Tabletten pro Einzeldosis (>2) bzw. pro Tagesdosis (>6) eingenommen hatten. Aus den Studien ergaben sich keine Hinweise, dass Coffein zu einer erhöhten Tabletteneinnahme führt. Diese Ergebnisse stehen in Übereinstimmung mit einer repräsentativen Untersuchung des Gallup-Instituts in den USA (FDC-Report 1995). In dieser Untersuchung wurden 11000 Personen zu ihrer Verwendung von OTC-Analgetika im Jahr 1994 befragt. Dabei wurden alle in den USA am Markt befindlichen OTC-Analgetika an Hand ihrer Warenzeichen erfasst. Es zeigte sich, dass ein coffeinhaltiges Kombinationsanalgetikum aus ASS, Paracetamol und Coffein (in den USA wie beispielsweise in Deutschland ein marktführendes Präparat) nicht häufiger oder in höheren Dosierungen angewandt wurde als Monoanalgetika. Selbst bei der Betrachtung der Untergruppe von Personen, die überdurchschnittlich häufig Analgetika einnahmen, war kein Unterschied in der Verwendung von coffeinhaltigen Kombinationspräparaten und den Monopräparaten (Paracetamol, Ibuprofen oder ASS) vorhanden.

Auch die beim früheren deutschen BGA (heute BfArM) zuständige Aufbereitungskommission B3 Neurologie/Psychiatrie kommt in ihren Monographien zu ASS und Paracetamol in ihrer Kombination mit Coffein zu dem Ergebnis: »Es gibt keine Evidenz, dass ein mögliches Abhängigkeitspotential von Analgetika, wie ASS (und Paracetamol), durch Coffein erhöht wird« (BGA 1988; BGA 1994).

Antipyretische Analgetika und auch das Coffein sind pharmakologisch und klinisch keine den Missbrauch oder die Abhängigkeit induzierenden oder unterhaltenden Substanzen. Davon zu unterscheiden ist die mißbräuchliche Verwendung von coffeinhaltigen Analgetika durch Abuser, die keinen kausalen Zusammenhang zwischen Coffein und Missbrauch begründet (Fox 1988). Eine große Zahl von Publikationen, in denen eine mißbräuchliche Verwendung von Analgetika beschrieben wird, stammt aus einer Zeit, in der Phenacetin ein Hauptbestandteil der Kombinationsanalgetika war, diese aber meist auch Coffein enthielten (z.B. Kielholz 1954, 1957; Grimlund 1963; Gault et al. 1968a, 1968b; Murray 1973; Ladewig 1986; 1993). Eine detaillierte Analyse dieser und weiterer Daten zeigt (Feinstein et al. 2000b),

dass diese phenacetin- und coffeinhaltigen Kombinationsanalgetika ausschließlich als Pulver-Zubereitungen in Schweden, England, Australien und der Schweiz mißbräuchlich verwendet wurden. Die betroffenen Patienten beschrieben die Wirkung dieser Analgetika-Pulver folgendermaßen: »they give me a lift«, »an Askit is heaven, doctor«, die Verwandten dieser Patienten urteilten: »she seems to need them«, »she's an addict«, »she's doped silly with Askit«. Diese Kasuistiken erfüllen die Kriterien eines Abhängigkeits-Syndroms nach ICD-10 (»a strong desire to take the drug, difficulties in controlling its use, and higher priority given to drug use than other activities and obligations«). Dieses »dependence behavior« wird bei Coffein-haltigen aber phenacetin-freien Analgetika nicht beobachtet (Griffiths & Mumford 1995; Hughes et al. 1992; Ladewig & Schroeter 1990). Obwohl durch Coffein verschiedene Hirnbereiche stimuliert werden (Fredholm et al. 1999), tritt das für das Phenacetin beschriebene zwanghafte »drug use behavior« unter Coffein nicht auf (Feinstein et al. 2000b). Beim Phenacetin korreliert dies anscheinend mit dem Erreichen hoher Blutplasmaspiegel, die – in Abhängigkeit von der Körngröße – nur bei der Verwendung von Pulver-Zubereitungen, nicht aber (aufgrund der langsameren Absorption) bei Anwendung von Tabletten erreicht werden (Prescott 1970). Bei der Diskussion des Analgetikamißbrauchs wurde diese Besonderheit des Phenacetins bisher kaum berücksichtigt.

Dass überwiegend oder ausschließlich coffeinhaltige Kombinationsanalgetika mißbraucht würden, wurde mehrfach publiziert (z.B. Wörz 1975, 1983). Aus den Angaben der Patienten ergibt sich neben dem Phenacetin noch ein weiterer Aspekt. In vielen Fällen enthielten die mißbrauchten Präparate neben den analgetischen Wirkstoffen und Coffein auch Barbiturate, deren Abhängigkeitspotential bekannt ist. So enthielten z.B. in Belgien von den 6 am häufigsten eingenommenen coffeinhaltigen Kombinationspräparaten 5 Barbiturate und 5 Codein (Elseviers 1994). Von Abusern werden Mono- wie Kombinationspräparate missbraucht. In einer Untersuchung von 46 Patienten mit medikamenteninduzierten Dauerkopfschmerzen missbrauchten 29 Patienten Präparate, die kein Ergotamin enthielten; davon missbrauchten 10 Patienten Präparate, die ausschließlich Monoanalgetika (ASS oder Paracetamol), 19 Patienten Präparate, die Coffein und/oder Codein enthielten, die übrigen 17 Patienten ergotaminhaltige Präparate (Hering u. Steiner 1991). Auch in anderen Studien missbrauchte ein beachtlicher Anteil der untersuchten Patienten ausschließlich Monoanalgetika, insbesondere ASS (Kudrow 1982, Rapoport 1988; Michultka et al. 1989). Aufschlussreich ist in diesem Zusammenhang auch die Beobachtung im Verlauf einer prospektiven epidemiologischen Studie, dass zu Beginn der Studie 12 der Patienten Monoanalgetika missbrauchten (davon 10 in der Vergangenheit auch Kombinationsanalgetika missbrauchten) und 15 Patienten im Verlauf der Studie vom Missbrauch von Kombinatiosanalgetika zum Missbrauch von Monoanalgetika wechselten (Elseviers u. De Broe 1995). In der »Klassifikation für Kopfschmerzerkrankungen, Kopfneuralgien und Gesichtsschmerz« der IHS (International Headache Society) sind deshalb in der Gruppe 8 »Kopfschmerz durch Einwirkung von Substanzen oder deren Entzug« in der Untergruppe 8.2. »Kopfschmerz bei chronischer Substanzeinwirkung« als diagnostische Kriterien für den »Analgetikakopfschmerz« (8.2.2) wie folgt definiert (IHS 1988):

1. Mindestens 50 g ASS pro Monat oder das Äquivalent eines anderen vergleichbaren Analgetikums.
2. Mindestens 100 Tabletten eines Kombinationspräparates mit Barbituraten oder anderen nichtnarkotischen 3. Verbindungen pro Monat.
3. Ein oder mehrere narkotische Analgetika.

Die Polytoxikomanie der Patienten und insbesondere der Alkoholismus bleiben, trotz ihrer wesentlichen Bedeutung in diesem Kontext, bei der Diskussion des Analgetika-Missbrauchs oft unberücksichtigt, obwohl gerade die Alkoholkrankheit zwangsläufig zu einer hohen Analgetikaeinnahmefrequenz führt, um den Alkohol-Kopfschmerz bzw. den Alkohol-Entzugs-Kopfschmerz zu behandeln (Fox 1988). Fox weist deshalb darauf hin, dass »die Gründe für den Analgetika-Missbrauch vielfältig und am wenigsten in den Analgetika selbst zu suchen sind« (Fox 1988). »Wir brauchen nicht die Schuldzuweisungen an Arzneimittel, die pharmakologisch keine missbrauchstimulierenden Substanzen sind (das gilt auch für Coffein), weil dies als Problemlösung zu kurz greift, sondern wir brauchen umfassende und verbesserte Behandlungsstrategien gegen die Überforderung vieler Frauen. Der Missbrauch geht von der individuellen (Krankheits-)Situation des Patienten und nicht von den Analgetika aus« (Fox 1997).

Medikamenteninduzierte Kopfschmerzen

Medikamenteninduzierte Kopfschmerzen stellen in der Migräne- und Kopfschmerztherapie ein ernstes Problem dar. Es handelt sich dabei um einen diffusen, dumpf-drückenden Dauerkopfschmerz ohne Attackencharakter und ohne die typischen Begleitsymptome einer Migräne, der sich durch die tägliche oder fast tägliche Einnahme von Migränemitteln oder Analgetika entwickeln kann. In der Kopfschmerzklassifikation der International Headache Society finden sich die verschiedenen Unterformen, wie z. B. der Ergotaminkopfschmerz, der Ergotaminentzugskopfschmerz, der Analgetikakopfschmerz usw. aufgelistet (IHS 1988). Die Vermutung, dass nur die langandauernde Einnahme von Ergotamin-Präparaten zu medikamenteninduzierte Kopfschmerzen führe, ist der Erkenntnis gewichen, da potentiell alle Präparate, die Migränemittel oder Ana getika enthalten, zu dieser Kopfschmerzform führe könnten.

Bei 54 Patienten mit medikamenteninduzierte Kopfschmerzen wurde untersucht, welche Wirkstof die Präparate enthielten, die sie vor der Entwicklun dieser Kopfschmerzform eingenommen hatten (Baum gartner et al. 1989). Da alle Patienten wenigstens ei Präparat einnahmen, welches Coffein enthielt, ca. 63° ein Barbiturat-haltiges und ca. 26% ein Codein-halt ges, zogen die Autoren daraus den Schluss, dass dies Substanzen (Coffein, Barbiturate und Codein) in di Entwicklung von medikamenteninduzierten Kopf schmerzen involviert seien, zudem diese Substanze für die Entwicklung einer psychischen Abhängigke am ehesten verantwortlich seien. Allerdings enthielte 80% der von den Patienten eingenommenen Präparat Ergotamin. Da von den Autoren als Datenbasis di Wirkstoffe und nicht die unterschiedlich zusammenge setzten Fertigarzneimittel betrachtet wurden, ist dies Untersuchung nicht geeignet, zwischen den einzelne Präparaten zu differenzieren. So bleibt unklar, ob be den 20% der Patienten, die keine ergotaminhaltige Präparate einnahmen, in der Medikation neben den Coffein andere Wirkstoffe wie Barbiturate, Codein u. a enthalten waren. Wissenschaftlich ist es deshalb nich haltbar, aufgrund dieser Untersuchung dem Coffeinan teil in Kombinationsanalgetika isoliert eine kausal Rolle bei der Entwicklung von medikamenteninduzier ten Kopfschmerzen zuzuschreiben (Haag 1998). In sei ner methodenkritischen Arbeit weist der Autor zuden darauf hin, dass die Patienten im Mittel 38,8 ± 22, Tabletten oder Suppositorien pro Woche einnahmen wobei es sich im Schnitt um 2,5 verschiedene Präparat handelte. Die synchrone Einnahme verschiedener Anal getika, sowohl Monopräparate, die ASS oder Paraceta mol enthalten, als auch von Kombinationsanalgetika, is typisch für Patienten mit medikamenteninduzierter Kopfschmerzen (Micieli et al. 1988; Pini et al. 1996).

Wissenschaftlich besonders aufschlussreich ist eine Untersuchung, in der 108 Patienten, die über 20 ± 1 Jahre an Migräne litten, ohne einen Dauerkopfschmerz zu entwickeln, mit 90 Patienten entsprechender Alters- und Geschlechtsverteilung verglichen wurden, die bei einer vergleichbar langen Erkrankungsdauer von 25 ± 10 Jahren medikamenteninduzierte Kopfschmerzen entwickelt hatten (Diener et al. 1988). In dieser Untersuchung sind die eingenommenen Fertigarzneimittel angegeben. Der Vergleich der Wirkstoffe der in beiden Gruppen eingenommenen Präparate zeigt, dass Patienten mit medikamenteninduzierten Kopfschmerzen häufiger Kombinationspräparate mit Mutterkornalkaloiden und Barbituraten benutzten, wohingegen die Migränepatienten häufiger Kombinationen mit Pyrazoon-Derivaten und ASS einnahmen. Bei den Patienten mit medikamenteninduzierten Kopfschmerzen ergab sich kein Hinweis, dass diese Coffein oder Codein im Vergleich zu den Migränepatienten bevorzugen. Ein deutlicher Unterschied ergab sich aber bei den kumulativen Monatsdosen, die bei den Patienten mit medikamenteninduzierten Kopfschmerzen signifikant höher waren. Das hier besonders betrachtete Kombinationspräparat aus ASS, Paracetamol und Coffein wurde in dieser Untersuchung von 16% der Migränepatienten, aber nur von 4% der Patienten mit medikamenteninduzierten Kopfschmerzen eingenommen. Auch andere Autoren verneinen, dass dem Coffein in diesem Zusammenhang eine besondere Bedeutung zukommt (Scholz et al. 1998).

Haag wies in seiner Übersichtsarbeit im übrigen auf die großen Schwierigkeiten bei der Indentifikation der Wirkstoffe hin, die medikamenteninduzierte Kopfschmerzen hervorrufen, da 90% aller dieser Patienten mehrere Präparate gleichzeitig einnehmen (Haag 1998). Er kommt auf der Basis der vorliegenden Untersuchungen zu dem Schluss, »daß Patienten, die über einen längeren Zeitraum überhöhte Dosierungen von Kopfschmerz- und Migränemedikamenten einnehmen, ein höheres Risiko für die Entwicklung von medikamenteninduzierten Kopfschmerzen besitzen – unabhängig davon, ob es sich um Mono- oder Kombinationspräparate handelt« und stellt weiterhin fest, dass sich in der derzeit vorhandenen Literatur »kein Beweis dafür finden lässt, dass es v. a. die Kombinationspräparate sind, die zur Medikamentenabhängigkeit und zum medikamenteninduzierten Kopfschmerz führen« (Haag 1998). Dies wurde durch die Ergebnisse des in Abstimmung mit den Zulassungsbehörden von Deutschland, Österreich und der Schweiz gebildeten wissenschaftlichen internationalen Expertengremiums explizit bestätigt (Feinstein et al. 2000b).

Klinische Belege für das Kombinationsrationale von ASS, Paracetamol und Coffein

Das Rationale von Arzneimittelkombinationen liegt u. a. in den therapeutischen Vorteilen gegenüber Monopräparaten. Zum Beleg der überlegenen analgetischen Wirksamkeit der fixen Kombination von ASS, Paracetamol und Coffein wurden insgesamt 14 klinische Interventionsstudien durchgeführt. Diese Studien umfassten Patienten mit Postpartum-Schmerzen (n=4;), Zahnschmerzen (n=2; Anonymous 1986 zitiert nach Aicher u. Kraupp 1996), Kopfschmerzen vom Spannungstyp (n=5) und Migräne (n=3) und repräsentieren die von diesen Präparaten beanspruchten Anwendungsgebiete.

In einer Placebo-kontrollierten Doppelblindstudie wurden an 719 Patientinnen mit mäßigen bis starken postpartalen Schmerzen eine Kombination aus ASS (210 mg), Paracetamol (210 mg) und Coffein (65 mg) gegen die Kombination ohne Coffein in verschiedenen Dosierungen (1–4 Tabletten) als Einzeldosis geprüft (Rubin u. Winter 1983). Die Schmerzintensität wurde vor der Einnahme und danach über einen Zeitraum von 4 h mittels einer 4-stufigen Verbalskala (VRS) erfasst und die Summe der Schmerzintensitätsdifferenzen (SPID), %SPID (SPID im prozentualen Verhältnis zur maximal erreichbaren SPID) und der Mittelwert aus den %SPID der vier Dosierungen errechnet. In allen Dosierungen ergab sich die identische Reihenfolge der analgetischen Wirksamkeit (%SPID): ASS+Paracetamol+Coffein > ASS+Paracetamol > Placebo. Hieraus errechnet sich eine relative Potenz der analgetischen Wirkungsverstärkung von ca. 60% (Faktor 1,58).

In einer ähnlich angelegten doppelblinden, Placebokontrollierten klinischen Dosis-Titrations-Studie an 488 Patientinnen mit mäßigen bis starken postpartalen Schmerzen wurde die Kombination ASS (70 mg), Paracetamol (70mg) und Coffein (21,6mg) gegen die Kombination ohne Coffein auf ihre analgetische Wirksamkeit in 1-10facher und in 12facher Dosis titriert (Sunshine et al. 1983a). Die Schmerzintensität wurde mit einer 5-stufigen Verbalskala erfasst und u. a. SPID, %SPID und TOTPAR (total pain relief) berechnet. In 8 der geprüften Dosierungen zeigte sich die coffeinhaltige Kombination der coffeinfreien Formulierung überlegen. Wiederum ergab sich eine Wirkungsverstärkung von beim %SPID von 52% und beim TOTPAR von ca. 30%.

In zwei weiteren Placebo-kontrollierten Doppelblindstudien an Patientinnen mit postpartalen Schmerzen konnte eine Studie die adjuvante Wirkung des Coffeins (65mg) in der Kombination mit ASS (210 mg) und Paracetamol (210 mg) bestätigen (Sunshine et al. 1983b zitiert nach Aicher u. Kraupp 1996), in der zweiten Studie erreichte das Ergebnis das Signifikanzniveau allerdings nicht (Sunshine et al. 1983c zitiert nach Aicher u. Kraupp 1996).

Laska bewertete die vier Postpartum-Studien in einer Metaanalyse. Durch den Kombinationspartner Coffein wird die analgetische Wirkung der Kombination von ASS und Paracetamol um den Faktor 1,55, also um 55% verstärkt (Laska et al. 1984). Diese Wirkungsverstärkung bedeutet, dass ein Patient mit der Einnahme von 2 Tabletten des Kombinationspräparates die gleiche analgetische Wirkung erreichen kann, wie mit der Einnahme von 3 Tabletten eines Monopräparates (in diesem Fall Paracetamol). Diese Wirkungsverstärkung besitzt somit eine erhebliche klinische Relevanz.

In zwei Placebo-kontrollierten Doppelblindstudien wurde bei insgesamt 1123 Patienten mit Zahnschmerzen unterschiedlicher Genese die Kombination mit ASS (250 mg), Paracetamol (250 mg) und Coffein (65 mg) gegen Paracetamol (500 mg) auf ihre analgetische Wirksamkeit geprüft. Die Schmerzintensität und Schmerzlinderung wurden vor und bis zu 4 h nach der

Einnahme mittels Verbalskalen erfasst und u. a. SPID, %SPID und TOTPAR berechnet. In beiden Studien ergab sich eine statistisch signifikante Reihenfolge der analgetischen Wirksamkeit: ASS+Paracetamol+Coffein > Paracetamol > Placebo. Die adjuvante Wirkung des Coffeins blieb trotz des gewohnten Coffeins durch Getränke und Lebensmittel erhalten.

In einer randomisierten, doppelblinden klinischen Studie an 1088 Patienten mit Kopfschmerzen unterschiedlicher Genese wurde eine Kombination mit ASS (250 mg), Paracetamol (200 mg) und Coffein (50 mg) mit einer Kombination mit ASS (250 mg), Paracetamol (250 mg) sowie mit dem Monopräparat ASS (500 mg) verglichen (Bosse u. Kühner 1988). Die Schmerzlinderung wurde auf einer 4-stufigen Verbalskala bewertet. Die Patienten nahmen bei Auftreten der Kopfschmerzen eine Tablette ein. Bei nicht ausreichender analgetischer Wirkung konnte 30 min später eine zweite Tablette eingenommen werden. Genauso wurde bei einem zweiten, konsekutiven Kopfschmerzereignis verfahren. Auch in dieser Studie ergab sich eine statistisch signifikante Reihenfolge der analgetischen Wirksamkeit: ASS+Paracetamol+Coffein > ASS+Paracetamol > ASS bei beiden Kopfschmerzereignissen. In Übereinstimmung damit ergab sich die umgekehrte Reihenfolge bei der Notwendigkeit der Einnahme einer zweiten Tablette: ASS > ASS+Paracetamol > ASS+Paracetamol+Coffein wiederum bei beiden Kopfschmerzereignissen.

In vier randomisierten, doppelblinden, Placebo-kontrollierten Crossover-Studien mit identischem Studiendesign wurde die analgetische Wirksamkeit der Kombination von ASS (250 mg), Paracetamol (250 mg) und Coffein (65 mg) gegen Paracetamol (500 mg) an ca. 1900 Patienten mit Kopfschmerzen vom Spannungstyp geprüft (Migliardi et al. 1994). Die Kopfschmerzintensität wurde mittels einer 4-stufigen Verbalskala vor und über 4 h nach Medikamenteneinnahme erfasst und daraus die Zielparameter PID, SPID, %SPID und TOTPAR berechnet. In allen Studien ergab sich eine statistisch signifikante Reihenfolge der analgetischen Wirksamkeit: ASS+Paracetamol+Coffein > Paracetamol > Placebo. Der adjuvante Effekt des Coffeins war wiederum unabhängig vom gewohnten Coffeinkonsum in Getränken und Lebensmitteln, wie eine stratifizierte Datenanalyse zeigt.

Die Wirksamkeit der Kombination von ASS (250 mg), Paracetamol (250 mg) und Coffein (65 mg) wurde in 3 doppelblinden, randomisierten placebokontrollierten klinischen Studien im Parallelgruppendesign an insgesamt 1357 Patienten, die an Migräne ohne und mit Aura litten, geprüft (Lipton et al. 1998; Goldstein et al. 1999; Diamond 1999). Die 3 Studien unterschieden sich nur in der Art der Patientenrekrutierung und wurden in Übereinstimmung mit den Guidelines der Internationalen Headache Society durchgeführt (IHS). Behandelt wurde jeweils eine Migräneattacke.

Der primäre Wirksamkeitsparameter PID (pain intensity difference) wurde durch eine vierstufige Verbalskala VRS(PI) vor der Einnahme der Prüfmedikation sowie 0,5, 1, 2, 3, 4 und 6 h danach durch den Patienten mittels eines Patiententagebuches erfasst. Als weiterer primärer Endpunkt wurde der Prozentsatz der Patienten bestimmt, deren Migräne-Kopfschmerz sich auf den Wert »geringer Schmerz« oder »kein Schmerz« verbesserte. Desweiteren wurden als sekundäre Endpunkte die Schmerzerleichterung mittels einer fünfstufigen verbalen Pain-Relief-Skala erfasst, ebenso die Begleitsymptome Übelkeit, Licht- und Lärmempfindlichkeit. Sowohl die Einzelstudien als auch die gepoolten Daten zeigen, dass die Migränekopfschmerzintensität in der Verumbehandlung zu allen Zeitpunkten der Placebobehandlung zwischen Stunde 1 und Stunde 6 überlegen ist. 2 h nach Einnahme der Kombination reduzierte sich die Schmerzintensität auf »gering« oder »kein« in 59,3% der 602 Verumpatienten, verglichen mit 32,8% in der Placebogruppe; 6 h nach Einnahme betrugen die Werte für das Verum 79% gegenüber 52% für die Placebogruppe. Nach 6 h waren 50,8% der Verumpatienten völlig schmerzfrei, gegenüber 23,5% in der Placebogruppe. Auch die anderen Symptome der Migräne, wie Übelkeit, Lärm, -und Lichtempfindlichkeit sowie die Beeinträchtigung der täglichen Lebensaktivitäten, verbesserten sich bei Einnahme der Kombination signifikant gegenüber der. Placebobehandlung. Aufgrund dieser Studien entschied das »Non Prescription Drug Advisory Committee der amerikanischen Zulassungsbehörde FDA 1997 erstmals, die Indikation »Migräne ohne Aura« (»common migraine«) zur OTC-Indikation (OTC: »over the counter« = Selbstmedikation) zu erklären, d. h. für die Selbstmedikation freizugeben. In den USA waren bis zu diesem Zeitpunkt, im Unterschied zu den meisten europäischen Staaten, nur die Indikation Spannungskopfschmerzen (tension type headache) als OTC-Indikation zugelassen. Als bisher einziges OTC-Analgetikum (einschließlich aller Monopräparate) erhielt die fixe Kombination von ASS (250 mg), Paracetamol (250 mg) und Coffein (65 mg) aufgrund der Studien von Lipton und Mitarbeitern in den USA die Zulassung für die OTC-Indikation »common migraine«.

Aus klinischer Sicht werden die Anforderungen an Kombinationsarzneimittel durch die Kombination von ASS, Paracetamol und Coffein in den Fertigarzneimitteln mit den vorliegenden Dosisverhältnissen (ASS : Paracetamol : Coffein = 1 : 0,8 bis 1 : ca. 0,2) in vollem Umfang erfüllt:

– Die analgetische Wirkung der Kombination ist der von gleichdosierten Monoanalgetika wie ASS und Paracetamol überlegen.
– Aus der Wirkungsverstärkung durch Coffein um 40–50% ergibt sich – angesichts der flachen Dosis-Wirkungsbeziehungen der Monoanalgetika einerseits

eine durch Dosissteigerungen der Monoanalgetika oft nicht erreichbare analgetische Potenz, oder andererseits eine bei vergleichbarer analgetischer Wirkung eine relevante Einsparung an analgetischen Wirkstoffen und den damit verbundenen Vorteilen, beispielsweise bei den dosisabhängigen Nebenwirkungen.

· Jede Komponente in dieser Kombination leistet einen positiven Beitrag zur analgetischen Gesamtwirkung.

In den neuesten Therapierichtlinien zu Behandlung der Kopfschmerzen vom Spannungstyp der Deutschen Migräne-und Kopfschmerz-Gesellschaft DMKG wird die überlegene Wirksamkeit coffeinhaltiger Kombinationsanalgetika anerkannt (Pfaffenrath et al. 1998) und ebenso die Wirksamkeit der Kombination aus ASS, Paracetamol und Coffein zur Behandlung der Migräne mit und ohne Aura (DMKG Therapierichtlinien zur Migräne; Diesser et al. 2000). Diese positive Bewertung der fixen Kombination von ASS, Paracetamol und Coffein in den neuesten Therapierichtlinien der DMKG wird in besonderem Maße durch die neuesten »Evidence-Based Guidelines for Migraine Headache in Primary Care Settings: Pharmacological Management of Acute Attacks« des US Headache Consortiums unterstützt (Silberstein & Rosenberg 2000; Matchar et al. 2000). In ihm waren neben der American Academy of Neurology die beiden amerikanischen Kopfschmerz-Fachgesellschaften American Headache Society (AHS) und die National Headache Foundation (NHF) weitere 4 medizinische Fachgesellschaften vertreten. Die Evaluation der verfügbaren Daten erfolgte nach 4 Kriterien, nämlich »Quality of Evidence«, »Scientific Effect«, »Clinical Impression of Effect« und »Adverse Effects«. Hinsichtlich des Kriteriums »Scientific Effect« wird die fixe Kombination aus ASS, Paracetamol und Coffein mit einer Wertung (+++) im Vergleich zu den Monoanalgetika ASS, Ibuprofen (jeweils ++) und Paracetamol (0) am besten bwertet. Hinsichtlich der Kriterien »Quality of Evidence« und »Clinical Impression of Effect« erhielt sie mit (A bzw. ++) ebenfalls die bestmögliche Wertung (ASS und Ibuprofen ebenfalls A bzw. ++, Paracetamol B bzw. +); hinsichtlich »Adverse Effects« erfolgte die Einstufung (Infrequent) im Vergleich zu ASS und Ibuprofen (Occasional) bzw. Paracetamol (Infrequent). In der Gesamtbewertung (Role by Consensus) wurde die fixe Kombination ASS, Paracetamol und Coffein als "First-line for patients with migraine", also als Therapie der 1. Wahl eingestuft. Dies gilt ebenso für eine große Zahl von medizinischen Standardlehrbüchern zur Schmerztherapie (Dalessio u. Silberstein 1993; Wall u. Melzack 1994; Robbins 1994; Davidoff 1995; Rapoport 1996; Silberstein, Lipton, Goadsby 1998).

Literatur

Aicher B, Kraupp O (1996) Zweckmäßigkeit fixer Analgetikakombinationen am Beispiel von Thomapyrin. Wien Klin Wochenschr 108:219–233

Aicher B, Kraupp O (1997) Stellungnahme zum Leserbrief von A. Schwarz zum Übersichtsartikel "Zweckmäßigkeit fixer Analgetikakombinationen am Beispiel von Thomapyrin". Wien Klin Wochenschr 109:249–254

Aicher B, Baumeister M (1998) Letter to the editor. N Engl J Med 339:49

Arzneimittelprüfrichtlinien vom 14.12.1989. Pharm Ind (1990) 52: (1):45 - 54 und (2):175 - 178

Bach PH, Berndt WO, Delzell E, Dubach U, Finn WF, Fox JM, Hess R, Michielsen P, Sandler DP, Trump B, Williams G (1998) A safety assessment of fixed combinations of acetaminophen and acetylsalicylic acid, coformulated with caffeine. Renal Failure 20:749–762

Baumgartner C, Wessely P, Bingöl C, Maly J, Holzner F (1989) Longterm prognosis of analgesic withdrawl in patients with drug-induced headaches. Headache 29:510–514

Bundesgesundheitsamt (BGA 1988) Paracetamol plus Coffein in fixer Kombination. Monographie der Aufbereitungskommission B3 "Neurologie/Psychiatrie". Bundesanzeiger 40 (209):4778

Bundesgesundheitsamt (BGA 1994) Acetylsalicylsäure plus Coffein in fixer Kombination. Monographie der Aufbereitungskommission B3 "Neurologie/Psychiatrie". Bundesanzeiger 46 (31):3448

Bosse K, Kühner A (1988) Behandlung von Kopfschmerzen verschiedenster Genese. Therapiewoche 38: 3879–3884

Booth DA, French JA, Wainwright CJ, Gatherer AJH (1992) Personal benefits from post-ingestional actions of dietary constituents. Proc Nutr Soc 51:335–341

Brunner FP, Selwood NH, on behalf of the EDTA-ERA Registry Committee (1994) End-stage renal failure due to analgesic nephropathy, its changing pattern and cardiovascular mortality. Registry Report. Nephrol Dial Transplant 9:1371–1376

Camann WR, Scott Murray R, Mushlin PS, Lambert DH (1990) Effects of Oral Caffeine on Postdural Puncture Headache. A Double-Blind, Placebo-Controlled Trial. Anesth Analg 70: 181–184

Cotty VF, Sterbenz FJ, Mueller F, Melman K, Ederma H, Skerpac J, Hunter D and Lehr M (1977) Augmentation of Human Blood Acetylsalicylate Concentrations by the Simultaneous Administration of Acetaminophen with Aspirin. Toxicology and Applied Pharmacology 41:7–13

Crout JR (1974) Fixed combination prescription drugs: FDA Policy. J Clin Pharm May-June: 249 - 254

CPMP-Guideline (1996) Fixed Combination Medicinal Products. Direktive 75/318/EEC as amended October 1983. This version adopted April 1996.

Dalessio DJ (1994) On the safety of caffeine as an analgesic adjuvant. Headache Quarterly 5:125–127

De Broe ME, Elseviers MM, Bengtsson U, Mihatsch MJ, Molzahn M, Pommer W, Ritz E, Schwarz A (1996) Analgesic nephropathy. Nephrol Dial Transplant 11:2407–2408

De Broe ME, Elseviers MM (1998) Analgesic nephropathy. N Engl J Med 338:446–452

Delzell E, Shapiro S (1996) Commentary on the National Kidney Foundation position paper on analgesics and the kidney. Am J Kidney Dis 28:783–785

Delzell E, Shapiro S (1998) A review of epidemiologic studies of nonnarcotic analgesics and chronic renal disease. Medicine 77:102–121

Dews PB, Curtis GL, Hanford KJ, O`Brien CP (1999) The frequency of caffeine withdrawl in a population-based survey and in a controlled, blinded experiment. J Clin Pharmacol 39:1–12

Diamond S (1999) Caffeine as an analgesic adjuvant in the treatment of headache. Headache Q 10:119–125

Diener HC, Bühler KU; Dichgans J, Geiselhart S, Gerber D, Scholz E (1988) Analgetika-induzierter Dauerkopfschmerz - existiert eine kritische Dosis? Arzneimitteltherapie 6:156–164

Diener HC, Brune K, Gerber W-D, Pfaffenrath V, Straube A: Behandlung der Migräneattacke und Migräneprophylaxe. Schmerz 14:269 - 281 (2000) und Nervenheilkunde 19:335–345 (2000)

Dubach UC, Rosner B, Stürmer T (1991) An Epidemiologic Study of Abuse of Analgesic Drugs. Effects of Phenacetin and Salicylate on Mortality and Cardiovascular Morbidity (1968 to 1987). N Engl J Med 324:155–160

Elseviers MM, De Broe ME (1988) Is analgesic nephropathy still a problem in Belgium? Nephrol Dial Transplant 2:143–149

Elseviers MM, De Broe ME (1994a) Analgesic nephropathy in Belgium is related to sales of particular analgesic mixtures. Nephrol Dial Transplant 9:41–46

Elseviers MM, De Broe ME (1994b) Reply. The ghost of phenacetin reappearing? Nephrol Dial Transplant 12:1840–1841

Elseviers MM, De Broe ME (1995) A long-term prospective controlled study of analgesic abuse in Belgium. Kidney Int 48: 1912–1999

Elseviers MM, De Broe ME (1996) Combination analgesic involvement in the pathogenesis of analgesic nephropathy: the European perspective. Am J Kidney Dis 28:Suppl 1:S48–S55

Engelhardt G (1996) Effect of acetylsalicylic acid, paracetamol, caffeine and a combination of these substances on the renal Prostaglandin E_2, 6-keto-Prostaglandin $F_{1\alpha}$, water, creatinine and electrolyte excretion of rat. Arznei-Forsch/drug Res 46:509–512

FDC-Reports (1995) Sept 4:4–8

Feinstein AR, Heinemann LAJ, Curhan GC, Delzell E, DeSchepper PJ, Fox JM, Graf H, Luft FC, Michielsen P, Suissa S, van der Woude F, Willich S. Ad Hoc Committee of the International Study Group on Analgesics and Nephropathy: Relationship between nonphenacetin combined analgesics and nephropathy: a review. Kidney Int 58:2259–2264 (2000a)

Feinstein AR, Heinemann LAJ, Dalessio D, Fox JM, Goldstein J, Haag G, Ladewig D, O'Brien CP (2000b) Ad Hoc Review Committee: Do caffeine-containing analgesics promote dependence? A review and evaluation. Clin Parmacol Ther 68: 457–467

Fiebich BL, Lieb K, Hüll M, Aicher B, van Ryn J, Engelhardt G (2000) Effects of caffeine and paracetamol alone or in combination with acetylsalicylic acid on prostaglandin E_2 in microglial cells. Neuropharmacology 39:2205–2213

Fredholm BB, Bättig K, Holmen J, Nehlig A, Zvartau EE (1999) Actions of caffeine in the brain with special reference to factors that contribute to ist widespread use. Pharmacological reviews 51:83–133

French JA, Wainwright CJ, Booth DA (1994) Caffeine and mood: individual differences in low-dose caffeine sensitivity. Appetite 22:277–279

Fox JM (1995) Kombinationsarzneimittel aus Paracetamol plus Acetylsalicylsäure: Nutzen und Risiko. Der Schmerz 9: 273–285

Fox JM (1996) No proof for particular role of combination analgesics causing end-stage renal failure. Nephrol Dial Transplant 11:2519–2525

Fox JM (1997) Analgetikamißbrauch: Risiko überschätzt? Münch med Wschr 139:11–12.

Fox JM (1998) Letter to the Editor. N Engl J Med 339:49–50

Gault H, Rudwal TC, Redmond NI (1968a) Analgesic habits of 500 veterans: incidence and complications of abuse. Canad Med Ass J 98:619–626

Gault H, Rudwal TC, Engles WD, Dossetor JB (1968b) Syndrome associated with the abuse of analgesics. Ann Intern Med 68:906–925

Gault HM, Barrett BJ (1998) Analgesic nephropathy. Am J Kidney Dis 32:351–360

Ghelardini C, Galeotti N, Bartolini A (1997) Caffeine induces central cholinergic analgesia. Naunyn Schmiedebergs Arch Pharmacol 356:590–59

Glaeske G(1996) Wieviel Mißbrauch? Münch med Wschr 138: 520–522.

Goldstein J, Hoffmann HD, Armellino JJ, Battikha JP, Hamelsky SW, Couch J (1999) Treatment of servere, disabling migraine attacks in an over-the-counter population of migraine sufferers: results from three randomized, placebo-controlled studies of the combination of acetaminophen, aspirin, and caffeine. Chephalalgia 19:1–8

Griffiths RR, Bigelow GE, Henningfield JE (1986a) Human coffee drinking: reinforcing and physical dependence producing Effects of caffeine. J Pharmacol Exp Ther 239:416–425

Griffiths RR, Bigelow GE, Liebson IA, O'Keefe M, O'Leary D, Russ M (1986b) Human coffee drinking: manipulation of concentration and caffeine dose. J Exp Anal Behav 45:133–148

Griffiths RR, Woodson PP (1988) Caffeine physical dependence. A review of human and laboratory animal studies. Psychopharmacology 94:437–451

Griffiths RR, Bigelow GE, Liebson IA (1989) Reinforcement effect of caffeine in coffee and capsules. J Exp Anal Behav 52:127–14?

Griffiths RR, Mumford GK (1995) Caffeine – a drug of abuse? In Bloom FE, Kupfer DJ (eds.) Psychopharmacology: the fourth generation of progress. New York Raven, Press pp. 1699–1713

Grimlund K (1963) Phenacetin and renal damage at a Swedish factory. Acta Med Scand 174 (Suppl)

Haag G (1998) Kombinationsanalgetika in der Kopfschmerztherapie. DAZ 138:229–234

Henrich WL, Agodoa LE, Barrett B, Bennett WM, Blantz RC, Buckalew VM et al. (1996) National Kidney Foundation Position Paper - Analgesics and the Kidney: summary and recommendations to the Scientific Advisory Board of the National Kidney Foundation from an Ad Hoc Committee of the National Kidney Foundation. Am J Kidney Dis 27:162–165.

Hering R, Steiner TJ (1991) Abrupt outpatient withdrawl of medication in analgesic-abusing migraineurs. Lancet 337:1442–1443

Hersh EV, Moore PA, Ross GL (2000) Over-the-counter analgesics and antipyretics: a critical assessment. Clin Ther 22:500–548

Höfer L, Battig K (1994) Psychophysiological effects of switching to caffeine tablets or decaffeinated coffee under field conditions. Pharmacopsychoecologia 7:169–177

Hörl WH (1997) Kommentar zur Arbeit: Zweckmäßigkeit fixer Analgetikakombinationen am Beispiel von Thomapyrin. Wien Klin Wochenschr 109:255–256

Hughes JR, Oliveto AH, Helzer JE, Higgins ST, Bickel WK (1992) Should Caffeine abuse, dependence, or withdrawal be added to DSM-IV and ICD-10? Am J Psychiatry 149:33–40.

Headache Classification Committee of the International Headache Society (1988) Classification and diagnostic criteria for headache disorders, cranial neuralgias and facial pain. Cephalalgia 8:(Suppl 7) 1–96.

Kielholz P (1954) Ätiologie und Therapie der Analgetica- und Hypnoticasucht. Schweiz Med Wochenschr 84:753–756

Kielholz P (1957) Abusus und Sucht mit phenacetinhaltigen Kombinationspräparaten. Schweiz Med Wochenschr 87: 1131–1134

Kudrow L (1982) Paradoxical effects of frequent analgesic use. Adv Neurol 33:335–341

Ladewig D (1986) Psychologische und psychiatrische Aspekte des Analgetikasyndroms. In: Mihatsch MJ (ed) Das Analgetikasyndrom – Folgen des langjährigen Schmerzmittel-missbrauchs. Georg Thieme Verlag, Stuttgart, pp 27–33.

Ladewig D (1993) The abuse of non-narcotic analgesics. In: Stewart JH (ed) Analgesic and NSAID-induced kidney disease. Oxford, Oxford University Press, pp 48–57

Ladewig D, Schroeter U (1990) Drug dependence in patients in psychiatric hospitals in Switzerland. Pharmacopsychiatry 23:182–186

Laska EM, Sunshine A, Mueller F, Elvers WB, Siege C, Rubin A (1984) Caffeine as an analgesic adjuvant. JAMA 251:1711–1718

Lehmann H; Hirsch U, Bauer E, Bauer M, Greischel A, Schmid J, Schneider P (1997) Studies on the chronic oral toxicity of an analgesic drug combination consisting of acetysalicylic acid, paracetamol, and caffeine in rats including electron microscopical evaluation of kidneys. Arzneim-Forsch/Drug Res 46: 895–905.

Lipton RB, Raskin N, Ruoff G (1996) Over the counter analgesics and kidney disease. Reply by Henrich WL. (Correspondence) Am J Kidney Dis 27:917

Lipton RB, Stewart WF, Ryan RE, Saper J, Silberstein S, Sheftell F (1998) Efficacy and safety of acetaminophen, aspirin, and caffeine in alleviating migraine headache pain. Arch Neurol 55:210–217

Matchar DB, Young WB, Rosenberg JH, Pietrzak MP, Silberstein SD, Lipton RB, Ramadan NM (2000) Evidence-based guidelines for migraine headache in primary care settings: pharmacological management of acute attacks. American Academy of Neurology http://www.aan.com pp. 1–58

Mathew NT, Kurman R, Perez F (1990) Drug induced refractory headache – clinical features and management. Headache 30: 634–638

McCredie M, Stewart JH, mahoney JF (1982) Is phenacetin responsible for analgesic nephropathy in New South Wales? Clin Nephrol 17:134–140

McLaughlin JK, Lipworth L, Chow W-H, Blot J (1998) Analgesic use and chronic renal failure: A critical review of the epidemiologic literature. Kidney Int 54:679–686.

Michielsen P (1998) Phenacetin- oder Analgetika-Nephropathie? Heutige medizinische Fakten. Notabene Medici 11:560–562

Michielsen P, De Schepper P (1996a) Analgesic Nephropathy in Belgium: Confusion between Prevalence and Incidence. Am J Kidney Dis 28:958–59.

Michielsen P, De Schepper P (1996b) Combination Analgesic Involvement in the Pathogenesis of Analgesic Nephropathy. Am J Kidney Dis 28: 959–960.

Michielsen P, De Schepper P (1996c) Analgesic Nephropathy. Are new legal regulations needed? Tijdschrift voor Geneeskunde, 52:1429–1437.

Michielsen P, De Schepper P (1998) Analgesic Nephropathy. N Engl J Med 339:48–49

Michielsen P, DeSchepper P (2001) Trends of analgesic nephropathy in two high-endemic regions with different legislations. Am J Kidney Dis In press.

Michultka DM, Blanchard EB, Appelbaum KA, Jaccard J, Dentinger MP (1989) The refractory headache patient – II. High medication consumption (analgesic rebound) headache. Behav Res Ther 27:411–420

Micieli G, Manzoni GC, Granella F, Martignoni E, Malferrari G, Nappi G (1988) Clinical and Epidemiological Observations on Drug Abuse in Headache Patients. In: Diener HC & Wilkinson M (eds): Drug-Induced Headache. Springer Verlag Berlin Heidelberg New York, pp 20–28.

Migliardi JR, Armellino JJ, Friedman M, Gillings DB, Beaver WT (1994) Caffeine as an analgesic adjuvant in tension headache. Clin Pharmacol Ther 56: 576–586

Morlans M, Laporte JR, Vidal X, Cabeza D, Stolley PD (1990) End-stage renal disease a non-narcotic analgesics: a case-control study. Br J Clin Pharmac 30:717–723

Murray RM (1973) Patterns of analgesic use and abuse in medical patients. Practitioner 211:639–644

Murray RM (1978) Genesis of analgesic nephropathy in United Kingdom. Kidney Int 13:50–57

Murray TG, Stolley PD, Anthony JC, Schinnar R, Hepler-Smith E, Jeffreys JL (1983) Epidemiologic study of regular analgesic use and end-stage renal disease. Arch Intern Med 143: 1687–1693

Myers DE (1986) Hypoalgesics effect of caffeine in experimental ischemic muscle contraction pain. Headache 37:654–658

Nanra R.S. (1983) Renal effects of antipyretic analgesics. Am J Med 75:70–81

Nanra RS (1993) Analgesic nephropathy in the 1990s – an Australian perspective. Kidney Int 42:86–92

Nanra R.S., Kincaid-Smith P. (1970) Papillary necrosis in rats caused by aspirin and aspirin containing mixtures. Brit. med. J. 3: 559–562

Noels LM, Elseviers MM, De Broe (1995) Impact of legislative measures on the sales of analgesics and subsequent prevalence of analgesic nephropathy: a comparative study in France, Sweden, and Belgium. Nephrol Dial Transplant 10:167–174

O'Brien CP (1996a) Is there an abuse potential for caffeine-containing analgesic combinations? In: Holtz A (ed) Advances in the management of acute pain. International Congress and Symposium series 218. London: Royal Society of Medicine Press Limited; pp 119–127

O'Brien CP (1996b) Drug addiction and drug abuse. In: Goodman and Gilman's (eds Hardman JG et al.): The pharmacological basis of therapeutics, 9th edn, chap 24. New York: McGraw-Hill, pp 557–577

Perneger TV, Whelton PK, Klag MJ (1994) Risk of kidney failure associated with the use of acetaminophen, aspirin, and nonsteroidal antiinflammatory drugs. N Engl J Med 331: 1675–1679

Pfaffenrath V, Brune K, Diener HC, Gerber WD, Göbel H (1998) Die Behandlung des Kopfschmerzes vom Spannungstyp - Empfehlungen der Deutschen Migräne- und Kopfschmerzgesellschaft.

Pini LA, Bigarelli M, Vitale G, Sternieri E (1996) headaches associated with chronic use of analgesics: a therapeutic approach. Headache 36:433–439

Pommer W, Glaeske G, Molzahn M (1986) The analgesic problem in the Federal Republic of Germany: Analgesic consumption, frequency of analgesic nephropathy and regional differences. Clin Nephrol 26:273–278

Pommer W, Bronder E, Greiser E, Helmert U, Jesdinsky HJ, Klimpel A, Borner K, Molzahn M (1989) Regular analgesic intake and the risk of end-stage renal failure. Am J Nephrol 9:403–412

Prescott LF (1970) The effects of particle size on the absorption of phenacetin in man. A correlation between plasma concentration of phenacetin and effects on the central nervous system. Clin Pharmacol Ther 11:496–504

Rapoport A, Stang P, Gutterman DL, Cady R, Markley H, Weeks R, Saiers J, Fox AW (1987) Analgesic rebound headache in clinical practice: data from a physician survey. Headache 36:14–19

Registrierungsrichtlinien der Interkantonalen Kontrollstelle für Heilmittel der Schweiz (IKS) vom 23.05.1991

Repges R (1994) Phenacetin or two analgesic components plus caffeine/codeine? Nephrol Dial Transplant 9:1839–1840

Rubin A, Winter L (1983) A double-blind randomized study of an aspirin/caffeine combination versus acetaminophen/aspirin combination versus acetaminophen versus placebo in patients with moderate to severe post-partum pain. J Int Med Res 12:338–345

Sandler DP, Smith JC, Weinberg CR, Blythe WB, Burgess WP (1989) Analgesic use and chronic renal disease. N Engl J Med 320: 1238–1243

Sawynok J, Yaksh TL (1993) Caffeine as an analgesic adjuvant: A review of pharmacology and mechanisms of action. Pharmacol Rev 45:43–85

Sawynok J. (1995) Pharmacological rationale for the clinical use of caffeine. Drugs 49: 37–50

Schmid J, Fedorcak A, Zimmer A, Koss FW (1980) Die Pharmakokinetik eines Kombinationspräparates. Dtsch Apoth 32: 576–587

Schmid J, Brickl R (1986) Zur Pharmakokinetik schwachwirksamer Analgetika II. Pharmakokinetik eines Kombinationspräparates. G. Braun Karlsruhe. S. 121–130

Schneider R, Aicher B (1999) Der Analgetikaverbrauch von 1970 bis 1995 im internationalen Vergleich. Pharm Ztg 144:26–29

Scholz E, Diener HC, Geiselhart S (1988) Drug-Induced Headache – Does a Critical Dose Exist? In: Diener HC & Wilkinson M (eds): Drug-Induced Headache. Springer Verlag Berlin Heidelberg New York, pp 20–28.

Schwarz A, Faber U, Borner U, Keller F, Offermann G, Molzahn M (1984) Reliability of drug history in analgesic users. Letter to the editor. Lancet 1163.

Schwarz A, Kunzendorf U, Keller F, Offermann G (19899) Progression of renal failure in analgesic-associated nephropathy. Nephron 53:244–249

Schwarz A, Preuschof L, Zellner D (1999) Incidence of analgesic nephropathy in Berlin since 1983. Nephrol Dial Transplant 14:109–112

Silberstein SD, Rosenberg J (2000) Multispeciality consensus on diagnosis and treatment of headache. Neurology 54:1553.

Silberstein SD, Lipton RB, Goadsby PJ (1998) Headache in Clinical Practice. Oxford, Isis Medical Media 219 p.

Silverman K, Evans SM, Strain EC, Griffiths RR (1992) withdrawl syndrome after the double-blind cessation of caffeine consumption. N Engl J Med 327:1109–1114

Spühler O, Zollinger HU (1953) Die chronische interstitielle Nephritis. Zeitschrift für Klinische Medizin 151:1–50

Steenland NK, Thun MJ, Ferguson CW, Port FK (1990) Occupational and other exposures associated with male end-stage renal disease: a case-control study. Am J Public Health 80:153–159

Ward N, Whitney C, Avery D, Dunner D (1991) The analgesic effects of caffeine in headache. Pain 44:151–155

Wörz R, Baar H, Draf W, Gerbershagen HU, Gross D, Magin F, Ritter K, Scheifele J, Scholl W (1975) Kopfschmerz in Abhängigkeit von Analgetika-Mischpräparaten. Münch med Wschr 117: 457–462

Wörz R (1983) Effects and risks of psychotropic and analgesic

Antirheumatika

Der Begriff »Antirheumatika« ist ein aus der Klinik stammender historischer Begriff, unter dem zahlreiche Substanzen unterschiedlicher chemischer Beschaffenheit und sehr vielfältiger Wirkmechanismen subsumiert werden.

Die klassische Einteilung antirheumatischer Medikamente lautet dabei etwa wie folgt:

1 Hemmstoffe der Prostaglandinsynthese (saure antipyretische Analgetika sAA; früher: nonsteroidal antiinflammatory drugs = NSAID oder NSAR, s. Buch D und E), insbesondere Acetylsäure, Diclofenac, Ibuprofen, Naproxen.

  1.1 Salizylsäure und Abkömmlinge der Salizylsäure (nichtazetylierte Salizylate).

  1.2 Acetylsäure und Abkömmlinge der Acetylsalicylsäure (azetylierte Salizylate).

  1.3 Abkömmlinge der Anthranilsäure (Fenamate)

  1.4 Abkömmlinger der Essigsäure (z. B. Diclofenac, Indometacin).

  1.5 Abkömmlinge der Propionsäure (z. B. Ibuprofen, Naproxen).

  1.6 Oxicame (z.B. Meloxicam*: Wirkstoffprofil Buch G).

  1.7 Sulfoanilide (z. B. Nimesulid).

  1.8 [Abkömmlinge der Nikotinsäure].

  1.9 Saure Pyrazolone (z. B. Phenylbutazon).

2 Krankheitsmodifizierende Medikamente (disease modifying antirheumatic drugs = DMARD; Syn. Basistherapeutika Langzeit-Antirheumatika).

3 Zytostatika und Immunsuppressiva.

Daneben wurden auch nichtsaure AA eingesetzt, wie nichtsaure Pyrazolone und Anilinderivate (analgetische, aber keine wesentliche antiphlogistische Wirkung). Die Gruppe der spezifischen COX-2-Hemmer (WHO-ATC Gruppe: M01AH-COX-2-Inhibitors) bzw. SCI (spezifische COX-Inhibitoren): Celecoxib* (Wirkstoffprofil Buch G); Rofecoxib* (Wirkstoffprofil Buch G) wurde erst 1998 als solche etabliert. Der spezifische COX-2-Inhibitor Rofecoxib hat eindeutige analgetische Wirkungen (randomisierte Placebo-kontrollierte DB-Studie; n: 104; Schmerzen nach Zahnextraktionen; Ehrlich et al. 1999).

Diese alte Einteilung, wie man sie auch heute noch in pharmazeutischen Nachschlagewerken findet, hat sich, wie auch der Einsatz antirheumatisch wirksamer Medikamente, im Laufe der letzten Jahre einem erheblichen Wandel unterzogen.

Im Mittelpunkt der antirheumatischen Therapie stand viele Jahre die Schmerzlinderung, während mit Entwicklung krankheitsmodifizierender Therapiemöglichkeiten (diesease modifying antirheumatic drugs = DMARD's) die Verhinderung von erosiven Prozessen am Gelenk und der Erhalt der Funktionsfähigkeit mehr in den Vordergrund trat. Der Erhalt der Funktionsfähigkeit und die Schmerzreduktion fließen beide in das erreichbare Gesamtergebnis einer antirheumatischen Therapie ein, die letztlich zu einer auch langfristig verbesserten Lebensqualität im Sinne einer »Evidence based medicine« führen soll. Die Therapieüberlegungen müssen bei der rheumatoiden Arthritis, die in Abhängigkeit vom Schweregrad der Erkrankung zu einer signifikant reduzierten Lebenserwartung führt hierbei auch eine Verbesserung eben dieser zum Ziel haben. Unter klinisch-pharmakologischen Gesichtspunkten besteht zunächst einmal die Möglichkeit der Einteilung der Antirheumatika nach den Indikationen im klinischen Einsatz (DMARD oder nicht disease modifying), zum anderen nach dem Zeitpunkt des Wirkeintritts (kurzfristig oder langfristig wirksame Antirheumatika).

Die Einteilungen zeigen hierbei durchaus gewisse Überschneidungen, lediglich die Glukokortikoide als sowohl schnell als auch krankheitsmodifizierend wirkende Medikamente widersprechen der Einteilung von kurzfristig wirksamen Nicht-DMARD's wie den nichtsteroidalen Antirheumatika auf der einen und den erst langfristig wirksamen DMARD's auf der anderen Seite.

Als Antirheumatika im engeren Sinne sollten diejenigen Medikamente aufgefasst werden, die neben der analgetischen Wirkung kausal-pathogenetische Wirkungen entfalten können. Insofern sind die bei Arthritiden, aber auch bei den Kollagenosen und Vaskulitiden hinsichtlich Lebenserwartung und/oder Lebensqualität krankheitsmodifizierend wirkenden Medikamente als Antirheumatika im engeren Sinne anzusprechen.

Die rheumatischen Erkrankungen und Syndrome sind eine sehr heterogene Krankheitsgruppe, zu der unter anderem die rheumatoide Arthritis (RA), die seronegativen Spondarthritiden, die Kollagenosen und Vaskulitiden und, last but not least, die Osteoarthritis (OA) gehören.

Für das weite Gebiet der entzündlich-rheumatischen Systemerkrankungen (RA, Spondarthritiden, Kollagenosen, Vaskulitiden) sind diverse immunomodulatorische und immunsuppressive Medikamente anzuführen, wozu auch die Glukokortikoide zu rechnen sind. Letztere haben ihre krankheitsmodifizierende Wirkung bei der rheumatoiden Arthritis in diversen Therapiestudien unter Beweis gestellt. Eine Zusammenstellung der als krankheitsmodifizierend anzusehenden Medikamente bei entzündlich-rheumatischen Systemerkrankungen gibt die folgende Tabelle wieder:

Die meisten Daten über die antiarthritische Wirkung dieser Substanzen liegen für die rheumatoide Arthritis (RA) vor, weniger umfangreich sind die Daten zur Wirkung bei den seronegativen Spondarthritiden, den Kollagenosen und den Vaskulitiden. Da bei keiner der entzündlich-rheumatischen Erkrankungen die Ätiologie und Pathogenese der Erkrankung als geklärt angesehen

Wirkstoffe vom Typ DMARD

Substanz	Indikation
Anakinra	IL-1-Rezeptorantagonist (keine klinische Prüfung bei RA)
Auranofin*	DMARD bei leichterer Form der RA
Azathioprin*	DMARD bei RA, Immunsuppressivum bei Kollagenosen
Ciclosporin*	RA, ebenfalls wirksam bei der Arthritis psoriatica und SLE
Cyclophosphamid*	hochpotentes Immunsuppressivum, bei RA und anderen Arthritiden; Reservemedikament, Indikationen: schwere Vaskulitiden und Organbeteiligung bei Kollagenosen
Glukokortikoide*	bei RA, SLE und einigen anderen Kollagenosen sowie Vaskulitiden
Hydroxychloroquin*	RA, Kollagenosen, insb. SLE
Leflunomid*	keine Zulassung in der Rheumatologie, in klinischer Prüfung bei RA
Methotrexat*	RA, Arthritis psoriatica u. a.
Mycophenolate Mofetil*	keine Zulassung in der Rheumatologie, in klinischer Prüfung bei RA
Natriumaurothioglucose*	DMARD bei RA, Arthritis psoriatica
d-Penicillamin*	DMARD bei RA
Subreum	DMARD bei leichterer Form der RA
TNF-Rezeptor (p75).IgG1-Fusionsprotein*	keine Zulassung, in klinischer Prüfung bei RA
Trocade	in vorklinischer Prüfung

werden kann, kann die pharmakologische Wirkung der DMARD's nur hypothetisch betrachtet werden. Folgende Mechanismen dürften für die Wirksamkeit eine Rolle spielen:

- Inhibition der Antigenpräsentation.
- Hemmung der Chemotaxis.
- Inhibition der Aktivierung immunkompetenter Zellen.
- Modifizierte Signaltransduktion und Zytokinexpression.
- Antiproliferative Wirkung auf immunkompetente Zellen.
- Direkte Einflüsse auf die Gewebedestruktion.

Synovitis bei RA und SpA

Die pathogenetischen Vorstellungen zur rheumatoiden Arthritis und seronegativen Spondarthritiden haben in den letzten Jahren einen erheblichen Wandel erfahren, wofür insbesondere die Entdeckungen der immunologischen Forschung Fortschritte im Verständnis der Arthritiden ermöglicht haben:

Bei den Arthritiden, gleich welcher Genese, sind antigenpräsentierende Zellen des Monozyten-Makrophagen–Systems, lymphozytäre Regulator- (z. B. CD4-Helferzellen) und Effektorzellen (z. B. zytotoxische T-Zellen, natürliche Killer-Zellen), Granulozyten, aber auch aktivierte ortsständige Zellen (fibroblastenartige Synovialiszellen) in unterschiedlichem Ausmaß beteiligt. Für die Invasion der Entzündungszellen wirken Chemotaxine und die Interaktion zwischen den inflammatorischen Zellen und den Endothelzellen über Adhäsionsmoleküle regulierend. Die weitere Aktivierung der einwandernden Entzündungszellen als auch die Proliferation der Synoviozyten wird hierbei unter anderem durch Zytokine gesteuert. So wirken IL-β wie auch der TNF-α aktivierend auf das synovialitische Geschehen. Experimentell lassen sich einzelne Effekte des synovialitischen Bildes auch mit anderen proinflammatorischen Zytokinen, z. B. INF-γ, erzielen; allerdings zeigen Untersuchungen aus Biopsaten von Patienten mit rheumatoider Arthritis, dass die Lymphozyten zwar reichlich vorhanden, aber nur relativ gering aktiviert sind, sodass IL-1 und TNF-α als hochexprimierte Synovitiszytokine und Makrophagen als deren Hauptproduzenten anzusehen sind. Andererseits konnte in klinischen Untersuchungen gezeigt werden, dass lymphotrope Therapeutika wie Ciclosporin durchaus effektive Antirheumatika hinsichtlich der radiologischen Progression bei rheumatoider Arthritis sind.

Diese und weitere Daten sprechen dafür, dass auch die Lymphozyten bedeutsame Partner im synovialitischen Geschehen sind. Das Ausmaß der Infiltration von Entzündungszellen und der Proliferation ortsständiger Synoviozyten ist hierbei bei allen entzündlich-rheumatischen Systemerkrankungen sehr ähnlich, und auch bei der primär als nichtentzündlich angesehenen Arthrose oder Osteoarthritis, wie dasselbe Krankheitsbild im angloamerikanischen Sprachraum bezeichnet wird, kommen Phasen inflammatorischer Aktivierung vor. Diese entzündlich aktivierte Arthrose unterscheidet sich histologisch nicht qualitativ, sondern in der Regel nur quantitativ von den Arthritiden entzündlich-rheumatischer Systemerkrankungen. Wie Untersuchungen der letzten Jahre hinsichtlich der Zytokinexpression im synovialitischen Gewebe ergaben, finden sich zwischen den einzelnen Arthritisformen diesbezüglich signifikante Unterschiede: so dominiert bei den T-Zellzytokinen bei der rheumatoiden Arthritis eine TH-1-Antwort mit Dominanz von IFN-γ und IL-2-Produktion, während bei den postinfektiösen Arthritiden, als einer Subgruppe der seronegativen Spondarthritiden, eine TH-2-Antwort mit Produktion eher antiinflammatorisch anzusehender Zytokine, wie IL-4 und IL-10, überwiegt. Inwieweit dieses unterschiedliche Zytokinmuster über den Verlauf der Arthritis entscheidet, ist Stand aktueller Forschung. Gerade diese Unterschiede zwischen klinisch unterschiedlich verlaufenden Arthritisformen könnten die Antwort auf die Fragen perpetuierender Mechanismen, der Gelenkdestruktion und der Chronizität einzelner Arthritisformen geben.

Bereits nach wenigen Monaten ist bei einer Arthritis mit irreparablen Schäden am Gelenk zu rechnen, sodass sich in den letzten Jahren die Therapiestrategie recht nachhaltig gewandelt hat. Während früher eine »Slow go«-Mentalität die Regel war, so hat sich mittlerweile wegen des Wissens um die früh eintretenden Gelenkschädigungen, aber auch um die rasch verminderte Lebensqualität und die verkürzte Lebenserwartung bei unkontrolliert verlaufenden schweren Polyarthritiden das therapeutische Procedere in Richtung einer so früh wie möglich einsetzenden, und wenn erforderlich, durch Kombinationstherapien intensivierten Behandlungsstrategie geändert. Positive klinische Daten liegen beispielsweise für die Kombination von DMARD, wie Methotrexat und Ciclosporin, vor, die als Kombination zusätzlich zu nichtsteroidalen Antirheumatika und Glukokortikoiden gegeben werden.Entscheidend für das mittel- oder längerfristige Schicksal eines arthritisch erkrankten Gelenkes sind die osteodestruktiven und chondrodestruktiven Prozesse, die von einer wie auch immer induzierten Synovitis ausgehen und nur sehr bedingt vom Organismus durch reparative Vorgänge rückgängig gemacht werden können.

Osteoarthritis

Leider bestehen zum gegenwärtigen Zeitpunkt keine Möglichkeiten einer echten Pharmakotherapie der Arthrosen, oder wie der englischsprachige Begriff den Charakter der Osteoarthritis besser zum Ausdruck bringt, der inflammatorischen Komponente dieses vielfach allein als degenerativ angesehenen Gelenkleidens. Die arthrotischen Veränderungen der Knorpelzelle sind beispielsweise durch die Gabe von IL-1-β in vitro zu induzieren. Diese Beobachtungen lassen vermuten, dass nicht nur die »entzündliche Aktivierung« im späteren Verlauf der Arthrose im Sinne einer synovialitischen Reaktion auf Detritus, sondern bereits sehr frühe Veränderungen des Knorpels bei beginnender Arthrose eine wesentliche inflammatorische Komponente besitzen dürften.

So induziert IL-1 in Chondrozyten die Sekretion matrixdestruierender Metalloproteinasen (MMP's: interstitielle Kollagenase = MMP-1, Stromelysin = MMP-3, Gelatinasen und anderes mehr), während die Kollagen- und Glykosaminoglykansynthese inhibiert wird.

Nichtsteroidale Antirheumatika (→ sAA) sind bei der Osteoarthritis symptomatisch zwar recht gut wirksam, besitzen aber auf die Knorpeltrophik und Chondrozytenfunktion nach den vorliegenden In-vitro-Daten eher ungünstige Effekte durch Inhibition der Biosynthese von Kollagen, Glykosaminoglykanen und Proteinase-Inhibitoren, während die Sekretion knorpeldestruierender Enzyme vermehrt induziert wird.

Dass für diese Umstellung des Knorpelzell-Stoffwechsels nicht unbedingt Zell-Zell-Interaktionen erfor-

derlich sind, sondern teilweise diese Gelenkdestruktion erklärende Mechanismen allein durch Zytokine signalisiert werden können, unterstreicht deren Bedeutung als Mediatoren der Osteoarthritis.

Bei der RA und den Spondarthritiden dominiert klinisch die Synovitis mit Gelenkschwellung und Überwärmung, während diese klinischen Zeichen bei der Osteoarthritis außerhalb der Phasen entzündlicher Aktivierung fehlen. Hier stehen die Probleme der Knorpeltrophik und des Chondrozytenstoffwechsels im Mittelpunkt des Interesses. Therapeutische Optionen versprechen hier Matrixmetallproteinase-Inhibitoren, die direkt auf die Gewebedestruktion und weniger auf das entzündliche Geschehen ihren Einfluss nehmen. Neben der Beeinflussung regulatorischer Proteine, wie der Zytokine, und effektorischer Proteine, wie der Matrixmetalloproteinasen, muss gerade auch im Knorpelgewebe der Einfluss der metabolischen Entzündungskomponente berücksichtigt werden. Stickstoffmonoxid (NO) und Sauerstoffradikale als eisenabhängige Reaktanden stellen hochpotente Verbindungen dar, deren Effekte wiederum für die Regulation des Chondrozytenstoffwechsels als auch des Entzündungsprozesses maßgebliche Bedeutung besitzen. Auch hier sind therapeutische Ansätze, z.B. durch die Entwicklung spezifischer Inhibitoren der durch Entzündung induzierten NO-Synthase (iNOS) denkbar.

Weitere neuere Erkenntnisse zur Therapie werden Untersuchungen auf dem Gebiet der Signaltransduktion von Entzündungsmediatoren erbringen, die vielleicht auch durch den Blick auf intrazelluläre Regulationsprozesse das Wissen um das Entzündungsnetzwerk in einer Form erweitern, dass eine rationaler Therapie auf der Ebene der Genregulation zentrale Entzündungsmechanismen möglich wird.

Am Rande seien noch Beobachtungen erwähnt wie temporäre bis definitive Remissionen von Autoimmunerkrankungen nach allogenen Knochenmarktransplantationen (Lowenthal et al. 1993; Snowden et al. 1998 aber auch die Übertragung von adaptiver Autoimmunerkrankungen auf den Empfänger (z.B. Psoriasis, insulinresistenter Diabetes, Myasthenia gravis), wahrscheinlich via T-Zellen (Snowden u. Heaton 1997): die therapeutische Aussschaltung von Autoimmunprozessen durch autologe Knochenmarktransplantation mit T-Zell-freien hämopoetischen Stammzellen hat bei arthritischen Patienten in mehreren Fällen eine komplette Remission erbracht (Marmont 1997; Krance u. Brenner 1998; Durez et al. 1998).

Antirheumatika und Schwangerschaft

Die Schwangerschaft stellt nicht selten besondere Anforderungen an die rheumatologische Behandlung. Die Hauptprobleme der Schwangerenbetreuung au

rheumatologischer Sicht stellen dabei nicht die Arthri-
iden dar, sondern vielmehr die Kollagenosen mit ihren
schwangerschaftsspezifischen Komplikationen. Dieses
liegt an dem in der Regel günstigen Einfluss einer
Schwangerschaft auf die rheumatoide Arthritis, die
während dieser Zeit in aller Regel an Krankheitsaktivität abnimmt, sodass intensive medikamentöse Therapien sich erübrigen.

Arthritis und Schwangerschaft

Schwangere Patientinnen mit rheumatoider Arthritis
(andere Arthritisformen verhalten sich soweit publiziert ähnlich, sind beim weiblichen Geschlecht aber viel
seltener, somit noch unzureichende Datenbasis) können zumeist mit niedrig dosierten, nichtplazenta-
gängigen Glukokortikoiden, z. B. Prednison (Höchstdosis 20 mg), und Analgetika, z.B. Aspirin, recht gut
behandelt werden. Allerdings sind bei der Gabe von
COX-Inhibitoren entsprechende UAW induzierbar
(vorzeitiger Verschluss des Ductus arteriosus Botalli,
verringerte fetale Urinproduktion, Oligohydramnion,
Tokolyse, perinatale Blutungskomplikationen: s. Buch D
und E). Aus diesen Gründen gilt für das Trimenon I eine
strenge Indikationsstellung und für das Trimenon III
eine Kontraindikation (s. Schwangerschaftskategorien
in den jeweiligen Wirkstoffprofilen).

   Die Wirkstoffe → Aspirin und → Indometacin sind
in dieser Beziehung gründlich untersucht worden, nicht
jedoch die neueren sAA → Ibuprofen, → Sulindac, →
Ketoprofen, → Diclofenac, → Meloxicam etc. inklusive
slow-acting antirheumatic drugs → SAAD.

   Es kann aufgrund der vorliegenden Daten angenommen werden, dass bezüglich Teratogenizität dieser Stoffe keine ausgeprägten Risiken bestehen und sie im Trimenon I und II unter folgenden Regeln eingesetzt werden dürfen:
- niedrigste effektive Dosierung,
- Wirkstoffe mit kurzer HZW.

Post partum ist in der Regel wieder eine Zunahme der
Krankheitsaktivität zu beobachten, manchmal auch
Auftreten schwerer Schübe (Hench 1938).

Systemischer Lupus erythematodes (SLE) und Schwangerschaft

Es besteht eine hohe Inzidenz von leichten bis mittelschweren SLE-Schüben während Schwangerschaft und
Puerperium. Als antiinflammatorische Therapie bietet
sich die Medikation mit Prednison und Prednisolon an.
Die fetale unreife Leber ist nicht imstande, die Prodrug
Prednison zum aktiven Metaboliten abzubauen; ebenso
verfügt die Plazenta über die Fähigkeit, Prednisolon
zum inaktiven Prednison abzubauen. Kortikosteroide
erhöhen das Risiko kongenitaler Anomalien nicht.

Mögliche UAW sind eine erhöhte Inzidenz perinataler
Infektionen sowie neonatale NNR-Insuffizienz, beides
sehr seltene Auswirkungen. Als Faustregel gilt, dass Stillen bis zu einer TD von 20 mg p.o. erlaubt ist (Gromnica-Ihle 1998).

Spezielle differentialdiagnostische Problematik:
Exazerbation SLE, Entwicklung SLE-Nephritis, Präeklampsie.

Diskutierte Medikationen:
sAA (Trimenon I/II), Kortikosteroide, Azathioprin,
Hydroxychloroquin (verschiedene Ansichten).

Weitere Besonderheiten:
Phospholipid-Antikörpersyndrom mit erhöhtem
Abortrisiko : Prophylaxe und/oder Therapie : ASS low
dose, Heparin (auch niedermolekulares Heparin),
Steroide. Untersuchte Kombinationen : ASS + Heparin
sowie ASS + Prednison reduzieren das Abortrisiko.
Weitere Schwangerschaftskomplikationen sind: Throm-
bosen, Schlaganfälle, Gestosen.

   Ro/La-Antikörper : erhöhtes Risiko des konnatalen
Herzblocks (Entbindung unter Pacemaker-stand-by).

Antirheumatika und Teratogenität

Die Datenlage ist in aller Regel als zu unsicher anzusehen, um nicht die Gabe von Antirheumatika während
der Schwangerschaft auf absolut unvermeidliche Situationen zu beschränken.

Absolute Kontraindikationen
Methotrexat ist für Schwangerschaft und Stillzeit kontraindiziert; eine Schwangerschaft kann erst nach 6-
monatigem Absetzen von MTX in Erwägung gezogen
werden (Gromnica-Ihle 1998). Cyclophosphamid ist
ebenfalls wegen Fetotoxizität, Teratogenität während
Gravidität und Stillzeit kontraindiziert.

Relative Kontraindikationen
Bei aktivem systemischem LE oder rheumatoider
Arthritis wird von einigen Rheumatologen Hydrochloroquin wegen der gegenüber Chloroquin niedrigeren
Toxizität empfohlen. Sulfasalazin kann aufgrund der
vorläufigen Erfahrungen während der Schwangerschaft
gegeben werden, allerdings gilt eine KI für das Stillen
wegen translaktaler Passage.

   Daten über Goldsalze sowie d-Penicillamin sind
spärlich und widersprüchlich; Goldpräparate passieren diaplazentär und translaktal. Das gleiche gilt für
Ciclosporin, das bei schwangeren organtransplantierten Patientinnen eingesetzt worden ist, und dessen
bekannte fetale Toxizität im Ausmaße aufgrund fehlender Daten und Fakten nicht einschätzbar ist (Ostesen 1994). Einzelheiten zu den genannten Wirkstoffen

sind den entsprechenden Wirkstoffprofilen zu entnehmen.

Gichtmittel

Gesellschaftsgeschichte: Arthritis = Rheuma der Armen; Gicht = Rheuma der Reichen

Gicht ist ein klinisches Syndrom, das durch Auskristallisieren bzw. Ablage von Uratkristallen (Mononatriu-murat-Monohydrat) in Geweben ausgelöst wird.

Geschichte: Der Erfinder des Mikroskops, Antoni van Leeuwenhoek (Delft 1632–1723) beschrieb die Struktur aus Gichttophi gewonnener Kristalle.

1776 entdeckte Carl Wilhelm Scheele (Stralsund 1742–Köping 1786) die Harnsäure.

Die Schweizer Forscher Wilhelm His und Max Freudweiler wiesen 1901 die Harnsäurekristallablagerung als Ursache der Gicht nach.

Die Präsenz von Harnsäurekristallen in entzündeter Synovialflüssigkeit (bzw. akuter Gicht) wurde erst 1960 durch McCarty und Hollander bestätigt (mikroskopisch mit polarisiertem Licht).

Die Pathogenese der Gicht liegt entweder in einer pathologisch erhöhten Uratproduktion oder in einer pathologisch reduzierten Uratelimination (ca. > 95% der Gichtfälle).

Durch Phagozytose der Uratkristalle werden in der Folge akute Entzündungsreaktionen ausgelöst (akute äusserst schmerzhafte »Gichtarthritis, Arthritis urica«); die Uratkristallablagerung kann aber auch symptomarm bis symptomlos erfolgen (»Gichtherz«, »Gichtniere«).

Da Gichtanfälle in der Regel akut, anfallsweise v. a. als mono- (seltener oligo-, noch seltener poly-)artikuläre Manifestation mit klinisch eindrücklichen lokalen Entzündungssymptomen (Dolor, Tumor, Rubor, Calor) auftreten, sind sie diagnostisch leicht zu erkennen.

Die Entzündungsreaktionen heilen in der Regel spontan ab, rezidivieren aber in immer kürzeren Abständen. Die bei der Entzündungsreaktion beteiligten Granulozyten phagozytieren Urate.

Bei einem pH von < 5,7 kommt Harnsäure im Urintrakt als Harnsäure oder Harnsäurekristalle vor. Die Alkalisierung des Urins durch orale Einnahme von 3 mal 1 g Bikarbonat reduziert das Risiko des Ausfällens von Harnsäure in den ableitenden Harnwegen, vorausgesetzt, dass eine optimale renale Perfusion bzw. Urinproduktion garantiert ist.

Für die Ausbildung von Gichtknoten (Tophus, Tophi) braucht es in der Regel ein Jahrzehnt. Tophi induzieren mechanische Schäden in Gelenken (»Arthritis urica«) in gewissen Fällen unter urikosurischer Therapie können sie sich zurückbilden; in anderen Fällen können sie auch chirurgisch entfernt werden.

Die Lokalisation der Tophi ist entsprechend der prinzipiell ubiquitären Uratablagerung unterschiedlich, in der Regel jedoch in hypoperfundierten Gebieten (pathognomonischer »Ohrknorpel-Tophus«, »Podagra« = Großzehengrundgelenk; »Chiragra« = Daumengrundgelenk): es wurden auch Tophi an multipartiten Knorpel- und Knochenteilen wie Patella und Sesambein beschrieben (Reber et al. 1996). Tophi können auch als freie intraartikuläre Fremdkörper auftreten. Tophi können nichtinvasiv dank magnetischer Resonanzverfahren präzis, invasiv nach Aspiration (Gelenkpunktat) und Kristallanalyse (Polarisationsmikroskop etc.) nachgewiesen bzw. identifiziert werden.

Harnsäure, Urat

Die Harnsäure ist das Endprodukt der Purinsynthese bzw. des Purinbasenabbaus beim Menschen und Menschenaffen (bei den meisten Säugetieren wird die Harnsäure zu Allantoin weiter abgebaut).

Inosinsäure ist MS der beiden Purinnukleotide Adenylsäure und Guanylsäure sowie des Harnstoffs.

Harnsäure, chemisch 2,6,8-Trihydroxypurin, ist eine in Wasser schwer lösliche Säure: bei pH 7,4 fällt die Harnsäure bei einer Serumkonzentration > 6,5 mg/dl aus (Vorkommen bei physiologischem pH in 99% als Urat).

In Entzündungsgebieten (erhöhte Laktatproduktion; saurer pH) wird die Ablagerung von Uraten begünstigt. Die Harnsäure wird zu 70–90% renal ausgeschieden; der biliär ausgeschiedene Anteil wird bakteriologisch zu NH_3 und CO_2 abgebaut.

Die mittlere renale Elimination beträgt ca. 500–600 mg (normale Ernährung) bis um 300 mg (purinfreie Diät). Bei einer normalen renalen Clearance (> 100 ml/min) beträgt die Uratclearance um 4–14 ml/min.

98% der Harnsäure im Primärurin werden reabsorbiert: die restlichen 2% repräsentieren ca. 20% der renal eliminierten Menge (80% werden tubulär sezerniert).

Normale Harnsäure-Serumwerte sind: Mann 149–339 μmol/l (= 2,5–5,7 mg/dl bzw. 100 ml); Frau 208–416 μmol/l (= 3,5–7,0 mg/dl bzw. 100 ml).

Strukturformeln bzw. Schema des physiologischen Purinstoffwechsels:

Hypoxanthin $\Rightarrow$ (Xanthinoxidase) Xanthin $\Rightarrow$ (Xanthinoxidase) Harnsäure

Bei purinarmer Basisdiät unter Allopurinol: Harnsäureelimination $\downarrow$, Hypoxanthin + Xanthinelimination $\uparrow$. Bei genetisch bedingtem Xanthinoxidasemangel werden Hypoxanthin und Xanthin vermehrt renal ausgeschieden (Xanthinurie/Steinbildung).

Bei genetisch bedingtem Purinstoffwechselenzymmangel (Adeninphosphoribosyltransferase), wird Adenin nur zu 2,6-Dihydroxyadenin abgebaut und als solches renal eliminiert (2,8-Dihydroxyadenin-Lithiasis).

Methylierte Xanthine sind: Theophyllin (1,3-Dimethylxanthin) sowie $\rightarrow$ Coffein (1,3,7-Trimethylxanthin).

Gewisse Purinanaloga haben antibiotische und zytostatische Wirkungen (z. B. 6-Mercaptopurin).

Therapeutika für akute Gichtanfälle

- Colchicin*.

Saure antipyretische Analgetika (Wirkstoffprofile s. Buch E):
- Azapropazon*.
- Diclofenac*.
- Indometacin*.
- Naproxen*.
- Sulindac*.
- Tenoxicam*.
- Kortikosteroide*.

Prophylaktische Therapeutika für primäre und sekundäre Gicht (Urikosurika, Urikostatika)

- Allopurinol* (Urikostatikum).
- Brenzbromaron* (Urikosurikum).
- Diflunisal* (s. Buch E, urikosurische Wirkung).
- Probenicid* (Urikosurikum).
- Salizylate* (s. Buch E, urikosurische Wirkung).
- Sulfinpyrazon* (Phenylbutazonderivat; Thrombozytenaggregationshemmer mit urikosurischer Wirkung, s. Buch E).

Adjuvanzien

Als Adjuvanzien bezeichnen wir in der Regel Substanzen, die in der Schmerzpraxis durch iatrogene Wirkstoffe induzierte UAW oder therapiebedürftige Nebenerscheinungen der Grundkrankheit beeinflussen.

Adjuvanzien betreffen u. a.:
- Obstipation bzw. Laxativa,
- Übelkeit, Würgen und Erbrechen bzw. Antiemetika,
- Immunomodulatoren (Enzymtherapie),
- Antibiotika (sekundäre Infektionen).

Adjuvanzien: Laxanzien

Die normale Stuhlfrequenz variiert zwischen 3-mal/Tag bis 3-mal/Woche, wobei ein tägliches Stuhlgewicht von 25–150 g, ein Stuhlwassergewicht um ca. 70% sowie eine gastrointestinale Transitzeit von 2–3 Tagen als normal gelten. Hinweise auf eine Obstipation sind demnach Entleerungen < 3/Woche, ein Stuhlgewicht < 35 g/Tag, ein Stuhlwassergewicht von < 70% sowie eine verlängerte Gastrointestinalzeit von > 5 Tagen. Der tägliche intestinale Flüssigkeitsumsatz beträgt ca. 9 l, wovon nur 100 ml Wasser via faeces verloren gehen. Die intestinale Schleimhautbarriere verfügt über passive Siebfunktionen und aktive Absorptions- und Sekretionsmechanismen.

Folgende Formen von Obstipation werden unterschieden:
- situative Obstipation: sie ist bedingt durch exogene Faktoren (Stress, ballaststoffarme Ernährung etc.),
- habituelle Obstipation: sie ist bedingt durch eine verlangsamte Kolonpassage (sog. Slow-Transit-Störung),
- Obstipation als Begleitsymptom organischer Erkrankungen (hormonale, nervale Störungen etc.),
- Obstipation bei Defäkationsstörungen,
- arzneimittelinduzierte Obstipation.

In der Palliativmedizin sind v.a. ältere Patienten (faserarme Kost und oft unzureichende Flüssigkeitseinnahme, unzureichende körperliche Betätigung), Patienten mit peripherer Neuropathie (Diabetes mellitus), Patienten mit Hirninsulten, metabolischen Störungen (Hypokaliämie, Hyperkalzämie) sowie Patienten mit chronischer und nicht bestimmungsgemäßer Laxanzienverwendung (Durchfälle, Kaliumverluste) besonders betroffen.

Obstipationsbegleitende Symptome können sein:
- Völlegefühl, Blähungsneigungen,
- krampfartige Bauchschmerzen,
- Übelkeit, Würg- und Brechreize,
- unvollständige Darmentleerung,
- unspezifische Befindlichkeitsstörungen.

Neben einer vollständigen Anamneseerhebung (auffällige Änderungen der Stuhlkonsistenz, -frequenz und -beschaffenheit) kann eine Obstipation durch Bestimmung der Serumelektrolyte, des Hämatokrits, sowie durch rektale Untersuchung, bei Verdacht auf organische Erkrankungen, insbesondere des Kolons, zusätzlich durch Rektosigmoidoskopie, radiologische Lokalisationsdiagnostik, Defäkographie sowie anorektale Manometrie untersucht bzw. diagnostiziert werden.

Arzneimittelinduzierte Obstipation

Sekundäre, arzneimittelinduzierte Formen von Obstipation finden sich nach Anwendung von Opioiden, aber auch Anticholinergika, trizyklischen Antidepressiva, Antikonvulsiva, ACE-Hemmern, Ca-Kanalblockern, Diuretika, Fe-Supplementen, Aluminium-Antazida regelmäßig.

Wie schon detailliert in Buch B beschrieben, bewirken Opioide (v. a. μ-Agonisten) eine Obstipation durch sowohl eine gesteigerte, nichtpropulsive kontraktile Aktivität, als auch über erhöhte Sphinkterendrucke (Beispiel Pylorus). Antipyretische Analgetika beeinflussen unspezifisch und unterschiedlich die intestinale Transitzeit (s. Buch D und E: Diarrhö bis Obstipation möglich). Eigenartigerweise erfolgt auf repetitive Opioidanwendung in Bezug auf die obstipierende Wirkung keine klinisch merkliche Toleranz, wie dies bei den übrigen opioidinduzierten Wirkungen wie Analgesie, Nausea und Emesis, Euphorie etc. zu beobachten ist (s. Buch B: Sucht, Toleranz). In der Schmerzklinik sind Kontrolle und Therapie der iatrogen induzierten Obstipation (klinische Routineuntersuchungen, Anamnese Stuhlgewohnheiten, manuelle Rektumuntersuchung auf evtl. sog. Fäkalome und Dyschezie) sowie prophylaktische Maßnahmen (Diät, Laxanzieneinsatz) obligatorisch.

Die gastrointestinale Motilitätsveränderung fällt oft schon in der unmittelbaren postoperativen Phase in Betracht, etwa bei Baucheingriffen, wo eine parenterale Versorgung des Patienten bis zur normalen Magendarmpassage die Regel darstellte; allerdings wird zunehmend häufiger eine sehr frühe enterale Ernährung auch nach Baucheingriffen begonnen, um diesen morbiditätserhöhenden Faktor zu reduzieren. In der Schmerzklinik, bei der Langzeitanwendung von Opioiden, gehört sie zum alltäglichen Problem.

Die Obstipationsneigung kann durch faserreiche Diät (Gemüse, natürliche Getreidefasern, gewisse Obstsorten etc.) vermindert werden; sie muss aber immer mit genügender Flüssigkeitszufuhr (Tee, Obstsäfte, auch Yoghurt, Buttermilch; morgendlich, um Nykturie zu vermeiden) sowie obligater Laxanziengabe begleitet sein, um eine fäkale Impaktion und Obstruktion zu vermeiden. Olivenöl oder Paraffinöl kann die Gleitfähigkeit des Stuhles verbessern (Rizinus- und Paraffinöl, s. unten), beide Stoffe können aber die Absorption fettlöslicher Vitamine herabsetzen.

Bei längerfristigem Einsatz von Laxanzien besteht u. a. auch die Gefahr der Hypokaliämie (selbst obstipationsfördernd): bei älteren Patienten, die unter Medikationen stehen, bei denen eine Normokaliämie notwendig ist (Digitalis, ACE-Hemmer etc.), muss dieser Aspekt entsprechend regelmäßig untersucht werden.

Zu den Quell- und Fasermitteln gehören Kleie, Flohsamen, Leinsamen und Karaya-Gummi. Der Wirkungseintritt der Quell- und Fasermittel benötigt Wochen.

Nebenwirkungen können schmerzhafte Blähungen und bei schweren Atonieformen sogar Obstruktionen sein.

Patienten mit Schluckstörungen bei mechanischer oder funktioneller Ösophagusdysfunktion können trockene Präparate wegen der Gefahr der Obstruktion usw. nicht einnehmen.

Abführmittel können in 5 Gruppen eingeteilt werden:

1. Quell- und Ballaststoffe (Leinsamen, Weizenkleie Methylcellulose, Agar-Agar etc.; Wirkprinzip: Volumenvermehrung durch Wasseraufnahme, osmotisch wirksame Spaltprodukte; mögliche NW: Flatulenz Völlegefühl, mechanische Obstruktion, Allergie [Flohsamen]);
2. Osmotisch wirksame Laxanzien (Glaubersalz bzw. Na-Sulfat, Mannit, Sorbitol, Lactulose; Wirkprinzip bei den salinischen Laxanzien: osmotischer Wassereinstrom (mögliche NW: Elektrolytstörungen, cave Niereninsuffizienz; Meteorismus, Flatulenz), bei den Zuckeralkoholen und Zucker Wirkung über pH-Senkung (regt Peristaltik an) sowie osmotisch aktive mit NW Meteorismus und v.a. initiale Flatulenz;
3. Gleitmittel (Paraffin, Glycerin): antiabsorptive bzw. segretagoge Wirkung mit möglichen NW wie Reizung der Analschleimhaut, Granulombildung, Malabsorption (z.B. fettlösliche Vitamine);
4. Sekretorische pflanzliche Laxanzien (Ricinusöl, Anthrachinon): antiresorptive, sekretagoge, schwach stimulative Wirkung mit möglichen NW wie Elektrolytstörungen, krampfartigen Bauchschmerzen, Pseudomelanosis (Antrhanoide); bei chronischer Überdosierung Hypokaliämie mit sekundärem Hyperaldosteronismus möglich.
5. Motilitätsfördernde chemisch definierte Laxanzien (Bisacodyl, Na-Picosulfat): direkt motilitätsfördernde, schwach antiresorptive, sekretagoge Wirkung. Resorption für Wirksamkeit nicht erforderlich. Mögliche NW wie unter 4. beschrieben.

Jede über den bestimmungsgemäßen Gebrauch hinausgehende chronische Anwendung von Laxanzien kann zu einer Verstärkung der Darmträgheit führen.

Füll- oder Quellmittel induzieren reflektorisch die intestinale Evakuation; gleichzeitig absorbieren sie Flüssigkeitsmengen von der Intestinalschleimhaut und führen zur Distension des Kolon. Hydrophile Kolloide, wie sie gewisse Diäten darstellen (Beispiel Feigen etc.), wirken so.

Sekretagoge Laxanzien (antiresorptiv wirkend und Elektrolyte ins Darmlumen »sezernierend«) haben ihren Angriffspunkt im Dickdarm und können zu starken Flüssigkeitsverschiebungen und Abdominalkrämpfen führen.

Motilitätsfördernde Laxanzien (Bisacodyl, Na-Picosulfat) stimulieren direkt die Dickdarmmuskulatur. Untersuchungen am Humandarm zeigen, dass Bisacolyl einen peristaltischen propulsiven Effekt induziert Voderholzer et al., 1996 und 2000; Müller-Lissner, 1992).

Salinische, osmotisch wirkende Laxanzien sind Glaubersalz (Na$_2$SO$_4$), Bitter- oder Karlsbadersalz (MgSO$_4$; obsolet wegen Mg-Narkose) sowie Laktulose (ein schwer resorbierbarer, grossmolekularer und entsprechend osmotisch wirksamer Zucker).

In isotoner Lösung (sog. iso-osmotische Laxanzien wie Macrogol PEG) eingenommene Sulfat- und Magnesiumionen halten eine osmotisch äquivalente Flüssigkeitsmenge im Darmlumen zurück. Osmotisch wirkende Laxanzien wirken schon im Dünndarm: deshalb besteht die Gefahr von Dehydratation und Malabsorption bei chronischer Einnahme.

Anthrachinonglykoside (Volksmund: »ungefährliche Heilpflanzen« wie Sennes, Rhabarber, Aloe usw.), Rizinus- und Paraffinöl können bei Daueranwendung zu Plexusschädigung, Dickdarmmelanose, Malabsorption durch Interferenz mit Resorption (Beispiel Avitaminose) usw. führen. Phenolphthalein wurde ursprünglich zum Weinpanschen in Ungarn verwendet – bis man seine abführende Wirkung entdeckte. Sein exakter Wirkungsmechanismus ist unbekannt; Nebenwirkungen sind u.a. allergischtoxische Hautausschläge bis Diskolorationen. Aufgrund seines NW-Profils gilt Phenolphthalein heute als obsolet und ist in Deutschland nicht mehr erhältlich.

Daneben gibt es rektale Entleerungshilfen (Klysmen, Docusat-Natrium) sowie Prokinetika und Probiotika (»Normalisierung der Darmflora«).

Schmerzpraxis

Optimales Schmerzmanagement umfasst die prophylaktische, individuell titrierte Gabe von Wirkstoffen zur optimalen Darmentleerung sowie die Therapie im Falle einer Obstipation.

Zur Prophylaxe der opioidinduzierten Obstipation sind primär Gleit- oder Quellmittel angebracht. Bei ungenügendem Effekt können direkt motilitätsfördernde Laxanzien wie Bisacodyl oder Na-Picosulfat mit schnellem Wirkeintritt oder salinische oder anthrachinone Laxanzien verwendet werden, deren Wirkbeginn meist erst nach einigen Tagen erfolgt: die Überwachung der Stuhlgewohnheiten ist deshalb von Anfang an sicherzustellen.

Gewisse Wirkstoffe (Beispiel Cisaprid, Rowbotham 1989; Pescatori 1987; Van Rooy et al. 1988; D$_2$-Antagonisten wie Metoclopramid etc.) sind motilitätssteigernd und können deshalb aber auch Abdominalkrämpfe verursachen. Bisacodyl in Suppositorien angewendet, stimuliert direkt die Rektummotilität (Müller-Lissner, 1992). Daneben existieren rektale Laxanzien (Suppositorien, Klistiere), die durch Reizung der Rektumschleimhaut (durch Volumen, durch hygroskopischen Reiz etc.) einen Defäkationsreflex auslösen können. Bei

Verwendung von Laxanzien muss periodisch der Wasser- und Elektrolythaushalt kontrolliert werden (betr. V.a. Na-, K- und Ca- Verluste sowie obstipationsfördernde Kaliumverluste).

Die Zugabe von Sorbitol (bis tgl. 4-mal 30 ml), der Einsatz von Glyzerinsuppositorien, Wasser-Einläufen kann die Stuhlevakuation ebenfalls erleichtern. Bei hartnäckigen Fällen ist regelmäßig eine digitale Rektaluntersuchung durchzuführen.

Die klinische Erfahrung, dass Kombinationsmittel Agonist + Antagonist (z. B. Tilidin-Naloxon) kaum Obstipation und sogar öfters Diarrhö verursachen, hat zu einem neuen Konzept geführt, nämlich über perorale, niedrigst dosierte Opioidantagonisten die intestinalen Opioidrezeptoren zu blockieren (Latasch et al. 1997); ebenfalls in vorklinischer Prüfung ist die Gabe nichtresorbierbarer Opioidantagonisten (z. B. Methylnaltrexon, s. Buch B und C).

Literatur

Müller-Lissner, S. (1992): Nebenwirkungen von Laxantien. Zeitschrift für Gastroenterologie, 30: 418-427
Voderholzer, W.A., Klein, C., Schindelbeck, N.E., Müller-Lissner, S.A. (1996): Mechanism of the inhibitory effect of bisacodyl on longitudinal smooth muscle of rat colon in vitro. Gastroenterology, 110 (4), (Suppl.), A 778
Voderholzer, W.A., Morena, M.A., Schindelbeck, N.E. (2000): The influence of bisacodyl on human colon motility in vitro. Gastroenterology, 118 (4), (Suppl. 2, Part 1), A 838

Adjuvanzien: Antiemetika

Übelkeit, Würgen und Erbrechen (ÜWE) sind wie Schmerzen Leitsymptome nozisensorischer Warn- und Abwehrsysteme. Schmerz induziert per se ÜWE. Nauseapatienten weisen in der Regel höhere Schmerzscores auf. Angst erhöht die Inzidenz beider Leitsymptome. Beide Systeme sind Stress- und Leidfaktoren mit einem beachtlichen Potential an akuter und chronischer Morbidität. Beide Systeme sind plastisch und können eine Chronifizierung induzieren. Beide Leitsymptome bestimmen die Befindlichkeit, die Verlegungs- und Entlassungsfähigkeit. ÜWE ist ein Hauptgrund von Wiedereinweisungen in der pädiatrischen Tageschirurgie.

Eine optimale antiemetische Prophylaxe und Therapie ist deshalb in der Schmerzklinik obligatorisch.

Opioide induzieren ÜWE über Aktivierung des Sensors Chemotriggerzone; diese proemetogene Aktivierung kann durch eine kontinuierliche, hohe Opioidkonzentration bzw. opioiderge Dämpfung der Brechfunktionszentren neutralisiert werden. Unter hoher Fentanyldosierung sind selbst Cisplatininduzierbare ÜWE neutralisierbar (s. Checkliste Buch C).

Antipyretische Analgetika können ebenfalls Übelkeit induzieren und zwar über direkt toxische Schädigung der Magenschleimhaut. In hoher Dosierung sind zentralbedingte ÜWE typische Intoxikationszeichen antipyretischer Analgetika (s. entsprechende Wirkstoffprofile und UAW-Checklisten Buch B und Buch E).

Die prophylaktische und therapeutische Pharmakotherapie von ÜWE umfasst im wesentlichen D2-Antagonisten (Metoclopramid, Low-dose-Droperidol) sowie die Gruppe der sog. Setrone (spezifische 5-HT-3-Antagonisten: Setrone wie Ondansetron, Granisetron, Dolasetron etc.). Beide Gruppen ergänzen sich: D2-Antagonisten hemmen die Transduktion proemetischer Signalmuster in der Area postrema sowie deren Weiterleitung in den funktionellen Brechzentren und blockieren die vorzüglich dopaminerg gesteuerten gastrointestinalen Motilitätsmuster während der Nausea-, Würg- und Emesisphase. 5-HT-3-Antagonisten hemmen ebenfalls die zentrale Verarbeitung proemetischer Signale in den erwähnten Gebieten und hemmen die serotoninerge Transduktionsrate von Primärafferenzen im Gastrointestinaltrakt (Übersicht: Waldvogel 1995).

Gegenstand der Forschung ist die Rolle der Substanz P als Neurotransmitter bzw. die putativ antiemetischen Eigenschaften von NK-1-Antagonsiten im Kontext der in der Chemo- und Radiotherapie häufig auftretenden protrahierten ÜWE (»delayed nausea and emesis«).

Adjuvanzien bei osteogenen Schmerzen

Knochenorgan und osteogene Schmerzen

Das Knochenorgan besteht aus

1. einer Knochengrundsubstanz, der organischen Matrix (»Knochenkittsubstanz«) ca. 10% (chemisch ein Osteomukoid bzw. sulfathaltiger Mucopolysaccharid-Protein-Komplex (Chondroitinsulfat) und Osteoalbumoid (»Knocheneiweiß«),
2. Kollagenfasern ca. 90%,
3. Osteozyten,
4. Mineralsalze (Kalzium-, Phosphationen [85% des Körper-Phosphors!] in der Form von Hydroxylapatiten).

Das Knochenorgan ist ein lebendiges, dynamisches Organ mit je nach Funktion strukturellen, piezoelektrisch gesteuerten Unterschieden, einer feinsten fortlaufenden Balance zwischen osteoklastischem, via Parathormon gesteuertem Knochenabbau und osteoblastischem Knochenaufbau.

Weitere mitbestimmende Faktoren sind u.a. »growth hormone«, IGF-I, Geschlechtshormone etc. Osteoblasten verfügen über Östrogen- und Androgenrezeptoren: in der Menopause erfolgt ein gewisser Knochenverlust (Osteoporose).

Mit Ausnahme des heranreifenden Knochens bleibt die Knochenmasse bzw. die Waage zwischen kontinuierlichem Knochenabbau und Knochenaufbau konstant. Das Vitamin-K2-und Vitamin-D-abhängige Bioprotein Osteocalcin wird durch Osteoblasten (und Odontoblasten) synthetisiert, bindet Hydroxylapatite (in der Präsenz von Kalzium) und deren Einbau in die Knochenmatrix. Osteocalcin gilt als spezifischer Marker des Knochenmetabolismus (ca. 30% der De-novo-Synthese sind im Serum sofort nachweisbar) und ist pathologisch erhöht bei bestimmten Knochenerkrankungen (Sarkom, Metastasen) etc.; physiologische Antagonisten von Osteocalcin sind das Parathyroid-Hormon (PTH) sowie Prostaglandin E2.

Osteogene Schmerzen kommen vor bei verschiedensten, systemischen Erkrankungen des Knochenorgans sowie bei multiplen, das Knochenorgan betreffenden, entzündlichen, tumorösen, degenerativen und traumatischen Prozessen.

Benigne und maligne Knochenprozesse können Schmerzen verursachen.

Benigne Erkrankungen umfassen verschiedenste Osteopathien wie Osteodystrophie, Osteomalazie, Osteoporose, Osteosklerose.

Tumoröse Veränderungen umfassen das nach dem New Yorker Pathologen James Ewing (1866–1943) bezeichnete undifferenzierte Rundzellensarkom (*Synonyme:* Omoblastom, Peritheliom, diffuses Endotheliom, »endotheliales Myelom), das Plasmozytom (Sy. plasmozytisches Lymphom, multiples Myelom) – eine neoplastische Systemerkrankung (Kahler-Bozzolo) mit u. a. osteolysierenden Knochenherden (»Mottenfraß«, »Landkartenschädel«), das bösartige Knochenhämangiom.

Mamma-, Prostata-, Nieren- und Schilddrüsenmalignome metastasieren vorwiegend in das Knochenorgan, die Gründe für diese Preferenz sind unbekannt.

Knochenschmerzen gehören zu den häufigsten Malignomschmerzen. Ein Zusammenhang zwischen Metastasierungsgrad und Schmerzintensität besteht nicht. Die implizierten Schmerzmechanismen sind nicht bekannt. Möglicherweise werden ausser den periostalen Nozizeptoren intraossäre Mechanorezeptoren durch Entzündungsfaktoren sowie intraossäre Druckerhöhung gereizt.

Eingeschleuste Krebszellen stören diese Balance und führen zu einer Knochendestruktion bzw. Osteolyse.

Der exakte Wirkmechanismus dieses Phänomens ist aber nicht bekannt. Diskutiert wird u. a. eine osteoklastische Aktivation über Immunmechanismen (beispielsweise ist bei dem idiopathischen massiven Osteolysetyp Gorham-Stout eine signifikante Erhöhung von IL-6 nachweisbar; Devlin et al. 1996) sowie ein Effekt via vom Primärtumor oder metastasierenden Zellen ausgeschiedenen, bislang nur partiell bekannten bzw. identifizierten Substanzen wie Parathyroid-hormone-related-protein (Guise et al. 1996; Siwek et al. 1997).

Die Gründe für eine sekundäre Hyperkalzämie sind heterogen. Entsprechend der osteolytischen Aktivität fällt Kalzium an. Reicht die Nierenkapazität nicht mehr aus, die Plasmakalziumhomöostase zu garantieren, kommt es zu einer sekundären Hyperkalzämie mit entsprechenden Folgen (Circulus vitiosus: Hyperkalziurie + Wasserverlust = Hyperkalzämie → Hyperkalziurie + Wasserverlust). Die Hyperkalzämie wird auch durch tumorale und immunologische Faktoren wie Parathyroid-hormone-related-Protein, »transforming growth factor α« (physiologische Rolle unbekannt), Lymphotoxin (einem von Lymphozyten ausgeschiedenen Toxin), → TNF, → Il-1α sowie 1,25-Dihydroxyvitamin D beeinflusst (Mundy 1990).

Osteogene maligne Schmerzen können pharmakotherapeutisch bekämpft werden durch:
1. saure und nichtsaure antipyretische Analgetika (Mercadante 1997; s. Buch D und E),
2. Opioide (s. Buch B und C),
3. Bisphosphonate (s. unten),
4. Calcitonin (s. unten),
5. Kortikosteroide (Grund: PG-Synthesehemmung; Zytokinhemmung; antiödematöse Wirkung; Nachteile: Langzeitgabe: UAW ↑; s. oben und Buch G),
6. Radioisotope (Phosphor-Strontium-Isotope),
7. palliative Chemotherapie (wird diskutiert wegen Toxizität),
8. palliative Hormontherapie! (betrifft hormonabhängige Tumoren wie Mammakarzinome (Östrogenrezeptoren positiv), Prostata- sowie Endometriummalignome).

Antinozizeptiva: Bisphosphonate

Bisphosphonate sind chemische Analoga des Pyrophosphats (P-C-P-Bindung). Anorganisches Pyrophosphat (früher: Additiv bei Waschmitteln!) hemmt die Bildung und Auflösung von Kalziumphosphat. Pyrophosphat ist involviert bei der Mineralisation und Demineralisation der Knochenmatrix. Pyrophosphat wird durch hydrolytische Enzyme schnell gespalten, im Gegensatz zu den Bisphosphonaten.

Bisphosphonate sind synthetische Wirkstoffe, die durch eine gegenüber Enzymen stabile P-C-P-Bindung, eine hohe Affinität zu Kalziumphosphat und somit mineralischer Knochengrundsubstanz charakterisiert sind. Die synthetischen Bisphosphonate unterscheiden sich im wesentlichen strukturell von der vom mittleren C-Atom abgehenden Seitenverbindung (Länge und Struktur der aliphatische Ketten, Imidazolring etc.).

Gängige Bisphosphonate sind:
- Alendronsäure (INN) bzw. Alendronat (z. B. Fosamax).
- Clodronsäure (INN) bzw. Clodronat (z. B. Bonefos, Ostac).
- Etidronsäure (INN) bzw. Etidronat (z. B. Didronel, Etidronat).
- Ibandrondsäure (rINN) bzw. Ibandronat (z. B. Bondronat).
- Incardonsäure bzw. Incadronat.
- Neridronsäure bzw. Neridronat.
- Pamidronsäure (INN) bzw. Pamidronat (z.B: Aredia),
- Risedronsäure bzw. Risedronat.
- Tiludronsäure (NN) bzw. Tiludronat (z. B. Skelid).
- Zoledronsäure bzw. Zoledronat.

Die Aktivität der Wirkstoffmoleküle wird durch die Einführung von Aminogruppen in die aliphatische Kohlenstoffkette verstärkt: so ist Alendronat, ein Aminobisphosphonat, ca. 700-mal potenter als Etidronat. Die Biotransformation der Bisphononate ist extrem niedrig. Die Elimination ist renal und erfolgt wahrscheinlich über aktive Sekretion.

Der erste klinisch eingesetzte Wirkstoff war Etodronat (Didronel). Wie alle Bisphosphonate weist Etidronat eine hohe Affinität für Hydroxylapatitkristalle auf, deren Aufbau (Knochenmineralisation) und Abbau (Osteoklastenaktivität) sie je Wirkstofftyp und Dosierung hemmen: Bisphosphonate sind potente Inhibitoren der Knochenresorption durch Osteoklasten. Das therapeutische Fenster scheint besonders bei den älteren Bisphosphonaten klein zu sein, denn es wurde über Fälle von Osteomalazie berichtet (Sparidans et al. 1998).

Es scheint, dass alle Bisphosphonate durch Zellen aufgenommen und metabolisiert werden, wahrscheinlich durch Pinozytosis (Rogers et al. 1997), und entsprechend Wirkungen auf die Zellmembran, das Intrazelluläre (Phosphorylierung, Proteinsynthese etc.) durch Bildung toxischer Analoga (ATP etc.) schädigen und einen Zelltod von Makrophagen, reifen Osteoklasten, Mylomzellen und wahrscheinlich anderen Tumorzellen durch Apoptose induzieren (Frith et al. 1997; Rogers et al. 1994, 1996; Shipman et al. 1998).

Daneben hemmen Bisphosphonate (Clodronsäure, Clodronat, Tiludronat, Pamidronsäure) proinflammatorische → Zytokine sowie die Freisetzung von NO durch Makrophagen oder induzieren (Aminobisphosphonat) eine Akute-Phase-Reaktion mit Fieber und Freisetzung von Il-1β und Il-6 (aber nicht TNF-α und NO; Mönkkönen et al. 1998). In einer anderen Studie wurde dagegen eine durch mit Fieber einhergehende Erhöhung von IL-6 (nicht aber IL-1) sowie TNF-α gemessen (Pamidronat, Clodronat, Zoledronat; Thiébaud et al. 1997).

Bisphosphonate zeigen eine nichthomogene Ablagerung, v. a. im aktiven Knochen (20–80%). Die niedrige perorale Bioverfügbarkeit wird durch Nahrungsaufnahme, insbesondere Kalziumaufnahme (Milch etc.) reduziert. Die Plasma-HWZ der Bisphosphonate ist auch bei systemischer Gabe kurz, die Knochen-HWZ jedoch extrem lang (bis zu Jahren) und von der Knochenaktivität abhängig.

Die exakten pathophysiologischen Wirkmechanismen von osteoklastisch bis osteoblastisch aktiven Knochenmetastasen sind schlecht bekannt; es gibt kaum klinische Tests, das Verhalten von Metastasen sowie das Ansprechen von Therapien zu verfolgen (Body et al. 1997). Neuere Langzeitstudien ergaben jedoch unter Bisphosphonattherapie eine signifikant reduzierte Metastasierungsrate beim Mammakarzinom (Diel et al. 1998).

Bisphosphonate scheinen die Inzidenz von osteogenen Zwischenfällen, malignen Knochenschmerzen sowie Metastasierung zu reduzieren (Bloomfeld 1998, Fulfaro et al. 1998; Diel et al. 1998; Body et al. 1998).

Die klinisch gängigen Bisphonate Alendronat, Clodronat, Etidronat, Incadronat, Neridronat, Pamidronat, Risedronat, Tiludronat sind wenig lipophil und werden entsprechend schlecht resorbiert (niedrige perorale Bioverfügbarkeit um 1–10%).

Ibandronat und Zoledronat können auch nichtinvasiv (p.o., transkutan bzw. Patch) angewendet werden (Fulfaro et al. 1998).

Dosisfindungsstudien sind allerdings noch nicht abgeschlossen. Der Effekt hängt von der Dosierung, von der Gesamtdosis und Therapiedauer, von der Progredienz der Metastasierung sowie von der Applikationsform (invasive Gabe wirkungsvoller als nichtinvasive Gabe) ab.

Zusammenfassend kann gesagt werden, dass aufgrund der vorliegenden Daten aus der Schmerzklinik die Gabe von Biphosphonaten bei malignen Knochenerkrankungen (M. Paget, multiples Myelom, metastasierende Mamma-, Thyreoid- und Prostatamalignome) zu empfehlen ist (Bloomfield 1998). Hauptnachteil der Bisphosphonattherapie ist der invasive Applikationsweg. Kontrollierte Studien zum Vergleich mit antipyretischen Analgetika und Kortikosteroiden bei terminalen Knochenschmerzen liegen nicht vor.

Indikationen

Bisphosphonate werden eingesetzt zur Prophylaxe oder Therapie von osteoporotischen Zuständen (postmenopausale Osteoporose, Osteoporose im Umfeld von Organtransplantationen, Osteoporose bei CRPS I bzw. Sudeck-Atrophie etc.) sowie bei ossären Erkrankungen mit erhöhter Osteoklastentätigkeit (Myelom, Metastasen, M. Paget), wo der Einsatz von Bisphosphonaten das Risiko von pathologischen Frakturen, die sekundäre Hyperkalzämie sowie entsprechende Knochenschmerzen reduzieren hilft (Reeves et al. 1998; Aparicio et al. 1998; Kristensen et al. 1998; Lipton 1997; Bloomfield 1998).

UAW

In hoher Dosierung kann die Knochenmineralisation so gestört werden, dass Frakturen und abnorme Petrosierung auftreten.

Die Gruppe der Aminobisphosphonate induziert temporär fieberhafte Reaktionen, vergleichbar mit einer Akute-Phase-Reaktion; seltene Reaktionen dieser Gruppe betreffen auch Reaktionen wie Uveitis, Skleritis, Phlebitis, Hautreaktionen sowie Reizungen des Peritonaeums und Perikards (Fleisch 1997; Lin 1996; Adami u. Zamberlan 1996).

Bisphosphonate müssen langsam infundiert werden (Grund: Nierenversagen). Die induzierte Hypokalzämie ist in der Regel ohne klinische Bedeutung (Ausnahme: ausgedehnte Metastasierung; Gefahr: Hypokalzämie; Empfehlung: Komedikation mit oralem Kalziumsupplement).

Gastrointestinale UAW sind Nausea, Emesis, epigastrische Schmerzen, Diarrhö. Es gibt Fallberichte von akutem Hörverlust sowie von schweren Ösophagitiden und Ösophagusstrikturen.

Akute-Phase-Reaktionen sind bei Aminobisphonaten beschrieben worden. Hautreaktionen sind möglich, aber selten.

Publikationen aus der Schmerzpraxis

Alendronat

CRPS-Typ-I-Schmerzen inkl. diabetische Arthropathie: Adami et al. 1997 (n: 20; Indikation: RSDS; Phase 1 placebokontrolliert (Alendronat i.v. 7,5 mg vs. Kochsalzlösung), Phase II: 7,5 mg Alendronat i.v. für 3 Tage; Spontanschmerz ↓, Schwellung ↓, Motilität ↑; UAW: keine Angaben.

Als UAW wurden u. a. Ösophagealstrikturen beobachtet.

Clodronat (Bonefos, Ostac)

Die i.v.-Gabe von Clodronat wird bei malignen Knochenschmerzen empfohlen (Paterson 1997; Ernst et al. 1997); Clodronsäure soll die Osteoklastenaktivität hemmen, die Rekrutierung und Fusionierung von Präosteoklasten sowie die Auflösung der Mineralphase hemmen. Möglicherweise reduziert Clodronat die Metastasierungsrate (Diel et al. 1998). Indikationsbereiche sind: osteolytische Knochenmetastasen und Hyperkalzämie. Bei eingeschränkter Nierenfunktion muss die Dosis angepasst werden (*Faustregel:* Clearance > 50 ml/min 75–100% Dosis; Clearance <50 ml/ml: 50–75% Dosis; Clearance <12 ml/min: 50% Dosis) Der Wirkstoff soll nicht vor /nach einer kalziumreichen Mahlzeit eingesetzt werden. Die Dosierung ist initial um 600–900 mg i.v. (2-stündige Infusion in 500 ml NaCl phys.); danach p.o. als tgl. Erhaltungsdosis 2-mal 800 mg p.o.

Etidronat

Etidronat kann über eine Hemmung der Knochenmineralisation eine Osteomalazie induzieren; der Einsatz von Etidronat bei schmerzhaften malignen Erkrankungen hat sich in 2 Studien als unwirksam erwiesen (Übersicht Fulfaro et al. 1998).

Ibandronat

Keine Daten aus der Schmerzpraxis

Pamidronat (Aredia)

Pamidronat zeigt bei i.v.-Einsatz (in der Regel monatlich 90 mg i.v.) einen analgetischen Effekt in 30–70% bei metastasierendem Mammakarzinom sowie eine Verlangsamung der Metastasierung (Strang 1996; Hortobagyi et al. 1998; Coukell u. Markham 1998; Köberle et al. 1999). Die Anwendung ist invasiv – i.v.-Infusion – alle 2–4 Wochen zu 30–90 mg.

Die p.o.-Gabe von Pamidronat bei metastasierendem Mammakarzinom induziert im Verhältnis zum relativ bescheidenen Effekt (Verlangsamung der Metastasierung) unverhältnismäßig UAW (Übelkeit, Erbrechen etc.) und kann nicht empfohlen werden (Coleman et al. 1998): ähnliche Berichte kommen aus einer skandinavischen Myelomstudie (Brincker et al. 1998).

Offene, nicht kontrollierte Studie bei CRPS-Typ-1-Schmerzen: n=23; Pamidronat i.v.; UAW: Fieber, Phlebitis, Hypokalzämie, Nausea, Lymphopenie, art. Hypertension; Cortet et al. 1997).

Nach i.v-Gabe von Pamidronat bei Patienten mit zystischer Fibrose sind als relevante UAW u. a. starke Knochenschmerzen beschrieben worden (Haworth et al. 1998).

Tiludronat

Mit Ausnahme 1 Publikation bei M. Paget keine Daten aus Schmerzpraxis.

Zoledronat

Keine Daten aus der Schmerzpraxis.

Antinozizeptiva: nichtopioiderge Peptide, Calcitonine

Calcitonine sind endogene Regulatoren der Kalziumhomöostase (Parathormonantagonisten) mit vorwiegenden Wirkungen in folgenden Organen: Knochen, Nieren, Gastrointestinalsekretionsapparat und ZNS. Calcitonine, die bei Säugetieren, aber auch bei einfachen Einzellern, nachgewiesen worden sind, haben anti-osteolytische, analgetische, vaskuläre und antiinflammatorische Eigenschaften. In der Medizin werden das synthetische Human-, Lachs-, Aal-, das natürliche Schweinekalzitonin sowie das synthetische Calcitonin-Aa-Analog eingesetzt, die sich chemisch v. a. im Mittelteil der übrigens unterschiedlich langen Aminosäuren-sequenz unterscheiden und damit biologisch verschiedene Aktivitäten entfalten. Neben der Behandlung von hyperkalzämischen Störungen im Rahmen von Knochenerkrankungen wie M. Paget etc. werden Calcitonine in den Anfangsstadien der → Algodystrophie sowie ossär bedingten Schmerzzuständen (Knochenmetastasen) diskutiert. Wegen der Molekülgrösse (Sequenz von 32 Aminosäuren) passiert der Wirkstoff Biomembranen wie die Blut-Hirn-Schranke, nicht. Bei enteraler Anwendung wird Calcitonin durch gastrische Proteolysen neutralisiert. Es bestehen (intranasale und) rückenmarknahe Anwendungsmöglichkeiten.

Calcitonin wird peripher (Schilddrüse) und zentral (engl. calcitonin gene-related peptide, CGRP) synthetisiert. Im Tierversuch entfaltet intrazerebroventrikulär appliziertes Calcitonin einen vom opioidergen System unabhängigen analgetischen Effekt bei der experimentellen Zahnpulpareizung. Der analgetische Wirkungsmechanismus ist, wie man die a priori bei einem in verschiedenen Organen synthetisierten Endoliganden annehmen kann, äußerst kompliziert und betrifft wahrscheinlich:

- Zellmembranstabilisation (Erhöhung des zellulären Kalziumionenflux),
- Hemmung der peripheren PG-Synthese,
- zentrale opioiderge Schmerzmodulation (Freisetzung von β-Endorphinen),
- zentrale nichtopioiderge Schmerzmodulation (z. B. 5-Ht, Shibata et al. 1998).

Der Einsatz von Calcitonin erfordert einen differenzierten Therapieplan und erstreckt sich von der Behandlung therapieresistenter terminaler Tumorschmerzen bis zu chronischen Schmerzsyndromen, etwa der → Algodystrophie. Der exakte Stellenwert der Calcitoningabe ist aufgrund der mangelnden klinischen Erfahrung im Bereich der nicht ossär bedingten Schmerzzustände unklar. Calcitonin wird auch bei Osteoporose eingesetzt (fehlende Daten). Die s.c.-Gabe von 100 IU Lachs-Calcitonin bei Fibromyalgie täglich während eines Monats hatte ausser UAW (Übelkeit, Erythema) keinen therapeutischen Effekt (Bessette et al. 1998; placebokontrollierte Crossover-Studie).

Wirkstoffprofile
– Calcitonin* (Buch G)

Diverse Adjuvanzien der Schmerzpraxis

Stomatologika: Xerostomietherapeutika

Als Xerostomie, Mundtrockenheit (xeros, (griech.): trocken; stoma: Mund) bezeichnet man einen pathologisch trockenen Zustand der Mundschleimhaut wegen verminderter Speichelproduktion. Sie kommt vor beim

Sjögren-Syndrom, bei extremen Wasser- und Elektrolytverlusten (Beispiele Hyperemesis, Diarrhö). In der Schmerzpraxis wird iatrogen induzierte Mundtrockenheit v. a. bei Opioidlangzeitmedikation, parasympathikolytischer Medikation (Atropin, gewisse Antiemetika) und nach therapeutischer Radiotherapie bei Malignomen der Kopf- und Nackengegend zum Problem (→ Mukositis).

Durch die verminderte Speichelproduktion fällt deren protektive Wirkung für die Mundhöhlenhomöostase gegenüber infektiösen, chemischen, mechanischen Verletzungen sowie deren Schmierfunktion aus (Tabak et al. 1982). Folgen dieses Zustands sind u. a. schmerzhafte Mundschleimhautverletzungen, Kau- und Schluckbeschwerden, erhöhte Inzidenz von Karies (Frank et al. 1965; Dreizen et al. 1977), Entzündungen der Mundhöhle, mühsames Sprechen (Baum et al. 1985). Die Beschwerden sind oft so ausgeprägt, dass die Patienten orale Medikationen (z. B. Analgetika) nicht mehr einnehmen können.

Pilokarpin

Neben palliativer prophylaktischer Gabe von Kaugummis/Bonbons (Anregung der reduzierten Salivaproduktion), muzinhaltigem Salivaersatz (Vissink et al. 1987) kann die Gabe von Pilokarpin in einer täglichen Dosierung von 3-mal 5 mg p.o. (2% Lösung) erwogen werden. Pilokarpin ist ein Wirkstoff mit parasympathikomimetischer und β-adrenergischer Wirkung: Hauptnebenwirkung ist stärkeres Schwitzen (Greenspan u. Daniels 1987; Fox et al. 1991; Johnson et al. 1994, Mercadante 1998).

Stomatologika: Mukositistherapeutika

Mukositis oder iatrogen induzierte Schädigungen (Chemotherapie, Radiotherapie, Immunosuppression) der Wangen- und Mundschleimhaut sind in der Palliativmedizin ein alltägliches, ernstzunehmendes Problem. Nicht nur wird eine entzündete Schleimhaut eine potentielle Eintrittspforte für pathogene Keime, sondern wegen der oft äußerst schmerzhaften Reizung die Mukositis zu einem Pflegeproblem, wobei im Extremfall eine perorale Flüssigkeits-, Nahrungs- oder Wirkstoffeinnahme unmöglich wird. Eine aktive orale Hygiene (desinfizierende Spülungen etc.) kann das Ausmaß der Schleimhautläsion reduzieren helfen. Therapeutisch eingesetzt werden auch GM-CSF und G-CSF (Symonds 1998).

GM-CSF ist ein saures, mit inneren Disulfidbrücken versehenes Glykoproteinmolekül (MG 23.000), das von mesenchymalen Zellen bei Entzündungsvorgängen synthetisiert und freigesetzt wird, wo es u. a. die Produktion von neutrophilen Granulozyten, Makrophagen aus dem Rückenmark aktiviert. GM-CSF kann bei wirkstoffinduzierter Leukopenie (→ Metamizol) oder bei Mukositis eingesetzt werden. »Granulocyte-colony-stimulating factor« (G-CSF), ist ein Glykoprotein mit einem Molekulargewicht (MG) von 25.000, das das Überleben, die Proliferation und Ausdifferenzierung von Präkursoren der neutrophilen Granulozyten sowie die Funktion von reifen Neutrophilen aktiviert.

Literatur

Siehe CD-ROM zum Buch.

Buch G: Wirkstoffprofile Antinozizeptiva, Antirheumatika, Adjuvanzien, Diverse

Mitarbeiter:

Bernhard Aicher, Clemens Allgaier, Burkhard Möller, Herman Hans Waldvogel

Allopurinol INN

2 Darreichungsform/galenische Formen
In der Regel: Tabletten, Dragées, Retardkapseln

3 Chemie, Geschichte, diverse Hinweise

3.1 Chemie
1H-Pyrazolo[3,4-d]pyrimidin-4-ol

Chemisch ist Allopurinol ein Analogon von Hypoxanthin. Der primäre Metabolit von Allupurinol ist Alloxanthin (Oxypurinol).

Strukturformel

Allopurinol

3.2 Geschichte
Allopurinol wurde ursprünglich von Hitchings u. Elion als antineoplastischer Wirkstoff synthetisiert.

3.3 Diverse Hinweise

4 Rezeptpflicht und Schwangerschaftskategorie
Deutschland: Rp, Schwangerschaftskategorie: strenge Indikationsstellung (im Tierversuch teratogen; theoretisch wegen Störung der Purinnukleotidsynthese Embryotoxizität nicht auszuschliessen); Stillzeit: strenge Indikationsstellung (translaktale Passage; keine Daten über Schädigungen des Säuglings bekannt).
    Österreich: –
    Schweiz: B, Schwangerschaftskategorie C

5 Stoff, Indikationsgruppe, Dynamik (Rezeptorenprofil)
Hypoxanthin-Analogon, Urikostatikum, Xanthinoxidase-Hemmstoff.

5.2 Dynamik
MS und aktiver Metabolit Alloxanthin sind Hemmer der Xanthin-Oxidase (Rundles et al. 1963; Spector 1977). Bei normaler Aktivität der Hypoxanthine-Guanin-Posphoribosyltransferase wird die Biosynthese von Purin gehemmt und Hypoxanthin wird zur Purinnukleotidsynthese vermehrt wiedergebraucht (Rundles et al. 1961; Spector 1977).
    Reduktion der gesteigerten Purinbiosynthese durch negativen Feed-back der vermehrt anfallenden AMP und GMP an der 5-Phosphoribosyl-Pyrophosphat-(PRPP-)Amidotransferase.
    Allupurinol wirkt prophylaktisch auf die Entstehung von Urat- und Kalziumoxalatnephrolithiasis (Smith u. Boyce 1969; Ettinger et al. 1986).

6 Indikationen, Dosierung, Anwendungsart

6.1 Indikationen
Erwachsene:
a) Hyperurikämie mit Serum-Harnsäurewerten über 8,5 mg/dl und/oder erhöhten Harnsäurewerten im Urin – sofern nicht diätetisch beherrschbar bzw. klinische Komplikationen
    – manifeste Gicht
    – Uratnephropathie
    – Auflösung und Verhütung von Harnsäuresteinen
    – Verhinderung der Bildung von Calciumoxalatsteinen bei gleichzeitiger Hyperurikämie
b) Sekundäre Hyperurikämie unterschiedlicher Genese

Kinder:
– Harnsäurenephropathie bei Leukämien unter Behandlung
– partielle oder totale Defekte der Hypoxanthin-Guanin-Phosphoribosyl-Transferase (Lesch-Nyhan-Syndrom)
– Adenin-Phosphoribosyl-Transferase-Mangel
– Sekundäre Hyperurikämie unterschiedlicher Genese

6.2 Dosierung
Erwachsene: angepasst an die aktuellen Harnsäurewerte in Blut oder Urin 100–300 mg/Tag per os, Einleitung in der Regel mit 100 mg/Tag (die Auslösung einer Gichtkrise ist reduziert, wenn mit niedrigen TD (TD 50–100 mg) für 3–4 Wochen eingeschlichen wird).
    Die Serumkonzentration von Oxypurinol ist in Abhängigkeit von der renalen Clearance (*Faustregeln:* TD 100 = renale Clearance von 30 ml/min; 200 mg = renale Clearance von 60 ml/min; 300 mg = normale Nierenclearance; Emmerson et al. 1987; Emerson 1996).
    TD_{max}: 900 mg/Tag (*Achtung:* nur unter Kontrolle der Oxypurinol-Serumkonzentration; $C_{max\ Oxypurinol}$. 100 μmol/l = 15,2 μg/ml)
    Maximale ED: 300 mg
    Kinder unter 15 Jahren: 10–20 mg/kgKG/Tag verteilt auf 3 ED
    Senium: keine speziellen Angben. **Cave:** eingeschränkte Nierenfunktion
    Niereninsuffizienz und Leberinsuffizienz: TD von 100 mg in der Regel nicht überschreiten, Kontrolle des aktiven Metaboliten Oxypurinol

Kreatininclearance	Dosierung
10–20 ml/min	100–200 mg/Tag
<10 ml/min	100 mg/Tag oder größere Intervalle

Hämodialyse: Allopurinol 300–400 mg 3x/Woche unmittelbar nach der Dialyse

6.3 Anwendungsart
Nichtinvasiv: p.o.

8 Kontraindikationen

Überempfindlichkeit, akute Gichtanfälle (Allopurinol soll erst nach Abklingen des akuten Gichtanfalls eingesetzt werden), Schwangerschaft, Stillzeit

9 UAW (1–14)

9.1 und 9.2 ZNS, Gesichtssinne

Allgemeines Unwohlsein, Asthenie, Kopfschmerzen, Schwindel, Ataxie, Somnolenz, Depression, Koma; Sehstörungen, Katarakt (Fraunfelder et al. 1982), Makulaschädigung

9.3 Herz/Kreislauf

Hypertension, Bradykardie, Ödeme

9.5 Verdauungstrakt

Übelkeit, Erbrechen, Durchfall, Steatorrhö, Verdauungsstörungen

9.6 Leber, ableitende Gallenwege, Pankreas

Hepatomegalie; reversible granulomatöse Hepatitis; Diabetes mellitus

9.7 Niere, ableitende Harnwege

Interstitielle Nephritis, Hämaturie

9.10 Blut und blutbildende Organe

Leukopenie, Leukozyose, Granulozytose, Eosinophilie, insbesondere bei Niereninsuffizienz auch Thrombozytopenie, Agranulozytose und aplastische Anämie, nach Absetzen reversible angioimmunoblastische Lymphadenopathie

9.11 Hautorgan, Haare, Nägel

Pruritus, makulopapulöse, schuppenartige, manchmal purpuriforme, selten exfoliative Hautreaktionen; Furunkulose

9.12 Allergisch-toxische UAW

Hautrashes in ca. 2% (bei Komedikation mit Ampicillin 20%!).

Hautreaktionen mit Exfoliation, Fieber, Schüttelfrost, Lymphadenopathie, Arthralgie, interstitielle Nephritis, Leberfunktionsschädigung, Eosinophilie (Stevens-Johnson-/Lyell-Syndrom; Inzidenz: <1: 1000 Behandlungsfälle, Emmerson 1996).

Selten Vaskulitis, diverse Gewebsreaktionen einschließlich Hepatitis, interstitieller Nephritis und Krampfanfällen. Empfehlung: Medikament absetzen, Corticosteroide.

AHS

Schwerere Hypersensitivitätsreaktionen auf Allopurinol werden in der angelsächsischen Literatur als AHS (»allopurinol hypersensitivity syndrome«) bezeichnet: sie umfassen ein generalisiertes Exanthem, Fieber und Hepatomegalie. Patch testing und LST Lymphozyten Stimulationstests sind nicht aussagekräftig. Es wird angenommen, dass v. a. der aktive Metabolit Oxypurinol für diese lymphoproliferativen Reaktionen verantwortlich ist (Hamanaka et al. 1998).

Eine Fallbeschreibung: akute, tödliche Hypersensibilitätsreaktion mit epidermaler Nekrolyse, Vaskulitis, Nierenfunktionsstörung, Fieber, gastrointestinaler Blutung, frgl. pulmonaler Vaskulitis (Kluger 1998).

Eine Fallbeschreibung von akuter Graft-vs.-host- (Transplantat-vs.-Wirt-) zytotoxischer Hautreaktion (Jappe et al. 1998).

9.13 Allgemeintoxische UAW

Muskelschmerzen; periphere Neuritis, Neuropathie, Paralyse

9.14 Diverse Wirkungen und UAW

– Impotenz, Fertilitätsstörungen
– Alopezie, Haarverfärbungen
– Hyperlipidämie
– Gynäkomastie

10 Warnhinweise

Akuter Gichtanfall bei Therapieeinleitung möglich.

11 Toxikologie

Akute Toxizität:

DL_{50} Maus p.o. 0,7–2g/kg, i.p. 160 mg/kg, i.v. 91 mg/kg. Ratte p.o. >20 g/kg, i.p. >750 mg/kg, i.v. >195 mg/kg Hund i.v. >707 mg/kg

Chronische Toxizität:

Ratte 12-15 mg/kg über 60 Wochen keine pathologischen Veränderungen.

Patienteninformation:

– Nausea (häufig, bei schwerer Form Arzt konsultieren)
– Rash (häufig, Arzt konsultieren)
– Pruritus (häufig)
– Schwindelgefühl (selten, bei schwerer Form Arzt konsultieren)
– Kopfschmerzen (selten)
– Metallgeschmack (selten)
– Fieber (selten)
– Prickeln, Ameisenlaufen Hände, Füße (selten)
– Bei Auftreten mehrerer seltener Symptome Arzt konsultieren!
– Arzt aufklären bei vorbestehenden Nieren- oder Leberproblemen; bei Hämachromatosis

11.2 Kanzerogenität, Mutagenität, Teratogenität, Embryotoxizität, Fertilität

Teratogenität/Embryotoxizität: bei der Maus fragliche Störung des Knochenwachstums, keine weiteren Hin-

veise für Embryotoxizität bei Versuchen an Maus,
¨aninchen und Ratte.
Mutagenität: keine Hinweise
¨ertilität: keine Hinweise auf Beeinflussung derselben
¨anzerogenität: keine Hinweise

3 Interaktionen

3.1 Pharmakodynamische Interaktionen

- ACE-Inhibitoren, Captopril: Inzidenz allergischer
  UAW ↑↑
- Amoxicillin, Ampicillin: Inzidenz allergischkutaner
  UAW ↑↑
- Chlorpropamid: Wirkungsverstärkung (= Gefahr der
  Hypoglykämie: Dosis anpassen)
- Diuretika vom Typ Thiazid: Inzidenz allergische UAW
  ↑↑ (v. a. bei vorbestehender eingeschränkter Nieren-
  funktion)
- Orale Antikoagulanzien vom Cumarin-Typ: Wir-
  kungsverstärkung (Monitoring Koagulation!)
- Postischämische Leber: Allopurinol schützt mögli-
  cherweise (erhöhte Scavenger-Leistung, Karwinski u.
  Soreide 1997)
- Zytostatika (**Cave:** Endoxan!): Inzidenz Blutbildverän-
  derungen ↑

13.2 Pharmakokinetische Interaktionen

- Azathioprin und 6-Mercaptopurin: hepatische Bio-
  transformation ↓ (Grund: Xanthinoxidasehemmung.
  Empfehlung: Dosisreduktion von Azathioprin auf 25%).
- Ciclosporin: Serumkonzentration Ciclosporin ↑
- Eisenpräparate: mögliche Leberdepots von Fe-Salzen
  (= rel. KI)
- Phenytoin: Bioelimination Phenytoin ↓.
- Probenecid: Elimination Probenecid ↓.
- Theophyllin, Xanthinderivata: Clearance ↓ (= erhöhte
  Toxizität)
- Thiaziddiuretika: Harnsäureelimination ↓ (= Effekt
  Allopurinol ↓)
- Urikosurika: Elimination Oxypurinol ↑.
- Vidarabin: HWZ Vidarabin ↑

13.4 Physiologische Interaktionen

Nierenfunktionseinschränkung: HWZ Oxypurinol ↑

15 Kinetik

Physikochemische Eigenschaften
Proteinbindung (% Dosis): 5
MW: 136,11
pK_a: 9,4

Resorption und Bioverfügbarkeit
Bioverfügbarkeit (% Dosis): 67–90
T bis C_{max} (h): 1,5 (Oxypurinol 3–5h)
C_{max} (mg/l): 1,0–1,8–2,6 (ED 300 mg p.o.), Oxypurinol: 8,4 µ

Verteilung, Elimination, Metabolismus
α-HWZ: –
β-HWZ (h): –
$V_{initial}$ (l/kg): 1,6 –
V_{ss} (10% KG): –
Cl_{total} (l/h): –
AUC: –

Hepatische Biotransformation:
Renale Elimination (% der Dosis; MS, Metaboliten):
unverändert 10
Biliäre Elimination (% der Dosis; MS, Metaboliten):
20
Inaktive Metaboliten: intrahepatisches Ribunukleo-
tid (ohne pharmakodynamische Konsequenzen, da
Konz. zu gering)
Aktive Metaboliten: Oxypurinol (= Alloxanthin;
ähnlich wirksam wie Allopurinol: HWZ 18–43 h, in
Einzelfällen bis 70h)

Effektivität
Therapeutische Serumkonzentration: keine Angaben
Toxische Serumkonzentration: keine Angaben.

Biomembrangängigkeit
Diaplazentar: MS und Metaboliten
Translaktal: MS und Metaboliten
Blut-Hirn-Barriere: ja
Synovialflüssigkeit: keine Angaben

15.2 Kinetikdiskussion

Die Resorption von Allopurinol nach oraler Gabe ist
gut; maximale Plasmakonzentrationen werden innerhalb von 30–60 min erreicht. Die Elimination via Fäzes
beträgt ca. 20% der Dosis und repräsentiert möglicherweise einen Teil des nichtresorbierten Wirkstoffanteils.

16 Vorklinische und klinische Studien

Non-Compliance bei Anorexia nervosa: eine Fallbeschreibung einer an Gicht leidenden Patientin mit
Anorexia nervosa, die ihre Medikation laufend willent-
lich erbrach (Gröbner et al. 1998).

17 Kurzprofil

Allopurinol ist ein bewährter, effektiver Wirkstoff zur
Behandlung der primären und sekundären Hyperurikämie.

Bei der sekundären Hyperurikämie (maligne
Erkrankungen, Lesch-Nyhan-Syndrom; Andreoli et al.
1986, Simmonds et al. 1986) kann der Wirkstoff prophylaktisch eingesetzt werden.

Der Wirkstoff wird im allgemeinen gut vertragen.
Am Anfang der Therapie sind Gichtattacken möglich:
hier kann temporär und auch prophylaktisch → Colchicin eingesetzt werden.

18 Literatur

Literatur bis 1996: CD-ROM.

Emerson BT (1996) The management of gout. N Engl J Med 334(7): 445–451

Fachinformationen Allopurino -Zyloric (Glaxo Wellcome)

Graham S, Day RO, Wong H et al. (1996) Pharmacodynamics of oxypurinol after administration of allopurinol to healthy subjects. Br J Clin Pharmacol 41/4: 299–304

Gröbner W, Walter-Sack I, de Vries JX (1998) Disease-specific non-compliance with drug treatment as a cause of persistent hyperuricemia and gout in anorexia nervosa. Eur J Med Res 3/1-2: 77–80

Hamanaka H, Mizutani H, Nouchi N et al. (1998) Allopurinol hypersensitivity syndrome: hypersensitivity to oxypurinol but not allopurinol. Clin Exp Dermatol 1: 32–34

Jappe U, Franke I, Wendekamm U et al. (1998) Allopurinol als Auslöser einer akuten Graft-vs.-host-ähnlichen Arzneimittelreaktion. Fallbericht mit Literaturübersicht. Hautarzt 49/2: 126–30

Karwinski W, Soreide O (1997) Allopurinol improves scavenging ability of the liver after ischemia/reperfusion injury. Liver 3: 139–143

Kluger E (1998) Letalt forlobende allopurinolhypersensitivitets-syndrom. Ugeskr Laeger 160/8: 1179–1180

Produktionsinformation Zyloric (Firma Glaxo Wellcome)

Antimalariamittel:
Chloroquin (CQ) INN und Hydroxychloroquin (HCQ) INN

2 Darreichungsform/galenische Formen

In der Regel Dragées zu 250 mg HCQ, Filmtabletten, Sirup, Injektionslösungen

3 Chemie, Geschichte, diverse Hinweise
3.1 Chemie

- CQ: N(4)-(7-Chlor-4-chinolyl)-N(1),N(1)-diethyl-1,4-pentandiamin
- 250 mg Chloroquin-Dihydrogensulfat entprechen 155 mg Hydroxychloroquinbase
- 200 mg Hydroxychloroquinsulfat entsprechen 155 mg Hydroxychloroquinbase
- HCQ: 2-{[4-(7-Chlor-4-Chinolylamino)pentyl]ethylamino}ethanol
- Substanzklasse: 4-Aminochinolin

3.2 Geschichte

Beide CQ und HCQ sind seit Jahrzehnten als Antimalariamittel im Einsatz, wobei in der Regel wegen der niedrigeren Toxizität HCQ bevorzugt wird. Beide Wirkstoffe sind effektiv in der Behandlung von systemischen Lupus erythematodes SLE sowie RA.

3.3 Diverse Hinweise

CQ und HCQ Tabletten haben einen bitteren Geschmack.

4 Rezeptpflicht und Schwangerschaftskategorie

Deutschland: Rp, Schwangerschaft KI (Ausnahme: Malaria, Feto-Embryotoxizität); Stillzeit: KI
Österreich: –
Schweiz: CQ: Schwangerschaftskategorie C (KI für rheumatologische Indikation), Stillzeit: KI (translaktale Phase, Akkumulation in der Retina des Neugeborenen); HCQ: Schwangerschaftskategorie D (Fetotoxizität Innenohrschädigungen; Stillzeit: translaktale Phase (KI)

5 Stoff, Indikationsgruppe, Dynamik (Rezeptorenprofil)

Antimalariamittel: Antirheumatikum

5.2 Dynamik

Chloroquin und Hydroxychloroquin sind schwache Basen. Sie dringen transmembranös in Zellen, z. B Makrophagen ein und kumulieren in Phagolysosomen Sie inhibieren die Antigenprozessierung und -präsentation immunogener Peptide gemeinsam mit dem MHC Komplex. Inhibition der IL-1β-Freisetzung.

5.2.3 Antiinflammatorisch-antiphlogistische Wirkung bzw. Mechanismen der Entzündungshemmung

Inhibition der Antigenpräsentation: CQ und HCQ kumulieren in den Lysosomen verschiedener Zellen (Makrophagen, Granulozyten, Hepatozyten u. a.) und könnten so zu verschiedenen Wirkungen beitragen Inhibition der Freisetzung und Wirkung lysosomaler Enzyme durch Anhebung des pH, Hemmung der Dissoziation von Rezeptor-Ligand-Komplexen und vermindertes »Recycling« der Rezeptoren.

Modifizierte Signaltransduktion und Zytokinexpression: Hemmung der Phospholipase A_2 und somit reduzierte Produktion von Prostaglandinen und Leukotrienen bei Zymosan-stimulierten Makrophagen (in-vitro-Nachweis). Die in-vitro-Daten zur Inhibition der Transkription von IL-1, IL-6 und TNF-α sind widersprüchlich.

Einflüsse auf die Gewebedestruktion: Hemmung der Freisetzung von Superoxid-Ionen aus neutrophilen Granulozyten und Makrophagen.

6 Indikationen, Dosierung, Anwendungsart
6.1 Indikationen

Krankheitsmodifizierende Substanz bei rheumatoider Arthritis (RA), Langzeit-Therapeutikum bei systemischem Lupus erythematodes (Lupus erythematodes: kutaner und systemischer Lupus erythematodes ohne Organbeteiligung): der Wirkmechanismus ist bei beiden Erkrankungen nicht bekannt. Eine direkte antiphlogistische Wirkung ist im Tierversuch nicht zu beobachten).

Weiter: juvenile chronische Arthritis (JCA), ferner Malaria-Prophylaxe und -therapie.

Spezielle rheumatologische Indikationen: Monotherapie bei rheumatoider Arthritis von geringerer Aktivität, bei schwerer RA Kombinationspartner von Immunsuppressiva. Bei SLE geeignet bei vorwiegendem Gelenk- und/oder Hautbefall, bei Organbefall (ZNS, Herz, Nieren u. a.) ist die Therapie nicht ausreichend wirksam.

.2 Dosierung

Kumulative Gesamtdosis 100 g HCQ-Base (WHO-Empfehlung).

Empfohlene TD der Hersteller: 250 mg Chloroquin-Dihydrogensulfat 1-mal täglich oder 400–600 mg Hydroxychloroquinsulfat für Erwachsene bzw. 5–6,5 mg/kgKG Erwachsene und Kinder) als initiale Höchstdosis, Erhaltungsdosis für Erwachsene 200 – 400 mg/kgKG. Keine Einnahme auf nüchternen Magen.

.3 Anwendungsart

Nichtinvasiv: p.o.

8 Kontraindikationen

Keine Schutzimpfung gegen Typhus in den folgenden 3 Tagen (CQ).

Überempfindlichkeit gegen 4-Aminochinoline, vorbestehende Retinopathie oder Makulopathie, Glucose-6-Phosphat-Dehydrogenasemangel, Erkrankungen des blutbildenden Systems, Myasthenia gravis, während der Schwangerschaft (Ausnahme Indikation Malaria), während der Stillzeit, nicht anwenden bei Kleinkindern, Applikation bei Kindern nicht länger als 6 Monate.

Relative KI: strenge Abwägung des Nutzen-Risiko-Verhältnisses: gastrointestinale, neurologische oder hämatologische Vorerkrankungen, Überempfindlichkeit gegen Chinin, vorbestehende Psoriasis, Porphyrien, Epilepsie, ausgeprägte Leber- und Nierenerkrankungen, Schwangerschaft.

9 UAW (1–14)
9.1 und 9.2 ZNS, Gesichtssinne

Kopfschmerzen, Benommenheit, Schlafstörungen, Schläfrigkeit, Tinnitus oder Taubheit, Unruhe, emotionale Labilität, Schwindel, Verwirrtheitszustände, Parästhesien, Akkomodationsstörungen, in Einzelfällen Auslösung von Psychosen und epileptischen Anfällen.

Augen: Akkomodationsstörungen, corneale Veränderungen (Ödeme, Hornhauttrübungen), nach Absetzen reversibel. Retinopathien mit veränderter Pigmentation und Skotomen, Flimmerskotomen und Visusverlust: Frühform nach Absetzen potentiell reversibel, fortgeschrittene Formen irreversibel und können trotz Absetzen der auslösenden Substanz weiter fortschreiten. Die Inzidenz der Retinopathie ist abhängig von der Tagesdosis (>6,5 mg/kgKG und/oder eingeschränkte Nierenfunktion; Block 1998)

9.3 Herz/Kreislauf
EKG: Abflachung der T-Welle, selten Kardiomyopathie

9.5 Verdauungstrakt
Appetitlosigkeit, Magenschmerzen, Übelkeit, Blähungen, Diarrhöen mit Gewichtsverlust und Erbrechen.

9.6 Leber, ableitende Gallenwege, Pankreas
Selten Leberschäden, in Einzelfällen fulminante Hepatitis

9.10 Blut und blutbildende Organe
In Einzelfällen Knochenmarksdepression mit Agranulozytosen, Panzytopenien, Thrombozytopenien

9.11 Hautorgan, Haare, Nägel
Hautausschläge, Juckreiz, Photosensibilisierung, Pigmentstörungen an Haut und Haaren, Haarausfall. Selten: exfoliative Dermatitis, Exazerbation einer Porphyria cutanea tarda oder Psoriasis.

Ratschlag: optimaler Sonnenschutz mit Kopfbekleidung, Sonnenbrille etc.

9.14 Diverse Wirkungen und UAW
Muskelschwäche, Neuromyopathie, Verstärkung eines neuromyasthenischen Syndroms

10 Warnhinweise
Patientenaufklärung (Merkblatt), Patientenselbstkontrolle (Doppel des Therapieverlaufs) empfehlenswert.

Sonstige Hinweise: Augenärztliche Kontrollen mindestens 3 monatlich, Abbruch der Therapie bei ersten Anzeichen der Retinopathie (Klinik: Verlust des Rotsehens). Besondere Vorsicht bei Dosis über 6,5 mg/kgKG, Niereninsuffizienz, Therapiedauer über 10 Jahren, Alter über 65 Jahre oder Visus <0,8. Blutbildkontrolle vor Therapie, im weiteren alle 2 Monate.

Kontrolluntersuchungen vor Therapie
Augenärztliche Untersuchung

Kontrolluntersuchungen während der Therapie
Überwachungsprogramm während der Therapie:

In den ersten 4 Monaten alle 14 Tage, danach alle 2 Monate.

Befragung und klinische Untersuchung:	Farbsehstörungen, Gesichtsfeldausfälle, Flimmerskotome; Exantheme; Kopfschmerzen, Schwindel, Schlaflosigkeit, Muskelschwäche; gastrointestinale Symptome
Laborbestimmungen:	Blutbild inklusive Thrombozyten und Diff.-BB, bei Bedarf CK

Augenärztliche Untersuchung: Bei Einhalten der o.g. Maximaldosierungen alle 6 Monate, bei Dosierungen >4 mg Chloroquin/kgKG oder >6,5 mg Hydroxychloroquin/kgKG alle 4 Monate.

Indikationen zur Therapieunterbrechung und Kontaktaufnahme mit dem Zentrum

Dermatologie:	Exanthem
Gastroenterologie:	Schwere gastrointestinale Symptome
Hämatologie:	Leukopenie <3000/µl
	Granulopenie <2000/µl
	Thrombopenie <100.000/µl
Ophthalmologie:	Retinopathie und sonstige Sehstörungen in Abhängigkeit vom Schweregrad

11 Toxikologie

Nebenwirkungen treten v. a. bei Plasmakonzentrationen von >250 µg/l auf. Zur chronischen Toxizität liegen keine Daten vor. Nachweis der Teratogenität in hohen Dosen, keine Hinweise für Kanzerogenität. Eine mutagene Potenz konnte nicht ausgeschlossen werden, dennoch empfehlen einzelne Autoren die Fortführung der Therapie mit diesen Medikamenten auch bei Eintritt einer Schwangerschaft bei entsprechend gefährlicher Grunderkrankung (z. B. Lupus erythematodes).

12 Notfallmaßnahmen bei Überdosierung, Entzugssymptomatik

Klinische Zeichen der Überdosierung sind Kopfschmerzen, Sehstörungen, Herzrhythmusstörungen, Herz-Kreislauf-Versagen und auch Hypokaliämien. Blutdruckabfall. Schockzustand mit Bewusstlosigkeit und Krämpfen. Tod durch Atem- und Herzstillstand. Schwere Überdosierung: beim Erwachsenen 2–5 g, beim Kind 1–2 g können binnen 1–3 h zum Tode führen.

Therapie: Ein Antidot ist nicht bekannt. Resorptionsverminderung durch Magenspülung und Aktivkohle. **Cave:** Bericht über erhöhtes Risiko des Herzstillstands durch Vagusreizung. Bei Resorptionszeit über 30 min ist mit kardiorespiratorischer Insuffizienz zu rechnen. Bei Krämpfen Benzodiazepine, Phenobarbital, ggf. Muskelrelaxation. Diazepam reduziert HCQ-bedingte Kardiotoxizität. Strenge Überwachung nach Akutphase mindestens 6 h ohne Symptome. Elimination durch Hämodialyse nicht möglich. In Einzelfällen wurde über eine Besserung der intoxikationsbedingten Hypoxämie nach Gabe von Diazepam berichtet. Die Durchführbarkeit dieser Maßnahme ist, wenn überhaupt sinnvoll, nur unter Bedingungen der Intensivüberwachung gegeben.

13 Interaktionen

Die Kombination mit anderen Basistherapeutika wird vom Hersteller nicht empfohlen. Diesbezüglich gibt es in den letzten Jahren gegenlautende Berichte in der rheumatologischen Literatur. Insbesondere werden Kombinationen von Hydroxychloroquin und Methotrexat wiederholt empfohlen.

13.1 Pharmakodynamische Interaktionen

- Alkohol: Hepatotoxizität ↑
- Aminoglykoside: neuromuskuläre Blockade ↑
- Folsäureantagonisten (inkl. MTX): Wirkung Folsäureantagonisten ↑
- Glukokortikoide: Inzidenz Myo- u. Kardiopathien ↑
- Indometacin: allergischtoxische UAW ↑ (Sensibilisierung; Retinopathie)
- MAO-Inhibitoren: Hepatotoxizität ↑
- Neostigmin, Pyridostigmin: Wirkung Neo- und Pyridostigmin ↓
- Phenylbutazon: kutane Toxizität ↑ (exfoliative Dermatitis)
- Probenecid: allergischtoxische UAW ↑ (Sensibilisierung; Retinopathie)
- Pyrimethamin/Sulfadiazin: kutane Toxizität ↑
- Sulfadiazin: kutane Toxizität ↑

13.2 Pharmakokinetische Interaktionen

- Ampicillin: Resorption Ampicillin ↓
- Antazide: Resorption CQ ↓ (Empfehlung: Intervall von >4 h beachten)
- Cimetidin: Elimination HCQ ↓
- Digoxin: Serumkonzentration Digoxin ↑

15 Kinetik

Physikochemische Eigenschaften
MG: 319,8
Proteinbindung (% Dosis): HCQ 50%, CQ: S(+)-Chloroquin 67% vs 35% für R-Enantiomer (an Albumin und saures α 1-Glycoprotein)
pK_a: 8,4 (CQ)

Resorption und Bioverfügbarkeit
Bioverfügbarkeit (% Dosis): 70–90
T bis C_{max} (h): 4
C_{max} (mg/l): sehr variabel in Abhängigkeit von Alter und Körpergewicht

Verteilung, Elimination, Metabolismus
β-HWZ (Tage!): 30–60; für S(+)-CQ kürzer als für R-Enantiomer
V_{ss} (l/kg): 200–800
Cl_{total} (ml/min): 96 ml/min (HCQ-Vollblutclearance)
Hepatische Biotransformation: Cytochrom P450-abhängig
Inaktive Metaboliten: Desethylhydroxychloroquin bzw. Desethylchloroquin (ca. 40%) und Bisdesethylchloroqin (ca. 10%)
Renale Elimination (%Dosis, MS, Metaboliten): 40–50, davon unverändert 60%
Biliäre Elimination (%Dosis, MS, Metaboliten): 50–60

Effektivität
Therapeutische Serumkonzentration für antirheumatische Wirkung: Gemessene wirksame Vollblut-

konzentrationen in Therapiestudien: Chloroquin 1,3–4,1 µM, Hydroxychloroquin 2,0 µM

Biomembrangängigkeit
Diaplazentar: ja
Translaktal: hoch (Milchkonzentration = mütterliche Serumkonzentration)
Blut-Hirn-Barriere: –

7 Kurzprofil

Antimalariapräparate sind seit Jahrzehnten ein fester Bestandteil der antirheumatischen Langzeittherapie. Sie wurden bei RA vorwiegend bei weniger aktiver Verläufen und in den letzten Jahre zunehmend als Kombinationspartner zu MTX eingesetzt. Einen festen Stellenwert besitzen die Antimalariapräparate Chloroquin und Hydroxychloroquin v. a. bei den Kollagenosen, z. B. beim Lupus erythematodes mit dominierender Haut- oder Gelenkbeteiligung. Die am häufigsten den therapeutischen Einsatz limitierende UAW ist die Retinopathie. Regelmäßige Untersuchungen des Augenhintergrundes sind deshalb obligat.

In der Regel wird die therapeutische Wirkung bei SLE und RA nach 8–12 Wochen auftreten.

18 Literatur
Literatur bis 1996: CD-ROM.

Block JA (1998) Hydroxychloroquine and retinal safety. Correspondence. 351: 771
Ducharme J, Farinotti R (1996) Clinical pharmacokinetics and metabolism of chloroquine. Focus on recent advancements. Clin Pharmacokinet 31/4: 257–274
Empfehlungen zur Therapiekontrolle bei Antimalariamitteln der Projektgruppe Diagnose- und Therapierichtlinien der Arbeitsgemeinschaft Regionaler Kooperativer Rheumazentren in der Deutschen Gesellschaft für Rheumatologie e.V.
Fox R (1996) Anti-malarial drugs: possible mechanisms of action in autoimmune disease and prospects for drug development. Lupus 5/S1: 4–10
Furst DE (1996) Pharmacokinetics of hydroxychloroquine and chloroquine during treatment of rheumatic diseases. Lupus 5/S1: S11–S15
McKenzie AG (1996) Intensive therapy for chloroquine poisoning. A review of 29 cases. S Afr Med J 86/5S: 597–599

Auranofin

2 Darreichungsform/galenische Formen
In der Regel Tabletten, Filmtabletten zu 3 mg (entspr. 0,87 mg Gold)

3 Chemie, Geschichte, diverse Hinweise
(2,3,4,6-Tetra-O-acetyl-1-thio-β-D-glucopyranvosato) (triethylphosphin)gold

3.1 Chemie
Auranofin ist ein rel. hydrophobe, goldhaltige Verbindung

Strukturformel

Auranofin

3.2 Geschichte
Gold und Goldsalze wurden schon bei den alten Chinesen und Ägyptern eingesetzt. 1890 entdeckte Robert Koch, dass Goldsalze das Mycobacterium tuberculosis in vitro hemmten. Danach gegen Arthritis und LE eingesetzt, weil man der Meinung war, diese Erkrankungen seien tuberkulöser Natur. Durch den frz. Rheumatologen Forestier 1929 als Chrysotherapie in größerem Stile bei rheumatischen Erkrankungen eingesetzt.

4 Rezeptpflicht und Schwangerschaftskategorie
Deutschland: Rp, Schwangerschaft/Stillzeit G20
Österreich: –
Schweiz: B, Schwangerschaftskategorie C

5 Stoff, Indikationsgruppe, Dynamik (Rezeptorenprofil)
DMARD/Basistherapeutikum bei rheumatoider Arthritis

5.2 Dynamik
Der Wirkmechanismus bei der rheumatoiden Arthritis ist nicht bekannt. Hypothesen:

1. Inhibition der Antigenpräsentation: Hemmung von Chemotaxis und Phagozytose.
2. Inhibition der Chemotaxis: verminderte Expression von ICAM-I und VCAM-I. Hemmung der Histaminfreisetzung aus Mastzellen.
3. Modifizierte Signaltransduktion und Zytokinexpression: Die in vitro Daten zur Inhibition oder Aktivierung der Proteinkinase C wie auch der Phospholipase C sind widersprüchlich. Auranofin hemmt in Invitro-Tests an Neutrophilen die Leukotrienbiosynthese durch Inhibition der 5-Lipoxygenase. Inhibition der TNF- und IL-1-Freisetzung aktivierter Makrophagen. Hemmung des Aktivatorproteins AP-1 und des nukleären Faktors NF-B.
4. Gewebedestruktion: Hemmung der Freisetzung lysosomaler Enzyme und der Bildung von Sauerstoffradikalen.

6 Indikationen, Dosierung, Anwendungsart
6.1 Indikationen
Langzeittherapie der rheumatoiden Arthritis im Sinne einer Basistherapie.

6.2 Dosierung
6 mg bzw. 2 Tabletten täglich, in Einzelfällen kann die Tagesdosis auf 9 mg erhöht werden. Einnahme zu den Mahlzeiten.

6.3 Anwendungsart

p.o.

7 Keine Indikationen (ungeeignet)

Die Substanz ist nicht für schwere hochaktive Verläufe geeignet. Über die Eignung als krankheitsmodifizierendes Medikament sind die Auffassungen geteilt.

8 Kontraindikationen

- Unverträglichkeit von Gold und anderen Schwermetallen
- Schwere und fortschreitende Leber- oder Nierenerkrankung
- Störungen des blutbildenden Systems
- Anwendung in Schwangerschaft und Stillzeit oder bei Kindern
- Nach Auftreten von goldinduzierten Organschäden wie Pneumonitis, Lungenfibrose
- Vorbestehende GI-Erkrankungen wie Kolitis, nekrotisierende Enterokolitis
- Primäre und sekundäre Hauterkrankungen wie exfoliative Dermatitis, Ekzema, Urtikaria
- Blutorganschädigende Komedikationen: Antimalariamittel, Immunsuppressiva, Phenylbutazon, Oxyphenbutazon

9 UAW (1–14)

Achtung: Die Auflistung beinhaltet auch UAW anderer Goldsalze wie Auriothiomalate, weil in vielen Publikationen kein eindeutiger Unterschied zwischen den jeweilig eingesetzten Präparaten gemacht wird.

9.1 und 9.2 ZNS, Gesichtssinne

Konjunktivitis, Ablagerung in Linse und Cornea. Selten Kopfschmerz, Schwindel oder periphere Neuropathie. Parageusie (Dysgeusie).

9.4 Atmung, Atemorgane

Schleimhautentzünguen: Tracheitis; interstitielle Pneumonie, Pneumonitis, Alveolitis bei Goldsalzen (Music et al. 1995; Slingerland et al. 1987, Tomioka u. King 1997).

Oft im Kontext schwierig zu diagnostizieren: schlechte Prognose, wenn in Kombination mit Leberdysfunktion und Pemphigus (Tomioka u. King 1997).

9.5 Verdauungstrakt

Schleimhautentzündungen (Glossitis, Stomatitis, Pharyngitis, Gastritis, Kolitis)

Konsistenzverminderung der Faeces, z. T. leichte Diarrhö, Bauchschmerzen und Krämpfe, Übelkeit, sehr selten ulcerative Enterokolitiden. Bei Auftreten von Durchfall zunächst Gabe pektinhaltiger Füllmittel und/oder Dosisreduktion auf 3 mg Auranofin/Tag und intestinale Diagnostik, bei Persistenz Absetzen des Medikaments. Metallischer Geschmack manchmal als Prodromi einer Stomatitis.

9.6 Leber, ableitende Gallenwege, Pankreas

Veränderungen der Leberwerte: Transaminasen, alkalische Phosphatase. Die Hepatotoxizität von Goldtherapie ist relativ niedrig; leichte Leberschädigungen sind allerdings häufig (Edelman et al. 1983, Koryem et al. 1998).

9.7 Niere, ableitende Harnwege

Alle Formen der Nephrotoxizität (rel. selten) mit Niereninsuffizienz, nephrotisches Syndrom, Protein- und Erythrozyturie, Nierenfunktionsstörungen mit Kreatinin, Harnstoff- und Harnsäureanstieg, Degeneration des Tubulärsystems, akute Tubulärnekrose, membranöse Nephropathie, Immunkomplexglomerulonephritis (Antonovych 1981, Samuels et al. 1978, Burger et al. 1979 betrifft Na^+-Auriothiomalat).

9.10 Blut und blutbildende Organe

Gelegentlich Anämie, Leukopenie, Thrombopenie (mit entsprechenden Hautzeichen) und Eosinophilie. Sehr selten Erythroblastophthise, Agranulozytose, aplastische Anämie und Panzytopenie.

9.11 Hautorgan, Haare, Nägel

Exanthem, Pruritus. In Einzelfällen Haarausfall.

9.12 Allergisch-toxische UAW

Gold-Hypersensibilität

9.13 Allgemeintoxische UAW

Schleimhautentzündungen: Vaginitis

10 Warnhinweise

Patientenaufklärung (Merkblatt), Patientenselbstkontrolle (Doppel des Therapieverlaufs) empfehlenswert.

Vorbestehende Kontaktallergien auf Gold sind häufig; vor Beginn einer Goldtherapie muss eine solche ausgeschlossen werden (Möller et al. 1997).

Empfohlene Kontrolluntersuchungen bei der Anwendung

Überwachungsprogramm während der Therapie
In den ersten 3 Monaten alle 14 Tage, danach alle 4 Wochen.

Befragung und klinische Untersuchung:	Exanthem, Stomatitis, Diarrhö, Luftnot, Husten, Blutungen
Laborbestimmungen:	Blutbild inkl. Thrombozyten und Differentialblutbild, γ-GT, alkalische Phosphatase, GPT, Kreatinin, Urinstatus

Indikationen zur Therapieunterbrechung und Kontaktaufnahme mit dem Zentrum

Dermatologie:	Exanthem, Stomatitis
Gastroenterologie:	Transaminasenanstieg um das 3fache, schwere Diarrhöen, Enterokolitis

ämatologie: Leukopenie <3000/µl
Granulopenie <2000/µl
persistierende Eosinophilie >12%
Thrombopenie <100.000/µl
Anämie (Abgrenzung zu Entzün-
dungs- und Blutungsanämie!)

ephrologie: Kreatininanstieg, Zylindurie,
Hämaturie, anhaltende Proteinurie
>0,3 g/l

onstiges: schwerer Infekt, Schwangerschaft
bzw. Kinderwunsch

Toxikologie

kute Toxizität:

D$_{50}$ (Maus, p.o.) 187–310 mg/kgKG; bei der Ratte
55–330 mg/kgKG, bei i.m.-Applikation bei der Ratte
9–34 mg/kgKG.

Symptome im Tierversuch: Ptose, Tränenfluss, ver-
ngerte motorische Aktivität, herabgesetzter Muskel-
onus, Kraftlosigkeit, Atemstillstand und Krämpfe.

atienteninformation:

Diarrhö (häufig)
Nausea (häufig)
Verdauungsbeschwerden (häufig)
Bauchschmerzen (häufig)
Konjunktivitis (häufig)
Mundaphten (häufig)
Belegte Stimme (häufig)
Rash (häufig, Arzt konsultieren)
Pruritus (häufig, Arzt konsultieren)
Urin nicht klar (häufig)

ei Auftreten mehrerer dieser häufiger Symptome Arzt
onsultieren.

Klären Sie den Arzt über folgende Probleme auf: vor-
estehende Leber- und Nierenprobleme, Allergie zu
oldschmuck, Ekzeme, hoher Blutdruck, chronische
armentzündungen, Blutprobleme.

hronische Toxizität:

Intersuchung an Ratte, Maus und Hund mit einer
öchsten Wochendosis von 5-mal 96 mg/kg/Tag und
iner maximalen kumulativen Jahresdosis von
3 mg/kgKG/Tag: Diarrhö, leichte Anämie, bei Hunden
childdrüsenhyperplasie, bei der Ratte vorwiegend
Jephrotoxizität und Induktion von Nierenzelladeno-
ien.

1.2 Kanzerogenität, Mutagenität, Teratogenität, mbryotoxizität, Fertilität

Reproduktionstoxikologie: am Menschen liegen keine
rfahrungen vor. An Ratten kein Einfluss auf Fertilität,
n Kaninchen in hohen Dosen teratogen. Kontrazeption
vird empfohlen während der Einnahme von Auranofin
nd bis 6 Monate danach.

Mutagenität und Kanzerogenität: kein Hinweis für
Mutagenität am Menschen. Im Tierversuch (Ratte)
erhöhte Inzidenz an epithelialen, z. T. malignen Nieren-
tumoren.

12 Notfallmaßnahmen bei Überdosierung, Entzugssymptomatik

Bei akuter Überdosierung Magenspülung und Induktion von Erbrechen. Kein einheitlichen Angaben zu
Gabe des Antidots Dimercaprol.

13 Interaktionen

Sind nicht gesichert: fraglich ist ein Anstieg des
Phenytoinspiegels bei gleichzeitiger Verabreichung. Vor
der Kombination mit hohen Steroiddosen, Chloroquin,
d-Penicillamin und Immunsuppressiva wird vom Hersteller gewarnt. Die Komedikation mit sAA erhöht die
Nierentoxizität.

15 Kinetik

Physikochemische Eigenschaften
Proteinbindung (% Dosis) 60, Bindung an korpuskuläre Bestandteile (v. a. Erythrozyten): 40
pK_a: -

Resorption und Bioverfügbarkeit
Bioverfügbarkeit (% Dosis): 15–25
T bis C$_{max}$ (h): -
C$_{max}$ (mg/l): -

Verteilung, Elimination, Metabolismus
α-HWZ:-
β-HWZ: 11–31 Tage, Gesamtkörper-HWZ: ~ Tage
V$_{initial}$: -
V$_{ss}$ (l/kg): 0,045
Cl$_{total}$ (ml/min/kg): ~ 0,025
AUC: -
Hepatische Biotransformation: -
Renale Elimination (%-Dosis; MS, Metaboliten): 15
Biliäre Elimination (%-Dosis; MS, Metaboliten): 85
(total)

Effektivität
Therapeutische Serumkonzentration: 0,7–5,1 µM
Toxische Serumkonzentration: -

Biomembrangängigkeit
Der Wirkstoff ist lipophil und dürfte Biomembranen
passieren (keine Angaben)

von 6 mg werden maximale Serumkonzentrationen nach 100 min gemessen (~ 23 mg%). Bioverfügbarkeit 25% der Golddosis bei einmaliger Applikation. Steady state bei 6 mg/Tag nach etwa 10 Wochen (ca. 0,6 µg/ml). Die exakten Biotransformationsmechanismen von Goldpräparaten sind nicht bekannt. Es wird postuliert, dass goldinduzierte Toxizität u. a. von verschiedenen Oxidationsstufen abhängt (Merchant 1998).

Siehe auch Kinetikdiskussion Nathioaureomalat (Arbeit von Blocka et al.).

17 Kurzprofil

Auranofin ist das erste enterale Goldpräparat, das in die Chrysotherapie eingeführt worden ist. Auranofin wird in der Regel besser toleriert als → parenterale Goldapplikationen. In Deutschland wird Auranofin aber nur verhältnismäßig selten (<10% aller durchgeführten Langzeittherapien) eingesetzt, was an der oft unzureichenden klinischen Wirksamkeit liegen dürfte. Auch in den angloamerikanischen Ländern hat sich die orale nicht gegen die parenterale Goldtherapie durchgesetzt.

18 Literatur

Literatur bis 1996: CD-ROM.

Bondeson J (1997) The mechanimss of action of disease-modifying antirheumatic drugs: A review with empasis on macrophage signal transduction and the induction of proinflammatory cytokines. Gen Pharmacol 29/2: 127–150
Empfehlungen zur Therapiekontrolle bei Auranofin der Projektgruppe Diagnose- und Therapierichtlinien der Arbeitsgemeinschaft Regionaler Kooperativer Rheumazentren in der Deutschen Gesellschaft für Rheumatologie e.V.
Fachinformation Auranofin – Ridaura – (Yamanouchi)
Koryem HK, Taha KM, Ibrahim IK et al. (1998) Liver toxicity profile in gold-treated Egyptian rheumatoid arthritis patients. Int J Clin Pharmacol Res 18/1: 31–37
Merchant B (1998) Gold, the noble metal and the paradoxes of its toxicology. Biologicals 1: 49–59
Möller H, Svensson A, Björkner B et al. (1997) Contact allergy to gold and gold therapy in patients with rheumatoid arthritis. Acta Derm Venereol 77/5: 370–373
Projektgruppe Diagnose- und Therapierichtlinien der Arbeitsgemeinschaft Regionaler Kooperativer Rheumazentren in der Deutschen Gesellschaft für Rheumatologie e.V. Empfehlungen zur Kontrolle bei oraler Godtherapie
Tomioka R, King TE jr (1997) Gold-induced pulmonary disease: clinical features, outcome, and differentiation from rheumatoid lung disease. Am J Respir Crit Care Med 155/3: 1011–1020

Azathioprin rINN, BAN, USAN, BW-57322, NSC-39084

9 UAW (abgekürzt)

Die häufigsten UAW sind Nausea und Emesis: der Wirkstoff soll nicht auf nüchternen Magen eingenommen werden. Weitere UAW sind kutane Manifestationen, verbunden mit Juckreiz, sowie Schleimhautschädigungen im Mund- und Halsbereich (inkl. Ulzerationen), Schädigung der Hämatopoese (insbesondere Neutropenie, Thrombozytopenie), der Leber (Hepatitis, Cholestasis: Leberfunktionstests wie SGPT, SGOT, alk. P-ase, γ-GT,

Serum-Albumin, Bilirubin sind während der gesamter Dauer der Behandlung obligatorisch). Photosensibilität

13 Interaktionen

Allopurinol: Serumkonzentration Azathioprin ca. 4× erhöht (Empfehlung: Dosis Azathioprin reduzieren au ca. 25%).

Erhöhte Infektionsgefahr.

Erhöhte Gefahr von Malignomen (Jones et al. 1996).

17 Wirkstoffprofil

Das in der Transplantationsmedizin eingesetzte Immunsuppressivum Azathioprin ist ein Imidazolderivat von 6-Mercaptopurin; der Wirkstoff wird in der Regel in einer täglichen Anfangsdosierung von 25-50-100 mg p.o. bzw. einer Erhaltungsdosis von 100-200 mg p.o. bei RA eingesetzt.

Ein therapeutischer Effekt tritt in der Regel nach 8-12 Wochen ein.

Der Wirkstoff hat mutagene, teratogene und karzinogene Eigenschaften. Die Kombination MTX mit Azathioprin scheint keine Vorteile zu bringen (Furst 1996, Haagsma u. van Riel 1997).

18 Literatur

Literatur bis 1996: CD-ROM.

Furst DE (1996) Clinical pharmacology of combination DMARD therapy in rheumatoid arthritis. J Rheumatol S44: 86–90
Haagsma CJ, van Riel PL (1997) Combination of second-line antirheumatic drugs. Ann Med 2: 169–173
Jones M, Symmons D, Finn J et al. (1996) Does exposure to immunosuppressive therapy increase the 10 year malignancy and mortality risks in rheumatoid arthritis? A matched cohort study. Br J Rheumatol 35/8: 738–745
Savolainen HA, Kautiainen H, Isomäki H et al. (1997) Azathioprine in patients with juvenile chronic arthritis: a longterm followup study. J Rheumatol 12: 2444–24450

Benzbromaron rINN, BAN, USAN, Benzbromaronum

2 Darreichungsform/galenische Formen

In der Regel Tabletten zu 100 mg

3 Chemie, Geschichte, diverse Hinweise

3.1 Chemie

3,5-Dibromo-4-hydroxyphenyl-2-ethyl-3-benzofuranyl keton

MG 424,09

$C_{17}H_{12}Br_2O_3$

CAS – 3562-84-3

Strukturformel

Benzbromaron

Rezeptpflicht und Schwangerschaftskategorie

Deutschland: Rp; Schwangerschaft/Stillzeit B8

Österreich

Schweiz: B, Schwangerschaftskategorie C

Stoff, Indikationsgruppe, Dynamik (Rezeptorenprofil)

Gichtmittel vom Typ Urikosurikum

5.2 Dynamik

Urikosurikum; Hemmung der tubulären Harnsäure-Rückresorption, langsamer Wirkungseintritt

6 Indikationen, Dosierung, Anwendungsart

6.1 Indikationen

Hyperurikämie mit Serum-Harnsäure $\geq 8{,}5$ mg/dl bzw. klinische Komplikationen hyperurikämischer Zustände sowie Gicht

6.2 Dosierung

Therapieeinleitung (»einschleichend«) mit 50 mg Benzbromaron täglich, bei unzureichender Wirkung Dosissteigerung auf täglich 100 mg. Einnahme morgens nach dem Frühstück mit reichlich Flüssigkeit; evtl. Urin-pH einstellen (pH 6,5–6,8)

6.3 Anwendungsart

Nichtinvasiv: p.o.

7 Keine Indikationen (ungeeignet)

Akuter Gichtanfall

8 Kontraindikationen

Bei Überempfindlichkeit gegenüber Benzbromaron und/oder Bromid. Eingeschränkte Nierenfunktion. Nierenstein-Diathese. Sekundäre Hyperurikämie bei hämatologischer Erkrankung oder Niereninsuffizienz. Schwangerschaft und Stillzeit.

9 UAW (1–14)

9.1 und 9.2 ZNS, Sinnesorgane

Kopfschmerzen (selten)

9.5 Verdauungstrakt

Übelkeit, Brechreiz, Völlegefühl, Durchfälle

9.6 Leber, ableitende Gallenwege, Pankreas

Fallbeschreibungen von Hepatotoxizität (van der Klauw et al. 1994).

Beachte: Fälle von Hepatoxizität des vermeintlichen Metaboliten Benzaron (in einigen Ländern als exotischer Wirkstoff für »Venenleiden« eingesetzt).

9.7 Niere, ableitende Harnwege

Sehr selten vermehrter Harndrang. Selten: Nierenkolik (Matzkies 1978)

9.11 Hautorgan, Haare, Nägel

Selten Urtikaria, allergisches Exanthem

9.12 Allergisch-toxische UAW

Konjunktivitis, allergisches Exanthem

9.13 Allgemeintoxische UAW

Akuter Gichtanfall bei Therapiebeginn. Bildung von Harnsäurekristallen und Uratsteinen im Urin.

Temporäre Impotenz.

10 Warnhinweise

Bei Gichtanfällen unter der Therapieeinleitung: gleichzeitige Gabe von Colchicin oder eines Antiphlogistikums.

Reichliche Flüssigkeitszufuhr.

Bei Harnsteindiathese Einstellung des Urin-pH auf 6,4–6,8.

11 Toxikologie

Es ist eine Kumulation von Bromidionen zu erwarten, deren toxikologische Relevanz bislang nicht dokumentiert ist.

13 Interaktionen

13.1 Pharmakodynamische Interaktionen

Allopurinol: harnsäurered. Effekt $\downarrow$

(aber: Allopurinol + Benzbromaron $\gg$ Allopurinol)

Etacrynsäure: harnsäurered. Effekt $\downarrow$

Salicylate: harnsäurered. Effekt $\downarrow$

Sulfinpyrazon: harnsäurered. Effekt $\downarrow$

Warfarin: Effekt Warfarin $\uparrow$

15 Kinetik (unvollständig)

Physikochemische Eigenschaften

Proteinbindung (% Dosis): 99

pK_a: –

Resorption und Bioverfügbarkeit

Bioverfügbarkeit (% Dosis): 50

T bis C_{max} (h): –

C_{max} (µg/ml): MS 1,8; Benzaron 0,8 (ED 100 mg)

Verteilung, Elimination, Metabolismus

β-HWZ (h): 3–36 (abh. von genetisch determinierter Elimination bei 3% Kaukasier)

$V_{initial}$ (l/kg) 1,2

V_{ss}: 19 l

Cl_{total} (l/h):

15.2 Kinetikdiskussion

Die kinetischen Daten stützen sich auf wenige und widersprüchliche Arbeiten.

Nach oraler Gabe werden maximale Plasmakonzentrationen nach ca. 4 h erreicht. Der Wirkstoff wird zu hydroxiliertem M1 (1'-Hydroxybenzbromaron), M2 (6-

Hydroxy-benzbromaron) sowie wahrscheinlich weiteren Hydroxylierungsprodukten metabolisiert und v. a. biliär ausgeschieden (de Vries et al. 1993).

Offenbar werden keine dehalogenierten Metabolite gebildet (Walter-Sack et al. 1998).

Der früher angenommene hepatotoxische Metabolit Benzaron konnte in neueren Untersuchungen als Metabolit nicht mehr bestätigt werden.

16 Vorklinische und klinische Studien

Prospektive, offene Paralellstudie (n=86 männliche Gichtpatienten): Allupurinol 300 mg/Tag (n=49) vs. Benzbromaron 100 mg/Tag (n=37); Ziel: Uratplasmakonzentration <6 mg/dl). Allopurinolgruppe: Uratkonzentration 8,6 ⇒ 5,85 mg/dl (Gruppe normaler Ausscheider, Mittelwerte) bzw. 9,10 ⇒ 5,76 mg/dl (P. mit reduzierter renaler Ausscheidung, Mittelwerte); Brenzbromarongruppe: 8,58 mg/dl ⇒ 3,54 mg/dl; Mittelwerte). Zusammenfassend wurden normale Uratserumkonzentrationen bei dieser Dosierung in 53% (Allopurinol) bzw. 100% (Brenzbromaron) erreicht. Die mittlere Brenzbromarondosierung betrug 76 mg/Tag.

17 Kurzprofil

Benzbromaron ist ein Urikosurikum. Deshalb ist bei dieser Behandlung zur Vermeidung einer Urolithiasis auf eine ausreichende Diuresemenge zu achten. Unter dieser Prämisse ist der Wirkstoff ein recht sicheres Therapeutikum bei chronischer Hyperurikämie.

18 Literatur

Literatur bis 1996: s. CD-ROM.

Perez-Ruiz F, Alonso-Ruiz A, Calabozo M et al. (1998) Efficacy of allopurinol and benzbromarone for the control of hyperuricaemia. A pathogenic approach to the treatment of primary chronic gout. Ann Rheum Dis 57/9: 545–549
Shimodaira H, Takahashi K, Kano K et al. (1996) Enhancement of anticoagulant action by warfarin-benzbromarone interaction. J Clin Pharmacol 36/2: 168–174
Walter-Sack I, de Vries JX, Ittensohn A et al. (1998) Biliary excretion of benzbromarone and its hydroxilated main metabolites in humans. Eur J Med Res 1998 3/1–2: 45–49

Botulinustoxin A

1 Handelsnamen

Botox Allergan, Dysport

3 Chemie, Geschichte, Diverse Hinweise

BTX besteht aus einer leichten L- und einer schweren H-Kette, welche durch Disulfidbrücken miteinander verbunden sind. Nach Pinozytose werden die beiden Ketten getrennt. Die L-Kette koppelt sich an die präsynaptischen Acetylcholin-gefüllten Vesikel an und hemmt die Freisetzung von Acetylcholin. Die BTX-Hemmung dauert ca. 9 Monate (sie wird durch sekundäres Einspriessen von neuralen Endigungen der Nerven mit neuen synaptischen Verbindungen neutralisiert).

3.4 Geschichte

Das BTX wurde durch den Württemberger Amtsarzt und Dichter Justinus Christian Kerner zuerst beschrieben in den Tübinger Blättern für Naturwissenschaften und Arzneykunde (1817: Vergiftung durch verdorbene Würste). Durch Schantz nach dem 2. Weltkrieg in größeren Mengen synthetisiert. Erstmals 1973 durch Alan Scott therapeutisch angewendet (Strabismusoperationen).

5 Stoff, Indikationsgruppe, Dynamik

Es werden 7 Subtypen BTX unterschieden: A, B, E, F G (neurotoxisch) sowie C, D (offenbar keine Toxizität gegenüber menschlichen Nervensystem, Coffield et al. 1997).

5.1 Dynamik

Das Botulinustoxin A (einem der 7 Botulinus-Stoffe mit Proteincharakter u. einem M_r um 150.000) hemmt präsynaptische cholinerge Nerventerminals u. a. durch Hemmung der Acetylcholinfreisetzung und durch sekundären Verlust von ACh-Rezeptoren. Der betroffene Muskel ist funktionell temporär denerviert und atrophiert. Kompensatorisch werden extrasynaptische ACh-Rezeptoren gebildet. Das denervierte Axon bildet ebenfalls neue synaptische Verbindungen (Jankovic u. Brin 1991). Dringt das Toxin in das ZNS ein, hemmt es unspezifisch Neurotransmitter. Die LD_{50} bei der Maus beträg $0,2 \times 10^{-12}$ ml (picomol) (i.p.Injektion) = 1 Einheit BTX. Mensch: ca. 2500 BTX sind toxisch.

6 Indikationen, Dosierung, Anwendungsart
6.1 Indikationen

Folgende Indikationen sind in den letzten Jahren in der Literatur beschrieben und diskutiert worden:

Zur chemischen Sphinkterolyse bei Analfissuren, bei Kindern mit m. Hirschsprung (Langer et al. 1997; Brisinda et al. 1999)

Fokale Hyperhydrosis (als s.c.-und i.d.-Applikation, Naumann et al. 1998): die sympathisch versorgten ekkrinen Schweißdrüsen funktionieren über den cholinergen Neurotransmitter Acetylcholin, der präsynaptisch in Vesikeln gespeichert wird. Bei eintreffender Erregung wird Acetylcholin freigesetzt und induziert postsynaptisch die Muskarinrezeptoren der Schweißdrüsen. BTX hemmt die präsynaptische ACh-Freisetzung (s. oben).

– Torticollis (Houser et al. 1998)

– Blepharospasmus

– Strabismus, Nystagmus, Lid-Entropion und Exotropion (Lennerstrand et al. 1998; Steel et al. 1997; Spencer et al. 1997)

– Achalasie bzw. LES-Dysfunktion (Lopez et al. 1997)

- Dysphonia plica ventricularis (Kendall u. Leonard)
- Sekundäre Sialorrhö (Bushara 1997)
- Muskelspasmen, Muskelkontrakturen nach Schädigungen spinaler und supraspinaler Zentren
- Frey Syndrom (pathol. gustatorisches Schwitzen nach Parotisschäden, Parotisoperationen; Laccourreye et al. 1998)
- Fokale Dystonie
- Hemifaziale Muskelspasmen
- Painful-Arm- und Moving-fingers-Syndrome (Elias 1997)

6.2 Dosierung

Es können zzt. aufgrund fehlender standardisierter Unterlagen keine Dosisrichtlinien in Bezug auf die verschiedenen BTX-Subgruppen angegeben werden. Standardisierte elektromyographische Monitoringtechniken für die Quantifizierung von BTX-Therapien sind in Vorbereitung (Finsterer et al. 1997).

Cave: die im Handel befindlichen Präparate sind unterschiedlich dosiert.

Die Dynamik, Potenz sowie evtl. Immunresistenz (AK-Bildung) der BZX-Subgruppen ist Ziel der klinischen Forschung: zzt. nimmt man an, dass beispielsweise BTX B eine kürzere Wirkdauer hat als BTX A (Sloop et al. 1997, Sankhla et al. 1998).

10 Warnhinweise

Bei lokaler Anwendung kann Botulinustoxin akzidentell sowohl in lokale aber auch entfernte (!!) nichtvorgesehene Gewebe- bzw. Muskellogen abdiffundieren und dort Schäden anrichten, z. B.:

1. Lokale Muskelschädigungen mit Folgen wie Stuhl- und Harninkontinenz, Gallenblasendysfunktion, Diplopie etc. (Boyd et al. 1996).
2. Entfernte Muskelschädigungen mit Folgen wie Muskelatrophie etc. (Ansved et al. 1997).
3. autonome Dysfunktionen der betreffenden Gebiete (Dysphagie, Schweißausbrüche, Schwitzen, Sialektasis, Gallenblasendysfunktion (Schnider et al. 1993).

Der sog. Wundbotulismus ist nach Injektion von verunreinigtem Heroin bei Drogenabhängigen aufgetreten.

16 Vorklinische und klinische Studien

Die lokale Gabe von Botulinustoxin A bei idiopathischen chronischen Analfissuren (verdünnte Injektionslösung 50 U/ml; 3-mal 0,1 ml zu 5 U in 3 Sitzungen via 27-G-Nadel in lateralen, und hinteren Teil des inneren Analsphinkters; offene Studie; n=10) konnte den Analsphinkterendruck in Ruhe um ca. 25% (p<0,05) reduzieren ohne Beeinträchtigung der Analdrucke während willentlicher Kontraktion. Gleichzeitig heilten ein Großteil der Analfissuren, möglicherweise wegen Unterbruchs des Circulus vitiosus (Schmerzen, hohe Sphinkterdrucke). Gegenüber der chirurgischen

Sphinkterotomie ist die chemische partielle und ohne Anästhesie durchführbare Sphinkterschwächung reversibel und möglicherweise mit weniger unerwünschten Nebenwirkungen behaftet (Gui et al. 1994).

Die Injektion in den inneren Analsphinkter beidseits der Analfissur (0,2 + 0,2 ml = 20 Einheiten Botulinustoxin A, beidseits der Fissur mittels 27 Gauge Nadel) ergab in einer Doppelblindstudie (n=30) einen hervorragenden therapeutischen Erfolg (Maria et al. 1998). Die Injektion in den äußeren Sphinktermuskel ist wahrscheinlich wegen der möglichen Diffusion (manometrische Kontrollen, Maria et al. vs. Jost u. Schimrigk) in den inneren Muskelabschnitt weniger vorteilhaft.

Palmarhydrose und Geschmacksschwitzen (aurikulotemporales Syndrom nach Frey-Baillarger): die s.c./subepidermale Gabe von Botulinustoxin wurde erfolgreich bei Palmarhydrose sowie beim Frey-Syndrom angewandt. Als UAW trat 1 Fall von Muskelschwäche auf (Palmarinjektion; Daumen; Shelley et al. 1998; Lasakawi et al. 1998).

Nach erfolgreicher Blepharospasmus-Therapie mit Botulinustoxin bei Patienten mit Sjögren-Syndrom normalisierte sich auch der Tränenfluss bzw. die Xerophthalmie (Spiera et a. 1997)

Die Injektion von 50 IU Botulinustoxin A in die muskulären Triggerpunkte bei über Jahre therapieresistenten Hals-Schulter-Myofaszial-Schmerzsyndromen (n=2) ergab innerhalb von 4 Wochen ein Schmerzverminderung ohne Funktionsverbesserung. Eine 2. Injektion verbesserte bei beiden Patienten die Schmerzsymptomatik und Funktion der Hals-Schultermuskeln (Acquadro u. Borodic 1994).

17 Kurzprofil

Das Botulinustoxin A wird in der Schmerzklinik als → Adjuvans bei neurologisch-muskulären Dysfunktionen (muskuläre spastische Dystoniesyndrome wie Blepharospasmus, Torticollis, myofasziale Schmerzsyndrome, Kopfschmerzen vom Spannungstyp etc.) eingesetzt (Gelb et al. 1989; Tsui et al. 1986; Green et al. 1990; Jankovic et al. 1990; Blackie u. Lees 1990; Cheshire et al. 1994; Albanese et al. 1992).

Botulinustoxine können präoperativ bei der chirurgischen Behebung von schweren Muskelkontrakturen zur Erleichterung chirurgischen Positionierung und Fixation eingesetzt werden (Racette et al. 1998). Die Schwächung von peripheren Muskelkontrakturen nach Rückenmark- und ZNS-Läsionen (nach Hirninsult etc.) ist ebenfalls Ziel der medizinischen Forschung (Richardson et al. 1997, Zelnik et al. 1997).

Analfissuren: die lokale Injektion von Botulinustoxin A ist neben der → topischen Nitroglycerinsalbe (NO-Donator) effektiv, billig und gegenüber chirurgischen Interventionen ohne Gefahr der Inkontinenz etc. überlegen (Jost u. Schimrigk 1994, Gui et al. 1994, Maria et al. 1998).

Die Gefahr der Botulinusapplikation ist die akzidentelle Hochdosierung dieses letalen Muskelgifts, sowie die lokale Diffusion in andere auch weiter entfernte als therapeutische Zielmuskeln. So ist über Dysphagie und Hemmung wichtiger Atemhilfsmuskeln, aber auch Brachialplexusdysfunktion nach Anwendung von Botulinustoxinen in der Halsregion wegen Torticollis berichtet worden (Borodic u. Cozzolino 1990; Glanzman et al. 1990; Sampaio et al. 1993). Andere unerwünschte seltene Nebenwirkungen sind Polyradiculoneuritis und psoriaforme Hautmanifestationen (Bowden u. Rapini 1992).

Der Stellenwert der Botulinustoxinapplikation ist aufgrund der mangelnden klinischen Erfahrung unklar.

18 Literatur

Literatur bis 1996: CD-ROM.

Ansved T, Odergren T, Borg K (1997) Muscle fiber atrophy in leg muscles after botulinum toxin type A treatment of cervical dystonia. Neurology 48/5: 1440–1442

Boyd RN, Britton TC. Robinson RO et al. (1996) Transient urinary incontinence after botulinum A toxin. Letter. Lancet 348 (9025): 481–482

Brisinda G, Maria G, Bentivolgio AR et al. (1999) A comparison of injections of botulinum toxin and topical nitroglycerin ointment for the treatment of chronic anal fissure. N Engl J Med 341/2: 65–69

Bushara KO (1997) Sialorrhea in amyotrophic lateral sclerosis: a hypothesis of a new treatment–botulinum toxin A injections of the parotid glands. Med Hypotheses 48(4): 337–339

Coffield JA, Bakry N, Zhang RD et al. (1997) In vitro characterization of botulinum toxin types A, C and D action on human tissues: combined electrophysiologic, pharmacologic and molecular biologic approaches. J Pharmacol Exp Ther 280/3: 1489–1498

Elias M (1997) Botulinum toxin for painful-arm-and moving-fingers syndrome. Pain Digest 7/5: 272–275

Finsterer J, Fuchs I, Mamoli B (1997) Automatic EMG-guided botulinum toxin treatment of spasticity. Clin Neuropharmacol 3: 195–203

Houser MK, Sheean GL, Lees AJ (1998) Further studies using higher doses of botulinum toxin type F for torticollis resistant to botulinum toxin type A. J Neurol Neurosurg Psychiatry 64(5): 577–580

Kendall KA, Leonard RJ (1997) Treatment of ventricular dysphonia with botulinum toxin. Laryngoscope 107/7: 948–953

Laccourreye O, Muscatelo L, Naude C et al. (1998) Botulinum toxin type A for Frey's syndrome: a preliminary prospective study. Ann Otol Rhinol Laryngol 107/1: 52–55

Langer JC, Birnbaum EE, Schmidt RE (1997) Histology and function of the internal anal sphincter after injection of botulinum toxin. J Surg Res 73/2: 113– 116

Laskawi R, Drobik C, Schönebeck C (1998) Up-to-date report of botulinum toxin type A treatment in patients with gustatory sweating (Frey's syndrome). Laryngoscope 108/3: 381–384

Lennerstrand G, Nordbo OA, Tian S et al. (1998) Treatment of strabismus and nystagmus with botulinum toxin type A. An evaluation of effects and complications. Acta Ophthalmol Scand 76/1: 27-27

Lennerstrand G, Nordbo OA, Tian S et al. (1998) Treatment of strabismus and nystagmus with botulinum toxin type A. An evaluatiMaria G, Cassetta E, Gui D et al. (1998) A comparison of botulinum toxin and saline for the treatment of chronic anal fissure. N Engl J Med 338/4: 217 – 220

Naumann M, Hofmann U, Bergmann I et al. (1998) Focal hyperhidrosis: effective treatment with intracutaneous botulinum toxin. Arch Dermatol 134/3: 301–304

Racette BA, Lauryssen C, Perlmutter JS (1998) Preoperative treatment with botulinum toxin to facilitate cervical fusion in dystonic cerebral palsy. Report of two cases. J Neurosurg 88(2): 328–330

Richardson D, Edwards S, Sheean GL et al. (1997) The effect o botulinum toxin on hand function after incomplete spina cord injury at the level of C5/6: a case report. Clin Rehabil 4 288-292

Sankhla C, Jankovic J, Duane D (1998) Variability of the immunologic and clinical response in dystonic patients immunoresistant to botulinum toxin injections. Mov Disord 1: 150–154

Shelley WB, Talanin NY, Shelley ED (1998) Botulinum toxin therapy for palmar hyperhidrosis. J Am Acad Dermatol 38 (2 Pt 1) 227–229

Sloop RR, Cole BA, Escutin RO (1997) Human response to botulinum toxin injection: type B compared with type A. Neurology 49/1: 189–194

Spencer RF, Tucker MG, Choi RY et al. (1997) Botulinum toxir management of childhood intermittent exotropia. Ophthalmology 104/11: 1762–1767

Spiera H, Asbell PA, Simpson DM (1997) Botulinum toxin increases tearing in patients with Sjögren's syndrome: a preliminary report. J Rheumatol 9: 1842–1843

Steel DH, Hoh HB, Harrad RA et al. (1997) Botulinum toxin for the temporary treatment of involutional lower lid entropion: a clinical and morphological study. Eye 11 (Pt 4): 472–475

Zelnik N, Giladi N, Goikhman I et al. (1997) The role of botulinum toxin in the treatment of lower limb spasticity in children with cerebral palsy–a pilot study. Isr J Med Sci 33/2: 129–133

Butylscopolamin, Scopolaminbutylbromid, Hyoscinbutylbromid
Butylscopolamin plus Paracetamol (Paracetamol siehe dort)

1 Handelsnamen

Buscopan (Boehringer Ingelheim Pharma KG); Generika
Buscopan Plus (Boehringer Ingelheim Pharma KG)

2 Darreichungsform

Buscopan: Dragées zu 10 mg; Zäpfchen zu 10 und 7,5 mg; Ampullen bzw. -Injektionsflaschen (1 ml zu 20 mg). Buscopan plus: Filmtabletten zu 10 mg plus 500 mg Paracetamol; Suppositorien zu 10 mg plus 800 mg Paracetamol.

3 Chemie, Geschichte, diverse Hinweise

N-Butyl-O-tropoylscopiniumhydroxid bzw. N-Butyl-6β,7β-epoxy-3α-(-)tropoyloxy-1αH,5α-tropaniumbromid
$C_{21}H_{30}BrNO_4$
MG 440,4

Gegenüber dem Atropinmolekül unterscheidet sich Butylscopolamin durch sog. Quaternisierung des Hyoscinstickstoffs sowie Einführung eines Butylradikals.

4 Rezeptpflicht, Schwangerschaftskategorie

Deutschland: Schwangerschaft und Stillzeit: strenge Indikationsstellung (Gr 4); Buscopan plus: Paracetamol geht in Muttermilch über.

Österreich: -

Schweiz: ‚C und B (Ampullen); Schwangerschaftskategorie: nicht angegeben.

5 Stoff, Indikationsgruppe, Dynamik

Spasmolytikum

.2 Dynamik

Butylscopolamin induziert anicholinerge Wirkungen über M- und n-Rezeptoren. Butylscopolamin hemmt experimentell ausgelöste Pilocarpinspasmen (Dünndarm) in gleicher Stärke wie Atropin, Acetylcholinspasmen in 100- bis 200-mal schwächer als Atropin.

Im Gegensatz zu Atropin hemmt der Wirkstoff die blutdrucksteigernde und atmungsanregende Wirkung des Nikotins und verwandter Pharmaka. Im Gegensatz zu Atropin kann Butyscopolamin elektrischinduzierte Vagusstimulationen (Darm) in einem Dosisbereich von 30-100 mg/kg KG ohne wesentliche Herzkreislaufwirkung aufheben.

Butylscopolamin hemmt im Tierversuch (Hund) stärker als Adrenalin eine pilocarpin-induzierte Bronchokonstriktion und blockt komplett eine bronchospastische Reaktion nach elektrischer Vagusreizung. Hingegen wird ein Acetylcholin-induzierbarer Bronchospasmus schwächer gehemmt als mit Atropin. Gegenüber histamin-induziertem Bronchospasmus hat Butylscopolamin keine Wirkung.

Im Vergleich zu Atropin hemmt Butylscopolamin ca. 50-mal schwächer die speichelsekretion, ca. 30-mal schwächer die kardiale Chronotropie, ca. 500-mal schwächer die Schweißsekretion.

In sehr hoher Dosierung (6-12 mg/kg KG) blockiert Butylscopolamin kompetitiv, durch Physostigmin antagonisierbar die motorische Endplatte (→Kontraindikationen: Myasthenia gravis).

Butylscopolamin blockiert im Gegensatz zu Atropin den Erfolg präganglionärer Sympathikusreizung (Katze: kraniale Reizung des Gg. cervicale).

Butylscopolamin besitzt eine ausgeprägte Spasmolysewirkung auf den Oddi-Sphinkter und den Darm und fördert damit die Entleerung der Gallenblase.

6 Indikationen, Dosierung, Anwendungsart
6.1 Indikationen
Spasmen im Bereich von Magen, Darm, Gallenwegen sowie ableitenden Harnwegen (empfehlenswert)

Spasmen im Bereich des weiblichen Genitale (empfehlenswert).

6.2. Dosierung
6.2.1. Buscopan
- Säuglinge bis 1 Jahr: 2- bis 3-mal tgl. 1 Kinderzäpfchen (7,5 mg), in schweren Fällen: 3-mal tgl. 5 mg (=¼ Ampulle)
- Kleinkinder 1-5 Jahre: 3- bis 5-mal tgl. 1 Kinderzäpfchen (7,5 mg)
  Kinder (> 50kgKG)
- Erwachsene:
  ED 3- bis 5-mal tgl. 1-2 Dragées p.o. (=10-20 mg)
  ED 20-40 mg (i.m.; langsamst i.v.); max. TD: 100 mg
  Schmerzklinik (s.c.; optimal: i.v.-Dauerinfusion über Perfusor): TD um 100 mg (40-300) in 50 ml NaCl-Lösung (0,9%) bei schweren Schmerzzuständen.

6.2.2 Buscopan plus
Erwachsene und Kinder > 12 Jahre: 1-2 Filmtabletten bis zu 3mal tgl.; 1 Suppositorium 3-4mal täglich.

6.3. Anwendungsart
Nichtinvasiv: p.o., rektal

Invasiv (nur Buscopan): i.v. (Bolus und Dauerinfusionen), i.m., s.c. (Bolus und Dauerinfusionen).

8 Kontradiktionen
- Spastische Schmerzen des Gastrointestinaltrakts, die auf mechanischer Stenose beruhen
- Myasthenia gravis (→Dynamik)

Aufgrund anticholinerger Nebenwirkungen:
- Engwinkelglaukom
- Blasenentleerungsstörungen
- Tachyarrhythmie
- Megacolon

9 UAW (1-2)
9.1 Zentrale Nebenwirkungen
Der Wirkstoff durchdringt nicht die Blut-Hirn-Schranke und zeigt deshalb keine zentralen Effekte.

9.2 Periphere Nebenwirkungen
Periphere anticholinerge Wirkungen (verminderte Schweiß- und Speichelsekretion, Tachykardie, Miktionsbeschwerden)

11 Toxikologie
Akute Toxizität Tierversuch: DL_{50} (weiße Mäuse): 20 mg/kgKG i.v.; 304 mg/kgKG s.c.; 3000 mg/kgKG p.o. (Todesart nicht angegeben).

13 Interaktionen
13.1 Pharmakodynamische Interaktionen
Prinzipiell können anticholinerge Medikationen verstärkt werden (Atropin, Amantadin, trizyklische Antidepressiva, Chinidin, Antihistaminika, Disoparymid, β-Sympathomimetika).
Amantadin: verstärkte anticholinerge Wirkung
Chinidin: verstärkte anticholinerge Wirkung
Dopaminantagonisten: verminderte propulsive Wirkung Magen-Darm-Trakt

15 Kinetik
Die orale Bioverfügbarkeit von Butylscopolamin (quartäre Ammoniumverbindungen, niedrige Lipidlöslichkeit) ist niedrig; für akute Koliken sind invasive Anwendungen indiziert (Einzelgabe oder i.v. Dauerinfusion). Bei schmerzhaften Spasmen kann auch die Kombination mit Paracetamol gegeben werden. Eiweißbindung ca. 10%

β-HWZ ca. 0,5 h (terminale γ-HWZ ca. 5 h)
Verschieden inaktive Metaboliten.

Biomembrangängigkeit:
schlechte Membranpassage wegen polarer Eigenschaften. Diaplazentäre und translaktale Passage nicht untersucht. Keine Passage der Blut-Hirn-Schranke.

16 Vorklinische und klinische Studien
Buscopan epidural (10-30 mg; terminale Schmerzzustände) induzierte neben einer Analgesie eine reversible Schädigung der Motorik (Adib 1990).

Die i.v.-Dauerinfusion (5mg/h) erzielte Schmerzfreiheit bei sonst therapieresistenten Unterbauchkoliken (47 alter P.; Nierentransplantation wegen chronischem Nierenversagen; multiple postoperativen Komplikation (Butler u. Moody 1987).

Eine optimale Analgesie bei terminalen, inoperablen Schmerzzuständen (unterer und oberer Magen-Darm-Trakt) wurde mittels subkutaner Kombinationsdauerinfusion mit Morphin 0,5 mg/kg KG, Butylscopolamin 1 mg/kg KG, Haloperidol 0,05 mg/kg KG erreicht (Ventafridda et al. 1990).

Die präoperative Gabe von 20 mg Butylscopolamin (oder 30 mg) Ketorolac) vor einer Alfentanil-PCA-Analgesie bei extrakorporalen Stoßwellenlithotripsie bei Nierenstein ergab in einer placebo-kontrollierten Studie keinen Vorteil (Wixforth et al. 1998).

17 Kurzprofil
Buscopan hat im Gegensatz zu Atropin im Bereich therapeutischer Dosen einen ganglionären Aungriffspunkt und damit eine spezifische Wirkung auf glattmuskuläre, parasympathikolytisch-kontrollierte Hohlorgane im Sinne einer vagolytischen Spasmolyse. Diese parasympathikolytische Wirkung wurde vereinzelt auch prä- und postoperativ ausgenutzt (Fry et al. 1975).

Im Bereich therapeutischer Dosen bewirkt Butylscolopamin im Gegensatz zu Atropin eine spezifische Entspannung von glattmuskulären Hohlorganen, insbesonders Oddi-Sphinkter, mit weniger anticholinergischen Nebenwirkungen (Speichelsekretion, kardiale Vagusblockade, Mydriasis, Schweißsekretion).

In Kombination mit potenten Opioiden ist es insbesondere bei terminalen Schmerzzuständen im Verdauungstrakt geeignet, weil es nicht nur spasmolytisch wirkt, sondern auch über eine Reduktion der Magendarmsekretion in vielen Fälle eine Magensonde vermeiden hilft und über die Sekretionsminderung sekundär antiemetisch wirkt (Ventafridda et al. 1990).

18 Literatur
Literatur bis 1996: CD-ROM.

Wixforth J, Grond S, Lehmann KA (1998) Ketorolac und Butylscopolamin in Kombination mit Alfentanil. Schmerz 12/6: 396-399

Calcitonin

1 Handelsnamen
Miacalcic (Novartis), **Cibacalcin** (Novartis)

2 Darreichungsform
Ampullen, Nasalsprays

3 Chemie, Geschichte, diverse Hinweise
Die im Handel befindlichen Calcitonine sind vollsynthetisch hergestellte Polypeptide mit einer Sequenz von 32 Aminosäuren und einem Molekulargewicht von 3400 Dalton. Alle Calcitonine formen ein ringförmiges N-Terminal, das durch eine Disulfidbrücke zwischen 2 Cysteineinheiten gebildet wird; am anderen C-Terminal besteht ein Prolinamid. Je nachdem ob die Aminosäurensequenz dem beim Menschen oder Tier entspricht, spricht man beispielsweise von vollsynthetischen Human- oder Salmcalcitonin. Die Calcitonine unterscheiden sich dabei in der Potenz: das vollsynthetische Salmcalcitonin ist ca. 50-mal stärker und länger wirksam als das vollsynthetische Humancalcitonin.

3.2 Geschichte
Calcitonin wurde 1968 durch Riniker aus der menschlichen Schilddrüse gewonnen, nachdem schon 1961 die Existenz dieses Peptids durch Copp vermutet wurde (Copp et al. 1961).

3.3 Diverse Hinweise
Hilfsstoffe sind je nach Darreichungsform, Peptidnatur, Hersteller, verschieden. Gewisse Formen enthalten Phenol und können deshalb für invasive Applikationen nicht verwendet werden.

4 Rezeptpflicht, Schwangerschaftskategorie
Deutschland: Rp, Schwangerschaft: strenge Indikationsstellung (Gr5); Stillzeit: Kontraindikation (La 1, La 5)

Österreich: Rp

Schweiz: B; Schwangerschaft: B; wegen Möglichkeit einer translaktalen Passage keine Indikation während Stillzeit

5 Stoff, Indikationsgruppe, Dynamik (Rezeptorenprofil)
Calziumstoffwechseregulierendes Hormon: physiologischer Antagonist des calziumerhöhenden, osteoklastischen Parathormons.

5.2 Dynamik
Calcitonine induzieren eine periphere analgetisch antiphlogistische sowie zentralanalgetische Wirkung (Braga et al. 1978) über Stimulation der cAMP, Stimulation des zentralen Somatostatin-, β-Endorphin- und Serotoninsystems (Morton et al. 1986; Laurian et al. 1986; Guidobone et al. 1986; Clementi et al. 1985; Yamamoto et al. 1982), Zellmembranstabilisation (hemmt die

neuronale Signalbeförderung bei neuronaler Hyperaktivität: Beispiel Deafferenzierungsschmerzen) sowie Beeinflussung der peripheren und zentralen PG-Synthese (Ca²⁺-abhängige Enzyme der PG-Synthese wie Phospholipase A₂, Abdullahi et al. 1975; Ceserani et al. 1979; Strettle et al. 1980). Subkutan appliziertes Calcitonin hemmt signifikant akute Schmerzen bei Pulpastimulation (Welzel u. Welzel 1989).

Calcitonin wird peripher (Schilddrüse) und peripher (engl. *calcitonin gene-related peptide*: CGRP) synthetisiert. Das zentralsynthetisierte CGRP teilt mit der → Substanz P die gleichen Rezeptoren. Calcitonin potenziert im Tierversuch die Wirkung exzitatorischer Neurotransmitter (Smullin et al. 1990).

6 Indikationen, Dosierung, Anwendungsart
6.1 Indikationen in Bezug auf Schmerzklinik
(unabhängig von der nationalen Zulassung)
- Schmerzzustände mit ossärer Beteiligung (Beispiel Knochenmetastasen, Kleibel u. Schmidt 1984; Gennari et al. 1987; s. auch Gaillard et al. 1981).
- Schmerzzustände aufgrund eines pathologischen osteoklastischen Knochenstoffwechsels bei:
- Osteoporose (Gruber et al. 1984).
- M. Paget.
- Algodystrophie (Breitenfelder 1979; Münzenberger 1978; Doury et al. 1984; Richter et al. 1989).
- Neurogenen Schmerzen (Phantomschmerzen; Mertz 1986; Kessel u. Wörz 1987; Lutze et al. 1988; Jaeger u. Maier 1992).

6.2 und 6.3 Dosierung und Anwendungsart
Je nach Peptid und Indikation invasiv (s.c., i.m., rückenmarknah, intrasynovial) oder nichtinvasiv (Nasalspray, rektal, Thamsborg et al. 1990; Pontiroli et al. 1985; Reginster et al. 1985, Szántó et al. 1992). Im Allgemeinen ist die invasive i.v.-Applikationsform der Behandlung von akuten Hyperkalzämiezuständen vorbehalten. Die langsame i.v.-Infusion kann bei starken ossärbedingten Schmerzzuständen verwendet werden. Für die Schmerzklinik werden die invasiven i.m.- und s.c.-Applikationsformen für akute ossäre Schmerzzustände, die nichtinvasive nasale Applikationsform für chronische Applikation bei chronischen und terminalen ossärbedingten Schmerzzuständen eingesetzt.

Aufgrund der vorliegenden beschränkten klinischen Erfahrungen sind keine Dosierungsrichtlinien für die Schmerzklinik möglich; aufgrund der vorliegenden Erfahrungen ist die nichtinvasive (nasal, intrasynovial) sowie invasive (i.v.-)Anwendungsart in der Schmerzklinik sinnvoll.

7 Keine Indikationen
Viszerale Schmerzen ohne Knochenbeteiligung (Ausnahme: Schmerzzustände bei Pankreaserkrankungen). Bei Kindern (Tumoramputationen) ist der Erfolg klein

(Erfahrungsberichte, Daten aus doppelblinden, klinischen Studien).

8 Kontraindikationen
- Stillzeit (translaktale Passage)
- Hypokalzämie

9 UAW (abgekürzt)
Zentrale Nebenwirkungen
Appetitlosigkeit, Kopfschmerzen (Welzel u. Welzel 1989), Nausea und Emesis, Wärme- und Kältegefühl, Sedierung; Geschmacksveränderungen (sog. Metallgeschmack).

Periphere Nebenwirkungen
Flushing im Gesicht und Extremitäten (Welzel u. Welzel 1989), gastrointestinale Störungen wie Diarrhö, Nausea und Emesis, Abdominalschmerzen; renale Nebenwirkungen wie erhöhte Miktionsfrequenz, Polyurie; periphere Ödeme (Chrubasik et al. 1987); lokale Erythema und Schmerz bei Injektionsform.

Die nasale Applikation kann selten eine temporäre Rhinorhö verursachen. Allergische anaphylaktoide bis anaphylaktische Reaktionen sind selten: Prodromalia sind Unwohlsein, Schüttelfrost, Angst, Tachykardie und Hypotension.

15 Kinetik (abgekürzt)
Die absolute Bioverfügbarkeit von vollsynthetischem Salmcalcitonin beträgt nach i.m.- und s.c.-Applikation um 70% (Beverridge et al. 1976), C_{max}: ca. 60 min. Proteinbindung ca. 30–40%; Verteilungsvolumen bei 0,15–0,30 l/kgKG.
β-HWZ: ca. 70–90 min. Renale Elimination der MS und Metaboliten zu 95% (unveränderte MS 2%).
Genaue kinetische Daten bei nasaler Verabreichung sind nicht bekannt. Aufgrund der klinischen Wirkung nimmt man grob an, dass die nasale Verabreichungsform eine halbe Bioaktivität der i.m.- bzw. s.c.-Form erreicht.

15.2 Kinetikdiskussion
Um an die zentralen Rezeptoren zu gelangen bzw. eine optimale Bioverfügbarkeit zu gewähren, stellen sich folgende Probleme:
1. Das Peptid wird bei der Magen-Darm-Passage proteolytisch gespalten und inaktiviert.
2. Wegen seiner Molekülgröße passiert das Peptid die Blut-Hirn-Barrieren wenigstens in der Theorie kaum auf passivem Weg (Meisenberg u. Simmons 1983; Fraioli et al. 1982).

Allerdings ist der Beweis einer analgetischen Wirkung bei Auslösung akuter peripherer Schmerzen mittels elektrischer Zahnpulpastimulation durch subkutane Calcitoningaben gelungen: der in dieser Versuchseinrichtung beobachte Wirkungsverzug wird von diesen Autoren mit einer verzögerten Blut-Hirn-Passage interpretiert (Welzel u. Welzel 1989). Aus diesem Grunde kann eine nasale Anwendung zur Erzeugung peripherer Wirkungen und eine rückenmarknahe oder direktzisternale Applikation zur Erzeugung der zentralen Wirkungen durchgeführt werden, allerdings mit der Einschränkung, dass noch nicht endgültig geklärt ist, ob der Wirkstoff neurotoxisch ist (Shaw 1982).

Nasal verabreichtes Calcitonin erreicht nur niedrigere Plasmakonzentrationen als invasiv (s.c., i.m.) verabreichtes Calcitonin: eigenartigerweise ist der klinische Effekt von nasalappliziertem Calcitonin besser, als es die Serumkonzentration vermuten lässt (erniedrigte Bioverfügbarkeit, aber relativ hohe Bioaktivität). Diese Diskrepanz, die offenbar bei anderen Peptidanwendungen zu beobachten ist, ist nicht erklärbar und bedarf weiterer Untersuchung.

16 Vorklinische und klinische Studien

Periphere Analgesie: in einer Doppelblindstudie wurden gesunde Probanden an der Zahnpulpa elektrisch gereizt. Unter subkutaner Calcitoninmedikation wurde die Auslösung akuter Schmerzen signifikant verringert (Welzel u. Welzel 1989).

Bei terminalen stärksten Schmerzzuständen wurde die rückenmarknahe Opioidanalgesie durch die Zugabe von Calcitonin verstärkt (Intrathekal: 2–4 mg Morphin + 100 IU Salmcalcitonin bzw. Sandoz SMS 201-995 200 μg); die i.v.-Gabe von Calcitonin (Bolus) induzierte ebenfalls innerhalb von 20 min eine 6–8 h dauernde Analgesie (n=5+8; Preliminärstudien; Gennari et al. 1987; ähnliche Studien bzw. Resultate: Agnusdei et al. 1988).

Die Zugabe von 100 I.U. Salmcalcitonin zu intrathekaler antinozizeptiver Lidocainanästhesie (1 mg/kg) in der postoperativen Schmerztherapie war gegenüber der Kontrollgruppe überlegen (n=60; randomisierte Doppelblindstudie. Möglicherweise durch calcitonininduzierte UAW war in ca. 30% unerklärbare Nervosität zu beobachten (Miralles FS et al. 1987).

Therapieresistente chronische neurogene Schmerzzustände wurden erfolgreich mit kontinuierlicher intrathekaler Langzeitgabe von 25–115 IU Salmcalcitonin behandelt (n=3; 15–20 Monate; Infusaid-pump; Brachialgie nach Thalamusinfarkt, posttraumatische Rückenschmerzen; Chiang et al. 1990).

Die rektale 3-malige tägliche Calcitoningabe normalisierte neoplasmatisch bedingte Hyperkalzämien (n=10; Thiebaud D et al. 1982).

Die periphere Gabe von Calcitonin bei 13 Probanden und parallel bei 20 Patienten (Doppelblindstudie, terminale Schmerzzustände) ergab bei der Patientengruppe eine Erhöhung der β-Endorphine (jedoch nicht

ACTH und Met-enkephaline) sowie eine nicht-signifikante analgetische Wirkung (Gaillard RC et al. 1984).

(Lachs-)Calcitonin wurde eingesetzt in einer Crossover Doppelblindstudie bei 21 Patienten (Total: 161), die nach Gliederamputation in den postoperativen Tagen 0–7 Phantomschmerzen entwickelten (i.v.-Gabe 200 IU Calcitonin; Schmerzmessung mittels numerischer Analogskala; postoperative Patientennachuntersuchung bis 2 Jahre; Jaeger u. Maier 1992).

Der Effekt von Calcitonin bei neuropathischen Schmerzzuständen vom Typ SDRC Typ 1 (Algodystrophie) ist aufgrund der unzureichenden Daten schwierig einzuschätzen (Kingery 1997).

17 Kurzprofil

Das peripher (parafollikuläre C-Zellen Schilddrüse etc.) und zentral (ZNS, Hypophyse) synthetisierte Calcitoninpeptid wirkt analgetisch-antiphlogistisch über Modulation endogener β-endorphinerger, serotoninerger, adrenerger und prostaglandinerger Schmerzhemmsysteme.

Die Anwendung von Calcitoninen wird in der Schmerztherapie von starken, chronischen, therapieresistenten Schmerzzuständen allein oder in Kombination bei rückenmarknaher Applikation zunehmend wichtiger (Lutze et al. 1989).

Der Einsatz bei terminalen Schmerzzuständen wird diskutiert (Hanks 1988 vs. Hindley et al. 1982): der Stellenwert dieses Wirkstoffes in Bezug auf Einsatz in der Schmerzklinik ist unklar (unzureichende Daten).

18 Literatur

Literatur bis 1996: CD-ROM.

Kingery SW (1997) A critical review of controlled clinical trials for peripheral neuropathic pain and complex regional pain syndromes. Pain 73: 123–139

Capsaicin, trans-8-methyl-N-vanillyl-6-nonenamid

3 Chemie, Geschichte, diverse Hinweise

(E)-8-Methyl-N-vanillylnon-6-enamid

$C_{18}H_{27}NO_3$

MG: 305,4

CAS 404-86-4

Capsaicin, ein in der Fructus Capsici und anderen Pfefferarten vorkommendes Vanillylamid, wird zur experimentellen entzündlichen Reizung von Nervenendigungen in der → Experimentalphysiologie gebraucht. Capsaicin ist nicht mit Capsicum oleoresin oder Nonivamid zu verwechseln (Cordell u. Araujo 1993).

5 Stoff, Indikationsgruppe, Dynamik

Der Wirkstoff Capsaicin wird im Angelsächsischen u. a. als »substance P depletor« bezeichnet.

Topisch auf die Haut appliziertes Capsaicin wirkt zentral und peripher, indem es den axonalen Substanz-P-Transport offenbar auf der gesamten Länge des betroffenen afferenten Nerven blockiert und schließlich die im Spinalganglion ablaufende Substanz-P-Synthese hemmt.

Capsaicinrezeptoren sind am peripheren und zentralen, spinalen Ende der Afferenzen beim Tier nachgewiesen worden. Im Tiermodell zeigte Capsaicin in hoher Dosierung neurotoxische Wirkungen und schädigte entsprechende C-Fasern bzw. Nozizeptoren. Diese Befunde lassen sich allerdings nicht auf die therapeutische Situation übertragen. In einer Untersuchung an Patienten mit diabetischer Polyneuropathie wurden bei topischer Anwendung von Capsaicin keine peripheren Nervenschädigungen festgestellt.

6 Indikationen, Dosierung, Anwendungsart
6.1 Anwendungsart
Nichtinvasiv: topisch (in der Regel 0,025–0,075%), intravesikal, intranasal

16 Vorklinische und klinische Studien
Die intraplantäre Injektion von verdünntem Formalin induziert in Primärafferenzen eine Entzündungsreaktion, die zweiphasig abläuft und klinisch eine lokale Entzündungsreaktion sowie Schmerzverhalten (kardiovaskuläre Reaktion; spinale Fos-Expression, veränderte Reflexe etcl.). Mit Capsaicin behandelte neugeborene Ratten (100 mg/kgKG) wiesen im Formalintest ähnliche kardiovaskuläre Reaktionen wie die Kontrollgruppe auf, jedoch eine verminderte Abwehr in der Frühphase I und ausgeprägter während der Spätphase II. Die spinale Expression von Fos war bei diesen Tieren um 60% reduziert.

Die topische Capsaicinapplikation (0,075% Capsaicin) wird in Großbritannien, den USA und anderen Ländern bei der postherpetischen Neuralgie eingesetzt, sowie pathologisch erhöhter Wärmeempfindung (Thermodysästhesie) bei diabetischen Neuropathie.

Die topische Capsaicinapplikation bei neuropathischen peripheren Schmerzzuständen bei HIV-Erkrankten ist wirkungslos (Paice et al. 2000).

Bei nasaler Applikation bei Migräne-Patienten soll ein Unterbruch eines reflektorischen Circulus vitiosus zwischen peripheren Nozisensoren, autonomen Nervenfasern und zentralen hyperexzitablen Nervenganglien die Migränekrisen quantitativ und qualitativ reduzieren (Hoffert 1994; Marks et al. 1993; Fusco et al. 1994).

Die intravesikale Applikation von Capsaicin induziert eine neurotoxische Schädigung afferenter C-Fasern der Blase mit Hemmung des Substanz-P-Systems und wahrscheinlich Aktivierung von NK$_2$-Rezeptoren bzw. verbesserte Blasenmuskulaturarbeit (Maggi et al. 1989; Lecci et al. 1997). Therapeutisch wurde dieser Effekt ausgenützt bei Innervationsstörungen der Blasen (z. B. spinale Detrusor-Hyperreflexie), aber auch funktionellen Blasenbeschwerden (Blaseninstabilität mit Inkontinenz etc.) (Nitti 1994; Fowler et al. 1994, Chandiramani et al. 1996, Dasgupta et al. 1998, Wiart et al. 1998; Cruz et al. 1997).

Capsaicin irritiert die Atemwege in niedriger Konzentration; Capsaicininduziertes Husten kann durch den GABA-Agonisten Baclofen in niedriger perorale Dosierung gestoppt werden (Dicpinigaitis et al. 1998).

Topisches Capsaicin induziert oft bei Erstanwendung Pruritus; andrerseits sind Studien vorhanden, wo die repetierte therapeutische lokale Anwendung von Capsacin z. B. bei urämieinduziertem Pruritus effektiv war (Tarng et al. 1996).

Bei Probanden wurde in einer placebokontrollierten DB-Studie auf den Handrücken 3-mal tgl. Capsaicin während 5 Wochen appliziert. Nach einem wöchentlichen Intervall wurde dann der Effekt von noxischen Laserpulsen analysiert. Capsaicin reduzierte signifikant und reversibel die Nozitransduktion von A$_\delta$-Fasern (Beydoun et al. 1996)

Für topische Zubereitungen von Capsaicin liegen klinische Studien unter anderem bei postherpetischer Neuralgie, diabetischer Neuropathie sowie Arthritiden vor.

Die topische Anwendung von Capsaicin kann die Schmerzen bei chronischer Post-Zosterneuralgie reduzieren. Darauf weisen neben Kasuistiken und Anwendungsbeobachtungen auch mehrwöchige vergleichende klinische Studien hin (Bernstein et al. 1989). Bei den meisten Patienten hielt die schmerzlindernde Wirksamkeit auch während der Weiterbehandlung (Nachbehandlung mit 0,075% Capsaicin bis 2 Jahre) an (Watson et al. 1993).

Die lokale Anwendung von Capsaicin (0,075%) kann allein oder in Kombination mit anderen Behandlungsverfahren die Schmerzen bei diabetischer Neuropathie lindern. Dies belegen relativ umfangreiche vergleichende klinische Studien mit 252 bzw. 277 Patienten über eine Behandlungsdauer von 8 Wochen (Capsaicin Study Group 1991, 1992). Neben der im Vergleich mit der Cremegrundlage überlegenen Analgesie kam es auch zu einer Verbesserung bei Aktivitäten des täglichen Lebens (wie Gehen, Arbeit, Schlaf, Freizeitaktivitäten).

Bei Patienten mit rheumatoider Arthritis (n = 31) bzw. Osteoarthritis (n = 70) im Kniebereich nahmen während einer 4-wöchigen kontrollierten Studie mit 0,025% Capsaicin (lokale Auftragung 4 x pro Tag im Kniegelenksbereich) die Schmerzen im Vergleich zu Placebo statistisch signifikant um 57% bzw. 33% ab (Deal et al. 1991). Etwa 80% der Capsaicin-behandelten Patienten verspürten eine deutliche Schmerzreduktion bereits nach 2-wöchiger Behandlung. 44% der Patienten gaben ein brennendes Gefühl an den Applikationsorten an, jedoch nur 4% brachen deswegen die Behandlung ab. Überwiegend vergleichbare Ergebnisse wurden auch in weiteren Untersuchungen bei Patienten mit Osteoarthritiden gefunden (Altman et al. 1994).

In keiner der o.g. klinischen Studien, in denen die Anwendung von topischem Capsaicin über mehrere Wochen erfolgte, wurde über neurotoxische Effekte auf sensible Nervenfasern berichtet. Nach bisherigen Daten lassen sich topische Capsaicin-Zubereitungen bei Muskel-, Gelenk- und Nervenschmerzen als ein wirksamer und sinnvoller Therapiebestandteil ansehen.

17 Kurzprofil

Die Substanz P (s. Buch A) ist sowohl ein pronozizeptiver Mediator im peripheren Mikromilieu als auch ein pronozizeptiver Neurotransmitter im spinalen Kompartiment.

Capsaicin inhibiert das Substanz P System reversibel. Durch die Bindung von Capsaicin an spezifische Rezeptoren öffnen sich nicht selektive Kationenkanäle, die den Einstrom von Natrium- und Calcium-Ionen in die Zelle erlauben. Dies führt zu einer ausgeprägten Depolarisation des Neurons und zur Freisetzung von Substanz P und anderen Neuropeptiden (Szallasi et al. 1999). Die bei topischer Applikation zu beobachtende initiale, schmerzhafte und erythematöse Irritation ist auf diese initiale Erregung der Nozizeptoren zurückzuführen. Eine über Stunden, zum Teil Tage anhaltende Depolarisation ist für die Unerregbarkeit der Neurone und die komplette Blockade der Fortleitung von Schmerzreizen verantwortlich und wird als Analgesie wahrgenommen (Maggi 1991).

Capsaicin kann somit eingesetzt werden, um die periphere Nozitransduktionsrate (Substanz P/Mikromilieu), die spinale Nozitransformationsrate (Substanz P) sowie die neurogene Entzündung (Substanz P) in der Peripherie zu reduzieren.

Der Stellenwert topischer Capsaicinapplikation bei akuten neuropathischen (und auch therapieresistenten!) Schmerzen inkl. Stumpfschmerzen ist oft erfolgreich (mit lokalem Brennen, Husten v. a. bei nasaler Applikation) verbunden) (Watson et al. 1993, Dini et al. 1993; Watson u. Evans 1992; Ellison et al. 1997: Phase III Studie bei postoperativen neuropathischen Malignomschmerzen, Robbins et al. 1998, Cannon u. Wu 1998).

Das UAW-Potential umfasst lokale erhöhte Schmerzempfindlichkeit, Brennen (das in einigen Studien zum Drop-Out führte), Pruritus, Husten (Wirkmechanismus unklar).

Die intravesikale Gabe von Capsaicin bei rückenmarkgeschädigten Patienten zur peripheren Nozitransduktionshemmung reduzierte signifikant die Detrusorhyperreflexie: potentielle UAW durch Capsaicin (noxische Reizung und damit Auslösung von Schmerzen, autonome Reflexhyperreaktionen) konnte mit einer pre-emptive intravesikalen Lidocaingabe komplett kontrolliert werden (Chandiramani et al. 1996, Dasgupta et al. 1998, Wiart et al. 1998).

Da Capsaicin preisgünstig und einfach zu applizieren ist, und das UAW-Potential keine morbiditätserhöhenden oder gar vitale Nebenwirkungen umfasst stellt es einen interessanten Wirkstoff dar. Insbesondere sollte als Placebo der Einsatz eines ähnlich brennender Wirkstoffes wie Kampher überlegt werden (Hautkappe et al. 1998)

Capsaicin wird auch eingesetzt bei Migräne, Trigeminusneuralgien, Gesichtsneuralgien, Reflexdystrophien (Epstein u. Marcoe 1994; Wist u. Risberg 1993 Sinoff u. Hart 1993, Lincoff et al. 1998), Fibromyalgiesyndromen (McCarty et al. 1994), experimentell bei der Juckflechte (Prurigo; Gronroos et al. 1997), chronischen Nackenschmerzen (Mathias et al. 1995) sowie rheumatischen Schmerzzuständen, wo topisches Capsaicin u.a. die lokalen Entzündungsprozesse über eine Reduktion der Substanz P sowie PGE_2 günstig beeinflusst (Deal et al. 1991; Altman et al. 1994; Weisman et al. 1994).

In der Volksmedizin ist die äußerliche, hautreizende Anwendung des schwarzen oder weißen Senfsamen bei Kopfschmerzen und Migräne seit Urzeiten bekannt (Gerhard 1988).

Das Capsaicin-Analogon Nonivamid (N-Vanillyl-Nonamid) wird ebenfalls seit Jahrzehnten in topischen Zubereitungen (meist in Kombination mit anderen Wirkstoffen wie z.B. Nicoboxil in Finalgon) zur Hautreiztherapie angewendet. Nonivamid besitzt antinozizeptive (analgetische) Eigenschaften, indem es direkt sensible Nervenendigungen in der Haut stimuliert. Ein Axonreflex führt parallel zu einer Weitstellung der Gefäße im betroffenen Hautareal; zudem wird reflektorisch auch die Muskeldurchblutung gesteigert.

Die pharmakodynamischen Effekte von Nonivamid können inzwischen durch eine nicht-invasive Meßmethode (Laser-Doppler-Scanning) objektiviert werden (Stücker et al. 1996, 1999). In topischen Zubereitungen (Salbe oder Creme) führte Nonivamid zu einem deutlichen Anstieg der Hautdurchblutung, die im Vergleich zu Placebo (Salbe- bzw. Cremegrundlage) statistisch signifikant war. Dieser Effekt wurde durch die Kombination von Nonivamid mit dem Nikotinsäureester Nicoboxil noch signifikant verstärkt. Damit ergeben sich auf Basis dieser Kombination interessante therapeutische Ansatzpunkte, indem sich mittels topischer Applikation ein direkter Weg zur Beeinflussung der neuronalen Schmerzweiterleitung aufzeigt.

18 Literatur

Literatur bis 1996: CD-ROM.

Berger A, Henderson M, Nadoolman W et al. (1996) Oral capsaicin provides temporary relief for oral mucositis pain secondary to chemotherapy/radiation therapy. J Pain Symptom Manage 10/3:243–248

Bernstein, JE u. Mitarb. (1989) Topical capsaicin treatment of chronic postherpetic neuralgia. J. Am. Acad. Dermatol. 21, 285–270

Beydoun A, Dyke DB, Morrow TJ et al. (1996) Topical capsaicin selectively attenuates heat pain and A delta fiber-mediated laser-evoked potentials. Pain 65/2–3: 189–196

Cannon DT, Wu Y (1998) Topical capsaicin as an adjuvant analgesic for the treatment of traumatic amputee neurogenic residual limb pain. Arch Phys Med Rehabil 79/5: 591–593

Capsaicin Study Group (1991) Treatment of Painful Diabetic Neuropathy With Topical Capsaicin. Arch Intern Med. Vol. 151, 2225–2229

Capsaicin Study Group (1992) Effect of Treatment With Capsaicin on Daily Activities of Patients With Painful Diabetic Neuropathy. Diabetes Care, Vol. 15, No 2, 159–165

Chandiramani VA, Peterson T, Duthie GS et al. (1996) Urodynamic changes during therapeutic intravesical instillations of capsaicin. Br J Urol 77/6: 792–797

Dasgupta P, Fowler CJ, Stephen RL (1998) Electromotive drug administration of lidocaine to anesthetize the bladder before intravesical capsaicin. J Urol 159/6: 1857–1861

Dicpinigaitis PV, Dobkin JB, Rauf K et al. (1998) Inhibition of capsaicin-induced cough by the gamma-aminobutyric acid agonist baclofen. J Clin Pharmacol 38/4: 364–367

Ellison N, Loprinzi CL, Kugler J et al. (1997) Phase III placebo-controlled trial of capsaicin cream in the management of surgical neuropathic pain in cancer patients. J Clin Oncol 15/8: 2974–2980

Frucht-Pery J, Feldman ST, Brown SI (1997) The use of capsaicin in herpes zoster ophthalmicus neuralgia. Acta Ophthalmol Scand 75/3: 311–313

Gronroos M, Reunala T, Kartamaa M et al. (1997) Altered skin sensitivity in chronic itch: role of peripheral and central mechanisms. Neurosci Lett 228/3: 199–202

Hautkappe M, Roizen MF, Toledano A et al. (1998) Review of the effectiveness of capsaicin for painful cutaneous disorders and neural dysfunction. Clin J Pain 2: 97–106

Lazzeri M, Beneforti P, Benaim G et al. (1996) Intravesical capsaicin for treatment of severe bladder pain: a randomized placebo controlled study. J Urol 156/3:947–52

Lincoff NS, Rath PP, Hirano M (1998) The treatment of periocular and facial pain with topical capsaicin. J Neuroophthalmol 1: 17–20

Maggi CA (1991) The pharmacology of the efferent function of sensory nerves. J Auton Pharmac 11: 173–208

Paice JA, Ferrans CE, Lashley FR et al. (2000) Topical capsaicin in the management of HIV-associated peripheral neuropathy. J Pain Symptom Manage 19/1: 45–52

Peterson MA, Basbaum AI, Abbadie C et al. (1997) The differential contribution of capsaicin-sensitive afferents to behavioral and cardiovascular measures of brief and persistent nociception and to Fos expression in the formalin test. Brain Res 755/1: 9–16

Robbins WR, Staats PS, Levine J et al. (1998) Treatment of intractable pain with topical large-dose capsaicin: preliminary report. Anesth Analg 86/3: 579–583

Stücker M, Reuther T, Hoffmann K, Aicher B, Altmeyer P (1996) Quantification of cutaneous pharmacological reactions: comparison of laser Doppler scanning, colorimetry, planimetry and skin temperature measurement. Skin Research and Technology 2: 12–17

Stücker M, Reuther T, Hoffmann K, Aicher B, Altmeyer P (1999) The Effect of the Base on the Kinetics of Action of the Capsaicinoid Nonivamide: Evaluation with a Hyperemic Test. Skin Pharmacol Appl Skin Physiol; 12: 289–298

Szallasi A, Blumberg PM (1999) Vanilloid (Capsaicin) Receptors and Mechanisms. Pharmacol Rev 51 (2): 159–212

Tarng DC, Cho YL, Liu HN et al. (1996) Hemodialysis-related pruritus: a double-blind, placebo-controlled, crossover study of capsaicin 0.025% cream. 72/4: 617–622

Watson CPN, Tyler KL, Bickers DR, Millikan LE, Smith S, Coleman E (1993) A Randomized Vehicle-Controlled Trial of Topical Capsaicin in the Treatment of Postherpetic Neuralgia. Clinical Therapeutics Vol. 15, No 3, 510–526

Wiart L, Joseph PA, Petit H, Dosque JP et al. (1998) The effects of capsaicin on the neurogenic hyperreflexic detrusor. A double blind placebo controlled study in patients with spinal cord disease. Preliminary results. Spinal Cord 36/2: 95–99

Celecoxib INN, SC-58635

1 Handelsnamen

Celebrex (Searle)

2 Darreichungsform/galenische Formen

Kapseln zu 100 und 200 mg

3 Chemie, Geschichte, diverse Hinweise

3.1 Chemie

4-[5-(4-Methylphenyl)-3-(trifluoromethyl)pyrazol-1-yl]benzsulfonamid

CAS 169590-42-5

$C_{17}H_{14}F_3N_3O_2S$

MG: 381,37

Celocoxib ist ein schwachgelbliches Pulver mit einem Schmelzpunkt um 157–159 C°. Chemisch gehört der Wirkststoff zur Klasse der 1,5-Diarylpyrazole (Penning et al. 1997).

4 Rezeptpflicht und Schwangerschaftskategorie

Deutschland: Rp

  Österreich: –

  Schweiz: B; Schwangerschaftskategorie Trimenon I und II: C, Trimenon III: D

5 Stoff, Indikationsgruppe, Dynamik (Rezeptorenprofil)

Antipyretisches Analgetikum: Antirheumatikum vom Typ »selektiver COX-2-Inhibitor« (SCI)

5.2 Dynamik

Der Wirkstoff hemmt in vitro die COX-2 >> COX-1 (IC_{50}: 0,040 µM vs. 15,0 µM)

5.2.3 Antiinflammatorisch-antiphlogistische Wirkung bzw. Mechanismen der Entzündungshemmung

Im Tierversuch Hemmung der akuten experimentellen Irisch-Moos-Entzündungsödeme bei 7,1 mg/kg (ED_{50}), der chronischen Adjuvansarthritis bei 0,37 mg/kg/TD (ED_{50}; Vergleich: Indometacin: 0,11 mg/kg). Im Tierexperiment Hemmung der lokalen PGE2 Generation in einer Dosierung von 0,1–2 mg/kg p.o.; bis zu einer Dosierung von 600 mg/kg wurde die gastrische oder renale PGE2-Produktion nicht beeinflusst (Parnham 1996, zit. in *Drugs of the Future* 1997).

6 Indikationen, Dosierung, Anwendungsart

6.1 Indikationen

Vorgesehene Indikationen sind: Osteoarthrose, Osteoarthritis, rheumatoide Arthritis

6.2 Dosierung

Aufgrund der vorklinischen Daten TD 100–200 mg p.o.

6.3 Anwendungsart

Nichtinvasiv: p.o.

7 Keine Indikationen (ungeeignet)

- Schwangerschaft, Stillzeit, Personen unter 18 Jahren (Grund: keine genügenden Daten und Fakten)
- Schwere Nierenfunktionsstörung (Grund: keine Erhebungen)
- Dehydratation

8 Kontraindikationen

- Asthma bronchiale
- Patienten mit bekannter Allergie gegen Sulfonamide
- Schwangerschaft Trimenon III (vorzeitige Schliessung des Ductus arteriosus möglich)
- Schwere Leberfunktionstörung
- Schwere Nierenfunktionsstörung (keine Daten)

9 UAW (1–14)

Siehe Checkliste »Saure antipyretische Analgetika«.

Die hier aufgelistete UAW stehen mit der Einnahme von Celecoxib nicht unbedingt in kausalem Zusammenhang.

9.1 und 9.2 ZNS, Gesichtssinne

Kopfschmerzen (aber in der Arbeit von Simon im Vergleich zur Placebogruppe [ca. 20%] reduzierter [3,7–11,2%]).

Glaukoma. Mundtrockenheit. Geschmacksveränderungen. Auge: Katarakt, Konjunktivitis, verschwommenes Sehen.

9.3 Herz/Kreislauf

Aufgrund der vorliegenden Berichte sind Einzelfälle von Flüssigkeitsretention und Ödemen aufgetreten. Ebenfalls: art. Hypertension

9.4 Atmung, Atemorgane

Aufgrund der vorliegenden Berichte kann eine auf Kreuzsensibilität beruhende sog. AIA- nicht ausgeschlossen werden.

9.5 Verdauungstrakt

Gastrointestinale Funktionsstörungen: Bauchschmerzen ~ 4,1%, Diarrhö ~ 5,6%, Dyspepsie ~ 8,8%, Flatulenz ~ 2,2%, Übelkeit ~ 3,5% (n=>4000); nach vorliegenden Berichten ist die gastrointestinale Toxizität im Vergleich zu anderen Antirheumatika gering (Geis et al. 1998 a,b).

9.6 Leber, ableitende Gallenwege, Pankreas

Aufgrund der vorliegenden beschränkten Daten ist die Inzidenz einer hepatischen Schädigung niedrig (gegenüber Placebokontrollgruppen im Vergleich, nämlich um 0,3%). Bei Auftreten von Eosinophilie, Rash muss die Medikation sofort abgebrochen werden. Fallberichte über fulminante Hepatitis und Pankreatitis (Carrillo-Jimenez u. Nurnberger 2000).

9.7 Niere, ableitende Harnwege

Einzelne Fälle von Ödembildung sind beobachtet worden. Bei Langzeitgabe wurden ähnliche Nierenfunktionsstörungen wie bei vergleichbaren Antirheumatika beobachtet.

9.10 Blut und blutbildende Organe

Noch keine relevanten Daten: selten Anämie. Offenbar keine relevante Störung der Plättchen-PG-Synthese (Simon et al. 1998).

9.11 Hautorgan, Haare, Nägel

Rash (~ 2,2%)

9.14 Diverse Wirkungen und UAW

Fälle von Hyperchlorämie, Hypophosphatämie, erhöhte Blutharnstoffwerte sind beobachtet worden.

11 Toxikologie

Patienteninformation

Bei Patienten mit bekannten Leberfunktionsstörungen ist eine engere Kontrollpflicht einzuhalten. Bei Auftreten von kutanen Rashs, Eosinophilie muss der Wirkstoff sofort abgesetzt werden und der Patient nachkontrolliert werden. Patienten sollen über die möglichen UAW aufgeklärt werden (in Prinzip wie sAA). Bei Auftreten von Übelkeit, Lethargie, Pruritus, Gelbsucht, Abdominalbeschwerden insbesondere im rechten oberen Quadranten, grippeähnlichen Symptomen soll der Patient seinen behandelnden Arzt kontaktieren.

11.2 Karzinogenese, Mutagenese, Teratogenität, Fertilität

- Karzinogenität: Tierversuch negativ; Mutagenität: negativ; Fertilität: keine Störung.
- Teratogenität: Tierversuch negativ; keine Humandaten.
- Schwangerschaft: im Tierversuch Störungen der Prä- und Postimplantation, der fetalen Entwicklung; keine Humandaten.
- Im Tierversuch (Ratte, azoxymethan-induzierte Karzinogenese) wirkt Celecoxib in Bezug auf Malignomwachstum antiproliferativ; s. auch Buch E und F: COX-2 und Karzinogenese).

12 Notfallmaßnahmen bei Überdosierung, Entzugssymptomatik

Keine genügenden Daten. Deshalb Klinik, Behandlung im Prinzip wie alle hochproteingebundenen sAA.

13 Interaktionen

13.1 Physiologische Interaktionen

Alter + Geschlecht + KG <50 kg: weibliche Patientinnen über 65 Jahre/<50 kgKG: Dosis anpassen!

Alter: ab 65 Jahre ändern sich kinetische Parameter wie AUC (C_{max} und AUC ↑ ca. 40%; Empfehlung: Dosis anpassen)

Leberfunktionsstörung (mäßig) - Child-Pugh Klasse -II: AUC bis 180% erhöht (Dosis nach unten anpassen!)

Nierenfunktionsstörung (chronisch; glomeruläre filtrationsrate 30–60 ml/min): AUC ca. 40% ↓ (Schwere Funktionsstörungen: keine Daten)

Plättchenfunktion: offenbar bis ED 800 mg bzw. repetierte TD 600 mg ohne Effekt

Rasse: bei Patienten schwarzer Hautfarbe ist im Vergleich zu Kaukasier die AUC erhöht (Grund: unbekannt)

Starke Leberfunktionsstörung: Celecoxib nicht anwenden!

13.2 Pharmakokinetische Interaktionen

Antazida (Mg- und Aluminium): C_{max} um ~ 40% ↓; AUC um ~ 10% ↓

Angiotensin Converting Enzyme Inhibitoren (ACE-Hemmer): keine Daten, Möglichkeit der verminderten Wirkung wird diskutiert.

Fetthaltige Mahlzeiten: Resorptionsverzögerung.

Fluconazol: hepatische Elimination von Celocoxib wegen Zytochrom p4502C9 Inhibition ↓↓ (Celoxocibserumkon. 2fach erhöht; Empfehlung: Celocoxib unter engerer Kontrolle in niedrigster Dosierung einschleichen).

Furosemid: keine Daten; Möglichkeit der verminderten Wirkung wird erwogen.

Lithium: Proteinbindungskompetition (Lithiumserumkonzentration ca. 20% ↑; Empfehlung: engere Patientenkontrolle).

Warfarin: aufgrund der vorliergenden Daten keine Anhaltspunkte einer erhöhten Blutungsneigung; trotzdem wird eine solche Interaktion nicht für unmöglich gehalten.

15 Kinetik

Physikochemische Eigenschaften
Proteinbindung (% Dosis): 97 (v. a. Albumin + α1-Glykoprotein)
pK_a: –

Resorption und Bioverfügbarkeit
Bioverfügbarkeit (% Dosis):
T bis C_{max} (h): 2,8 (Phase I Prüfungen)
C_{max} (ng/ml): ~ 700

Verteilung, Elimination, Metabolismus
α-HWZ:
β-HWZ (h): 10–12
C_{max} (ng/ml): 705 (ED 200 mg p.o. gesunde Probanden)
Tmax (h): 2,5 (ED 200 mg p.o. gesunde Probanden)
$V_{initial}$:
V_{ss} (l) ~ 400–430
Cl_{total} (l/h): ~ 28

Plasmaclearance CL/F (ml/min): ~ 500
AUC: –
Hepatische Biotransformation:
ausgeprägt (insbesondere CYP2C9 Subfamilie des Cytochrom-P450 CYP Systems (Karin et al. 1998)
Renale Elimination (MS, Metaboliten): <3% MS, ~ 27% v. a. als Carboxylsäuremetaboliten (ca. 70% D)
Biliäre Elimination: (MS, Metaboliten): <3% MS, ~ 57% v. a. als Carboxylsäuremetaboliten (ca. 70% D)
Inaktive Metaboliten: 3 inaktive Metaboliten (in Bezug auf das COX-System)
Aktive Metaboliten: –

Effektivität
Therapeutische Serumkonzentration:
Toxische Serumkonzentration:
Ratio therapeutische/toxische Serumkonzentration:

Biomembrangängigkeit
Diaplazentar:
Translaktal: nachgewiesen
Blut-Hirn-Barriere:
Synovialflüssigkeit:

15.2 Kinetikdiskussion

Die Kinetik ist dosisabhängig. Bei Einnahme fetthaltiger Mahlzeiten wird C_{max} ca. 1–2h später erreicht, wobei die AUC um 10–20% steigt (Praxis: keine Relevanz). Das Distributionsvolumen ist hoch.

Die Elimination ist abhängig vom hepatischen Cytochromsystem unter Bildung von inaktiven Metaboliten (v. a. Carboxylmetaboliten). Etwa 3% werden unverändert ausgeschieden.

Aufgrund der Hemmung des Cytochrom-p4502D6 sind entsprechende Interaktionen nicht auszuschliessen.

16 Vorklinische und klinische Studien

Phase I Studie: nach 7 Tagen Behandlung (TD 100–200 mg) kein gastrische Toxizität feststellbar im Gegensatz zu Naproxen (TD 500 mg); kein Effekt auf Plättchenfunktion (Parnham 1996, zit. in *Drugs of the Future* 1997). Eine 2. Studie ergab identische Resultate bei 128 gesunden Probanden (Lanza et al. 1997, zit. in *Drugs of the Future*).

Phase II Studie bei 200 Patienten (analgetisch-antiinflammatorische postoperative Eigenschaften nach Zahnextraktion: Effekt (ED 100, 400 mg) vergleichbar mit Aspirin 650 mg bzw. signifikant gegenüber Placebogabe; analgetischer Wirkungseintritt ca. 45 min; Analgesiedauer ca. 8 h; beide Therapien wurden gut vertragen (Arbeiten von Mehlisch et al. 1996, 1997, zit. in *Drugs of the Future*; Hubbard et al. 1996).

Phase-II-Studie (Prüfung des Therapieeffekts sowie Dosisfindungsstudie bei Osteoarthritis über 2 Wochen: n=293; rheumatoide Arthritis über 4 Wochen: n=330;

1-wöchentliche gastroskopische Kontrolluntersuchungen; n=128; 1-wöchentliche Untersuchung der Plättchenfunktion; n=128) ergab, dass eine TD von 2-mal 40 mg im Gegensatz zu einer TD von 2-mal 100–200 mg insuffizient (die höheren Dosierungen waren gegenüber Placebogabe signifikant effizienter) und die Inzidenz an gastrointestinalen und thrombozytären Dysfunktionen minimal war (Simon et al. 1998).

Der therapeutische antiinflammatorisch-analgetische Effekt bei aktiver rheumatoider Arthritis war gegenüber Placebo, Naproxen in einer placebokontrollierten DB-Studie bei 1149 Patienten signifikant besser als Placebo und vergleichbar mit derjenigen von Naproxen, wobei in der Naproxengruppe eine endoskopisch dokumentierte gastrointestinale Läsion in 26% der Fälle, in der Celecoxibgruppe ähnlich wie in der Placebogruppe, nämlich nur 4–6% betrug (Geis et al. 1998).

17 Kurzprofil

Celecoxib gehört zu der neuen Klasse selektiver COX-2 Hemmer (s. auch Rofecoxib) mit hoher Wirksamkeit bei der symptomatischen Behandlung schmerzhafter chronischer Polyarthritiden.

Die Hypothese, es genüge die induzierbare COX-2 Bildung von PGE2 zu reduzieren, um einen therapeutischen Effekt bei rheumatoiden Erkrankungen zu haben, scheint sich zu bestätigen (Lipsky u. Isakson 1997).

Wie bei Celecoxib ist die klinische Erfahrung noch zu gering, um den klinischen Stellenwert dieser neuen Wirkstoffklasse abzuschätzen. Ob die gegenüber sAA signifikant erniedrigte Inzidenz gastrointestinaler UAW auch bei Patienten erniedrigt ist, bei denen ein intaktes COX-2 System zur Heilungsfunktion notwendig ist (z. B. florierende Magen-Darm-Ulzera), kann aufgrund der vorliegenden Daten noch nicht abschliessend beurteilt werden.

18 Literatur

Carrillo-Jimenez R, Nurnberger M (2000) Celecoxib-induced acute pancreatitis and hepatitis: a case report. Correspondence. Arch Intern Med 160/4: 553–554

Geis GS, Hubbard R, Callison D et al. (1998) Safety and efficacy of celecoxib, a specific COS-2-Inhibitor, in patients with rheumatoid arthritis. ACR Abstract N° 1990

Graul A, Martel AM, Castaner J (1997) Celecoxib. Drugs of the future 22/7: 711–714. Prous Science Publishers, Barcelona

Hubbard R, Geis SG, Woods E et al. (1998) Efficacy, tolerability and safety of Celecoxib, a specific COX-2-Inhibitor in osteoarthritis. ACR Poster N° 982

Karim A, Tolbert D, Piergies A et al. (1998) Celecoxib, a specific COX-2-Inhibitor, lacks significant drug-drug interactions with methotrexate or warfarin. ACR Abstract N° 1698

Lipsky PE, Isakson PC (1997) Outcome of specific COX-2 inhibition in rheumatoid arthritis. J Rheumatol 24 (S49): 9–14

Penning TD, Talley JJ, Bertenshaw Sr et al. (1997) Synthesis and biological evaluation of the 1,5-diarylpyrazole class of cyclooxygenase-2-Inhibitors: identification of 4-[5-(4-Methylphenyl)-3-(trifluoromethyl)-1H-pyrazol-1-yl]benzeenesulfonamide (SC-58635, Celecoxib). J Med Chem 40: 1347–1365

Reddy BS; Hirose Y; Lubet R et al. (2000) Chemoprevention o colon cancer by specific cyclooxygenase-2-Inhibitor, celecoxib administered during different stages of carcinogenesis. Cance Res 2000 Jan 15;60/2:293-7

SCRIP 1998; N° 2393 (December 4, p 18).

Simon LS, Lanza FL, Lipsky EP et al. (1998) Preliminary study o the safety and efficacy of SC-58635, a novel cyclooxygenase inhibitor. Arthritis Rheumatism 41/9: 1591–1601

Ciclosporin rINN,

Cyclosporin BAN, Cyclosporin A, Cyclosporine USAN, OL-27-400

1 Handelsnamen

Sandimmun (Novartis)

2 Darreichungsform/galenische Formen

In der Regel als Kapsel zu 10, 25, 50, 100 mg.
Trinkflüssigkeit 50 und 100 mg/ml
Infusionslösungskonzentration

3 Chemie, Geschichte, diverse Hinweise

3.1 Chemie

Der Wirkstoff, chemisch ein kompliziertes, zyklisches, hydrophobes Peptid (11 Aminosäuren) wird durch den Pilz Tolypocladium inflatum synthetisiert.

MW: 1202,6

4 Rezeptpflicht und Schwangerschaftskategorie

Deutschland: Rp
Österreich
Schweiz: B; Schwangerschaftskategorie B

5 Stoff, Indikationsgruppe, Dynamik

Immunsuppressivum.

5.2 Dynamik

- In T-Lymphozyten Bindung an das intrazytoplasmatische Cyclophilin, einen Vertreter der Immunophilin-Familie
- Bindung an Calcineurin und Hemmung der intrazellulären Aktivität von Phosphatasen
- Inhibition der IL-2- vermittelten Signaltransduktion und reduzierte Transkription von IL-2, IL-4 und IFN-γ in Lymphozyten (Russell et al. 1992)
- Reduktion von TNF-α in arthritischen Gelenken über reduzierte T-Helferzellenaktivität
- Induktion von TGF-ß mit antiproliferativem Effekt auf T-Zellen (Williams et al. 1998)
- Hemmung Immunreaktion bei Staphylokokken Enterotoxin B (SEB) Typ-II-Kollagen-induzierter Arthritis, IL-2-Rezeptorexpression, Knorpelschädigung und Knochenerosion (Tierversuch, Takaoka et al. 1998, Beckmann et al. 1998)

Indikationen, Dosierung, Anwendungsart

6.1 Indikationen (an dieser Stelle nur in Bezug auf Schmerzpraxis! Nationale Zulassungsregistrationen unterschiedlich)

Rheumatoide Arthritis. Es ist ferner wirksam bei der Arthritis psoriatica und systemischem Lupus erythematodes bei bestimmten Indikationen (z. B. Erythroblastophthise, Immunthrombozytopenie u. a.)

6.2 Dosierung

Bei rheumatologischer indikation wird eine Dosis von 2,5–5 mg/kg Körpergewicht gewählt. Man beginnt mit der niedrigen Dosis und steigert die Dosis schrittweise bis 5 mg/kg Körpergewicht unter engmaschiger Kontrolle von Blutdruck und Nierenfunktion. Im Gegensatz zur Transplantationsmedizin wird in der Rheumatologie die Dosierung nicht nach Serumkonzentration, sondern nach klinischer Effektivität und Beurteilung der UAW (Serum-Kreatininkonzentration, Blutdruckverhalten) bis zur in der Rheumatologie mittlerweile einheitlich akzeptierten Höchstdosis von 5 mg/kg Körpergewicht und Tag gesteuert. Verteilung der Tagesdosis auf 2 Einzelgaben. Bei vorübergehend notwendiger parenteraler Applikation 1/3 der oralen Gesamttagesdosis als Einzelgabe einmal täglich intravenös.

6.3 Anwendungsart

Nichtinvasiv p.o. und invasiv: i.v.

8 Kontraindikationen

Überempfindlichkeit gegenüber Ciclosporin, Vorsicht bei Hyperurikämie. Beachte die Nebenwirkungen!

9 UAW (1–14)

9.1 und 9.2 ZNS, Gesichtssinne

häufig Tremor, Müdigkeit, Parästhesien, gelegentlich Kopfschmerzen, Konvulsionen, selten Verwirrtheitszustände, Bewusstseinsstörungen, Seh- und Hörstörungen. In seltenen Fällen (insbesondere bei Zustand nach Lebertransplantation) Zeichen einer Encephalopathie.

9.3 Herz/Kreislauf

häufig arterielle Hypertension. Selten Manifestation einer ischämischen Herzkrankheit.

9.5 Verdauungstrakt

Anstieg von Bilirubin und Leberenzymen (dosisabhängig und reversibel). Häufig Appetitlosigkeit, Übelkeit, Erbrechen, Durchfall, gelegentlich Magenulcera. Selten Pankreatitis. In Einzelfällen Kolitis.

9.7 Niere, ableitende Harnwege

Anstieg von Kreatinin und Harnstoff durch zumeist dosisabhängige und reversible funktionelle Veränderungen der Niere. Es können aber auch strukturelle,

nach Absetzen irreversible Nierenveränderungen beobachtet werden (interstitielle Fibrose). In Einzelfällen hämolytisch-urämisches Syndrom (HUS).

9.10 Blut und blutbildende Organe

gelegentlich Anämie, Malignome und lymphoproliferative Störungen (vergleichbar mit anderer immunsuppressiver Therapie nach Transplantation), ferner benigne lymphoproliferative Störungen und nach Absetzen reversible (!) B- und T-Zell-Lymphome. Selten Leukopenie. In Einzelfällen Hämolyse und Thromozytopenie im Rahmen eines HUS.

9.11 Hautorgan, Haare, Nägel

häufig Hypertrichose, Gingivitis hypertrophicans, gelegentlich Akne, Hautausschlag, allergische Hauterscheinungen, gelegentlich Gesichtsödeme, selten Juckreiz,

9.13 Allgemeintoxische UAW

- Hyperglykämien, Hyperurikämie, Gewichtszunahme, Hyperkaliämie, Hypomagnesiämie,
- Selten Hitzewallungen
- Muskelkrämpfe, Muskelschmerzen und Muskelschwäche (Myopathie), selten Hyperthermie
- Gynäkomastie, Androgenisierung (Giltay et al. 1998)
- In seltenen Fällen Erhöhung der Blutfette (Kontrolle nach 1 Monat Therapie, evtl. Diät oder – Dosisreduktion empfohlen)
- Gelegentlich reversible Dysmenorrhö oder Amenorrhö

10 Warnhinweise

Keine Lebendimpfungen bei immunsuppressiver Therapie.
Sandimmun Optoral enthält als Lösung und in Kapselform Alkohol!
Patientenaufklärung (Merkblatt), Patientenselbstkontrolle (Doppel des Therapieverlaufs) empfehlenswert.

Kontrolluntersuchungen während der Behandlung

Überwachungsprogramm während der Therapie:
In den ersten 2 Monaten alle 1–2 Wochen, danach alle 4 Wochen.

Befragung und klinische Untersuchung:	Hypertrichose, Gingivahyperplasie, Blutdruckkontrolle, Tremor, Parästhesien, gastrointestinale Beschwerden
Laborbestimmungen:	Blutbild inkl. Thrombozyten alkalische Phosphatase, GPT Kreatinin, Kalium, Urinstatus

Indikationen zur Therapieunterbrechung und Kontaktaufnahme mit dem Zentrum

Dermatologie	Ausgeprägte Hypertrichose oder Gingivahyperplasie

Gastroenterologie Leberfunktionsstörung
Nephrologie   diast. RR >95 mmHg
                  Kreatininanstieg >130% des Wertes
                  vor Therapie
Neurologie   Tremor, Parästhesien

11 Toxikologie

Hinweise für eine Teratogenität liegen nicht vor. Dennoch stellt die Gravidität eine relative Kontraindikation für Ciclosporin dar.

12 Notfallmaßnahmen bei Überdosierung, Entzugssymptomatik

Symptome der Intoxikation (bei ca. 150 mg/kgKG) Erbrechen, Somnolenz, Kopfschmerzen, Tachykardie, mittelschwere, reversible Niereninsuffizienz. Bei oraler Intoxikation in den ersten Stunden Magenspülung, forciertes Erbrechen. Dialyse und Hämoperfusion vermögen Ciclosporin nicht in nennenswertem Ausmaß aus der Blutbahn zu eliminieren.

13 Interaktionen

Cave: bei N-Methylthiotetrazol-Cephalosporinen wegen des Antabus-Effektes, da Ciclosporin als alkoholhaltiges Medikament (Sandimmun Optoral) angeboten wird.

Wegen Interaktionen (Wirkungsverstärkung) keine Einnahme mit Grapefruitsaft.

13.1 Pharmakodynamische Interaktionen

- Fetthaltige Speisen: Ciclosporinbioverfügbarkeit ↑
- Grapefruitsaft: Ciclosporinbioverfügbarkeit ↑
- Kalium, Kaliumhaltige Speisen, Kaliumsparende Medikationen: Ciclosporinwirkung ↑
- Nifedipin: Inzidenz Gingivahyperplasie ↑
- Potentiell nephrotoxische Aminoglykoside: Nephrotoxizität ↑
- Potentiell nephrotoxische sAA: Nephrotoxizität ↑
- Potentiell nephrotoxisches Amphotericin B: Nephrotoxizität ↑
- Potentiell nephrotoxisches Ciprofloxacin: Nephrotoxizität ↑
- Potentiell nephrotoxisches Melphalan: Nephrotoxizität ↑
- Potentiell nephrotoxisches Sulfamethoxazol: Nephrotoxizität ↑
- Potentiell nephrotoxisches Trimethoprim: Nephrotoxizität ↑

13.2 Pharmakokinetische Interaktionen

- Allopurinol: Ciclosporinserumkonzentration ↑ (Grund: kompetitive Hemmung Cytochromsystem P-450)
- Amiodaron: Ciclosporinserumkonzentration ↑ (Grund: kompetitive Hemmung Cytochromsystem P-450)
- Barbiturate: Ciclosporinserumkonzentration ↓ (Grund: kompetitive Hemmung Cytochromsystem P-450)
- Carbamazepin: Ciclosporinserumkonzentration ↓ (Grund: kompetitive Hemmung Cytochromsystem P-450
- Cholsäure, Cholsäurederivate: Ciclosporinserumkonzentration ↑ (Grund: kompetitive Hemmung Cytochromsystem P-450)
- Colchicin: Colchicin- Clearance ↓ (= UAW Colchicin ↑)
- Danazol: Ciclosporinserumkonzentration ↑ (Grund: kompetitive Hemmung Cytochromsystem P-450)
- Diclofenac: Bioverfügbarkeit Diclofenac ↑ (Grund: spezifische Hemmung First Pass Diclofenac, Kovarik et al. 1997)
- Digoxin: Digoxin-Clearance ↓ (= UAW Digoxin ↑)
- Doxycyclin: Ciclosporinserumkonzentration ↑ (Grund: kompetitive Hemmung Cytochromsystem P-450)
- Erythromycin: Ciclosporinserumkonzentration ↑ (Grund: kompetitive Hemmung Cytochromsystem p-450)
- Fluconazol: Ciclosporinserumkonzentration ↑ (Grund: kompetitive Hemmung Cytochromsystem P-450)
- Itrakonazol: Ciclosporinserumkonzentration ↑ (Grund: kompetitive Hemmung Cytochromsystem P-450)
- Josamycin: Ciclosporinserumkonzentration ↑ (Grund: kompetitive Hemmung Cytochromsystem P-450)
- Kalziumantagonisten (Diltiazem, Nicardipin, Verapamil): Ciclosporinserumkonzentration ↑ (Grund: kompetitive Hemmung Cytochromsystem p-450)
- Ketoconazol: Ciclosporinserumkonzentration ↑↑ (Grund: kompetitive Hemmung Cytochromsystem P-450)
- Lovastatin (Cholesterol-Synthese-Enzymhemmer CSE): Lovastatin- Clearance ↓ (= UAW Lovastatin ↑)
- Metamizol: Ciclosporinserumkonzentration ↓ (Grund: kompetitive Hemmung Cytochromsystem P-450
- Methylprednison in hoher Dosierung: Ciclosporinserumkonzentration ↑ (Grund: kompetitive Hemmung Cytochromsystem P-450)
- Metoclopramid: Ciclosporinserumkonzentration ↑ (Grund: kompetitive Hemmung Cytochromsystem P-450)
- Nafcilin: Ciclosporinserumkonzentration ↓ (Grund: kompetitive Hemmung Cytochromsystem p-450
- Octreotid: Ciclosporinserumkonzentration ↓ (Grund: kompetitive Hemmung Cytochromsystem p-450
- Orale Kontrazeptiva: Ciclosporinserumkonzentration ↑ (Grund: kompetitive Hemmung Cytochromsystem P-450)

Phenytoin: Ciclosporinserumkonzentration ↓ (Grund: kompetitive Hemmung Cytochromsystem P-450

Posinomycin: Ciclosporinserumkonzentration ↑ (Grund: kompetitive Hemmung Cytochromsystem P-450)

- Prednison: Prednison- Clearance ↓

- Pristinamycin: Ciclosporinserumkonzentration ↑ (Grund: kompetitive Hemmung Cytochromsystem P-450)

- Probucol: Ciclosporinserumkonzentration ↓ (Grund: kompetitive Hemmung Cytochromsystem p-450

- Propafenon: Ciclosporinserumkonzentration ↑ (Grund: kompetitive Hemmung Cytochromsystem P-450)

- Rifampicin: Ciclosporinserumkonzentration ↓ (Grund: kompetitive Hemmung Cytochromsystem P-450

- Sulfadimidin bei i.v.- Anwendung: Ciclosporinserumkonzentration ↓ (Grund: kompetitive Hemmung Cytochromsystem P-450

- Trimethoprim bei i.v.- Anwendung: Ciclosporinserumkonzentration ↓ (Grund: kompetitive Hemmung Cytochromsystem P-450

13.4 Physiologische Interaktionen

- Hohe Dosierung: Infektionsrisiko ↑
- Kombination Immunosuppressivum: Infektionsrisiko ↑
- Kombination Immunosuppressivum: Inzidenz maligne Lymphome ↑

15 Kinetik

Physikochemische Eigenschaften
Proteinbindung (% Plasmafraktion): 90
Polypeptid*verteilung im Vollblut:* 33–47% im Plasma, 4 –9% in den Lymphozyten, 5–12% in den Granulozyten, 41–58% in den Erythrozyten.

Resorption und Bioverfügbarkeit
Bioverfügbarkeit (% Dosis): 20–50% (im Mittel 34% bei Sandimmun Lösung, bei Sandimmun Optoral im Mittel 29% höher als bei Sandimmun)
T bis C_{max} (h): 1,2±0,3
C_{max} (mg/l): –

Verteilung, Elimination, Metabolismus
α-HWZ:
β-HWZ (h): 6,3 (Gesunder), >20 (schwere Leberfunktionstörung)
$V_{initial}$: –
V_{ss} (l/kg): 3,5
Cl_{total} (l/h): –
AUC: –
Hepatische Biotransformation:
Renale Elimination (%Dosis, MS, Metaboliten): 0,1 MS; 6 Metaboliten

Biliäre Elimination: nach hepatischer Metabolisierung (N-Demethylierung und Hydroxylierung) Ausscheidung hauptsächlich über die Galle.
Aktive Metaboliten: Es sind zahlreiche Metaboliten des Ciclosporin bekannt, die entweder keine oder eine leichte (ca. 10% der Ausgangssubstanz) immunsuppressive Wirkung besitzen.

Effektivität
Therapeutische Serumkonzentration: Im Gegensatz zur Transplantationsmedizin wird in der Rheumatologie nach der klinischen Wirkung und dem Auftreten von Nebenwirkungen dosiert. Bei diesen Indikationen gibt es keine Angaben einer »therapeutischen« Konzentration.
Toxische Serumkonzentration: Konzentrationen über 300 ng/ml (im EDTA-Blut gemessen) sollten bei rheumatologischer Indikationen sicher nicht überschritten werden (siehe Dosierungsvorschriften bei RA).

Biomembrangängigkeit
Translaktal: ja

16 Vorklinische und klinische Studien

In einer offenen Multicenter-Langzeitstudie (18 Mte) wurde bei 375 Patienten mit schwerer, mindestens 3 Jahre aktiven RA eine low-dose Ciclosporin mit einer Goldtherapie verglichen (geblindete radiologische Auswertung): Beide Therapie waren gleichwertig. Drop out waren: 65 (Gold) bzw. 45 (Ciclosporin) (Zeidler et al. 1998).

Bei 14 therapierefraktären (Methotrexat, Ciclosporin als Monomedikation) Patienten mit RA konnte eine signifikante Verbesserung erreicht werden durch die Kombination beider Wirkstoffe in niedriger Dosierung (Methotrexat 15/mg/Woche p.o.) und Cyclosporin (3 mg/kg/Tag p.o.) (Danieli et al. 1998), eine Bestätigung älterer Publikationen, wo die Kombination gegenüber Placebo und Monotherapie besser war (Tugwell et al. 1995).

17 Kurzprofil

Ciclosporin ist ein selektiv wirkendes Immunsuppressivum. Klinische Studien belegen die Wirksamkeit insbesondere hinsichtlich der radiologischen Krankheitsprogression bei rheumatoider Arthritis.

Ciclosporin wirkt nicht antiphlogistisch und macht in der Regel die Kombination mit antiinflammatorischen Wirkstoffen (sAA, Steroide) bei der Therapie der rheumatoiden Arthritis erforderlich. Günstig in der Langzeitkombination scheint auch eine Kombinationstherapie mit → Methotrexat zu sein.

18 Literatur

Literatur bis 1996: CD-ROM.

Beckmann N, Bruttel K, Schuurman H et al. (1998) Effects of Sandimmune neoral on collagen-induced arthritis in DA rats: characterization by high resolution three-dimensional magnetic resonance imaging and by histology. J Magn Reson 131/1: 8–16

Danieli MG, Fratini M, Rossetti L et al. (1998) Terapia dell'artrite reumatoide refrattaria. Associazione ciclosporina e metotrexato. Recenti Prog Med 89/1: 7–13

Empfehlungen zur Therapiekontrolle bei Ciclosporin der Projektgruppe Diagnose- und Therapierichtlinien der Arbeitsgemeinschaft Regionaler Kooperativer Rheumazentren in der Deutschen Gesellschaft für Rheumatologie e.V.

Fachinformation Ciclosporin – Sandimmun Optoral – (Novartis Pharma GmbH)

Giltay EJ, van den Borne BE, van Schaardenburg D et al. (1998) Androgenizing effects of low-dose cyclosporin in male patients with early RA. Correspondence. Br J Rheumatol 37/4: 470–472

Kovarik JM, Mueller EA, Gerbeau C et al. (1997) Cyclosporine and nonsteroidal antiinflammatory drugs: exploring potential drug interactions and their implications for the treatment of rheumatoid arthritis. J Clin Pharmacol 37/4: 336–343

Suthanthiran M, Morris RA, Strom TB (1996) Immunosuppressants: Cellular and molecular mechanisms of action. Am J Kid Dis 28/2 (1996): 159 –172

Takaoka Y, Nagai H, Tanahashi M et al. (1998) Cyclosporin A and FK-506 inhibit development of superantigen-potentiated collagen-induced arthritis in mice. Gen Pharmacol 5: 777–782

Williams RO, Mauri C, Mason LJ et al. (1998) Therapeutic actions of cyclosporine and anti-tumor necrosis factor alpha in collagen-induced arthritis and the effect of combination therapy Arthritis Rheum 41/10:1806–1812

Zeidler HK, Kvien TK, Hannonen P et al. (1998) Progression of joint damage in early active severe rheumatoid arthritis during 18 months of treatment: comparison of low-dose cyclosporin and parenteral gold. Br J Rheumatol 37/8: 874–882

Clonidin rec. INN,

Clonidine Hydrochloride USAN, Chlofazoline, ST 155-BS (Code)

1 Handelsnamen

Catapresan (Boehringer Ingelheim); Generika: ja

3 Chemie, Geschichte, diverse Hinweise

2-(2,6-dichlorphenylamino)-2-imidazolin

Clonidinhydrochlorid:

$C_9H_9Cl_2N_3$, HCl

MG: 266,6

CAS N° 4205-90-7 (Clonidin)

CAS N° 4205-91-8 (Clonidinhydrochlorid)

Clonidin ist ein Imidazolabkömmling und chemisch mit Phentolamin verwandt.

Strukturformel

Clonidin

4 Rezeptpflicht, Schwangerschaftskategorie

Deutschland: Rp; Schwangerschaft: Kontraindikation (Gr4); Stillzeit: Kontraindikation (La 1)

Österreich: Rp

Schweiz: B; Schwangerschaft: C; Kontraindikation Trimenon I (Tierversuche ergaben Beeinträchtigung der Fruchtentwicklung). Stillzeit: Kontraindikation

5 Stoffbezeichnung entsprechend der Hauptindikation, Dynamik (Rezeptorenprofil)

Zentrales Antinoziceptivum vom Typ α_2-Agonist »analgetisches Adjuvans«, Antihypertonikum.

5.2 Dynamik (Rezeptorenprofil)

Affinitätsuntersuchungen: keine Angaben

Die intrinsische Wirkung von Clonidin ist komplex agonistische prä- u. postsynaptische α_2-Rezeptorenwirkung, im besonderen → zentrale (s. Locus coeroleus) und periphere Strukturen des adrenergen Systems. Über Aktivierung zentraler Adrenozeptoren wird das Vasomotorenzentrum gehemmt und dessen Outflow reduziert.

Die rückenmarknahe Applikation induziert eine Analgesie über postsynaptische Aktivierung der zerebrospinalen Schmerzhemmbahnen (Glynn et al. 1988; Tamsen u. Gordh 1984; Eisenach et al. 1987, 1989), die durch Yohimbin (adrenolytischwirkendes Hauptalkaloid der Yohimberinde) und Phentolamin (α-Adrenorezeptorenblocker) antagonisiert werden kann. Ebenfalls wird eine Wirkung über Muskarinrezeptoren diskutiert. Clonidin hemmt die Transmission von Nervenfasern (Gaumann et al. 1992). Daneben biphasische Wirkung auf Herz-Kreislauf-System mit (zentraler) Hypotension, Bradykardie und adrenerger Hypodynamie sowie transiente, stimulierende Wirkung auf periphere α_1-Rezeptoren mit Hypertension bzw. Vasokonstriktion (v. a. bei schneller i.v. Applikation).

6 Indikationen, Dosierung, Anwendungsart

6.1 Indikationen

(in Bezug auf Schmerz- und Antinoziceptionstherapie)

1. Antinoziception und Analgesie über prä-, peri- und postoperative Aktivierung adrenerger zentraler deszendierender Schmerzhemmbahnen.

2. Antinoziceptionsschutz im Rahmen der Hemmung einer opioidinduzierten Entzugssymptomatik (Gold et al. 1980).

3. Stressinduzierter Antinozozeptionsschutz, Anästhesiologie u. Intensivpflege.

4. Verbesserung der rückenmarknahen Nervenblockaden per se (Mensik et al. 1987; Bedder et al. 1986).

5. Verbesserung periphere lokoregionaler Nervenblockaden (Bernard u. Macaire 1997).

6.2 Dosierung (nur in Bezug auf Schmerztherapie)

Prämedikation ED 2 mg p.o. (**Cave:** ab 3 mg p.o. zu hohe Nebenwirkungen, s. Carabine et al. 1991)

ED (epidural) zu Analgesiezwecken: 300–800 mg

ED (intrathekal): ca. 150 mg (Wirkungsdauer: 4–5 h, Nebenwirkungen ab 150 mg, Filos et al. 1991, 1992; Eisenach et al. 1989) ßD Zusatz zu peripheren Nervenblockaden: 30–90 mg (Bernard u. Macaire)

5.3 Anwendungsart

Nichtinvasive Techniken
p.o. (exzellente Bioverfügbarkeit!)

Invasive Techniken
i.m., i.v., rückenmarknah (epidural, intrathekal)

Therapeutische Systeme
Ja (Tabletten, transdermal): Perlongets

7 Keine Indikationen (ungeeignet)

*Mono*therapie bei starken Schmerzzuständen.

Einfache Schmerzzustände (Beispiel postoperative Schmerzen nach Sectio Caesarea: ungenügende Wirkung bei intrathekaler Monomedikation, Fogarty et al. 1993).

Der Einsatz von Clonidin zur PCA ist problematisch (träge, potente Wirkstoffe mit kleinem und engem therapeutischen Fenster eignen sich nicht für PCA-Techniken, die darauf abzielen, eindeutig-titrierbare, relativ kurzwirksame, spezifische Wirkungen durch den Patienten abzurufen).

8 Kontraindikationen

- Depressionen
- Zerebralsklerose
- Koronare Herzkrankheit
- Bradykardie
- Intrakardiale Blocks
- Sick-sinus-Syndrom
- Hypertensiver Karotissinus
- Situationen, bei welche eine optimale Funktion des autonomadrenergen Kontrollsystems wichtig ist (Beispiel: Schock)

9 UAW

- ZNS-Dysfunktion (Sedation, Schlafstörungen, Halluzinationen, depressive Verstimmung)
- Herz-Kreislaufdysfunktion über peripheres u. zentrales Adrenorezeptorensystem (Hypotension, Hypertension, Bradykardie (Solomon et al. 1989; Eisenach et al. 1991), orthostatische Beschwerden.
- Mundtrockenheit, Hemmung der Magensaftsekretion; Nausea und Emesis, Obstipation, Diarrhö
- Verminderung des Tränenflusses, Parotisschmerzen
- Wasser- und Natriumretention, Gewichtszunahme
- Gynaekomastie, Potenzstörungen
- Hautmanifestationen (Exanthem, Jucken, Schweißausbrüche), Raynaud Syndrom (Kribbeln, Kältegefühl Extremitäten etc.)

Im Tierversuch induziert Clonidin bei intraventrikulärer Gabe dosisabhängig, langanhaltendes Erbrechen, auch nach Entfernung der Area postrema. Dieser Effekt konnte durch selektive α_2-Antagonisten und gemischte $\alpha_{1/2}$-Antagonisten antagonisiert werden. Der proemetische Effekt von Clonidin konnte ebenfalls durch intraventrikuläre Muskarin-, Dopamin- Serotonin- und Histaminantagonisten, nicht aber Naloxon, aufgehoben werden. Ebenfalls konnte der proemetische Effekt durch Substanzen gehemmt werden, die entweder die Katecholaminsynthese- oder Freisetzung hemmt. Die zentrale Transmission proemetischer Effekte des α_2-Agonisten Clonidin wird somit durch präsynaptische cholinerge, noradrenerge, serotoninerge und histaminerge Rezeptoren reguliert (Japundzic-Zigon et al. 1997).

10 Warnhinweise

Entzugssymptomatik mit »Reboundhypertension« und »Reboundtachykardie« in der Regel nach Medikation über 6 Tage induzierbar. Nach chronischer Clonidingabe darf die Medikation nie abrupt gestoppt werden, sondern muss ausgeschlichen werden (gilt sowieso für alle spezifischen Wirkstoffe).

13 Interaktionen

- β-Blocker: ausgeprägte Bradykardie
- Digitalis: ausgeprägte Bradykardie
- Diltiazem (Calciumblocker): ausgeprägte Bradykardie
- Diuretika, Vasodilatatoren: Wirkungsverstärkung
- Zentralwirksame Medikationen: Wirkungsverstärkung

15 Kinetik (abgekürztes Kinetikprofil)

Ionisierungsgrad bei pH 7,4 (%):
Plasmabindung bei pH 7,4 (%): 30–40
β-HWZ (h): 8 - 13 (Frisk-Holmberg 1983)
Clearance (Ganzkörper; ml/min/kg): 6
Verteilungsvolumen (l/kg): 3

16 Klinische und vorklinische Studien

Die postoperative Analgesieführung über Patienten-kontrollierte vs. kontinuierliche Epiduraltechnik (Lösung 50 ml 0,125% Bupivacain, enthaltend 50 mg → Sufentanil sowie 150 mg Clonidin; Gruppe A: 3 ml/h + 5 ml Abruf vs. Gruppe B: 5–8 ml/h Basisinfusion; n=30; größere Abdominaleingriffe) ergab gute Analgesiebedingungen, wobei die kontinuierliche Basisinfusion in Bezug auf Schmerzscores v. a. bei Mobilisation etwas besser abschnitt (Hering et al. 1997).

Aufgrund der zentralen Dynamik ist die publizierte Beobachtung, dass Clonidin in Komedikation mit potenten Opioiden eine längerdauernde Vigilanzreduktion induziert, zu erklären (Walz et al. 1997).

Aufgrund der zentralen Dynamik ist die publizierte Beobachtung, dass ein 72- jähriger Patient, der in der postoperativen Phase (!) wegen eines »Psychosyndroms« Diazepam, Tramal sowie Clonidin erhielt, respiratorisch insuffizient wurde, durchaus verständlich (Dressler et al. 1996).

Die i.v.-Gabe von 1 mg/kg Clonidin reduziert signifikant die Inzidenz von postoperativem Shivering (Kniearthroskopien unter Epiduralanästhesie, n=100, Sia 1998).

Die transdermale postoperative Gabe (0,2 mg/24h) von Clonidin hatte dagegen keinen Einfluss auf die Analgesie (Owen et al. 1997).

Die Gabe des α_2-Agonisten → Clonidin wurde auch in der Behandlung von chronisch neuropathischen Schmerzen erwägt (Tamsen 1984, Eisenach 1989, Glynn 1986).

Die i.m.- oder epidurale Gabe von → Clonidin konnte beim gesunden Probanden den sympathischen Outflow auf gesetzte Stimuli signifikant reduzieren (Kirnö 1993).

Clonidin wird als Adjuvanz bei Opioidentzug eingesetzt: der während chronischer Opioidgabe im → Locus coeruleus gehemmte NA^+-Output (das widerum zu einer Upregulation von NA^+-Rezeptoren und zur Hemmung der endogenen Opioidproduktion führt) »sturmartig-entfesselte« hyperaktive NA^+-System kann mit Clonidin gehemmt werden.

Mivazerol ist ein neueres, potentes Antinozizeptivum vom Typ α_2-Agonist, mit Tendenz zu Bradykardie, aber offenbar im Vergleich zu Clonidin und Dexmedetomidin niedriger Inzidenz zu arterieller Hypotension (Zhang et al. 1997; Anonymous 1997).

17 Kurzprofil

Der als Antihypertensivum (Wing et al. 1977) eingesetzte Wirkstoff Clonidin ist ein zentralgängiger α_2-Agonist, der durch Tamsen u. Gordh 1984 bei rückenmarknahen Techniken zur Antinozizeption/Analgesie eingeführt wurde. Die analgetisch-hypnotische Wirkung von Clonidin ermöglicht während Anästhesieinduktion, Anästhesieführung und postoperative Analgesieführung einen MAC- bzw. → MEAC-Spareffekt von um 50%.

Auf zentraler Ebene moduliert Clonidin die zentrale Antinozizeptionsverarbeitung über das zentraladrenerge System (Solomon et al. 1989; Flacke et al. 1987) mit v. a. supraspinaler Reduktion des gesamten sympathischen Outflows (Kirnö et al. 1993):

- Potenzierung von Anästhetika mit MAC-Erniedrigung bzw. Anästhetikaspareffekt(Longnecker 1987),
- Potenzierung von Opioiden mit MEAC-Erniedrigung bzw. Opioidspareffekt (Bloor u. Flacke 1982),
- Verringerung der stressinduzierten peri- und postoperativen Hyperdynamik (Flacke et al. 1987; Orko et al. 1987; Ghignone et al. 1987),
- Verringerung der autonomen Hyperdynamik bei Entzugskuren (Opioide, Alkohol, Tabak).

Der Einsatz von Clonidin findet deshalb zunehmend Bedeutung im Rahmen einer prä-, peri- sowie postoperativen anästhesiologischen Unterstützung einer »Pharmako-Antinozizeption« sowie als Basismedikation bei Opioidabhängigen (Entzug).

Clonidin wird auch rückenmarknah verabreicht zur synergistischen Aktivierung der spinalen Antinozizeption bzw. Schmerzverarbeitung (Gordh u. Tamsen 1983; Eisenach et al. 1987; Lund et al. 1989).

Aufgrund des engen therapeutischen Fensters (s. oben: Effekt auf das gesamte periphere u. zentrale adrenerge Kontrollsysteme) muss der Einsatz von Clonidin entsprechend sorgfältig abgewogen werden. Der klinische Stellenwert von epidural appliziertem Clonidin als Antinozizeptivum/Analgetikum ist noch nicht abschließend zu beurteilen (Meta-Analyse 1998; Armand et al.)

18 Literatur

Literatur bis 1996: siehe CD-ROM.

Armand S, Langlade A, Boutros A et al. (1998) Meta-analysis of the efficacy of extradural clonidine to relieve postoperative pain: an impossible task. Br J Anaesth 81: 126–134

Bernard JM, Macaire P (1997) Dose-range effects of clonidine added to lidocaine for brachial plexus block. Anesthesiology 87/2: 277–284

Dressler C, Franke KP, Herzig M et al. (1996) Benzodiazepine in der Geriatrie–ein kasuistischer Beitrag zum Effekt einer Wirkungsverlängerung. Anaesthesiol Reanim 21/5: 136 – 138

Hering R, Schumacher T, Müller H (1997) Postoperative Periduralanalgesie. Kontinuierliche gegenüber patientenkontrollierter Applikation einer nieddrig dosierten Mischung aus Sufentanil, Clonidin und Bupivacain. Anasthesiol Intensivmed Notfallmed Schmerzther 32/11: 659–664

Japundzic-Zigon N, Samardzic R, Beleslin DB (1997) Clonidine-induced emesis: a multitransmitter pathway concept. Pharmacol Res 35/4: 287–297

Sia S (1998) I.v. clonidine prevents post-extradural shivering. Br J Anaesth 81: 145–146

Sümpelmann R, Büsing H, Schröder D et al. (1996) Patienten-kontrollierte Analgesie mit Clonidin und Piritramid. Anästhesist 45/1: 88–94

Walz R, Lübbe N, Walz K, Kiesel C (1997) Untersuchungen zur Verlängerung einer fentanylinduzierten Vigilanzminderung durch Clonidin. Anaesthesiol Reanim 22/2: 42–45

Colchicin INN, BAN, USAN, Colchicinum

2 Darreichungsform/galenische Formen

In der Regel Dragées

3 Chemie, Geschichte, diverse Hinweise

3.1 Chemie

(S)-N-(5,6,7,9-Tetrahydro-1,2,3,10-tetramethoxy-9-oxo-benzo[a]heptalen-7-yl)acetamid

$C_{22}H_{25}NO_6$

MG 399,4

CAS 64-86-8

.2 Geschichte

Die Giftigkeit von Colchicin war schon → Dioskorides bekannt. Durch von Störck 1763 therapeutisch genutzt. Das Alkaloid wurde 1820 durch Pelletier und Caventou isoliert.

.3 Diverse Hinweise

Auch unter der Bezeichnung Colchicum im Handel erhältlich sind die Gesamtalkaloide der getrockneten Körner/Samen der Herbstzeitlose (Colchicum autumnale).

5 Stoff, Indikationsgruppe, Dynamik (Rezeptorenprofil)

Pflanzliches Gichtmittel vom Typ Urikostatikum

5.2 Dynamik

- Hemmt die Motilität und Phagozytose mobiler Zellen
- Inhibition der Phagolysosomenbildung und Lactatbildung von Leukozyten
- Intrazellulärer Mechanismus: Bindung an zelluläres Protein und Depolymerisierung der fibrillären Mikrotubuli der Makrophagen (Banerjee et al. 1997)
- in vivo und in vitro Mitosehemmung
- Hemmung der Histaminfreisetzung durch Mastzellen
- Colchicin ist ein GABA-A Antagonist (Weiner et al. 1998)
- Aminosäuretransportsystem A der glatten vaskulären Muskeln wird durch Colchicin aktiviert (über Mechanismus der Microtubulischädigung (Chen et al. 1997)
- Colchicin ist praktisch nur wirksam bei Gichtanfällen. Colchicin hat sonst keine analgetischen Wirkungen (klinische Erfahrungen sowie Tierversuche: Kingery et al. 1998)

6 Indikationen, Dosierung, Anwendungsart

6.1 Indikationen

Gichtanfall, ferner wirksam bei familiärem Mittelmeerfieber (familiäre Polyserositis)

6.2 Dosierung

TD bis 8 mg (entspr. 16 Drg.), Gabe 1–3 Drg. alle 1–2 h bis zum Abklingen der Schmerzen, zur Prophylaxe eines akuten Gichtanfalls bei Einleitung einer harnsäuresenkenden Therapie 1–3 Drg. täglich oder jeden 2. Tag

6.3 Anwendungsart

Nichtinvasiv: p.o; invasiv: i.v..

7 Keine Indikationen (ungeeignet)

Keine Wiederholungsanwendung innerhalb von 3 Tagen

8 Kontraindikationen

Ophthalmologie: Patienten mit Hornhautulzera etc. (Grund: Colchizin hemmt Wundheilung; 2 Fallbeispiele, Alster et al. 1997)

9 UAW (1–14)

9.5 Verdauungstrakt

Häufig Durchfälle, Übelkeit, Bauchschmerzen, Erbrechen

9.6 Leber, ableitende Gallenwege, Pankreas

Im Tierversuch hepatotoxisch (Crocenzi et al. 1997)

9.10 Blut und blutbildende Organe

Gelegentlich Leukopenie, sekundäre Leukozytose; nach längerem Gebrauch selten Agranulozytose, aplastische Anämie

9.11 Hautorgan, Haare, Nägel

Nach längerem Gebrauch selten Hautveränderungen und Alopezie

9.13 Allgemeintoxische UAW

Myopathien inklusive Rhabdmyolisis (Tapal 1996, Ducloux et al. 1997, Dawson u. Starkebaum 1997; vgl. auch Interaktionen!)
Neuropathien

10 Warnhinweise

Die Blätter der Colchicum autumnale werden oft mit Blättern der Allium ursinum verwechselt.

11 Toxikologie

Cholchicinintoxikationen sind suizidaler und akzidenteller Art.

Cholcizinintoxikationen sind potentiell tödlich und sofort in entsprechende Intensivstationen einzuweisen.

Gerichtsmedizin: die biliären Cholchicinkonzentrationen bei tödlich verlaufenenen Intoxikationen sind mehrfach höher als Plasmakonzentrationen (Kintz et al. 1997).

Akute Toxizität nach Einnahme von 20 mg beim Erwachsenen und 5 mg beim Kind, chronische Vergiftung bei Einnahme von Tagesdosen von 10 mg oder mehr innerhalb weniger Tage.

Die akute Toxizität umfasst insbesondere hämorrhagische Gastroenteritis, vaskuläre Schäden, Nephrotoxizität, Schädigung der quergestreiften Muskeln mit Paralyse, ZNS-Toxizitität.

Eine Fallbeschreibung: Einnahme von 30 mg Colchicin in suizidaler Absicht (21 jährige Patientin; Einlieferung nur 1 Stunde nach Einnahme!): gastrointestinale Beschwerden, metabolische Azidose, Panzytopenie, Hypotension, ARD, Rhabdomyolysis, Hypokalzämie. Trotz Intensivpflege Herzstillstand, Tod nach 8 Tagen (Milne u. Meek 1998).

Patienteninformation

Folgende Symptome sind zu beachten:
- Nausea (häufig, Medikation muss gestoppt werden, Arzt konsultieren)

– Erbrechen (häufig, Medikation muss gestoppt werden, Arzt konsultieren)

– Diarrhö (häufig, Medikation muss gestoppt werden, Arzt konsultieren)

– Bauchschmerzen (häufig, Medikation muss gestoppt werden, Arzt konsultieren)

– Eingeschlafene Glieder, Gefühllosigkeit (selten, Medikation muss gestoppt werden, Arzt konsultieren)

– Blutungen und Hämatome (selten, Medikation muss gestoppt werden, Arzt konsultieren)

– Rash (selten, Medikation muss gestoppt werden, Arzt konsultieren)

– Klären Sie Ihren Arzt auf über vorbestehende Leber-, Nieren-, Herz- und Blutprobleme, Magengeschwüre sowie chronische Darmentzündungen.

Symptome der Intoxikation:

Initialphase 2-6 h nach Einnahme toxischer Dosen: Brennen und Kratzen im Mund und Rachen, Würgen und Schlingbeschwerden, Übelkeit, Durst und Erbrechen. Es folgen Harn- und Stuhldrang, Tenesmen und Koliken. Schleimig-wäßrige oder auch blutige Durchfälle. Wasser und Elektrolytverlust mit Hypokaliämie, Hyponatriämie und metabolischer Azidose.

Dosis letalis: 0,9 mg/kg

Zweitphase (Multiorganversagen): Angina pectoris, Blässe, Temperaturabfall, Zyanose und Dyspnoe, Tachykardie und Blutdruckabfall.

Sensibilitätsstörungen, Krämpfe und Lähmungserscheinungen, Knochenmarkschädigung Hämatopoesestörung; sekundäre Sepsis; totale, teilweise irreversible Alopezie 1-2 Wochen nach Überstehen der akuten Intoxikation. Störungen von Leber-, Lungen- und Nierenfunktion, der Hämatopoese, in Ausnahmefällen Erblindung.

11.2 Kanzerogenität, Mutagenität, Teratogenität, Embryotoxizität, Fertilität

Im Tierversuch Atrophie der Testes und Beeinträchtigung der Spermatogenese (Kaninchen).

12 Notfallmaßnahmen bei Überdosierung, Entzugssymptomatik

Hämolyse und Hämoperfusion wirkungslos wegen hohem Verteilungsvolumen (Stern et al. 1997).

Giftentfernung durch provoziertes Erbrechen, Magenspülung, Kohle. Symptomatisch Volumensubstitution, Antibiotikaprophylaxe, Atropin o.a. bei Abdominalspasmen.

Bei Panzytopenie ist die Gabe von »granulocyte-colony stimulating factor« indiziert (Critchley et al. 1997).

In Aussicht: Immuntherapie mit Colchicin-spezifischen AK bzw. Immunglobuline Fab (Baud et al. 1995).

13 Interaktionen

13.1 Pharmakodynamische Interaktionen

Alle Substanzen mit Wirkung auf ZNS: ZNS Wirkung erhöht

Alkohol: Magentoxizität erhöht

Sympathikomimetika: Wirkung ↑

Gastrointestinale Motilität: modifiziert (teilweise stimuliert, teilweise deaktiviert)

Ciclosporin + Colchicin: Inzidenz von Myopathien ↑ (Rana et al. 1997; Ducloux et al. 1997)

13.2 Pharmakokinetische Interaktionen

Keine Angaben

13.4 Physiologische Interaktionen

Erniedrigung der Körpertemperatur
Erhöhte Vasokonstriktion

15 Kinetik

Physikochemische Eigenschaften
Proteinbindung (% Dosis)
pK_a: –

Resorption und Bioverfügbarkeit
Bioverfügbarkeit (% Dosis):
T bis C_{max} (h): keine Daten (Colchicin wird schnell und gut resorbiert nach p.o. Gabe)
C_{max} (ng/ml): 4,2 (ED 1 mg p.o.)

Verteilung, Elimination, Metabolismus
α-HWZ: –
β-HWZ (h): –
$V_{initial}$: –
V_{ss} (10% KG): –
Cl_{total} (l/h): –
AUC: –
Hepatische Biotransformation: via CYPeA4 Cytochromsystem Demethylierung zu 3-Demethylcolchicin (3DMC), 2-Demethylcolchicin (2DMC; Tateishi et al. 1997).
Renale Elimination (% Dosis, MS, Metaboliten): 23
Biliäre Elimination: fraglich, enterohepatischer Kreislauf diskutiert

Biomembrangängigkeit
Blut-Hirn-Passage: wahrscheinlich aktiver Transportmechanismus durch endotheliales P-170-Glycoprotein-System (Drion et al. 1997)

16 Vorklinische und klinische Studien

Colchicin wird i.v. auch bei durch Kristalloide verursachten Arthropathien eingesetzt.

Wegen seiner antiinflammatorischen Wirkungen wird Colchicin bei diversen chronisch-inflammatorischen Zuständen diskutiert: Colchicin (TD 2-mal

,6 mg p.o.) als Komedikation zu Triamcinolon bei Asthma bronchiale ist wirkungslos (Placebokontrollierte DB-Studie, Fish et al. 1997); ebenfalls ist der Einsatz von Colchicin – wie auch D-Penicillamin – bei idiopahischer Lungenfibrose wegen Wirkungslosigkeit nicht indiziert (Selman et al. 1998). Bei rezidivierenden Perikarditiden ist der Colchicin dagegen zu erwägen (Adler et al. 1998), ebenso bei chronisch-autoimmunologischen Formen von Hepatitiden (z.B: primäre biliäre Zirrhose, Kaplan 1997), bei chronischer bullöser Dermatitis (Banodkar u. al-Suwaid (1997).

17 Kurzprofil

Colchizin ist ein seit langem bekannter Wirkstoff zur Bekämpfung von Schmerzen bei akuten Gichtanfällen.

18 Literatur

Adler Y, Finkelstein Y, Guindo J et al. (1998) Colchicine treatment for recurrent pericarditis. A decade of experience. Circulation 97/21: 2183–2185

Alster Y, Varssano D, Loewenstein A et al. (1997) Delay of corneal wound healing in patients treated with colchicine. Ophthalmology 104/1: 118–119

Banerjee S, Chakrabarti G, Bhattacharyya B (1997) Colchicine binding to tubulin monomers: a mechanistic study. Biochemistry 36/18: 5600-5606

Banodkar DD, al-Suwaid AR (1997) Colchicine as a novel therapeutic agent in chronic bullous dermatosis of childhood. Int J Dermatol 36/3: 213–216

Baud FJ, Sabouraud A, Vicaut E et al. (1995) Brief report: treatment of severe colchicine overdose with colchicine-specific Fab fragments. N Engl J Med 332/10: 642–645

Chen JG, Hinesley R, Kempson SA (1997) Dual action of colchicine on hypertonic activation of system A amino acid transport in vascular smooth muscle cells. Life Sci 61/1: 29–37

Critchley JA, Critchley LA, Yeung EA et al. (1997) Granulocyte-colony stimulating factor in the treatment of colchicine poisoning. Hum Exp Toxicol 4: 229–232

Crocenzi FA, Sisti A, Pellegrino JM et al. (1997) Role of bile salts in colchicine-induced hepatotoxicity. Implications for hepatocellular integrity and function. Toxicology 121/2: 127–142

Dawson TM, Starkebaum G (1997) Colchicine induced rhabdomyolysis. J Rheumatol 10: 2045–2046

Drion N, Risede P, Cholet N et al. (1997) Role of P-170 glycoprotein in colchicine brain uptake. J Neurosci Res 49/1: 80–88

Ducloux D, Schuller V, Bresson-Vautrin C et al. (1997) Colchicine myopathy in renal transplant recipients on cyclosporin. Nephrol Dial Transplant 11: 2389–2392

Fish JE, Peters SP, Chambers CV et al. (1997) An evaluation of colchicine as an alternative to inhaled corticosteriods in moderate asthma. National Heart, Lung, and Blood Institute's Asthma Clinical Research Network. Am J Respir Crit Care Med 156 (4 Pt 1): 1165–1171

Kaplan MM (1997) The use of methotrexate, colchicine, and other immunomodulatory drugs in the treatment of primary biliary cirrhosis. Semin Liver Dis 2: 129–136

Kingery WS, Guo TZ, Poree LR et al. (1998) Colchicine treatment of the sciatic nerve reduces neurogenic extravasation, but does not affect nociceptive thresholds or collateral sprouting in neuropathic or normal rats. Pain 74/1: 11–20

Kintz P, Jamey C, Tracqui A et al. (1997) Colchicine poisoning: report of a fatal case and presentation of an HPLC procedure for body fluid and tissue analyses. J Anal Toxicol 1: 70–72

Maldonado MA, Salzman A, Varga J (1997) Intravenous colchicine use in crystal-induced arthropathies: a retrospective analysis of hospitalized patients. Clin Exp Rheumatol 5: 487–492

Milne ST; Meek PD (1998) Fatal colchicine overdose: report of a case and review of the literature. Am J Emerg Med 16/6: 603–608

Rana SS, Giuliani MJ, Oddis CV et al. (1997) Acute onset of colchicine myoneuropathy in cardiac transplant recipients: case studies of three patients. Clin Neurol Neurosurg 99/4: 266–270

Selman M, Carrillo G, Salas J et al. (1998) Colchicine, D-penicillamine, and prednisone in the treatment of idiopathic pulmonary fibrosis: a controlled clinical trial. Chest 114/2: 507–512

Stern N, Kupferschmidt H, Meier-Abt PJ (1997) Verlauf und Therapie der akuten Colchicinintoxikation. Schweiz Rundsch Med Prax 86/22: 952–956

Tapal MF (1996) Colchicine myopathy. Scand J Rheumatol 25/2: 105–106

Tateishi T, Soucek P, Caraco Y et al. (1997) Colchicine biotransformation by human liver microsomes. Identification of CYP3A4 as the major isoform responsible for colchicine demethylation. Biochem Pharmacol 53/1: 111–116

Weiner JL, Buhler AV, Whatley VJ et al. (1998) Colchicine is a competitive antagonist at human recombinant gamma-aminobutyric acidA receptors. J Pharmacol Exp Ther 284/1: 95–102

Cyclophosphamid INN

17 Kurzprofil

Das Immunsuppressivum Cyclophosphamid wird wegen seiner myelotoxischen, hepatotoxischen und karzinogenen Eigenschaften nur ausnahmsweise in der Rheumatologie eingesetzt.

Bei 108 Patienten mit therapieresistenter RA wurde Cyclophosphamid in einer niedrigdosierten TD von 50 mg eingesetzt, wobei die Drop-out Rate wegen gastrointestinaler u. myelosuppressiver UAW hoch war bei enttäuschendem therapeutischem Langzeit-Effekt. Bei 6 Patienten traten Malignome auf. Nur 4 Patienten tolerierten die Therapie über 4 Jahre (Keysser et al. 1998). Der Wirkstoff wird auch bei therapieresistenen rheumatischen Erkrankungen »pulsweise«(intermittierend) i.v. verabreicht (unzureichende Datenlage).

18 Literatur

Keysser G, Keysser C, Keysser M (1998) Treatment of refractory rheumatoid arthritis with low-dose cyclophosphamide. Long-term follow-up of 108 patients. Z Rheumatol 57(2):101–107

Dexmedetomidin

Der durch Orion Corp Farmos, Turku (Finnland) hergestellte Wirkstoff ist das (+)-Stereoisomer des in der Veterinäranästhesiologie seit Jahren eingesetzten Medetomidin.

Dexmedetomidin induziert eine zentrale antinozizeptive Wirkung über Aktivierung absteigender adrenerger Hemmsysteme (Correa-Sales et al. 1992; Doze et al. 1989; Guo et al. 1996). Die so induzierte Wirkung ist vergleichbar mit derjenigen von Clonidin, wobei Dexmedetomidin eine ca. 10-mal höhere Affinität aufweist (Virtanen et al. 1988; Savola et Virtanen 1991; Savola et al. 1986).

Die Wirkung von Dexmedetomidin kann mit dem spezifischen α_2-Antagonisten Atipamezol aufgehoben werden (Scheinin et al. 1988; Virtanen et al. 1989).

Der Indikationsbereich ist vergleichbar mit demjenigen von → Clonidin: Prophylaxis und Therapie (prä-, peri- und posttraumatisch) durch nozineptiven Input auslösbaren Stresssituationen (Intubationsstress, Operationsstress, Analgesie; Hämodynamik; Analgetika- und Anästhetikaspareffekt etc.; Aho et al. 1991, 1992, 1992; Aanta et al. 1990; Kallio et al. 1989; Arbeiten von Scheinin). Die Wirkstoffnebenwirkungen sind spezifisch (adrenergautonome Regulationen; Hypotension, Bradykardie). Die unzureichende Datenlage macht eine Bewertung schwierig.

18 Literatur
Literatur bis 1996: CD-ROM.

Guo TZ, Jiang JY, Buttermann AE et al. (1996) Dexmedetomidine injection into the locus ceruleus produces antinociception. Anesthesiology 84/4: 873–881

D-Penicillamin

2 Darreichungsform/galenische Formen
In der Regel magensaftresistente Filmtabletten oder Kapseln zu 125–150 u. 250–300 mg

3 Chemie, Geschichte, diverse Hinweise
3.1 Chemie
3-Mercapto-D-Valin bzw. D-bb-Dimethylcystein.

Strukturformel

D-Penicillamin
MW 149,21

$$HS-\underset{\underset{H_3C}{|}}{\overset{\overset{CH_3}{|}}{C}}-\underset{\underset{NH_2}{|}}{CH}-COOH$$

3.2 Geschichte
1953 aus Urin von unter Penicillin stehenden Patienten isoliert. In der Folge als Chelatbildner eingesetzt.

3.3 Diverse Hinweise
Modern hergestelltes D-Penicillamin enthälte keine Spuren von (sensibilisierenden) Penicillin-Bestandteilen.

4 Rezeptpflicht und Schwangerschaftskategorie
Deutschland: Rp; Schwangerschaftskategorie: nur bei vitaler Indikation (m. Wilson, Schwermetallvergiftungen); D-Penicillamin ist teratogen (Cutis laxa); Stillzeit: KI (translaktale Passage; keine Daten über neonatale Schädigung)
  Österreich: –
  Schweiz: B, Schwangerschaftskategorie D; Stillzeit KI

5 Stoff, Indikationsgruppe, Dynamik (Rezeptorenprofil)
Antirheumatikum

5.2 Dynamik
5.2.3 Antiinflammatorisch-antiphlogistische Wirkung bzw. Mechanismen der Entzündungshemmung
Ionenbindung. Antioxidative Wirkung. Inhibition der Komplementfaktor C4-Funktion. Der entscheidende Mechanismus der »antirheumatischen« Wirkung ist nicht bekannt.
- Inhibition der Antigenpräsentation nicht nachgewiesen
- Hemmung der Chemotaxis nicht nachgewiesen
- Inhibition der Aktivierung immunkompetenter Zellen nicht nachgewiesen
- Modifizierte Signaltransduktion und Zytokinexpression nicht nachgewiesen
- Antiproliferative Wirkung auf immunkompetente Zellen: in vitro nachgewiesen
- Einflüsse auf die Gewebedestruktion: antiproliferativer Effekt auf Synovialisfibroblasten in vitro

6 Indikationen, Dosierung, Anwendungsart
6.1 Indikationen
Rheumatoide Arthritis, progressive Systemsklerose, ferner chronisch aggressive Hepatitis, primär biliäre Zirrhose, Lungenfibrose, Morbus Wilson, akute und chronische Kupfer-, Blei-, Quecksilber-, Zink-, Kobalt- und Goldverbindungen, Zystinurie und Zystinsteine

6.2 Dosierung
1. und 2. Woche 150 mg/Tag, 3. und 4. Woche 300 mg/Tag5. und 6. Woche 450 mg/Tag, 7.-16. Woche 600 mg/Tag danach ggf. weitere schrittweise Steigerung bis 1,2 (ggf. auch 1,8) g/Tag. Nach Wirkungseintritt langsame Dosisreduktion auf die individuelle Erhaltungsdosis

6.3 Anwendungsart
Nichtinvasiv, p.o. auf nüchternen Magen (um Interaktionen mit Speise-Metallen zu vermeiden)

8 Kontraindikationen
Schwere Störungen der Hämatopoese, systemischer Lupus erythematodes, positiver Nachweis antinukleärer Antikörper, gleichzeitige Gold- und/oder Chloroquin-Therapie, Penicillinallergie, Leberparenchymschäden, Niereninsuffizienz. Gravidität (Cutis laxa) und Stillzeit

9 UAW (1–14)
9.1 und 9.2 ZNS, Gesichtssinne
Neuropathien (Parese der Skelett- und Augenmuskeln), partiell bedingt durch Vitamin B6-Mangel. Maßnahme: Therapieunterbrechung, Vitamin-B_6-Substitution, ggf. erneuter Therapieversuch bei begleitender Vitamin-B_6-Substitution.

Fallbeschreibung: akute reversible Dystonie mit reversiblen thalamischen Stammhirnschäden bei Penicillamin-Therapie bei M. Wilson (Huang u. Chu 1998 ; MRI-Untersuchungen).

9.4 Atmung, Atemorgane

Vereinzelt Lungeninfiltrate; akute alveoläre Hämorrhagien (Fallbeschreibung von Glomerulonephritis plus aaH [Polyangiitis]: Bonan et al. 1986).

9.5 Verdauungstrakt

Geschmacksstörungen (in der Regel reversibel): z. T. bedingt durch Kupfer- oder Zinkmangel: Substitution durch Bananen, Schokolade, Kupfersulfatlösung 0.1%ig 5 ml 1-mal/Tag oder 3- bis 5-mal 30 Tropfen Zinksulfatlösung in Fruchtsaft) Inappetenz, Übelkeit, Erbrechen, selten Durchfälle, vereinzelt Cholestase.

9.7 Niere, ableitende Harnwege

chronisch bis akute membranöse Nierenschäden (Immunkomplexnephritis-Glomerulonephritis), gelegentlich mit nephrotischem Syndrom, das unverhofft auftreten kann (siehe Patientenaufklärung unter 10 Warnhinweise!) (Altrogge et al. 1976; Neild et al. 1975; Donderis et al. 1981; Bécares et al. 1982; Williams et al. 1986; Devogelaer et al. 1987; Jones u. Major 1992; Cytoplasma- und anti-Histone-AK; Histologie: Immundeposite).

9.10 Blut und blutbildende Organe

Störungen der Hämatopoese mit Leukopenie, Agranulozytose, Thrombozytopenie, aplastische Anämie, sehr selten auch hämolytische Anämie. Therapieabbruch bei Leukozyten <3000/µl, Granulozyten <1500/µl, oder Thrombozyten <120/nl oder bei Abfall eines der hämatologischen Parameter unter 50% des Ausgangswertes.

9.11 Hautorgan, Haare, Nägel

Hautreaktionen, Exantheme, Haarausfall (selten), bei langer hochdosierter Anwendung Dermato-Lathyrismus (blutgefüllte Hautblasen, die später Papeln oder Plaques bilden), vereinzelt bei Mann und Frau Vergrößerung der Brustdrüse, Pemphigus (Barety et al. 1982 ; Brenner u. Ruocco 1998 ; Buckley et al. 1988 ; Cairns 1976 ; Colliard u. Saurat 1976 ; From u. Frederiksen 1976 ; Hewitt et al. 1971, 1975 ; Marsden et al. 1976, 1977 ; Penas et al. 1997 ; Tan u. Rowell 1976 ; Trau et al. 1980) und exfoliative Dermatitis.

9.12 Allergisch-toxische UAW

Lupus-erythematodes-like syndrome, Pemphigus-like syndrome, Myastheniesymptome, Polymyositis, Arzneimittelfieber, Hautreaktionen

Polyangiitis (klinisch: siehe unter alveoläre Hämorrhagie, Glomerulonephritis)

9.14 Diverse Wirkungen und UAW

Eine Fallbeschreibung von penicillamin-induziertem Thymom (Tani et al. 1998)

Im Tierversuch hemmt D-Penicillamin hepatische Aminotransferasen und dabei die hepatische Oxalatproduktion, und erhöht die renale Oxalatelimination (Baker et al. 1997; Postulat: bei Hyperkalzurie [z. B. Morbus Wilson] ist D-Penicillamin eher kontraindiziert).

10 Warnhinweise

Patientenaufklärung (Merkblatt), Patientenselbstkontrolle (Doppel des Therapieverlaufs) empfehlenswert. Der Patient soll aufgeklärt werden, dass wegen der Bindungseigenschaften D-Penicillamin auf nüchternen Magen genommen werden soll. Eisenpräparate, Kalzium, Milch oder Antazida verändern die Resorptionsqualität erheblich. Falls der Patient Antazida einnehmen muss, soll zwischen der Gabe von D-Penicillamin und der Antazidagabe ein Intervall von >1 h eingehalten werden.

Der Patient soll instruiert werden, seinen Urin auf Proteingehalt mit Schnelltests zu messen (Grund: nephrotisches Syndrom). Bei Auftreten von Zahnfleischbluten, Nasenbluten, erhöhter Inzidenz von Hämatomen nach Banaltraumen etc. sowie bei Auftreten von Infektionen od. Infektionskrankheiten muss der Patient sofort seinen behandelnden Arzt aufsuchen.

Kontrolluntersuchungen
Überwachungsprogramm während der Therapie:
In den ersten 3 Monaten alle 14 Tage,
danach alle 4 Wochen

Befragung und klinische Untersuchung:	Exanthem, Muskelschwäche (Doppelbilder), Blutungen, Geschmack-/Sehstörungen, Stomatitis
Laborbestimmungen:	Blutbild inkl. Thrombozyten und Diff.-Blutbild, alkalische Phosphatase, GPT, Kreatinin, Urinstatus (Proteinurie!)

Indikationen zur Therapieunterbrechung und Kontaktaufnahme mit dem Zentrum

Dermatologie:	Dermatitis, ausgeprägte Stomatitis, Pemphigus
Hämatologie:	Leukopenie <3000/µl Granulopenie <2000/µl Thrombopenie <100 000/µl aplastische Anämie (Abgrenzung zu Entzündungs- und Blutungsanämie!)
Nephrologie:	Kreatininanstieg, Hämaturie, Zylindurie anhaltende Proteinurie >0,3 g/l
Immunologie:	Myasthenie, Lupus erythematodes, Polymyositis, Goodpasture-Syndrom, Lyell-Syndrom

11 Toxikologie

DL $_{50}$ (Albinomäuse, i.v.): 3500–4400 mg/kg bzw. (i.v.-Gabe): 7500–9600 mg/kgKG.

In hohen Dosen (Ratte 540 mg/kg, Hund 240 mg/kg) über 26 Wochen p.o. Proteinurie, Glomerulonephritis, Hautveränderungen. In hohen Dosen potentiell teratogen.

L- und DL-Formen sind toxischer als die D-Form.

11.2 Kanzerogenität, Mutagenität, Teratogenität, Embryotoxizität, Fertilität

D-Penillamin ist teratogen

12 Notfallmaßnahmen bei Überdosierung, Entzugssymptomatik

Therapie: Absetzen; Corticosteroide, forcierte Diurese. Hämodialyse.

13 Interaktionen

In der Regel werden saure AA gut vertragen.

13.1 Pharmakodynamische Interaktionen

Azathioprin: Penicillamin-Verträglichkeit ↓
Gold/Goldsalze: mesenchymale Hemmung bzw. Toxizität ↑↑ (= KI!)
Hydrochloroquin: mesenchymale Hemmung bzw. Toxizität ↑↑ (= KI!)
Immunosuppressiva: mesenchymale Hemmung bzw. Toxizität ↑↑ (= KI!)

13.2 Pharmakokinetische Interaktionen

Antacida: intestinale Resorption ↓ (Grund: Komplexbildung zwischen Wirkstoffen)
Fe-Präparate: intestinale Resorption ↓

15 Kinetik

Physikochemische Eigenschaften
Proteinbindung (% Dosis): 80
pK_a: der HS-Gruppe 10,5, der Carboxylgruppe 1,8, der Aminogruppe 7,9

Resorption und Bioverfügbarkeit
Bioverfügbarkeit (% Dosis): 50%: 40% postprandial, 60% nüchtern, deshalb Einnahme über den Tag verteilt je 1 h vor den Mahlzeiten.
T bis C_{max} (h): 1–2
C_{max} (µg/ml): 2 (ED 125 mg p.o.)

Verteilung, Elimination, Metabolismus
α-HWZ: –
β-HWZ (h): 1–3; gewebegebundene Form: 6–8 Tage
$V_{initial}$: –
V_{ss} (l/kg): 1,4
Cl_{total} (l/h): –
AUC: –

Hepatische Biotransformation: d-Aminosäuren werden im Organismus nicht metabolisiert.
Renale Elimination (%Dosis, MS, Metaboliten)): unverändert 3–25%, Cystein-Penicillamin-Disulfid 14–23%, Penicillamin-Disulfid 14–23%, s-Methyl-Penicillamin-Disulfid (2–6%)
Biliäre Elimination (%Dosis, MS, Metaboliten): 4

Effektivität
Therapeutische Serumkonzentration: 4–27,5 µM

Biomembrangängigkeit
Keine Angaben

15.2 Kinetikdiskussion

Nach p.o.-Gabe wird 40–60% von D-Penicillamin im proximalen Dünndarm resorbiert (dies im Gegensatz zu den üblichen Chelatbildnern). Die T_{max} beträgt 1–2 h bei einer C_{max} von 5–11 mg/ml. Die HWZ beträgt 1–3 h (ED), kompliziert sich aber innerhalb von Tagen wegen Verteilung in Körperkompartimente mit verschiedener Affinität. Penicillamin wird offenbar gegenüber den entsprechenden hepatischen Enzymen (Cystein-Desulfhydrase, L-Aminosäurenoxidase) resistent.

Die renale Elimination kann durch forcierte Diurese verstärkt werden.

16 Vorklinische und klinische Studien

541 an schwerer aktiver rheumatoider Arthritis erkrankten Patienten wurden in einer offenen, randomisierten kontrollierten Studie mit einem flexiblen Therapieschema über 5 Jahre verfolgt: 53% der Patienten hatten mit D-Penicillamin einen therapeutischen Effekt oder/aber keine Medikationsveränderung va. 34% für Na-Aurothiomala, 31% Auranofin und 30% Hydroxychloroquin (Jessop et al. 1998).

Die Wirkung von D-Penicillamin (Kontrolldauer: 2 Jahre, placebokontrollierte DB- Studie ; n=180) bei aktiver RA vs. Placebo war unterschiedlich und nur in Bezug auf Gelenkschmerzhaftigkeit leicht verbessert (Eberhardt et al. (1996).

Die klinische Verträglichkeit von D-Penicillamin ist gegenüber anderen DMD schlechter (Horsfall et al. 1998). Ungefähr 75% der Patienten sollen vorteilhaft in Bezug auf rheumatische Erkrankung reagieren.

17 Kurzprofil

D-Penicillamin findet nur noch selten Anwendung bei rheumatologischen Indikationen.

18 Literatur

Altrogge G, Hofmann K, Huth F et al. (1976) D-Penicillamin und Glomerulonephritis Med Welt 27/47: 2282–2283
Baker PW, Bais R, Rofe AM (1997) (D)-penicillamine increases hepatic oxalate production resulting in hyperoxaluria. J Urol 157/3: 1130–1135

Barety M, Ortonne JP, Chichmanian RM et al. (1982) Pemphigus et traitement par la D-pénicillamine. Therapie 37/4: 471–474

Bécares Lozano MM, Pascual Izuel JM, Mateos Sánchez A et al. (1982) Glomerulonefritis membranosa por D-penicillamina. Rev Clin Esp 164/6: 411–412

Bonan G, Caubarrere I, Beaufils H et al. (1986) Hémorragie alvéolaire diffuse et glomérulonéphrite grave induites par la D-pénicillamine. A propos d'une observation avec revue de la littérature. Therapie 41/4: 297–298

Bondeson J (1997) The mechanims of action of disease-modifying antirheumatic drugs: a review with empasis on macrophage signal transduction and the induction of proinflammatory cytokines. Gen Pharamcol 29/2: 127–150

Brenner S, Ruocco V (1998) D-penicillamine-induced pemphigus foliaceus with autoantibodies to desmoglein-1. Correspondence. J Am Acad Dermatol 39/1: 137–138

Buckley C, Barry C, Woods R et al. (1988) Penicillamine induced pemphigus–a report of 2 cases. Ir J Med Sci 157/8: 267–268

Cairns RJ (1976) Penicillamine-induced pemphigus. Proc R Soc Med 69/5: 384

Colliard H, Saurat JH (1976) Pemphigus induit par la penicillamine Rev Stomatol Chir Maxillofac 77/5: 741–746

Devogelaer JP, Pirson Y, Vandenbroucke JM et al. (1987) D-penicillamine induced crescentic glomerulonephritis: report and review of the literature. J Rheumatol 5: 1036–1034

Eberhardt K; Rydgren L; Fex E et al. (1996) D-penicillamine in early rheumatoid arthritis: experience from a 2-year double blind placebo controlled study. Clin Exp Rheumatol 14/6: 625–631

Empfehlungen zur Kontrolle bei d-Penicillamin-Therapie der Projektgruppe Diagnose- und Therapierichtlinien der Arbeitsgemeinschaft Regionaler Kooperativer Rheumazentren in der Deutschen Gesellschaft für Rheumatologie e.V.

From E, Frederiksen P (1976) Pemphigus vulgaris following D-penicillamine. Dermatologica 152/6: 358–362

Hewitt J, Benveniste M, Lessana-Leibowitch M (1975) Pemphigus induced by D-penicillamine. Correspondence. Br Med J 3 (5979): 37

Hewitt J, Lessana-Leibowitch M, Benveniste M et al. (1971) Un cas de pemphigus induit par la D-pénicillamine. Le pemphigus iatrogene existe-t-il. Ann Med Interne (Paris) 122/10: 1003–1009

Horsfall MW, Shaw JP, Highton J et al. (1998) Changing patterns in the use of slow acting antirheumatic drugs for the treatment of rheumatoid arthritis. N Z Med J 111 (1067): 200–203

Huang CC, Chu NS (1998) Acute dystonia with thalamic and brainstem lesions after initial penicillamine treatment in Wilson's disease. Eur Neurol 39/1: 32–37

Jessop JD, O'Sullivan MM, Lewis PA et al. (1998) A long-term five-year randomized controlled trial of hydroxychloroquine, sodium aurothiomalate, auranofin and penicillamine in the treatment of patients with rheumatoid arthritis Br J Rheumatol 37/9: 992–1002

Jones BF, Major GA (1992) Crescentic glomerulonephritis in a patient taking penicillamine associated with antineutrophil cytoplasmic antibody. Correspondence. Clin Nephrol 38/5: 293

Joyce DA (1993) Variability in response to D-penicillamine: pharmacokinetic insights. Agents Actions Suppl 44: 203–207

Karpinski J, Jothy S, Radoux V et al. (1997) D-penicillamine-induced crescentic glomerulonephritis and antimyeloperoxidase antibodies in a patient with scleroderma. Case report and review of the literature. Am J Nephrol 17/6: 528–532

Macarrski J, Jothy S, Radoux V et al. (1997) D-penicillamine-induced crescentic glomerulonephritis and antimyeloperoxidase antibodies in a patient with scleroderma. Case Marchand-Courville S, Dhib M, Fillastre JP et al. (1998) Glomérulonéphrites extracapillaires secondaires a la D-pénicillamine. A propos d'une observation et revue de la littérature. Nephrologie 19/1: 25–32

Marsden RA, Hill H, Mowat AG et al. (1977) Penicillamine-induced pemphigus. Proc R Soc Med 70 (S3): 103–108

Marsden RA, Vanhegan RI, Walshe M et al. (1976) Pemphigus foliaceus induced by penicillamine Br Med J 2 (6049): 1423–1434

Miguel Donderis A, Sánchez Vegazo I, Gl. (1976) Pemphigus foliaceus induced by penicillamine Br Med J 2 (6049): 1423–1434

Neild GH, Gärtner HV, Bohle A (1975) D-penicillamine-induced membranous glomerulonephritis. Correspondence. Lancet I (7917): 1201–1202

Penas PF, Buezo GF, Carvajal I et al. (1997) D-penicillamine-induced pemphigus foliaceus with autoantibodies to desmoglein-1 in a patient with mixed connective tissue disease. J Am Acad Dermatol 37/1: 121–123

Sim E (1989) Drug-induced immune-complex disease. Complement Inflamm 6/2:119–126

Tan SG, Rowell NR (1976) Pemphigus-like syndrome induced by D-penicillamine. Br J Dermatol 95/1: 99–100

Tani K, Matsunaga K, Katoh K et al. (1998) Thymoma associated with rheumatoid arthritis after D-penicillamine treatment. Br J Rheumatol 37/4: 472–473

Trau H, Schewach-Millet M, Gold I et al. (1980) Penicillamine-induced pemphigus. Arch Dermatol 116/6: 721–722

Williams AJ, Fordham JN, Barnes CG et al. (1986) Progressive proliferative glomerulonephritis in a patient with rheumatoid arthritis treated with D-penicillamine. Ann Rheum Dis 45/1: 82–84

Glukokortikoide: Prednison

Die pharmakodynamischen und pharmakokinetischen Eigenschaften werden für die Referenzsubstanz Prednison besprochen. Prednison wird zur aktiven Form Prednisolon durch Hydroxylierung am Kohlenstoffatom C-11 überführt, wobei dieser Schritt nach Stand der Literatur wegen der Verteilung des Enzyms auch in extrahepatischen Geweben kaum je limitiert sein dürfte, auch bei schweren Leberfunktionsstörungen nicht. Somit wird nicht weiter zwischen diesen synthetischen Glukokortikoiden entschieden.

Andere Glukokortikoide wie etwa 6-α-Methyl-Prednisolon, Deflazacort oder Cloprednol sollen in einzelnen Punkten gewisse Vorteile aufweisen, die aber nach Lage der Literatur nicht ohne Widerspruch sind.

Da synthetische hochpotente Glukokortikoide in der Rheumatologie üblicherweise keine Verwendung finden, werden die Glukokortikoide wegen ihrer vergleichbaren Indikationen und Wirkmuster in der Rheumatologie am Beispiel Prednison als Gruppe besprochen.

5 Stoff, Indikationsgruppe, Dynamik (Rezeptorenprofil)

5.2 Dynamik

Glukokortikoide inhibieren neben der Signaltransduktion zahlreicher anderer Moleküle u. a. die Expression der Cyclooxygenase II. Als wichtiger aber für die krankheitsmodifizierende Potenz ist die Inhibition der Transkription diverser Zytokine (IL-1β, IL-2, IL-6, IFN-γ, TNF-α) anzusehen. Als Mechanismen werden diskutiert:

1. die Bindung des Glukokortikoidrezeptors an das »glucocorticosteroid responsive element« der Zytokinpromotorregion (aber nicht jedes Zytokin, z. B. IL-2, besitzt solch ein »GRE«),

2. Die Bindung des Glukokortikoidrezeptors an das c-jun/c-fos-Heterodimer (Aktivatorprotein-1).

3. Bindung an den Transkriptionsaktivator Nuklear-Faktor-Kappa-B (NF-kB) und hierdurch bedingte Hemmung der RNA-Synthese.
4. Induktion des »Faktor-B«-Gens. Der B-Faktor bindet den Transkriptionsfaktor NF-kB und verhindert dessen Transport vom Zytosol in den Zellkern. Es resultiert daraus eine verminderte Bindungsmöglichkeit von NF-B an das Aktivatorprotein-1 und somit eine Hemmung der Transkription von Zytokinen.

Glukokortikoide hemmen ferner die Phospholipase A_2 und inhibieren die Bereitstellung der Arachidonsäure, wichtigstes Substrat sowohl der Prostaglandin- als auch der Leukotrienbiosynthese. Die Rolle der Corticosteroide in der Modulation des COX-2-Systems wird in Buch D besprochen.

6 Indikationen, Dosierung, Anwendungsart
6.1 Rheumatologie
Der nach Einführung der Corticosteroide langjährige Enthusiasmus für repetierte, intraartikuläre Corticoidapplikationen wird heute nicht mehr empfohlen (keine kontrollierten Daten für Effizienz, UAW bei repetierten Applikationen). Eine Ausnahme machen dabei Kinder mit chronischer Arthritis (Padeh u. Passwell 1998).

Corticosteroide sind die Wirkstoffe der Wahl bei der selten auftretenden Polymyalgie rheumatica: in der Regel wird mit einer Initialdosierung von TD 10–20 mg Prednison p.o. eingeleitet sofern kranielle Symptome »giant cell arteritis« nicht vorhanden sind (Salvarani e al. 1997).

Die lokale Infiltration von Gichttophi mit Prednison wird von einigen Autoren diskutiert.

6.1.1 Indikationen
Bei schweren Verläufen, bei akuten Phasen der Erkrankung oder bei Versagen anderer therapeutischer Optionen:

Diagnose	Dosierungsschema
Rheumatisches Fieber	a
Rheumatoide Arthritis	b, c, d
Polymyalgia rheumatica	a oder c
Systemischer Lupus erythematodes	a, b
Polychondritis chronica atrophicans	a, b, c
Panarteriitis nodosa	b
Eosinophile granulomatöse Vaskulitis	b
Wegener-Granulomatose	a, b
Andere Vaskulitiden, z. B. Riesenzellarteriitis	a, b
Hypereosinophiles Syndrom	a, b, c
Pannikulitis Pfeiffer-Weber-Christian	b
Morbus Behçet	b

Schemata

Initialdosis	Erhaltungsdosis	Ausschleichen/Absetzen
a) Perakute Krankheiten 100–300 mg/Tag über den Tag verteilt bis zu 4 Einzeldosen	Reduktion auf eine Morgendosis von möglichst ≤7,5 mg (zirkadiane Therapie)	Bei Gabe über wenige Tage sofortiges Absetzen möglich
b) Subakute entzündliche Erkrankungen 40–60 mg/Tag über den Tag verteilt in bis zu 3 Einzeldosen	Reduktion auf eine Morgendosis von möglichst ≤7,5 mg (zirkadiane Therapie)	Nach Behandlung über 1–2 Wochen schrittweise Reduktion: Dosen >15 mg/Tag: tägliche Reduktion um 5 mg bis 15 mg
c) Primär chronische entzündliche Erkrankungen 20–30 mg/Tag als morgendliche Einzeldosis	Reduktion auf eine Morgendosis von möglichst ≤7,5 mg (zirkadiane Therapie) Behandlung über 3–4 Wochen: Dosen über 15 mg/Tag	Tägliche Reduktion um 5 mg bis 15 mg/Tag, dann weiter Reduktion um 2,5 mg alle 2–3 Tage
d) Ganz niedrige Dosis 5–7,5 mg/Tag als morgendliche Einzeldosis	Behandlung über 3–4 Wochen	Reduktion um 2,5 mg alle 2–3 Tage
e) Alternierende Dosierung Verabreichung der Dosis von 2 Tagen jeden 2. Tag	Behandlung 3–4 Wochen, letzte Dosis 15 mg/Tag:	Tag 1/2: 20 mg Tag 3/4: 15 mg Tag 5/6: 10 mg Tag 7/8: 5 mg
f) Bei Gestörter Cortisoneigenproduktion Hydrocortison*,**: 25-0-12,5-0 mg	Monatliche Dosisreduktion um 1 mg Prednison der Tagesdosis, besser Umsetzen auf Hydrocortison und weitere Reduktion nach Klinik***	

Anmerkungen:

* Bei körperlicher Belastung (Operation, Infektion u. a.) vorübergehende Dosiserhöhung, es können i.v.-Tagesdosen bis zu 300 mg Hydrocortison erforderlich sein.

** Bei geringstem Verdacht auf Addison-Krise (Adynamie, Somnolenz, Hypoglykämie, Hyponatriämie) Diagnosesicherung (Cortisol im Serum bestimmen) und unmittelbar im Anschluss 100 mg Hydrocortison (alternativ 25 mg Prednison) i.v.

*** Im Zweifelsfall bei Langzeittherapie nicht einfach die Dosis nach Schema reduzieren, sondern sich am Serumcortisol und Ergebnis des ACTH-Tests orientieren.

1.2 Dosierung

Die Steroidtherapie ist eine sehr individuell ausgelegte Therapie und unterliegt in besonderem Maße bei der Langzeittherapie der Regel: »So wenig wie möglich und so viel wie eben nötig.«

2 Perioperative Medizin

Gegenstand der klinischen Forschung ist die einmalige prophylaktische Corticosteroidgabe vor operativen Eingriffen, die den postoperativen Analgetikabedarf signifikant senken kann (wahrscheinlicher Wirkmechanismus: Hemmung der Arachidonsäurekaskade; Frage: Ist die einmalige Corticoidgabe wirklich mit einem erhöhten Potential von UAW – beispielsweise Infektionsanfälligkeit, Hemmung der Wundheilung etc.- verbunden, wie man bisher angenommen hatte [keine kontrollierten Daten]).

5.3 Schmerzpraxis (terminale Malignome)

In der Schmerzpraxis werden Corticosteroide bei Malignomerkrankungen, insbesondere Invasion der Weichteile, akute Nervenkompression, akute Distention des GI-Trakts, erhöhtem intrakraniellem Druck, akuter Kompression des Rückenmarks wegen Primärtumor oder Metastasen eingesetzt und zwar in der Regel: per-oral 4–8 mg Dexamethason (2- bis 3-mal tgl.; TD 16–96 mg; p.o. oder i.v.), 16–32 mg Methylprednisolon (2- bis 3-mal tgl.) oder 20–40 mg Prednison (2- bis 3-mal tgl.; TD 40–100 mg; p.o.); in kritischen Situationen (drohende Rückenmarkkompression) entsprechend i.v., und zwar: 10–20 mg Dexamethason (4-mal tgl.) oder 40–80 Methylprednisolon (4-mal tgl.; Levy 1996).

7 Keine Indikationen (ungeeignet)

Krankheitsphasen mit niedriger entzündlicher Aktivität

8 Kontraindikationen

Bei der Substitutionstherapie und in akut bedrohlichen Situationen praktisch keine. Absolute Kontraindikationen in der Langzeittherapie: akute Virusinfektionen, HBsAG-positive chronisch aktive Hepatitis, Parasitosen, 8 Wochen vor bis 2 Wochen nach aktiven Schutzimpfungen. Relative Kontraindikationen in der Langzeittherapie (aufgehoben bei angemessener Therapie der Begleiterkrankung): Magen- und Darmgeschwüre (Ulcustherapie), akute und chronische bakterielle Infektionen (antibiotische oder tuberkulostatische Therapie), systemische Mykosen (antimykotische Therapie), schwere arterielle Hypertonie (Hypertoniebehandlung), schwerer Diabetes mellitus (Anpassung der Stoffwechseleinstellung), Osteoporose (Osteoporosetherapie), psychiatrische Anamnese (nervenärztliche Überwachung), Glaukom (augenärztliche Kontrolle und Therapie), Kinder im Wachstumsalter (alternierende oder intermittierende Steroidbehandlung), erniedrigter Albumingehalt im Serum (Dosisreduktion).

9 UAW (1–14)

Bereits bei einmaliger Gabe möglich; nach Mehrfachanwendung:

9.1 und 9.2 ZNS, Gesichtssinne

Psychische Störungen

9.3 Herz/Kreislauf

Hypertension; Vaskulitis

9.5 Verdauungstrakt

Magen- und Duodenalulzera, Pankreatitis (selten)

9.7 Niere, ableitende Harnwege

Natriumretention und Ödembildung; Kaliumverlust

9.10 Blut und blutbildende Organe

Thromboserisiko erhöht

9.11 Hautorgan, Haare, Nägel

Striae rubrae, Petechien, Ekchymosen, Steroidakne, verzögerte Wundheilung

9.14 Diverse Wirkungen und UAW

Blutzuckererhöhung
Beeinträchtung von Immunfunktionen
Störungen der Sexualhormonsekretion (Amenorrhö, Impotenz, abnormer Haarwuchs), Nebennierenrindenatrophie und -insuffizienz
Vollmondgesicht, Stammfettsucht, Muskelschwäche, Osteoporose, Wachstumsverzögerung bei Kindern, aseptische Knochennekrosen, Glaukom, Katarakt, psychische Störungen

11 Toxikologie

Akuttoxizität: LD_{50} 240 mg/kgKG bei Einmalgabe (Ratte). Die subchronische Toxizität ergab im Tierversuch bei Dosen von 0,5–33 mg/kgKG Veränderungen an den Langerhans-Inseln des Pankreas und Schäden an Leber und Skelettmuskulatur. Kanzerogenität: keine Hinweise. Mutagenität: Untersuchungen nicht abgeschlossen, es bestehen Hinweise auf eine potentiell mutagene Wirkung. Reproduktionstoxizität: reversible Störungen der Spermatogenese bei mittelhohen Dosen über mindestens 4 Wochen. Nach bisherigen (laut Hersteller noch nicht ausreichenden Erkenntnissen) keine Hinweise für eine Embryo- oder Fetotoxizität bei Anwendung am Menschen. Intrauterine Wachstumsretardierung möglich. Im Tierversuch wurden Spaltbildungen (Gaumenspalten) beobachtet. Laut Literatur sind Prednison und Prednisolon während der Schwangerschaft die Glukokortikoide der Wahl, da sie kaum die Placentabarriere überwinden und zudem von der fetalen Leber verstoffwechselt werden können.

13 Interaktionen

13.1 Pharmakodynamische Interaktionen

ACE-Hemmer: Inzidenz, Blutbildveränderungen ↑

Antidiabetika: Wirkung Antidiabetika bzw. Blutzuckersenkung ↓

Chloroquin, Hydroxychloroquin, Mefloquin: Risiko des Auftretens von Kardiomyopathien ↑

Cumarine: Wirkung ↓

Digitalis: Wirkverstärkung durch Hypokaliämie

Enzyminduktoren (Rifampicin, Phenytoin, Barbiturate): Steroidwirkung ↓

sAA bzw. nichtsteroidale Antirheumatika: gastrointestinale UAW ↑↑

Östrogenhaltige Kontrazeptiva: Glukokortikoidwirkung ↑

Laxanzien: Kaliumverlust ↑

Saluretika: Hypokaliämie ↑

STH: Wirkung ↓

TRH: TSH-Anstieg ↓

13.2 Physiologische Interaktionen

Appetit: kann verbessert werden

Zytotoxizität: möglich bei gewissen Tumoren

ZNS: Euphorie möglich, daneben auch psychische Instabilität, Psychosen

Fieberreaktionen: physiologische Fieberreaktionen können maskiert werden

Nebenniere: chronische Einnahme reduziert NN-Funktion

Gastrointestinaltrakt: erhöhte Toxizität (Gastritis, Blutungen)

15 Kinetik

Physikochemische Eigenschaften

Proteinbindung (% Dosis): 55–90 (Albumin, Transcortin)

pK$_a$: –

Resorption und Bioverfügbarkeit

Bioverfügbarkeit (% Dosis): 80–90 (Prednison, Prednisolon)

T bis C$_{max}$ (h): 1–2

C$_{max}$ (mg/l):

Verteilung, Elimination, Metabolismus

β-HWZ (h): 3–4 (bei hepatischer Dysfunktion verlängert)

Vd (L/kg): ~ 1

Clearance (ml/min/kg); 3,6±0,8

Inaktive Metaboliten: Metabolisierung in nahezu allen Geweben zu inaktiven Metaboliten 11β,17β Dihydroxyandrosta-1,4-dien-3-on, z. T. zu 1,4-Pregnandien-20-ol, anschließend Glucuronidierung und Sulfatierung und Elimination überwiegend über den Urin.

Biomembrangängigkeit

Diaplazentar: vermutet

Translaktal: 0,07–0,23 (%ED)

Blut-Hirn-Barriere: 10 (%Serumkonzentration)

Synovialflüssigkeit: keine Angaben

18 Literatur

Kaiser H (1987) Cortisonderivate in Klinik und Praxis. Thieme Stuttgart

Levy MH (1996) Pharmacologic treatment of cancer pain. N Engl J Med 335/15: 1124–1132

Ostesen M (1994) Optimisation of antirheumatic drug treatment in pregnancy. Clin Pharmacokinet 27/6: 486–503

Padeh S, Passwell JH (1998) Intraarticular corticosteroid injection in the management of children with chronic arthritis. Arthritis Rheum 41/7: 1210–1214

Salvarani C, Macchioni P, Boiardi L (1997) Polymyalgia rheumatica. Lancet 350: 43–47

Suthanthiran M, Morris RA, Strom TB (1996) Immunosuppressants: cellular and molecular mechanisms of action. Am J Kid Dis 28/2: 159–172

Wang Y, Zhang JJ, Dai W, Lei KY et al. (1997) Dexamethasone potently enhances phorbol ester-induced IL-1β gene expression and nuclear factor NF-kB activation. J Immunol 159/2: 534–537

Wang Y, Zhang JJ, Lei et al. (1997) Dexamethasone and interleukin-1 potently synergize to stimulate the production of granulocyte colony-stimulating factor in differentiated THP-1 cells. Biochem Biophys Res Commun 239/3: 676–680

Guanethidin

Guanethidin, ein in den 70er Jahren eingesetztes Antihypertensivum (Ismelin), hemmt das postganglionäre autonome adrenerge System, indem es von den nervalen Noradrenalinvesikeln »verwechselt wird« (bzw. deren Noradrenalinspeicher entleert) und als »Pseudo«-Neurotransmitter gespeichert bzw. freigesetzt wird. Es wird heute in der Schmerzklinik zu i.v.-Regionalsympathikusblockade eingesetzt in einer Dosierung von 2,5–20 mg (i.v. regional). Das praktische Vorgehen ist vergleichbar demjenigen einer i.v.- Regionalblockade (Voraussetzungen: i.v.-Verweilkanüle, kontinuierliches EKG-Monitoring, Blutdruck; Reanimationsbereitschaft). Nach Auswickeln der betreffenden Extremität (Esmarch-Gummibinde) und Manschettenblockade (>300 mg HG bzw. >100 mmHg über Systolendruck) wird eine Kombinationslösung (z. B. 5–10 ml Mepivacain 0,5% + 5–10 mg Guanethidin in Kochsalzlösung) total Infosat 20-60 ml je nach Extremität (nämlich 20 ml total bei Unterarm, 30 ml bei Oberarm, und 40–60 ml bei Unter- und Oberschenkel) i.v. in die betroffene, geblockte Extremität appliziert und zwar für mindestens 10 min, wonach der Block kurz, während 2–3 s aufgemacht wird (dieses Manöver sollte mehrere Male vorsichtig unter kontinuierlicher Beobachtung der Vitalparameter wiederholt werden). UAW sind periphe-

13 Interaktionen

13.1 Pharmakodynamische Interaktionen

ACE-Hemmer: Inzidenz, Blutbildveränderungen ↑

Antidiabetika: Wirkung Antidiabetika bzw. Blutzuckersenkung ↓

Chloroquin, Hydroxychloroquin, Mefloquin: Risiko des Auftretens von Kardiomyopathien ↑

Cumarine: Wirkung ↓

Digitalis: Wirkverstärkung durch Hypokaliämie

Enzyminduktoren (Rifampicin, Phenytoin, Barbiturate): Steroidwirkung ↓

sAA bzw. nichtsteroidale Antirheumatika: gastrointestinale UAW ↑↑

Östrogenhaltige Kontrazeptiva: Glukokortikoidwirkung ↑

Laxanzien: Kaliumverlust ↑

Saluretika: Hypokaliämie ↑

STH: Wirkung ↓

TRH: TSH-Anstieg ↓

13.2 Physiologische Interaktionen

Appetit: kann verbessert werden

Zytotoxizität: möglich bei gewissen Tumoren

ZNS: Euphorie möglich, daneben auch psychische Instabilität, Psychosen

Fieberreaktionen: physiologische Fieberreaktionen können maskiert werden

Nebenniere: chronische Einnahme reduziert NN-Funktion

Gastrointestinaltrakt: erhöhte Toxizität (Gastritis, Blutungen)

---

15 Kinetik

Physikochemische Eigenschaften

Proteinbindung (% Dosis): 55–90 (Albumin, Transcortin)

pK_a: –

Resorption und Bioverfügbarkeit

Bioverfügbarkeit (% Dosis): 80–90 (Prednison, Prednisolon)

T bis C_{max} (h): 1–2

C_{max} (mg/l):

Verteilung, Elimination, Metabolismus

β-HWZ (h): 3–4 (bei hepatischer Dysfunktion verlängert)

Vd (L/kg): ~ 1

Clearance (ml/min/kg): 3,6±0,8

Inaktive Metaboliten: Metabolisierung in nahezu allen Geweben zu inaktiven Metaboliten 11β,17β Dihydroxyandrosta-1,4-dien-3-on, z. T. zu 1,4-Pregnandien-20-ol, anschließend Glucuronidierung und Sulfatierung und Elimination überwiegend über den Urin.

Biomembrangängigkeit

Diaplazentar: vermutet

Translaktal: 0,07–0,23 (%ED)

Blut-Hirn-Barriere: 10 (%Serumkonzentration)

Synovialflüssigkeit: keine Angaben

18 Literatur

Kaiser H (1987) Cortisonderivate in Klinik und Praxis. Thieme, Stuttgart

Levy MH (1996) Pharmacologic treatment of cancer pain. N Engl J Med 335/15: 1124–1132

Ostesen M (1994) Optimisation of antirheumatic drug treatment in pregnancy. Clin Pharmacokinet 27/6: 486–503

Padeh S, Passwell JH (1998) Intraarticular corticosteroid injection in the management of children with chronic arthritis. Arthritis Rheum 41/7: 1210–1214

Salvarani C, Macchioni P, Boiardi L (1997) Polymyalgia rheumatica. Lancet 350: 43–47

Suthanthiran M, Morris RA, Strom TB (1996) Immunosuppressants: cellular and molecular mechanisms of action. Am J Kid Dis 28/2: 159–172

Wang Y, Zhang JJ, Dai W, Lei KY et al. (1997) Dexamethasone potently enhances phorbol ester-induced IL-1β gene expression and nuclear factor NF-kB activation. J Immunol 159/2: 534–537

Wang Y, Zhang JJ, Lei et al. (1997) Dexamethasone and interleukin-1 potently synergize to stimulate the production of granulocyte colony-stimulating factor in differentiated THP-1 cells. Biochem Biophys Res Commun 239/3: 676–680

Guanethidin

Guanethidin, ein in den 70er Jahren eingesetztes Antihypertensivum (Ismelin), hemmt das postganglionäre autonome adrenerge System, indem es von den nervalen Noradrenalinvesikeln »verwechselt wird« (bzw. deren Noradrenalinspeicher entleert) und als »Pseuoro«-Neurotransmitter gespeichert bzw. freigesetzt wird. Es wird heute in der Schmerzklinik zu i.v.-Regionalsympathikusblockade eingesetzt in einer Dosierung von 2,5–20 mg (i.v. regional). Das praktische Vorgehen ist vergleichbar demjenigen einer i.v.- Regionalblockade (Voraussetzungen: i.v.-Verweilkanüle, kontinuierliches EKG-Monitoring, Blutdruck; Reanimationsbereitschaft). Nach Auswickeln der betreffenden Extremität (Esmarch-Gummibinde) und Manschettenblockade (>300 mg HG bzw. >100 mmHg über Systolendruck) wird eine Kombinationslösung (z. B. 5–10 ml Mepivacain 0,5% + 5–10 mg Guanethidin in Kochsalzlösung) total Infosat 20–60 ml je nach Extremität (nämlich 20 ml total bei Unterarm, 30 ml bei Oberarm, und 40–60 ml bei Unter- und Oberschenkel) i.v. in die betroffene, geblockte Extremität appliziert und zwar für mindestens 10 min, wonach der Block kurz, während 2–3 s aufgemacht wird (dieses Manöver sollte mehrere Male vorsichtig unter kontinuierlicher Beobachtung der Vitalparameter wiederholt werden). UAW sind periphe-

Als Arbeitshypothese wird dem Wirkstoff eine sogenannte Dissoziation zugeschrieben. Damit wird eine
Unterbrechung der Koordination zwischen neokorti-
kal-thalamischen und limbisch-retikulären Hirnstrukturen postuliert. Diese Unterbrechung oder Dissoziation soll verantwortlich sein für die hypnotische, analgetische und amnestische Wirkung von Ketamin. Ketamin wird als neuroprotektiver Wirkstoff diskutiert.

Die unter Ketamin (ab 10 mg i.v. bzw. 0,1 mg/kgKG
i.v.) auftretenden Dysphorien etc. werden als σ-Rezep-
toraktivität interpretiert. Mit Hilfe des selektiven μ-
Rezeptorantagonisten Cyprodime konnten zentrale
Wirkungen des S-(+)-Enantiomers aufgehoben werden: dies unterstützt Vermutungen, dass das rechtsdrehende Ketaminisomer Wirkungen in Bezug auf Atem-
depression/partielle Antinozeption auch über μ-
Rezeptoren und die Dysphorie über den σ-Rezeptor
vermittelt (Freye et al. 1992; Smith u. Bouchal 1981).

Peripheres Kompartiment
Ketamin induziert sympathikomimetische und lokal-
anästhetische Eigenschaften. Daneben auch periphere
Wirkungen und beispielsweise bei regionaler i.v.-
Anästhesietechnik analgetisch wirksam (Amiot et al.
1985), möglicherweise wegen lokalanästhetischer Hem-
mung auf besonders myelinisierte Nerven (Arhem u.
Rydquist 1986; Benoit et al. 1986; Shrivastav 1977).

6 Indikationen, Dosierung, Anwendungsart
6.1 Indikationen
In niedriger Dosierung zu Analgesiezwecken einsetzbar, inklusive geburtshilfliche Notanalgesie.

In niedriger Dosierung von 200–400 mg i.v. gegen
Aufstossen (Hoquet) einsetzbar.

Neuropathische Schmerzzustände (Empfehlung:
zuerst geblindet nachweisen, dass die i.v.-Gabe effektiv
ist: siehe unter → 16: klinische Studien der skandinavischen Arbeitsgruppen)

6.2 Dosierung in Bezug auf Analgesie bzw. Antinozeption
Ketamin induziert dosisabhängig eine zentrale Analgesie und ZNS-Hemmung bis Bewusstlosigkeit. Als Analgetikum ohne wesentliche Einschränkung der Sensorik
in niedrigster Dosierung potent: 0,1 mg/kgKG i.v.
(5–10 mg ED, repetierbar).

Analgetisch wirksam ist wahrscheinlich eine Serum-
ketaminkonzentration von >100 ng/ml (Clements u.
Nimmo 1980, 1981; Hirlinger u. Pfenninger 1987).

Ketamin kann in einer Dosierung von 2,5–5 mg
i.v. zur geburtshilflichen Notanalgesie eingesetzt werden (dort, wo der Anästhesist in extremis in schlecht
organisierten Geburtshilfestationen herbeigezogen
wird).

Low-dose-Ketamin (ungenau definiert als ED um
10 mg i.m. oder i.v. <2,5 mg/kg/min = ≈ Plasmakonzentration <50 ng/ml): keine Halluzinationen oder relevan-

te kognitive Dysfunktionen induzierend (Krystal et al.
1994, 1998).

Postoperativ: kontinuierliche i.v-Gaben von
1–6 mg/kg haben einen analgetischen Opioidspareffekt
Stubhaug et al. 1997): diskutiert wird ebenfalls ein ent
sprechender Schutz in Bezug auf spinales Wind-up.

Dosisschema, mod. nach Schwander u. Le-Dinh (1990)
– <2,5 mg/kgKG/min kontinuierlich i.v.: Analgesie rele
  vante ZNW-UAW (s. oben)
– 0,1 mg/kgKG i.v.: Analgesie ohne signifikante sensorielle Einschränkung
– 0,5 mg/kgKG i.v.: Zunahme der ZNS-Wirkungen (ca
  50% der Patienten werden bewusstlos)
– 1 mg/kgKG i.v.: Bewusstlosigkeit von 3–10 min
– 2 mg/kgKG i.v.: Bewusstlosigkeit von ca. 10 min (klassische Dosierung für i.v.-Induktion Allgemeinanästhesie)
– 5–10 mg/kgKG (i.m.): Bewusstlosigkeit zwischen
  20–40 mint (Anschlagzeit ca. 1,5–3 min)

6.3 Anwendungsart
Ketamin hat den großen Vorteil, dass es nichtinvasiv
(oral, rektal, intranasal, intracheal) sowie invasiv (s.c.;
i.m., i.v. und rückenmarknahe [epidural, intraspinal])
als Bolus oder kontinuierlich appliziert werden kann.

10 Warnhinweise
Die nach Schwander u. Le-Dinh angegebene Niedrigstdosierung für analgetische Zwecke gewährt normalerweise eine zentrale Analgesie ohne wesentliche zentrale
Ausfälle (erhaltenes Bewusstsein, Spontanatmung,
Abwehrreflexe etc.); wegen interindividueller Unterschiede sind jedoch wesentliche ZNS-Ausfälle möglich:
aus diesem Grund darf diese Technik nur vom Anästhesisten bei voller Reanimationsbereitschaft etc. durchgeführt werden.

15 Kinetik

Relevante Kinetikdaten in Bezug auf Low-Dose-
Regime insbesondere in Bezug auf das potentere
Enantiomer (S)-Ketamin sind nicht bekannt.

16 Vorklinische und klinische Studien
Low-dose-Ketamin i.v. oder rückenmarknah in Kombination mit Opioidgabe und/oder LA ermöglicht einen
präemptiveffektiven Schutz (Schmid et al. 1999:
Überblick Literatur).

3 Fallbeispiele aus der Schmerzklinik, wo die Gabe
von 1 mg Ketamin s.c./kg/24 h (»low dose«) die Wirkung von Morphin/Fentanyl signifikant potenzierte,
insbesondere bei Fällen mit neuropathischen Schmerz-
beteiligung aufgrund von Nervenläsionen durch invasive Tumoren; ebenfalls wird diskutiert, ob bei terminalen Fällen eine Ketamingabe das Toleranzphänomen

via → NMDA-Rezeptorblockade) herauszögern kann; UAW waren in einem Fall schmerzhafte Gewebeindurationen am Ort der Injektion (Bell 1999).

Die intrathekale Komedikation von 1 mg Ketamin synergisiert signifikant die analgetische Wirkung von intrathekalem Morphin (Doppelblindstudie; terminale Schmerzzustände; Yang et al. 1996).

Die i.v.-Gabe von Ketamin wurde bei Fibromyalgie als erfolgreicher Therapietest eingeführt (Sörensen et al. 1995).

Fallbeispiel: jahrelang therapieresistenter Schmerzzustand vom Typ glossopharyngeale Neuralgie: in geblindeter Form (!!) wurde zuerst der analgetische Effekt einer i.v.-Gabe von Ketamin nachgewiesen; in der Folge konnten die neuralgischen, wahrscheinlich NMDA-R vermittelten Schmerzen mit einer täglichen Gabe von 6-mal 60 mg Ketamin p.o. signifikant gesenkt werden (Eide u. Stubhaug 1997).

Offene prospektive Studie: die kontinuierliche s.c.-Gabe von von 0,15 mg/kg/h mittels Pumpe für 1 Woche erbrachte einen signifikanten analgetischen Effekt bei postherpetischer Neuralgie, insbesonders auch auf das Phänomene der → Allodynie und → Hyperalgesie (»ind-up-like pains«); die Inzidenz an UAW war allerdings erheblich und umfasste Itching, Unwohlsein, Fatigue, Schwindel sowie schmerzhafte lokale Gewebeverhärtungen, die in 1 Fall zum Abbruch der Behandlung führte (Eide et al. 1995).

Fallbeispiel: nachdem ein i.v.-Test (Doppelblindtest!) mit Ketamin zur Therapie von neuropathischen Stumpfschmerzen erfolgreich war, konnte in der Folge ein Patient mit einer tgl. Gabe von 4-mal 50 mg Ketamin (mit Fruchtsaft vermischt) während 3 Monaten ohne UAW erfolgreich behandelt werden (Nikolajsen et al. 1997).

Die Gabe von 10 mg Ketamin i.v. präoperativ, gefolgt von einer 48 h dauernden Infusion von Ketamin 10 mg/h hatte keinen Einfluss auf die postoperative Analgesiequalität, induzierte aber eine höhere Sedationsrate (n=60 [8 sekundäre Drop-outs], randomisiert DB-Studie, Nierenoperationen, Kombinationstechnik Allgemeinanästhesie/Epiduralanästhesie; Ilkjaer et al. 1998).

17 Kurzprofil (in Bezug auf antinozizeptiv-analgetische Wirkung in Niedrigdosierung)

Das auch nichtinvasiv (nasal, oral) anwendbare Ketamin kann in einer (unüblich niedrigen) Dosierung von 5–10 mg i.v. zu analgetisch-antinozizeptiven Zwecken eingesetzt werden.

Diese interindividuell in der Regel ca. 15 min. analgetisch wirkende Dosierung kann bei Bedarf mehrmals wiederholt werden. Somatische und psychische Nebenwirkungen sind in dieser Niedrigstdosierung in der Regel zu vernachlässigen.

Die Niedrigdosierung kann zur schnellen analgetischen Komplettierung bei nachlassenden oder inkompletten Lokoregionalanästhesien sowie zur eigentlichen Kurzanalgesie (Transporte, Evakuation, Verlegung von Polytraumatisierten, Katastropheneinsatz) ausgenutzt werden etc. Ketamin ist in Kombination mit Propofol, Midazolam ebenfalls für die → Analgosedation einsetzbar: die Inzidenz sympathikomimetischer ketamininduzierter UAW wird durch die Komedikation dabei verringert (Adams 1997).

Ketamin kann als intrathekale Komedikation eine opioidinduzierte spinale Analgesie synergistisch verstärken.

Als NMDA-Antagonist wird Ketamin zunehmend bei neuropathischen Schmerzzuständen versuchsweise eingesetzt und scheint effektiver zu wirken als → Dextromethorphan (Klepstad u. Borchgrevink 1997).

Die orale Gabe von Ketamin im Sinne eines antinozizeptivwirksamen NMDA-Antagonisten in einer tgl. Dosierung von 240–1000 mg wurde erfolgreich in der Behandlung von postherpetischer Neuralgie eingesetzt (Hoffmann et al. 1994). Orales Ketamin hat wegen eines ausgeprägten First Pass Effektes eine niedrige Bioverfügbarkeit um 16% und muss entsprechend hoch dosiert werden (Grant et al. 1981). Entsprechend sind folgende Nachteile zu erwarten:
1. hohe Medikationskosten,
2. hoher Anfall von Metaboliten (Bsp. Norketamin),
3. erhöhte Inzidenz von UAW.

Als wichtigste ketamininduzierte UAW sind Leberschäden (erhöhte Enzymwerte, erhöhte Bilirubinwerte, computertomographisch nachweisbare Formveränderungen der Leber in Sinne eine Leberzirrhose mit Splenomegalie; nadelbiopsienachweisbare pericholeduktale Fibrose mit Hepatitis, ZNS-Störungen mit Konfusion, visuellen Halluzinationen etc.; Kato et al. 1995); ketamininduzierte Leberschäden sind im Tierversuch sowie in vitro nachgewiesen worden (Madej u. Stanczyk 1975, Sear u. MgGivan 1979, Dundee et al. 1980: alle zitiert in Adriansen u. Hoffmann 1995); ebenfalls sind medikamentöse Interaktionen (Bsp.: Indometacin) denkbar (Reiche u. Frey 1981 zitiert in Adriansen u. Hoffmann 1995). Möglicherweise ist die Langzeitsubkutangabe von Ketamin in einer Dosierung von ca. höchstens 0,25 mg/kg/h bei neurogenen Schmerzsyndromen weniger gefährlich (Stannard et al. 1993).

18 Literatur

Literatur bis 1996: CD-ROM

Adams HA (1997) Endokrine Reaktionen nach S-(+)-Ketamin. Anästhesist 46 (S1): S30–S37

Bell RF (1999) Low-dose subcutaneous ketamine infusion and morphine tolerance. Pain 83: 101–103

Detsch O, Kochs E (1997) Effekte von Ketamin auf die ZNS-Funktion. Anästhesist 46 (S1): S20–29

Eide PK, Stubhaug A (1997) Relief of glossopharyngeal neuralgia by ketamine-induced N-methyl-aspartate receptor blockade. Neurosurgery 41/2: 505–508

Engelhardt W, Stahl K, Marouche A et al. (1998) Aufwachzeit nach (S)-Ketamin- oder Ketamin-Razemat. Aufwachzeit nach Kurznarkosen bei Probanden. Anästhesist 47/3: 184 – 192

Ilkjaer S, Nikolajsen L, Hansen TM et al. (1998) Effect of i.v. ketamine in combination with epidural bupivacaine or epidural
morphine on postoperative pain and wound tenderness after
renal surgery. Br J Anaesth 81: 707–712

Klepstad P, Borchgrevink PC (1997) Four years' treatment with ketamine and a trial of dextromethorphan in a patient with severe
post-herpetic neuralgia. Acta Anaesthesiol Scand 41/3: 422–426

Klepstad P, Borchgrevink PC (1997) Four years' treatment with ketamine and a trial of dextromethorphan in a patient with severe
post-herpetic neuralgia. Acta Anaesthesiol Scand 41/3: 422–426

Krystal JH, Karper LP, Bennett A et al. (1998) Interactive effects of
subanesthetic ketamine and subhypnotic lorazepam in
humans. Psychopharmacology 135: 213–229

Lutfy K, Cai SX, Woodward RM et al. (1997) Antinociceptive effects of NMDA and non-NMDA receptor antagonists in the tail
flick test in mice. Pain 70/1: 31 – 40

Nikolajsen L, Hansen PO, Jensen TS (1997) Oral ketamine therapy
in the treatment of postamputation stump pain Acta Anaesthesiol Scand 41/3: 427–429

Schmid RL, Sandler AN, Katz J (1999) Use and efficacy of low-dose
ketamine in the management of acute postoperative pain: a
review of current techniques and outcomes. Pain 82/2: 111–125

Stubhaug A, Breivik H, Eide PK et al. (1997) Mapping of punctua-
te hyperalgesia around a surgical incision demonstrates that
ketamine is a powerful suppressor of central sensitization to
pain following surgery. Acta Anaesthesiol Scand 41: 1124–1132

Yang CY, Wong CS, Chang JY et al. (1996) Intrathecal ketamine
reduces morphine requirements in patients with terminal cancer pain. Can J Anaesth 43/4: 379–383

Leflunomid, HWA 486

3 Chemie, Geschichte, diverse Hinweise

3.1 Chemie

Leflunomid ist ein Isoxazol-Derivat, mit den bisherigen
Immunsuppressiva nicht verwandt und eine Prodrug
für den aktiven Metaboliten A77 1726

5 Stoff, Indikationsgruppe, Dynamik (Rezeptorenprofil)

Antirheumatikum vom TYP MRDA bzw. Immunsuppressivum vom Typ Dihydroorotat-Dehydrogenase
Inhibitor.

5.2 Dynamik

5.2.3 Antiinflammatorisch-antiphlogistische Wirkung
bzw. Mechanismen der Entzündungshemmung

Nicht kompetitive Inhibition der Dihydroorotat-Dehydrogenase DHODH (Leflunomid ist ein Zytostatikum):
stimulierte T-Lymphozyten brauchen offenbar erhöhte
Ribonukleotidkonzentrationen um von der G1- zur S-
Phase zu gelangen. Bei niedrigen Ribuonukleotidkon-
zentrationen wird eine Art Messengermolekül, p53,
aktiviert. P53 scheint den Zellzyklus zu hemmen. Wird
durch Leflunomid die de novo Uridinmonophosphat-
synthese gehemmt, bleiben Lymphozyten im G1-Stadi-
um. In vitro stimulierte periphere Lymphozyten bleiben im G1-Stadium, wenn sie durch den aktiven Metaboliten A771726 behandelt werden. Diese Hemmung
kann durch Uridin aufgehoben werden .

Inhibition der Tyrosin-Phosphorylierung. Beide
Mechanismen erklären antiproliferative Wirkung u. a.
auf T-Zellen. Verminderte Expression von ß-Integrinen

und verminderte Aktivierung der mononukleären Zell
fraktion (CD 25, CD 54, CD 69, CD 71, HLA-DR-Expres-
sion reduziert) (Fox 1998, Ruckemann et al. 1998).

Hemmung der induktiven NO-Synthase v. a. de
Fibroblasten (Jankovic et al. 2000).

9 UAW (1–14)

9.5 Verdauungstrakt

Diarrhö

9.11 Hautorgan, Haare, Nägel

Reversibler Haarverlust, uncharakteristische Hautefflo-
reszenzen

9.14 Diverse Wirkungen und UAW

Gewichtsverlust

15 Kinetik

Verteilung, Elimination, Metabolismus
β-HWZ (h): 11 Tage
$V_{initial}$: –
V_{ss} (l/kg): 0,1
Cl_{total} (l/h): –
Aktive Metaboliten: 2-Hydroxyethyliden-Cyano-
essigsäure-4-trifluoromethyl-Anilid (A77 1726)

16 Vorklinische und klinische Studien

Leflunomid in einer TD von 10–25 mg war in Phase II
Studien bei 402 Patienten mit aktiver RA signifikant
gegenüber Placebo wirkungsvoll; eine TD von 20 mg ist
aufgrund von Phase III Studien optimal (Rozman 1998).

17 Wirkstoffprofil

Leflunomid ist für die Therapie der rheumatoiden
Arthritis seit Ende 1998 durch die → FDA, in Europa
aber noch nicht zugelassen.

Es stellt eine Bereicherung der antirheumatischen
Langzeittherapie dar, da es seine vergleichbar gute
Wirksamkeit und Verträglichkeit in großen klinischen
Studien im Vergleich zu den weltweit favorisierten
Langzeit-Antirheumatika Methotrexat und Sulphasala-
zin unter Beweis stellen konnte. Der Wirkstoff Lefluno-
mid zeichnet sich durch ein von diesen Substanzen
distinktes UAW-Spektrum aus.

Die Kombinierbarkeit mit anderen Langzeit-Antirheumatika sollte aufgrund seines selektiven Wirkmechanismus gegeben sein und wird gerade klinisch
geprüft.

18 Literatur

Bartlett RR, Dimitrijevic M, Mattar T et al. (1991) Leflunomide
(HWA 486), a novel immunomodulating compound for the treatment of autoimmune disorders and reactions leading to
transplantation rejection.Agents Actions 32/1–2:1 0–21

Dimitrijevic M, Bartlett RR (1996) Leflunomide, a novel immunomodulating drug, inhibits homotypic adhesion of peripheral

blood and synovial fluid mononuclear cells in rheumatoid arthritis. Inflamm Res 45/11: 550–556

Fox RI (1998) Mechanism of action of leflunomide in rheumatoid arthritis. J Rheumatol S53: 20–26

Furst DE (1995) Innovative treatment approaches for rheumatoid arthritis. Cyclosporin, leflunomide and nitrogen mustard. Baillieres Clin Rheumatol 9/4: 711–729

Jankovic V, Samardzic T, Stosic-Grujicic S et al. (2000) Cell-Specific Inhibition of Inducible Nitric Oxide Synthase Activation by Leflunomide. Cell Immunol 199/2: 73–80

Knecht W, Bergjohann U, Gonski S et al. (1996) Functional expression of a fragment of human dihydroorotate dehydrogenase by means of the baculovirus expression vector system, and kinetic investigation of the purified recombinant enzyme. Eur J Biochem 240/1: 292–301

Lucien J, Dias VC, LeGatt DF et al. (1995) Blood distribution and single-dose pharmacokinetics of leflunomide.Ther Drug Monit 17/5: 454–459

Mladenovic V, Domljan Z, Rozman B et al. (1995) Safety and effectiveness of leflunomide in the treatment of patients with active rheumatoid arthritis. Results of a randomized, placebo-controlled, phase II study. Arthritis Rheum 38/11: 1595–1603

Rozman B (1998) Clinical experience with leflunomide in rheumatoid arthritis. Leflunomide Investigators' Group. J Rheumatol Suppl 53: 27–32

Ruckemann K, Fairbanks LD, Carrey EA et al. (1998) Leflunomide inhibits pyrimidine de novo synthesis in mitogen-stimulated T-lymphocytes from healthy humans (1998) J Biol Chem 273/34: 21682–21691

Magnesium

3 Chemie, Geschichte, diverse Hinweise

3.1 Chemie

Magnesium (Atomsymbol: Mg) ist ein leichtes, silbrig-metallisches, zweiwertiges, brennbares (Leichtmetall-)-Bio-Element mit der Ordnungszahl (OZ) 12 bzw. Atomgewicht 24,31.

Mg-Salze sind in der Ernährung unentbehrlich, weil sie essentielle Kofaktoren für verschiedene Enzymsysteme (insbesondere denjenigen der oxidativen Phosphorylierung) wichtig sind. Mg kommt in intra- und extrazellulären Körperflüssigkeiten vor und wird in Urin und Fäzes ausgeschieden. Der Tagesbedarf an Mg beträgt 400 mg. Die normale Serumkonzentration beträgt 1,6–2,2 mval/l.

3.2 Geschichte

Die französische Physiologieschule (Jolyet, Cahours, Bernard) untersuchte schon in der Mitte des 19. Jahrhunderts die »curarisierende« Wirkung von Magnesiumsalzen.

Magnesium wurde zur Therapie bei tetanusinduzierten Konvulsionen sowie zur Prophylaxe und Therapie von Konvulsionen bei Eklampsie schon 1906 (intrathekal, Blake u. Logan), 1926 i.m. (Dorsett) und i.v. 1925/1933 (Lazard) eingeführt.

1948 erschien das Buch »Magnesium Anesthesia« von Lise Engbaek: eine kritische Auseinandersetzung, unter Einbezug von 192 wissenschaftlichen Arbeiten,

des Einsatzes von Magnesiumsalzen. Magnesium wurde als der natürliche physiologische Calciumblocker beschrieben (Iseri u. French 1984).

5 Stoff, Indikationsgruppe, Dynamik (Rezeptorenprofil)

Bioelement: physiologischer Ca^{2+}-Antagonist; putatives Antinozizeptivum (NMDA-Antagonist)

5.2 Dynamik

5.2.1 Analgetische Wirkung bzw. Mechanismen der Nozizeption

Die Rolle von Mg in der neuronalen Funktion ist nur bruchstückhaft bekannt.

Eine erniedrigte Mg-Konzentration (Liquor, ZNS) führt zu Konvulsionen, welche durch NMDA-Antagonisten blockiert werden. Mg ist beteiligt in der Regulation der Na^+/K^+-ATPase sowie cAMP/cGMP-Aktivität sowie prä- und postsynaptischen Calciumströmen (Morris 1992).

Ein Mg-Defizit induziert Mechanismen der Immunabwehr: Expression von Substanz P, »calcitonin-related peptide« (CGRP), Entzündungszytokinen ↑ im Rahmen einer neurogenen Entzündung (Tierversuch, Lymphozyten; Weglicki et al. 1996).

Mg-Sulfat ist ein NMDA-Antagonist (Evans et al. 1978; Ascher u. Nowak 1987, Xiao u. Bennett 1994).

Mg induziert einen dosisabhängigen Antinozizeptionsschutz im Tierversuch (Halothan MAC ↓; Tail-clamp-Schmerzstimulation bei der Ratte; Thompson et al. 1988).

Tierversuch: die prophylaktische Gabe von Mg-Sulfat schützt Motoneuronen vor NMDA-Exzitotoxizität bei Nervenschädigungen (Greensmith et al. 1995) und intrazerebroventrikulärer Kainatgabe bzw. den Folgen hypoxischer, ischämischer, traumatischer oder konvulsiver Schädigung (Wolf et al. 1991).

Im Tierversuch induziert intrathekales iso-osmolares Mg-Sulfat eine stundenlang anhaltende, reversible spinale Anästhesie und Sedation ohne offensichtliche Zeichen einer Neurotoxizität (die Kontrollgruppe entwickelte wie die Katheter-Verumgruppe allerdings identische, leichte histopathologische Veränderungen! Chanimov et al. 1997).

Ratten reagierten auf noxische, mechanische Reize (Pfoten) nach Magnesiumfreier Diät mit einer erniedrigten Schmerzschwelle (Hyperalgesie). Die Gabe des spezifischen nicht-kompetitiven NMDA-Antagonisten MK 801 (Dizocilpine) konnte dieses Phänomen dosisabhängig und über längere Zeit (48h) antagonisieren (Dubray et al. 1997).

Die subkutane Gabe von 300–600 mg/kg Mg-Sulfat bei der Ratte, reduzierte signifikant das nach experimenteller Nervenläsion auftretende Phänomen der Automutilation. Dabei erhöhten sich die Plasma-, aber auch die ZNS-Konzentration von Mg erheblich und für Stunden (Feria et al. 1993)

Die tierexperimentelle Langzeitgabe von intrathekalem NMDA induzierte bei den Ratten ein gestörtes Verhalten (erhöhte Irritabilität, sich im Kreiseldrehen etc.) mit Automutilation in den entsprechenden segmentalen Gebieten. Eine gleichzeitige Gabe von Mg-Sulfat verhinderte dieses Phänomen (Zochodne et al. 1994).

Die intrathekale Mg-Sulfatgabe (6,3–12,6%m 0,02ml; 6,3% = Plasma-ismoosmolar) induziert bei der Ratte eine spinale Anästhesie, eine allgemeine Sedation, die Stunden anhält. Nach repetierter 15facher intrathekaler Gabe wurden die Tiere getötet und auf histopathologische Veränderungen des Rückenmarkkanals untersucht und verglichen mit Tieren, die 2% Lidocain sowie phys. Kochsalzlösungen in gleichen Volumenverhältnissen erhielten. Alle Gruppe zeigten die gleichen, leichten Gewebsveränderungen: offenbar ist eine isoosmolare Mg-Sulfatlösung nicht neurotoxisch (Chanimov et al. 1997).

Mg i.v. ist je nach Salz (-Chlorid, -Sulfat) positiv oder negativ bathmo- und dromotrop (Grin et al. 1996).

Durch β_2-Agonisten (Isoproterenol) induzierbare Expression von 3′, 5′-zykl. AMP in Lymphozyten wird durch eine i.v.-Gabe verstärkt (Probanden; Von Mandach et al. 1993).

Migräne: Erniedrigte Magnesiumkonzentrationen im Serum, im Intrazellulare, im ZNS sowie in ionisierter Form in Thrombozyten sind gemessen worden. Mit peroraler Magnesiumsubstitution über 20 Tage konnte bei Migränekinder eine Normalisierung der Mg-Balance sowie eine reduzierte neuronale Neuroexzitibiliät erreicht werden (Aloisi et al. 1997). Patienten mit erniedrigter Thrombozytenkonzentration an ionisiertem Magnesium wiesen eine erhöhte Konzentration von cAMP auf, Indizes einer in Migräne involvierten thrombozytären Dysfunktion mit entsprechend erhöhter Freisetzung von bioaktiven Substanzen (Mishima et al. 1997).

Ein Magnesiummangel erhöht in vitro die Toxizität freier Radikale gegenüber Endothelzellen (Dickens 1992).

5.2.2 Antikonvulsive Eigenschaften

Magnesium hat antikonvulsive Eigenschaften möglicherweise über Blockierung von NMDA-Rezeptoren (Sibai et al. 1985; Cotton DB et al. 1993 zit. in Roberts 1995). Magnesium setzt vasodilatierende Endothelprostazykline frei (Sipes et al. 1994), hemmt die Thrombozytenaggregation (Watson et al. 1986) und hat vasodilatierende Eigenschaften (Belfort u. Moise 1992).

5.2.3 Magnesium und Eklampsie

Schwangere mit Schwangerschaftshypertension (140+>/90+>mmHg; n=3534!) erhielten entweder eine Phenytoinprophylaxe (i.v-Ladungsdosis 1000 mg, danach 10 h später 500 mg p.o. slow release Kapsel) oder 10 mg Mg-Sulfat (50% Lsg.) Ladungsdosis i.m., danach alle 4 h 5 g i.m. (Vorsichtsmaßnahmen in Bezug auf unerwünschte Mg-Wirkung: erhaltener Patellar-

reflex, Atemminutenfrequenz >12, Urinausscheidung vorhergehende 4 h >100 ml.). Bei schwerer Präeklampsie (diagnostiziert wenn eines der folgenden Symptome vorhanden war: Diastole >90 mmHg; Systole >160 mmHg; schwere Proteinurie, zentrale Zeichen wie Kopfweh, Sehstörungen sowie Abdominalschmerzen) wurde die Ladungsdosis Mg-Sulfat i.v. (4 g; 20% Lsg.) verabreicht. 10 der 1089 zur Phenytoingruppe randomisierten Schwangeren entwickelten Konvulsionen; keine der 1049 Magnesium-Fälle (p=0,004; Lucas et al. 1995).

13 Interaktionen

13.4 Physiologische Interaktionen

Mg-Mangel führt zur Irritabilität des ZNS mit Tetanie, Vasodilatation, Konvulsionen, Tremor, Depression sowie psychotischen Symptomen (Apathie, Psychosis etc.).

Mg-Mangel kommt vor bei: ungenügender Mg-Aufnahme (Ernährung, Malabsorption), renalem Verlust (Alkoholismus, Diabetes, Medikationen wie Diuretika, Aminoglykoside, Cisplatin, Digoxin, Cyclosporin, Amphotericin B).

Magnesium in toxischer Serumkonzentration >10 mEq/l lähmt quergestreifte Muskeln und interferiert mit kompetitiven Muskelrelaxanzien (Vertiefung bzw. Verlängerung der Muskelrelaxation; Ghoneim u. Long 1970; Fuchs-Buder et al. 1995), jedoch nur wenig bei einmaliger Bolusgabe des depolarisierenden Muskelrelaxans Suxamethonium (Muskelfaszikulationen vermindert aber ohne verminderte Myalgie; Stacey et al. 1995).

Die Gabe von 60 mg Mg-Sulfat/kgKG für Thiopenton-Succinylcholin induzierte gegenüber der Kontrollgruppe einen signifikanten Anstieg der Herzfrequenz sowie eine signifikante Hemmung der durch den Intubationsvorgang induzierten Hypertensionsphase; die Serumkonzentration von Mg stieg nicht an; die relative Tachykardie interpretierten die Autoren als die durch Somjen u. Baskerville (1964) beschriebene Hemmung der Acetylcholinfreisetzung aus kardialen Vagusfasern (Jain et al. 1995).

16 Vorklinische und klinische Studien

Beim untergewichtigen Frühgeborenen (Geburtsgewicht 1 kg; »very low birth weight«, VLBW), die eine bronchopulmonäre Dysplasie (BPD) entwickeln, wird pathogenetisch ein Mg-Defizität als Kofaktor mitdiskutiert – mit erhöhter Zellanfälligkeit für Peroxidanzien, verstärkten Entzündungsreaktionen, verminderter immunologischer Abwehr, verstärkter stressinduzierter Katecholaminfreisetzung sowie vermindertem Energiestoffwechsel (Caddell 1996).

Die Gabe von Mg für perioperativen Antinozizeptionsschutz (Idee: MG = physiologischer Blocker des NMDA-Rezeptorkomplexes bzw. assoziierten Calciumkanälen) ergab nicht eindeutige Ergebnisse (Wilder-Smith et al. 1997, Wilder-Smith et al. 1998 vs. Tramèr et

l. 1996, Wilder-Smith et al. 1992, McCarthy et al. 1998 [Opioidspareffekt]; James et al. 1989 [Intubationskatecholaminstress ↓]).

Bei 10 Patienten, die an peripheren neuropathischen Schmerzen litten, wurde in einer placebo-kontrollierten geblindeten Studie die i.v. Gabe von Ketamin (0,2 mg/kg Ladungsdosis, danach 0,3 mg/kg/h) mit Magnesium (0,16 mmol/kg Ladungsdosis, danach 0,16 mmol/kg/h) verglichen (VAS, Auslösen von taktilet Allodynie, Bestimmen der Schwellenwerte für mechanische und thermische Stimuli). Die Ketamingabe reduzierte Spontanschmerzen um die Hälfte, das Perzeptionsfeld für Allodynie um >30%, wogegen Mg-Chlorid Spontanschmerzen auf 30% und die Allodynieperzeptionsfelder um <20% reduzierte. Die Schwellenwerte für mechanische und thermische Stimuli blieben unverändert (Felsby et al. 1996).

Die Mg-Serumkonzentration mag einen Zusammenhang mit der Schmerzstärke haben: je nach Geburtsstress wurde eine stressabhängige intrazelluläre Verschiebung von Kationen gemessen; u.a. waren die Serum- und Zellkationenkonzentrationen inkl. Mg-Ionen tiefer bei hohem Stress bzw. Schmerzzuständen (Weissberg et al. 1991). Migräne-Patienten mit niedriger Mg-Ionen-Serumkonzentration (<0,54 mmol/l) reagierten mit der Gabe von 1 g Mg-Sulfat i.v. innerhalb von 15 min mit einer signifikanten Schmerzerniedrigung (50% auf VAS; Mauskop et al. 1995).

Als »physiologischer Gegenpartner von Calcium« interagiert Mg mit der Kontraktilität von Blutgefässen (Altura et al. 1987) und reduziert den systemischen vaskulären Widerstand: so ist versuchsweise Mg-Sulfat zur kontrollierten Hypotension in der Neurochirurgie eingesetzt worden (Crozier et al. 1991).

Mg-Sulfat i.v. soll einen antiarrhythmischen Effekt v. a. über Calciumkanalblockade des Sinus-, AV-Knotens sowie rechten Vorhofs induzieren (Etienne et al. 1987).

Wegen dieser systemischen Widerstandsverringerung wird der Einsatz von Mg-Sulfat beim akuten Herzinfarkt diskutiert (randomisierte Doppelblindstudie; n=2316 (!); Infarkt in beiden Gruppen bestätigt in 65%; Dosierung: Ladungsbolus über 5 min von 8 mmol, danach für 24 h: 65 mmol i.v.). Die Verumgruppe wies eine erniedrigte Mortalität auf (7,8 vs. 10.2%; v. a. Inzidenz des Linksherzversagens, jedoch interessanterweise nicht Inzidenz von Arrhythmien; UAW: Flushing unabhängig von der Infusionsgeschwindigkeit, Sinusbradykardie bei 2 Patienten; Woods et al. 1992; Woods u. Fletcher 1994). Die intravenöse Gabe von Mg-Sulfat kann einen Herzstillstand auslösen (1 Fall Eklampsie; Richards et al. 1985).

Fibromyalgiepatienten weisen eine erhöhte Leukozyten-Magnesiumgehalt und einen erniedrigten Erythrozytenmagnesiumgehalt auf bei normalen Magnesium- und Seleniumkonzentrationen (Eisinger et al. 1994).

17 Kurzprofil

Magnesium ist in unzähligen physiologischen Mechanismen involviert. Der Organismus kontrolliert in einem engen Bereich eine Mg-Serumhomöostase (1,6–2,2 mval/l), die sich mit der Ca-Homöostase in einer eng kontrollierten physiologischen Balance bewegt.

Die freie ionisierte Mg-Serumkonzentration kann durch ionenselektive Elektroden oder durch nuklearmagnetische Resonanzspektroskopie mit Phosphor-31 gemessen werden.

Da ca. 95–99% des Körpermagnesiums intrazellulär vorkommt, sind (extrazelluläre) Serumkonzentrationswerte (die auch bei abnorm tiefen intrazellulären Mg-Konzentrationen wegen der präzisen Mg-Serumhomöostase sich im Normbereich bewegen können; Al-Ghamdi et al. 1994) nur bedingt aussagefähig.

Die i.v.-Gabe von Mg wird durch ein enges, therapeutisches Fenster begrenzt; sie erfordert ein enges und kontinuierliches Monitoring (EKG, Pulse, BD, tiefe Sehnenreflexe, stündliche Diurese, Atmung). Die zu rasche i.v.-Gabe führt zum Herzstillstand.

Die Gabe von Mg-Sulfat zum Antinozizeptionsschutz (Wirkmechanismus u. a. Hemmung neuromuskuläre Endplatte, Vasodilatation etc.) ist in gewissen Ländern bei der Präeklampsie Routine. Die therapeutische Serumkonzentration Mg für einen tokolytischen Effekt beträgt 4 – 8 mEq/l (Cox et al. 1990): eine Metaanalyse von Publikationen zwischen 1966–1995 (n=1743 Eklampsie; n=2390 Präeklampsie; Chien et al. 1996) ergab in Bezug auf die Therapie der Konvulsionen eine Überlegenheit von Mg-sulfat in Bezug auf Konvulsionsprophylaxe, Konvulsionstherapie sowie Mortalität gegenüber Phenytoin sowie Diazepam.

MG ist ein NMDA-Antagonist und induziert bei intrathekaler spinaler Gabe einen Schutz vor NMDA-Aktivierung bei neuropathischen Schmerzen im Tierversuch.

Der Stellenwert eines anorm tiefen Magnesiumreservoirs – und entsprechender Normalisierung der Mg-Balance – sowie pathologischer Mg-Verteilung bei gewissen Krankheiten (untergewichtiger Frühgeborene, Migräne, Fibromyalgie etc.) ist Gegenstand der klinischen Forschung. Man nimmt an, dass eine negative Magnesiumbilanz in der Regel innerhalb von Wochen normoreguliert wird (Weisinger u. Bellorín-Font 1998); Patienten unter Cisplatinmedikation (Schädigung des proximalen Tubulussystems mit entsprechendem Magnesiumverlust) können aber bei normalen Serumkonzentrationswerte, über Jahre über ein allgemeines Mg-Defizit, messbar beispielsweise am (abnorm tiefen) Magnesiumgehalt der Erythrozyten, aufweisen (Gaitema et al. 1998). Bei diesen Fällen ist eine perorale Magnesiumsubstitution angezeigt (Durlach et al. 1997). Mg-Mangel ist beim chronischen Alkoholiker häufig. Eine Hypermagnesämie kann vorkommen bei Nierenfunktionsstörungen sowie beim Neugeborenen von

Müttern unter Mg-Therapie (Eklampsie, Präeklampsie): entsprechend den Mg-Serumkonzentrationen (*Faustregel*: >5 mmol/l) treten verminderter Muskeltonus, Schwäche der Atemmuskulatur, verminderte Sehnenreflexe etc. auf.

18 Literatur

Literatur bis 1996: siehe 1. Auflage bzw. CD-ROM.

Aloisi P, Marrelli A, Porto C et al. (1997) Visual evoked potentials and serum magnesium levels in juvenile migraine patients. Headache 37/6: 383–385

Caddell JL (1996) Evidence for magnesium deficiency in the pathogenesis of bronchopulmonary dysplasia (BPD). Magnes Res 9/3: 205–216

Chanimov M, Cohen ML, Grinspun Y et al. (1997) Neurotoxicity after spinal anaesthesia induced by serial intrathecal injections of magnesium sulphate. An experimental study in a rat model. Anaesthesia 52/3: 223–228

Chien PF, Khan JS, Arnott N (1996) Magnesium sulphate in the treatment of eclampsia and pre-eclampsia: an overview of the evidence from randomised trials. Br J Obstet Gynaecol 103/11: 1085–1091

Dorsett L (1926) The intramuscular injection of magnesium sulphate for the control of convulsions in eclampsia. Am J Obstet Gynecol 11: 227–231

Dubray C, Alloui A, Bardin L et al. (1997) Magnesium deficiency induces an hyperalgesia reversed by the NMDA receptor antagonist MK801. Neuroreport 8/6: 1383–1386

Durlach J, Bac P, Durlach V et al. (1997) Neurotic, neuromuscular and autonomous nervous form of magnesium imbalance. Magnes Res 10: 169–195

Eisinger J, Plantamura A, Marie PA et al. (1994) Selenium and magnesium status in fibromyalgia. Magnes Res 7/3–4: 285–288

Engbaek L (1948) Investigations on the course and localisation of magnesium anesthesia. A comparison with ether anesthesia. Nyt Nordisk Forlag, Arnold Busck (Kopenhagen)

Felsby S, Nielsen J, Arendt-Nielsen L et al. (1996) NMDA receptor blockade in chronic neuropathic pain: a comparison of ketamine and magnesium chloride. Pain 64/2: 283–291

Grin J, Pellizsen J, Arendt-Nielsen L et al. (1996) NMDA receptor blockade in chronic neuropathic pain: a comparison of ketamine and magnesium chloride. PainLazard EM (1925) A preliminary report on the intravenous use of magnesium sulphate in puerperal eclampsia. Am J Obstet Gynecol 9: 178–188

Lazard EM (1933) An analysis of 575 cases of eclamptic and pre-eclamptic toxemias treated by intravenous injections of magnesium sulphate. Am J Obstet 26: 647–656

McCarthy RJ, Kroin JS, Tuman KJ et al. (1998) Antinociceptive potentiation and attenuation of tolerance by intrathecal co-infusion of magnesium sulfate and morphine in rats. Anesth Analg 86/4: 830–836

Mishima K, Takeshima T, Shimomura T et al. (1997) Platelet ionized magnesium, cyclic AMP, and cyclic GMP levels in migraine and tension-type headache. Headache 37/9: 561–564

Tramer MR, Schneider J, Marti RA et al. (1996) Role of magnesium sulfate in postoperative analgesia. Anesthesiology 84/2: 340–347

Weglichki WB, Dickens BF, Wagner TL (1996) Immunoregulation by neuropeptides in magnesium deficiency: ex vivo effect of enhanced substance P production on circulating T lymphocytes from magnesium-deficient mice. Magnes Res 9/1: 3–11

Weisinger JR, Bellorín-Font E (1998) Magnesium and phosphorus. Lancet 352: 392–396

Wilder-Smith CH, Knopfli R, Wilder-Smith OH (1997) Perioperative magnesium infusion and postoperative pain. Acta Anaesthesiol Scand 41/8: 1023–1027

Wilder-Smith OH, Arendt-Nielsen L, Gaumann D et al. (1998) Sensory changes and pain after abdominal hysterectomy: a comparison of anesthetic supplementation with fentanyl vs. magnesium or ketamine. Anesth Analg 86/1: 95–101

Meloxicam INN, UH AC 62XX

1 Handelsnamen

Mobec, Mobic, Mobicox, Movalis (Boehringer Ingelheim).

2 Darreichungsform/galenische Formen

Tabletten zu 7,5 mg und 15 mg

[Suppositorien zu 7,5 mg und 15 mg; Ampullen zu 15 mg]

3 Chemie, Geschichte, diverse Hinweise
3.1 Chemie

4-Hydroxy-2-methyl-N-(5-methyl-2-thiazolyl)-2H-1,2-benzothiazin-3-carboxamid-1,1-dioxid.

MG 351,4

Meloxicam, ein Enolcarboxamid, ist ein pastellgelbliches Kristallpulver (4 verschiedene Prototypen von Kristallen wie Anion, Zwitterion, Enol- und Kationform). Meloxicam ist in wässriger Lösung schlecht wasserlöslich und weist deshalb während der gastrointestinalen Resorptionsphase kein »Ionentrapping-Verhalten« (Naproxen, Ibuprofen) auf. Dank der relativen Lipophilie passiert der Wirkstoff die entsprechenden Biomembranen zum Zugang des im endoplasmatischen Retikulum befindlichen Zielenzyms COX.

$C_{14}H_{13}N_3O_4S_2$

Strukturformel

Meloxicam

4 Rezeptpflicht und Schwangerschaftskategorie

Deutschland: Rp, strenge Indikationsstellung Trimenon I/II, Kontraindikation III Gr 6; Stillzeit Kontraindikation La 1

Österreich: –

Schweiz: B, Trimenon I/II: B, Trimenon III: D

5 Stoff, Indikationsgruppe, Dynamik (Rezeptorenprofil)

sAA: Antirheumatikum (nichtsteroidales Antirheumatikum)

5.2 Dynamik

Meloxicam hat ausgesprochene antiinflammatorische, anti-exsudative, analgetische und antipyretische Eigenschaften (Tierversuche, Engelhardt et al. 1995).

In zellfreien COX-Enzympräparaten hemmt Meloxicam sowohl die COX-1 als auch die COX-2.

COX-1/COX-2 Tests: COX-2 (aus peritonäalen, mittels Lipopolysacchariden stimulierten Makrophagen gewonnen; zellfreies Enzymisolat aus Schafsplazenta); COX-1 (aus nichtstimulierte Makrophagen; zellfreie Isolate aus Samenblasen vom Rind): Meloxicam weist ine COX-2->> COX-1-Hemmung auf (Engelhardt et al. 996, Ogino et al. 1997). Im humanen Vollblutessay ist die COX-2 >> COX-1-Hemmung nachgewiesen (Warner et al. 1999).

In vitro Studien zeigen, dass Meloxicam keine schädigende Wirkung auf Chondrozyten hat im Gegensatz zu Aspirin (Schädigung der Proteoglycanproduktion, Zellproliferation; Bassleer et al. 1997); Meloxicam hemmt zwar die PG-Synthese, nicht aber proinflammatorische Zytokinproduktion (in vitro Humynsynovialzellenversuch; Rainsford et al. 1997).

In vitro Exposition von uterinen Muskelstrips (nichtschwangere und schwangere Ratte) auf Meloxicam und Indometacin induzierte dosisabhängig eine stundenlange Hemmung spontaner Muskelkontraktionen (Yousif u. Thulesius 1998).

5.2.1 Analgetische Wirkung bzw. Mechanismen der Nozizeption

Meloxicam induziert eine antinozizeptive Wirkung auf peripherer und spinaler Ebene. Die periphere Wirkung ist antiinflammatorischer Art (Laird et al. 1997). Eine spinale antinozizeptive Wirkung wird aufgrund der folgenden Arbeit postuliert: Am isolierten Rückenmark der Ratte (gesunde Ratte, Ratte mit experimenteller Irisch-Moos-Entzündung der Pfote und Hyperalgesie) wurden nach in vitro Perfusion mit Meloxicam (10–100 µM) und Indometacin (100–300 µM) elektrophysiologisch untersucht, wobei Meloxicam im Gegensatz zu Indometacin die Reflexschwellen auf noxische Reize signifikant erhöhte, was als Indiz für eine spinale antinozizeptive Wirkung interpretiert werden kann (Lopez-Garcia u. Laird 1998).

Im Tierversuch (paralle zu veterinären Erfahrungen) induziert Meloxicam einen signifikanten antinozeptiven-analgetischen Schutz: die prophylaktische i.p.-Applikation von Meloxicam u. Diclofenac ergab im tierexperimentellen Versuch beim Essigsäure-writhing test eine dosisabhängige Hemmung bzw. nozizeptiven Schutz (ID Meloxicam 7,4 mmol/kg, Diclofenac ca. 5-mal höher, nämlich 38 7,4 mmol/kg). Beim Formalintest wurde die Früh- und Spätphase ebenfalls gehemmt: ID50 Meloxicam 7,1 mmol/kg vs. >90 7,4 mmol/kg Diclofenac für frühe Phase bzw. <3 mmol/kg Meloxicam bzw. >30 mmol/kg für Diclofenac für die Zweit- bzw. Entzündungsphase. Die durch Capsaicininduzierte neurogene Reizung wurde in einer ID50 4 mmol/kg (Meloxicam (bzw. >45 mmol/kg Diclofenac gehemmt. Beide Wirkstoffe waren beim hot plate test ineffektiv (Santos et al. 1998).

5.2.2 Antipyretische Wirkung bzw. Mechanismen des Nozifensorsystems und der Thermoregulation

Im Tierversuch reduziert Meloxicam die Körpertemperatur nicht, senkt jedoch die pyrogene Wirkung von Hefe-Injektionen (Engelhardt et al. 1995)

5.2.3 Antiinflammatorisch-antiphlogistische Wirkung bzw. Mechanismen der Entzündungshemmung

Im tierexperimentellen Entzündungsmodell hemmte Meloxicam die involvierte COX-2 bzw. PGE2-Synthese (aber nicht LTB4- und LTC4-Synthese und schwächere Hemmung der Serum TXB2- als die Vergleichswirkstoffe) ca. 2-mal stärker als Tenoxicam, 3-mal stärker als Flurbuprofen, 8-mal stärker als Diclofenac und ca. 20-mal stärker als Tenidap (Pleuritismodell, Ratte), ähnliche Resultate ebenfalls im Peritonitismodell der Maus. Die nach durch das Konvulsivum pentetrazolinduzierten PGE_2-Konzentrationen im ZNS der Ratte und Maus auftretende PGE2-Erhöhung wurde dagegen im Vergleich zu Piroxicam, Diclofenac und Indometacin weniger stark gehemmt (Engelhardt et al. 1996)

Die Expression von Leukozytenadhäsionsrezeptoren kann durch Zytokine wie TNF-α etc. und andere Reize aktiviert werden. Diese Adhäsionsrezeptorenaktivierung kann in vitro durch Vorgabe von Oxicamen wie Meloxicam und Piroxicam gehemmt werden; d. h. Meloxicam interferiert mit der Funktion von weißen Blutzellen (García-Vicuna et al. 1997).

Im Tierversuch hemmt Meloxicam (3 mg/kg i.p. vor Entzündungsauslösung) signifikant ein durch den Bradykininagonisten des-Arg9-Bradykinin induzierbares Entzündungsödem (Campos et al. 1998).

6 Indikationen, Dosierung, Anwendungsart
6.1 Indikationen

Symptomatische Kurzzeitbehandlung der aktivierten Arthrose, symptomatische Langzeitbehandlung bei rheumatoider Arthritis, Spondylitis ankylosans (M. Bechterew).

6.2 Dosierung

- Aktivierte Arthrose: Empfohlene Dosis 7,5 mg/Tag. Bei Bedarf und fehlenden Kontraindikationen für diese Maßnahme (ältere Patienten, Dialysepatienten oder andere Gründe für ein erhöhtes Nebenwirkungsrisiko) kann die Dosis auf maximal 15 mg/Tag gesteigert werden.
- Rheumatoide Arthritis: 15 mg/Tag (Ältere und Risikopersonen für UAW 7,5 mg)
- Spondylitis ankylosans: 15 mg/Tag
- Nierenfunktionsstörung mit Kreatininclearance <20 ml/min: Dosis anpassen.

6.3 Anwendungsart

Nichtinvasiv p.o.

8 Kontraindikationen (→ Checkliste KI sAA)

- Überempfindlichkeit gegen Meloxicam
- Kinder unter 15 Jahren
- Schwangerschaft und Stillzeit

9 UAW (1–14)

(Meloxican ist ein neueres Antirheumatikum vom Typ sAA. Entsprechend sind die klinischen Erfahrungsdaten gegenüber älteren Antirheumatika geringer):

Im Prinzip wie alle sAA (s. Checkliste »UAW von sauren antipyretischen Analgetika«), im besonderen:

9.1 und 9.2 ZNS, Gesichtssinne

Benommenheit, Kopfschmerzen, Schwindel, Ohrensausen, Schläfrigkeit

9.3 Herz/Kreislauf

Ödeme, Herzklopfen, Flush

9.4 Atmung, Atemorgane

AIA möglich

9.5 Verdauungstrakt

Wie alle sAA. Im Vergleich zu Diclofenac (TD 100 mg), Piroxicam (20 mg TD), Naproxen (750–1000 mg TD) reduzierte Inzidenz bzw. vorteilhafterer therapeutischer Index (= ED50 Ulzer vs. ED50 antiinfl. Wirkung): Stomatitis, Ösophagitis, Dyspepsie, Übelkeit, Erbrechen, Bauchschmerzen, Verstopfung, Blähungen, Diarrhö. Seltener Ulkusbildung oder okkulte gastrointestinale Blutungen; die Inzidenz ist gegenüber anderen NSAR niedriger (Degner et al. 2000; Fenn et al. 1997; del Val et al. 1998, Schoenfeld 1999; Sternon u. Appelboom 1998).

9.6 Leber, ableitende Gallenwege, Pankreas

Vorübergehende Leberfunktionsstörungen

9.7 Niere, ableitende Harnwege

Störung der Nierenfunktion: interstitielle und Glomerulonephritis, Papillennekrosen oder nephrotisches Syndrom in seltenen Fällen. Natrium-, Kalium- und/oder Wasserretention.

9.11 Hautorgan, Haare, Nägel

Pruritus, Exanthem, Urtikaria, Photosensibilisierung

10 Warnhinweise

Auswirkungen auf die Fahrtüchtigkeit sind nicht auszuschließen.

11 Toxikologie

Toxikologische Daten: keine toxikologischen Effekte bis 3- bis 10facher Dosissteigerung im Tierversuch im Vergleich zur therapeutischen Dosis bei Anwendung am Menschen.

11.2 Kanzerogenität, Mutagenität, Teratogenität, Embryotoxizität, Fertilität

Embryotoxizität in hohen Dosen, vorzeitiger Verschluss des Ductus arteriosus Botalli, Nephrotoxizität beim Fetus und Hemmung der Uteruskontraktion: Meloxi-cam im letzten Drittel der Schwangerschaft absolu kontraindiziert. Keine Mutagenität, keine Karzinoge nität nachgewiesen.

13 Interaktionen (→ Checkliste Interaktionen sAA)

Im Prinzip wie alle sAA, im besonderen:

13.1 Pharmakodynamische Interaktionen

Myelotoxische Wirkstoffe (z. B. Methotrexat): Inziden Zytopenie ↑
Ticlopidin: Mukosaläsionen/thrombozytäre Hemmung = Blutungsrisiko ↑
Intrauterine Antikonzeptiva: kontrazeptive Wirkung ↓
Ciclosporin: Nephrotoxizität ↑
Furosemid: keine relevanten Intevaktiane.

Methoxytrexat: keine relevanten kinetischen/dyna mischen Interaktionen zwischen MTX 15 mg WD + Meloxicam 15 mg % (Kurzzeitstudie 1 Woche, Hübner e al. 1997)

Warfarin: Tests an Gesunden wiesen keine relevante dynamischen oder kinetischen Interaktionen au (Türck et al. 1997: die Autoren empfehlen jedoch, eine Kombination mit Meloxicam zu vermeiden und falls unvermeidlich, entsprechende Überwachung der Koagulationsparameter einzuhalten.

13.2 Pharmakokinetische Interaktionen

Cholestyramin: Elimination Meloxicam ↑, HWZ ↓ (i.v. Meloxicam)

15 Kinetik

Physikochemische Eigenschaften
Proteinbindung (% Dosis): 99,5
pK_a: 4,18 (Thiazol-Stickstoff), 1,09 (Enolat)

Resorption und Bioverfügbarkeit
Bioverfügbarkeit (% Dosis): 89
T bis C_{max} (h): 5 (2–6)
Cmax (µg/ml): 3,2 µg/ml
Cmax ss: 0,88–1,92 mg/l (TD 7,5–15 mg, gesunde Probanden (Türck et al. 1996)

Verteilung, Elimination, Metabolismus
α-HWZ: –
β-HWZ (h): 15–19,5–22
$V_{initial}$: –
V_{ss} (l/kg): 10–15
Cl_{total} (ml/min): 7–9
AUC: –

Hepatische Biotransformation:
Renale Elimination (%Dosis, MS, Metaboliten): unverändert in Spuren
Biliäre Elimination (% Dosis, MS, Metaboliten): <2

Effektivität
Therapeutische Serumkonzentration: 0,4–1 mg/ml (TD 7,5 mg), 0,8–2 µg/ml (TD 15 mg)

Toxische Serumkonzentration:
Ratio therapeutische/toxische Serumkonzentration:
IC_{50} COX-1 (µmol/l): 26,4-36,6-46,8; ID_{50} COX-1 (µMol): – 1,59-2,24-2,88
IC_{50} COX-2 (µmol/l): 0,39-0,49-0,57; ID_{50} COX-2 (µMol): – 0,09-0,16-0,22
COX-2/COX-1 Hemmverhältnis (IC_{50} [COX-1]/IC_{50} [COX-2]): 0,013 bzw. 0,07 (vorteilhafte Ratio!; Werte je nach Testanordnung; nach Churchill et al. 1996).

Biomembrangängigkeit
Diaplazentar: ja (Tier nachgewiesen)
Translaktal: ja (Tier nachgewiesen)
Blut-Hirn-Barriere: ja (Jolliet et al. 1997)
Synovialflüssigkeit: ja, ca. 50% der Serumkonzentration

15.2 Kinetikdiskussion

Meloxicam ist zu 99,5% an Plasmaproteine gebunden. Die hepatische Bioelimination erfolgt teilweise über das Cytochrom P4502C9- und 3A4System unter Bildung von 4 biologisch inaktiven Metaboliten, die renal und biliär ausgeschieden werden. Meloxicam hat eine lange HWZ von u. 20 h, die Plasmaclearance beträgt 7-8 ml/min. Bei einmaliger täglicher Einnahme wird ein Steady state innerhalb von 3-5 Tagen erreicht (Chesné et al. 1998; Türck et al. 1997).

Die i.m.- und i.v.-Gabe von Meloxicam wurde gut vertragen (Stei et al. 1996); die Bioverfügbarkeit von i.m.-Meloxicam beträgt 100%. In einer Dosierung von 5-30 mg verhält sich die Kinetik in Bezug auf Cmax und AUC dosisproportional. (Narjes et al. 1996).

16 Vorklinische und klinische Studien

Vergleichsstudie bei Osteoarthritis 7,5 mg Meloxicam vs. 20 mg Piroxicam (prospektive, randomisierte doppelblinde Parallelgruppenstudie; n=4320 Meloxicam vs. 4336 Piroxicam); Wirksamkeit vergleichbar; Inzidenz UAW Meloxicam 23% vs. Piroxicam 28% (p<.001). Bei beiden Gruppen gastrointestinale UAW im Vordergrund 10% vs. 15%; p<0.001; davon n=7 Blutungen/Perforationen Meloxicam; n=16 Piroxicam; Dequeker et al. 1998; ähnliche Ergebniss bei Kurzzeitstudie über 28 Tage: Lipscomb et al. 1998); ähnliche Ergebnisse in einer Vergleichsstudie mit 100 mg Diclofenac TD (Hawkett et al. 1998).

Metaanalysen und Anwendungsbeobachtungen zeigen für Meloxicam signifikant reduzierte Risiken für dyspeptische Beschwerden und gastrointestinale Komplikationen (Schoenfeld 1999; Degner et al. 2000). In einer randomisierten, doppelblinden, placebokontrollierten Parallelgruppenstudie wurden 473 Patienten mit Spondylitis ankylosaus ein Jahr lang täglich mit 20 mg Piroxicam oder 15 mg bzw. 22,5 mg Meloxicam behandelt; die Wirksamkeit war vergleichbar und dem Pla-

cebo überlegen; die gastrointestinale Verträglichkeit von Meloxicam war besser als von Piroxicam (Plac. 13%; Meloxicam 15 mg 18%; Meloxicam 22,5 mg: 20%, Pivaxicam 20 mg: 32%) (Dougados et al. 1998). Vergleichbare Ergebnisse auch an Patienten mit rheumatoider Arthritis (Lemmel et al. 1997).

Bei 14 gesunden Probandinnen wurde in einer randomisierten Cross-Over Studie (5-tätige Wash Out Phase, Beachten des Zyklus) die Wirkung von Meloxicam 7,5 mg tgl. p.o. mit Indometacin 3-mal 25 mg tgl. po. in Bezug auf Thrombozytenaggregation verglichen (Kontrolle 100%, Indometacin ~ 90%, Meloxicam ~ unverändert), renale PGE2-Elimination (Indometacin - >40%; Meloxicam –13%): ein Hinweis, dass das renale COX-System durch Meloxicam weniger geschädigt wird (Stichtenoth et al. 1997).

Die i.m.-Gabe von 15 mg Meloxicam, gefolgt von 15 mg Meloxicam p.o. während 7 Tagen wurde verglichen mit 20 mg Piroxicam i.m., gefolgt von 20 mg Piroxicam tgl. p.o. während 7 Tagen zur symptomatischen Schmerzbehandlung bei akutem Lumbago: beide Therapien waren in der Wirkung effektiv und vergleichbar, wobei die UAW-Inzidenzrate bei Meloxicam 1,2% und bei Piroxicam 7% betrug (n=169; randomisierte, kontrollierte, multizentrische Parallelgruppe; Bosch et al. 1997)

17 Kurzprofil

Meloxicam ist ein Antirheumatikum vom Typ sAA und in einer TD von 7,5 g mg p.o. gegenüber Diclofenac (TD 100 mg p.o.), Naproxen (TD 750-1000 mg p.o.) sowie Piroxicam (TD 20 mg p.o.) in Bezug auf antiinflammatorische, analgetische Eigenschaften bei Osteoarthritis, rheumatischer Arthritis und Spondylitis ankylosans ebenbürtig, wobei gegenüber anderen NSAR die Inzidenz an gastrointestinalen UAW und Komplikationen kleiner ist (Degner et al. 2000; Schoenfeld 1999).

In Bezug auf COX-2 Hemmung liegt Meloxicam zwischen den älteren sAA und der neuesten Gruppe der selektiven COX-2 Hemmern (Celecoxib, Rofecoxib); ob eine selektivere Hemmung des COX-2 Systems in Bezug auf Wundheilung (Ulzera-, Schleimhauterosionen etc.) einen Vorteil bringt, kann noch nicht abschliessend beurteilt werden.

18 Literatur

Literatur bis 1996: siehe CD-ROM.

Bassleer C, Magotteaux J, Geenen V et al. (1997) Effects of meloxicam compared to acetylsalicylic acid in human articular chondrocytes. Pharmacology 54/1: 49–56

Bosch HC, Sigmund R, Hettich M (1997) Efficacy and tolerability of intramuscular and oral meloxicam in patients with acute lumbago: a comparison with intramuscular and oral piroxicam. Curr Med Res Opin 14/1: 29–38

Boulton-Jones JM, Geddes CG, Heinzel G et al. (1997) Meloxicam pharmacokinetics in renal impairment. Br J Clin Pharmacol 43/1: 35–40

Campos MM, Souza GE, Calixto JB (1998) Modulation of kinin B1 but not B2 receptors-mediated rat paw edema by IL-1beta and TNFalpha Peptides 19/7: 1269–1276

Chesné C, Guyomard C, Guillouzo A et al. (1998) Metabolism of Meloxicam in human liver involves cytochromes P4502C9 and 3A4. Xenobiotica 1: 1–13

Churchill L, Graham AG, Shih CK et al. (1996) Selective inhibition of human cyclo-oxygenase-2 by meloxicam. Inflammopharmacology 4: 125–135

del Val A, Llorente MJ, Tenías JM et al. (1998) Hemorragia digestiva alta causada por meloxicam. Rev Esp Enferm Dig 90/6: 461–462

Degner F, Sigmund R, Zeidler H (2000) Efficacy and tolerability of meloxicam in an observational, controlled cohort study in patients with rheumatic disease. Clin ther 22: 400–410

Dequeker J, Hawkey C, Kahan A et al. (1998) Improvement in gastrointestinal tolerability of the selective cyclooxygenase (COX)-2-Inhibitor, meloxicam, compared with piroxicam: results of the Safety and Efficacy Large-scale Evaluation of COX- inhibiting Therapies (SELECT) trial in osteoarthritis. Br J Rheumatol 37/9: 946–951

Dougados M, Gueguen A, Nakache J-P et al. (1998) Ankylosing spondylitis: what is the optimum duration of a clinical study? A one year versus a 6 weeks non-steroidal anti-inflammatory drug trial. Theumatol 38: 235–244

Engelhardt G, Bögel R, Schnitzer C et al. (1996) Meloxicam: influence on arachidonic acid metabolism. Part 1. In vitro findings. Biochem Pharmacol 51/1: 21–28

Engelhardt G, Bögel R, Schnitzler C et al. (1996) Meloxicam: influence on arachidonic acid metabolism. Part II. In vivo findings. Biochem Pharmacol 51/1: 29–38

Engelhardt G, Homma D, Schlegel K et al. (1996) General pharmacology of meloxicam–Part I: Effects on CNS, gastric emptying, intestinal transport, water, electrolyte and creatinine excretion. Gen Pharmacol 27/4: 673–677

Engelhardt G, Homma D, Schlegel K et al. (1996) General pharmacology of meloxicam–Part II: Effects on blood pressure, blood flow, heart rate, ECG, respiratory minute volume and interactions with paracetamol, pirenzepine, chlorthalidone, phenprocoumon and tolbutamide. Gen Pharmacol 27/4: 679–688

Fachinformation Mobec® (Meloxicam), Boehringer Ingelheim Pharma KG

Fenn GC, Morant SV, Shield MJ (1997) Gastrointestinal complications and meloxicam. Correspondence. Br J Rheumatol 36/11: 1234

Fenn GC, Morant SV (1997) Safety of meloxicam: a global analysis of clinical trials. Br J Rheumatol 36/7: 817–823

Furst DE (1997) Meloxicam: selective COX-2 inhibition in clinical practice. Semin Arthritis Rheum 6/S1: 21–27

García-Vicuna R, Díaz-González F, González-Alvaro I et al. (1997) Prevention of cytokine-induced changes in leukocyte adhesion receptors by nonsteroidal antiinflammatory drugs from the oxicam family. Arthritis Rheum 40/1: 143–153

Hawkey C, Kahan A, Steinbruck K et al. (1998) Gastrointestinal tolerability of meloxicam compared to diclofenac in osteoarthritis patients. International MELISSA Study Group. Meloxicam Large-scale International Study Safety Assessment. Br J Rheumatol 37/9: 937–945

Hubner G, Sander O, Degner FL et al. (1997) Lack of pharmacokinetic interaction of meloxicam with methotrexate in patients with rheumatoid arthritis. J Rheumatol 24/5: 845–851

Hübner G, Sander O, Degner FL et al. (1997) Lack of pharmacokinetic interaction of meloxicam with methotrexate in patients with rheumatoid arthritis. J Rheumatol 5: 845–851

Jolliet P, Simon N, Brée F et al. (1997) Blood-to-brain transfer of various oxicams: effects of plasma binding on their brain delivery. Pharm Res 5: 650–656

Laird JM, Herrero JF, García de la Rubia P et al. (1997) Analgesic activity of the novel COX-2 preferring NSAID, meloxicam in mono-arthritic rats: central and peripheral components. Inflamm Res 46/6: 203–10

Lemmel EM, Bolten W, Burgos-Vargas R et al. (1997) Efficacy and safety of meloxicam in patients with rheumatoid arthritis. J Rheumatol 24: 282–290

Lipscomb GR, Wallis N, Armstrong G et al. (1998) Gastrointestinal tolerability of meloxicam and piroxicam: a double- blind placebo-controlled study. Br J Clin Pharmacol 46/2:133–137

Lopez-Garcia JA, Laird JM (1998) Central antinociceptive effects of meloxicam on rat spinal cord in vitro. Neuroreport 9/4: 647–651

Lund B, Distel M, Bluhmki E (1998) A double-blind, randomized placebo-controlled study of efficacy and tolerance of meloxicam treatment in patients with osteoarthritis of the knee. Scand J Rheumatol 27/1: 32–37

Muller FO, Middle MV, Schall R et al. (1997) An evaluation of the interaction of meloxicam with frusemide in patients with compensated chronic cardiac failure. Br J Clin Pharmacol 44/4: 393–398

Narjes H, Türck D, Busch U et al. (1996) Pharmacokinetics and tolerability of meloxicam after i.m. administration. Br J Clin Pharmacol 41/2: 135–139

Noble S, Balfour JA (1996) Meloxicam. Drugs 51/3: 424–430

Ogino K, Hatanaka K, Kawamura M et al. (1997) Evaluation of pharmacological profile of meloxicam as an anti-inflammatory agent, with particular reference to its relative selectivity for cyclooxygenase-2 over cyclooxygenase-1. Pharmacolog 55/1: 44–53

Rainsford KD, Ying C, Smith FC (1997) Effects of meloxicam, compared with other NSAIDs, on cartilage proteoglycan metabolism, synovial prostaglandin E2, and production of interleukins 1, 6 and 8, in human and porcine explants in organ culture. J Pharm Pharmacol 49/10: 991–998

Santos AR, Vedana EM, De Freitas GA (1998) Antinociceptive effect of meloxicam, in neurogenic and inflammatory nociceptive models in mice. Inflamm 47/7:302–307

Schoenfeld P (1999) Gastrointestinal safety profile of meloxicam: a meta-analysis and systematic review of randomized controlled trials. Am J Med 107 (6A): 48S–54S

Stei P, Kruss B, Wiegleb J et al. (1996) Local tissue tolerability of meloxicam, a new NSAID: indications for parenteral, dermal and mucosal administration. Br J Rheumatol 35/S1: 44–50

Sternon J, Appelboom T (1998) Le méloxicam. Rev Med Brux 1 29–32

Sternon J, Appelboom T (1998) Meloxicam. Rev Med Brux 19/1: 29–32

Stichtenoth DO, Wagner B, Frölich JC (1997) Effects of meloxicam and indomethacin on cyclooxygenase pathways in healthy volunteers. J Investig Med 45/2: 44–49

Stichtenoth DO, Wagner B, Frolich JC (1998) Effect of selective inhibition of the inducible cyclooxygenase on renin release in healthy volunteers. J Investig Med 46/6:290–296

Türck D, Busch U, Heinzel G et al. (1997) Clinical pharmacokinetics of meloxicam. Arzneimittelforschung 47/3: 253–258

Türck D, Su CA, Heinzel G et al. (1997) Lack of interaction between meloxicam and warfarin in healthy volunteers. Eur J Clin Pharmacol 51/5: 421–425

Warner T, Giuliano F, Vojnovic I et al. (1999) Nonsteroid drug selectivities for cyclooxygenase-1 rather than cyclo-oxygenase-2 are associated with human gastrointestinal toxicity: a full in vitro analysis. Proc Natl Acad Sci 96: 7563–7568

Yousif MH, Thulesius O (1998) Tocolytic effect of the cyclooxygenase-2-Inhibitor, meloxicam: studies on uterine contractions in the rat. J Pharm Pharmacol 50/6: 681–685

Methotrexat INN

2 Darreichungsform/galenische Formen

In der Regel Tabletten zu 2,5–10 mg

Injektions-, Infusionslösungen und -Konzentrate

3 Chemie, Geschichte, diverse Hinweise
3.1 Chemie

N-4[(2,4-Diamino-6-pteridinylmethyl)methylamino]benzoyl-L-Glutaminsäure (Di-Natriumsalz)

MW 454,4

Strukturformel

Methotrexat

4 Rezeptpflicht und Schwangerschaftskategorie

Deutschland: Rp; Schwangerschaft/Stillzeit kontraindiziert (Teratogen, embryo- und fetotoxisch).

Österreich:

Schweiz: Rp; Schwangerschaftskategorie D, Stillzeit KI

5 Stoff, Indikationsgruppe, Dynamik (Rezeptorenprofil)
5.2 Dynamik
Folsäureantagonist: Zytostatikum, Antimetabolit

5.2.3 Antiinflammatorisch-antiphlogistische Wirkung
Inhibition verschiedener Enzyme, z. B. der Dihydrofolat-Reductase und der 5-Aminoimidazol-4-Carboxamid-Ribonucleotid-Transformylase (Insertion des 2-Carbons in den Purinring). Hierdurch antiproliferative Wirkungen. Fraglich sind antiinflammatorische Effekte via Zytokinregulation, z. B. über IL-1beta und TNF-α. Inhibition der Adenosinfreisetzung und der Leukotrien (LTB$_4$)-Synthese. MTX reduziert die Anzahl von nativen und aktivierten Memory-Zellen der das Adhäsionsmolekül E-Selektin exprimierenden Zellen. MTX reduziert die synoviale Expression von Il-6 und nachfolgenden Reaktionen (wie reaktiv-aggressive Sauerstoffintermediäre (Sung et al. 2000).

Der tatsächlich relevante Mechanismus der »antirheumatischen« Wirkung ist nicht bekannt.

MTX induziert eine Apoptose bei Keratinozyten (möglicherweise Wirkmechanismus bei Psoriasispatienten unter MTX, Heenen et al. 1998).

Es gibt neuere Hinweise, dass MTX die Konzentration des extrazellulären Adenosin erhöht (siehe purinerges System; Morabito et al. 1998).

6 Indikationen, Dosierung, Anwendungsart (nur in Bezug auf Rheumatologie)
6.1 Indikationen
Schwere Formen der rheumatoiden Arthritis oder der Arthritis psoriatica, Therapieversuche sind in Kombination mit sAA (NSAR) oder Glukokortikoiden auch bei anderen rheumatologischen Erkrankungen bereits erfolgreich durchgeführt worden, z. B. bei chronifizierendem Reiter-Syndrom, Polymyalgia rheumatica (mit Steroiden), Dermatomyositis u.a.. Eine Zulassung ist für diese Indikationen aber bislang nicht erfolgt.

Die Unterbrechung der MTX-Dauertherapie ist bei aseptischen Eingriffen am Bewegungsapparat nicht erforderlich.

Felty-Syndrom (schwere Arthritis, Granulozytopenie, Splenomegalie; low dose Therapie; n=7 Fälle: Wassenberg et al. 1998).

Ebenfalls wird diskutiert: Indikationen bei M. Behçet, Wegener-Granulomatose; Psoriasis-Arthritis im Kombination mit Ciclosporin. Die Wirksamkeit bei Riesenzellarteriitis sowie Anfangsstadien der Sklerodermie ist nicht gesichert.

Methotrexat wird auch eingesetzt, um nichtchirurgisch ektopisch-tubulär-zervikale Schwangerschaften zu beenden (Lipscomb et al. 1999, Goldberg u. Widrich 2000).

6.2 Dosierung
Je nach klinischer Wirkung zwischen 5 mg und 30 mg pro Woche, z. B. verteilt auf bis zu 3 Dosen im Abstand von 12 h. Siehe auch Warnhinweise!

6.3 Anwendungsart
Nichtinvasiv: p.o.;

Invasiv (i.v., s.c., intrathekal, intraperitonäal)

8 Kontraindikationen
Schwangerschaft, stillende Mütter, Kinderwunsch beim Mann, Nierenfunktionsstörung (Kreatininclearance <60 ml/min, Leberschäden, Störungen der Blutbildung, erhöhter Alkoholkonsum, schwere Infekte, Ulzera des Magen-Darm-Traktes, bekannte Allergien gegen Methotrexat

9 UAW (1–14)
9.1 und 9.2 ZNS, Gesichtssinne
Kopfschmerzen, Schwindel, Benommenheit, leichte Wahrnehmungsstörungen, Verstimmungen, Geschmacksveränderungen, ungewöhnliche cerebrale Empfindungen, Krampfanfälle, Meningismus, Lähmungen, Erbrechen, sehr selten Sehstörungen, Schmerzen, Muskelschwäche, Parästhesien

9.4 Atmung, Atemorgane
vereinzelt reversible eosinophile Lungeninfiltrate, Alveolitis mit Husten, Atemnot, Lungeninfiltrationen, interstitielle Lungenfibrose (irreversibel). Reizhusten als erste Manifestation wird in der Regel vom Patienten und Arzt übersehen. Eine Pneumonitis kann auch erst nach 1–2 Jahren auftreten (Inzidenz: ca. 0,5%).

9.5 Verdauungstrakt
Häufig Appetitlosigkeit, Übelkeit, Brechreiz, gelegentlich Durchfall. Entzündungen und Ulzera der Mundschleimhaut (Stomatitis), selten des Magen-Darm-Traktes.

Nausea ist ein dosislimitierender Faktor; in der Initialdosierung bei Auftreten von Nausea evtl. auf eine um 2,5 mg niedrigere Wochendosis zurückstellen.

9.6 Leber, ableitende Gallenwege, Pankreas

Alle Formen der akuten bis chronischen Leberschädigung, insbesondere Erhöhung der Transaminasen, über Leberverfettung, Leberfibrose und -zirrhose liegen Berichte vor. Toxische reversible Hepatitis (Fallbeschreibung; Komedikation mit Etrenitate; Beck u. Foged 1983). Diskussion erhöhte Hepatotoxizität bei Psoriasispatienten (Moldenhauer et al. 1973).

9.7 Niere, ableitende Harnwege

– Alle Formen der akuten bis chronischen Nierenschädigung
– selten Ulzerationen im Bereich von Harnblase und Vagina

9.10 Blut und blutbildende Organe

Reduktion der Hämatopoese, sehr selten Agranulozytose und Knochenmarksdepression. Panzytopenie (Korrespondenzen/Fallbeschreibungen: Berthelot et al. 1997; Franck et al. 1996; Kassai u. Rautenstrauch 1997; Nygaard 1997; Ohosone et al. 1997; Tanaka et al. 1992). Fallbeschreibung Thrombozytopenie unter low dose MTX (Lapadula et al. 1997).

Felty Syndrom: s. oben.

9.11 Hautorgan, Haare, Nägel

Gelegentlich Exantheme, Erytheme, Pruritus, Photosensibilität, Haarausfall; Zunahme von Rheumaknoten, Herpes zoster, Vaskulitis oder herpetiforme Hauteruptionen, sehr selten Stevens-Johnson- und Lyell-Syndrom (Primka u. Camisa 1997).

Hautulzera (Fallbeschreibung reversibler Ulzerationen; 5 mg tgl. MTX während 3 Jahren für seronegative Arthritis; Ben-Amitai et al. 1998), wahrscheinlich erhöht bei unter MTX-stehenden Psoriasispatienten.

9.12 Allergisch-toxische UAW

Allergische Reaktionen bis hin zum anaphylaktischen Schock

9.13 Allgemeintoxische UAW

Reversible Oligospermie und Menstruationsstörungen, sehr selten Libidoverlust und Impotenz

9.14 Diverse Wirkungen und UAW

Fieber, Immunsuppression (mit herabgesetzter Effektivität von Impfungen und veränderter Ergebnissen immunologischer Tests)
Gynäkomastie
Hyperurikämie

10 Warnhinweise

Methotrexat wird auch als Ko-Abortivum eingesetzt. In diesem klinischen Kontext sind akzidentelle fetale Schädigungen möglich. Fallbeispiele akzidenteller Exposition mit kraniofazialen und digitalen teratoge-

nen Schäden; das höchste Risiko besteht in der 6–8 Woche post conceptionem (Bawle et al. 1998).

Der Patient soll über die Vorteile und Risiken der Therapie voll aufgeklärt werden (MTX-Merkblatt). Es ist vorteilhaft, wenn der Patient über sein eigenes Therapieverlaufsprotokoll mitverfügt.

Die MXT-Therapie sollte mit einer Initialdosierung von 2,5–7,5 mg wöchentlich eingeleitet werden. Es ist sinnlos und gefährlich, diese Wochendosis in Tagesdosierungen aufzuteilen (erhöhte Knochenmarkstoxizität!). Die Dosis sollte immer am gleichen Wochentag erfolgen, um Einnahmefehler zu verringern.

Das Auftreten von Stomatitis, Mundulzera kann durch eine Leukopenie ausgelöst sein (Vertrauensarzt oder Center sofort informieren). Der Patient muss darüber informiert werden, dass er wegen der immunsuppressiven Therapie anfälliger für Infektionen ist.

Patienten, die einen Reizhusten entwickeln, müssen sofort abgeklärt werden (siehe 9.4 UAW Atemorgane). Der Patient soll seinen Alkoholkonsum minimal halten (tgl. höchstens 1 Glas Bier/Wein etc.).

Kontrolluntersuchungen

Überwachungsprogramm während der Therapie:
In den ersten 4 Wochen wöchentlich, im 2. Und 3. Monat alle 14 Tage, danach alle 4 Wochen.

Befragung und klinische Untersuchung:	Exanthem, Stomatitis, gastrointestinale Symptome, Fieber, Luftnot, Husten (**Cave** Pneumonitis), Blutungen
Laborbestimmungen:	Blutbild inkl. Thrombozyten und Diff.-Blutbild γ-GT, alkalische Phosphatase, GPT, Kreatinin

Indikationen zur Therapieunterbrechung und Kontaktaufnahme mit dem Zentrum

Dermatologie:	Exanthem, Stomatitis
Gastroenterologie:	Transaminasenanstieg über das 3fache der Norm histologisch nachgewiesene fortschreitende Leberfibrose oder Leberzirrhose. **Cave** ein Anstieg der Cholestase-anz. Enzyme ist fast immer durch sAA (»NSAR«; z. B. Diclofenac) bedingt.
Hämatologie:	Leukopenie <3000/µl Granulopenie <2000/µl Thrombopenie <100 000/µl aplastische Anämie (Abgrenzung zu Entzündungs- und Blutungsanämie!)
Nephrologie:	Kreatininanstieg
Pulmonologie:	Pneumonitis, bei akuter Dyspnoe und unproduktivem Husten sofortige Abklärung erforderlich!

Sonstiges: Schwere Infektionen, Schwanger-
                          schaft bzw. Kinderwunsch

11 Toxikologie
Akute Toxizität

Die DL_{50} beträgt:

Applikationsart	Ratte*/Maus **	Hund
p.o.-Gabe	317 mg/kgKG	>120 mg/kgKG
i.v.-Gabe	65–70 mg/kgKG	15–60 mg/kgKG
s.c.- Gabe	58 mg/kgKG	
Einmalige i.p.-Gabe	36–90; 80–100 mg/kg	
Tgl. intraperitoneale Gabe an 5 Tagen, Nachbeobachtung 14 Tage	5,5+1,7 mg/kg/Tag; 9,7+1,5 mg/kg/Tag	

Chronische Toxizität

Tierversuche an Hund, Ratte, Maus zeigen eine chronische Toxizität in Form gastrointestinaler Läsionen,
Knochenmarkdepression und Hepatotoxizität.

11.2 Kanzerogenität, Mutagenität, Teratogenität, Embryotoxizität, Fertilität

In Langzeituntersuchungen an Ratten, Mäusen und
Hamstern keine Tumorinduktion nachgewiesen. Gen-
und Chromosomenmutationen sind in vitro und in
vivo nachgewiesen. Methotrexat ist beim Menschen
und Tier (Ratte, Maus, Kaninchen, Katze) teratogen. Am
Menschen kraniofaciale, kardiovaskuläre und Extre-
mitätenmissbildungen in insg. 14 von 42 Schwangerschaften. Daher strenge Kontrazeption zumindest bis 6
Monate nach letzter Einnahme von Methotrexat sowohl
bei der Anwendung bei Mann und Frau.

12 Notfallmaßnahmen bei Überdosierung, Entzugssymptomatik

Antidot Calciumfolinat (Leucovorin). Dosis ex juvanti-
bus z. B. 3- bis 4-mal 6–12 mg i.v.

Bei der Anwendung in der Hämato-Onkologie existieren für die einmalige hochdosierte Methotrexatgabe
sogen. Rescue-Protokolle mit Vorschriften zu Serumkonzentrationsbestimmungen und Folinsäure-Substi-
tution. Diese Protokolle wären für akute Intoxikationen
geeignet. Auch bei vorschriftsmäßiger Anwendung der
Folinsäure kann es zu unerwünschten Wirkungen der
MTX-Therapie kommen. Hier sei speziell die Nephro-
und Mukosatoxizität genannt. Die Elimination ist Urin-
pH-abhängig. Zur Elimination Harn alkalisieren.

Eine Fallbeschreibung einer erfolgreichen Therapie
(wahrscheinlich der aggressiven Folsäuretherapie
zuzuschreiben) bei akuter MTX-Toxizität (hohe MTX-
Dosierung; M. Hodgkin; akutes Nierenversagen;
Serum-MTX-Konzentrationen 37 mmol/l bei Aufnahme, hoch bleibend während 1 Woche; keine extrarena-

len UAW): Therapie 200–400 mg Folsäure i.v.; (erfolglos, hohe Proteinbindung!); veno-venöse Hämofiltra-
tion ebenfalls ohne Erfolg (Kepka et al. 1998).

13 Interaktionen
13.1 Pharmakodynamische Interaktionen
– Dexamethason: Lebertoxizität MTX ↑ (Wolff et al.
  1998)
– Alkoholkonsum: Hepatotoxizität ↑
– (hepatotoxische) Retinoidtherapie (Komedikation):
  Lebertoxizität erhöht
– Folatmangel: MTX-Toxizität ↑
– Folinsäure: MTX-Wirkung ↓ (Ob eine Dissoziation
  von erwünschter und unerwünschter Wirkung bei der
  Gabe von Folinsäure zu beobachten ist, gilt als
  umstritten. Es muss deshalb von reduzierten erwünschten und unerwünschten Wirkungen ausgegangen werden)

13.2 Pharmakokinetische Interaktionen
– Hauptproblem: hohe Eiweißbindung bzw. kompetiti-
  ve Verdrängung aus Eiweißbindung
– Barbiturate: Serumkonzentration MTX ↑ (Grund:
  Kompetition Serumalbumin-Protein-Bindung)
– Chloramphenicol: Knochenmarktoxizität ↑
– Ciclosporin: Abbau zu 7-Hydroxy MTX (Serumkon-
  zentration MTX).
– p-Aminobenzoesäure: Serumkonzentration MTX ↑
  (Grund: Kompetition Serumalbumin-Protein-Bin-
  dung); renale Elimination MTX ↓
– Phenytoin: Serumkonzentration MTX ↑ (Grund:
  Kompetition Serumalbumin-Protein-Bindung)
– Phenytoin: Knochenmarktoxizität ↑
– Probenecid: renale Elimination MTX ↓
– saure AA*: tubuläre Sekretion MTX ↓ (= Serumkon-
  zentration MTX ↑)
– Sulfonamide: Knochenmarktoxizität ↑
– Sulfonamide: Serumkonzentration MTX ↑ (Grund:
  Kompetition Serumalbumin-Protein-Bindung); MTX-
  Toxizität ↑ (sulfonamidinduzierter Folatmangel)
– Tetrazykline: Serumkonzentration MTX ↑ (Grund:
  Kompetition Serumalbumin-Protein-Bindung)
– Trimethoprim-Sulfamethoxazol: Knochenmarktoxi-
  zität ↑

Anmerkungen: *In klinischen Prüfungen bei rheumatoider Arthritis zeigte sich, dass die gleichzeitige Gabe
von NSAR und Methotrexat unter strenger ärztlicher
Überwachung vertretbar ist. Neuere kinetische Studien
bestätigen dies ebenfalls (betr. Aspirin, Diclofenac,
Naproxen, Indometacin, Ibuprofen: Iqbal et al. 1998).
Bisherige Untersuchungen zur Kombination mit anderen Basistherapeutika haben keinen Anhalt für eine
Verstärkung der Toxizität bei Kombination mit Goldverbindungen, Chloroquin und Penicillamin ergeben.
Sulfasalazin könnte theoretisch zu einer erhöhten Toxi-

zität durch eine folsäureantagonistische Wirkung des Sulfonamids führen. Klinische Studien zeigen allerdings bislang, dass die Kombination Methotrexat und Sulfasalazin vertretbar ist.

13.3 Pharmakophysiologische Interaktionen

- Ciclosporin Komedikation: gute Wirksamkeit, aber Inzidenz von Serumkreatinin ↑ und Hypertension ↑
- MTX low dose Immunstörung: Zunahme lymphoproliferativer Malignome vom Typ non-Hodgkin B, von Epstein-Barr-/Cytomegalus-Infektionen wird diskutiert (Grund: Immunstörung; Thomas et al. 1997; Sibilia et al. 1998)
- MTX low dose Immunstörung: »MTX-Osteopathie«: Risikoerhöhung von Frakturen bei Osteoporose gefährdeten Patientinnen wird diskutiert (Maenaut et al. 1996; im Tierversuch hatte MTX allerdings keinen Einfluss auf die Osteogenese nach experimenteller Tibia-Distraktion, Jarka et al. 1998)
- Dehydrierung: erhöhte Toxizität
- Psoriasis: Inzidenz kutane (Nodulationen, Ulzerationen) und hepatische UAW wahrscheinlich erhöht
- Hoher Alkoholkonsum: Hepatoxozitität ↑↑ (s. auch: Patienteninformation!)
- Obesitas: Inzidenz UAW ↑
- Epstein-Barr-Virus-assoziiertes Lymphom ↑

15 Kinetik

Physikochemische Eigenschaften
Proteinbindung (% Dosis): 50
pK_a: pKa 4,3 und 5,5

Resorption und Bioverfügbarkeit
Bioverfügbarkeit (% Dosis): im Mittel bei peroraler Gabe 75% (bei niedriger Dosis laut Furst nur 15 - 20%) bei großer inter- und intraindividueller Schwankungsbreite.
T bis C_{max} (h): –
C_{max} (mg/l): –

Verteilung, Elimination, Metabolismus
β-HWZ (h): 0,75-2-3,5-27 (triphasischer Verlauf)
V_{ss} *(l/kg)*: intrazelluläre Bindung an Glutamatreste (Folylpolyglutamat-Synthase) führt zur intrazellulären Kumulation und ist (zumindest in der onkologischen Anwendung essentiell für die Wirkung von MTX
Cl_{total} (l/h): 4,8-7,8
AUC: –

Hepatische Biotransformation
Inaktive Metaboliten: 7-OH-Methotrexat (Proteinbindung 35 bis 93%)
Aktive Metaboliten: –
Renale Elimination (% Dosis, MS, Metaboliten): in niedriger Dosis fast ausschließlich unveränderte

renale Elimination (tubuläre Sekretion über einen separaten Na-unabhängigen Mechanismus).
Biliäre Elimination (%Dosis, MS, Metaboliten): nur geringe biliäre Exkretion ohne Möglichkeiten der Kompensation bei renaler Insuffizienz

Effektivität
Therapeutische Serumkonzentration: keine Angaben für rheumatologische Indikation
Toxische Serumkonzentration: keine Angaben, entscheidend bei der hochdosierten MTX-Therapie in der Hämato-/Onkologie ist nicht die Peakkonzentrationen, sondern die Ausscheidungskinetik mit hieraus resultierender »Area under the curve«.

Biomembrangängigkeit
Milch-/Plasma-Konzentrationsverhältnis 0,08 (nach Gaben von 22,5 mg/Tag). Methotrexat ist plazentagängig und in niedrigen (rheumatologischen) Dosen nur geringgradig liquorgängig.

17 Kurzprofil

Methotrexat ist das in Deutschland gegenwärtig verbreitetes Langzeit-Antirheumatikum und der weitaus häufigste Kombinationspartner. Es zeichnet sich im Vergleich zu anderen Basistherapeutika auch durch eine im Vergleich längere Therapiedauer aus (nach 12 Jahren nehmen noch 53% der Patienten MTX ein). Dieses kann nur so interpretiert werden, dass das Wirkungs- und Nebenwirkungsverhältnis bei dieser Substanz besonders günstig ist.

In der Regel sprechen die Patienten gut auf MTX an. Der klinische Effekt ist nach 4–12 Wochen manifest.

Die präzise Inzidenz von UAW und Interaktionen bei low-dose MTX-Medikation ist allerdings schwierig abzuschätzen, da in der Regel Patienten unter low dose MTX unter verschiedenen Medikationen stehen.

MTX wird niedrigdosiert in verschiedenen 2- oder 3-er Kombinationstherapien bei Polyarthritis eingesetzt (Ciclosporoin, Sulfasalazin, Azathioprin, Cyclophosphamid, Chloroquin, [Etanercept: Buch F, TNF-α-Antagonist]), wobei die Validität (Nutzen-Risikoverhältnis, Inzidenz UAW, Interaktionen) der entsprechenden Kombinationen noch nicht endgültig abgeschätzt werden kann (Menninger 1998; Kremer 1998).

18 Literatur

Baggott JE, Morgan SL, Ha TS et al. (1993) Antifolates in rheumatoid arthritis: a hypothetical mechanism of action. Clin Exp Rheumatol 11(S8): 101–105

Bannwarth B, Pehourcq F, Schaeverbeke T et al. (1996) Clinical pharmacokinetics of low-dose pulse methotrexate in rheumatoid arthritis. Clin Pharmacokinet 30(3):194–210

Bawle EV, Conard JV, Weiss L (1998) Adult and two children with fetal methotrexate syndrome. Teratology 57(2): 51–55

Beck HI, Foged EK (1983) Toxic hepatitis due to combination therapy with methotrexate and etretinate in psoriasis. Dermatologica 167(2): 94–96

Ben-Amitai D, Hodak E, David M (1998) Cutaneous ulceration: an unusual sign of methotrexate toxicity–first report in a patient without psoriasis. Ann Pharmacother 32(6): 651–653

Berthelot JM, Maugars Y, Prost A (1997) Pancytopenia secondary to methotrexate therapy in rheumatoid arthritis: comment on the article by Gutierrez-Urena et al. Correspondence. Arthritis Rheum 40(1): 193–196

Bondeson J (1997) The mechanims of action of disease-modifying antirheumatic drugs: a review with empasis on macrophage signal transduction and the induction of proinflammatory cytokines. Gen Pharmacol 29(2): 127–150

Bressolle F, Bologna C, Kinowski JM et al. (1997) Total and free methotrexate pharmacokinetics in elderly patients with rheumatoid arthritis. A comparison with young Patients. J Rheumatol 24: 1903–1909

Cronstein BN (1995) The antirheumatic agents sulphasalazine and methotrexate share an anti-inflammatory mechanism. Br J Rheumatol 34(S2): 30–32

Empfehlungen zur Kontrolle bei Methotrexat-Therapie der Projektgruppe Diagnose- und Therapierichtlinien der Arbeitsgemeinschaft Regionaler Kooperativer Rheumazentren in der Deutschen Gesellschaft für Rheumatologie e.V.

Fachinformation Methotrexat - Lantarel - (Wyeth Lederle)

Franck H, Rau R, Herborn G (1996) Thrombocytopenia in patients with rheumatoid arthritis on long-term treatment with low dose methotrexate. Clin Rheumatol 2: 163–167

Furst DE (1993) Methotrexate: new mechanisms and old toxicities. Agents Actions S44: 131–137

Furst DE (1995) Practical clinical pharmacology and drug interactions of low-dose methotrexate therapy in rheumatoid arthritis. Br J Rheumatol 34(S2): 20–25

Goldberg JM, Widrich T (2000) Successful management of a viable cervical pregnancy by single-dose methotrexate. J Womens Health Gend Based Med 9(1): 43–45

Heenen M, Laporte M, Noel JC et al. (1998) Methotrexate induces apoptotic cell death in human keratinocytes. Arch Dermatol Res 290(5): 240–245

Iqbal MP, Baig JA, Ali AA et al. (1998) The effects of non-steroidal anti-inflammatory drugs on the disposition of methotrexate in patients with rheumatoid arthritis. Biopharm Drug Dispos 3: 163–167

Jarka DE, Nicholas RW, Aronson J (1998) Effect of methotrexate on distraction osteogenesis. Clin Orthop 354: 209–215

Kasdan ML, June L (1993) Postoperative results of rheumatoid arthritis patients on methotrexate at the time of reconstructive surgery of the hand. Orthopedics 16(11): 1233–1235

Kassai A, Rautenstrauch H (1997) Incidence of pancytopenia with methotrexate treatment of rheumatoid arthritis in Germany: comment on the article by Gutierrez-Urena et al. Correspondence. Arthritis Rheum 40(1): 195–196

Kepka L, De Lassence A, Ribrag V et al. (1998) Successful rescue in a patient with high dose methotrexate-induced nephrotoxicity and acute renal failure. Leuk Lymphoma 1–2: 205–209

Kremer JM (1998) Methotrexate and emerging therapies. Rheum Dis Clin North Am 3: 651–658

Lapadula G, De Bari C, Acquista CA et al. (1997) Isolated thrombocytopenia associated with low dose methotrexate therapy Clin Rheumatol 4: 429–30

Liscomb GH, McCord M, Stovall TG et al. (1999) Predictors of success of methotrexate treatment in women with tubal ectopic pregnancies. N Engl J Med 341 (26): 1974–1978

Maenaut K, Westhovens R, Dequeker J (1996) Methotrexate osteopathy, does it exist? J Rheumatol 12: 2156–2159

Menninger H (1998) Basistherapeutische Kombinationstherapie bei chronischer Polyarthritis: Ein Uberblick. Z Rheumatol 57(1): 25–30

Miller DS, Pritchard JB (1997) Dual pathways for organic anion secretion in renal proximal tubule. J Exp Zool 279(5): 462–470

Moldenhauer E, Dabels J, Diwok K et al. (1973) Untersuchungen über die Häufigkeit von Leberveränderungen bei Psoriatikern im Hinblick auf die Methotrexattherapie. Dermatol Monatsschr 159(3): 242–248

Morabito L, Montesinos MC, Schreibman DM et al. (1998) Methotrexate and sulfasalazine promote adenosine release by a mechanism that requires ecto-5'-nucleotidase-mediated conversion of adenine nucleotides. J Clin Invest 101(2): 295–300

Nygaard H (1997) Pancytopenia secondary to methotrexate therapy in rheumatoid arthritis: comment on the article by Gutierrez-Urena et al. Correspondence. Arthritis Rheum 40(1): 194–196

Ohosone Y, Okano Y, Kameda H et al. (1997) Clinical characteristics related to methotrexate-induced pancytopenia. Correspondence. Clin Rheumatol 3: 321–323

Primka EJ 3rd, Camisa C (1997) Methotrexate-induced toxic epidermal necrolysis in a patient with psoriasis. J Am Acad Dermatol 36(5Pt2): 815–818

Sibilia J, Lioté F, Mariette X (1998) Lymphoproliferative disorders in rheumatoid arthritis patients on low-dose methotrexate. Rev Rhum Engl Ed 65(4): 267–273

Sung J, Hong J, Kang H et al. (2000) Methotrexate suppresses the interleukin-6 induced generation of reactive oxygen species in the synoviocytes of rheumatoid arthritis. Immunopharmacology 47(1): 35–44

Tanaka Y, Shiozawa K, Nishibayashi Y et al. (1992) Methotrexate induced early onset pancytopenia in rheumatoid arthritis: drug allergy? Idiosyncrasy? J Rheumatol 8: 1320–1321

Thomas E, Olive P, Mazyad H et al. (1997) Cytomegalovirus-induced pneumonia in a rheumatoid arthritis patient treated with low dose methotrexate. Correspondence. Clin Exp Rheumatol 5: 583–584

van Meerten E, Verweij J, Schellens JH (1995) Antineoplastic agents. Drug interactions of clinical significance. Drug Saf 12(3):168–182

Wassenberg S, Herborn G, Rau R (1998) Methotrexate treatment in Felty's syndrome. Br J Rheumatol 37(8): 908–911

Wolff JE, Hauch H, Kühl J et al. (1998) Dexamethasone increases hepatotoxicity of MTX in children with brain tumors. Anticancer Res 4B: 2895–2899

Mexiletin

1 Handelsnamen

Mexitil (Boehringer Ingelheim)

2 Darreichungsformen/galenische Formen

Kapseln (Mexiletin-HCl) 200 mg/100 mg;

Depot Retardkapseln (Mexilethin-HCl) 360 mg;

Ampulen (Mexilethin-HCl) 250 mg

3 Chemie, Geschichte, diverse Hinweise
3.2 Geschichte

Der Na-Kanalblocker Mexiletin wurde als Antiarrhythmikum entwickelt.

6 Indikationen, Dosierung, Anwendungsart (nur in Bezug auf Rheumatologie)
6.1 Indikationen

Neuropathische Schmerzzustände inkl. diabetische Neuropathien und Phantomschmerz (Dejgard et al. 1988; Sachse 1991; Chabal et al. 1992; Davis 1993; Stracke et al. 1994, Wright et al. 1997).

16 Vorklinische und klinische Studien

Im Tierversuch (Ratte, neuropathische Schmerzinduktion mit Formalintest, L5/L6-Nervenligatur) hemmte Mexiletin wirkungsvoll Hyperalgesie (Formalintest) sowie taktile Allodynie (Nervenligatur; Jett et al. 1997).

Der Wirkstoff wird, wie andere Membrankanalblocker, versuchsweise bei therapieresistenten, chronischen neuropathischen Schmerzsyndromen eingesetzt (Chabal et al. 1989, 1992; Dejgaard et al. 1988). Wahrscheinlich wird das spontane Feuern von Nozizeptoren bei Neurombildung oder Verletzung vermindert (Chabal et al. 1989; Tanelian et al. 1991).

Mexiletin wurde zur Behandlung von Torticollis, Nackensteifigkeit (Burnham 1997: 2 Fälle) etc. eingesetzt.

In der Klinik hat die Anwendung von oralem Mexiletin, einem neueren Natriumkanalblocker zur signifikanter Schmerzreduktion bei chronisch-neuropathischen Schmerzen nach peripheren Verletzungen geführt (Chabal et al. 1992).

Die Wirkung von Mexiletin bei neuropathischen Gliederschmerzen bei Diabetes (n=29; Doppelblindstudie, TD: 600 mg vs. Placebo; Beobachtungsdauer: 3 Wochen; VAS) war nicht überzeugend und die Autoren meinen, der Wirkstoff sei nur beim Herzgesunden, bei gewissen neuropathischen Schmerzen (Charakter: Brennen, Stabbing, Formication) als ultima ratio in Erwägung zu ziehen (Wright et al. 1997).

Die Gabe von 450 mg Mexiletin p.o. bei neuropathischen Schmerzzuständen nach Rückenmarkverletzungen war ergebnislos (prosp. rand. placebo-kontrollierte DB cross-over Studie; n=11; Chiou-Tan et al. 1996). Hingegen war die p.o. TD von 300 Mexiletin (entsprechend Serumkonzentration 0,66±0,15 mg/mo) erfolgreich zur Behandlung von neuropathischen Schmerzzuständen bei 5 Alkoholikern (Nishiyama u. Sakuta 1995).

Im Tierversuch kann der antinoziceptive Effekt von i.p. verabreichtem Mexiletin durch den spezifischen d-1-Antagonisten 7-Benzylidenenaltrexone antagonisiert werden (Tail-pinch-Test; diabetische und gesunde Ratten; Kamei et al. 1995).

Mexiletin p.o. ist wie i.v.-Lidocain imstande, bei Asthmatikern eine Reflexbronchokonstriktion zu verhindern (Groeben et al. 1996).

17 Kurzprofil

Der Wirkstoff Mexiletin (Razemat) ist ein spannungsabhängiger (»voltage-dependent«) Na^+-Kanalblocker (»antidysrhythmischer Wirkstoff«, Enantiomerabhängig; neuroprotektive Wirkung; s. Buch A und F) und hemmt die Freisetzung der Substanz P an den spinalen Terminals peripherer Nozizeptoren (Tierversuch: Maus; Tanelian u. MacIver 1991; Stys u. Lesius 1996).

Der oral applizierbare Wirkstoff hat ähnliche dynamische Eigenschaften wie Lidocain: eine probeweise Applikation von 2–5 mg/kg Lidocain i.v. kann als Schnelltest für die Wirksamkeit von Mexiletin bei neuropathischen Schmerzen eingesetzt werden (Galer et al. 1996.

Die TD beträgt bis 450–600 mg p.o. (Faustregel: bis 10 mg/kg p.o.), die analgetischwirksame Maximaldosierung (10 mg/kg) ist niedriger als die therapeutisch wirksame kardiologische Dosierung bei Arrhythmien (10–15 mg/kg).

18 Literatur

Burnham R (1997) Unusual causes of stiffness in two hockey players. Clin J Sport Med 7/2:137–140

Chabal C, Jacobson L, Mariano A et al. (1992) The use of oral mexiletine for the treatment of pain after peripheral nerve injury Anesthesiology 76: 513–517

Chabal C, Russell LC, Burchiel KJ (1989) The effect of intravenous lidocaine, tocainide, and mexiletine on spontaneously active fibers originating in rat sciat neuromas. Pain 238: 333–338

Chiou-Tan FY; Tuel SM; Johnson JC et al. (1997) Effect of mexiletine on spinal cord injury dysesthetic pain. Am J Phys Med Rehabil 75/2: 84–87

Davis D (1993) Successful treatment for phantom pain. Orthopedics 16/6: 691–695

Dejgaard A, Petersen P, Kastrup J (1988) Mexiletine for treatment of chronic painful diabetic neuropathy. Lancet 29: 9–11

Galer BS, Harle J, Rowbotham MC (1996) Response to intravenous lidocaine infusion predicts subsequent response to oral mexiletine: a prospective study. J Pain Symptom Manage 12/3: 161–167

Groeben H, Foster WM, Brown RH (1996) Intravenous lidocaine and oral mexiletine block reflex bronchoconstriction in asthmatic subjects. Am J Respir Crit Care Med 154 (4 Pt 1): 885–888

Jett MF McGuirk J Waligora D Hunter JC (1997) The effects of mexiletine, desipramine and fluoxetine in rat models involving central sensitization. Pain 69/1–2: 161–169

Kamei J; Saitoh A; Kasuya Y (1995) Involvement of delta 1-opioid receptors in the antinociceptive effects of mexiletine in mice. Neurosci Lett 196/3:169–172

Nishiyama K, Sakuta M (1995) Mexiletine for painful alcoholic neuropathy. Intern Med 34(6): 577–579

Sachse G (1991) Mexiletin bei diabetischer Polyneuropathie. Münch med Wschr 133/10: 145–147

Stracke H, Meyer U, Schumacher H et al. (1994) Mexiletin in der Behandlung der schmerzhafteren diabetischen Neuropathie. Medizinische Klinik 89/3: 124–131

Stys PK, Lesiuk H (1996) Correlation between electrophysiological effects of mexiletine and ischemic protection in central nervous system white matter. Neuroscience 71/1: 27–36

Tanelian DL, Brose WG (1991) Neuropathic pain can be relieved by drugs that are use-dependent sodium channel blockers: lidocaine, carbamazepine, and mexiletine. Anesthesiology 74: 949–951

Tanelian DL, Cousins KJ (1989) Combined neurogenic and nociceptive pain in a patient with Pancoast tumor managed by epidural hydromorphone and oral carbamazepone. Pain 36: 85–88

Tanelian DL, MacIver MB (1991) Analgesic concentrations of lidocaine supress tonic A-delta und C fiber discharges produced by acute injury. Anesthesiology 74: 934–936

Wright JM, Oki JC, Graves L (1997) Mexiletine in the symptomatic treatment of diabetic peripheral neuropathy. Ann Pharmacother 31/1:29–34

Midazolam

17 Kurzprofil

Midazolam ist ein Benzodiazepin-Agonist und durch den BZ-Antagonisten Flumazenil spezifisch antagonisierbar.

Midazolam kann in niedriger Dosierung gezielt zur *therapeutischen Amnesie* eingesetzt werden (therapeutisch schlecht kontrollierte notfallmäßige Schmerzzustände, aber auch schwere Nausea-, Brech- und Würg-zustände inkl. antizipierte Nausea- und Emesis, Hrsg.).

8 Literatur
Literatur: CD-ROM

Mycophenolatmofetil INN, RS-61443

1 Handelsnamen
Cellcept (Roche)

2 Darreichungsform/galenische Formen
Kapseln zu 250 und 500 mg

3 Chemie, Geschichte, diverse Hinweise
3.1 Chemie
2-Morpholinoethyl-(E)-6-(1,3-dihydro-4-hydroxy-6-methoxy-7-methyl-3-oxosiobenzofuran-5-yl)-4-methyl-4-hexenoat

4 Rezeptpflicht und Schwangerschaftskategorie
Deutschland: Rp, Schwangerschaftskategorie: strenge Indikationsstellung Gr 6, Therapie nach Abschluss der Schwangerschaft; Stillzeit: translaktale Passage positiv beim Tier: Strenge Indikationsstellung; La 1
  Österreich: –
  Schweiz: –

5 Stoff, Indikationsgruppe, Dynamik (Rezeptorenprofil)
Antimetabolit

5.2 Dynamik
5.2.3 Antiinflammatorisch-antiphlogistische Wirkung bzw. Mechanismen der Entzündungshemmung
Mycophenolate inhibiert (bis zu 40% der maximalen Aktivität) reversibel, selektiv und nicht kompetitiv die Inosin-Monophosphat-Dehydrogenase (IMP-DH, insb. Isoform II), hemmt somit die Purinsynthese (GMP-Mangel) und wirkt antiproliferativ insbesondere auf B- und T-Lymphozyten, denen ein »salvage pathway« dieser Inhibition fehlt. Es resultiert ferner eine geringere Glykosylierung von Adhäsionsmolekülen. Unter Mycophenolatmofetiltherapie reduzieren sich die rheumatischen Serumfaktoren, IgG,IgM,IgA, sowie CD2-T-Zellen (Goldblum 1993 ; Allison u. Eugui 1993) sowie die klinischen Entzündungszeichen (Schiff u. Leishman 1998).

6 Indikationen, Dosierung, Anwendungsart
6.1 Indikationen
Mycophenolate wird im Rahmen klinischer Studien bei der rheumatoiden Arthritis eingesetzt.

6.2 Dosierung
2-mal 1 g/Tag

6.3 Anwendungsart
Nichtinvasiv (p.o.)

9 UAW (1–14)
9.1 und 9.2 ZNS, Gesichtssinne
ZNS-Symptome wie Angst, Depression, Schwindel, Schlafstörungen, Tremor in ca. 10%
Katarakt, Amblyopie
Gesichtsödem

9.3 Herz/Kreislauf
Hypertension (>30%), Hypotension, Angina pectoris, VH-Flimmern, Tachykardie, Thrombosen, Vasodilatation

9.4 Atmung, Atemorgane
Lungenödem, Pleuralerguss, Asthma bronchiale; Infektionen der Atemwege inkl. Nasennebenhöhlen) mit Husten, Dyspnoe etc.

9.5 Verdauungstrakt
Übelkeit, Erbrechen (>20%) Diarrhö (>35%), Konstipation (>15%) ; alle Formen akuter bis chronischer Schädigungen wie Gingivitis, Stomatitis, Zahnfleischhyperplasie, Magendarmblutungen, Perforationen (Kolon), Ileus ; Candidainfektionen

9.6 Leber, ableitende Gallenwege, Pankreas
Alle Formen akuter bis chronischer Schädigung wie Leberfunktionsveränderungen, Perforation Gallenblase

9.9 Niere, ableitende Harnwege
Albuminurie, Hydronephrose, Dysurie, Pollakisurie, Tubulärnekrose, Hämaturie; Infektionen der ableitenden Harnwege (>35%).

9.10 Blut und blutbildende Organe
Diverse Blutbildveränderungen (Panzytopenie, Leukopenie, Anämie, hypochrome Anämie etc.) und insbesondere Lymphopenien, die auf die antiproliferative Wirkung von MPA zurückzuführen sind.

9.11 Hautorgan, Haare, Nägel
Alopexie, kutane Hypertrophie, Schwitzen, Hirsutismus, Hautinfektionen (Pilze etc.). Herpes simplex Infektionen (20%).

9.14 Diverse Wirkungen und UAW
Schmerzzustände (Bauch-, Rücken, Thorax) bei 15–35%
  Muskelskelettsystem: Muskelkrämpfe, Arthralgie, Myalgien, Asthenie
  Gewichtszunahme
  Stoffwechselstörungen (Hyperglykämie bzw. Diabetes mellitus, Hypophosphatämie, Hypokalämie, Hypercholinesterämie; Nebenschilddrüsenschädigung)
  Erhöhte Inzidenz von Infektionen aller Art (bakt., viral, Pilze) mit Gefahr von Sepsis

12 Notfallmaßnahmen bei Überdosierung

Die Konzentration des Glucuronids kann (bei niereninsuffizienten Patienten) durch Hämodialyse reduziert werden.

13 Interaktionen

Die gleichzeitige Gabe von Mycophenolat und Ganciclovir reduzierte bei Patienten nach Nierentransplantation die Elimination von Ganciclovir. Antazida und Cholestyramin reduzieren die orale Bioverfügbarkeit von Mycophenolat.

15 Kinetik

15.2 Kinetikdiskussion

Mycophenolatmofetil ist ein inaktives Prodrug. Die Esterbindung wird nach oraler Einnahme rasch hydrolysiert, es resultiert die immunsuppressiv wirkende Säure (Mykophenolatsäure MPA, eine von Penicillium brevi-compactum biosynthetisierte Substanz) daraus:

Der Wirkstoff wird rasch und fast vollständig resorbiert(*Bioverfügbarkeit:* 94% ;

T bis Cmax (h): 1–2, ein 2. Peak erscheint ca. 12 h nach oraler Applikation wegen enterohepatischem Zyklus). Der Wirkstoff ist zu 97% an Plasmaalbumine gebunden. Die hepatische Biotransformation der MS erfolgt über die Glukuronyltransferase zu MPG-Glukuronid. Die Clearance beträgt 3,11±0,72 l/min/kg; 70% der MS wird als MPA-Glukuronid ausgeschieden. Wegen des großen enterohepatischen Kreislauf sind kinetische Daten schwierig zu bestimmen: die HWZ beträgt 16–18 h. Gleichzeitige Nahrungsaufnahme lässt die Cmax auf 77% fallen. Die AUC erniedrigt sich um 40% bei gleichzeitiger Gabe von Cholestyramine in einer tgl. Dosis von 3-mal 4 g.

17 Kurzprofil

MMF ist ein hochpotentes Immunsuppressvium. In klinischen Studien bei RA konnte allerdings bislang keine Überlegenheit zu Placebo hinsichtlich Entzündungsaktivität der RA erreicht werden. Der Einsatz bei dieser Indikation wird deshalb nicht weiter verfolgt.

18 Literatur

Allison AC, Eugui EM (1993) Immunosuppressive and other antirheumatic activities of mycophenolate mofetil. Agents Actions S44: 165–188

Goldblum R (1993) Therapy of rheumatoid arthritis with mycophenolate mofetil. Clin Exp Rheumatol 11/S8: S117–119

Schiff MH, Leishman B (1998) CellCept (Mycophenolate Mofetil – MMF), a new treatment for RA: a 12-week, double blind, randomized, placebo-controlled withdrawal trial. ACR 1998 Abstract N° 1991

Natriumaurothiomalat

(Parenterale Goldpräparate sind Natriumaurothiomalat und Aurothioglukose.)

2 Darreichungsform/galenische Formen

In der Regel Ampullen zu 0,5 ml, die 10, 20, 50 mg enthalten (entsprechend 4,6 bzw. 9,2 bzw. 23 mg = 46% Gold)

3 Chemie, Geschichte, diverse Hinweise
3.1 Chemie

MW 390,12, Anteil an metallischem Gold 46%

4 Rezeptpflicht und Schwangerschaftskategorie

Deutschland:
    Österreich:
    Schweiz: B, Schwangerschaftskategorie C, Stillzeit K

5 Stoff, Indikationsgruppe, Dynamik (Rezeptorenprofil)

Krankheitsmodifizierendes Langzeit-Antirheumatikum zur parenteralen Applikation (Basistherapeutikum)

5.2 Dynamik

Brückenbildung zwischen 2 Cysteinylresten und hierdurch modifizierte Antigenprozessierung und Antigenpräsentation. Bildung eines Au-I-/Au-III-Redoxsystems in Phagolysosomen und hierdurch Bildung von aktivierten Sauerstoffradikalen und Hemmung von lysosomalen Enzymen.

6 Indikationen, Dosierung, Anwendungsart
6.1 Indikationen

Rheumatoide Arthritis, juvenile chronische Arthritis und Arthritis psoriatica

6.2 Dosierung

Erwachsene: 2 Injektionen pro Woche

Testphase	Injektion 1–3: je 10 mg Natriumaurothiomalat Injektion 4–6: je 20 mg Natriumaurothiomalat
Aufsättigungsphase	ab Injektion 7: 1-mal 100 mg oder 2-mal 50 mg Natriumaurothiomalat/Woche bis zu 1,6 (bis max. 2,0) g Natriumaurothiomalat kumulativ bzw. bis Wirkungseintritt
Erhaltungsphase	1-mal 100 oder 2-mal 50 mg Natriumaurothiomalat/Monat

Kinder

Testphase	1. Woche 5 mg Testdosis, wenn KG <20 kg, sonst 10 mg
Aufsättigungsphase	0,7–1,0 mg Natriumaurothiomalat/kgKG/Woche
Erhaltungsphase	1,0 mg Natriumaurothiomalat/kgKG 1- bis 2-mal/Monat
Therapiedauer bzw. Abbruch bei Ineffizienz:	6–9 Monate

.3 Anwendungsart

nvasiv: i.m.

Kontraindikationen

Blutbildungsstörungen, Unverträglichkeit gegenüber Goldsalzen, Nierenfunktionsstörungen oder anderen Zeichen einer Nierenschädigung, schwere Leberschäden, Polyallergien, aktive Lungentuberkulose, Schwermetallallergie, Kollagenosen (Lupus erythematodes disseminatus, Sklerodermie, Dermatomyositis), Panarteriitis nodosa, Colitis ulcerosa, Diabetes mellitus mit Komplikationen, Schwangerschaft und Stillzeit.

Besondere Vorsicht bei Nachweis antinukleärer Antikörper (in Einzelfällen Auslösung eines Lupus-erythematodes-ähnlichen Krankheitsbildes, rheumatoider Arthritis mit Organbeteiligung und einzelnen Verlaufsformen der Psoriasis, z. B. Erythrodermie.

Komedikationen: Phenylbutazon, Metamizol, Zytostatika, photosensibilisiernde Wirkstoffe (Grund: Inzidenz UAW ↑↑)

9 UAW (1–14)

9.1 und 9.2 ZNS, Gesichtssinne

In Einzelfällen Konjunktivitis, Goldablagerungen in der Hornhaut, Corneaulcerationen, periphere Neuropathien (Sensibilitätsstörungen [inkl. Parageusie], Myoklonien, Ataxie, Neuropathien der Hirnnerven I (N. opticus), V (N. trigeminus), VI (N. abducens) und VII (N. facialis) Hirnnerven), sogenannte Gold-«Encephalopathie» mit Depressionen, Angstzuständen, Desorientierung, Sprachstörungen, Gedächtnisstörungen, Schlafstörungen und Halluzinationen.

Akute ischämisch-neurologische Schädigungen bei Patienten mit arterieller Hypertension, unter ACE-Medikation und durch Goldpräparate induzierte Hypotension bzw. Kreislaufkollaps (Hill et al. 1995).

9.3 Herz/Kreislauf

Vasomotorische Symptome wie Tachyarrhythmie, Flush, Kopfschmerzen, Schüttelfrost, Blutdruckabfall bis hin zum Schock, Kreislaufstörungen, Übelkeit und Bauchschmerzen (nitritoide Reaktion)

9.4 Atmung, Atemorgane

In Einzelfällen Bronchiolitis, Lungenfibrose mit und ohne Anzeichen einer vorherigen Alveolitis, Alveolitis mit akut einsetzender Dyspnoe und trockenem Reizhusten mit oder ohne Fieber

9.5 Verdauungstrakt

Häufig Stomatitis

9.6 Leber, ableitende Gallenwege, Pankreas

Gelegentlich pathologische Leberwerte, Cholestase, in Einzelfällen mit Anzeichen einer Pankreatitis, in Einzelfällen Enterokolitiden, Leberzellnekrosen

9.7 Niere, ableitende Harnwege

Häufig Proteinurie

9.10 Blut und blutbildende Organe

Häufig Blutbildveränderungen wie Thrombozytopenie, Granulozytopenie, Anämie, selten Panzytopenie und aplastische Anämie. In Einzelfällen hämolytische Anämie

9.11 Hautorgan, Haare, Nägel

Häufig Dermatitis, Pruritus, gelegentlich Haarausfall und Photosensibilisierung, Lichen ruber planus

9.12 Allergisch-toxische UAW

In Einzelfällen Lupus like syndrome (Vaskulitis und Polyserositis). Anaphylaxis (Tilelli u. Heinrichs 1997).

9.13 Allgemeintoxische UAW

In Einzelfällen Zeichen der Immunsuppression mit Abfall der Immunglobuline

10 Warnhinweise

Die i.m.-Applikation hat tief glutäal zu erfolgen. Die Ampullen sollen nicht erwärmt werden. Es sind Einmalspritzen/Nadeln zu gebrauchen.

Eine besonders aufmerksame Überwachung des Patienten und dessen Laborparameter ist erforderlich:

Überwachungsprogramm während der Therapie:

In den ersten 3 Monaten alle 14 Tage, danach alle 4 Wochen.

Befragung und klinische Untersuchung:	Pruritus, Stomatitis, Metallgeschmack, Blutungen, Diarrhöen
Laborbestimmungen:	Blutbild inkl. Thrombozyten und Differentialblutbild γ-GT, alkalische Phosphatase, GPT, Kreatinin, Urinstatus.

Indikationen zur Therapieunterbrechung und Kontaktaufnahme mit dem Zentrum

Dermatologie:	Exanthem, Stomatitis
Gastroenterologie:	Hepatitis, Enterokolitis
Hämatologie:	Leukopenie <3000/µl persistierende Eosinophilie >12% Granulopenie <2000/µl Thrombopenie <100 000/µl aplastische Anämie (Abgrenzung zu Entzündungs- und Blutungsanämie!)
Nephrologie:	anhaltende Proteinurie >0,3 g/l
Sonstiges:	Zylindurie, Hämaturie pulmonale Infiltrate, schwerer Infekt

11 Toxikologie

Die toxischen Effekte korrelieren kaum mit dem Goldserumspiegel. Goldsalze sind im Tierversuch teratogen, über die Mutagenität liegen keine Untersuchungen vor. Im Tierversuch zeigt Natriumaurothiomalat eine karzinogene Potenz: Nierenadenome und Sarkome am Ort der Applikation wurden beobachtet.

12 Notfallmaßnahmen bei Überdosierung, Entzugssymptomatik

Bei vasomotorischen Komplikationen ggf. Schockbehandlung. Bei Agranulozytose, Thrombozytopenie oder aplastischen Anämie symptomatische Behandlung nach den Regeln der Hämatologie (ggf. Erythrozyten- oder Thrombozytensubstitution, antibiotische Infektionsprophylaxe und Umkehrisolation bis zum Anstieg der Gesamtleukozyten über 1000/µl und der Granulozyten über 500/µl), Gabe von Wachstumsfaktoren (G-CSF, GM-CSF, Thrombopoetin) ist zu erwägen. Bei diesen Komplikationen oder Enterokolitis durch Gold ist die forcierte Elimination mit Chelatbildnern angezeigt, z. B. Dimercaprol oder N-Acetylcystein.

13 Interaktionen

D-Penicillamin: Goldelimination ↑

ACE-Hemmer: Inzidenz kardiovaskuläre Reaktionen ↑ (möglicherweise werden bei Patienten unter ACE-Hemmer orale Goldpräparate besser vertragen, Tilelli u. Heinrichs 1997)

Scan-Untersuchungen mit Thalliumisotopen: Interferenz (Allman et al. 1997)

15 Kinetik

Physikochemische Eigenschaften
Proteinbindung (% Dosis): >90
pK_a: –

Resorption und Bioverfügbarkeit
Bioverfügbarkeit (% Dosis): 95
T bis C_{max} (h): 2–6
C_{max} (µg/ml): 4–8 µg Gold/ml Plasma (ED 50 mg i.m.)

Verteilung, Elimination, Metabolismus
α-HWZ: Gold 5,3 Tage
β-HWZ: 27 Tage, Gesamtkörper-HWZ: 250 Tage
$V_{initial}$: –
V_{ss} (10% KG): –
Cl_{total} (l/h): –
AUC: –
Hepatische Biotransformation:
Renale Elimination (% Dosis, MS, Metaboliten): 70% des Goldes
Biliäre Elimination (% Dosis, MS, Metaboliten): 30% des Goldes

Effektivität
Therapeutische Serumkonzentration: 0,2–0,8 mg/dl bzw. 2,5–5 µg Gold/ml
Toxische Serumkonzentration: keine Angaben

Biomembrangängigkeit
Vorhanden. Synovialkonzentrationen erreichen Plasmakonzentration nach ca. 4 h.

15.2 Kinetikdiskussion

Die gegenüber Auranofin wasserlösliche, polymere Goldverbindung Na-Thiomalat wird nach i.m. Gabe rasch resorbiert: hohe Bioverfügbarkeit von 95% (gegenüber 20–30 des oral eingenommenen lipophilen monomeren Auranofin). Nach einer ED i.m. 50 mg werden Serumkonzentrationen von 4–8 mg/l (bzw. mg/ml) innerhalb von 2 h festgestellt, die in der Folge nach 7 Tagen auf 3 mg/l sinken. Mit repetierten Injektionen wird eine stabile Serumkonzentration innerhalb von 5–8 Wochen aufgebaut, wobei aber die entsprechenden Serumkonzentrationen von Patient zu Patient interindividuell unterschiedlich sind. Dies ist im Gegensatz zum oralen Auranofin, wo in der Regel niedrigere und stabilere Serumkonzentrationen von 0,5–0,7 mg/l bei einer tgl. Gabe von 6 mg erzielt werden.

Die Körperakkumulation von Gold unterscheidet sich zwischen den 2 Präparaten ebenfalls merklich: 5% der resorbierten, 20% des oralen, lipophilen Auranofin bleiben über 100 Tage im Körper; wogegen beim hydrophilen, injizierten Nathioaureomalat 50% über die gleiche Zeitlänge im Körper verbleibt (Untersuchungen einer radioaktiv markierten ED).

Die Elimination der beiden Präparate ist ebenfalls verschieden: mehr als 70% des resorbierten Nathioaureomalats wird renal ausgeschieden (Auranofin: 50% der resorbierten = 15% der oral gegebenen Dosis), 30% biliär bzw. via Fäzes. Thiomalat-Gold wird zu 95% an Plasmaproteine gebunden und akkumuliert in der Folge in Lymphknoten, Leber, Nieren, Milz, Knochenmark, Skelettmuskulatur und Haut. Gold reichert sich intrazellulär offenbar v. a. in den Zellorganellen der Lysosomen an. Gold wird danach je nach Aufsättigung während Monaten ausgeschieden. Wirkstoffe vom Typ Sulfhydryl (Dimercaprol, Penicillamin, N-Acetylcystein) fördern die Elimination von Gold.

Zwischen Kinetik und Dynamik können bei Goldpräparaten keine Relationen erhoben werden (Blocka et al. 1986).

17 Kurzprofil

Natriumaureothiomalat ist ein parenterales Goldpräparat.

Es war bis zur Einführung von → Methotrexat MTX das Standard-Langzeittherapeutikum. Hinsichtlich Toxizität, die recht häufig zum Therapieabbruch zwang, haben parenteral verabreichte Goldpräparate an Bedeutung verloren. Unter dieser Therapie erreichte Remissionen können u. U. sogar ohne Erhaltungstherapie über Jahre anhaltend sein.

8 Literatur

Allman KC, Petry N, Shapiro B (1997) Abnormal Tl-201 myocardial scintigraphy associated with administration of sodium aurothiomalate. Clin Nucl Med 7: 479–480

Blocka KL, Paulus HE, Furst DE (1986) Clinical pharmacokinetics of oral and injectable gold compounds. Clin Pharmacokinet 11/2:133–143

Blocka KL, Paulus HE, Furst DE (1986) Clinical pharmacokinetics of oral and injectable gold compounds. Clin Pharmacokinet 2: 133–143

Bondeson J (1997) The mechanimss of action of disease-modifying antirheumatic drugs: A review with empasis on macrophage signal transduction and the induction of proinflammatory cytokines. Gen Pharamcol. 29/2: 127–150

Empfehlungen zur Kontrolle bei parenteraler Goldtherapie der Projektgruppe Diagnose- und Therapierichtlinien der Arbeitsgemeinschaft Regionaler Kooperativer Rheumazentren in der Deutschen Gesellschaft für Rheumatologie e.V.

Fachinformation Natriumaurothiomalat - Tauredon - (Byk Gulden-Tosse)

Griem P, Gleichmann E (1996) Gold antirheumatic drug: desired and adverse effects of Au(I) and Au(III) [corrected] on the immune system. Z Rheumatol 55/5: 348-358

Hill C, Pile K, Henderson D et al. (1995) Neurological side effects in two patients receiving gold injections for rheumatoid arthritis. Br J Rheumatol 34: 989–990

Mathies H (Hrsg) (1987) Die parenterale Goldtherapie mit Aureotan und Tauredon. Litera Rheumatologica. EULAR-Verlag, Basel

Tilelli JA, Heinrichs MM (1997) Adverse reactions to parenteral gold salts. Correspondence. Lancet 349: 853

Nitroglycerin (Glyceroltrinitrat)

3 Chemie, Geschichte, diverse Hinweise

3.1 Chemie

1,2,3-Propantrioltrinitrat

$C_3H_5N_3O_9$

MG: 227,09

16 Vorklinische und klinische Studien

Die topische Applikation von 0,2% Glyceryltrinitratcrème verdünnt in Paraffin wurde bei 80 konsekutiven Patienten in einer randomisierten, DB-Placebo-kontrollierten Studie bei chronischen Analfissuren untersucht (alle Patienten hatten wochenlange Beschwerden mit fibrosierenden Fissuren). Nach einer Therapiedauer von 8 Wochen wurde eine Heilung in 68% der Patienten erzielt (vs. 8% Placebogruppe); neben einem rapiden analgetischen Effekt wurde eine Reduktion des maximalen analen Ruhedruckes von 115 cm H_2O auf 75 cm H_2O erzielt; bei der Verumgruppe verbesserte sich ebenfalls die durch Laserdoppler-Flowmeter nachweisbare anodermale Perfusionsrate (Lund u. Scholefield 1997).

17 Kurzprofil

Nitroglycerin ist ein bewährter Wirkstoff bei Angina pectoris- und Prinzmetalanginakrisen. Die wirksame Plasmakonzentration beträgt 2 ng/ml. Nitroglycerin wird in der Regel sublingual, intranasal, per inhalatio-nem, transdermal und i.v. angewendet. Über Erschlaffung glatter Muskeln induziert der Wirkstoff eine den Preload vermindernde erhöhte venöse Capacitance sowie eine koronararterielle Dilatation mit vermindertem »post charge«. Der exakte Wirkungsmechanismus von Nitroglycerin ist unbekannt: diskutiert wird u. a. die Stimulation von → NO etc.; NO ist ein hemmender Transmitter des internen Analsphinkters (Indikation: lokale Applikation bei schmerzhaften chronischen Analfissuren). Die langsame i.v.-Gabe von 1 mg Nitroglycerin wird für Schmerzanfälle mit Beteiligung der glatten Muskulatur (Steinleiden) vorgeschlagen. Wahrscheinlich ist Nitroglyzerin für diesen Indikationsbereich aufgrund der ungünstigen kinetischen (unterschiedliche, kurze Wirkungsdauer), toxischen (Met-Hb Bildung; Nitrosaminbildung) und dynamischen Eigenschaften (schnelle Toleranzbildung, Reboundphänomen) abzulehnen.

Die topische Nitroglyzerinapplikation (optimale Wirkstoffkonzentration wahrscheinlich 0,2%, also viel niedriger als bei den handelsüblichen 2%) soll bei schmerzhaften Analfissuren, die mit einem Sphinkterhypertonus einhergehen, als nichtinvasive Medikation erwogen werden (s. auch Alternative: Botulinustoxin). Lokalappliziertes Nitroglycerin soll über seinen lokalgebildeten Metaboliten NO, der gleichzeitig dem myorelaxierenden Transmitter NO des internen Analsphinkters entspräche (O'Kelly et al. 1993, 1994), den Sphinkterdruck im Sinne einer »chemischen Sphinkterotomie« (Loder et al. 1994) erniedrigen bzw. normalisieren und so den Heilungsprozess (bessere Perfusion etc.) ermöglichen. UAW sind temporäres Kopfweh, lokales Brennen und Tachyphylaxie bei repetitiven Anwendungen; schwere NW wie sonst z. B. nach chirurgischen Interventionen (Inkontinenz etc.) sind nicht beobachtet worden (Loder et al. 1994, Gorfine 1995; Lund et al. 1996; Lund u. Scholefiled 1997; Watson et al. 1996; Simons u. Beart 1996).

Transdermales Nitroglyzerin (5 mg tgl.) verstärkt und verlängert die analgetische Wirkung von rückenmarknah verabreichtem Sufentanil (s. unter Sufentanil).

18 Literatur

Literatur vor 1996: CD-ROM

Lund JN, Armitage NC, Scholefield JH (1996) Use of glyceryl trinitrate ointment in the treatment of anal fissure. Br J Surg 83: 776-777

Lund JN, Scholefield HJ (1997) A randomised, prospective, double-blind, placebo-controlled trial of glyceryl trinitrate ointment in treatment of anal fissure. Lancet 349: 11–14

Simons AJ, Beart RW jr (1996) Glyceryl trinitrate for anal fissure. Lancet 348: 491 - 492

Watson SJ, Kamm MA, Nicholls RJ et al. (1996) Topical glyceryl trinitrate in the treatment of chronic anal fissure. Br J Surg 83: 771-775

Papaverin

3 Chemie, Geschichte, diverse Hinweise
3.1 Chemie
6,7-dimethoxy-1-veratryl-isochinolin, HCl

$C_{20}H_{22}ClNO_4$

MG: 375,9

17 Kurzprofil
Das im Rohopium zu ca. 1% vorhandene Alkaloid Papaverin hat schwache spasmolytische und vasodilatatorische Eigenschaften. Früher wurde der bis zu 90% an Plasmaeiweiß gebundene, hepatisch hauptsächlich konjugierte und in der Form von phenolischen Metaboliten eliminierte Wirkstoff intraarteriell als Vasodilatans in einer Dosierung von 40–80 mg verdünnt in 20 ml Kochsalzlösung nach akzidenteller intraarterieller Injektion von intravenösen Narkosemittel gegeben. Die β-HWZ soll um 1–2 h betragen (Sjoerdsma et al. 1956). Die schnelle i.v.-Gabe löst schwerste kardiale Dysrhythmien und Herzstillstand aus. Papaverin kann bei therapeutisch mit L-Dopa kontrollierten Parkinsonpatienten klinische Exazerbationen auslösen. Papaverin ist in einzelnen Kombinationspräparaten enthalten.

18 Literatur
Literatur: siehe CD-ROM

Probenecid rINN, BAN, USAN

2 Darreichungsform/galenische Formen
In der Regel Tabletten zu 500 mg

3 Chemie, Geschichte, diverse Hinweise
3.1 Chemie
4-(Dipropylsulfamoyl)-Benzoesäure. Probenecid ist ein weiße, kristalline, praktisch wasserunlösliche Puder.

Strukturformel

Probenecid
$C_{13}H_{19}NO_4S$
MG 285,4

3.2 Geschichte
Der Wirkstoff wurde von Beyer et al. entwickelt mit dem Ziel, die tubuläre Resorption des (damalig teuren) Penicillins zu hemmen. In der 3. Welt ist die Zugabe von 1 g Probenecid zu teuren Antibiotika sowie bei den antibiotischen sog. single treatment- Regimes üblich (Habte-Gabr et al. 1987).

Probenecid hemmt den Efflux von sauren monoaminergen Metaboliten vom ZNS (Hirn, Liquor) ins Blut: Eine von probenecid-induzierte Akkumulation von Metaboliten wird als Indiz für den Turnover der jeweiligen Monoamine bzw. Neurotransmitter (Dopamin, Serotonin) gehalten (sog. Probenecidtest; Korf et al. 1972, Sjöstrom 1972; Muizelaar u. Oberink 1975; Stanley et al. 1985: Monoamin-Konzentrationsmessungen Hirnschnitte und Liquor stimmen überein; Vanderheyden et al. 1982, Emmanuelsson et al. 1987).

4 Rezeptpflicht und Schwangerschaftskategorie
Deutschland: Rp, Schwangerschaftskategorie: strenge Indikationsstellung Gruppe 5; Stillzeit: strenge Indikationsstellung La 1
   Österreich: –
   Schweiz: B, Schwangerschaftskategorie/Stillzeit C

5 Stoff, Indikationsgruppe, Dynamik (Rezeptorenprofil)
Gichtmittel vom Typ Urikosurikum

5.2 Dynamik
Probenecid hemmt natürliche aktive und passive Transportsysteme: dies betrifft insbesondere renale Transportsysteme sowie die sog. Blut-Hirn-Barriere (Emanuelsson et al. 1987, Hedaya u. Sawchuk 1989; Hakyoort et al. 1998).

Alle Purine werden zu Harnsäure abgebaut (Harnsäure ist ein Maß für den Purinumsatz) und dann fäkal (10–30%) bakteriell zu NH_3 und CO_2 gespalten sowie renal zu 70–90% ausgeschieden. Die renale Harnsäureumsetzung ist wie folgt:

	Bei Gesunden	Hyperurikämie
Harnsäureglomerulationsrate	6 mg/min	9 mg/min
1. proximaler Tubulus: Rückresorption HS (theoretisch 0)	5,8–6 mg/min	8,7–9 mg/min
2. proximaler Tubulus: Sekretion HS (theoretisch 0)	0,2–0,4 mg/min	0,1–0,3 mg/min

In niedriger subtherapeutischer Dosierung kann in Bezug auf die renale Harnsäureelimination ein paradoxer, inverser Effekt auftreten, nämlich statt Reabsorptionshemmung eine Förderung bzw. ein antiurikosurischer Effekt.

6 Indikationen, Dosierung, Anwendungsart
6.1 Indikationen
Hyperurikämie mit Serum-Harnsäure $\geq 8,5$ mg/dl, sofern nicht durch Diät beherrschbar, und Krankheiten in Folge vermehrter Harnsäure im Blut, ausgenommen Urat-Nephropathie, Urat-Nephrolithiasis und primäre Hyperurikämie mit Harnsäure-Überproduktion. Sekundäre Vermehrung der Harnsäure im Blutbild infolge Zellzerfall bei Tumorbehandlung (wird diskutiert und teilweise abgelehnt).

5.2 Dosierung

Therapieeinleitung in der 1. Woche mit 2-mal 250 mg Probenecid täglich, ab 2. Woche Dosissteigerung auf täglich 2-mal 500 mg.

Bei Kindern über 2 Jahre und über 20 kg Körpergewicht initiale Tagesdosis 25 mg/kgKG, anschließend 40 mg/kgKG.

5.3 Anwendungsart

Nichtinvasiv: p.o.

7 Keine Indikationen (ungeeignet)

Akuter Gichtanfall

8 Kontraindikationen

- Überempfindlichkeit gegenüber Probenecid
- Eingeschränkte Nierenfunktion, Nierensteindiathese
- Kinder unter 2 Jahren
- Akuter Gichtanfall
- Schwangerschaft und Stillzeit; besondere Vorsicht bei vorbestehenden Blutbildstörungen oder gastroduodenalen Ulzera in der Vorgeschichte

9 UAW (1–14)

9.1 und 9.2 ZNS, Gesichtssinne

selten Kopfschmerzen und Benommenheit

9.5 Verdauungstrakt

Übelkeit, Brechreiz, Völlegefühl

9.6 Leber, ableitende Gallenwege, Pankreas

In Einzelfällen Ikterus mit Leberzellschädigung

9.7 Niere, ableitende Harnwege

Bildung von Harnsäurekristallen und Uratsteinen im Urin, in Einzelfällen nephrotisches Syndrom (Hertz et al. 1972)

9.10 Blut und blutbildende Organe

in Einzelfällen hämolytische Anämie bei Glucose-6-Phosphat-Dehydrogenase-Mangel.

Eine Fallbeschreibung von immunhämolytischer Anämie (Sosler et al. 1985)

9.11 Hautorgan, Haare, Nägel

Hautrötung, selten allergisches Exanthem.

9.12 Allergisch-toxische UAW

kutane allergische Manifestationen (Myers et al. 1998), in Einzelfällen schwere Hautreaktionen wie Erythema exsudativum multiforme und Lyell-Syndrom, Fieber.

9.14 Diverse Wirkungen und UAW

akuter Gichtanfall bei Therapiebeginn (s. oben: Einschleichen, niedrige Dosierung + paradoxer Effekt).

10 Warnhinweise

Einschränkung der Fahrtüchtigkeit möglich.

Reichliche Flüssigkeitszufuhr. Einstellung des Urin-pH auf 6,5–6,8

11 Toxikologie

Siehe Abschn. 12: Notfallmaßnahmen. Ausführliche Mutagenitätsprüfung bislang nicht erfolgt, Langzeituntersuchungen zur Tumorinduktion liegen nicht vor. Probenecid ist unzureichend auf feto- und embryotoxische Effekte hin untersucht.

12 Notfallmaßnahmen bei Überdosierung

Ein spezielles Intoxikationsbild ist ebenso wie ein Antidot nicht bekannt.

Bei extremer Überdosierung Erbrechen, Krampfanfälle, Stupor und Koma. Im Falle der Intoxikation sind Aktivkohle, forcierte Diurese und Hämodialyse indiziert.

13 Interaktionen (→ Checkliste Interaktionen)

13.1 Pharmakodynamische Interaktionen

Diuretika: Wirksamkeit Probenecid ↓

Indometacin: renale Glukuronidierung von → Indometacin wird gehemmt (Vree et al. 1994)

Pyrazinamid: Wirksamkeit Probenecid ↓

Salizylate: Wirksamkeit Probenecid ↓

13.2 Pharmakokinetische Interaktionen

- Captopril: renale Elimination MS ↓, erhöhte Serumkonzentration (Sinhvi et al. 1982)
- Cephalosporine: renale Elimination Cephalosporine ↓ (= verstärkte Wirkung; Brown 1993)
- Cidofovir: renale Elimination Cidofovir ↓↓ (Lalezari et al. 1998
- Diflunisal: renale Elimination MS/Metaboliten/Konjugate ↓, Bindungskompetition: freie Fraktion Diflunisal ↑ (Macdonald et al. 1995)
- Digoxin: offenbar keine Interaktionen (Hedman et al. 1991)
- Ethambutol: hyperurikämischer Effekt Ethambutol neutralisiert (Narang et al. 1983)
- Furosemid: renale Na-Ausscheidung ↓, renale Harnsäureausscheidung ↓, renale Biotransformation und Exkretion von Furosemid geblockt (Hsieh et al. 1987; Pichette u. du Souih 1996)
- Leberstoffwechsel: Aktivierung bzw. Enzyminduktion (Bammel et al. 1989)
- Lorazepam: HWZ ↑ (Grund: renale Clearance ↓ inkl. Ätherglukuronidierung, Abernethy et al. 1985)
- Methotrexat: renale Elimination MTX ↓ (= verstärkte Wirkung; McLeod 1998)
- Paracetamol: renale Glukuronidierung (Ätherkonjugate) vermindert (HWZ Paracetamol ↑, renale Paracetamolelimination als Paracetamolsulfat, Abernethy et al. 1985)

– PAS: renale Elimination PAS ↓ (= verstärkte Wirkung)
– Penicillin: renale Elimination Penicillin ↓ (= verstärkte Wirkung; vgl. Geschichte!)
– Rifampicin: renale Elimination Rifampicin ↓ (= verstärkte Wirkung)
– Saure antipyretische Analgetika allgemein: renale Elimination sAA ↓ (= verstärkte Wirkung)
– Sulfonamide: renale Elimination Sulfonamide ↓ (= verstärkte Wirkung)
– Thiopental: Wirkung verlängert (Kaukinen et al. 1980)
– Valproat: Blut-Hirntransporte im Tierversuch aktiviert (klinische Relevanz nicht bekannt, Golden et al. 1993)
– Zidovudine (AZT): renale Clearance ↓ (Hedaya et al. 1990)

13.4 Physiologische Interaktionen

Anabolika: tubuläre Sekretion ↓ (= erhöhte Serumkonzentration bzw. Wirkung = Urintests negativ = Missbrauchsinstrument im Sportdoping sowie Veterinärmedizin; Gleixner 1998).

Chronischer missbräuchlicher Alkoholkonsum: urikosurischer Effekt ↓ (Therapieversagen; Wirkmechanismus unbekannt)

Obesitas: urikosurischer Effekt ↓

15 Kinetik

Physikochemische Eigenschaften
Proteinbindung (% Dosis): 83–94
pK_a: 3,4

Resorption und Bioverfügbarkeit
Bioverfügbarkeit (% Dosis): 100
T bis C_{max} (h): –
C_{max} (mg/l): –

Verteilung, Elimination, Metabolismus
α-HWZ:
β-HWZ (h): 2–6 (TD 0,5–1g), 4–12 (TG >2g)
$V_{initial}$: –
V_{ss} (l/kg): 0,15
Cl_{total} (l/h): –
AUC: –
Hepatische Biotransformation:
Renale Elimination (%Dosis, MS, Metaboliten): 77–88, unverändert 5–17
Biliäre Elimination: (MS, Metaboliten)
Metaboliten: Dealkylierungs-, Oxidationsprodukte, Esterglukuronid

Effektivität
Therapeutische Serumkonzentration: keine Angaben
Toxische Serumkonzentration:
Ratio therapeutische/toxische Serumkonzentration:

Biomembrangängigkeit
Diaplazentar: positiv
Translaktal: positiv
Blut-Hirn-Barriere: positiv
Synovialflüssigkeit: –

15.2 Kinetikdiskussion

Nach oraler Gabe wird Probenecid komplett aufgenommen. Die Proteinbindung ist nichtlinear und dosisabhängig. Die hepatische Biotransformation ist intensiv und betrifft Glukuronid-Konjugation and Oxidation der Alkylseitenketten; der aromatische Ring wird nicht oxidiert. Die HZW von 4–14 h ist dosisabhängig.

Die Elimination ist vorzüglich renal; die renale Elimination der MS ist nichtlinear und dosisabhängig sowie abhängig vom Urin pH. Sowohl der MS wie auch die Metaboliten weisen eine hohe Proteinbindung auf (v. a. Albumin) (Cunningham et al. 1981, Emanuelsson et al. 1987).

17 Kurzprofil

Probenecid ist ein altbewährtes Urikosurikum bzw. Gichtmittel bei chronischer Gicht. Probenecid hemmt kompetitiv zelluläre Transportsysteme für organische Säuren. Dies betrifft v. a. das Nierensystem sowie das ZNS.

Probenecid wird relativ gut vertragen, induziert aber multiple Interaktionen mit anderen Wirkstoffen aufgrund der Hemmung renaler Eliminationsmechanismen.

Die Komedikation von Probenecid mit potentiell toxischen Wirkstoffen oder Wirkstoffen mit kleinem therapeutischen Fenster ist deshalb besonders zu beachten.

Entsprechende Interaktionen können auch therapeutisch ausgenützt werden, nämlich um die renale Elimination von gewissen Wirkstoffen zu hemmen und so deren Plasmakonzentration zu erhöhen oder deren Nephrotoxizität erniedrigen (z. B. Antibiotika, Virustatika).

Probenecid interveniert auch mit dem Transport von Monoaminen bzw. deren sauren Metaboliten im ZNS. Der sog. Probenecidtest kann eingesetzt werden, um den Efflux saurer Metaboliten beispielsweise von Neurotransmittern (z. B. Monoamine Dopamin, Serotonin) zu hemmen und intrazerebral die Konzentration entsprechender Monoamine zu erhöhen.

Die Rolle von Probenecid als putativer Wirkstoff bzw. Hemmer zentraler organischer Anionentransporter ist Gegenstand der Forschung (Taylor et al. 1997, Urenjak et al. 1997).

18 Literatur

Abernethy DR, Greenblatt DJ, Ameer B et al. (1985) Probenecid impairment of acetaminophen and lorazepam clearance: direct inhibition of ether glucuronide formation. J Pharmacol Exp Ther 234/2: 345–349

ammel A, Mönig H, Zurborn KH et al. (1989) Probenecid beeinflusst den Lebermetabolismus. Schweiz Med Wochenschr 119/50: 1831–1834

rown GR (1993) Cephalosporin-probenecid drug interactions. Clin Pharmacokinet 4: 289–300

Cunningham RF, Israili ZH, Dayton PG (1981) Clinical pharmacokinetics of probenecid. Clin Pharmacokinet 2: 135–151

Emanuelsson BM, Beermann B, Paalzow LK (1987) Non-linear elimination and protein binding of probenecid. Eur J Clin Pharmacol 32/4: 395–401

Emanuelsson BM, Widerlöv E, Walléus H et al. (1987) Determinations of 5-hydroxyindoleacetic acid and homovanillic acid in human CSF with monitoring of probenecid levels in CSF and plasma. Psychopharmacology (Berl) 92/2: 144–149

Gleixner A (1998) Probenecid markedly reduces urinary excretion of ethinylestradiol and trimethoprim slightly reduces urinary excretion of clenbuterol. Food Addit Contam 15/4: 415-20

Golden PL, Brouwer KR, Pollack GM (1993) Assessment of valproic acid serum-cerebrospinal fluid transport by microdialysis. Pharm Res 12: 1765–1771

Habte-Gabr E, Geyid A, Serdo D et al. (1987) Single-dose treatment of uncomplicated acute gonococcal urethritis in Ethiopian men: comparison of rosoxacin, spectinomycin, penicillin, and ampicillin. Sex Transm Dis 3: 153–155

Hakvoort A, Haselbach M, Galla HJ (1998) Active transport properties of porcine choroid plexus cells in culture. Brain Res 795/1–2: 247–256

Hedaya MA, Elmquist WF, Sawchuk RJ (1990) Probenecid inhibits the metabolic and renal clearances of zidovudine (AZT) in human volunteers. Pharm Res 4: 411–417

Hedaya MA, Sawchuk RJ (1989) Effect of probenecid on the renal and nonrenal clearances of zidovudine and its distribution into cerebrospinal fluid in the rabbit. J Pharm Sci 78/9: 716–722

Hedman A, Angelin B, Arvidsson A et al. (1991) No effect of probenecid on the renal and biliary clearances of digoxin in man. Br J Clin Pharmacol 32/1: 63–67

Hertz P, Yager H, Richardson JA (1972) Probenecid-induced nephrotic syndrome. Arch Pathol 94/3: 241–243

Hsieh YY, Hsieh BS, Lien WP et al. (1987) Probenecid interferes with the natriuretic action of furosemide. J Cardiovasc Pharmacol 5: 530–534

Kaukinen S, Eerola M, Ylitalo P (1980) Prolongation of thiopentone anaesthesia by probenecid. Br J Anaesth 52/6: 603–607

Korf J, Van Praag HM, Sebens JB (1972) . Serum tryptophan decreased, brain tryptophan increased and brain serotonin synthesis unchanged after probenecid loading. Brain Res 42/1: 239–242

Lalezari JP, Holland GN, Kramer F et al. (1998) Randomized, controlled study of the safety and efficacy of intravenous cidofovir for the treatment of relapsing cytomegalovirus retinitis in patients with AIDS. J Acquir Immune Defic Syndr Hum Retrovirol 17/4: 339–344

Macdonald JI, Wallace SM, Herman RJ et al. (1995) Effect of probenecid on the formation and elimination kinetics of the sulphate and glucuronide conjugates of diflunisal. Eur J Clin Pharmacol 47/6: 519–523

McLeod HL (1998) Clinically relevant drug-drug interactions in oncology. Br J Clin Pharmacol 45/6: 539–544

Muizelaar JP, Oberink JI (1975) Probenecid: dosage, levels in plasma and cerebrospinal fluid (CSF) and influence upon CSF levels of homovanillic acid (HVA) and 5-hydroxyindoleacetic acid (5-HIAA) in the rabbit. Psychopharmacologia 43/3: 223–227

Myers KW, Katial RK, Engler RJ (1998) Probenecid hypersensitivity in AIDS: a case report. Ann Allergy Asthma Immunol 80/5: 416–418

Narang RK, Agarwal MC, Raina AK et al. (1983) Hyperuricaemia induced by ethambutol. Br J Dis Chest 77/4: 403–406

Pichette V, du Souich P (1996) Role of the kidneys in the metabolism of furosemide: its inhibition by probenecid. J Am Soc Nephrol 2: 345–349

Sinhvi SM, Duchin KL, Willard DA et al. (1982) Renal handling of captopril: effect of probenecid. Clin Pharmacol Ther 32/2: 182–189

Sjöström R (1972) Steady-state levels of probenecid and their relation to acid monoamine metabolites in human cerebrospinal fluid. Psychopharmacologia 25/1: 96–100

Sosler SD, Behzad O, Garratty G et al. (1985) Immune hemolytic anemia associated with probenecid. Am J Clin Pathol 84/3: 391–394

Stanley M, Traskman-Bendz L, Dorovini-Zis K (1985) Correlations between aminergic metabolites simultaneously obtained from human CSF and brain. Life Sci 37/14: 1279–1286

Taylor DL, Urenjak J, Zilkha E et al. (1997) Effects of probenecid on the elicitation of spreading depression in the rat striatum. Brain Res 764/1–2: 117–125

Urenjak J, Obrenovitch TP, Zilkha E (1997) Effect of probenecid on depolarizations evoked by N-methyl-D-aspartate (NMDA) in the rat striatum. Naunyn Schmiedebergs Arch Pharmacol 355/1: 36–42

Vanderheyden JE, Noel G, Mendlewicz J (1982) Apport du test au probenecid dans le diagnostic et le traitement de la maladie de Parkinson. Acta Neurol Belg 82/6: 339–352

Vree TB, van den Biggelaar-Martea M, Verwey-van Wissen CP et al. (1994) Probenecid inhibits the glucuronidation of indomethacin and O-desmethylindomethacin in humans. A pilot experiment. Pharm World Sci 16/1: 22–26

Rofecoxib, MK-0966

1 Handelsnamen

Vioxx (MSD)

2 Darreichungsform/galenische Formen

Tabletten zu 12,5 und 25 mg; Suspension 5 ml zu 12,5 und 25 mg

3 Chemie, Geschichte, diverse Hinweise

3.1 Chemie

Rofecoxib [Vioxx, MK-0966; 4-(4'-methylsulfonylphenyl)-3-phenyl-2-(5H)-furanone]:

4 Rezeptpflicht und Schwangerschaftskategorie

Deutschland: –

Österreich: –

Schweiz: Rp. B; Schwangerschaftskategorie C (Trimenon I,II) und D (Trimenon III). Stillzeit: keine Humandaten in Bezug auf translaktale Passage (Tierversuch: Ratte translaktale Passage nachgewiesen)

5 Stoff, Indikationsgruppe, Dynamik (Rezeptorenprofil)

Antipyretisches Analgetikum: Antirheumatikum vom Typ »selektiver COX-2-Inhibitor« (SCI)

5.2 Dynamik

Bei gentechnisch modifizierten Hamsterovarialzellkulturen (menschliche COX-2 u. COX-1 exprimierend; in vitro) sowie im Humanversuch (venöses Blut bei Probandinnen unter Rofecoxib- bzw. Indometacinmedikation; ex vivo) wurde nach Stimulation mittels exogenem Arachidonsäurezusatz induzierbare PGE2-Synthese gemessen:

	IC$_{50}$ für COX-1	IC$_{50}$ für COX-2 (nmol/l)
Indometacin	~18	~27
Rofecoxib	>15.000	18

Rofecoxib hemmt in klinischer Dosierung die Thromboxan-Synthese nicht.

5.2.1 Analgetische Wirkung bzw. Mechanismen der Nozizeption

Rofecoxib hat eine analgetische Wirkung (randomisierter placebo-kontrollierter DB-Humanversuch Zahnchirurgie; Ehrich et al. 1999)

5.2.2 Antipyretische Wirkung bzw. Mechanismen des Nozifensorsystems Thermoregulation

Hemmt Lipopolysaccharid-induziertes Fieber beim Primaten sowie Fieber bei viralen Erkrankungen beim Menschen (Schwartz et al. 1999).

5.2.3 Antiinflammatorisch-antiphlogistische Wirkung bzw. Mechanismen der Entzündungshemmung

Im Tierversuch (Ratte) reduziert Rofecoxib die Entzündungsreaktion nach intraplantärer Injektion von Irischmoos vergleichbar mit Indometacin. In klinische Studien ist der antiphlogistische Effekt vergleichbar demjenigen von Diclofenac und Ibuprofen (in vergleichbaren Dosierungen).

6 Indikationen, Dosierung, Anwendungsart
6.1 Indikationen

Symptomatische Behandlung von Entzündungen und Schmerzen bei Arthrosen

6.2 Dosierung

TD: 1-mal 12,5 mg p.o.
TD$_{max}$: 25 mg p.o.

7 Keine Indikationen (ungeeignet)

- Fortgeschrittene Niereninsuffizienz bzw. Kreatininclearance <30 ml/min (keine Daten)
- Bei Patienten, bei denen über PG-induzierte Nierenperfusionshemmung gefährlich ist (Niereninsuffizienz, dekompensierte Herzinsuffizien, Leberzirrhose, Hypovolämie bzw. Dehydrierung etc.): enge Indikationsstellung, strenge Kontrolle der Nierenfunktion
- Bei Patienten, bei denen die COX-2 eine relevante Heilungsfunktion hat (z.B. florierende Magen-Darm-Ulzera)

8 Kontraindikationen

- Asthma bronchiale (Grund: keine Daten)
- »AIA«-Trias (s. Buch E; Grund: keine Daten)

9 UAW (1–14)

Siehe Checkliste »Saure antipyretische Analgetika«.
Die folgende Auflistung von UAW basiert auf Fachinformation/SPC.

9.1 und 9.2 ZNS, Gesichtssinne

Asthenie, Müdigkeit, Schwindel, Tinnitus. Depression, Konjunktivitis

9.3 Herz/Kreislauf

Brustschmerzen, Angina pectoris, Palpitationen

9.4 Atmung, Atemorgane

verstopfte Nase, Husten, Asthma bronchiale, Pneumonie, Atemwegsinfektionen. Keine Daten bei Asthma bronchiale: deshalb vorderhand KI.

9.5 Verdauungstrakt

Offenbar wird Rofexocib auch bei längerer Anwendung gut toleriert (die Inzidenz von gastrointestinalen UAW wie Übelkeit, Bauchschmerzen, Diarrhö, Dyspepsie, epigastrische Beschwerden, Meteorismus Sodbrennen etc. ist niedrig bzw. gegenüber Placebo nicht relevant erhöht).

9.6 Leber, ableitende Gallenwege, Pankreas

Etwa 1%: erhöhte ALT- und AST-Werte. Bei Auftreten abnormer Leberfunktionstests (Faustregel: 3fache Erhöhung gegenüber Normalwert) soll der Wirkstoff abgesetzt werden.

9.7 Niere, ableitende Harnwege

Flüssigkeitsretention, Ödeme (v. a. bei Patienten mit eingeschränkter Nierenfunktion)

9.10 Blut und blutbildende Organe

9.11 Hautorgan, Haare, Nägel

Zellulitis, Pruritus, Hautauschläge

9.14 Diverse Wirkungen und UAW

Handschwellung, Vaginitis; Appetitsteigerung, Gewichtszunahme

11 Toxikologie

Es sind bislang keine akuten Fälle von Intoxikation bekannt. Hohe Einzeldosen bis 1000 mg sowie Mehrfachdosen bis 250 mg/14Tage wurden gut toleriert.
Detoxifikation: Rofecoxib ist nicht hämodialysierbar (keine Daten über Peritonealdialyseverfahren).

Karzinogenese, Mutagenese, Teratogenität, Fertilität

Präklinische Studien: keine genotoxische, mutagene oder karzinogene Wirkungen.

12 Notfallmaßnahmen bei Überdosierung

Keine Daten

13 Interaktionen
13.1 Physiologische Interaktionen

Alter: offenbar keine Veränderung der Kinetik bei älteren Patienten (= keine Dosisanpassung); Kinder: keine Daten

Niereninsuffizienz (Kreatininclearancebereich 30–80 ml/min): mittlere AUC um 30% ↓ (ED 25 mg p.o.), keine Humandaten für Clearance <30 ml/min.

Leberinsuffizienz (Child-Pugh-Score 5–9): mittlere AUC um 30% ↓ (ED 25 mg p.o.), keine Humandaten bei Scores >9.

Fieber: Rofecoxib hat eine antipyretische Wirkung und kann das Symptom Fieber verschleiern.

13.2 Pharmakodynamische Interaktionen

ACE-Hemmer: ACE-Wirkung

Antazida (Cimetidin, Ketoconazol): keine Interaktion

Low-dose Aspirin (80 mg TD): Offenbar keine relevante Änderung der aspirin-induzierten Thrombozytenaggregationshemmung

Warfarin: Prothrombinzeit ca. 8% verlängert

Leberenzyminduktoren (z. B. Rifampicin): Serumkonzentration Rofecoxib (ca. 50%)

Methotrexat: bei einer unüblich hohen Dosierung von Rofecoxib erhöhte sich die MTX-Serumkonzentration, bei Normaldosierung sind noch keine genügenden Daten erhältlich

---

15 Kinetik

Physikochemische Eigenschaften
Proteinbindung (% Dosis): 85 (bei Plasmakonzentration von 0,05–25 μg/ml)
pK_a: –

Resorption und Bioverfügbarkeit
Bioverfügbarkeit (% Dosis): 93
T bis C_{max} (h): 2
C_{max} (μg/ml): 0,305

Verteilung, Elimination, Metabolismus
α-HWZ: entfällt
β-HWZ (h): 17
Cmax (ng/ml):
Tmax (h): –
$V_{initial}$: entfällt
V_{ss} (l): 100
Cl_{total} (ml/min): 120 (ED 25 mg)
Plasmaclearance CL/F (ml/min): ca. 120 (ED 25 mg p.o.)
$AUC_{24 h}$: 387 μg/h/ml
Hepatische Biotransformation: vorwiegend Reduktionsweg
Renale Elimination (MS, Metaboliten; % D): MS 1,1%, 72% Metaboliten
Biliäre Elimination: (MS, Metaboliten, % D): 14%
Metaboliten: 6 Metaboliten sind identifiziert worden (cis-, trans-Dihydrorofecoxib; 5-Hydroxyglukuronidmetabolit etc.)
Aktive Metaboliten:

Effektivität
Therapeutische Serumkonzentration:
Toxische Serumkonzentration:
Ratio therapeutische/toxische Serumkonzentration:

Biomembrangängigkeit
Diaplazentar: ja bei Ratten u. Kaninchen (keine Humandaten)
Translaktal: ja Ratte (keine Humandaten)
Blut-Hirn-Barriere: ja bei Ratten
Synovialflüssigkeit: keine Daten

15.2 Kinetikdiskussion

Rofecoxib weist eine hohe Bioverfügbarkeit auf und hat in klinischer Dosierung eine annähernd lineare Kinetik: bei therapeutischer Dosierung (TD 12,5–25 mg) beträgt die Bioverfügbarkeit >90%. Nach p.o. Verabreichung einer ED 25 mg wird im Steady state die maximale Plasmakonzentration (um 0,3 mg/ml im geom. Mittel) Nach 2 h erreicht bei einer AUC24h von ca. 3,8 mg/h/ml.

Die Einnahme von Mahlzeiten hat keinen relevanten Einfluss auf die orale Bioverfügbarkeit bzw. Absorptionskinetik.

Eine Steady-state-Plasmakonzentration wird nach 4 Tagen (TD 25 mg p.o.) bzw. einer Akkumulationsrate von 1,7 (β-HWZ 17 h) erreicht.

Die hepatische Biotransformation ist intensiv; nur ca. 1,1 einer Dosis werden unverändert renal ausgeschieden.

Der hauptsächliche hepatische Abbau ist der Reduktionsweg mit Bildung von cis- und trans-Dihydro-Rofecoxib (in Form von Hydroxysauren), also unabhängig vom Oxidationsweg bzw. Cytochrom P450 (CYP) Enzymsystem.

Die Metaboliten sind wahrscheinlich in- oder nur schwach aktiv in Bezug auf COX-2 Hemmung

17 Kurzprofil

Rofecoxib gehört zu der neuen Klasse selektiver COX-2 Hemmer (s. auch Celecoxib).

Wie bei Celecoxib ist die klinische Erfahrung noch zu klein, um den klinischen Stellenwert dieser neuen Wirkstoffklasse abzuschätzen.

In einer tgl. Dosis von 25 mg ist die Inzidenz gastrointestinaler UAW sehr niedrig und mit Placebo vergleichbar (Hawkey et al. 2000): ob diese niedrige Morbiditätsrate auch bei Patienten erniedrigt ist, bei denen ein intaktes COX-2 System zur Heilungsfunktion notwendig ist (z. B. florierende Magen-Darm-Ulzera), kann aufgrund der vorliegenden Daten allerdings noch nicht abschliessend beurteilt werden.

18 Literatur

Chan CC, Boyce S, Brideau C, Charleson S et al. (1999) [Rofecoxib, Vioxx, MK-0966; 4-(4'-methylsulfonylphenyl)-3-phenyl-2-

(5H)-furanone]: a potent and orally active cyclooxygenase-2-Inhibitor. Pharmacological and biochemical profiles. J Pharmacol Exp Ther 290/2: 551–560

Hawkey C, Laine L, Simon T et al. (2000) Comparison of the effect of rofecoxib (a cyclooxygenase 2 inhibitor), ibuprofen, and placebo on the gastroduodenal mucosa of patients with osteoarthritis: a randomized, double-blind, placebo-controlled trial. The Rofecoxib Osteoarthritis Endoscopy Multinational Study Group. Arthritis Rheum 43/2: 370–377

Schwartz JI, Chan CC, Mukhopadhyay S et al. (1999) Cyclooxygenase-2 inhibition by rofecoxib reverses naturally occurring fever in humans. Clin Pharmacol Ther 65/6: 653–660

Sulfasalazin rINN, USAN, Sulphasalazine BAN

3 Chemie, Geschichte, diverse Hinweise

3.1 Chemie

5-[4-(2-Pyridylsulfoamoyl)phenylazo]salicylsäure

$C_{18}H_{14}N_4O_5S$

MG 398,4

Strukturformel

Sulfasalazin

Sulfasalazin ist eine Mesalamin- und Sulfpyridinverbindung (Azobrücke), die bei enteraler Bakterienexposition in seine Bestandteile zerfällt und dort als lokaler Entzündungshemmer wirkt.

3.2 Geschichte

Der Wirkstoff wurde am Karolinska Institut durch Biochemiker unter der Leitung von Nana Svartz entwickelt im Rahmen einer nationalen schwedischen Kampagne, ein Antirheumatikum gegen infektiöse Arthritis zu entwickeln (König Gustav V litt an Rheumatismus). Das Konzept bestand darin, 5-Aminosalizylsäure, ein bei Bindegewebserkrankungen des rheumatischen Formenkreises einsetzbarer Wirkstoff mit dem bei ulzerativer Kolitis einsetzbarem, vom Mayo-Forscher Bargen entwickelten Sulphapyridin, einem Wirkstoff gegen Diplococcen, zu kombinieren (Svartz 1942).

3.3 Diverse Hinweise

Siehe auch Kurzprofil 5-ASA in Buch E

4 Rezeptpflicht und Schwangerschaftskategorie

Deutschland: Rp, Schwangerschaft: strenge Indikationsstellung (Gr3); Stillzeit: strenge Indikationsstellung (cave Neugeborene mit Hyperbilirunämie, Glucose-6-Phosphat-Dehydrogenase-Mangel, Frühgeborene).

Österreich: –

Schweiz: A, Schwangerschaftskategorie B, Stillzeit: strenge Indikationsstellung

5 Stoff, Indikationsgruppe, Dynamik

Sulfonamid-Salizylat-Kombination: Antirheumatikum Basis- und Langzeittherapeutikum

5.2 Dynamik

5.2.3 Antiinflammatorisch-antiphlogistische Wirkung bzw. Mechanismen der Entzündungshemmung

Sulfasalazin reduziert dosisabhängig das Phänomen der Chemotaxis von stimulierten Leukozyten und hat starke Scavenger-Eigenschaften im Gegensatz zum schwach wirksamen Sulfapyridin und 5-ASA (in vitro, Wandall 1991).

Die antiinflammatorische-immunoinhibitorische Wirkung betrifft u. a. die Hemmung von proinflammatorischen LIPOX-Systemen, Immunfaktoren sowie Freisetzung von antiinflammatorischen Adenosin (Gadangi et al. 1996; Pruzanski et al. 1997; Wahl et al. 1998):

– Hemmung der Chemotaxis und Granulozytenaktivierung durch Inhibition der Phospholipase C (entweder des Enzyms selbst oder des dieses regulierenden G-Proteins). In diesem Zusammenhang kann auch die reduzierte Adenosinfreisetzung in inflammatorischem Gewebe gesehen werden.

– Inhibition der Aktivierung immunkompetenter Zellen: Hemmung der Prostaglandin- und Leukotrienbiosynthese nur in hohen Konzentrationen (20 mM), wie sie in vivo nur in der Darmmukosa erreicht werden. In niedrigeren Konzentrationen (z. B. an Zymosan-stimulierten mononukleären Zellen des Blutes) wurde eher eine induzierende Wirkung auf die Eicosanoid-Snthese gesehen.

– Modifizierte Signaltransduktion und Zytokinexpression: während es im Verlauf der klinischen Anwendung zu reduzierten IL-1 und TNF-alpha Plasmakonzentrationen kommt, ist die Inhibition der Freisetzung genannter Zytokine anhand LPS-stimulierter mononukleärer Zellen in vitro nur in einigen Experimenten nachweisbar gewesen. Andere Untersuchungen konnten diese Beobachtung bei 1–100 µmolaren Konzentrationen von Sulfapyridin und beiden Metaboliten nicht bestätigen.

– Antiproliferative Wirkung auf immunkompetente Zellen: Folsäureantagonismus.

– antimikrobielle Wirkung. Aufgrund der Verteilung der 5-ASA mit hohen Konzentrationen in der Darmmukosa wird unter anderen die These vertreten, dass der Effekt nicht nur bei chronisch entzündlichen Darmerkrankungen sondern auch bei der rheumatoiden Arthritis und Spondarthritiden von hier aus im Sinne einer nicht näher bekannten »Fernwirkung« vom Darm aus erfolgt.

– Hemmung der Freisetzung von zirkulierenden Zytokinen (IL-1, IL-6, TNF ; Danis et al. 1992)

• Indikationen, Dosierung, Anwendungsart

•.1 Indikationen

Aktive rheumatoide Arthritis des Erwachsenen, Spondylarthropathie (polyartikulär, monartikulär).

•.2 Dosierung

Dosierung: Woche 1: 500 mg, Woche 2: 1000 mg, Woche 3: 1500 mg, Woche 4: 2000 mg, ggf. Steigerung auf 3000 mg pro Tag. Siehe Warnhinweise!

Bei älteren Patienten, Nieren- oder Leberfunktionsstörung, Höchst- und Erhaltungsdosis 1,0–1,5 g/Tag.

•.3 Anwendungsart

Nichtinvasiv: p.o., rektal, Enema

8 Kontraindikationen

Prinzipiell in Bezug auf Sulfonamide und Salizylate, höhergradige Leber- und Niereninsuffizienz, Porphyrie und Erkrankungen der blutbildenden Organe. Vorsicht bei Asthma bronchiale, allergischer Diathese, leichterer Leber- oder Niereninsuffizienz oder Unverträglichkeit gegenüber Sulfonylharnstoffen. Bei Glucose-6-Phosphat-Dehydrogenase-Mangel Gefahr der hämolytischen Anämie.

Schwangerschaft und Stillzeit: strenge Risikoabwägung, aber keine absolute Kontraindikation für Sulfasalazintherapie. Sulfasalazin kann einen Folsäuremangel induzieren und verstärken, deshalb Risiko von Neuralrohrdefekten (Anencephalie, Spina bifida) erhöht. Sulfasalazin kann Bilirubin aus der Albuminbindung verdrängen, deshalb Gefahr des Kernikterus insbesondere beim Stillen frühgeborener Kinder. Eine teratogene Wirkung ist aber nicht mit letzter Sicherheit auszuschließen, deshalb besondere Risikoabwägung v. a. im ersten Trimenon der Schwangerschaft. Grundsätzlich wird die Kontrazeption bei Einnahme von Sulfasalazin empfohlen. Folsäuresubstitution bei fehlender Kontrazeption bei Frauen im gebärfähigen Alter.

9 UAW (1–14)

Prinzipiell in Bezug auf Sulfonamide, Salizylate.

9.1 und 9.2 ZNS, Gesichtssinne

Neben GI-UAW (33%) sind ZNS-UAW (19%, Farr et al. 1986) häufig: Kopfschmerzen, gelegentlich Benommenheit, Schwindel, Konzentrationsstörungen, Schlaflosigkeit, Depressionen, selten periphere Neuropathie inkl. Hirnnerven (Price 1985 ; Magnus et al. 1993), Querschnittsmyelitis, Psychosen, Geschmacks- und Geruchsveränderungen, in Einzelfällen aseptische Meningitis (Merrin u. Williams 1991), Konvulsionsneigung (Quinn et al. 1991).

Berichte über kombinierte Neuro- und Hepatotoxizität (Sentürk et al. 1997, Smith et al. 1982).

Ein Fallbericht mit Konvulsionen und kardiovaskulärem Kollaps (in der 1. Woche auftretend, Heath et al. 1996). 1 Fallbericht über Otalgie unter Kombination Mesalazine und Sulphasalazine (Wareing u. Mitchell 1996).

9.3 Herz/Kreislauf

Selten Palpitationen, Blutdrucksteigerungen, in Einzelfällen Pericarditis.

1 Fallbericht mit Herztamponade und LE-Syndrom (Deboever et al. 1989).

9.4 Atmung, Atemorgane

fibrosierende Alveolitis, eosinophile Pneumonie, Asthma bronchiale, Dyspnoe, Reizhusten (möglicherweise bei vielen Patienten unterschätzt; Fallbericht Bargon: Reizhusten nach einwöchiger Einnahme, Abklärung/Behandlung als eosinophile Pneumonie jedoch nach 2 Jahren; teilweise in Kombination [kutane Pigmentierung, Eosinophilie], Bargon et al. 1990, Boyd et al. 1990, Davies u. MacFarlane 1974, Domingo 1989, Eastwood 1974, Gabazza et al. 1992, Geborek et al. 1984, Jones u. Malone 1972, Klein et al. 1988, Kolbe et al. 1994, Leino et al. 1991, Moss u. Ind 1991, Panayiotou 1991, Peters et al. 1997, Thomas et al. 1974, Williams et al. 1982).

9.5 Verdauungstrakt

häufig Appetitmangel, Mundulzera, Brechreiz und Erbrechen, Bauchschmerzen, gelegentlich erhöhte Leberenzyme, selten Blähungen und Diarrhö, in Einzelfällen Exazerbation einer remittierenden Colitis ulcerosa. Verantwortlich: Metabolit Sulphapyridin oder Salizylat (Chakraborty et al. 1987).

Faustregel: Nausea: ED erniedrigen, D-Einnahme mit Abendessen, evtl. Antiemetika.

9.6 Leber, ableitende Gallenwege, Pankreas

Im Prinzip alle Formen akuter bis chronischer Hepatotoxizität: Leberfunktionsstörungen bis akute Hepatitis, auch im Rahmen von Multiorganbefall (Brooks et al. 1992, Crowley u. Situnayake 1992, Farr et al. 1985, Holdsworth 1983, Jennings et al. 1986, Lennard u. Farndon 1983, MacGilchrist u. Hunter 1986).

Faustregel: Leberenzyme (siehe unter 10 Warnhinweise): 2fache Erhöhung, um obere Normalwertlimite Therapie stoppen.

Pankreatitis. Möglicherweise ist die Hepatoxizität bei Patienten mit M. Crohn etc. erhöht (Laasila u. Leirisalo-Repo 1994).

Fallbeschreibungen: schwere Hepatitis, Fieber, Monocleose-ähnliche Syndrom, diffuser Hautrash, T-Zell Lymphozyotse; Brooks et al. 1992: Therapie: hohe Corticoiddosis; Gabay et al. 1993: Therapie: N-Acetylcystein).

9.7 Niere, ableitende Harnwege

In Einzelfällen akute interstitielle Nephritis, nephrotisches Syndrom (Barbour u. Williams 1990), Proteinurie,

Hämaturie, Kristallurie, Nierenversagen (Dwarakanath et al. 1992).

Fallberichte über Blasenkarzinome bei schlechten Verstoffwechslern (langsame Acetylierung; Filiadis et al. 1997, Espin Jaime et al. 1997).

9.10 Blut und blutbildende Organe
im Prinzip alle akute bis chronischen, reversiblen bis irreversiblen Schädigungen des gesamten Blut- und blutbildenden Systems im besonderen Methämoglobinämie, Leukopenie (ca. 5%, Capell et al. 1986; Farr et al. 1986 ; Marabani et al. 1989 ; offenbar bes. bei Patienten, die eine Gold-Unverträglichkeit sowie positive Antigens auf Leukozyten [HLA] aufweisen: Bliddal et al. 1989; Bliddal u. Helin 1987) ; Agranulozytose (Canvin et al. 1993; Cochrane et al. 1973; Dery u; Schwinghammer 1988; Gales u; Gales 1993; Hutchinson u. Wyld 1983; Jacobson et al. 1985; Kuipers et al. 1992; Murphy u. O'Donell 1990; Pointud et al. 1989; Roddie et al. 1995; van der Klauw 1998: Schweden (1974–1994) n=425 Fällen, davon 13 durch Sulfasalazin ausgelöst; Victorino et al. 1990): Inzidenz v. a. in den ersten 30 Tagen (schwedische Übersichtsstudie 1/2400 Patienten mit Mortalitätsrate von 6,5%; Keisu u. Ekman 1992), hämolytisch-megaloblastische-aplastische Anämie (Anttila et al. 1985, Bateson 1977, Grieco et al. 1986, Pounder et al. 1975 ; Ralston et al. 1987, Schneider u. Beeley 1977, Youssef u. Bertouch 1992).

Eine Makrozytose kann Hinweis auf einen Folatmangel oder Beginn einer hämolytischen Anämie sein.

Knochenmarksdepression bis Knochenmarksnekrose, auch in Kombination bzw. Multiorganschädigung: Leukopenie + Thrombozytopenie + Lymphadenopathie (McKenna u. Burrows 1994).

Der Metabolit Sulphapyridin wird in Gegenwart der NADPH durch Lebermikrosomen zu einem methämoglobin-induzierten Metaboliten abgebaut; Sulphapyridin ist auch hepatotoxisch (Pirmohamed et al. 1991).

Thrombozytopenie, Panzytopenie, in Einzelfällen Knochenmarkdepression, Knochenmarknekrose (Van de Pette et al. 1984), Plasmozytose, Kombinationen: tödliche Enterokolitis + Neutropenie (Chakravarty et al. 1992).

9.11 Hautorgan, Haare, Nägel
Häufig Rash mit Juckreiz, Exantheme, gelegentlich Fotosensibilität, in Einzelfällen toxische Epidermolyse, Stevens-Johnson-Syndrom, exfoliative Dermatitis. Alopezie.

Raynaud-Symptomatik (Reid et al. 1980 ; Ahmad et al. 1984).

Die aufgrund klinischer Erfahrung beruhende Annahme, dass einschleichende »desensibilisierende« Therapie (ab 1 mg steigend etc.) die Inzidenz der häufigen Hautmanifestationen reduzieren kann (Koski 1993 ; McCarthy u. Coughlan 1994), konnte in einer kontrollierten DB-Studie (n= >400) nicht erhärtet werden (McInnes et al. 1996).

9.12 Allergisch-toxische UAW
Wirkstoffinduzierte Autoimmunstörungen mit Fieber selten Mononukleose- und Serumkrankheit-ähnliche Erkrankungen, allergische Konjunktivitis, Enanthem Lupus-like-Syndrom, kutane Vaskulitis, anaphylaktischer Schock (Borg 1995; Gunnarson et al. 1997; Khattak et al. 1996; Laversuch et al. 1995; Mongey u. Hess 1994 Pears u. Morley 1989; Siam u. Hammoudeh 1993; Veale et al. 1995; Vyse u. So, Walker u. Carty 1994).

9.13 Allgemeintoxische UAW
Immunschwäche (Immunglobuline allgemein und im besonderen IgA, IgG, Ig γ ↓, Farr et al. 1991), Fieber (Hearing et al. 1995), Fieber + Lymphadenopathien (Carr-Locke u. Ali 1982: + Fieber; Smith et al. 1985: + reversible Atrophie Dickdarmvilli).

9.14 Diverse Wirkungen und UAW
Häufig allgemeines Schwächegefühl, Müdigkeit, selten Muskelschwäche und Gelenkschmerzen. in Einzelfällen Gelbfärbung von Urin, Haut, weichen Kontaktlinsen via Tränenflüssigkeit.

Häufig orange-Verfärbungen Tränenflüssigkeit und Schweiß; 1 Fallbericht über Verfärbungen von Kontaktlinsen (Riley et al. 1986).

Häufig reversible Inhibition der Spermatogenese (Toovey et al. 1981).

10 Warnhinweise
Allgemein: **Cave:** Mangel an Glukose-6-Dehydrogenase (Gefahr der hämolytischen Anämie).

Patienteninformation
Der Patient soll über die Therapie sowie über mögliche UAW, Interaktionen aufgeklärt werden (s. unten unter Toxikologie).

Der Therapiebeginn soll mit 500 mg TD anfangen, um die Verträglichkeit zu testen.

Wenn das Präparat gut vertragen wird (v. a. gastrointestinale Beschwerden), kann die Dosis sukzessive auf die entsprechende Erhaltungsdosis gesteigert werden. Vorzuziehen sind enterocoated Sulfasalazinpräparate (bessere Magenverträglichkeit).

Den Patienten aufklären über mögliche Verfärbungen von Urin und Schweiß (Kontaktlinsen!).

Bei Auftreten von Spontanhämatomen, Zahnfleischbluten, Nasenbluten, Halsweh, Mundulzera soll der Patient unverzüglich seinen Vertrauensarzt oder Center aufsuchen.

Es ist vorteilhaft, wenn der Patient bei sich zu Hause eine Kopie des Therapieverlaufs hat.

Kontrolluntersuchungen
Überwachungsprogramm während der Therapie:
In den ersten 3 Monaten alle 14 Tage, vom 4. Bis 6. Monat alle 4 Wochen, danach alle 3 Monate.

Befragung und klinische Untersuchung:	Exanthem, gastrointestinale/zentralnervöse Symptome, Fieber
Laborbestimmungen:	Blutbild inkl. Thrombozyten und Diff.-Blutbild, alkalische Phosphatase, GPT, Kreatinin, Urinstatus

Indikationen zur Therapieunterbrechung und Kontaktaufnahme mit dem Zentrum

Dermatologie:	Exanthem, Stomatitis
Gastroenterologie:	stärkere gastrointestinale Beschwerden Hepatitis Cholestase (**Cave** ein Anstieg der Cholestase-anz. Enzyme ist fast immer durch NSAR (z. B. Diclofenac) bedingt)
Hämatologie:	Leukopenie <3000/μl Granulopenie <2000/μl Thrombopenie <100 000/μl aplastische Anämie (Abgrenzung zu Entzündungs- und Blutungsanämie!)
Nephrologie:	anhaltende Proteinurie >0,3 g/l Kreatininanstieg, Hämaturie
Sonstiges:	plötzlicher Reizhusten ohne Grund, pulmonale Infiltrate, stärkere neurologische Beschwerden oder allergische Symptome, Schwangerschaft, Kinderwunsch

11 Toxikologie

Akute Toxizität: sehr gering, DL 0 bei Mäusen und Ratten 8–12 g!/kgKG.

In 6 Monate dauernden Untersuchungen zur chronischen Toxizität an Hunden (Dosis 250 und 500 mg/kgKG) leichte Schilddrüsenvergrößerung. Geringe Wirkungen auf das Hodenepithel nur in der höheren Dosis, an Ratten vergleichbare Resultate. Sulfasalazin ist im Tierversuch nicht teratogen.

Patienteninformation

Klinische Symptomatik bei Überdosierung:
- Nausea (häufig, bei schwerer Nausea Arzt konsultieren!)
- Erbrechen (häufig, bei schwerem Erbrechen Arzt konsultieren!)
- Malaise (häufig, bei schwerem Malaise Arzt konsultieren!)
- Appetitlosigkeit (häufig, bei schwerer Form Arzt konsultieren)
- Tinnitus (häufig, bei schwerer Form Arzt konsultieren)
- Kopfschmerzen (häufig)
- Gelenkschmerzen (häufig, Arzt konsultieren)
- Fieber (selten, Arzt konsultieren)
- Rash (selten, Arzt konsultieren)

Patientenananmese: Porphyrie? Sulfonamidallergie? Salizylatallergie? Leber- oder Nierenprobleme? Kontaktlinsen? Blutstörungen? Schwangerschaft (Folsäure!)? G6PD-Mangel?

11.2 Kanzerogenität, Mutagenität, Teratogenität, Embryotoxizität, Fertilität

Kanzerogenität wird diskutiert bei Langzeiteinnahme/schlechter Verstoffwechselung (vgl. Fallberichte über Blasenkarzinome).

12 Notfallmaßnahmen bei Überdosierung, Entzugssymptomatik

Zeichen der Intoxikation sind Nausea und Erbrechen.

Bei Überdosierung ist bis 2,5 h nach Einnahme eine Magenspülung, zu späterem Zeitpunkt die Gabe von Propulsiva zur Resorptionsminderung sinnvoll. Sulfasalazin und dessen Metaboliten sind dialysierbar. Bei Nebenwirkungen zunächst Therapieunterbrechung. Bei dosisabhängigen Nebenwirkungen erneuter Therapiebeginn in kleineren Dosen möglichst unter klinischer Beobachtung. Bei Methämoglobinämie Gabe von 2–4 mg/kgKG.

13 Interaktionen
13.1 Pharmakodynamische Interaktionen

Wahrscheinlich ist die Hepatotoxizität beim Patienten mit M. Crohn erhöht, ebenfalls mag Inzidenz von UAW allgemein beim rheumatischen Patienten erhöht sein (Laasial u. Leirisalo-Repo 1994; Wijnands et al. 1993).

Es fehlen Angaben über den Metaboliten 5-ASA (prinzipiell wie alle sAA: Destabilisierung von Organ-PG-Homöostase wie z. B. AIA-Asthma bronchiale etc.).

13.2 Pharmakokinetische Interaktionen

Antibiotika: bakterielle Spaltung Sulfasalazin ↓
Digoxin: Resorption Digoxin ↓
Eisenpräparate: Resorption ↓
Folsäure: Resorption Folsäure ↓ (= Folsäuremangel)
Rifampicin: Plasmakonzentration Sulfasalazin ↓

13.4 Physiologische Interaktionen

Langsame Verstoffwechsler (langsame Acetylierung): Anhaltspunkte für erhöhte Inzidenz UAW (Blasenkarzinom?)

15 Kinetik

Physikochemische Eigenschaften
Proteinbindung (% Dosis)
pK_a:

Resorption und Bioverfügbarkeit
Bioverfügbarkeit (% Dosis): Sulfasalazin: 3–12–20%. Dank magensaftresistentem Film zerfallen die Filmtabletten erst im Dünndarm. Sulfapyridin: nahezu

komplette Resorption nach Lösung der Azoverbindung (im Kolon) von der 5-Aminosalicylsäure. Resorption von 5-ASA ca. 25%.

T bis C_{max} (h): 3–6 (MS), 12 (Sulfapyridin)

C_{max} (mg/l):

Verteilung, Elimination, Metabolismus

β-HWZ Sulfasalazin(h): 5,7 (ED)–7,6 (multiple D)

β-HWZ Sulfapyridin(h): 6–13,5 (je nach Acetylierungstyp)

β-HWZ 5-ASA (h): 5–10

$V_{initial}$:

V_{ss} (10% KG):

Cl_{total} (l/h): Sulfapyridin: bei »Schnellacetylierern« 150 , bei »Langsamacetylierern« 40 ml/min.

AUC:

Hepatische Biotransformation:

Renale Elimination (%Dosis, MS, Metaboliten) Sulfasalazin nur zum geringen Teil. Das glucuronidierte Sulfapyridin wird zum größten Teil renal eliminiert. 70 - 90% der Gesamtmenge von 2g verabreichtem Sulfasalazin und durch Metabolisierung entstandenen Sulfapyridin werden binnen 3 Tagen im Urin nachgewiesen. Die resorbierte 5-Aminosalicylsäure wird rasch im Urin ausgeschieden.

Biliäre Elimination (%Dosis MS, Metaboliten): Sulfasalazin wird zum größeren Teil fäkal eliminiert, partiell durchläuft es einen enterohepatischen Kreislauf. Im Kolon wird Sulfasalazin in 5-Aminosalicylsäure (5-ASA) und Sulfapyridin durch Darmbakterien gespalten.

Sulfapyridin wird resorbiert, in der Leber partiell acetyliert, hydroxyliert und glucuronidiert. 5-ASA wird zu mindestens 50% mit dem Stuhl ausgeschieden.

Inaktive Metaboliten: Acetylierte 5-ASA-Produkte (partiell inaktiv), Metaboliten des Sulfapyridin soweit bekannt inaktiv

Aktive Metaboliten: Acetylierte 5-ASA-Produkte (partiell aktiv)

Effektivität

Therapeutische Serumkonzentration: 10–15 μM bzw. 10–50 mg/ml

Toxische Serumkonzentration: av 50 mg/ml

Ratio therapeutische/toxische Serumkonzentration:

Biomembrangängigkeit

Ja, keine quantifizierten Angaben für die einzelnen Wirkstoffkomponenten bzw. Metaboliten. Für Sulfapyridin gilt, dass ca. 40% der Serumkonzentration in der Muttermilch vorhanden sind.

15.2 Kinetikdiskussion

Die Kinetik von Sulfasalazin ist äußerst komplex und sollte eigentlich in Bezug auf die MS sowie v. a. Sulfapyridin sowie 5-ASA getrennt betrachtet werden.

Sulfasalazin

Sulfasalazin wird nur schlecht resorbiert (2–12%) und hat eine Eliminations-HWZ von 5–10 h. Der Hauptteil von Sulfasalazin wird über eine bakterielle Azo-Reduktion im Kolon in aktive Metaboliten, nämlich 5-ASA und Sulfapyridin gespalten.

Der Abbau von Sulfasalazin wird aus den genannten Gründen durch die Kolontransitzeit sowie die intestinalen Bedingungen mitbestimmt (z. B. Antibiotikatherapie, St. nach Dickdarmresektionen).

Sulfapyridin

Sulfapyridin, ein aktiver Metabolit mit toxischen Eigenschaften wird fast komplett resorbiert und über hepatische Hydroxylierung, Glukuronidierung sowie Acetylierung abgebaut. Entsprechend dem Verstoffwechseltyp ist die HWZ und orale Clearance 14 h bzw. 40 ml/min beim langsamen Verstoffwechsler, bzw. 6 h und 150 ml/min beim Normalen. Langsame Verstoffwechsler weisen eine erhöhte Konzentration von freiem Sulfapyridin auf. Die therapeutische Serumkonzentration beträgt ca. 20–50 mg/ml (toxische Limite).

5-ASA

5-ASA wird ungefähr zu 25% resorbiert, danach azetyliert und renal und biliär ausgeschieden. Die HWZ von 5-ASA ist kurz (0,5–1,5 h). Sein azetylierter Hauptmetabolit ist möglicherweise aktiv und hat eine HWZ von 5–10 h.

Ob somit bei der systemischen Gabe von Sulfasalazin eine therapeutische Steady-state-Serumkonzentration von 5-ASA erreicht wird, ist unklar; möglicherweise erreicht es als aktives Agens nur topisch relevante Konzentrationen (Das u. Rubin 1976, Klotz 1985).

16 Vorklinische und klinische Studien

1 Arbeitsgruppe untersucht die Wirkung der beiden Bestandteile 5-Aminosalizylsäure und Sulfapyridin vs. MS bei ankylosierender Spondylitis (randomisierte DP-Studie; Ergebnis statist. schwierig interpretierbar; Taggart et al. 1996).

Schwangerschaft: 1 Fallbericht kongenitaler Neutropenie (Levi et al. 1988)

Die Inzidenz von UAW betrifft mehr als die Hälfte der Patienten, wobei in 5% es sich um schwere UAW wie Neutropenie, Thrombozytopenie und Panhypogammaglobulinämie handelte (n=200; I: entzündlicher Gelenkrheumatismus; Behandlungsdauer 1 Jahr; Farr et al. 1986)

17 Kurzprofil

Der Wirkstoff wurde in den 40 Jahren als Antirheumatikum (Monotherapie) und heute vergleichbar mit Methotrexat, Goldverbindungen, Antimalariamittel etc. als Basistherapeutikum bzw. »disease-modifying antirheumatic drug DMARD« , allein oder in Kombination, ingesetzt (Keitel et al. 1993; Rains et al. 1995, O'Dell et l. 1996; Li et al. 1998).

Die Relationen des nicht unerheblichen Potentials an JAW sowie Interaktionen in Bezug auf die MS sowie den hauptsächlichen aktiven Metaboliten sind nicht genau bekannt.

Sulfasalazin wird von ungefähr 50–60% der Patienten gut vertragen. Die klinische Verbesserung der rheumatischen Beschwerden erfolgt in ca. 8–12 Wochen und ist somit vergleichbar mit anderen etablierten Langzeitantirheumatika. Außer bei der rheumatoiden Arthritis ist es auch und gerade bei den seronegativen Spondarthritiden erfolgreich eingesetzt worden: für diese Indikation ist es das Langzeitantirheumatikum mit der umfangreichsten klinischen Dokumentation.

Die Rolle von → 5-ASA als Grund für allergische aseptische Organentzündungen ist unklar.

Der Patient muss während der Therapie eng mit seinem Center in Kontakt bleiben. Eine sorgfältige Aufklärung über mögliche UAW soll den Patienten erziehen, sich besser zu beobachten und im Falle von möglichen UAW sofort seinen Hausarzt bzw. sein Center zu kontaktieren. Von Vorteil ist ebenfalls eine patientenseitige Überwachung der klinischen und labormäßigen Daten.

18 Literatur

Literatur bis 1996: siehe CD-ROM.

Empfehlungen zur Kontrolle bei Sulfasalazin-Therapie der Projektgruppe Diagnose- und Therapierichtlinien der Arbeitsgemeinschaft Regionaler Kooperativer Rheumazentren in der Deutschen Gesellschaft für Rheumatologie e.V.

Espin Jaime MT, Moran Penco IM, Garcia Agundez JA et al. (1997) Urinary bladder cancer in a girl with a slow-acetylator genotype and treated with sulphasalazine. Br J Urol 80/1: 151–152

Fachinformation Sulfasalazin – Azulfidine RA – Pharmacia-Upjohn

Gadangi P, Longaker M, Naime D et al. (1996) The anti-inflammatory mechanism of sulfasalazine is related to adenosine release at inflamed sites. J Immunol 156/5: 1937–1941

Gunnarsson I, Kanerud L, Pettersson E et al. (1997) Predisposing factors in sulphasalazine-induced systemic lupus erythematosus. Br J Rheumatol 36/10: 1089–1094

Heath KJ, Sampson MJ, Ridley SA (1996) An unusual cause for collapse in a patient with arthritis. Intensive Care Med 10: 1096–1097

Khattak FH, Morris IM, Mattingly PC (1996) Sulphasalazine-induced systemic lupus erythematosus in a patient with rheumatoid arthritis. Correspondence. Br J Rheumatol 35/1: 104

Li E, Brooks P, Conaghan PG (1998) Disease-modifying antirheumatic drugs. Curr Opin Rheumatol 3: 159–168

McInnes IB, Porter D, Murphy EA et al. (1996) Low dose desensitisation does not reduce the toxicity of sulphasalazine in rheumatoid arthritis. Ann Rheum Dis 55/5: 328–330

O'Dell JR, Haire CE, Erikson N et al. (1996) Treatment of rheumatoid arthritis with methotrexate alone, sulfasalazine and hydroxychloroquine, or a combination of all three medications. N Engl J Med 334/20: 1287–1291

Pruzanski W, Stefanski E, Vadas P et al. (1997) Inhibition of extracellular release of proinflammatory secretory phospholipase A2 (sPLA2) by sulfasalazine: a novel mechanism of antiinflammatory activity. Biochem Pharmacol 53/12: 1901–1907

Sentürk T, Aydintug AO, Düzgün N et al. (1997) Seizures and hepatotoxicity following sulphasalazine administration. Rheumatol Int 17/2: 75–77

Taggart A, Gardiner P, McEvoy F et al. (1996) Which is the active moiety of sulfasalazine in ankylosing spondylitis? A randomized, controlled study. Arthritis Rheum 39/8: 1400–1405

van der Klauw MM, Wilson JH, Stricker BH (1998) Drug-associated agranulocytosis: 20 years of reporting in The Netherlands (1974–1994). Am J Hematol 57/3: 206–211

Wahl C, Liptay S, Adler G et al. (1998) Sulfasalazine: a potent and specific inhibitor of nuclear factor kappa B. J Clin Invest 101/5: 1163–1174

Wareing M, Mitchell D (1996) Drug induced otalgia due to mesalazine and sulphasalazine J Laryngol Otol 110/5: 466–467

Systemische Polyenzymkombinationen

1 Handelsnamen

Phlogenzym (Mucos), Wobenzym (Mucos), Wobe-Mugos (Mucos)

2 Darreichungsform

In der Regel magensaftresistente Filmtabletten oder Dragées.

3 Chemie, Geschichte, diverse Hinweise

Die im Handel befindlichen Kombinationen enthalten standardisierte Polyenzymkombinationen mit Pankreatin, Trypsin, Chymotrypsin 3H$_2$O, Bromelain, Rutosid, Papain sowie diversen Hilfsstoffen. Sie unterscheiden sich v. a. in der Enzymzusammensetzung sowie in der Dosierung der einzelnen Enzymbestandteile. Das Präparat Wobenzym wurde 1967, Phlogenzym 1991 eingeführt.

Diabetiker: die in gewissen galenischen Formen enthaltenen Kohlenhydrate werden in den Packungsbeilagen in Broteinheiten angegeben.

4 Rezeptpflicht und Schwangerschaftskategorie

Deutschland: Apothekenpflichtig; Schwangerschaftskategorie: strenge Indikationsstellung A2, Stillzeit: B29

Österreich: rezeptpflichtig

Schweiz: noch nicht zugelassen

5 Stoff, Indikationsgruppe, Dynamik

Systemische Polyenzymkombination mit antiphlogistischer, immunregulierenden Eigenschaften zur oralen Einnahme: Immunomodulator (Lehmann 1996).

5.1 Antiinflammatorische Eigenschaften

Proteasen modulieren inflammatorische Mediatoren wie Bradykinin (Bromelain, Majima 1997) und via α-2-Makroglobulinproteasenkomplexe das Zytokinsystem (in vivo, in vitro; Heumann u. Vischer 1988; Borth 1992) sowie Adhäsionsmoleküle (in vitro-Modelle: van Schaik et al. 1996; tierexperimentell: Targoni et al. 1999). Der antiinflammatorische Effekt ist im Entzündungsmodell nachweisbar (Emancipator et al. 1997).

6 Indikationen, Dosierung, Anwendungsart
6.1 Indikationen
Folgende Indikationen werden aufgrund von Publikationen und klinischer Erfahrung diskutiert:
- Traumatisch bedingte Ödeme oder Entzündungen, wie sie z. B. nach Kontusionen, Distorsionen oder Luxationen, postoperativ oder nach Zahnextraktionen vorkommen.
- Entzündliche Erkrankungen des Bewegungsapparates (inkl. rheumatischer Formenkreis wie rheumatoide Arthritis)
- Antiemetische Basisadjuvansprophylaxe und Therapie (Onkologie, Algesiologie)
- Antinozizeptive Basisadjuvanstherapie akute und chronische Schmerzzustände (Onkologie, Chirurgie, Algesiologie)
- Frühstadium Herpes Zoster-Infektionen (Klaschka 1994; Kleine 1993; Billigmann 1995)
- Basisadjuvans zur Immunstimulation (Onkologie; Viruserkrankungen)
- Multiples Myelom (FDA approved 1998 als → orphan drug)

6.2 Dosierung
In der Regel 3-mal 2 Filmtabletten, unzerkaut
TD_{max} 12 Tabletten (sog. Stoßtherapie bei Verletzungen)

6.3 Anwendungsart
Nichtinvasiv: p.o., rektal

8 Kontraindikationen
- Unverträglichkeit auf Enzymhauptbestandteile oder Hilfsstoffe
- Koagulopathien
- Schwere Leberschäden
- Dialysepatienten

9 UAW
Magen-Darm-Trakt: Völlegefühl, Blähungen, Flatus, selten Nausea, veränderte Stuhlbeschaffenheit (Beschaffenheit, Farbe, Geruch), Diarrhö (Hoernecke u. Doenicke 1993).
Allergische Reaktionen (selten: Exantheme).

11 Toxikologische Daten
Eine akute DL ließ sich bei verschiedenen Tierarten (p.o.-Applikation) nicht ermitteln.
Für alle aufgelisteten Enzyme ist im Tierversuch keine akute oder chronische Toxizität feststellbar. Bei hoher experimenteller (praxisferner) Dosierung von Bromelain und Trypsin von >4 mg/kgKG kam es zu Verzögerungen der fetalen Ossifikation.

13 Interaktionen
Antibiotika: Plasmakonzentration Antibiotika erhöht sich (Evt. Plasmakonzentration Antibiotika bestimmen).

15 Kinetik
Nach Resorption im Dünndarm interagieren die Enzyme mit körpereigenen Enzymsystemen. Detaillierte kinetische Daten in Bezug auf Bioverfürbarkeit, Verteilung, Elimination etc. sind infolge Antiproteinaseninteraktionen schwer quantifizierbar. Die orale Bioverfügbarkeit ist niedrig und beträgt ca. 1%. Nach einer ED wird das Wirkungsmaximum nach 1–3 h erreicht und hält ca. 4 h an. Maximale Trypsinserumkonzentrationen von 1,3–2,1 ng/ml werden am 3. Behandlungstag erreicht (Bromelain: 3,3–5,6 ng/ml). Die dynamische Relevanz dieser Serumkonzentrationen ist nicht bekannt; eine proteolytische Aktivitätssteigerung kann allerdings nach ungefähr 4 h nachgewiesen werden. Nach p.o.-Gabe radioaktiv markierter Enzyme wurde v. a. in Leber und Nieren eine hohe Aktivität festgestellt. Die resorbierten Enzyme werden u. a. durch Zellen des mononukleär-phagozytären Systems eliminiert. Die Bioelimination erfolgt durch ubiquitäre Proteasen. Ein großer Teil der resorbierten Enzyme ist jedoch an Antiproteinasenkomplexe (α_2-Macroglobulin) gebunden und somit vor dem proteolytischen Abbau temporär geschützt. Man nimmt an, dass entsprechende Enzym-Antiproteinasenkomplexe an Zellrezeptoren gebunden sind und durch Makrophagen phagozytiert werden. Die bei Probanden gemessenen β-HWZen betrugen für Trypsin und Bromelain mehrere Stunden (Castell et al. 1997; Roots et al. 1995; Roots 1997).

16 Vorklinische und klinische Studien
In einer offenen kontrollierten randomisierten Studie wurde geprüft, ob hydrolytische systemische Enzyme bei der Therapie der strahlenbedingten Mukositis wirksam sind (n=19 + 20 Patienten, Strahlentherapie bei Mundhöhlenkarzinom; Enzymgruppe vs. keine Behandlung): die Mukositis war in der Enzymgruppe signifikant weniger ausgeprägt; in der Kontrollgruppe traten signifikant mehr Schleimhautnekrosen/Ulzerationen auf (p=0,019). Das C-reaktive Protein erreichte in der unbehandelten Kontrollgruppe höhere und längerdauernde abnorme Plasma-Konzentrationen (Vinzenz u. Stauder 1992).
In einer offenen, prospektiven Studie wurden 100 training- oder wettkampfbedingte Verletzungen, die während einer Spielsaison bei Eishockeyspielern einer Bundesligamannschaft auftraten, ausgewertet. Jeder Spieler konnte bei wiederholter Verletzung mehrfach in die Studie eingeschlossen werden. Bestehende Verletzungen, die mit lokalen oder systemischen Antiphlogistika und/oder Analgetika vorbehandelt waren, wurden nicht berücksichtigt: die Wirksamkeit und Verträglichkeit von systemischer peroraler Polyenzymtherapie

var in Bezug auf Hämatombildung, Schmerzen, Funktionseinschränkungen wirksam (Doenicke u. Hoernecke 1993).

Doenicke u. Hoernecke R verglichen die präoperative Gabe von Enzymkombinationen vs. Placebo (operative Behandlung Karpaltunnelsyndrom unter Lokoregionalanästhesie; n=80; randomisierte placebokontrollierte Doppelblindstudie), wobei die Verumgruppe signifikant weniger Analgetikaverbrauch aufwies, allerdings bei identischen Schmerzskalen (1993).

Singer und Oberleitner verglichen die Wirkung von Wobenzym in einer tgl. Dosierung von 4-mal 7 Kapseln vs. Diclofenac (2-mal 50 mg) bei 80- Osteoarthritis. Beide Therapien waren in Bezug auf Effizienz vergleichbar; die Inzidenz von UAW bei Wobenenzym betraf 14 Patienten bzw. gastrointestinale Nebenwirkungen wie Obstipation, Meteorismus und Erbrechen; allergischer Rash (n=1) und Benommenheit (n=2) (Drop-outs 6); bei Diclofenac standen ebenfalls gastrointestinale UAW im Vordergrung (n=11; Drop-outs 3).

17 Kurzprofil

Die systemische Enzymgabe stammt aus der naturheilkundlichen Erfahrungsmedizin: ihre induzierbaren Wirkmechanismen sind erst im Ansatz erforscht (s. Buch F).

Die systemische Enzymtherapie könnte theoretisch als adjuvante Basistherapie bei verschiedensten schmerzhaften, entzündlichen Vorgängen verschiedenster Genese die Entstehung von Schmerzen, aber auch Nausea und Emesis im Rahmen der Körperabwehr über Deregulation von Immunkomponenten (in vitro Downregulierung Adhäsionsmoleküle [van Schaik et al. 1996], Makrophagenaktivität, Synthese von Zytokinen etc.), Erhöhung der fibrinolytischen Aktivität, antiödematösen und antiphlogistischen Eigenschaften, Aktivitätsveränderung von Immunzellen positiv beeinflussen.

Das Haupt-Handicap der oralen Enzymtherapie besteht in der offensichtlichen Diskrepanz zwischen nicht kontrollierten klinischen Beobachtungen und kontrollierten, klinischen Studien.

Die Wirkstoffkombination ist von der FDA als → »orphan drug« für die Indikation multiples Myelom anerkannt worden.

18 Literatur

Literatur bis 1996: CD-ROM

Castell JV, Friedrich G, Kuhn C-S et al. (1997) Intestinal absorption of undegraded proteins in men: presence of bromelain in plasma after oral intake. Am J Physiol 273/36: G139–G146.
Emancipator SN, Chintalacharuvu SR, Urankar Nagy N (1997) Effects of oral enzymes in collagen II induced arthritis in mice. Int J Immunotherapy 13: 67–74
FDA 1998 appl #98-117
Lehmann PV (1996) Immunomodulation by proteolytic enzymes. Nephrol Dialys Transplant 11/6: 953–955
Majama M, Kawashima N, Hiroshi I (1997) Effects of an orally active non-peptide bradykinin B2 receptor antagonist,

FR173657, on plasma exudation in rat carrageenin-induced pleurisy. Br J Pharmacol 121: 723–730
Roots I (1997) Bioverfügbarkeit von Trypsin, Bromelain und Rutosid-Metaboliten nach oraler Gabe von Phlogenzym® bei gesunden Probanden. Randomisierte doppelblinde Crossover-Studie gemäß GCP. Study No MU-695 427. Institut für Klinische Pharmakologie der Medizinischen Fakultät, Humboldt-Universität Berlin
Singer F, Oberleitner H (1996) Ein Beitrag zur medikamentösen Therapie der aktivierten Arthrose. Zur Effektivität eines Enzymgemisches vs. Diclofenac. Wien Med Wochenschr 146/3: 55–58
Targoni OS, Tary-Lehmann MT, Lehmann PV (1999) Prevention of murine EAE by oral hydrolytic enzyme treatment. J Autoimmunity accepted/in Press May 1999
Van Schaik W, Pecher O, Waldvogel HH (1996) Immunological aspects of oral enzymes and clinical implications. 11. National Conf Res Soc Anaesthesiol Clin Pharmacol. CME & Conf Proc 30: 211–222

Tetrazykline: Minocyclin

17 Kurzprofil

Minocyclin, ein Tetrazyklin, das als Aknemittel eingesetzt wird, kann bei gewissen Fällen von rheumatischen Erkrankungen als « second line » Antirheumatikum, besonders bei gewissen RA-Fällen (Furst 1998, Tilley et al. 1995) eingesetzt werden.

Der Wirkungsmechanismus von Minocyclin ist wahrscheinlich eine Hemmung des proinflammatorischen Enzyms Kollagenase ; ein weitere Effekt soll das Immunsystem bzw. die Lymphozyten sowie IL-6 Rheumafaktoren IgM, IgA-RF, IgA betreffen (Kloppenburg et al. 1996, Toussirot et al. 1997).

Der Wirkstoff wurd auch bei reaktiver Arthrits sowie dem Reiter-Syndrom eingesetzt. Der Wirkeintritt soll nach ca. 4 Monaten feststellbar sein. Minocyclin ist in der Schwangerschaft und Stillzeit kontraindiziert. Weitere Kontraindikationen betreffen Tetrazyklinallergie sowie Leber- und Nierenschäden.

Bei Frauen unter Antikonzeptiva können Durchblutungen auftreten. Mit Warfarin besteht eine interaktionelle Erhöhung der Blutungsgefahr. Wegen Photosensibilität muss sich der Patient vor Sonnenbestrahlung schützen. Vaginale und orale Hefepilzinfektionen können auftreten. Patienten mit Asthma, Heufieber etc. müssen besonders überwacht werden. Die Einnahme von Antazida reduziert die intestinale Resorption von Minocyclin.

Es gibt Fallberichte, wo Patienten nach Langzeiteinnahme für Akne ein Syndrom mit perinuklären antizytoplasmatischen Antikörpern, antimyeloperoxidase AK, Arthritis, Vaskulitis und Fieber entwickelten (Elkayam et al. 1996); Fallberichte über fulminantes Leberversagen (Pohle et al. 2000) sowie fulminante allergische Reaktionen liegen vor (da Paz et al. 1999).

Es liegen zu wenig kontrollierte Daten und Fakten vor, um die Langzeitgabe von Minocyclin im klinischen Kontext rheumatischer Erkrankungen zu beurteilen (Alarcon u. Bartolucci 2000).

18 Literatur

Alarcon GS; Bartolucci AA (2000) Radiographic assessment of disease progression in rheumatoid arthritis patients treated with methotrexate or minocycline. J Rheumatol 2000 27/2: 530–534

de Paz S, Perez A, Gomez M et al. (1999) Severe hypersensitivity reaction to minocycline. J Investig Allergol Clin Immunol 9/6: 403–404

Elkayam O, Yaron M, Caspi D (1996) Minocyclin induced arthritis associated with fever, livedo reticularis, and pANCA. Ann Rheum Dis 55/10: 769–771

Furst DE (1998) Update on clinical trials in the rheumatic diseases. Curr Opin Rheumatol 10/2: 123–128

Kloppenburg M, Dijkmans BA, Verweij CL et al. (1996) Inflammatory and immunological parameters of disease activity in rheumatoid arthritis patients treated with minocycline. Immunopharmacology 31/2–3: 163–169

O'Dell JR, Paulsen G, Haire CE et al. (1999) Treatment of early seropositive rheumatoid arthritis with minocycline: four-year follow up of a double-blind placebo-controlled trial. Arthritis Rheum 42/8: 1691–1695

O'Dell JR, Haire CE, Palmer W et al. (1997) Treatment of early rheumatoid arthritis with minocycline or placebo: results of a randomized, double-blind, placebo-controlled trial. Arthritis Rheum 40/5: 842–848

Pohle T, Menzel J, Domschke W (2000) Minocyclin and fulminant hepatic failure necessitating liver transplantation. Correspondence. Am J Gastroenterol 95/2: 560–561

Tilley BC, AlarcJ, Domschke W (2000) Minocyclin and fulminant hepatic failure necessitating liver transplantation. Correspondence. Am J Gastroenterol 95/2: 560–561

Toussirot E, Despaux J, Wendling D (1997) Do minocycline and other tetracyclines have a place in rheumatology? Rev Rhum Engl Ed 64/7–9: 474–480

TNF-Rezeptor (p75)-IgG1-Fusionsprotein (TNFR:Fc), Etanercept

1 Handelsnamen
Enbrel (Immunex)

3 Chemie, Geschichte, diverse Hinweise
3.1 Chemie
Molekularbiologische/gentechnische Herstellung eines Fusionsproteins aus 2 humanen TNF-Rezeptorteilen des p75-Typs (Aminosäuresequenz 1–235: extrazellulärer Rezeptoranteil) mit einem 232 Aminosäuren langen humanen Fc-Teil des IgG1 in transfizierten CHO-Zellen: humanes Fusionsprotein mit einem Molekulargewicht (MG) von ca. 100.000.

5 Stoff, Indikationsgruppe, Dynamik (Rezeptorenprofil)
Etanercept ist ein rekombinantes Protein, bestehend aus 2 trunkierten p75-Rezeptoren und einem humanen IGG1-Fusionsmolekül. Das Fusionsprotein definiert eine effektive sterische Anordnung der Rezeptoren und erhöht so die Afffinität zum TNF-Liganden.

5.2 Dynamik
Enbrel hemmt die inflammatorische Wirkung von TNF-Liganden durch Bindung an das lösliche Fusionsprotein.

5.2.3 Antiinflammatorisch-antiphlogistische Wirkung bzw. Mechanismen der Entzündungshemmung
TNF-α wird von T-Lymphozyten und Zellen des Monozyten-Makrophagen-Systems gebildet. Es wird neben IL-1β intensiv in der Synovialis und dem Pannusgewebe bei rheumatoider Arthritis exprimiert

Beim Menschen sind 2 TNF-Rezeptoren bekannt, deren pathophysiologische Rolle bisher aber nur partiell verstanden ist: der p55-Rezeptor und der p75-Rezeptor.

Beide Rezeptortypen können beide bekannten TNF-Moleküle binden: TNF-α (früher Kachexin genannt) und TNF-β (früher auch Lymphotoxin genannt). Lösliche Rezeptoren inhibieren die Wirkung des TNF durch kompetitive, reversible Bindung des TNF mit Senkung des freien TNF.

Die Steigerung für das Dimer im Vergleich zum Rezeptormonomer: ca. 50fach ($K_i = 1$-mal 10^{10} M^{-1}) = gleiche Affinität zum Liganden wie der native High-affinity-TNF-Rezeptor.

6 Indikationen, Dosierung, Anwendungsart
6.1 Indikationen
Schwere rheumatoide Arthritis; bei Fällen von therapierefraktärer RA hat sich der Wirkstoff bewährt (Franklin 1999), inklusive bei Kindern mit juveniler MTX-refraktärer RA (Lovell et al. 2000).

6.2 Dosierung
Einzelgaben (s.c.) in Studien 2-mal 0,25 bzw. 2 bzw. 16 mg/m² Körperoberfläche pro Woche
Gabe in Kombination mit MTX 2-mal 25 mg s.c. wöchentlich

6.3 Anwendungsart
i.v. oder s.c.

9 UAW (1–14)
In einer Studie an Sepsispatienten (Dosis 6–60 mg/m²) traten im Vergleich zur Placebogruppe häufiger Herzstillstand und Bradykardien auf; in einer RA-Studie wurden im Vergleich zur Placebogruppe gehäuft banale Infekte der oberen Atemwege beobachtet. Im Tierversuch leichte Steigerung der Granulopoese.
Rötung, Reizung der Injektionsstelle (Weinblatt et al. 1999).

15 Kinetik
Bei gesunden Probanden (n=26) im Alter von 19–50 Jahren ergab die s.c.-Gabe von Etanercept während einer Überwachungsdauer von 21 Tagen eine langsame Resorptionszeit (C_{max} bei 50 h), eine mittlere Serumkonzentration von ca. 1,5 mg/l; eine AUC von ca. 235 mg/h/l bei einer (interindividuell äußerst

unterschiedlichen) Clearance von ca. 132 ml/h. Das berechnete Verteilungsvolumen ergab ca. 12 l. Die HWZ betrugt ca. 70 h. Wegen dieser trägen Kinetik ist eine 2-malige Gabe pro Woche von 25 mg angebracht: dies soll in einer mittleren therapeutischen Serumkonzentration von ca. 3 mg/l resultieren (Korth-Bradley et al. 2000).

16 Vorklinische und klinische Studien

In-Phase-II-Studie bei rheumatoider Arthritis, mit dosisabhängig zunehmend signifikanter Reduktion der schmerzhaften und geschwollenen Gelenke, wobei eine Dosierung von 16 mg/m² (2-mal wöchentlich, s.c.) nach 3 Monaten gegenüber Placebo eine Verbesserung von 20% vs. 14% erbrachte; UAW waren lokale Reizung am Injektionsort sowie gereizte obere Luftwege; im Serum konnten keine AK ermittelt werden (Murray u. Dahl 1997, Moreland et al. 1997, Moreland 1998).

Eine 24-Wochen-DB-Studie bei 89 Patienten mit RA (n=30, MTX 18 mg wöchentlich + Placebo; n=59, MTX + Etanercept 2-mal 25 mg s.c. wöchentlich) ergab eine gute Verträglichkeit, mit Ausnahme einer erhöhten lokalen Gewebereizung am Injektionsort, vergleichbare UAW (in beiden Gruppen wurde eine vorbestehende Prednisongabe von maximal 10 mg tgl. sowie nicht weiter spezifizierte NSAIDS-Gabe, mit Ausnahme von Sulfasalazin und Hydroxychloroquin, weitergeführt), wobei die Kombinationsgruppe eine signifikante Verbesserung der klinischen Parameter aufwies; bei einem Patienten wurden nichtneutralisierende AK auf den Wirkstoff nachgewiesen (Weinblatt et al. 1999).

17 Wirkstoffprofil

Phase-I- und Phase-II-Studien bei rheumatoider Arthritis weisen auf eine signifikante, dosisabhängige Effizienz des s.c. applizierten Wirkstoffes bei guter Verträglichkeit hin, und dies auch bei bislang therapierefraktären Fällen.

Etanercept ist in den USA zur Behandlung der RA zugelassen. Es stellt nach gegenwärtigem Kenntnisstand eine Bereicherung der therapeutischen Möglichkeiten dar, insbesondere bei den unter einer konventionellen Therapie refraktären Krankheitsverläufen.

18 Literatur

Baumgartner S, Moreland LW, Schiff MH et al. (1996) Double-blind, placebo-controlled trial of tumor necrosis factor receptor (p80) fusion protein (TNFR:Fc) in active rheumatoid arthritis (abstr.). Arthritis Rheum 39 (S): S74

Franklin CM (1999) Clinical experience with soluble TNF p75 receptor in rheumatoid arthritis. Semin Arthritis Rheum 29/3: 172–181

Korth-Bradley JM, Rubin AS, Hanna RK et al. (2000) The pharmacokinetics of etanercept in healthy volunteers. Ann Pharmacother 34/2: 161–164

Lovell DJ, Giannini EH, Reiff A et al. (2000) Etanercept in children with polyarticular juvenile rheumatoid arthritis. N Engl J Med 342/11: 763–769

Lipsky P, St. Clair W, Kavanaugh A et al. (1998) Long-term control of signs and symptoms of rheumatoid arthritis with chimeric monoclonal anti-TNFa antibody (Infliximab) in patients with active disease on methothrexate. ACR Abstract N° 1988

Moreland LW (1998) A novel tumor necrosis factor antagonist improves the inflammatory symptoms of active and refractory rheumatoid arthritis. Clin Exp Rheumatol 16(4): 394

Moreland LW, Baumgartner SW, Schiff MH et al. (1997) Treatment of rheumatoid arthritis with a recombinant human tumor necrosis factor receptor (p75)-Fc fusion protein N Engl J Med 337/3: 141–147

Moreland LW, Margolies G, Heck LW et al. (1996) Recombinant Soluble Tumor Necrosis Factor Receptor (p80) Fusion Protein: Toxicity an Dose Finding Trial in Refractory Rheumatoid Arthritis J Rheum 23: 1849–1855

Murray KM, Dahl SL (1997) Recombinant human tumor necrosis factor receptor (p75) Fc fusion protein (TNFR:Fc) in rheumatoid arthritis. Ann Pharmacother 11: 1335–1338

Smith CA, Davis T, Anderson D et al. (1990) A receptor for tumor necrosis factor defines an unusual family of cellular and viral proteins. Science 248: 1019–1023

Weinblatt ME, Kremer JM, Bankhurst AD et al. (1999) A trial of etanercept, a recombinant tumor necrosis factor receptor: fc fusion protein, in patients with rheumatoid arthritis receiving methotrexate. N Engl J Med 340/4: 253–259

Trocade, Ro 32-3555

2 Darreichungsform/galenische Formen

Orale Applikation

3 Chemie, Geschichte, diverse Hinweise

3.1 Chemie

3(R)-(Cyclopentylmethyl)-2(R)-[(3,4,4,-trimethyl-2,5-dioxo-1-imidazolidinyl)methyl-4-oxo-4-piperidinobutyrohydroxaminsäure

5 Stoff, Indikationsgruppe, Dynamik (Rezeptorenprofil)

5.2 Dynamik

Kompetitiver Inihibitor der humanen und (bovinen) Kollagenasen I, II, und III (Matrixmetalloproteinasen MMP-1, 8 und 13), die von Synovialiszellen und Chondrozyten produziert werden. Sie sind als Proteasen mit spezifischen Schnittstellen in der Lage, in Tripelhelixform vorliegendes intaktes Typ-II-Kollagen zu spalten und somit die Bindegewebsmatrix des Knorpels zu destruieren

6 Indikationen, Dosierung, Anwendungsart

6.1 Indikationen

In klinischer Prüfung (Phase III) bei RA als additive Therapie zur Standard-krankheitsmodifizierenden Langzeittherapie (v. a. → MTX).

6.2 Dosierung

In klinischen Studien wurden Dosierungen zwischen 10 und 150 mg/Tag p.o. eingesetzt

6.3 Anwendungsart

p.o.

9 UAW (1–14) (→ Checkliste UAW)

9.1 und 9.2 ZNS, Gesichtssinne

Kopfschmerzen

9.4 Atmung, Atemorgane

Infektionen des oberen Respirationstrakts

9.5 Verdauungstrakt

Dyspepsie

11 Toxikologie

Akute Toxizität: bei Ratten über 2000 mg/kg/Tag; chronische Toxizität: ab 500 mg/kg Tierversuch (periphere Neurotoxizität)

11.2 Kanzerogenität, Mutagenität, Teratogenität, Embryotoxizität, Fertilität

Bei Wistar-Ratten dosisabhängige Embryotoxizität (Grenzwert ca. 90 mg/kg/Tag); Mutagenität: keine Hinweise; Fertilität: im Tierversuch in hohen Dosen leicht reduziert beim weiblichen Geschlecht (Hemmung der Nidation?).

15 Kinetik

Physikochemische Eigenschaften

Proteinbindung (% Dosis): 90 (30 an Albumin, stärkere Affinität zu saurem α-1-Glykoprotein

Resorption und Bioverfügbarkeit

Bioverfügbarkeit (% Dosis): 43

T bis C_{max} (h): 0,4–1,4

C_{max} (ng/ml): dosisabhängig 286±94 bis 3484±1228

Verteilung, Elimination, Metabolismus

β-HWZ (h): 21–33

V_{ss} (l/kg): 1,8–1,9 (Tier)

AUC (mg/l/h) 1,13–13,31 (dosisabhängig)

Cl_{total} (ml/min): 70 ± 18

15.2 Kinetikdiskussion

Die Elimination erfolgt in Abhängigkeit vom Tiermodell: Cytochrom-p450-abhängige Hydroxylierung Demethylierung und/oder Glukuronidierung und biliäre Sekretion.

18 Literatur

Brewster M, Lewis EJ, Wilson KL et al. (1998) Ro- 32-3555, an orally active collagenase selective inhibitor, prevents structural damage in the STR/ORT mouse model of osteoarthritis. Arthritis Rheum 41/9: 1639–1644

Lewis EJ, Bishop J, Bottomley KM et al. (1997) Ro 32-3555, an orally active collagenase inhibitor, prevents cartilage breakdown in vitro and in vivo. Br J Pharmacol 121/3: 540–546

Research Reports Fa. Hoffmann-LaRoche

Wood ND, Aitken M, Durston S et al. (1998) Cartilage protective agent (CPA) Ro 32-3555, a new matrix metalloproteinase inhibitor for the treatment of rheumatoid arthritis. Agents Actions S49: 49–55

Wood ND, Aitken M, Harris S et al. (1996) The tolarability and pharmacokinetics of the cartilage protective agent (Ro 32-3555) in healthy male volunteers. Br J Clin Pharmacol 42/5: 676–677

Buch H: Das Symptom Schmerz

Mitarbeiter:

Alain Borgeat, Ulrich Hankemeier, Roland Keller,
Norbert Kohnen, Herman Hans Waldvogel

Teil 1:
Allgemeine Bedeutung des Phänomens Schmerz

Schmerz und Kulturen

Schmerzempfinden und Schmerzwahrnehmung

Schmerzen werden in verschiedenen Kulturen unterschiedlich wahrgenommen und gedeutet. Die Schmerzempfindungsschwelle ist bei allen Völkern gleich. Sternbach u. Tursky (1965; s. auch Buch A) führten Empfindungsschwellenmessungen bei Frauen verschiedener ethnischer Gruppen (Italienerinnen, Jüdinnen, Irinnen und Frauen alteingesessener amerikanischer Familien) durch, ohne signifikante Unterschiede zwischen den Gruppen festzustellen. Melzack (1978) deutet dies als Hinweis, dass der sensorische Leistungsapparat bei allen Menschen ähnlich funktioniere. Die Toleranzwerte gegenüber Schmerzen sind dagegen unterschiedlich. Nach Sternbach et al. (1974) zeigten Italienerinnen die niedrigsten Schmerztoleranzwerte. Italienische und jüdische Frauen demonstrierten deutliche Schmerzreaktionen, während amerikanische und irische Frauen durch wesentlich höhere Schmerztoleranz auffielen.

Schmerzerleben

Ethnische Unterschiede der Schmerzäußerung und Schmerzverhaltensreaktion sind abhängig von der Wertigkeit und Deutung des Schmerzes in einer Kultur sowie vom Schmerzbegriff. Schmerzen werden entweder als sinnlose Unvollkommenheit der Natur erkannt, die ertragen werden müssen, oder ihnen wird ein bestimmter Sinn zuerkannt und eine bestimmte Funktionen zugesprochen. Erst im 17 Jahrhundert wird endgültig die Trennung der Einheit des Schmerzerlebens in einen somatischen und einen emotionalen Schmerzbegriff vollzogen. Je nach der Sinngebung und dem Differenziertheitsgrad des Schmerzbegriffs werden zu verschiedenen Zeiten und in verschiedenen Kulturen unterschiedliche Schmerzbewältigungsstrategien angewandt.

Ethnokulturelle Unterschiede des Schmerzerlebens und der Schmerzäußerung wurden in der klassischen Studie von Zborowski (1952) durch Beobachtungen und Interviews an irischen, jüdischen, italienischen und alteingesessenen amerikanischen (Protestanten britischer Abstammung) Schmerzpatienten untersucht. Die Patienten litten an Rückenbeschwerden und Erkrankungen wie Diskushernien und Wurzelreizsyndromen. Die Familienangehörigen wurden in die Studie einbezogen und hinsichtlich ihrer Haltung gegenüber Schmerz und Schmerzäußerungen der Patienten befragt. Jüdische und italienische Patienten zeigten besonders emotionale Schmerzreaktionen. Beide Gruppen haben eine niedrige Schmerztoleranz. Jüdische Patienten waren kritisch bis ablehnend eingestellt gegenüber der vom Arzt gegebenen Erklärung der Schmerzursache und seiner vorgeschlagenen Schmerztherapie. Die Italiener drängten auf sofortige Hilfe, die sie dann auch schnell zufriedenstellte. Amerikaner zeichneten sich durch zurückhaltende und nüchterne Einschätzung der Schmerzen aus und ertrugen die Schmerzen, wenn nötig auch länger, ohne entsprechende Schmerzäußerungen. Irische Versuchspersonen zeigten sich ebenfalls zurückhaltend im Schmerzausdruck, zogen sich von Familie und Freunden zurück, unter anderem um ihren Schmerz unbeobachtet zu erleiden.

Untersuchungen zur Schmerzwahrnehmung und zum Schmerzerleben bei den Cabuntoguee wiesen nach, dass bei diesen Schmerzfaktoren sehr viel stärker betont werden als in unserer abendländischen Gesellschaft (Kohnen 1990). Neuere Untersuchungen zum Schmerzbegriff in der BRD zeigen aber, dass auch bei Deutschen die psychischen Faktoren einen größeren Raum einnehmen als es Ärzte bisher annehmen. Nun wäre es unangebracht, der Majorität ein bezogen auf den Schmerzbegriff der Ärzte erweitertes Schmerzerleben zuzusprechen, vielmehr ist es so, dass die naturwissenschaftlich ausgebildeten Mediziner einen rein auf den somatischen Aspekt reduzierten Schmerzbegriff haben. Ein Grund hierfür ist, dass der Schmerzbegriff im Sprachgebrauch der Ärzte operationalisiert wurde und Schmerzen im ärztlichen Gespräch in einer bestimmten Funktion und zu einem bestimmten Zweck eingesetzt werden. Schmerz ist für sie dasjenige Zeichen, durch das Ärzte in ihrem organpathologischen Krankheitsverständnis den Ort der Gesundheitsstörung zu lokalisieren versuchen.

Der moderne Schmerzbegriff

Schmerzen wurden jahrtausendelang als Ausbleiben des Wohlbefindens empfunden und in ihren ersten Bestimmungen als Grundübel der Natur und als das Leiden der Seele an der Schadhaftigkeit der Welt gedacht. So wie nach Aristoteles Krankheit Ausbleiben und Mangel der Gesundheit ist (Kohnen 1978), so wird Schmerz als defizienter Modus (»steresis«, Mangel) ganz unmittelbar in die gedankliche Ordnung aufgenommen als ein Zeichen für diesen allgemeinen Mangel der Natur, der sich in Krankheit, Leid und Tod äußert. Ob dieser Mangel nun verstanden wird als Disharmonie unter den Elementen und Qualitäten des Kosmos, wie bei den hippokratischen Ärzten, oder als notwendig defizienter Modus alles Daseienden in seiner Vielfalt, wie bei den Neuplatonikern und Gnostikern, oder wie bei den Christen als Folge des Sündenfalles, immer liegt die Auffassung zugrunde, dass die Natur der Dinge wesenhaft verdorben und dass dies

letztlich die Ursache des Schmerzes ist. In dieser
ursprünglichen kognitiven Ordnung gibt es weder den
isolierbaren Körperschmerz noch den reinen Seelen-
schmerz.

Der historische Prozess, in dem eine Umbewertung
und eine neue Einstellung zur Deutung des Schmerzes
gewonnen wird, vollzieht sich im 17. Jahrhundert und
lässt sich nach Toellner (1971) in 3 Stadien beschreiben:

1. Im Denken René Descartes' (1596–1650) wird erstmals eine Trennung der Einheit aus Körper und
   Seele vollzogen und der Schmerz mit allen anderen
   Affekten der Seele schließlich ohne Einschränkung
   nicht mehr als Übel angesehen, sondern gut genannt.

> Mit dem Satz »Wir sehen, dass sie alle [die Affekte]
> ihrer Natur nach gut sind«, schließt Descartes seine
> Argumentation in den *Passions de l'âme*.
> (DESCARTES 1692, p. 91)

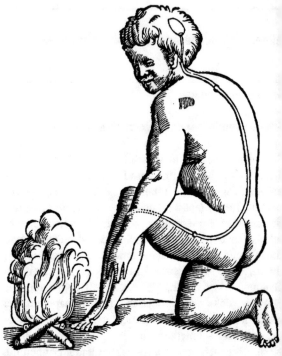

Abb. H-1. Holzschnitt aus *L'homme* von René Descartes (Paris
1677): Vermittlung einer Sinnesfunktion von der Zehe mittels
eines Nervs zur Zwirbeldrüse (Ciba Z. 5/1937: 1833).
Descartes beschreibt den funktionellen Zusammenhang einer
Sinnesempfindung, die an dem einen Ort, und der Sinneswahrnehmungen, die an einem anderen Orte stattfindet. Damit unterscheidet er topographisch die sensitive Empfindung von einer
sensorischen Wahrnehmung

Descartes trennt den Leib von der Seele und versteht
den entseelten Körper als technischen Apparat, als
kunstvoll aufgebaute Maschine. Er stellt eine neue
kognitive Sicht, eine neue systematische Wahrneh-
mungsordnung auf, infolge derer der Schmerzvorgang zu einem rein körperlichen Empfinden wird
und die Schmerzreaktion zu einem Reflex. Der Körperschmerz löst Schutz- und Abwehrreaktionen aus,
die allesamt auf Nervenbahnen ihren Weg über die
Epiphyse nehmen. Erst in der Epiphyse als dem Sitz
der Seele entsteht das Schmerzerlebnis, aus dem die
Seele lernt, das Schädliche zu vermeiden. Diese teleologische Sicht, nach der in der Natur nichts umsonst
ist, bewertet selbst diesen unangenehmen Schmerz
noch als gut, weil er zweckvoll, weil er nützlich ist
(vgl. Abb. H-1).

2. Die sich aus dem kartesianischen Dualismus erge-
   benden Probleme hat Leibniz für seine Zeit weiter
   gelöst und dabei dem kartesianischen Gedanken
   zum Siege verholfen, dass der körperliche Schmerz
   kein Übel, kein Fehler und Mangel der Natur sei,
   sondern die höchst zweckvolle, notwendige Einrichtung einer überlegenen Weisheit zum Schutze und
   zur Erhaltung des Lebens. In der *Theodizee* trennt
   Leibniz das physische Übel vom moralischen Übel ab
   und zeigt, dass der physische Schmerz nicht Ausdruck eines Schadens der unvollkommenen Natur,
   sondern notwendiges Mittel eines guten Zweckes ist.
   Der Schmerz ist Zeichen einer vollkommenen Natur-
   ordnung.

3. In der Folgezeit wird der Nachweis geführt, dass die
   Natur wunderbar, sinn- und zweckvoll eingerichtet
   ist, dass alles in ihr seinen Platz hat, dass in ihr das
   Kleinste auf das Größte sinnvoll bezogen erscheint,

nichts überflüssig ist und nichts fehlt, und auch
Schmerz und Tod eine gute, weil notwendige Funktion im Ganzen haben. Die Natur präsentierte sich den
Denkern dieses Jahrhunderts als eine von ewigen,
notwendigen und unverbrüchlichen Gesetzen
beherrschte Ordnung. Die kognitiven Ordnung der
Naturdinge wie des Naturganzen wurde unter den
Dimensionen von Proportionen und Gesetzmäßig-
keiten systematisiert. Diese neue kognitive Wahrnehmung der Natur war die wichtigste theoretischen
Voraussetzung für die sich breit entfaltende empirische Naturforschung, die im Beginn des 18. Jahrhunderts auch in der Medizin immer größere Bedeutung
erlangt. So ist denn auch der Gedanke, dass der
Schmerz »Wächter und Hüter des Leben« sei, um die
Mitte des 18. Jahrhunderts endgültig in die medizinische Wissenschaft eingedrungen und fester Bestandteil ihrer Vorstellungen geworden. Mit der Änderung
der Erkenntnissituation verändert sich der Naturbegriff und mit dem Naturbegriff die Bewertung und
Einordnung des Schmerzes.

Weil der Körper von der Seele getrennt wurde, konnte
das Schmerzphänomen in die Körperwelt eingeordnet
werden als Ausdruck einer Selbstregulation des Orga-

...ismus; weil die Natur als vollständige Ordnung ver-
.tanden wurde, konnte auch der in sie eingeordnete
körperliche Schmerzvorgang als gut, d. h. als zweckhaft,
als Funktion begriffen und in seiner Funktionsweise
erforscht werden. Und je besser man diese Funktionsweise verstand, umso besser konnte man den Schmerz
beherrschen. Aus dem Problem der Bewältigung des
Schmerzes wurde das Problem der Ausschaltung des
Schmerzes.

Kulturelle Aspekte der Schmerzbewältigung

Zu allen Zeiten und in allen Kulturen haben Menschen
Strategien entwickelt, um die allgemein und besonders
vorgefundenen Lebenssituationen zu bewältigen und
die basalen Bedürfnisse der Menschen unter ihren spezifischen Lebensbedingungen zu erfüllen. Diese Strategien, Lebensentwürfe und Handlungtaktiken, nennen
wir die Lebensbewältigungsstrategien. Schmerz und
Krankheit sind nur besondere Fälle der allgemeinen
Lebenssituation, und aufgrund des basalen Bedürfnis-
ses nach Wohlbefinden und Gesundheit sind entsprechende Schmerz- und Krankheitsbewältigungsstrategi-
en zur Bewältigung von Schmerz und Krankheit und
zur Erfüllung dieses besonderen Bedürfnis entwickelt
worden.

Solange der Schmerz als ein wesenhaft unveränder-
liches Erübel der gefallenen Schöpfung gilt (→
Schmerzbegriff), kann er nur ertragen, bewältigt, bear-
beitet, bestenfalls gemildert, beschwichtigt, gelindert,
aber nicht grundsätzlich bekämpft werden. An der Existenz des Schmerzes ist nichts zu ändern, sie kann nur
gedeutet werden als Plage des Teufels, als Zeichen der
Macht des Bösen, als Folge von Sünde und Schuld, als
Strafe, lat. »poena«, das im Angelsächsischen und Deutschen als »pain« und »Pein« (frz. la peine = Kummer)
einfachhin die Bedeutung »Schmerz« angenommen
hat.

Zu diesem so als Grundübel charakterisierten
Schmerz kann der Mensch nur bestimmte Haltungen
einnehmen: er kann ihm trotzen, wie der Held; er kann
ihn leugnen versuchen, wie der Stoiker; er kann als
Christ in ihm das Zuchtmittel eines liebenden Vaters
sehen, sich ihm willig unterwerfen, ihm auch »opfern«;
der Mensch kann den Schmerz in der einen oder anderen Form dulden und ertragen, aber er kann ihn nicht
beseitigen oder ausschalten. Alle diese auch heute noch
wirksamen Formen des Versuches der Schmerzüber-
windung sind in dem jahrtausendelangen Umgang mit
der unveränderlichen Wirklichkeit des Schmerzes ausgebildet worden. Dabei haben sich in verschiedenen
Kulturen unterschiedliche Verhaltensstrategien bewährt. Erst in der Neuzeit werden diese traditionellen
Schmerzbewältigungsstrategien durch die universal
wirksame rationale und naturwissenschaftlich begründete Schmerzbeseitigung erweitert.

Je nach Kultur werden bei Schmerzen unterschiedliche Verhaltensweisen beobachtet. Die bekanntesten
5 Schmerzbewältigungsstrategien sind: die fatalistische
(philippinische), die religiöse (jüdische), die willentliche (irische), die familiäre (italienische), die rationale
(nordamerikanische). Ausländische Patienten äußern
nicht nur Schmerzen auf dem Hintergrund dieser
erlernten Schmerzbewältigungsstrategien, sie gebrauchen den Begriff bei mangelnder Sprachkenntnis auch
als Synonym für Krankheit (Ots 1988).

Schmerzbewältigungsstrategien sind gekennzeichnet durch eine strategische Leitüberzeugung, die Kontrollüberzeugung, eine strategische Verhaltensweise,
das subjektive Verhalten zum Schmerz, und eine strategische Handlungsanweisung.

1. Fatalistische Schmerzbewältigung (Filipinos)
Bei traditionell lebenden Filipinos ist die Kontrollüberzeugung so gering, dass sie überzeugt sind, dass nur
Gott ihnen helfen und Krankheit oder Schmerzen
beseitigen kann. Sie verhalten sich duldend gegenüber
den Schmerzen und beklagen ihr Schicksal. Die eigene
Initiative, eine Diagnostik zur ursächlichen Behandlung des Schmerzes einzuleiten, ist äußerst gering, die
symptomatische Behandlung mit Schmerzmitteln
dagegen weit verbreitet. Auch magische Behandlungs-
formen konnten wir in den abgelegenen Gebieten noch
beobachten. Sie sind hervorragend in der Lage, das
Krankheits- und Schmerzerleben (den emotionalen
Aspekt) zu beeinflussen, während sie keine körperliche
Änderung herbeiführen (Kohnen 1986, 1992).

2. Religiöse Schmerzbewältigung (Juden)
Der religiöse Jude ist überzeugt, dass nur Gott bei der
Lebens- und Schmerzbewältigung wirklich hilft. Was
geschah mit dem armen Hiob im Alten Testament?
Gott sandte ihm Schmerzen und Krankheit, um ihn zu
prüfen, ob er standhaft im Glauben sei. Was wollte
Gott ihm damit sagen? Es war für den Gläubigen die
einmalig Chance, sein Leben nach Prüfung zu ändern
und andere Wege zu gehen. Krankheit und Schmerzen
können Zeichen Gottes sein, einen heilvolleren
Lebensweg einzuschlagen. Man verhält sich zum
Schmerz so, dass er ertragen und erduldet werden
muss, damit das Zeichen und die Botschaft Gottes
erkannt wird. Er wird geäußert und er ist lästig, wes-
wegen Wehklagen durchaus erlaubt ist, aber er sollte
nicht durch Medikamente beseitigt oder völlig unterdrückt werden. So hat man beobachtet, dass die
Schmerztabletten bei gläubigen Juden oftmals ohne
eingenommen zu werden vom Nachttisch des Kran-
kenbetts verschwanden (Zborowski 1952). Schmerzen
erhalten einen besonderen Sinn. Libyer und Syrer
bestätigten, dass auch die gläubigen Moslems Schmerz
und Krankheit als Zeichen ihres Gottes deuten (persönliche Mitteilung, Kohnen).

3. Willentliche Schmerzbewältigung (Iren)

Die strategische Leitüberzeugung der willentlichen Schmerzbewältigung ist: Ich werde den Schmerz nicht zulassen, sondern ihn unterdrücken. Folglich werde ich mich in die Einsamkeit zurückziehen und den Schmerz ertragen. Die Kontrollüberzeugung lautet: Ich allein werde mit meinem Willen den Schmerz bewältigen.

4. Familiäre Schmerzbewältigung (Italiener)

Die traditionelle Form der Lebensbewältigung bei Italienern und Türken ländlicher Herkunft lautet: Schwierige Lebenssituationen werden durch Unterstützung der Familie bewältigt. Bei Krankheit und Schmerzen wenden sich traditionell lebende Italiener und Türken deshalb an die Familie. Sie sind überzeugt, dass die Familie bei der Lebens- und Schmerzbewältigung durch familiäre Unterstützung und soziale Zuwendung hilft. Nun kann nur demjenigen geholfen werden, der seine Hilfsbedürftigkeit (deutlich) äußert. Das Verhältnis zu Schmerzen ist also dadurch gekennzeichnet, dass Schmerzen zugelassen werden und ihr Erleben deutlich gegenüber anderen geäußert wird. Die Handlungsanweisung beim Erleben von Schmerzen lautet: die Notwendigkeit oder den Wunsch nach sozialer Zuwendung anderen deutlich präsentieren.

5. Rationale Schmerzbewältigung (Nordamerikaner: Protestanten britischer Abstammung, Nordeuropäer)

Die Kontrollüberzeugung lautet: Wenn ich meine Schmerzen so präzise wie möglich beobachte und dem Arzt beschreibe, dann kann er am sichersten die Lokalisation der Gesundheitsstörung herausfinden, die Krankheit diagnostizieren und eine ursächliche Therapie einleiten. Ich bin überzeugt, dass Schmerzen technisch und fachlich bewältigt werden sollen. Dies setzt ein bestimmtes Verhalten gegenüber den Schmerzen voraus: Ich werde sie nüchtern, ohne emotionale Beteiligung, objektiv beobachten und schildern. Sofortiges Handeln, Einholen einer fachlichen Beratung, ist angesagt.

Schmerz, Philosophie und Sprache

Schmerz hat eine Auswirkung auf Philosophie und Sprache. Schmerz ist mittels geschriebener Sprache kaum beizukommen. In der Literatur wird er darum zu einem sogenannten »Sprachflüchtling« im Sinne Marcel Prousts (1871–1922). Was der Schmerz bewirkt, bewirkt er auch durch seine Nichtkommunizierbarkeit.

> »Hört man vom Schmerz eines anderen Menschen, so mag das, was in dessen Körper geschieht, ähnlich fremd und fern erscheinen wie ein Ereignis tief irgendwo in der Erde, wie die Beben in einer unsichtbaren Geographie, die – so ungeheuerlich sie auch sein mögen –, noch keine erkennbaren Spuren auf der Erde gezogen haben ...« (SCARRY E 1985/1992)

Unbeschreibbare Bilder aber sind sprachlich auf Bilder angewiesen. → Ludwig Wittgenstein spricht von »Schmerzflecken« eines Steines, mit dem jemand gesteinigt worden ist. Der Aktionist → Joseph Beuys stellte 1979 im Guggenheim-Museum eine sinngebende Plastik vor, die eine verbundene Messerklinge zeigt:

> »Hast du dir den Finger geschnitten, verbinde das Messer.«

Die Grenzen der Sprache werden sichtbar an der Schwerfälligkeit von → Schmerzprotokollen (s. Buch A), die Grenzen der Einfühlsamkeit etwa an Wittgensteins Schmerzflecken.

Moderne Schmerztherapie und Gesellschaft

> Glauben statt Medizin, Trost statt Fürsorge, Tod als Erlösung

Wie der Schmerz als perzipiertes Phänomen abhängig von psychischen, ethnokulturellen Faktoren ist (s. oben), so ist die Schmerzbehandlung ebenfalls von einem gesellschaftlichen Rahmen umgeben. Dieser gesellschaftliche Rahmen mag in Zentraleuropa geprägt sein vom Christentum, das die absolute Demut der Leidenden und das Mitleiden aller anderen predigte. Im Christentum wurde Christus selber zum Heiler und beispielsweise in der Ikonographie oft als Arzt oder Apotheker dargestellt. Die frühen Christen nannten das Neue Testament »die Bücher des weisen Arztes«. Damit wurde der richtige Glauben zur richtigen Medizin, der Trost zur Fürsorge und der Tod zur endgültigen Heilung. In einer verbrämten und verdünnten Form sind solche Ideologisierungen in modernen Schamanenbewegungen nachzufühlen.

Die christliche Ethik beschäftigt sich mit der Frage der kognitiven Beeinflussung unter starker Morphinmedikation und seine Folgen für die seelische Vorbereitung (Ausschaltung des Faktors Leiden) auf den Tod sowie die inhärente Lebensverkürzung.

Eine andere Art »christlischer Ethik«, repräsentiert durch die Pfarrherren des schweizerischen Vereins »Exit« Kriesi und Sigg, berufen sich auf ein »Selbstbestimmungsrecht des Menschen«. Unter diesem Label haben sie im Staate Seldwyla »leidende Patienten« mit einem Barbiturattrunk aus dem Leben in den Tod befördert, darunter auch psychisch Kranke, »um deren psychische Qualen abzukürzen.« Die Verwahrlosung einer solchen »modernen« Gesellschaft, die Absenz eines flächendeckenden Hospizdienstes am Mitmenschen bringt uns damit zurück zu → Bindings und Hoches totalitärer Vernichtung von »lebensunwertem« Leben.

Schmerzhafte Mutproben, bei denen der Proband keinerlei Zeichen des Schmerzes von sich geben darf, gehören zu gewissen Stammesriten. Die christliche Demut hat ethische Grundzüge: »Nimm alles Leiden demutsvoll an.« Bei den Flagellanten war zugefügter Schmerz religiöse Buße; verkappt in der Flagellomanie werden sie zur sexuellen Lust.

Die gesellschaftliche Stellung des Schmerzes beeinflusst die praktische Schmerztherapie. Jahrzehntelang war es leichter, die geburtshilfliche Schmerzklinik mit dem Zitat »in Schmerzen gebären« zu verhindern, als einen aufwendigen 24-Stunden-Dienst leidenden Frauen zur Verfügung zu stellen.

> Die Schmerztherapie ist eine symptomatische Therapie und somit »sekundär«.

Schmerz ist ein Körpersignal, also »nur« ein Symptom für die »Schulmedizin« alter Schule, die recht einseitig ihre primäre Aufgabe in der kausalen Therapie einer Erkrankung gesehen hatte. Aus ähnlichen Gründen mag der Patient dem Schmerz einen Sinn attestieren, nämlich denjenigen einer notwendigen Begleiterscheinung eines Genesungs- oder Krankheitsprozesses.

Dieser überholten Schulmedizin fehlte der Sinn und eine dafür notwendige innere Überzeugung für eine symptomatische Schmerztherapie.

Der Schamane aus uralter Zeit – wiedererstanden in der Form von multiplen alternativen Formen einer sogenannten → »Ganzheitsmedizin« hat rein intuitiv die Bedeutung eines »Symptoms« in seiner eigentlichen Bedeutung für den Patienten besser verstanden: Entsprechend hat das Schamanentum kurz vor Ende dieses »wissenschaftlichen« Jahrhunderts in der Praxis oft die sog. Schulmedizin überholt; in der Bekämpfung akuter, schwerster Schmerzsymptome hat es allerdings nichts Greifbares zu bieten.

Bei chronischen Schmerzen und Schmerzen terminaler Erkrankungen – im Gegensatz zu akuten Schmerzzuständen – ist in der Regel eine kausale Therapie nicht möglich oder nicht mehr relevant. Der »Kausaltherapeut« muss diese für ihn ungewöhnlich Situation erst begreifen lernen, aber: Das Fach der »palliativen« Medizin fehlt immer noch in vielen Studienplänen!

Dass »Exit«- und ähnliche pekuniäre »Euthanasie«-Organisationen im Umfeld ungenügender Palliativversorgung expandieren, ist die direkte Folge einer ungenügenden Versorgung v. a. auch des älteren, sterbenden Patienten (s. auch Einführung »Lexikon und Glossar«). Im Hochentwicklungsland USA ergab eine neuere, prospektive Studie an fast 10 000, über 80 Jahre alten akut hospitalisierten sterbenden Patienten folgende erschreckende Perspektiven (Lynn et al. 1997):

- 55% der betroffenen sterbenden Patienten waren in den letzten 3 Tagen *bei vollem Bewusstsein*.
- Bei 25% der Patienten wurde eine künstliche Beatmung durchgeführt.
- Bei 10% der Patienten wurde eine Magensonde für künstliche Sondenernährung angelegt.
- 11% wurden reanimiert.
- 40% der Patienten litten an *schweren, chronischen Schmerzzuständen*.
- 80% der Patienten wiesen eine schwere *Fatigue* auf.
- 25% der Patienten wiesen mindestens eine mittlere *Dyspnoe* auf.

Die Antwort auf diese Erhebung kann durch einen Leitartikeltitel von Kathleen M. Foley vom Memorial Sloan-Kettering Cancer Center kurz und prägnant gegeben werden:

> Competent care for the dying instead of physician-assisted suicide! (FOLEY 1997)

Patientenrechte vs. Rechte des Patienten?

Das Phänomen Schmerz begünstigt wahrscheinlich ein inniges Verhältnis zwischen Patient und Arzt. Fühlt sich ein Arzt von der Schmerztherapie ausgeschlossen, fühlt er sich in seinen sogenannten »Patientenrechten« eingeschränkt. Dieses Verhältnis ist besonders in der privaten und damit weit weniger koordinierten Medizinbetreuung ausgeprägt.

Jeder Beteiligte fühlt sich »verpflichtet«, seine Patientenrechte zu verfolgen. Damit wird der Patient, nicht aber der Schmerz zum Objekt.

Opfer dieser Mentalität ist der Patient.

> Administration, Politisierung und medizinische Versorgung

Die Verschreibungspflicht von Morphin, eine der wichtigsten und billigsten nichtinvasiven Analgesietherapieformen bei Krebserkrankungen, ist von Land zu Land verschieden. Es fällt auf, dass Länder mit bekanntem hohem Niveau der medizinischen Versorgung (Dänemark, Belgien, Holland, Schweiz, USA) vom Arzt einen minimalen administrativen Aufwand verlangen. In Italien, wo die Patienten oft sogar die Bettwäsche bestellen müssen (persönliche Erfahrung des Hrsg.), gab es noch vor Monaten ein ministeriales Verschreibungsbuch, das vom behandelnden Arzt via lokale Ärzteorganisation unterschrieben werden musste; eine ärztliche Gesundheitsbehörde beglaubigte die Notwendigkeit der Abgabe von Morphin, die zudem zeitlich auf 8 Tage beschränkt war.

In Bombay, ein in ganz Asien berühmtes Zentrum für onkologische Medizin (Tata Memorial Hospital), ist die kontrollierte ärztliche Morphinabgabe unbehindert. Bombay ist ein Referenzzentrum für den gesamten indischen Subkontinent. Die indischen Länder haben in Bezug auf Opioide eine verschiedene Politik. In einigen Staaten ist Morphin verboten (in diesen Staaten sind nur [obsolete, aus dynamischen Gründen nicht einbindbar in eine → »Unité de Doctrine«] Opioide vom Type → Agonist-Antagonisten wie → Pentazocin wegen der vermeintlichen Absenz eines Missbrauchspotential erlaubt). So kommt es häufig vor, dass von weither gereiste Krebskranke die Heimreise nach der Operation oder Bestrahlung antreten müssen mit einem kleinen, schäbigen Vorratssäckchen an Morphintabletten: ihr »Nachher« ist ungewiss und voller »administrationsinduzierter Leiden« (persönliche Erfahrung des Hrsg.).

Schmerz als Krankheit

Der chronische Schmerz steht nicht mehr in einer zeitlicher Koordination mit dem Heilungsverlauf. Der chronische Schmerz hat sich so verselbständigt, dass er selber zu einer Krankheit geworden ist (Arbeiten von → Leriche; Sternbach 1981). In diesem Zusammenhang spricht man auch vom »Schmerzkranken«.

> – 1928 von der Porten: ein Rufer in der Wüste (s. Buch A und Glossar);
>
> – *La maladie-douleur* (René Leriche 1937; s. Buch A),
>
> – 1974 ein Wendepunkt.

1974 wurde in Seattle die Internationale Gesellschaft zum Studium des Schmerzes (IASP) gegründet. Dank globaler und interdisziplinärer Kommunikation und Organisation wurde das Symptom und Problem Schmerz gesellschaftlich und fachtechnisch in aufgeschlossenen Ländern zu einer neuen medizinischen Kunst, der Algesiologie, entwickelt.

Pioniere wie Dame Cicely → Saunders haben die → Hospizbewegung wiederentdeckt und reanimiert und Sir Archie → Cochranes einfachste Postulate, nämlich die medizinische Behandlung auf ihre wirkliche Effizienz zu prüfen, haben flankendeckend dazu beigetragen, dass in einigen Ländern der Schmerzdienst am Patienten funktioniert.

Teil 2:
Klinische Bedeutung des Phänomens Schmerz

Zum Nozifensorsystem des Schmerzsinnes

> Der Schmerz ist ein vitales Signal des Organismus. Schmerz heißt Warnung, Schmerzlosigkeit kann Schutzlosigkeit bedeuten.

Bevor Schmerz in der Regel therapeutisch angegangen wird, muss Schmerz als vitales Signal verstanden und interpretiert werden.

Der wichtigste biologische Vorwand für den Schmerz ist Schutz (Leonardo da Vinci).

Schmerz hat eine lebenserhaltende Funktion und dient als Schadenfrühwarnsystem im Rahmen eines allgemeinen Sicherheitssystems (protektives System). → Sir Charles Sherrington schreibt 1908 in seinem Werk der integrativen Nervenphysiologie:

> »Physical pain is thus the psychical adjunct of an imperative protective reflex.«

Somit darf man von einem Schmerzsinn sprechen. Der Weg vom Schmerz als gesellschaftlich-philosophischem Phänomen war lang.

Der Schmerzsinn ist anders als die Aristotelischen 5 Sinne von Sehen, Hören, Riechen, Schmecken und Tasten:
1. Der Schmerzsinn verfügt über kein definiertes Schmerzorgan.
2. Der Schmerzsinn ist nicht auf eine gewisse Körperregion beschränkt.
3. Die Schmerzsinnesqualität ist – im Gegensatz zu den 5 Sinnen – unabhängig von äußeren Objekten.
4. Der Schmerzsinn ist in der Regel eine unangenehme Empfindung.

Der Schmerz wird dadurch zu einem eigenständigen, nicht vergleichbaren Sinnsystem (Avicenna).

In der Frühzeit der modernen Chirurgie hat der Schmerz die (damalig ultraschnelle) Chirurgenhand geleitet. So schreibt der spanische Chirurg Sanchez Quintanar 1864 in einer Publikation über Anästhesie und Klinik: »Opium und Opiumderivate sind schädlich, [weil sie] die für den Chirurgen während der Operation notwendige Sensibilität [des Patienten] vermindern« (Sanchez Quintanar 1864, vom Hrsg. adaptierte Übersetzung nach Zitat in Lecron Luc 1992).

Schmerzlosigkeit kann Schutzlosigkeit bedeuten: die → kongenitale Analgie (→ Ferrazzini-Fanconi-Syndrom) ist mit dem Leben schlecht vereinbar; der Patient stirbt oft jung, weil sein Organismus nie vor Verletzungen gewarnt wird; erworbene Dysfunktionen der Schmerzperzeption sind uns aus der Diabetiker- und Syphilitikerklinik wohlbekannt: auch hier kann sich der Patient etwa an einer simplen Bettflasche gefährlich verbrennen.

»Mäßige Grade des Schmerzens führen oft zum Weinen; schwerer Schmerz zum subkortikal ausgelösten, vom Willen unabhängigen Schrei der gequälten Kreatur; schwerster Schmerz zur Wohltat der Gesamtkapitulation des Organismus, zum überwältigenden Schmerzschock mit Bewusstlosigkeit« (Hoff 1967).

Der Schmerz als Nozifensorsystem

Schmerz ist ein Warn- und Abwehrsystem. Ein Organschaden wird über
1. das Nozitransmissionssystem,
2. das Immunsystem
an das ZNS gemeldet.

Das ZNS inszeniert nun ein Abwehrdispositiv, nämlich:
1. Warnfunktionen (Alarmstufe mit Schmerz, Fieber, Übelkeit, Würgen, Erbrechen, Angst etc.),
2. Abwehrfunktionen (Beispiele: Schutzreflexe, Erbrechen, Hyperthermie etc.),

3. Fluchtvorbereitung (Beispiele: Adaptation Herz/Kreislauf, Muskelperfusion etc.),
4. Adaptation:
   - Aggressivstrategie mit Stressreaktion und optimaler Kampfbereitschaft oder
   - Defensivstrategie mit Apathie, Hypothermie etc.

Folgende Umstell- oder »Stress«-Reaktionen können im direkten Verhältnis mit dem Schweregrad bzw. dem Ausmaß der Schädigungen bzw. Verletzungen beobachtet und gemessen werden:
1. hormonale Veränderungen (z. B. Aktivierung adrenosympathische »Flucht«-Achse),
2. metabolische Veränderungen (z. B. Aktivierung von Energie; Weissman 1990; Buckinham 1985; Cuthberson 1930; Kinney 1980; Imamura et al. 1975; Lequesne et al. 1985),
3. Veränderungen des Salz- und Wasserhaushalts (z. B. Homöostasesicherung bei Wasser-, Elektrolyt- und Proteinverlust durch inflammatorische Reaktionen),
4. kardiorespiratorische Adaptation,
5. Immunfaktoren: immunologische Adaptation (Smiley et al. 1994) und zytokininduzierte Aktivierung der »Stress«-Achse.

Im Vordergrund wirkt das Abwehrdispositiv über eine Aktivierung der Hormonachse Hypophyse/Hypothalamus–Nebennierenmark–peripheres autonomes sympathisches Nervensystem–Effektororgane. Im Tierversuch ist die Gabe von Endotoxinen tödlich bei adrenalektomierten Tieren, jedoch nicht bei Tieren mit intakter Nebenniere (Hinshaw et al. 1985); klinische Indizes für »outcome« in ähnlichen Versuchen waren relativ niedrige Herzfrequenz, relativ niedriger Erhöhung der Plasmaharnstoffkonzentration, normalisierte Blutglucosewerte, niedrige Laktatwerte (Wilson et al. 1982).

Adrenalektomierte Primaten wurden cholezystektomiert und in 3 Gruppen untersucht (Sham-adrenalektomierte Kontrollgruppe, sub-physiologische, physiologische und supra-physiologische Cortisol- bzw. Hydrocortisongabe). In Bezug auf perioperative hämodynamische und metabolische Stabilität (arterieller Blutdruck, »cardiac index«, Linksventrikelfunktion, peripherer Widerstand) und postoperative Mortalität hatte die subphysiologische Gruppe eine in Bezug auf diese Parameter signifikant instabilen Verlauf (eine supraphysiologische Hormonsubstitution ergab dagegen keinerlei Vorteile; Udelsman et al. 1986).

Immunsystem =
6. Sinn des Nozifensorsystems

Die Funktionsachse Opioidsystem und Immunsystem wird in Buch A und B beschrieben. Es besteht auch eine Funktionsachse zwischen neuroendokrinen Systemen und dem Immunsystem. Die Hormonachse Hypothala-

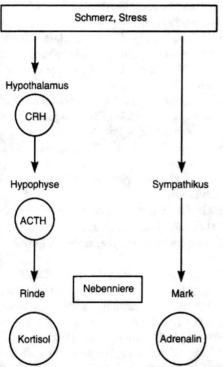

Abb. H-2. Schmerz und Stressantwort: Hypothalamus Hypophyse-Nebennierenachse und Sympathikus

mus–Hypophyse–Nebenniere wird hauptsächlich durch das hypothalamische Peptid »corticotropin-releasing hormone«/CRH (Corticoliberin), das im Hypophysenvorderlappen das Corticotropin (ACTH) freisetzt, reguliert bzw. Stressantworten koordiniert. Die intrazerebroventrikuläre Applikation von CRH hemmt das Immunsystem indirekt über glukokortikoiderge und autonome Mechanismen. Wird eine periphere Entzündungsreaktion ausgelöst, werden über verschiedene Zytokine (TNF-α, IL-1 und IL-6) die hypothalamische CRH-Reaktion (sowie das Vasopressinsystem) stimuliert, wahrscheinlich um eine Überreaktion der Entzündungskaskaden zu vermeiden. Periphere CRH-Rezeptoren sind auf Immunzellen, v. a. Mastzellen, nachgewiesen worden. Die CRH-Synthese ist auch im peripheren Immunsystem sowie in postganglionären sympathischen Nervenfasern sowie im C-Fasersystem nachgewiesen worden. Entzündete Gewebe enthalten so hohe CRH-Konzentrationen wie das Kapillargebiet der Hypophyse (Webster et al. 1998).

> Neuroendokrine Hormone modulieren Immunfunktionen, und Immunzellen modulieren das Hormonsysteme.

Das Immunsystem ist dank mobiler Immunzellen fähig, entsprechende Signalmoleküle an verschiedene Orte zu transportieren u. a. mit dem Ziel, neuroendokrine Organfunktionen zu modulieren.

Das neuroendokrine System ist fähig, die Zytokine IL-1 und IL-6 zu synthetisieren, in der Hypophyse sogar in Koexistenz mit der Synthese von thyreotropen Hormonen. Die Zytokine IL-1, IL-6, Interferon-γ und TNF-α können die Stressachse aktivieren.

Die intrazerebrale Applikation von Zytokinen (IL-1β, IL-2, IL-6, TNF-α) induziert nicht nur Verhaltensänderungen im Versuchstier (vergleichbar mit Stress und Angst) sondern auch eine Modulation zentraler monoaminerger Systeme sowie eine Modulation der Stressachse (Connor et al. 1998).

Das periphere Immunsystem mit Hilfe seiner Zellen (Leukozyten etc.) darf deshalb als ein funktioneller eigenständiger 6. Sinn für die Entdeckung von Noxen wie Bakterien, Viren, Tumorzellen, Antigenen etc., angesehen werden: Solche »events« werden mit einer Nozichemotransduktion signalisiert, nämlich mittels Synthese von entsprechenden Zytokinen, aber auch von Hormonen, die als Signalträger funktionieren.

Ein solcher Dialog kann auch auf lokale Regelkreise beschränkt sein: das Immunsystem der Haut kann auf noxische Reizung Zytokine freisetzen, aber auch Hormone (z. B.: »a-melanozytes stimulating hormone«, MSH), die ihrerseits die immunologischen Antworten innerhalb des peripheren Mikromilieus modulieren

(Weigent u. Blalock 1995, Weigent et al. 1990, Luger et al. 1998).

Die Akutphasenreaktion führt zu einer Beeinflussung der Temperaturregulation, einer veränderten Zusammensetzung der Plasmaproteine, einer Erhöhung der Granulozytenzahl im Blut und zu einer Stimulation von ACTH über IL-1, IL-6 etc. Eine wichtige Funktion kommt den Zytokinen beim Schmerzprozess zu, vorwiegend vermittelt durch TNF-α und IL-(Fukuoka et al. 1994; s. Buch A).

Aktivatoren der Hypophysen-Nebennieren-Achse

Hormone

- GH (»growth hormone«, Wachstumshormon STH u. a. Stimulator für Proteinsynthese, Lipolyse, Blutzuckeranstieg; Tumorstimulierung; Noel et al. 1972; Newsome 1975).
- ACTH (adrenokortikotropes Hormon; Corticotropin; Goschke et al. 1978; Oyama u. Taniguchi 1970). Unmittelbar auf ein traumatisches Ereignis erfolgt eine starke Freisetzung von ACTH, welche zu einer gesteigerten Sekretion von Corticosteroiden aus der NNR führt (Hume et al. 1962), mit Na$^+$-Retention, K$^+$-Ausscheidung, Wasserretention. Die totale Cortisolclearance ist bei diesen Patienten erhöht, die Bindung von Cortisol an Transcortin erniedrigt und die freie Plasmakonzentration von Cortisol erhöht (= stressinduzierte Hypercortisolämie; Melby u. Spink 1958). Die erhöhten Cortisolkonzentrationen bei Stressreaktionen dienen der Umverteilung des Glukoseverbrauchs von Muskel zum ZNS, der Vermeidung einer Überreaktion des Immunsystems auf den verletzenden Stimulus, einer Verstärkung der Katecholamineffekte (Ganong 1988) sowie Erhaltung des intravaskulären Volumens. Interessanterweise sind andere Steroidhormone, wie z. B. Testosteron, nach Trauma oder chirurgischen Eingriffen vermindert (Hamanaka et al. 1975). Parallel zu der ACTH-Erhöhung kann eine Erhöhung der Plasmaendorphine festgestellt werden (Cohen et al. 1981; Dubois et al. 1982, Rossier et al. 1977).
- Prolaktin (s. Nebenwirkungen von Dopaminantagonisten; Reichlin 1988).
- ADH (antidiuretisches Hormon, Vasopressin; Cochrane et al. 1981; Haas u. Gliek 1978; Lehtinen 1981; Noel et al. 1972; Moran et al. 1964, Moran u. Zimmermann 1967).
- Katecholamine Adrenalin und Noradrenalin (Engquist et al. 1977, 1980; Roizen et al. 1981; Stanley et al. 1980). Der Anstieg der Adrenalin- und Noradrenalinplasmakonzentrationen ist der Intensität des auslösenden Faktors direkt proportional (Jaattela et al. 1957) und kann bei schweren Verletzungen noch für längere Zeit nach dem Ereignis bestehen bleiben (Nistrup-Madsen et al. 1978). Die Anstiege der beiden

Hormone erfolgen nicht immer gleichzeitig (Davies et al. 1984), wobei nachgewiesen wurde, dass die Plasmaadrenalinkonzentration um 2 Tage, diejenige von NA um bis zu 10 Tage erhöht blieb (Nistrup-Madsen et al. 1978). Die physiologische Wirkung von Adrenalin umfasst eine erhöhte Glykogenolyse, die hepatische Glukoneogenese, die Mobilisation glukoneogenetischer Vorstufen aus den peripheren Geweben, die Hemmung der Insulinfreisetzung, Insulinresistenz und gesteigerte Lipolyse (Shaw et al. 1988). Diese so bedingten Stoffwechselveränderungen bewirken ihrerseits einen erhöhten Bedarf an und Verbrauch von Sauerstoff, eine Hyperglykämie und einen gesteigerten Katabolismus bzw. eine negative Stickstoffbilanz. Implizierte Effektororgane sind u. a.:

- Herz (positive Chronotropie, positive Inotropie; β_1-vermittelt; besonders bei erhöhtem Sympathikotonus Gefahr der poststenotischen Ischämie),
- Haut- und Schleimhautarterien (Vasokonstriktion, α_1-vermittelt),
- Abdominalarterien (Vasokonstriktion, α_1-vermittelt),
- Skelettmuskelarterien (Vasodilatation, β_2- und Adrenalin-vermittelt),
- Koronararterien (Vasodilatation, β-vermittelt),
- Venen (Venokonstriktion, α_1-vermittelt),
- Gastrointestinaltrakt (Motilität-, Sphinktertonus-, α_2- und β_1-vermittelt),
- braunes Fettgewebe (Wärmeproduktion, β_2-vermittelt),
- Leber (Glykogenolyse, Glukoneogenese, β_2-vermittelt),
- Fettgewebe (Lipolysis [freie Fettsäuren im Plasma], β_1-vermittelt).
- Insulin: Insulinsekretion ($\downarrow$, α_2- und β_1-vermittelt; Hyperglukosämie wegen Glukose-Insulin-Verwertungsstörungen; Holter u. Pflug 1980; Unger 1971; Kong et al. 1990). Insulin stimuliert, als vorwiegend anaboles Hormon, die Glykogenproduktion, hemmt die Glukoneogenese, die Lipolyse und die hepatische Ketogenese und erhöht die Proteinsynthese in der Muskulatur.
- Glukagon: Bei einer Stressreaktion steigt die Plasmaglukagonkonzentration an und erreicht nach 18–48 h nach dem Trauma seinen Maximalwert (Russell et al. 1975). Glukagon fördert die Glukoneogenese, die Glyeogenolyse, Lipolyse und hepatische Ketogenese.
- MIF: Der Makrophagen-inhibitory-Faktor (MIF) ist ein Protein sowohl der vorderen Hypophyse als auch von T-Lymphozyten. Seine Funktion ist wahrscheinlich diejenige eines physiologischen Corticosteroidhemmers (Bucala 1998).

Zytokine

- IL-1: das Zytokin IL-1 funktioniert im ZNS wie ein Neurotransmitter und wie ein Hormon (Aktivierung der monoaminergen Systeme, Aktivierung von CRH bzw. der Stressachse): die direkte Applikation eines IL-1-Rezeptorantagonists in den Hypothalamus kann diese Reaktion verhindern (Shintani et al. 1995). Die experimentell Applikation von IL-1 in den Hypothalamus (Ratte, hypophysektomierte Ratte, Nebennieren-Organkulturen) induziert eine akute Fieberreaktion sowie eine Stimulation der hypophysären ACTH-Freisetzung mit entsprechender Plasmacortisolkonzentrationserhöhung (Gwosdow et al. 1990). Das hypothalamische Hormonsystem »corticotropin-releasing hormone« (CRH) kontrolliert die hypophysäre ACTH-Freisetzung sowie das Neuropeptid Vasopressin, dass seinerseits die Freisetzung von ACTH potenziert. Im Tierversuch induziert die Exposition auf IL-1β eine Langzeitveränderung der Stressachse Hypothalamus/Hypophyse/NN über eine signifikante, langanhaltende Aktivierung der zentralen Vasopressinterminals mit Entleerung der Vasopressin-Vesikel und konsekutiver Erhöhung von ACTH und Corticosteron. Diese Überreaktion des Systems führte bei den gleichen tierexperimentellen Untersuchungen zu einer stärkeren ACTH- und Corticosteronaktivierung nach experimenteller Schmerzreizung (elektrischer Schock Pfoten; Schmidt et al. 1995).
- IL-6: Die Gabe von IL-6 bei Karzinompatienten induzierte eine signifikante Erhöhung von ACTH, Cortisol sowie Plasma Vasopressin, aber ohne Wirkung auf Plasma-IL-1 und -TNF (Mastorakos et al. 1994).

Folgende zusätzliche Notfallfaktoren sowie Patientenfaktoren können die Stressreaktion verstärken bzw. die Hormonalachse aktivieren und bei gewissen Situationen überforden und zum Entgleisen bringen:
- Schmerzen,
- Übelkeit, Würgen und Erbrechen,
- Hypoxie,
- Angst,
- Fatigue, Schwäche,
- Hyper- oder Hypothermie,
- Hypovolämie,
- pulmonale (Ventilations-Perfusions-Störungen),
- gastrointestinale (Ileus: v. a. bei erhöhtem Sympathikotonus),
- urologische (Harnverhalten),
- muskuläre Dysfunktionen,
- Azidose,
- Infektion und Anämie,
- Glukose-Insulin-Verwertungstörungen,
- negative Stickstoffbilanz,
- Gewichtsverlust, Abnahme der Muskelmasse,
- Immunsuppression (Glukokortikoidfreisetzung = Hemmung der T-Lymphozytenproduktion und Mobilität, Hemmung der Leukozytenproduktion und Lymphokininproduktion, gestörte Phagozytose, Reduktion von gewissen Immunmodulatoren wie Interleuki-

ne) = gestörte Heilung, verminderte Abwehr auf Infektionen, Stimulation von Tumoren und Tumorfaktoren = erhöhte Morbidität/Mortalität.

– Vorbestehende Handicaps:

– vorgeschädigte Organsysteme (vorbestehende Herzkreislauferkrankungen wie linksventrikuläre Hypertrophie, koronare Herzkrankheit, Digoxinmedikation, vorbestehende Lungenerkrankungen, Diabetes etc.; Hollenberg et al. 1992),

– Ausmaß der Schädigung (Multiorganschaden, invasive vs. minimal-invasive Interventionen etc. Kozol et al. 1997),

– Dauer der Schädigung (z. B. kurzdauernder vs. mehrstündiger Eingriff),

– medikamentöse Interaktionen wie Hemmung der adrenosympathischen Fluchtachse (z. B. Langzeitcorticosteroidgabe, Etomidat; Ketoconazole; Fellows et al. 1983).

– Virchow-Trias: venöse Stase, Endothelschädigung, erhöhte Blutgerinnung etc.

Wird dieses integrale Abwehrdispositiv zur Wahrung der Körperintegrität und Homöostase überfordert, entgleist es und es kommt zum Zusammenbruch einzelner Systeme. Gefürchtet sind v. a.

– Schock, Sepsis etc. (Douglas et al. 1989, Michie et al. 1988),

– Herz-Kreislauf-Versagen (Herzinfarkt, Lungenödem, Arrythmien; Mangano TD 1990, Mangano et al. 1992; s. unten),

– Atemfunktionsstörungen bis Atemversagen (s. unten),

– Perfusionsstörungen und Gewebehypoxie (Azidose),

– Embolien, Thrombosen, Gerinnungsstörungen (disseminierte intravaskuläre Koagulation),

– Nebennierenversagen (NN-Hämorraghien, venöse Thrombosen NN) etc.

Folgende veränderliche, standardisierbare Patientenfaktoren können im Sinne eines optimalen, perioperativen Managements prophylaktisch und therapeutisch beeinflusst werden bzw. es kann durch sie die Möglichkeit eines Entgleisens reduziert werden:

– die Homöostase betreffend:

– optimale Antinozizeption und Analgesie (qualitätskontrolliert! Differenziert in Bezug auf Mobilisation, aktive Physiotherapie [Schutz gegenüber → Durchbruchschmerzen!]);

– optimaler Schutz gegen Übelkeit, Würgen und Erbrechen;

– optimaler Schutz gegen Angst (s. Buchabschnitt »Optimales Schmerzmanagement«);

– aktives Vermeiden von Hypoxämie (Sauerstoffgabe);

– optimale intravasale Auffüllung mit Wasser, Elektrolyten, Protein, Energie, Sauerstoffträger etc.,

– aktives Vermeiden von Hypothermie;

– bei Immobilisation Atemgymnastik, Teilmobilisation etc.

– optimale Schadensbegrenzung (Qualität der perioperativen Medizin),

– optimale Qualitätssicherung (= Monitoring von Herz/Kreislauf, Ventilation, Schmerztherapie etc.).

Zusammenfassend kann die Gesamtheit dieser Notfallreaktionen als katecholaminerge Aktivierung des sympathikoadrenalen Systems verstanden werden.

Hauptziel der sympathikoadrenalen Aktivierung ist die Optimierung einer teleologischen Flucht- und Abwehrreaktion mit entsprechender Adaptation der kardiorespiratorischen Performance.

Die Folgen einer Überbeanspruchung lassen die physiologischen Schutz- und Abwehrsysteme dekompensieren.

Der Preis für diese Adaptation ist erhöhter kardialer Sauerstoffbedarf, Vermehrung des Blutvolumens, Zunahme der Blutviskosität, Natriumretention, Kaliumverlust, Hyperglykämie, Hyperlaktatämie, Anstieg der freien Fettsäuren.

Welche endogenen Veränderungen allein durch Schmerz ausgelöst werden können, ist nicht klar: Schmerz ist einer der multiplen Faktoren, die die hormonale Homöostase und damit vitale Autoregulationen stören können. Die Erarbeitung von Studiendesigns, die die peri-und postoperativen schmerzinduzierten Hormonveränderungen erfassen, ist äußerst kompliziert, denn Nozizeption und Schmerz können nicht getrennt werden: Beide verändern die hormonale Homöostase:

– experimenteller Schmerz induziert per se hormonale Veränderungen (Gullner et al. 1982; Huskinsson 1973; Rossier et al. 1977);

– Opioide interferieren per se mit der Hormonproduktion (ACTH, ADH, GH etc.; Bruni et al. 1977; Korinek et al. 1985).

Analgesie ist nicht Antinoziption, Antinozizeption ist nicht Analgesie

---

Je selektiver und umfassender eine peroperative Antinozizeption, desto weniger ausgeprägt die entsprechende stressinduzierte hormonale Reaktionskette: die gleichen Voraussetzungen sind in Bezug auf präemptive Analgesie schon in Buch A besprochen worden. Ist die Barrage auf noxischen Input genügend selektiv und genügend potent, ist entsprechend die stressinduzierte Reaktion minimal und der Patient ist besser vor dem sog. »Postagressionssyndrom« geschützt: schmerzfreie Patienten können in der postoperativen Phase verschiedene Plasmakonzentrationen von »Stresshormonen« (Adrenalin, Noradrenalin, ACTH, Cortisol; indirekt: Glukose) aufweisen, je nachdem ihre offenbar klinisch optimale Analgesie mittels rückenmarknaher antinozizeptiver Blockade ergänzt wurde (Schulze et al. 1988; Wolf et al. 1992; Engquist et al. 1977, 1980; Dupont et al. 1987).

Beispiele:

Bei 106 Patienten wurde ein Analgesieregime mit Sufentanil (1 µg/kg/h) mit demjenigen mit Morphin (2 mg/kg/h) verglichen. Die klinisch mittels VAS etc. erfassbare Analgesie von Patientenseite war vergleichbar; eine Holter-EKG-Überwachung ergab jedoch eine signifikante Reduktion von kardialer Ischämie bei der Sufentanilgruppe (Mangano et al. 1992).

Neugeborene, die wegen eines angeborenen Herzfehlers operiert wurden erhielten nach einer Morphin-Halothan-Narkose in der postoperativen Phase intermittierend Morphin als Analgetikum in einer Dosierung von 0,1 mg/kg sowie zur Sedierung Diazepam (0,1 mg/kg) (Kontrollgruppe) gegenüber einer postoperativen Analgosedierung mit Fentanyl (8–10 µg/kg/h) oder Sufentanil (2 µg/kg/h). Die Gruppe mit intensiverem antinozizeptivem Schutz (kontinuierliche hohe Fentanyl- oder Sufentanilgabe) wies eine signifikante Reduktion der Ausschüttung von Stresshormonen, der postoperativen Morbidität in Bezug auf Sepsis, disseminierter intravaskulärer Koagulation, metabolischer Azidose sowie der postoperativen Mortalität auf (Anand et al. 1992).

> Bei klinisch vergleichbarer Analgesie:
> Optimaler antinozizeptiver Schutz =
> perioperative Morbiditätsrate ↓

Endokrine, metabolische, kardiovaskuläre und respiratorische sowie stressbedingte Veränderungen im Wasser- und Elektrolythaushalt im Rahmen des postoperativ ausgeprägten Postagressionssyndroms mit Interferenz der Wundheilung werden durch den Stressfaktor Schmerz akzentuiert (Kehlet 1986).

Reflektorische Aktivierung von autonomen und motorischen Reflexen

Reflektorisch können Muskelspasmen sowie ein erhöhter Sympathikotonus ausgelöst werden (gesteigerte Magen-Darm-Trakt-Sekretion, erhöhter Sphinktertonus, erniedrigter Magen-Darm-Peristaltik: paralytischer Ileus, Urinretention). Chronische Schmerzen führen zu einem Circulus vitiosus, indem eine autonome Hyperaktivität zu einer klinisch erfassbaren vegetativen Erregbarkeit oder Labilität führt, die ihrerseits die psychische Reaktionsweise im Sinne einer emotionalen Labilität verändert, sodass schlussendlich das Schmerzgeschehen gefördert wird. Linke hat versucht, durch Neuroleptika diese »Personifizierung« des Schmerzes zu unterbrechen (Linke 1963).

Der morbiditätserhöhende Impakt von Schmerz bei Schwangerschaft wurde tierexperimentell untersucht. Durch repetierte elektrische Schocks an der Pfote der schwangeren Maus lässt sich eine erhöhte Fehlgeburtsrate auslösen (Arbeiten von Caldwell); Stimulation mit gleißendem Licht oder Schmerz (Zehenklammern) löst eine unphysiologische Uterushyperaktivität und eine maternelle Katecholaminausschüttung aus; diese Reaktion kann durch Lachgasgabe signifikant reduziert werden (Arbeiten von Morishima et al. an Primaten).

Bei der schwangeren Frau erhöht sich der kardiale Output parallel zu einer Erhöhung der Blutkatecholamine (Jones u. Greiss 1982), sodass beim vorgeschädigten Herzen durchaus akutes Herz-Kreislauf-Versagen oder akute myokardiale Ischämien möglich sind. In diesen Fällen wird eine adäquate geburtshilfliche Analgesie zur vitalen Frage von Mutter und Kind: maternelle Katecholamine bei spontanen Vaginalgeburten sind höher > bei Sectio/Narkosegeburten > Sectio/Epiduralgeburten; fetoneonatale Katecholaminwerte sind höher bei spontanen Vaginalgeburten > Epiduralgeburten > Narkosegeburten (Arbeiten von Irested). Eine optimale geburtshilfliche Analgesie schützt vor einem entsprechenden Schmerzstress mit Hyperventilation und uteriner Hypoperfusion (Shnider et al. 1979). Aus dem Gesagten geht auch hervor, dass eine optimale geburtshilfliche stressarme Analgesie ebenfalls den Fetus schützt.

Wieweit das Immunsystem durch nozizeptionsinduzierten Stress beeinflusst wird, ist noch nicht klar. Das Immunsystem ist in der postoperativen Phase geschwächt: so sind unter anderem Monozyten sowie die »immunkompetenten« Lymphozyten vermindert. Eine postoperativ-induzierte Immunosuppression wird durch eine adäquate Antinozizeption wie tiefe Anästhesie oder rückenmarknahe Barrage limitiert (Hole 1984; Rem et al. 1980). Im Tierversuch konnte nachgewiesen werden, dass ein Antinozeptionschutz mit Morphin die Metastasierung hemmt (Page et al. 1993). Wird im Tierexperiment nach peripherer Mononeuropathien das Tier geimpft, können neben der postneuropathischen Hyperalgesie auch Veränderungen der Immunreaktionen gegenüber der Kontrollgruppen (verminderte γ-Immunoglobulinkonzentrationen, erhöhte Antikörperproduktion sowie ipsilaterale und kontralaterale (!) Hypersensibilitätsreaktionen auf Test-Allergen) nachgewiesen werden (Herzberg et al. 1994). Falls diese multiplen, im Moment noch »puzzleartig« zerstreuten Forschungsergebnisse sich in der Humanmedizin bestätigen, wird eine optimale Analgesieführung in der Tumorchirurgie und Onkologie – wie die Arbeitsgruppe um → J.C. Liebeskind formuliert: zu einer vitalen Überlebensfrage (Page et al. 1993). Am Tag 0 wurden Mäusen Tumorzellen i.v. gespritzt und laufend immunologisch untersucht. Eine 15-minütige Halothanexposition veränderte den Immunstatus nicht. Wurde jedoch

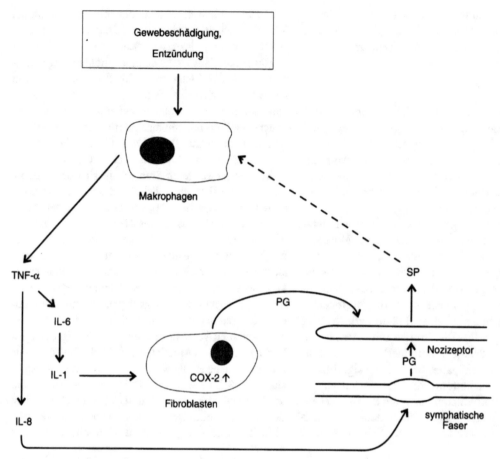

Abb. H-3. Beispiel für Wechselwirkungen zwischen Nervenfasern und Immunsystem. (*TNF* Tumornekrosefaktor, *IL* Interleukin, *COX* Cyclooxygenase, *PG* Prostaglandine, *SP* Substanz P). (Nach Carr et al. 1992)

unter der Halothannarkose eine Extremität amputiert, erhöhte sich beim betreffenden Tier die pulmonale Metastasierungsrate signifikant; dieser Effekt konnte durch den nichtspezifischen Immunostimulator Thiabendazol aufgehoben werden (Lundy et al. 1978).

Beides, peri-/postoperativer Stress, aber auch Schmerz per se hat Einfluss auf Immunfunktionen, nachweisbar an verschiedenen messbaren Parametern wie: Monozyten ($\downarrow$), Lymphozyten ($\downarrow$), Cortisol, ACTH, β-Endorphin, »growth hormone« ($\uparrow$), IL-2, IL-3-LA 1 ($\downarrow$), Metastasierungsrate ($\uparrow$), renale Katecholaminausscheidung ($\uparrow$), Serumglukosekonzentration etc.etc. (Nohr u. Christou 1984, Slade et al. 1975, Hole 1984, Lundy et al. 1978, Tanemura 1982).

IL-6 ist das häufigste Zytokin, das im Blult zirkuliert. Es ist ein Sekretionsprodukt verschiedener Zellen des Immunsystems, hauptsächlich aber von Makrophagen und Monozyten. Es gibt wichtige Hinweise dafür, dass Zytokine die Hormonproduktion beeinflussen und umgekehrt (Hall u. Ali 1998). Sie können somit als Bindeglied zwischen endokrinene System und Immunsystem angesehen werden. Auf diese Zusammenhänge wird später in diesem Kapitel nochmals eingegangen.

Die posttraumatischen metabolischen Veränderungen induzieren eine Umstellung des hormonellen Regelkreises, was sich im Sinne einer Stressreaktion wiederum auf den Metabolismus des Körpers auswirken kann. Es gilt, mit allen zur Verfügung stehenden Mitteln wie adäquate Schmerzkontrolle diesen Teufelskreis so gut als möglich zu durchbrechen.

Minimal-invasive Chirurgie hat einen wesentlich kleineren Einfluss auf die traumainduzierte Immunstörung (Vittimberga et al. 1998). Ein adäquater Antinozizeptionsschutz reduziert stress- und traumainduzierte Immunantworten (Hole 1984, Rem 1980, Page 1993):

Schmerz kann also töten!

Opioidrezeptoren vom Subtyp μ (MOR), δ (DOR), und κ (KOR) sind auf Zellen des Immunsystems nachgewiesen worden; endogene und exogene Opioidliganden haben immunomodulatorische Eigenschaften (Guan et al. 1994; Taub et al. 1991; Carr u. Serou 1995; Sheng et al. 1997; Opioid und Zytokinsystem: Peterson et al. 1998):

opioiderge Liganden funktionieren als Überträger von Immunsignalen (Neuroimmunfunktionen, Herz 1995) und als Immunmodulatoren (Autoimmuregulation; Stefano et al. 1996). Neuere Arbeiten weisen auf eine immunsupprimierende Wirkung von Opioiden hin (s. Buch B):

> **Können Opioide töten?**

Schmerz und perioperative Medizin

Das Diagnostikum Schmerz

Der Satz: »Vor der Schmerztherapie die gesicherte Diagnose« wird heute in medizinisch gutversogten Gebieten zu Recht relativiert, wenn es sich um akute und heftige Schmerzen handelt (s. unten). Eine Schmerztherapie soll aber grundsätzlich kausal sein. Damit ist gesagt, dass die Diagnose bzw. die Schmerzursache bekannt sein muss. Vielfach genügt es, die Schmerzursache (Magenazidität, Lagerung, Kompression, Dehnung durch Stauung) zu beseitigen. In der akuten Schmerzpraxis steht der Arzt aber oft vor dem Dilemma, den Patienten vor Leiden und Qual bewahren zu wollen, aber die Diagnosestellung durch eine frühzeitige Schmerztherapie nicht erschweren zu dürfen.

Galt früher noch die Regel, die exakte Diagnose abzuwarten und dann die Schmerztherapie einzuleiten, muss dies heute relativiert werden. In einem medizinischen Umfeld mit moderner Medizinalversorgung sollte heute ruhig von dieser alten Regel abgegangen und sofort zur optimalen Schmerztherapie geschritten werden, denn aufgrund der klinischen Schmerzsymptomatik allein wird heute kein Chirurg mehr zu operativen Taten schreiten: die Diagnosestellung gründet sich heutzutage zusätzlich zu Recht auf laborchemische und apparative Untersuchungen. Es ist deshalb unsinnig, in dieser veränderten Umwelt den Patienten unnötig leiden zu lassen. Anders mag die Situation in medizinisch unterversorgten Gebieten sein, wo solche Hilfseinrichtungen nicht vorhanden sind und der Chirurg seine Diagnose nur auf Anamnese, klinische Beobachtung und Untersuchung abstützen kann. Hier mag eventuell eine optimale Schmerztherapie das Erstellen einer Diagnose verschleiern. In allen Fällen ist ein genaues Protokollieren (Anamnese, Schmerzstatus, Schmerztagebuch) des Schmerzgeschehens unumgänglich. Obwohl die Funktion des Schmerzes als Warnsignal in der perioperativen Medizin eingeschränkt ist, muss in dieser Phase das Warnsignal differentialdiagnostisch präzise analysiert werden (s. Buch B: → »Schmerzwaage«).

Bei chronischen Schmerzen ist eine präzise Diagnosestellung oft nicht mehr möglich oder wenig relevant; der Schmerz hat hier seinen Warnsinn verloren, und es

muss eine rein symptomatische Behandlung (→ »adäquate palliative Therapie« statt »kurative Medizin: siehe sogenannte »Euthanasiediskussionen«) akzeptiert werden.

Wachsender Einblick in die Mechanismen der perioperativen physiologischen Reaktionen und deren Effekt auf den »outcome« des Patienten lassen vermuten, dass gewisse Reaktionen einen schädigenden Einfluss auf den Körper ausüben.

Der ursprüngliche Glaube an die »innere Weisheit« des Körpers (Cannon 1991) wurde von dem Konzept abgelöst, wonach ein stressfreier perioperativer oder posttraumatischer Zeitraum schädigende Stressantworten vermeiden und dadurch die Morbidität verringern kann (Kehlet 1991).

Schmerz bedeutet Leiden

> »I esteem it, the office of a Physician, not only to restore health, but to mitigate pain and dolours.« (BACON)

Es ist vornehme ärztliche Pflicht, Leiden zu verhindern oder zu verringern. Es sei an → Galen erinnert:

> »Divinum est sedare dolorem [et miseriam!]«

Man nahm bislang gemeinhin an, dass Schmerz auch als larvierte Form einer Depression auftreten kann; neuere Untersuchungen haben jedoch gezeigt, dass Schmerz per se Depressionen auslösen kann (Dohrenwend et al. 1999).

Schmerz erschöpft

> »Hour of pain is as long as a day of pleasure«
> (Anonym, aus T. FULLER, *Gnomologia*, 1732).

Ein leidender Patient kann psychisch-emotionale Veränderungen bis zur Erschöpfung durchgehen (Kehlet u. Christensen 1982). Ein unnötig an Schmerzen leidender Patient ist ein schlechter, müder, nichtkooperativer Patient: er verbraucht psychische und physische Kräfte zur Schmerzbewältigung statt zur Regeneration und zur positiven Mitarbeit in der postoperativen Pflege (Mobilisation, Physiotherapie, Gymnastik etc.).

Schmerz bedeutet Malfunktion

Schmerz bedeutet Malfunktion. Malfunktion bedeutet erhöhte Morbidität. Durch akuten Schmerz bedingte

Malfunktionen betreffen v.a. die Atmungsfunktion, daneben allgemeine Veränderungen im Rahmen der parallelen posttraumatischen Aggression (Stressreaktion, Muskelspasmen, Immobilisationprobleme):

> René Leriche 1936: »La douleur ne protège pas l'homme, elle le diminue.«

Lungen- und Atmungsfunktion

Im Spektrum der postoperativen Morbidität und Mortalität kommt pulmonalen Komplikationen nach wie vor eine zentrale Bedeutung zu. Zwar haben Fortschritte und neuere Techniken sowohl in der Chirurgie wie auch in der Anästhesiologie das peri- und postoperative Komplikationsrisiko erheblich senken können, so dass bei Wahleingriffen immer ein höheres Lebensalter akzeptiert wird und bei Notoperationen praktisch keine prohibitiven Schranken mehr bestehen. Dennoch rechnet man auch heute noch beispielsweise bei thorakalen Eingriffen mit relevanten Komplikationen bis zu 24% und einer Mortalität bis zu 12%; die meisten davon sind zurückzuführen auf Lungenprobleme und die damit verbundenen respiratorischen Insuffizienz (Schulz C et al. 1998). Es sind im wesentlichen 3 Faktoren, welche für die postoperative Lungeninsuffizienz verantwortlich sind (Herzog u. Keller 1971):

1. der Wundschmerz,
2. systemische Auswirkungen der Anästhesie und Analgesie,
3. vorbestehende Gesundheitsrisiken, wie Alter, Übergewicht und Lungen- bzw. Atemwegserkrankungen.

Alle diese Faktoren bewirken eine verminderte Lungenleistung, oberflächliche Atmung und Hustenschwäche, woraus sich Sekretretention, Atelektasen, Pneumonien

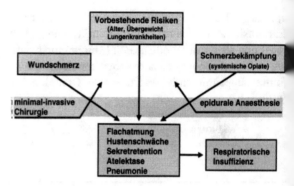

Abb. H-4. Mechanismen der postoperativen Lungeninsuffizienz mit den prädominanten Risikofaktoren durch Wundschmerz, Schmerzbekämpfung mit systemischen Opioiden sowie durch vorbestehende individuelle Morbidität. Neuere minimal-invasive chirurgische Verfahren minimieren den Wundschmerz, und mittels epiduraler Anästhesie lässt sich auch die Schmerzbekämpfung mit systemischen Opioiden weitgehend verhindern

und schließlich eine partielle oder globale respiratorische Insuffizienz mit ihren aufwendigen Folgen der postoperativen Intensivbehandlung entwickeln können (Abb. H-4).

1. Dem *Wundschmerz* im Operationsbereich kommt bei der Entstehung der postoperativen Lungeninsuffizienz zweifellos eine dominierende Bedeutung zu, und zwar umso schwerwiegender, je stärker der Eingriff die Atmungsorgane tangiert. Am stärksten beeinträchtigt ist die Lungenfunktion deshalb bei Thorakotomien, wo im Mittel mit einem Abfall der Vitalkapazität auf <30% gegenüber dem Ausgangswert während der ersten postoperativen Tage gerechnet werden muss (Abb. H-5).

Meist weniger gravierend, aber immer noch beeindruckend sind die Funktionseinbußen bei oberer Laparotomie mit vorübergehendem Abfall der Vitalkapazität auf <50% im Gegensatz zu Herniotomien, wo in der Regel nur unwesentliche Einbußen bei der

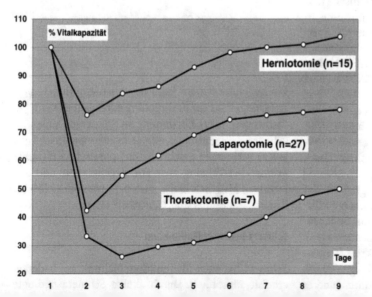

Abb. H-5. Postoperativer Verlauf der Lungenfunktion in Abhängigkeit von der Topographie des chirurgischen Eingriffs (mod. nach Züger u. Keller 1984): Am stärksten beeinträchtigt ist die Lungenfunktion bei Thorakotomien und Laparotomien, wo die Atemmuskulatur durch den Eingriff direkt betroffen ist, im Gegensatz zur Herniotomie mit nur unwesentlicher Einbuße der Vitalkapazität in den ersten postoperativen Tagen

Vitalkapazität zu beobachten sind (Ali et al. 1974; Ali u. Kahn 1979; Züger et al. 1984). Der Wundschmerz im Bereich des Thorax oder des Abdomens verunmöglicht eine physiologische Atemtiefe, der Hustenstoß wird zur schmerzhaften Qual, und daraus resultierend bewirken Flachatmung und Hustenschwäche schließlich eine bronchiale Sekretretention, Atelektasen und bronchopulmonale Infektionen.

2. Nachwirkungen der Allgemeinanästhesie (z. B. zentrale Sedierung, zentrale Dysfunktion nach Hyperventilation, Restkurarisierung etc.) und der postoperativen systemischen Analgesie verursachen ebenfalls Flachatmung, alveoläre Hypoventilation und Abschwächung des Hustenstoßes und tragen somit ebenfalls zur Entstehung postoperativer pulmonaler Komplikationen bei. Insbesondere die Opioide unterdrücken die physiologischen und periodischen Tiefatemzüge, welche schon beim Gesunden zur Prävention von Atelektasen periodisch ablaufen. Je größer der Wundschmerz, desto stärker ist in der Regel die systemische Analgesie und desto ausgeprägter sind die negativen Auswirkungen auf die Lungenfunktion und die Atmungsorgane.

3. Vorbestehende Lungenkrankheiten versetzen die Lungenreserven bereits präoperativ auf ein tieferes Niveau, sodass zusätzliche Störungen in der peri- und postoperativen Phase sich rasch zu ernsthaften Komplikationen ausweiten können. Besonders hoch ist das Risiko bei Patienten mit chronischen Atemwegserkrankungen wie Asthma bronchiale, chronische obstruktive Bronchitis und Lungenemphysem. Bei größeren Wahleingriffen im thorakalen oder abdominellen Bereich sind deshalb spirometrische und blutgasanalytische Lungenfunktionsprüfungen bei Patienten mit vorbestehenden Lungen- und Atemwegserkrankungen obligat, um das peri- und postoperative Risiko sorgfältig abschätzen zu können (Bolliger et al. 1995; DGP 1994). So bedeutet eine Einschränkung der Ventilationsreserven auf <33% (FEV_1 <0,8 l) ein hohes Risiko, eine Einschränkung zwischen 33–66% (FEV_1 0,8–2,0 l) ein mittleres und Ventilationsreserven >66% kein oder nur ein sehr geringes Risiko (Konietzko 1992).

Die Intensität von Wundschmerz sowie die Dosierung der systemischen Analgesie können durch neuere chirurgische und anästhesiologische Techniken inzwischen minimiert werden (vgl. Abb. H-4). So ist beispielsweise bei der videoassistierten endoskopischen Chirurgie sowohl im abdominellen wie im thorakalen Bereich die postoperative Beeinträchtigung der Lungenfunktion wesentlich geringer, bedingt durch die minimal-invasive Operationstechnik mit entsprechend nur geringem Wundschmerz (Joris et al. 1998; Karayiannakis et al. 1996).

Ähnlich verhält es sich mit den Fortschritten der postoperative Analgesie, wo mittels epiduraler Anästhesietechnik v a. im thorakalen und oberen abdominellen Bereich praktisch keine systemisch wirkenden Opioide mehr verabreicht werden müssen (Slinger et al. 1995). Tatsächlich konnte kürzlich auch anhand einer Metaanalyse von kontrollierten Studien über die Auswirkungen der postoperativen Schmerzbekämpfung nachgewiesen werden, dass v. a. die Epiduralanästhesie mit Lokalanaesthetika eine signifikante Verbesserung der postoperativen Lungenfunktion und signifikante Reduktion der pulmonalen Komplikationen erbringt – im Vergleich zur systemischen Schmerztherapie mit Opioiden (Ballantyne et al. 1998).

Aufgrund mehrerer, kontrollierter Studien kann folgende *Faustregel* erstellt werden:

bei laparokoskopischer Cholezystektomie reduziert sich die forcierte Vitalkapazität (FVC), FEV_1 sowie der maximale exspiratorische Flow (FEF) postoperativ gegenüber präoperativen Werten um ca. 1/4 auf 75%; bei offener, invasiver Cholezystektomie via Laparatomie verdoppelt sich diese Reduktion um 50% (Frazee et al. 1991; Putensen et al. 1992; Williams et al. 1993; Schauer et al. 1993; McMahon et al. 1994). Darüber hinaus bringt eine minimal-invasive Cholezystektomietechnik, selbst bei Notfalleingriffen, die Vorteile eines reduzierten Analgetikabedarfes, einer reduzierten postoperativen Morbidität und somit einer verkürzten Hospitalisationsdauer mit sich (Stiff et al. 1994; Adamer et al. 1997).

Bei richtiger Beherrschung von minimal-invasiven Techniken sind selbst bei größeren Eingriffen, etwa bei Kolonresektion wegen Karzinom etc., ähnliche Ergebnisse in kontrollierten, randomisierten prospektiven Studien nachgewiesen worden (Stage et al. 1997).

Die Betreuung durch ein geschultes perioperatives Schmerzteam (optimale Analgesietechnik inklusive epidurale Analgesie, PCA etc.) ergab gegenüber einer normalen stationären Betreuung (orthodoxe i.m.-Pethidingabe) eine erniedrigte Inzidenz pulmonaler (13 vs. 25%) und kardialer (21 vs. 32%) Komplikationen, eine erniedrigte Mortalität (8 vs. 14%) sowie reduzierte Hospitalisationsdauer bei Patienten mit Ösophagusresektionen (n=299+226; Tsui et al. 1997).

Eine schmerzbedingte Schonfunktion der Atmungsmuskulatur bewirkt eine zu oberflächliche Atmung mit entsprechender Verminderung der funktionellen Residualkapazität, Verminderung der Sauerstoffreserve, Gefahr der Atelektasenbildung und arterieller Hypoxämie wegen »Shuntbildung«. Es ist einleuchtend, dass sich eine schmerzbedingte oberflächliche Schonatmung bei Vorhandensein von postnarkotischer Restmuskelrelaxation, postnarkotischer zentraler Depression, bei allgemeiner Schwäche, bei Vorbestehen von Atmungskrankheiten (Nikotinabusus, Emphysem etc.) verheerend auswirkt.

Die Erfassung von rein schmerzbezogenen Auswirkungen auf die Atmung ist erschwert durch die Tatsache, dass sowohl operative Eingriffe per se v. a. im Abdominal- und Thoraxbereich als auch Opiode per se die Atmung beeinflussen (Craig 1981; Catley 1984; Catley et al. 1985; Simmoneau et al. 1983).

Die seit langem bekannte klinische Erfahrung, dass Oberbaucheingriffe im Vergleich zu Unterbaucheingriffen eine höhere Inzidenz von postoperativen Ventilationsstörungen aufweisen, wird durch neuere kontrollierte Studien bestätigt (Joris et al. 1997).

Bei adäquater Analgesie (insbesondere bei Wahl von kombinierten auf den Patienten adaptierten Schmerzverfahren) ist die postoperative Inzidenz pulmonaler Komplikationen erniedrigt (Metaanalyse randomisierter kontrollierter Untersuchungen (Ballantyne et al. 1998). Der positive Einfluss einer optimalen Analgesie auf die perioperative Morbidität bei Oberbaucheingriffen wird von einigen Autoren bestritten (Ex-cathedra-Behauptung ohne kontrollierte Daten und Fakten: Rezaiguia u. Jayr 1996).

Spezifischere Analgesiemethoden wie epidurale Analgesie vs. systemische Analgesie bei Thorakotomien weisen eine erniedrigte Morbidität in Bezug auf pulmonale und kardiovaskuläre perioperative Komplikationen auf (Slinger et al. 1995; Stenseth et al. 1996; Shulman et al. 1984); die perioperative Schmerzinzidenz bei Thorakotomie unter epiduraler Analgesie ist vergleichbar mit derjenigen unter (minimal-invasiver) Thorakoskopie und systemischer Analgesietechnik.

Die rückenmarknahe Anästhesie-/Analgesietechnik darf nicht die Spinalnervenhöhe C3 erreichen, da sonst eine phrenikusinduzierte pulmonale Dysfunktion zu erwarten ist (Stevens et al. 1998).

Eine schmerzbedingte ventilatorische Malfunktion wird v.a. nach Oberbauchoperationen beobachtet (Spence u. Alexander 1972). Eine adäquate Schmerztherapie vermindert dieses Risiko beträchtlich. Schmerz ist aber nicht der einzige Faktor, der zur postoperativen Dysventilation beträgt (Craig 1981; Asantila et al. 1986). Die nach Oberbauchoperationen besonders und immer auftretende pulmonale Dysfunktion wird durch optimale systemische Analgesie weniger gut vermindert als mit thorakaler Regionalanästhesie (kontinuierliche thorakale Epiduralanästhesie beispielsweise). Nach Bauch-, besonders Oberbauchoperationen kann eine Dysfunktion des Diaphragmas bei experimentell erhaltener Funktion des N. phrenicus nachgewiesen werden; man nimmt an, dass zentripetaler nozizeptiver Influx die Aktivität des N. phrenicus reflektorisch stört. Ein adäquater Schutz vor operationsbedingtem nozizeptivem Input mit v. a. rückenmarknaher Blockade verbessert die Phrenikus- bzw. Diaphragmaaktivität (Spence u. Smith 1971; Spence u. Logan 1975; Mankikian et al. 1988; Dureuil et al. 1986; Pansard et al. 1993).

Cave bei rückenmarknahen Techniken: eine hohe segmentale Blockade von C3 führt zur motorischen Paralyse des Diaphragmas.

Kardiovaskuläres System

Es bestehen funktionelle Beziehungen zwischen dem Schmerzsystem und dem autonomen Herz-Kreislauf-System: Schmerz führt als Stressfaktor zu Tachy- oder Bradykardie sowie zu Hypertension (Moltner et al. 1990). Patienten mit idiopathischer arterieller Hypertension weisen eine erhöhte Schmerzschwelle bzw. Hypalgesie auf, wahrscheinlich aufgrund spinaler Modulationsmechanismen (Guasti et al. 1999: Übersichtsartikel).

Im Rahmen der multifaktoriellen postoperativen Herzischämie-Inzidenz – die statistisch bei Risikopatienten nicht peroperativ (optimaler Antinozizeptionsschutz), sondern postoperativ in den ersten 72 h auftritt – mag schmerzinduzierter Stress bzw. Stimulation der Katecholaminfreisetzung durch Aktivierung der Nebennierenrinde mitbeteiligt sein: in diesem Sinne sind kombinierte, selektive Analgesietechniken mit entsprechenden spinalen Barragen zu bevorzugen (Breslow et al. 1989, Beattie 1990, Brown u. Carpenter 1990; Mangano 1990; Mangano et al. 1992; Lewis et al. 1994; Heller et al. 1984).

Es muss bedacht werden, dass kombinierte Techniken mit rückenmarknaher Blockade auf Höhe Th1–Th5 nicht nur den noziven Input partiell filtrieren, sondern auch die autonome Versorgung beeinflussen, indem beispielsweise die sympathische Regulation des Herzens blockiert wird: die Folge ist eine Reduktion des »cardiac output« um 10%, der Pulsfrequenz um 10% sowie des mittleren arteriellen Druckes bis um 20% bei gleichzeitig erniedrigtem kardialen Sauerstoffbedarf, erhöhter Myokardperfusion v. a. im Endokardbereich und Blockierung poststenotischer Vasokonstriktionen. Diese Faktoren ergeben - bei sorgfältigem Handling der rückenmarknahen Analgesietechnik – Vorteile im Vergleich zu systemischer Analgesie v. a. beim Koronarkranken (Toft u. Jorgensen 1987; Blomberg et al. 1989; Blomberg 1994; Saada et al. 1992; Overdick et al. 1997; De Leon-Cassola et al. 1995; Boccara et al. 1998).

Postoperativer paralytischer Ileus

Die niedrigdosierte segmentale rückenmarknahe Blockade mit LA in der Höhe Th6–L2 erlaubt nicht eine partielle Filtration der zentrifugalen Signale, sondern ebenfalls eine entsprechende segmentale autonom-sympathische Blockade der Eingeweide. Damit kann ein postoperativer paralytischer Ileus verhindert oder sogar therapiert werden. Die Folge ist nicht nur eine Verringerung des Analgetikabedarfs – besonders wenn selektiv ein potenter μ-Agonist appliziert wird – sondern auch ein erhöhter Schutz der chirurgischen intestinalen Anastomosennähte im Bauchbereich sowie eine Verkürzung der parenteralen Ernährungsphase (Fasano et al. 1979).

Eine wegen ungenügender Antinozizeption überwiegende Aktivierung des peripheren sympathischen NS unterstützt die Ausbildung eines paralytischen Ileus.

Die opioiderge Motilitätshemmung ist proemetogen und ist regelmässig Kofaktor eines paralytischen Ileus.

Übelkeit, Würgen und Erbrechen

Schmerz sowie Übelkeit, Würgen und Erbrechen (ÜWE), alles physiologische Warn- und Abwehrsysteme, haben in der Klinik folgendes gemeinsam:

- Schmerz induziert per se ÜWE (Andersen u. Krogh 1976) und
- Patienten mit höheren Nauseascores weisen in der Regel höhere Schmerzscores auf (Desbiens et al. 1997; Obstler et al. 1997; Quinn et al. 1994).
- Angst erhöht die Inzidenz beider Leitsymptome (Quinn et al. 1994; Young u. Conahan 1990).
- Schmerz, ÜWE sind Stress- und Leidfaktoren mit einem beachtlichen Potential an akuter und chronischer Morbidität (Coates et al. 1983; de Boer-Dennert et al. 1997; MacMillan 1989; Morrow et al. 1998; Rusthoven et al. 1998; Stockdale u. Bellman 1998; Young u. Conahan 1990).

Beide Systeme sind plastisch und können zur Chronifizierung beitragen: Tierexperimentell kann nach emetogener Stimulation eine c-Fos-Expression im Hirnstamm nachgewiesen werden, wobei dieses »neuronale Engramm« bei antiemetischem Schutz nicht nachweisbar ist: entsprechend verhindert eine adäquate, präemptive antiemetische Therapie das Entstehen einer antizipierten Nausea in der Chemotherapie (Williams et al. 1989).

Eine Kombinationstherapie mit selektiven NK-1-R-Antagonisten hat die Spätphase von ÜWE (»delayed emesis«) bei Cisplatintherapie aufheben können: offenbar ist – ähnlich wie beim »Wind-up«-Spätphänomen des Nozizeptionssystems – auch die Substanz P mitverantwortlich beim Auftreten von protrahierter ÜWE – einem Spätphänomen! – nach Chemotherapie (Navari et al. 1999).

> NK-1-R-Antagonisten (Substanz P) involviert im Nozizeptionssystem;
> NK-1-R-Antagonisten (Substanz P) involviert im Nozifensorsystem ÜWE

Schmerz und ÜWE bestimmen die postoperative Befindlichkeit, die Verlegungs- und Entlassungsfähigkeit (Carroll et al. 1995; Chung et al. 1996; Gold et al. 1989; Hession 1998; Mann 1998; Stockdale u. Bellman 1998; Young u. Conahan 1990); nach pädiatrischen Eingriffen sind unkontrollierte ÜWE in 30% aller Fälle Hauptgrund für eine Wiedereinweisung (Patel u. Hannallah 1988).

Schmerz und ÜWE werden v. a. in der ambulanten perioperativen Medizin unterbehandelt (Beauregard et al. 1998; Rawal et al. 1997). Schließlich sind Schmerz und ÜWE mess- und dokumentierbar (subjektive Algesimetrie und Nauseametrie; objektive Messmethoden).

Patientenseite

> Divinum est sedare oeconomiam et ... dolorem et miseriam.

Ein systematischer antiemetischer Schutz *musste* in der Onkologie eingeführt werden, da die Radio- und Chemotherapie so toxisch sind, dass sie ohne antiemetischen Schutz gar nicht toleriert würden.

Unter dem Druck der sog. Tageschirurgie befassen sich seit wenigen Jahren auch die perioperativ tätigen Ärzte mit dem systematischen antiemetischen Schutz (s. unten).

Aufgrund enger Zusammenarbeit mit Physiologen hat die *onkologische* antiemetische Pharmakotherapie systematische Therapiepläne erarbeitet (*präemptive Therapie; kontinuierliche Therapie; Stufentherapie*), wogegen sich die perioperative Pharmakotherapie unverständlicherweise noch auf punktförmige, prophylaktische Einzelgaben von Antiemetika stützt, diese in randomisierten Doppelblindstudien testet und sie entsprechend dem (in diesem klinischen Kontext zu erwartenden) negativen Ergebnis als unnütz verurteilt (Scuderi et al. 1999).

Den Onkologen verdanken wir erste Patientenbefragungen über ÜWE als hochrelevante Stress- und Leidfaktoren (de Boer-Dennert et al. 1997; Coates et al. 1983). »Obwohl für Gesunde schwer verständlich, werden Nausea und Emesis – wie Schmerzen und Leiden – vom Krebskranken so gefürchtet wie das Ende des Lebens« (Laszlo 1983). Die Akzeptanz von ÜWE ist im Vergleich zu selbst starken Schmerzen beim Patienten deutlich niedriger. Der Patient empfindet ÜWE als unnötige Quälerei, wogegen dem Schmerzsinn eine notwendige Begleiterscheinung des Genesungsprozesses attestiert wird. Eine niedrige Schmerzinzidenz erhöht allerdings die Zufriedenheit des Patienten in fast linearer Art, wobei der positive Effekt durch eine umfängliche Patienteninformation verstärkt wird (Beauregard et al. 1998; Boström et al. 1997; Heyland et al. 1997; Hirsch 1994; Pellino u. Ward 1998; Vallerand et al. 1994; Ward u. Gordon 1994). Schmerzpatienten hegen Vorurteile gegenüber Schmerzmitteln vom Typ Opioid: als Gründe werden opioidinduzierte ÜWE sowie »Suchtgefahr« genannt (Kuperberg u. Grubbs 1997).

Opioide

Opioide induzieren in Bezug auf ÜWE duale Wirkungen: proemetisch über Aktivierung des zirkumventrikulären Sensororgans Area postrema sowie gastrointestinaler Opioidrezeptoren. Eine konstante, genügend starke, opioiderge Hemmung der Brechfunktionszentren wirkt dagegen antiemetisch (Barnes et al. 1991). In der Schmerzpraxis sollten deshalb analgetische Berg- und Talfahrten, beispielsweise durch Gabe nach Bedarf, vermieden werden. Vestibuläre proemetische Faktoren können durch sorgfältige Stufenmobilisation reduziert werden. Eine rasche i.v.- Morphingabe über 40 s induziert weniger Erbrechen als eine langsame Gabe von >5 min (PCA-Technik: Woodhouse u. Mather 1998): bei rascher i.v.-Gabe wird die zentrale Opioidrezeptorenokkupation schneller erreicht und damit die Sensoraktivierung neutralisiert. Bei langsamer Gabe wird wegen der sofort einsetzenden, initialen Verteilungsphase der Konzentrationsunterschied Blut vs. ZNS so klein, dass nur noch das Sensororgan Area postrema aktiviert wird.

Im Tierexperiment konnte eine Kombination des quaternären, schlecht biomembrangängigen Opioidantagonisten Methylnaltrexon mit Morphin die Inzidenz von Apomorphin- und sogar cisplatin-induziertem Erbrechen von 100% auf bis 22% bzw. 0% erniedrigen (Foss et al. 1998).

Die Gabe von niedrigdosierten oralen Opioidantagonisten reduziert die opioiderge, proemetogene Motilitätshemmung (s. auch Tilidin-Naloxon).

Antipyretische Analgetika

Bei oraler Anwendung induzieren saure antipyretische Analgetika je nach galenischer Form, Wirkstoff und Dosierung Irritationen der gastrointestinalen Schleimhaut (s. Buch D und E) mit Übelkeit und Erbrechen u. a.

Übelkeit, Würgen und Erbrechen sind typische Symptome einer ZNS-Intoxikation durch antipyretische Analgetika (s. Buch D und E).

Arztseite

Die Trias ÜWE wird mit Ausnahme weniger Autoren (Rhodes 1997) in der Regel unpräzis mit Übelkeit und Erbrechen (z. B.: PONV = »postoperative nausea and vomiting«) abgekürzt. In der perioperativen Medizin scheinen ÜWE unter dem wirtschaftlichen Druck von Tageschirurgie und sog. Fast Trackings (Cheng 1998; Tan et al. 1998; Watcha u. White 1997) einen gewissen Stellenwert zu erlangen.

Die postoperative Inzidenz von Nausea und Emesis wird unterschiedlich beurteilt, nämlich zwischen 8–93% (Camu et al. 1992; Cohen et al. 1994; Ward u. Gordon 1994); bei ambulanten Patienten soll sie nach Entlassung ca. 35% betragen (Carroll et al. 1995). Ernsthafte Komplikationen sollen selten und bei nur ca. 0,1% auftreten (Cohen et al. 1994); es gibt jedoch keine genauen Erhebungen aus Bereichen der plastischen Chirurgie, bei Darm- und Gefäßnähten in Körperhöhlen, der Chirurgie des Auges oder der Neurochirurgie, wo durch Würgen auslösbare abnorm hohe Organinnendruckanstiege mit entsprechend massiven venösen Druckanstiegen potentiell gefährlich wären.

Fehlen eines interdisziplinären Teamworks

Aus einer an operativ tätigen Ärzten erhobenen schweizerischen Repräsentativuntersuchung ergibt sich, das emetogene Prädiktoren wie Alter, Geschlecht, Art, Or und Dauer des Eingriffs etc. (Camu et al. 1992; Haigh e al. 1993; Lerman 1992; Larsson u. Lundberg 1995; Palaz zo u. Evans 1993; Waldvogel 1995; Watcha u. White 1992) aus chirurgischer Sicht ignoriert werden (Wilder-Smith et al. 1997). Das emetogene Risiko von Eingriffen im GI-Trakt wurde von den »perioperativen Partnern« mi 59% (Chirurgen) bzw. 75% (Anästhesist) völlig verschieden beurteilt; dieser Unterschied in der Beurteilung war besonders eklatant in Bezug auf Eingriffe im Augenbereich: 5% (Operateure) vs. 56% (Anästhesist). Umgekehrt stufen orthopädische Chirurgen das Risiko für postoperative EWÜ mit 11% wesentlich höher ein als Anästhesisten (3%). Die ÜWE-Prädiktorentrias »gynäkologische Eingriffe, Alter und Hormonstatus« (Haigh et al. 1993; Koivuranta et al. 1997) wird von 38% der Chirurgen gegenüber 80% der Anästhesisten akzeptiert. In 84% werden operationsinhärente Faktoren bzw. Techniken (z. B. minimal-invasive Technik, Eingriffsdauer) als irrelevant für die Inzidenz postoperativer ÜWE angenommen: dementsprechend waren nur 15% der Chirurgen bereit, ihre Technik in Bezug auf diese postoperativen Komplikationen zu überdenken (Wilder-Smith et al. 1997). Akzente werden auch vom spitalexternen, betreuenden Hausarzt oder »Second – opinion« – Hausarzt gesetzt: den »Narkosekandidaten« werden klammheimlich Substanzen vom Typ Nux vomica in homöopathischer Dosierung zur »Detoxifikation« übergeben, um das Auftreten von ÜWE zu reduzieren (persönliche Erfahrung des Hrsg.). Es darf angenommen werden, dass der Patient in diesem Mehreckverhältnis Chirurg–Anästhesist–Hausarzt–Alternativarzt angesichts der ärztlichen Meinungsvielfalt komplett verunsichert wird.

Gängige antiemetische Therapie:
Indiz für pathophysiologisches Un- oder Missverständnis?

D und 5-HT sind wichtige, in nausea- und emetogenen Mechanismen involvierte Neurotransmitter (dopaminerge Aktivierung der Area postrema, dopaminerge Steuerung der während der Nauseaphase typischen Gastroparese, serotoninerge Transduktionsrate emetogener Stimuli im GI-Trakt). Spezifische D-2- und 5-HT-3-Antagonisten sind anerkannt wirksame und sich ergänzende Antiemetika, deren therapeutische Serumkonzentrationen in der Regel allerdings noch nicht bekannt sind: sie sollten zum richtigen Zeitpunkt (vor Transduktion emetogener Reize), in optimaler Dosierung (Ceilingeffekt) und Applikation (kontinuierlich und genügend lang: keine antiemetischen Berg- und Talfahrten) verabreicht werden (Sun et al. 1997; Tan et al. 1998). In diesem Kontext sind einzeldosierte Monomedikationen (Graczyk et al. 1997; Paech et al. 1995;

Rung et al. 1997; Sun et al. 1997) oder Vergleichsstudien zwischen D-2-Antagonisten vs. 5-HT-3-Antagonisten (Paech et al. 1995) vom Sinn her schwer verständlich. Neuere Arbeiten scheinen sich auf die Multimodalität zu besinnen: so war eine Kombination D-2-Antagonist/5-HT-3-Antagonist gegenüber einer Monotherapie (Droperidol 1,25 mg: 54% bzw. Granisetron 2,5 mg: 84%) mit einer Erfolgsrate von 96% signifikant effektiver (Fujii et al. 1998).

Absente Symptommessung, -dokumentation und Qualitätskontrolle

Die Messung von ÜWE ist in der perioperativen Medizin praktisch absent (Wilder-Smith et al. 1997).

Eine erfolgreiche perioperative Symptomkontrolle bedarf sowohl der richtigen Organisation als auch der angepassten Therapie. Zur richtigen Organisation gehören eine regelmäßige Verlaufskontrolle und Dokumentation der Symptome (VAS, Dokumentation auf der Patientenkurve), definierte Behandlungsalgorithmen (fixe Basistherapie, Interventionsgrenze, definierte Intervention, Nachkontrolle der Intervention und weiteres definiertes Vorgehen; Paech et al. 1998; Roila 1998; Waldvogel u. Wilder-Smith 1997) und die dazu notwendige Infrastruktur (regelmäßige Qualitätskontrolle und Ausbildung). Die angepasste Therapie der physiologischen Warn- und Schadensignale beinhaltet ihre prompte und korrekte Diagnose, die prophylaktische Einführung einer fixen Basistherapie sowie das Vorhandensein einer individualisierten und bedarfsgerechten Zusatztherapie. Zu jedem Zeitpunkt muss es jedoch der Patient sein, der letztendlich die Notwendigkeit einer solchen multimodalen Therapie angibt.

Dank interdisziplinärer Arbeitsteams, Expertenkommissionen bzw. Therapieempfehlungen, unter Einbeziehung des Pflegepersonals und last but not least des Patienten, hat das Symptom Schmerz in der modernen Klinik seine ihm zukommende Bedeutung – mindestens die eines gut umsorgten »Stiefkindes« (Zenz) – erlangt (Wulf et al. 1997). Demgegenüber müsste der Symptomenkomplex ÜWE angesichts des Mangels jeglicher interdisziplinärer Arbeit und Forschung im Umfeld perioperativer Medizin als vernachlässigtes »Findelkind« gelten. Es ist zu hoffen, dass die Kliniker aus der positiven Erfahrung interdisziplinärer Arbeit, wie dies im Fall Schmerz seit der Gründung der IASP in zunehmenden Maße zugunsten des Patienten geschieht, Lehren ziehen.

Schlaf

Schmerz führt zu Insomnie. Schmerz verhindert das für die Regeneration notwendige Durchschlafen. Postoperative Schlafstörungen (Zeichen: Reduktion von Rapid-eye-movements-Phasen, »slow wave sleep« mit Reboundphasen) sind offensichtlich direkt abhängig von der Größe des Traumas bzw. vom postoperativen Stress. Hauptsächliche Gründe sind:

- posttraumatischer Stress (abhängig vom Ausmaß des Traumas; diskutierte Faktoren: Hormone, Zytokine, Fieber etc.),
- Umgebung (Stichwort: Intensivmedizinsyndrom: Umgebung, Lärm, Licht, Gerüche etc.),
- Schmerz,
- Opioide: Morphin soll REM-Phasen reduzieren, SWS-Phasen verstärken und somit eine nächtliche Insomnie fördern (Moote et al. 1989; nach Meinung des Hrsg. gibt es nur ungenügende Daten).

Konsequenzen von postoperativen Schlafstörungen können episodische Hypoxämiephase, hämodynamische Instabilität sowie psychologische Auswirkungen sein (Rosenberg et al. 1995).

Delirium, Konfusion

Schlecht kontrollierte Schmerzen sind ein Faktor per se für das Auftreten eines postoperativen Deliriums, und zwar unabhängig von anderen bekannten prä- und postoperativen Faktoren wie Alkoholmissbrauch, hohes Alter, Einschränkung kognitiver und physischer Funktionen, postoperative Opioidmedikation (Lynch et al. 1998). Das Auftreten von postoperativen Verwirrungsphasen dürfte auch mit entsprechender Hypoxämie bzw. Gewebehypoxie zusammenhängen (Kehlet u. Rosenberg 1995).

Mobilisation

Eine schmerzbedingte posttraumatische Immobilisation erhöht die Gefahr der Bildung von Thrombosen, Muskelatrophie etc. über Aktivierung der von Rudolf Virchow (1821–1902) postulierten Trias mit erhöhter Blutgerinnbarkeit, venöser Stase und Endothelschädigung (Cousins 1989).

Tageschirurgie, ambulante Chirurgie

Schmerz ist wie Nausea und Emesis ein limitierender Faktor der Tageschirurgie.

Der Schmerzverlauf (VAS) bei 129 Kindern im Alter von 5–16 Jahren nach ambulanter Tonsillektomie ergab, dass die Kinder während 7 Tagen, mit einem Schmerzmaximum an den Tagen 1–3, an beträchtlichen Schmerzen litten. Die zu Hause durch Eltern oder Gemeindeschwestern überwachte Schmerzbehandlung war eindeutig defizient; ein Drittel dieser Patienten musste in ärztliche Behandlung (Warnock u. Lander 1998).

Schmerz und Psyche

Frederik Jakobus Johannes → Buytendijk (1887–1974):
»La douleur passe, mais avoir souffert ne passe
jamais.«

Die → Somatisierung des Schmerzes

»Optimale Analgesie ist Heilanalgesie«
(Schaumann, Miterfinder des Pethidins).
Unbehandelter Schmerz heißt Leiden und
erhöhte Morbidität. Die Indikation für
optimales Schmerzmanagement basiert
also auf ethischen, therapeutischen und
ökonomischen Überlegungen.

Entwicklungsstörungen im Sinne von psychomotori-
schen Spätfolgen nach schweren Schmerzzuständen
(Verbrennungen) sind bei Kindern beobachtet worden.
Selbst nach vollständiger somatischer Heilung können
sie – primär oft als toxischbedingte akute Enzephalopathie missdeutet – irreversibel sein und sogar die späte
soziale Reintegration unmöglichen machen (Gauvain-
Piquard u. Meignier 1993).

Frühe Schmerzerfahrungen werden zu Mitfaktoren
bei der Entwicklung von psychosomatischen Erkrankungen in der Vorschulphase gerechnet: so wiesen
Frühgeborene (Intensivpflege, n=36) gegenüber am
Termin Geborenen (n=36) im Vorschulalter eine erhöhte Inzidenz von psychosomatischen Störungen auf
(Grunau et al. 1994). Siehe auch: → »pain-prone personalities«.

Schmerzlangzeiteffekt: inadäquate Analgesie bei repetierten Eingriffen

Wie alle Warn- und Abwehrsysteme ist auch de
Schmerzsinn plastisch.

In Buch A wird das postulierte Phänomen eine
»Langzeitschmerzgedächtnisses« gestreift unter der
Assoziationsbegriffen »Imprintings?« (Prägungen).

Literatur

Siehe CD-ROM.

Hinweis: Einige relevante Literaturangaben befinde
sich in Buch A.

Buch J: **Optimales Schmerzmanagement und Pharmakotherapie**

Mitarbeiter:

Ulrich Hankemeier, Maria Lempa, Edmund Neugebauer,
Wolfgang G. Richter, Herman Hans Waldvogel

Arbeitshypothese

Bei der Therapie akuter Schmerzen sind 3 Aspekte des Schmerzes von besonderer Bedeutung: Schmerz ist

- ein Symptom,
- ein Stressor und
- ein unerwünschtes Ereignis oder gar Leid für den Patienten (Troidl et al. 1993).

Während der zweite und dritte Aspekt sowohl für die Therapie chronischer als auch akuter Schmerzen handlungsleitend sind, kommt dem Schmerz als Symptom v. a. im Akutschmerzbereich eine besondere Bedeutung zu.

Schmerz als Symptom

Im Unterschied zum chronischen Schmerz hat der akute Schmerz seine Warnfunktion nicht verloren. Die Motivation, einen Arzt aufzusuchen, liegt bei den meisten Patienten im Schmerz begründet. In einer chirurgischen Ambulanz wird die Zahl der Patienten, die sich wegen schmerzloser Symptomatiken vorstellen, in der verschwindenden Minderheit sein (Hoppe et al. 1990).

Der erlebte Schmerz veranlasst die Patienten dazu, einen Arzt aufzusuchen, und erfüllt damit seine Warnfunktion. Für den Arzt wiederum ist er zunächst einmal diagnostisches Kriterium. In vielen Situationen mit akuten Schmerzen sind die Schmerzlokalisation, -charakteristik und der Schmerzverlauf bereits wegweisend für die Diagnose. Beispiele für diese bereits durch die Schmerzsymptomatik geleiteten Diagnosen sind Herzinfarkt, Gallenkoliken und die akute Hohlorganperforation.

In ähnlicher Weise kommt dem postoperativen Schmerzverlauf eine entscheidende diagnostische Bedeutung zu. Hier kann ein plötzlicher Schmerzanstieg beispielsweise der erste Hinweis auf eine Anastomoseninsuffizienz oder einen Wundinfekt sein. Ein optimales Schmerzmanagement muss daher gewährleisten, dass auch bei optimaler Schmerzreduktion für den Patienten die Rolle des »Frühwarnsystems Schmerz« nicht geschmälert wird. Dies kann z. B. durch eine konsequente Dokumentation von Schmerzintensität und Schmerzmittelverbrauch gewährleistet werden (s. unten).

Schmerz als Stressor

Die physiologische Verarbeitung nozizeptiver Stimuli zum Warnsignal Schmerz ist sehr komplex (Zieglgänsberger 1997; Tölle et al. 1997). Schmerz ist eine kognitive Leistung des Gehirns, die an Bewusstseinsprozesse gebunden ist. Das Gehirn lokalisiert den Schmerz an der Körperstelle, in der – tatsächlich oder vermeintlich – die schmerzleitenden Bahnen erregt werden. Auch zum Ende des letzten Jahrhunderts, in der »Dekade des Gehirns«, zu Beginn des neuen Jahrtausends, sind trotz sensibelster funktioneller Bildgebungsverfahren kortikaler und subkortikaler Aktivierungsareale (PET, SPECT, fMRI oder MEG) noch längst nicht alle Mechanismen der physiologischen Schmerzweiterleitung bekannt (Bromm 1997; Arbeiten von Bromm: s. Buch A). A priori muss deshalb die Prophylaxe und Therapie akuter wie auch chronischer Schmerzen multimodal ausgerichtet sein.

Insbesondere gilt dies für den chronischen Schmerz, der stets einer multifaktoriellen Aufrechterhaltung unterliegt. Chronische Schmerzpatienten befinden sich nach jahrelangen, erfolglosen monodisziplinären Therapieansätzen meist in einem Teufelskreis zwischen Schmerzzentriertheit, Inaktivität, sozialem Rückzug und Hilf- und Hoffnungslosigkeit. Der Schmerz hat hier seine Symptomfunktion weitgehend verloren, und er wird zum Mittelpunkt allen Denkens, Erlebens und Verhaltens des Patienten.

Schmerz als »unerwünschtes Ereignis«

Die International Association for the Study of Pain (IASP) definiert den Schmerz als ein ein »unangenehmes Sinnes- und Gefühlserlebnis, das mit aktueller oder potentieller Gewebsschädigung verknüpft ist oder mit Begriffen einer solchen Schädigung beschrieben wird« (1979).

Neben die ethische Verpflichtung, dieses (im postoperativen Bereich sogar iatrogene) Leid des Patienten zu lindern, tritt auch die juristische Komponente: nicht ausreichende Schmerztherapie gilt als unterlassene Hilfeleistung und ist entsprechend strafbar (Uhlenbruck 1994).

Das Warten auf das sog. nebenwirkungsfreie »Superanalgetikum« oder auf eine »Supertechnik« ist vermutlich Wunschdenken. Die heute verfügbaren Analgetika sind bei effektiver Verabreichungstechnik wirksam zur Schmerzbekämpfung einsetzbar. Die Schmerztherapie kann durch eine optimale Anwendung der vorhandenen Mittel, kurz: durch ein optimiertes Management, verbessert werden. Ein optimales Schmerzmanagement sollte zweistufig – durch Problemidentifikation und Problemlösung – erfolgen.

Problemidentifikation

Das Problem »Schmerz« muss identifiziert werden. Dazu sind mehrere Schritte notwendig:
- detaillierte Anamnese (z. B. mit Hilfe von Fragebögen),
- Befunderhebung (inklusive klinischer Untersuchung des Patienten),
- Schmerzanalyse (entsprechend einem biopsychosozialen Ansatz),
- detaillierte Dokumentation (vollständiges Schmerzprotokoll),
- differenzierte und schmerzspezifische Diagnosestellung (z. B. MASK-Ansatz; vgl. Maier 1997) sowie
- Prioritätensetzung.

Ergänzend zum somatischen Befund des Patienten sind v. a. bei chronischen Schmerzen psychosoziale Besonderheiten stets mitzuberücksichtigen (psychosozialer Befund). In einer umfassenden Schmerzanalyse sollten neben den physiologisch-medizinischen Schmerzkomponenten entsprechend dem Verhaltensanalyseschema (Schulte 1987) sämtliche Modulatoren der Schmerzsymptomatik des Patienten Berücksichtigung finden: die behaviorale, motorische Ebene des Schmerzverhaltens (verbale und nonverbale Schmerzexpression, körperliches Aktivitätsverhalten), die emotionale Verhaltensebene (emotionale Schmerzverarbeitung: Depression, Ärger, Ängste usw.), die kognitiv-bewertende Verhaltensebene (Grad an Resignation, Hilf- und Hoffnungslosigkeit, Verleugnung, Durchhalteappelle).

Für chronische wie akute Schmerzen sind die situativen Aspekte des Auftretens der Schmerzen, schmerzmodulierende äußere Bedingungen (Wärme-, Kältezufuhr, Lagerungsposition etc.), schmerzmodulierende eigenständige Bewältigungsstrategien des Patienten, kognitive Schemata und andere personenspezifische und situationsübergreifende Merkmale der Schmerzverarbeitung (Motivationslage, Persönlichkeitsmerkmale, soziale Unterstützung bzw. Stressoren) sowie Besonderheiten der Therapiebeziehung von Bedeutung.

Zu einer differenzierten Diagnosestellung, v. a. aber für die Problemlösung (Prophylaxe und Therapie) ist deshalb bei chronischen Schmerzen in den meisten Fällen eine multidiziplinäre Zusammenarbeit erforderlich.

Während beim chronischen Schmerz dieser differenzierten biopsychosozialen Diagnosestellung für den weiteren Therapieverlauf eine entscheidende Bedeutung zukommt, sind beim akuten Schmerz präoperativ die Differentialdiagnosen zu berücksichtigen. Postoperativ kommt dem Warnsymptom »Schmerz« ebenfalls eine besondere Bedeutung zu. Sind aber die entscheidenden diagnostischen Schritte eingeleitet, hat die zügige Schmerzreduktion auch im Sinne der Chronifizierungsprophylaxe höchste Priorität.

Häufige Fehler der Problemidentifikation sind:
1. Dem Patienten wird keine erste Priorität zugestanden (»Der Patient wird nicht ernstgenommen«; vgl. Glossar: Maslow-Bedürfnispyramide).
2. Dem Schmerz wird keine absolute Priorität zugestanden (»Der Schmerz wird bagatellisiert«).
3. Der Schmerz wird als rein somatogenes Krankheitssymptom missverstanden (»fehlende multimodale Schmerzdiagnostik«).

Problemlösung

Die Problemlösung wird durch folgende Schritte erleichtert:
- Definition der Therapieziele (gemeinsam zwischen Arzt und Patient, dabei kommt der Formulierung realistischer Therapieziele für den weiteren Therapieverlauf eine hohe Bedeutung zu),
- Aufstellen eines Plans der notwendigen Maßnahmen (allgemein und medikamentös),
- Aufstellen eines Plans der verfügbaren Mittel,
- Aufstellen eines Prioritätenkatalogs,
- Aufstellen eines koordinierten multidisziplinären Behandlungsteams (Ressourcen).

Häufige Fehler einer unzureichenden Problemlösung sind:
- fehlende Mittel aufgrund defizitärer Infrastrukturen (»defiziente oder unterbrochene Therapiekette«),
- falscher Einsatz der vorhandenen Mittel bzw. Diskrepanz zwischen Know-how und Praxis,
- unrealistische Hoffnungen und Therapieerwartungen (»pain free patient is unrealistic on ward«; Leith et al. 1994),
- einseitiges kausaltherapeutisches Denken (Schulmedizin: Nichtakzeptanz der palliativen Schmerztherapie bei terminalen und chronischen Erkrankungen; vgl. Buch A),
- polypragmatische statt konzeptioneller Therapieansätze (Gründe: Spezialistentum, Kompetenzansprüche, »Helfersyndrom«).

Schritte zur Verbesserung der schmerztherapeutischen Versorgung

Interdisziplinärer Schmerzdienst

Die Einrichtung eines interdisziplinären Schmerzdienstes wird international wo immer möglich favorisiert. In Deutschland wurde für den Akutschmerzbereich die Organisation eines akuten Schmerzdienstes bereits 1992 in den »Vereinbarungen zur Organisation der postoperativen Schmerztherapie« des Berufsverbandes Deutscher Anästhesisten und des Berufsverbandes der Deutschen Chirurgen geregelt (Zinganell). Die Vereinbarungen regeln die Zusammenarbeit und Zuständigkeit von Operateur und Anästhesist wie folgt:

- Auf chirurgischen Bettenstationen und auf chirurgisch geleiteten Intensivstationen ist der Chirurg zuständig.
- In den Aufwachräumen und auf Intensivstationen unter anästhesiologischer Leitung obliegt die Schmerztherapie dem Anästhesisten *in Zusammenarbeit* mit dem Operateur.

Für die konkrete Organisationen der Schmerztherapie sehen die Vereinbarungen verschiedene Möglichkeiten vor, die je nach örtlichen Gegebenheiten und Anforderungen einen breiten Spielraum für die individuelle Gestaltungsmöglichkeit zwischen Anästhesisten und Chirurgen lassen. Sie empfehlen aber nach Möglichkeit die Einrichtung eines interdisziplinären Schmerzdienstes. Dabei bleibt wiederum offen, unter welcher Leitung dieser stehen soll. De facto stehen in Deutschland derzeit (Stand 1997) fast alle Akutschmerzdienste unter anästhesiologischer Leitung, lediglich in 4 Zentren findet sich ein chirurgisch geleiteter Akutschmerzdienst.

Wie eine Umfrage an 1000 chirurgischen Kliniken Deutschlands (Neugebauer et al. 1998) ergab, sind an 47% der Kliniken ausschließlich Anästhesisten und Chirurgen für die Akutschmerztherapie zuständig, in 33% der Kliniken allein der Chirurg, in 14% der Kliniken ausschließlich der Anästhesist. Ein akuter Schmerzdienst wurde bislang nur an 0,4% der Kliniken eingerichtet, obwohl 62% der befragten Chefärzte eine interdisziplinäre Zusammenarbeit befürworten. Zudem ergab die Umfrage, dass in weniger als der Hälfte der Kliniken ein standardisiertes Akutschmerztherapiekonzept existiert.

Um die Problemlösung zu optimieren, muss ein interdisziplinärer Schmerzdienst so organisiert sein, dass die operationalen Ziele kurzfristig und ökonomisch realisiert werden können. Die Leitung des interdisziplinären Schmerzdienstes soll:

1. die Ziele kooperativ festlegen,
2. die Aufgaben und Verantwortlichkeiten kooperativ verteilen und koordinieren (Delegation von Routineaufgaben),
3. den Einsatz der verfügbaren Mittel kooperativ festlegen,
4. den Ablauf des interdisziplinären Schmerzdienstes organisieren sowie
5. die Effizienz der eingesetzten Mittel überprüfen und ggf. korrigieren.

Jeder Schmerzmanagementansatz wird durch mangelhafte Problemidentifikation und unzureichende Problemlösungen defizitär. Ein optimierter, interdisziplinärer Schmerzdienst kann ökonomisch und einfach konventionelle Therapieschemata verbessern helfen. Die Notwendigkeit einer Verbesserung der postoperativen Schmerztherapie durch interdisziplinäre Akut-Schmerzdienste wurde initial in Großbritannien durch eine Spezialkommission »Joint College Report on Post Operative Pain« gefordert (sog. »acute pain team«, APT). Aufwendige Akutschmerzeinheiten, wie sie in den USA eingerichtet wurden, können jedoch durch einfachere, interdisziplinär-koordinierte Schmerzdienste ersetzt werden (Wulf u. Neugebauer 1997).

Solche Akutschmerzdienste integrieren optimalerweise interdisziplinär verschiedene Fachrichtungen (Anästhesisten, Chirurgen, Neurologen, Internisten, Mitarbeiter in Psychosomatik bzw. Psychologie, Physiotherapeuten, Sozialarbeitern, Seelsorger) und koordinieren die Ausbildung und Durchführung des Analgesiedienstes.

Ein solcher Akutschmerzdienst hat im perioperativen Bereich folgende Aufgaben wahrzunehmen:
- effizientere Analgesie,
- Prävention von »Komplikationen« und Senkung der Inzidenz von Nebenwirkungen (d. h. sowohl Verhinderung von unerwünschten Ereignissen, die durch die Schmerztherapie verursacht werden, wie Atemdepression, Übelkeit, Erbrechen, Allergien etc., aber auch das möglichst frühzeitige Wahrnehmen und die zügige diagnostische und therapeutische Reaktion, wenn der Schmerz ein Symptom für postoperative Hämatome, Abszesse, Nahtinsuffizienzen etc. ist.),
- Verbesserung des Ergebnisses bei chirurgischen Patienten (Neugebauer 1994),
- Stärkung der schmerztherapeutischen Kompetenz der behandelnden Stationsärzte,
- Integration aller an der Patientenversorung beteiligten Personen (Maier 1992).

Einer kontrollierten Vergleichsstudie (Lempa 1998) zufolge, geben Patienten mit postoperativen und posttraumatischen Schmerzen in einer Klinik mit akutem Schmerzdienst gegenüber vergleichbaren Patienten einer Klinik ohne einen solchen Dienst geringere

Schmerzintensitäten an. Zudem sind die schmerztherapeutisch behandelten Patienten zufriedener (allgemeine Patientenzufriedenheit).

Ein Akutschmerzdienst kann je nach Anforderung verschieden gestaltet sein und unterschiedliche Strukturen aufweisen. Die folgenden Charakteristika sind jedoch nach Möglichkeit zu verwirklichen:
- Team aus ärztlichen und pflegerischen Mitarbeitern,
- ständige Präsenz und 24-h-Bereitschaft,
- regelmäßige Schmerzmessung und integrierte Dokumentationssysteme,
- regelmäßige Fortbildungen.

Dem Teamcharakter eines interdisziplinären Akutschmerzdienstes kommt eine entscheidende Rolle zu. Wesentliche Voraussetzungen für das Gelingen eines solchen Projektes sind zum einen die Fähigkeit der Vertreter der verschiedenen Fachrichtungen (z. B. Anästhesisten und Chirurgen), *gemeinsam* an dieser Aufgabe zu arbeiten. Ebenso wichtig ist aber auch die Zusammenarbeit von Pflegepersonal und Ärzten in diesem Team. Ein interdisziplinärer Schmerzdienst nimmt allein durch seine Stellung und durch seine Aufgabe immer eine *Brückenfunktion* ein. Diese kann er nur dann sinnvoll wahrnehmen, wenn alle Beteiligten mit ihren je eigenen Fähigkeiten im Team vertreten sind. Dabei kommt dem Pflegepersonal eine Schlüsselstellung zu.

Die Rolle des Pflegepersonals

Die Krankenschwester umgibt, pflegt und »kennt« den Patienten. Für den Patienten ist sie natürliche Vertrauensperson (Mundinger 1994). Folglich hat sie eine prädestinierte Funktion im interdisziplinären Schmerzdienst. Ihre Rolle ist jedoch gesellschafts-, generations- und ausbildungsgeprägt. In den skandinavischen Ländern und den USA hat das Pflegepersonal eine breite theoretische und praktische Ausbildung in der Schmerztherapie. Schwestern und Pfleger überwachen das Führen der visuellen Analogskalen durch die Patienten, erkennen und beheben Wirkungen und Nebenwirkungen von Analgetika (ABC-Maßnahmen inkl. Intubation), pflegen und kontrollieren komplizierte, invasive Applikationstechniken (*Beispiel:* rückenmarknahe PCA-Infusoren) und haben die Kompetenz, zusammen mit dem verantwortlichen Algesiologen, die jeweilige Schmerztherapie zu besprechen und durchzuführen.

In den USA sind sogar akademische Hochschulabschlüsse (Promotion) für das Pflegepersonal seit Jahren mit Erfolg eingeführt worden. Verschiedene Kosten-Qualitäts-Untersuchungen dokumentierten, dass die Einführung hochqualifizierter Pflegespezialisten zwischen konventionellem Pflegepersonal und Ärzteschaft die Qualität der medizinischen Versorgung bei gleich-

zeitiger Kostenreduktion erhöht. Allerdings müssen auch in diesem Modell gewisse konventionelle »Territorialansprüche« zwischen Ärzteschaft und Pflegepersonal abgebaut werden (vgl. Mundinger 1994, Schwestern schule Columbia-Universität, NY).

Pointiert formuliert, beschränkt sich in anderen Ländern der pflegerische Kompetenzbereich auf das Leeren der Nachttöpfe und die bedarfsweise Verabreichung eines Paracetamolzäpfchens. In diesen Ländern gehört auch das Bedienen eines einfachen elektronischen Perfusors in die Domäne des »Professors«. Die Krankenschwester ist hier eindeutig das *schwächste* Glied in der Behandlungskette. Für die Akutschmerztherapie ergibt sich daraus die Forderung nach entsprechender Weiterbildung der Pflegekräfte, aber auch nach Einbeziehung aller Mitarbeiter des erweiterten Akutschmerzdienstes in die ärztliche Tätigkeit. Dies beinhaltet minimal die mehrfach-wöchentliche Teilnahme aller Schmerzteam-Mitarbeiter an der ärztlichen Visite. Zur konzeptionellen Integration des nichtärztlichen Personals in die Schmerztherapie sind somit klare organisatorische Vorgaben, regelmäßige Schulungen entsprechend spezifischer Ausbildungsrichtlinien sowie Algorithmen zur Therapie und Erfolgsevaluation notwendig.

Ausbildung kann in diesem Zusammenhang über einen positiven Hawthorne-Effekt die Qualität der Schmerztherapie nachhaltig verbessern (Zucker 1998).

Schmerzmessung und -dokumentation

> Bevor Symptome wie Schmerzen, Nausea und Emesis *angemessen* behandelt werden können, müssen sie *gemessen* werden. (WALDVOGEL 1995)

Schmerzmesssung und Schmerzbeschreibung sind notwendige Voraussetzungen einer optimierten Schmerzdokumentation. Die Schmerzmessung kann durch einfache visuelle Analogskalen (s. Buch A) durchgeführt und dokumentiert werden (Liu u. Aitkenhead 1991).

Eine solche Algesimetrie entspricht einer Erfassung subjektiver Schmerzperzeptionen. Entsprechende Patientenwerte mögen deshalb von entsprechenden klinischen Einschätzungen des Behandlungspersonals abweichen: Krivo u. Reidenberg ermittelten bei 48 Schmerzpatienten am Klinikeintritt die Schmerzscores (10er-Skala) und verglichen sie mit gleichzeitig von Ärzten und vom Pflegepersonal ermittelten »Schätzscores«: diese waren im Durchschnitt 2,1 ± 2,4 Einheiten (Ärzte) bzw. 1,8 ± 2,4 Einheiten (Pflegepersonal) niedriger als die vom Patienten angegebenen Scores.

Wird aber gefragt, welche Schmerzscores diese Patienten zu erwarten hätten, stimmten die von Ärzten und vom Pflegepersonal angebenen Schätzungsscores mit denjenigen der Patientenscores erstaunlich gut überein. Ärzte und Pflegepersonal wissen wohl um mögliche Schmerzintensitäten, sind jedoch der Ansicht, dass die Patienten bei der Angabe der Schmerzintensität übertreiben (Krivo u. Reidenberg 1996).

Im akuten Schmerzdienst beginnt die Dokumentationsreihe bereits präoperativ: im pflegerischen Aufnahmegespräch kann bereits die Anwendung der Visuellen Analogskala erläutert werden. Auch präoperativ erfolgen bereits die Routineschmerzmessungen und ihre Dokumentation in der Fieberkurve. Darüber hinaus kann ggf. in dieser Phase eine ausführliche Schmerzanamnese erfolgen und besonders die gemeinsame Therapieplanung besprochen werden. Hier müssen im gemeinsamen Gespräch für den Patienten realistische Therapieziele formuliert werden. Darüber hinaus können diesem Patienten bisher nicht vertraute Therapie-

formen wie beispielsweise die patientenkontrollierte Analgesie mittels Pumpe erklärt werden.

Zwei weitere Bausteine der postoperativen Therapieplanung sind das Anästhesieprotokoll und die direkte postoperative Anordnung der Schmerzmedikation durch den Operateur. Die auf der allgemeinen Abteilung üblichen »Fieberblätter« stammen noch aus der Zeit vor Einführung der Antibiotika: sog. »Fieber- und Pulszacken« und eventuell Stuhlgewohnheiten (»in Stricheinheiten«) werden akkurat geführt, häufig fehlen jedoch die klinisch mindestens so wesentlichen Symptome wie Übelkeit, Würgen, Erbrechen und Schmerzen. Wie die Umfrage von Neugebauer (1998) zeigte, führen nur 11% von 1000 deutschen chirurgischen Kliniken regelmäßig Schmerzmessungen mittels visueller Analogskala durch.

Im schwedischen Ørebrø hat der indische Anästhesist Rawal 1991 zum ersten Mal einfache visuelle Ana-

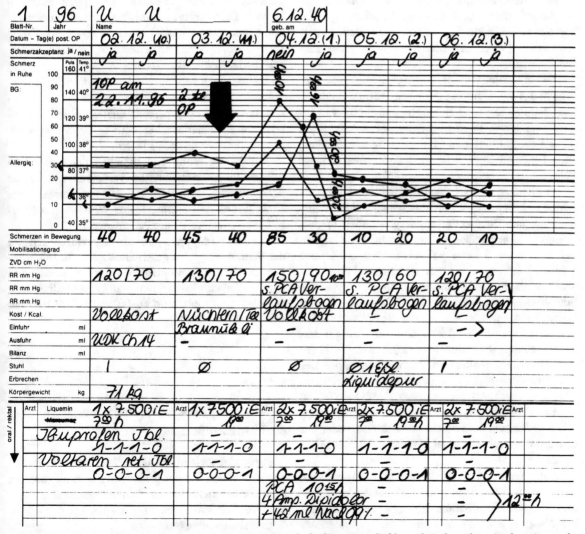

Abb. J-1. Beispiel einer »Fieberkurve« einer Patientin mit revisionsbedürftigem Wundinfekt nach Endoprothesenimplantation an der Hüfte. Fieber, Puls und Schmerz sind im Verlauf eingezeichnet, jede Kurve beginnt an der dazugehörigen Skalierung. Im Alltag sind die einzelnen Kurven zusätzlich farblich unterschieden: Fieber: blau, Puls: rot und Schmerz: schwarz.
In diesem Beispiel steigen die Werte für die Schmerzintensität in Ruhe und Bewegung bereits vor der Temperatur an

logskalen (s. Buch A) im Rahmen eines interdiszi-plinären, koordinierten Schmerzdienstes in das Krankenblatt integriert: *Jeder* stationäre Patient wird systematisch in regelmäßigen Abständen schmerzbezogen mittels 10er-Skalen befragt. Pionier in Deutschland für die routinemäßige Erfassung der Schmerzmessung ist Troidl, der dies auf der allgemeinchirurgischen Abteilung der Kölner Universitätsklinik seit 1988 eingeführt hat (Troidl 1990). Diese Schmerzskalen sind auf dem Krankenblatt parallel zu den üblichen Vitalparametern (Blutdruck, Pulsfrequenz, Körpertemperatur, Urinoutput etc.) mit aufgezeichnet (vgl. Abb. J-1).

> **Rawal: »Make pain visible«**

Einer in der chronischen Schmerztherapie entwickelten Methode zufolge (Hankemeier 1997) scheint es sinnvoll zu sein, zusätzlich mit schmerztherapeutischem Behandlungsbeginn täglich das sog. *Restschmerzempfinden* des Patienten zur Therapieerfolgsbeurteilung heranzuziehen (Vergleichsbasis: 100% = Schmerz zum Behandlungsbeginn).

Die Einführung visueller Analogskalen hat übrigens elegant das sog. »Problem der fachärztlichen Territorien« (Beispiel: Territorialansprüche Anästhesie- vs. Chirurgie- vs. Medizindienste, s. unten: Ärzte- vs. Pflegedienst) neutralisiert und eine neue interdisziplinäre, dem Patienten förderliche Zusammenarbeit ermöglicht.

An dieser Stelle darf der empirisch belegte Unterschied zwischen subjektiven Einschätzungen der wahrgenommenen Schmerzintensität gegenüber Fremdratings nicht unerwähnt bleiben. Verschiedene Studien belegen, dass Schmerzpatienten ihre subjektive Schmerzbelastung statistisch signifikant höher einschätzen als die sie behandelnden Ärzte, Pflegekräfte oder ihre nächsten Angehörigen (z. B. Daniels et al. 1983; Olden et al. 1995, Striebel 1992). Für die Dokumentation akuter und chronischer Schmerzbeschwerden gilt deshalb elementar: Der Patient hat den Schmerz – nicht der Arzt, nicht die Schwester und nicht der Angehörige. Der alte chirurgische Grundsatz, demzufolge der Patient im Gips immer recht hat, gilt also analog auch hier:

»Beim Thema Schmerz hat der Patient immer recht. Die Einschätzung der überlasteten Schwester oder des Chirurgen sind absolut nicht hilfreich.« (Holthausen u. Troidl 1996)

In der anamnestisch erhobenen Krankengeschichte sollte ein sog. Schmerzprotokoll (Schmerzanalyse-Schema) die Schmerzlokalisation, die Schmerzintensität (einfache visuelle Analogskalen), die Schmerzqualität, das Schmerz-Zeit-Verhältnis (Zeitpunkt des Auftretens, Schmerzdauer, Schmerzrhythmus), alle Schmerzmodulationsfaktoren (Körperhaltung, Atmung, Mobilisation,

Körperbewegungen, diurnale Rhythmik, äußere Einflüsse wie Lärm, Wetterbedingungen etc.), psychosoziale Schmerzreaktionen (Depression, Angst, Schlaflosigkeit, Berufsunfähigkeit) sowie die schmerztherapeutischen Maßnahmen (Reaktion auf Analgetika, auf physikalische Therapie, auf Wärmeapplikation etc.) festhalten.

Umfassende und zeitsparend ausfüllbare Schemata können eine standardisierte, untersucherunabhängige Erfassung der Schmerzprotokoll-Parameter gewährleisten (s. auch Buch A: Schmerzmessung). Eine erweiterte Variante der Schmerzanalyse kann mittels des für die chronische Schmerztherapie entwickelten *Deutschen Schmerzfragebogen* (DGSS 1997) in Fremdrating nach Befragung des Patienten dokumentiert werden. Vorteil des Einsatzes letzteren Verfahrens ist die Integration dreier psychodiagnostischer Testinstrumente zur validen Erhebung der Depressivität (Allgemeine Depressionsskala nach Hautzinger 1995), Somatisierungstendenz (Beschwerdeliste nach v. Zerssen 1975) sowie affektiven Schmerzerlebens (Schmerzempfindungsskala nach Geissner 1996). Darüber hinaus können die erhobenen Daten mittels eines analog konzipierten Computerprogramms archiviert und statistisch weiterverarbeitet werden (Gockel 1997).

Schmerzdokumentationen (und zwar schriftliche!) reduzieren zudem den Informationsverlust durch übliche Ärzte- und Pflegepersonalrotationen und erleichtern die Informationsübermittlung bei Verlegungen bzw. der Entlassung des Patienten.

Jegliche Verlegung birgt nämlich die Gefahr von Informationslücken. Einfache Vorkehrungen wie die obligatorische Schmerzdokumentation, konsequente Buchführung und entsprechende Weitergabe reduzieren den Verlust wertvoller Patientenerfahrungen.

Werden postoperative Analgesieverfahren erst auf der Station festgelegt, gehen entscheidende Erfahrungen (peri- und postoperative Schmerzphasen) und damit die eine patientenspezifische, individuelle Schmerzkonzeption verloren (»Das Rad wird immer wieder neu erfunden«).

Einfache Überlegungen zur Optimierung der Pharmakotherapie

Aus der allgemeinen Schmerzphysiologie lassen sich einige Schlüsse für die praktische Pharmakotherapie ableiten. Schmerzen oder Schmerzzustände müssen grundsätzlich mit erster Priorität betreut werden (s. Schmerzbedeutung: Morbidität).

Analgetika sollen nach individueller Reaktion verordnet werden. Analgetika sollen genügend hoch dosiert werden.

Optimale Wirkstoffwahl

Die Wirkstoffwahl wird durch die Diagnose beeinflusst. Eine optimale Schmerzdiagnose erfasst besser die implizierten Schmerzfaktoren (Beispiel: Entzündung) und bestimmt somit die Wahl der Analgetika bzw. Analgetikakombinationen. Eine optimale Applikationsform wird durch die Kenntnis der kinetischen Eigenschaften des gewählten Wirkstoffes (s. Buch K) bestimmt.

Dynamik (»Unité de doctrine«)

Der Einsatz von Opioiden mit gegensätzlicher Dynamik ist sinnarm bis sinnlos (s. Buch B). Im koordinierten Schmerzdienst soll sich deshalb das Schmerzteam auf die Dynamikqualität der eingesetzten Wirkstoffe einigen und nur kompatible Analgetika im Sinne einer → »Unité de Doctrine« einsetzen (z. B. Einsatz ausschließlich von Opioiden vom Typ µ-Agonist). In diesem Kontext fällt auf, dass beispielsweise für die postoperative Schmerztherapie bis zu 20% der Wirkstoff Pentazocin (Agonist-Antagonist) verschrieben wird (Lehmann 1990: Stand BRD 1986); es ist aber kaum anzunehmen, dass in diesen Fällen in der prä- oder postoperativen Analgesieführung auf potente µ-Agonisten verzichtet worden ist.

Kinetik

Wegen fehlender kinetischer Kenntnisse oder fehlender Infrastruktur werden geeignete und besonders patientenfreundliche Verabreichungsformen nicht angewandt (Beispiele: → PCA, → Nichtinvasive therapeutische Systeme; s. Buch K).

Dank koordiniertem Schmerzdienst können auch einfache, preiswerte Therapiepläne zu voller Zufriedenheit durchgeführt werden, sofern entsprechende Regeln strikt eingehalten werden, wie planmäßige Messung und Dokumentation der Schmerzzustände; optimale Wahl der Analgetika (s. Dynamik) sowie Verabreichungstechnik (Ausnutzung der möglichen Techniken; keine Bedarfsanalgesie).

Konventionen und Vorurteile

Grosso modo werden die Wirkweisen und Anwendungsgebiete der sogenannten zentralen Analgetika überbewertet, die der antipyretischen und antiphlogistschen Analgetika einschließlich ihrer Kombinationen unterbewertet.

Schmerzmittel vom Opioidtyp werden wegen der Gefahr von zentraler Depression (v. a. zentrale Hypo-

ventilation) sowie der angeblichen »Suchtgefahr« (s. Buch B) in zu kleiner Dosierung und in zu hohen Abständen, kurz: falsch eingesetzt. Nur selten erfolgt beispielsweise vor oraler Opioideinstellung ein intravenöser Test auf Morphinsensitivität (Responder vs. Nonresponder, vgl. Maier et al. 1995).

Kinder mit akutem Schmerz sowie Patienten mit terminalen Erkrankungen werden oft krass mit Analgetika unterversorgt, wogegen leichte chronische Schmerzen beim Erwachsenen in der Regel übertherapiert werden.

Folgende *Vorurteile* werden von Generation zu Generation weitergereicht:
- Antipyretische Analgetika sind schwache Analgetika (»minor analgesics«).
- Die Kombination von Opioiden unterschiedlicher Dynamik (Beispiel: Agonist plus Antagonist-Agonist) erhöht die Sicherheit.
- Bei Verlegung müssen alle Schmerzmittel gewechselt werden.
- Schmerz ist unumgänglich und sogar notwendig.
- Postoperative Schmerzen dauern nur 3 Tage.
- Spezifische, potente Analgetika sind gefährlicher als unspezifische, schwachwirksame Analgetika.
- Opioide vom Typ Agonist-Antagonist haben weniger Nebenwirkungen.
- Opioidnebenwirkungen können gefahrlos antagonisiert werden.
- Eine adäquate Schmerzmitteleinnahme führt zur Sucht.
- Antipyretische Analgetika werden nicht missbraucht.
- Schmerzmittel sollen bei Auftreten von Schmerzen nach Bedarf verabreicht werden.
- Unterdosierung von Opioiden schützt vor Suchtgefahr.
- Opioide sind strikt nach Körpergewicht und nicht nach der individuellen Reaktion des Patienten zu dosieren.
- Antipyretische Analgetika sind nach der individuellen Reaktion des Patienten und nicht nach dem Körpergewicht zu dosieren.
- Bei terminalen Schmerzzuständen sind amtlich festgesetzte Maximaldosierungen höher zu bewerten als die tatsächlichen Erfordernisse des Patienten.
- Morphin ist wegen Suchtgefahr bei starken Schmerzen nicht indiziert.
- Ein aufgestellter Schmerztherapieplan muss strikt beibehalten werden.
- Subkutane Anwendungen sind bei akuten Schmerzen besonders gefahrlos.
- Invasive Therapiemaßnahmen sind nur für akute Schmerzen geeignet.
- Nichtinvasive Therapiemethoden (z. B. p.o.-Applikation) sind nur für schwache Schmerzen geeignet.
- Schmerz ist diagnostisch immer fassbar - nichterfassbarer Schmerz ist Einbildung.

- Eine positive Placebowirkung spricht für Schmerzeinbildung (vgl. sog. psychogener Schmerz).
- Jeder Therapeut sollte sich bewusst sein, dass auch die Patienten selbst entsprechende Einstellungen und Werthaltungen von ihren Ärzten übernehmen. Bei der Behandlung aller Schmerzpatienten sollte dies in besonderem Maße aufklärende, edukative Maßnahmen unabdingbar machen (z. B. Ängste und Vorbehalte gegenüber Morphintherapie betreffend).

Schlussbemerkung

Wenn das Buch beitragen kann, diese Vorurteile abzubauen, ist sein Zweck erreicht.

Abschließend können wir Bernhard von Naunyn Leitmotiv aus dem Jahr 1869 »In der Wissenschaft liegt das Heil der Medizin« (s. Buch A) mit einem »wahlverwandten« Akzent ergänzen:

> In der Vernunft liegt das Heil der Schmerzmedizin.

Literatur
Siehe CD-ROM.

Buch K: Kinetik

Mitarbeiter:

Jörn Lötsch, Irmgard Tegeder, Gerd Geisslinger,
Arthur Richard von Hochstetter, Herman Hans Waldvogel

Teil 1:
Pharmakokinetische Grundlagen der medikamentösen Schmerztherapie

Der Zugang zur Pharmakokinetik ist manchmal durch mathematische Gleichungen verstellt. Hinter diesen Gleichungen verbergen sich jedoch Konzepte, mit deren Hilfe u. a. die Zeit bis zum Wirkungseintritt eines Arzneistoffs, die Wirkungsdauer, das Ausmaß der Akkumulation und die erforderliche Dosis abgeschätzt werden können. In diesem Kapitel sollen diese Konzepte erläutert werden. Auf die zugrundeliegende Mathematik wird im Hauptteil nur insoweit eingegangen, als es zum Verständnis unerlässlich ist. Für den mathematisch interessierten Leser werden jedoch auch einige mathematische Zusammenhänge näher erklärt. Zum umfassenden Studium der Pharmakokinetik sei auf die Spezialliteratur verwiesen, die im Literaturverzeichnis genannt ist.

Es soll zunächst an einem Beispiel gezeigt werden, welche klinisch relevanten Informationen die Pharmakokinetik eines Arzneistoffs liefern kann.

1. Morphin ist als 100 mg Retardtablette verfügbar. Verabreicht man einem Schmerzpatienten eine solche Tablette, so werden die Schmerzen abnehmen, ohne dass lebensgefährliche unerwünschte Arzneimittelwirkungen zu erwarten sind. Man würde diesem Patienten 100 mg Morphin jedoch nicht bedenkenlos intravenös injizieren, sondern deutlich weniger, beispielsweise etwa 10–20 mg.
2. Ein Patient mit einem akutem Herzinfarkt benötigt sofort etwas zur Schmerzstillung. In dieser Situation wird man z. B. Morphin intravenös verabreichen. Man wird den Patienten nicht bitten, eine Morphin-Retardtablette zur Notfallbehandlung einzunehmen, auch dann nicht, wenn er bei Bewusstsein ist und schlucken kann.

Die unterschiedliche Behandlung in den beiden Beispielen beruht auf den pharmakokinetischen Eigenschaften des Morphins. Im ersten Beispiel müssen bei oraler und intravenöser Applikation von Morphin unterschiedliche Dosen eingesetzt werden, da die Menge des Morphins, die in den Körper gelangt, bei peroraler Applikation deutlich geringer ist als nach intravenöser Gabe. Deshalb sind 100 mg orales und 100 mg intravenöses Morphin nicht die gleiche Dosis. Die Pharmakokinetik ist in der Lage, den Teil der Dosis zu berechnen, der nach oraler Applikation in den Körper gelangt. Im zweiten Beispiel appliziert man Morphin intravenös und nicht als Retardtablette, da es bei i.v.-Gabe sofort ins Blut und von dort aus zum Wirkort, dem Nervensystem, gelangt. Gibt man Morphin oral, muss es erst im Darm absorbiert werden, ehe es über das Blut das Nervensystem erreicht. Da dies Zeit braucht, tritt die Wirkung deutlich später ein als nach i.v.-Injektion. Pharmakokinetische Untersuchungen können darüber Auskunft geben, ab wann eine Wirkung zu erwarten ist.

Plasmakonzentration-Zeit-Verlauf

> **Merke**
> Der Plasmakonzentration-Zeit-Verlauf eines Arzneistoffes beschreibt die Änderung der Konzentration des Arzneistoffs im Plasma über die Zeit.

Misst man nach Gabe eines Medikaments dessen Plasmakonzentration mehrmals hintereinander und trägt die Konzentration in einem Koordinatensystem gegen die Zeit auf, wobei die Ordinate die Plasmakonzentration, die Abszisse die Zeit darstellen, so erhält man eine graphische Darstellung des Plasmakonzentration-Zeit-Verlaufs. Die einzelnen Messwerte werden meist durch eine Linie verbunden, um den Eindruck eines »Verlaufs« zu verstärken.

Abbildung K-1 zeigt 3 verschiedene Plasmakonzentration-Zeit-Verläufe von Morphin nach intravenöser Injektion eines Bolus, nach oraler Gabe einer herkömmlichen Tablette, und nach oraler Gabe einer Retardtablette bei derselben Person.

Obwohl es sich jedesmal um Morphin handelt, unterscheiden sich die Kurven. Der Unterschied liegt in der

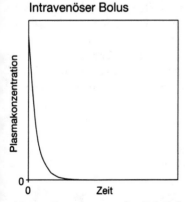

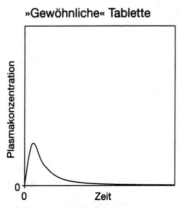

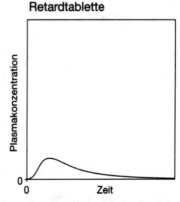

Abb. K-1. Plasmakonzentration-Zeit-Verläufe nach intravenöser Applikation eines Morphinbolus und nach oraler Applikation der gleichen Morphindosis in Form einer »gewöhnlichen« Tablette und einer Retardtablette

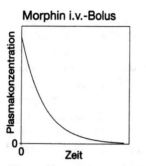
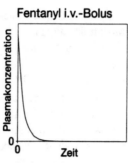

Abb. K-2. Plasmakonzentration-Zeit-Verläufe nach i.v.-Applikation eines Morphinbolus und eines Fentanylbolus

Art und Weise, wie Morphin gegeben wurde. Das heißt, *der Plasmakonzentration-Zeit-Verlauf wird von der Art der Zufuhr des Medikaments geprägt.* Die Zufuhr bei Injektion eines intravenösen Bolus erfolgt sehr schnell. Deshalb ist die Konzentration unmittelbar nach der Injektion sehr hoch. Da nach Ende der Injektion nichts mehr zugeführt, sondern nur noch im Körper verteilt und ausgeschieden wird, fällt der Plasmakonzentration-Zeit-Verlauf stetig ab. Dagegen muss der Arzneistoff aus einer Tablette erst freigesetzt und anschließend absorbiert werden. Die Freisetzung aus einer Retardtablette erfolgt sehr langsam. Daher steigt der Plasmakonzentration-Zeit-Verlauf zunächst an, bis der größte Teil der Dosis absorbiert ist. Erst danach fällt die Kurve ab.

Abbildung K-2 zeigt 2 Plasmakonzentration-Zeit-Verläufe nach intravenöser Injektion eines Bolus von Morphin und Fentanyl. Obwohl es sich jedesmal um eine intravenöse Bolusinjektion handelt, unterscheiden sich die Kurven. Der Unterschied beruht auf der Art und Weise, wie der Körper mit dem Arzneistoff umgeht: Morphin wird langsamer ausgeschieden als Fentanyl. Das heißt, *der Plasmakonzentration-Zeit-Verlauf wird von der Art und Weise der Umgangs des Körpers mit dem Medikament geprägt.*

Der Plasmakonzentration-Zeit-Verlauf ist daher das Ergebnis zweier Prozesse: der Zufuhr des Arzneistoffs ins Plasma und des Umgangs des Organismus mit dem Arzneistoff.

Abb. K-3. Schema der Entstehung des Plasmakonzentration-Zeit-Verlaufs. Eine gegebene Dosis eines Arzneistoff kann auf verschiedene Art und Weise zugeführt werden. Nach gegebener Dosis wird der Arzneistoff ins Plasma aufgenommen, z. B. absorbiert. Nach Aufnahme wird der Arzneistoff im Körper verteilt und letztlich ausgeschieden. Der Plasmakonzentration-Zeit-Verlauf ist das Ergebnis dieser beiden Hauptprozesse: Zufuhr des Arzneistoffs in den Körper und Umgang des Körpers mit dem Arzneistoff.

Das in Abbildung K-3 dargestellte Prinzip ist der Schlüssel zum Verständnis der Pharmakokinetik. Komplizierte mathematische Berechnungen der Konzentration-Zeit-Verläufe im Körper folgen diesem Prinzip.

Ist der Umgang des Körpers mit dem Arzneistoff verändert wie z. B. bei Niereninsuffizienz für einen renal eliminierten Arzneistoff, dann muss die Zufuhr des Arzneistoffs reduziert werden, um den Plasmakonzentration-Zeit-Verlauf so zu erhalten wie beim Gesunden.

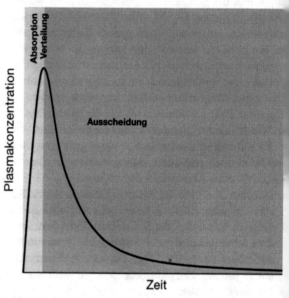

Abb. K-4. Phasen des »Schicksals« eines Arzneimittels im Körper anhand des Plasmakonzentration-Zeit-Verlaufs nach oraler Applikation: Das Arzneimittel wird zunächst absorbiert, anschließend wird es verteilt und ausgeschieden.

Nach oraler Gabe wird das Arzneimittel zunächst absorbiert. Ist ein Molekül eines Arzneistoffs im Blut, wird es im Körper transportiert und gelangt unter anderem an den Wirkort. Man spricht dabei von *Verteilung.* Anschließend wird das Molekül aus dem Körper *ausgeschieden.* Da sehr viele Moleküle eines Arzneistoffs in einer Dosis verabreicht werden, werden einige Moleküle noch im Darm in der Tablette sein, während andere schon wieder ausgeschieden sind. Aufnahme (Absorption), Verteilung und Ausscheidung laufen also gleichzeitig ab. Dennoch gibt es Phasen, wo ein Prozess überwiegt. Diese Phasen lassen sich grob am Plasmakonzentration-Zeit-Verlauf nach oraler Applikation erkennen (Abb. K-4): Zu Beginn, während die Kurve ansteigt, überwiegt die Aufnahme (Absorp-

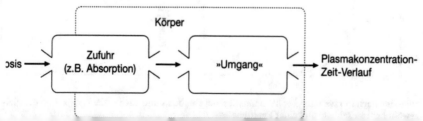

ion). Im abfallenden Schenkel der Kurve überwiegt die Ausscheidung. Die Verteilung liegt irgendwo dazwischen.

Halbwertszeit

> **Merke**
>
> Die Halbwertszeit eines Arzneistoffes ist diejenige Zeit, innerhalb der die Plasmakonzentration und die Arzneistoffmenge im Körper auf die Hälfte abgefallen sind.

Beispiel 1 verdeutlicht das:

Beispiel 1:
Es handele sich um einen Arzneistoff, der intravenös als Bolus injiziert wurde. Unmittelbar nach der Injektion und anschließend im Stundenabstand wird die Plasmakonzentration gemessen.

Wir erhalten folgende Messwerte.

Zeit [h]	Konzentration [µg/ml]
0	40
1	20
2	10
3	5
4	2,5
5	1,25

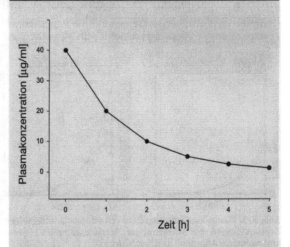

Innerhalb der 1. Stunde halbiert sich die Plasmakonzentration. Das heißt, die Halbwertszeit beträgt 1 h. Die Plasmakonzentration halbiert sich auch zwischen der 3. und der 4. oder der 4. und 5. Stunde. Das heißt, immer nach einer Halbwertszeit hat sich die Plasmakonzentration halbiert. Es ergibt sich immer die gleiche Halbwertszeit, egal welche Konzentrationspaare wir betrachten. Das heißt, die Halbwertszeit ist konstant.

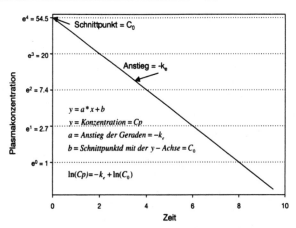

Abb. K-5. Halblogarithmische Darstellung des Plasmakonzentration-Zeit-Verlaufs. Der Plasmakonzentration-Zeit-Verlauf ist eine Gerade mit der Gleichung:
Logarithmus der aktuellen Konzentration Cp = – Eliminationsgeschwindigkeitskonstante + Logarithmus der Ausgangskonzentration

Der abfallende Teil des Plasmakonzentration-Zeit-Verlaufs spiegelt die Ausscheidung wider. Je steiler der Abfall ist, desto schneller wird der Arzneistoff ausgeschieden, desto kürzer ist die Halbwertszeit.

Trägt man die Plasmakonzentration logarithmisch gegen die Zeit auf, wird der abfallende Teil des Plasmakonzentration-Zeit-Verlaufs eine Gerade.

Eine Gerade ist allgemein mit der Gleichung

$$y = a^*x + b$$

definiert, wobei b der Schnittpunkt der Gerade mit der Ordinate und a der Anstieg der Geraden ist. Der Anstieg der Geraden, die den terminalen Teil der semilogarithmisch gegen die Zeit aufgetragenen Plasmakonzentrationen darstellt, entspricht der Geschwindigkeit der Ausscheidung. Da es sich um eine Gerade handelt, ist der Anstieg konstant, und man spricht von einer **Ausscheidunggeschwindigkeitskonstanten** k_e. Der Schnittpunkt b der Geraden mit der Ordinate bezeichnet den Logarithmus der Plasmakonzentration zum Zeitpunkt 0, $ln(C_0)$. Nach i.-v. Gabe wäre das die Arzneistoffkonzentration, die man unmittelbar nach der Injektion im Blut gemessen hätte. Nach oraler Gabe ist das ein fiktiver Wert, der durch Extrapolation des abfallenden Teils des log(Plasmakonzentration-Zeit-Verlauf) zurück zur Ordinate gefunden wird. Da aber unmittelbar nach Tabletteneinnahme noch kein Arzneistoff im Blut ist, kann dieser Wert nicht wirklich gemessen werden.

Die Plasmakonzentration Cp zu einem beliebigen Zeitpunkt t lässt sich also durch folgende Gleichung beschreiben:

$$ln(Cp) = - k_e^* t + ln(C_0).$$

Wendet man auf den ersten Summanden die Beziehung

$$x = ln(e^x) \text{ an, also } -k_e*t = ln(e^{-ke*t}),$$

so ergibt sich:

$$ln \, Cp = ln(e^{-ke*t}) + ln(C_0).$$

Anwendung des Logarithmusgesetzes

$$ln(a) + ln(b) = ln(a*b)$$

führt zu:

$$ln(Cp) = ln(e^{-ke*t} * C_0).$$

Potenzierung beider Seiten der Gleichung zur Basis e ergibt:

$$Cp = C_0 * e^{-ke*t},$$

die mathematische Beschreibung des Plasmakonzentration-Zeit-Verlaufs nach i.v.-Gabe.

Wie erhält man daraus die Halbwertszeit eines Arzneistoffs?
Betrachten wir dazu Abbildung K-6.

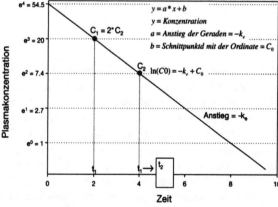

Abb. K-6. Ermittlung des Anstiegs (negativer Anstieg = Abfall) des Plasmakonzentration-Zeit-Verlaufs

Der Anstieg der Geraden aus Abbildung K-6 ist $-k_e$. Er lässt sich ermitteln mit

$$k_e = \frac{ln(C_2) - ln(C_1)}{t_2 - t_1}.$$

Die Halbwertszeit $t_{1/2}$ ist diejenige Zeitspanne, in der sich die Plasmakonzentration halbiert. Das heißt, $C_2 = 2*C_1$, und $t_2 - t_1 = t_{1/2}$. Daraus ergibt sich:

$$k_e = \frac{ln(2*C_1) - ln(C_1)}{t_{1/2}}.$$

Wenden wir das Logarithmusgesetz

$$ln(a) - ln(b) = ln\left(\frac{a}{b}\right)$$

an, dann ergibt sich:

$$k_e = \frac{ln\left(\frac{2*C_1}{C_1}\right)}{t_{1/2}}.$$

Eliminieren wir C_1 durch Kürzen, ergibt sich

$$k_e = \frac{ln(2)}{t_{1/2}} \text{ und } t_{1/2} = \frac{ln(2)}{k_e}, \text{ womit die Halbwertszeit } t_{1/2}$$
bestimmt wäre.

Verteilungsvolumen

> **Merke**
>
> Das Verteilungsvolumen eines Arzneistoffs ist das virtuelle Volumen, in dem sich ein Arzneistoff im Körper gelöst haben müßte, um eine gemessene Plasmakonzentration bei gegebener Dosis zu erklären.

Injiziert man dem gleichen Patienten einmal 1 mg Morphin und einmal 1 mg Alfentanil intravenös, so erhält man unterschiedliche Plasmakonzentrationen beider Substanzen (Abb. K-7). Wir haben die gleiche Dosis injiziert, und die Elimination ist etwa gleich schnell (Halbwertszeit etwa 2 h). Warum sind die Plasmakonzentrationen von Alfentanil höher als die von Morphin?

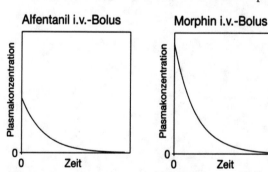

Abb. K-7. Plasmakonzentration-Zeit-Verläufe nach intravenöser Bolusapplikation von Alfentanil und Morphin. Zentrales Verteilungsvolumen: Alfentanil 2,2 l, Morphin 20 l

Eine Konzentration bezeichnet die Stoffmenge pro Volumen:

$$Konzentration = \frac{Dosis}{Volumen}.$$

Das heißt, bei gleicher Stoffmenge (1 mg) muss das Volumen, in dem diese Stoffmenge gelöst ist, größer sein, damit die Konzentration kleiner wird.

Das Verteilungsvolumen bezeichnet kein physiologisches Volumen. Es kann viel größer werden als das Körpervolumen. Propoxyphen hat z. B. ein Verteilungsvolumen von etwa 1000 l. Misst man aber bei bekannter Dosis die Plasmakonzentration, so erhält man nach obengenannter Beziehung diese Volumina. Wie kommt das zustande? Der Arzneistoff verteilt sich im Körper. Manche Arzneistoffe verbleiben im Blutkreislauf, andere wandern ins Gewebe ab. Ist aber der Großteil des Arzneistoffs irgendwo im Gewebe, so bleibt weniger im Plasma: die Plasmakonzentration, die wir messen können, und rechnerisch ergibt sich ein größeres Verteilungsvolumen. Das heißt, das Verteilungsvolumen ist nichts anders als ein Proportionalitätsfaktor, der die gemessene Konzentration mit der in den Körper aufgenommenen Dosis verbindet. Daher auch der Begriff »virtuell«.

Wozu dient das Verteilungsvolumen?
Es lässt Rückschlüsse darauf zu, wie weit sich ein Arzneistoff im Körper verteilt. Ist das Verteilungsvolumen etwa 5 l, so kann man annehmen, das der Arzneistoff hauptsächlich im Plasma verbleibt, d.h. kaum ins Gewebe gelangt. Entspricht das Verteilungsvolumen dem Volumen des Extrazellulärraumes von ca. 30 l, dann verteilt sich der Arzneistoff wahrscheinlich hauptsächlich im Extrazellulärraum. Ist das Verteilungsvolumen sehr groß, größer als das Körpervolumen, dann wird der Arzneistoff wahrscheinlich intrazellulär aufgenommen, oder er wird irgendwo sequestriert.

Clearance

> **Merke**
> Die Clearance eines Arzneistoffs ist ein Proportionalitätsfaktor, der die Ausscheidungsrate eines Arzneistoffs mit seiner Konzentration ins Verhältnis setzt.
> Sie wird auch als dasjenige Volumen definiert, das pro Zeiteinheit vollständig vom Arzneistoff befreit wird.

In einer Halbwertszeit halbiert sich die Plasmakonzentration eines Arzneistoffs. In Bespiel 1 sinkt nach Verstreichen einer Halbwertszeit die Plasmakonzentration von 40 µg/ml auf 20 µg/ml. Nach einer weiteren Halbwertszeit ist die Plasmakonzentration von 20 µg/ml auf 10 µg/ml gesunken, usw. Die Halbwertszeit bleibt konstant.

Betrachten wir nun die Arzneistoffmenge, die pro Halbwertszeit ausgeschieden wurde. Welche Arzneistoffmenge wird pro Halbwertszeit ausgeschieden? Beispiel 2 soll das verdeutlichen:

Beispiel 2:
Stellen wir uns dazu ein Glas mit konstant 100 ml Wasser vor, in dem 4 mg eines Arzneistoffs aufgelöst wurden, und versuchen wir, den Konzentration-Zeit-Verlauf aus Beispiel 1 zu simulieren, den wir im Plasma beobachtet haben. Die Halbwertszeit sei 1 h. Zu Beginn haben wir eine Konzentration von 4000 µg pro 100 ml, also 40 µg/ml. Wir wollen nach einer Halbwertszeit, d. h. nach 1 h, die Konzentration halbieren, also eine Konzentration von 20 µg/ml erreichen. Dazu müssen wir die Hälfte des Arzneistoffs aus dem Glas entfernen, also 2 mg. Nach einer weiteren Stunde wollen wir die halbe Konzentration, also 10 µg/ml erreichen. Dazu müssen wir die Hälfte des verbliebenen Arzneistoffs aus dem Glas entfernen, also 1 mg. Das ganze lässt sich beliebig lange fortführen. Wir haben aber pro Halbwertszeit immer weniger Arzneistoff entfernen müssen, und zwar immer die Hälfte von dem, was im Glas verblieben war.

Zeit [h]	Aus dem Glas entfernte Menge [mg]:	Menge im 100 ml Glas [mg]:	Konzentration [µg/ml]
	Zuvor entfernte Menge + aktuell entfernte Menge = gesamte entfernte Menge	*Zuvor im Glas befindliche Menge − aktuell entfernte Menge = Aktuelle Menge im Glas*	
0	0	4 − 0 = 4	40
1	0 + 2 = 2	4 − 2 = 2	20
2	2 + 1 = 3	2 − 1 = 1	10
3	3 + 0,5 = 3.5	1 − 0.5 = 0.5	5
4	3.5 + 0,25 = 3.75	0,5 − 0,25 = 0,25	2,5
5	3.75 + 0,125 = 3.875	0,25 − 0,125 = 0,125	1,25

Die entfernte Menge hängt von der Ursprungsmenge ab. Zu Beginn wird eine große Menge Arzneistoff ausgeschieden, später wird die ausgeschiedene Menge immer kleiner. Da wir immer eine Halbwertszeit betrachtet haben, war die Zeitspanne immer die gleiche, aber die pro Zeit ausgeschiedene Arzneistoffmenge wurde immer kleiner.

Solche Prozesse, in denen die Änderung einer Menge proportional zur vorhandenen Menge ist, bezeichnet man als Prozesse erster Ordnung. Sie lassen sich durch eine Exponentialfunktion zur Basis e beschreiben. Stellt man eine solche Exponentialfunktion halblogarithmisch dar, so ergibt sich eine Gerade, wie wir bei der Ermittlung der Halbwertszeit gesehen haben.

Will man ermitteln, welche Menge des Arzneistoffs pro Zeit ausgeschieden wurde, stellt sich das Problem, das man die Arzneistoffmenge zu einem beliebigen Zeitpunkt im Körper nicht kennt. Der Arzneistoff kann irgendwo im Körper sein; wir können aber nur die Plasmakonzentration messen. Um diese mit der Ausscheidungsrate ins Verhältnis zu setzen, wurde die *Clearance* als ein Proportionalitätsfaktor eingeführt:

> **Merke**
>
> Aktuelle Ausscheidungsrate = Clearance * aktuelle Konzentration

Da die Ausscheidungsrate die Einheit mg pro Zeit hat (oder äquivalente Einheiten), die Plasmakonzentration aber die Einheit mg pro ml (oder Entsprechendes), ergibt sich für die Clearance die Einheit ml/min. Etwas abstrakt wird die Clearance oft als das Plasmavolumen definiert, das pro Zeit vollständig vom Arzneistoff befreit wird. Auf das Beispiel mit dem Glas angewendet würde das bedeuten, dass wir innerhalb der ersten Halbwertszeitspanne den Arzneistoff komplett aus 50 ml Wasser entnehmen müssten, die anderen 50 ml aber nicht verändert hätten. Die 50 ml ohne Arzneistoff hätten sich dann mit den 50 ml mit Arzneistoff gemischt, und insgesamt hätte sich die halbe Konzentration ergeben. Dieses Vorgehen ist schwer möglich, und in Wirklichkeit wird ein Teil des Arzneistoffs aus dem Gesamtvolumen entfernt. Der praktische Nutzen der Clearance besteht darin, dass sie die pro Zeit ausgeschiedene Arzneistoffmenge bezeichnet. Ist die Clearance groß, wird viel Arzneistoff pro Zeit ausgeschieden. Das heißt, die Wirkung nimmt schnell ab. Das kann wichtig sein, um abzuschätzen, wann erneut Arzneistoff zugeführt werden muss, um die Wirkung aufrechtzuerhalten. Das kann auch wichtig sein bei Überdosierung, um abzuschätzen, wann genug Arzneistoff eliminiert ist, damit die unerwünschten Wirkungen abklingen.

Je nachdem, durch welches Organ ein Arzneistoff ausgeschieden wird, kann man von renaler, hepatischer, pulmonaler, kutaner usw. Clearance sprechen. Die Gesamtkörperclearance ist die Summe dieser Organclearances. Oft ist die Kreatininclearance, die sich in der Klinik leicht bestimmen lässt, proportional zur renalen Clearance. Aus der Verringerung der Kreatininclearance kann man dann abschätzen, um wieviel langsamer ein hauptsächlich renal eliminierter Arzneistoff ausgeschieden wird. Durch pharmakokinetische Berechnungen kann man dann den Plasmakonzentration-Zeit-Verlauf eines solchen Arzneistoffes bei einem niereninsuffizienten Patienten vorhersagen und entsprechende Dosisanpassungen vornehmen.

Fläche unter der Plasmakonzentration-Zeit-Kurve

Die Clearance führt zu einem weiteren nützlichen Parameter der Pharmakokinetik, der Fläche unter der Plasmakonzentration-Zeit-Kurve. Die Ausscheidungsrate eines Arzneistoffs, also die pro Zeit ausgeschiedene Menge, ist proportional zur Konzentration des Arzneistoffs; der Proportionalitätsfaktor ist die Clearance. Für ein winziges Zeitintervall, so klein, dass sich die Konzentration nicht ändert, kann man die ausgeschiedene Arzneistoffmenge berechnen:

*Ausgeschiedene Menge dt= Clearance * Konzentration dt,*

wobei dt die winzige Zeitspanne bezeichnet. In der Plasmakonzentration-Zeit-Kurve beschreibt das Produkt Konzentration * dt die Fläche unter der Kurve für diese winzige Zeitspanne. Addiert man alle denkbaren dieser winzigen Flächen, so erhält man die Fläche unter der gesamten Plasmakonzentration-Zeit-Kurve, bezeichnet mit AUC (»area under the curve«). Unter der Annahme, dass der gesamte zugeführte Arzneistoff letztlich komplett ausgeschieden wird, ist die ausgeschiedene Menge gleich der zugeführten Menge, der Dosis. Das führt zu:

$$Clearance = \frac{Dosis}{AUC}.$$

Die Fläche unter der Plasmakonzentration-Zeit-Kurve kann mit der Trapezmethode bestimmt werden (Abb. K-8): Man berechnet die Einzelflächen unter der

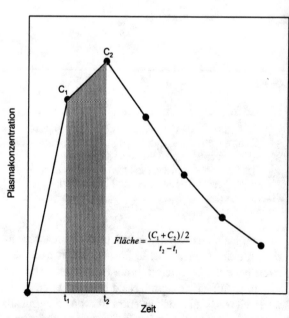

Abb. K-8. Bestimmung der Fläche unter der Plasmakonzentration-Zeit-Kurve mit der Trapezmethode: Die Fläche eines einzelnen Trapezes zwischen 2 gemessenen Plasmakonzentrationen wird mit obenstehender Gleichung berechnet. Addition der Flächen aller solcher Trapeze unter 2 benachbarten Plasmakonzentrationsmesswerten ergibt die Fläche unter der Plasmakonzentration-Zeit-Kurve

urve zwischen zwei benachbarten Plasmakonzentra-
ionen und addiert diese Einzelflächen.

Die so berechnete Fläche entspricht um so exakter
der wahren Fläche unter der Plasmakonzentration-
Zeit-Kurve, je kürzer die Abstände zwischen den Messpunkten sind und je vollständiger die Plasmakonzentration-Zeit-Kurve zur Verfügung steht. Wird das Intervall zwischen den Messpunkten unendlich klein und
hat man die Plasmaspiegel so lange bestimmt, dass die
Plasmakonzentration auf Null abgesunken ist, so entspricht die nach der Trapezmethode bestimmte Fläche
der wahren Fläche unter der Plasmakonzentration-
Zeit-Kurve.

Für eine akzeptable Verlässlichkeit der so bestimmten Fläche unter der Plasmakonzentration-Zeit-Kurve
wird gefordert, dass die Plasmakonzentrationen lange
genug gemessen wurden und dass der nicht erfasste Teil
der Fläche unter der Plasmakonzentration-Zeit-Kurve
(nach dem letzten Messpunkt) weniger als 20% der
wahren Gesamtfläche ausmacht.

Bioverfügbarkeit

> **Merke**
>
> Der prozentuale Teil einer gegebenen Dosis eines Arznei-
> mittels, der ins Plasma aufgenommen wird, wird als *abso-
> lute Bioverfügbarkeit* bezeichnet.

Die Bioverfügbarkeit von Morphin wird mit 20–40%
angegeben. Das heißt, gibt man 100 mg Morphin oral,
so gelangen 20–40 mg davon als Morphin in den Blutkreislauf. Im Gegensatz dazu gelangen von 100 mg
intravenös injiziertem Morphin 100 mg ins Blut, d. h.
die Bioverfügbarkeit bei intravenöser Injektion ist
100%.

Wie ermittelt man die Bioverfügbarkeit?
Durch Umformen der Gleichung zur Beschreibung der
Clearance erhält man

$$Dosis = \frac{Clearance}{AUC}.$$

Das heißt, bei bekannter Clearance kann man anhand
der AUC die ins Plasma aufgenommene Dosis ermitteln, womit die Frage nach der Bioverfügbarkeit beantwortet werden kann. Man setzt dabei einfach die AUC
nach oraler und intravenöser Applikation desselben
Arzneistoffs ins Verhältnis (Abb. K-9).

Man geht dabei wie folgt vor: Man appliziert eine
Dosis eines Arzneistoffs **intravenös**, bestimmt die Plasmakonzentrationen über eine ausreichend lange Zeitspanne und berechnet die AUC. Nach einer Zeitspanne,
innerhalb derer der Arzneistoff vollständig ausgeschieden wird (meist etwa 1 Woche), verabreicht man dem
gleichen Individuum die gleiche Dosis des gleichen

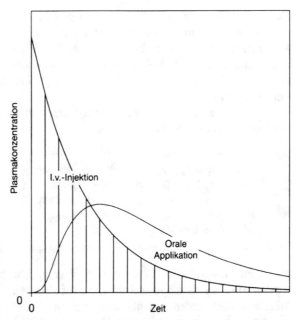

Abb. K-9. Die absolute Bioverfügbarkeit wird ermittelt, indem
man die Flächen unter der Plasmakonzentration-Zeit-Kurve nach
oraler und nach intravenöser Applikation ins Verhältnis setzt

Arzneistoffs **oral**, bestimmt erneut die Plasmakonzentrationen und berechnet die AUC. Man erhält:

$$Dosis_{i.v.} = \frac{Clearance_{i.v.}}{AUC_{i.v.}}, \text{ und}$$

$$Absorbierte\ Dosis_{oral} = \frac{Clearance_{oral}}{AUC_{oral}}.$$

Kombiniert man die beiden Gleichungen, so erhält
man

$$\frac{Absorbierte\ Dosis_{oral}}{Dosis_{i.v.}} = \frac{Clearance_{oral}}{AUC_{oral}} = \frac{AUC_{i.v.}}{Clearance_{i.v.}}.$$

Unter der Annahme, das sich die Clearance eines Arzneistoffs im gesunden Individuum innerhalb kurzer
Zeit nicht ändert, gilt $Clearance_{oral} = Clearance_{i.v.}$, und
die Gleichung vereinfacht sich zu

$$F = \frac{Absorbierte\ Dosis_{oral}}{Dosis_{i.v.}} = \frac{AUC_{i.v.}}{AUC_{oral}}.$$

Das heißt, nach oraler Gabe ist der Teil *F* (Fraktion) der
Dosis in der Zirkulation angekommen. Multipliziert
man *F* mit 100%, erhält man die übliche Angabe der
Bioverfügbarkeit in Prozent. Die orale Bioverfügbarkeit
ist meist kleiner als 100%.

Die wichtigsten Gründe dafür sind unvollständige
Absorption aus dem Gastrointestinaltrakt und eine Ver-
stoffwechslung in der Leber bei der ersten Leberpassage
aus der Pfortader, vor Eintritt in die systemische Zirkulation. Letzteres bezeichnet man als *First-pass-Effekt*.
Morphin wird z. B. zu über 90% absorbiert, aber von

der absorbierten Menge werden in der Leber bei der Passage aus dem Darm etwa zwei Drittel verstoffwechselt. Das heißt, von den absorbierten 90% der Morphindosis gelangt nur ein Drittel als Morphin in die systemische Zirkulation, woraus sich eine Bioverfügbarkeit von 30% ergibt.

Neben der absoluten Bioverfügbarkeit kennt man die relative Bioverfügbarkeit.

> **Merke**
>
> Die relative Bioverfügbarkeit bezeichnet den prozentualen Teil einer gegebenen Dosis eines Arzneimittels, der aus einem Arzneistoffpräparat resorbiert wird, verglichen mit einem anderen Präparat mit gleichem Arzneistoff und gleichem Applikationsweg.

Das heißt, die relative Bioverfügbarkeit vergleicht 2 Präparate des gleichen Arzneistoffs, die auf gleichem Wege appliziert werden, miteinander, zu Beispiel 2 Morphintabletten von 2 verschiedenen Herstellern. Das ist wichtig für den Wechsel von einem Präparat zu einem anderen. Nur wenn beide Präparate die relative Bioverfügbarkeit 100% haben, kann man davon ausgehen, dass man mit dem neuen Präparat die gleiche Dosis appliziert wie mit dem alten, wenn man die gleiche Tablettengröße appliziert.

Die relative Bioverfügbarkeit wird analog zur absoluten ermittelt; nur wird statt gegen die AUC nach intravenöser Applikation gegen die AUC nach oraler Applikation des Vergleichspräparates verglichen (Abb. K-10). Eine relative Bioverfügbarkeit von 100% impliziert die gleiche absolute Bioverfügbarkeit der beiden verglichenen Präparate.

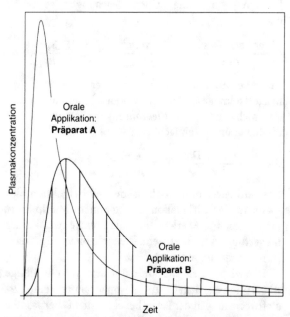

Abb. K-10. Die relative Bioverfügbarkeit wird ermittelt, indem man die Flächen unter der Plasmakonzentration-Zeit-Kurve nach oraler Applikation zweier verschiedener Präparate ins Verhältnis setzt

Bioäquivalenz

> **Merke**
>
> Zwei Präparate sind also bioäquivalent (austauschbar), wenn sie die gleiche Bioverfügbarkeit haben und wenn die maximalen Plasmakonzentrationen gleich hoch sind und zu gleicher Zeit erreicht werden.

Haben 2 Präparate eine relative Bioverfügbarkeit vor 100%, sind sie dann therapeutisch äquivalent? Kanr man sie bedenkenlos gegeneinander austauschen?

Abbildung K-11 zeigt, dass trozt gleicher Bioverfügbarkeit (gleicher Fläche unter der Plasmakonzentration-Zeit-Kurve) 2 Präparate therapeutisch relevante Unterschied haben können.

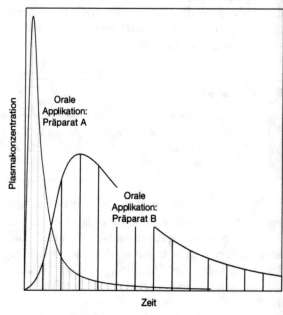

Abb. K-11. Zwei Präparate können die gleiche Bioverfügbarkeit haben (gleiche AUC), jedoch unterscheiden sie sich therapeutisch relevant. Präparat A erreicht viel höhere Plasmakonzentrationen, und die maximalen Konzentration wird eher erreicht als bei Präparat B

Damit 2 Präparate austauschbar sind, müssen 2 weitere Charakteristika der Plasmakonzentration-Zeit-Kurve übereinstimmen: die maximale Plasmakonzentration C_{max} und die Zeit t_{max} bis zu derem Erreichen (Abb. K-12).

Beide Präparate haben die gleiche AUC. Dennoch unterscheiden sich die Plasmakonzentration-Zeit-Kurven. Die Konzentration des zweiten Präparates ist niedriger und steigt langsamer an.

Zwei weitere Charakteristika der Plasmakonzentration-Zeit-Kurve müssen übereinstimmen, damit 2 Präparate therapeutsch äquivalent und damit austauschbar sind: die maximale Plasmakonzentration und

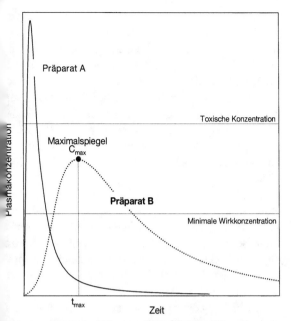

Abb. K-12. Zum Zeitpunkt t_{max} erreicht die Plasmakonzentration ihr Maximum C_{max}. Um einen Effekt zu erreichen, muss die Arzneistoffkonzentration innerhalb des therapeutischen Fensters liegen, d.h. höher sein als die minimale Wirkkonzentration, aber niedriger als die toxische Konzentration. Präparat B erfüllt diese Bedingungen, Präparat A dagegen erreicht toxische Konzentrationen

die Zeit bis zu derem Erreichen. Nur dann ist gewährleistet, dass 2 Präparate austauschbar sind. Nach Wechsel auf ein anderes Präparat werden nicht plötzlich toxische Konzentrationen erreicht, oder die Wirkung klingt schneller ab als vorher (Abb. K-12).

Die Kinetik sowie Biomembrangängigkeit (GI-Resorption, hepatische und renale Elimination, Zielorgan ZNS, Zielorgan Synovialflüssigkeit etc.) der Analgetika, Antinozizeptiva und Adjuvanzien hängen ab von
1. Verabreichungsform,
2. physikochemischen Eigenschaften wie:
   - Plasmaproteinbindung,
   - Lipophilie,
   - Ionisierungsgrad.

Die Verteilung des Wirkstoffes im Organismus hängt neben den physikochemischen Eigenschaften hauptsächlich von physiologischen Faktoren ab wie:
1. Perfusionsgröße am Ort der Wirkstoffapplikation;
2. Konzentrationsgradient in den Geweben;
3. Biomemembranen.

Die Perfusionsgröße in % des »Cardiac Output« ist:
1. Kompartiment zentrale bestperfundierte Organe (Herz, ZNS, Niere, Leber, Lunge = 10% KG)   75
2. Muskelkompartiment (= 50% KG)   19
3. Fettkompartiment (= 20% KG)   6
4. Kompartiment schlecht perfundierte Organe (= 20%KG)   1

Proteinbindung

Unter der schlecht definierten Bezeichnung »Proteinbindung« wird in der Regel die relativ unspezifische sowie reversible Bindung von Wirkstoffen an Blut- und Plasmabestandteile verstanden.

Die Art der Proteinbindung von im Blut gelösten Exoliganden ist noch schlecht erforscht. Die Exoliganden können an Plasmaeiweiße wie Albumine (betr. v.s. saure Liganden), saures α_1-Glykoprotein (betr. v.a. basische Liganden), Lipoproteine (Wood 1986), Globuline etc. aber auch an intrazelluläre Blutzellenbindungsstellen (Hämoglobin) reversibel gebunden sein.

An Plasmaeiweiße gebunden Liganden bilden eine Art intravaskuläres Wirkstoffdepot, aus dem in einem gegebenen Verhältnis laufend die freie Wirkstoffform abgegeben wird. Der gebundene Wirkstoffteil bleibt unverändert, reversibel gebunden und inaktiv, wogegen erst der freie, aktive Wirkstoffanteil biotransformiert und eliminiert wird. Durch eine Proteinbindung wird entsprechend die Halbwertszeit eines Liganden verlängert.

Die entsprechenden Bindungsstellen sind allerdings in den meisten Fällen weder quantitativ (Anzahl der Bindungsstellen, Bindungskapazität bzw. Affinität) oder qualitativ (Art der Bindungsstellen, Konformationsänderung des Moleküls) erforscht. Werden gleiche Bindungsstellen von verschiedenen Liganden kompetitiv besetzt, kommt es zu sog. Interaktionen bzw. Eiweißverdrängungsphänomenen.

Dem Kliniker sind in der Regel nur die Laborwerte der Plasmaalbuminkonzentration sowie die Erythrozytenfraktion bekannt. Die Bedeutung der übrigen potentiellen Bindungen hat deshalb nur theoretische Bedeutung.

In gewissen Fällen (Beispiel akutes Nierenversagen) kann auch bei normaler Plasmaalbuminkonzentration eine entsprechende freie Wirkstoffkonzentration abnormal erhöht sein: der Grund für diese Phänomen ist nicht klar und mag in qualitativer Veränderung durch weitgehend noch unbekannte Stoffe (*Beispiel:* Urämie) der in normaler Konzentration vorhandenen Plasmaeiweiße liegen.

Die Plasmakonzentration der Bindungsproteine wie Albumine etc. ist abhängig vom Alter, Krankheiten, Allgemeinzustand, Rasse usw., wie folgende Tabellen (mod. nach Arbeiten von Wood 1986; Wood u. Wood 1981; Routledge 1986; Johnson u. Livingston 1997) zeigen:

Erniedrigte Plasmaalbuminbindung

- Alter (Neugeborene und ältere Patienten)
- Chronische Entzündungen

- Chronische Lebererkrankungen
- Chronische Nierenerkrankungen
- Chronische Herzinsuffizienz
- Iatrogene Verdünnung
  (Volumenersatz bei Hämorrhaghien)
- Mestastasierende Malignome
- Schwangerschaft
- Unterernährung
- Verbrennungen

Erhöhte saures α_1-Glykoprotein-Plasmakonzentration

- Chronische Entzündungskrankheiten
  (M. Crohn, rheumatoide Arthritis)
- Chronische Schmerzzustände
- Posttraumatische (*Beispiel:* postoperativ, nach
  Myokardinfarkt) u. postentzündliche (*Beispiel:*
  Infektionskrankheit) Zustände nach Nieren-
  transplantationen
- Verbrennungen

Erniedrigte saure α_1-Glykoprotein-Plasmakonzentration

- Neugeborene,
- Schwangerschaft, hormonale Kontrazeption, Östro-
  genmedikation.

Proteinbindung Opioide (pH 7,4/37 °C; *Meuldermans 1982*)

Wirkstoff	Eiweiß-bindung total (%)	Blut-zellen (%)	freie Fraktion (%)
Tramadol	4		96
Morphin	30		70
Codein	56		44
Pethidin	82		18
Fentanyl	85 (44)	(41)	15
Alfentanil	92 (85)	(7)	8
Sufentanil	92 (70)	(22)	8
Buprenorphin	96		4

Nur der freie Wirkstoffanteil ist aktiv sowie biomem-
brangängig (Blut-Hirn-Schranke, diaplazentäre Passage, translaktale Phase). Nach einer gewissen Zeit
kommt es auf beiden Seiten der Biomembranen zu
einem Konzentrationsausgleich der freien Anteile.
Wirkstoffe mit niedriger Eiweißbindung entfalten
höhere Konzentrationen im ZNS oder im fetalen Kreislauf. Der Antweil freier Wirkstofffraktionen in diesen
Kompartimenten erhöht sich, wenn die entsprechenden
Substanzen über eine längere Zeit oder in hoher Konzentration zugefügt werden.

Wie im Abschnitt Alfentanil und Eiweißbindung dargestellt worden ist, ändert sich die freie Fraktion eines
Wirkstoffes, der eine hohe Eiweißbindung aufweist,

ungleich stärker bei einer etwaigen Verminderung de
Eiweißfraktion (Hypoalbuminämie etc.) als bei Wirk
stoffen mit niedriger Eiweißbindung. Da die freie Frak
tion für die Wirkung des Medikaments verantwortlich
ist, beeinflusst die Proteinbindungskapazität bei Wirk
stoffen mit hoher Eiweißbindung die klinische Wirkung
des Medikaments wesentlich. Dieses Phänomen ist
allerdings nur bei rascher intravenöser Gabe (Möglichkeit der akuten Überdosierung) von klinischer Relevan:
und betrifft deshalb die antipyretischen Analgetika
nicht.

Ist die Plasmaeiweißfraktion erniedrigt (Hypal-
buminämie bei verschiedenen Erkrankungen oder al
Verdünnungsphänomen bei massiver Infusionspraxis
Nierenschäden, Niereninsuffizienz; Alterskinetik), wird
die freie Fraktion des Wirkstoffes ebenfalls entsprechend erhöht (Day et al. 1988; Van den Ouweland et al.
1988; Upton et al. 1984).

In Abhängigkeit von einer solchen Änderung der
Proteinbindung kann entsprechend das Verteilungsvolumen eines Exoliganden massiv verändert werden.

Auch hier muss der Kliniker differenziert alle
physikochemischen Eigenschaften integrieren: Morphin hätte in Bezug auf die freie Fraktion (70%) einen
schnelleren ZNS-Übertritt als Alfentanil (8%). An der
Blut-Hirn-Barriere wirken sich aber weitere unten
besprochenen physikochemischen Eigenschaften (Ionisierung, Lipophilie) aus: Morphin (pH 7,4) zu 76% und
Alfentanil zu 11% ionisiert; Morphin ist hydrophil
(Oktanol-Wasser-Koeffizient 1,4), Alfentanil lipophil
(Oktanol-Wasser-Koeffizient 129). Aufgrund der niedrigen Ionisierung und höheren Lipophilie passiert bei
intravenöser Gabe Alfentanil deshalb die Blut-Hirn-
Barriere schneller als Morphin und entfaltet entsprechend, trotz gegenüber Morphin kleinerer freier Fraktion, eine schnellere Wirkung.

Bei veränderter Eiweißbindungspotenz (chronische
Leber- und Nierenerkrankungen, Verdünnungsphäno-
mene bei Schock etc.) verändert sich die freie Fraktion
der Wirkstoffe, wie folgendes Beispiel zeigt.

Beispiel: Reduktion der Plasmaeiweißbindung um 10%
Morphinbindung
  (normale Eiweißbindung 30–3 ergibt)   27%
Alfentanil
  (normale Eiweißbindung 92–9,2 ergibt)   82,8%

Der freie Wirkstoffanteil verändert sich:
Morphin von 70 auf 73%; Alfentanil von 8 auf 17,2%.

Dies bedeutet eine Wirkstoffzunahme in % von:
Morphin < 5% ; Alfentanil > 50%.

Wirkstoffe mit hoher Proteinbindung zeigen deshalb in
der Regel schon bei geringen Plasmaeiweißkonzentra-
tionsänderungen wegen der unverältnismäßig sich
ändernden freien Wirkstofffraktion ein hohes inter-

individuelles Ansprechen: sie müssen deshalb patientengerecht individuell titriert werden.

Probleme der Eiweißbindungskompetition

Binden sich 2 Wirkstoffe an Plasmaproteine, kann es zu einer Bindungskompetition kommen. Eine der Wirkstoffe verliert in der Regel einen Teil seiner Proteinbindung, die an den konkurrierenden Stoff abgegeben wird. Da es sich bei der Eiweißbindungskompetition in beiden Fällen um Wirkstoffe mit hoher Proteinbindung handelt, wird in jedem Falle die freie Fraktion des aus der Proteinbindung entlassenen Stoffes unverhältnismäßig erhöht. Eine hohe Eiweißbindungsrate ist per se kein absoluter Indiz, dass in jedem Fall ein Kompetitionsphänomen auftreten muss. Die Eiweißbindung ist abhängig von der Dosierung und von der Art der Bindung. Bei niedriger Dosierung kann eine Eiweißbindung beispielsweise im Falle von Ibuprofen zu 99,5% frei und reversibel mit Plasmaalbumin an einer Stelle erfolgen, wo die Affinität für Ibuprofen höher ist als für ein Coumarin. Bei hoher Dosierung interferiert dann Ibuprofen mit einer zweiten Bindungsstelle, die eine höhere Affinität für Coumarine vorweist. Da alle sauren antipyretischen Analgetika eine hohe Eiweißbindungsrate aufweisen, treten in der Regel bei der gleichzeitigen Gabe von 2 sauren antipyretischen Analgetika immer Eiweißbindungskompetitionen auf. Das heißt, dass bei gleichzeitiger Gabe von 2 sauren Analgetika immer eines der Analgetika aus der Bindung fällt. Die freie Fraktion des entsprechenden Analgetikums wird dabei unverhältnismäßig erhöht. Die Folge ist eine gefährliche Überdosierung mit entsprechenden Nebenwirkungen. Die gleichzeitige Gabe von 2 sauren antipyretischen Analgetika ist aus diesem Grund zu unterlassen.

Probleme der Desintoxikation

Bei Intoxikationen ist eine Hämolyse unwirksam.

Saure antipyretische Analgetika
Proteinbindung in % der Dosis

Acemetacin	82–94
Acetylsalicylsäure	50–70
Azapropazon	90–99
Diclofenac	99,7
Diflunisal	98–99,9
Fenbufen	99,9
Flurbiprofen	99
Ibuprofen	99,5
Indomethacin	90–99
Ketoprofen	99,2
Nabumeton	99
Naproxen	99,7
Oxyphenbutazon	99
Phenylbutazon	96–99
Piroxicam	99,3
Salicylsäure	80–95
Tenoxicam	99
Tiaprofensäure	98–99
Tolmetin	99,6

Nichtsaure antipyretische Analgetika
Proteinbindung in % der Dosis

Paracetamol	5–50
Phenazon	10

Lipophilie und Hydrophilie

Der Einfluss der Lipophilie von Opioiden ist wichtig wegen der → Biomembrangängigkeit bzw. ZNS-Übertritt sowie Sequestrierung in Fettgeweben (→ Kontextbezogene HWZ!).

Der Einfluss der Lipophilie von antipyretischen Analgetika ist dagegen von untergeordneter Bedeutung: einige lipidlösliche periphere Analgetika haben mehr zentrale Nebenwirkungen (gilt v. a. für Ketoprofen, Naproxen, Ibuprofen, Netter et al. 1985; Goodwin u. Regan 1982). Paracetamol entfaltet möglicherweise seine schwache PG-Synthesehemmung wegen der kleineren Ionisation (s. pK_a-Wert) sowie seiner relativen Lipophilie im ZNS besonders gut.

Lipophilie

Als Lipophilie (griech. Fettliebe) wird die Eigenschaft eines Wirkstoffes, sich in Fetten, Ölen und fettähnlichen Medien (s. Biomembrane) zu lösen, bezeichnet. Die Fettlöslichkeit kann bestimmt werden, indem der zu untersuchende Stoff in Wasser oder Oktanol gelöst wird (Oktanol-Wasser-Koeffizient).

Ist die freie Fraktion eines Wirkstoffs lipophil, weist sie gegenüber hydrophilen Wirkstoffen eine hohe Biomembrangängigkeit (schneller Wirkungseintritt) und Neigung zu »Gewebesequestrierung« in fetthaltige Gewebe (s. → »Kontexthalbwertszeit«) auf.

Hydrophilie

Die Hydrophilie beeinflusst v. a. die Liquorkinetik: relativ hydrophile Moleküle wie Morphin diffundieren schneller im Liquor rostral (Bromage et al. 1982; Max et al. 1985; Gourlay et al. 1985). Bei einigen Stoffen beeinflusst die Hydrophilie auch dynamische Eigenschaften, z. B. über reversible Veränderung von Biomembranen (s. Ketamin).

Oktanol-Wasser-Koeffizient der wichtigsten Opioide

Tramadol	1 (hydrophil, lipophob)
Morphin	1,4–6
Heroin	1,7
Pethidin	32–39

Tilidin	35
Pentazocin	110
Alfentanil	129
Methadon	157
Fentanyl	860
Lofentanil	1450
Sufentanil	1727–1778
Buprenorphin	2320 (lipophil, hydrophob)

Ionisierung

Die freie Fraktion eines Wirkstoffs kann in ionisierter Form, als Kation (positiv geladen, zur Kathode wandernd) oder Anion (negativ geladen, zur Anode wandernd) vorliegen. Die Ionisierung betrifft im Allgemeinen das tertiäre Stickstoffatom des Morphinmolekülskeletts.

Biomembrane sind komplizierte multimolekulare Strukturen mit elektrisch geladenen Stellen: sie wirken für ionisierte Wirkstoffe wie Fallen. Die Ionisierung beeinflusst deshalb die Passage von Wirkstoffen durch die Blut-Hirn-Schranke, durch die diaplazentäre Passage, aber auch die Sequestration in saurem oder basischem Milieu (Magensequestration, Lungensequestration, Entzündungssudate etc.). Die Ionisierung scheint ebenfalls für eine starke, aber reversible Rezeptorverbindung an der anionischen Rezeptorseite wichtig zu sein.

Die aktiven hochpolaren Morphinmetaboliten → M-3-G und → M-6-G haben in vivo eine ausgezeichnete Membrangängigkeit: beide Substanzen reichern sich nach einer ED von nur 30 mg Morphin über Stunden im Liquor an. Sie werden »molekuläre Chamäleons« genannt, weil sie möglicherweise ihre Polarisierung wechseln (Literatur s. Wirkstoffprofil). Dieses Beispiel soll auf die Relativität aller Theorien hinweisen:

> C'est la clinique qui compte!

Der Ionisierunggrad eines Wirkstoffs wird mit dem pK_a-Wert definiert bzw. dem negativen Logarithmus der Dissoziationskonstante einer Säure oder eines basischen Salzes bei 25° Celsius Zimmertemperatur. Der pK-Wert wird aus der Henderson-Hasselbalch-Gleichung abgeleitet; sie beträgt für eine Säure: pH = pK_a + log ionisierte Form/ nichtionisierte Form, für eine Base: pH = pK_a + log nichtionisierte Form/ionisierte Form.

Mit anderen Worten: der pK_a-Wert stellt den pH-Wert dar, an dem der entsprechende Wirkstoff zur Hälfte ionisiert und zur anderen Hälfte nichtionisiert ist. Als klinischer Referenzwert gilt das Plasma-pH bei gewahrter Homöostase (7,4) sowie das intrazelluläre pH (7,1): je niedriger der pK_a-Wert, je saurer ein Wirkstoff ist (und umgekehrt); ein mit dem physiologischen pH übereinstimmender pK-Wert (7,4) entspricht einer Ionisierung von 50%.

Lösungsmittel	Ionisierte wirkstofffraktion Wassermilieu	Nichtionisierte Wirkstofffraktion Lipidmilieu
Ionentrapping	Ja	Nein
Biomembrangängigkeit	Schlecht	Im Prinzip gut
Intestinale Resorption	Schlecht	Im Prinzip gut
Pulmonaler Uptake	Schlecht	Vor allem gut bei lipophilen, basischen Molekülen (Lidocain, Fentanyl, Pethidin
Renale Elimination	Keine tubuläre Reabsorption	im Prinzip gut
Hepatische Biotransformation	Vermindert	Im Prinzip gut
Dynamik	Inaktiv	Aktiv

Alle zentralwirksamen Analgetika sind Basen. Sie haben pK_a-Werte zwischen 6 (Codein) und 10 (Pentazocin).

Wirkstoff	pK_a	Ionisierungsgrad (%)	Nichtionisierung(%)
Alfentanil	6,5	11	89
Lofentanil	7,82	73	
Morphin	7,9	77	23
Sufentanil	8,0	80	20
Buprenorphin	8,4	91	9
Fentanyl	8,4	92	8
Pethidin	8,5–9,6	95	>5
Pentazocin	8,5–10	>95	<5
Methadon	9,3	>95	1

In Bezug auf Ionisierungsgrad passiert Alfentanil am schnellsten, Methadon am langsamsten Biomembrane.

Antipyretische Analgetika dagegen können in saure und nichtsaure Analgetika unterschieden werden:
- Saure antipyretische Analgetika (»analgetische Säuren«): pK_a-Wert von um 3,5 (Acetylsalicylsäure) – 5;
- nichtsaure antipyretische Analgetika: pK_a-Wert um 9–9,7 (Paracetamol).

Bei einem physiologischen pH-Wert von 7,4 liegen die sauren antiypyretischen Analgetika in ionisierter Form vor, können also Biomembrane schlecht penetrieren; entzündete ödematöse Gewebe jedoch weisen einen sauren pH-Wert auf und sind durchlässiger.

Nichtsaure antipyretische Analgetika penetrieren besser die Bluthirnbiomembranschranke, weil sie bei einem physiologischen pH-Wert von 7,4 nur zu einem kleinen Teil ionisiert sind.

Molekülgröße, Molekülform

Neben der Lipophilie, Ionisierung sowie Grösse der freien Fraktion haben Molekülgröße und Molekülform Auswirkungen auf die Liquor- bzw. Hirngängigkeit (In-vitro-Messungen: Moore et al. 1982), wobei bei rücken-marknaher Technik offenbar v. a. die Arachnoidea als Barrierehindernis für einen Übertritt in den Liquor funktioniert (Bernards u. Hill 1990).

Siehe auch Molekulürgröße und Plazentarbarriere.

Die gängigsten Opioide (in Bezug auf Base) haben mit Ausnahme der Opioidpeptide ähnliche Molekular-gewichte und unterscheiden sich daher in dieser Bezie-hung kaum (dick ausgedruckt die Extremwerte):

Alfentanil	414
β-Endorphin	**3300**
Buprenorphin	467
Fentanylcitrat	336
Methadonhydrochlorid	309
Morphinhydrochlorid	285
Pethidinhydrochlorid	**247**
Sufentanil	287
Sufentanilcitrat	386
Tramadol	300

Aktive Metaboliten

Die Kenntnis über dynamische und kinetische Eigen-schaften vieler Opioide ist lakunär. Dies gilt vermehrt für deren aktive Metaboliten, deren klinische Rolle oft ungenügend erkannt ist. Sowohl die Kinetik wie auch die Dynamik aktiver Metaboliten können von derjenigen der Muttersubstanz abweichend sein. Deshalb muss v. a. bei hoher oder repetierter Dosierung der Muttersubstanz unerwartete klinische Wirkungen erwartet werden.

Folgende Opioidmetaboliten werden diskutiert:
Codein:
- Prodrug u. a. für Morphin (unterschiedliche Anga-ben): 0,5–10% MS (Vree 1992 et al.; Adler et al.1955),
- Prodrug für → M-3-G, M-6-G in bis 3% Muttersub-stanz;
Dihydrocodein:
- Prodrug für Dihydromorphin, 6-Glukuronid-dihy-dromorphin, N-Methyl-dihydromorphin etc. (exakte Angaben über Dynamik und Kinetik fehlen);
Heroin:
- Prodrug für Morphin (Inturrisi u. Umans 1983; Way et al. 1960; Lockeridge et al. 1980),
- Prodrug für 6-Monoacetylmorphin: Der aktive Meta-bolit 6-Monoacetylmorphin ist weniger lipidlöslich als Diamorphin und passiert die Blut-Hirn-Schranke deshalb langsamer, hat aber eine gegenüber Heroin höhere Opioidrezeptorenaffinität, gegenüber Mor-phin aber kleinere Potenz (Inturrisi et al. 1983;

Morphin:
- aktiver Metabolit → M-3-G (Sassajima 1970), Nor-morphin-3-Glukuronid (beide werden für nicht-opioiderge UAW wie Allodynie, Hyperalgesie, erhöh-te ZNS-Exzitabilität verantwortlich gemacht: siehe Wirkstoffprofil Buch C)
- aktiver Metabolit → M-6-G (Hanks et al. 1987; Säwe 1986; Pelligrino et al. 1989): ca. 10% der MS;
Naltrexon:
- aktiver Metabolit: β-Naltrexol (Vereby et al. 1976);
Nicomorphin:
- Prodrug: Morphin;
Pethidin:
- aktiver Metabolit: → Norpethidin (Misra 1978; Szeto et al. 1977; Kuhnert et al. 1979; Morrison et al.1973; Inturrisi u. Umans 1983);
Propoxyphen:
- aktiver Metabolit: → Norpropoxyphen;
Tilidin:
- aktive Metaboliten vorhanden (Dubinsky et al. 1975);
Tramadol:
- aktiver Metabolit O-Desmethyltramadol.

Kinetische Hysterese: Muttersubstanz, aktive Metaboliten

Bei intravenöser Gabe steigt die Plasmakonzentration der Muttersubstanz steil and fällt entsprechend der Ver-teilungsphase rasch (→ α-Halbwertszeit). Nach einem Gleichgewicht (»steady state«) zwischen den Wirkstoff-konzentrationen in schlecht perfundierten Geweben und Plasma fällt die Plasmakonzentration in Abhängig-keit von den Eliminationsmechanismen (→ terminale β-Phase). Über hepatischen und extrahepatischen Abbau fallen entsprechend inaktive oder aktive Meta-boliten an. Deren Plasmakonzentrationsverlauf fällt entsprechend flacher als derjenige der Muttersubstanz ab; entsprechend der Eliminationsmechanismen kön-nen solche Metaboliten ausserordentlich lange im Plas-ma verweilen.

Bei oraler Gabe muss in der Regel die Muttersubstanz wegen träger Resorption und Verlusten (erste Leberpas-sage etc.) viel höher dosiert werden. Entsprechend ist der Anfall von Metaboliten höher. Während die Plasmakon-zentration der Muttersubstanz bei oraler Gabe langsam bis zu einem Maximum ansteigt (→ T bis C_{max}) und dann entsprechend der Verteilung und Elimination langsam abfällt, steigt mit zeitlicher Verzögerung die Plasmakon-zentration von Metaboliten an. Bei niedriger oraler Bio-verfügbarkeit der MS und entsprechend höherer Dosie-rung reicht bei repetierter Anwendung die Plasma-konzentration der aktiven Metaboliten in toxische Berei-che: Wirkstoffe wie Pethidin oder Propoxyphen (niedri-ge orale Bioverfügbarkeit, toxische Metaboliten) sind deshalb für die perorale Gabe ungeeignet. Bei Nieren-insuffizienz können aktive nierengängige Metaboliten akkumulieren, wie dies bei → Morphin der Fall ist.

Stereokonfiguration

Viele zentrale Wirkstoffe vom Typ Opioid, NMDA-Antagonist (Ketamin) etc. sowie viele saure antipyretische Analgetika (sAA) liegen als → Razemat vor. Die → Enantiomere weisen oft eine verschiedene Dynamik auf.

Die meisten sAA werden ebenfalls als razemische Mischungen angewandt. Im entsprechenden Kurzprofil ist dies im Abschnitt »Chemie« angegeben: im Allgemeinen sind R-Formen inaktiv; es finden offenbar in-vivo-Konversionen statt von der inaktiven Form zur aktiven S-Form (Lee et al. 1985).

Alter, Tageszeit und Kinetik

Physiologie: → Ontogenese (Buch A)

Der junge Patient

Neugeborene bis zum Alter von 4 Tagen zeigen bei Morphingabe wegen der ungenügenden Glukuronidierung (unreife Leber) eine verlängerte Eliminationszeit (terminale β-Halbwertszeit: 7h; Lynn u. Slattery 1987; Dahlström et al. 1979). Frühgeborene weisen wegen bis 22% erniedrigter Proteinbindung eine dementsprechend erhöhte freie Wirkstofffraktion auf.

In den ersten Lebensmonaten ist die Blut-Hirn-Barierere sowie die zentrale Opioidrezeptorenpopulation unreif.

Die geburtshilfliche Verabreichung von Pethidin kann sowohl über diaplazentäres Pethidin (MS) als auch über den diaplazentärgängigen, langwirkenden Metaboliten → Norpethidin beim Neugeborenen für zentrale Depressionen verantwortlich gemacht werden (Morrison et al. 1973, 1976; Kuhnert et al. 1979).

Eine opioidinduzierte Atemdepression ist beim jungen Patienten (ab 1. Lebensjahr) nicht stärker ausgeprägt als beim Erwachsenen: trotzdem sind in der Schmerzpraxis aus Angst vor opioidinduzierter Atemdepression Kinder analgetisch massiv unterversorgt (Pichard-Léandri u. Gauvain-Piquard 1989).

Der ältere Patient

Ältere Patienten reagieren auf eine intravenöse Opioidverabreichung empfindlicher. Plasmahalbwertszeiten, die bei den meisten Opioiden zwischen 3–5 h betragen, können beim älteren Patienten empfindlich verlängert werden (Chan et al. 1975; Bentley et al. 1982).

Das zentrale Gefäßkompartiment – und damit das zentrale Verteilungsvolumen ($Vd_{initial}$) – ist beim älteren Patienten kleiner: das Aufladen des zentralen Kompartiments erfordert also kleinere Dosen (Berkowitz et al. 1975; Owen et al. 1983; Bentley et al. 1982). Das fiktive Verteilungsvolumen im Steady state (Vd_{ss}) hingegen ist beim älteren Patienten größer.

Die Wirkstoffbindung (Plasma- und Blutkörperchenbindung) ist im Alter verschieden (Chan et al. 1975; Mather et al. 1975).

Chronobiologische Aspekte

Opioidrezeptorenpopulationen weisen eine tageszeitabhängige Regulation auf, wahrscheinlich um sich auf tageszeitabhängige äussere Stimuli im Rahmen der Schutzfunktion besser adaptieren zu können (Wirz-Justice 1987; Giardino et al. 1990).

Die Guppe um Kossmann berichtet in einer Untersuchung von 20 Krebspatienten, die unter nichtinvasiver Morphinschmerztherapie eine befriedigende Analgesie aufwiesen, über ein Schmerztagesprofil mit Schmerzspitzen um 08.00 h und 17.00 h (Kossmann et al. 1985).

Ähnliche Beobachtungen wurden in Tierversuchen festgestellt: opioidinduzierte Wirkungen und Nebenwirkungen (inkl. toxisch lethalen) sind von der Tageszeit abhängig bzw. zirkadianen Schwankungen unterworfen (Bornschein et al. 1977; Frederickson et al. 1977; Wesche u. Frederickson 1981; Campos et al. 1983).

Biomembrangängigkeit

Biomembranen sind biologische Membranen mit der Eigenschaft, für lipophile Stoffe gut durchlässig zu sein. Hydrophile Stoffe passieren auch Biomembranen, und zwar über Wasserporen und entsprechend langsamer.

Biomembrantransfers hängen ab von:
- einfacher Diffusion (Ziel: Ausgleich der Molekülkonzentrationen auf beiden Seiten). Die Diffusionsgeschwindigkeit wird von physikochemischen Faktoren gesteuert. Das Ficksche Gesetz besagt: $Q/t = K[A(Ca-Cb)/x]$, wobei Q/T die pro Zeiteinheit erfolgende Durchflussmenge, K die Diffusionskonstante für die entsprechende Substanz, A die Flächengröße der Membran, x die Dicke der Membran und Ca die Konzentration auf der Seite A, Cb die Konzentration auf der Seite B bedeuten (somit Ca–Cb = Konzentrationsunterschied);
- aktiven Transportmechanismen;
- [Biosynthese von bioaktiven Substanzen (z.B. Hormone etc.)];
- Bioelimination (Verstoffwechselung) von Substanzen.

Folgende Biomembranen sind in klinischen Pharmakologie von hoher praktischer Bedeutung:

Blut-Hirn-Barriere

Der historische Begriff »Blut-Hirn-Barriere« wurde im vorletzten Jahrhundert geprägt anhand der Beobachtungen, dass in die Blutbahn eingebrachte Vitalfärbungen die meisten Körperorgane und Gewebe verfärben konnten, mit Ausnahme des Gehirns. Das ZNS wird über den Kreislauf mit lebensnotwendiger Energie Glukose, Nukleoside, Aminosäuren etc.) versorgt, funktioniert aber als Barriere gegenüber potentiell ZNS-schädigenden Substanzen (Drewes 1999).

Die Blut-Hirn-Barriere wird gebildet durch das Endothel der Hirn-Kapillaren: sie ist hochspezialisiert, nichtfenestriert, speziell abgedichtet und verfügt gegenüber peripheren Endothel über wenig Vesikel (= verminderte endozytische Aktivität), aber offenbar über erhöhte Expressionspotenz von Adhäsionsmolekülen (= erlaubt Leukozytenmigration ins ZNS, Starzyk et al. 2000)

Es bestehen auch regionale Barrierenunterschiede zwischen Blutkompartiment, Hirn- und den verschiedenen Rückenmarkkompartimenten (Pan et al. 1997). Grundsätzlich kann man folgende Barrieren unterscheiden:

- Blut-Hirngewebe-Barriere,
- Blut-Liquor-Barriere,
- Liquor-Hirngewebe Barriere.

Als höchst differenzierte und dynamisch aktive Barrieren sind folgende Mechanismen nachgewiesen worden:
- Diffusion (v. a. lipophile Substanzen),
- aktive Transportmechanismen (s. unten),
- Bioelimination (z. B. endotheliale Enzymsysteme, die Xenoliganden abbauen; el-Bacha u. Minn 1999),
- Biosynthese (z. B. »second messenger«, P-Glykoprotein; Lechardeuer et al. 1996).

Neben dieser Blut-Hirn-Barriere verfügt das ZNS dank den → zirkumventrikulären Organen noch über spezielle Organe, die als ZNS-Sensoren funktionieren.

Die Endothelauskleidung bestimmt den zentralen Effekt/UAW zentralgängiger Wirkstoffe via passive Diffusion oder aktive membranäre bidirektionelle Transportsysteme – z. B. P-Glykoproteinsystem, Glukosetransportersystem GLUT etc. (Morgello et al. 1995; Takasawa et al. 1997, Partridge 1999).

Als Regel gilt, dass hydrophile Stoffe, die größer sind als Harnstoff (Molekulargewicht 90, Molekularradius 0,16 nm) die Blut-Hirn-Barriere nicht passieren. Durch Quaternierung des Stickstoffatoms (Beispiel: → Naltrexon; Scopolamin → N-Butylscopolamin) können zentralgängige Wirkstoffe so abgeändert werden, dass sie die Blut-Hirn-Barriere nur noch schlecht passieren und entsprechend vorwiegend periphere Wirkungen induzieren (z. B. quaternäre Opioide wie Methylnaltrexon, s. Buch C).

Die Blut-Hirn-Barriere soll das ZNS vor peripheren immunologischen Signalwegen teilweise abschirmen:

bei paraplegischen Ratten konnte durch intrazerebrale Implantation von gegenüber axotomisierten Nerventeilen exponierten Makrophagen eine partielle Restitutio erzielt werden (Wiederherstellung von spinozerebraler Bahnen und motorischer Funktionen aufgrund lokaler reparativer Vorgänge; Rapalino et al. 1998); die intrazerebrale Implantation von 2 Mio. Xenoneuronen war imstande, zentrale Hirnschlagdysfunktionen zu verbessern: ein indirekter Beweis, denn ohne die experimentelle Verpflanzung ins ZNS von Immunzellen wäre dieser Effekt nicht erfolgt.

Zur Zeit wird untersucht, wie durch durch pharmazeutische Tricks, beispielsweise die Veresterung von (Schmerz-)-Peptiden als Prodrug in hochlipophile Makromoleküle (synthetische Triglyzeridester), die quasi als Trojanisches Pferd von der luminalen Seite in die Endothelzellen geschleust werden und dort dann über vorhandene Enzymsysteme aus dem Vehikelmolekül die biologisch aktiven Peptide freisetzen, aber diesmal auf der abluminalen Seite der Biomembran, nämlich in das Hirngewebe (Patel et al. 1997).

Loperamid ist nicht zentralgängig; in wasserlösliche Nanopartikel verpackt, passiert Loperamid die Blut-Hirn-Schranke und entfaltet entsprechend opioiderge zentrale Wirkungen (Alyautitdin et al. 1997).

Antipyretische Analgetika passieren die Blut-Hirn-Schranke: dies ist für die sauren Wirkstoffe Diflunisal, Ketoprofen, Indometacin, Diclofenac, Ketorolac, sowie für das nichtsaure antipyretische Analgetikum Paracetamol nachgewiesen worden. (Nuernberg et al. 1991; Netter et al. 1985; Bannwarth et al. 1990; Zecca et al. 1991; Rice et al. 1993, Brune et al. 1980).

Die Blut-Hirn-Barrierefunktion kann durch multiple Faktoren geschädigt werden (erhöhte Durchlässigkeit), so beispielsweise nach Schädel-Hirn-Traumata, nach ischämischen ZNS-Schäden (Albayrak et al. 1997), bei systemischen Erkrankungen wie Diabetes mellitus (Mooradian 1997).

Plazentarbarriere

Folgende Mechanismen werden durch die Plazentarschranke wahrgenommen:
- Diffusion,
- Biosynthese von Substanzen (Walsh et al. 1993; Goland et al. 1994; Petraglia et al. 1994),
- Biosynthese von Transmitter, Rezeptoren etc. für plazenta eigene Regulationssysteme (Sastry 1997; Sastry et al. 1997),
- aktive Transportmechanismen (Fridén et al. 1994, Takato u. Hirano 1997; Stulc 1997; Bzoskie et al. 1997; Kamath et al. 1999),
- Bioelimination von Substanzen (z. B. Schutz des Fetus vor zu hoher materneller Glukokortikoidkonzentration über 11β-Hydroxysteroiddehydrogenase [11β-HSD], die Cortisol zu Cortison inaktiviert; Sun et al. 1999).

Die Plazentarbarriere bestimmt den Übertritt von Wirkstoff vom mütterlichen in den fetalen Kreislauf (fetale UAW, fetale Toxizität/Teratogenität). Die Gesamtfläche der Plazenta bei Geburt beträgt ca. 10–12 m². Der effektive passive und aktive Austausch umfasst aber nur eine Oberfläche von 1,8 m².

Die diaplazentäre Passage ist speziesabhängig: sie kann passiv sein (Diffusion, s. oben) oder über aktive Transportsysteme erfolgen.

Glukose beispielsweise wird wie bei der Blut-Hirn-Barriere aktive über GLUT-Systeme transportiert (Takata u. Hirano 1997). Ionen bzw. Mineralien (K^+, Mg^{2+}, Ca^{2+}, Phosphate) werden aktiv, Elektrolytionen (Na^+, Cl^-) und H_2O werden passiv transportiert, wobei entsprechende Kanalsysteme (z. B. CHIP 28 für Wasser) den Transfer ermöglichen und unterstützen (Stulc 1997).

Plazenta-eigene Transportersysteme sind Katecholamintransfers, Aminosäurentransfers, maternelle Antikörper (Linder et al. 1999) etc. nachgewiesen worden (Bzoskie et al. 1997; Kamath et al. 1999; Harrington et al. 1999).

Die (offenbar neuronal unabhängige) Plazenta verfügt ebenfalls über eigene Transmittersysteme (cholinerges System, Prostaglandinsystem etc.), deren Funktionen weitgehend spekulativ sind (Sastry 1997, Sastry et al. 1997).

Die sog. Planzentarschranke ist grossporig und relativ durchgängig für hydrophile und lipophile, nichtionisierte Substanzen. In Bezug auf das Molekulargewicht (MG) gilt folgende Faustregel:

– MG <350 : schnelle Passage;
– MG 350–600: langsame Passage;
– MG >600: sehr langsame Passage;
– MG >900: keine Passage.

Feten können auch über die amniotische Flüssigkeit, die sie verschlucken, Wirkstoffe wie Morphin aufnehmen (transamniale Passage).

Translaktale Passage

Die translaktale Passage bzw. der Übergang von Wirkstoffen vom mütterlichen Kreislauf in die Muttermilch bestimmt die seit der Thalidomidkatastrophe eingeführten sog. → Schwangerschaftskategorien bzw. Indikationen/Kontraindikationen für die Stillperiode.

Blut-Leber-Barriere

Die Blut-Leber-Barriere bestimmt die Anfälligkeit für Hepatotoxizität und beeinflusst die hepatische Eliminationsrate.

Die Blut-Leber-Barriere ist im Gegensatz zur Blut-Hirn-Barriere eine durchlässige, porige Barriere (→ UAW saure und nichtsaure antipyretische Analgetika: Hepatotoxizität).

Zusammenfassend kann gesagt werden, dass di Biomembrangängigkeit im wesentlichen durch folgen de biochemische Eigenschaften beeinflusst wird:
1. Membraneigenschaften des Zielorgans,
2. Konzentrationsgefälle freier Wirkstoffanteil zwi schen den Membranseiten,
3. → Lipophilie, Hydrophilie,
4. → Ionisierung,
5. → Molekülgröße.

Blut-Kammerwasser-Barriere

Die Hornhaut (Cornea) wird über das Kammerwasser versorgt, ist also nicht mit dem Blutsystem verbunden. Die Blut-Kammerwasser-Barriere reguliert die Zusammensetzung des Kammerwassers (z. B. Proteingehalt etc.). Bei einer Augenverletzung reagiert das Auge mit einer Miose, einer Erhöhung des Augeninnendruckes sowie mit einer Veränderung des Kammerwassers (Anstieg des Proteingehalts). Die nervale, trigeminale Steuerung dieser Vorgänge ist kompliziert und involviert u. a. die Substanz P (induziert bei topischer Applikation eine Miosis über NK-Rezeptoren der Irismuskulatur), CGRP etc.

Perfusion der Gewebekompartimente

Die Verteilung bzw. Sequestration von Wirkstoffen in Körperkompartimente hängt ab von → physikochemischen Eigenschaften der Wirkstoffe und entsprechenden Gewebe sowie von der Kompartimentperfusion.

Die Perfusion der einzelnen Körperkompartimente hängt ab von
1. Cardiac Output (CO),
2. Autoperfusionsregulation,
3. Alter,
4. Geschlecht.

Körperkompartimente (kg) und Perfusion (ml/min)
(modifiziert, nach Björkman 1998)

Kompartiment	Gewicht (kg)	Perfusion (ml/min)
Herz	0,37 (Frau) -- 0,41 (Mittel) -- 0,45 (Mann)	270 (Mittel)
Bemerkungen: Cardiac Output abhängig von Trainingszustand; CO reduziert zu 4,9 l/min ab Alter 70 Jahre, zu 4,2 l/min ab Alter 90 Jahre; Myokardperfusion direkt von CO abhängig		
Lunge	0,77 (Frau) -- 0,87 (Mittel) -- 0,98 (Mann)	150 (Frau) -- 170 (Mittel) -- 190 (Mann)
Bemerkungen: bestperfundiertes Organ, Faustregel: Perfusion (A.bronchialis) konstant, erst ab Cardiac Output – 50% reduziert, pulmonaler First-pass-Effekt		
Hirn	1,24 -- 1,34 -- 144	670 -- 730 -- 780
Bemerkungen: vom Kreislauf durch Biomembran getrennt, vom CO fast unabhängige Autoregulation		

Kompartiment	Gewicht (kg)	Perfusion (ml/min)
Nieren	0,32 – 0,34 – 0,36	960 – 1100 – 1240

Bemerkungen: Autoregulation (→ PG System etc.!), altersmäßige Perfusionsreduktion von ca. 12%/10 Jahre, Perfusion konstant und erst ab CO-Reduktion von 50% reduziert, Perfusion vom Intravasalvolumen abhängig (perioperativer Wasser-Elektrolyt-Haushalt!).

Leber	1,92 – 2,19 – 2,47	
- A. hepatica		350 – 400 – 450
- Intestinohepatischer Flux		940 – 970 – 1000
- Rückfluss über Milz-Pankreas		230 – 250 – 270

Bemerkungen: bestperfundiertes Organ, Lebergewicht ab 55 Lebensjahr abnehmend (ca. 10% pro 10 Jahre); Perfusion direkt von CO abhängig; Leberperfusion ihrerseits beeinflusst CO; hepatische Extraktionsrate bzw. hepatischer First-pass-Effekt (intestinohepatischer Flux), enterohepatischer Kreislauf.

Muskelorgan	18,5 – 24,6 – 30,8	680 – 910 – 1140

Bemerkungen: Muskelperfusion von CO und autoregulativen Faktoren abhängig und lokal verschieden (s. auch → i.m.-Applikation); Muskelmasse abhängig von Trainingszustand und Alter.

Haut	2,34 – 2,85 – 3,36	280 – 340 – 400

Bemerkungen: Perfusion von CO abhängig sowie Autoregulation (s. auch → s.c.-Applikation)

Fettorgan	12,7 – 15,3 – 17,8	350 – 420 – 490

Bemerkungen: geschlechts- und altersabhängig

Skelett	13,5 – 14,6 – 15,8	680 – 690 – 720
Intravasalblut große Gefäße		1,83 – 2,44 – 3,04
Gesamt	60 – 66,5 – 73	5700 – 6,250 – 6800

Das Intravasalblut ist 1. Vehikel für i.v.-applizierte Wirkstoffe (→ Proteinbindung etc.).

Zusammenfassung

Chemophysikalische Eigenschaften wie Lipophilie, Ionisierungsgrad, freie Plasmafraktion bestimmen die ZNS-Gängigkeit und damit die klinischen Eigenschaften der eingesetzten Analgetika.

In Bezug auf Lipophilie ist die ZNS-Gängigkeit: Fentanyl, Sufentanil, Alfentanil > Methadon > Pethidin > Morphin.

Aufgrund der nichtionisierten Fraktionsgröße ist die ZNS-Gängigkeit: Alfentanil > Pethidin > Sufentanil, Fentanyl > Methadon, Morphin.

Freie Plasmafraktionen: Morphin > Pethidin > Methadon > Fentanyl.

Der Cardiac output beeinflusst wesentlich die Wirkstoffverteilung im Organismus.

Andere kinetische Daten sind wenig praxisbezogen oder nicht standardisiert in Bezug auf äquianalgetische Dosierung, Verabreichungstechnik, Serumkonzentrationsbestimmung, Miteinbezug aktiver Metaboliten etc.

In Bezug auf die praktische Anwendung aussagekräftiger kinetischer Daten ist erst 1992 eine praxisbezogene Halbwertszeit in Abhängigkeit der Infusionsdauer, die sog. kontextsensible Halbwertszeit, eingeführt worden (Hughes et al. 1992). Alfentanil hat beispielsweise nur eine kurze Wirkdauer (Scott et al. 1985; Scott u. Stanski 1987). Fentanyl hat eine extremlange → »kontextbezogene« Halbwertszeit. Morphin hat den Vorteil, dass der Wirkstoff, einmal am Zielort ZNS angelangt, auch bei wegen der Eliminationsmechanismen sinkenden Plasmakonzentration lange zentral verbleibt (Nishitateno et al. 1979). Der Kunstgriff der → PCA, den Patienten über die analgetische Effizienz mitentscheiden zu lassen, relativiert unsere leider noch nicht standardisierten Kenntnisse über Opioideigenschaften und verbessert damit die praktische Anwendung dieser Analgetika (Mather u. Owen 1988).

In diesem Zusammenhang soll der Anästhesist an die Praxis von kompetitiven Muskelrelaxanzien erinnert werden: die klinische Effizienz kompetitiver Relaxanzien wird ebenfalls durch physikochemische, kinetische und dynamische Eigenschaften sowie den Anwendungsmodus (Bolusgabe, kontinuierliche Infusion etc.) bestimmt. Im Gegensatz zur Schmerztherapie kann aber hier seit einigen Jahren mittels peripherer Nervenstimulation der Muskelrelaxationsgrad zuverlässig quantifiziert werden. Diese apparatemäßige Quantifizierung der Muskelrelaxation hat in der Folge die Dosierungstechnik von kompetitiven Muskelrelaxanzien völlig modifiziert. Erst dank dieser Objektivierung hat man retrospektiv erkannt, dass man jahrelang falsche Initialdosierungen, falsche Repetitionsdosierungen, falsche Dosisintervalle und falsche Reversionstechniken angewandt hat. In der Schmerztherapie sind in Absenz solcher Quantifizierungsmöglichkeiten ähnlich spektakuläre Fortschritte nicht möglich. Die PCA jedoch ist eines der vielen Hilfsmittel, die Schmerztherapie im Rahmen der Gegebenheiten zu optimalisieren.

Teil 2:
Kinetik und Verabreichungstechniken

Zur Einteilung von Verabreichungsformen

Verabreichungsformen können verschieden eingeteilt werden. Wir schlagen 2 Einteilungen vor:

1. Eine »patientennahe« Einteilung, bei der der Patient im Mittelpunkt steht und bei der wir uns fragen, mit welcher Applikationsform ein Wirkstoff an das Zielorgan bzw. Zielrezeptor abgegeben werden kann, ohne dem Patienten Schmerzen etc. zuzuführen. Sie unterscheidet zwischen nichtinvasiven und invasiven Verabreichungsformen. Invasive Verabreichungsformen werden besonders in der Therapie akuter Schmerzzustände bevorzugt, weil sie in der Regel gegenüber nichtinvasiven Techniken eine schnellere Kinetik aufweisen. Der Praktiker sollte sich immer fragen, ob eine invasive Technik wirklich immer notwendig ist. Im Prinzip ist die »nicht- oder wenigstinvasive« Verabreichungsform, die eine adäquate Verabreichung der gewählten Wirkstoffe garantiert, zu wählen.

> Primum nihil nocere! Von der Patientenseite geprägte Einteilung von Verabreichungsformen: invasiv/nichtinvasiv? Wirkstoffe können prinzipiell über invasive und über nichtinvasive Techniken verabreicht werden. Sowohl invasive wie auch nichtinvasive Verabreichungstechniken können über therapeutische Systeme modifiziert werden.
>
> Der Leitsatz, der Patient soll nicht unnötig traumatisiert werden, gilt auch für die Pharmakotherapie. Was sich immer mehr für chirurgische Eingriffe, nämlich minimalinvasive Techniken oder die Patientenüberwachung (nichtinvasives Monitoring) durchsetzt, sollte auch für die pharmakologische Schmerztherapie gelten: nichtinvasive Medikationen sind v. a. bei Kindern zu suchen.
>
> Prinzipiell ist in der Schmerztherapie immer die am wenigsten schmerzhafte (invasive) Verabreichungsform zu wählen.

2. Eine vom physiologischen Ablauf der Nozizeption geprägte Einteilung, die vom peripheren Entstehungsort, also vom Ort der Nozitransduktionsort bis zu den zentralen Kerngebieten, wo Schmerz ins Bewusstsein übersetzt wird, also vom Ort der Nozitranslation verläuft. Diese Funktionsachse heißt auch Neuraxis. Die Bezeichnung → Neuraxis wird

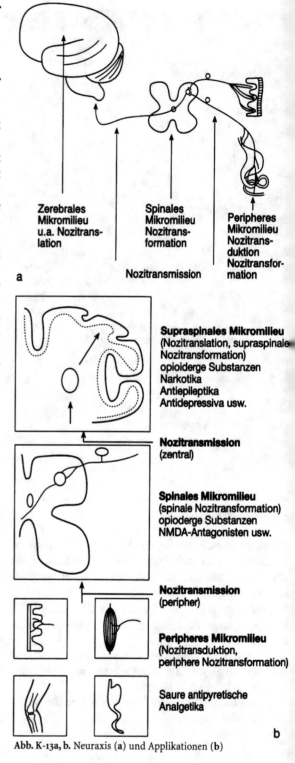

Zerebrales Mikromilieu u.a. Nozitranslation

Spinales Mikromilieu Nozitransformation

Peripheres Mikromilieu Nozitransduktion Nozitransformation

Nozitransmission

a

Supraspinales Mikromilieu (Nozitranslation, supraspinale Nozitransformation) opioiderge Substanzen Narkotika Antiepileptika Antidepressiva usw.

Nozitransmission (zentral)

Spinales Mikromilieu (spinale Nozitransformation) opioiderge Substanzen NMDA-Antagonisten usw.

Nozitransmission (peripher)

Peripheres Mikromilieu (Nozitransduktion, periphere Nozitransformation)

Saure antipyretische Analgetika

b

Abb. K-13a, b. Neuraxis (a) und Applikationen (b)

– wie im Buch A erwähnt – allerdings unterschiedlich gehandhabt: im klassischen, physiologischen Sinne bezeichnet sie das ZNS mit Kortex, Hirnstamm und Rückenmark. Zunehmend wird in der Schmerzklinik der Begriff Neuraxis aber auch auf die peripheren, der Nozizeption dienenden nervalen Strukturen ausgedehnt (Abb. K-13a, b).

Je nach Zielkompartiment kann man eine periphere neuraxiale sowie eine zentrale neuraxiale Applikationstechnik unterscheiden. Neben nichtinvasiven peripheren neuraxialen Applikationen (s. topische Applikation etc.) sind folgende Techniken möglich:

Invasive neuraxiale Applikationen
Peripher neuraxiale Anwendungen
- Intravesikale Instillationen
- Wundinfiltrationen
- Perineurale Anwendung
- Intraartikuläre Anwendung
- Lokale i.v.-Anwendung
- Intraperitonäale und interpleurale Anwendung

Zentral neuraxiale Applikationen
- Epidurale Anwendung
- Intrathekale Anwendung
- Intrazerebrointraventrikuläre Anwendung
- Intrazerebrale parenchymatöse Anwendung

> Von der Schmerzphysiologie geprägte klinische Pharmakologie: die Neuraxis als Kriterium

Nichtinvasive Verabreichungsformen

Folgende nichtinvasive Verabreichungsformen sind möglich:
- Lokale, topische (kutane, transkutane) Applikation
- Transdermale therapeutische Systeme
- Iontophoretische Systeme
- Sonophoretische System
- Perorale Gabe
- Orale therapeutische Systeme
- Oral-transmuköse Verabreichung
- Sublinguale Verabreichung
- Intranasale Applikation
- Nichtinvasive lymphatische Verabreichung
- Applikation per inhalationem
- Extraaurikuläre Verabreichung
- Vaginale Verabreichung
- Rektale Verabreichung

Nachteile nichtinvasiver Medikationen

Bei nichtinvasiven Applikationsformen ist die Kinetik wegen der Resorptionsphase unsicherer und langsamer als bei der invasiven (z. B. i.v.-) Applikation. Hauptnachteil der gebräuchlichen nichtinvasiven Verabreichungsformen ist die träge Kinetik (Resorptionszeit, langsame Anschlagzeit, schlechte Steuerbarkeit).

Ausnahme davon sind die selten eingesetzten nichtinvasiven Applikationen über die Schleimhäute der Luftwege ($\rightarrow$ nasal, $\rightarrow$ per inhalationem), Techniken, die auch in der Notfallmedizin eingesetzt werden können (z. B. die Antagonisierung mit Naloxon bei Opioidintoxikationen mittels intranasaler oder endotrachealer Instillation; Tandberg u. Abercrombie 1982: endotracheale Instillation; Loimer et al. 1994: intranasale Gabe).

Nichtinvasive Verabreichungsformen sind bei stabilen klinischen Situationen (Dauermedikation ohne großen Steuerungsbedarf) vorzuziehen. Vor allem sog. $\rightarrow$ therapeutische Systeme ermöglichen nichtinvasive Langzeittherapien mit stabilen Serumkonzentrationen und minimaler Applikationsfrequenz (= erhöhter Patientenkomfort). In der Schmerztherapie profitieren von dieser praktischen Medikationsform v. a. Patienten mit chronischen Schmerzzuständen (z. B. Patienten mit terminalen Krebsleiden). Nichtinvasive Applikationen werden in der kassenärztlichen Tarifpolitik schlecht abgegolten; sie haben beim Patienten oft das Image einer wenig effektiven Therapie.

Einige nichtinvasive Applikationsformen sind transmukosaler (mukosaler) Art. Unter transmukosaler Verabreichung verstehen wir die Applikation von Wirkstoffen über bzw. auf Schleimhäute. Zu den mukosalen Techniken kann man die $\rightarrow$ sublinguale, bukkale, $\rightarrow$ nasale, $\rightarrow$ vaginale und $\rightarrow$ rektale Applikation sowie die Applikation per inhalationem rechnen. Transmukosal applizierte Wirkstoffe gelangen mindestens partiell direkt in den großen Kreislauf und vermeiden so eine 1. Leberpassage (bzw. First-pass-Effekt) – nicht aber eine 1. Lungenpassage bzw. Lungenextraktion.

Topische und transdermale Applikationsformen

Die topische Anwendung kann auf das Hautorgan und auf Schleimhäute erfolgen und umfasst auch Instillationen in innere Hohlorgane wie Blase. Sog. Wundinfiltrationen sind partiell topisch, partiell intradermal (also invasiv).

Nicht- oder schlechtresorbierbare Wirkstoffe können für die Imprägnation der Mundschleimheit (Beispiel $\rightarrow$ Cholinsalicylat), im Verdauungskanal (*Beispiel:* Antagonisierung intestinaler Opioidrezeptoren durch quaternäre Opioidantagonisten, $\rightarrow$ Methylnaltrexon), für die Instillation in die äußeren Ohrgänge (Phenazon in Otalgan) eingesetzt werden.

Die perkutane Resorption von Salben, Gels, Pflaster etc. zur gezielten Anbringung eines Wirkstoffs in die Nähe des entzündeten Gewebekompartiments ist die älteste Anwendungsform.

Bei topischer Anwendung kann ein Wirkstoff an Rezeptoren in der Haut binden und seine intrinsischen Wirkungen entfalten ($\rightarrow$ Capsaicin, Noninamid, Nicoboxil u. a.).

Die topische Verabreichung ist v. a. für saure antipyretische Analgetika (sAA) geeignet.

In der Dermatologie werden Salicylate ebenfalls wegen ihrer keratolytischen Wirkung eingesetzt, in der Ophthalmologie wegen ihrer antiphlogistischen Wirkung.

In Fällen, in denen definierte Gebiete nahe der Körperoberfläche behandelt werden müssen, bietet die perkutane Applikation den Vorteil einer geringeren Körperbelastung durch den Wirkstoff. Die perkutane Resorption des potenten Wirkstoffs Diclofenac ergibt mittlere Plasmakonzentrationen, wie sie bei einer oralen Gabe erzielt werden, aber mit langsameren Konzentrationsabfall, da der auf der Haut aufgetragene Wirkstoff dort eine Art Reserve bildet und eine ähnliche Kinetik entwickelt wie → transdermale therapeutische Systeme. Die in der Nähe des Applikationsortes gemessenen Gewebekonzentrationen können ca. 3-mal höher als an in gleichen entfernteren Geweben sein (Riess et al. 1986: → Diclofenac).

ASS ist perkutan resorbierbar; nach 3 h wird eine Plasmakonzentration von 0,2 µg/ml erreicht, die für eine systemische Hemmung der Thromboxanbiosynthese ausreicht (Keimowitz et al. 1993: → Aspirin).

Für topische Applikationen werden v. a. die potenten Stoffe Phenylbutazon, Indometacin, Etofenamat, Methylsalicylat eingesetzt (s. Wirkstoffprofile Buch E).

Bei der topischen Anwendung wird oft das Ausmass der systemischen Absorption unterschätzt: Berichte von systemischen UAW oder sogar Intoxikationen (Salicylismus) sind v. a. bei Kindern nach topischer Applikation von salicylathaltigen Verbindungen beschrieben worden (Chiaretti et al. 1997; Maune et al. 1997).

> Die topische Anwendung kann theoretisch als 1. Stufe der unten besprochenen → neuraxialen Anwendung angesehen werden, wenn die Zielorgane die Hautnozizensoren darstellen (Nozitransduktionshemmung).

Vorteile

- Einfach, preiswert, und in Bezug auf das System wenig gefährlich.
- Hohe Patientenakzeptabilität.
- Selbstmedikation möglich: hohe Unabhängigkeit und Mobilität des hospitalisierten und ambulanten Patienten.
- Verschiedene galenische Zubereitungen vorhanden (Salbe, Verbände).
- Therapeutische Systeme vorhanden.
- → Ionto- und sonophoretische Systeme möglich (Nachteil: höherer Aufwand, Möglichkeit der Haut-

schädigung ([Erythem, Verbrennung, Lidocain Schmerzhaftigkeit/Pruritus], Möglichkeit der Schädigung der Barrierenfunktion der Haut [Infektion] Wirktiefe unbekannt und wahrscheinlich für Wirkstoffe verschieden, ungenügende Daten und Fakten Vorteil bei Lidocain: schnellerer Wirkungsanschlag in der Form von → EMLA; Zempsky et al. 1998).

Nachteile

- Resorption unterschiedlich
- Systemische UAW sowie Überdosierung bzw. Intoxikation möglich

Transdermale therapeutische Systeme

Transdermal wirkende therapeutische Systeme werden im Abschnitt → therapeutische Systeme diskutiert.

Der Wirkstoff Diclofenac in der Form als N-(2-Hydroxyethyl)-pyrrolidinsalz (DHEP) kann als transdermales System in Form eines Pflasters (DHEP Diclofenac Pflaster) eingesetzt werden (Fini et al. 1992: → Diclofenac).

Iontophoretische Systeme

Die Passage von Wirkstoffionen durch Gewebe dank Einsatz von elektrischem Strom wird Iontophorese (engl. EMDA: »electromotive drug administration«; Electrophorese, Elektro-Osmose) genannt. Die Applikation von elektrischen Pulsen ist alt und soll schon durch Verrati 1747 und später zu Beginn dieses Jahrhunderts durch Leduc erprobt worden sein; Leduc z. B. intoxizierte Kaninchen mit iontophoretischer Strychninapplikation (nach Sloan u. Soltani 1986). Das Ausmass der so erreichten Gewebepenetration ist abhängig von Voltage, Stromstärke, Stromart, Pulsanzahl, Pulsform und Pulsdauer und Gewebefaktoren.

Der Vorteil iontophoretischer Anwendung ist die optimale Wirkstoffkonzentration am Zielort (*Beispiel:* entzündetes Kniegelenk) ohne erhebliche systemische Wirkstoffbelastung. Nachteil ist der erhöhte Aufwand (Elektroden, Energiequelle etc.).

In der experimentellen Schmerzforschung werden kleinste Mengen von Wirkstoffen iontophoretisch auf Nervenzellen, Haut, ZNS-Neurone etc. appliziert, um die entsprechenden Wirkungen zu untersuchen.

Iontophoretisch wurden in der Schmerzpraxis eingesetzt:

Opioide:
→ Fentanylcitrat,
→ Morphin.

Antipyretische Analgetika:
→ Ketorolac.

Antinozizeptiva:
→ Magnesiumsalz.

Adjuvanzien:
- Alniditan (5-HT$_{1D}$-Agonist; Migräne),
- Ca-Kanalblocker (Neuralgien),
- → Lidocain (Neuralgien, vor Anlegen von Verweilkanülen [→ EMLA], Augenlidanästhesie, dermatologische Laserchirurgie, Anwendung konzentrierter Lidocainkonzentrationen ohne systemische Wirkung, Hautanästhesie bis zu einer Tiefe von 1 cm),
- Calcitonin (Tierversuch),
- Dexamethason (Karpaltunnelschmerzsyndrom).

Sonophoretische Systeme

Sonophorese ist der Einsatz von Ultraschall zur besseren und schnelleren Penetration von oberflächlich auf die Haut angebrachten Wirkstoffen.

Wirkstoffhaltige Diclofenac-Liposomkapseln können mittels Sonophorese (Ultrawellenpuls) von der äußeren Haut in tiefere Gewebeschichten transportiert werden (Tierversuch; Vyas et al. 1995: → Diclofenac).

Perorale Applikation

Vorteile
- Häufigste Verabreichungsform
- Einfach, billig und in Bezug auf das System gefahrlos
- Hohe Patientenakzeptabilität
- Selbstmedikation möglich: hohe Unabhängigkeit und Mobilität des hospitalisierten und ambulanten Patienten
- Kann bei allen, auch starken (!) Schmerzzuständen eingesetzt werden
- Verschiedene galenische Zubereitungen vorhanden (Tablette, Sirup, Lutschen, Cocktails, Brausen, Heißgetränke etc.)
- Therapeutische Systeme vorhanden (2 Vorteile: Vehikelfunktion bis an Resorptionsort Dünndarmbereich [magenschleimhautschonend] mit Retardabgabe [Einnahmefrequenz bzw. Patientenkomfort])

Nachteile
- Von vielen Patienten als »minor medication« unterschätzt (»nur Spritze hilft«)
- Widerspricht dem (orthodoxen) Nüchterngebot in Bezug auf präoperative Gabe
- Resorptionskinetik unzuverlässig
- Wirkungsanschlag langsam
- Direkte Nebenwirkungen auf Magen-Darm-Trakt (Übelkeit, Würgen, Erbrechen, Motilitätsstörungen etc.)
- Direkte Gewebetoxizität in Abhängigkeit von der galenischen Form, Konzentration etc. (betrifft v. a. saure antipyretische Analgetika: → UAW Verdauungstrakt)
- Direkte Wirkung auf gastroinestinale Enzymsysteme (z. B. konstitutionelle COX-1)
- Kontraindiziert für nichtkooperative Patienten
- First-pass-Elimination

- Unverträglichkeiten auf sog. Hilfsstoffe möglich
- Intakter Schluckmechanismus notwendig
- Gefahr der chemischen, thermischen und mechanischen Läsion bei akzidentellem Verwechseln von p.o.-Medikationen (z. B.: mechanische Läsion der Intestinalschleimhaut mit Perforation und Ileus nach versehentlichem Verschlucken von Kunststoffverpackungen bzw. Folien): dies betrifft v. a. Blinde, sehr junge oder alte Patienten in Hauspflege: diesen Patienten sollte die zu vereinnehmende Wirkstoffform vorher aus der Packung bereitgestellt werden.

Äquianalgetische Dosierung häufig gebrauchter p.o.-Analgetika
Die äquianalgetische perorale Einzeldosierung in Bezug auf 30 mg Codein für **schwache Schmerzen** beträgt:
- Acetylsalicylsäure: 650 mg p.o.
- Hydrocodon: 5 mg p.o.
- Morphin: 10 mg p.o. (nicht für schwache Schmerzen indiziert, hier nur als Zahlenvergleich genannt)
- Nefopam: 30 mg p.o.
- Oxycodon: 5 mg p.o.
- Paracetamol: 650 mg p.o.
- Pentazocin: 50 mg p.o. (nicht empfehlenswert: → Wirkstoffprofil)
- Pethidin: 50 mg p.o. (nicht empfehlenswert: → Wirkstoffprofil)
- Propoxyphen-Cl: 65 mg p.o. (nicht empfehlenswert: → Wirkstoffprofil)
- Propoxyphennapsylat: 100 mg p.o. (nicht empfehlenswert: → Wirkstoffprofil)

Äquianalgetische perorale Einzeldosierung in Bezug auf 10 mg Morphin i.m. beziehungsweise 60 mg Morphin p.o. für mittlere bis starke Schmerzen:

p.o.-Medikation	i.m.-Applikation
Buprenorphin 0,8 mg sublingual entspricht	0,3 mg i.m.
Butorphanol: keine p.o.-Form	2 mg i.m.
Codein 200 mg p.o.	120 mg i.m.
Dextromoramid: keine p.o.-Form	7,5 mg i.m.
Dihydrocodein 100 mg p.o.	50 mg i.m
Heroin: keine p.o.-Form	3 mg i.m.
Hydromorphon 7,5 mg p.o.	1,5 mg i.m.
Levomethadon 10 mg p.o.	5 mg i.m.
Levorphanol 4 mg p.o.	2 mg i.m.
Methadon 20 mg p.o.	10 mg i.m.
Morphin 60 mg p.o.	**10 mg i.m.**
Nalbuphin: keine p.o.-Form	10–20 mg i.m.
Oxycodon 15–30 mg p.o.	keine i.m.-Form
Oxymorphon: keine p.o.-Form	1 mg i.m.
Pentazocin 180 mg p.o[1].	60 mg i.m.
Pethidin 300 mg p.o[1].	75–100 mg i.m.

---

[1] Nicht empfehlenswert: → Wirkstoffprofil.

Piritramid: keine p.o.-Form	15 mg i.m.
Propoxyphen-HCl 500 mg p.o[1].	keine i.m.-Form
Rohopium:-ca. 6 ml Opiumtinktur	20 mg i.m.
	Pantopon
Tilidin: keine p.o.-Form	100 mg i.m.
Tramadol 200 mg p.o.	100 mg i.m.

Bemerkungen zu obigen Tabellen:

Diese alphabetisch geordneten Tabellen zu »äquianalgetischen Dosierungen« repräsentieren ältere, in der Regel von Generation zu Generation kritikarm übernommene konventionelle Angaben, die sich nicht auf relevante, randomisierte DB-Studien abstützen können und deshalb nur als grobe Faustregeln zu betrachten sind. Ebenfalls berücksichtigen diese Tabellen die Dynamik (Opioide: z. B. μ-Agonist, Agonist-Antagonist; s. auch »unité de doctrine«; »Opioid-Rotating«) der Wirkstoffe nicht.

Bei Wechseln auf einen anderen Wirkstoff oder auf eine andere Verabreichungstechnik muss in jedem Fall der neuere Wirkstoff oder die neue Verabreichung individuell angepasst werden. Bei Therapieanfang, Therapieende oder bei besonderen klinischen Verhältnissen müssen je nach Patientenreaktion viel höhere oder auch viel niedrigere Dosierungen verwendet werden.

Nichtinvasive p.o.-Verabreichungsformen werden bei starken Schmerzzuständen vernachlässigt. Das Pflegepersonal erschrickt oft vor den bei terminalen Schmerzzuständen indizierten »hohen Morphindosen«. Viele Patienten bevorzugen »Spritzen« in der vermeintlichen Annahme, nur invasive Applikationen seien wirkungsvoll: die Assoziation »starke Schmerzzustände = Injektion« bestimmt noch zu oft die Applikationsform von Analgetika. Die perorale Verabreichungsform erfordert wegen der Kinetik höhere Dosierungen. Beim Opioidrotating gelten äquianalgetische Leitschematas wenig (s. z. B. Methadon).

Ob ein Wirkstoff konventionell oder über therapeutische Systeme zugeführt wird, wird durch die kinetischen Eigenschaften des Stoffes bestimmt. Als Faustregel gilt, dass ein Wirkstoff mit einer Halbwertszeit über 9 h konventionell oral verabreicht werden kann.

Orale therapeutische Systeme

Orale therapeutische Systeme haben 2 spezifische Eigenschaften:

1. Vehikelfunktion (Passage der sauren Magenschleimhaut),
2. Retardabgabe.

Die Wirkstoffe werden in einem Vehikel bis an den Resorptionsort (Dünndarm) transportiert. Als Vehikel

können beispielsweise magenverträgliche Kapseln eingesetzt werden, die im Dünndarmbereich über Mikroporen die in Pellets abgefüllten Wirkstoffteile freigeben. Neuere Untersuchungen haben allerdings nachgewiesen, dass magensaftresistente Dragées, Kapseln und dergleichen sehr viel länger in der Magenschleimhaut verbleiben können, als bisher angenommen und dass wahrscheinlich Wirkstoffe in Form von Flüssigkeiten magenverträglicher sind (s. Buch E: Diskussion Checklisten UAW).

Oral-transmukosale Verabreichung

Die oral-transmukosale Verabreichung ist die Anbringung eines Wirkstoffs in die Mundhöhle zwecks Resorption über die Mundhöhlenschleimhaut. In Ermangelung standardisierter Definitionen wird ungenauerweise die sublinguale Verabreichung mit der oralmukosalen Technik gleichgesetzt.

Vorteile

- Einfache Methode
- Hohe Patientenakzeptabilität
- Gegenüber p.o.-Gabe kleinerer First-pass-Effekt
- Keine Magen-Darm-Passage
- Keine direkten Wirkungen auf Verdauungstrakt
- Geeignet für Notfallmedikation bei Absenz eines offenen gesicherten venösen Zugangs
- Für chronische Schmerzzustände als nichtinvasive patientengerechte Technik empfehlenswert
- Geeignet für nichtinvasive Prämedikations- oder Präinduktionstechnik bei Kindern

Nachteile

- Klinische Erfahrung (noch relativ) klein
- Patientenkooperation notwendig (Beispiel: ungeduldige Patienten fangen an, den »Fremdkörper« mit der Zunge zu drehen, zu verschieben und zu verschlucken)
- Möglichkeit des akzidentellen Verschluckens
- Nicht empfehlenswert bei trockenem Mund (Xerostomie; s. auch unter: Xerostomietherapeutika)
- Möglichkeit der Gewebeirritation (Schleimhautulzerationen, Gingivitis, Glossitis; Beispiel: Pethidin irritiert die Bukkalschleimhaut)
- Bioverfügbarkeit in der Regel niedrig und abhängig von der Lipophilie des Wirkstoffes
- Interferenz mit Speichelproduktion möglich
- Präparat muss angenehmen Geschmack haben (oft als Bonbon, Lollipop appliziert)
- Kleine Auswahl an sublingualen Handelspräparaten
- Große Unterschiede in der Kinetik und Bioverfügbarkeit
- Intakter Schluckmechanismus notwendig (akzidentelles Verschlucken)
- Mögliche Wirkstoffverluste bei exzessiver Speichelproduktion und sekundärem Verschlucken

---

[1] Nicht empfehlenswert: → Wirkstoffprofil.

Sublinguale Verabreichung

Die sublinguale Verabreichung ist die Applikation eines Wirkstoffs »unter die Zunge«, also in einen definierten Teil der Mundhöhle. Da in der Praxis diese unter die Zunge gelegten Wirkstoffe in der Regel nicht am sublingualen Ort verweilen, sondern wandern, abdiffundieren etc., wäre die Bezeichnung oral-transmukosale Verabreichung sinnvoll.

Die sublinguale Form ist für labile, im Magen-Darm-Trakt zerstörte Wirkstoffe gedacht, die über die Mundschleimhaut resorbiert werden müssen. Sog. Bukkaltabletten werden in der Backentasche gehalten und langsam über die bukkale Schleimhaut zwischen unterem Zungenrand und Fossa sublingualis resorbiert. Histologisch werden dabei auch die innenliegende Gingiva, Wangenschleimhaut und die Zunge betroffen (s. unerwünschte Nebenwirkungen in Form von Schleimhautulzerationen, Gingivitis, Glossitis etc. nach oraler Gabe von antipyretischen Analgetika). Die sublinguale Applikation umgeht den First-pass-Effekt (De Boer et al. 1984). Die sublinguale zur Resorption zur Verfügung stehende Schleimhautoberfläche wird auf 200 cm² geschätzt. Das sublinguale pH liegt zwischen 6,2 und 7,4. Wirkstoffverluste sind möglich durch exzessive Speichelproduktion (gefördert beispielsweise durch den Geschmack eines Wirkstoffs und sogar notwendig, um aus der galenischen Form den Wirkstoff hinauszulösen), die in der Folge geschluckt wird (enteraler Wirkstoffverlust).

Sublinguale Opioidapplikationen – von denen v. a. Kinder zu Prämedikations- und »Präinduktionszwecken« vermehrt profitieren sollten – umfassen v. a. lipophile Wirkstoffe wie Buprenorphin (Egde 1979), daneben → Methadon, → Fentanyl und das wenig lipophile → Morphin (s. Wirkstoffprofile). Die sublinguale Bioverfügbarkeit beträgt bei diesen Wirkstoffen um 20–50%, je nach Lipophilie. Akute UAW wie lebensbedrohende Atemdepression, Pruritus, Nausea und Emesis sind bei sublingualer Anwendung möglich. Oral-transmukosales Etomidat ist bei 10 Probanden in einer Dosierung von 12,5–100 mg erfolgreich zur probeweisen Sedation eingesetzt worden. Kinetische Daten waren für die D50 + 100 mg: T_{max} 20–30 min; $C_{max (ng/ml)}$ 120 (D: 50 mg) –180 (D: 100 mg); Hauptnachteil war der bittere Geschmack des (unbehandelten Rohstoffes bzw. kristallines Dextro-Etomidat in geeigneter galenischer Form; Streisand et al. 1998). Die sublinguale Gabe von 17-β-Östradiol (4-mal 1 mg) zur Behandlung therapieresistenter postpartaler Depression erlaubte eine nichtinvasive, schnell und kurz wirkende Behandlung: die Autoren sind der Meinung, somit eine der physiologisch zirkadian schnell wechselnden Östradiolserumkonzentration imitiert zu haben (Ahokas et al. 1998). Antipyretische Analgetika werden sublingual nicht verabreicht (Ausnahme: → Paracetamol).

Vorteile
- Einfache Methode
- Hohe Patientenakzeptabilität
- Gegenüber p.o. Gabe kleinerer First-pass-Effekt
- Keine direkten Wirkungen auf Verdauungstrakt
- Geeignet für Notfallmedikation bei Absenz eines offenen gesicherten venösen Zugangs
- Für chronische Schmerzzustände als nichtinvasive patientengerechte Technik empfehlenswert
- Geeignet für nichtinvasive Prämedikations- oder Präinduktionstechnik bei Kindern

Nachteile
- Auswahl an Wirkstoffen klein (Fentanyl, Midazolam, Etomidat, Morphin)
- Antipyretische Analgetika werden sublingual nicht verabreicht (Ausnahme: gewisse galenische Formen von Paracetamol)
- Klinische Erfahrung (noch relativ) klein
- Patientenkooperation notwendig (Beispiel: ungeduldige Patienten fangen an, den »Fremdkörper« mit der Zunge zu drehen, zu verschieben und zu verschlucken)
- Möglichkeit des akzidentellen Verschluckens
- Nicht empfehlenswert bei trockenem Mund (Xerostomie; s. auch unter: Xerostomietherapeutika)
- Möglichkeit der Gewebeirritation (Beispiel: Pethidin irritiert die Bukkalschleimhaut)
- Interferenz mit Speichelproduktion möglich
- Präparat muss angenehmen Geschmack haben (oft als Bonbon, Lollipop appliziert)
- Kleine Auswahl an sublingualen Handelspräparaten
- Große Unterschiede in der Kinetik und Bioverfügbarkeit
- Intakter Schluckmechanismus notwendig (akzidentelles Verschlucken)

Nasale Applikation

Die nasale Applikation von Wirkstoffen ist uralt (Schnüffeln von psychotropen, halluzinogenen Stoffen wie Cocain, Opium, Hyoscyamin etc.; Schlafschwämme; Alraune-Opium-Schwämmchen, Schnüffeln von Tabak in Bayern, Niespulverchen, Faust's Gretchen: »Nachbarin, das Fläschchen!«). Mittelalterliche Antidotarien wie diejenigen aus Salerno, Bamberg oder Avicenna erwähnen nicht nur eine Einschlaftechnik über das Verabreichen von Schlafschwämmchen, sondern auch die nasale Anwendung von Wiederbelebungsschwämmchen. Modernste Anwendungen beinhalten beispielsweise DANN-Vakzine und Schmerzmittel. Nasaler Cocainmissbrauch führt klassischerweise zur Schädigung der nasalen Schleimhaut mit Ulzerationen, Nasenseptumperforation etc. (Daggett et al. 1990).

Unentdeckte ZNS-Eintrittspforte:
der Olfaktoriusweg?
Die nasale Schleimhaut ist ein Ort der
Abwehr mit entsprechenden Eliminationsmechanismen!

Die intranasale Applikation gehört zu den transmukosalen Techniken. Die nasale Schleimhaut ist bestens perfundiert; die Oberfläche beträgt ca. 150 cm². Die Funktion der nasalen Schleimhaut als Barriere, Transportorganismus etc. ist in Bezug auf nasale Kinetik und potentielle Abwehrmechanismen schlecht untersucht. Es sind erste Untersuchungen bekannt, die die metabolischen Funktionen der nasalen Schleimhaut untersucht haben und nachgewiesen haben, dass die nasale Schleimhaut über metabolische Fähigkeiten (hohe Cytochrom P450 u. NADPH-Cytochrom P-450 Reductase-Aktivität; Phase I u. II etc.; proteolytische Enzyme; Substanz P, VIP-Peptidsystem; Sarkar 1992; Chaen et al. 1993) verfügt.

Intranasal applizierte Wirkstoffe induzieren 1. eine lokale Wirkung, 2. eine systemische Wirkung.

Die nasale Absorptionsrate bzw. Bioverfügbarkeit hängt damit in erster Linie von den physikochemischen Eigenschaften der verwendeten Wirkstoffe ab (Hussein 1989).

Die nasale Resorption, in der Regel ultrarapid, hat aber bei Midazolam beispielsweise eine langsamere Kinetik als bei → sublingualer Applikation (mögliche Gründe: keine optimale Verteilung der Wirkstoffdosis über die ganze Schleimhaut; Geldner et al. 1997).

Umgekehrt kann die ZNS-Konzentration bei intranasal applizierten Wirkstoffe in gewissen Fällen höhere Werte erreichen als nach intraarterieller Injektion: die dabei involvierten Wirkungsmechanismen sind noch ungeklärt. Diskutiert wird u. a. auch ein direkter, aktiver nasozerebraler Wirkstofftransport selbst von größeren Molekülen wie Peptiden via veränderte Blut-Hirn-Barriere oder Olfaktoriusweg (Chou u. Donovan 1997; Balin et al. 1986).

Bei nasaler Applikation können sekundäre Serumkonzentrationspeaks nachgewiesen werden, möglicherweise bedingt durch einen nasopharyngealen Verlust (Schlucken und/auch mukoziliärer nasopharyngealer Transport) bzw. enteraler Resorption (Ayres et al. 1996).

Die nasale Applikation erlaubt trotz nasaler Abwehrsysteme (s. oben Arbeit von Sarkar 1992) die nichtinvasive Anwendung von Schmerzpeptiden, die bei p.o.-Applikation durch proteolytische Verdauungsenzyme zerstört würden (Kurose et al. 1987; Pontiroli et al. 1985, 1989).

Die nasale Applikation potenter zentralwirksamer Stoffe kann eingesetzt werden zur nichtinvasiven Prämedikation und v. a. zur nichtinvasiven Präinduktion (v. a. bei Kindern) sowie Notfallanalgesie unter Feldbedingungen. Für gewisse Stoffe sind metrierte Nasensprays in klinischem Versuch.

Nasal wurden bisher folgende Analgetika/Antinozizeptiva/Emetika appliziert:
- Apomorphin (Sam et al. 1995)
- Buprenorphin in einer Dosierung von 0,3 mg (Spray; Eriksen et al. 1989)
- Butorphanol (unverdünnt) in der postoperativen Schmerztherapie in einer Dosierung von 2 mg (Abboud et al. 1991) sowie bei Kopfschmerzen (Melasnon et al. 1997)
- Capsaicin (Lit. → Capsaicin und Migränetherapie)
- Ergotamin
- Fentanyl (unverdünnt; Striebel et al. 1992, 1993a, 1993b)
- Heroin (missbräuchlich und therapeutisch; Cone et al. 1993; Skopp et al. 1997)
- Kalzitonin (das Peptid Kalzitonin zeigt bei nasaler Anwendung eine hohe Bioverfügbarkeit; Thamsborg et al. 1990)
- Ketamin (unverdünnt; Aldrete et al. 1987)
- Ketorolac (tierexperimentell)
- Midazolam (Präinduktion; Wilton et al. 1988a,b)
- Morphin
- Naloxon
- Neuropeptid Y
- Nitroglyzerin
- Oxycodon (Takala et al. 1997)
- Oxymorphon
- Pethidin (Striebel et al. 1995)
- Sufentanil (unverdünnt v. a. zur sog. Präinduktion bei Kindern in einer Dosierung von 1,5–4,5 µg/kg KG, Henderson et al. 1988; Helmers et al. 1989)

Im Tierversuch wies eine galenische Form zur nasalen Applikation von Ketorolac (5%-Lösung mit 0,3% Na-Glycolat) eine hohe Bioverfügbarkeit (80%), eine minimale lokale Gewebeirritation und eigenartigerweise eine Verlängerung der HWZ auf (Santus et al. 1993).

Die nasale Applikationstechnik umfasst auch den Wirkstoff Midazolam zur Präinduktionstechnik bei Kindern (Wilton et al. 1988a, 1988b); das Benzodiazepin Flunitrazepam wird zum »Schnüffeln« missbraucht (Bond et al. 1994).

Vorteile
- Einfache Technik
- Hohe Patientenakzeptabilität
- Applikationskompartiment optimal perfundiert: schnelle Resorption, schneller Wirkungseintritt
- Aerosol- und Puderform möglich (mukoziliärer Transport)
- Bei akzidenteller Überdosierung wird automatisch weitere Aufnahme gestoppt
- Praktische handliche Sprays möglich
- Feldeinsatz möglich

- PCA im Prinzip möglich (PCINA = »patient controlled intranasal analgesia«, O'Neil 1997)
- Einzige nichtinvasive, sofort wirksame Applikationsform für sog. Durchbruchschmerzen
- Keine Magen-Darm-Passage
- Hohe Bioverfügbarkeit
- Aktive Transportmechanismen: Möglichkeit der Anwendung von Opioidpeptiden (Kalzitonin)
- Nasale Allergogenizitätstests sollen möglichst (→ sAA!) geprüft werden
- Wirkstoffkombination möglich (z. B. Benzodiazepine + Ketamin)
- Präinduktion (Kinderanästhesie) möglich

Nachteile
- Kleine klinische Erfahrung
- Nasenkompartiment ungenügend erforscht
- Nasale patientengerechte Systeme (Sprays etc.) sind erst für → Butorphanol im Handel
- Technikinhärente Schwierigkeit der Standardisierung
- Technikinhärente Schwierigkeit des sog. »lock-out« (PCA-Technik)
- Bei verstopfter Nase unwirksam
- Schnelle Kinetik wird unterschätzt (akute Überdosierung mit Atemdepression, Thoraxrigidität, ZNS-Toxizität)
- Toxische Schädigung der Nasenschleimhaut möglich (Irritation, Entzündung, Nekrose: klassisch beim Cocainschnüffeln; Midazolam: bei 85% der Kinder kurze Irritation mit Weinen gegenüber 28% bei Sufentanil)
- Ungenügende Auswahl von Wirkstoffen (Ketamin, Buprenorphin, Sufentanil, Butorphanol, Midazolam)
- Große interindividuelle Unterschiede in Bezug auf Kinetik, Bioverfügbarkeit
- Wirkstoff muss auch geschmacklich neutral sein (z. B. retronasales Aspirieren bei Kindern: bittere Wirkstoffe wie Pethidin werden nicht vertragen)
- Missbräuchliche Schnellapplikation möglich (Cocain, Flunitrazepam etc.)

Nichtinvasive lymphatische Applikation

Wirkstoffe können galenisch so verpackt sein (z. B. in Liposomen), dass sie im Darmtrakt statt in den Blutkreislauf in das lymphatische System resorbiert bzw. transportiert werden.

Die nichtinvasive Verabreichung für die lymphatischenterale Absorption (kein First-pass-Effekt) ist von physikochemischen Voraussetzungen abhängig (z. B. Molekulargewicht > 5000; Wirkstoffvehikel; aktive Transportmechanismen). Derzeit ist die lymphatisch-enterale Verabreichung des β-Blockers Propranolol in der Experimentalphase (White et al. 1991; Barnwell et al. 1992; Aungst u. Hussein 1992). Die nichtinvasive lymphatischgerichtete Resorptionsform mag wahrscheinlich für die Applikation von Enzymen sowie auf Verdauungssäfte empfindliche Schmerzpeptiden von Interesse sein (Charman et al. 1986; Hrsg.).

Applikation per inhalationem

Die Verabreichung per inhalationem ist eine transmukosale Technik. Die Kinetik der Verabreichung per inhalationem hängt von verschiedenen Faktoren wie Teilchengröße etc. ab.

Bei oraler Inhalation erreichen Wirkstofftropfen mit einer Teilchengröße um 2 μm den Alveolärbereich; bei nasaler Inhalation werden Wirkstofftröpfchen um 4 μm in den oberen Luftwegen abgefiltert; Wirkstofftröpfchen von 12 μm erreichen den Alveolärbereich. Je nach Inhaler wird ein großer Teil der vernebelten Teilchen schon im Bereich der Inhalationsmaske und Nase abgelagert.

In der Veterinärmedizin konnten Hunde per inhalationem mit dem potenten Opioid → Carfentanil in ein tiefes Anästhesiestadium versetzt werden (Port u. Stanley 1982; s. Wirkstoffprofil → Lofentanyl).

Die Kinetik per inhalationem ist rapid und vergleichbar mit derjenigen bei i.v.-Applikation (Masters et al. 1988), im Tierversuch sogar schneller in Bezug auf Heroin, Morphin, Codein, Fentanyl und Pethidin (Lichtman et al. 1996).

Beim Rauchen von Wirkstoffen kann möglicherweise auch aus unbekannten Gründen die Dynamik verändert werden (z. B. bessere antiemetische Wirksamkeit von Cannabinoiden); die Kinetik beim Rauchen ist ähnlich rapid wie bei einer i.v.-Gabe (z. B. Heroin: Jensen et al. 1994).

In der Schmerztherapie wurde bislang nur Morphin und Fentanyl per inhalationem eingesetzt (Chrubasik et al. 1988; Higgins et al. 1991; Worsley et al. 1990).

Die Inhalation von Midazolam kann zur akuten Bronchokonstriktion führen (wahrscheinlich bedingt durch das tiefe pH 3 der handelsüblichen Midazolamlösung; Diskussion: McCormick u. Thomas vs. Bromley 1998).

Die → PCA hat ihren Vorläufer in einer Applikationsform per inhalationem, nämlich in der patientengesteuerten Anwendung von N_2O-Gemischen zur geburtshilflichen Schmerztherapie.

Die inhalatorische Methode ist im Moment beschränkt auf die Arbeitsgruppe von Chrubasik (postoperative Schmerztherapie) sowie das ältere »Liverpool-Modell«, wo Drogenabhängige Drogenersatz über imprägnierte Zigaretten (Wegfall der gesamten Problematik von infiziertem i.v.-Material, i.v.-Zugang sowie der tödlichen akuten Überdosierung bzw.«goldener Schuß«).

Beispiele: Morphin per inhalationem kann die Atemarbeit von Lungenkranken verbessern (Young et al. 1989).

Morphin und Codein per inhalationem normalisieren die durch Capsaicin induzierbare Lungenirritation sowie die dadurch ausgelöste erhöhte Atemarbeit (Fuller et al. 1988). Allerdings sind auch über Einzelfälle von durch Inhalation von Wirkstoffen ausgelösten Bronchospasmen publiziert worden (Oliver 1986: Heroin).

Vorteile
- Technischer Aufwand einfach.
- Hohe Patientenakzeptanz.
- Rapide Kinetik.
- Bei akzidenteller Überdosierung wird wegen Atemdepression automatisch die weitere Wirkstoffaufnahme verringert und damit die akute Überdosierungsgefahr begrenzt.
- Möglich bei Fehlen eines i.v.-Zugangs.

Nachteile
- Beschränkte Auswahl an Wirkstoffen.
- Technik bekannt für Gase (N_2O, Entonox etc.; britische Hebammenschulen): für Opioide kleine klinische Erfahrung.
- Technischer Aufwand unüblich (?).
- Technikinhärente Unmöglichkeit der Standardisierung (?).
- Pharmakokinetische Daten unbekannt (Beispiel: unterschiedliche interindividuelle Variabilität der Bioverfügbarkeit von inhaliertem Morphin; Chrubasik et al. 1988).
- Wirkung auf das Anwendungsorgansystem bzw. die oberen Luftwege als Rauchermethoden im Spitalbetrieb nicht vertretbar (Pollutions- und Brandgefahr; gilt nicht für Vernebelungstechniken).
- Technik unbekannt für Verabreichung von Schmerzmitteln (s. auch Opiumrauchen; s. auch Kriegszigaretten → Lofentanyl).
- Patientenkooperation in der Regel notwendig: nicht geeignet bei Bewusstseinsstörungen beim spontanatmenden Patienten (möglich beim intubierten, an einem Atmungssystem angeschlossenen Patienten)
- PCA-Technik technisch schwierig: das System kann vom Patienten missbraucht werden (Problem des »lock out«).

Vorklinische und klinische Studien
Per inhalationem »on demand« (über den bettnahen Sauerstoffanschluss bzw. Vernebler) verabreichtes Morphin war in der Behandlung von akuten postoperativen Schmerzen (Abdominaleingriff) gegenüber i.v.-Morphingabe ebenbürtig (n=20; Chrubasik et al. 1987).

Extraaurikuläre Applikation

Die Anwendung von wirkstoffgetränkten Tampons im äußeren Gehörgang u. a. bei Ohrenschmerzen gehört zu den klassischen »Körperöffnungsapplikationen«: sie wurde schon in der babylonischen Zeit beschrieben (Goltz 1974).

Sog. »Ohrkerzen« gehören zum Instrumentarium gewisser »alternativer Heilmethoden«.

Extraaurikulär können s.c.-implantierbare therapeutische Systeme angebracht werden, um Wirkstoffe auf kurzem Weg mittels Mikrokathetern in die Mittel- und Innenohrgegend zu transportieren (Lehner et al. 1997).

Zur systemischen Verabreichung von Wirkstoffen ist die extraaurikuläre Applikation ungeeignet.

Vaginale Applikation

Die vaginale Verabreichung ist eine transmukosale Technik. Die vaginale Technik ist alt und wird bei Naturvölkern u. a. zur Behandlung von Entzündungen, zur »perisexuellen« Vaginokonstriktion, zur frühzeitiger Auslösung von Wehen etc. verwendet (Williams 1993; Irwin et al. 1993). Sog. »Vaginalduschen« zur Irrigation bzw. Vaginalhygiene waren bis vor Jahren in Mitteleuropa in vielen Haushalten anzutreffen.

In der Schmerzklinik (terminale Erkrankungen) ist über vaginale Verabreichungen von Schmerzmitteln nur anekdotisch als Alternativtechnik (Beispiele: Unmöglichkeit der oralen Aufnahme, Unpraktikabilität der rektalen Anwendung wegen Diarrhö etc.) berichtet worden (s. unten).

Nachteile der vaginalen Verabreichungsform sind hormonal sich ändernde Schleimhautqualität (pH, Sekretdicke, etc.) sowie möglicherweise soziokulturelle Hemmnisse (?). Gegenüber rektalen Anwendungsformen bietet der vaginale Applikationsort den Vorteil eines ungestörten Verweilorts.

In der Phase der hormonalen Ruhe (iatrogener Wegfall des Vaginalzyklus nach Bestrahlung bzw. sog. künstliches Klimakterium, Postmenopause) wäre aber die Vagina ein geeignetes Rezipiens für transmukosale therapeutische Systeme.

Es ist deshalb erstaunlich, dass analgetisch wirkende Vaginalovula, Vaginalpellets (therapeutische Systeme) etc. in diesem klinischen Kontext nicht entwickelt werden, wäre doch eine weitere Form nichtinvasiver Analgetikaapplikation in vielen Fällen gerade in der Behandlung von terminal kranken Patientinnen von großem Vorteil: so berichtet Maloney über die erfolgreiche Umstellung auf vaginale Applikation von Morphin Contin bei terminaler Erkrankung (Indikation für Umstellung; Diarrhö; Maloney et al. 1989).

Rektale Applikation

Die rektale Verabreichung, in der Form von Suppositorien, Instillationen etc. ist eine nichtinvasive, trans-

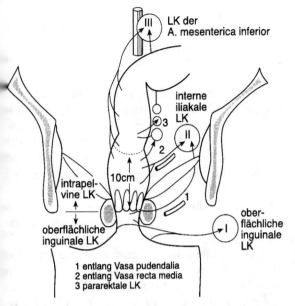

Abb. K-14. Heterogenität der rektalen Resorption (Nach v. Hochstetter)

mukosale Technik und in der Schmerzklinik bes. geeignet, auch bei multipler Anwendung, bei Emesis, Darmverschluß, Dysphagie, Bewusstseinsstörung, Koagulopathie, Immunsuppression, generalisierten Ödemen (Abb. K-14).

Im 18. Jahrhunder enthielten in England übliche »Wiederbelebungs- bzw. Resuscitationsets« sog. Fumigatoren zur rektalen Anwendung von Tabakrauch (in der Meinung, damit die Atmung anregen zu können).

Die rektale Verabreichung ist nicht geeignet für die anfängliche Titration (Anfangsphase), kann aber in den meisten Fällen zur Coupierung von sog. → Durchbruchschmerzen eingesetzt werden.

Die rektale Technik profitiert von der relativ großen Darmschleimhautoberfläche von ca. 200–400 cm² mit allerdings unterschiedlichem venösem Abgang (obere Rektumvenen münden direkt, unter Umgehung des hepatischen Kreislaufs, in die V. cava inferior; de Boer et al. 1982) und dem praktischen Problem der sicheren Plazierung im normalerweise fäzesfreien Rektalraum (Länge 10–15 cm; pH 7–8).

Rektal wurden v. a. die Opioide Pentazocin, Oxymorphon, Ketobemidon, Pethidin, Morphin, Codein v. a. bei Kindern angewendet (de Boer et al. 1984; Hanning et al. 1988; Jacobsen et al. 1988; Quiding et al. 1992; van Hoogdalen et al. 1991; Westerling u. Andersson 1984).

Die rektale Form der Verabreichung gewährt in der Regel bei den analgetischen Säuren eine gute Bioverfügbarkeit. Die rektale Applikation kann die Enddarmschleimhaut toxisch schädigen. Achtung: die rektale Anwendung schützt nicht vor der *systemischen* Beeinflussung organspezifischer COX-1- Systeme.

Vorteile

– Nichtinvasive Technik (kann auch von Hilfspersonen in der Hausbehandlung leicht durchgeführt werden)
– Gute Patientenakzeptabilität
– Keine direkttoxische Wirkung auf Magen-Darm-Trakt (→ sAA; Achtung: systemische UAW über COX-1-Hemmung möglich)
– First-pass-Metabolismus reduziert
– Keine Abhängigkeit von der Magen-Darm-Passagequalität
– Keine Extraktion zu metabolischer Elimination durch Magen-Darm-Schleimhaut
– Möglichkeit der physischen direkten Elimination bei Überdosierung
– Hohe Bioverfügbarkeit (s. Westerling u. Andersson 1984)
– Möglichkeit der Verwendung von therapeutischen Systemen
– Möglichkeit der Applikation über Kolostomie

Nachteile

– Verabreichung unsicher: interferiert mit der enteralen Elimination bzw. Defäkation (bei Diarrhö, z. B. bei onkologischen und immungeschwächten Patienten ein alltägliches Problem, nicht anwendbar)
– Im Handel vorhandene Suppositorien nutzen nicht optimale physikochemische Regeln (Suppositorien für Erwachsene zu klein für große Rektumschleimhautoberfläche, osmotische System sind für Opioide nicht erhältlich)
– Technikinhärente Unmöglichkeit der Standardisierung
– Möglichkeit der Schädigung des Wirkstoffs durch intestinale Bakterienflora
– Resorptionskinetik nicht voraussehbar
– Resorptionskinetik langsam
– Vom Patienten als unelegant empfunden; soziokulturelle Hemmnisse (?)
– Kontraindiziert bei Hämorrhoidalsymptomatik, kann Schleimhautreaktionen hervorrufen (Brennen, Irritation, Ausfluss; betrifft v. a. sAA)
– Zusätzlich Rektalhygiene notwendig (Enema zur Fäzesreinigung; bei Dehydratation muss die Rektalschleimhaut mit Wasserinstillationen behandelt werden)

Invasive Verabreichungsformen

Invasive Verabreichungsformen werden besonders in der Therapie akuter Schmerzzustände bevorzugt, weil sie in der Regel gegenüber nichtinvasiven Techniken eine schnellere Kinetik aufweisen und besser steuerbar sind. Die gute Steuerbarkeit ist Voraussetzung, um sich an dynamische Schmerzzustände sowie dynamische Homöostase bzw. Herz-Kreislauf-Situationen anzupassen (perioperative Medizin).

Es kann unterschieden werden zwischen
– invasiver systemischer Anwendung und
– invasiver neuraxialer Anwendung.

Die invasive systemische Anwendung ist die Applikation eines Wirkstoffs in ein Gewebereservoir, aus dem der Wirkstoff sukzessive passiv, aufgrund der Konzentrationsgefälle, in den allgemeinen Kreislauf resorbiert wird und dann an die entsprechenden peripheren und/oder zentralen Zielorgane gelangt.

Die invasive neuraxiale Anwendung ist die Anbringung des Wirkstoffes in die spezifische noziziptionsverarbeitende neuronale Funktionsachse. Diese Funktionsachse läuft gemäß der in diesem Buch verwendeten Einteilung in einem peripheren sowie dem zentralen Körperkompartiment ab und betrifft die 4 »Transfunktionen« (Nozitransduktion, Nozitransformation, Nozitransmission, Nozitranslation). Der periphere Anfang der neuraxialen Achse wird durch entsprechenden Nozisensoren bestimmt: eine Blockade dieser Nozisensoren entspricht einer Blockade der → Nozitransduktion und teilweise → peripheren Nozitransformation (»peripheres Milieu«).

Die in der Klinik angewandten Formen der neuraxialen Applikation betreffen v. a. die Primärafferenz bzw. die Nozitransmission sowie die spinalen Zweitafferenzen und Interneurone bzw. Relais (»synaptisches Milieu«).

Gewisse Applikationsformen können verschieden eingeteilt werden. Beispielsweise ist die nasale Applikation von Schmerzpeptiden eine nichtinvasive, systemische Applikation (Applikation in das Reservoir der nasalen Schleimhaut mit Ziel der schnellen Resorption Kreislauf und Weitertransport zu den entsprechenden Zielorganen). Die nasale Applikation der Substanz P hingegen entspricht einer nichtinvasiven neuraxialen Anwendung: der Wirkstoff schädigt das nasale C-Faser-System (s. Buch A).

Praktisch alle invasiven neuraxialen Applikationsformen weisen eine (prinzipiell ungewollte) Resorption des Wirkstoffes in benachbarte Gewebe inkl. Kreislauf auf: sie induzieren somit auch systemische Wirkungen. Aus diesem Grund sollte bei Vergleichsstudien neuraxialer Anwendungen immer ensprechende Serumkonzentrationen gemessen werden, um eine systemische Wirkung auszuschließen.

Bei allen invasiven Techniken müssen technikinhärente Probleme als prinzipielle Nachteile in Kauf genommen werden. Bei invasiven kontinuierlichen Systeme sind nicht nur mechanisch bedingte Komplika-

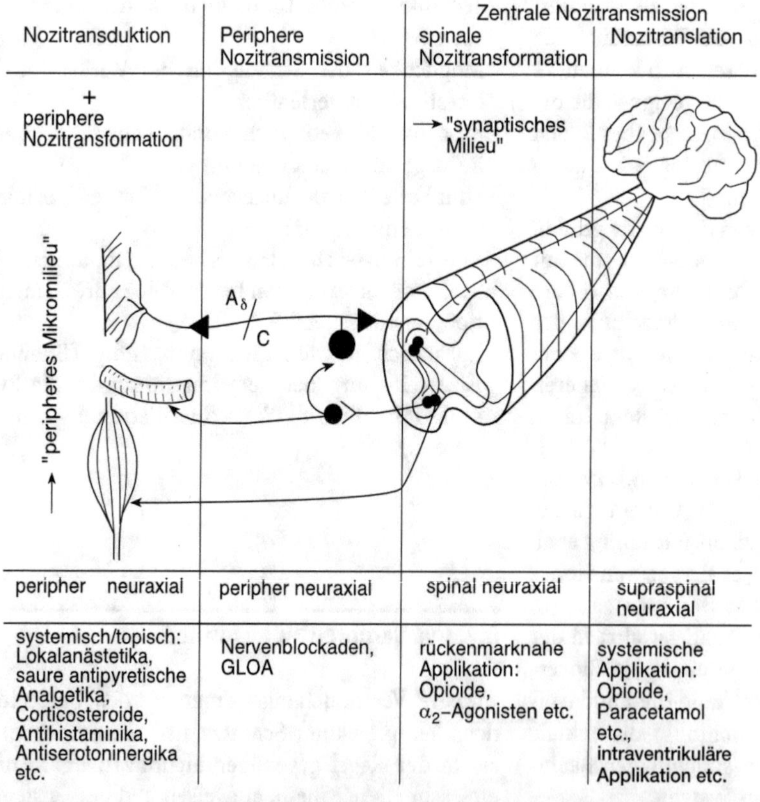

Abb. K-15. Die neuraxialen Applikationsmöglichkeiten

ionen zu beachten, sondern zunehmend elektronische Fehler im Umfeld von elektromagnetischen Störfeldern Beispiel: portable Telephone stören elektronisch programmierte Infusoren etc.).

Wir können invasive Applikationsformen einteilen in:

a) Systemische invasive Applikationsformen:
- Subkutane Anwendung.
- Intramuskuläre Anwendung.
- Intravenöse Anwendung.
- Intraossäre Anwendung.

b) Neuraxiale invasive Applikationsformen
  (s. Abb. K-15):
- Peripher-neuraxiale Anwendungen:
  – Intravesikale Instillation.
  – Wundinfiltrationen.
  – Perineurale Applikationen.
  – Intraartikuläre Applikationen.
  – Lokale i.v.-Applikationen.
  – Intraperitonäale und interpleurale Applikationen.
- Zentral-neuraxiale Anwendungen:
  – Epidurale Applikation.
  – Intrathekale Applikation.
  – Intrazerebrointraventrikuläre Applikation.
  – Intrazerebral parenchymatöse Applikation.

Systemische invasive Applikationsformen

Subkutane Anwendung

Die s.c.-Anwendung von Wirkstoffen ist die Anwendung in das subkutane Gewebe mit anschließender Resorption des Wirkstoffs in den allgemeinen Kreislauf und entsprechenden Zielorganen.

Die Anwendung von Arzneimitteln in das subkutane Gewebe mittels Hohlnadeln wurde durch Casargue (1836 Denkschrift an die Pariser Académie des Sciences), durch Washington (s. unten) und durch den Iren Fr. Rynd (1845) postuliert, aber erst durch die Erfindung der Hohlnadel durch Gabriel Pravaz und Alexander Wood (s. unten) praktikabel.

Die s.c.-Skarifizierung – heute nicht mehr durchgeführt – ist die historisch erste verbürgte invasive Applikation von Morphin vor der Entdeckung der Hohlnadel und Glasspritze (1837 Washington).

Der deutsche Geburtshelfer E. Kormann publizierte 1868 Arbeiten über s.c.-Gabe von Morphin in der Geburtshilfe.

Claude Bernard hat die s.c.-Prämedikation beim Hund eingeführt, indem er »bei einem mittelgroßen Hund 5 Zentigramm Morphinchlorhydrat subkutan einspritzte«. Um den Wirkungseintritt über schnellere Absorption zu verkürzen, halbierte Bernard die Dosis und spritzte in jede Gesäßseite die Hälfte der Dosis.

Die s.c.-Verabreichung kann als Einmalapplikation (auf Verlangen oder bei »Bedarf« (pro re nata), nach einem Repetitionsschema) sowie als kontinuierliche Infusion (inkl. PCA on-demand-Infusion) erfolgen.

Die subkutane Applikation von Wirkstoffen ist bei peripherer Hypoperfusion (Schock; instabile akute Schmerzzustände = postoperative, traumatische Schmerzen etc.) verboten.

Die kontinuierliche Gabe von isotonen Elektrolytlösungen zur Behandlung der Deshydratation älterer Patienten war früher in Misskredit geraten (fehlende Kenntnisse des Wasser- und Elektrolytmilieus etc.), wird aber heute wieder diskutiert (Rochon et al. 1997). Die s.c.-Gabe von Aminosäurenlösungen (660 mosm/l, pH 7) bietet sich bei älteren Patienten ebenfalls gegenüber i.v.-Gabe als billigere, einfachere Alternative an (Ferry et al. 1997).

Die kontinuierliche Gabe von Insulin auch mittels Pumpen ist in der Inneren Medizin Routine.

Die kontinuierliche s.c.-Applikation eignet sich für die stationäre oder ambulante Therapie chronischer Schmerzzustände. Als Wirkstoffe kommen v. a. Morphin und Hydromorphon in Frage (keine Gewebeirritation; kleines Injektionsvolumen).

Antipyretische Analgetika irritieren Gewebe und sind für die subkutane Verabreichung in der Regel nicht geeignet.

Vorteile
- Zugang fast immer möglich und leicht (Ausnahme ausgedehnte Ödeme, Verbrennungen)
- Möglichkeit der kontinuierlichen Zufuhr (Plastikverweilkanüle, Butterfly)
- Möglichkeit der Zufuhr mittels programmierbarer Pumpen (z. B. Insulin, für Analgesie noch nicht erhältlich)

Nachteile
- Absorptionskinetik unterschiedlich und von Gewebeperfusion abhängig
- Bei peripherer Hypoperfusion kontraindiziert (betr. Schock, akute starke posttraumatische oder postoperative Schmerzzustände etc.)
- Langsame Resorption (nicht geeignet für Durchbruchschmerzen)
- Ungeeignet bei häufigen Dosisanpassungen
- Ungeeignet zur Initialbehandlung bzw. Titration
- Einzelinjektionen u. U. schmerzhaft
- Ungeeignet bei generalisierten Ödemen
- Ungeeignet bei Koagulopathie, Immunosuppression
- Injektionskompartiment volumenmäßig begrenzt
- Möglichkeit der Abszessbildung
- Möglichkeit von Gewebereaktionen
- Möglichkeit von Wirkstoffdepots

Kontinuierliche Subkutaninfusion

Die kontinuierliche s.c.-Applikation ist einfach, billig, elegant und für ambulante Krebspatienten geeignet (Coyle et al. 1986). Aus diesem Grund – unter Kostenzwang – ist sie in Indien beispielsweise seit Jahren sehr verbreitet. In der Kinderklinik können bei korrekter aseptischer Pflege s.c.-Zugänge liegen gelassen werden, um die kleinen Patienten nicht unnötig mit Injektionen zu belasten: die Reinjektion ist weniger schmerzhaft und wird meist gut toleriert. Die Gefahr von forcierter Thrombeneinschleusung durch das »Flushen« besteht im Gegensatz zu einer für den gleichen Zweck liegengelassenen i.v.-Verweilkanüle (bei i.v.-Zugängen ist diese Technik obsolet) nicht. Im Allgemeinen sind schwere systembedingte Komplikationen bedeutungslos im Gegensatz zu systembedingten Komplikationen bei i.v. oder gar rückenmarknaher Applikation (Bruera et al. 1987a, b, 1988a, b).

Im Terminalstadium mit Niereninsuffizienz und Darmobstruktion wurde bei 1 Patienten eine kontinuierliche Fentanylgabe mit 2,5 µg/h sowie Einzelbolusgabe bei Durchbruchschmerzen von 12,5 µg mit Erfolg angewandt (I: keine Morphingabe wegen möglicher Akkumulation von nierengängigen Metaboliten; Mercadante et al. 1997).

In 1 Fall wurde bei einem 80 Jahre alten Patienten das sAA → Ketorolac eingesetzt (Hughes et al. 1997; Malignomschmerzen).

In der Palliativmedizin soll die kontinuierliche s.c.-Infusion (»continuous subcutaneous infusion«, SCCI) von Morphin der kontinuierlichen i.v.-Gabe (»continuous intravenous infusion«, CIVI) ebenbürtig sein (Nelson et al. 1997).

Als Injektionsort bietet sich das recht dünne Subkutankompartiment unterhalb des Schlüsselbeins, aber auch Oberarm, Oberschenkel sowie Bauch unterhalb der Gürtellinie an. Bei vollmobilisierten Patienten ist der infraklavikuläre Injektionsort praktischer: die zuführende »Infusionsschlange«, beispielsweise von einer Infusionspumpe, kann so herausgeführt werden, dass sie weder Arm- noch Beinbewegungen stört und nicht akzidentell herausgerissen wird. Bei kachektischen Patienten sollen hohe Wirkstoffkonzentrationen verwendet werden, um das s.c.-Kompartiment nicht volumenmäßig zu strapazieren.

Lokalirritierende Stoffe (Beispiel: Pentazocin, Pethidin) dürfen wegen der Möglichkeit von Abszessbildungen sowie fibrotischer Gewebereaktionen nicht s.c. eingesetzt werden.

Für die kontinuierliche s.c.-Infusion von Analgetika werden vorteilhaft kleine Verweilkanülen (Plastikverweiskanülen, Butterflynadeln) verwendet. Die oben geschilderten Injektionsorte werden rotationsweise abgewechselt (am besten in einem festen Rotationsschema: s. unten) und aseptisch gepflegt bzw. kontrolliert (tägliche Kontrollen in beginnende Gewebe-reizungen wie Schwellung, Rötung, Erwärmung und Schmerz). Kontinuierliche s.c.-Infusionen funktionieren in der Regel tage- bis wochenlang, vergleichbar kontinuierlichen epiduralen Techniken (Brenneis et al 1986; Arbeiten von Bruera). Es lohnt es sich, je nach Patientengewebereaktion, alle 2–5 Tage im Rotationssystem das s.c.-Kompartiment zu wechseln. Das begrenzt elastische s.c.-Kompartiment soll nie extrem aufgeladen werden: als Faustregel gilt eine obere Infusionsbegrenzung von 1 ml/h: deshalb sind konzentrierte Wirkstofflösungen notwendig.. Beim gleichen Patienten haben die gewählten Subkutankompartimente unterschiedliche Qualitäten in Bezug auf Anatomie und Perfusionsqualität.

Intramuskuläre Anwendung

Die i.m.-Technik ist die geläufigste invasive Applikationsart, wahrscheinlich, weil die vorteilhaftere → i.v.-Technik für viele Allgemeinstationen eine zu hohe Arbeitsqualität verlangen (fehlende Ausbildung und Kompetenz, konventionelle Tradition, Gesetzesvorschriften, tarifmäßige Abgeltung bevorteilt).

Wie die i.m.-Technik jahrzehntelang missbräuchlich eingesetzt wurde, sollte man diese Technik nicht zu einseitig als obsolet verurteilen. Die i.m.-Technik kann auch postoperativ relativ befriedigend eingesetzt werden, beispielsweise bei rigider patientenausgerichteter Opioidgabe im festen Therapieschema: eine solche Technik kann in gewissen Situationen besser, für den Patienten befriedigender und sicherer sein als aufwendige i.v.-Techniken in schlechten Händen!

Die intramuskuläre Applikation soll nicht angewandt werden, wenn eine wenig invasivere Applikationsform möglich ist.

Die Muskelperfusion ist beim normovolämischen Patienten gut, wenn die i.m.-Technik (korrekte Wahl des Injektionsortes, Asepsis, korrekte Galenik) korrekt durchgeführt wird.

Die Gewebeakzeptanz auf irritierende Stoffe ist bei der intramuskulären Applikationsart besser als bei der subkutanen.

Die i.m.-Applikation erfolgt als Einzelbolus auf Verlangen oder nach → Bedarf (pro re nata), als Repetitionsdosis eventuell nach einem starren Schema oder seltenerweise als kontinuierliche Infusion .

Die Wahl der Muskelregion, die Muskelperfusion, Alter und Geschlecht, Körpertemperatur, Galenik und Allgemeinzustand modifizieren ebenfalls die Kinetik bei i.m.-Applikation (Austin et al. 1980): sie ist deshalb beim schwer Kranken oder Schockpatienten kontraindiziert.

Folgende antipyretische Analgetika können i.m. appliziert werden:
– Azapropazon[1],
– Diclofenac[1],

- Indometacin[1],
- Ketoprofen[1],
- Ketorolac[1],
- Phenylbutazon[1],
- Piroxicam[1],
- Tenoxicam[1].

Wegen ihrer gewebeirritierenden Eigenschaften müssen sie tief gluteal injiziert werden.

Die i.m.-Gabe kann durch (teure) CO_2-getriebene Jet-Injektoren vorgenommen werden, die bei Kindern möglicherweise weniger traumatisierend sind als orthodoxe Nadel-Injektionen. Erste Publikationen der intramuskulären Gastechnik für pädiatrische Zwecke sind alt (Hughes et al. 1949 zitiert in Greenberg et al. 1995). Vorteile: keine optischen Ängste für den Patienten (»Nadel« und »Spritze«), weniger Schmerzen, möglicherweise bessere Resorptionskinetik und damit schnelleren Anschlag (sog. Präinduktion möglich), keine Kontamination möglich. Nachteile: Angst wegen Lärm (»Päng!«), Kosten; mögliche Gewebeschäden wie bei Nadelinjektion (Greenberg et al. 1995).

Die i.m.-Applikation antipyretischer Analgetika sollte noch strenger als bei den zentralen Analgetika vom Typ Opioid gestellt werden; die leider kassentarifmäßig interessante Applikationsart ist in der Regel vom kinetischen Gesichtspunkt sinnlos; deren genaue Morbiditätsrate, die u. a. Nekrosen, Abszesse, aber auch temporäre bis permanente neurologische Störungen sowie schwere, iatrogene Infektionen umfasst (Künzi et al. 1995; Ruffieux 1995; Rossi u. Conen 1995), ist wegen der Absenz nationaler Erfassungsregister unbekannt und wahrscheinlich höher als früher angenommen (< 0,5%; Greenblatt u. Allen 1978).

Als schwerste, lebensbedrohende Komplikationen nach i.m.-Injektionen werden beispielsweise Gasgangräne (*Beispiel:* Clostridium septicum) beschrieben (die mit der sog. spontanen, nichttraumatischen Gasgangräne verwechselt werden kann); als Risikofaktoren gelten Immunschwäche (inkl. Leukopenie, Diabetes; Fallbeispiel Hengster u. Pernthaler 1996) sowie die bei Intestinalmalignomen (Schleimhautdefekt) möglichen Eintriffpforten bzw. Schädigung der natürlichen Barrieren gegenüber der Intestinalflora (Fernandez u. Gluck 1994, Francois et al. 1994, Lorimer u. Eidus 1994, Das u. Alvarez 1988).

Die Komplikationsrate wird wahrscheinlich ebenfalls durch kortikosteroidenthaltene, gewebsreizende, beim Praktiker beliebte, in der Regel obsolete sog.

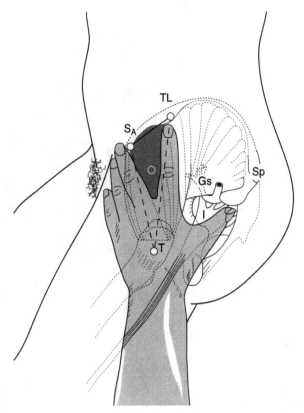

Abb. K-16. »Der sicherste Injektionsort in der Gesässgegend liegt im Crista-Trochanter-Dreieck« (v. Hochstetter). Die Palpation der entsprechenden Eckpunkte des Dreiecks sind: 1. vorderes Ende des Darmbeinkammes bzw. Spina iliaca anterior superior (*SA*), lateralster Punkt des Darmbeimkammes (Tuberculum laterale [*TL*]) sowie Trochanter major (*T*). Nach der Palpatation wird der »Schwurfingergriff« (v. Hochstetter) durchgeführt, nämlich: 1) Kuppe des vorderen Mittelfingers (Mittel- oder Zeigefinger) an der Spina iliaca anterior superior und 2) Kuppe des maximal abgespreizten hinteren Fingers (Mittel- oder Zeigefinger) am Tuberculum laterale oder auf dieses hin gerichtet. Der Einstich erfolgt zwischen den »Schwurfingern«. Damit liegen das grosse Hüftloch mit dem N. ischiadicus (*I*) und die suprapiriforme Einstichstelle (Leitungsgabe: *Gs*) maximal vom Injektionsort entfernt (v. Hochstetter)

»Rheuma«-Kombinationspräparate erhöht (persönliche Meinung des Hrsg.).

Wahl des Injektionsorts
Die 4 klassischen i.m.-Techniken sind:

1. Ventroglutäale Technik nach v. Hochstetter:
Die klassische i.m.-Injektionsstelle ist die nach dem Anatomen v. Hochstetter beschriebene: der Handballen wird auf dem Trochanter majus aufgestützt (Seitenlage); Mittelfinger und Zeigefinger werden V-mäßig gespreizt und auf die Crista iliaca anterior superior gelegt; die Injektionsstelle wird durch die V-Basis bestimmt. Die Stichrichtung ist fast senkrecht zur Hautoberfläche. Mit dieser Technik wird eine Ischiasschädigung bei intraglutäaler Applikation praktisch ausgeschlossen; ebenfalls wird der N. glutaeus superior sowie

---

[1] Betrifft saure antipyretische Analgetika: die Anwendung von sAA im perioperativen, insbesondere postoperativen Bereich ist abzulehnen (Grund: Hemmung der Organ-COX-Systeme mit entsprechender erhöhter Blutungsgefahr, Nierenfunktionseinschränkung etc.; Alternative: Opioide, evt. nichtsaure antipyretische Analgetika wie → Metamizol, → Propacetamol).

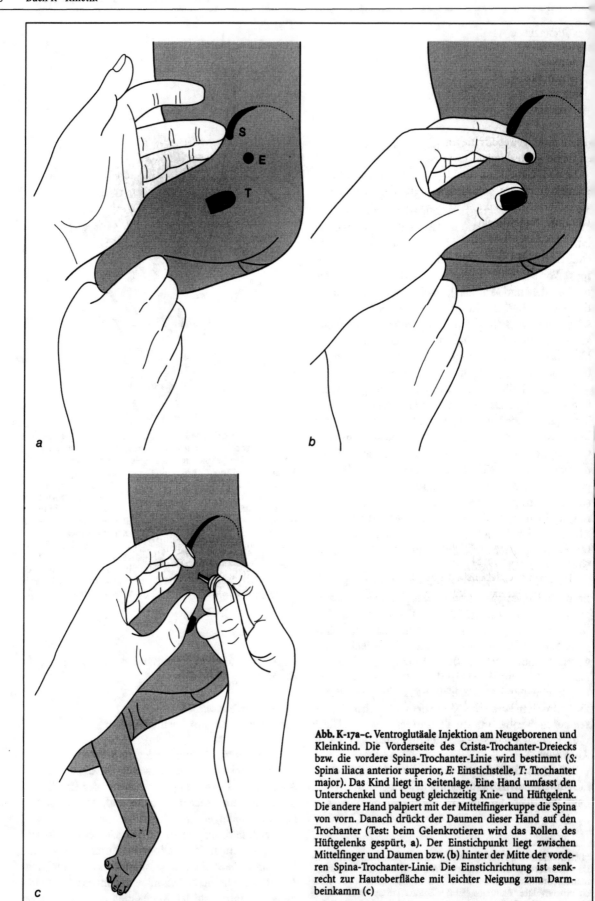

Abb. K-17a–c. Ventroglutäale Injektion am Neugeborenen und Kleinkind. Die Vorderseite des Crista-Trochanter-Dreiecks bzw. die vordere Spina-Trochanter-Linie wird bestimmt (*S*: Spina iliaca anterior superior, *E*: Einstichstelle, *T*: Trochanter major). Das Kind liegt in Seitenlage. Eine Hand umfasst den Unterschenkel und beugt gleichzeitig Knie- und Hüftgelenk. Die andere Hand palpiert mit der Mittelfingerkuppe die Spina von vorn. Danach drückt der Daumen dieser Hand auf den Trochanter (Test: beim Gelenkrotieren wird das Rollen des Hüftgelenks gespürt, **a**). Der Einstichpunkt liegt zwischen Mittelfinger und Daumen bzw. (**b**) hinter der Mitte der vorderen Spina-Trochanter-Linie. Die Einstichrichtung ist senkrecht zur Hautoberfläche mit leichter Neigung zum Darmbeinkamm (**c**)

■ie gleichnamigen Gefäße nicht betroffen. Der betroffe-
■e Muskel ist der M. Glutaeus medius sowie minimus (v.
Iochstetter 1954, 1956, 1958; Abb. K-16 und K-17).

> Buchtipp: A.H.C. v. Hochstetter Schwabe-
> Verlag 1997

2. Dorsoglutäale Technik (nicht empfehlenswert):
Von der hinteren oberen Spina iliaca wird eine Linie
gezogen zum großen Trochanter. Diese Linie ist somit
parallel , aber lateral und oberhalb zur Verlaufslinie des
N. ischiadicus. Der Patient liegt bäuchlings im Bett, das
Bein leicht gegen Innen rotiert (Kruszewski et al. 1979),
die Stichrichtung ist senkrecht. Bei schmächtigen Leu-
ten und Kindern ist dieser Zugang nicht zu empfehlen,
weil der mediale Glutaeusmuskel zu wenig entwickelt
ist.

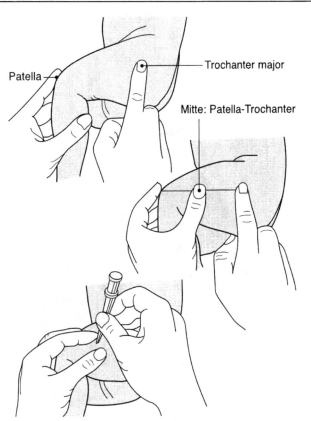

Abb. K-19. Die lateraler Vastusinjektion am Neugeborenen und am
Kleinkind wird nach v. Hochstetter wie folgt gehandhabt: 1) Sei-
tenlage. Die eine Hand umfasst den Unterschenkel (Beugung in
Knie und Hüfte, *obere Abb.*), wobei der Zeigfinger auf die Patella
gelegt wird. Der andere Zeigfinger wird auf den entsprechenden
Trochanter gelegt. 2) Zwischen den Zeigfingern verläuft die virtu-
elle Trochanter-Patella-Linie (*mittlere Abb.*). Die Daumenkuppe
der unteren Hand (hält den Unterschenkel) legt sich auf ihre
Mitte. 3) Der Injektionsort liegt in der Mitte dieser Trochanter-
Patella-Linie und senkrecht zur Oberfläche (*untere Abb.*)

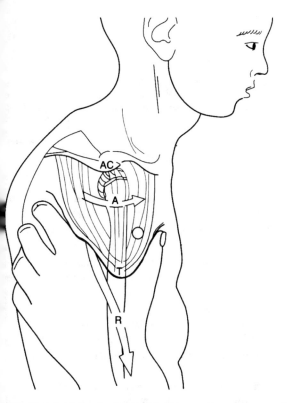

Abb. K-18. Injektion in den M. deltoideus am Erwachsenen und
Kind (v. Hochstetter). Der Injektionsort ist das vordere, untere
Viertel des M. deltoideus. In der Abbildung zieht der Muskel vom
Akromion (*Ac*) bis zu seinem Humerusansatz (Tuberositas del-
toidea, *Td*). Knapp oberhalb der Hälfte des Muskels ziehen Gefäße
und Nerven (Vasa cricumflexa humeri posterioria, N. axillaris: *A*)
nach vorne. Mit einem sog. »Daumen-Zeigefinger-V-Griff«
(v. Hochstetter) wird der untere Deltamuskel am Oberarm erfasst
und zusammengedrückt. Die »Wurzel« des »V« liegt somit an
der Tuberositas; durch den V-Handgriff wird ebenfalls der Radia-
liskanal sowie die V. cephalica verdeckt. Die Einstichstelle liegt auf
der vorderen distalen Muskelpartie und ist leicht distal geneigt:
O). Der sog. Trizepskanal, der das Dach des »Radialis- oder Tri-
zepskanals« bildet, wird durch den lateralen Trizepskopf zwischen
dem Hinterrand des Deltamuskels und der platten Trizepssehne
gebildet. Bei athletisch gebauten Patienten zeichnet er sich als
Wulst aus, wenn der Unterarm im Ellbogengelenk gegen Widerstand gestreckt wird

3. Injektion in den Deltoidmuskel:
Die Absorptionsrate aus diesem Muskel ist relativ
schnell (Grabinski et al. 1983). Da der Muskel klein ist,
darf dieser Zugang bei Kindern oder schmächtigen
Patienten nicht gewählt werden. Die Injektion in den
Deltoidmuskel erfordert nur ein kleines Injektionsvolumen (Abb. K-18).

*4. Injektion in das M.-vastus-lateralis-Kompartiment
(v. Hochstetter):*
Die beste Punktionsstelle befindet sich ca. ein Drittel
der Vastuslänge (bzw. Oberschenkellänge) unterhalb
des Trochanter majus (Rückenlage) Hier können relativ
große Volumina bis 5 ml injiziert werden. Der Vastus-
Zugang ist der beste intramuskuläre Zugang bei Kindern. Der oft in der Praxis beobachtete Zugang zum
Rectus femoris hat den Nachteil der Nachbarschaft der
tiefen Femoralarterie (Abb. K-19 und K-20).

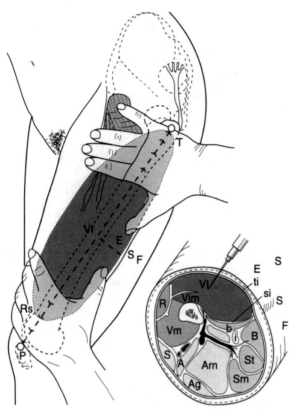

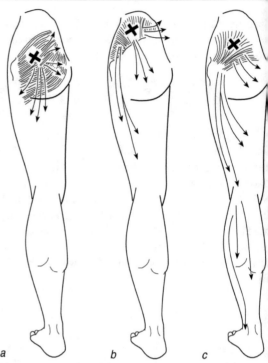

Abb. K-20. Laterale Vastusinjektion beim Erwachsenen. Es wird eine Trochanter-Patella-Linie (*TP-Linie*) ermittelt, die den Vastus der Länge nach halbiert. Die Metakarpalknöchel des Untersuchenden liegen am Trochanter (*T*) bzw. an der Patella (*P*). Durch die in die laterale Längsfuche des Oberschenkels (*S*) eingedrückten beiden Daumen wird der N. ischiadicus abgedeckt. Der korrekte Einstichpunkt ist der Mittelpunkt des Einstichfeldes. Im Querschnitt sind folgende Strukturen abgebildete: *Ag* (M. adductor gracilis), *Al* (M. adductor longus), *Am* (M. adductor magnus), *B* und *b* (M. biceps femoris mit Caput longum und Caput breve), *R:* M. rectus femoris, *S:* M. sartorius (durch die Vasa femoralia bedeckt), *Sm:* M. semitendineus, *St:* M. semimembranosus (nach v. Hochstetter)

Abbildung K-21 zeigt die Ausstrahlung von Schmerzen nach i.m.-Injektion in die Hinterseite des Oberschenkels.

Vorteile

– Weitverbreiteste Technik (... leider!)
– Kann durch feste Therapieschemata verbessert werden (s. oben)
– Hohe Patientenakzeptanz (Ausnahme: Kinder)
– Bei akuten Schmerzzuständen akzeptabel
– Bessere Kinetik als s.c.-Kompartiment

Nachteile

– Gute Ausbildung in Technik selbst bei spezialisiertem Pflegepersonal sowie Ärzten oft nicht gewährleistet (Beispiel Pädiatrieabteilungen; Beecroft u. Redick 1989; 3 Fälle von Pneumothorax nach paravertebraler i.m.-Injektion, Bratzke et al. 1991)
– Bei Kindern zu unterlassen; bei Kindern → dorsogluteale Technik kontraindiziert (Losek u. Gyuro 1992)

Abb. K-21a–c. Die oft auch harmlose Austrahlung von Schmerzen nach i.m.-Injektion in die Hinterseite des Oberschenkels kann eine Irritation des N. ischiadicus vortäuschen, nämlich **a:** Ausstrahlung in den M. glutaeus maximus, **b:** in den M. glutaeus medius sowie **c:** in den M. glutaeus minimus. Diese Ausstrahlungsschmerzen wurden frher als »referred pain« der sog. »trigger area« der Mm. glutaei dargestellt (Travell 1955, in v. Hochstetter 1997)

– Bei Kindern hohe Inzidenz von schweren Zwischenfällen (Muskelkontrakturen, Nervenverletzungen; Arbeiten von Hochstetter, Bergeson et al. 1982)
– Resorptionskinetik unterschiedlich (vom lokalen Muskeltyp abhängig, s. Injektionstechniken)
– Bei peripherer Hypoperfusion kontraindiziert (Schock etc.)
– Injektionen können schmerzhaft sein
– Nur intermittierende Technik möglich (kontinuierliche i.m.-Gaben werden durchgeführt, bieten aus verständlichen Gründen aber zahlreiche praktische Probleme)
– Verletzungsmöglichkeit (Nerven, Gefäße); Nicolau-Syndrom (aseptische Gewebsnekrosen; Müller-Vahl 1984)
– Möglichkeit von Infektionen mit Abszessbildung etc.; die Infektionsursache kann beim Patienten, beim Therapeuten (unsterile Technik) sowie beim Wirkstoff (unsteril) liegen (Fallbeispiele: Tonsillektomie nach Streptokokkenangina, i.m.- Streptokokkeninfektion; Jacobson u. Burke; Mycobacteriuminfektionen bei Schwester in Ausbildung; Gremillion et al. 1983)
– Möglichkeit von schweren Gewebereaktionen (→ Diclofenac: Fallbeschreibungen von Gewebenekrose, nekrotisierende Fasziitis, Pillans u. O'Connor 1995; Hautnekrose bzw. Embolia cutis medicamentosa; Künzi et al. 1995)

Inzidenz von Zwischenfällen unterschätzt (betrifft v. a. sAA in Praxis)

Cave: Diabetes, intestinale Tumoren, Immunabwehrschwäche: erhöhte Gefahr von Gasgangrän, Sepsis insbes. Staphylococcus aureus im Spitalmilieu; nekrotisierende Fasziitis! (Gliemroth et al. 1996; Hengster u. Pernthaler 1996; Rossi u. Conen 1995; Kortelainen u. Särkioja 1990)

- Bei viskösen Incektabilia Möglichkeit der akzidentellen intraarteriellen Injektion (Beispiel Penicillin; Weir 1988)
- Verfälscht Enzymdiagnostik (CK-Werte; keine i.m.-Gabe bei Differentialdiagnosestellung Angina-pectoris-Anfall, Herzinfarktschmerzen; el Allaf et al. 1986; Tsung u. Tsung 1986)

Intravenöse Anwendung

> Siehe auch → Lokal-intravenöse Anwendungen

Erste Überlieferungen über i.v.-Injektionen sind von Sir Christopher Wren bekannt, der – unter dem Einfluss der Schriften von William Harvey – 1665 Opiumtinktur an einem Hund verabreichte sowie im gleichen Jahr von Johann Sigmund Elsholtz (1623–1688), der mit i.v.-Opium versuchte, eine Bewusstlosigkeit zu erzeugen. Federnadeln wurden erst Jahrhunderte später durch die Erfindung der Hohlnadel durch den Lyoner C.G.Pravaz (1791–1853), die Schweineblasen durch die Erfindung von Metall- oder Glasbehältern bzw. »Spritzen« abgelöst. 1872 versuchte der Bordeauxer Physiologe Oré P-C die i.v.-Chloralanästhesie im Tierversuch, gefolgt vom Münchner E. Dreses, der 1898 eine Urethanverbindung (Hedonal) einsetzte. N.F. Krakow (St. Petersburg) sowie Burckhardt führten die i.v.-Chloroformgabe um 1908-1909 ein. Der i.v.-Zugang zu anästhesiologisch-intensivmedizinischen Zwecken wurde durch die Graefe's i.v.-Induktionstechnik mit Trichlor-iso-propylalkohol (Isopral), die i.v.-Gabe von Morphin-Atropin und Morphin-Scopolamin durch Elisabeth Bredenfeld 1916 sowie später durch sog. ultrakurzwirksame Barbiturate (Helmut Weese 1897 – 1954: Hexobarbital 1932) gefördert. Olovson u. Meyer erfanden 1940 eine metallene Verweilnadel, die dann durch → Gordh in die klinische Praxis eingeführt wurde.

Die Sicherung des venösen Zugangs mittels Kunststoffverweilkanülen, heute unerlässlich, hat wesentlich zur Sicherheit der modernen Anästhesieführung sowie perioperativen Medizin beigetragen.

Erste Ansätze für die moderne → TIVA-Technik waren die Einführung von Ketamin als i.v.-Monoanästhesie, die Einführung verschiedenster Kombinationen (Althesin + Pethidin durch Savege 1975; Etomidat + Fentanyl durch Kay 1977 etc.), der Ersatz von Morphin durch die Gruppe der 4-Anilinopiperidine sowie

der Einsatz modernster Elektronik (»Computer-assistierte TIVA«) durch die Gruppe um Schüttler (Schüttler et al. 1988). Die i.v.-Applikation erlaubt die Erreichung einer schnellen therapeutischen Serumkonzentration und die konstante Erhaltung derselben (Steady state).

Ihr Hauptvorteil ist gleichzeitig ihr Hauptnachteil: es besteht die Möglichkeit einer akuten Überdosierung. Ein einmal i.v.-applizierter Stoff kann durch einfache Maßnahmen nicht rückgängig gemacht werden; im Gegensatz zur ebenfalls schnellen Applikation per inhalationem, wo der eingeatmete gasförmige Wirkstoff den gleichen Weg zurückdiffundieren kann, muss der i.v.-applizierte Wirkstoff einen »kinetisch diktierten« Weg von Verteilung und Elimination durchgehen.

Auch bei i.v.-Anwendung sind selbst bei anatomisch »einfachen« Regionen wie bei der Antikubitaltechnik nicht nur Gewebeschäden (Hämatomsetzung etc.), sondern auch Nervenschädigungen möglich (Sander et al. 1998: Bericht über Schädigung des N. cutaneus lateralis antebrachialis nach einfacher antekubitaler Venenpunktion).

Opioide

> Opioide werden titriert.

Die i.v.-Anwendung potenter Opioide wird mit der Titrationstechnik erreicht. Dies heißt, dass zuerst eine Fraktion einer Einmaldosis i.v. appliziert wird und innerhalb einer Arm-ZNS-Zirkulationszeit der klinische Effekt abgewartet und beurteilt wird. Die so induzierte klinische Reaktion (Sedation, Analgesie etc.) ist ein Hinweis, wie der Patient auf weitere Dosierungen reagieren wird (Anmerkung: Opioide mit längerer Anschlagzeit [z. B. Buprenorphin] können definitionsgemäss nicht titriert werden: sie können nur langsam i.v.-appliziert werden, die volle klinische Wirkung ist in der Regel erst nach 10–20 min vorhanden).

Da bei potenten Opioiden immer mit einer zentralen Depression (Atemstillstand) oder einer schweren Hinderung der peripheren Atemmechanik (Rigidität der quergestreiften Muskulatur durch zentrale Dysfunktion: s. Buch B und C) gerechnet werden muss, muss die Titration unter Reanimationsbedingungen (Möglichkeit der künstlichen Beatmung, Sauerstoffgabe, gesicherter i.v.-Zugang) erfolgen.

Die Inzidenz von opioidinduzierten Übelkeit, Würgen und Erbrechen ist bei einer Gabe innerhalb von 40 s kleiner als bei langsamer Gabe über 5 min (Woodhouse u. Mather 1998): wahrscheinlich wird bei (zu) langsamer Gabe wegen der einsetzenden Verteilungsphase der Konzentrationsgradient Blut-ZNS so klein, dass nur noch (im proemetischen Sinn) das zirkumventrikuläre Sensororgan Area postrema aktiviert wird und die tiefer liegenden Brechfunktionszentren nicht erreicht bzw. deprimiert werden.

In jedem Fall ist eine enge klinische Beobachtung mit Verbalkontakt usw. notwendig.

> Verbalkontakt ist bestes und billigstes Patientenmonitoring!

Der Verbalkontakt muss kontinuierlich sein. Wenn der Patient während des kontinuierlichen Dialogs eine verlangsamte Ansprechbarkeit etc. aufweist, ist dies in der Regel durch die Medikation, aber auch durch eine mögliche ZNS-Hypoperfusion (Blutdruckabfall, Bradykardie etc.) bedingt.

Die Gefahr einer opioidinduzierten akuten Atemstörung kann durch eine sorgfältige Titrationstechnik mit adäquater Dosierung minimalisiert, aber nie ausgeschlossen werden.

> *Regel:* Titration nur möglich, wenn Wirkstoff in einer Arm-Hirn-Kreislaufzeit (Arm = Injektionsort; Hirn = Zielorgan) seinen zentralen Effekt entfaltet.

Die Titration ist ausschließlich nur mit Substanzen sinnvoll, die eine Sofortwirkung am Effektororgan (ZNS: Analgesie; Atemzentren) auslösen können, also eine kurze Latenzzeit haben (Faustregel: die zentrale Wirkung soll innerhalb *einer* Arm-Hirn-Kreislaufzeit erfolgen). Die Titrationsqualität wird zusätzlich in jedem Fall von der Patientenseite durch die periphere und zentrale Kreislaufqualität (beispielsweise Vorderarm; »cardiac output«) beeinflusst.

Der Wirkstoff Buprenorphin kann wegen langsamen Wirkungsanschlag (>1 Arm-Hirn-Kreislaufzeit bzw. mehrere Minuten) bzw. starker Diskrepanz zwischen Plasmakonzentration und Rezeptorbindung nicht titriert werden.

Noch 1991 kam in Lausanne eine Patientin nach i.v.-Diazepam- und Pethidingabe zur Supplementierung einer Lokalanästhesie (Eingriff: Liposuktion in Praxis) zu einem Herz-Kreislauf-Stillstand mit konsekutivem Hirnschaden; ähnliche Zwischenfälle sind ja auch v. a. aus den USA bekannt mit anderen ZNS-deprimierenden Wirkstoffen (i.v.-Sedation mit Midazolam für Gastroskopie). In der Gerichtsverhandlung wurde die Absenz einer Patientenüberwachung sowie das Fehlen einfachster Reanimationsbereitschaft (einfachstes Reanimationsgerät wie Beatmungsbeutel; O$_2$-Gabe; Mund-zu-Mund-Beatmung; Ausbildung in Bezug auf Anästhesie und Reanimation) beanstandet (Hrsg.).

Antipyretische Analgetika (AA)
Folgende saure und nichtsaure AA sind i.v.-verabreichbar:
– Acetylsalicylsäure[1],
– Azapropazon[1],
– Diclofenac[1],
– Ketoprofen[1],
– Ketorolac[1],
– Metamizol,
– Paracetamol (→ Propacetamol),
– Tenoxicam[1].

> Antipyretische Analgetika werden nicht titriert: sie induzieren Ihre Wirkung nicht in *einer* Arm-Hirn-Kreislaufzeit.
> AA werden nach einer KG-abhängigen fixen Dosierung dosiert und nicht wie Opioide nach klinischem Effekt!
> Die i.v.-Gabe muss langsamst über eine Zeitdauer von mindestens 10 min erfolgen – und dies unter Reanimationsbereitschaft.

Antipyretische Analgetika sollen aus Sicherheitsgründen nur über eine gut fixierte Verweilkanüle mit laufendem Tropf gegeben werden. Die i.v- Gabe über Einmalmetallnadeln, wie dies in der Hauspraxis vorkommt, i gefährlich, weil Einmalnadeln nicht gesichert un bei Auftreten von Komplikationen entsprechende i.v Reanimationsmaßnahmen (z. B. massive Volumengab etc.) kaum durchzuführen sind.

Bei i.v.-Gabe eines AA wird eine *vorgegebene* Dos (mg/kg pro kgKG) langsamst und in der Regel verdün über eine Dauer von mindestens 10–30 min gegebe (In diesem Kontext ist die oft gebräuchliche Bezeic nung Bolusgabe oder »langsame« Bolusgabe sinnve stellend, gefährlich und somit abzulehnen: ein Bol bezeichnet eine rapide Gabe eines entsprechenden, vo definierten Injektionsvolumens, Hrsg.)

Der Patient muss in diesem Zeitraum intensiv überwacht werden. Der maximale Wirkungseintritt i.v gegebener AA ist langsam (Stunden) und unterlie auch einem Ceiling-Effekt: antipyretische Analgeti können deshalb a priori nicht »titriert« werden.

Die (schnelle) i.v.-Bolusgabe ist grundsätzlich verb ten wegen der hohen Inzidenz dramatischer Blutdruc abfälle oder akutem Herz-Kreislauf-Stillstand.

Vorteile
– Großes Erfahrungswissen (v. a. Anästhesiologi Intensivmedizin)

---

[1] Die Anwendung von sAA bei akuten Schmerzzuständen im pe operativen, insbesondere postoperativen Bereich ist abzulehn (Grund: Hemmung der physiologischen Organ-COX-Systeme m potentieller Störung der Koagulation bzw. Thrombozytenfun tion, der Nierenfunktion etc.; Alternative: Opioide, evt. in Komb nation mit nichtsauren, antipyretischen Analgetika wie → Met mizol, → Propacetamol).

Gewebeschädigungen im Vergleich zu i.m.-Techniken selten

Kinetik unabhängig von peripherem Gewebekompartiment

Kreislaufkompartiment erreicht direkt ZNS

Kreislaufkompartiment nur durch Blut-Hirn-Barriere vom Zielorgan getrennt

- Kinetik bestimmt durch Herz-Kreislauf
- Rascher Wirkungseintritt
- Titration für Initialdosis möglich (sofern Wirkstoff in 1 Arm-ZNS-Zeit effektiv)
- PCA-Techniken möglich
- Kontinuierliche Techniken möglich

Nachteile

- i.v.-Zugang notwendig (kann schwierig sein; erfordert teure Infusionsmaterialien etc.)
- Gefahr der akuten Überdosierung
- Gefahr von Gewebeschäden (Hämatom)
- Gefahr der intraarteriellen Applikation
- Gefahr der iatrogenen Verschleppung von pathogenen Keimen in Blutbahn
- Erfordert aufwendige Pflege des i.v.-Zugangs
- Erfordert kontinuierliche Patientenüberwachung
- ABC-Reanimationsmöglichkeiten obligatorisch
- Möglichkeit der Venenschädigung (traumatische Punktion, lokale und aszendierende Thrombophlebitiden)
- Möglichkeit von Inkompatibilität von Infundibilia und Blutflüssigkeit
- Möglichkeit von Sepsis (Verweilkatheter ist Alloplastik: s. Fremdkörper)
- Möglichkeit von Embolien (s. obsoletes forciertes Flushen bei Verstopfen; Luftembolien bei Diskonnektion)
- Bei akzidenteller Überdosierung sofortige lebensgefährdende Notfallsituation (Herz-Kreislauf- bzw. Atmungsstillstand)
- Bei kontinuierlicher Gabe durch Infusoren: mechanische Komplikationen; elektromagnetische Interferenzen mit elektronischer Steuerung (z. B. durch portable Telephone)

Die Wahl des venösen Zugangs darf nicht zufällig sein, sondern muß aufgrund seiner Funktion sorgfältig eruiert werden (Einmalpunktion vs. Verweilkatheter, Volumengabe vs. Wirkstoffverabreichung, Kurz- vs. Langzeiteinsatz etc., zentrale Druckmessungen etc.). Periphervenöse Zugänge müssen kontinuierlich kontrolliert werden (Gewebereaktionen, Venenentzündung); Komplikationen des i.v.-Zugangs sind durch sterile Punktionstechnik, geeignete Wahl der verwendeten Katheter, Infundibilia, Reduktion der Venenwandreizung durch Immobilisation etc. zu reduzieren.

Eine i.v.-Bolusgabe gewährt einen schnellen Wirkungseintritt sowie eine kurze Wirkdauer: sie ermög-

licht die kurzfristige Erhöhung der Wirkstoffserumkonzentration. Der Wirkstoff wird in einzelnen Fraktionsboli bis zur gewünschten Wirkung verabreicht bzw. es wird eine therapeutische Serumkonzentration im zentralen Kompartiment aufgebaut: dies kann einfach mittels entsprechender Tropfenzahl erfolgen (Wagner 1974). Die sog. Loading dose (Sättigungsdosis) kann einfach errechnet werden, indem die → MEAC mit der Größe des initialen Verteilungsvolumen multipliziert wird: die so errechneten Werte sind aber immer grobe Richtwerte. Bei der kontinuierlichen i.v.-Applikation ist die Infusionsrate abhängig von der Wirkstoffelimination bzw. Plasmaclearance: I (Infusionsgeschwindigkeit) = Cl (Clearance) × C_{ss} (Konzentration im Serum bei Steady state).

Bei Patienten mit schweren Ventilationsstörungen, bei pathologischem Übergewicht, bei variabler Klinik (Beispiel: unmittelbare postoperative Phase) soll auf eine i.v.-Basisinfusion wegen der potentiellen Gefahr der Überdosierung mit konsekutiver Atemdepression bis Apnoe verzichtet werden. Dieser Verzicht auf eine kontinuierliche i.v.-Opioidapplikation kann auch nur vorübergehend, beispielsweise während der Nacht in diesen Fällen eingestellt werden (betrifft auch i.v.-Basisinfusion PCA; van Dercar et al. 1991; Parker et al. 1991).

In Zukunft wird es sicher möglich, über eine kontinuierliche Plasmakonzentrationsmessung (und Korrelatsmessung der individuellen klinischen Analgesie) mit der computergesteuerten Infusionsrate eine Feedback-Kontrolle zur Optimalisierung der i.v.-Anwendung herzustellen: dies im Sinne einer ausgeglichenen Plasmakonzentration (C_{ss}). Dies betrifft aber nur Wirkstoffe, bei denen die Plasmakonzentration relevant ist und in direkter Beziehung zur Rezeptorenkonzentration steht (Ausnahme: hochaffine Wirkstoffe mit träger Rezeptordissoziation wie → Buprenorphin).

Intraossäre Anwendung

Der intraossäre Applikationsweg wird zzt. als Alternativersatz zur Volumengabe in der pädiatrischen Reanimation gebraucht.

Das intraossäre Kompartiment ist starr: bei entsprechender Volumenzufuhr kommt es zu Druckschädigungen bzw. zu einem Kompartimentsyndrom.

Die intraossäre Kinetik ist rapid und liegt zwischen der zentralvenösen und periphervenösen Technik (Tierversuch, Adenosininfusion; Getschman et al. 1994).

Die ossäre-/intraossäre Innervation ist in älteren Arbeiten beschrieben worden.

Nachteil der intraossären Applikation, die in der Kinderreanimation ihren festen Platz hat, ist die Möglichkeit von Fettembolien (Fiallos et al. 1997) sowie die direkte chemische, thermische und mechanische Schädigung des Knochenmarks durch das Infusat (Wright et al. 1994: Kompartimentsyndrom nach längerer Anwendung) sowie die evt. Toxizität des Wirkstoffes.

Bei intraossärer Opioidgabe wäre möglicherweise die lokalimmune Abwehr geschwächt und somit mit einem nichtakzeptablem UAW-Potential in der Form von lokalen Infektionen des Knochens und Knochenmarks behaftet (s. Immunsystem + Morphin, Buch B).

Die intraossäre Injektion von Prilocain ins Schulterblatt wurde bei Patienten mit rheumatischen Schulterschmerzen eingesetzt (Kankaanpää u. Jakob 1975).

Sowjetische Autoren berichteten in den 80 Jahren über intraossäre Regionalanästhesie allein oder mit systemischer Fentanylzugabe; dabei wurden LA in Makromolekülen verabreicht (längere Anästhesiedauer, keine Bericht über Nachuntersuchungen in Bezug auf lokale Toxizität).

Fallberichte über intraossäre Katastrophenallgemeinanästhesie (Barbiturate, Succinylcholin, Atracurium) bei einem Kleinkind (Katan et al. 1988; Selby u. James 1993).

Im Tierversuch (Ratte) wurde unter Kurznarkose ein laterales Bohrloch in die Tibia gesetzt. Dieses Bohrloch diente als experimenteller Knochenschaden sowie als Zugang für die intraossäre Applikation von Morphin; mechanische Plantarreize (von Frey-Haare 10, 30 und 90 mN): die intraossäre Gabe von 40 und 80 µg Morphin induzierte einen signifikanten Schutz vor Entwicklung einer posttraumatischen Allodynie (10 mN) und Hyperalgesie (90mN); dieser Morphineffekt konnte durch die vorherige intraossäre Gabe des selektiven µ-Antagonisten Clocinnamox (0,15 mg) geblockt werden. Die i.m.- sowie i.t.-Gabe von Morphin in gleicher Dosierung hatte dagegen keinen Einfluss auf die posttraumatischen Reizantworten. (Hougthon et al. 1998).

Aus diesen Gründen ist das intraossäre Kompartiment nur für folgende Ausnahmesituationen einsetzbar:

1. intraossäre LA in Dentalmedizin, v. a. bei Patienten, die den Mund nicht öffnen können (Repogle et al. 1997; Webb u. Wilson 1996);
2. Succinylcholin, Dobutamin, Katecholamine, Atropin, Phenytoin in v. a. Kinder-, aber auch Erwachsenenkatastrophenmedizin (Berg 1984; Moore et al. 1989, Bilello et al. 1991; Kerz u. Dick 1996);
3. Anästhesie unter Katastrophenbedingungen;
4. intraossäre Regionalanästhesie mit Lidocain bei besonderen Umständen (Waisman et al. 1995).

Neuraxiale invasive Applikationsformen

Periphere neuraxiale Anwendungen

Bezugnehmend auf die geläufige Unterteilung in ein peripheres und ein zentrales Körperkompartiment definieren wir den peripheren neuraxialen Rahmen zwischen peripheren Nozizeptoren und Präsynapse de Primärafferenz. Entsprechend können wir folgende per. phere neuraxiale Applikationsformen unterscheiden:
- Intravesikale Instillation
- Wundinfiltrationen
- Perineurale Anwendungen
- Intraartikuläre Anwendungen
- Lokale i.v.-Anwendungen
- Interpleurale und intraperitonäale Applikation
- Intranglionäre Anwendung

Intravesikale Instillation

Die intravesikale intermittierende oder kontinuierlich Wirkstoffapplikation ist in der Urologie Routin (I: oberflächliche Blasenkarzinome, TBC; Formalin instillation bei unstillbaren, inoperablen Blasenkarzi nomblutungen).

Die Inzidenz von systemischen UAW kann im Ver gleich zu p.o.-Gabe höher sein: diskutiert wird die Mög lichkeit einer raschen Resorption (z. B. Pädiatrie; Oxy butynininstillation: 3-mal 1,25 mg in 5 ml sterilisierten Wasser; Holland et al. 1997; Palmer et al. 1997).

Siehe Wirkstoffprofil Capsaicin (intravesikale Instil lation): Buch G.

Die intravesikale Instillation von bis 80 mg Verapa mil bei Paraplegikern mit überreaktiver Blasendetru sorfunktion ergab eine erniedrigte Entleerungsfre quenz ohne sonstige Vorteile (Babu et al. 1990).

→ Morphin: bei 53 Kindern (Operation: Ureter Reimplanatation) wurde über einen perkutaner Blasenkatheter postoperativ für 2 Tage Morphin instil liert (I: Analgesie, postoperative Blasenspasmen; D 0,5 mg/ml bzw. 0,04 ml/kg) mit signifikanter Verbesse rung der postoperativen Analgesiequalität; Serumkon zentrationsmessungen ergaben keinen Anhalt für syste mische Wirkung (multiple Komedikationen wie Pethi din, Codein (Prodrug von Morphin!) etc.; Duckett et al. 1997).

Wundinfiltrationen

Wundinfiltrationen sind partiell topisch, partiell intradermal (invasiv). Wirkmechanismen sind:
- lokaler Nozitransduktionsblock (Beispiel: Lokalanästhetika),
- peripherer Nozitransformationsblock (→ peripheres Mikromilieu: Entzündungskaskaden; Beispiel: sAA),
- Nozitransmissionsblock evt. schon entstandener Signale (Beispiel: Lokalanästhetika).

Erste Wundinfiltrationen wurden mit Lokalanästhetika durchgeführt: so Gellhorn 1913 zur geburtshilflichen Infiltration des Perineums.

Vorklinische und klinische Studien
Die Wundinfiltration mit 60 mg → Ketorolac ergab eine postoperative Analgesie vergleichbar mit Lokoregiona-

m Block Lidocain + Ketorolac (Handchirurgie; Doppelblindstudie; n=60 [20 + 20 + 20; 40 ml 0,5% Lidocain + 5 ml lokale Wundinfiltration vs. 40 ml 0,5% Lidocain + 60 mg Ketorolac + Lidocain-Wundinfiltration vs. 0 ml 0,5% Lidocain + 60 mg Ketorolac-Wundinfiltration; Reuben u. Duprat 1996]).

Die Wundinfiltration mit 20 ml 0,5% Bupivacain abdominale Hysterektomie, n=20 + 20, DB kontrollierte Studie) ergab in Bezug auf postoperative Analgesie keinen Vorteil (Kontrollen: VAS, Morphinverbrauch; Cobby u. Reid 1997).

Perineurale Applikation

Der Begriff Perineurium bezeichnet das eine Nervenfaser umgebende Gewebe. Man unterscheidet klassischerweise eine Perineurium internum, nämlich das Bindegewebe, das einzelne Faserbündel umgibt, sowie das Perineurium externum oder Epineurium.

Die perineurale Wirkstoffapplikation ist die Applikation eines Wirkstoffs in das Perineurium entsprechender Zielnerven (A$_\delta$-, C-Fasern). Die perineurale Applikation kann theoretisch betreffen:
- einzelne Sensoren (bzw. freie A$_\delta$-, C-Faserendigungen),
- einzelne Nerven (Nervenblockade; kontinuierliche Nervenblockade [Interkostalnerven!]),
- Nervenbahnen (periphere Lokoregionalblockade).

Die perineurale Wirkstoffapplikation hat ihren Ursprung in der Entdeckung peripherer Opioidrezeptoren (Coggestall et al. 1997; Arbeiten von Štein; s. Buch A und B). Nach peripherer perineuraler Opioidapplikation (z. B. Femoralnerv) ist ein Teil der applizierten Exoliganden nach axonaler Wanderung in der Spinalflüßigkeit in niedriger Konzentration nachweisbar (Daugaard et al. 1989). Die Frage der potentiellen mittel- bis langfristigen Nervenschädigung wurde bislang – möglicherweise unter dem Eindruck offensichtlicher Absenz akuter Neurotoxizität – nicht aufgeworfen.

> Perineurale Opioidapplikation: John Wood hat dank seiner Entwicklung der Spritzentechnik wahrscheinlich als Erster versucht, Opioide an peripheren »Schmerzpunkten« direkt invasiv subkutan zu applizieren (Wood 1855).

Perineural applizierte spezifische Wirkstoffe (zzt. Opioide) wirken theoretisch über folgende 3 Mechanismen:
1. Aktivierung peripherer Opioidrezeptoren Primärafferenz (Nozitransduktionsrate),
2. Aktivierung »zentraler« Opioidrezeptoren Primärafferenz (spinale Nozitransmission und Nozitransmodulation; Yaksh 1988),
3. Beeinflussung axonaler Opioidrezeptoren evtl. Opioidendoliganden (z. B. Stress und Entzündung; Joris et al. 1987, Lawrence et al. 1992).

Vorklinische und klinische Studien
Die 1. direkte periphere neuraxiale Anwendung geht auf → Halsted zurück (1852–1922), der 1885 den Mandibularnerven mit einer Cocaininjektion anästhesierte.

Schon 1983 wurde auf dem ZAK 1983 in Zürich über erfolgreiche periphere Opioidapplikation bei axillären Brachialisblockaden berichtet (Petrow u. Falay 1983). Auch bei dieser Applikation, bei deren die Existenz peripherer Opioidrezeptoren wahrscheinlich, der heftigen Diskussion nach zu schließen, nicht bekannt war, wurden mit niedriger Dosierung (3 mg Morphin in 10 ml Kochsalzlösung) durchgeführt, sodass eine systemische Wirkung in diesem Umfang sicher auszuschließen war.

Die Effizienz von perineuraler Morphingabe wird schon früh diskutiert (Bullingham et al. 1984: im Gegensatz zum Tierversuch wirkungsarm oder wirkungslos). Die intradermale Anwendung von Lidocain + Morphin war gegegenüber der Monomedikation Lidocain nicht effektiver (Atanassof et al. 1997).

Die Gabe von 5 mg Morphin bzw. 0,150 mg Buprenorphin als Zugabe zu einem Brachialisblock erzielte eine postoperative genügende, langandauernde Analgesie (Boogaerts u. Lafont 1991; Bourke u. Furman 1993).

Der Zusatz von Morphin (5 mg) bzw. Fentanyl (100 µg) bei peripheren Nervenblockaden (Bupivacaine bzw. Mepivacain) war wirkungslos (DB-Studien; Racz et al. 1991, Morros-Vinoles et al. 1991).

Die Zugabe von Fentanyl zum Brachialblock (Bupivacain etc.) wurde im Tierversuch (Kayser et al. 1990) und später zu postoperativen Analgesiezwecken (inklusive Arthrolysemobilisation) erfolgreich angewandt (Pere 1993; Parikh et al. 1995).

Die kontinuierliche Gabe von Butorphanol (D: 83,3 µg/h bzw. 50 ml/72 h; Butorphanollösung 6 mg/ 50ml) in die Brachialisloge ergab gegenüber einer i.v.-Analgesieführung eine bessere postoperative Analgesie (randomisierte kontrollierte Doppelblindstudie; n=22; Wajima et al. 1995).

Perineurale Infiltrationen (ED: 1–6 mg Morphin) bei chronischen Schmerzzuständen war effektiv (Mays et al. 1987): gegenüber einer Lokalanästhesie (Bupivacain) oder systemischer Morphingabe (i.m.) war die so erzeugte Analgesie qualitativ und quantitativ (Analgesiedauer bis über Tage) überlegen.

Therapieresistente Schmerzen (180 mg Morphin tgl. s.c.) konnte durch eine einmalige interskalenische Gabe von 5 mg Morphin/10 ml Kochsalzlösung innerhalb von 20 min und für 36 Stunden Schmerzfreiheit erzeugen; die Autoren vermuten einen neuroaxonalen Morphintransport zum Rückenmark (Sanchez et al. 1984).

Die perineurale Injektion von Morphin nach Fuß-
gelenkoperationen blieb hingegen ohne jeden Effekt
(Bullingham et al. 1983, 1984).

Nachteile:

- Effizienz umstritten.
- Perineurale Toxizität unbekannt.
- Mögliche Interaktionen mit LA.
- Perineurale Kinetik unbekannt: die kontinuierliche
  axilläre Brachialplexusblockade mit Bupivacain wies
  gegenüber der repetierten Bolusgabe (gleiche klini-
  sche Analgesie bzw. Effekt) erhöhte Serumkonzentra-
  tionen von Bupivacain auf, Mezzatesta et al. 1997).
- Abdiffusion in Kreislauf und systemische UAW wie
  Sedation, Nausea und Emesis, Atemdepression etc.

Intraartikuläre Applikation

Die intraartikuläre Wirkstoffapplikation beschränkt
sich auf Lokalanästhetika sowie auf Wirkstoffe, die ihre
Wirkung über in entsprechenden Gelenken spezifische
in der Nozitransduktion involvierten Rezeptoren ausüben (zzt.: μ-Agonisten, α_2-Agonisten etc.).

Die intraartikuläre Technik ist erst seit kurzem
bekannt. Die Münchner Arbeitsgruppe um Stein (1991)
hat, um die klinische Relevanz peripherer Opioidrezeptoren zu prüfen, kleine Dosierungen von 1 bis
2 mg Morphin angewand und einen signifikanten analgetischen Effekt nachgewiesen. Die postoperative
Instillation von 25 mg Morphin in 25 ml Kochsalzlösung ergab eine signifikante Analgesie bei niedriger
Morphinplasmakonzentration <10 ng/ml (n=11+9,
kontrollierte Doppelblindstudie, arthroskopische
Operation der Kreuzbänder; Joshi et al. 1993). Im
Gegensatz zu rückenmarknahen Techniken könnte
man bei peripherer Anwendung die Dosierung gegen
oben korrigieren, denn es droht nur die Gefahr der
systemischen Opioidwirkung (und nicht diejenige
einer Abwanderung des Opioids in die Nähe der Atemzentren).

> Handicap: keine Standardisierung der
> Studiendesigns

Der Effekt intraartikulärer Opioidinstillation nach
chirurgischen Gelenkeingriffen kann zzt. nicht beurteilt werden. Hauptgrund ist das Fehlen standardisierter Studiendesigns: die vergleichenden klinischen
Arbeiten verwenden unterschiedliche Prämedikations-,
Induktions- und Anästhesietechniken bei unterschiedlichen Eingriffen sowie unterschiedliche Instillations-
techniken (allein oder in Kombination mit Lokalanästhetika, in hoher oder niedriger Dosierung; Einfluss des Tourniquets bzw. Tourniquetdauer: Whitford
et al. 1997, etc.).

Vorteile

- Aufwand minimal: das Opioid wird durch das von
  Arthroskopeur benutzte Instrumentarium in de
  Gelenkraum eingebracht.
- Wirkstoff bleibt im peripheren Kompartiment (Knie
  gelenkperfusion schwach).
- Lokale Opiodrezeptorenblockade kann durch topi
  sche oder systemische sAA und Opioide ergänz
  werden.

Nachteile

- Infektionsgefahr (Kniegelenk ist relativ schlecht perfundiert).
- Abdiffundieren des Wirkstoffs in systemischen Kreis
  lauf.
- Klinische Erfahrung klein und widersprüchliche Da
  ten (Grund: Fehlen standardisierter Studiendesigns).

Vorklinische und klinische Studien

Ein Literaturüberblick (n=34 randomisierte kontrollierte klinische Studien; Wirkstoff: Morphin) komm
zum Schluß, dass trotz fehlender Standardisierung der
Studiendesigns (verschiedene Volumina bzw. Konzentrationen, Adrenalinzusatz, Öffnen der Blutleere, Verwendung von intraartikulären Saugdrainagen etc.) bzw.
problematischer Vergleichbarkeit die Zugabe von Morphin eine verbesserte postoperative Analgesie (allerdings nicht in der unmittelbaren postoperativen
Phase!?) erbringt (Meiser u. Laubenthal 1997).

In einer randomisierten Doppelblindstudie (n=47)
wurde die intraartikuläre Gabe von 3 mg Morphin plus
100 μg Adrenalin (vs. 0,25 mg Bupivacain 0,25% plus
100 mg Adrenalin vs. Kochsalzlösung plus 100 μg
Adrenalin) nach Kniegelenkeingriffen untersucht: wie
in weiteren Studien konnte kein analgetischer Effekt
des intraartikulären Morphins nachgewiesen werden
(Raja et al. 1992; Heard et al.1992; Khoury et al. 1990,
1992; Laurent et al. 1994).

Die unterschiedlichen Ergebnisse mögen durch das
Studiendesign sowie die Applikationstechnik beeinflusst sein. Joshi et al. verwenden nach der Opioidinstillation für mindestens 10 min eine Tourniquetsperre
(Joshi et al. 1993). Operative arthroskopische Vorgehen
werden durch die Operationqualität beeinflusst. Eine
Arthroskopische Meniskektomie benötigt in der Regel
in der postoperativen Phase so wenig Analgetika, dass
es schwierig ist, relevante Aussagen mit kleinen Patientenpopulationen zu erhalten. Anders sind die Verhältnisse bei schwierigeren, folglich traumatisierenden
intraartikulären Eingriffe (Beispiel: arthroskopische
Kreuzbändernaht). Die oben zitierten Arbeiten verweisen auf arthroskopische Eingriffe, ohne sie jedoch
näher zu beschreiben (Art der Läsion, Art und Länge
des Vorgehens, Ausbildungsgrad der Operateurs etc.).

Khoury hat die analgetische Wirkung von 1 mg Morphin in 20 ml Kochsalzlösung gegenüber Instillation

on 0,25% Bupivacain vs. Morphin plus Bupivacain für die postarthroskopische Analgesie untersucht (Khoury 1992). Die Bupivacaingruppe wies nach 1 h signifikant niedrigere, danach jedoch gegenüber Morphin höhere Schmerzscores auf. Ein klinischer Hinweis, dass intraartikuläres Morphin die → zweite Phase des akuten Schmerzes im Sinne einer Schmerzhemmung über das → periphere Opioidsystem moduliert?

Lokal-intravenöse Applikation

Die lokal-i.v.-Anwendung (sog. »Bier-Block« nach → Bier) umfasst Lokalanästhetika, μ-Agonisten, α_2-Agonisten, NMDA-Antagonisten (Ketamin), Kortikosteroide etc. Das Ziel ist die Blockierung der peripheren Nozitransmission sowie die Modulation des Transduktionsmilieus.

Die Zugabe von Wirkstoffen bei der regionalen i.v.-Anwendung ist in Bezug auf kinetische Mechanismen (Wirkstoffverlust via intraossäre Gefäße in systemischen Kreislauf) sowie UAW (Gewebe- bzw. Venenverträglichkeit; Frage der Verträglichkeit bei schneller systemischer Gabe [Tourniquetzwischenfall]) nicht genügend untersucht.

Der Zusatz des sAA Ketorolac für lokale i.v.-Blockaden bei Patienten mit peripheren neuropathischen Schmerzzuständen wird diskutiert: → Ketorolac (Buch E).

Vorklinische und klinische Studien
Die lokale periphere i.v.-Anwendung (Bier-Block) von 5 mg Morphin in 40 ml physiologischer Kochsalzlösung war ohne Effekt (Marks 1985) im Gegensatz zu → Ketamin (Amiot 1985).

Die regionalintravenöse Gabe von Guanethidin bei → RCPS (früher: Algodystrophie) war erfolglos und überdies mit nichtakzeptablen UAW behaftet (Jadad et al. 1995).

Die regionale i.v.-Applikation von 40 mg Methylprednisolon als Bier-Block (modische Abkürzung: IVRAS = Intravenous Regional Administration of Corticosteroid) bei rheumatoider Arthritis ergab eine Verbesserung der klinischen Parameter, wobei die Autoren offene Fragen wie systemische Wirkung, Einfluss auf endogene Cortisolproduktion (↓!) nach Behandlung andeuten (n=22; placebokontrollierte Doppelblindstudie; Jelinek et al. 1991).

Bei 15 Patienten (zweifacher Eingriff unter regionaler i.v.-Anästhesie) war die Gabe von 40 ml 0,5% Prilocain + 2 ml 0,9% Kochsalzlösung in Bezug auf Anästhesie/Analgesie vergleichbar mit derjenigen mit Zugabe von 0,1 mg Fentanyl (bzw. 2,5 μg/ml); die Fentanylpatienten wiesen eine höhere Inzidenz von Nausea und Emesis bei Ablassem der Tourniquetsperre auf (Armstrong et al. 1991).

Die Zugabe von 90 mlg Lysinacetylsäure (entsprechend 50 mg → Aspirin) bei regionaler i.v.-Blockade

mit 0,5% Prilocain verbesserte die Analgesiequalität in der unmittelbaren postoperativen Phase (bis 3 h) signifikant (Corpataux et al. 1997).

Der Zusatz von 20 mg → Tenoxicam zu einer i.v.-Regionalblockade mit Prilocain (Kontrollgruppe ohne Tenoxicam, Kontrollgruppe mit 20 mg i.v.[systemisch] kontralateral) ergab eine gegenüber den 2 Kontrollgruppen verlängerte und verbesserte Analgesie (VAS-Scores, Analgetikakonsum; Jones u. Pugh 1996); ähnliche Ergebnisse wurden mit Ketorolac erzielt (60 mg Ketorolac; Reuben et al. 1995).

→ Pethidin (Buch B/Wirkstoffprofil Buch C) hat lokalanästhetische Eigenschaften. Die Zugabe von 100 mg Pethidin zu einem Bier-Block (0,25% Prilocain 40 ml) verbesserte die Anästhesiequalität (sensorisch-motorischer Block schneller und ausgeprägter; reduzierter Tourniquetschmerz, Armstrong et al. 1993). Pethidin kann als Alternative bei Patienten mit Allergie auf LA als Monomedikation für regionale i.v.-Blocks (Pethidin 0,25%; 40 ml) eingesetzt werden, wobei aber nach Öffnen der Tourniquets systemische Wirkungen wie Sedation, Nausea u. Emesis beobachtet werden (Acalovschi u. Cristea 1995).

Der Zusatz von 2 μg/kgKG → Clonidin zu einem Bier-Block mit 0,5% Prilocain ergab keine Vorteile in Bezug auf Anästhesie-Analgesie-Qualität; zudem kam es bei einigen Patienten nach Tourniquetöffnung zu systemischen Clonidin-induzierten UAW (arterielle Hypotension; n=56; Kleinschmidt et al. 1997).

Interpleurale und intraperitonäale Applikation

Beide – intraperitonäale und interpleurale – Techniken werden in der Regel mit Lokalanästhetika (mit oder ohne Adrenalinzusatz) zur postoperativen Analgesie nach Cholezystektomie, nach Brust- und Thoraxeingriffen, Oberbauchoperationen, Eingriffen in den Nierenlogen sowie Laparoskopien durchgeführt. Andere Indikationen für die interpleurale Technik sind Schmerztherapie bei invasiven Tumoren des Thorax, akute Herpes-Zoster-Schmerzen, sowie indirekte sympathikolytische Vorgehen bei Ischämie der oberen Extremitäten, Reflexdystrophie, Hyperhidrosis etc. (interpleurale Techniken sollen nicht mit extrapleuralen Techniken wie paravertebrale u. interkostale Lokalanästhetikablockaden verwechselt werden).

Interpleurale Applikation

Die interpleurale Anwendung hat das Ziel, die Nozitransduktionsrate in der Nachbarschaft der parietalen und viszeralen Pleuren inkl. multiple interkostale Kompartimente zu verhindern oder zu blockiern.

Die kontinuierliche interpleurale Applikation wurde von der norwegischen Gruppe um Kvalheim u. Reiestad 1984 eingeführt und seitdem mit unterschiedlichem Erfolg eingesetzt (nach Murphy 1993) für verschiedenste Indikationen wie:

– postoperative Analgesie nach Cholezystektomien,
– postoperative Analgesie nach Thorakotomien,
– Analgesie nach Thoraxtraumata,
– postoperative Analgesie nach Nierenoperationen,
– postoperative Analgesie nach Oberbauchoperationen,
– Anästhesietechnik für Brustoperationen,
– postoperative Analgesie nach Herzoperationen,
– Analgesie nach multiplen Rippenfrakturen,
– Analgesie bei Herpes Zoster,
– Analgesie bei Pankreatitis,
– Analgesie bei »complex regional pain syndromes«.

Derzeit wird mit unterschiedlichem Erfolg untersucht, ob die interpleurale Instillation von Wirkstoffkombinationen (Lokalanästhetika + Opioide, + α_2-Agonisten) klinisch relevante Vorteile im Vergleich zu systemischen oder rückenmarknahen Analgesietechniken bringt.

Die Interpleuraltechnik kann bei invasiven Malignomen (z. B. Mesotheliome) eine Alternativapplikation sein, wenn die systemische Wirkstoffapplikation versagt: in solchen Fällen wurde vereinzelt auch einseitig eine Phenolinstillation durchgeführt (eine Fallbeschreibung, metastasierendes Ösophaguskarzinom, erfolgreiche repetierte, einseitige Phenolinstillation; Lema et al. 1992).

Beim Interpleuralblock diffundiert ein Teil des Wirkstoffs in die Interkostalräume und (selten) bis in die entsprechenden Epidurallogen.

Die interpleurale Analgesietechnik kann mit Bolusgabe oder Verweilkatheter durchgeführt werden; die Technik erlaubt ebenfalls neurolytische Verfahren.

Cave: die Insertion beim beatmeten Patienten ist gefährlich (Dutta u. Hardy 1995, Symregn et al. 1989).

Prinzipielle Probleme sind:
– intraperitonäale Physiologie schlecht untersucht (z. B. Primärafferenzen, Perineurium etc.),
– ungenügende Daten in Bezug auf Kinetik,
– Resorptionsverlust der instillierten Wirkstoffe (Abdiffundieren in Kreislauf mit systemischer Wirkung, Abdiffundieren in Interkostalräume und Epidurallogen),
– Gefahr der direktintravasalen Applikation,
– keine Wirkung bei Gewebeeffusionen (Pleuralschwarte, Pleuritis, Peritonitis),
– potentieller Instillationsverlust über Thoraxdrainagen,
– Vermischung mit interpleuralen Flüssigkeiten,
– Möglichkeit der Pleuralirritation und pleuritische Reaktion,
– Interpleuralkatheter kann wandern (sekundäre Lungenverletzungen wie Pneumothorax etc., Hämatombildung, reaktive Pleuritis etc.),
– durch Gravität induzierte Anhäufung (Positionsabhängigkeit).

Vorklinische und klinische Studien

Weder die interpleurale noch intraperitoneale Morphingabe (1–1,5 mg in 20–30 ml Kochsalzlösung) ergab nach Laparoskopien (minimalinvasive Cholezystektomie) einen analgetischen Effekt (inkl. postlaparoskopischer Schulterschmerz) im Gegensatz zur Gabe von 0,25% interpleuralem Bupivacain. Die Autoren diskutieren neben einer insuffizienten Dosierung (!) die Möglichkeit, dass intakte perineurale Scheiden – im Gegensatz etwa zu Anwendungen in entzündeten Gelenken – die Opioiddiffusion zu den Opioidrezeptoren hindern (Schulte-Steinberg et al. 1995).

Die interpleurale kontinuierliche Bupivacain-Instillation nach Thorakotomien bringt keine Vorteile für die postoperative Analgesie (Schneider et al. 1993).

Die interpleurale kontinuierliche Bupivacaininstillation ist gegenüber der kontinuierlichen Epiduralanästhesie bei Thoraxtraumata unterlegen (Bachmann-Mennenga et al. 1993; Luchette et al. 1994; Short et al. 1996).

Die interpleurale Applikation von 2,5 mg Morphin in 40 ml Kochsalzlösung, gefolgt von stündlicher Gabe von interpleuralem Morphin (0,5 mg in 20 ml Kochsalzlösung), war der i.v.-Ladungsdosis von 2,5 mg, gefolgt von stündlich 0,5 mg Morphin i.v. (n=20), randomisierte Doppelblindstudie, beide Gruppen: Rescuemedikation 2,5 Morphin i.v.) ebenbürtig. Beide Gruppen zeigten ähnliche Schmerzscores sowie einen ähnlichen Gesamtverbrauch an Morphin. Bei beiden Gruppen waren klinische Wirkung und unerwünschte Nebenwirkungen vergleichbar und wahrscheinlich – Serummorphinkonzentrationsbestimmungen wurden nicht durchgeführt – eher systemischer Art (Analgesie, Sedation etc.; Welte 1992).

Die interpleurale Applikation von Bupivacain mit oder ohne Adrenalin in einer Dosierung von 0,5%/20 ml induziert keine nennenswerten hämodynamischen und atemfunktionellen Wirkungen (Ahlburg et al. 1991).

Bei 26 Patienten mit schwerer postherpetischer Neuralgie im Thoraxbereich war die intermittierende Applikation von 0,5% Bupivacain + Adrenalin (5 µg/ml) in einer täglichen Dosierung von 30 ml über einen perkutanen Interpleuralkatheter (Dauer 7–21 Tage; die Instillation wurde über 3 Tage nach Schmerzfreiheit fortgesetzt) erfolgreich; in der Nachkontrollperiode (>15 Monate) blieben die Patienten schmerzfrei (Reiestad et al. 1990).

Der Effekt von interpleuraler Applikation von Bupivacain (n=16; 20 ml 0,25% Bupivacain intermittierend) nach posterolateraler Thorakotomie ist vergleichbar mit demjenigen von Bupivacain-Interkostalblockaden oder interkostaler Kryoanalgesie (n=54; Shafei et al. 1990).

Thorakotomie: die kontinuierliche Gabe von Hydromorphon epidural war in 6 von 9 Fällen zufriedenstellend, wogegen die interpleurale Bupivacaingabe in 9 von 11 Fällen versagte (n=20; Gaeta et al. 1995).

Ösophagusektomie (thorakoabdominale Inzision): die postoperative interpleurale Instillation von 10 ml 0,25% Bupivacain + Adrenalin (!: 200000) alle 8 h für 4 Tage ergab vs. Placebo eine signifikante Schmerzreduktion und bessere Atemfunktionen (p_aO_2); die Serumkonzentrationen von Bupivacain waren nie im toxischen Bereich und lagen zwischen 350 ng/ml (Tag 1) und 1300 ng/ml (Tag 4; Tartiere et al. 1991).

Kinderchirurgie (Thorakotoomie; n=11 (KG >15 kg) + 9 (KG <15 kg): in der unmittelbaren postoperativen Phase wurde im Aufwachraum eine interpleurale Infusion (Ladungsdosis 0,625 mg/kgKG; Erhaltungsdosis: 1,25 mg/kg/h) mit 0,25% Bupivacain + Adrenalin gestartet. In beiden Gruppen konnte wegen gutem analgetischem Ansprechen die Erhaltungsinfusion auf ca. 0,75 mg/kg/h ± 0,34 gesenkt werden. Die so erzielte Analgesiewirkung war rapid und effektiv und von der Körperhaltung abhängig. Nur ein Kind musste mit Opioiden behandelt werden (Semsroth et al. 1996).

Die interpleurale Bupivacaingabe zur postoperativen Analgesie ist im Vergleich zur Gabe von i.m.- → Buprenorphin einfacher und wirkungsvoller (Rose u. Attar 1992).

Intraperitonäale Applikation

Die intraperitonäale Anwendung hat das Ziel, die peritonäale Nozitransduktionsrate zu verhindern oder zu blockiern. Die Taxonomie ist wie bei der interpleuralen Bezeichnung nicht einheitlich; die Bezeichnung interpleurale Anwendung wäre sinnvoller, weil der Wirkstoff ja zwischen die parietalen und viszeralen Peritonäalblätter appliziert wird.

Intraperitonäal werden v. a. im Tierversuch Wirkstoffe (Anästhetika etc.) appliziert.

Die i.p.-Gabe von PGI$_2$ (2 µg/Maus) induziert das klinische Korrelat des »Sich-vor-Schmerzen-Krümmens« (»writhing«; Doherty et al. 1987).

In der Humanmedizin wird die i.p.-Applikation in der perioperativen Medizin (Zytostatika bei intraabdominalen Malignomen) und Diabetologie (Insulin) eingesetzt (Jähne et al. 1997; Kelley et al. 1996).

Das Ziel der intraperitonäalen Applikation in der Schmerztherapie ist die Nozitransduktionshemmung entsprechender intraperitonäaler Nozisensoren.

Probleme sind vergleichbar mit denjenigen der interpleuralen Anwendung, nämlich:
- Fehlen physiologischer Grundlagen der anvisierten Zielsensoren (viszerale Nozizeptoren, viszerale Afferenzen und Perineurium etc.),
- Fehlen kinetischer Kenntnisse des Peritonäalraums,
- fehlende Kenntnisse über das involvierte intraperitonäale lymphatische System (isoosmotischer Flüssigkeitsabgang via lymphatisches Kapillarbett; Khann u. Mactier 1992),
- Resorptionsverlust der instillierten Wirkstoffe (Abdiffundieren im Kreislauf mit systemischer Wirkung),

- Gefahr der direkten intravasalen Applikation,
- Möglichkeit der Schädigung der viszeralen Auskleidung (Adhäsionen etc.),
- Möglichkeit, benachbarte Organe zu beeinflussen.

Die intraperitonäale Auskleidung gleicht einer riesigen Resorptionsfläche: aus diesem Grund ist es wahrscheinlich a priori nicht möglich, die Wirkstoffapplikation auf die lokalen Sensoren zu beschränken, ohne eine wegen der großen Resorptionsfläche parallele systemische Wirkung zu erzeugen.

Die intraperitonäale Instillation von Lokalanästhetikalösungen (mit oder ohne Opioidzusatz) zur Analgesie am Ende von operativen Laparoskopien ist wenig belegt (Fehlen von standardisierten Studiendesigns).

Im Tierversuch konnte die Wirkung von Morphin und Enkephalin auf intraperitonäale Primärafferenzen nachgewiesen werden (Bentley et al. 1981).

Vorklinische und klinische Studien

Die perioperative Instillation von 80 ml Bupivacain unter die rechte Zwerchfellhälfte (0,125% mit Adrenalin 1:200 000) erbrachte keine signifikante postoperative Analgesie nach laparoskopischer Cholezystektomie (n=20 + 20, randomisierte DB-Studie, keine Serumkonzentrationsmessungen; Joris et al. 1995); eine andere vergleichbare Studie ergab eine signifikante Schmerzreduktion (aber ohne Effekt auf Schulterschmerz!) in den ersten postoperativen Stunden, ohne Einfluss auf Analgetikakonsum (!) etc. Szem et al. 1996).

Postoperative Analgesie nach laparoskopischer Cholezystektomie: die i.p.-Gabe von 1 mg Morphin in 20 ml Kochsalzlösung, die i.p-Instillation von 0,25% Bupivacain (20 ml) war wirkungslos, wogegen die interpleurale Bupivacaingabe (30 ml, 0,25%) eine gewisse Wirkung zeigte (n=20; Verum, n=20: Placebo; Schulte-Steinberg et al. 1995).

Die i.p.-Gabe von 50 ml Lidocain (200 mg, Adrenalinzusatz 1: 500 000) ergab gegenüber einer Kontrollgruppe einen reduzierten Schmerzpegel, ohne Einfluss auf Analgetikakonsum, Nausea und Emesis sowie Schmerzen bei Bewegung; Serumkonzentrationsmessungen (+3 h) ergaben: 0,4–0,87 µg/ml Lidocain (Williamson et al. 1997).

Die intraoperative zweizeitige Gabe von 15+15 ml Bupivacain (0,5%; Pneumoperitoneum + Ende Op.) bei laparoskopischer Cholezystektomie ergab in der postoperative Phase (+8 h) eine signifikante Schmerzverminderung (n=80; randomisierte DB-Studien; Mraovic et al. 1997). Eine vergleichbare Studie (20+20 ml 0,5% Bupivacain; n=120, randomisierte DB-Studie) ergab eine signifikante Schmerzreduktion sowie Stresreduktion (Plasma-Cortisolkonzentrationänderungen), wenn die Bupivacaingabe zweizeitig (im Sinne einer »präemptiven« Gabe) erfolgte; in der Gruppe C (20+20 ml Verum) war die unmittelbare postoperative

VAS im Durchschnitt 0: diese Patienten erhielten trotzdem das potente sAA → Ketorolac (Pasqualucci et al. 1996: Fig. 3).

Intraganglionäre Applikation

Die Applikation von Opioiden in Ganglien des Grenzstranges (Ganglion cervicale superius; Ganglion stellatum) bei neurogenen Schmerzen ist beschrieben worden (Wulf et al. 1991; Maier 1996).

Zentral-neuraxiale Anwendungen

Zentral-neuraxiale Anwendungen betreffen in der Schmerzpraxis v. a. die rückenmarknahe Applikation (epidural u. spinal). Supraspinale Anwendungen (intrathekal und parenchymatös) werden nur in Spezialkliniken für therapeutische und diagnostische Zwecke durchgeführt.

Die zentral-neuraxiale Applikation betrifft die Wirkstoffapplikation in der zentralen Neuraxis der Nozeptionsverarbeitung. Die zentrale Neuraxis beginnt definitionsgemäss mit der postsynaptischen Membran der Zweitafferenz und endet in supraspinalen Kerngebieten.

Die epidurale und intrathekale Applikation werden auch als rückenmarknahe Techniken zusammengefasst.

Rückenmarknahe Applikationen

Entsprechend der Nähe der Zielrezeptoren ist die (grobe!) Dosiskonversionsrate:

100 (systemische Anwendung) : 10 (epidurale Anwendung) : 1 (intrathekale Anwendung).

Epidurale Anwendung

Ziel der epiduralen neuraxialen Applikation ist die spinale Barrage des zentripetalen Inputs (Nozitransformations- und -transmissionshemmung) in entsprechenden epiduralen Kompartimenten (zervikal, thorakal, lumbal, sakral).

Das epidurale Kompartiment ist kein virtueller Spalt (s. unten). Der thorakolumbale Epiduralraum weist eine epidurale Fettschicht von 3–4,6–6 mm auf (Sagitaldurchmesser, MRI-Aufnahmen, Koch et al. 1999). Das epidurale Venengeflecht (nach Batson) ist kompliziert, klappenlos und hat direkte Verbindungen in den Abdominalraum (V. azygos) und Intrakranium. Eine venöse Stauung im Abdominalraum überträgt sich somit auch auf den Epiduralraum; Wirkstoffe, die in traumatisierte epidurale Gefäße eindringen, entfalten u. U. eine sofortige ZNS-Wirkungen. Der Weg vom Applikationsort bis zu den Ziellaminae ist kompliziert (s. unten).

Folgende Strukturen sind zu beachten:
- Haut,
- oberflächliche Faszie und Subkutangewebe,
- Interspinalband
- Ligamentum flavum (»Loss-of-resistance-Test«),

- Epiduralraum (*Synonyme:* Peri- oder Extraduralraum) mit Fett, venösem Batson-Plexus mit Verbindung mit intrakraniellen Venen sowie V. azygos sowie interindividuellen nichtobligaten, teilweise unvollständigen Septen, Lymphabfluss; in Verbindung mit Subpleuralraum (= thorakal: negativer Druck),
- medianes Septum (sehr selten, s. oben: Lateralisation)
- Dura mater,
- Arachnoidea,
- Subarachnoidalraum (*Synonyme:* Intra- oder Subduralraum, Durasack) mit Liquor und Verbindung zu den Hirnventrikeln,
- Pia mater (mit Lig. denticularis, Septen, Filum terminale, Trabeculae etc.) und Rückenmark.

Die Paravertebralräume liegen praktisch intrathorakal, sie sind den Veränderungen des intrathorakalen Druckes ausgesetzt. Das Paravertebralfett kommuniziert entlang den Interkostalnerven Epiduralfett (Macintosh): negativer intrathorakaler Druck wird auf epidurale Ebene übertragen (maximal während tiefer Inspirationsphase; hängender Tropftest ausgeprägt). Die Druckverhältnisse auf sakralem Niveau sind nicht mehr negativ (Macinthosh u. Mushin 1947): hängender Tropftest sinnlos; Resistenztest!

Der Druck im Epiduralraum ist unterschiedlich und abhängig vom Intrathorakaldruck, vom venösen Druck sowie Intraabdominaldruck, der Rückenkrümmung bzw. der Elastizität des angespannten Lig. flavum. Unter pathologischen Verhältnissen (z. B. Lipomatosis beim exogenen Cushing-Syndrom, Hypothyreoidismus, morbider Obesitas) ist der lumbale Epiduralraum bis über 6 mm dick. In der Schwangerschaft, bei Abdominaltumoren, während Würgphasen etc. mit Kompression der unteren Hohlvene ist die Gefahr beträchtlich, dass im epiduralen Spalt bzw. Kompartiment Gefäße (gestautes Venennetz) leicht verletzt werden. Bei einer Punktion kann (muss aber nicht) über die Kanüle oder Katheter Blut abfließen; der Katheter kann auch intravasal liegen, wenn ein Aspirationstest negativ verlaufen ist (persönliche Beobachtung des Hrsg.). Bei hohen zervikalen und thorakalen Epiduralpunktionen ist der Epiduralraum minimal (früher: »virtuell«) und insbesondere bei langsamer tiefer Inspiration unter negativem Druck (s. oben): aus diesem Grund ist hier die »Hanging-drop-Technik« vorteilhaft. Im unteren lumbalen und sowieso im sakralen Bereich ist der Epiduralraum einige mm dick und es kann kein negativer Druck nachgewiesen werden: hier ist der sog. Resistenztest (»loss of resistance«) vorzuziehen. Resistenztests können mit Luft- bzw. Liquidtest vorgenommen werden. Da auch das vorsichtigste Vorschieben einer (auch sog. atraumatischen) Punktionskanüle dabei immer mit einer potentiellen Gewebeschädigung (z. B. Gefäße etc.) verbunden ist, sind Lufttests sinnarm und sogar gefährlich: wenn unter Druck eine Punktionskanüle in eine relativ locke-

e Gewebeschicht (z. B. Schwangerschaft + venöse Stauung durch Abdominaldruck) vorgeschoben wird,
besteht die Gefahr, dass – je nach Spritzenfüllung – Luft
oder physiologische Kochsalzlösung intravasal appliziert werden.

Die epidurale – wie auch die intrathekale – Applikation kann in Form einer Einzeldosis (auch PCA-
abrufbar) sowie kontinuierlich erfolgen.

Aufgrund des im Buch A beschriebenen spinalen
»synaptischen Milieus« ist es verständlich, dass eine
optimale Barrage des nozizeptiven Inputs nicht durch
einen einzelnen Wirkstoff (Beispiel: Lokalanästhetikum) erzielt wird, sondern mit mehreren spezifischen
Wirkstoffen erzielt wird (z. B. Lokalanästhetikum Bupivacain + μ-Agonist Sufentanil + α$_2$-Agonist Clonidin).

Intrathekale Verabreichung

Das Ziel der intrathekal-spinalen Applikation von
Wirkstoffen ist ebenfalls die unmittelbare Anbringung
von Wirkstoffen an die signalverarbeitende Neuraxis:
hier spinale Nozitransformation und Nozitransmission.

Allgemeines zu rückenmarknahen Verabreichungen

Rückenmarknahe Techniken wurden erstlich mit Wirkstoffen vom Typ Lokalanästhetika durchgeführt.

→ Corning applizierte Cocain spinal 1885 an einem
Hund. Die spinale Technik wurde 1891 durch Essex
Wynter und Heinrich → Quincke beschrieben; erste
klinische Erfolge wurden durch August → Bier und
Théodore Tuffier 1891 veröffentlicht. Von Ziemssen in-
jizierte Methylenblau bei Leichen, um den intrathekalen
Raum zu erforschen (1893), und Sicard testete 1898 die
spinale Gabe von Tetanusserum bei Tetanuspatienten.

Die totale spinale Anästhesie zu Operationszwecken
inkl. »kontrollierter Hypotension« wurde 1948 durch
Griffiths und Gillies vorgeschlagen; diese Idee war aber
schon 1902 durch Le Filliâtre, 1909 durch Jonesco, 1928
durch Koster und später durch die bulgarische
Anästhesieschule propagiert worden, wie auch die hohe
Epiduralanästhesie schon 1920 durch Fidel → Pagès
eingeführt wurde.

Die erste kontinuierliche Spinalananästhesie wurde
1907 durch Dean (BMJ 5: 869–877) beschrieben, später
durch Lemmon (gespaltene Operationsmatratze, Spe-
zialnadel; Ann Surg 1940; 111: 141–144) und Tuohy (Spe-
zialnadel, Spinalkatheter; Anaesthesia 5: 142–148) verbessert.

Die rückenmarknahe Applikation von spezifischen,
in der Nozizeption/Antinozizeption involvierten Wirkstoffen ist eine praktische und logische Folge der Re-
zeptorenforschung (Behar et al. 1979; Wang et al. 1979).
Folglich ist sie nur sinnvoll, wenn sie entsprechende
spezifische, rezeptorale Strukturen als Zielorgan an-
visiert.

Historisch versuchte schon 1899 der französische
Chirurg → Tuffier die intrathekale Cocainapplikation

bei einem jungen Mann, der an morphinresistenten
Schmerzen wegen Sarkombefall des Beins litt – wahrscheinlich unter dem Eindruck der ersten Beschreibung
der Spinalanästhesie zur operativen Schmerzausschaltung durch August → Bier im gleichen Jahr. Die
subarachnoidale Morphinapplikation wurde 1901 durch
den Japaner Katawata eingeführt (zit. in Benedetti u.
Premuda 1990).

Rückenmarknahe Applikationen können als Einzelbolusgabe, intermittierend, kontinuierlich und patien-
tengesteuert (z. B. »patient controlled epidural analgesia«, PCEA) durchgeführt werden.

Die rückenmarknahe Applikation ist eine nichtsystemische Applikation; sie betrifft direkt die Neuraxis
und sie ist unabhängig von einer Vehikelfunktion des
Blutkreislaufs.

Die nichtsystemische direkte, invasive Anwendung
in die Nähe der spinalen Zielrezeptoren ergibt die theoretischen Vorteile einer substantiellen Dosisreduktion,
einer substantiellen Verlängerung der Wirkungsdauer,
einer Verbesserung der Analgesiequalität (sofern die
Barrage des spinalen nozizeptiven Inputs adäquat ist)
sowie einer Reduktion supraspinaler UAW (Atemdepression). Wegen der rostralen intrathekalen Wirkstoff-
abwanderung sind aber schon früh Fälle lebensgefähr-
licher Atemdepressionen nach rückenmarknaher
Opioidapplikation publiziert worden (Adams u. Pybus
1978; Baskoff et al. 1980; Christensen 1980; Glynn et al.
1979).

Die rückenmarknahe Anwendung von potenten
Analgetika kann mit systemischer Gabe von peripheren
Schmerzmitteln im Sinne der → »balanced analgesia
technique« sinnvoll ergänzt werden.

Die oben genannten theoretischen Vorteile der
Methode müssen mit dem prinzipiellen Nachteil eines
schwer zugänglichen Kompartiments (s. unten) erkauft
werden.

Die rückenmarknahe Opioidapplikation kann
intrathekal (Synonyme: spinal, intradural) und epidural
(extradural) angewendet, und zwar auf sakraler, lumbaler, thorakaler und zervikaler Ebene ausgeführt
werden. Die hohe intrathekale Verabreichung in die
Cisterna magna kommt nur in spezialisierten Spezialkliniken vor.

Die intrathekale Anwendung kommt für spezifische
Wirkstoffe in Frage, die über entsprechende spinale
Rezeptoren eine Wirkung entfalten sollen; im Moment
sind dies zentrale Analgetika vom Typ Opioid sowie
Antinozizeptiva wie zentrale α$_2$-Agonisten.

Beim Para- und Tetraplegiker ist die intrathekale
kontinuierliche Kurz- oder Langzeitgabe von bei systemischer Applikation unwirksamen Muskelrelaxanzien
zur temporären oder kontinuierlichen Behebung von
Spastizität, auch im Rahmen der posttraumatischen
neurogenen Schmerzsymptome (in Kombination mit
Opioiden etc.), von hoher Wichtigkeit.

Rückenmarknahe Techniken sollen nur in betracht gezogen werden, wenn sie gegenüber orthodoxen systemischen Applikationsformen klare Vorteile bieten.

Bei terminalen und anderen konventionell therapieresistenten Schmerzzuständen hat die intrathekale Opioidapplikation sogar das neurochirurgische Vorgehen verdrängt.

Die intrazisternale Applikation wird nur an speziellen Schmerzzentren durchgeführt.

Die rückenmarknahe Verabreichung von antipyretischen Analgetika ist wegen der gewebeirritierenden und neurotoxischen Eigenschaften dieser Wirkstoffe verboten. Theoretisch wäre die pharmakotherapeutische Beeinflussung des induzierbaren zentralen COX-2-Systems (s. Buch A) von grossem Interesse: im Tierexperiment können durch iontophoretische Anbringung entsprechender Substanzen Schmerz- und Fiebermechanismen gehemmt werden (s. Arbeiten von Jurna et al.: Metamizol, Paracetamol; Buch D: Organum vasculosum laminae terminalis).

Die rückenmarknahe Verabreichung von Wirkstoffen in der Schmerzpraxis ist derzeit beschränkt auf potente spezifische Opioide, α_2-Agonisten, NMDA-Antagonisten sowie auf gewisse nichtzentralgängige Myorelaxanzien (z. B. → Baclofen, Buch F/G).

Vorteile rückenmarknaher Wirkstoffapplikation

- Rezeptorspezifischer Wirkstoff (Opioid etc.) in Nähe der Rezeptoren mit gegenüber systemischer Verabreichung qualitativ und quantitativ verbesserter Analgesie (kleine Dosis, lange Wirkungsdauer, optimale Analgesie, wenig Nebenwirkungen).
- Spinale »Nozizeptionsbarrage« gegenüber systemischer Analgesie effektiver (s. Wind-up-Phänomene).
- Prinzipiell sind über rückenmarknahe Zugänge bzw. Verweilkatheter verschiedene Applikationsmodi möglich (Einmalbolus, kontinuierliche Anwendung mit Infusortechnik inkl. PCA-Technik).
- Möglichkeit der Installation technischer Langzeitreservoirs (therapeutische Systeme).
- Keine Blut-Hirn-Barriere (Applikation nichtzentralgängiger Wirkstoffe wie Peptide, Baclofen etc. möglich).
- Komedikationen möglich (Beispiel: niedrigdosierte Lokalanästhetika zur synergistischen Potenzierung der Antinozizeption und zur sympathikolytischen postoperativen Prophylaxe des paralytischen Ileus; Fasano et al. 1979).

Nachteile rückenmarknaher Wirkstoffapplikation

- Aufwendige Techniken (Zeit-, Personal-, Material-, Know-how- und Pflegeaufwand).
- Applikationskompartimente sind Schutzzonen für ZNS (ZNS reagiert auf infektiöse, mechanische oder neurotoxische Schädigungen meist mit irreversiblen Funktionseinbussen).
- Applikationskompartimente sind unzugänglich bzw. nicht einsicht- und kontrollierbar (pathologische Prozesse wie Entzündungen etc. sind nur indirekt, an den klinischen Folgen diagnostizierbar).
- Extradural- und Intraduralkinetik schlecht untersucht.
- Wirkung auf entsprechende spinale Dermatome beschränkt.
- liquorkinetikabhängige früh- und spät- UAW durch Abfluss in supraspinales Kompartiment möglich (frühe Atemdepression, später Atemdepression, ÜWE Pruritus etc.: s. Buch B und C).
- technikinhärente UAW wie mechanische Schäden mit neurologischen Konsequenzen wegen Duraperforation; Hämatombildung (akut, spät, chronisch), Verletzung eines Spinalnerven, mechanischer Reizung der Hirnhäute sowie Schädigung der Gefäße. Katheterbedingte Schädigungen sind durch Wandern des Katheters (partiell und total, vom Epiduralraum in den Intrathekalraum), Knotenbildungen, Abscheren, Reizung der Hirnhäute (chronisch-aseptische Arachnoiditis, Fremdkörperreaktionen) und Schädigungen benachbarter Nerven (Spinalnerven) auslösbar; daneben besteht die Gefahr einer Infektion (aufsteigende bis Enzephalomeningitis) sowie neurotoxische Schädigungen (Ampullenkonservierungsmittel etc.).
- Technikinhärente Komplikationen werden als protrahierte Komplikationen oft übersehen oder nicht im Kontext der vorangehenden, rückenmarknahen Intervention gesehen. Die Latenzzeit bis zum Auftreten klinischer Symptome kann je nach Auslösefaktor Tage bis Monate betragen. Als Prodromalia sind lokale Schmerzen, lokale Rötungen an der Punktionsstelle, Fieber, Leukozytose, neurologische Ausfälle etc. immer im Kontext der Anamnese ernst zu nehmen.
- Kontinuierliche Gabe über elektronische Infusoren: mechanische Komplikationen sowie elektromagnetische Interferenzen mit elektronischer Kontrolle sind möglich.
- Bei kachektischen Tumorpatienten kann durch einen Rückenkatheter die Dekubitusgefahr erhöht werden
- Wegen der Gefahr von Rückenmarkschädigungen müssen alle Patienten nach zentralen neuraxialen Techniken neurologisch nachkontrolliert werden.

Unterschiede intrathekale vs. extradurale Technik

- Das Extraduralkompartiment hat im Vergleich zum Intrathekalkompartiment eine höhere Abwehrcompliance (z. B. Fallbeschreibungen akzidentell epidural applizierter neurotoxischer Substanzen).
- Intraduralkompartiment reagiert auf Katheter empfindlicher als Extraduralkompartiment.
- Intraduraltechnik gegenüber epiduraler Technik vorteilhaft nach posttraumatischen Querschnittsläsionen.
- Intraduraltechnik in der Regel technisch einfacher und schneller.

Intraduraltechnik: bei kontinuierlicher Technik reaktive Veränderungen der Arachnoidea (Beispiel: Verwachsungen; klinische Konsequenzen nicht bekannt).

- Die Anwendung von intrathekalen Mikrokathetern wurde 1992 durch die FDA untersagt.
- Die Inzidenz von technikinduziertem Kopfweh im Sinne des »postdural puncture headache (PDPH)« ist bei intrathekaler Technik erhöht.
- Neurotoxizität intrathekaler Opioide ist unzureichend erforscht. (s. unten).
- Dynamik intrathekaler Opioide unzureichend erforscht (Beispiel: intrathekale Opioidgabe kann eine vom therapeutischen analgetischen Effekt zeitlich unabhängige, langanhaltende Hypothermie induzieren.
- Intrathekale Dauerkatheter können wandern und das Rückenmark traumatisch schädigen.
- Langzeitkather bei terminalen Patienten: Intrathekaldauerkatheter gegenüber Epiduralkatheter überlegen (Katheterverstopfung ↓, Infektionsrate idt., bessere Wirksamkeit der Wirkstoffe = kleinere Volumina = niedrigere Wirkstoffkonzentrationen (UAW <) = größere Patientencompliance bei Spitexpatienten; Mercadante 1999).
- Extradurale Dauerkatheter können wandern (Gefahr der i.v.-Gabe bei Gefäßschäden, Gefahr des Wanderns in das Intrathekalkompartiment).
- Extraduralapplikation: partiell systemische Wirkung möglich.
- Epidurographie (Darstellung des Applikationsraumes) weniger gefährlich als Intradurogramm.
- Intraduraleinmaltechnik: bei Koagulopathie (z. B. bei Patienten unter sAA) wahrscheinlich ungefährlicher als kompliziertere Epiduralpunktion.
- Der Liquorraum hat eine schlechte Abwehr.
- Entzündungsprozesse im Liquorraum gefährden unmittelbar das Leben.
- Die iatrogene Punktion im extra- oder intraduralen Bereich setzt immer einen Gewebeschaden und kann potentiell septisch sein.
- Eine Bakterieämie kann, muss aber nicht nach Duralpunktion eine intrathekale Entzündung auslösen.
- Ein antibiotischer Schutz mag, kann aber nicht immer eine intrathekale Entzündung nach Punktion verhindern.
- Eine gute Punktionstechnik mit kleiner Nadel kann, muss aber nicht die damit induzierte Infektionsgefahr vermindern.
- Ist Gewähr gegeben, dass auch Tage nach erfolgter rückenmarknaher Technik bei Entwicklung eines febrilen Zustandes oder gar meningitischen Zeichen die Differentialdiagnose sofort auch die rückenmarknahe Komplikation miteinschließt?

Nota bene: Spontane (nichttraumatische) Epiduralhämatome sind bei Patienten unter Salicylsäuremedikation beschrieben worden (LÖVBLAD et al. 1997).

Epidurale (extradurale) und intrathekale (intradurale) Kinetik

1. Unbekannte: Wirkstoffweg
(Siehe auch weiter unten: »Epidurale, spinale Anwendung«.)

Der Art der Verteilung und Resorption von Wirkstoffen in rückenmarknahen Kompartimenten ist unbekannt. Bei epiduraler Gabe ist der Resorptionsweg von der Katheterspitze bis zur Substantia gelatinosa bzw. Zielrezeptor kompliziert und wird gebildet durch die verschiedenen Hirnhäute, die Gewebehülle (»Manschette«) der spinalen Nerven, den partiellen Diffusionsweg in den radikulären Arterien sowie den Liquorraum.

Neueste Untersuchungen dank CT haben gezeigt, dass bei gleicher Technik die (epidurale) Katheterlage höchst unterschiedlich platziert wird und sehr oft lateral und in den Foramina intervertebralia endet. Das bedeutet, dass bei kleinen Injektionsvolumina eher unilaterale Blocks auftreten, bei größeren Injektionsvolumina bilaterale Blockes (dies deckt sich mit der Erfahrung aus der Praxis; Hogan 1999). Anatomische Barrieren im Epiduralraum können Verklebungen sein; ganz selten ist ein medianes Septum Grund für eine Lateralisation (Asato et al. 1990; der Hrsg. hat bei >4000 persönlichen Epiduralanästhesien 1 Fall von Medianseptum erlebt, nicht publiziert).

Die Transportmechanismen im Liquorraum sind im Einzelnen nicht bekannt (Bernards u. Hill 1991, 1992, 1993).

Da wahrscheinlich jeder eingeführte Katheter kleine Gefäße verletzen kann, wird bis zu einem gewissen unbekannten und unregelmäßigen Umfang ebenfalls eine minimale intravasale Applikation durchgeführt. Prinzipiell betrifft die Anbringung eines Wirkstoffs im epiduralen Raum also eine lokale Wirkung (unbekannte Wirkung), eine systemische Wirkung (ungewollte Wirkung), sowie eine spezifische Wirkung Rückenmark (gewollte Wirkung). Die Rolle des Epiduralfetts (inkl. Ernährungszustand des Patienten: z. B. Kachexie bei terminalen Krebserkrankungen) scheint bei der rückenmarknahen Anwendung von lipophilen potenten Opioiden (Beispiel: Sufentanil) eine Rolle zu spielen: Autopsien nach epiduraler Langzeitanwendung bei terminalen Schmerzzuständen haben bei kachektischen Patienten eine höhere Konzentration von Sufentanil in grauen und weißen Rückenmarknervenstrukturen ergeben als bei Patienten mit vorhandenem Epiduralfett (Boersma et al.1990; → Sufentanil). Bei metastasierenden Tumorerkrankungen kann der epidurale Zugang wegen Tumorinvasion partiell bis total verlegt werden (Nichtansprechen auf Dosiserhöhung bei vorbestehender epiduraler Opioidgabe; Diagnose durch Anfertigung eines Epidurogramms).

2. Unbekannte: Liquorkinetik

Die Wirkstoffverteilung im Liquor hängt ab vom Alter, Bolusvolumen, Injektionsgeschwindigkeit, Diffusionsverluste, Liquorverteilung, Höhe der Punktion, Punktionslecks, Injektionstechnik (s. Barbotage, Turbulenzen etc.), Intraabdominaldruck, Körperlage, pH von Liquor und Injektionslösung (s. auch pH-Änderungen durch Injektionslösung), physikalische Eigenschaften des Wirkstoffes (Aufnahme in lipophile Gewebsstrukturen, Virchow-Rubin-Raum etc.; Temperatur des Wirkstoffs etc.), spezifischen Gewichtsunterschieden des Liquors vs. Wirkstoff, Eliminationsmechanismen (systemische Diffusionsverluste, Sequestrierung in lipophile Gewebe, Elimination über Liquoreliminationsmechanismen) sowie Bestimmungsmethode (Beispiel: multiple Bestimmungspunktionen vs. Intrathekalkatheter; Greene 1983; 1985; Nordberg et al. 1984; Sjöström et al. 1987).

Die Liquorkinetik ist praktisch unbekannt und klinisch nicht zu beurteilen (Moulin et al. 1986; Moore et al. 1984). Ältere Röntgenuntersuchungen haben beim Gesunden eine mittlere spinozentrale Migrationszeit von ca. 3 h ergeben (Di Chiro 1964; Drayer et al. 1978).

Mittels nichtinvasiver magnetischer Resonanztechnik wurde der Liquorraum an 25 gesunden Probanden untersucht, indem er axial auf thorako-lombo-sakraler Höhe in 8-mm-Intervallen axial mittels Fast-Spin-Echo-Sequenzen volumetrisch erfasst wurde. Die gewonnenen Resultate wiesen eine große interindividuelle Streubreite auf: der Duralsackinhalt zwischen Th11- und Th12-Zwischenwirbelhöhe und Sakralende war ca. 50 ml ± 12 (bzw. 28–81 ml !), bei Obesen kleiner gegenüber Nichtobesen (43 ml ± 9,5 vs. 54 ml ± 13) unter Bauchpresse verkleinerte sich das Volumen um 3,6 ml ± 3,2 ml, wahrscheinlich bedingt durch Einwärtsbewegungen der Weichteile in die entsprechenden Foramina intervertebralia; die Autoren schließen daraus, dass bei Obesen oder Schwangeren entsprechend dem verkleinerten Intraduralraum kleinere Volumina und Dosierungen für eine neuraxiale Blockade genügen (Hogan et al. 1996)

Der Gradient zwischen intrazerebralem Liquor und Hirnstrukturen ist unbekannt. Ein lumbal intrathekal appliziertes Opioid überwindet diese Gradienten beim eher seltenen Fall der supraspinalen Wirkung; möglicherweise ist die Inzidenz von schweren Zwischenfällen bei (richtigdosierter) rückenmarknaher Applikation deshalb selten und bei 0,09% (Etches et al. 1989; Rawal et al. 1987, Gustafsson et al. 1982).

Die lumbozervikale intrathekale Passage radioaktiv markierter Proteine kann nicht allein durch das physikalische Phänomen der Diffusion erklärt werden (Di Chiro 1964).

Rückenmarknah applizierte Opioide werden lokal je nach → Lipophilie mehr oder weniger auf Höhe der Injektionsstelle in das Gefäßkompartiment absorbiert sowie in das lokale Fettgewebe sequestriert. Damit entfalten sie neben der zentralen direkten Wirkung ein systemische Wirkung. Bei epiduraler Fentanylgab erreichte die intrathekale Fentanylkonzentration nu gerade 90% der extraduralen Konzentration (Gourlay et al. 1989). Bei epiduraler Anwendung muss also mi einer systemischen Analgesie gerechnet werde (Gustafsson 1990).

Die zerebrospinale Halbwertszeit von hydrophile Opioiden wie Morphin beträgt über 90 min und erlaub eine rostrale Migration mit entsprechenden zentrale Spätwirkungen (Max et al. 1985).

Tierexperimentell kann nachgewiesen werden, das die intrathekale Kinetik von Opioiden wie Morphin Fentanyl, Alfentanil und Sufentanil erheblich abweiche (Ummenhofer et al. 2000).

Von der systemischen Blutzirkulation mag ein Tei des Wirkstoffes ins zentrale Kompartiment zurückdiffundieren. Die epidurale Opioidkonzentration bei epiduraler Anwendung ist kleiner als die intrathekale Opioidkonzentration. Die Intrathekalkonzentatration ist jedoch von der Höhe des Intrathekalraumes sowie von weitgehend unbekannten Faktoren abhängig.

Ist einmal das Opioid in der zerebrospinalen Flüssigkeit, wird es rostral weiterbefördert durch passive Diffusion und weithin unklaren aktiven Transport, wie die Proteinpassageuntersuchungen von Di Chiro gezeigt haben.

Auf der Höhe der Cisterna magna scheint es zu einer relativen Konzentration des Wirkstoffes zu kommen. Obwohl also vom epiduralen und weniger vom intrathekalen Injektionsort Wirkstoffteile wegen Absorption in Gefäße, in Fettgewebe und lipophiles Zielorgan Rückenmark verlustig gehen und ein Abfall der Konzentration zwischen extraduralem, intraduralem, und zervikalintraduralem Kompartiment zu messen sind, kommt es offenbar weiter rostral, in der Cisterna magna, zu einer unerklärbaren relativen Konzentration des Wirkstoffes. So wurden nach epiduraler Sufentanilapplikation folgende Konzentrationen gemessen (de Leon-Casasola et al. 1992): Plasmakonzentration 0,28 ng/ml; lumbalintrathekale Konzentration 0,43 ng/ml und zisternale Konzentration 0,19 ng/ml. Diese bei epiduraler Anwendung gemessene Plasmakonzentration bewegt sich in ähnlichen Konzentrationen wie die Konzentration, die bei erfolgreicher Analgesie bei systemischer Verabreichung (0,01–0,56 ng/ml) gemessen wurden (Lehmann et al. 1991). Man darf deshalb folgern, dass eine epidurale Opioidapplikation ebenfalls über eine Opioidabsorption im Kreislauf eine systemische Wirkung hat (Fasano u. Waldvogel 1982). Diese systemische Wirkung entspricht einer zentralen Analgesie, also einer zentralen Rezeptorenblockade. Die relativ hohe Konzentration von Sufentanil in der Cisterna magna wird also erreicht durch intrathekales Sufentanil, teilweise aber durch Sufentanil, dass lumbal in den Kreislauf absorbiert worden ist und sekundä wieder in das ZNS gelangte. Unser Vorbehalt gegenüber systemischer Verabreichung von Opioiden bei erfolgter rückenmarknaher Opioidapplikation im Hinblick auf eine späte opioidinduzierte Atemdepression mag hier vielleicht eine pathophysiologische Erklärung gefunden haben: denn man kann sich durchaus vorstellen, dass eine intramuskuläre Zusatzmedikation nach erfolgter rückenmarknaher Opioidapplikation die zisternale Konzentration so anzuheben und eine Spätatemdepression auszulösen mithilft.

3. Unbekannte: Neurotoxizität

Im Tierversuch können nach intrathekaler Butorphanol (0,075 mg/kgKG) und Sufentanilgabe (0,375 mg/kgKG [unrealistisch hohe Dosierung!]) Zeichen von neuronaler Toxizität wie akute Verhaltensstörungen (Agitation, Rigidität, Brüllen, Unruhe), naloxonresistente (!) Atemlähmung, Störungen der motorischen Funktionen (spinale motorische Paralyse bis irreversible Lähmungen), elektroenzephalographische Veränderungen (erhöhte kortikale Aktivitäten und Konvulsionen) sowie histologische, dosisabhängige Veränderungen (suppurative Meningitis, Myelitis, Chromatosis, Spongiosis) beobachtet werden. Niedrige therapeutische Sufentanilgaben (1,5 µ/kgKG) induzierten gleiche Funktionsveränderungen, aber in schwächerem Ausmaß. Die intrathekale Gabe von Nalbuphin zeigte weniger ausgeprägte Nebenwirkungen; bei der histopathologischen Untersuchung konnten jedoch histologische Entzündungszeichen nachgewiesen werden (Rawal et al. 1991). Neurotoxizität kann auch bei Absenz von nachweisbaren histopathologischen Veränderungen vorkommen (Gordh et al. 1986): eine optimale neurologische Nachkontrolle aller unter hoher und/oder chronischer rückenmarknaher Opioidgabe stehenden Patienten ist deshalb obligatorisch. Die rückenmarknahe Langzeitapplikation (15–28 Tage) von Sufentanil, Alfentanil und Morphin induzierte im Tierversuch (Hund) dosisabhängig Antinozizeption, Tachypnoe bis Bradypnoe, Hypothermie, Sedation sowie Toleranz in Bezug auf diese Wirkungen, ohne Anzeichen von morphologischen und histologischen Schäden, jedoch in allen Fällen eindeutige, entzündlich-reaktive Zeichen von katheterbedingten Reaktionen mit Liquorreaktion (Sabbe et al. 1994).

In einer wenig belegten Studie wurde nach epiduraler Anwendung von 10–30 mg Buscopan (!) eine nicht näher beschriebene offenbar reversible, Stunden dauernde segmentale motorische Schwäche beobachtet (Adib 1990).

In-vitro- und In-vivo-Tests zeigen eine unphysiologische Erniedrigung des (potentiell schlecht gebufferten) Liquor-pH im Bereich von <7. Bei 5 Patienten mit terminalen Erkrankungen unter intrathekaler Morphingabe von > 24 mg ergab nach wenigen Tagen einen Liquor-pH von 6,92–7,24; 4 der 5 Patienten entwickelten dabei myoklonische Konvulsionen (Wagemans et al. 1994).

Komplikationen rückenmarknaher Methoden

Folgende Komplikationen sind bei rückenmarknahen Methoden möglich:

1. Nebenwirkungen der angewandten Wirkstoffe (pharmakologisch induzierte Nebenwirkungen),
2. Nebenwirkungen wegen der angewandten Technik (technikinhärente Nebenwirkungen).

Akute oder späte Atemdepression

Jede Opioidapplikation (systemische, aber auch rückenmarknahe) kann eine akute bis späte Atemdepression zur Folge haben. Eine spät auftretende Atemdepression ist gefährlicher, weil sie in der Regel unterschätzt, vom Pflegerpersonal nicht erwartet und entsprechend zu spät erkannt wird. Eine optimale Ausbildung sowie enge klinische Überwachung gestatten, eine sich anbahnende Atemdepression vorzeitig zu erkennen.

Die Gefahren der opioidinduzierten zentralen Hypoventilation kann nach mehrjähriger weltweiter Erfahrung relativiert werden, wenn die rückenmarknahe Dosis patientengerecht (Alter, Allgemeinzustand, Intrathekaldosis, Epiduraldosis) erfolgt ist und prinzipiell auf eine zusätzliche Medikation mit zentralen Analgetika oder Sedativa verzichtet wird. Dies wird von der schwedischen Großuntersuchung von Gustafsson im Wesentlichen bestätigt (Gustafsson et al. 1982).

Möglicherweise birgt eine intrathekale Opioidapplikation mehr Gefahren der zentrifugalen Abwanderung von Opioiden in die zentralen Atemzentren.

Die rückenmarknahe Opioidapplikation ist bei Patienten mit Schlafapnoesyndrom kontraindiziert (Fallbeispiele von akutem Atemstillstand; Ostermeier et al. 1997).

Rückenmarknahe Opioidapplikationen sollen nie mit systemischer Opioidmedikation kombiniert werden.

Eine Kombination mit peripher wirksamen Analgetika im Sinne der → »balanced analgesia technique« hingegen erscheint vom Prinzip her vernünftig. Die von der Theorie her sich aufdrängende Wahl von lipophilen Opioiden (Fasano u. Waldvogel 1982) hat sich in der Praxis bewährt: für die rückenmarknahe Opioidapplikation hat der lipophile Wirkstoff → Sufentanil gegenüber dem hydrophilen Referenzwirkstoff → Morphin den Vorteil, dass wegen der schnelleren Liquorclearance späte Atemdepressionen nicht beobachtet worden sind.

Eine sinnvolle und adäquate spinale nozizeptive Barrage erfordert ebenfalls eine Kombination von spezifischen Wirkstoffen; eine entsprechende präemptive Barrage sollte deshalb eine »balanced preemptive analgesia« sein (siehe Diskussion präemptive Analgesie, Buch A).

Eine durch rückenmarknahe Opioidapplikation ausgelöste Atemdepression ist durch Naloxongabe antagonisierbar (s. Gefahr der akuten Entzugssymptomatik). Eine einfache und sichere Therapie besteht in der assistierten oder künstlichen Beatmung.

Furor medicus : Liquoraustausch

Ein »therapeutischer« Liquoraustausch wird in der Literatur beschrieben (Kaiser u. Bainton 1987). Diese Publikation sollte uns zu denken geben: die Applikation von Wirkstoffen in ein ungeschütztes Kompartiment muss immer strikt indiziert sein.

Lokaltoxische Schädigungen

Abgesehen von toxischen Schädigungen bei lokaler Einbringung von verbotenen toxischen Stoffen wie Konservierungsmittel usw. können lokaltoxische Schädigungen durch zu hohe Opioidkonzentrationen sowie durch pH-Veränderungen (hohe Injektionsvolumina) entstehen.

Bei lokaler rückenmarknaher Morphinüberdosierung können toxische Nebenwirkungen beobachtet werden. Diese naloxonunbeeinflussbaren toxischen Nebenwirkungen sind u. a. spinale Konvulsionen, Hyperalgesie, Hyperästhesie, Allodynie. Dies muss in Betracht gezogen werden, wenn man einen oral eingestellten chronischen Morphin- oder Opioidpatienten auf rückenmarknahe Dosierung umstellen will (Stillman et al. 1987; Yaksh et al. 1986).

Das Epiduralkompartiment erträgt besser akzidentelle Wirkstoffapplikationen als das intrathekale Kompartiment; die akzidentelle epidurale Applikation von Barbituraten (Thiopental, Methohexital), Elektrolytlösungen (KCl, $MgSO_4$) und gar »Ernährungslösungen« usw. sind ohne wesentlichen Schaden ertragen worden (Wells et al. 1987; Kopacz u. Slover 1990), umgekehrt sind Berichte über permanente Paraplegiefälle in ähnlichen Umständen publiziert worden (Shanker et al. 1985; Usubiaga 1975). Im Tierversuch und in der Klinik angewendete Opioide wie Butorphanol zeigen keine epidurale Toxizität, können aber im Tierversuch verheerende permanente Läsionen erzeugen (Rawal et al. 1991).

Es kann vermutet werden, dass die effektive Morbidität aller rückenmarknaher Techniken unvollständig erfasst wird (keine nationalen Zwischenfallregister; übliche administrative Überweisungstechnik nach Zwischenfällen gewährt keine Erfassung, weil zwischen den entsprechenden Überweisungsabteilungen der Informationsfluss »versandet«; Beispiel: rückenmarknahe Intervention in Anästhesieabteilung; Komplikationen in der Abteilung; Spätüberweisung an Neurologie bzw. Neurochirurgie; Zwischenstation Intensivpflege, Überweisung an Allgemeinabteilung, bis Platz in Rehabilitationszentrum bzw. Spezialzentrum wie Paraplegikerzentrum etc. gefunden ist).

Ambulante Chirurgie

Die moderne »kostengesteuerte« ambulante Medizin zeitigt erste Konsequenzen: 1 Patientin unter sAA sowie prophylaktischer LDH-Gabe entwickelte nach Entlassung ein epidurales neuraxiales Hämatom, dass glücklicherweise richtig erkannt wurde und durch Laminektomie entlastet wurde mit Restitutio at integrum (Porterfield u. Wu 1997).

Häufige lästige Nebenwirkungen

Folgende Nebenwirkungen werden sowohl bei systemischer Opioidanwendung beobachtet, fallen aber bei rückenmarknaher Anwendung besonders auf: Nausea und Erbrechen (Fasano u. Waldvogel 1982); → Pruritus, sehr oft lokalisiert (s. unten; Scott 1982; Fasano u. Waldvogel 1982) und Urinretention.

Eine nichturologische, in der postoperativen Klinik auftretende Harnretention hat verschiedene Ursachen. Sie ist häufiger bei Männern als bei Frauen, häufig auch nach Spontangeburten (Grove 1973), Hüftoperationen unter Allgemeinanästhesie (Walts et al. 1985), epiduraler Opioid- und α_2-Agonistengabe. Nach postoperativer Epiduralmorphinanalgesie bei Männern im mittleren Alter beobachtet man jedoch häufiger tagelang andauernde Dekompensationen (bei normalem neurologischem Status und Operation außerhalb des Urogenitalbereichs), die durch einfache Katheterisierung nicht behoben wird und als »Prostatakrise« (Dekompensation bei latent vorhandener Prostatahyperplasie) bzw. »Dyssynergie vésicosphinctérienne« einer urologischen Abklärung zugeführt werden müssen.

Technikinhärente Komplikationen

Mechanische Schäden mit neurologischen Konsequenzen sind nach rückenmarknahen Punktionen möglich wegen Duraperforation, Hämatombildung (akut, spät, chronisch), Verletzung eines Spinalnerven, mechanischer Reizung der Hirnhäute sowie Schädigung der Gefäße. Katheterbedingte Schädigungen sind durch Wandern des Katheters (partiell und total, vom Epiduralraum in den Intrathekalraum), Knotenbildungen, Abscheren, Reizung der Hirnhäute (chronisch-aseptische Arachnoiditis, Fremdkörperreaktionen) und Schädigungen benachbarter Nerven (Spinalnerven) auslösbar; daneben besteht die Gefahr einer Infektion (aufsteigende bis Enzephalomeningitis) sowie neurotoxische Schädigungen (Ampullenkonservierungsmittel, Alkohol, Chloroprcain etc.).

Technikinhärente Komplikationen werden als prorahierte Komplikationen oft übersehen oder nicht im Kontext der vorangehenden, rückenmarksnahen Intervention gesehen. Die Latenzzeit bis zum Auftreten klinischer Symptome kann je nach Auslösefaktor Tage bis Monate betragen. Als Prodromalia sind lokale Schmerzen, lokale Rötungen an der Punktionsstelle, Fieber, Leukozytose, neurologische Ausfälle etc. immer im Kontext der Anamnese ernst zu nehmen.

Kontrollierte Morbiditätsstatistiken sind wegen Absenz einer zentralen Erfassungsstelle und durch die bei diesen Fällen oft mehrfachen internen und externen Verlegungen lückenhaft.

Antikoagulation, Koagulopathie und rückenmarknahe Techniken

Die Gefahr der Gerinnungsstörungen wird bei neuraxialen Techniken verschieden beurteilt. Sie sollte aber bei rückenmarknahen neuraxialen Techniken besonders sorgfältig analysiert werden, sind doch rückenmarknahe Kompartimente 1. unzugänglich und 2. in Bezug auf Schädigung anders zu bewerten als ein peripheres Nervenkompartiment. Dürfen wir saure antipyretische Analgetika oder Low-dose-Heparin-Medikationen bei rückenmarknahen neuraxialen Techniken einsetzen? Aufgrund der Fülle der Literatur hat die FDA 1998 eine allgemeine Warnung vor der Kombination »rückenmarknahe Anästhesie + Heparintherapie« formuliert (Lumpkin 1998; Van Schaeybroeck et al. 1998).

> **Heparinprophylaxe und neuraxiale Technik: eine Schiffsfahrt auf der Titanic?**

Zwischen 1993 und 1998 erhielt die → FDA Meldungen über 43 spinale und epidurale neuraxiale Hämatome nach »prophylaktischer« Low-dose-Heparinmedikation. Bei 28 Patienten wurde eine dekomprimierende Laminektomie durchgeführt; 16 Patienten blieben permanent paraplegisch. Prodromalia waren v. a. zunehmende sensorische und motorische Schwächen bzw. Defizite, die am Operationstag, aber auch sehr spät bis am Tage + 12 (!!) akut oder schleichend auftraten (Wysowski et al. 1998). Angenommen, diese Patienten wären unter Allgemeinanästhesie + Low-dose-Heparin-Thromboseprophylaxe operiert worden, wäre die Inzidenz schwerster vergleichbarer Zwischenfälle niedriger, gleich oder höher ausgefallen? Oder angenommen, man hätte bei diesen Patienten auf die Thromboseprophylaxe verzichtet, wäre die Inzidenz schwerster mit permanenter Paraplegie vergleichbarer Zwischenfälle niedriger, gleich oder höher ausgefallen?

Wie formulierten Horlocker und Wedel dies in einem Editorial? »Smooth sailing on the Titanic« (1998)!

In jedem Fall muss die Gewähr gegeben sein, dass alle Patienten nach lokoregionalen Anästhesietechniken postoperativ konsequent auf neurologische Zeichen nachkontrolliert werden.

Fieber und rückenmarknahe Techniken

Ob in der Klinik sich manifestierendes Fieber von einer Bakteriämie ausgeht, ist im Einzelfall wegen der multifaktoriellen Genese des Fiebers nicht sofort auszumachen. Im Einzelfall soll man deshalb davon ausgehen, dass Fieber mit einer Bakteriämie einhergeht, bis das Gegenteil bewiesen ist. Eine iatrogene Punktion traumatisiert in jdem Fall Gewebestrukturen in den epiduralen bis spinalen Schichten: damit ist prinzipiell auch eine Kontamination dieser Gewebe möglich: diagnostische oder therapeutische intrathekale oder extradurale Punktionen können zu Entzündungen bis Abszessformationen des ZNS führen (Aldebert u. Sleth 1996; Barrie 1941; Burke u. Wildsmith 1997; Chopin et al. 1998; Eldor 1996; Harding et al. 1994; Laurila et al. 1998; Lee u. Parry 1991; McHale u. Clark 1990; Newton et al. 1994; Pray 1941; Roberts u. Petts 1990; Sinton 1995; Van-Andel u. Lavies 1991; Wee 1995).

Im → Tierversuch (Ratte) wurde eine chronische Bakterieämie durch Anlegen eines mit Colibakterien infizierten subkutanen Abszesses erzeugt (Carp u. Bailey 1992); eine konsekutive sterile Duralpunktion induzierte immerhin in 30% der Versuchstiere eine bakteriämische Meningitis; im Gegensatz zeigten sich bei folgenden Kontrollgruppen keine Anzeichen einer Meningitis: bakteriämische Kontrollgruppe ohne Durapunktion, gesunde Kontrollgruppe sowie bakteriämische Kontrollgruppe mit Punktion, aber Antibiotikaschutz. Rückenmarknahe Techniken sind bei Patienten mit antibiotisch adäquat behandelten Allgemeininfektionen problemlos durchgeführt worden (Editorial Chestnut 1992); die Inzidenz für iatrogene Meningitiden scheint niedrig zu sein (Dripps u. Vandam 1954; Phillips et al. 1969; Scott u. Hibbard 1990). Trotz diesen Berichten soll bei Fieberzuständen und allgemeiner Infektionsgefahr soll die Indikationsstellung für rückenmarknahe Techniken folgende Überlegungen im Entscheidungsprozess mitintegrieren:

- Der Liquorraum hat eine schlechte Abwehr.
- Entzündungsprozesse im Liquorraum gefährden unmittelbar das Leben.
- Die iatrogene Punktion im extra- oder intraduralen Bereich setzt immer einen Gewebeschaden und kann potentiell septisch sein.
- Eine Bakterieämie kann, muss aber nicht nach Durapunktion eine intrathekale Entzündung auslösen.
- Ein antibiotischer Schutz mag, kann aber nicht immer eine intrathekale Entzündung nach Punktion verhindern.
- Eine gute Punktionstechnik mit kleiner Nadel kann, muss aber nicht die damit induzierte Infektionsgefahr vermindern.

– Ist Gewähr gegeben, dass auch Tage nach erfolgter rückenmarknaher Technik bei Entwicklung eines febrilen Zustandes oder gar meningitischen Zeichen die Differentialdiagnose sofort auch die rückenmarknahe Komplikation miteinschließt?

Supraspinale Applikationen

Supraspinal-intrazisternale/intraventrikuläre Verabreichung

Das Ziel der intrazisternal-intraventrikulären Verabreichung ist die Anbringung von Wirkstoffen an die Spitze der Neuraxis mit möglicher Beeinflussung der zentralen Nozitransformation, zentralen Nozitransmission und Nozitranslation.

Die intrazerebroventrikuläre Anwendung von Wirkstoffen wird nur in Spezialkliniken durchgeführt. Die Kinetik des supraspinalen Kompartiments ist unbekannt:

Im Tierversuch kann nach intrazerebroventrikulärer Morphin- und Heroingabe eine hohe Biotransformationsrate von Morphin (v. a. $\rightarrow$ M-6-G!) und Heroin ($\rightarrow$ 6-Monoacetylmorphin) nachgewiesen werden (Sandouk et al. 1991; Serrié 1995).

Untersuchungen bei terminalen Schmerzzuständen (n=23), wo Morphin intrazerebroventrikulär appliziert wurde, wiesen jedoch im Laufe der Therapie eine erhöhte intrazerebroventrikuläre Morphinkonzentration bei laufender Erniedrigung der Konzentration von M-3-G etc. (was auf eine nur minimale zerebrale Morphinbiotransformation schließen lässt) sowie eine Verbesserung der Analgesie (insbesondere kein Auftreten von Allodynie, Myocloni, Toleranz etc.) auf (Arbeiten von Smith, s. Wirkstoffprofil Morphin, Buch C).

Intrazerebrale Anwendung

Spezifische Wirkstoffe können direkt in das Hirnparenchym bzw. in Kerngebiete eingebracht werden. Diese Applikation ist zzt. beschränkt auf eine gezielte perioperative, chemophysiologische Ziellokalisation bei neurochirurgischen Eingriffen.

Diverses

Personenkontrollierte Analgesietechniken

Patientenkontrollierte Analgesietechniken

(Engl. »patient-controlled analgesia«, PCA; *Synonyme:* »On-demand-Technik«, »patientenkontrollierte Schmerzbehandlung«)

Die PCA bezeichnet eine Applikationstechnik, bei der der Patient aktiv in ein vom behandelnden Ärzteteam vorgegebenes Analgetikatherapieschema eingreifen kann. Als Vorläufer dieser heute als Referenztechnik für die i.v.-Schmerztherapie angesehenen Technik gilt die v. a. in England geübte patientenkontrollierte Schmerzbekämpfung in der Geburtshilfe (N_2O bzw. Entonox). Erste Publikationen mit i.v.-PCA stammen ebenfalls aus der geburtshilflichen Analgesie (Scott 1970), nachdem Jahre vorher Sechzer einen vom Patienten auslösbaren Schmerzknopf in die Klinik eingeführt hatte: auf Knopfdruck injizierte eine Schwester eine standardisierte Analgetikadosis. Die Anzahl der Injektionen sowie ein gut geführtes Schmerzprotokoll erlaubten damit eine optimalere Schmerzmessung (Sechzer 1968). Die patientenkontrollierte Technik könnte man etwas schwerfällig »patientenbeeinflussbare« Technik nennen, weil der Patient nur teilweise die Technik »mitkontrolliert«.

Der Terminus technicus »PCA« wurde 1985 (Lassner u. Norman 1985) offiziös; parallel hielten sich im für die praktische Schmerzklinik führenden angelsächsischen Sprachraum noch andere Ausdrücke wie »self-administered analgesia«, »on-demand analgesia« oder »patient-activated analgesia«.

Die PCA kann auch an das Pflegepersonal oder an Angehörige (Kinderschmerzpraxis: instruierte Eltern) delegiert werden. In der Folge sind sehr aufwendige PCA-Systeme auf den Markt gekommen: einige ähneln aufwendigen mehrknöpfigen Hi-Fi-Anlagen: auch hier gilt, je einfacher, je besser: aufwendige Programme mögen für den gesunden Arzt interessant sein, für den kranken, erschöpften Patienten jedoch bedienungsunfreundlich (sprich: gefährlich).

Die PCA greift ein in folgende die Pharmakotherapie optimalisierenden Entscheidungsabläufe (mod. nach Norman 1985):

Analgetikawahl:
Nein (Schmerzmittel wird vom behandelnden Schmerzarzt ausgewählt).

Dosierung:
Nein (Dosierung des Schmerzmittels erfolgt durch den behandelnden Schmerzarzt allein oder über klinikinterne Anweisungen. Die Dosierung muss wegen der enormen interindividuellen Schwankungen der $\rightarrow$ MEAC individuell mittels $\rightarrow$ Titration erfolgen).

Zeitpunkt der Verabreichung:
Ja (Arzt sowie Pflegepersonal entscheiden über den Zeitpunkt der Erst- bzw. Repetitionsabgaben. Der Patient kann mitentscheiden: wobei patienteneigene Entscheidungen dank Programmierbarkeit in bezug auf Dosislimiten, Lockoutintervall etc. eingeschränkt sind).

Repetitionsdosis:
Ja (Arzt bzw. Pflegepersonal entscheiden über Repetitionsgaben aufgrund vom therapeutischen Erfolg; die PCA erlaubt eine Mitentscheidung des Patienten und vermindert die Gefahr der unzureichenden Schmerzbehandlung aufgrund falscher Einschätzung durch Arzt und Pflegepersonal. Der Arzt bzw. das Pflegepersonal kann die patienteneigenen Entscheidungen mittels Sicherheitseingaben in das PCA einschränken).

Erfassung der Wirkung:
Ja (Wirkung wird durch den Arzt bzw. Pflegepersonal über klinische Beobachtung sowie Anamneseerhebung, aber auch durch den Patienten beurteilbar).

Beobachtung der Nebenwirkungen:
Nein (klinisch relevante akute Nebenwirkungen nur vom Arzt bzw. Pflegepersonal beobachtet).

Anwendungsart
- Nichtinvasiv (p.o., nasal etc.; Arbeiten von Striebel et al. 1996),
- i.v. über programmierbare Infusomaten (empfehlenswert),
- s.c. (nicht geeignet wegen langer Latenzzeit, geeignet für kontinuierliche patientenunabhängige Infusion; s. → Vor- und Nachteile s.c.-Technik),
- i.m. (nicht geeignet wegen langer Latenzzeit, geeignet für kontinuierliche patientenunabhängige Infusion, s. → Vor- und Nachteile i.m.-Technik),
- epidural,
- intrathekal (nicht geeignet wegen der Möglichkeit akzidenteller Überdosierung).

PCA: Definition der praktischen Parameter

Loading dosis« (»priming dose«) = Aufsättigungsdosis, Aufladungsdosis:
Theoretisch sollte das durch die Kinetik postulierte erste intravaskuläre Kompartiment (arterielle venöse Seite plus partiell zentral best perfundierte Organe) schnell aufgefüllt werden. In der Praxis wird vorteilhaft unabhängig der Kenntnisse kinetischer Daten der Patient sorgfältig bis zur gewünschten klinischen Wirkung auftitriert.

Theoretisches Beispiel: Aufladungsdosis = Verteilungsvolumen Wirkstoff multipliziert mit »minimaler effektiver Konzentration« (→ MEC).

Theoretisches Beispiel Pethidin: zentrales Verteilungsvolumen Pethidin (80 l) × MEC (0,6 mg/l) = 48 mg (Aufladungsdosis).

Kommentar: Das Errechnen der Aufladungsdosis von Pethidin gibt kinetischen Größen einen Bezug und erlaubt dem Schmerzpraktiker, seine kinetischen Kenntnisse zu überprüfen.

In jedem Fall gibt die theoretischen Aufladungsdosis nur eine grobe approximative Bezugsgröße (die Faktoren initiales Verteilungsvolumen sowie MEAC variieren um

ein Mehrfaches!). In der Praxis soll der Patient langsam und individuell anhand klinischer Wirkungen auftitriert werden: im Falle in kleinen Fraktionen von 12,5–25 mg.

»Bolusdosis«:
Diejenige Dosis, die vom Patienten abgerufen werden kann.

»Lock-out time«:
Zeitspanne, während welcher das Gerät eine vom Patienten geforderte Dosis nicht beachtet.

»Kumulatives Limit«:
Kumulative Dosisgrenze für Opioide (pro Zeiteinheit wie 1 h, 4 h, 24 h, je nach Softwareprogramm.

»Kontinuierliche Basisinfusion«:
Konstante Gabe in mg/h, die ebenfalls je nach Softwareprogramm in Zeiteinheiten von 4 h, 24 h begrenzt ist.

PCA: Vorteile
- Optimalisierung der Analgesie durch konstantere therapeutische Wirkstoffkonzentration
- Niedrigerer totaler Analgetikabedarf (niedrigere Repetitionsdosen)
- Nebenwirkungspotential reduziert
- Keine Extremsituationen (»analgetische Berg-und Talfahrten«)
- Keine extremen Wirkstoffkonzentrationsänderungen
- Kleinere Arbeitsbelastung des Pflegepersonals; bessere Anpassung an Tag-Nacht-Rhythmik; bessere Anpassung an Mobilisation, Motivation des Patienten.

PCA: Nachteile
- Technischer Aufwand
- Technikinhärente Pannen (Apparatepanne, Besteckpanne wie Fehlen eines Einwegventils)
- Personalinhärente Pannen (missbrauchter Zugang zum System durch »Drittpersonen«, Verwechseln von Infusorinhalten; falsche Programmierung in Bezug auf → Abrufdosis, → Lockout Intervall, → Maximaldosierung etc.)
- Erhöhte Anforderung an Patienten (eignen sich nicht für PCA-Technik: Patienten mit schlechter Kooperation)
- Klinisch relevanten Systemerkrankungen (Niere, Leber, Lungenerkrankungen; Hypovolämie; postoperative nicht vorhersehbare Komplikationen wie Hämorrhagie, Hypovolämie etc.)
- Erhöhte Anforderung an Arzt und Pflegepersonal (präzise Protokollführung, richtiges Einschätzen der klinischen Situation)
- Patientenabruf kann angstbedingt sein (Stress- oder angstbedingter Analgetikaabruf)

PCA und Basisinfusion
Da die Sicherheit und Effektivität der PCA von dem Element der Patienten-kontrollierten Titrierung der Anal-

gesie abhängen, scheint das Zufügen einer fixen Basisinfusion bereits prima vista als sinnarm. Die analgetische Effektivität der Basisinfusion ist unerwiesen, möglicherweise erhöht sie jedoch die Gefahren der PCA.

Bei Patienten mit
– schweren Ventilationsstörungen,
– pathologischem Übergewicht sowie
– bei variablen klinischen (postoperativen) Verhältnissen
ist eine i.v.-Basisinfusion formell kontraindiziert wegen der potentiellen Gefahr der Überdosierung mit konsekutiver Atemdepression bis Apnoe. Dieser Verzicht auf kontinuierliche i.v.-Opioidapplikation kann auch nur vorübergehend, beispielsweise während der Nacht, in diesen Fällen eingestellt werden (Van Dercar et al. 1991; Parker et al. 1991).

PCA-Kontraindikationen
Die PCA-Technik eignet sich nicht bei:
– dynamischen postoperativen Zuständen (instabiler Kreislauf, Hypovolämie etc.),
– fehlendem Verständnis von Seiten des Patienten (z. B. Kinder < 6 Jahren; fehlende Vigilanz etc.),
– fehlender Infrastruktur (z. B. ungeschultes Pflegepersonal),
– Schlafapnoesyndrom,
– Suchtanamnese bzw. bekannter Wirkstoffmissbrauch.

»Balanced Analgesia Technique«

Die Erfahrung, dass man mit extraduraler → Lofentanilgabe sowie Gabe von antiypretischen sauren Analgetika in der postoperativen Phase nach mittleren bis grossen Eingriffen (Hemikolektomie) eine tagelang andauernde Schmerzlosigkeit erzielte, führte zur Begriffbildung »balanced analgesia technique«, die 1983 folgendermaßen umschrieben wurde: »The aim was to block nociceptive transmission at medullary site level and to act as well on the peripheral genesis of pain, a procedure we could define as a kind of balanced analgesia technique« (Waldvogel 1983): die Namengebung wurde direkt von Lundys »balanced anaesthesia« (Lundy 1926) abgeleitet.

Therapeutische Systeme

Die Definition therapeutischer System wurde durch → Zaffaroni 1971 formuliert: »Ein therapeutisches System ist eine Darreichungsform, die einen (oder mehrere) Wirkstoff(e) in vorausbestimmter Rate kontinuierlich über einen festgelegten Zeitraum an einen festgelegten Anwendungsort abgibt« (mod. nach Zaffaroni 1971).

Therapeutische Systeme bestimmen v. a. die sog. Invasionskinetik. Das therapeutische System, ein Reservoir für Wirkstoffe, speichert in ein- oder mehrkammrigen Systemen den Wirkstoff und reguliert über Abgabekontrollelemente dessen Abgabe. Die Abgabeeinheit kann auch durch eine Energiequelle gespeist werden.

Die Wirkstoffabgabe erfolgt über die sog. Abgabeöffnung. Sie kann durch einen Katheter erfolgen oder über eine große Oberfläche, wie wir dies von transdermalen Systemen kennen. Therapeutische Systeme sind für invasive und nichtinvasive Verabreichungsformen möglich.

In der täglichen Schmerztherapie finden wir v. a. therapeutische Systeme sowohl für die invasive als auch für die nichtinvasive Verabreichung von Schmerzmitteln. Beide Formen sind aus der modernen Schmerzklinik nicht mehr wegzudenken. Die nichtinvasive Verabreichung von Schmerzmitteln hat besonders in der heutigen onkologischen Schmerztherapie die konventionelle galenischen Formen verdrängt. Neue therapeutische Systeme in Form, wo der Wirkstoff in Vehikelform (biodegradable Polymere) rückenmarknahe applizierbar ist, sind im Tierversuch in Erprobung (Sato et al. 1994).

Orale therapeutische Systeme

Für konventionell oral verabreichte Wirkstoffe sind im allgemeinen therapeutische Systeme nicht notwendig, wenn der gewählte Wirkstoff eine Halbwertszeit von über 9 h hat. Kürzer wirkende Wirkstoffe wie Morphin, Fentanyl etc. werden vorteilhaft über ein therapeutisches System verabreicht; damit kann nichtinvasiv eine Dauerabgabe erzielt werden und der Wirkstoff kann nun mit einer nur zweifachen Tagesverabreichung mit minimalem Aufwand eingesetzt werden: die kurze Halbwertszeit gewisser Stoffe wie Fentanyl wird dabei durch das technische Verabreichungssystem »neutralisiert«.

Wenn ein Wirkstoff auf konventionelle Weise oral in gleicher Dosierung und in gleichen Abständen zugefügt wird, braucht es nach einer anderen Faustregel ungefähr 4 Halbwertszeiten, bis eine Steady-state-Plasmakonzentration erreicht wird; eine Aussage, ob diese Plasmakonzentration im subtherapeutischen, therapeutischen oder toxischen Bereich liegt, wird dabei nicht gemacht. Im Falle von Morphin beträgt eine übliche Einzeldosis für orale Verabreichung 10–20 mg p.o. Seine Halbwertszeit liegt bei 4 h. Es braucht also in unserem Beispiel 4 orale Einnahmen von 20 mg Morphin, bis nach 16 h eine einigermaßen konstante Serumkonzentration erreicht wird. Bei einer Retardform , die nur alle 8–12 h gegeben wird, dauert diese Anflutungsphase dementsprechend länger. In dieser Zeitspanne weiß der Arzt nicht, ob er eine optimale Serumkonzentration erreichen wird. In dieser Zeitspanne leidet der Patient.

Diese einfachen kinetischen Kenntnisse helfen dem Arzt, diese Zeitspanne von der Verabreichung bis zur klinischen Analgesie besser zu verstehen und zu beeinflussen. Wird bei akuten Schmerzen ein orales therapeutisches System eingesetzt, kann dies nur unter dem Gesichtspunkt erfolgen, in ein bis zwei Tagen eine therapeutische Serumkonzentration zu erlangen. Das Intervall bis zu diesem Zeitpunkt muss anders gelöst werden, etwa mit einer hohen konventionell applizierten Loadingdose (nichtinvasiv konventionell, invasiv titrierte Bolusgaben oder einer PCA-Technik.). Bei programmierten Operationen können, wie dies beim transdermalen Scopolamin seit Jahren der Fall ist, die Systeme schon am Vorabend plaziert werden (Waldvogel 1983).

Zum erstenmal wurde 1980 über die Verabreichung von Morphin via therapeutischem System berichtet (Leslie 1980). Erste kinetische Daten über Morphinverabreichung an gesunden Freiwilligen über ein therapeutisches System wurden durch Vater (Vater et al. 1984) mitgeteilt. Ein Vergleich von Savarese (Savarese et al. 1986) zeigte, dass die Bioverfügbarkeit von Morphin TS gegenüber konventioneller oraler Morphinlösung nur wenig schwächer war (86%). Erwartungsgemäß beansprucht der Aufbau einer gleichen Serumkonzentration mit einer Retardform viel mehr Zeit.

Erinnern wir uns an die Faustregel, dass schon mit konventionell zugeführten Wirkstoffen bei gleicher Dosierung und gleichem Intervall es mindestens 4 Halbwertszeiten braucht, um eine konstante Serumkonzentration zu erhalten. Bei Retardformen braucht es also im Allgemeinen Tage, um eine konstante Wirkung zu erzeugen. Bis zu diesem Zeitpunkt muss die Analgesie über schnellere Systeme erreicht werden. Orale therapeutische Systeme sind also kinetisch träge Systeme und für eine Langzeitbehandlung geeignet. Das Einstellen der therapeutischen optimalen Dosierung braucht Zeit. Alle Versuche zeigen, dass in Bezug auf Morphin wenigstens, eine Kumulationsgefahr gering ist, da die Elimination von Morphin von der Verabreichungsform unbeeinflusst ist.

Die durch das System induzierte Veränderung der Kinetik beeinflusst die Verabreichung und erlaubt Dosisintervalle von 8–12 h. Dies erhöht den Patientenkomfort (Nachtphase; erhöhte Patientenmobilität in der Schmerzambulanz), verkleinert den Pflegeaufwand (Kostensenkung). Wegen der technikinhärenten, trägen Kinetik sind orale therapeutische Systeme für akute und unstabile Schmerzzustände wenig geeignet.

Ob die Resorptionskinetik von der Magen-Darm-Passage, nicht aber vom Füllzustand des Magens abhängig ist, ist unklar (Guy u. Rhodes 1986 vs. Müller-Lissner u. Blum 1981): wahrscheinlich weisen postprandiale Gaben hohe individuelle Schwankungen der Bioverfügbarkeit auf. Die Plasmakonzentration im Gleichgewicht (C_{ss}) wird durch die Dosis und Eliminationskonstante bestimmt entsprechend der Formel $C_{ss} = Dosis/Konstante_{Elimination}$.

Der vorsichtige Praktiker wird allerdings beim Einsatz eines enteralen Retardsystems immer multifaktorielle, individuelle Schwankungen der Bioverfügbarkeit antizipieren.

Ändert sich das Schmerzprofil des Patienten, können als Überbrückungshilfe zusätzliche intermittierende Opioidgaben über konventionelle Techniken verabreicht werden, damit die Serumkonzentration innerhalb einer nützlichen Frist auf ein therapeutisches Niveau angehoben wird. Die therapeutischen Systeme sind träge Systeme und für kurzfristige Änderungen der Serumkonzentration (erforderlich beispielsweise bei Breakthroughschmerzen) nicht geeignet: dies gilt für die Anflut- wie auch die Eliminationsphase!

Bei zu hoher Dosierung (insbesondere, wenn auf therapeutische Systemgaben andere invasivere Gaben aufgepfropft werden, ist mit einer entsprechend langen Wirkung der unerwünschten Nebenwirkungen zu rechnen. Eine Dosisanpassung erfordert aus gleichen Gründen, auch wenn man mit Vorteil anfänglich recht großzügig dosiert, in großen Schritten: beispielsweise kann bei chronischen Schmerzen eine geplante anfängliche 3-mal 30 mg Morphin-TS-Gabe mit einer einfachen Verdoppelung, in diesem Falle also 3-mal 60 mg Morphin TS für 3–5 Tage begonnen werden. Damit wird schneller, aber nicht sofort, eine interindividuell verschiedene therapeutische Konzentration erreicht. Da die kinetischen Eigenschaften des Wirkstoffes (Beispiel gastrische Resorptionsrate nüchtern vs. postprandial) von unzähligen Faktoren abhängig ist, muss in jedem Falle das individuelle Dosierungsoptimum klinisch erarbeitet werden und dies bedeutet selbst für Patienten mit chronisch stabilem Schmerzverlauf viel Zeit und Geduld.

Vorteile oraler therapeutischer Systeme

– Nichtinvasive Technik mit erhöhtem Patientenkomfort und vereinfachtem Pflegeaufwand (in der Regel Einmaleinnahme pro Tag).

Nachteile oraler therapeutischer Systeme

– Begrenzte Auswahl von Wirkstoffen
– Träge, interindividuell unterschiedliche Kinetik (sog. Rescuemedikation für Durchbruchschmerzen bereit halten! Therapieeffekt muss in den ersten Tagen eng kontrolliert werden).

Transdermale therapeutische Systeme

Transdermale therapeutische Systeme sind im Prinzip aus einem membrangeschützten Wirkstoffreservoir aufgebaut. Eine Seite des Reservoir ist eine undurchlässige Membran, die auf der Haut angebrachte Membran ist mit Mikroporen versehen, die eine kontrollierte Wirkstoffabgabe ermöglicht. Diese Mikroporenmembran hat substanzspezifische Porengrößen (Molekulargröße; Molekulargewicht etc.). Der Wirkstoff wird über die intakte Haut durch passive molekulare Diffusion in die subkapillaren Gewebeschichten abgegeben.

Ein offensichtlicher Nachteil dieses nichtinvasiven Systems ist die Tatsache, dass die Haut als Schutzorgan relativ undurchdringlich ist und von Individuum zu Individuum variiert; transdermale Systeme können durch Schweißausbrüche, Duschen etc. unbrauchbar gemacht werden.

Die transdermale Fentanylapplikation wurde gleichzeitig durch verschiedene Publikationen 1986 bekannt. (Literatur s. Wirkstoffprofil). Transdermale therapeutische Systeme teilen die Vorteile einer nichtinvasiven Technik mit erhöhtem Patientenkomfort (Nachtphase; Kinder, Patientenmobilität) und vereinfachtem Pflegeaufwand. Wegen der fehlenden gastrointestinalen Passage fällt die direkte Reizung des Magen-Darm-Trakt sowie eine Verlust über den First-pass-Effekt aus. Transdermale therapeutische Systeme haben eine träge Kinetik; eine Steady-state-Phase (C_{ss}) wird aber erreicht. Nachteile dieser Applikationstechnik sind die begrenzte Auswahl von Wirkstoffen und die träge und interindividuell unterschiedliche Kinetik von Reservoir bis Kreislaufsystem. Eine träge Kinetik ist bei Wirkstoffen mit enger therapeutischer Breite (potente Opioide) problematisch; bei therapeutischer Antagonisierung muss an die Möglichkeit eines Reboundphänomens wegen Depotwirkung gedacht werden. Wegen der trägen Kinetik eignet sich die Technik für akute Schmerzen, unstabile Schmerzzustände oder Durchbruchschmerzen nicht.

Die Nebenwirkungen von transdermal applizierten Wirkstoffen werden unterschätzt. Folgende in der Klinik eingeführte Wirkstoffe, die über ein therapeutisches System Anwendung finden, werden gesondert mit einem Wirkstoffprofil im entsprechenden Buchabschnitt erwähnt: Fentanyl, Morphin, Dihydrocodein.

Vorteile transdermaler therapeutischer Systeme

- Nichtinvasive Technik mit erhöhtem Patientenkomfort (Nachtphase; Kinder, Patientenmobilität) und vereinfachtem Pflegeaufwand
- Transdermale Systeme: wegen der fehlenden gastrointestinalen Passage fällt die direkte Reizung des Magen-Darm-Trakt sowie eine Verlust über den First-pass-Effekt aus
- Transkutane Systeme können durch Iontophorese etc. verbessert werden

Nachteile transdermaler therapeutischer Systeme

- Ein offensichtlicher Nachteil dieses nichtinvasiven Systems ist die Tatsache, dass die Haut als Schutzorgan relativ undurchdringlich ist und von Individuum zu Individuum variiert; transdermale Systeme können durch Schweißausbrüche, Duschen etc. unbrauchbar gemacht werden
- Begrenzte Auswahl von Wirkstoffen
- Träge, interindividuell unterschiedliche Kinetik von Reservoir bis Kreislaufsystem: eine träge Kinetik is bei Wirkstoffen mit enger therapeutischer Breite (potente Opioide) problematisch; bei therapeutischer Antagonisierung muss an die Möglichkeit eines Reboundphänomens wegen Depotwirkung gedacht werden

> *Achtung:* Wegen der trägen Kinetik eignen sich transkutane therapeutische Systeme für akute und unstabile Schmerzzustände inkl. Durchbruchschmerzen nicht.

- Nebenwirkungen von transdermal applizierten Wirkstoffen werden unterschätzt
- Systeminhärente Fehlerquellen möglich (transdermales Pflaster kann durch Schwitzen, Duschen, Handbewegung etc. verlorengehen)

Intrathekale therapeutische Systeme

Intrathekal können verschiedenste therapeutische Systeme implantiert werden, z. B. vom Liquor hermetisch abgeschlossene Fremdzellen in Mikrobehältern, die nicht mit Körperflüssigkeit bzw. Zellen (Immunabwehr!) in Kontakt treten, aber imstande sind, über Mikroporen spezifische Wirkstoffe freizusetzen. Tierexperimentell sind sowohl intrathekale als auch epidurale therapeutische Systeme in Form von liposomeninkapsulierten Wirkstoffe (Opioide etc.) mit Erfolg eingesetzt worden (Bernards et al. 1992; Wallace et al. 1994; Yaksh et al. 1999).

Literatur

Siehe CD-ROM (Beilage zum Buch).

Lexikon und Glossar

Herman Hans Waldvogel

Vorbemerkungen

> »Es gibt keine patriotische Kunst und keine patriotische Wissenschaft. Beide gehören, wie alles hohe Gute, der ganzen Welt an und können nur durch allgemeine freie Wechselwirkung aller zugleich Lebenden, in stetiger Rücksicht auf das, was vom Vergangenen übrig und bekannt ist, gefördert werden.« (GOETHE)

Die moderne 1846 in Boston über perioperative Schmerzausschaltung geborene Narkoselehre – die spätere »Anästhesiologie« und heutige perioperative Medizin – ist das vielfältigste klinische Fach überhaupt, verbindet es doch angewandte Physiologie mit klinischer Pharmakologie, den Makrokosmos klinischer anatomischer, chirurgischer, medizinischer Bereiche mit dem rezeptoralen Mikrokosmos der Zelle und dringt über Gentranskriptionen in deren Zukunft ein. Die klinische Anästhesie hat damit nicht nur unbewusst den perioperativen Antinozizeptionsschutz vorbereitet und damit eine breite Basis für die Schmerztherapie, sondern auch für das grundsätzlich neue Fachgebiet »perioperative Medizin« geschaffen. Dem Anästhesisten und Schmerztherapeuten werden adäquate Kenntnisse in innerer Medizin, Chirurgie, Neurologie, Psychologie und Psychiatrie abverlangt. Verständnisse in Chemie, Physik, Informatik und nicht zuletzt technische und manuelle Begabung sind zur Berufsausübung notwendig.

A.A.S. Abk. für allgemeines Adaptationssyndrom (→ Selye).

a.c. Lat. Abk. Rezepturkunde, ante cenam, vor Mahlzeiten, präprandial.

aa. Lat. Abk. Rezepturkunde, ana partes aequales, zu gleichen Teilen.

AA. Abk. für Adjuvansarthritis, adjuvansinduzierte Polyarthritis (AIP): Durch intradermale/intraartikuläre Injektion einer Substanz (z. B. abgetötete Bakterien etc.) kann im Tierversuch eine experimentelle Entzündung im Sinne einer AA provoziert werden.

AAA. Engl. Abk. für postoperative Trias »analgesia, ambulation, alimentation«.

Aaron-Zeichen. Nach dem am. Internisten C.D. Aaron (Detroit 1866–1951) benannter Schmerz, der am sog. McBurney-Punkt bei Appendicitis acuta auftreten kann.

A.A.S. Abk. für allgemeines Adaptationssyndrom (→ Selye).

Abadie-Zeichen (Abadie-Rocher-Zeichen). Nach dem frz. Ophthalmologen C. Abadie (1842–1932) sowie dem frz. Neurologen A. Rocher (1873–1934): Druckanalgesie (Druckunempfindlichkeit) am Unterschenkel bei Tabes. Der beim M. Basedow auftretende Krampf des M. levator palpebrae superior wird ebenfalls Abadie-Zeichen genannt.

ABC-Maßnahmen. Nach Peter → Safar – zuerst im »Feuerwehrmanual« von Baltimore »Manual on resuscitation of the unconscious victim« 1957, dann 1961 im JAMA publiziert – bezeichnete Reanimationstrias: »airway« (Luftwege sichern!), »breathing« (Atmung sichern!), »circulation« (Kreislauf sichern!); auch durch W.B. Kouwenhoven (1886–1975; mit James R. Jude und G. Guy Knickerbocker Begründer der geschlossenen, äusseren Herzmassage 1960) und Gordon (Pionierfilm über Anästhesieausbildung: »Pulse of Life«, 1960) gelehrt.

ABC-Syndrom. Engl. Abk. für »angry backfiring c-nociceptor syndrome«: Schmerzsyndrom mit brennenden Schmerzen bei diversen Nervenschädigungen (z. B.:

diabetische Neuropathien); seine Entstehung wird durch Reizung → polymodaler Nozizeptoren erklärt (s. Buch A).

Abdominalkrisen (Moore-Syndrom). Um den Nabel lokalisierte, paroxysmale Schmerzen ohne Bewusstseinsverlust bei Erregungsstörungen kortikaler Zentren.

Abiosis. Nachlassen der Lebenskraft (Palliativmedizin: hohes Alter, terminale Erkrankungen, Depressionen).

Abstinenzsyndrom. Entziehungssyndrom (→ Sucht, s. Buch B).

Abusus. Lat., der Missbrauch von Wirkstoffen zu nichttherapeutischen Zwecken (z. B. Schmerzmittel und Euphorie, → Sucht).

Acetylcholin. Abk. ACh; M_r: 163,2; chem. ein leicht hydrolisierbarer Essigsäureester des biogenen instabilen Amins Cholin; durch Henry A. Dale 1914 isoliert; Arbeiten von → Otto Löwi (»Vagusstoff«, 1921); 1932 durch Wilhelm Feldberg (1900–1993), später durch Fessard (Ehemann von Denise → Albe-Fessard) und Nachmansohn als Neurotransmitter beschrieben. Funktion: Hormon, Neurotransmitter. Biosynthese: via Cholin-Acetyltransferase. Elimination: durch *echte* Acetylcholinesterase zu Cholin und Essigsäure gespalten, wobei Cholin zur Resynthese vom Nerven wiederaufgenommen wird (»reuptake«). Die im Plasma, nicht aber im synaptischen Raum vorhandenen unechten (Plasma-) Acetylcholinesterasen hydrolysieren Exoliganden wie → Remifentanil (Buch C). Zielrezeptoren: es wird unterschieden zwischen cholinergen Nikotin- und cholinergen Muskarinrezeptoren. Bei beiden Rezeptortypen sind multiple Subtypen identifizierbar. Die am häufigsten diskutierten Wirkungen von ACh sind: *nikotinartig* über N_1 (autonome Ganglien)/N_2(Muskelendplatte)-Rezeptoren (Parasympathikus-, Sympathikus- und Endplatten-Zielorgane) und *muskarinartige Wirkung* über M_1 (autonome Ganglien, ZNS)/M_2 (Herz, Speicheldrüsen)-Rezeptoren (Parasympathikus-Zielorgane). Zentral applizierte M-Agonisten wirken antinozizeptiv (s. Buch F). → M-Subrezeptoren, → N-Subrezeptoren.

Acetylierung. Die Substitution eines H-Atoms durch eine Acetylgruppe, → acetylierte Salicylate.

Achenbach-Syndrom. Engl. »paroxysmal finger hematoma«, nach dem Kölner Internisten W. A. Achenbach bezeichnetes Syndrom unklarer Ätiologie mit heftigen brennenden Schmerzen und Hämatomen in den Fingern, v. a. bei Frauen, nach mechanischer Belastung, aber auch spontan auftretend. Als »Achenbach's Child Behavior Checklist« wird auch ein in der Kinderpsychologie eingesetzter, durch die Familie auszufüllender Questionnaire bezeichnet.

Achillodynie. Umschriebene Schmerzen im Achillessehnenbereich.

Achsenzylinder. Axon, Achsenfortsatz, Neuraxon besteht aus Axoplasma (Neuroplasma), Neurofibrillen Protofibrillen, Axolemm und Mitochondrien.

ACTH. Abk. für adrenocorticotropes Hormon; engl. Corticotropine, ein das Wachstum der Nebennierenrinde sowie deren Aktivität (Freisetzung von Nebennierenkortikosteroiden) regulierendes hypophysäres Hormon.

ad m.m. Lat. Abk., Rezepturkunde, ad manum medici, zu Händen des behandelnden Arztes.

Ad usum proprium. Lat., Rezepturkunde; »ad us propr.«, zum eigenen Gebrauch.

Adaptationssyndrom. Von → Selye eingeführte Bezeichnung für Anpassungsphasen des Organismus an Stresssituationen mit Alarmreaktion, Resistenzphase und Erschöpfungsphase.

adde. Lat., Rezepturkunde, »Füge hinzu!«

additive Wirkung. Einfache algebraische Summation (Verstärkung) der Wirkungen zweier Wirkstoffe. Vgl. → synergistische Wirkung. Es wird auch vom additiven Synergismus gesprochen (Wirkungsintensivierung durch einfach additive Summation). Beispiele: Wirkstoff-Potenz 2 + Wirkstoff-Potenz 3 = Potenz 5 (= additiv). Potenz 2 + Potenz 3 = Potenz 10 (= supraadditive oder → synergistische Wirkung). Der Ausdruck → Synergismus wird verwirrenderweise sowohl für die einfache additive Wirkungsverstärkung als auch für die supra-additive Potenzierung verwendet.

Adenosin (Adenin-ribofuranosid). Aus Adenin und D-Ribose bestehendes Ribonukleosid. Baustein vieler biologisch wichtiger Stoffe: Energiespeicher (Phosphorsäureester ADP, AMP, ATP), Nukleinsäuren (DNS, RNS) sowie peripherer und zentraler Neurotransmitter (u. a. Nozizeption): 2 Subrezeptoren: A_1 (antinozizeptiv), A_2 (pronozizeptiv). I.v.- Adenosin produziert Schmerzen (A_2-R vermittelt). Adenosinagonisten haben eine antinozizeptive Wirkung (prä- und postsynaptische Hemmung via A_1-R; → Coffein). Adenosinantagonist: Theophyllin. Adenosin wird als antiarrhythmischer Wirkstoff in der Kardiologie diskutiert: → Purine (s. Buch A und F).

Adenylatcyclase. Engl. »adenylyl cyclase«, ein Zellmembranenzym der Klasse »Lyase«, das die Überführung von ATP zu zykl. AMP katalysiert. Die Adenylatcyclase, von der bislang 9 Isoformen bekannt sind, gehört zu einem sog. Effektorsystem, das durch aktivierte → G-Proteine in Gang gesetzt wird.

Adiposalgie. Nach Faber → Dercum-Krankheit (Adipositas dolorosa): spontan oder auf Druck schmerzhafte subkutane Fetthäufungen. .

Adler, Alfred (Wien 1870–1937). Augenarzt, Psychiater und Psychologe. Mit → S. Freud, mit der er später brach, Begründer von psychoanalytischen Arbeitsgruppen. Emigration in die USA 1932.

ADME. Engl. Abk. für »*a*bsorption, *d*istribution, *m*etabolism, *e*xcretion«, Abkürzung für die 4 Hauptuntersuchungen der sog. → Pharmakokinetik.

ADP. Abk. für *A*denosin*d*iphosphat, biologischer Energieüberträger. Nimmt aus AMP reversibel Phosphor auf und wird zu ATP umgesetzt.

Adrenalin. Chem.: L-1-(3',4'-Dihydroxy-phenyl)-2-methylaminoethan-1-ol. $C_9H_{13}NO_3$. M_r: 183,2. 1901 von J. Takamine (1854–1922) isoliert und von F. Stolz (1860–1936) dargestellt. Biosynthese: aus Tyrosin; Elimination: via Catechol-O-Methyltransferase (COMT) und Monooxidase (MAO). Hormon- und Neurotransmitterfunktion. Zielrezeptoren: α_1-/α_2-/β_1-/β_2-Adrenozeptoren (sowie Subrezeptoren); → zentral absteigende Schmerzbahnen (s. Buch A). Während → Opioidentzug zirkuliert eine hohe Konzentration von freigesetztem Adrenalin: → »Adrenalinsturm« (s. Buch B).

Adrian, Edgar Douglas Sir (London 1889–1977). Physiologiestudium in Cambridge, danach Medizinstudium und klinische Arbeiten, insbesondere klinische Neurologie am St. Bartholomew's Hospital London (Promotion 1915), wo sich Adrian mit Kriegsversehrten mit neuropathischen Schmerzen befasste. Nach dem 1. Weltkrieg Rückkehr nach Cambridge an das Keith-Lucas-Labor: Erforschung der Mechanismen der Nozizeption und Schmerz. Theorie: der nozizeptive Input endet im Thalamus; der sensorische Input in den kortikalen Bezirken mit funktionell-relativer Repräsentation im Sinne des bekannten deformierten → Homunculus (»beim Pony sind die Nüstern so überrepräsentiert wie der Rest des Körpers«). Nobelpreis 1932 mit Sir Charles → Sherrington. Publizierte: »*The Basis of Sensation*« (1927), »*The Mechanism of Nervous Action*« (1932), »*The Physical Basis of Perception*« (1947).

Affekttheorie. Nach → Papez (1937) werden die Affekte von Area entorhinalis, Hippocampus, Corpora mamillaria, vordere Thalamuskerngruppe, Gyrus cinguli reguliert (heute »limbisches System«); auf dieser Höhe werden die afferenten Schmerzsignale wahrscheinlich in einer primitiven Erstform »bewusst«: → Nozitranslation bzw. Perzeption (s. Buch A).

Afferenzen. Zentri*petale* A., zum ZNS führende Nerven.

Affinität. Pharm., die physikochemische Kraft eines Liganden zum Eingehen einer *reversiblen* nichtchemischen Verbindung mit einem → Rezeptor. Die Affinität ist abhängig von der Größe und Form der Moleküle, sowie von der räumlichen Anordnung von Atomen und Atomgruppen an der Oberfläche. Die Affinität wird in der Regel mit einem bekannten Referenz-Liganden verglichen (z.B. μ-Agonist → Sufentanil; Opioid-Antagonist → Naloxon). Die Anzahl Moleküle, die ausreicht, Sufentanil vom Rezeptor zu verdrängen wird als → Inhibitionskonstante K_i bezeichnet: je niedriger der K_i-Wert ist, je höher ist die Affinität.

Agar-Agar. »Japanischer Fischleim«, ein gelatinöskolloidaler Algenextrakt, der von den meisten Bakterien nicht verdaut wird (als solider Gel für Mikro-organismen-Kulturmedien eingesetzt), daneben als Laxativum (s. Buch F), Emulsionsträger und als Medium für Immunodiffussion, Immunoelektrophorese etc. eingesetzt.

Agnosie. Störung des Erkennens.

Agonie. Todeskampf.

Agonist. Pharm., ein Ligand, der kompetitiv (aufgrund des Massenwirkungsgesetzes) und reversibel einen Rezeptor besetzt und damit eine intrinsische Wirkung auslöst. Diese intrinsische Wirkung kann auch (seltenerweise) invers sein (sog. »inverser Agonist«). Siehe auch: Antagonist.

agnogenisch. *Syn.*: idiopathisch; Ursache unbekannt

Agranulozytose: die pathologische Verminderung der granulierten Leukozyten (Granulozytopenie; → UAW sAA, s. Buch E).

Agraphie. Bei intakter Motorik (Sonderform: motorische Agraphie) und Intellekt Schreibunfähigkeit (Schädigung des Gyrus angularis).

Aggregation. Beim Kontakt zwischen Thrombozyten und verletztem Endothel wird eine 1. reversible Phase einer gesteigerten Thrombozytenadhäsion, danach eine 2. irreversible Phase der Thrombozytenaggregation ausgelöst in Abhängigkeit von den induzierten multiplen thrombozytären und endothelialen Reaktionen. Eine normale Plättchenfunktion bzw. normale Blutgerinnung beachtet eine physiologisches Gleichgewicht zwischen thrombozytären TX-System (thrombozytäres COX-1-System) ⇔ sowie Endothel-Prostacyclin-System. Siehe UAW: COX-1-Hemmer (→ sAA, s. Buch E).

Agrypnie. Insomnie, Schlaflosigkeit.

AIA. Engl. Abk. für »*a*spirin-*i*nduced *a*sthma«; durch Aspirin induzierte Asthma- bzw. Bronchokonstriktion: die Bezeichnung AIA ist irreführend, da im Prinzip alle → sAA bzw. COX-1-Hemmer (s. Buch D und E) dieses Syndrom, das auf eine medikamenteninduzierte Störung des bronchialen konstitutionellen COX-1-Systems zurückgeführt wird, auslösen können.

AIHA. Abk. für *a*uto-*i*mmun-*h*ämolytische *A*nämie; Autoaggressionserkrankung; z.B. sog. → Typ-II-Reaktionen, antipyretischer Analgetika durch Bildung von

AK gegen an der Erythrozytenoberfläche befindliche Antigene (vgl. Checkliste UAW in Buch E).

AINOS. Abk. für Antagonisten-induzierter, narkosegestützter Opioidschnellentzug (s. Buch B).

AIP Abk. für *adjuvansinduzierte Polyarthritis*.

Akathisie. Extrapyramidalmotorisches hyperkinetisches Symptom bei M. Parkinson oder *iatrogenem* Parkinsonoid (z. B. → D$_2$-Antagonisten); manifestiert sich durch eine äußere und innere, quälende Unruhe zu ruhigem Sitzenbleiben und Zwang, die Beine zu bewegen.

Akinesia algera Möbius. Schmerzhaftigkeit bei Bewegungen (Symptom bei Erwartungsneurosen, Hysterie).

Akinesie. Bewegungsarmut, hervorgerufen durch → Dopaminsynthesestörung in den striären Bereichen; medikamentöse extrapyramidale Störungen bei Neuroleptikamedikation. → Dopaminrezeptoren.

akinetisch-rigides Syndrom. → Parkinsonismus.

Akroanästhesie. Sensibilitätsstörung in den Extremitäten.

Akrodynie. Akrenschmerz mit Erythembildung und Abschuppung (1828/29 von Chardon als »érythème épidémique« beschrieben).

Akromelalgie. → Mitchell-Syndrom.

Akroparästhesie. Oft im Klimakterium auftretende Sensibilitätsstörungen in den Extremitäten in Form von Parästhesien, Schmerzen, Bewegungshemmungen sowie Blässe und Zyanose (→ M. Raynaud).

Aktionspotential. An Zellmembranen messbares elektrisches Potential während Zellaktivität; bei Depolarisation folgt nach dem »Alles-oder-Nichts«-Gesetz ein fortgeleitetes Aktionspotential.

Akureyri-Krankheit. Epidemische Neuromyoasthenie.

Albe-Fessard Denise (Paris *1916). Bedeutende zeitgenössische frz. Schmerzforscherin (Neurophysiologie); Studium der Naturwissenschaften (insbes. Chemie und Physik) an der École Sup. de Physique et Chimie Industrielle de Paris mit Promotion 1950 an der Universität Paris; 1957–1984 Professur für Psychophysiologie und Neurophysiologie an der Sorbonne sowie an der Universität Pierre und Marie Curie; Gastprofessuren in Toronto, Bologna, Chieti, Irvine; multiple Ehrungen (so Ehrenlegion, Dr. h.c. Universität Prag, freie Universität Bruxelles, Ehrenmitgliedschaften u. a. dt. Gesellschaft für EEG). Forschungen über elektrische Entladungen beim Fisch (Doktorat), elektrophysiologische Erforschung des ZNS insbes. der thalamischen Strukturen, der neo-spino-thalamischen Bahnen, Automutilation des Tieres und Schmerzphänomene etc. 1. Präsident(in)

der → IASP. Publizierte 1996: »*La douleur. Mécanisme et bases de ses traitements*«. Masson (Paris).

alerting system. Engl. Bezeichnung für → Formatic reticularis (Buch A).

Alexander von Tralles (ca. 525–605). Sein Bruder wa Architekt der Hagia Sophia – ordnete der genauen Differentialdiagnostik bei Schmerzzuständen eine grosse Bedeutung zu. Es soll auch UAW bei Langzeitgaben als solche erkannt haben und den Patient entsprechend aufgeklärt haben.

Algesie. Schmerzhaftigkeit, Schmerzempfindlichkei (s. auch: Analgesie, Hypalgesie, Hyperalgesie).

Algesiologie. Wissenschaft bzw. Fach der Bekämpfung von Schmerzen.

Algodystrophie. Historische Sammelbezeichnung; heute: SMP bzw. sympathetically maintained pain syndrom; s. Buch A.

Algolagnie. Pathologische »Schmerzgeilheit«.

algology. Engl.: die Wissenschaft der Schmerzbekämpfung (Algologie = Wissenschaft der Algen, → Algesiologie).

algophobe Akinesie. Schmerzreflektorische Ruhigstellung einer erkrankten Extremität.

Algophobie. Schmerzangst.

Algorithmus. Spielregel, z. B. Plan von Behandlungsabläufen (nach al Chwrarismi bzw. seinem Algebrabuch [um 800 n. Chr.], das später ins lateinische übersetzt worden war: »Dixit Algorizmi«).

Algos. Griech. Stammwort für → Algesie (Algesia); den Wortteil -algia, -algie findet man in zusammengesetzten Begriffen (z. B. Neuralgie, → Algesimeter, → Hypalgesie, → Hyperalgesie, Myalgie bzw. Muskelschmerz etc.).

Alkaloid. Stickstoffenthaltende »alkaliähnliche«, an pflanzliche Säuren gebundene Pflanzenstoffe.

Allachästhesie. An einer anderen Körperstelle empfundener Reiz.

Allästhesie. Dysästhesie, verfälschte, falsch lokalisierte Wahrnehmung von Berührungsreizen (griech. allachai = anderswo; aisthesia = Perzeption) auf der gleichen Extremität (nach Stewart 1884).

Allo-. Griech. Bestimmungswort in zusammengesetzten Fremdwörtern mit der Bedeutung »anders«, »fremd« (Beispiel → Allocheirie, Allodynie).

Allocheirie. 1882, nach dem Wiener Neurologen, Hirnforscher und Psychiater sowie Gründer des Neurologischen Instituts der Universität Wien Heinrich Oberstei-

...er (Wien 1847–1922 Wien), bei organischen Erkran-ungen des ZNS (Tabes etc.): fehlerhafte Lokalisation ...es Schmerzreizes (allos = anders; chiria = Hand) auf ...er anderen entsprechenden Körperhälfte. Vgl. auch → ...llästhesie.

...llodynie. Qualitativ (»unangenehm«) und quantitativ (erhöht) verändertes Schmerzgefühl, auslösbar durch a ...riori nicht schmerzhafte Stimuli (Beispiel: Hemdtra-...en nach Sonnenbrand). Vgl. →Alloknesis.

...lloknesis. Unangenehmes Itching (Pruritus): wahr-...cheinlich zentral ausgelöst (→ UAW Opioide: zentraler ...ruritus). Vgl. → Allodynie.

...lloparalgie. Das Auftreten konsensueller Schmerzen ...in der gesunden Extremität (s. Klinik → Kausalgie).

Alpha-Fasern (α-Fasern) 16–20 µm dicke, hochmyeli-...nisierte Fasern mit hoher Leitungsgeschwindigkeit von ...0–120 m/s. Funktion: Afferenzen aus Muskelspindeln, ...Sehnenorganen sowie motorische extrafusale Efferen-...zen.

Alpha-Phase (α-Phase oder α-Halbwertszeit). Bezeich-net die *akute* Verteilungsphase nach i.v.-Gabe eines Wirkstoffs im sog. Dreikompartimentmodell. Bei i.v.-Verabreichung erreicht der Wirkstoff (abhängig von Dosis und Injektionsgeschwindigkeit) hohe Plasma-konzentration in zentralen bestperfundierten Kompart-iment (ZNS, Herz etc.); danach fällt die *zentrale* Serumkonzentrion relativ rasch (Umverteilungsphase) bis zu einem Gleichgewichtzustand (Gewebekonzentra-tionen = Plasmakonzentration). Darauf folgt theore-tisch die eigentliche Elimination des Wirkstoffs (sog. → terminale β-Phase). Die akute Verteilungsphase α bestimmt die zentrale Serumkonzentration (z.B. ZNS) und ist verantwortlich für akute klinische Wirkungen (z.B.: Thiopental/Bewusstseinsverlust bis Wiederaufwa-chen; potente Opioide/akute Atemdepression/Muskelri-gidität bis Wiederabklingen dieser Symptome): dieser klinische Effekt ist also auf ein reines Umverteilungs-phänomen zurückzuführen und unabhängig von meta-bolischen Eliminationsmechanismen (terminale → β-Phase« sowie ultraspäte → γ-Verteilungsphase im Mul-tikompartimentmodell). Siehe auch Buch K.

Alpha$_1$-Rezeptor (α_1-Rezeptor). Subtypgruppe (Subsub-typen: α_{1A-D}) postsynaptischer adrenerger Rezeptoren (bei Aktivation Vasokonstriktion, Mydriasis, Relaxation Magen-Darm-Trakt, Kontraktion gastrointestinale- und Blasensphinkteren).

Alpha$_2$-Rezeptor (α_2-Rezeptor). Subtypgruppe (Sub-subtypen: α_{2A-D}) prä- und postsynaptischer adrenerger Rezeptoren (bei präsynaptischer Aktivation: Hemmung der Freisetzung von Noradrenalin); postsynaptisch: u. a. Hyperpolarisation ZNS (s. antinozizeptive Wirkung vón α_2-Agonisten, Buch F). Peripher: α_2-Rezeptoren-

(bzw. NA-)- vermittelte Dialogaufnahme zwischen autonomen Efferenzen und Primärafferenz (s. Buch A).

Alpha-Wellen (α-Wellen). EEG-Wellen (F: 8–12/s; V: Amplitude 20–120, in der Regel um 50 µV); werden einem thalamisch-kortikalen Funktionssystem zuge-schrieben (Wachzustand ↔ geschlossene Augen: vgl. auch »nächsthöhere Aktivitätsstufe«: β-Wellen s. → Berger-Effekt).

Alvarez, Walter Clement (1884–??). US-am. Physiologe; postulierte schon 1917 eine retrograde Dünndarmperi-staltik im Zusammenhang mit Übelkeit, Würgen und Erbrechen. Zusammen mit W.B. → Cannon, E. Bozler, C. Ladd Prosser und J. Christensen einer der bedeutend-sten Erforscher der gastrointestinalen Motilität (s. auch Buch B: opioidinduzierte Motilitätsstörungen).

Alzheimer, Alois (1864–1915). Professur für Psychologie in Breslau. Später in München wegweisende Arbeiten in Histopathologie des ZNS. Zusammenarbeit mit Franz Nissl. Eminente Arbeiten über zerebrale Arterio-sklerose (1904), die nach ihm benannte präsenile Demenz (M. Alzheimer, 1907) sowie Huntington-Cho-rea (1911).

Amenorrhö + Polyarthralgie. Noch nicht benanntes Syndrom bei chronischer rückenmarknaher Opioidap-plikation: → Buch B.

Aminosteroide. (*Synonyme:* 12-Aminosteroide, Lazaro-ide) neue Wirkstoffgruppe vom Typ putative Antinozi-zeptiva (chem. Nichtglukokortikoid-Analoge von Methylprednisolon)(z.B. Biomembranstabilisation und Hemmung der postraumatisch induzierten Lipidper-oxidation, v.a. bei ZNS-Traumata, Sepsis etc.).

AMPA. Abk. für α-Amino-3-hydroxy-5-methylisoxazol-4-propionat; s. auch glutaminerger Subrezeptor AMPA (postsynaptischer Glu-Rezeptor, s. Buch A und F).

AMPA-Rezeptor. Ionotroper (Na-Kanal), aus 4 Einhei-ten (GluR1-GluR4) bestehender Subtyp der 3 Glutamat-rezeptoren: postsynaptisch, glutaminerge Exzitation außerhalb des Ca^{2+}-Systems (s. spinale Rezeptoren Buch A).

amphiprotisch. Moleküle mit 2 ionisierbaren Molekül-seiten (saure und basische Gruppen); z.B. → Niflumin-säure, → Amfenac, → Azapropazon; eine eventuelle Beziehung zwischen Wirkung und amphiprotischer Konfiguration ist nicht bekannt.

Amygdala. (→ Mandelkern: Buch A). Mit dem Bulbus olfactorius verbundener, zum → limbischen System gehörender grauer Hirnkern.

Amyotrophie (neuralgische Amyotrophie). Heftige, mehrere Wochen anhaltende Schmerzen im Bereich des Plexus brachialis mit konsekutiver Enwicklung von

Paresen, Muskelatrophien, Sensibilitätsstörungen unbekannter Ursache.

Ana. (Rezeptur, abgekürzt àà): zu gleichen Teilen.

ANA. *Anti*nukleäre Antikörper (z. B. bei systemischen Autoimmunerkrankungen wie Lupus erythematodes, chronischer Polyarthritis usw. werden Antikörper gegen Zellkern-DNS gebildet).

Anaesthesia. → Anästhesie.

Anaesthesia dolorosa. Schmerzempfinden in »tauben« Gegenden (z. B. Phänomen bei Trigeminusneuralgie: brennende Schmerzen im Nervenbereich mit Wegfall der entsprechenden Oberflächensensibilität).

Anaesthésie et Analgésie. Frz. Fachzeitschrift, gegründet 1935.

Analeptika. Das ZNS unspezifisch stimulierende Wirkstoffe.

Analgesia dolorosa. Kombination von brennenden Neuralgieschmerzen (Trigeminusneuralgie) in Kombination mit gestörter peripherer Schmerzempfindlichkeit (s. auch → Anaesthesia dolorosa).

Analgesie (Analgie). Schmerzlosigkeit.

Analgetika. Schmerzstillende Mittel.

Analgetika-Niere. → Phenacetin-Niere.

Analgetikasucht. Arzneimittelmissbrauch (→ Opioide, → Amphetamin, → Phenacetin → Buch B!)

Analgia congenita. → Fanconi-Ferrazini: Angeborenes (rezessiv vererblich?) Fehlen der → protopathischen Schmerzempfindung bei normaler epikritischer Empfindung; auf schädigende Reize keine adäquate Schmerzreaktion (Schutzlosigkeit). Der betroffene Patient hat eine narbenübersäte Haut, verstümmelte Extremitäten und wegen unbemerkter Caries vorzeitigen Zahnausfall. Mit fortschreitendem Alter können bei diesen Patienten offenbar Sinnesorgane (Augen etc.) sowie der Verstand die protektive Rolle des Schmerzes übernehmen.

Analgia. Analgesie (Schmerzlosigkeit).

Analgothymie. Zentrale Indolenz (Beispiel nach Leukotomie).

Analogskala. Darstellung der subjektiven Schmerzempfindung durch eine Skala (s. Buch A: → Schmerzdokumentation).

Anamnese. Vorgeschichte des Patienten (z. B. die Schmerzanamnese, die im Schmerzprotokoll dokumentiert wird).

Anandamid. Aus Arachidonat und Äthanolamin zusammengesetzter cannabinomimetischer Endoligand des ZNS.

Anaphylaxie. IgE-vermittelte antigenspezifische Immunreaktion mit sofortiger lebensbedrohlicher Akutreaktion (Hypotension, Vasodilatation, Bronchokonstriktion, Herzstillstand etc.). Kreuzallergie möglich.

Anästhesie. Zustand der Unempfindlichkeit des Nervensystems im weitesten Sinne. Das Wort Anästhesie ist im englischen Sprachbereich seit mindestens seit 1721 (»*Shorter Oxford English Dictionary*« bzw. »*Bailey's Dictionarium Britannicum*«, London 1730) in Gebrauch. 1819 in Parr's London Medical Dictionary als »Unempfindlichkeit gegenüber Gefühl« und Sinn beschrieben. 1843 im Buch von John Elliotson (»*Numerous cases of surgical operations without pain in the mesmeric state*«, London 1843) in Zusammenhang mit perioperativer Medizin (Anästhesie bzw. Allgemeinnarkose) gebracht. Seit dem Brief von Oliver Wendell Holmes vom 21. November 1846 »The state (Morton's Äthernarkose, Anm. Hrsg.) should … be called *anaesthesia*« allgemein einer durch sog. »anti-aesthetic agents« induzierten allgemeinen Unempfindlichkeit bzw. Allgemeinnarkose zugeordnet. Als taktile Anästhesie wird die Störung der Oberflächensensibilität mit völligem Verlust der Berührungswahrnehmung bezeichnet. Unter dem Begriff »partielle Anästhesie« wurde 1845 in Boston durch McPheeters der Zustand der Unempfindlichkeit der Unterschenkel ohne motorischen Ausfall beschrieben (z. B. tabesbedingt).

Anaxagoras. Griech. Philosoph (500–428), Lehrer von Sokrates: Schmerztheorie ähnlich wie bei Buddha: jeder Sinnesreiz ist mit Schmerz verbunden. Schmerz wird im Hirn perzeptiert (!).

Anilinderivate. Anilin (Aminobenzol) wurde 1826 vom Niederlausitzer Otto Unverdorben bei der Destillation von Indigo (portugiesisch anil: blau) entdeckt. Bekannte Anilinderivate sind Acetanilid, → Phenacetin und → Paracetamol.

Ankylose. Gelenksteife.

Anosmie. Verminderung oder Fehlen der Geruchswahrnehmung (periphere Anosmie, zentrale Anosmie).

Anrep von, Wassili (Bei St. Petersburg 1852–1927 Paris) Aus westfälischer Familie, die sich in Estland angesiedelt hatte, stammend. Nach abgeschlossenem Medizinstudium in St. Petersburg Kriegsarzt während des russisch-türkischen Krieges (1877–1878). In Würzburg Mitarbeit beim Pharmakologen Michael Rossbach (1842–1894). Mit → Koller und → Halsted Pionier der Lokal- und Regionalanästhesie; u. a. »Über die physiologische Wirkung des Cocain« (1880). Mitglied der Duma. 1917 von den Bolschewiken inhaftiert. Tod in der Emigration.

Antagonismus. Gegensatz zu Synergismus.

Antagonist. Ein Ligand, der dank Affinität kompetitiv und reversibel einen Rezeptor besetzt, aber dabei keine intrinsische Wirkung auslöst.

Anthranilsäure. Chem. Ortho-Aminobenzoesäure; Ausgangsstoff für Synthese der sog. → Anthranilsäurederivate (Etofenamat, Meclofenamat, Mefenaminsäure etc.: . Buch E).

Antidot. Unspezifisches »Gegenmittel« (historische Pharmakotherapie).

Antidotarium. Von der arabischen Medizin übernommene Sitte, Rezepte und Vorschriften in Arzneibüchern zu sammeln. Vorläufer der heutigen Pharmakopöen.

Antidrom. Entgegen der natürlichen Ausbreitung leitend (z. B. → neurogene Entzündung).

Antiinflammatorische Substanzen (antientzündliche Wirkstoffe). → NSAR (nichsteroidale Antirheumatika, engl. → NSAID) bzw. → saure antipyretische Analgetika (sAA; s. Buch D und E).

Antineuralgika. (Historisch): »Schmerzmittel gegen Neuralgien«.

Antineuritisches Vitamin. (Historisch): Vitamin B_1 (→ Buch F).

Antinozizeption. Bisher ohne offiziellen Definition: Gesamtheit der physiologischen Abwehrmechanismen gegen Noxen umschreiben. Die Antinozizeption umfasst die Unterdrückung von Nozitransduktion, Nozitransmission und Nozitransformation. Sog. → Schmerztests, bei Tieren werden anhand objektiver Beobachtungen durchgeführt und sind deshalb keine Schmerztests, sondern »Antinozizeptionstests«. Die Idee der klinischen »Antinozizeption« wurde von Crile 1913 eingeführt: »The kinetic theory of shock and its prevention through anoci-association (shockless operation)«.

Antinozizeptiva. (Nichtoffizielle Bezeichnung): Exoliganden, die allein keinen wesentlichen analgetischen Schutz induzieren, aber in Komedikation mit Analgetika den Antinozizeptionsschutz additiv bis superadditiv verbessern. Die Bezeichnung Antinozizeptivum wird auch von Pharmakologie im Kontext von Schmerzforschung beim Tier verwendet (s. Buch F).

Anti-Opioide. Nichtoffizielle Bezeichnung für endogene Peptide mit anti-opioidmodulierenden Eigenschaften (→ Cholecystokinin CCK, → Neuropeptid FF [NPFF], Melanozyten-inhibiting-Faktor [MIF]: → Buch B).

antisense Oligonukleotide. Kurzkettige, einzelsträngige, synthetische Nukleotidfragmente bzw. Nukleinsäure mit einer definierten Sequenz bzw. Abfolge von Basen, die »komplementär (= »Antisens«) gegenüber einer Abfolge der Ribonukleinsäure des Zielproteins ist.

Diese Sequenz bindet über komplementäre Paarung an die entsprechende Sense-Sequenz (einer Ziel-RNS oder DRNS) und sabotiert so die Bildung des Zielproteins. Dieser gentechnische Trick wird in der Forschung angewandt, um verschiedenste Proteinstrukturen (z. B. Rezeptoren) zu erforschen.

Anxietas. Angst.

Anxiolytika. Angstlösende Wirkstoffe.

APAIS. (Schmerzklinik) Abk. für Amsterdam Preoperative Anxiety and Information Scale (s. Buch A).

Apgar, Virginia (1909–1974). Erste Professor*in* für Anästhesiologie an der Columbia Universität (1949). Führte 1953 standardisierte Scores zur Vitalitätserfassung von Neugeborenen ein (vereinfachtes Klinikerakronym für APGAR: A [appearance], P [pulse], G [grimace], A [activity], R [respiration]). Im Vorwort zur Publikation schrieb sie Bemerkungen, die heutzutage beispielsweise für die Einführung entsprechender Schmerzskalen Gültigkeit hätten (s. Zitat).

> »Seldom have there been such imaginative ideas, such enthusiasms, and dislikes, and such unscientific observations and study about one clinical picture.«

Apoptosis. Physiologischer, präprogrammierter Zelltodmechanismus, der durch spezifische Veränderungen von Zellorganellen charakterisiert ist (Nukleus, Zytoplasma, Cleavage von DNA-Fraktionen etc.); die Apoptosis wird als physiologischer Antagonist zur Mitose interpretiert.

Apperzeption. Die bewusste Verarbeitung von Eindrücken.

Applikation. Verabreichung von Wirkstoffen.

APS. American Pain Society, 1978 gegründetes nationales Mitglied der → IASP.

Aptamerbindung. Die sequenzspezifische Bindung eines Oligonukleotids an ein Protein.

APUD. Amine and precursor uptake and decarboxylation. Die aus der Neuralleiste stammenden spezialisierten sog. APUD-Zellen haben die Fähigkeit, Amine oder deren Vorstufen aufzunehmen und daraus u. a. Peptidintestinalhormone zu synthetisieren.

Aquadynie. Durch Wasser(bad) auslösbare intensive, brennende Schmerzen.

aquagener Pruritus. Durch Wasser(bad) auslösbarer Pruritus.

Aquaporine. 1993 erstmals beschriebene Membranpro-

gen einem Konzentrationsgefälle aktiv durch Zellmembrane etc. transportieren können.

arabische Ärzte/arabische Medizin. Zum Beispiel: Avicenna (Abu Ali Hussain ibn Abdullah ibn Sina 980–1037), Al Razi, Al Bagdady, El Bitar und Ibn El Kuff waren während des Mittelalters (9.–14. Jahrhundert) führend in wissenschaftlicher und praktischer Medizin, wobei dem Schmerz große Beachtung geschenkt wurde. Einführung von analgetisch wirksamen Phytotherapeutika wie Opium, Papaveris, Hyoscin, Mandragora etc. systemisch und lokal (! z.B. lokale Instillation von Opiumsaft, -paste, -patches als Zahnfüllungen, Opiumohrentropfen, mit Phytotherapeutika getränkte Verbände etc.). Verwendung von Wärme und Kälte (!) zur Schmerzstillung, präoperative Vorbereitung mit Schmerzmitteln. Die präzise, analytische Arbeitsweise dieser arabischen Medizinschule hatte großen Einfluss auf die späteren europäischen Antidotarien bzw. Pharmakopöen; z.B. das arabisch Wort »al-goul« (»Alkohol«, durch El-Kindi zum 1. Mal destilliert) bezeichnet etwas, was den Kopf »sturm« macht. Die arabische Wissenschaft (Zentrum Bibliotheksstadt Alexandrien) rettete durch Übersetzungen unzählige alteuropäische (griechische, römische) Texte vor der Vernichtung und dem Vergessen.

Arachidonsäure. Essentielle, vierfach ungesättigte Fettsäure und Bestandteil von Phosphatidbiomembranen. In vivo bei Biomembranschädigung freigesetzt und hauptsächlich über Cyclooxygenasen ($\rightarrow$ COX-1/2, Buch D/E) und Lipoxygenasen (Buch D/E) zu bioaktiven Substanzen (»Arachidonsäurekaskade«) abgebaut.

Arachnitis. (*Synonym:* Arachnoiditis) Entzündung der Arachnoidea; als sog. sterile Arachnitis nach instrumenteller (z.B. Langzeitkatheter) oder medikamentöser Reizung bei Spinal- oder Epiduralanästhesien möglich (grob vergleichbar mit »Verwachsungsbäuchen nach abdominalen Eingriffen«!).

ARAS. Abk. für *a*ufsteigendes *r*etikuläres *a*ktivierendes *S*ystem.

Area postrema. Nach $\rightarrow$ Borison u. Wang (1953) beschriebenes $\rightarrow$ zirkumventrikuläres Organ, das als chemorezeptorischer ZNS-Sensor für potentielle Bluttoxine funktioniert und bei Aktivation tiefergelegene sog. »Brechfunktionszentren« stimuliert bzw. den Brechreflex auslöst.

Area under the curve, AUC. Siehe Buch K, die Fläche unter der Konzentration-Zeit-Kurve: auf der Ordinate wird die Plasmakonzentration, auf der Abszisse die Zeit aufgetragen. Die nach der sog. Trapezoidregel ausgemessene Fläche unterhalb der Kurve ist proportional der Menge des Wirkstoffes, die den systemischen Kreis-

ARS. Engl. Abk. für »*a*utonomic *r*eflex *s*creen«: Testassortiment für das autonomes Nervensystem (z.B. Valsalva-Manöver, $\rightarrow$ QSART etc.).

Arendt-Nielsen, Lars (*1958). Prof. Dr. sci; nach Studien an der Aalborg Universität, Weiterbildung am National Hospital for Nervous Diseases London; Kontakte mit Wall u. Fitzgerald. Zurück in Dänemark Erforschung u. a. auch mit Annelise Rosenfalck der Beziehungen zwischen elektrischen und mechanischen Parameter von Motorneuronen bzw. deren Motorfasern; Beginn der Schmerzforschung u.a. mit Henrik Kehlet etc. Gründung 1992 des Laboratory for Human Experimental Research, das heute mit schon 45 permanenten Mitarbeitern Weltgeltung hat und ab 2001 jährlich 3 Schmerzspezialisten (dreijährige Ausbildung; Ph.D. ausbilden soll. Multiple akademische international Auszeichnungen.

Aristoteles (Stagira 384–322 Chalkis). Sohn des Leibarztes des Makedonenkönigs Amyntas II, mit Sokrates und Platon Begründer der abendländischen Philosophie: die Seele ist unabhängig vom Körper und unzerstörbar. Die Doktrin der 5 Sinne wird Aristoteles zugeschrieben.

arousal reaction. Engl. Bezeichnung nach Moruzzi u. Magoun 1949: Weckreaktion.

ARS. Engl. Abk. für »*a*rousal *r*eaction *s*ystem« (retikuläres Weckreaktionssystem): s. auch $\rightarrow$ Bispectral EEG.

Arsonvalisation. Durch den frz. Physiologen 1892 d'Arsonval eingeführte Hochfrequenzstromtherapie, die u.a. wegen ihrer Wärmeentwicklung schmerzlindernd, u.a. von $\rightarrow$ von der Porten eingesetzt.

Arteriitis temporalis Horton. Akut einsetzender Schläfenkopfschmerz (z.B. auch als UAW: s. Wirkstoffprofil Etodolac Buch E: Fallbeschreibung von Horton-Symptomatik bei wirkstoffinduzierter allergischtoxischer Vaskulitis der A. temporalis).

Arzneibuch. Pharmakopöe. Amtliches, meist nationales Vorschriftenbuch für die Zubereitung, Beschaffenheit, Aufbewahrung, Bevorratung, Prüfung und Ausgabe von Arzneien sowie ihren Grundstoffen. Die WHO hat 1951 ein internationales Arzneibuch, Pharmacopoe Internationalis, erarbeitet. Die im Mittelalter von Stadtvätern herausgegebenen Arzneibücher wurden auch als »Dispensatorium« bezeichnet. Das alte Wort Offizin (lat.: die Werkstatt) für Apotheke wird noch als »offizinell« für im amtlichen Arzneibuch aufgenommene Heilmittel verwendet.

Arzneimittel. Nach dem Arzneimittelgesetz(§ 1 Abs. 1) sind Arzneimittel im Sinne dieses Gesetzes Stoffe und Zubereitungen von Stoffen, die vom Hersteller oder demjenigen, der sie sonst in den Verkehr bringt, dazu bestimmt sind, durch Anwendung am oder im menschlichen oder tierischen Körper: 1. die Beschaffenheit,

Zustand oder die Funktion des Körpers oder seelischer Zustände erkennen zu lassen oder zu beeinflussen, . vom menschlichen oder tierischen Körper erzeugte Wirkstoffe oder Körperflüssigkeiten zu ersetzen oder . Krankheitserreger, Parasiten oder körperfremde Stoffe zu beseitigen oder unschädlich zu machen. Arzneimittel können (§ 2 Arzneimittelgesetz) Wirkstoffe sein wie: 1. chemische Elemente und chemische Verbindungen sowie deren natürlich vorkommende Gemische und Lösungen, 2. Pflanzen, Pflanzenteile und Pflanzenbestandteile in bearbeitetem oder unbearbeitetem Zustand. 3. Tierkörper, auch lebender Tiere, sowie Körperteile, -bestandteile und Stoffwechselprodukte von Mensch und Tier in bearbeitetem Zustand, 4. Mikroorganismen, Viren sowie deren Bestandteile oder Stoffwechselprodukte.

Arzneimittelabhängigkeit. Von der WHO 1964 vorgeschlagener Oberbegriff für alle mit chronischem Medikamentenmissbrauch entstehenden Probleme (Toleranz, Entziehungssymptomatik etc.). Früher: Arzneimittelsucht.

Arzneimittel-Kompendium der Schweiz. Von der → IKS einziges anerkanntes, umfassendes, firmenübergreifendes Nachschlagewerk mit Fachinformation, Register und Patienteninformation über die in der Schweiz erhältlichen Wirkstoffe. Pendant zur *Roten Liste* (Deutschland), *Vidal* (Frankreich).

Arzneimittelsucht. → Arzneimittelabhängigkeit.

Arzneispezialität. Definition § 4 Arzneimittelgesetz: Arzneimittelspezialitäten im Sinne des Gesetzes sind Arzneimittel, die in gleichbleibender Zusammensetzung hergestellt und in abgabefertigen Packungen unter einer besonderen Bezeichnung in den Verkehr gebracht werden.

Arzneistoff (Pharmakon). Wirkstoff, der im Organismus zur Verhütung, Linderung, Heilung oder Erkennung von Krankheiten dient.

Ärztathropologie der Romantik. Romantische Sonderform der anthropologischen philosophisch-wissenschaftlichen Betrachtung des Menschen, v. a. durch folgende Ärzte geprägt: Ignaz Paul Vitalis → Troxler, Christian Friedrich Nasse (Bielefeld 1778–1851 Marburg, Pionier der »Diagnostik am Krankenbett«), Johann Michael Leupoldt (Weißenstadt 1794–1874 Erlangen), Dietrich Georg von Kieser (Hamburg 1779–1862 Jena; u. a. 1814–1817 Feldarzt in Frankreich bei den Weimarischen Truppen), Johann Christian August Heinroth (Leipzig 1773–1843 Leipzig), Joseph Ennemoser (Schönau/Tirol 1787–1854 Egern; Anhänger des → Mesmerismus), Ignaz Döllinger (Bamberg 1770–1841 München), → K.G. Carus, Karl Friedrich Burdach (Leipzig 1776–1797 Leipzig, Anatomieprofessor in Königsberg:

Strang; unvollendetes Opus über »Die Physiologie als Erfahrungswissenschaft), Joachim Dietrich Brandis (Hildesheim 1762–1846 Kopenhagen; Leibarzt des dänischen Königs, publizierte über Erfahrungen der Anwendung von Kälte), Franz Benedict von Baader (München 1765–1841 München), Johann Heinrich Ferdinand von Autenrieth (Stuttgart 1772–1835 Tübingen).

Aspirin. Warenzeichenname, gebildet aus A (für Acetyl) und Spir (aus der Spiraea ulmaria wurde erstmals die Salicylsäure oder Spirsäure isoliert), patentiert am 1. Februar 1899 beim kaiserlichen Patentamt; im Kontext des Versailler Vertrages Verlust des Patents an sog. Siegermächte (s. Wirkstoffprofil Acetylsalicylsäure Buch E). Siehe auch Felix → Hoffmann und Arthur → Eichengrün.

Ästhesie. Gefühl, Wahrnehmung.

Ästhesiometer. Empfindungsmeter zur Prüfung der Hautempfindlichkeit.

Ataranalgesie. Griech. ataraktos = ruhig, Die Kombination von Analgetikum und Psychopharmakon zu Analgesie- und Sedationszwecken (nach Hayward u. Butt).

Ataraxia. Griech. »Seelenruhe«.

AUC. Engl. Abk. für »*area under the curve*« (Fläche unter der Konzentration-Zeit-Kurve). Die sog. AUC wird durch die Fläche unter der Blutkonzentration-Zeitkurve nach definierter Applikation dargestellt. Erfolgt beispielsweise nach p.o.-Gabe eine rasche, vollständige enterale Resorption, ist die Plasmakonzentration entsprechend hoch, wobei sich die Gesamtfläche unter der Plasmakonzentration-Zeitkurve zur Größe der resorbierten Arzneimittelmenge proportional verhält.

Aufbereitungsmonographie. Durch Expertenkommissionen beim Bundesinstitut für Arzneimittel und Medizinprodukte (BfArM; ehemaliges Bundesgesundheitsamt BGA) erstellte wissenschaftlichen Monographien für die bis dahin »fiktiv zugelassenen« Arzneimittel.

aufsteigendes retikuläres aktivierendes System Magoun. Nach → H.W. Magoun 1949 durch sensorische Afferenzen angeregte → Formatio reticularis; aktiviert höhere kortikale Zentren (s. auch: Bispectral-EEG).

Aura. Kurzdauernde eigenartige Wahrnehmungen, die bei Migräne-Patienten der Kopfschmerzphase vorausgeht.

Ausscheidung. Kinetik, Elimination.

Autotomie. »Selbstverstümmelung«; wird bei Tierexperimenten als Zeichen für Schmerz interpretiert. Hinweise sind jedoch vorhanden, dass Sensibilitätsstörungen oder Parästhesien ebenfalls ausreichende Gründe für

autonomes Nervensystem. *Syn.:* vegetatives NS, verantwortlich für autonome Funktionen zur Aufrechterhaltung des »milieu interne«, unterteilbar in → zentrales autonomes NS (Synonym zentrales autonomes Netzwerk, »central autonomic network« CAN) und → peripheres autonomes NS (s. Buch A).

autonome Nervenblockaden. Klinisch gebräuchlicher, aber ungenauer Begriff: die temporäre (LA oder Neurolysis) Blockade zu therapeutischen Zwecken (Analgesie, periphere Perfusionssteigerung) von autonomen Ganglien (z.B. Ganglion coeliacum etc.) beinhaltet 1. die Blockierung von autonomen Efferenzen und 2. die Blockierung von viszeralen (nichtautonomen!) Primärafferenzen.

aversiv. »gegenteilig«; eine »aversive Wirkung« ist eine »gegenteilige Wirkung«; z.B.: Opioide vom Typ partielle κ-Agonisten bzw. → Antagonist-Agonist können eine aversive Dysphorie über nichtopioiderge σ-Rezeptoren induzieren (s. Buch B).

Avogadro, Amadeo (1776–1856). In Turin wirkender Physiker. Stellte u.a. das nach ihm benannte Gesetz auf, wonach die Zahl der in 1 ml enthaltenen Moleküle (unter Normalbedingungen) $2,69 \cdot 10^{19}$ beträgt. Diese Konzentration wird in hohen → Hahnemann-Verdünnungsreihen »unterboten«.

Ayurveda. Indisches, kosmisch-spirituelles Heilkundesystem (»Die Lehre vom Leben«): Hauptkomponenten Vata (Sanskrit: Luft), Pitta (Feuer), Kapha (Wasser). Schmerz soll keine Erkrankung, sondern ein Ungleichgewicht dieser 3 verantwortlichen Konzepte sein.

Babinski, Joseph (1857–1932). Frz. Neurologe polnischer Abstammung, Schüler von → Charcot. publizierte u.a. 1896: »*Le réflexe cutané plantaire dans certaines affections organique du système nerveux*«. Nach Babinski wird der B.-Reflex (Großzehenreflex bei Pyramidenbahnschäden, 1896), das B.-Ohr-Phänomen, das B.-Nageotte-Syndrom, das B.-Vaquez-Syndrom, das Anton-B.-Syndrom, sowie das B.-Fröhlich-Syndrom bezeichnet. Babinsky studierte Allgemeinmedizin, publizierte Arbeiten über Typhus (1882), wurde einer der Pioniere der frz. Neurologieschule (Charcot, Brissaud, Pierrie Marie, Déjérine), initiierte die frz. Neurochirurgie (→ de Martel, → Vincent) und befasste sich in seinen letzten Arbeiten mit Psychologie (1930: Arbeiten über Hysterie).

Bahnung. Neurophysiologischer Begriff der Vorbereitung der Nervenzelle durch unterschwellige Reize. Damit wird die Schwelle für neueintreffende Impulse laufend erniedrigt. Die Summation dieser Impulse führt zur Impulsausbreitung. Gegenteil: Hemmung.

BAI. Abk. für *Beck anxiety inventory* (nach Beck et al. 1988).

Baillarger, François (1809–1890). Bedeutender frz. Neurologe; beschrieb kortikale Schichten und wies nach dass das menschliche Hirn im Verhältnis zu seiner Gesamtvolumen kleiner ist als bei niedrigen Tieren.

balanced analgesia. Analgesietechnik mit Ziel, die zentrale (spinale, supraspinale) Schmerzmodulation spezifisch mittels »zentraler Analgetika« vom Typ Opioid die periphere Schmerzmodulation gleichzeitig mittel »peripherer Schmerzmittel« vom Typ Entzündungshemmer (bzw. COX-Inhibitoren) zu beeinflussen. Waldvogel u. Fasano (1983) führten erfolgreich Hemikolektomien unter spinaler Lofentanilgabe in Kombination mi »peripheren Analgetika« durch. »The aim was to block nociceptive transmission at medullary receptor site level and to act as well on the peripheral genesis of pain a procedure we could define as a kind of balanced analgesia technique comparable to balanced anaesthesia techniques« (Der Anästhesist 1983, S.32, A 17.6); die Namengebung wurde durch → J.S. Lundys Konzept der »balanced anaesthesia« (1926) geprägt.

Bamm, Peter (Pseudonym für Curt Emmrich; Hochneukirch bei Grevenbroich 1897–1975 Zollikon). Freiwilliger des 1. Weltkriegs; Studium der Medizin, als Chirurg bzw. Schiffarzt Weltreisen und Kriegschirurg 1940–1945: »Die unsichtbare Flagge«.

Barästhesie. Drucksinn.

Barästhesiometer. Ein Instrument zur Messung des Drucksinns.

Barker, A.E. (1850–1916). Führte hyperbare Techniken bei der Spinalanästhesie ein.

Barré-Liéou-Syndrom (auch: Neri-Barré-Liéou-Syndrom). Nach dem Strassburger Neurologen J.A.B. Barré (1880–1967) benanntes mit Kopfschmerzen einhergehendes Krankheitsbild (Neuralgiesyndrom mit Mitbeteiligung des autonomen Nervensystems bei Schädigung der Halswirbelsäule).

Bärtschi-Rochaix Syndrom. Nach W. Bärtschi-Rochaix benannte halbseitige, anfallsmässig (migräneartig) mit Schwindel, Seh- und Hörstörungen auftretende Kopfschmerzen auf der Grundlage von posttraumatischen Veränderungen der Halswirbelsäue (v.a.: A. vertebralis, Spinalnerven).

Bartter-Syndrom (»Prostaglandismus«). Nach dem Endokrinologen F.C.B. Bartter am Bethesda-Spital/ Maryland 1962 beschriebene autosomal-hereditäre primäre PGE_2-Überproduktion (Nierenmark), Renin-Angiotensin-Bildung $\uparrow$ = Hyperaldosteronismus (renaler Kaliumverlust), ADH-Hemmung (erhöhte renale Wasserverluste), Stimulation des Kallikreinsystems mit erhöhter Kininfreisetzung (Vasodilatation), Muskelschwäche, Ödeme, Hypotension, Kreislaufschwächen.

Symptomatische Therapie: PG-Synthesehemmer (z. B. → Indometacin).

Basbaum, Allan I. (Montreal *1947). Nach Studien in Psychologie (McGill University Montreal), Anatomie und Neurophysiologie (University College, London) sowie Neuroanatomie Professor und Vorsitzender des Lehrstuhls für Anatomie des W.M. Keck Center for Integrative Neuroscience, UC San Francisco. Vormals Präsident der IASP. Vielfache internationale Auszeichnungen für Verdienste in der Schmerzforschung.

Basler Chemische Industrie. → Geigy, → CIBA, → Sandoz (1996 zu Novartis fusioniert), Durand und Huguenin, → Hoffmann-La Roche, Müller-Pack etc. Erste Anfänge gehen auf den Frühkapitalismus im 18. Jahrhundert zurück (einfache Produktionsherstellung wie Seidenbandindustrie, Färbereien, Engros-Handel mit Rohwaren wie Drogen, Gewürzen, daneben Kleinhandel); gefördert durch die günstige Verkehrslage sowie sog. Refugianten (in der Regel hochbegabte, kultivierte und reiche Religionsverfolgte) aus Frankreich, Holland etc. Später u. a. durch den bedeutenden Nationalökonomen Christoph Bernoulli geprägt. Ausbau der Verkehrsmittel (erste schweizer Bahn ins Elsaß! Erster Tunnelbau zwischen Basel und Olten: Hauenbergtunnel 1858; ab 1881 Telefonnetz, ab 1895 Ausbau des Oberrheins bzw. des Basler Rheinhafens). Erste Anfänge eines eigentlichen übernationalen Regionalismus (Regio Basiliensis mit Elsass und Baden). Der v. a. durch die Familie Geigy geförderte Bahnbau wurde v. a. von den katholischen Konservativen (Basel-Stadt war traditionsmässig protestantisch) als schlimme »Negoziation« gegenüber den »falschen Welschen« interpretiert und ein Herr Professor Reber schrieb über das »Trojanische Pferd Bahn«:

> Du Geist des alten Priamos.
> Erschein im großen Rate!
> Erzähl ihm von dem hölzernen Roß.
> Das deinem Troja nahte. Sag ihm:
> Zerbrechet nicht Euren Wall.
> Und werdet dieses Rosses Stall.
> Sag ihm: es sei ganz einerlei.
> Ob's Ross von Holz, von Eisen,
> Und ob der, der im Bauche sei,
> 'Franzos oder Grieche mög' heißen!

Bayer, Friedrich (Barmen 1825–1880). Farbstoffkaufmann, gründete 1863 die Firma Bayer & Co.

Bayes, Thomas, Mathematiker, anglikanischer Geistlicher (Reverend) (1702–1761). Untersuchte erstmals, wie aus empirisch gewonnenen Daten auf eine zugrundeliegende Wahrscheinlichkeit von Ursachen zurückgeschlossen werden kann. Stellte eine komplizierte Formel (»Bayes-Regel«) auf, die – 1763 nach seinem Tode publiziert und zunächst unverstanden – später vom französischen Mathematiker Pierre Simon Marquis de Laplace (1749–1827) in seiner Darstellung der Wahrscheinlichkeitsrechnung (1812–1814) aufgegriffen wurde. Der Lehrsatz nach Bayes ist heute Ausgangspunkt für komplizierte logisch-statistische Wahrscheinlichkeitsüberlegungen. 1992 wurde die International Society for Bayesian Analysis (ISBA) mit der Aufgabe gegründet, Bayesianische statistische Theorien und Methoden für theoretische und praktische Anwendungen in Industrie, Wissenschaft (Medizin: → Cochrane-Bewegung) und Politologie zu fördern.

BDNF. Engl. Abk. für »*b*rain *d*erived *n*eurotrophic *f*actor«, zur Superfamilie der sog. Trophikfaktoren bzw. »nerve growth factors« gehörend, die Trophik und Differenzierung zentraler und peripherer Nerven beeinflussen.

Becher, Johannes Robert (München 1891–1958 Berlin). Studium der Medizin und Philosophie. 1914 »Verfall und Triumpf«; 1934 »zwangsausgebürgert«; nach Emigration in Moskau ab 1954 Kulturminister der DDR.

Bechtherev von, Vladimir Maikhailowitsch (1857–1927). Bedeutender russischer Neurologe, Schüler des bedeutenden dt. Psychiaters und Neurologen Paul Flechsig (Zwickau 1847–1929 Leipzig); nach ihm werden zentrale Kerne (Nucleus vestibularis rostralis), Erkrankungen (Sponylarthritis ankylopoetica der Wirbelsäule), Reflexe (Augenreflex, paradoxer Pupillenreflex, Hackenreflex, Pronationsreflex, Karpometakarpalreflex, Bechterew-Mendel-Plantarreflex) sowie das B.-Syndrom (bei Druck auf Wadenbein bzw. N. fibularis kein Druckschmerz bei Tabes dorsalis) und das B.-Ischiasphänomen (Ischiassyndrom) benannt.

Beecham, Sir Thomas (1879–1961). Weltberühmter Dirigent; ab 1919 künstlerischer Leiter des Covent Garden Opera House. Zusammen mit seinem Vater Sir Joseph als Inhaber der Beecham Pharmaceutical Company Aufkauf des Covent Garden Estate (u. a. mit Royal Opera House, Theatre Royal, Drury Lane etc.) 1914. Finanzierte aus dem Verkauf u. a. von Aspirin, das sein Großvater Thomas als Pharmazeut in Lancashire herstellte, u. a. seine von ihm geleitete Beecham Opera Company (1915 bis zum finanziellen Debakel 1920) sowie die British National Opera Company. Autobiographie 1944: »*A mingled chime*«.

Beecher, Henry K. ([ursprünglich dänischer Namen Unangst], Wichita/Kansas 1904–1976). Studium der Chemie (Universität Kansas); danach 4 Jahre Vorsteher des dortigen Chemieinstitutes; weitere Studien an der Harvard-Universität bis 1932; 1 Jahr Physiologie beim Nobelpreisträger August → Krogh in Dänemark, danach Chirurgieassistent. Als der für Anästhesie am Mass. Gen. Hospital verantwortliche Chirurg Bradshaw nach 4 Jahren die Tätigkeit 1936 quittierte, wurde Beecher als Protegé seines v. a. für Lungenchirurgie berühmten Chefs Churchill 1936(–1969) Nachfolger des Anästhesiedienstes, obwohl Beecher keine formelle Ausbildung in Anästhesiologie hatte. Publizierte 1938 »*The Physiology of Anaesthesia*«, wurde 1939 Anästhesie-«Instruktor«, ab 1941–1970 erste Harvard-Professur für Anästhesie (Henry-Isaiah-Dorr-Professur). Erst 1942 Fellow American College of Anesthesiology. Die Rolle Beechers als Lehrer ist unklar. Gravenstein erinnert sich nicht, ihn einmal im Operationssaal während seiner Harvardausbildung gesehen zu haben; ebenfalls soll Beecher – der sich offenbar mit hervorragenden Mitarbeitern umgab – weder Risiko- noch Intensivpflegepatienten versorgt haben. Beechers Ansicht der »modernen Anästhesie« war: »anesthesia technique can be mastered by ordinary men who are ordinarily deft, with only a modest requirement of intelligence and of knowledge and judgement«; ebenso lehnte er die Bezeichnung »Anesthesiology« ab (diese Namengebung lehnte auch → Macintosh ab, aber aus ganz anderen, nämlich kulturell-linguistischen Gründen). 1954 zusammen mit Todd Arbeit über Äther und d-Tubocurarin, aufgrund deren falschen Schlussfolgerungen sowie des hohen Militärranges von Beecher d-Curare im Koreafeldzug schlichtweg verboten wurde. Beecher gründete mit Dripps u. Papper zusammen eine »elitäre« Association of University Anesthetists. 1959 »Measurement of subjective responses« (Oxford University Press). Die vielbeachtete JAMA-Publikation 1955 »The powerful placebo« erlaubte den Durchbruch des biomedizinischen, seit ca. 1946 an verschiedenen führenden amerikanischen Universitäten erarbeiteten (aber seit Jahrhunderten bekannten) Konzepts der → Placebowirkung (»Conference on therapy. The use of placebos in therapy. NYJ Med 1946; 17: 722–727) und Doppelblindstudien auf breiter Basis in der Klinik. Unter anderem beschrieb Beecher Placebowirkungen »that can produce gross physical changes, including objective changes at the end organ with may exceed those attributable to potent pharmacological action«. Siehe auch → Hill, Bradford Austin. Beechers-Schüler war u. a. Werner Hügin (erste Professur für Anästhesiologie in Basel im Rahmen des Chirurgiedepartementes) aus der Chirurgieabteilung von Rudolf Nissen (dank der Intervention von Ferdinand Sauerbruch vor den Nazis in die Türkei gerettet). Beecher besuchte während des Kalten Krieges als → Admiral W. Hügin (s. auch → Gelpke) in Basel, um sich über die damals in Basel durch Sandoz (→ Hoffmann etc.) entwickelten Substanzen wie LSD zu erkundigen (in der Annahme, amerikanische Soldaten könnten im Vietnamkrieg etc. in Gefangenschaft diesen Drogen ausgesetzt werden).

Befindlichkeitsskala. In der Schmerztherapie einge-setzte Skala zur Selbsterfassung der Befindlichkeitsqualität (nach Zerssen et al. 1970).

Behring von, Emil (1854–1917). Erster Nobelpreis in Medizin und Physiologie 1901. Pionier der modernen Immunologie (erstes Diphterie-Antiserum).

Bell, Charles Sir (1774–1842). Schottischer Physiologe Arbeiten über Rückenmarkwurzeln. 1830: »*The nervous system*«. In »*Essays on the anatomy of expression in painting*« Illustrationen in Bezug auf Anatomiekenntnisse für Künstler. Beschrieb, dass sensorische Nerven im ZNS in spezifischen Endkernen enden. Arbeiten über Spinalnerven (u. a. → Bell-Magendie-Gesetz, 1811 funktionelle Unterschiede zwischen Vorder- und Hinterhorn). Nach ihm benannt: Bell-Lähmung (Fazialislähmung 1821), Bell-Phänomen und Bell-Spasmus (Hemispasmus facialis).

Bell-Magendie-Regel. Nach Sir Charles → Bell und dem französischen Physiologen F.M. Magendie (1783–1855) benanntes Gesetz, dass die Rückenmarkvorderwurzel efferente motorische, die Hinterwurzel afferente Nervenfasern beinhaltet; wird heute noch als Regel anerkannt, da wahrscheinlich auch über die Vorderwurzel afferente Fasern verlaufen (s. Buch A).

Belohnungssystem. Höhergeordnetes System hedonischer Verhaltensweisen (Präferenzen, Belohnungseffekt; Anhedonie = Fehlen des Wollustgefühls bzw. Absenz eines allgemeinen Lustgefühls; nach Epikur); s. Nc. accumbens (s. Buch A).

Benn, Gottfried (Mansfeld/Westpreußen 1886–1956 Berlin). Medizinstudium in Marburg und Berlin. Facharzt für Haut- und Geschlechtskrankheiten in Berlin. Büchnerpreis 1951; u. a. Briefwechsel mit Alexander Lernet-Holenia und Reinhold Schneider.

Bennett, Gary Jay (Neptune/New Jersey *1948). Ausbildung in Psychologie, Virginia University (Richmond/VA) 1970–1974; danach Dozent in Psychologie und Weiterbildung in Physiologie (1974–1978), Neurobiologie und Anästhesiologie am National Institute of Dental Research, NIH, Bethesda bis 1996. Nach Bennett sind standardisierte Tierexperimentmodelle benannt (s. Buch A).

Benommenheit. Bewusstseinstrübung.

Berger, Hans (1873–1941). Psychiater in Jena (mit dem Poeten Friedrich Rückert verwandt). Assistent bei Otto Binswanger (1852–1929). Arbeiten mit Oscar → Vogt und Korbinian Brodmann u. a. über zerebrale Zirkulation. Motiviert durch Arbeiten von Richard Caton (1842–1926), die elektrischen Aktivitäten des Hirns zu erforschen, entdeckte er das EEG (1924; publiziert 1927: »*Über das Electroenkephalogramm des Menschen*«). Die politiche Katastrophe nach 1933 treiben den als melancholisch beschriebenen Arzt und Forscher zum Selbstmord durch Erhängen. Die Erfindung des EEG ermöglichte die neurophysiologisch begründete Epileptiologie sowie (dank Datenverarbeitungstechnik wie Fourier-Technik) das perioperative ZNS-Monitoring (Sedationstiefe, Antinozizeptionsschutz: z. B. → Bispectral Index).

Berliner Gesundheitshaus. Im Tiergartendistrikt von Ernst Joel (1893–1929; bedeutendem dt. Pazifist mit Gründung des Journals »Der Aufbruch«; 1915 Petition u. a. von Martin Buber, Kurt Eisner, Eugen Diederichs, S. Fischer, Magnus Hirschfeld, Heinrich Mann, Thomas Mann, Alfred Mombert, Frank Wedekind, Walter Benjamin, Alfred Kerr, Gustaf Landauer, Fritz Mauthner, Ferndinand Tönnies, Gustav Wyneken etc. an die Preussischen Abgeordneten, die Streichung von Joel aus der Studentenliste der Universität Berlin aufzuheben ..., und Fritz Fränkel (Lebensdaten unbekannt) gegründete *Klinik für Drogenabhängige*. Joel und Fränkel – in enger Zusammenarbeit mit Walter Benjamin – waren Pioniere von Drogen und Rausch (die dt. Bezeichnung »Rausch« wurde als »telquel« im Engl. übernommen) und publizierten über die Pathologie der Gewöhnung, »Morphiumsucht«, »Cocainomanie«, »Haschisch-Rausch« u. a. auch 1926: »*Ist in Deutschland der Anbau von Indischem Hanf notwendig?*« (s. auch Buch B).

Bernard, Claude (1813–1878). Hervorragender frz. Physiologe (u. a. Nachweis der Curarewirkung an der motorischen Endplatte 1857, Leçons sur les anesthésiques 1875), konzipierte u. a. die Idee der Experimentalchirurgie, Ausgangspunkt der modernen wissenschaftlichen Medizin. Nach ihm benannt wird das Bernard-Syndrom bzw. die Horner-Trias (Enophthalmus, Ptosis, Miosis). Erarbeitete u. a. Ideen über Narkosewirkung, die er einer reversiblen Zellprotoplasmaveränderung zuschrieb: → Zelltheorie, → Zellmembran, → Overtonsche Theorie. 1864 beschrieb Bernard die Interaktion von Chloroform und i.v.-Gabe von Morphin (Narkosevertiefung).

Besson, Jean-Marie (Belfort *1938). Nach Studien (Pharmazie, Chemie, Physiologie) in Nancy mit Abschluss Dr. nat sci. 1969 (Paris), Zusammenarbeit mit W. Marshall vom NIH Bethesda und Eintritt in das von Denise → Albe-Fessard geleitete Laboratoire de Physiologie des Centres Nerveux am Institut Marey. Forschung über präsynaptische spinale Hemmungsmechanismen sowie allgemein über Schmerzmechanismen. Dies führte später 1976 und 1989 zur Direktion am nationalen Forschungszentrum INSERM einer eigentlichen Forschungseinheit für Schmerzforschung, später Physiopharmakologie des ZNS. Unter seiner Leitung Erforschung der hemmenden Wirkung von Morphin auf spinaler Ebene, der Rolle der Raphekerne, der zentralen Analgesie, der deszendierenden Hemmbahnen.

An seinem Institut haben u. a. mitgearbeitet: → Basbaum, → Liebeskind, Eisenach, → Iggo, → Jurna, Zhao etc. Besson hat über 300 wissenschaftliche Arbeiten, sowie mehrere Bücher veröffentlicht, so im Springer-Verlag mit Dikenson: »*Handbook of experimental pharmacology*«, vol. 130 (1997). Editorialarbeit u. a. in Brain Research, Experimental Brain Research, Physiological Reviews etc.; diverse Ehrungen, so Gaston-Rousseau-Preis (1988), Bristol-Myers-Squibb-Award (1990) etc.; 1996 Präsident der → IASP für 3 Jahre.

BET. Engl. Abk. (nach Schüttler et al. 1983) für *bolus elimination and transfer*: → TCI.

Beta-Endorphin (β-Endorphin). 1976 durch Li u. Chung aus über 500 Kamel-Hypophysenpräparaten (!) nachgewiesenes endogenes Peptid mit einer dem Hypophysenhormon β-Lipotropin identischen Aminosäurensequenz in Position 61–91; in Position 1–4 identische Sequenz wie in Methionin und L-Enkephalin. Die Injektion von β-Endorphin induziert eine opioiderge, naloxonreversible, langanhaltende Analgesie (s. Buch B).

Beta-Fasern (β-Fasern). 5–15 µm dicke, myelinisierte Fasern mit hoher Leitungsgeschwindigkeit von ca. 60 m/s. Funktion: Afferenzen aus dem Hautgebiet (Berührungssinn).

Beta-Phase (β-Phase). Pharmakokinetik; Dreikompartimentmodell: Eliminationsphase, die unmittelbar (theoretisch schon etwas vorher) an die schnelle → α-Verteilungsphase anschliesst. Selten wird auch eine zusätzliche, sog. »finale« Eliminationsphase → γ-Phase diskutiert (betrifft Wirkstoffe, deren totale Elimination Wochen bis Monate in Anspruch nimmt).

Beta-Wellen (β-Wellen). EEG-Wellen (unregelmäßige Wellenform; f: 13–30 Zyklen/s; Amplitude 5–50 µV). Werden im Wachzustand (offene Augen) registriert (im Vergleich zu den α-Wellen gemäß der höherenzentralen Aktivität höhere Frequenz, aber kleinere Voltage).

Beta-Rezeptoren (β$_1$-Rezeptoren). Postsynaptische Rezeptoren des adrenergen Systems; vermitteln positive Bathmotropie, Inotropie.

Beta-Rezeptoren (β$_2$-Rezeptoren). Postsynaptische Rezeptoren des adrenergen Systems; vermitteln Vaso- und Bronchodilatation, gastrointestinale Relaxation, Uterus- und Blasenrelaxation, Glykogenolysis, Lipolysis.

Betäubungsmittel. Historische (heute obsolete, aber immer noch gebräuchliche) Bezeichnung für Wirkstoffe, die »betäubend« (?) wirken. Im schweizerischen Bundesgesetz gelten »Betäubungsmittel« im Sinne des Gesetzes als abhängigkeitserzeugend; sie umfassen höchst unterschiedliche Stoffe und Präparate der Wirkungstypen Morphin, Kokain und Cannabis. Diesen

Betäubungsmitteln sind gesetzmäßig gleichgestellt Halluzinogene, zentrale Stimulanzien vom Typ Amphetamin sowie weitere Stoffe und Präparate, die eine ähnlich Wirkung wie diese erstgenannten Stoffe vermitteln. Das Eidgenössische Gesundheitsamt erstellt das Verzeichnis dieser Stoffe gestützt auf die Artikel 69, 69bis und 64bis der Bundesverfassung (SR 101), und nach Einsicht in eine Botschaft des Bundesrates vom 9. April 1951 beschloß die Bundesversammlung der Schweizerischen Eidgenossenschaft das Bundesgesetz über die Betäubungsmittel vom 3. Oktober 1951. Es wird ergänzt durch Verordnungen (1952, 1984). Im 1. Kapitel »Allgemeine Bestimmungen« werden die unter das Betäubungsmittelgesetz fallenden Stoffe bestimmt. In Bezug auf die Schmerztherapie fallen darunter das Rohmaterial Opium sowie die Wirkstoffe Phenanthren-Alkaloide und deren Derivate/Salze, die zur Abhängigkeit führen. Die entsprechenden Vermerke findet der Leser in den entsprechenden Wirkstoffprofilen (Rezeptpflichtigkeit). Gewisse Stoffe werden im II. Kapitel (Herstellung, Abgabe, Bezug und Verwendung) verboten: es sind dies in Bezug auf die Schmerztherapie: Rauchopium und Derivate; Diacetylmorphin und Salze (Heroin). In der Schweiz darf der Apotheker Betäubungsmittel abgeben aufgrund einer schriftlichen Bestellung (Rezept) eines zur Berufsausübung berechtigten Arztes (812.121.1 Artikel 38). Die gesetzlichen Vorschriften für den praktizierenden Arzt in Bezug auf Aufbewahrung und Kontrolle sind ebenfalls praxisbezogen. Die Verordnung von 1984 (812.121.2) listet die für die Schmerzpraxis gebrauchten Stoffe: sie werden im Wirkstoffprofil unter Rezeptpflichtigkeit angegeben. In der Schweiz (in Bezug auf die Schmerzpraxis) verbotene Stoffe sind Heroin und Rauchopium. In Deutschland regelt das Betäubungsmittelgesetz (BtMG) von 28.7.1981 sowie die Betäubungsmittel-Verschreibungsverordnung 1981 die Schmerzmittelpraxis des Arztes (durch die 2. Betäubungsmittelrechts-Änderungsverordnung von 1986 sowie einer Betäubungsmittel-Verschreibeverordnung von 1986/1988/1993 angepasst).

Bettelheim, Bruno (1903–1990). Österr. Psychologe 1938; im KZ Dachau und Buchenwald inhaftiert, 1939 freigelassen. Emigration in die USA. Publizierte u.a. über Stress von Einzelpersonen und Massen in extremen Situationen (Konzentrationslager etc.), Kinderpsychologie (Autismus). Auf dt. 1966 »Aufstand gegen die Massen«, 1970 erschien »Liebe allein genügt nicht«. Universität Tübingen: Leopold-Lucas-Preis 1990.

Bewusstlosigkeit. Koma.

Bewusstsein. Nach dem Universalgenie Gottfried Wilhelm Leibnitz (Leipzig 1646–1716 Hannover) postulierter Gesamtinhalt der »Ich-Erfahrung« (später: C.G. Jung etc.).

BfArM. Bundesinstitut für Arzneimittel und Medizinprodukte; (früher BGA: Bundesgesundheitsamt).

B-Fasern. Histologisch dünne Fasern (1–3 µm) mit einer Leitungsgeschwindigkeit von 10m/s: präganglionär Fasern des autonomen Nervensystems (s. Buch A).

Bias. Engl.: Schräglage, Schieflage; moderne Statistik ein innerhalb wissenschaftlicher Studien mögliche bzw. auftretender systematischer Denkfehler ode unkontrollierter Einfluss oder verdeckte Voreingenommenheit.

Bielschowsky, Max (1869–1940). Bedeutender dt. Neurologe und Vater der modernen Neuropathologie. Arbeiter in Frankfurt am Senckenberg Pathologischen Institut.

Bier, August Karl Gustav (Helsen 1861–1949). Nach Studien in Berlin, Leipzig und Kiel (Promotion 1986) Allgemeinpraktiker, wo er dem berühmten Chirurgen Friedrich von Esmarch (1823–1908) durch seine klinische Begabung auffiel. Innerhalb von 2 Jahren Privatdozent. Durch Iräneus Quincke (1842–1922), ebenfalls an der Kieler Chirurgie, erlebte er die Technik der Lumbalpunktion (was dem eifersüchtigen Quincke zu schaffen machte). Bier erlaubte 1898 seinem Assistenten Hildebrandt, an ihm selbst die erste intrathekale Kokainanästhesie durchzuführen. Publikationen u.a.: »Versuche über Cocainisierung des Rückenmarks«(1899), »Weitere Mitteilungen über Rückenmarksanästhesie«(1901). Später nach Greifswald, Bonn und 1907 als Nachfolger von Bergmanns nach Berlin. Verlor 2 illustre Patienten in der Folge von Appendektomien: den Industriellen Hugo Stinnes (1924; Stefan Zweigs »Kriegsgewinnler«) sowie den Reichspräsidenten Friedrich Ebert (1925). Zog sich 1934 nach Sauen in der Mark (DDR) zurück. Der nachmalige sowjetische Militärchefarzt war zufälligerweise ein ehemaliger Student von Bier, so dass Bier fortan unbehelligt seinen Lebensabend in Sauen verbringen konnte, wo er mit seiner Ehefrau in einem unscheinbaren Grab in seinem geliebten Wald begraben wurde.

bildgebende Verfahren. CT bzw. Röntgen-computed-Tomographie; PET bzw. Positron-emission-computed-Tomographie; SPECT bzw. Single-photon-emission-computed-Tomographie; MR bzw. magnetische Resonanzverfahren erlauben die Analyse, Aufzeichnung von Perfusions- bzw. Aktivitätsänderungen (z.B. auf standardisierte Schmerzreize, Gabe von Wirkstoffen etc.) im ZNS etc. (s. Buch A).

biliäre Exkretion. Die Elimination durch hepatische Exkretion (betrifft MS und Metaboliten): über einen sog. enterohepatischen Kreislauf können solche Stoffe wieder in den systemischen Kreislauf gelangen (s. Buch K).

Billroth, Theodor (Rügen 1829–1894). Ausbildung in Göttingen und Berlin (Schönlein, von Langenbeck). Als 32jähriger nach Zürich berufen. 1867 – einige Monate nach der Schlacht bei Königgrätz – durch Kaiser Franz Joseph nach Wien berufen. Billroth war neben seiner weltberühmten chirurgischen Tätigkeit (1881 erste Magenresektion) u. a. Musikjournalist (Allgemeine musikalische Zeitung, Leipzig; NZZ) und Musikkomponist. In einem Brief an Mulicz 1883: »In Zürich habe ich ziemlich viel componirt: 3 Trios, ein Clavierquintett, und ein Streichquartett ... Meine sämtlichen Compositionen habe ich vor einigen Jahren den Flammen übergeben, es war schreckliches Zeug! Und stank grässlich beim Verbrennen.« Liederkompositionen: davon nur freigegeben »Todessehnsucht« (nach einem Gedicht von Georg Herwegh). Grosser Briefwechsel mit Johannes Brahms, mit dem ihn eine tiefe Freundschaft verband. Ebenfalls grosses Engagement für Pflegepersonal: »*Die Krankenpflege im Hause und im Hospitale.*« 1894 als Schwerkranker (Pneumonie, Depressionen) im Kuraufenthalt in Istrien (Opatia) schrieb er wenige Tage vor seinem Tode:

> Nacht ist's; schon lange lautlose Stille um mich, nun wird's auch in mir still.
>
> Mein Geist beginnt zu wandern, ein ätherblauer Himmel wölbt sich über mir. Ich schwebe körperlos empor. Es klingen die schönsten Harmonien von unsichtbaren Chören, in sanftem Wechsel gleich dem Atmen der Ewigkeit! Auch Stimmen nehm ich wahr, die Worte sind ein leises Rauschen, Klingen: »Komm müder Mann, wir machen glücklich Dich. In dieser Sphären Zauber befreien wir Dich vom Denken, der höchsten Wonne und dem tiefsten Schmerz der Menschen. Du fühltest Dich als Theil des Alls, sei nun im ganzen All vertheilt, das Ganze zu empfinden mächtig.«

Binding, Rudolf Georg (Basel 1867–1938 Starnberg). Jura- und Medizinstudium, dann Schriftsteller: sein Vater Karl Ludwig Lorenz (1841–1920) schuf die staatsrechtlich-politischen Grundlagen zur späteren nationalsozialistischen → »Euthanasie« (s. auch: Hoche). Kavallerie-Offizier während des 1. Weltkriegs.

Bing, Robert (1878–1956). Neurologe; beschrieb das Bingsche Kopfschmerzensyndrom (*Syn.:* Horton-Syndrom).

Bioinversion. Der in vivo bei Razemat-Molekülen, aber auch bei Enantiomeren mit asymmetrischem C-Atom vorkommende spontane Wechsel bzw. Umkehr von einer Enantiomerform (z. B. S, R-Form) zur anderen (z. B. 2-Arylpropionsäureabkömmlinge, Ibuprofen: s. Buch E).

Biomembran. In der klinischen Pharmakologie wichtige Trennschichten zwischen Blutorgan und ZNS (»Blut-Hirn-Barriere«), mütterlichem und fetalem Kreislauf (»diaplazentäre Passage«) oder Milch und Säugling (»translaktale Passage«). Ziel der Forschung sind die multiplen passiven und aktiven Transportsysteme dieser früher fälschlicherweise als rein passiv angenommenen Trennschichten.

Biosensor. Spezifische Strukturen, die imstande sind, die Anwesenheit und Konzentration von Molekülen und Strukturen in quantifizierbare physikalische Signale umzuwandeln (z. B. → zirkumventrikuläre Signale).

Biotransformation. *Syn.:* Metabolismus, Verstoffwechselung: Die durch Enzyme katalysierte Umwandlung eines Xenoliganden in eine andere Molekülart; bei der hepatischen (wichtigsten) Biotransformation wird eine Phase I (Oxidation, Reduktion, Hydrolyse) sowie eine Phase II (Konjugation z. B. mit Glukuronsäure) unterschieden. Daneben biotransformieren andere Organe wie Lungengewebe, Plazenta, ZNS etc. (s. Buch K sowie Wirkstoffprofile).

Bioverfügbarkeit. *Syn.:* »bioavailability«, systemische oder biologische Verfügbarkeit; auch Bioäquivalenz: Anteil eines extravaskulär verabreichten Wirkstoffes, der im Blut erscheint und für die Zielorgane verfügbar ist. Der Unterschied bei gleicher Dosierung zur i.v.-Gabe, bestimmt anhand der Fläche unter der Konzentration-Zeit-Kurve (→ AUC), ergibt den Unterschied. Die relative Bioverfügbarkeit ist die Bestimmung einer Standard- mit einer Testdosis bei einem Wirkstoff, der nicht i.v. gegeben werden kann. Bei nichtinvasiver Anwendung wird die Bioverfügbarkeit durch die → Resorptionsphase (Biomembrangängigkeit, aktive und passive Resorption etc.) entscheidend beeinflusst; bei nichtinvasiver und invasiver Gabe wird die Bioverfügbarkeit durch die → hepatische (und pulmonale etc.) Extraktionsrate beeinflusst (s. Buch K).

Bi-spectral-EEG. Für die pharmakodynamische Messung einer iatrogenen Depression des ZNS eingesetzte EEG-Technik, wobei die einzelnen EEG-Komponenten dank Fourier-Transformation in entsprechende Sinuswellen umgewandelt werden und dann die individuellen Phasenverschiebungen zwischen den Wellen analysiert werden, wobei ein einzelner Parameter, gekennzeichnet durch einen numerischen Index 0–10, entsteht (= bi-spektraler Index), der in Beziehung zur Sedation bzw. Anästhesietiefe steht.

BJA (auch Br J Anaesth). Abk. für das 1923 durch den amerikanischen Anästhesisten H.M. Cohen (New York

1875–1929 Manchester) und Engländer → H.E.H. Boyle gegründete British Journal of Anaesthesia.

Blindversuch. Wirkungsprüfung. Einfacher Blindversuch: Versuchsperson geblindet. Doppelter Blindversuch: Versuchsperson und Versuchshelfer geblindet.

Blinkreflex. Augenschutzreflex der Augenlider; kann in der Schmerzforschung auch als »schmerzbedingter Blinkreflex« (»pain evoked blink reflex«) durch noxische Laserstimuli (z. B. supraorbitale Nervenstimulation mit Laserpuls; Arbeiten von Ellrich, Bromm etc., s. Buch A) erzeugt werden.

Blut-Hirn-Schranke. Biologische Trennmembran mit multiplen *aktiven* Transportmechanismen zwischen Hirn und Blutkreislauf (s. Biomembrangängigkeit von Wirkstoffen: Buch allgemeine Kinetik). Von der Blut-Hirn-Schranke partiell ausgenommen sind dank fenestrierten Kapillarbetten die sog. → zirkumventrikuläre Organe (z. B. Chemotriggerzone).

Boas, Walter (Berlin 1904–1984). Vater Arthur Boas hatte in Berlin eine Allgemeinpraxis und starb früh an einer Herzattacke. Klassisches Gymnasium (lat., griech., frz.) mit Abitur 1922. Technische Hochschule sowie Arbeiten bei Siemens und Halske mit Abschluss in angewandter Physik (Dipl.-Ing., 1928). Forschung am Kaiser-Wilhelm-Institut für Metallkunde, u. a. auch Kristallplastizität (Verhalten von Kadmium etc.). 1932 nach Fribourg im Uechtland: die hier mit Schmid 1935 publizierten Arbeiten wurden in englischer Übersetzung noch 1968 herausgegeben! 1935 zu Scherrer nach Zürich (ETH); als protestantischer Jude in der Schweiz nicht sicher, Emigration nach London an das kgl. Faraday-Institut ... wo er als erstes begann, Englisch zu lernen ... und englische Küche zu goutieren (Interview 1973). Emigration 1938 nach Australien (Universität Melbourne). Nach dem Krieg Treffen mit (dem Anti-Nazi) Becker (Göttingen) und Wassermann (Clausthal). Gründete u. a. mit dem befreundeten Linus → Pauling die australische Pugwash-Gruppe. Nach ihm benannt die Walter-Boas-Medaille sowie der Walter-Boas-Gedächtnis-Preis.

Boehringer. Würtembergische Unternehmerfamilie aus Kirchheim unter Teck. Johann Friedrich Boehringer (1791–1867) gründete 1817 zusammen mit Christian Gotthold Engelmann die Drogenhandlung (Chinin, Morphin, Chemikalien wie Weinsäure, Äther, Chloroform etc.) Engelmann & Boehringer in Stuttgart. 1872, nach Ausscheiden Engelmanns, als Firma C.F. Boehringer Söhne aus verkehrstechnischen Gründen nach Mannheim verlegt. Albert Boehringer (1861–1939) erwarb seinerseits 1885 eine zum Verkauf stehende kleine Weinsteinfabrik 1885, aus der die spätere Boehringer Ingelheim entstand. Die Mannheimer Boehringer ging nach dem Tode des älteren Bruders des Firmengrün-

ders 1892 in den Besitz der Familie Engelhorn über. Da: im Firmenzeichen der Firma Boehringer Ingelheim sti lisierte Bildzeichen repräsentiert den Mittelbau de: Ingelheimer Kaiserpfalz Karls des Grossen.

Boerhaave, Hermann (1668–1738). Holländischer Arzt Begründer der klinischen Visite bzw. der medizinischer Ausbildung am Krankenbett.

Bonhöffer, Dietrich (Breslau 1906–1945 KZ Flossen burg). Sohn des Geheimrats und Psychiatriechefarzte: Karl Bonhöffer, Theologiestudium mit Promotion 1927 »Sanctorum communio«, nach Studienaufenthalten in Rom und New York, Antrittsvorlesung in Berlin »Die Frage nach dem Menschen in der gegenwärtigen Philosophie und Theologie« 1930; Eröffnung der Char lotter Jugendstube 1932 (1933 zwangsgeschlossen), Freundschaft mit Hans von Dohnanyi, Mitglied der deutschen Résistance und der Bekenntniskirche; 1943 verhaftet und im Wehrmachtsgefängnis Tegel inhaf tiert, danach Gestapogefängnis an der Prinz-Albrecht-Strasse, im Konzentrationslager Flossenburg (bayeri sche Oberpfalz; Hinrichtungsort von Admiral Canaris) am 09.04.1945 – nur wenige Tage vor der Evakuation des Lagers am 20.04. (Beginn der »Todesmärsche«) und Selbstmord des »purpurnen Sinnbilds des Deutschtum« (Ina → Seidel) am 30.04.1945 – hin gerichtet.

Bonica, John J. (ital. Mittelmeerinsel Filicudi 1917–1994). Emigration nach New York. Früh Halbwaise; Zei tungsverkäufer, Medizinstudium mit Abschluss 1942 Marquette University School of Medicine; Armee anästhesist; Anfänge der Schmerztherapie an Kriegs verletzten sowie geburtshilfliche Anästhesie. Publikati on 1953: »The Management of Pain.« 1960–1978 Vorste her der Anästhesiologieabteilung der Universitätsklinik Seattle. Revolutionierte die moderne Schmerzpraxis: Gründung eines multidisziplinären Schmerzfor schungsinstituts. Erster Herausgeber der Publikation »Pain«. Herausgeber des Referenzbuches: »*The Mana* *gement of Pain*« (1990). Mitgründer der → IASP (Inter national Association for the Study of Pain).

Bonnet, Charles (1720–1793). Genfer Naturforscher und Philosoph, nach dem das sog. Charles-Bonnet-Syndrom benannt ist: v. a. bei älteren, psychisch gesunden Men schen auftretende nicht erklärbare, offenbar unschädli che, oft isolierte visuelle Halluzinationen, die in der Kli nik oft vom Patienten dem behandelnden Arzt aus Angst nicht mitgeteilt werden. Publizierte 1760 »Essai analytique sur les facultés de l'âme«.

Boot, Jesse (1850–1931). Gründer der Boots Company. Litt an chronischer Polyarthritis. Bei der Fa. Boots wurde 1965 das »Analgetikum-Antirheumatikum« → Ibuprofen durch Stewart Adams und John Nicholson synthetisiert.

Borison, Herbert Leon (1922–1990). Pharmakologe an der Dartmouth Medical School im amerikanischen Hanover; entdeckte zusammen mit → Wang die Funktionen der nach ihnen benannten Chemotrigger-Zone sowie des sog. Brechzentrums (1949). Beim damaligen »Brechzentrum« wurde offenbar technisch unsauber stimuliert; mit modernsten feinsten Mikroelektroden lassen sich die älteren Arbeiten in Bezug auf das Brechzentrum nicht reproduzieren; heute nimmt man »funktionelle Brechfunktionszentren« an, Formatio reticularis, Vagalkerne, Nc. tractus solitarii etc.

Botulismus. Lat. botulus: Wurst; Lebensmittelvergiftung, die erstmals nach Genuss verdorbener Würste durch Dr. Justinus Christian Kerner (1786–1862, Amtsarzt in Baden-Würtemberg und Dichter) beschrieben wurde, deshalb auch: Kernersche Erkrankung. Kerner wies auch auf die Möglichkeit hin, das Toxin als Arznei zur Behandlung von Verkrampfungen und zur Verringerung übermässigen Speichel-, Tränen- und Schweißflusses einzusetzen (s. Buch G!).

Botulinustoxine. Unter anaeroben Bedingungen durch das grampositive, stäbchenförmige und begeißelte Bakterium Clostridium botulinum mit thermoresistenten Sporen (rasches Keimen in luftabgeschlossenen Nahrungsmitteln) produzierte hochpotente Toxin mit neuro-, entero- und hämotoxischen sowie immunogenen Eigenschaften. Das Botulinustoxin A (M_r um 150000) wird in der Schmerzklinik als → Adjuvans bei neurologischen Dysfunktionen (muskuläre spastische Dystoniesyndrome; Wirkung: blockiert irreversibel ACh-Freisetzung an cholinergischen Synapsen; → Wirkstoffprofil s Buch G) und in der Kopfschmerztherapie eingesetzt.

Boyle, H.E.G. (1875–1941). Anästhesist, entwickelte die nach ihm benannten Narkosegeräte.

Boyle, R. (1627–1691). Soll zusammen mit Sir Christopher Wren erste i.v.-Opiuminjektionen (andere Quellen: Bier und Wein) mittels Tierblase und geschärfter Feder durchgeführt haben; andere Quellen geben → Elsholtz an (s. auch Buch K).

Brachialgia paraesthetica nocturna. Schmerzhafte Dys- und Parästhesie in den Armen, nachts beim Liegen auftretend.

Brachialneuralgie. Plexus brachialis betreffende Neuralgie.

Brachialplexopathie. *Syn.:* Brachialneuralgie-Syndrom; bei Schädigung des Plexus C_8-T_1, Infiltration entsprechender Neurone durch Tumoren wie Pancoast-Tumor, Mammakarzinom, Lymphom etc., auftretendes Syndrom. Erste Manifestationen vor neurologischen Ausfällen sind Schmerzen im Sinne der (unspezifischen) Brachialneuralgie. Fakultativ auch: → Horner-Syndrom.

Bradykinesie. Verlangsamte Bewegungen (beispielsweise bei → Parkinsonismus).

Bradykinin. Abk. Bk; bei Gewebeentzündungen/-verletzungen freigesetztes endogenes Nona-Peptid (9 Aminosäuren: Arg-Pro-Gly-Phe-Ser-Pro-Phe-Arg) mit vasoaktiven, proinflammatorischen und pronozizeptiven Eigenschaften (→ Kininsystem). Über Kallikrein aus Plasmaglobulinen (inaktives Bradykininogen) freigesetzt, s. Buch A.

Bradykinin-Rezeptoren. $Bk_{1,2,3}$-R, G-Protein-gekuppelte Zellmembran-Rezeptoren der 7 Transmembransuperfamilie mit Subttypen. Funktion: Bk_2-R ubiquitär, konstitutiv (Funktion: akute Entzündungsprozesse, akute Aktivierung Nozizeptoren); Bk_1-R induktiv im entzündeten Gewebe, in chronischen Schmerzprozessen inkl. Hyperalgesie involviert; putativ: Bk_3-Rezeptor.

Bragard-Zeichen. Nach dem Münchner Orthopäden K.B. Bragard (1890–1973) benannter Ischiasschmerz, der bei Wirbelsäulenerkrankung durch Dorsalflexion des Fußgelenkes bei gleichzeitiger Hüftbeugung des sonst gestreckten Beines auslösbar ist. Ebenfalls Schmerzhaftigkeit bei Aussenrotation des Kniegelenks bei Meniskusverletzungen.

brain-derived neurotrophic factor. Abk. BNF; zur Superfamilie der Nervenwachstumsfaktoren bzw. trophischen Faktoren gehörend; im peripheren und zentralen NS nachweisbar.

Braun, Heinrich Friedrich Wilhelm (Rawitch/Polen 1862–1934). Statt Musikstudium ein Medizinstudium in Dresden mit Abschluss in Chirurgie beim Chirurgen und Transplantationspionier Carl Thiersch (1822 München–1895 Leipzig) in Leipzig. Chirurg in Zwickau. Beeinflusst durch den Halleschen Chirurgen Oberst sowie Schleichs Monographie über »schmerzfreie Eingriffe« (1894), fühlte sich Braun sehr zu neuen Entwicklungen im Anästhesiesektor hingezogen. Erkannte die potentielle Toxizität von lokalinjiziertem Kokain und schlug deshalb 1897 Adrenalin als Zusatz zu Lokalanästhesielösungen vor; führte 1905 Procain in die klinische Praxis ein. Adrenalinzusatzdosisfindungsstudien probierte er an sich selber aus. 1903 schlug er auch vor, Adrenalin bei Herzstillstand zusammen mit äusserer (von Gottlieb im Tierexperiment erfolgreich durchgeführten) Herzmassage einzusetzen. Die Infiltrationsanästhesie mit Procain und Adrenalin wird auch als »Braunsche Anästhesie«, die Umspritzung des Operationsgebiets als »Braun-Hackenbruchsche Anästhesie« bezeichnet. Schlug u. a. die Splanchnikusanästhesie (Parasakralanästhesie) sowie verschiedene nach ihm benannte chirurgische Hilfsmittel (Fixationsschiene, Extension, Transfusionsapparat) vor. Veröffentlichte 1905 *»Handbuch zur Lokalanästhesie«*.

Brecht, Bertolt (Augsburg 1898–1956 Berlin). Studium der Naturwissenschaften und Medizin … dann Dramaturgie und Schriftsteller: Kleistpreis 1922. Emigration 1933.

Break-through-Schmerzen (»incident pain«). Sogenannter Durchbruchschmerz (»Schmerzspitzen«, »Schmerzdurchbrüche«); v. a. im Verlauf von Terminalerkrankungen bei sonst optimal in Bezug auf Analgesie eingestellten Patienten durch Tumorinvasion, Entzündung, aber auch Bewegung (Mobilisation, Husten, Würgen und Erbrechen etc.) auslösbare akute Schmerzzustände.

Briefing. Kurzinstruktion, Kurzanweisung, Einsatzbesprechung zur optimalen Arbeitsvorbereitung mit spez. Berücksichtigung von Notfallsituationen. Als sog. Debriefing wird die entsprechende Befragung nach Einsatz bezeichnet, die zur Auswertung dient (vgl. Qualitätskontrolle Schmerzdienst, s. Buch H).

Brissaud, Eduard (1852–1909). Bedeutender frz. Neurologe (Arbeiten u. a. über Parkinsonismus, Tics, Tortikollis); Schüler von → Charcot und → Lasègue.

Broca, Paul Pierre (Sainte-Foy-la-Grande 1824–1880 Paris, Todesursache Hirnaneurysma). Frz. Chirurg. Schon als Kind extrem gebildet in Literatur, Mathematik und Physik. Medizinstudium mit 20 Jahren in Paris beendet, wo er Professor für chirurgische Pathologie wurde. Brillante Arbeiten über Knorpel, Knochen, limbisches System und Rhinenzephalon, Karzinomerkrankung, Therapie des Aneurysmas, Kindersterblichkeit etc. Arbeiten über Hirnwindungen und Hirnfunktionen: Entdecker des nach ihm benannten Sprachzentrums. Stellte 1861 einen Patienten mit Aphasie namens »Tan« vor, der in der 3. frontalen Hirnwindung – der späteren Area Broca – eine syphilitische Läsion hatte. Gründete 1848 eine Gesellschaft der Freidenker, unterstützte die Thesen von Darwin und gründete 1859 die anthropologische Gesellschaft in Paris; entwickelte Methoden der Schädelmessung (Kraniometrie) etc. Schrieb mehrere hundert Bücher, so 53 über Hirnstudien. Setzte sich für Arme bzw. deren soziale Anliegen bei Krankheiten usw. ein.

Brodmann, Korbinian (1868–1918). Bedeutender dt. Neurologe (Berlin), in Zusammenarbeit mit → Alois Alzheimer Begründer der modernen Neuroanatomie; vergleichende Zytoarchitektonik des ZNS. Führte die nach ihm benannte Hirnrindenkarte ein.

»Brompton-Cocktail«. *Syn.:* Mixtura pro moribundo, Mixtura pro euthanasia euphoriens. Seit Jahrzehnten in Großbritannien gebrauchter, je nach Bedarf und Klinik abgeänderter »Cocktail« für terminale Schmerzzustände. Enthält ursprünglich Kokain, Äthylalkohol, Chloroformwasser und Diamorphin (Heroin).

Brooke, Rupert (1887–1915). Bedeutender britischer Literat (u. a. patriotische Kriegsgedichte).

Brown-Séquard, Charles Èdouard (1817–1894). Auf der Insel Mauritius geborener frz. Arzt und Physiologe: Arbeiten in England, Frankreich, USA (Harvard Universität 1866), Mauritius; veröffentlichte 1849: »De la transmission croisée des impressions sensitives par la moelle épinière« (1849) sowie u. a. »Recherches sur la transmission des impressions de tact, de chatouillemnet, de douleur, de température et de contraction (sens musculaire) dans la moelle épinière« (1863).

Brown-Séquard-Syndrom. Nach B.-S. benanntes Syndrom mit Schwäche, einseitiger Spastizität und kontralateraler Schmerz- und Temperaturempfindungseinschränkung. Kommt beispielsweise nach therapeutischer Rückenmarkbestrahlung vor; → Myelopathie.

Bruera, Eduardo (*1955). Prof. Dr. Universität Alberta, Direktor des Palliative Care Program Edmonton General Hospital nach Ausbildung in Rosario und Buenos Aires (Onkologie, Schmerztherapie bei Krebskranken); vielfältige internationale Auszeichnungen.

Brune, Kay (Freital/Deutschland *1941). Prof. Dr. med. Dr. med. h.c. (1994 Universität Timisoara). Nach abgeschlossenem Medizinstudium an den Universitäten in Hamburg und München (1966) ab 1968–1981 Ausbildung, danach sukzessive Forschungs- und Lehrtätigkeit in Pharmakologie an der Universität Basel (Karl Bucher) sowie als Gast an der University of North Carolina sowie Wayne State University (1975). Ab 1981 Vorsitzender der Klinik für experimentelle und klinische Pharmakologie und Toxikologie der Universität Erlangen-Nürnberg. 1992 Präsident der European Inflammation Society »EIS«, 1995 International Association of Inflammation Research Societies »IAIS«. Umfangreiche wissenschaftliche (saure antipyretische Analgetika, Entzündungsmediatoren; Immunoregulation etc.), editoriale (»Inflammation Research«; »Der Schmerz« etc.) sowie fachpolitische Tätigkeiten (u. a. Chairman der IUPHAR [Teaching], Vizepräsident der DGSS etc.).

Btm. Dt. Abk. für *Bet*äubungs*mittel.

Buchheim, Rudolf (1820–1879). Gründer des ersten Instituts für experimentelle Pharmakologie (Dorpat), mit Karl Gaehtgens (1867–1898) Begründer der Giessener Schule für Pharmakologie.

Büchner Georg (Goddelau/Darmstadt 1813–1837 Zürich). Sohn eines Arztes; Studium der Medizin und Naturwissenschaften in Strassburg (1831–1833), Gießen und Darmstadt (1833–1835), Flucht nach Strassburg (1835–1836) sowie Zürich (1836–1837). Hier Promotion Dr. phil. und Privatdozent für Anatomie (»tags das Skalpell und nachts die Bücher«). Früher Tod an Typhuserkrankung. Büchner verbandt bedeutende Gesellschaftskritik mit bedeutendem literarischem Schaffen.

gründete 1834 die »Gesellschaft für Menschenrechte« und klagte in »Der hessischen Landbote« die Ungerechtigkeiten zwischen Adel, Junkertum, Arbeitern und Bauern an: »Dieses Blatt soll dem hessischen Lande die Wahrheit melden, aber wer die Wahrheit sagt, wird gehenkt, ja sogar der, welcher die Wahrheit liest, wird durch meineidige Richter vielleicht gestraft. Darum haben die, welchen dies Blatt zukommt, folgendes zu beobachten:

1. Sie müssen das Blatt sorgfältig außerhalb ihres Hauses vor der Polizei verwahren;
2. sie dürfen es nur an treue Freunde mitteilen;
3. denen, welche sie nicht trauen, wie sich selbst, dürfen sie es nur heimlich hinterlegen;
4. würde das Blatt dennoch bei Einem gefunden, der es gelesen hat, so muss er gestehen, dass er es eben dem Kreisrat habe bringen wollen;
5. wer das Blatt nicht gelesen hat, wenn man es bei ihm findet, der ist natürlich ohne Schuld.

Friede den Hütten! Krieg den Palästen!

Mit Wilhelmine Jaeglé verheiratet (die leider einen grossen Teil der Briefe verbrannte); mit »Woyzek« (Fragment im Darmstädter Dialekt) und »Danton's Tod« (1835) Begründer einer dokumentarisch unterstützten Dramatik, daneben bedeutender Poet (»Lenz«, »Leonce und Lena« etc), die er in Zürich in der Spiegelgasse N° 12 schrieb (in der N° 14 weilte später Lenin). Der leider nur fragmentierte Rest des Büchnerschen Briefwechsels spiegelt die damalige Repression (Festungshaft, Hinrichtungen etc.) in deutschen Landen wieder. Sein Bruder Ludwig (1824–1899) gründete den »Deutschen Freidenkerbund«, förderte die Lehren Darwins, des Materialismus sowie die Herausgebe der Werke seines Bruders Georg.

Burdach, E. Friedrich (1776–1847). Bedeutender dt. Neuroanatom (Königsberg), nach ihm benannt u. a. Burdachs Strang (Fasciculus cuneatus).

Buytendijk, Frederik Jacobus Johannes (Breda/Holland 1887–1974). Bedeutender Verhaltensforscher (v. a. Psychologie der Tiere): »Traité de psychologie animale« (1952).

Cachets. Pharmaz.: Kapseln, Capsulae.

CACI. Engl. Abk. für »computer-assisted continuous infusion«.

Caerulein. Ein spezifisches Dekapeptid, das aus der Haut des australischen Amphibiums Hila caerulea gewonnen wird und ähnliche Eigenschaften hat wie → Cholezystokinin (Stimulation der gastrischen, biliären, pankreatischen Sekretion; Stimulation gewisser glatter Muskeln; therapeutisch bei paralytischem Ileus sowie

als Diagnostikum bei exokriner Pankreasinsuffizienz eingesetzt).

Cahours, Auguste (1813–1891). Isolierte Salicylsäuremethylester aus der nach dem kanadischen Arzt und Botaniker J.F. Gaultier (1708–1756) genannten Gaultheria procumbens, einem Heidekraut aus dem östlichen Nordamerika, aus dessen Blätter das früher als Antirheumamittel benutzte Wintergrünöl oder Gaultheriaöl gewonnen wurde. Die roten Früchte der immergrünen, winterharten Pflanze sind Kapseln mit zahlreichen Samen, die – zerrieben – stark aromatisch riechen und auch in der Parfümindustrie eingesetzt werden.

Calcineurin. Eine von → Calmodulin sowie Ca^{2+} abhängige Proteinphosphatase, aus je einer katalytischen und regulatorischen Untereinheit (CnA bzw. CnB) bestehend; reguliert multiple synaptische und zelluläre Funktionen wie ligand- und voltageabhängige Ionenkanäle, Transmitterfreisetzung, Gentransskription etc. Putativer physiologische Calcineurin-Antagonist ist Cain.

Calcitonin-gene-related-Peptid. Calcitonin, Salcatonin, Thyreocalcitonin: bioaktives (Neurotransmitter, Vasodilatator), im ZNS, Darm und in perivaskulären Nerven nachweisbares 37-Aminosäuren-Peptid, aus der mRNA des Calcitonin-Gens entstehend. Calcitonin ist ein in Schilddrüse und Nebenschilddrüse gebildetes Polypeptidhormon und Gegenspieler des Parathormons. → Wirkstoffprofil Calcitonin.

Calciumantagonisten. Ca-Antagonisten, Ca-Blocker: Wirkstoffe, die den Einstrom von Kalziumionen in Zellen hemmen.

Calmodulin. Ein im ZNS und Herz nachgewiesenes Aktivatorprotein: in Verbindung mit Ca^{2+}-Ionen zu cAMP, cGMP gebunden und diese somit aktivierend.

cAMP. Ein zyklisches Nukleotid; es wird aus ATP gebildet (→ Adenylatzyklase) aufgrund einer Stimulation durch sog. »erste Boten« des ersten Rezeptorsystems; durch Phosphodiesterase zu azyklischem AMP (5'-AMP) abgebaut. Wirkt als »zweiter Bote« (»second messenger«) auf das zweite Rezeptorsystem.

Campbell, Walter (1868–1937). Bedeutender australischer Neurologe; Arbeiten in Edinburgh, mit Krafft-Ebing in Wien sowie Prag, publizierte u. a. »Histological studies on the localization of cerebral function«.

Camu, Frédéric (Belgien *1942). Ausbildung in Anästhesiologie 1968–1970 (Université Libre de Bruxelles), danach Stanford University und Veterans Administration Hospital, Palo Alto, 1971; ab 1987 Professur für Anästhesiologie und »Critical Care«, Flemish Free University of Brussels. Forschungstätigkeit in klinischer Pharmakologie sowie Schmerztherapie (z. B. neuraxiale Anwendung von liposomenverkapselten Opioiden).

Cannon, W.B. (1871–1945). Am. Physiologe, Pionier der Untersuchung emotioneller, vegetativer und hormonaler Aspekte des Organismus in Extremsituationen. 1914: »*The emergency function of the adrenal medulla in pain and the major emotions*«. 1926: »*Studies on the conditions of activity in endocrine glands. The influence of motion and emotion on medulloadrenal secretion*«. 1929: »*Organization for physiological homeostasis*«. Wies nach, dass man durch Reizung des Dienzephalon ein → Stressulkus erzeugen konnte. Nach ihm wird die sog. Cannon-Notfallreaktion benannt: sie ist die sog. Alarmreaktion des → Adaptationssyndroms des Organismus mit adrenerger »Sofortreaktion« auf schwerste psychische und physische Belastungen: »*Bodily changes in pain, hunger, fear and rage. An account of recent researches into the function of emotional excitement*« (New York, Appleton 1929). »*The wisdom of the human body*« (New York, Norton, 1939, 1947). Siehe auch Arbeiten von → Selye. Ebenfalls nach Cannon sind die Bezeichnungen »Vagustod«, »Stresstod«, »Voodoo-Tod«, »vegetativer Tod«, »psychogener Tod« gebräuchlich. Cannon beschrieb 1932 den Begriff »Homöostase«.

Capsaicin. Vanillylamid aus Fructus capsici. U.a. zur entzündlichen Reizung von Nervenendigungen in der Experimentalphysiologie gebraucht. Ebenfalls Einsatz als kutanes Therapeutikum bei neuralgischen Schmerzen (und anderen Schmerzzuständen; s. Buch A sowie F/G).

Capsulae. Kapseln. Meist aus Stärke (Capsulae amylaceae) oder Gelatine (C. gelatinosae) hergestellte Kapseln, die Wirkstoffe im GI-Trakt, Rektum etc. freigeben.

Carossa, Hans (Bad Tölz 1878–1956 Passau). Aus oberitalienischer Arztfamilie stammend; Medizinstudium; im I. Weltkrieg als Bataillonsarzt verwundet (u. a. »*Rumänisches Tagebuch*«, 1924), u. a. Goethepreis 1938; 1948 Ehrenbürger der Stadt Passau; Carossa lehnte 1933 die Wahl in die Preußische Dichterakademie ab; liess sich aber 1942 zum Präsidenten des »Bundes europäischer Schriftsteller« wählen (was ihm heute zu einseitig vorgeworfen wird).

Carus, Carl Gustav (Leipzig 1789–1869 Dresden). Im Goetheschen Sinne »Allround-Mediziner«, Naturwissenschafter, Maler, Philosoph: führte den Begriff des Unbewussten in die Medizin ein. Führte das Fach »vergleichende Anatomie« in Deutschland ein. Freundschaften mit Alexander vom Humboldt, C.D. Friedrich, Tieck und Goethe (Briefkorrespondenzen).

CAS. Engl. Abk. für »*chemical abstracts services registry number*« (Register-Nummer).

CATIA. Engl. Abk. für »*computer-assisted total intravenous anaesthesia*«: → TCI, → TIVA.

CCK. Abk. für → Cholecystokinin.

CDS. Engl. Abkürzung *cluster disturbed sleep*: EEG Phänomen der temporären, reversiblen Aktivitätsreduktion der kortikalen Oberfläche mit einer Geschwindigkeit von 2–5 mm/min (Migränepatienten).

Ceiling-Effekt. Klin. Pharm: Plafonnierung der Wirkung (Ceiling, engl. = Decke).

Celan, Paul (1901–1988). Czernowitz in der legendären Bukowina – wie der »kleine, grosse Tenor« Joseph Schmidt – wie Rose Ausländer. »Einer Gegend, in der Menschen und Bücher lebten«, im Nelly-Sachs-Haus in Düsseldorf verstorben, Pseudonym für Paul Antschel. Studium der Philosophie und Medizin (Paris 1938). Seine Eltern wurden in Konzentrationslagern umgebracht. Celan wurde während des Krieges in ein Arbeitslager deportiert (1943–1944). Danach Arbeit in Bukarest unter den Namen Paul Aurel, Paul Ancel. Von der Poesie Georg Trakls und Rainer Maria Rilkes hingezogen, ging er über Wien (1947) nach Paris, wo er Deutschlehrer an einer École Normale Supérieure wurde. Verheiratet seit 1952 mit der Graphistin Gisèle Lestrange. Publizierte u. a. »Mohn und Gedächtnis«; 1960 Georg-Büchner-Preis. Daneben Übersetzer von Cocteau, Mandelstam, Rimbaud etc. Die Witwe von Yvan Goll (1891–1950), bedeutender in den damalig deutschen Vogesen als Isaac Lang geborener zweisprachiger literarischer Pazifist/pazifistischer Literat im Kreis von Romain Rolland, Pierre Jean Jouve, Stefan Zweig, James Joyce, dessen Ulysses er ins Deutsche übersetzte!); die Surrealistin Claire Goll-Studer (1891–1977) warf ihm Plagiate vor; Celan warf sich 1970 in die Seine.

> »Umsonst trank ich das bittere Haschisch.«
>
> Kein Rauschgift heilt Schlaflosigkeit der Seele.

CEOPS. Abk. für Children's Hospital of Eastern Ontario Pain Scale.

Cephalea. → Kopfschmerz (verschiedenste Formen).

Cerletti, Aurelio (Ilanz 1918–1988). Nach Medizinstudium in Bern (Promotion 1943) Habilitation in Pharmakologie 1969 (Basel); Forscher bei Sandoz (u. a. Serotonin).

C-Fasern. Histologisch dünne, marklose Fasern (1 μm Dicke) mit langsamer Leitungsgeschwindigkeit von 1 m/s: postganglionäre Fasern des autonomen Nervensystems. Afferenzen von Mechano-, Kälte-, Wärme- sowie Nozizeptionsrezeptoren (sog. »langsame Schmerzfasern«). Arbeiten von → Iggo und → Zotterman.

c-fos. Abk. für *cellular fos*: ein Kernprotein der grossen Familie der IEG, von denen über 100 bekannt sind und die Zellproliferation, Zellausdifferenzierung bis Zelltod regulieren. Mittels immunhistochemischer Nachweisverfahren können damit indirekt, durch irgendwelche Stimulationen aktivierte Neurone nachgewiesen werden (z. B. Stimulation von Nozisensoren A_δ und C = c-fos-Expression in den Laminae I-II sowie V-VI). Da eine c-fos-Expression auch nach nichtnoziven Stimulationen induzierbar ist, genügt sie per se nicht für eine Quantifizierung nozizeptiver spinaler Prozessierung.

Cervero, Fernando (*1949). Nach Studien in Madrid Lehre und Forschung in Physiologie, insbesondere über somatosensorische und viszerale Schmerzmechanismen in Edinburgh, Bristol und Alacala de Henares. Buch (mit C. Belmonte): »*Neurobiology of nociception*« (Oxford Press ISBN 0 19 852334 3).

CGMP. Abk. für *c*yclisches *G*uanosin-*M*ono-*P*hosphat: u. a. wichtig für die Relaxation der glatten Muskulatur.

CGRP. Abk. für *C*alcitonin-*g*ene-*r*elated-*p*eptide, im afferenten C-System verfügbares exzitatorisches Neuropeptid (langsame Depolarisation spinaler Neurone, potenziert Substanz P-induzierte Depolarisation). Von der Aminosäurensequenz her zu 20–50% Übereinstimmung mit anderen aus menschlichen Insulinomen sowie Phäochromozytomen isolierten Biopeptiden (Isletamyloid bzw. Amylin, Adrenomedullin).

CGRP-Peptide. Verschiedene Biofunktionen (Vasodilatation, Nozizeption, Glukoseaufnahme, muskuläre Glukolyse), daher potentielle Therapeutika bei Migräne, Diabetes mellitus, Schmerzen etc.

CGRP-Rezeptoren. G-Protein-gekuppelte Rezeptoren mit Rezeptor-Subtypen 1, 2 und möglicherweise 3 (→ N. accumbens); die Rezeptoraffinität scheint durch Nukleotide wie GTP moduliert zu sein.

Charcot, Jean Martin (1825–1893). Pariser Neurologe, neben → Jackson Mitbegründer der modernen Neurologie. Nach ihm werden benannt: Charcot-Gelenk, M. Charcot, Charcot-Syndrom, Charcot-Erb-Syndrom, Charcot-Joffroy- Syndrom, Charcot-Marie-Tooth-Hoffmann-Syndrom, Charcot-Weiss-Syndrom, sowie folgende klinische Zeichen: Charcot-Trias, Charcot-Zeichen. Charcot machte das Pariser Neurologiezentrum »Hospice de la Salpêtrière« weltberühmt. Zu seinen Schülern zählen u. a. Gilles de la → Tourette, → Babinski, → Bechterew und → Freud.

Charlin, Carlos (1886–??). Chilenischer Augenarzt. Nach ihm benannt wird das Charlin-Syndrom oder »Nasoziliarisneuralgie« bei Neuritis des N. nasociliaris und Ganglion ciliare bei entzündlichen Prozessen im Nasen-Siebbein-Bereich (einseitige Rhinitis, in die Stirn, Nasenrücken etc. ausstrahlende Neuralgie sowie Augensymptomen wie Keratitis etc.).

Chassaignac-Syndrom. Nach dem Pariser Chirurgen C.M.E. Chassaignac (1805–1879) benannte bei Kleinkindern nach perianulärer Subluxation des Radiusköpfchens (z. B. Armzerrung nach Hochreißen) auftretende Parese und Schmerzhaftigkeit (sog. »schmerzhafte Armlähmung«).

Chauffard-Schmerzpunkt. Nach dem Pariser Internisten A.E. Chauffard (1855–1932) benannter, unter dem rechten Schlüsselbein befindlicher Druckschmerzpunkt bei Erkrankungen der abführender Gallengänge. Als Chauffard-Rivet-Zeichen wird eine Druckschmerzhaftigkeit im rechten Oberbauch bei Pankreaserkrankungen bezeichnet.

Chavany-Brunhes Syndrom. Chronische frontale Kopfschmerzen bei Erkrankungen im Bereich der Falx cerebri.

Chavany-Chaignot Syndrom. Während einer Goldtherapie auftretende diffuse Schmerzen und Hyperästhesie in den Extremitäten, Schweißausbrüche, Angstzustände etc.

Che Guevara, Ernesto (Rosario/Argentinien 1928–1967 Bolivien). Nach Studium der Medizin (Buenos Aires) Ausbildung in Allergologie in der Clinica Pisani. Che Guevara litt seit seiner frühesten Kindheit an schwerem Asthma bronchiale und stand unter einer – sofern verfügbaren – Dauermedikation mit Cortison, Adrenalin, »Asthmazigaretten mit Folium belladonnae, stramonii et salviae« und Theophyllin. Danach Reisen (»notas de viaje«), Studiumabschluss (1953) und Vortragsreisen (Allergieforschung) in Mexico. 1955 Zusammentreffen mit Fidel und Raúl Castro; als Rebell in den Bergen Kubas. Nach dem Fall des kubanischen Diktators Batista 1959 Beginn einer intensiven Reisetätigkeit (Ägypten, Indonesien, Gaza, Pakistan, Japan etc.), wo er seinen Traum einer weltumspannenden Solidarität sozialistischer Länder zum Zusammenbruch des Kapitalismus verkündete. 1965 Führer einer »Volksbefreiungsarmee« in Zentralafrika unter dem Namen Rameit. Unter schwersten Bedingungen im Urwald und Gebirge wurde der physisch und psychisch ausgebrannte Che mitsamt seiner Kampfgenossen in eine Falle der bolivianischen Polizei gelockt und 1967 erschossen.

Cheiralgia paraesthetica. Schmerzhafte Parästhesien im Handgebiet.

Chemokine. Eine Gruppe von chemotaktischen Proteinen (8–10-kd-Proteine; Aminosäuresequenz zwischen 20–70% homolog) der Superfamilie → Zytokine. Es gibt zzt. keine standardisierte Einteilung der mindestens 4 Chemokingruppen: die gängige Einteilung erfolgt in Bezug auf die Position der Zysteingruppe (α-, β- Chemokine; Lymphotaktin und Fraktalkin, IL-8 etc.). Chemokin-Rezeptoren sind G-Protein-gekuppelte, mit Phospholipasen funktionierende Rezeptoren, die von

Eosinophilen, Basophilen, Monozyten, aktivierten und Ruhe-T-Zellen, Neutrophilen, Natural-Killer-Zellen, aber auch nichthämatopoetischen Zellen (Neurone, Astrozyten, Epithelial- und Endothelzellen usw.) exprimiert werden: z. Z. sind mehr als 1 Dutzend Chemokin-Rezeptoren identifiziert worden; man unterscheidet konstitutive und induzierbare Rezeptorsysteme. Chemokine induzieren Zellmigration und Zellaktivation der entsprechenden Zielzellen (v. a. Leukozyten). Wichtige Chemokinstimulatoren sind: frühinflammatorische Zytokine (IL-1, TNF-α), Lipopolysaccharide bzw. bakterielle Stoffe, Virusinfektion, Interferon-γ, Lymphozytenprodukte etc.

Chemokinese. Migrationsaktivation von Zellen.

chemotaktische Faktoren. Biochemische Stoffe, die bei Gewebeverletzungen, Infektionen etc. Zellen oder Organismen anziehen oder zurückweisen und Leukozyten, Makrophagen etc. zur Abwehrfront führen.

Chemotaxis. Die durch einen chemischen Reiz (Beispiel Gicht: Uratkristalle) auslösbare (positive oder negative) Bewegungsreaktion von Blutzellen. So kann innerhalb von 24 h auf chemotaktische Stimuli ein aktiv-rheumatisches Gelenk durch mehr als 1 Milliarde Neutrophile infiltriert werden (Zwaifler 1971).

Chinin. Alkaloid aus der Chinarinde. Reines Chinin hemmt die Nukleinsäuresynthese durch Komplexbildung mit DNA usw. und ist ein Zellgift. Historisch erstes Malariamittel ($\rightarrow$ Hahnemanns Erstversuch), als unspezifisches, obsoletes Grippemittel und in obsoleten »antipyretisch-analgetischwirksamen Schmerzmittelkombinationen« immer noch im Handel. Die durch Napoleon verhängte Kontinentalblockade gegenüber Großbritannien verhinderte den weiteren Import von Chinin aus Großbritannien. Als »Chinin-Ersatz« wurde dabei u. a. die Extrakte von Salix alba vulgaris (Weidenbaum) u. a. durch Buchner, Pharmakologe in München, intensiver untersucht: es gelang ihm 1828, eine gelbliche tanninfreie Substanz ($\rightarrow$ Salicin) aus der Weidenrinde zu extrahieren.

Cholezystokinin. Abk. CCK (s. Buch A); ein 33-Aminosäuren-Endopeptid. Neurobiologisch in der Peripherie (Hormon-Synthese: pankreatische Apudzellen, GI-Zellen; Funktion: Sekretion/Motilität GI-Trakt) sowie im ZNS (Neurotransmitter, Neuromodulator in Kolokalisation mit anderen Neurotransmittern) vertreten. Chemisch mit dem Sekretin verwandt (deshalb auch historische Bezeichnung: Cholezystokinin-Pankreozymin). Diskutiert werden: Nozizeption (Anti-Opioidwirkung; möglicherweise involviert in neuropathischer Hyperalgesie); Interaktionen mit Dopaminsystem; physiologische Interaktionen mit Hunger/Nahrungsaufnahme sowie Verhalten (Angst, Panik etc.). CCK-Subrezeptoren: CCK_A (Opiodwirkung?), CCK_B (Anti-Opioidwirkung?).

Chrysotherapie. Goldtherapie (s. Antirheumatika Buch F und G).

Churg-Strauss-Syndrom. Allergische granulomatöse Angiitis, systemisch nekrotisierende Vaskulitis mit respiratorischer Symptomatik, Bluteosinophilie, Lungeninfiltraten, Mono- bis Polyneuritis, Nasenpolypen, Perikarditis und blutigen Durchfällen. Durch $\rightarrow$ Mesasalazin (s. Buch E) auslösbar; Triggerung durch Aminosalizylatverbindungen.

CIBA. Die Vorgeschichte der Fa. CIBA reicht in die Jahre 1864–1884, wo über den aus Lyon stammenden Alexander Clavel die Oswaldsche Seidenfärberei in der Rebgasse auf das Gebiet der Teerfarbenfabrikation ausgedehnt wurde. Sein Arsenikverfahren zur Herstellung von Fuchsin führte zu Vergiftungserscheinungen des Grundwassers, das Schmelzen von Arsensäure zu »pestilenzialischen Gerüchen im minderen Basel«. Umzug in die Nähe des Rheins in die damals kaum besiedelte Klybekstrasse 1864, heute Sitz von Novartis (Ciba, Geigy, Sandoz). Schon 1864 durch Anwohner initiierter Expertenbericht über »unreine Luft« (u. a. Escher von der Linth!): Ausgang für baslerische baupolizeiliche und sanitäre Industrievorschriften. Verkauf 1873 an die Herren Bindschedler & Busch und Farbenfabrikation (Alizarin, Malachitgrün, Eosin, später künstliches Indigo etc.). Umwandlung am 01.07.1884 in Chemische Industrie AG Basel mit späteren Fusionen wie A. Gerber (1898); 1933 Aufnahme der Kunststoffproduktion, 1945 Gründung der CIBA AG, 1954 Aufnahme der Schädlingsbekämpfungsproduktion und 1958 der Farben-Photochemie. 1996 mit $\rightarrow$ Geigy, $\rightarrow$ Sandoz zu Novartis fusioniert.

Cinchona. Tropische Baumarten (>40), aus deren Rinde verschiedenste Alkaloide gewonnen werden (Chinin, Chinidin, Cinchonin, Cinchonidin usw.). Cinchonismus: chronische Vergiftung mit Alkaloiden vom Chinintyp (früher als Malariamittel und bei Neuralgien eingesetzt) mit neurotoxischen Erscheinungen (Seh- und Hörstörungen, reversible, aber monatelang dauernde Blindheit, Photophobie, Schwindel, Kopfschmerzen, Delirien), gastrointestinalen Störungen (Emesis, Gastritis, Diarrhö) und allergisch-toxischen Symptome wie Urtikaria und Thrombozytopenie.

CIPA. Engl. Abk. für »*c*ongenital *i*nsensitivity to *p*ain with *a*nhidrosis« (CIPA bzw. hereditary sensory and autonomic neuropathy type IV); s. auch Neurotrophine, NGF (s. Buch A).

Clearance. Abk.: Cl; pharmakokinetische Bezeichnung für die irreversible Gesamtausscheidung (totale Clearance: Cl_t). Clearance ist das Volumen Plasmaflüssigkeit, das pro Zeiteinheit vom enthaltenen Wirkstoff »geklärt« wird. Die dazu notwendige Eliminationsprozesse sind u. a. die hepatische Verstoffwechselung und die renale Elimination: hier kann auch von hepatischer (Cl$_{hep}$) und renaler Clearance (Cl$_{ren}$) gesprochen werden. Da Eliminationsvorgänge in der Leber und Niere abhängig sind von der jeweiligen Plasmakonzentration, ist es leicht verständlich, dass ein Medikament mit großem Verteilungsvolumen bzw. Sequestrierung in periphere, wenig perfundierte Gewebe a priori eine längere Eliminationszeit hat bzw. verminderte renale, hepatische oder totale Clearancewerte aufweist. Bei repetierter Wirkstoffgabe im Fliessgleichgewicht bestimmt die Clearance die notwendige Dosierung gemäss der Formel: Dosis (mg/Zeiteinheit) = Plasmakonzentration (C steady state) in mg/l * Clearance (l pro Zeiteinheit).

Clemens August, Graf von Galen (»Der Löwe von Münster« 1878 Dinklage–1946 Münster). Studium der Theologie in Innsbruck, 1933 Beförderung zum Bischof, ab 1945 gegenüber der britischen Besatzungsmacht in Sachen Denazifizierung resistent und mit deren Erlaubnis in Rom durch den Papst Pius XII 1946 zum Kardinal in Münster gekürt. Anfänglich Antibolschewik, konservativer, nobler »Kritischer« und in Opposition zum nobel-zurückhaltenden Kardinalskollegen Bertram von Breslau weniger zurückhaltend gegenüber dem III. Reich, ab 1941 immerhin eine der wenigen herausragenden Köpfe der nichtemigrierten etwas hervorstilisierten Résistance, anfänglich sehr befangen und gegenüber dem bekannten Holocaust eigenartigerweise »unmotiviert«, möglicherweise durch die Tatsache, dass ein anderer »Landsmann«, der Westfale von Papen, voll in den Funktionen des III. Reichs integriert war. »Philosophischer Antagonist« des offiziellen NSDAP-Philosophen Alfred Rosenberg (»Mythos des 20. Jahrhunderts«).

Der Löwe von Münster: Euthanasie ...: eine furchtbare Lehre, die die Ermordung Unschuldiger rechtfertigen will, die die gewaltsame Tötung der nicht mehr arbeitsfähigen Invaliden, Krüppel, unheilbar Kranken, Altersschwachen grundsätzlich freigibt. Wenn einmal zugegeben wird, dass Menschen das Recht haben »unproduktive Mitmenschen« zu töten – und wenn es jetzt zunächst auch nur arme wehrlose Geisteskranke trifft, dann ist grundsätzlich der Mord an allen unproduktiven Menschen, also an unheilbar kranken Invaliden der Arbeit und des Krieges, dann ist der Mord an uns allen, wenn wir alt und altersschwach und damit unproduktiv werden, freigegeben. 03.08.1941 aus einer Predigt an der Lambertikirche in Münster.

Clusterkopfschmerz. *Syn.:* Horton-Syndrom, Bing-Syndrom, ältere Bezeichung: »migrainous neuralgia«: migräneartige einseitige, seitenkonstante unerträgliche vaskuläre Kopfwehanfälle mit Flushing, Schwitzen, Rhinorrhö und erhöhtem Tränenfluss begleitet.

CND. Engl. Abk. für »*C*ommission on *N*arcotic *D*rugs« der UN (Suchtstoffkommission des Wirtschafts- und Sozialrates der UN).

CNTF. Engl. Abk. für »*c*iliary *n*eurotrophic *f*actor«: neurotropher Faktor mit Wirkung auf verschiedene Neurone und Gliazellen; verwandt mit »leukemia inhibitory factor« und »oncostatin factor« (möglicherweise gleiche Andockstellen).

CNV. Abk. für die Untersuchungsmethode »*C*ontingente *n*egative *V*ariation«: bei gewissen Schmerzkranken (z.B. Kopfschmerzen vom sog. Spannungstyp) zeigt sich gegenüber Gesunden eine Verstärkung höherer kortikaler Negativierung (abgeleitetes EMG, das indirekt das Ausmaß erhöhter Muskelspannungen in der perikranialen Muskulatur angibt) auch während schmerzfreien Phasen (nach Böcker et al. 1990).

CO. Kohlenstoffmonoxid, Biogas, gasförmiger (deshalb dreidimensionaler [»retrograder«]) putativer Neurotransmitter: CO wird peripher und auch im ZNS enzymatisch durch das → Hämoxygenasesystem-2 (HO-2) syntethisiert. CO, ein Aktivator der löslichen Guanylatcyclase, wird als putativer Transmitter des peripheren und zentralen NS, so bei hypothalamischer Freisetzung von ACTH (Corticotropin-releasing-factor), Gonadotrophin-releasing-Hormon (GnRH), diskutiert (→ Buch A).

Coccygodynie. Schmerzhafte Sensationen in der Coccyxgegend, v.a. beim Sitzen; Ätiologie unklar, teilweise auf primäre Gründe zurückzuführen (Traumata, Tumoren im Coccyxbereich, ausstrahlende Schmerzen bei Wirbelsäulenerkrankungen etc.). Nicht zu verwechseln mit dem → Piriformis-Syndrom.

Cochrane, Archie (1909–1988). Schottischer Epidemiologe, erforschte bei den Kohlenmineuren von South Wales die Ursachen und Behandlungsmöglichkeiten von Lungenkrankheiten, die bei dieser Berufsgruppe auftreten. Er kam zum Schluss, dass nur eine medizinische Versorgung bzw. Gesundheitsservices (Health Service) sinnvoll wären, wenn die entsprechenden eingesetzten therapeutischen Mittel auf ihre Effizienz (»helpful, useless or harmful«) geprüft wären.

Cochrane-Bewegung. *Syn.:* Cochrane Collaboration, Durch die epidemiologische Pionierleistung des schottischen Epidemiologen Archie → Cochrane inspirierte, jetzt globale Bewegung, die sich einsetzt für eine laufende Verbesserung der medizinischen Versorgung (Qualitätskontrolle Klinik und Forschung: Cochrane Arbeitsgruppe der IASP; Cochrane Pain, Palliative and Supportive Care Group, Oxford).

Cocktail lytique. Nach Laborit u. Huguenard 1948, enthält ursprünglich Chlorpromazin, Hydergin sowie Pethidin; früher eingesetzt zu Narkosetechniken, Hypothermie, Sedation bei akuten psychotischen Erregungen.

Codein. Kodein; kodeia griech. Mohnkopf, 1883 durch Robiquet isoliertes und 1881 durch Grimaux synthetisiertes Referenzopioid (s. Buch B). Albert → Knoll entwickelte ein industrielles Grossverfahren zur Gewinnung des damals teuren Codein aus dem billigeren Morphin (1886).

Codeinismus. Siehe Kodeinismus.

Coderre, Terence James (Ottawa *1958). Ausbildung in Natural Sciences und Engineering Research, Psychologie mit Abschluss 1977–1985 (Ph.D. im Fach physiologische Psychologie, McGill University). Weiterbildung in Anatomie und Neuroscience University College London, UC San Francisco, 1985–1989. Ab 1990 Director des Pain Mechanisms Laboratory, Clinical Research Institute of Montreal und Centre de recherches en sciences neurologiques Faculté de Médecine, Université de Montréal (Kanada). Vielfältige Ehrenstipendien sowie Auszeichnungen: u. a. 1996 Patrick D Wall Young Investigator Award.

Coffein. Ein Xanthinderivat, welches Hirnrinde, Atemzentrum und Herztätigkeit anregt. Als Adjuvans in Kombination mit antipyretischen Analgetika verstärkt es deren analgetische Wirkung um mindestens 40% (s. → Buch F).

Cold-plate-Test. Siehe unter »Hot-plate-Test«.

Collemplastra. Heftpflaster, Gewebe oder Folien, die mit einer auf der Haut klebenden Masse bestrichen sind.

Collyria. Augentropfen, Augenwässer; Lösungen und Suspensionen für tropfenweise Anwendung im Bindehautsack (siehe → sAA) oder auf der Hornhaut bzw. Lösungen zum Waschen und Baden des Auges.

Colony-stimulating-Faktor. Abk. CSF, Glykoproteinfamilie, die das Wachstum und die Ausdifferenzierung von Knochenmark- bzw. Blutzellen (Granulozyten, Makrophagen) koreguliert und somit bei Entzündungen etc. eine wichtige Rolle spielen. Zur CSF-Familie werden gezählt: IL-3, G-CSF (Granulozyten-CSF), M-CSF (Makrophagen-colony-stimulating-Faktor), GM-CSF (Granulozyten-Makrophagen-CSF).

Commission d'AMM. Commission d'autorisation de mise sur le marché. Französische Behörde: »Pendant« zu → FDA (USA), IKS.

Compliance. Lungenphysiologie, Dehnbarkeit des Thorax-Lungen-Systems. In der klinischen Pharmakologie und Schmerzklinik: Bereitschaft des Patienten zur Kooperation.

Compressi. Tabletten, maschinell durch Pressen trocken aus Pulver, Kristallen und/oder Granulaten einzeldosierbar entstandene feste Arzneimittel.

COMT. Abk. für Catechol-O-methyltransferase.

Confusion Assessment Method. Abk. CAM, durch Inouye et al. 1990 beschriebene einfache Skalisierungsmethode für Nichtpsychiater (bzw. Palliativmediziner) Bewusstseinsstörungen einfach zu erfassen.

Context-sensitive-half-time. Abk. CSHT, nach M.A. Hughes et al. 1992 vorgestelltes, kinetisches Konzept für die i.v.-Applikation: die Zeitdauer, die notwendig ist, um die Plasmakonzentration eines i.v.-Wirkstoffes nach einer definierten Infusionsdauer (= »Kontext«) bei konstantem Plasmaspiegel auf die Hälfte fallen zu lassen; → Halbwertszeit.

Corning, J. Leonard (1855–1923). New Yorker Neurologe, beobachtete → Halsteds Arbeiten und publizierte eigene Arbeiten über Spinalanästhesie am Hund: »*Spinal anesthesia and local medication of the cord*« (1885) und »*A further contribution on local medication of the cord*« (1888).

Corticotropin-releasing-Hormon. Abk. CRS, ein hypophysäres Neuropeptid, das u.a. die Freisetzung von ACTH koreguliert. Zielrezeptoren sind CRS-Rezeptor 1 und 2.

Costen-Syndrom. Syn.: myofasziales Syndrom, otodentales Syndrom; benannt nach dem am. Otologen James B. Costen (St. Louis 1895–??); Erstbeschreibung 1930.

Cotugno, D. (1736–1822). Nach Cotugno benannt ist der Sammelbegriff von Neuralgien im Bereich des N. ischiadicus (Cotugno-Syndrom): »*De ischiade nervosa Commentarius*«, Venedig 1764.

Cousins, Michael. Zeitg. Schmerzforscher und Schmerztherapeut (Dept of Anaesthesia and Pain Management, Univ. Sidney), Promotion und danach Ausbildung in Anästhesiologie, Universität Sydney (Royal North Shore Hospital); 1970–1974 Assistenzprofessur an der Stanford Universität; zurück in Sidney Gründer und Vorsteher 1975–1990 des Departements für Anästhesie und Intensivpflege, später Direktor des dortigen Schmerzdienstes (Schmerzforschung, Schmerzklinik). Zusammenarbeit u.a. mit P. Bromage an der McGill-Universität, Montreal (postoperative Schmerztherapie). Über 200 Publikationen; vielfache Auszeichnungen (T.Cecil-Gray-Prize, The-Mushin-Medal, The-Bonica-Medal, The-Gaston-Labat-Medal, The-Ralph-Waters-Medal etc.). Publizierte u.a. »*Neural blockade in clinical anesthesia and management of pain*« zusammen mit P. Bridenbaugh (1. Auflage 1980) und »*Acute pain management*« mit G. Phillips (1986); Cousins war Präsident der IASP 1987–1990, Gründer der australischen Arbeitsgruppe der IASP etc.

COX-1, COX-2. Abk. für Cyclooxygenase 1 (»konstitutive« COX) und Cyclooxygenase 2 (»induktive« COX). Die Enzyme bestehen aus ähnlichen Aminosäurensequenzen. Funktion beider COX-Systeme: enzymatischer Abbau von aus Phospholipiden entstandener → Arachidonsäure zu Prostaglandine PG_2 unter Sauerstoffaufnahme (2 O_2: »Endoperoxidbildung«). Die PG_2 wird dann über die Hydroperoxydase zu PGH_2 (unter Elektronaufnahme 2 e-) abgebaut, Vorstufe für die Prostazyklinfamilie (PGD-Synthase → PGD_2; PGE-Synthase → PGE_2, $PGF_{2\alpha}$-Synthase → $PGF_{2\alpha}$, Thromboxan-Synthase → TXA_2, Prostacyclin-Synthase → PGI_2. Die Bezeichnung »konstitutiv« (= COX-1) ist griffig, aber teilweise irreführend, weil die »induktive« COX-2 im ZNS und Nierensystem offenbar »konstitutiv« funktioniert. Das COX-2-Gen ist kürzer als das COX-1-Gen (8,3 kb vs. 22 kb). Neuere Arbeiten (Takahashi et al. 1998) weisen darauf hin, dass die COX-2 ebenfalls eine physiologische Funktion in der Heilung von gastrischen Ulzera hat (s. Wirkstoffprofil Celocoxib: UAW Gastropathie). Siehe Buch D und E.

COX-1. Protein, MG 72000; 600–602 Aminosäuren, mRNA: 2,8 kB; Position auf Chromosom 9; Funktion: konstitutives organeigenes Enzym in allen Geweben, v.a. Thrombozyten, Nieren, Magen.

COX-2. Protein MG 72000; 603–604 Aminosäuren; mRNA 4,5 kB; Position auf Chromosom 1; Funktion: durch entzündliche Stimuli und Zytokine induzierbares Enzymsystem v.a. in Makrophagen, Monozyten, Synoviozyten, Chondrozyten, Fibroblasten, Endothelzellen. Auch durch Hormone induzierbar (Ovarien, Fetalmembrane). ZNS und Nieren: konstitutives (!) Enzymsystem. COX-2-Hemmer. Abkürzung für »Cyclooxygenase$_2$-Hemmer« (sog. »induzierbare« Gewebe-COX). Theoretisch sollten spezifische COX-2-Hemmer die Gewebe-PG-Homöostase (COX-1) nicht stören und somit weniger gastrointestinale, bronchiale und renale Nebenwirkungen induzieren.

CP. Chronische Polyarthritis. Ebenfalls üblich jcP: für juvenile chronische Polyarthritis.

Cp_{50}. Abk. für minimale Plasmakonzentration im Fliessgleichgewicht (»steady state«), die für i.v.- applizierte Analgetika bei der Hälfte der Probanden/Patienten ausreicht, eine somatische Antwort nach standardisiertem Nozizeptionsreiz (Beispiel Hautinzision) zu unterdrücken. Gilt als Pendant zu Egers → MAC-Begriff. Wenn zusätzliche autonome Antworten auf die nozizeptive Stimulation gemessen werden (Plasmakatecholamine etc.), wird der Begriff $Cp_{50\ BAR}$ (»barish autonomic response«) verwendet (s. Buch B).

CPMP. Engl. Abk. für Committee on Proprietary Medicinal Products: EWG-Behörde (Registrierung neuer Arzneimittel, Arzneimittelüberwachung) vergleichbar der amerikanischer → FDA.

CPT. Engl. Abk. für »cold pressor test«. Ursprünglich die Immersion der Hand in Eiswasser (Wolf u. Hardy 1941); s. auch Turks Arbeiten (Buch A).

CRPS. Engl. Abk. für »complex regional pain syndrome«, komplexes regionales Schmerzsyndrom (früher: sympathische Reflexdystrophie, s. Buch A).

CRPS-Tests. Bei CRPS durchgeführte Tests, um autonome Nervenfunktionen zu testen (z.B. QSART, RSO; daneben einfache Vasomotorentests wie Valsalva-Manöver etc.).

Crushsyndrom. Bei Unfällen, Erdbeben etc. durch stumpfe, ausgedehnte, massive Quetschung und Zersplitterung von Muskel- und. Knochengewebe etc. auftretendes Syndrom mit Zellmembranschädigung (Freisetzung von Kalium, Enzymen, Myoglobin etc.), sekundärer Nierendysfunktion (akute tubuläre Nekrose, Urämie), in der Regel mit starken neurogenen (relativ »therapierefraktären«) tage- bis wochenlangen Schmerzzuständen begleitet (I: kontinuierliche Epiduralanalgesie).

CS. Engl. Abk. für »conditioned stimulus«; kann eine sog. CR bzw. »conditioned response« auslösen.

CSAID. Engl. Abk. für »cytokine-suppressive antiinflammory drugs« (→ Zytokine; ebenso Buch F).

CSF. Engl. Abk. für »colony stimulating factors«. Gruppe immunomodulatorischer Glykoproteine (IL-3, G-CSF, M-CSF, Granulocyte-macrophage-colony-stimulating-Faktor, GM-CSF) von Knochenmarkzellen mit multiplen Aufgaben (Granulozyten-/Makrophagenkoloniestimulation).

CSHT. Engl. Abk.für → »context sensitive halflife time«.

Curbelo, M.M. Führte 1949 die kontinuierliche Epiduralkathetertechnik ein.

Cushing, Harvey (1869–1939). Schüler von → Halsted u. Theodor Kocher (Bern; erster Nobelpreisträger in Medizin; 1841–1917). Vater der modernen Neurochirurgie (Harvard, Yale). Nach ihm ist das Cushing-Syndrom benannt. Führte u.a. die Führung von präzisen Anästhesieprotokollen ein. Publizierte eine Biographie über Sir William Osler. Stimulierte als erster Forscher 1909 den menschlichen sensorischen Kortex.

Cyclooxygenase. Abk. COX; Syn. Prostaglandin-Endoperoxid-Synthase, Enzymsystem von dem bislang 2 Isoenzyme identifiziert sind (→ COX-1, → COX-2, in Diskussion: COX-3).

Cytochrom $_{p450}$. Hämoprotein-Enzymsystem, das im Falle der Lebermikrosomen am oxidativen Abbau von

Wirkstoffen bzw. Redoxsystem mit Elektronenaustausch über reduziertes Flavoprotein, oxidiertes Flavoprotein und NADP beteiligt ist: unter O_2-Aufnahme wird aus dem Reaktionskreis ein oxidierter Wirkstoff zur Verstoffwechselung weitergeleitet wird und zur erneuten Reaktion die Redoxkreise Flavoprotein/ NADPH dem nummehr oxidierten Enzym p450 (Fe^{3+}) 1 Elektron zur Verfügung gestellt, damit die Reaktion wieder von vorn beginnen kann. Es gibt multiple Cytochromsysteme. Sog. langsame Verstoffwechsler (ca. 10% der kaukasischen Bevölkerung!) verfügen über dysfunktionelle Cytochromsysteme und können entsprechend Exoliganden schlecht abbauen. Relevant für Schmerzpraxis: → Kodein (Prodrug Morphin), → Alfentanil.

DAB Abk. für *Deutsches Arzneibuch.*

DAC Abk. für *Deutscher Arzneimittelcodex.*

Dagnini-Aschner-Reflex *Syn.:* Bulbusdruckversuch, nach dem Bologneser Internisten G.D.Dagnini (1866–1928) sowie dem emigrierten Wiener Gynäkologen B.A. Aschner (1883–1960, New York) benannter vagovagaler Reflex, auslösbar über den ersten Trigeminusast (Druck auf Augenbulbus) mit vagalem Erfolg (Bradykardie, Herzstillstand, Nausea und Emesis): anwendbar bei paroxysmaler Tachykardie.

Dallenbach, Karl M. (Champaign/Illinois 1887–1971 Austin/Texas). Psychologe, Schmerzforscher.

DAMGO. In der Schmerzforschung verwendetes μ-Opioid-Peptid (Agonist) mit der Aminosäurensequenz Tyr-D-Ala-Gly-(me)Phe-Gly-ol.

Dämmerschlaf. Geburtshilfliche Analgesietechnik, von Gauß 1906 mittels Morphin und Scopolamin eingeführt: »*Die Anwendung des Scopolamin-Morphium-Dämmerschlafes in der Geburtshilfe*«.

Dandy, Walter (1886–1946). Führte die Ventrikulographie durch Insufflieren von Luft in die Hirnventrikel und anschließende Radiographie (historisch erste Indikation: faziale Neuralgien!) ein.

DAPI. Abk. für *Deutsches Arzneimittelprüfungsinstitut* (München).

DASS. Abk. für Depression-Anxiety-Stress-Scales.

Davy, Humphry (Cornwall 1778–1829). Leiter des »pneumatischen Laboratoriums in Bristol«, beschrieb im Jahre 1800 - 40 Jahre vor Horace Wells und Colton - die analgetische Wirkung von N_2O und nannte es »Lachgas«. Einer seiner Schüler war Michael Faraday (1791–1867), genialer Autodidakt (die Bezeichnungen Elektrolysis, Elektrolyt, Anion, Kation, Anode und Kathode gehen auf ihn zurück) und Erforscher der Elektrizitätslehre; beschrieb später auch die Wirkung von Ätherdämpfen.

DCI. Abk. für *Denominatio communis internationalis* (*Dénominations communes internationales;* entspricht: → INN).

DE. Lat. Abk. für *dosis effectiva.*

DE$_{50}$. Lat. Abkürzung für dosis effectiva sive efficax in mg/kgKG, bei der in 50% der Versuchstiere/Probanden eine entsprechende Wirkung erzielt werden kann. Das Verhältnis zwischen DE_{50} und DL_{50} (Dosis letalis bzw. tödliche Dosis, bei welcher die Hälfte der Versuchstiere stirbt) ergibt die sog. therapeutische Breite oder den *therapeutischen Index.*

De Castro G. Anästhesist, er beschrieb zusammen mit P. Mundeler 1959 die Neuroleptanalgesie.

DEA. Engl. Abk. für *Drug Enforcement Administration* (USA-Rauschgift-Administration).

Decussation. Kreuzung: z. B. → Decussation in der Commisura alba (s. Buch A).

Déjerine-Roussy-Syndrom. Nach J. J. Déjerine (1849–1917; Ehemann der am. Neurologin Augusta Marie Déjérine-Klumpke [1859–1927; Arbeiten über Plexusbrachialis-Läsionen]) und G.R. Roussy (1874–1948) benanntes Thalamussyndrom mit Hemianopsie, Hyperreflexie, Hyposensibilität der Haut, Hemialgie, Hemihyperpathie.

Deka. Abk. da, dezimales Vielfaches in der Ordnung $10^1 = 10$.

Dekontamination. »Entgiftung bei Intoxikationen«. Man unterscheidet die primäre Dekontamination (Verhinderung oder Reduktion der Resorption eingenommener Gifte: induzierte Emesis, Magenspülung, Aktivkohle) und die sekundäre Dekontamination (Maßnahmen nach erfolgter Resorption in den Blutkreislauf: forsierte Dialyse mit Alkalinisierung; extrakorporale Elimination mittels Hämodialyse, Hämoperfusion).

Delta-Fasern, δ-Fasern. Langsamste A-Fasern mit Leitungsgeschwindigkeit von 20m/s; zur Gruppe der 1–4 μm dicken, myelinisierten A-Fasern gehörend. Funktion: u.a. Nozizeptorenfunktion (sog. »schnelle Schmerzfasern«).

Delta-Rezeptoren, δ-Rezeptoren. DOR, OR-1; Subtyp der → Opioidrezeptoren (s. Buch B). Affinität Endorphine + Enkephaline > Dynorphine.

Delta-Wellen, δ-Wellen. Langsame Hirnwellen im EEG (Wellenform; f: bis 3 Zyklen/s; Amplitude 5–250 μV). Kortexwellen unter Narkose-, Schlaf- oder pathologischen Bedingungen.

De Martel, Thierry (1875–1940). Mit → Vincent zusammen Begründer der frz. Neurochirurgie. Hochdekorierter Offizier während des 1. Weltkriegs. Selbstmord bei Einmarsch der dt. Truppen in Paris.

Denervierung. *Syn.:* Deafferenzierung, traumatische Ausschaltung von Afferenzen aus einem Organgebiet. Als Folge einer Denervierung können autonome Massenreflexe im Sinne einer autonomen Hyperreflexie (extreme Bradykardie, Hypertension, extreme Vasokonstriktion etc.) auftreten (beispielsweise nach traumatischer Paraplegie und nozizeptiver Reizung entsprechender denervierter Organgebiete), möglicherweise aufgrund einer »Up-regulation« (Aufgrund des Ausfallens synaptischer Freisetzung von Acetylcholin und Noradrenalin) postsynaptischer Nervenmembrane, die dann auf zirkulierende Katecholamin überschiessend reagieren.

»Der Anästhesist«. 1952 durch Rudolf Frey, Werner → Hügin (Basel) und Mayrhofer (Wien) gegründetes Fachjournal.

»Der Schmerz«. 1928 erschienen und herausgegeben durch den Würzburger Gynäkologen C.J. Gauss, den Heidelberger Pharmakologen H. Wieland und B. Behrens sowie → E. v. der Porten. Nach der großen Wirtschaftskrise von 1929 mit → »Narkose und Anästhesie« fusioniert. Seit 1987 Organ der Deutschen Gesellschaft zum Studiem des Schmerzes, der Österreichischen Schmerzgesellschaft und der Deutschen Interdisziplinären Vereinigung für Schmerztherapie.

Dercum-Krankheit. Nach F.X. Dercum (1856–1931) benannt: Neurolipomatosis dolorosa, auch: Adiposalgie.

Desensibilisierung. Engl. »desensitization«, der nach längerdauernden Gabe von Agonisten mögliche Funktionsverlust. Der Grund kann auf jeder funktionellen Ebene auftreten, so auf Rezeptorebene, Effektorsystemebene und Messengerebene; z.B. opioidinduzierte Abkopplung vom Effektor Adenylatcyclase oder von membranständigen Ionen (K$^+$-)Kanälen.

Descartes, René (Renatus Cartesius; La Haye-Descartes 1596–1650 Stockholm). Philosoph, Mathematiker (Algebra; Descartessche Zeichenregel), Physiker (Erhaltungsgesetz; Optik: Brechungsgesetze). Begründer der Spezifitätstheorie. Beschrieb die spezifischen äußeren Reize, die letzten Endes zum Schmerzerlebnis führen, im Jahre 1664: »Wenn das *(äußere)* Feuer sich nahe dem Fuß befindet, haben die kleinen Teilchen des Feuers die Kraft, die Haut des Fußes, wo sie ihn am dichtesten erreichen, zu bewegen. Dadurch ziehen sie gleichsam an den Verbindungen und öffnen gleichzeitig die Poren *(Rezeptoren)*, an denen sie enden, ähnlich einem Glockenstrang *(Nervenstrang)*, der, wenn an einem Ende gezogen, am anderen Ende die Glocke *(Hirn)* ertönen lässt« (kursiv: vom Hrsg. eingefügte Übersetzungen). Der Körper (res extensa) steht mit der Seele (res cogitans) in der Glandula pinealis in Beziehung, die vom Körper Informationen bekommt und ihm Befehle erteilt. Die Descartes-Hirntheorie war damals so revolutionär, dass selbst Voltaire über die »konfusen Ideen« Descartes entsetzt war. René Descartes: »*Les passions de l'ame.*« Paris, Henry le Gras, MDCXLIX (*Avec privilège du roy …*). Siehe auch Buch H-J!.

Designerdrogen. Chemische Abwandlungen von Opiaten und Opioiden zum Rauschgiftmissbrauch.

Devor, Marshall (Toronto *1949). Kanadisch-israelischer Forscher, Ausbildungen in: Princeton University, M.I.T. (Cambridge/Mass.), London, Hebrew University, seit 1988 Professor am Life Sciences Institute (Hebrew University of Jerusalem), Education/Taxonomy Panels IASP, Editor/Editorial Panel Pain, Pain Medicine, J Peripheral Nervous System etc. Forschung u.a. neuropathische Schmerzen, synaptische Plastizität etc.

Dezi. Abk. d, dezimales Vielfaches in der Ordnung $10^{-1} = 0{,}1$.

DHS. Abk. *D*eutsche *H*auptstelle gegen die *S*uchtgefahren.

Dieffenbach, Johann Friedrich (?–?). Dt. Anästhesiepionier: »*Der Aether gegen den Schmerz*« (1847). A. Hirschwald Verlag, Berlin.

dies. Lat. Tag: pro die (tgl.).

diffuse noxious inhibitory controls. Abk. DNIC; franz. Schmerzforschung um → Willer und → Le Bars (s. auch Buch A): Hemmung multirezeptiver Neurone des Rückenmarkhinterhorns durch nozive Stimuli in einem Bereich ausserhalb der betroffenen rezeptiven Felder. Erfordert offenbar intakte Hirnstammfunktionen und intaktes endogenes Opioidsystem. Beispiel am Fall eines alten Bauerntricks bzw. »Erfahrungsmedizin«: früher wurden Jungstiere ohne Narkoseverfahren kastriert, indem der Bauer gleichzeitig eine äußerst schmerzhafte Reizung (Nasenklemme) anbrachte mit dem Resultat, dass der äußerst schmerzhafte Kurzeingriff überhaupt durchzuführen war. In der Regel wird in der heutigen Forschung folgende Versuchsanordnung gewählt: nozive Stimulation eines ipsilateralen peripheren Nerven, Aufzeichnung des entsprechenden spinalen Nozifensorreflexes (z.B. Kniereflex), heterotopische Reizung (Beispiel: Hand in Eiswasser).

Dioskorides, Pedanios (30–90 nach Christus). Griech. Arzt und Pharmakologe (fünfbüchrige »*De Materia medica*«). Gebrauchte die Bezeichnung Anaisthesia (an + aisthesia = keine Schmerzperzeption) in Zusammenhang mit dem »betäubenden« Effekt von Mandragora, einer Alraunepflanze, deren Extrakte damals zur perioperativen »An-aisthesia« eingesetzt wurden.

Diskrimination. Das Vermögen sensible Reize zu unterscheiden.

Dispensatorium. Mittelalterliche Bezeichnung für Arzneibuch, Pharmakopöe.

Dispensieren. Amtlich bewilligte Abgabe von Arzneimitteln durch Apotheker oder Arzt.

Dissoziationsanästhesie. Ein durch gewisse Wirkstoffe, wie Ketamin, erzeugter ZNS-Zustand mit Analgesie, Katalepsie, offenen Augen, intakten Licht- und Kornealreflexen, unabhängig von chirurgischen Stimuli auftretende Spontanbewegungen sowie eine Art chemischer Hypnose (Corssen u. Domino 1966).

DL. Lat. Abk. Dosis letalis.

DL$_{50}$. Lat. Abk. für letale Dosis, bei welchem 50% der exponierten Versuchstiere sterben. Dabei wird die artspezifische (!) Todesursache (Beispiel: Atemstillstand) nicht bewertet, sodass dieser in der Toxikologie übliche Parameter für die Praxis nur bedingt aussagekräftig ist.

DMARD. Engl. Abk. für »*disease modifying antirheumatic drugs*«, in der Rheumatologie eingesetzte Basistherapeutika: s Buch F und G.

DMKG. Abk. für *Deutsche Migräne- und Kopfschmerzgesellschaft*.

DNIC. Siehe unter »diffuse noxions inhibitory controls«.

Döblin, Alfred (Stettin 1878–1957 Emmendingen/ Baden). Arzt in Berlin; 1930 »*Berlin Alexanderplatz*«, 1933–1945 Emigration (1940 Flucht über die grüne Grenze der Pyrenäen – zu gleicher Zeit flüchtete der 70-jährige Heinrich Mann über diese Grenze!). 1948: »*Verratenes Volk*«. Mitgründer der Akademie der Wissenschaften und Künste in Mainz 1949.

Dogliotti, A.M.D. (1897–1966). Bedeutender ital. Herzchirurg v. a. in Turin (Piemont). Exponent der Extraduralanästhesie (s. auch → Pagés Miravé Fidel). Gründer der ital. Anästhesiegesellschaft. »*Eine neue Methode der regionalen Anästhesie: die peridurale segmentäre Anästhesie*« (1931). Führte die chemische intrathekale Neurolyse durch Alkohol bei unerträglichen Schmerzzuständen vor: »*Nouvelle méthode thérapeutique pour les algies périphériques. Injection d'alcool dans l'espace sous-arachnoidien*« (1931).

Dolor. Lat. Schmerz; Dolores = Wehen (Dolores praeparantes, Dolores ad partum, Dolores post partum, Dolores secundinae).

Dolorimeter. *Syn.:* Algesimeter, Apparat zur Schmerzmessung (s. Buch A).

Dolorrezeptor. Von Paul Langerhans 1868 »*Über die Nerven der menschlichen Haut*« als vermeintliche Schmerzrezeptoren der Haut beschriebene, später als aus dem Knochenmark stammende Leukozyten identifiziert (Langerhanssche Zellen), die multiple Rezeptoren aufweisen und in der Abwehr der über das Hautor-

gan eindringenden multiplen Antigene offenbar eine Spezialfunktion im Sinne der Abwehr ausüben (Zytokine etc.).

»dolorisme«. In der frz. Philosophie gebrauchter Terminus für die Tendenz, die moralischen Werte des physischen Schmerzes überzubewerten; nach dem frz. Schriftsteller und Journalisten Julien Teppe, der den Schmerz als Katharsis in seinem »*Manifeste du dolorisme*« (1935) einstufte:

> »Je souffre, donc je suis«.

In seiner Zeitschrift »*La Revue doloriste*« erschienen Artikel u. a. von Gide, Valéry, Benda, Colette etc.

»Dolorosa«. In der spanischen Gastronomie gebrauchte Bezeichnung für die »schmerzende« Rechnung nach Mahlzeiten.

Dopamin INN prop. *Syn.:* Hydroxytyramin, 4-(2-Aminoethyl)brenzcatechin; $C_8H_{11}NO_2$. M_r: 153.18; CAS N° 51-61-6. Neurotransmitter; Zielrezeptoren: periphere und zentrale $D_{1(Vasodilatation)}$/$D_{2(Hemmung\ Noradrenalinfreisetzung)}$-Rezeptoren. Die Funktion der kürzlich entdeckten $D_{3,4}$-Subtypen ist unbekannt. Dopamin repräsentiert mehr als die Hälfte der zentralen Katecholamine. Höchste Konzentrationen in den v. a. die extrapyramidale Motorik steuernden Basalganglien (Nuclei basales: insbes. Corpus striatum, Nucleus niger; → Parkinsonismus) sowie im sog. mesolimbischen Belohnungssystem.

Dopingsubstanzen. Als Dopingsubstanzen gelten verbotene Wirkstoffe (auch verbotene Methoden, die als unerlaubte pharmakologisch-medizinische Maßnahmen zur Leistungsbeeinflussung umschrieben werden) entsprechend der vom Internationalen Olympischen Komitee aufgestellten Liste (Dopingliste): Stimulanzien, Narkoanalgetika, Anabolika, Betablocker, Diuretika, Peptidhormone und Analoge sowie Substanzen wie Alkohol, Lokalanästhetika, Kortikosteroide, Marihuana, die von lokalen Sportverbänden nicht toleriert werden.

Doppelblindstudie. Konzept, bei dem weder Patient noch Prüfer bzw. Arzt wissen, welcher Wirkstoff verabreicht wird. Seit den Arbeiten von → Hill und → Beecher evaluiert in der Form von randomisierten, plazebo-kontrollierten Doppelblindstudien.

Dosierung. Verabreichung eines Wirkstoffes in einer definierten Menge. Die Dosierung kann nach individueller Wirkung (Opioide), Körperoberfläche oder Körpergewicht erfolgen (antipyretische Analgetika).

Dosis-Wirkungs-Kurve. Die graphische Darstellung der Beziehung klinische Wirkung/verabreichte Wirkstoffmenge bzw. Plasmawirkstoffkonzentration mittels einer Kurve, die kontinuierlich, monoton (in der gleichen

Richtung) und als Asymptote zu einem maximalen Wert hin verläuft.

Dott, Norman (1892–1973). Bedeutenden schottischer Neurochirurg (Pioniereingriffe: Hirnaneurysmen). Arbeiten über Gesichtsschmerzen.

DPhG. Deutsche *Pharmazeutische Gesellschaft*; 1890 gegr., »*Archiv der Pharmazie*«.

Dragées. *Syn.:* Compressi obducti, Tabulettae obductae; Arzneiform, bei der der Wirkstoff durch Hüllsubstanzen (bsp. durch Zuckerdragierung) überzogen ist.

Dreifaches Kältesyndrom. »triple-cold-syndrome«, Kältehyperalgesie (»cold hyperalgesia«), Kältehypästhesie (»cold hypoaesthesia«), kalte Haut (»cold skin«).

Dreser, Heinrich (Darmstadt 1860–1924). Pharmakologe, nach 1896 in Göttingen tätig, publizierte über klinische Erfahrungen mit Acetylsalicylsäure 1899: »*Pharmakologisches über Aspirin*«. Siehe auch → Felix Hoffmann und → Arthur Eichengrün.

Droge. Als Droge wird eine Arznei pflanzlichen oder tierischen Ursprungs oder deren Teile bezeichnet. Im Englischen heißt »drug« Arzneistoff. *Wahrscheinlich eingedeutscht*, bedeutet drug bzw. Droge im Laienjargon heute »Rauschmittel«.

Druckalgometer. Gerät, das den Auflagedruck bei Erreichen der Schmerzschwelle (z. B. Triggerpunkte) anzeigt.

Druckanalgesie. Fehlen einer Schmerzhaftigkeit auf starken Druckreiz.

Druckpunkte. Auf der Haut befindliche Punkte für Drucksinn (Meissner-Tastkörperchen). Auch Punkte an speziellen Stellen (→ Valleix-Druckpunkte, Akupunktur, Neuraltherapie).

Drucksinn. Barästhesie.

Drug-Holiday. Das Absetzen einer Langzeitmedikation über eine bestimmte Zeit, um die sog. Toleranzentwicklung zu hemmen.

DSF. Abk. für »*Douleurs sans Frontières*«, eine übernationale wohltätige Ärzteorganisation (vgl. mit »Médecins sans Frontières«), die v. a. für die durch Krieg (Minen!) geschädigte Landbevölkerung (Schwerpunktprogramme Kinder und Schmerz, Amputierte, aber auch Aids sowie Selbsthilfe durch Ausbildung!) tätig ist.

DSM. Abk. für *Diagnostic and Statistical Manual*.

Du Bois Reymond, Emil (Berlin 1818–1896). Pionier der Elektrophysiologie.

Dubner, Donald (New York *1934). Zeitgenössischer Schmerzforscher (Neurobiologie), Studium am Columbia College mit Abschluss 1955, Columbia Universitäts-schule für Zahnmedizin, Promotion 1964 in Physiologie. Schmerzforschung Universität Maryland (Baltimore Dental School). Gründungsmitglied IASP und APS.

Dubois, Paul (1848–1918). Bedeutender Schweizer Psychiater. Pionierarbeiten über Patienten-»Compliance«, indem er die Patienten mittels Aufklärung etc. in die Therapie einband.

Duchenne, Guillaume Benjamin Amand (1806–1875). Bedeutender frz. Neurologe (»Lehrvater« von → Charcot).

Dufy, Raoul (Le Havre 1888–1953 Forcalquier). Berühmter frz. Maler, litt an chronischer Polyarthritis (Analgetikum: Aspirin), band sich im fortgeschrittenen Stadium den Pinsel an die von der Krankheit deformierten Finger, um malen zu können: »monokolore Phase?!« Ließ sich 1950 in den USA (s. auch: Hench) wegen seiner Polyarthritis mit Kortikosteroiden behandeln, die eine Remission erbrachten. Bild: »La Cortisone«. 1953 Tod wegen einer gastrischen Hämorrhaghie (Kortikosteroide und Aspirin?!).

Duhamel, Georges (Paris 1884–1966). Frontarzt im 1. Weltkrieg; Philanthrop.

> »La sympathie est notre meilleure chance de nous évader de l'égoisme.«

Dumas, Jean Baptist (Alès 1800–1884 Cannes). Eminenter frz. Chemiker. »*Traité de chimie appliqué aux arts*« (1828–1846).

Dunant Jean-Henri (Genève 1828–1910 Heiden/Appenzellerland). Anthroposoph, 1855 Mitwirkung bei der Gründung des Weltbunds der Christlichen Vereine Junger Männer in Paris. Erlebte 1859 auf einer Geschäftsreise unmittelbar Tod und Leiden und die völlige Absenz von Hilfeleistungen etc. im Gefolge der Schlacht bei Solferino: er motivierte u. a. die Frauen der Umgebung, den Verletzten zu helfen. Schrieb 1862 »*Erinnerung an Solferino*«. Gründung 1863 des späteren »Internationalen Komitees vom Roten Kreuz IKRK«, u. a. mit Advokat Gustave Moynier, dem Schweizer General Dufour (nach ihm wird die Dufourspitze in den Alpen benannt), dem Kriegschirurgen Louis Appia sowie dem Arzt T. Maunoir. Wirtschaftlicher Zusammenbruch und 1868 Verurteilung durch Genfer Zivilgericht wegen Bankrottes. Projekt einer Universalbibliothek. 1871 Gründer des Weltbunds für Ordnung und Bildung (politischer und sozialer Frieden, internationale Schiedsgerichte, Besserstellung der Kriegsgefangenen). Übersiedlung nach London, später nach Stuttgart, ab 1887 nach Heiden und Trogen im Appenzellerland. 1896 Briefwechsel mit Bertha von Suttner. 1901 Nobelpreis für Frieden (zusammen mit Frédéric Passy, im gleichen

Jahr Wilhelm Konrad Röntgen für Physik, Emil Adolf von Behring für Physiologie-Medizin): das Preisgeld stellt er (selber verarmt und krank) humanitären Zwecken zur Verfügung. 1903 medizinisches Ehrendoktorat. Henri Dunant ist im Friedhof Sihlfeld in Zürich bestattet.

Dura mater. Pachymeninx, anatomische Trennlinie für die englische Anästhesieschule zur Unterscheidung von intraduralen (Syn. intrathekalen, spinalen) und extraduralen (Syn. epiduralen) Anästhesietechniken.

Dusser de Barenne, Johannes Gregorious (1885–1940). Bedeutender holländischer Physiologe (Arbeiten über kortikal-subkortikale Funktionsmechanismen).

Dynamik. In der Pharmakodynamik die Wirkungsweise von Wirkstoffen.

Dynorphin. Eine Klasse von endogenen Peptiden mit Opioidcharakter (Dynorphin A, Dynorphin B sowie Dynorphinfragmente) mit v.a. inhibitorischer Neurotransmitterwirkung auf zentralen κ-Rezeptoren, s. Buch B.

Dys- Präfix, griech., für gestört, fehlerhaft; z.B. Dysfunktion = fehlerhafte Funktion.

Dysphorie. Gegensatz zu Euphorie; Mißstimmung.

EAA. Engl. Abk. für »excitatory amino acids« (→ exzitatorische Neurotransmitter:→ Glutamat, Aspartat): Zielrezeptoren sind ionotrope Glutamatrezeptoren (iGlu-R sind AMPA-, KAINAT-, NMDA-Rezeptoren) oder metabotrope Glutamatrezeptoren (mGlu-R 1–8). Ionotrope Rezeptoren sind ultraschnelle Ionenkanalsysteme, wogegen metabotrope Rezeptoren langsamere, intrazelluläre Systeme beeinflussen (zyklische Nukleotide etc.).

Eagle-Syndrom. Kopfschmerzsyndrom (Syn. Processus-styloideus-Syndrom) für längeranhaltende, einseitige Schmerzen im Schlund- und Rachenbereich mit Dysästhesien im Rachen sowie Schluck- und Geschmacksstörungen etc.

Eccles, Sir John C. (Melbourne 1903–1997 Locarno). Australischer Physiologe, Nobelpreis 1963 für Medizin und Physiologie für die Entdeckung ionischer Mechanismen der neuralen Signalübertragung (zusammen mit A.L.Hodgkin und A.F. Huxley). Doktorand beim Nobelpreisträger → Sir Charles Sherrington. Schrieb mit W. C. Gibson 1979 das Buch: »*Sherrington – his life and thought*«. Arbeiten über synaptischen Informationsaustausch. Befreundet mit Karl Popper, mit dem er über das Leib-Seele-Verhältnis philosophierte und in verschiedenen Büchern darstellte, so u.a.: »*The self and its brain – an argument for interactionism* (1977; dt. Piperausgabe: »*Das Ich und sein Hirn*«). Schüler von Eccles ist u.a. der bedeutende zeitgenössische dt. Physiologe → Robert F. Schmidt (Würzburg).

Economo von San Serff, Konstantin (1876–1931). Bedeutender Triester Physiologe griech. Abstammung; Arbeiten u.a. über Evolutionsprinzipien des ZNS.

Ecstasy. *Syn.:* Adam, MDMA (Abk. für Methylen-dioxymethamphetamin), 1914 von der Fa. Merck patentierter Wirkstoff (ursprünglich Appetitzügler). Wegen psychotropen UAW u.a. als sog. Wahrheitsdroge (1953 USA-Armee) experimentell, später 1965 durch den Biochemiker A. Sulgin als psychotroper Stoff (Slang: Adam) versuchsweise u.a. in der Psychotherapie eingesetzt; 1985 als schädliche und suchterzeugende Substanz ohne medizinische Anwendung (USA) klassiert.

ED. Dt. Abk. für *Einzeldosis.*

ED. Engl. Abk. für »*effective dosis*«.

Edinger, Ludwig (1855–1918). Bedeutender dt. Neurologe, Begründer der modernen Neuroanatomie. Beschrieb den nach ihm benannten Edinger-Westphal-Kern (1885) sowie die Edinger-Bahn.

Edinger-Bahn. Tractus spino-thalamicus.

Edinger-Westphal-Kern. Nach Ludwig → Edinger und Alexander Westphal benannter paariger autonomer Lateralkern des N. oculomotorius (III); mit dem Ganglion ciliare verbunden, dessen postganglionäre parasympathischen Fasern die inneren Augenmuskeln innervieren (Mm. ciliaris, sphincter pupillae).

Edmonton-Symptom-Assessment-System. Abk. ESAS, von Bruera et al. 1991 vorgestellte einfache Erhebungsmethode in der Palliativmedizin, ermittelt durch die Summe von 8 Messungen mittels VAS (Patienten-, Familienmitglied- oder Pflegerpersonalerhebung) von Schmerz, Aktivität, Übelkeit, Depression, Angst, Benommenheitszustand, Appetit, Wohlbefinden.

EEG. Abk. von *Elektroenzephalographie*; Aufzeichnung von unter Spontanbedingungen oder provozierten (äußere Reize: s. evozierte Potentiale Buch A), elektrischen durch Hirnaktivität bedingten mittels Kopfhautelektroden (oder direkt auf Hirnoberfläche in der Experimentalneurologie) aufgenommenen Potenzialveränderungen. → Berger, Hans. Die elektrische Aktivität eines Hirns wurde zum ersten Mal am Kaninchen durch den Liverpooler Physiologen R. Caton 1875 nachgewiesen. Die moderne Datentechnik erlaubt eine Quantifizierung einzelner Ableitungskurven sowie deren Verarbeitung (z.B. Beziehungen zwischen den einzelnen Kurvenverläufe). Heutzutage kann das EEG praxisgerechter als klinisches perioperatives Monitoring eingesetzt werden. EEG-Korrelate können als sog. Closed-loop-control-Parameter in die Technik der TCI eingebaut werden.

Efferenzen. Zentrifugale (vom Zentrum weggehende, »ausführende«) Nerven.

EGF. Epidermal growth factor.

Ehrlich, Paul (1854–1915). Begründer der Chemotherapie und Immunologe, mit Elie Metchnikoff (1845–1916) Nobelpreis 1908 für Medizin und Physiologie (Immunologie).

> »Mein therapeutisches Programm besteht darin, von Substanzen mit gewisser Wirksamkeit Homologe und Derivate der verschiedensten Art darzustellen, jede auf ihre Wirkung zu prüfen und, auf den so erhaltenen Resultaten fussend, zu versuchen, zu immer optimaleren Heilkörpern zu gelangen. Das heißt, also zielen lernen, und zielen lernen durch chemische Variation.«

Eichengrün, Arthur (Aachen 1867–1949). Studium der Chemie in Aachen und Berlin; danach Mitarbeiter von Böhringer und Sohn (Ingelheim), Balzer und Marquardt. Durch Carl Duisberg zum Aufbau und zur Leitung der Bayer-Werke nach Elberfeld gerufen (1896). 1900 Abteilungsvorstand des pharmazeutisch-wissenschaftlichen Labors in Elberfeld (Hoffmann war 1899 als Abteilungsvorstand der pharmazeutisch-kaufmännischen Abteilung eingesetzt worden). Verließ Bayer 1908; als Jude ins KZ Theresienstadt deportiert, wo er u. a. auch biographische Aufzeichnungen schrieb: in diesen bezeichnet sich Arthur Eichengrün als Initiator einer Acetylierungstechnik von Aspirin (unbefriedigende ASS-Synthesen [teilweise unstabile, teilweise unreine Syntheseprodukte] wurden schon 1853 durch Charles Frédéric Gerhart und 1869 durch Johann Kraut für die von Heyden-Werke durchgeführt) und beschrieb, wie er entgegen der Meinung des Bayer-Prüfers Prof. Heinrich → Dreser (Darmstadt 1860–1924), der ASS anfänglich für wertlos hielt (später aber im in der chemischen Abteilung des Deutschen Museums München als Miterfinder genannt wurde und 1899 eine Lizenz von Bayer für Aspirin erhielt), den Wirkstoff zu klinischen Prüfungen – entgegen der Meinung Dresers – u. a. auch an Dr. Felix Goldmann in Berlin weitergab. Nach Eichengrün soll Goldmann das Präparat auch einem an Rheumatismus leidenden Zahnarzt gegeben haben, der es eines Tages an einem an heftigen Zahnschmerzen leidenden Patienten mit schlagendem Erfolg ausprobierte: »Durch diesen Zufall wurde die wichtigste Eigenschaft des Aspirins, das Schmerzstillvermögen, entdeckt« (Die Pharmazie 1949; Heft 1, S. 582).

Eikosanoide. Griech. eikosa = 20, Derivate aus essentiellen Fettsäuren mit 20 C-Atomen und mehreren Doppelbindungen. Beim Menschen steht die → Arachidonsäure als wichtigste Vorstufe der Eikosanoide im Vordergrund. Sie ist in Pflanzennahrung aber auch in Fleisch vorhanden. Die Arachidonsäure wird vom Organismus verestert und in (phospholipidhaltigen) Biomembranen eingelagert. Bei physikalischer, chemischer oder hormonaler Stimulation wird enzymatisch Arachidonsäure freigesetzt, die ihrerseits in der Folge die im Buch A beschriebenen diversen kaskadenartigen Reaktionen enzymatisch mit Bildung von biologisch aktiven Prostanoiden aktiviert. Der Abbauweg über die Arachidonsäure erfolgt über 3 prinzipielle Wege: 1. Cyclooxygenase (→ COX–1 und COX-2, auch Prostaglandin-Synthase, PGHS) mit Bildung von Endoperoxiden (PGG/H), die dann zu → Prostaglandinen (PG) und → Thromboxanen (TX) abgebaut werden; 2. Lipoxygenase-Abbauweg (LOX) mit Bildung von Hydroperoxyeicosatetraensäuren (HpETE), welche dann zu → Leukotrienen (LT), Hepoxilinen (HX), Trioxilinen und Lipoxinen transformiert werden und 3. ein nichtenzymatischer Weg über das Cytochrom-P450-System, katalysiert mit Bildung verschiedenster Fettsäuren sowie Leukotoxinen. Hirnzellen sind imstande, → Arachidonsäure in Arachidonylethanolamid (Anandamid) zu konvertieren (s. auch: → Endocannabinoide, Cannaboidrezeptoren).

Einthoven, Wilhelm (1860–1927). Holl. Entdecker des EKG. Nobelpreis 1924.

Eiweißbindung. Siehe Buch K sowie Wirkstoffprofile: die Bindung von Wirkstoffen an Plasmaproteine. In der Regel binden saure Moleküle an Albumine, basische an (saure) α^1-Glykoproteine oder Lipoproteine. Bei gleichzeitiger Gabe von Wirkstoffen mit hoher Eiweißbindung kommt es zu einer Kompetition mit der Folge, dass eines der Wirkstoffe aus der Bindung kompetitiv verdrängt wird (Resultat: höhere freie Fraktion = verstärkte Wirkung oder Elimination; s. Interaktionen).

EKP. Abk. für ereigniskorrelierte Hirnpotentiale. EKP sind elektrokortikale Potentiale bzw. ZNS-Antworten auf sensorische, motorische und psychische Ereignisse; da sie gegenüber dem Spontan-EEG von kleinerer Amplitude sind, müssen sie mit sog. Mittelungstechniken sichtbar gemacht werden (s. auch EP; s. Buch A).

Elsholtz, J.S. (1623–1688). Narkotisierte einen Hund 1665 mit i.v.-Gabe von Opium (wahrscheinlich unter dem Eindruck entsprechender Experimente durch Sir Christopher Wren und William Harvey).

EMLA. Engl. Abk. für »eutectic mixture of local anaesthetics«. Prilocain- oder lidocainenthaltende topische Emulsion (pharmazeutisch: Eutektikum); für Hautpunktionen insbesondere bei Kindern geeignet. Nachteil: braucht okklusiven Verband sowie Zeitaufwand (> 60 min). S auch: → iontophoretische Anwendung (Buch Kinetik).

EMO. Abk. für → Epstein-Macintosh-Oxford-Vaporizer (einem heute noch in der 3. Welt – z.B: »flying doctors«

etc. – eingesetzten, robusten, handlichen Narkosegerät (Ätherverdampfer).

EMO. Abk. für »esterase-metabolized-opioids« (s. Remifentanil).

Emulsiones. *Syn.:* Emulsionen: disperses System aus 2 nicht mischbaren Vehikeln.

Enantiomer. *Syn.:* Stereoisomer. Wird ein Molekül mit einem asymmetrischen C-Atom auf eine Papierebene projiziert (sog. Fischer-Projektion), kennzeichnen die waagrechten Bindestriche die vor der Papierebene, die senkrechten Bindestriche die hinter der Papierebene sich befindlichen Atome bzw. Liganden. Bild und Spiegelbild sind nicht deckungsgleich. Das Drehen des polarisierten Lichtes nach rechts im Uhrzeigersinn wird mit dem Präfix (+), nach links mit (-) gekennzeichnet. Die bei der Fischerschen Projektionseinteilung benutzten Präfixe D (für dexter, lat. rechts) und L (laevus, lat. links) haben mit der Drehrichtung des polarisierten Lichtes nichts zu tun. Wegen dieser Zweideutigkeit wird heute für Enantiomere die sog. RS-Nomenklatur (Cahn, Ingold, Prelog 1951) vorgezogen. Hier wird das asymmetrische Bezugsatom so gedreht, bis sein niedrigster Ligand nach hinten zu liegen kommt. Danach werden die zusätzlichen Liganden des asymmetrischen C-Atoms, nach gewissen Prioritätsgesetzen, im Uhrzeigersinn numeriert. Bei gleichen Molekülen werden anhand der Konfiguration (Position in Bezug auf asymmetrisches Bezugsatom C) mit der Zusatzbezeichnung R, S, Cis oder Trans die Enantiomere bezeichnet.

Endoanästhesie. Durch Zipf 1953 vorgeschlagene Bezeichnung der Technik, durch *systemische* Lokalanästhesie Analgesie hervorzurufen (s. Antinozizeptiva, Buch F).

Endocannabinoide. Endogene Cannabinoide (Neurotransmitter, ZNS, Nozizeption, s. Buch A, putativ: hormonale Wirkungen im kardiovaskulären System). Prototyp ist Anandamid (ein Abkömmling der Arachidonsäure), das offenbar durch Endothelzellen synthetisiert wird.

endogene EKP. Abk. für Ereignis-kontrollierte Potentiale, die nach einer gewissen Zeitspanne (> 60 ms) nach sensorieller Reizung im EEG abgreifbaren ereigniskorrelierten Hirnpotentiale, die nicht mehr überwiegend nach erfolgter Reizung als EP (sog. exogene Komponenten), sondern nach weiterer zentraler Reizverarbeitung auftretenden EEG-Potentialänderungen (also exogene und endogene Komponenten integrierend).

endogene Opioide. Bislang sind 3 Gruppen von endogenen Peptiden mit Affinität zu Opioidrezeptoren identifiziert worden: 1. → Enkephaline (→ Hughes und → Kosterlitz), 2. → Endorphine, Proopiomelanocortin-(POMC-)Familie (Smythe und Li) und 3. Dynorphinfa-

milie (→ Goldstein). Gemeinsam haben sie die Aminosäurensequenz Tyr-Gly-Gly-Phe eigen. Die Vorläufer dieser Opioidpeptide sind entsprechend 1. Proenkephalin, 2. Proopiomelanocortin (POMC, Vorläufer für 1 Endorphine, 2. melanozytenstimulierendes Hormon (MSN) und 3. ACTH) sowie 3. Prodynorphin (s. Buch B). Die endogenen Opioide sind im ZNS v.a. im Bereich PAG (Enkephalin, Dynorphin), rostroventrale Medulla sowie Rückenmark (HH) konzentriert.

Endorphine. Endogene Opioidpeptidfamilie (α-Endorphin: 16 Aminosäuren [AS]; β-Endorphin: 31 AS; γ-Endorphin 17 AS; σ-Endorphin 27 AS).

endogene Oszillatoren. Neuronale zentrale sog. innere Uhren: s. auch zirkadianer Rhythmus (Buch B).

Endotheline. 1988 entdeckte, u.a. vom Gefäßendothel synthetisierte und freigesetzte, Peptidfamilie (Endothelin 1, 2, 3; 21 Aminosäuren), die als potente Vasokonstriktoren u.a. die Gewebeperfusion beeinflussen, aber auch als pronozizeptive Substanzen in der Schmerzforschung geprüft werden.

enterohepatischer Zyklus. Engl. »enterohepatic recirculation«. Wirkstoffe oder deren aktive Metaboliten, die biliär nach hepatischer Verstoffwechselung ausgeschieden werden, können in den abführenden Gallenwegen und im Intestinum erneut resorbiert bzw. damit »bioverfügbar« werden (in der Regel durch Dekonjugation: s. Biotransformation Phase II).

Entwöhnung. *Syn.:* Entziehung. Unter Entwöhnung versteht man eine planmäßige, meist klinisch geführte langsame Dosisreduzierung unter Vermeidung einer → Entzugssymptomatik.

Entzugssymptomatik. Die bei abruptem Absetzen nach repetierter oder chronischer Gabe von Wirkstoffen (Beispiel Opioide) oder partielle oder komplette Antagonisierung von repetiert oder chronisch verabreichten Wirkstoffen auftretende psychische und somatische Symptomatik, die sich als lebensgefährliche Entzugskrisen (auch unter Narkose: s. Turboentzug, Buch B!) mit komplettem Auseinanderfallen von vitalen autonomen Regulationen (Herzkreislauf etc.) manifestieren kann.

E-Nummer. Symbol im Nahrungsmittelzutatenverzeichnis der EWG; s. auch Hilfsstoffe von Arzneimitteln.

Enzyme. Griech. en zyme: in der Hefe. Metabotropische Körpereiweiße, die als Biokatalysatoren (Oxidoreduktasen, Transferasen, Hydrolasen, Lyasen, Isomerasen, Ligasen) v.a. Stoffwechselvorgänge steuern. Erste Forschungen betreffen Hefegärungsvorgänge; sie gehen auf Justus von Liebig (1803–1873), Theodor → Schwann (1810–1882) und Charles Cagniard-Latour (1777–1859) zurück. Moritz Traube (1826–1894) erkannte die Bedeutung von Enzymen als universelle Stoffwechselkatalysatoren. Der Begriff Katalysator wurde 1836 durch J.J. Berelius (1779–1848) eingeführt. Die Gruppe der Hydrolasen, zu denen die Esterasen, Glykosidasen sowie Proteasen gezählt werden, werden u. a. von Wolf u. Benitez seit 1960 als unspezifische Immunmodulatoren (Rheumatologie, Traumatologie etc.) eingesetzt. Erste Anwendung als Schmerzmitteladjuvans bei Operationen durch Hoernecke u. Doenicke 1993 (s. Buch F).

EORTC. Engl. Abk. für *European Organization for Research and Treatment of Cancer.*

EP. Abk. für *evozierte Potentiale:* auslösbare, ereigniskorrelierte Potentiale auf sensorische Reizung (Nerven, Bahnen oder Kerngebiete) in den entsprechenden zentralen Projektionsarealen (somatisch evozierte Potentiale [SEP] in den somatosensorischen Rindenarealen). Diese SEP können in primär und sekundär evozierte Potentiale eingeteilt werden; die primär evozierten Potentiale sind nur im umschriebenen entsprechenden Kortexbereich abzuleiten, die sekundär evozierten Potentiale im ausgedehnten Kortexbereich. Akustisch bzw. optisch auslösbare EP werden akustisch evozierte Potentiale (AEP) bzw. visuell evozierte Potentiale (VEP) gennant. Die Messung evozierter Potentiale zur Quantifizierung von physiologischen Schmerzkorrelaten spielt in der Schmerzforschung eine große Rolle (s. Buch A). Die ersten experimentell evozierten Potentiale wurden 1933 durch Ralph Waldo Gerard beschrieben.

Ephapse. Die pathologische Verbindung zwischen zwei erregungsleitenden Fasern, wahrscheinlich nach Markscheidenschädigung gehäuft auftretend (Arvanitaki).

Epibatidin. Ein von einer südamerikanischen Froschart isolierter Stoff mit extrem starker antinozizeptiver Wirkung – über zentrale Nikotinrezeptoren vermittelt; in vorklinischer Prüfung werden synthetische Epibatidinderivate getestet (z. B. ABT-594).

Epiduralanästhesie. *Syn.:* Extraduralanästhesie, Applikation von Lokalanästhetika in den nicht (!) virtuellen Raum des Epiduralraums (s. auch Buch Kinetik).

Epiduroskopie. Die minimalinvasive Explorierung des Epiduralraumes mittels Fiberskop zu diagnostischen, aber auch therapeutischen (Beispiel: Adhäsiolyse bei Befall von Spinalnerven) Zwecken.

epikritisch. Griech. Präfix für »auf«, »über«, »oberhalb«, epikritische Schmerzen: exakt erkennbare Schmerzen (vgl. protopathische Schmerzen: s. Buch A).

EPSP. Engl. Abk. für »*excitatory-post-synaptic-potentials*«, erste Arbeiten über EPSP gehen auf → Eccles zurück. Siehe Buch A: Depolarisation (Glutamat etc.); Gegenteil: IPSP »inhibitory-postsynaptic-potentials« (s. Hyperpolarisation, GABA-System, Buch A). Die exzitatorischen postsynaptischen Potentiale können beschrieben werden als lokaler postsynaptischer Potentialunterschied (Zweitafferenz) durch exzitatorische

synaptische Impulse. Summieren sich diese Potentiale zu einem gewissen Grenzwert, kann im Zweitneuron ein Aktionspotential ausgelöst werden.

Epstein, H.G. (Lebensdaten konnten nicht aufgefunden werden!). Berliner Flüchtling vor Naziterror, wesentlich mitbeteiligt an der Entwicklung des »Epstein-Macintosh-Oxford-Vaporizers«, der später zur leicht transportablen (für die Feldanästhesie, u. a. »flying doctors« in Ostafrika; 1976 Eritreakrieg etc.!) universell verwendbaren Narkosemaschine EMO weiterentwickelt wurde; Epstein u. Macintosh 1941).

Erlanger, Joseph (San Francisco 1874–1965). Chemie- (UC) und Medizinstudium (Johns Hopkins, 1899). Professor für Physiologie Washington-Universität, St. Louis. 1922 zusammen mit → Gasser elektrophysiologische Studien (Kathodenstrahloszillograph, Spygmomanometrie etc.) über Nervenpotentiale. 1944 mit Gasser Nobelpreis. Vielfältige akademische Würden und Ehrungen.

Erythromelalgie (nach Silas Weir → Mitchell 1878). Kommt als primäre Form beim Kind, als sekundäre Form beim Erwachsenen (im Zusammenhang mit systemischen Erkrankungen des Knochenmarks wie essentieller Thrombozytose und Polycythaemia vera) vor, charakterisiert durch ein plantares-palmares Erythem mit stechend-brennenden lokalisierten Schmerzen sowie Temperaturerhöhung.

Erythroprosopalgie. Alte Bezeichnung für Clusterkopfschmerz (→ Bing- bzw. Horton-Syndrom); s. auch Raeder-Syndrom.

Erythrothermie. *Syn.:* Mitchell-Syndrom.

ESES. Abk. für *epidurale spinale Elektrostimulation.*

ESRA. Engl. Abk. für *European Society of Regional Anaesthesia* (1982, Edinburgh).

Etorphin. Immobilon, von → P.A.J. Janssen für die Grosswild-Analgesie und -Anästhesie konzipiertes superpotentes Opioid, durch Diprenorphin spezifisch antagonisierbar.

Euler-Chelpin, Ulf Svante von (Stockholm *1905). Sohn von H.K.A.S. → Euler-Chelpin. 1970 (zusammen mit Bernard → Katz und Julius → Axelrod) Nobelpreis für Medizin in Zusammenhang mit seiner Entdeckung der Transmitterfunktion des Noradrenalins. Von Euler hat in den Dreißiger Jahren am Stockholmer Karolinska Institutet aus der Samenflüssigkeit (und nicht Prostaflüssigkeit, wie es die historische Namengebung vermuten ließe) aktive Substanzen isoliert, die als Fettsäuren glatte Muskelzellen kontraktieren und relaxieren vermochten. Später konnten → Prostaglandine unterschieden werden (PGE und PGF, E steht für Äther (Ether, engl.)-Phase, F für Phosphat (Fosfat, schwed.) =

historische Lösungseigenschaften, die mit der Klinik nichts zu tun haben. Die heutigen Zusatzbezeichnungen α sowie Zahlenbezeichnung bezieht sich auf die Stereokonfiguration sowie die Anzahl der Doppelbindungen.

Euler-Chelpin, Hans Karl August Simon (Augsburg 1873–1964 Stockholm). Anfänglich Akademie der Künste und Malerei bei Lenbach! Fasziniert durch Farben, Farbenspektrum usw. Eingang in die Welt der Wissenschaft; Treffen mit Warburg, Nernst, Planck, Fischer etc. Nobelpreis für Chemie (Zuckerfermentierung, Fermentenzyme).

Euphorie. Zustand des unkritischen Wohlbehagens; u. a. typische Nebenwirkung von Morphin.

Euthanasie. Griech. »schöner Tod«, Syn. Sterbehilfe; therapeutische Auseinandersetzung mit Leiden und Tod. Francis Bacon postulierte die Begleitung Sterbender als noble Aufgabe des Arztes (1605). Hufeland beschrieb eine ähnliche Haltung mit seiner Opiumtherapie. Die klassische (und naive) Idee des »schönen (?) Todes« wurde später deformiert – unter dem Einfluss der Ideen von T. R. Malthus (1766–1834) bzw. Malthusismus, Darwin (1809–1882) bzw. Darwinismus, Morel (1809–1873), Häckels Sozialdarwinismus (1834–1919), Kräpelin (1856–1926) etc. – etwa durch die Schrift von Binding (1841–1920) und → Hoche über die Freigabe der Vernichtung »lebensunwerten Lebens« (1920), neuerdings aktualisiert durch Peter Singer (1994) und viele andere. Die nationalsozialistische Revolution (ab 1933) führte eine entartete Form der Euthanasie in sog. Tötungsprogrammen durch. Ab 1939 wurde das Fach »Rassenkunde und Rassenhygiene« an allen deutschen Medizinfakultäten eingeführt. Als aktive Euthanasie wird die aktive Herbeiführung des Todes, als passive Euthanasie das Abbrechen intensivtherapeutischer Massnahmen bezeichnet. Eine andere Einteilung unterscheidet eine Euthanasie ohne Lebensverkürzung oder echte Sterbehilfe von einer Euthanasie mit Lebensverkürzung oder Sterbenachhilfe, die ihrerseits unterteilt wird in Sterbenachhilfe mit Verzicht auf künstliche Lebensverlängerung, indirekte Euthanasie mit eventueller durch Verzicht auf künstliche Lebensverlängerung herbeigeführten Lebensverkürzung sowie direkte Euthanasie mit bewusster Verkürzung des Lebens. Die moderne Euthanasiedefinition meint, dass sie die Vernichtung von »lebensunwertem Leben« (Nazijargon) a priori ausschliessen kann. Nach Meinung des Herausgebers soll der historisch deformierte Begriff »Euthanasie« endgültig nur für alle Arten »aktiver« Sterbehilfe gebraucht werden. Der oben zitierte Begriff der sogenannten »passiven« Euthanasie kann durch den historisch und politisch unbelasteten Begriff »palliative Therapie« ersetzt werden. Wird bei einen Patienten mit inkurabler invasiver Krebserkrankung des Kopfes pal-

liativ Schmerzen, Nausea und Emesis und Angst adäquat behandelt, kommt dies immer einem Verzicht auf künstliche Lebensverlängerung bzw. Lebensverkürzung (»Sterbehilfe«) gleich.

EVKA. Abk. für Europäische Vereinigung der Krankenhausapotheker. Gibt u. a. Richtlinien für Erstellung von Standardinformationen über Arzneimittel heraus.

evozierte Hirnpotentiale. In Schmerzforschung, Klinik, perioperatives Monitoring, durch Stimuli auslösbare Nervenpotentiale; sie können durch somatosensorische, auditive oder visuelle Nervenreize ausgelöst werden und dann im zu untersuchenden Transmissionsbereich (Kortex: EEG) des Nervensystems abgegriffen und analysiert werden. Die durch den Reiz ausgelöste elektrophysiologische Antwort kann innerhalb einer gewissen Latenzzeit (ms) als wellenförmige Potentialveränderung aufgezeichnet werden (und z. B. als Monitoring in Anästhesiologie und Neurochirurgie dienen).

Exkretion. Die Ausscheidung eines Wirkstoffes und seiner (aktiven, nichtaktiven) Metaboliten über Exkretionswege (Niere, Galle, Muttermilch, Atemwege, Schweiß, Speichel etc.).

Extracta. *Syn.:* Extrakte, konzentrierte, auf einen bestimmten Wirkungswert eingestellte Zubereitungen aus frischen oder getrockneten Arzneipflanzen: Extracta fluida (Fluidextrakte), Extracta sicca (Trockenextrakte), Extracta spissa (flüssigdicke Extrakte).

Extracta fluida. Fluidextrakte.

Extraktionsmittel. Pharm. Menstruum, Lösungsmittel.

extrapyramidales System. Vorwiegend myostatisches System für unbewusste Motorik. Vereinfacht 3 Systeme: phylogenetisch junge motorische Rindenfelder und subkortikale Kerne sowie phylogenetisch älterer Koordinationsapparat der Formatio reticularis.

exzentrische Projektion. Durch Reizung sensibler Nervenfasern oder Zentralorgane Projektion von beispielsweise Schmerzen an das periphere Ende der gereizten Nerven. Versuch, Phantomschmerzen zu deuten.

Exzitationsstadium. Nach → Guedel definiertes Erregungsstadium 2 bei Narkoseinduktion per inhalationem.

Exzitotoxizität. Durch Überstimulation von Rezeptoren exzitatorischer Neurotransmitter (→ Glutamat) induzierbare »Vergiftung« von Nervenzellen; sie wird erklärt durch die massenhafte Stimulation von ionotropischen Kanalrezeptoren, die zu einem toxischen Influx von Ionen (→ Kalziumtoxizität) führt. Gründe für eine durch exzitatorische Transmitter induzierte Nervenzelltoxizität können sein: Versagen des »Glutamat-re-up-take« durch Astrozyten (vorgeschädigt z. B. durch

Hypoxie), durch pathologische Ionenverhältnisse in der extrazellulären Flüssigkeit, erhöhte präsynaptische Glutamatfreisetzung etc.

f. Abk. für fiat oder fiant (lat. »es werde« [→ »fiat lux«]; Rezepturkunde: »es ist anzufertigen«. Auch: »f.l.a.« (»fiat lege artis«). Rezepturanfertigung: es möge kunstgerecht anzufertigen sein.

FABQ. Abk. für Fear-avoidance-beliefs-questionnaire (s. Buch A).

Facies dolorosa. Schmerzen ausdrückendes Gesicht (s. Arbeiten von Leriche).

Fanconi, Guido (1892–1979). Hervorragender Zürcher Pädiater. Zusammen mit A. Wallgren Hrsg. des *Lehrbuchs der Pädiatrie.* → Analgia Fanconi-Ferrazini: Fanconi beschrieb (mit seinem Tessiner Assistenten Ferrazini) 1957 die kongenitale (möglicherweise autosomalrezessive) generalisierte Schmerzindifferenz (3 eigene Fälle sowie 32 Fälle aus der Weltliteratur; der erste Fall dieses Krankheitsbildes wurde 1932 von G. Van Ness veröffentlicht). Die betroffenen Patienten überleben oft trotz fehlendem Schmerz-Alarm-System, weil offenbar andere – auch intellektuelle – Funktionen z. T. kompensierend wirken und die Analgie offenbar teilweise in eine Art Hypalgie übergeht.

Fasciculus. Bündel von Nervenfasern.

FBN. Engl. Abk. für *Federal Bureau of Narcotics* (gegr. 1930; USA).

FDA. Abk. für *Food and Drug Administration*, am. Behörde (Teil des Department of Health and Human Services). 1862 beauftragte Präsident Lincoln den Chemiker Charles M. Wetherill mit einer Abteilung »Chemie« (einem FDA-Vorläufer) im Rahmen des Landwirtschaftsministeriums. 1906 nahm der Kongress die erste Food and Drug Act an.

Febris. *Synonym:* Pyrexie, Fieber.

Fechner, G.T. (Gross-Sächen/Preussen 1801–1887). Mit 16 Jahren Medizin/Anatomiestudium unter Weber an der Universität Leipzig, danach Studium der Physik und ab 1834 Professur für Physik. Nach dem in den Jahren 1851–1860 erarbeiteten, psychophysischen Fechnerschen Gesetz wächst die Empfindung auf Reiz nicht linear, sondern logarithmisch. S (Intensität der Stimulation) = K (Konstante) log I (Intensitätsstimulus) /I₀ (Schwellenintensität). Nach schmerzhafter Augenverletzung und Nervenkollaps metaphysisches Zurückziehen und ab 1848 Professur für Philosophie sowie Werk:

> »Nanna, oder Über das Seelenleben der Pflanzen«

1851: »Zend-Avesta«.

Feuchtwanger, Lion (München 1884–1958 Los Angeles). Als Deutscher bei Ausbruch des 1. Weltkriegs 1914 in Tunesien interniert; danach Flucht nach Deutschland und Kriegsdienst, 1933 Emigration nach Sanary-sur-Mer, danach Flucht 1940 über die Pyrenäen, auf der »Excalibur« unter falschem Pass »Wetcheek« nach den USA, beschreibt in seinem autobiographischem Buch *Le diable en France« die Zusammenarbeit des Pétain-Regimes mit den Nazis »Les loups ne se mangent pas entre eux … Ce qui gouverne la France, ce qui l'a toujours gouvernée c'est l'esprit du ministre de l'intérieur Fouché« (Anm.: 1759–1820 alias »Königsmörder«).

FGF. Engl. Abk. für »*fibroblast growth factor*« (s. Wachstumsfaktoren, »growth factors«).

FH. Formularium *Helveticum* (vom schweiz. Apothekerverein herausgegebene Magistralformeln bzw. erprobte ärztliche Vorschriften, Rezepte).

Fibromyalgia. *Syn.:* Fibrositis, myofasziales Schmerzsyndrom, ein in der Regel im Alter von 20–30 Jahren oft zyklisches, familiär auftretendes Syndrom von unbekannter Genese mit lanzettartigen Schmerzen (bevorzugt im Nacken, Kopf, Schulterblätter, Arme, Kiefergelenk, aber auch untere Extremitäten), oft in Kombination mit Fatigue, Schlafstörungen, Restless-leg-Syndrom, Irritable-bowel-Syndrom, Depression, Morgensteife, Kälteintoleranz und Schwindelanfällen, bei systemischen und chronischen Erkrankungen (RA, systemischer Lupus erythematodes, chronische Rückenschmerzen, Whiplash-Trauma etc).

Fibrositis. *Syn.:* Fibromyalgia, schmerzhafte Zustände bei pathologischen Erkrankungen der »Weichteile« (Muskeln, Bindegewebe etc.) im Rahmen des Sammelbegriffs »Weichteilrheumatismus«. Siehe Fibromyalgia.

Fick, Adolf (Kassel 1829–1901). Arzt, Erfinder, Mathematiker, Physiologe. Studium an der Universität Marburg (wo einer seiner Brüder Professor für Anatomie, ein anderer Dozent für Jurisprudenz war) und Begegnung mit Carl F. W. Ludwig (1816–1895, Entdecker der Stromuhr, Erforscher der parasympathischen Ganglien etc.), einem zukünftigen Mentor und Freund. 1849 temporär zu Studien in Berlin (Bernard Langenbeck, Mauritz von Romberg, Johann Schönlein, Hermann von Helmholtz, Johannes Müller, Emil Heinrich → Du Bois Reymond etc. [!]), zurück in Marburg Promotion 1851 (Dissertation über Tractus opticus). Folgte Ludwig an die Universität Zürich 1852–1868, danach als Nachfolger von Bezold nach Würzburg. Erfinder zahlreicher Messgeräte (Anaeroidmanometer, Myotonograph, Galvanometer). Arbeiten über Diffusion (1855: Graham-Fick Gesetz; 1870: Ficks Messungsmethode des Blutquantitums in den Herzventrikeln). Die von seinen Söhnen 1929 in Zürich begründete »Adolf Fick Stiftung« ehrt bedeutende Physiologen mit einem Preis.

Fiebermittel. Antipyretisch wirksame Wirkstoffe (Gegensatz: Pyretika, Pyrogene).

Fields, Howard L. (Chicago *1939). Schmerzforscher, insbesondere Neurophysiologe, mehrfache internationale Auszeichnungen (so 1997 F.W.L. Kerr Award, American Pain Society), zzt. UCSF Medical School.

First-pass-Effekt. Wirkstoffverlust durch Extraktion und Biotransformation während einer ersten Organpassage (betrifft v. a. Leber-, aber auch Lungenpassage etc.): der Weg eines i.v. (parenteral) applizierten zentralen Schmerzmittels beinhaltet die (punktierte, periphere) Vene, den kleinen Kreislauf und dann die Ejektion vom linken Ventrikel über die Aorta zum Zielorgan ZNS. In der Regel ist bei dieser Applikationsart die Bioverfügbarkeit vollständig (Ausnahme: gewisse Opioide, die pulmonal extrahiert werden!). Bei p.o.-Applikation erreicht der Wirkstoff über den Magen-Darm-Trakt (Extraktion und Elimination durch Intestinalwand möglich) über die Venen zur Leber (Extraktion und Elimination durch Leber: erste Leberpassage bzw. First-pass-Effekt) über den kleinen Kreislauf (pulmonale Extraktion und Bioelimination möglich) den linken Ventrikel, von wo er ins Zielorgan ZNS transportiert wird. Entsprechend diesen potentiellen Extraktions- und Eliminationsverlusten ist in der Regel die Bioverfügbarkeit bei p.o.-Gabe reduziert und es müssen deshalb peroral höhere Dosen gewählt werden, um eine gleiche, zentrale Plasmakonzentration wie bei i.v.-Gabe zu errreichen.

Flagg, Paluel (1886–1970). Am. Anästhesist: »*The art of anesthesia*« (Lippincott, Philadelphia 1939) und »*The art of resuscitation*«. Nicht zu verwechseln mit dem am. Anästhesiepionier Josiah F. Flagg (1851: Publikation über Äther und Chloroform in der täglichen Anästhesiepraxis). Paluel Flagg gründete 1933 die »Society for the prevention of asphyxial deaths« (eine spitalinterne Einsatztruppe für Wiederbelebung) in einer Zeit, wo bei einem Herzstillstand im Operationssaal in der Regel noch die lokale Feuerwehr und Polizei in den Operationssaal gerufen wurde.

Flechsig, Paul (Zwickau 1847–1929 Leipzig). Btd. Psychiater, Neurologe und Hirnforscher. »*Plan des menschlichen Gehirns*« (1883) und »*Die Lokalisation der geistigen Vorgänge*« (1896).

FMH. Abk. für *Foederatio Medicorum Helveticorum.* (Privatrechtliche) Fachärztegesellschaft der Schweiz.

fMRI. Abk. für »funktionelle Magnetresonanztomographie«, hier wird über rasche Änderungen starker äußerer Magnetfelder die Änderung von Elektronenspins nachweisbar. Bei fMRI-Untersuchungen des ZNS ist dabei auch die Geweberperfusion mit Sauerstoff untersuchbar, da sauerstoffarmes Blut anders reagiert als sauerstoffreiches (sog. BOLD-Effekt, »blood-oxygenation-level-dependent-effect«).

Förster, Otfried (Breslau 1873–1941). Bedeutender dt. Neurologe, Neurochirurg und Psychiater; Konsiliarius bei der Behandlung Lenins (1922–1924). Freundschaftlicher Gedankenaustausch mit Oscar → Vogt. Postulierte zentrale Schmerzkontrollmechanismen (→ Gate-control!) und als erster → absteigende Schmerzhemmbahnen in: »*Die Leitungsbahnen des Schmerzgefühls und die chirurgische Behandlung der Schmerzzustände*« (1927); »*Die Physiologie und Pathologie der Koordination*« (1902). Arbeiten über spezielle Anatomie und Physiologie der peripheren Nerven sowie Zytoarchitektur des Kortex (1936).

Fol. Abk. für (lat.) Folia, Blätter.

Foramen-lacerum-Syndrom. *Syn.:* Jefferson-Syndrom, einseitige Kopfschmerzen mit peripheren neurologischen Ausfällen bei Carotis-interna-Aneurysma.

Foramen-magnum-Syndrom. Kopfschmerzen, zentrales Erbrechen, periphere neurologische Dysfunktionen bei neoplastischen Verdrängungen im Foramen-magnum-Bereich.

Fordyce, Wilbert (Washington *1923). Am. Schmerzforscher, Mitarbeiter der multidisziplinären Schmerzklinik in Seattle (→ John Bonica), Mitgründer der → IASP.

Foregger, Richard von (Wien 1872–1960 N.Y.). Korpsstudent in München, Stuttgart und Bern (Dr. chem. 1896); 1889 in die USA zu General Electric (u. a. Zusammenarbeit mit Karl Steinmetz, später mit Rössler bei Hasslacher Chemical & Co in New York). 1914 Gründung der eigenen Firma »The Foregger Company« mit Erfindung/Herstellung von Sauerstoffgeneratoren (1906), zusammen mit Ralph Waters des To-and-fro-Systems mit CO_2-Absorption (1923), Flowmeters (Rotameter wurden in Deutschland durch Dräger schon 1910 in Verkehr gebracht), Kreissystems (Helmuth Schmidt [1895–1979] und Hans Killian [1892–1982] machten ihn während ihres USA-Besuchs 1928 auf die deutschen Dräger-Kreissysteme aufmerksam) sowie Tuben (in Zusammenarbeit mit Waters, John Adriani [1907–1988] und Emery A. Rovenstine [1895–1960]) sowie ein Foregger-Folding-Laryngoskops mit geradem Spatel (1941). Später, als die Foregger-Apparate in der US-Army eingeführt, wegen technischer Mängel kritisiert wurden, machte die Firma pleite und wurde aufgelöst.

Formalintest. Die s.c. Injektion von verdünntem Formalin in eine Pfote. Die Reaktion ist zweiphasisch: Phase 1 = Sofortreaktion (Dauer bis 10 min; Pfotenschütteln, Lecken), Phase 2 = Spätreaktion (nach einer Ruhephase; ebenfalls Pfotenschütteln, Lecken; Dauer bis 60 min). Die 1. Phase reflektiert eine Sensibilisierung der peripheren Nozisensoren mit hohem spinalem nozizeptivem Input bzw. Glutamatfreisetzung; die 2. Phase reflektiert eine spinale Hypersensibilisierung durch die während der 1. Phase induzierten akuten, spinalen Glutamatfreisetzung mit konsekutiver Barrage bzw. längeranhaltender spinaler Aktivität (wind-up).

Formatio reticularis. Phylogenetisch alte, wichtige Koordinationsstelle vitaler Funktionen zwischen Hirnstamm einerseits und kortikalen, subkortikalen, limbischen Stellen andererseits. U.a. Weckreaktionszentrum: 1949 führten die Physiologen Moruzzi u. Magoun EEG-Untersuchungen am Versuchstier mit *hoher* mesenzephaler Hirndurchtrennung (Mesenzephalon vom Kortex getrennt; »cerveau isolé« nach Bremer) durch: eine elektrische Stimulation der Formatio reticularis (FR) blieb ohne Wirkung auf das EEG. Beim Versuchstier mit intakter Verbindung zum Kortex (»encéphale isolé«) liess sich hingegen eine EEG-Folge darstellen, die dem Kurvenbild einer »Weckreaktion« glich. Durch Reizung der FR wurden die langsamen hohen Schlafwellen des Versuchstiers (Katze) in niedrige Wellen umgewandelt. Magoun nannte dieses Phänomen »activating system« (Moruzzi u. Magoun 1949; s. auch Buch A).

Fothergill-Syndrom. *Syn.:* für Trigeminusneuralgie, nach S. Fothergill (1804).

Fox, Charles (1882–1927). Bedeutender frz. Neurologe (Arbeiten über Substantia nigra und Parkinsonismus, Myoklonusmechanismen etc.) und Poet.

FPY. Abk. für *F*ear of *P*ain Questionnaire (s. Buch A).

Frazier, Charles Harrison (1870–1936). Bedeutender am. neurochirurgischer Pionier (Schmerzzustände bzw. Trigeminusneuralgie; Chordotomie).

freie Radikale. Atome oder Moleküle, die dank freier Elektronen sehr reaktiv sind und Gewebestrukturen oxidativ schädigen.

Freinamen. Siehe INN. Der Gebrauch von Freinamen ist in der täglichen Praxis unterschiedlich. Auf Schul- und Lehrebene werden in der Regel ausschließlich Freinamen verwendet; der Gebrauch von → Marken- bzw. Handelsnamen in Publikationen ist verpönt (Vancouver-Protokoll des Komitees internationaler Herausgeber von Medizinalfachzeitschriften). An kleineren Spitälern und in der Praxis wird hingegen der Freinamen oft nicht einmal verstanden. »Pethidin hat diesem Patienten nichts genützt; versuchen Sie´s doch einmal mit Dolantin.«

Fremdreflex. Polysynaptischer Reflex.

Freud, Sigmund (Freiberg/Mähren 1856–1939). Bedeutender österreich. Arzt und Forscher, durch Goethes »*Die Natur*« zur Medizin gekommen. Mit Bruck in Wien histologische Arbeiten über das Nervensystem. Später Neuropathologe am Allgemeinen Krankenhaus in Wien. Begründer der Psychoanalyse, über J. Breuer

(Studien über Hysterie) auf »kathartische« Verfahren (z. B. Hypnose = Erweiterung des Bewusstseins) aufmerksam geworden. Freund von Carl → Koller, explorierte an sich selbst Kokain in der Hoffnung, ein Mittel gegen Nervenkrankheiten zu finden (»Ueber Coca« 1884).

Freund-Adjuvans. Durch Hitze abgetötetes Mycobacterium butyricum in Mineralöl. Durch Injektion des Freund-Adjuvans (benannt nach dem Bakteriologen Freund, Lebensdaten nicht bekannt) wird im Tierversuch eine arthritische Gewebereaktion ausgelöst, die als Testmodell für antiphlogistische Wirkstoffe dient.

Frey, Max[imilian] von (Salzburg 1852–1932 Würzburg). Bedeutender Organpathologe und Sinnesphysiologe (Leipzig, Zürich, Würzburg). Übertrug Descartes-Konzept, des später von Johannes → Müller als spezifische Sinnesenergietheorie formulierten Gesetzes, auf einzelne afferente Nervenfasern und Rezeptoren (Meissner-Korpuskel, Krause, Ruffini etc.). Nach ihm benannt: → von Frey-Haare 1896.

Friedreich, Nikolaus (1825–1882). Bedeutender dt. Neuropathologe (progressive Muskelatrophie, spinale Ataxie etc.).

Frontotomie. *Syn.:* für Leukotomie.

Fruct. Abk. Lat. für Fructus, Frucht.

Fugu-Fisch. Siehe Tetrodotoxin, Sushi-Spezialität, zubereitet aus einem der zahlreichen – überfischten und deshalb artengefährdeten – Fugu-Fischen des japanischen Meeres. Fugu-Fische (Kugel-Mondfische) »blasen« sich ballonartig bei Feindkontakt auf (Aushängeschild von Fugu-Speiserestaurants). In Japan dürfen nur spezialisierte Köche die Fische zubereiten (Toxizität je nach Gattung, Plankton-Nahrung und Organ [Ovarien, Leber]). Trotzdem starb noch vor wenigen Jahren ein berühmter Kabuki-Schauspieler nach einer Mahlzeit in einem renommierten Fugu-Restaurant. Die Fugu-Intoxikation ist eine → Tetrodotoxin-Intoxikation (vergleichbar einer irreversiblen Curareintoxikation, im Anfangsstadium oft eine physiologisch unerklärbare Hypertensionsphase).

Fugu-Plan. Japanischer, teilweise realisierter Plan, den aus Europa flüchtenden Juden ein Ghetto in der japanisch okkupierten Mandschurei anzubieten.

Fueloep-Miller, R. Anästhesist publizierte 1938 ein Buch über die Geschichte der Anästhesiologie: »*Triumph over pain*« (Literary Guild of America, New York).

Fumigator. Ein im 18. Jahrhundert in englischen Wiederbelebungssets vorhandenes Instrument, Tabakrauch zur Stimulation der Atmung rektal einzublasen.

Funk, Casimir (Warschau 1884–1967 New York). Polnischer Biochemiker, grundlegende Arbeiten über Vitaminmangelerkrankungen, wie u. a. Beriberi, führte 1911 den Namen »Vitamine« ein.

GABA. Engl. Abk. für »gamma-amino-butyric-acid« (γ-Aminobuttersäure; H_2N-CH_2-CH_2-CH_2-COOH; M_r: 103,12); nichtproteinogene Aminosäure, aus L-Glutaminsäure biosynthetisiert (Decarboxylierung). 1950 durch Eugene Roberts im ZNS nachgewiesen. GABA-Rezeptoren: Subtypen GABA-A, GABA-B. Das GABA-System ist das wichtigste Hemmsystem des ZNS.

GAD. Abk. für Glutamat-Decarboxylase: das → GABA-synthetisierende Enzym.

Galaktorrhö. Pathologischer Milchfluss, s. → UAW $D_{1,2}$-Antagonisten.

Galanin. Neuropeptid des C-Fasersystems, die Galaninsynthese wird bei Schädigung peripherer Nerven »upreguliert«, die Funktion von Galanin auf spinaler Ebene ist wahrscheinlich die Hemmung der Nozitransmission, z.Z. werden 3 Galaninsubrezeptoren (GAL-$_{1-3}$) beschrieben.

Galen, von Pergamum (Bergama/Kleinasien [Standort des Schreines des Heilgottes Aeskulapius und Medizinschule] ~130–~200 n.Chr.). Nach → Hippokrates berühmtester Arzt des Altertums. Ausbildung u.a. in Smyrna; Besuch der Medizinfakultät von Alexandrien. 157 Chefarzt der Gladiatoren, 161 Reise nach Rom. Ab 168 Arzt des Kaisersohnes Commodus. Publizierte Hunderte von Schriften über Medizin, Philosophie und Drama. Tieranatomiestudien. Wies anhand von Tierexperimenten die Wichtigkeit des Rückenmarks für die Extremitätenmotorik nach. Puls als diagnostisches Mittel. Im Mittelalter wurde sein Text dank Übersetzung durch die → arabische Medizinschule vor dem Vergessen gerettet. Nach Galen benannt ist der in Frankreich verliehene Preis »Prix Galien de la recherche pharmaceutique« (»Galenpreis«).

Galenik. Nach dem griech.-römischen Leibarzt des Kaisers Marc Aurel → Galen (130–199 n. Chr.) benannte Lehre von der Formgebung der Arzneimittel.

Gall, Franz Joseph (Tiefenbrunn/Baden 1759–1828 Paris). Abschluss des Medizinstudiums 1785 in Wien; von 1807 bis zu seinem Tod in Paris. Lehrte die Wissenschaft der »Phrenologie« (phrenos = der Geist), eine prinzipiell neue Wissenschaftsrichtung, die postulierte, dass geistige Vorgänge sich vorwiegend in speziellen Hirnabschnitten abspielten (prinzipiell korrekt) und sich indirekt somit »kraniometrisch« oder »anthropometrisch« nachmessen liessen (methodologischer Fehler!). Bei entsprechenden geistigen Fähigkeiten wären die entsprechenden Hirnabschnitte somit übergross entwickelt und dies wiederum würde sich am Schädel durch entsprechende Schädelformen nachweisen (Kraniometrie). Darüber schrieb Gall ein sechvolumiges

Opus: »*Sur les fonctions du cerveau*«. Gall hatte als einer der ersten richtigerweise postuliert, dass das Hirn bzw. gewisse Hirnabschnitte einziger Sitz intellektuell-geistiger Funktionen ist. In diesem Sinne ist Gall ein Pionier der modernen ZNS-Forschung. In der Folge entwickelte sich aber die Phrenologie auf methodologisch vor der Schulmedizin nicht anerkannten Pfaden – und artete später in verpolitisierten Verirrungen aus,: z.B. im viktorianischen England (orthognathischer Herrenmensch vs. prognathischer Untermensch in den Kolonien), im 3. Reich (die Schädel von ermordeten KZ-Insassen wurden u. a. im Anatomieinstitut der Universität Strassburg auf »typische jüdisch-kommunistische Merkmale« vermessen) und beispielsweise in Italien, wo durch Cesare Lombroso (Verona 1835–1909 Turin) die »Stigmata« des »Uomo delinquente« (z.B. Diebe haben »lange Finger«) in der »Anthropologie der Kriminalistik« eingesetzt wurden. Im Volksmund immer noch nachwirkend: »er hat eine Denkerstirn« »sein Kinn weist auf Durchstehvermögen hin«. Vermessung des Fotos von Rasputin etc. Noch 1934 wurde an der Century of Progress Exposition in Chicago eine Maschine namens »Psychograph« dem begeisterten Publikum vorgestellt. Es sind neuerdings Bestrebungen im Gange, die sektiererische »Pseudowissenschaft Phrenologie« entsprechend zu entrümpeln und methodologisch zu rehabilitieren.

Gamma-Fasern, γ-Fasern. 6–8 μm dicke, hochmyelinisierte Fasern mit hoher Leitungsgeschwindigkeit (40 m/s). Funktion: intrafusale motorische Efferenzen.

Ganglion. Spinalganglion, das Nervenganglion der dorsalen Wurzel der Spinalnerven, bestehend aus unipolarem Nervenzellkörper der Primäraffenzen (früher auch: Ganglion sensorius). Ganglion geniculatum, das Ganglion des Fazialnerven, situiert am Geniculum nervi fascialis. Ganglion nodosum: kaudales Vagusganglion, ein unipolares Neuron mit zentraler Projektion in die Medulla sowie peripher in verschiedenen Vagusästen. Ganglion spirale, das Ganglion des Kochlearnerven mit Projektion vom Kochlearhaarapparat zum Kochlearkern im Hirnstamm. Ganglion trigeminale Gasseri semilunare, das Ganglion der sensorischen Fasern (Radix sensoria) des N. vagus (in der Dura mater im trigeminalen Sulkus des vorderen Felsenbeins des Schläfenknochen gelegen). Siehe Buch A.

Gasser, Herbert Spencer (Platteville/Wisconsin 1888–1963). Nach Medizinstudium (Johns Hopkins Medical School, 1915), Forschung in Pharmakologie und Physiologie mit → Erlanger, 1921. Europaaufenthalte 1923–1925 (→ Sir Henry Dale, Lapicque, Straub, Nobelpreisträger Sir A.V. Hill, 1886–1977). 1935–1953 Direktor des Rockefeller Institute for Medical Research. Vielfache akademische Ehren. Publizierte zusammen mit Joseph Erlanger 1927: »*The role played by the sizes of the constituent fib-*

res of a nerve trunk in determining the form of its action potential wave«. Beide erhielten 1944 den Nobelpreis für ihre Nervenforschung.

Gate-Control-Theorie. Engl. gate: Tor, Theorie nach → Melzack und → Wall (1965), nach der die Übertragung afferenter Signale im Hinterhorn durch spezielle Bahnungs- und Hemmungsmechanismen kontrolliert wird. Rasch leitende mechanozeptive (»Berührungssinn«) A_β-Fasern können auf spinaler Höhe (Substantia gelatinosa) eintreffende nozizeptive »Inputs« hinuntermodulieren bzw. hemmen, so dass zentripedale oder reflektorische Impulse an die entsprechenden Zielzellen (»target cells«) moduliert werden können. Diese Art »Gegenirritation« wird durch elektrische Stimulationsverfahren ausgenützt (TENS etc., s. Buch A).

Gates M. und Tschudi G. Führten die umständliche, über mehrere Schritte ablaufende, erste Vollsynthese von Morphin aus (1952).

GCP. Abk. Good Clinical Practice → Gute Klinische Praxis.

Gehirn + antipyretische Analgetika. Siehe zentrale Schmerzmodulation, Temperaturregulation, Schlafregulation, zentrale induktive COX-2; Buch D und Buch E.

Gelpke, Rudolf (1928–1972). Nach Studium des Islams (v. a. iranische Kultur) mit Doktorat an der Universität Basel (1957) Arbeiten an den Universitäten in Teheran, Bern und Los Angeles. Beschrieb u. a. die Beziehungen zwischen Kulturen und Genussmittel und Drogen (*»Vom Rausch im Orient und Okzidenz«*), so »von Fahrten in den Weltraum der Seele: Berichte über Selbstversuche mit Delysid (LSD) und Psilocybin« (1962), die er u. a. in der Wohnung von → Werner Hügin unternahm und danach akribisch beschrieb (s. auch Hofmann). Gelpke starb 43-jährig an einem Schlaganfall bei Hirnaneurysma.

Genablesung. Wird eine Nervenzelle repetitiv mit nozizeptiven Reizen stimuliert, wird eine intrazelluläre Reaktionskaskade mit Hilfe von »second messengers« usw. bis zum Kern induziert, wo gewisse Gene (die sog. »immediate-early-genes«, IEG) aktiviert werden, die ihrerseits die Synthese wichtiger Bestandteile für die neuronale Funktion ankurbeln (*Beispiel:* Produktion von Neurotransmittern, s. Buch A).

Generika. Aus dem Patent entlassene Fertigarzneimittel, die unter dem entsprechenden Freinamen (→ INN) erhältlich sind. Definitionsgemäß muss ein Generikum dem Originalpräparat identisch sein.

Genregulation. Steuerung der Informationsabgabe eines Gens zur Steuerung der Synthese des zugehörigen Genprodukts. Mutationen der Genregulation führen zu einem regulativen Fehlverhalten der Zelle. Die Genre-

gulation steuert die Genaktivierung bzw. das spezifische Wirksamwerden von Genen in Abhängigkeit von biochemischen und biophysikalischen Zuständen des zytoplasmatischen Substrats.

Gerbershagen, Hans Ulrich (Siegen *1937). Prof. Dr. med. Studium in Wien und Marburg (Promotion 1964). Ausbildung in Anästhesiologie sowie Lungen- und Nierenphysiologie (Salt Lake City, Universität Washington/Seattle). Nach der Facharztausbildung 1970 Weiterbildung in Schmerzmedizin bei → Bonica (Seattle) und Lungenphysiologie (Habilitation, 1972); Gründungsmitglied der → IASP sowie der → DGSS; Leiter der ersten dt. multidisziplinären Schmerzklinik an der Universität Mainz; seit 1982 ärztlicher Direktor und leitender Arzt am DRK-Schmerz-Zentrum in Mainz; zahlreiche Publikationen (u. a. über die Chronifizierung als dynamischer Krankheitszustand etc.); vielfache Auszeichnungen und Ehrungen, u. a. Henri-Leriche- und Carl-Ludwig-Schleich-Preis und Preis der New York Society of Anesthesiologists, Bundesverdienstkreuz etc.

Gerhardt, Carl (1816–1856). Chemiker in Strassburg, bereitete den Boden für die moderne Valenztheorie mit seiner sog. »Typenlehre« (1853) vor. Er synthetisiert zum erstenmal Acetylsalicylsäure, allerdings in einer unstabilen und somit die Fachwelt nicht interessierenden Form. Die moderne Synthese von Acetylsalicylsäure wurde durch → Felix Hoffmann 1897 durchgeführt.

Gesichtssympathalgie. *Syn.:* Gesichtsschmerz, Prosopalgie.

Geigy. Die Vorgeschichte der Fa. Geigy geht auf die Drogenwarenhandlung des Johann Rudolf Geigy (ursprünglich ostschweizerisch »Gügy«), aus einer Barbier- und Chirurgenfamilie stammend, an der Freien Strasse Basel im Jahre 1758 zurück. 1859 wurde die Anilinfarbenproduktion am Riehenteich aufgenommen. Fruchtbare familiäre Verknüpfungen (Familien Bernoulli, Sarasin, Heusler, Koechlin, Merian, Schlumberger, Hagenbach, Iselin etc.). Der Schweizer Paul Müller (1899–1965), Chemiker bei Geigy, erhielt 1948 den Nobelpreis für das unterdessen weltweit verbotene Insektizid DDT.

Giga. Abk. G, dezimales Vielfaches in der Ordnung 10^9.

Gillman, Alfred G. (New Haven/Conneticut *1941). Eminenter am. Pharmakologe; er hat 1994 zusammen mit dem Amerikaner Martin Rodbell (Leiter der Abteilung »Signalübertragung« im Research Triangle Park, North Carolina) den Nobelpreis für Arbeiten über Zellkommunikation und im Speziellen der Entdeckung der → G-Proteine erhalten.

Glässner, Martin Fritz (Aussig 1906–1989 Australien). Nach dem Anschluss Österreichs in Wien verhaftet und u.a. zum Fensterputzen in Armee- und anderen Baracken verurteilt, dann durch glückliche Umstände freigelassen. Er emigrierte. Weltberühmter Mikropaläontologe und Geologe; u.a. »The dawn of animal life«.

GLOA. Abk. für ganglionäre lokale Opioidanalgesie (s. Buch Kinetik).

Globuli. Vaginalkugeln (Ovula).

Glossodynie. Schmerzhafte Parästhesie im Zungenbereich. Verschiedene Ursachen: u.a. Glossopharyngeusneuralgie.

GLPR. Engl. Abk. für Good Laboratory Practice Regulations. Definiert zugelassene In-vitro- und In-vivo-Tests (Tierversuche) im Laboratorium, bevor ein neuer Wirkstoff in die klinische Prüfung kommt.

Glutamat. Salz der Glutaminsäure; wichtigster exzitatorischer Neurotransmitter des ZNS; bewirkt Hypo- oder Depolarisation von Nervenzellen über erhöhte Permeabilität von Kationen (K^+, Na^+, Ca^{2+}). Postuliert werden z.Z. 3 Subtypen der ionotropischen (Na^+, Ca^{2+}) Glutamatrezeptoren. Die extrazelluläre Glutamatkonzentration im ZNS beträgt 0,6 µmol/l, die intrazelluläre Konzentration jedoch ca. 10 mmol/l. Erhöht sich die extrazelluläre Glutamatkonzentration > 2 µmol/l, besteht die Möglichkeit einer zentralneuronalen → Exzitotoxizität mit intrazellulärer Ionenakkumulation aufgrund der Aktivierung zuvieler ionotropischer Glutamatrezeptoren. Daneben werden verschiedene intrazelluläre Reaktionskaskaden (Phospholipase-A_2- und Prostaglandin-Kaskade, NO-Synthase, Proteinkinase C etc.) aktiviert. Eine Glutamat-induzierte Exzitototoxizität wird in vielen akuten (Muschelvergiftung durch Mytilotoxine, akutes posttraumatisches Hirnödem etc.) und chronisch-degenerativen Erkrankungen (M. Huntington, kognitivmotorische Dysfunktion bei Aids etc.) des ZNS partiell diesem physiopathologischem Mechanismus zugeschrieben, teilweise durch Glutamatfreisetzung aus geschädigten Nervenzellen und Astrozyten (s. Buch A). Glutamat wird auch als Geschmacksverstärker in der »industriellen Gastronomie« verwendet.

Glutathion. Glutathionsulfhydryl, GSH; biomembranschützendes Tripeptid (Beispiel: Erythrozyten). Die Rolle von Glutathion im ZNS ist unklar (mögliche Neurotransmitterfunktionen).

Glycin. Glykokoll; nichtessentielle Aminosäure, Abk. Gly, H_2N-CH_2-COOH; M_r 75,1. In Gelatine und Seidenfibroin vorgefunden. Zentraler Neurotransmitter mit hemmender Wirkung (Zielrezeptoren: → NMDA-Rezeptoren und Chloridionenkanäle: s. Buch A).

GMCSF. Engl. Abk. für Granulozyten-Makrophagen-Kolonie-stimulierende Faktoren (s. Buch D: Agranulozytose).

GMP. Engl. Abk. für Good Manufacturing Practic (1963, WHO). Richtlinien zur Sicherung der Qualitä von Arzneimitteln in Bezug auf die Herstellung (quality-control of drugs): Draft requirements for good manufacturing practice in the manufacture and quality control of drugs and pharmaceutical specialities. Fü die korrekte Lagerung sowie den Transport von Arznei mitteln wurden Empfehlungen der FIP unter dem Namen »Good storage practice« verfasst.

gnostische Sensibilität. Syn.: für epikritische Sensibilität, umfasst feinere Temperatur-und Berührungsempfindungen, also Bewegungssinn, Stellungssinn, Kraftsinn, Formsinn.

Godtfredsen-Syndrom. Einseitige Trigeminusneuralgie; differentialdiagnostisch zu unterscheiden von einseitiger Trigeminusneuralgie kombiniert mit dem Horner-Syndrom bei z.B. Malignomen des Nasen-Rachen-Raumes.

Goldscheider, A. (1858–1935). Hervorragender Lehrer und Forscher der Inneren Medizin (Ataxie, Epidermolysis bullosa heredetaria, Perkussion und Auskultation, Sportmedizin, Schmerzmedizin u.a.) sowie Sinnesphysiologie. Er bestätigte Müllers Lehre (1826) von den spezifischen Energien der Sinnesorgane, unabhängig von G. Blix, 1884, mit dem Postulat von spezifischen Kälte-, Wärme- und Drucksensoren. Publizierte 1920: »Das Schmerz-Problem« (Springer, Berlin).

> »Der Schmerz ist ein hartes, aber nützliches Gesetz der Natur. Allein wie jedes Naturgesetz ist er in seiner Konsequenz unbeugsam, in seiner Rücksichtslosigkeit blind und daher brutal und grausam. Er erscheint nicht bloss als wohltätiger Warner, sondern auch als nutzloser Quäler.«

Goldstein, A. (New York *1919). Eminenter Pharmakologe und Neurobiologe (Harvard und Stanford Universität; nicht zu verwechseln mit dem ebenfalls dt.-stämmigen bedeutenden Neurologen Kurt Goldstein, 1878–1965). U.a. 1968: »Principles of drug action«. Siehe auch Dynorphinfamilie.

> »Why would God have made opiate receptors unless he had also made an endogenous morphine-like substance?«

Golgi, Camillo (Cortena 1843–1926). Anatom und Pathologe in Pavia, Nobelpreis mit → Cajal, 1906, für Neuronentheorie. Die Golgi-Mazzoni-Körperchen (Syn. corpuscula bulboidea) sind in verschiedenen Geweben vorkommende druckempfindliche Lamellenkörper-

˙hen, die wahrscheinlich auch als Kälterezeptoren funk-
˙ionieren.

Gordh, T. (*1907). Schwed. Anästhesist, führte Lidocain
und die nach ihm benannte Gordsche Verweilkanüle in
die Klinik ein. Sein Sohn T.H. Gordh jr. ist ebenfalls
Anästhesist und Schmerztherapeut.

G-Proteine. Familie von Proteinen (Namengebung:
Guanin Nukleotid Proteine), die von aktivierten Zellmembranrezeptoren erkannt werden (spezifische,
intrazelluläre Domain- bzw. Rezeptorabschnitte) und
in die transmembranöse Signaltransduktion involviert
sind. Es werden stimulierende oder hemmende G-
Zellmembranproteine (Gi = inhibitorisch, Gs = stimulierend; Nobelpreis A.F. → Gilman und M. Rodbell,
1994) sowie 3 Untereinheiten (α-, β- und γ- Teil) unterschieden. Entsprechend dem aktivierten Subrezeptor-
typ, der aktivierten G-Proteinsubeinheit, werden verschiedenste, intrazelluläre Systeme wie GTP (Guano-
sintriphosphat), Adenylatcyclase (konvertiert ATP in
cAMP) aktiviert oder gehemmt. Membranrezeptoren
können sich vom G-Proteinsystem auch abkoppeln
(s. Buch B). Die Signaltransduktion läuft in verschiedenen Phasen ab: 1. reversible Ligand-Rezeptor-Bindung führt zu einer Konformationsänderung. 2. Die
Konformationsänderung erlaubt eine reversible Bindung Rezeptor-G-Protein. 3. α-Protein konvertiert
GDP zu GTP und Adenylatcyklase. 4. Die Hydrolyse
von GTP zu GDP induziert eine Dissoziation der
Adenylatcyclasestruktur: der G-Proteinkomplex ist
wieder regeniert.

Gr (1–11). In Deutschland eingeführte 11-stufige Gravi-
ditätsklasse bzw. → Schwangerschaftskategorie.

Gradenigo-Syndrom. Nach dem Otologen G.C. Gra-
denigo (1859–1926) benannte Abduzensparese mit neuralgischen Gesichtsschmerzen.

Gralla, Richard J. Zeitgenössischer Arzt, Leiter der kli-
nischen Pharmakologie am Memorial-Sloan-Ketternig-
Institut, New York, führte u.a. die höchstdosierte →
Metoclopramidgabe zur antiemetischen Prophylaxe
und Therapie von → Cisplatin-induzierter Nausea und
Emesis ein (1981). Dies führte zur Entdeckung der 5-
HT3-Rezeptoren.

Granulata. Granulate: körnige Aggregate von Wirkstoff-
pulvern.

Grimaux, L.- Edouard (1835–?). Stellte 1881 Codein aus
Morphin her und eröffnete damit eine großindustrielle
Herstellung von Codein (Nebenbemerkung: der klinische Stellenwert von Codein als billigem Hustenmittel
war bei der damals hohen Inzidenz von Lungenerkrankungen weitaus wichtiger als heute!) und entdeckte
1882 → Dionin.

Grinker, Julius (1867–1928). Aus Preussen stammender,
in die USA emigrierter bedeutender Neurologe (führte
u.a. Phenobarbital in den USA ein, 1913).

Gross, Dieter (Kattowitz 1914–1985). Ausbildung als
Internist und Nervenarzt (historische Bezeichnung für
das klassische »Vollfach« Neurologie und Psychiatrie!)
in Berlin und München. Während des 2. Weltkriegs
Lazaretttätigkeit an der Ostfront (einziger Überlebender seiner Kompagnie). Nach Ende des Krieges in Bad
Ischl und später in Frankfurt am Main, durch die Front-
erfahrung sowie die Arbeiten der Kriegschirurgen →
Mitchell und → Leriche beeinflusst postulierte er die
interdisziplinäre Schmerztherapie, u.a. auch den Einsatz von diagnostischer und therapeutischer Lokalanästhesie (als Gegenakzent zur damaligen »Neuraltherapie« der Gebrüder → Huneke). Zusammen mit
M. → Zimmermann dt. Repräsentant beim Gründungs-
symposium der IASP (1973) in Seattle. Mitbegründer
der »Gesellschaft zum Studium des Schmerzes in
Deutschland, Österreich und die Schweiz« in Florenz
(1975) und deren erster Präsident (1976–1978). Publizierte u.a.: »*Therapeutische Lokalanästhesie*« (mehrere
Auflagen, neu herausgegeben von seinem Sohn Mat-
thias Gross, ebenfalls ärztlicher Schmerztherapeut,
Frankfurt am Main).

Guedel, Arthur E. (Cambridge City/Indiana 1883–1956).
Ausbildung an der Indiana School of Medicine. Hobby-
Pianist, obwohl er drei Finger verlor. Kriegsanästhesist
in Frankreich (1917–1919). Mit R.M. → Waters Begründer der modernen amerikanischen Anästhesiologie.
Nach ihm werden die sog. Guedel-Narkosestadien
sowie der oropharyngeale Tubus benannt.

Gulag. Abk. Glavnoe Upravlenije Lagerej, Hauptverwal-
tung des Straflagersystems der UdSSR (1930–1955),
durch Alexander Solschenizyn in seinem Werk »*Archi-
pel Gulag*« (1973) beschrieben.

Gumpert, Martin (1897–1955 New York). Nach Medizinstudium Arzt in Berlin. Emigration 1936. Neben revolu-
tionärer Lyrik u.a. 1921: »*Hahnemann, die abenteuer-
lichen Schicksale eines ärztlichen Rebellen und seiner
Lehre, der Homöopathie*« und 1938 »*Dunant*«.

Günther, Johann Christian (Striegau 1695–1723 Jena).
Medizinstudium in Wittenberg und Leipzig. Gilt als
genialer Lyriker, verlor wegen »zügellosen Lebens«
seine Anstellung als »Hofdichter« in Dresden.

Gürtelschmerz. Bei Tabes auftretender starker Schmerz
(»Gürtel- oder Panzerschmerz«).

Gute klinische Praxis. Dt. Pendant zu → GCP: »*Good
Clinical Practice*«. Von der Europäischen Gemeinschaft
definierte Richtlinien zur Durchführung klinischer
Prüfungen. Sie beinhalten die »Helsinki-Deklaration«
der World Medical Association. Ziel ist u.a. der Schutz

der an der klinischen Prüfung teilnehmenden Personen und die Beratung durch die Ethikkommission. Sie beschreibt die Verantwortlichkeit des Sponsors, des Monitors und des Prüfers. Sie bestimmt die Qualität der anzuwendenden Datenverarbeitungssysteme und Biometriemethoden sowie die Qualitätssicherung.

Guttae. Tropfflüssigkeiten. Das lat. Wort »gutta« findet sich im engl. »gout« (Gicht) wieder.

Gybel, Jan (Aarschot/Belgien *1928). Humanistisches Gymnasium 1946; Studien der Naturwissenschaften (Namur) sowie Medizinstudium, Abschluss 1953 (Katholieke Universiteit [K.U.] Leuven). Danach Spezialausbildung in Chirurgie (1957), Neurochirurgie (1963) und Neurologie (1966) an der K.U. Leuven, an der Mc Gill University, Montreal (W. Penfield) sowie am National Hospital, London (Dr. Carmichael), sowie Studien u. a. in Lund (→ L. Leksell) und Paris (Dr. Guiot: Thalamus und Parkinson). Gybel verband in der Folge in einmaliger Weise Klinik, Lehre und Forschung sowie modernste Techniken (Analyse der Primärafferenzen, supraspinale Stimulation und zentrale Analgesie, chronischer Schmerz und Rückenmarkverletzung, Mikroneurographie, dreidimensionales Brain Imaging, computerassistierte Techniken sowie stereotaktische Neurochirurgie etc.), ca. 250 Publikationen in Neurophysiologie, Schmerzphysiologie, Stereotaxie, Stimulationsanalgesie. Mehrfache Ehrungen und Auszeichnungen. Mit William Sweet: »*Neurosurgical treatment of persistent pain*«. 1994 als Prof. Emeritus durch ein »*Liber amicorum*« von Ron Kupers geehrt, in dem Hermann → Handwerker handschriftlich zum »*Unruhestand Gybels*« beifügte:

> Das Leben wird vorwärts gelebt, aber rückwärts verstanden (HERMANN HANDWERKER).

Gyrus cinguli. Teil des limbischen Systems. Die Cingulotomie führt zu einer stark verminderten Schmerzreaktion.

Gyrus postcentralis. Windung des Lobus parietalis. Durch den Sulcus centralis Rolandi vom Gyrus praecentralis getrennt. Primär sensibles Rindenfeld.

Haber, Fritz (Breslau 1868–1934 Basel). Nach Professur 1906–1911 an der TH Karlsruhe Direktor des neu gegründeten Kaiser-Wilhelm-Instituts für physikalische Chemie und Elektrochemie in Berlin-Dahlem von 1911–1933 (wo er emigrieren musste, weil er sich weigerte, »nichtarischen« Mitarbeitern zu kündigen). Die Darstellung von Ammoniak unter hohem Druck aus Stickstoff und Wasserstoff (Haber-Bosch-Verfahren) brachte ihm 1918 den Nobelpreis für Chemie. Im gleichen Jahr galt er für die Siegermächte aber auch als Kriegsverbrecher, als »Vater des deutschen Gaskrieges«. Haber entwickelte Giftgase und verfolgte persönlich den ersten deutschen Gasangriff 1915 bei Ypern. Seine Frau Clara selbst Chemikerin, erschoss sich – den seelischen Druck nicht aushaltend – mit der Dienstwaffe ihres Mannes. Nach dem Weltkrieg Weiterentwicklung eines »Schädlingsbekämpfungsmittel«, dem Zyklon B. 1933 Emigration nach England. Tod 1934 in Basel auf dem Weg nach Palästina (bzw. zum Daniel-Sieff-Research-Institute). Familienangehörige des deutschnationalen, zum Protestantismus konvertierten Habers wurden im Rahmen des späteren Wannseeprojekts mit Zyklon B vergast.

Hackenbruch-Anästhesie. Nach dem Chirurgen Peter Hackenbruch (1865–1924 Wiesbaden) benannte subkutane Umspritzung des Operationsfeldes. Die in Vergessenheit geratene Methode wird heute wieder zwecks Minimalisierung des postoperativen nozizeptiven »Inputs« zur Optimierung der postoperativen Analgesie (v. a. bei Kindern) diskutiert.

HAD. Palliativ- und Schmerzmedizin, Abk. für »Hospital anxiety and depression scale« (s. Buch A).

Hahnemann, Samuel (Meissen 1755–1843 Paris [Friedhof Père Lachaise]). Gründer der Homöopathiebewegung (homoios: ähnlich; pathos: Leiden), nahm 1790 Chinarindenextrakte zu sich, die bei ihm malariaähnliche Symptome induzierten und postulierte daraufhin 1796 das neue therapeutische Prinzip der Ähnlichkeit: »Ähnliches heilt Ähnliches« (lat. similia similibus curentur) und schrieb in seinem Organon der Heilkunst (1810): »Bei dieser Aufsuchung eines homöopathisch spezifischen Heilmittels, das ist, bei dieser Gegeneinanderhaltung des Zeichen, Inbegriff der natürlichen Krankheit gegen die Symptomenreihen der vorhandenen Arzneien um unter diesen eine, dem zu heilenden Übel in Ähnlichkeit entsprechende Kunstkrankheit-Potenz zu finden, sind die auffallenden, sonderlichen, ungewöhnlichen und eigenheitlichen (charakteristischen) Zeichen und Symptome des Krankheitsfalles besonders und fast einzigfest ins Auge zu fassen; denn vorzüglich diesen müssen sehr ähnliche, in der Symptomenreihe der gesuchten Arznei entsprechen, wenn sie die passendste zur Heilung sein soll. Die allgemeinern und unbestimmtern: Eßlust-Mangel, Kopfweh, Mattigkeit, unruhiger Schlaf, Unbehaglichkeit u.s.w., verdienen in dieser Allgemeinheit und wenn sie nicht näher bezeichnet sind, wenig Aufmerksamkeit, da man so etwas Allgemeines fast bei jeder Krankheit und jeder Arznei sieht. Nach Hahnemann soll die verabreichte Menge der Simile-Mittel möglichst klein sein. Dies wird erreicht durch eine Verdünnungsreihe mit D-Potenzen: 1:10, C-Potenzen: 1:100 oder LM- oder Q-Potenzen: 1:50000. Hochverdünnte Simile wirken nach ihm nur, wenn sie »potenziert« (handgeschüttelt, gerie-

...en) werden (s. auch → Avogadro). Am Anfang der Behandlung auftretende Verschlimmerungen (»Erstverschlimmerung«) wird als »homöopathischer Heilungsvorgang« bezeichnet. In der Regel werden offene »Arzneimittelprüfungen« an gesunden Probanden durchgeführt und als »wissenschaftliche Prüfung« gewertet bzw. gesammelt in »Materia Medica Homöopathica« (Tierversuche werden als »tierquälerisch und unnütz« abgelehnt).

Halbwertszeit. Derjenige Zeitraum, in dem die Plasmakonzentration eines gegebenen Wirkstoffes auf die Hälfte sinkt. Nach i.v.-Anwendung sinkt die Plasmakonzentration wegen der Verteilung in bestperfundierte Organsysteme bis zu einem Punkt X (sog. → α-Phase) dramatisch, danach konstant entsprechend einsetzender Eliminationsmechanismen (sog. → β-Phase). Daneben wird gelegentlich eine sog. terminale Halbwertszeit γ aufgeführt. Konventionelle kinetische Parameter wie Eliminationshalbwertszeit werden nach ED-Gabe bestimmt. Für die kontinuierliche i.v.-Gabe wird die sog. »kontextbezogene HWZ« herangezogen = HWZ der Serumkonzentration abhängig vom klinischen Kontext (Zeit- und Wirkstofffaktoren bzw. Gesamtdosis repetiert oder kontinuierlich). → Contextsensitive-half-time, s. Buch allgemeine Kinetik).

Halsted, William Stewart (New York 1852–1922 Baltimore). Hervorragender Chirurg in Baltimore, entwickelte u.a. eine nach ihm benannte Intrakutannaht und führte das Tragen von Gummihandschuhen im OP ein. Entwickelte Nervenblockaden (setzte als erster Kokain ein). Publizierte u.a. »*Practical comments on the abuse of cocaine*« (1885). Posthum 1924: »*Surgical papers*«.

Hämoxygenase. Ein im Abbau von Hämoglobin eingeschaltetes metallabhängiges Enzym (Cobalt), das den Abbau von Häm zu Eisen, → CO und Biliverdin im Beisein von Sauerstoff und reduzierter NADPH katalysiert. Das Hämoxygenase-CO-System ist in der Relaxation glatter Muskeln (vgl. → NO-System) involviert.

Hamilton-D-Skala. In der Psychiatrie, aber auch in der Schmerztherapie gebräuchliche Skala zur Erfassung von depressiven Zuständen bzw. 21 Items von depressiven Symptomen (Hamilton 1986).

Hammerschmidt, Karl E. (Wien 1801–1874 Istanbul). Studium der Rechtswissenschaft und medizinisch-chirurgische Studien. Aufnahme in die Kaiserlich-Leopoldinische-Akademie der Naturforscher in Bonn. In Wien (1847–1848) zusammen mit dem Zahnarzt Weiger Durchführung von Äthernarkosen. Darüber hinaus zahlreiche Arbeiten über Anästhesiestadien, Anästhesieprotokolle etc. Im Laufe der Oktoberrevolution Flucht über Ungarn nach Istanbul, wo er – nach Übertritt zum islamischen Glauben – als Abdullah Bey Pro...

...schen Armee sowie zum Begründer des Roten Halbmonds wurde. Eine türkische Postmarke von 1968 erinnert an ihn.

Handwerker, Hermann (Villan/Österreich *1940). Prof. Dr. sci. Dr. med. Dr. h.c. (Universität Uppsala), Direktor des Instituts für Physiologie und experimentelle Pathophysiologie der Universität Erlangen-Nürnberg. Nach Medizinstudium in Würzburg und Zürich Arbeiten am Hirnforschungsinstitut der Universität Zürich (1969–1971), danach am Physiologischen Institut der Universität Heidelberg, Edinburgh, Leuven und Uppsala. Setzt sich auf nationaler und internationaler Ebene (IASP) für die Schmerzforschung ein.

Hanging-drop-Technique. Ein an der Epiduralpunktionsnadel hängender Tropf, der beim Erreichen des Epiduralraumes wegen des dort herrschenden negativen Drucks hineingezogen wird. Die Hanging-drop-Technique eignet sich v.a. für Punktionen im zervikalen und thorakalen Epiduralbereich. Im Lumbosakralbereich ist in der Regel der sog. Resistenztest eindrücklicher.

Harvey, William (1578–1657). Schüler von Galilei (1564–1642), beschrieb 1627 den Blutkreislauf: »*Exercitatio anatomica de motu cordis et sanguinis in animalibus*« (s. auch: → i.v.-Anwendung).

Hawthorne-Effekt. Betriebspsychologisch das Phänomen, dass beobachtete Arbeitsgruppen (Beispiel: klinische Forschergruppe) bzw. Versuchspersonen über mehr Aufmerksamkeit bessere Leistungen (Beispiel: aufmerksamere Patientenbeobachtung und Patientenbetreuung ⇒ optimalere Schmerzpharmakotherapie) auch bei Verschlechterung der äußeren Bedingungen vollbringen (→ Buch Optimierung der Schmerzpharmakotherapie, Qualitätskontrolle). Durch den an der Harvard-Universität arbeitenden austral.-amerik. Soziologen Elton Mayo (1880–1949), Begründer der am. Industrie- und Betriebssoziologie, in der sog. Hawthorne-Untersuchung (1927–1932) mitbeschrieben. Die Hawthorne-Werke in der Nähe von Chicago waren eine Filiale der Western Electric Co, deshalb wird der Hawthorne-Effekt gelegentlich auch Western-Electric-Effekt genannt. Die Hawthorne-Untersuchung wurde Ausgangspunkt für die Human-relations-Bewegung.

Head, Henry (1861–1940). Neurologe und Schmerzforscher, beschrieb u.a. die Funktion des Thalamus in der Bewusstseinwerdung, thalamische Schmerzsyndrome in »*Sensory disturbances from cerebral lesions*« (Brain, 1911). Seine Doktorarbeit in Cambridge beschreibt den epikritischen und protopathischen Schmerz »*On disturbances of sensation with especial reference to the pain of visceral disease*« (Brain, 1893). Führte eine Automutilation durch, indem er am 25.04.1903 den kutanen Ast des Radialnerven in der Ellenbeuge durchschnitt, durch eine Nervennaht die Nervenkontinuität wiederherstellte und protokollarisch die Wiederherstellung...

beobachtete: »*The afferent nervous system from a new aspect*« (Brain, 1905). Beschrieb 1911 mit G. Holmes (1876–1966, btd. engl. Pionier der Zerebellumforschung) das → Head-Holmes-Syndrom.

Headache-Classification. Engl. Klassifikationssystem der Kopfschmerzen (Kephalgien) und verwandten Krankheitsbildern durch die »International Headache Society (IHS)« 1988.

Head-Holmes-Syndrom. Von → Head u. Holmes 1911 beschriebenes affektiv-dysästhetisches Halbseitensyndrom mit Störungen der Geruchs-, Geschmacksfunktion sowie Hyperkinese. Ursache: Thalamuserkrankungen.

Head-Schmerzen. Bei Erkrankung innerer Organe gelegentlich auftretende Schmerzen in bestimmten Hautbezirken. Schmerzafferenzen werden im Rückenmark auf die Vorderwurzel umgeschalten (viszerokutaner Reflex) und auf eine entsprechende Hautzone (sog. Head-Dermatome) projiziert.

Hefesuspensionen. Im Tierversuch dienen Hefesuspensionen zur Auslösung einer Fieberreaktion, an der die antipyretische Wirkung der zu kontrollierenden Wirkstoffen gemessen wird.

Heilanalgesie. Nach → Schaumann ist optimale Analgesie Voraussetzung für optimale Heilvorgänge – »Analgesie heilt«. Brücke zu späteren Ansichten wie diejenige von → Liebeskind »Schmerz tötet«.

Hekto. Abk. h, dezimales Vielfaches in der Ordnung 10^2 =100.

Helmholtz, Hermann Ludwig Ferdinand von (Potsdam 1821–1894). Nach Potsdamer Gymnasium Medizinstudium am Friedrich-Wilhelm-Institut in Berlin. 1842, mit 21 Jahren Abschluss und Armeeservice als Arzt. 1848–1855 Professur für Physiologie in Königsberg, danach in Bonn und Heidelberg. »*Handbuch der physiologischen Optik*« (1867); »*Die Lehre von den Tonempfindungen*«. Helmholtz, über die Fortleitungsgeschwindigkeit von Nerven arbeitend, führte auch das Verhältnis bzw. den neuen Begriff der »Reaktionszeit« in die Physiologie ein.

Hemialgie. Siehe Hemikranie.

Hemicrania cervicalis. Zervikale Migräne.

Hemihypästhesie. Halbseitige Verminderung der Berührungsempfindung bei Schädigung im Bereich der hinteren Zentralwindung.

Hemihyperästhesie. Halbseitige Verstärkung der Berührungsempfindung. Bei Thalamusaffektionen wie → Head-Holmes-Syndrom, Fegeler-Syndrom, Trigeminusneuralgie auftretend.

Hemikranie. Halbseitig auftretender Kopfschmerz, s. Migräne.

Hench, P.S. (Pittsburgh 1896–1965). Rheumatologe an der Mayo-Klinik, Rochester, sowie Universität Minnesota. Entdeckte die antiphlogistische Wirksamkeit von Kendalls »Substanz E« (Cortison) bei akuter Gelenkarthritis. Publizierte 1949: »*The effect of a hormone of the adrenal cortex*«. Nobelpreis 1950 für Medizin (zusammen mit dem am. Forscher E.C. Kendall sowie dem schweiz. Forscher T. Reichstein). Um die antiphlogistische Wirkung saurer antipyretischer Analgetika von der Wirkung von Kortikosteroiden abzugrenzen, wurde im angelsächsischen und später internationalen Sprachgebrauch das Anhängsel »nichtsteroid« vor die Bezeichnung saure antipyretisch-antiphlogistisch wirksame Analgetika gesetzt (→ AINS, Buch D, s. auch Biographie des Malers → Dufy).

hepatische Extraktionsphase. Sie wird durch die arteriovenösen Plasmakonzentrationsunterschiede vor und nach Leberpassage quantifiziert. Die Extraktionsrate hängt u.a. von der hepatischen Perfusion ab und kann bei bei Hypotension, Herz-Kreislauf-Insuffizienz, Shunts bei Leberzirrhose drastisch reduziert sein. Wirkstoffe mit hoher Extraktionsrate werden durch diese hämodynamischen Parameter in ihrer Eliminationskinetik betroffen (erhöhte und verlängerte Wirkung). Die Eliminationskinetik von Wirkstoffen mit niedriger Extraktionsrate hingegen werden eher durch die Aktivität der hepatischen Enzymtätigkeit in ihrer Eliminationskinetik beeinflusst, → hepatische Induktion.

hepatische Induktion. Die über die Transkription von Leberenzymgenen induzierte Modifizierung der hepatischen Enzymsysteme. Dies betrifft u.a. das hepatische Redoxsystem der → Cytochrome (Cytochrom P450), die durch Exposition mit vorgängigen Medikamenten oder Noxen (Kohlenwasserstoffe, Tabak) aktiviert (»induziert«) werden. Daraus resultiert eine veränderte Eliminationskinetik der angewandten Wirkstoffe (s. Interaktionen); z.B. wird die hepatische Elimination von → Methadon durch »Enzyminduktoren« wie Rifampicin verkürzt. Wenn die Eliminationskinetik gehemmt bzw. verlängert wird, spricht man auch von hepatischer enzymatischer Eliminationshemmung. Der Wirkstoff Omeprazol z.B. hemmt über das Cytochrom-P450-System die hepatische Elimination von Benzodiazepinen, ein anderer potenter Hemmer der hepatischen Enzymsysteme ist das Antibiotikum Erythromycin. Gewisse Patientenpopulationen haben genetisch bedingte Enzymsystemfehler, die z.B. das Cytochromsystem P450 (Isoenzymsystem CYP2C oder Mephentoin, CYP2D, oder Debrisoquin-Spartein, in Mitteleuropa ca. 10% der Bevölkerung) oder das N-Acetyltransferase- odere das Cholinesterasesystem betreffen. Aus diesen Gründen werden sie auch als »langsame Verstoffwechsler« bezeichnet. Siehe v.a. → Codein, → Alfentanil.

Hepburn und Knapp. Begründeten 1884 die Infiltrationslokalanästhesie durch Injektion von Kokain in das Operationsfeld (s. auch → Koller, → Halstedt, von → Anrep).

Herholdt, E.J. und Rafn, C.G. Veröffentlichten 1796 Reanimationsmaßnahmen für Ertrunkene im Rahmen der Empfehlungen der 1767 gegründeten Amsterdamer Gesellschaft für die Wiederbelebung Ertrunkener.

Hering-Gesetz. Nach Konstantin Hering (1800–1880) in der klassischen Homöopathie oft zitiertes Gesetz: »Die Heilung erfolgt von oben nach unten, von innen nach aussen und in umgekehrter Reihenfolge des Entstehens«.

Herophilus (Chaldekon/Istanbul ca. 335 v. Chr.) In Alexandrien tätiger griech. Arzt und Forscher (Anatomie an Leichen; Entdecker der Nerven), er unterschied 4 Vitalfunktionen: Ernährung (Leber), Erwärmung (Herz), Wahrnehmung (Nerven), Denken (Gehirn). Maß die Pulsfrequenz mittels einer Wasseruhr.

Herrick-Syndrom (nach James B. Herrick, 1861–1954).

> »The true physician must possess a dual personality, the scientific toward disease, the human and humane toward the patient.«

Bei der Sichelzellanämie vorkommende äusserst schmerzhafte Krisen, verursacht durch Kapillarverstopfungen, Infarkte, Gewebeanoxie, die als akute abdominale, nephritische oder neurologische (Konvulsionen, Hemiplegie) Manifestationen auftreten.

Herz, Albert (Sonthofen *1921). Zeitgenössischer dt. Neuropharmakologe (»Schmerz, Opioide, Abhängigkeit«) und Schmerzforscher (u. a. Max-Planck-Institut für Psychiatrie, München). Nathan B. Eddy Memorial Preisträger.

Hess, Walter Rudolf (Frauenfeld 1881–1973 Muralto). Bedeutender schweiz. Physiologe. Mit → Moniz Egas 1949 Nobelpreis für Hirnforschung insbesondere Hypothalamus, »Die zentrale Regulation der Tätigkeit innerer Organe«, Dienzephalon und extrapyramidale Funktionen etc., s. Buch A: autonomer Homunculus!).

Hewitt, Sir F. Brit. Anästhesist, konstruierte 1885 den 1. praktischen N_2O/O_2-Anästhesieapparat; publizierte 1893 das 1. moderne Anästhesielehrbuch: »Anaesthetics and their administration«.

Hildegard von Bingen (Burg Böckelheim 1098–1179 Bingen). Einer der grossen Persönlichkeiten des Mittelalters, schrieb u. a. »Causae et Curae« (pharmazeutisch-medizinische Beobachtungen bzw. Wissen).

Hill, Sir Austin Bradford (1897–1991). Vater der randomisierten plazebokontrollierten Doppelblindstudie; veröffentlichte 1937 in seinem Buch »Principles of medical statistics« (Verlag Lancet) folgende heute noch gültige Einführung:

> »In clinical medicine today there is a growing demand for an adequate proof of the efficacy of this or that form of treatment. Often proof can come only by means of a collection of records of clinical trials devised on such a scale and in such a form that statistically reliable conclusions can be drawn from them«.

Himmelsbach-Skala. Nach C. Himmelsbach bei Opioidentzug einsetzbare Skala für die Beurteilung der Entzugssymptomatik.

Hinterhornsyndrom. Bei lädierten Hinterhörnern auftretende Reflexausfälle und Sensibilitätsstörungen.

Hippocampus. Seepferdchenähnliche Struktur (»Ammonshorn«) als grauer Längswulst am Boden des Seitenventrikels, unterteilt in Pes, Alveus und Fimbria hippocampi. Mit Gyrus dentatus zusammen die »Hippocampusformation« bildend, zentrale Funktionen des limbischen Systems, Sitz des Riechzentrums (entorhinaler Kortex): s. Buch A. → hippocampale opioiderge Signalverarbeitung von Lern- und Gedächtnisleistungen.

Hippokrates (Kos ~460–370 Larissa). Medizin ist eine Erfahrungswissenschaft. Anfänge der Neuropsychologie: Gehirn als Sitz des Intellekts; 3. Hirnventrikel als Sitz der Sinneserkenntnis; Hirnläsionen und kontralaterale Effekte. Mit → Galen zusammen bedeutendster Arzt des Altertums.

Hippus circulatorius. Pupillenunruhe (s. Buch B: Miosis/Mydriasis).

Histamin. Biogenes vasoaktives Amin, β-Imidazol-4(5)ethylamin, M_r 114, präformierter Mediator (in Granula von Mastzellen und basophilen Granulozyten). Zielrezeptoren: H_1-R – aktiviert intrazelluläres cGMP, Freisetzung von Prostacyclin, negative Bathmotropie am AV-Knoten, Vasokonstriktion der Herzkranzgefäße, Bronchokonstriktion, partielle Erhöhung der kapillären Permeabilität und Vasodilatation, H_2-R – aktiviert intrazelluläres cAMP, stimuliert das ZNS, positive Bathmo-, Ino- und Chronotropie, Dilatation der Herzkranzgefäße, Bronchodilatation, Erhöhung gastrischer H^+-Ionenproduktion, partielle Erhöhung der kapillären Permeabilität und Vasodilatation, H_3-R – Synthese und Freisetzung von Histamin. Histamin wirkt zentral als hemmender Neurotransmitter, ist in der Hypothalamusgegend konzentriert und im Retikulärsystem nachweisbar.

Histaminantagonisten. Antihistaminika.

Hitzig, E. (1838–1907). Dt. Neurologe in Halle; nach ihm wurden früher die peripheren Sensibilitätsstörungen bei Tabeserkrankungen, die sog. Hitzig-Zonen, benannt. Pionier der elektrischen Kortexstimulation.

Hoche, Alfred E. (1865–1943). Schriftstellerpseudonym: Alfred Erlich. Ko-Autor mit dem Leipziger Rechtsprofessoren Karl → Binding von: »*Der Sinn des Schmerzes*« und »*Freigabe der Vernichtung lebensunwerten Lebens*« (s. auch → Euthanasie). Professur für Psychiatrie an der Universität Freiburg i. Br.; kritisierte Freuds Psychoanalyse als »Verirrung«.

Höchstmenge. In Deutschland aufgrund der BtMVV zu beachtende Höchstmenge für → »Betäubungsmittel«, die bei ärztlicher Begründung in gewissen Fällen überschreitbar, in anderen Fällen nicht überschreitbar ist.

Hoffmann, Felix (Ludwigsburg 1868–1946). Nach Apothekerlaufbahn in Genf, Hamburg und Neuveville Studium der Pharmazie und Chemie in München (Promotion 1893). Arbeit beim späteren Nobelpreisträger Adolf von Baeyer (Berlin 1835–1917 Starnberg; 1880 Indigosynthese; Synthese von multiplen Harnsäurederivaten, so u.a. Barbitursäure!) in München; danach 1894 zu Farbenfabriken von Friedrich Bayer als Chemiker in Elberfeld. Baute das Molekül der damals als Antirheumatikum eingesetzten Salicylsäure systematisch um und erfand damit die Wirksubstanz → Acetylsalicylsäure (1897). 1899 Abteilungsvorstand der pharmazeutisch-kaufmännischen Abteilung. Eine amerikanische Patentschrift nennt Hoffmann 1900 – mehrere Jahre nach Einführung – als Erfinder von Aspirin. Diese offizielle Version wird durch die persönlichen Angaben von → Arthur Eichengrün bestritten.

Hofmann, Albert (*1906). Basler Chemiker, endeckte 1943 Lysergsäurediäthylamid (LSD), einen Antagonist des hemmenden Neurotransmitters → Serotonin, und beschrieb dies in seinem Buch: »*LSD – mein Sorgenkind*«.

Hoffmann-LaRoche, Fritz (1868–1920). Gründer der heutigen »Roche« durch Übernahme der von ihm und Carl Traub 1892 gegründeten Firma Hoffmann, Traub & Co an der Grenzacherstrasse, Basel. Im Hinterhof seiner Fabrik pflanzte Hoffmann u.a. seine von ihm geschätzten Windsor-Bohnen an. Aus diesen hatte der eminente Roche-Chemiker Markus Guggenheim (1885–1970; Standardwerk: »*Die biogenen Amine*«) die Aminosäure Levodopa isoliert und deren Struktur aufgeklärt (1913).

Holzer, Peter (Vorau/Steiermark *1951). Studium Biologie und Biochemie an der Universität Graz, Forschungsaufenthalte in Cambridge, UC, Los Angeles, bedeuten-

der zeitg. Forscher über Neuropeptide (Substanz P etc.) 1994–1996 Präsident European Neuropeptide Club, verschiedene internationale akademische Auszeichnungen, Editorfunktion an verschiedenen renommierter internationalen Fachzeitschriften wie »Neuroscience«, »British Journal of Pharmacology«, »Regulatory Peptides« etc.

Homunculus. »Kleiner Mensch«, in Goethes Faust durch den Famulus nach Anleitung des Parazelsus im alchimistischen Sinne erzeugegter künstlischer Mensch. Übertragenermaßen in der Physiologie das »Rindenmännchen« oder die Darstellung der motorischen und sensorischen Repräsentation von Körperteilen auf der Großhirnrinde (Penfield u. Rasmussen 1957), s. Illustration Buch A.

Hopkins, Sir Frederick Gowland (1861–1947). Bedeutender Biochemiker (Vitamine, Tryptophan, Glutathion, Enzym, Muskellaktat etc.). Mit Christian Eijkman 1929 Nobelpreis in Physiologie/Medizin.

hora. Horae unius spatio, lat. Rezepturkunde, meint stündlich.

Horner, J.F. Zürcher Augenarzt (1831–1886), nach ihm wurde das Horner-Syndrom benannt. Syn. Hornersche Trias oder Bernardsches Syndrom, Syndrom mit einseitiger oder beidseitiger Ptosis, Miosis, Enophthalmus bei Lähmung der sympathisch innervierten Augenmuskulatur bei Schädigung entsprechender zentraler oder peripherer Bahnen. Bei hoher rückenmarknaher Anästhesie, Vorkommen bei gestörter Verbindung Centrum ciliospinale zum Ganglion cervicale inferior auf Höhe C_8–Th_1 oder Ganglion cervicale inferior zum Ganglion cervicale superior.

Horton-Neuralgie. *Syn.:* für → Bing-Syndrom, Histaminkopfschmerz, Erythroprosopalgie. Nach dem Internisten Horton B.T., Rochester 1895– benanntes Syndrom, heute: → Clusterheadache.

Horton-Magath-Brown Syndrom. Arteritis temporalis, eine Variante der Horton-Erkrankung im Kopfbereich, mit der Gefahr ophthalmologischer Komplikationen wie Blindheit.

Horton-Erkrankung. Systemische nekrotisierende Riesenzell-Panarteritis. Induziert im betroffenen Gebiet Schmerzanfälle sowie Perfusionsstörungen mit harten, pulsierenden schmerzhaften Herden bis hin zu Nekrosen. Siehe auch Polymyalgia rheumatica.

Hosennahtschmerz. Nach dem Strassburger Neurologen J.A.B. → Barré (1880–1967), Ischiasschmerzzustände in Hosennahtnähe.

Hospiz und Hospizbewegung. Durch → Cicely Saunders gegründetes St. Christophers Hospiz in London, Versuch der Hauspflege von Patienten mit terminalen

Krebserkrankungen durch Integration der Familie in der Krankenpflege.

Hot-plate-Test. Nach Woolfe u. MacDonald 1944, Eddy u. Leimbach 1953. Prinzip: das Versuchstier (Maus) wird auf einer zunehmend aufgewärmten Platte (55–70°C) gehalten bis zum Anzeichen von Schmerzen (z. B. Springen, Pfotenlecken etc.); man nimmt an, dass beim Hot-plate-Test höhere, supraspinale Koordinationsstellen involviert sind (Unterschied zum Tail-flick-Test). Modifiziert wird der Test in der neueren Anordnung »increasing-temperature-hot-plate-test« (Hunskaar et al. 1986): das Versuchstier wird einer nichtnoziven Plattentemperatur von 42°C, die dann allmählich erhöht wird (50–52°C), exponiert. Es gibt auch Cold-plate-Tests.

Huelsenbeck, Richard (Frankenau/Hessen 1892–1974 Muralto/Tessin). Studium der Medizin, Arzt, Schiffsarzt, zusammen mit Arp, Ball und Tzara Begründer der Kunstbewegung »Dada« (Dadaismus), Emigration, Psychoanalytiker in New York, Tod im Tessin.

Hufeland, Ch. W. (1762–1836). Beschrieb in seinem Buch »*Enchiridion Medicum*« eine sog. Opiumtherapie mit dem Konzept der Euthanasie. Hufeland griff die antike Idee der Euthanasie als eine Art noble Hilfe wieder auf, nämlich den Tod (Thanatos = Tod) human (eu = gut) zu gestalten. Die Euthanasie-Idee wurde später von Binding und → Hoche (»*Die Freigabe der Vernichtung lebensunwerten Lebens*« 1920) deformiert und von der nationalsozialistischen Ideologie als kriminell-staatliches Vernichtungsprogramm unter Führung des Hitlerschen Leibarztes K. Brandt durchgeführt. Ideen der aktiven Sterbehilfe geistern auch heute noch in neuerer politischer Verpackung durch die Köpfe (Holland: Diskussionen um Parlamentsbeschlüsse; USA: von Ärzten entwickelte »Suicid-Selbstinfusoren«; Euthanasiegesetz 1994 Staat Oregon). Bei adäquater → Palliativtherapie Schwerstkranker sind solche »passive« oder »aktive« »Hilfen« in der Regel gegenstandslos (persönliche Meinung des Hrsg.).

Hughes, John Pinnington (*1942). PhD Institute of Basic Medical Science London; Yale University 1967–1869, Aberdeen, London und Cambridge (Pharmakologie und Neuropharmakologie). Seine Arbeitsgruppe identifizierte (→ Kosterlitz) 1975 aus Hirngewebe Pentapeptide mit potenter »Opiatagonistenaktivität« (Nature, 1975). Damit wurden die endogenen Opioidliganden entdeckt, die von der → INCR später als Endorphine bezeichnet wurden. Vielzählige Auszeichnungen (1978 Dr. h.c. Liège; Lasker-Preis, F. Feldberg-Foundation-Award, Sandoz-Award, Lilly-Award etc.). Mitarbeiter des Parke-Davis-Neuroscience-Forschungszenter in Cambridge.

Hügin, Werner (Basel *1918). Nach Matura (1937) Medizinstudium mit Promotion (1944) in der Absicht, Land-

arzt zu werden, weitere Ausbildung in allg. Medizin, Geburtshilfe und Chirurgie an verschiedenen Spitälern. Als Chirurgieassistenzarzt zurück zu C. Henschen (Universitätsklinik Basel, Chirurgieabteilung). Danach Ausbildung in Anästhesiologie u. a. bei → Beecher und → Macintosh. 1962 Lehrauftrag für Anästhesiologie; nach Pension Mitbegründer der Basler Schmerzklinik »Kirschgarten«.

Huneke, Ferdinand (Brilon 1891–1966 Düsseldorf). Mitbegründer der Neuraltherapie mit W. Huneke (1925 Procainchloridinjektionen), beschrieb 1941 das »Sekundenphänomen« (sofortige Analgesie, wenn Procain in »neurales Störfeld« injiziert wird).

Hunter, John (1728–1793). Gründer der wissenschaftlichen Chirurgie. Er führte u. a. Anatomie, Physiologie, Pathologie als Grundfächer in der Chirurgie ein und bereitete damit auch die moderne Pathologie vor.

Hutchinson-Horton-Syndrom. Von → Hutchinson (1890) und → Horton (1932) beschriebenes Krankheitsbild mit Reisenzell-Arteritis-temporalis. Als Variante auch als cranialis ulceronecroticans auftretend.

Hygromanie. Intensives Verlangen nach Nässe und Feuchtigkeit, kann bei der → Kausalgie in Kombination mit einer Xerosalgie vorkommen.

Hypästhesie. Pathologisch verminderte Berührungsempfindlichkeit.

Hypalgesie. Pathologisch verminderte Schmerzempfindlichkeit.

Hyperästhesie. Pathologisch erhöhte Berührungsempfindlichkeit.

Hyperalgesie. Pathologisch erhöhte Schmerzempfindlichkeit, man unterscheidet eine primäre sowie eine sekundäre Hyperalgesie (Buch A).

Hyperpathie. Überempfindlichkeit gegenüber lokalen Reizen bei erhöhter Schmerzschwelle, wobei die Schmerzen – einmal ausgelöst – jedoch verstärkt sind (z. B. bei RSD).

Hypnalgie. Im Schlaf auftretende Schmerzen.

Hypnoanalgetikum. Veraltete Bez. für »starkes Analgetikum mit zentralem Sedationseffekt«.

Hypnose. Durch Suggestion induzierter schlafähnlicher Zustand mit Veränderung des Bewusstseins, der Willensbildung etc. je nach Hypnosetiefe (Halbwach- oder tiefe Hypnose). Die therapeutische Anwendung von Hypnose heißt Hypnotherapie. Die hypnotische Trance wurde schon durch hinduistische Fakire und Yogis 200 v.Chr. sowie im Papyrus Eber 1500 v.C. erwähnt und beschrieben. Der Begriff »Hypnose« wurde durch James Braid 1843 erfunden. Der amerikanische Psychiater Milton Erickson (1901–1980), an Kinderlähmung erkrankt, bezwang seine neurogenen Schmerzsymptome mit therapeutischer Hypnose, vorläufig zur heutigen Therapieform des »autogenen Training«. Siehe auch: Mesmer.

IASP. *International Association for the Study of Pain.* Am 26.05.1973 gegründete internationale Gesellschaft zur Erforschung der Schmerzen. IASP-Ländergesellschaften sind u. a.: Deutsche Gesellschaft zum Studium des Schmerzes e.V. (DGSS), Österreichische Schmerzgesellschaft, Schweizerische Gesellschaft zum Studium des Schmerzes.

IC. Engl. Abk. für »*inhibition concentration*«, Inhibitionskonzentration. Der Begriff wird unterschiedlich gebraucht (Inhibitionskonzentration für Opioide, s. unten; für sAA bzw. COX-Hemmer, s. unten).

IC_{50}. Opioidinduzierte Inhibitionskonzentration, bei der 50% der Patienten einen maximalen EEG-Effekt aufweisen (nach Scott et al. 1991), der Begriff »*inhibition concentration*« wird ebenfalls verwendet, um die Hemmung → COX durch sAA zu bestimmen (s. Buch D/E).

ICAA. Engl. Abk. für *International Council on Alcohol and Addictions.*

ICD. Engl. Abk. für Internationale Klassifikation von Krankheiten (»*International Classification of Diseases*«). In der Regel wird nach der Abk. eine die letzte Edition bezeichnende Zahl genannt, z. B.: ICD-9.

IDDS. Engl. Abk. für »*Implantable Drug Delivery Systems*«, implantierbare Systeme, die Wirkstoffe freisetzen (z. B. intrathekale therapeutische Systeme).

IEG. Engl. Abk. für »*immediate early genes*«. IEG (früher: Protoonkogene) sind Gene, die bei neuronaler Aktivierung rasch und reversibel gebildet werden. Im Rückenmark ist offenbar diese Aktivierung relativ spezifisch für das Nozizeptionssystem (bzw. A_δ-, C-Fasersystem), und zwar über das IEG-c-fos-Gen, das – aktiviert – das Protein c-fos bildet (indirekt über Nachweis dieses c-fos-Proteins kann man die Aktivierung spinaler NS-Neurone nachweisen, s. Buch A).

IEMCT. Engl. Abk. für »*invididualized epidural morphine conversion tool*«: Umrechnungstabelle für Morphin bei Umstellung der Applikationsform von nichtinvasiv (p.o.) etc. auf epidural.

Iggo, Ainsley (Napier/New Zealand *1924). Bedeutender Schmerzforscher (C-Fasersystem) und Lehrer. Studien mit → Eccles an der Universität Otago in Dunedin/NZ; dank Stipendium Weiterbildung in Aberdeen und Edinburgh mit Doktorat 1954. Lehre und Forschung in Human- und Veterinärphysiologie Universität Edinburgh 1962–1994. Vielfältige Ehrungen, so Hon. DSc

Universität Pennsylvanien. Forschungsarbeiten u. a. über das C-Fasersystem. Mitbegründer der → IAS (Präsident der IASP 1981–1984).

IKPO. Abk. für »*Int. Kriminal-Polizei Organisation*« erarbeitet u. a. auch Rauschgift-Terminologien.

IKS. Abk. für »*Interkantonale Kontrollstelle für Heil* mittel der Schweiz«, Erlachstrasse 8, 3000 Bern 9. Di IKS hat keinen Behördenstatus und untersteht dami nicht der Geschäftsprüfungskommission der eidgenös sischen Räte.

Immunglobuline. Abk. Ig, Antikörper des Immunsy stems. Unterschieden werden IgA (MG 385000, v. a. i Schleimhäuten), IgD (MG 184000, membranständig a B-Lymphozyten), IgE (MG 188000, v. a. bei Pollen- un Parasitenbefall, inverser Praussnitz-Küste-Test), IgC (MG 146000, v. a. für sekundäre Immunantwort verant wortlich), IgM (MG 970000, v. a. bei Initialphasen).

Immunsystem und neuroendokrines ZNS. Beide Syste me sind fähig, Zytokine wie IL-1, IL-2, IL-6, IFN-γ und TNF zu produzieren und über solche miteinander zu »kommunizieren« (Fach der neurokrinen Immunolo gieforschung sowie neuroimmunologische Erkrankun gen des ZNS).

INRC. Engl. Abk. für »*International Narcotics Research* Conference«, aus dem »International Narcotics Research Club« hervorgegangen (1969).

Incidentpain. Engl. Bezeichnung (nach Coombs 1988), unerwarteter, bei aktiver oder passiver Körperbewegung einschiessender heftiger Schmerz (v. a. bei Krebserkrankungen; auch »break-through« oder »Durchbruchschmerz«).

Index nominum. Liste der vom Schweiz. Apothekervereins vorgeschlagenen Freinamen.

INF-α, β, γ. Immunologie, Abk. für Interferone, Gruppe immunomodulatorischer Endoproteine mit multiplen Eigenschaften (antiviral, antitumoral, antiparasitär, phagozytosefördernd, Natural-Killer-Cells-aktivitätsfördernd).

Infiltrationsanästhesie. Infiltration des auszuschaltenden Haut- oder Gewebebezirks zu Anästhesie- oder Analgesiezwecken mittels Lokalanästhetika (Begründer: → Reclus).

Infraorbitalneuralgie. Trigeminusneuralgie im Bereich des N. infraorbitalis.

Infundibilia. Infusionslösungen.

Infusa. Aufgüsse.

INN. Engl. Abk. für »*International Nonproprietary Names*« (Generika, Freinamen: DCI), von der WHO empfohlene (recommended) oder vorgeschlagene prop.; DCI proposées) Freinamen. INN, Abk. hinter dem entsprechenden Freinamen steht für »International Nonproprietary Name« (for pharmaceutical substances). Das Wort »nonproprietary« will heißen, dass der Freiname im Gegensatz zu → Markennamen, die mit einem ® gekennzeichnet werden, allgemein zugänglich und ungeschützt ist. Für dieses Buch wird die von der WHO vorgeschlagene (prop. für engl. proposed) oder empfohlene (rec. für recommended = engl. empfohlen) Kurzbezeichnung (engl.: Nonproprietary Name) gewählt (prop. INN oder rec. INN). Daneben existieren aus historischen Gründen noch von Land zu Land verschiedene inoffizielle sowie offizielle Synonyme (je nach nat. Pharmakopö wie BAN, USAN etc.).

Integrine. Ubiquitär (Ausnahme: Erythrozyten) nachweisbare Glykoproteine an Zelloberflächen. Ihre Liganden sind extrazelluläre Matrixproteine und Zelladhäsionsmoleküle (CAM sowie interzelluläre ICAM). Damit interferieren sie mit Zelladhäsionsprozessen und Zellmotilität (z. B. Extravasation bei Entzündung). 2 putative Hauptgruppen: α-4-β-1-Integrin (= »very late antigen-4«, Oberflächen von Immunzellen) und β-2-Integrine (Leukozyten). Anti-Integrine könnten theoretisch bei der Entzündungsbekämpfung eingesetzt werden.

Intensive-Care-Syndrom. Von McKegney 1966 beschriebenes, durch Stress v. a. bei inadäquater Schmerz- und Angstbefreiung geprägtes, in der modernen Intensivpflege auftretendes Krankheitsbild.

Interleukine. Abk. IL, lösliche immunkompetente Zellen, synthetisierte und freigesetzte heterogene Gruppe von Signalstoffen des Immunsystems. Interleukine funktionieren als interzelluläre Kommunikatoren. Sie regulieren u. a. die durch T-Zellen vermittelte zytotoxischen Abwehrreaktionen, die B-Zell-Aktivierung bzw. Antikörperproduktion und Immunglobulinsynthese. Sie regulieren verschiedenste zelluläre Reaktionen im Rahmen von Entzündungs- und Immunreaktionen (Zellproliferation, Zellausdifferenzierung, DNA-Synthese, Freisetzung von bioaktiven Stoffen mit entsprechenden Reaktionen wie Fieber, Osteolyse, Leukopenie, Hypotension, Hyperalgesie). *IL-1* ist ein durch aktivierte Makrophagen, Monozyten und anderen Zellen synthetisiertes Protein, das die Reaktionsfähigkeit von T-Lymphozyten auf mitogene und antigene Stimuli aktiviert. Die so aktivierten T-Lympozyten produzieren *IL-2*, ein Glykoprotein, welches die DNA-Synthese in naiven Lymphozyten ankurbelt. *IL-3* ist ein von verschiedenen Zellen sezernierter Wachstumsfaktor, der als »multi-colony-stimulating-factor« die Produktion (klonale Proliferation) und Ausdifferenzierung von hämatopoetischen, aber auch epithelialen, astrozytären Zellen koreguliert. *IL-4*, durch aktivierte T-Lymphozyten freigesetzt, reguliert das Wachstum und die Ausdifferenzierung von B-Lymphozyten wie auch die übrigen

Zelllinien der Hämatopoese. *IL-5* reguliert die Aktivierung und Ausdifferenzierung von Eosinophilen. *IL-6* koreguliert Wachstum und Ausdifferenzierung von B-Zellen, aber auch T-Zellen, Monozyten, Fibroblasten und wirkt als Wachstumsfaktor bei Erkrankungen (multiples Myelom, Ovarialkarzinom etc.). *IL-7* ist ein hämatopoetischer Wachstumsfaktor. *IL-8* ist ein Neutrophile und T-Lymphozyten aktivierendes Zytokin, das durch Monozyten, Fibroblasten, Endothelzellen, Keratinozyten etc. durch Entzündungsstimuli freigesetzt wird. IL-8, strukturell mit dem Plättchenfaktor 4 verwandt, wird zur Superfamilie der β-Thromboglobulinfamilie gerechnet. *IL-9* reguliert die Hämatopoese. *IL-10*, durch T- und B-Zellen freigesetzt, reguliert das System der Mastzellen; IL-10 scheint antiinflammatorische, Anti-TNF-Eigenschaften zu haben. *IL-11* ist ein Zytokin mit Wirkung auf das lymphohämatopoetische, aber auch andere Zell-Systeme. *IL-12*, durch Phagozyten etc. bei Exposition auf Bakterien, intrazelluläre toxische Stoffwechselprodukte, Pilze, Viren und deren Abbauprodukte etc. produziert, stimuliert als proinflammatorisches Zytokin die Produktion von Interferon-γ durch T- und Natural-Killer-Zellen. *IL-13* ist ein von T-Lymphozyten stammendes Zytokin, dass u. a. die Immunoglobulinproduktion von Lymphozyten koreguliert und somit in der Regulation von entzündlichen und immunen Prozessen involviert ist. *IL-14* ist ein B-Zellsystem aktivierendes Zytokin, das die Immunoglobulinfreisetzung hemmt. *IL-15* ist ein dem IL-2 verwandtes Zytokin. Daneben IL-16, IL-17 und IL-18 (proinflammatorischer Induktor von Interferon-γ sowie weiterer Wirkungen). Das höchst komplizierte Interleukinkommunikationsnetz ist Gegenstand der Forschung, man hofft, über IL-Rezeptoren spezifische Wirkstoffe mit entsprechend antiinflammatorischen, antiviralen, antibakteriellen, antitumorösen etc. Wirkungen zu entwickeln.

Internalisation. Engl. »internalization«, Zellmechanismus, der erlaubt, Zellstrukturen wie membranständige Rezeptoren ins Innere der Zelle zu delokalisieren; z. B. μ-Rezeptoren nach Etorphingabe.

International Headache Society. Internationale Kopfschmerz-Gesellschaft; stellte eine erste internationale Migräne-Kopfschmerzklassifizierung auf → Headache Classification (Headache Classification Committee, 1988).

intrinsisch. Die intrinsische Aktivität eines Wirkstoffs wird in der Pharmakologie auch Effikazität (efficacy) gennant. Bei gleicher Rezeptorenaffinität (d. h. wenn 2 verschiedene Wirkstoffe in gleicher Dosierung die Rezeptorenpopulation in gleicher Stärke besetzen) kann ein Wirkstoff klinisch eine verschiedene Wirkung zeigen.

intrinsische Aktivität. Maximaler Wirkungsgrad eines Wirkstoffs bei maximaler Rezeptorbesetzung.

invers. Umgekehrt (Beispiel »inverse Agonisten«).

Inversion. → Bioinversion.

Ionenkanäle. Nobelpreis E. Neher und B. Sakmann 1991; Patch-clamp-Techniken, membranständige, ionenselektive Glykoproteinkanäle.

ionotropische Rezeptoren. Mit Membrankanälen gekoppelte Rezeptoren. Gegensatz: → metabotropische Rezeptoren.

Iontophorese. Die Einschleusung ionisierter Wirkstoffe mit Hilfe eines galvanischen Stromes durch Haut/Schleimhäute zu therapeutischen Zwecken. Je nach Polung der aktiven Elektrode können über die Anode Kationen (Beispiel Opioide) über die Kathode Anionen (Beispiel analgetische Säuren) durch die Wirkung der jeweiligen elektrischen Felder in die entsprechenden Gewebeschichten propulsiert werden. In der Schmerzklinik wurden Wirkstoffe wie Kortikosteroide, Lidocain, Morphin und Fentanyl iontophoretisch appliziert, → Sonophorese.

IPSP. Engl. Abk. für »*inhibitory postsynaptic potentials*« (s. auch EPSP).

Irländisches Moos (Irisch-Moos). Engl. Carrageenan; Fucus irlandicus: eine dem Agar-Agar ähnliche Biomischung (u. a. Polysaccharide), die durch Extraktion aus Rotalgen (Carrageen) gewonnen wird. Die intraartikuläre oder s.c.-Applikation bei Versuchstieren induziert eine lokalisierte Entzündungsreaktion (oft als experimentelle Entzündungsanordnung eingesetzt).

islet cells. Dt. »Inselchen«; v.a. in der Substantia gelatinosa vorkommende Neurone mit profuser dendritischer Verästelung, wahrscheinliche Funktion: spinale Verschaltung von »Input«- und »Output«-Stationen im Sinne von modulierenden lokalen Interneuronen (s. Buch A).

ISS. Abk. für »*Injury Severity Score*«, eine Unterform dieses für die quantifizierbare Verletztenbeurteilung eingesetzten Scores ist die AIS oder »Abbreviated Injury Scale«.

IUPHAR. Engl. Abk. für »*International Union of Pharmacology*«, u. a. mitverantwortlich für die neueste, heftig diskutierte Opioidrezeptoreinteilung, s. Buch B.

IVRA. Engl. Abk. für »*intravenous regional anaesthesia*«.

Jab- und Jolts-Syndrom. Kopfschmerzsyndrom mit zirkumskripten intensiv schneidenden Schmerzen im Bereich der Schädeldecke, s. auch: SUNCT.

Jackson, C.J. (1865–1958). HNO-Arzt und Anästhesist in Philadelphia. Nach ihm werden die sog. Jacksonsche Kopflagerung für die Intubation (»sniffling position« mit Kissen) sowie das Narkoseapparatsystem »Jackson-Rees« benannt.

Jackson, John Hughlings (1835–1911). Neben Charcot Mitbegründer der modernen Neurologie (National Hospital for the Paralysed and Epileptic). Mitbegründer 1871 der Fachzeitschrift »*Brain, Journal of Neurology*«. Nach ihm werden die epileptischen Phänomene wie Jackson-Anfall, Jackson-Marsch, Jackson-Status sowie das Jackson-Syndrom benannt.

Jacoby-Linie. Nach dem New Yorker Pädiater J. Jacoby (1830–1919) benannte Linie (bzw. Orientierungshilfe für rückenmarknahe Anästhesie) zwischen den beiden höchsten Punkten der Crista iliaca: ergibt die Höhe des Dornfortsatzes L_4, sie ist identisch mit der sog. → Tuffier-Linie.

Jänig, Wilfried (Wilhelmshaven *1938). Schüler 1966–1971 von R.F. → Schmidt (zweites physiologisches Institut der Universität Heidelberg), Arbeiten in Budapest, New York, Kiel, Jerusalem (1980 mit → Wall und → Devor), Melbourne, Bristol, Queensland (mit McLachlan), San Francisco (u. a. mit A. Basbaum, H. Fields, J.D. Levine), zeitg. bedeutender Forscher (Schwerpunkt: autonomes NS, neurale Mechanismen neuropathischer und viszeraler Schmerzen), mehrfache akademische Auszeichnungen, so Max-Planck-Preisträger 1993; Councillor IASP (1996–1999), International Society of Autonomic Neuroscience ISAN (1997–…). Lehrer u.a. von H.-J. Häbler, M. Michaelis und Xianguo Liu.

Janssen, Paul Adriaan Jan (Turnhout/Belgien *1926). Mediziner, Schmerzforscher, Erfinder und Industrieller. Naturwissenschaftliche und medizinische Studien (Namur, Leuven, Gent). Pharmakologische Assistenz (Köln). Gründete 1953 die Janssen Pharmaceutika Beerse, Belgien, die er später an Johnson & Johnson verkaufte. Mehrfach ausgezeichnet. → Laudatio Buch B.

Johannsen, Wilhelm (Kopenhagen 1857–1927). Dänischer Botaniker, führte 1909 die Bezeichnung bzw. den Begriff »Gen« ein.

Jung, Carl Gustav (Kesswil 1875–1961). Bedeutender schweiz. Psychologe und Psychiater, Begründer der analytischen Psychologie.

Jurna, Ilmaer (Berlin *1929). Med. Staatsexamen und Promotion 1955, Gastassistent am Medicinska Nobelinstitutet Stockholm 1959–1960, 1965 Habilitation (Pharmakololgie/Toxikologie). 1973 Gründungsmitglied IASP. Arbeiten am Institut Marey und INSERM Paris. Professur für Pharmakologie an der Universität des Saarlandes in Homburg.

Kaliumkanäle. Zellmembrankanäle, die den Flux von Kaliumionen regulieren (z.B: Kaliumausstrom = negative Aufladung des Zellinneren = Hyperpolarisation der Zellmembran = Kalziumkanäle können nicht geöffnet werden).

Kanzerogenität. Die Potenz eines Wirkstoffes, Krebs zu erzeugen. Wirkstoffe werden vor klinischer Zulassung im Tierversuch auf Kanzerogenität geprüft (s. Wirkstoffprofil: toxikologische Daten).

Kappa-Rezeptor, κ-Rezeptor (KOR). Subtyp der → 3 Opioidrezeptoren (Buch B). Affinität für Dynorphine > Endorphine > Enkephaline.

Kainat. Chem. (2S-(2 α,3 β,4 β))-2-Carboxy-4-(1-methylethenyl)-3-pyrrolidyl-acetat, eine aus einer Algenart gewonnene experimentell eingesetzte Substanz, die als potenter exzitatorischer Agonist spezifische Rezeptoren des EAA-Systems kompetitiv okkupiert und aktiviert (s. Buch A).

Kainatrezeptor. Natriumkanäle bzw. ionotrope, exzitatorische Rezeptoren (hohe Affinität zum Neurotoxin Kainat), bestehend aus Untereinheiten GluR5-7 sowie KA 1-2. Ähnliche Funktion wie AMPA-Rezeptor.

Karolinska Institut. Nach der Niederlage im Finnischen Krieg (1808-1809) gegen Russland durch König Karl XIII als eine Art Kriegslazarett für Kriegschirurgen bzw. Kriegsversehrte gegründet (vgl. mit Invalidendom bzw. Invalidenhospital in Paris!). 1861 Universitätsstatus. 1895 durch Alfred → Nobel auserkoren, zukünftige Nobelpreisträger für Physiologie und Medizin zu ernennen. Neben → Berzelius haben allein 5 Nobelpreisträger an diesem Institut gearbeitet, nämlich Hugo → Theorell 1955, Ragnar Granit 1967, Ulf von → Euler 1970, Sune Bergström und Bengt Samuelsson 1982.

Karotidynie. Intensive Schmerzen im Bereich der Karotisgabel mit Druckdolenz und Schwellung.

Kasein. Milcheiweiß; synthetische gegen Diarrhö einsetzbare β-Kasomorphine wirken über μ-Rezeptoren der Darmschleimhaut.

Katalepsie Starrsucht durch Störung der Motorik.

Katz, Sir Richard (Leipzig *1911). Emigration 1935, bedeutender zeitg. Biophysiker, 1970 mit Julius Axelrod und → von Euler-Chelpin Nobelpreis der Medizin und Physiologie (Erforschung der synaptischen Transmission, Acetylcholin). Nicht zu verwechseln mit Richard Katz (Prag 1888-1968 Muralto, Tessin; Schriftsteller und Journalist), der 1933 emigrierte.

Kausalgie. Erstmals vom am. Kriegschirurgen S. Weir → Mitchell 1872 nach dem Sezessionskrieg beschriebene, brennende Schmerzzustände nach traumatischen Nervenläsionen (Mitchell: Schrapnellwunden; heute: Unfälle aller Art); s. Algodystrophie.

Kawasaki-Syndrom. *Syn.:* mukokutanes Lymphknotensyndrom, vorwiegend bei Kleinkindern auftretendes akutes, lebensgefährdendes Syndrom unbekannter Ätiologie mit hohem Fieber und aseptischem Multiorganbefall (Lymphknotenschwellungen, Gelenkschwel-

lungen, Karditis, Hepatitis, Eosinophilie etc.); Kawasaki-ähnliche Erkrankungen sind nach Exposition auf sAA, insbesondere → Sulfasalazin beschrieben worden.

K_B. Konzentration eines Rezeptorantagonisten, welche die Wirkung eines Rezeptoragonisten entsprechend einer Konzentration von 1 auf 0,5 reduziert.

Kehr-Zeichen. Nach dem Berliner Chirurgen H.K. Kehr (1862-1916) in die linke Schulter ausstrahlende Oberbauchschmerzen mit Hauthyperästhesie bei Milzriss.

Kehrer-Zeichen. Hinterhauptdruckschmerz (N. occipitalis major), ruckartige Kopfbewegungen, Anspannung der Gesichtsmuskeln, Heben der Schultern bei Hirndruck.

Kekulé von Stradonitz, Friedrich (Darmstadt 1829-1896 Bonn). Professur für Chemie an der Universität Gent (Belgien) und Bonn, beschrieb u.a. den Benzolring. Der Staat Belgien hat Kekulé eine Briefmarke gewidmet.

Kern, Alfred (1850-1893). In Basel wirkender Farbstoffchemiker, der 1886 mit dem Kaufmann Edouard Sandoz die gleichnamige chemische Fabrik gründete.

Killian, H.F.E. (Freiburg 1892-??). Sohn des Bronchoskopiebegründers (1898) Gustav Killian (1860-1921), gründete 1923 die Zeitschrift »Narkose und Anästhesie«. 1959 »Lokalanästhesie und Lokalanästhetika«. Zugleich Schriftsteller, 1957 »Hinter uns steht nur der Herrgott«.

Kilo. Abk. k: dezimales Vielfaches in der Ordnung $10^3 = 1000$.

Kinetik. Pharmakokinetik. Nach Dost 1953 die Lehre von den zeitlichen Abläufen zwischen Pharmakongabe und Serumkonzentration. Man unterscheidet vereinfacht von loglinearen Zusammenhängen (d.h. die Dosis muss potenziert werden, um eine Verdoppelung der Serumkonzentration bzw. Wirkung zu erzielen; lineare Kinetik). Die Kinetik wird jedoch in den meisten Fällen durch verschiedene Vorgänge (u.a. aktive Mechanismen) beeinflusst und ist in der Regel nichtlinear (s. Buch K).

Kinetosen. Durch Bewegung, Beschleunigung induziertes Krankheitsbild, das u.a. durch Reizung des Vestibularsystems sowie Reizung der Stammhirnzentren hervorgerufen wird und sich mit Nausea und Emesis, Schweißausbrüchen, Brady- oder Tachykardie, Hypo- oder Hypertension, Apathie oder Exzitation, Vertigo, Obstipation oder Diarrhö etc. und klinisch als sog. Reise-, Meer-, Flugzeugkrankheit etc. beschrieben wird.

Kinine. Sammelbezeichnung für, aus Vorstufen (Kininogene) enzymatisch z.B. bei Gewebsverletzungen, Infektionen etc. freigesetzten, algogenen, proinflammatorischen Stoffen Kallidin, Bradykinin, Methionyllysylbradykinin. Kinine induzieren oder synergisieren ihrerseits proinflammatorische Reaktionskaskaden über → Prostanoide, → Zytokine, → freie Radikale, Prostanoide, Serotonin etc. Kinine degranulieren Mastzellen (→ Histaminfreisetzung) und sind an der Plasmaexvasation, Endothelreaktionen etc. mitbeteiligt. 2 Subrezeptoren: B_1 – Neosynthese durch Entzündungsvorgänge stimuliert und wahrscheinlich für Hyperalgesie mitverantwortlich, endogene Liganden: wahrscheinlich Kininmetaboliten und B_2 – endogene Liganden: Bradykinin und Kallidin.

Kisch-Reflex. *Syn.:* Ohr-Tränen-Reflex, reflektorischer Lidschluss und reflektorischer Tränenfluss bei mechanischer oder thermischer Reizung des äußeren Gehörgangs.

Klee, Paul (Münchenbuchsee 1879–1940 Exil Muralto). Studium in München (Heinrich Knirr, Franz von Strunk); Heirat mit der Pianistin Lily Stumpf (1906), Bekanntschaften mit Kandinsky, Franc Marc, Hans Arp, Rilke, Herwath, Walden, Macke, Moilliet. Reisen nach Tunesien und Ägypten. Kriegsdienst als deutscher Infanterist 1916–1918. Berufung durch Gropius nach Weimar (Bauhaus) und Dessau. 1933 durch die Nationalsozialisten aus der Professur in Düsseldorf verjagt; nationalsozialistische »Beschlagnahmung« seiner »entarteten« Werke. Emigration nach Bern. 1935 Beginn der tödlichen Sklerodermie. Tod in Muralto.

Kloepfer, Hans (Eibiswald/Steiermark 1867–1944 Köflach). Medizinstudium in Graz, Arzt in Köflach. Bedt. österreichischer Mundartdichter.

Knoll, Albert (1858–1952). Zusammen mit Hans Knoll und Max Daege Begründer der Firma Knoll; entwickelte 1886 ein Verfahren zur Gewinnung von Kodein aus Morphin. Die Familie Knoll entstammte dem gewerblichen Mittelstand, war im 18. Jahrhundert in Dreviskirchen bei Schwerin ansässig und übersiedelte 1800 nach Braunschweig.

Kodeinismus. Sog. Kodeinsucht, Analogon zum sog. Morphinismus.

Kokain. Durch von Niemann 1860 isoliertes und benanntes Alkaloid der Inkapflanze Koka (s. auch Willstätter). Durch Selbstversuche mit Kokain wurden u. a. so prominente Forscher und Kliniker wie Hall und → Halsted kokainabhängig. Papst Leo XIII gebrauchte ein in Neuilly (bei Paris) durch einen Mariani gebrautes Kokaingetränk als »Roborans« bzw. »Vin Mariani«. Die Kokainforschung durch Sigmund Freud begründete die sog. Psychopharmakologie und führte zur Entdeckung weniger toxischer Lokalanästhetika. Georg Trakl, Poet und Sanitäter im ersten Weltkrieg, nahm 1914 eine Überdosis Kokain, er konnte den Anblick nicht verkraften, als sich vor seinen Augen ein verzweifelter Verwundeter eine Kugel in den Kopf jagte.

Kolbe, Wilhelm Hermann (1818–1884). Marburg, Leipzig. Synthetisierte 1860 die Salicylsäure, die er schon 1837 zu Heilzwecken und als Konservierungmittel empfahl.

Koller, Carl (Schüttenhofen/Böhmen 1857–1944) Freund von Sigmund → Freud. Freud, der das Alkaloid Kokain für allerhand Psychotests bei sich selbst einsetzte, berichtete über eine »eingeschlafene Zunge« bei oraler Einnahme vom Kokain. Koller führte diese Beobachtungen (und wahrscheinlich auch andere Beschreibungen dieser Phänomene durch Schroff und Demarle, die schon 1862 die durch Kokain induzierbare Zungenanästhesie beschrieben) zusammen mit seinem Kollegen Königstein weiter fort und erfand dabei die topische Oberflächenanästhesie. Berichtete am 15.09.1884 in Heidelberg bei einem ophthalmologischen Kongress über die Möglichkeit, unter lokaler Kokainapplikation schmerzlos Augenoperationen durchführen zu können. Der Artikel wurde auch im Lancet veröffentlicht: »On the use of cocaine for producing anaesthesia on the eye« Lancet 1984; 2: 990. Emigration 1889 nach New York, wo er am Mount Sinai Hospital weiterarbeitete.

Kölliker, Rudolf von (1817–1905). Bedeutender schweiz. Anatom; beschrieb u. a. den → Fasciculus longitudinalis dorsalis. Die → Substantia gelatinosa centralis wird auch als Kölliker-Kern bezeichnet, die Substantia grisea intermedia centralis et lateralis des Rückenmarks als Kölliker-Kernsubstanz. Definierte 1896 den Begriff »Axon«.

Koma. Bewusstlosigkeit, meisten länger dauernd, mit zentralen Störungen vitaler Funktionen (Reflexe, Atmung, Kreislauf).

Kombinationskopfschmerz. Spannungskopfschmerz mit Migräneattacken.

Kompartiment. Der aus dem engl. (compartment: Abteil, Abschnitt) stammende Begriff Kompartiment wird in vielen Disziplinen gebraucht und damit verschieden definiert. In der Klinik versteht man unter Kompartiment einen reellen oder fiktiven Raum, der funktionell zusammenhängt (z. B. das zentrale Kompartiment des Kreislaufs mit den bestperfundierten Organen Herz, Hirn, Niere). In der Pharmakokinetik sind Kompartimente fiktive Räume bzw. Volumenbereiche zur Berechnung des Verteilens eines Stoffes im Organismus. So gibt es verschiedene Rechenmodelle, die von einem Einkompartimentsystem (gesamter Körper als ein gemeinsamer Raum), Zweikompartiment- (Intravaskulärraum und Peripherie), Dreikompartiment-System oder auch mehreren Kompartimenten sprechen.

Kompartmentsyndrom. *Syn.:* »Compartment-syndrome« durch erhöhten Druck (Druckverband, Blutung, zu enge Kleider, perioperative Lagerungen etc.) innerhalb

ines limitierten Kompartiments auftretende Benach
eiligung der Geweberperfusion und Organfunktion
v. a. via Nervenkompression Paralysen bis Kontraktu
en). Betrifft v. a. die Extremitäten.

Kompressionsanalgesie. Analgesie durch Nervenkom
pression, z.B: durch Klemmschraube nach dem schotti
schen Chirurgen und Vakzinationspionier → J. Moore
(1762–1860). Moore beschrieb 1784 im Buch »A method
of preventing or diminishing pain in several operations
of surgery. London, T. Cadell« – wahrscheinlich dem
ersten Buch über perioperative Schmerzausschaltung –
das Anlegen von Kompressionsschrauben über dem zu
lokalisierenden und auszuschaltenden Femoral- oder
Brachialnerven ca. 1 h vor Operationsbeginn. Kurz vor
Schnitt wurde dem Patienten 1 Krümel Rohopium ver
abreicht. Nach erfolgter Beinamputation wurde zur
optimalen Blutstillung die Kompression, die ebenfalls
als Blutsperre funktionierte, geöffnet und die Blutstil
lung durchgeführt. Patienten berichteten über die rela
tive Schmerzfreiheit der Operation während Haut
schnitt und Muskeldurchtrennung, aber über zuneh
mende Schmerzen nach Öffnung der Kompression.

Konformationsänderung. Die Änderung einer Mole
külkonfiguration bei Rezeptorbesetzung durch einen
Agonisten, die in der Folge weitere Prozesse wie Öff
nung von Ionenkanälen (ionotrope Rezeptoren) oder
Aktivierung von intrazellulären Boten (metabotrope
Rezeptoren) auslöst.

kongenitale Schmerzindifferenz Ford-Wilkins. Siehe
Analgia Fanconi-Ferrazini

kontinuierliche Spinal- oder Epiduralanästhesie.
Durch Einlegen eines Verweilkatheters in den Spinal-
oder Epiduralraum kontinuierliche rückenmarknahe
Anästhesie- und Analgesietechnik. Historisch wurde
die erste kontinuierliche Spinalanästhesie schon 1907
durch H.P. Dean durchgeführt und durch W.T. Lemmon
1944 reaktiviert. Die kontinuierliche Epiduralanästhesie
wurde durch M.M. Curbelo 1949 eingeführt. Kontinu
ierliche rückenmarknahe Techniken wurden aber erst
durch die Entwicklung entsprechender Instrumente
(Führungskanülen, → Tuohy-Punktionsnadel, Pla
stikkatheter etc.), besserer Ausbildung der Anästhesie
fachärzte usw. seit ca. 1970 Routine.

Kossel, Albrecht (1853–1928). Nobelpreis 1910 für
grundlegende Erforschungen von Zellproteinen bzw.
Nukleinsäuren.

Kosterlitz, Hans (Berlin 1903–1996 UK). Arzt in Berlin,
1928–1933, Zwangsexil 1934 nach Aberdeen (Schott
land). Kurze Zusammenarbeit mit Nobelpreisträger
J.J.R. MacLeod, der 1935 starb. Arbeitsbesuche 1953 bei
Otto → Krayer (Harvard). Führte Bioassays am isolier
ten Meerschweinchenileum ein. 1968–1973 Vorsteher
des Pharmakologie-Universitäts-Instituts Aberdeen.

Einer seiner Schüler ist John → Hughes, mit dem er u. a.
erstmals opioiderge Bioliganden aus dem Schweinehirn
isolierte (1975, Methionin- und Leucin-Enkephalin).
Diverse Ehrungen wie Ehrendoktorat (Liège), Schmie
deberg Plakette, Wellcome Gold Medal, Royal Medal of
the Royal Society of London, Albert Lasker Preis etc.
Mit Harry Collier Vorarbeiten zur Gründung der
»International Narcotics Research Conference«.

Kraepelin, E. (Neustrelitz 1865–1926 München). Bedeu
tender Psychiater, führte unter anderem Opioide zur
Behandlung von psychotischen Zuständen ein. Heute
wird die Möglichkeit diskutiert, dass eine Entgleisung
des → endogenen Schmerzkontrollsystems ursächlich
bei gewissen psychotischen Erkrankungen mitbeteiligt
ist.

Krause, Fedor (1857–1937). Bedeutender Hirnchirurg,
beschrieb 1896 die »*Neuralgie des Trigeminus nebst
Anatomie und Physiologie der Nerven*«.

**Krayer, Otto Hermann (Köndringen/Baden 1899–1982
Emigration).** Wehrdienst als Infanterist 1917–1919, mit
dem Eisernen Kreuz 2 ausgezeichnet; Studien in Frei
burg i. Br., München und Berlin mit Promotion (Dr.
med.), danach Weiterbildung in Pharmakologie, mit
Professur 1927 für Pharmakologie (Berlin) und Stage
am physiologischen Institut der Universität Göttingen;
lehnte den Ruf an das durch nationalsozialistische
Zwangsentlassung des jüdischen Vorstehers verwaisten
Pharmakologie-Institutes der Universität Düsseldorf
ab, was ihm selbst eine sofortige Entlassung und Sus
pendierung von jeglichen Funktionen an »deutschen«
Universitäten einbrachte. Emigration über London,
Beirut (American University) in die USA (1937); ver
schiedenste Professuren für Pharmakologie unter ande
rem an der Harvard-Universität (emeritiert 1966),
1976–1980 Gastvorlesungen an der T.U. München. Kray
er gilt als einer der führenden Pharmakologen des Jahr
hunderts.

Krebs, Hans Rudolf Sir (Hildesheim 1900–1981). Emi
gration 1933, Nobelpreis 1953 für Entdeckung des nach
ihm benannten Zitronensäurezyklus.

Krehl, Rudolf von (1861–1937). Führte den Begriff
Pathophysiologie ein (»pathologische Physiologie«).

Kreis, O (?-?). Führte in Basel die geburtshilfliche
rückenmarknahe Anästhesie ein: »Über Medullarnar
kose bei Gebärenden«, im Zentralbl Gynäkol 1900; 24:
724 publiziert. s. auch → Stöckel W.

Krogh, August (1874–1949). Schüler von Christian Bohr,
Nobelpreis für Physiologie 1920 für seine grundlegen
den Arbeiten über die Regulationsmechanismen von
Kapillaren. Daneben Pionierarbeit über Gasaustausch.

Kryästhesie. Erhöhte Kälteempfindlichkeit.

Kryochirurgie. Bzw. Kälteneurochirurgie (z. B. stereotaktische Kryochirurgie des Ganglion Gasseri, von Interkostalanästhesie nach Thoraxeingriffen etc.), die gezielte Vereisung bzw. kryonekrotische Schädigung von Nerven.

Kryotherapie. Therapeutische Unterbrechung der neuronalen Transmissionfunktion durch Kälte. Die Kryotherapie geht u. a. auf Severino (1646) sowie auf franz. Chirurgen im Napoleon-Feldzug (Beinamputationen bei erfrorenen Gliedern) in Russland zurück. Bei Sportverletzungen reduzieren kryotherapeutische Maßnahmen wie Eisbeutel etc. Schmerzen und lokale Entzündungsreaktionen.

KST. Abk. für *K*opfschmerz vom *S*pannungs*t*yp.

Kübler-Ross, Elizabeth (Meilen/Zürich *1930). Dr. med., Psychiaterin, Psychologin. Forschung und Publikationen über → »Sterbehilfe«: »To live until we say good-bye«. Beschreibt den Prozess des Sterbens in 5 Sterbephasen als psychosozialer Reifeprozess im Buch »On death and dying«, nämlich »denial of death« (Schock- und Verdrängungsphase des »Nicht-wahrhaben wollen«), »anger« (aggressiv-emotionelle Neid- und Zornphase), »bargaining« (Verhandlungs- und Hoffnungsphase), »depression« (Rückblick- und Trauerphase), »acceptance« (Akzeptierungsphase). Viele internationale Ehrungen.

Kuhn, Franz (1866–1929). Dt. Pionier der oralen und nasalen Intubation (entwickelte spezielle Tuben, empfahl die vorherige LA mittels Kokain, das Larynx-Packing, die Nasalintubation für prolongierte Intubation etc., das Absaugen von Sekreten mittels dünnen Kathetern etc.). Diese vergessenen und durch den Rummel über Sauerbruchs Überdruckkammer verdrängten Arbeiten wurden während des 2. Weltkriegs zufälligerweise durch englische Kriegsgefangene, die als Anästhesisten im Kriegsgefangenenlazararett arbeiteten, wiederentdeckt.

KUSS. Abk. für *k*indliche *U*nbehagens- und *S*chmerz*s*kala.

La 1–5. Abk., in Deutschland werden die Arzneimittel in 5 Laktationsklassen eingeteilt, s. → Schwangerschaftskategorie.

Labat, Gaston (Seychelles 1877–1934). Führte auf Mauritius eine Apotheke und liess sich mit 37 Jahren in Montpellier in Medizin bzw. Chirurgie ausbilden. Schrieb zusammen mit Victor Pauchet 1922 ein Lehrbuch über Regionalanästhesie, das nach seiner Übersetzung ins Amerikanische bzw. Labats Emigration in die USA als: »*Regional anesthesia: its technique and clinical application*« wegweisendes Lehrbuch wurde. Von den Gebrüdern Mayo nach Rochester verpflichtet. Gründer der »American Socity of Regional Anesthesia«, ASRA (1923).

Labores. Auch »dolores«, lat. Wehen.

Laennec, Théophile René Hyacinthe (Quimper 1781–1826 Kerlouan/Finistère). Erfinder des Stethoskops und Begründer der Auskultation (1819: »*De l'auscultation médiale*«).

Laerdal, Asmund S. (Stavanger 1913–1981). Herausgeber von Kinderbüchern, Kinderspielzeug. Man sagt, dass er unter dem Eindruck einer um die Jahrhundertwende angefertigten und weltbekannten, Totenmaske einer aus der Seine tot geborgenen jungen Frau, die Trainingspuppe »Resusci-Anne 1960« entwickelte. Sein Sohn Tore Laerdal entwickelte das Unternehmen weiter und gründete u. a. die Laerdal Foundation for Acute Medicine.

Lands-Einteilung. Historische Einteilung nach Lands (1985), der die antipyretischen Schmerzmittel in kompetitive *reversible* Prostaglandin(PG)-Inhibitoren, *irreversible* PG-Inhibitoren (analgetische Säuren mit *Sauerstoff-acetyl-Gruppe*, z. B. Aspirin) und kompetitive, reversible sowie *peroxidneutralisierenden* Inhibitoren (z. B. Paracetamol) einteilte.

Landsteiner, Karl (Wien 1868–1943 New York). Nobelpreis 1930 für die Entdeckung des Blutgruppensystems ABO.

Langbein, Hermann (Wien 1912–1995). Widerstandskämpfer, Flucht 1938 vor dem »Anschluss«, Teilnahme am Spanischen Bürgerkrieg, 1941 in Frankreich verhaftet, bis 1945 KZ Dachau und KZ Ausschwitz. Wirkte als Überlebender und Publizist bis zu seinem Tode gegen das grosse Vergessen.

Langgässer, Elisabeth (Alzey/Rheinhessen 1899–1950 Rheinzabern/Rheinpfalz). Literaturpreis 1932, als Deutschjüdin 1936 aus der Reichsschrifttumskammer ausgeschlossen (»Berufsverbot«), überlebte als Fabrikarbeiterin. Posthum (!) Georg-Büchner-Preis. Ihre Werke »*Das unauslöschliche Siegel*«, »*Märkische Argonautenfahrt*« und »*Gang durch das Ried*« werden zur Weltliteratur gezählt. Ihre älteste Tochter kam ins KZ Ausschwitz: sie schrieb später als Cordelia Evardson ihre Berliner Jugend nieder: »Gebranntes Kind sucht das Feuer«.

Langley, J.N. (1852–1925). Führte die Bezeichnungen autonomes Nervensystem und Parasympathikum (1898) ein. Erforscht kutane Phänomene, die mit Schmerzen, Allodynie (»Sonnenbrand und Hemd«), Hyperalgesie oder Dysästhesien verbunden sind (»Erythralgien«). Beschreibt die hyperalgetischen Hautzonen (Zweitschmerz) mit lokaler Entzündung. Postuliert ein »Nozifensorsystem«. »*The autonomic nervous system*« Cambridge, 1921.

lanzinierende Schmerzen. Stechende Schmerzen.

Laudacon. Historische Bezeichnung für Dihydromorphinon, → Hydromorphon INN.

Laudanum. Historische Bezeichnung für Rohopium (Opium crudum), Meconium, Thebaicum, → Opium.

Läwen, Arthur (Waldheim/Sachsen 1876–1958). Ausbildung in Leipzig und Greifswald als Schüler von H.F.W. → Braun, Trendelenburg etc.; Chirurg in Königsberg, Vorkämpfer für die Lokoregionalanästhesie; entwickelte die paravertebrale Leitungsanästhesie. Schlug 1912 den Einsatz von muskelrelaxierendem Curare zu Narkosezwecken vor. Starb 1958 als Flüchtling in der DDR, nach dem er Alles, nämlich seine Söhne, Haben und Gut verloren hatte.

Lazaroide. Siehe Aminosteroide.

LD. Engl. Abk. »lethal dosis«, s. DL (Dosis letalis).

Le Bars, Daniel (Paris *1947). Veterinärmedizinstudium mit Abschluss an der École Nationale Vétérinaire d'Alfort, Paris, sowie Physiologie- und Neurophysiologiestudium Laboratorien Pierre und Marie Curie der Universität Paris (D.E.A 1971, Doktorate 1973, 1974, 1982). Erforschung (Pathophysiologie, Neurophysiologie, Psychobiologie) der Nozizeption- und Schmerzmechanismen in Zusammenarbeit mit Jean-Marie → Besson und Denise → Albe-Fessard, insbesondere über → »diffuse noxious inhibitory controls« (DNIC). Seit 1991 Direktor der Forschung des INSERM Paris.

Lehmann, Klaus A. (Neviges/Rheinland *1947). Integrales Chemie- (Promotion Aachen 1972) und Medizinstudium (Promotion Aachen 1978/1979). Professur Anästhesiologie an der Universität Köln. Mehrfache Auszeichnungen (u.a. Sertürner-Preis 1983, Rudolf-Frey-Preis 1983, Förderpreis für Schmerzforschung 1993).

Leksell, Lars (1907–1986). Neurochirurg in Uppsala, Lund und am → Karolinska-Institut, führte u.a. 1949 stereotaktische Instrumente und 1968 das sog. »Gamma-knife« in der Neurochirurgie ein.

Lembeck, F. (Oberwinden/Österreich *1922). Ausbildung in Pharmakologie in Graz, Edinburgh und Tübingen. Forschung u.a. über Katecholamine, Serotonin, Neuropeptide, Bradykinin etc., vielfältige Ehrungen. Mehr als 450 wissenschaftliche Publikationen und Bücher, so u.a. auch Biographie über → Otto Loewi (zusammen mit W. Giere 1968). Lembeck postulierte 1983 die spinale Mediatorrolle der 1931 durch von Euler und Gaddum entdeckten Substanz P im Noziziptionssystem.

Lemberg, Max Rudolph (Breslau 1896–1975 Australien). Nach Studien in Breslau, München und Heidelberg 1917 in den Armeedienst eingezogen, wo er als Telephonist im Grabenkrieg in der Schlacht an der Somme 1918 verwundet wurde. Biologieabschluss summa cum laude 1923, zu Bayer, später zu Karl Freudenberg, der ihn später tagelang vor den Nazischergen versteckte. Auf Ratschlag Szent-Gyorgis Emigration nach England, dann Australien, wo er später einer der Gründer der australischen Akademie der Wissenschaften wurde.

Lemmon, W.T. Veröffentlichte zusammen mit G.W. Paschal frühe Arbeiten über kontinuierliche → Intraduralanästhesie bzw. Spinalanästhesie (1944).

LEP. Engl. Abk. für »laser-evoked-potential« (s. Buch A).

Leriche, René (Roanne 1879–1956 Cassis). Bedeutender franz. Chirurg (Gefässchirurgie, Chirurgie des Sympathikus, erste periarterielle Sympathektomie 1913) und Schmerzforscher (Schmerzchirurgie). Vom eminenten frz. Physiologen Franck beeinflusst, der 1899 die Wichtigkeit des autonomen Nervensystems für gewisse Schmerzformen postulierte. Formulierte die Ausdrücke »Douleur-maladie« sowie »Chirurgie de la Douleur« (1937). Schrieb: »*Souvenirs de ma vie morte*« (1956), »*La chirurgie, discipline de la connaissance*« (1949).

Lesch-Nyhan-Syndrom (1964). Syndrom mit x-chromosomal-rezessiver Störung des Purinstoffwechsels (Mangel an Hypoxanthin-Guanin-Phosphoribosyltransferase, HPRT, lokalisiert auf Enzym 21), schwere Gichtanfälle (massive Uratsteinbildung), ungenügende Motorikkontrolle (Rollstuhlgebundenheit), Intelligenzdefekt bis seltenerweise Selbstverstümmelung (Lippen, Zunge, Finger; → Automutilation).

Leukotomie. Neurochirurgie: Syn. Lobotomie.

Leukotriene. Lipidmediatoren, enzymatisch (Lipoxygenase A_2) von Zellen der myeloischen Reihe (Granulozyten, Mastzellen, Makrophagen) aus Zellmembranphospholipiden bzw. Arachidonsäure gebildet. In diesen Zellen kann die Arachidonsäure über den Cyclooxygenasenweg zu Prostaglandinen und Thromboxan, über den Lipoxygenasenweg zu Leukotrien LTA4 (und danach zu LTB4 bzw. LTC4, LTD4, LTE4) abgebaut werden. Dazu muss die 5-Lipoxygenase (5-LO) über Koppelung mit dem entsprechenden Aktivierungsprotein (5-Lipoxygenase-Aktivierungsprotein, FLAP) aktiviert werden, damit wird die Lipoxygenase aus dem Zytosol an die Zellmembran transferiert (s. Buch A; Buch F, 5-LO-Inhibitoren bei Asthma bronchiale).

Levi, Primo (Turin 1919–1987 Turin). Promotion in Chemie an der Universität Turin 1941. 1943 als Jude verhaftet, vom Lager Fossoli im Viehwagen nach Auschwitz deportiert. 1945 von den sowjetischen Truppen befreit. Verfasser mehrerer autobiographischer und fiktivpoetischer Bücher, Selbstmord 1987.

Lewin, Kurt (1890–1947). Begründete die sog. Berliner Arbeits- und Organisationspsychologie (»Gruppendynamik«, s. auch Buch Schmerzmanagement), musste 1933 emigrieren und befruchtete die amerikanische Schule am Institute for Social Research der Universität Michigan. Die Sozialisierung des Taylor-Systems.

Schriftenreihe »*Praktischer Sozialismus*«, 1920, sowie »Untersuchungen zur Handlungs- und Affektpsychologie« Psychologische Forschung, 1926.

Lewis, Sir T. (1881–1945). Britischer Kardiologe, befasste sich nach einem eigenen Herzinfarkt mit Herzmuskel-, später Schmerzen der quergestreiften Muskulatur und schrieb 1942 eine Monographie über den Schmerz.

L'hermitte-Zeichen. Bestrahlungsmyelopathie, Frühzeichen myelopathischer Schädigung mit elektrischen Schlägen bei Flexion der Halswirbelsäule.

Liebeskind, John C. (Waterbury/Conn. 1935–1997 Los Angeles). Mitbegründer der → IASP, Professur für Psychologie und Anästhesiologie (University of California UC). Arbeiten über → PAG und endogene Schmerzmodulation, über Schmerz und Stress:

> »Pain can kill«.

Gründer der »Liebeskind History of Pain Collection« der University of California in Los Angeles (UCLA).

Ligand. Pharmakologisch eine Substanz, die sich an Rezeptoren bindet. So gibt es für die Opioidrezeptoren exogene Liganden (sprich Opioide oder zentrale Schmerzmittel vom Opioidtyp) und endogene Liganden (sprich Endorphine etc.). Ähnliches ist möglich bei anderen Wirkstoffklassen, z. B. gibt es für GABA-Rezeptoren exogene (Wirkstoffe der Klasse der Benzodiazepine) als auch endogene Liganden (endogene Benzodiazepine).

limbisches System. Bestehend aus Hippocampus, Indusium griseum, Area entorhinalis, Gyrus cinguli, Nucleus amygdalae und Area septalis. Phylogenetisch alter Hirnteil mit Repräsentations- und Steuerungsfunktionen für Hypothalamus sowie Affektverhalten.

Lims-Tierversuch (1964). Die Arbeitsgruppe um Lim injizierte Bradykinin in die Milzarterie des Hundes. Bei 2 nebeneinandergelagerten Hunden wurde nun durch Gefässkanülierung die Kreisläufe gekreuzt, sodass die freipräparierte Milz des 2. Hundes vom Kreislauf des 1. Hundes perfundiert wurde, aber in Bezug auf Innervation intakt blieb. Wird nun pronozizeptives Bradykinin in die Milz des 1. Hundes injiziert, kann beim 2. durch Kreuzperfusion angeschlossenen Hund eine Gewebe- und Schmerzreaktion in der mitperfundierten, aber in Bezug auf Innervation intakten Milz beobachtet werden. Diese »periphere« Gewebereaktion kann durch saure antipyretische Analgetika unterdrückt werden, wenn die Wirkstoffe die vorher geschädigte Milz direkt erreichen können. Wird das gleiche Experiment wiederholt, wirken dagegen »zentralangreifende« Substanzen wie Morphin nur, wenn sie das Hirn des entsprechenden Hundes erreichen können. Aus dieser klassi-schen Versuchsanordnung wurden die Begriffe »periphere« und »zentrale« Analgetika abgeleitet. Neueste Erkenntnisse schränken diese Definition ein, weil man unterdessen nachweisen kann, dass sowohl »periphere« Analgetika über periphere und zentrale Wirkmechanismen ihre Effekte erzielen und dass der klassische Wirkstoff Morphin ebenfalls nicht nur zentrale, sondern auch periphere Wirkungen erzielt. Lims Versuchsanordnung führt auch über den *Integritätsverlusts von Zellmembranen* indirekt zur Entdeckung der damit verbundenen → Entzündungskaskaden durch Sir J.R. → Vane (1971).

Lindblom, Ulf A. (Bromma *1927). Bedeutender zeitg. schwedischer Algesiologe (offizieller Spezialarzttitel des schwedischen Gesundheitssystems, 1997) nach Schulen in Växjö Studium der Medizin in Uppsala, Lund und → Karolinska-Institut Stockholm mit Abschluss 1952. Weiterbildung in Physiologie, Neurologie und Innere Medizin mit Professur in Neurologie. Forschungen u. a. in experimenteller Neurophysiologie (endogene deszendierende Schmerzhemmsysteme, Tic douloureux, M. Menière, Somatosensation bei chronischen Schmerzzuständen), 1992–1995 Leiter des Karolinska Schmerzinstitutes. 1990–1993 Präsident der → IASP. Seit 1996 Editor-in-Chief des *»European Journal of Pain«*. Unzählige Publikationen als Autor und Herausgeber. Vielfältige Ehrungen so u. a. John Bonica Lecture Award NY, 1991.

lineare Kinetik. Kinetik erster Ordnung, gemäss dem Massenwirkungsgesetz proportionale Konzentrationsveränderungen des Wirkstoffes. Lineare Eliminationskinetik: die Geschwindigkeit der Konzentrationsänderung ist direkt proportional der Konzentration des Wirkstoffes, s. auch Halbwertszeit.

Lingg, Hermann (Lindau 1820–1905 München). Militärarzt und Lyriker.

Linimenta. *Syn.:* Linimente, Lösungen oder Emulsionen zur Applikation von Wirkstoffen auf die Haut.

Lipidperoxidation. Die oxidative Schädigung von Lipidstrukturen durch freie Radikale.

Lipmann, Fritz Albert (Königsberg 1899–??). Emigration 1939, Nobelpreis 1953 für die Entdeckung des Coenzym A.

Lipopolysaccharide. Abk. LPS, bestehend aus (toxischem) Lipid A und Polysacchariden (= O-Antigen). LPS stimulieren wandständige Rezeptoren von Makrophagen und induzieren eine Reaktionskaskade über ADN-Stimulation, ARN-Expression, Proteinsynthese von Abwehrproteinen in Form von proinflammatorischen → Zytokinen (v. a. TNF, IL-1, IL-8, PDGF, TGF etc.) mit Aktivierung der Leukozytenchemotaxis, Formation von freien Sauerstoffradikalen, Freisetzung von

Enzymen (Elastase, Myeloperoxidase, Kollagenasen etc.).

Liposome. Bezeichnung in der modernen Galenik für mikroskopisch kleine, fettähnliche Stoffe, welche zeitlich begrenzt Substanzen binden und sie später am Wirkungsort wieder freisetzen können.

Lipoxygenasen. Fettsäurespaltende Enzyme, die die aus Biomembranen nach Stimulation freigesetzte → Arachidonsäure zu biologisch aktiven → Leukotrienen peroxidieren. Im Gegensatz zum Abbauweg über die COX braucht es zur Auslösung der Lipoxygenase bzw. Leukotrien-Kaskade Aktivatoren wie Ca-Ionen. Die Kombination der Leukotriene C_4 und D_4 löst Reaktionen aus, die bislang einer sog. »slow-reacting substance of anaphylaxis« (SRS-A) zugeschrieben wurden (s. Buch A).

LTP. Abk. für »long-term-potentiation«, Gegenteil: LTD bzw. »long-term-depression«. Die langanhaltende Potenzierung oder Unterdrückung der neuronalen Erregbarkeit nach repetierten noxischen Reizen bzw. nozizeptivem Langzeitinput (s. Buch A: genetische Komponenten).

Liquor cerebrospinalis. Gehirn-Rückenmark-Flüssigkeit in Hirnventrikel, Cisterna und Rückenmarkkanal mit intrazerebralen Verbindungen (Foramen Monroi, Aquäductus Sylvii, Foramina Luschka et Morgandie), die von den Plexus choroidei sezerniert wird (ca. 30 ml/h), mit »re-uptake« durch die Pacchionische Granulationen in Abhängigkeit von der zentralvenösen Zirkulation. Funktioniert als Hydrosuspension für das zentrale Nervensystem und reguliert partiell den intrakraniellen Druck. Totalvolumen ca. 150 ml, spezifische Gravidität 1,002–1,009 und pH 7,32. Enthält mehr Na-/Cl-Ionen und Glukose, jedoch weniger K-Ionen und Eiweiß als die extrazelluläre Flüssigkeit. Der hydrostatische Liquordruck beträgt auf Höhe L_3/L_4 >70 mmH$_2$O (liegend) bzw. >150 mmH$_2$O (stehend).

Lissauer-Trakt. *Syn.:* Lissauer-Randbündel, Tractus dorsolateralis. Nach dem Breslauer Neurologen Heinrich Lissauer (1861–1891!) benannt. Zwischen Hinterhornspitze und Oberfläche befindlich, enthält Afferenzen und Efferenzen (Schmerz, Temperatur, Tastsinn). Die sog. → Lissauer-Zone ist die Zona terminalis des Rückenmarks. Nach Lissauer wird ebenfalls eine sogenannte Lissauer-Paralyse benannt, eine progressive Paralyse mit Herdsymptomatik und gut erhaltenen intellektuellen Funktionen.

Löns, Hermann (1866–1914). Studium der Medizin, Naturwissenschaften und Mathematik in Münster, Greifswald und Göttingen; bdt. Satiriker; später auch Naturbeschreiber mit Neigung zu Blut- und Bodentheorien. Am 26. September als Kriegsfreiwilliger an der Front bei Loivre gefallen. Später von den Nazis publizistisch ausgeschlachtet.

Loeser, John (Newark/New York *1935). Schmerzforscher, Leiter der Kinderneurochirurgie in Seattle (1974–1986). Mitbegründer und Past President von APS (1986/1987) und IASP (1993/96).

Loewi, Otto (Frankfurt/M 1873–1961 New York). Medizinstudium in Straßburg, hier beinflusst durch den Internisten → Naunyn und den Pharmakologen Schmiedeberg, wo er mit Arbeiten am isolierten Froschherzen promovierte, und München. Habilitation bei H.H. Meyer in Marburg (1900) mit dem Beweis, dass tierische Organismen aus Aminosäuren Proteine aufbauen können. Berufung 1904 nach Wien, 1909 nach Graz (Lehrstuhl für Pharmakologie 1938–1939). Bahnbrechende Arbeiten, unter anderem *»Über eine Steigerung der Adrenalinfreisetzung durch Kokain«*, 1910, *»Über den Zusammenhang von Digitalis und Calziumwirkung«*, 1917–1918, *»Über humorale Übertragbarkeit der Herznervenwirkung«*, 1921, mit der Postulierung der Idee von spezifischen chemischen Überträgerstoffen und der Möglichkeit der spezifischen Blockierung der Transmitterwirkung durch Pharmaka. 1936 gemeinsam mit → Sir Henry Dale Nobelpreis für Physiologie und Medizin. 1938 als Jude inhaftiert. Unter Zurücklassung seines gesamten Besitzes und Bezahlung speziell eingeführter Steuern war es ihm dann »erlaubt«, das »Hohheitsgebiet des Deutschen Reiches« zu verlassen. Tod in der Emigration.

Lotz, Ernst Wilhelm (1890–1914). Dt. Lyriker.

Lumbosakralneuralgie. Verschiedene Schmerzzustände bei Erkrankungen der betreffenden Region.

Lundy, John Silas (Seattle 1894–1973). Am. Anästhesist an der Mayo Clinic, Rochester, Pionier der Thiopental-Anästhesie, führte in die damalige Narkosepraxis zum ersten Mal Anästhesieprotokolle ein (1924) und formulierte 1926 den Begriff »balanced anesthesia«. Publizierte 1942 ein Buch über *»Clinical Anesthesia«*.

Lyell-Syndrom. Epidermiolysis acuta toxica, nach dem schottischen Dermatologen Alan Lyell 1956 sog. Typ-IV-Immunreaktion, z.B. die UAW nach Einnahme von → sAA. Unter akuter Nekrose und Bläschenbildung löst sich die Oberhaut ab, dazu parallel schwerste andere Organmanifestationen (Bronchopneumonie, Nebennierennekrose, toxischallergische Nephrose usw.). *Nebenbemerkung*: die von Lyell mitbeschriebene fokale Staphylokokken-Nekrose wird durch zirkulierende Gifte induziert und heute vom wirkstoffinduzierten Lyell-Syndrom getrennt diskutiert.

Lymphokine. Immunologie: durch aktivierte Lymphozyten synthetisierte Stoffe, die andere Zellen beeinflussen (z.B. Leukocyte-migration-inhibitory-Faktoren). Schmerzlink: rheumatologische Erkrankungen.

Lymphozyten. Beim Kind 20–70%, beim Erwachsenen 20–40% der Leukozyten als Lymphozyten vorhanden, davon in folgenden Subpopulationen: CD3 bzw. T-Lymphozyten 67–76%, CD3/CD4 bzw. T-Helfer-Lymphozyten 38–46%, CD3/CD8 bzw. T-Suppressor-Lymphozyten 31–40%, CD3/CD16/CD65 bzw. NK-Lymphozyten 10–19%.

MAC. Engl. Abk. für »*m*inimum *a*lveolar *c*oncentration« (nach Eger, 1965), die im Gleichgewicht (»steady state«) befindliche minimale alveoläre Narkosegaskonzentration (bei 1 Atm), bei der keine somatische Antwort der Muskelbewegung auf noxische Reize (in der Regel Hautinzision) mehr erfolgt. Der MAC-Wert ist ein gebräuchlicher Index für die Potenz eines Narkosegases bzw. eines Opioids (opioidinduzierte MAC-Reduktion bei standardisierter Volatilanästhesie). Siehe auch → Cp_{50}; → MEAC (s. Buch B).

Macewen, William Sir (Ile of Bute/Schottland 1848–1924 Glasgow). Bedeutender Chirurg und Pionier der Intubationsnarkose (1878). Setzte die Intubation als Mittel der Offenhaltung der Luftwege (z. B. Glottisödem etc.) ein.

Macintosh, Sir Robert (1897–1990). Anästhesist, Erfinder, Forscher, Professor am Nuffield Institut Oxford (erster Lehrstuhl für Anästhesiologie in Europa, 1937) u. a. Spanienkrieg 1936/1937 (Anästhesie und Schmerztherapie unter Kriegsbedingungen). Siehe auch: → EMO.

MacKenzie-Zonen. Zonen der Haut und Muskelregion, in denen sich übertragene Schmerzen aus dem Viszeralbereich manifestieren, auch als Viszerotome bezeichnet.

Magendie, François (1783–1855). Bedeutender frz. Neurologe, nach ihm benannt die Apertura medialis ventriculi IV, das »Foramen Magendie«.

Magill, Sir Ivan (Larne/Nordirland 1888–1986). Zusammen mit seinem britischen Kollegen S. Rowbotham (1890–1979) Pionier der modernen Intubationsnarkose (s. Magill-Tubus, Magill-Attachment, Magill-Forzeps etc.). Er führte die britische Anästhesieschule, ab 1935 Diplomexamina, zur Weltgeltung.

Magnan-Zeichen. Nach dem Pariser Psychiater V.J.J.M. Magnan (1835–1916) benannte periphere Sensibilitätsstörungen bei Kokainmissbrauch, ebenfalls das ruckweise Herausstrecken der Zunge bei progressiver Paralyse nach diversen Hirnschädigungen.

magnetische Resonanz-Neurographie. Abk. MRN, in der Schmerzforschung und Klinik das Abgreifen neuronaler Signalmuster bei Nervenläsionen. Die MRN kann als diagnostisches Hilfsmittel nach posttraumatischen Nervenläsionen und zur Überprüfung von chirurgischen Nervenanastomosen eingesetzt werden.

Magnus, Rudolf (1873–1927). Bedeutender dt. Neurologe (arbeitete u. a. mit → Sherrington zusammen, Pionierarbeiten über Labyrinth und Körperbewegung).

Malgaigne, Joseph-Francois (1806–1865). Publizierte 1841 eine erste Statistik über die Mortalität chirurgischer Eingriffe.

MAO-Hemmer. Pharm. Hemmer der zentralen Monoaminooxidase. Dadurch kommt es zu einer Anreicherung sympatikomimetischer Amine (s. Buch B: Interaktionen Opioide und MAO-Hemmer).

Marc, Franc (München 1880–1916 Schlacht bei Verdun). Beim Tod seines Freundes und Mitbegründers des Blauen Reiters August Macke (Merschede 1887–1914 Schlacht in der Champagne):

> »Mit seinem Tod wird der Kultur eines Volkes eine Hand abgeschlagen, ein Auge blind gemacht«.

Marie, Pierre (1853–1940). Bedeutender frz. Neurologe (u. a. Zusammenarbeit mit → Charcot: Muskelatrophie, Arbeiten über Akromegalie, Rückenmark etc.).

Markennamen. *Syn.:* Markenbezeichnung, bezeichnet den Eigennamen eines Produkts im Gegensatz zum »Generikanamen«, das eine Gattungsbezeichnung für chemische Verbindungen ist. Die Namengebung für Markennamen wird vom Hersteller frei gehandhabt. Der Markennamen kann patentrechtlich geschützt sein (®) und für den gleichen Wirkstoff von Land zu Land verschieden sein. Der Markennamen bleibt als geistiges Eigentum immer im Besitz der Eigentümer. »Generika« sind hinsichtlich des Wirkstoffes identische Nachahmungen aus dem Patentschutz entlassener Wirkstoffe. Perorale Generika können aber eine unterschiedliche Kinetik aufweisen (schlechter, besser) als Originalia (gilt nicht für i.v.-Generika).

MASK. In der Palliativ- und Schmerzmedizin die Abk. für *m*ultiaxiale *S*chmerz*k*lassifikation, einer Schmerzklassifikationssystematik mit Integrierung somatischer und psychosozialer Dimensionen, s. Buch H.

Maslow, Abraham Harold (1908–1970). Professor für Psychologie am Brooklyn College (1937–1951) und an der Brandeis Universität (1951–1961). Begründer der »humanistischen Psychologie« – »*Motivation and personality*«, 1954. Beschrieb → die »Maslow-Bedürfnispyramide«.

Maslow-Bedürfnispyramide. Nach →Maslow benannte Ebenen der physiologischen Bedürfnisse (Ebene 1), der Unabhängigkeit und Sicherheit (Ebene 2), der Zuwendung und Liebe (Ebene 3), der Anerkennung und Wertschätzung (Ebene 4) sowie der Selbstverwirklichung (Ebene 5; s. 1. Auflage 1996).

Mastzellen. Bindegewebe- und Blutzellen (basophile Granulozyten), die u. a. Histamin enthalten. An die Membran der Mastzellen können sich Antigen-IgE-AK-Reaktionen abspielen (s. Buch E, UAW, allergischtoxische Nebenwirkungen antipyretischer Analgetika).

McCrae, John (1872–1918). Kanadischer Frontarzt; schrieb u. a. »In Flanders Fields.« Starb an einer Pneumonie in einem frz. Spitallazarett.

MEAC. Engl. Abk. für »*m*inimal *e*ffective *a*nalgesic *c*oncentration«, entsprechend der minimalen Wirkstoffplasmakonzentration, die klinisch analgetisch wirkt. Bei Opioiden kann die minimal effektive Plasmakonzentration interindividuell um den Faktor 3 schwanken und ist deshalb ein beschränkter Wert für die Potenzbestimmung eines Opioids (s. Buch B/C/Kinetik).

Mediator. Der Begriff wird uneinheitlich definiert. Im engeren Sinne: Überträgerstoff für die interzelluläre Kommunikation, und zwar prinzipiell über 4 Modi – *1.* direkt von Zelle zu Zelle (»gap junction«), *2.* »synaptisch«, *3.* »parakrin« über Diffusion zu → Rezeptoren und *4.* »endokrin« (= hormonal) über den Blutkreislauf.

Meerrettichperoxidase. Aus dem Meerrettich isolierbares Enzym, das in der Nervenforschung als histochemischer Marker benützt wird (die z. B. von einem peripheren Nervenaxon aufgenommene Meerrettichperoxidase wird an die entsprechenden zentralen Terminals transportiert).

Mega. Abk. »m«, dezimales Vielfaches der Ordnung 10^6.

Melkersson-Rosenthal-Syndrom. Bezeichnet nach dem schwedischen Arzt Ernst G. Melkersson (1898–1932) und dem dem Breslauer Arzt Curt Rosenthal. Bei Erkrankungen des Ganglion geniculi auftretendes idiopathisches klinisches Syndrom mit Fazialislähmung, Cheilitis granulomatosa (Lippenschwellung), Gesichtsschwellung (»Tapirmaul«), Zungenschwellung (Lingua plicata), Parästhesien, Hyperakusis, Migräneanfälle etc.

Melzack, Robert (Montreal *1929). B.Sc. (1950), M.Sc. (1951), Ph.D. (1954), Weiterbildung in Psychologie University College London, Universität Pisa sowie Mass. Institute of Technology (1959), danach ab 1967 Professur an der McGill-Universität (Montreal) für Psychologie mit besonderer Gewichtung der Schmerzforschung. Direktor des Pain Center Montreal General Hospital. Zusammenarbeit mit dem am. Schmerzpionier William K. Livingston in Oregon. Autor des Buches: »*Puzzles of Pain*« (1973). Mitbegründer mit → Wall der → Gate-Control-Theory of Pain (1965). Der McGill-Pain-Quesstionnaire wurde durch Melzack und W. Torgerson entwickelt. Mitgründer der → IASP (deren Präsident 1984–1987). Koautor mit P. Wall von: »*The challenge of pain*« (1983); Koeditor mit P. Wall von »*Textbook of*

pain« (1984). Mit Dennis Turk 1993: »*Handbook of pain assessment*«. Editorials: u. a. in: Pain, Exp Neurol, J Behav Med, J Pain & Symptom Management, Pain Research and Management etc. Mehr als 200 wissenschaftliche Publikationen. Vielfältige Ehrungen und Preise, nach ihm benannt der von der Canadian Anaesthetists Society und Canadian Pain Society gebildete »Dr. Ronald Melzack Award in Pain Control«.

Membran. Dünne, definierbare Grenzfläche (z. B. Biomembran, Zellmembran etc.).

Meralgia paraesthetica. Bei Kindern und Erwachsenen auftretendes schmerzhaftes Nervenkompressionssyndrom, durch die Kompression des N. femoralis cutaneus lateralis bei seinem Leistendurchtritt induziert, welches mit neuropathischen Schmerzen, Parästhesien, sensorische Ausfällen im anterolateralen Oberschenkel einhergeht. Therapiemöglichkeit: Nervendekompression. Differentialdiagnostisch von der »Pseudomeralgia paraesthetica«, auftretend bei/nach retroperitonealen neoplastischen Prozessen, Frakturen/Operationen der Spina iliaca anterior, abdominalen Eingriffen sowie systemischen Erkrankungen wie Lepra oder Diabetes, zu unterscheiden.

Merck, H.E. (1794–1855). Apotheker und Gründer der Merck-Unternehmung (1827), stellte Papaverin 1846 dar.

Mering, Joseph Freiherr von (Köln 1849–1908 Halle). Ab 1890 Professor in Halle, Arbeiten über die Bauchspeicheldrüse und Diabetes, Barbiturate. Führte 1893 → Paracetamol in der Klinik ein.

Merskey, Harold (Sunderland/England *1929). Nach Schulen in Sunderland akademische Ausbildung in Oxford und London in Psychologie und Physiologie (B.A. Psychologie, Physiologie Oxford 1950; M.A., B.M., B.Ch. Oxford 1953; D.P.M. 1957; D.M. Oxford 1965 mit Thesis: »*An investigation of pain in psychological illness*«). 1971 Gründungsmitglied des Royal College of Psychiatrists. Emigration 1976 nach Kanada, seitdem an der Universität Ontario/Kanada tätig, mehr als 150 wissenschaftliche Publikationen über Schmerz und mehr als 180 Publikationen über neuropsychiatrische, psychopharmakologische, soziale, ethische und historische Fachgebiete. Koautor mit Tonge 1974 »*Psychiatric illnes*« (London, Baillière); mit Spear 1967: »*Pain, psychological and psychiatric aspects*« (London Baillière), mit Prkachin 1993: »*The prevention of postoperative pain*« (Toronto, Can Pain Soc 1993) etc., Mitarbeiter u. a. Enzyclopaedia Britannica, Vorsitzender IASP Taxonomie-Arbeitsgruppe, Präsident der kanadischen Schmerzgesellschaft usw. Unzählige internationale Ehrungen.

Mesmer, Franz Anton (bei Konstanz 1734–1815 Meersburg). Vorläufer suggestiver Heilverfahren und Gruppentherapien. Führte in Wien und Paris »magnetische

Kuren« vor und beschrieb einen »animalischen Magnetismus«. Der »Mesmerismus« hatte v. a. in der Romantik einen großen Einfluss auch auf die Literatur. Siehe auch Anästhesie/Elliotson: »mesmeric-state« = Hypnose.

mesolimbisches Belohnungssystem. Der v. a. dopamingesteuerte mesolimbische Anteil (mit Nucleus accumbens) wird als Belohnungssystem bezeichnet, weil er Stimmung und Antrieb moduliert. µ-Agonisten (Morphin) aktivieren das Belohnungssystem und erzeugen in Konditionierungsversuchen ein sogenanntes Präferenzverhalten, κ-Agonisten (Dynorphin) dagegen eher Aversionsverhalten.

metabotropische Rezeptoren. Rezeptoren, die mit dem intrazellulären G-Proteinsystem gekoppelt sind und bei Konformationsänderung sog. Zweitboten (second messengers) wie zyklische Nukleotide, Ca^{2+} etc. aktivieren.

Miasmen. Nach Hahnemann, »Grundschwäche«, auch aufgrund »unterdrückender« Behandlungen der »Schulmedizin«.

Migräne. → Buch A. Attackenweise auftretende, sich periodisch wiederholende meist pulsierende und pochende Kopfschmerzen, die meist einseitig, manchmal auch beidseitig auftreten. Übelkeit und Erbrechen, Licht- und Lärmempfindlichkeit sowie Geruchsüberempfindlichkeit sind typische Begleitsymptome einer Migräneattacke. Vor und nach der Attacke kann es zu Stimmungsschwankungen und Veränderungen von Appetit, Magen-Darmfunktion und Flüssigkeitshaushalt kommen.

Mikro. Abk. µ: dezimales Vielfaches in der Ordnung $10^{-6} = 0{,}000001$.

Mikrodialyse. Die atraumatische Einführung von semipermeablen Membranen in den extrazellulären Raum von Geweben zur nachträglichen Untersuchung von Mikrodialysaten (z. B. Entzündungsfaktoren wie Prostanoide, Ionen etc.).

Mikroporefilter. Rückenmarknahe Kathetertechniken, bakterielle Schutzfilter mit Porengröße um 15–20 µm.

mikrovaskuläres Kompressionssyndrom. *Syn.:* idiopathische Neuralgie, bei Trigeminusneuralgie vorkommende Krankheitsursache. Durch dauernde Gefäßpulsationen induzierte Nervenschädigung (Demyelinisierung) mit konsekutiven ephaptischen Kurzschlüssen etc. und daraus resultierenden neuropathischen Schmerzen.

mild analgesics. *Syn.:* → antipyretische Analgetika.

Milli. Abk. »m«, dezimales Vielfaches in der Ordnung $10^{-3} = 0{,}001$.

Mini-Mental-State. Abk. MMS, durch Folstein et al. 1983 eingeführte einfache Bestimmung kognitiver Leistungen im Kontext der Palliativmedizin.

Missbrauch. Die unkontrollierte Einnahme eines Wirkstoffes (z. B. Opioide, antipyretische Analgetika etc.) ausserhalb medizinischer Indikationen.

Mitchell, Silas Weir (1829–1914). Bedeutender am. Neurologe schottischer Abstammung. Studien bei → Claude Bernard. Klassische Beschreibungen der Kausalgien etc., Erythromelalgie (Weir-Mitchell-Erkrankung). Ebenfalls bedeutender Schriftsteller (Kurzgeschichten, Essays, Dramen etc.).

Mitchell-Syndrom. *Syn.:* Akromegalie, schmerzhaftes (→ Kausalgie) Syndrom der unteren Extremitäten mit Beteiligung des autonomen Nervensystems, mit lokaler Hyperthermie bzw. Erythrodermie, Schweißsekretion usw. Benannt nach dem amerikanischen Kriegschirurg Silas Weir → Mitchell (1829–1914), der während des Sezessionskrieges (1861–1864) v. a. periphere traumatische Nervenläsionen untersuchte. Als sog. Mitchell-Haut werden die dystrophen Hautveränderungen bei Kausalgien bezeichnet.

Mixturae. *Syn.:* Mixturen, flüssige Arzneipräparate zur peroralen Applikation in Form von Lösungen, Emulsionen oder Suspensionen (vgl. »Mixtura moribundi«: → Brompton-Cocktail).

Mohnsäure. Opiumsäure (→ Sertürner).

Mohnträne Historische Bezeichnung für Mekonium, → Opium.

Moniz, Egas (1875–1935). Bedeutender portugiesischer Forscher (Coimbra, Bordeaux, Paris, Pionier der zerebralen Angiographie etc.). 1918 Aussenminister Portugals. Nobelpreis 1949 für die Entwicklung der präfrontalen Leukotomie, Moniz entdeckte und entwickelte die arterielle Enzephalographie: *»L'encéphalographie artérielle, son importance dans la localisation des tumeurs cérébrales«* (Rev Neurol 1927) sowie: *»Tentatives opératoires dans le traitement de certaines psychoses«* (1936) u. v. a.

Monoaminooxidase. Abk. MAO, v. a. in ZNS, Leber und Niere in den Membranen von Mitochondrien vorhandenes, für die oxidative Desaminierung natürlich vorkommender Monoamine verantwortliches, Flavin enthaltendes Enzym (Bernheim 1928). Die zentrale MAO ist wichtig für die Homöostase zentraler Neurotransmitter vom Typ Monoamin (z. B. Serotonin), die hepatische MAO für die Inaktivierung von aus dem Darmtrakt resorbierter Monoamine (z. B. Tyramin). Entsprechend können zentralgängige MAO-Hemmer therapeutische eingesetzt werden, um entsprechende Neurotransmitterdefizite zu korrigieren.

Monro, A. (1733–1817). Schottischer Anatom, nach ihm wird das Foramen interventriculare Monro[i] benannt. Als Monro[i]-Block wird eine das Foramen verschließende Liquorblockade bezeichnet, als Monro[i]-

Schmerzpunkt wird ein Punkt zwischen Nabel und Spina ischiadica major bezeichnet (vgl. mit McBurney-Aaron-Punkt).

Moore, James (Glasgow 1762–1860). Chirurg, Dichter (Novellen) etc. in London, Pionier (Impfungen, Wundheilung, Schmerzbehandlung, Anästhesiemethoden). Publizierte 1784: »*Method of preventing or diminishing pain in several operations*«, London.

Moore-Epilepsie. Von T.M. Moore 1944 beschriebenes Syndrom nach posttraumatischen Temporal- und Frontalhirnläsionen mit anfallsmäßigen heftigen Bauchschmerzen und vegetativer Instabilität.

Moore-Syndrom. Siehe → Abdominalkrisen.

Morbidität. Verhältnis der Erkrankungszahlen zu einer gegebenen Zahl.

Morgan, Thomas Hunt (Lexington 1866–1945). Begründer der Chromosomenforschung (Nobelpreis Physiologie/Medizin 1933).

Morphin. Wichtigstes Alkaloid des → Opiums. 1805 durch → W.F. Sertürner entdeckt, zum ersten Mal 1827 in »*Pharmacopoea Borussica*« erwähnt, die Morphinstruktur wurde 1925 durch R. Robinson ermittelt und die (komplizierte) Totalsynthese 1952 durch Gates u. Tschudin publiziert (s. Buch B und C).

Morphinan. SF $C_{16}H_{21}N$. Stammkörper mit sog. Viererring der ab 1947 synthetisch entwickelten Analgetika wie → Levorphanol, → Dextrorphan, → Butorphanol (s. Buch C).

Morphinismus. Morphinsucht, »Morphinomanie«, historische Bezeichnung für Morphinmissbrauch.

Morphium. Antiquierte Bezeichnung für Morphin.

Morris, William (Lord Nuffield). Englischer Autohersteller (»Morris«), Patient und Freund von Robert → Macintosh, stiftete den ersten Lehrstuhl für Anästhesie der Welt, das Nuffield Institute bzw. Nuffield Department of Anaesthetics (Universität Oxford).

Mortalität. »Sterblichkeit«, das statistische Verhältnis der Letalität zu einer gegebenen Populationszahl und bestimmten Zeitraum.

Morton, T.G. (1835–1903). Beschrieb die Metatarsalgie oder Mortonsche Neuralgie.

Morton, William Thomas Green (Charlton/Mass. 1819–1868). Demonstrierte mit Erfolg Äthernarkosen, nachdem er zuerst Hunde damit betäubt hatte. Nannte »sein« Narkosemittel »Letheon« und wollte es patentieren lassen. Seine am Massachusetts General Hospital durchgeführte erfolgreiche Äthernarkose an einem Patienten, der von Dr. J.C. Warren von seinem Kiefertumor befreit wurde, wird als der Anfang der modernen

Anästhesiologie angesehen (16.10.1846). Die Nachricht von dieser erfolgreichen »Narkose« wurde in Windeseile bekannt. Heute im globalen praktisch zeitgleichen Informationsfluss kann dies kaum noch nachgefühlt werden, aber die Einführung von Äthernarkosen in England und wenig später auf dem europäischen Kontinent konnte in Abhängigkeit von den damaligen atlantischen Schiffsverbindungen (Cunard-Linie etc.) in der Publikation nicht nur in ersten Fachzeitschriften, sondern auch in der Boulevardpresse nachvollzogen werden. Auf Mortons Grabstein im Mount Auburn Cemetery – Amerikas erstem Gartenfriedhof, in dem andere berühmte amerikanische Anästhesisten wie C.T. Jackson, W. Channing, H.J. Bigelow, C. Bulfinch, A.A. Gould etc. ruhen – in Boston steht:

> »Inventor and revealer of inhalation anesthesia: before whom, in all time, surgery was agony; by whom, pain in surgery, was averted and annulled; since whom, science has control of pain«.

Moxibustion. Akupunktur, thermische Reizung bestimmter Akupunkturpunkte mittels eines nahen Glimmstengels.

MR. Engl. Kurzbezeichnung für die galenische Form »*m*odified *r*elease« (s. → therapeutische Systeme).

M$_r$. Abkürzung der SI-Einheit für molare Masse, entsprechend dem Quotient aus der Masse und der Stoffmenge in kg/mol.

Mugnier, Cécilie (Annecy/Hochsavoyen 1875–1962 England). Arbeitete beim berühmten frz. Neurologen Déjerine, wo sie Oskar → Vogt trifft. Cécilie Mugnier-Vogt war eine der ersten Frauen, die im 19. Jahrhundert in Paris zum Medizinstudium zugelassen wurde. Nach ihrer Heirat 1899 gründen sie und ihr Mann in Berlin das Kaiser-Wilhelm-Institut für Hirnforschung, deren Anatomische Abteilung sie ab 1931 leitete. Nach der Machtübernahme Hitlers Wegzug 1937 in die Abgeschiedenheit des Schwarzwalds (Neustadt), wo sie mit ihrem Ehemann Oscar Vogt als Protégé der Familie Krupp am Dennenberg im von ihnen gegründeten »Institut für Hirnforschung und allgemeine Biologie« weiter forschen konnte, und zwar insbesondere auf dem Gebiet Hypnose und Psychotherapie sowie neurobiologischer Grundlagenforschung. Zu Ehren der Hirnforscherin Cécilie Vogt erschien 1989 eine deutsche Briefmarke im Rahmen der Postwertzeichen-Dauerserie »Frauen der deutschen Geschichte«.

Müller, Johann Peter (Koblenz 1801–1858 Berlin). Pathologe, Anatom, Physiologe und Lehrer. »*Handbuch der Physiologie des Menschen*« (1833–1840). »*Zur vergleichenden Physiologie des Gesichtssinns*« (1826). Erforschte die Entwicklungsgeschichte des Urogenitalapparates (1830). Postulierte, dass jede Wahrnehmung durch den erregten Sinneskanal festgelegt ist. Begründete das naturwissenschaftliche Denken und formulierte u. a., wie äußere schädliche Energie über spezifische Afferenzen in das ZNS (Sensorium commune) gelangt und vielfältig – u. a. auch durch psychische Faktoren – modifiziert wird, bevor sie als Schmerzen imponiert.

Mühsam, Erich (Berlin 1878–1934 KZ Oranienburg). Apotheker, freier, pazifistischer Schriftsteller, bedeutender Expressionist, weigerte sich, im KZ das Horst-Wessel-Lied zu singen und wurde daraufhin umgebracht. Die schöne, mutige Bohémienne, Chanteuse, Schauspielerin, »Morphinistin« und Kabarettistin (Münchner Künstlerkabarett Simplicissimus, ab 1916 Zürcher Kabarett Voltaire) – spätere Frau von Hugo Ball – Emmy (Ball) Hennings (Flensburg 1885–1948 Exil in Magliaso/ Tessin) versuchte, ihren jüdischen Freund Mühsam zu retten, scheiterte aber vor den Toren des KZ Oranienburg.

Musiktherapie. Form von Psychotherapie zur Entspannung (z. B: während kontinuierlicher Epiduralanästhesie zur Ablenkung und Entspannung des Patienten).

Muskarinrezeptoren. Rezeptorensubgruppe (Subtypen M_1-, M_2-, M_3-, M_4-R) des cholinergen Systems, nach dem Gift »Muscarin« des Fliegenpilzes und anderer Pilze, einer quaternären Ammoniumbase, benannt. Muscarin induziert ein parasympathikomimetisches Intoxikationsbild mit negativer Ino- und Chronotropie, Miosis, peripherer Vasodilatation, Bronchokonstriktion, Tonussteigerung im MD-Trakt, Speichel- und Tränenfluss (durch Atropin antagonisierbar).

Mutagenität. Potenzial eines Wirkstoffs: Änderungen in der Basensequenz der DNS (Mutationen) auszulösen. Man unterscheidet Punkt-, Deletions-, Insertions- und Rastermutationen.

MVD. Abk. für *m*ikrochirurgische *v*askuläre *D*ekompression (z. B. vaskuläre Dekompressionen bei Trigeminusneuralgie, Gardner u. Miklos 1959).

Myalgie. Akute oder chronische Muskelschmerzen mit verschiedenster benigner und maligner Ätiologie. Oft assoziiert mit lokaler Schmerzempfindlichkeit sowie Steifheit, fakultativ von Muskelkrämpfen sowie chronischem Myofaszialsyndrom begleitet.

Myasthenia gravis. Durch Auto-AK induzierte Schädigung der ACh-Rezeptoren an den motorischen Endplatten.

Mydriasis. Extreme Pupillenerweiterung, klinisch bei Atropinmedikation, bei komatösen Patienten Zeichen der zerebralen Sauerstoffunterversorgung oder zu tiefem Narkosestadium (Guedel-Stadium III.3).

Myelopathie. Nach Bestrahlung oder zytotoxischer Behandlung auftretende Schädigung des Rückenmarks. Es werden 4 Typen unterschieden: *1.* akute Para- bis Tetraplegie (seltenste Form), *2.* akute Parästhesien, → L'hermitte-Zeichen etc. (häufig), *3.* chronisch-progressive Formen von Parästhesien, Hypalgesie etc., Sphinkterschwächen (häufig) und *4.* motorische Schwäche der unteren Extremitäten wegen spezifischer Schädigung der vorderen Rückenmarkwurzeln.

Myogelose. Knotige, druckschmerzhafte Muskelverhärtung infolge kolloidchemischer Veränderung, eine Art Muskelhartspann, der einzelne Muskelfasern und nicht einen ganzen quergestreiften Muskel betrifft und elektromyographisch stumm ist.

my-Rezeptor, μ-Rezeptor. *Syn.:* MOR, OR-3, eine der 3 Subtypen der → Opioidrezeptoren (s. Buch B). Affinität für Endorphine > Dynorphine > Met-Enkephalin > Leu-enkephalin und Morphin.

NACA-Score. Abk. für »*N*ational *A*dvisory *C*ommittee for *A*eronautics«, Score für die Lufttransportbeurteilung von Kranken und Verletzten.

Nano. Abk »n«, dezimales Vielfaches in der Ordnung 10^{-9} = 0,000.000.001.

Narcotin. *Syn.:* Narkotin, Noscapin → Opiumalkaloide (s. Buch B/C).

Naristillae. Nasentropfen.

»Narkose und Anästhesie«. 1928 gegründet durch den Gynäkologen H. Franken, die Chirurgen H. Killian (Freiburg i. Br.) und H. Schmidt (Hamburg) sowie den Pharmakologen H. Schlossmann (Düsseldorf); fusionierte 1992 mit → »*Der Schmerz*«.

Narkolepsie. Trias pathologischer Schlafanfall, pathologischer Tonusverlust, pathologischer Wachanfall. Diskutierter Mechanismus, eine Störung der Schlaf-Wach-Zentrums (s. Buch A, Formatio reticularis).

Narkologie. Historische deutsche Bezeichnung für das Fach Anästhesiologie. Erstes dt. Lehrbuch 1913 über »*Narkologie*« durch von Brunn.

Nathan, Peter (London *1914). Sprachstudien in Europa, nach einem Klinikbesuch in München Medizin- und Psychiatriestudium. Unter Samson Wright in London Weiterbildung in Neurophysiologie. Treffen mit Hitler 1932; Buch: »*The psychology of fascism*«. Betreuung von Schädel-Hirn-Verletzten im 2. Weltkrieg. Sein Handbuch (1969) »*The nervous system*« ist in mehreren Auflagen erschienen.

Naunyn, B. (Berlin 1839–1925 Baden-Baden). Forscher und Internist (u. a. Bern, Dorpat, Königsberg, Straßburg). Begründete 1872 mit E. Klebs und O. Schmiedeberg das danach benannte Naunyn-Schmiedeberg-

Archiv für experimentelle Pathologie und Pharmakologie, sowie zusammen mit J. von Mikulicz-Radecki die »*Mitteilungen aus den Grenzgebieten der Medizin und Chirurgie*« (1896). 1892 »*Klinik der Cholelithiasis*«, 1898 »*Der Diabetes mellitus*«, 1921 »*Die Gallensteine, ihre Entstehung und ihr Bau*«. 1925 »*Erinnerungen, Gedanken und Meinungen*«. Daneben auch Schmerzforschung: »*Über die Auslösung von Schmerzempfindung durch Summation sich zeitlich folgender sensibler Erregungen*« (1889).

> Naunyn: »In der Wissenschaft liegt das Heil der Medizin.«

Naus. Griech. das Schiff, davon leitet sich ab: Nautia (Schiffskrankheit, auch Nausea marina oder Naupathia) sowie Nausea (Übelkeit).

NCE. Engl. Abk. für »*new chemical entity*«, definiert als neuer molekularer Wirkstoff, der bislang nicht an Menschen eingesetzt wurde.

Neck-tongue-Syndrom. Kopfschmerzsyndrom mit unregelmäßigen, kurzdauernden, heftigen einseitigen Schmerzen in der Okzipitalgegend, sowie Dysästhesien der ipsilateralen Zungenhälfte, Schluckstörungen etc.

Nernst-Koeffizient. Vom Physiker Walter Nernst (Bromberg 1864–1941 bei Bad Muskau) sowie dem Physiker J.J. Thomas aufgestellte physikalische Regel über die Dissoziation eines Lösungsmittels. In der Pharmazeutik ist es üblich, die Dissoziation zwischen Oktanol und Wasser als Nernst-Verteilungskoeffizienten anzugeben.

Nervenkompressionssyndrom. Die repetive oder dauernde Schädigung eines Nerven durch mechanischen Druck, Ischämie, Ödem oder Gewebefibrosierung mit der Folge eines akuten somatischen, öfters jedoch chronisch-neurogenen Schmerzsyndroms (Druckneuropathie, z.B. Diskusprolaps, Karpaltunnelsyndrom, Ulnarnervensyndrom, → Meralgia paraesthetica).

Nervensysteme. Man unterscheidet in der Regel 3 Teile des Nervensystems (NS): *1.* das somatische, *2.* das → autonome und *3.* das enterale NS. Das autonome NS – Vegetativum – aufteilbar in ein zentrales autonomes (»central autonomic network«) und ein peripheres autonomes NS – ist dem Einfluss des Willens und Bewusstseins entzogen und regelt v.a. Lebensfunktionen wie Atmung, Verdauung, Stoffwechsel, Wasserhaushalt etc. (»milieu interne«). Das enterale NS ist äußerst komplex aufgebaut und unvollständig erforscht, es dient weit<gehend der Autoorganisation des enteralen Systems und beinhaltet u.a. auch die intramuralen neuronalen Systeme, die auch zum autonomen NS gerechnet werden.

Neumann, J., Baron von (österr.-ungar. Mathematiker 1903–1957). Emigrierte 1933 vor dem Naziterror. Wurde Professor am Institute for Advanced Study der Universität Princeton. Erhielt 1956 den Enrico-Fermi-Preis. Eminenter Mathematiker und Entwickler von Datenverarbeitungsanlagen. Nach ihm wird die Neumannsche Gleichung (Grundgleichung der Quantenstatistik) benannt.

Neuralgie. Schmerzzustände im Versorgungsgebiet eines betroffenen Nerven aufgrund pathologischer Nervenveränderungen.

Neuraltherapie. Periphere Stimulation bzw. Ausschaltung von sogenannten Störfeldern des autonomen Nervensystems.

Neuraxis. Physiologie: Bezeichnung für das ZNS (Kortex, Hirnstamm, Rückenmark). Der Begriff Neuraxis wird in der Schmerzpraxis ausgeweitet auf das periphere mit der Nozizeption involvierte Nervensystem bzw. periphere neurale Strukturen. Die Anwendung von Wirkstoffen auf Strukturen der peripheren und zentralen neuralen Nozizeption wird auch als neuraxiale Technik bezeichnet (s. Buch K).

Neuritis. Nervenentzündung.

neurogene Entzündung. Von L.A. Chahl 1984 eingeführte Bezeichnung für die nach Nozizeptorenschädigung über antidrome Neurosekretion von Neuropeptiden (Substanz P, CGRP etc.) induzierte sterile Gewebeentzündung mit Vasodilatation, Extravasation, Mastzellendegranulation und Histaminfreisetzung (s. Buch A: peripheres Mikromilieu der Nozisensoren; Hyperalgesie).

Neurokinin. Neurotransmitter vom Typ Tachykinin (ähnliche chemische Struktur wie → Substanz P sowie Substanz K, entsprechend Neurokinin A). Wirkungen: u.a. Bronchokonstriktion, Konstriktion der glatten Muskulatur, Hypotension, Aktivierung der Miktion. Neurokininrezeptoren (Abk. NK-R) der Zellmembranrezeptoren für → Tachykinine (Substanz P, Neurokinin A). NK_1-Rezeptoren sind G-proteingekuppelte Rezeptoren und in vielen zentralen und peripheren Nervenzellen, aber auch in glatten Muskelzellen, Endothelialzellen, Drüsenzellen, Fibroblasten, Immunzellen nachweisbar. NK_3-R weisen eine Affinität zu Neurokinin-B (Syn. Neurokinin-β, Neuromedin-K) auf.

Neurolepsie. Relative Indifferenz gegenüber der Umwelt.

Neuroleptanalgesie Nach De Castro und Mundeleer, 1959 bezeichnete Kombinationsanalgesie bis zur Anästhesie mittels Neuroleptika und zentralem Analgetikum (z.B. Droperidol-Fentanyl).

Neuroleptika. Untergruppe der sogenannten Psychopharmaka zum Ziel der Neurolepsie (engl. major tranquilizers). Pharmakologisch folgende Gruppen: Phenothiazinderivate (Beispiel: Chlorpromazin);Thioxanthinderivate (Beispiel: Chlorprothixen); Aminobutyrone (Beispiel: Droperidol); Diphenylbutylpiperidine (Beispiel: Pimozid) und Indolderivate (Beispiel: Reserpin). Neuroleptika sind im Prinzip hypnotikafreie Beruhigungsmittel mit »antipsychotischer« Wirkung (s. auch → Tranquilizer).

Neurolyse. In der Schmerzpraxis reversible bis irreversible Zerstörung eines Nerven durch Kälte, Alkoholapplikation etc.

Neuromodulation. Der Begriff Neuromodulation umfasst verschiedene, reversible, nichtdestruktive, schmerztherapeutische Techniken wie elektrische Stimulation der nozizeptiven Neuraxis (periphere Nerven, Trigeminuswurzel und -ganglion, Rückenmark, Thalamus, motorischer Kortex). Die häufigsten Techniken sind → TENS, → »peripheral nerve stimulation« PNS und »spinal cord stimulation« → SCS.

Neuron. 1891 von Gottfried Wilhelm von Waldeyer-Hartz eingeführte Bezeichnung für eine Nervenzelle (bei Braunschweig 1836–1921; Anatom in Breslau, Straßburg und Berlin; führte ebenfalls die Bezeichnung Chromosom in die med. Nomenklatur ein).

Neuropeptid Y. Ein 1982 entdecktes Peptid mit einer 36-Aminosäuresequenz. Vorkommen u. a. in autonomen noradrenergen Neuronen, mitverantwortlich für Vasokonstriktion, Na-Ausscheidung, lokale Perfusion, Drüsensekretion, glatte Muskulatur, Nahrungs- und Flüssigkeitsaufnahme, sowie Hypophysenhormone. Moduliert über NPY-Rezeptoren neuronale K^+- und Ca^{2+}-Kanäle.

Neuropil. Sog. Nervenfilz, aus makroskopisch grau erscheinenden Geflechten von Dendriten, Axonen, Gliafortsätzen bestehend.

Neurotensin. Ein biologisch aktives aus dem Hypothalamus isoliertes Peptid. Wirkungen: Hypotension, Ileumkontraktionen, Duodenalrelaxation im Tierversuch. Physiologische Funktion als peripherer und zentraler Neurotransmitter. Induziert dosisabhängig pro- bis antinozizeptive Wirkungen bei Mikroinjektion in die mediane Medulla oblongata. Neurotensin-Antagonisten haben entsprechend den umgekehrten Effekt. Diese unterschiedliche Wirkung wird mit der Präsenz von (bislang putativen) Rezeptorsubtypen erklärt.

Neurotizismus. Psychologie, neurotisches Persönlichkeitsmuster mit »neurotischem Trias« Hysterie, Depression, Hypochondrie.

Neurotoxine. Gifte, die das Nervensystem schädigen.

Neurotoxisch. In der Schmerzpraxis auftretende Schädigung eines Nerven durch Medikamente, z. B. intrathekale Verabreichung von neurotoxischen Lokalanästhetika, neurotoxischen Beimischungen zu Schmerzmittelzubereitungen. Viele → Designerdrogen sind neurotoxisch.

Neurotransmitter. Von Nerven synthetisierte, aus präsynaptischen Vesikeln bei Eintreffen eines Aktionspotentials sowie Ca^{2+}-Ionen-Influx in die Synapse freigesetzte Substanzen. Induzieren an postsynaptischen Membranrezeptoren sog. Konformationsveränderungen.

Neurotripsie. Durch operative Quetschung erfolgte temporäre Nervenschädigung.

Neurotrop. Die Nerven betreffend (z. B. neurotrope Vitamine).

Neurotrophine. Eine Superfamilie von endogenen Stoffen, die für das Überleben, Ausdifferenzieren etc. sowohl für das periphere als auch zentrale NS wichtig sind (BDNF, »brain-derived-neurotrophic-factor«, NGF, NT-3, NT-6, »neurotrophin-3/-6«, GDNF, »glial-cell-line-derived-neurotrophic-factor«). In Diskussion in Bezug auf neurodegenerative Erkrankungen, Nervenläsionen sowie in Kombination mit anderen trophischen Faktoren (CNTF, FGF etc.). Entsprechende Rezeptoren sind p75NTR (p75) sowie p140trk (trkA, s. Tyrosinkinase-Rezeptor) für NGF. Nach Ligandenbindung wird der Neurotrophin-Rezeptorkomplex ins Innere des Neurons verschoben und zum Stoma transportiert. Die auslösbaren intrinsischen Wirkungen betreffen komplizierte neurotrophe Effekte, die das neuronale Überleben, Migration und Zellausdifferenzierung (Zellproliferation bis zur Zellorganellbildung etwa von Synapsen) betreffen. Proinflammatorische Zytokine können von Makrophagen und Monozyten freigesetzt werden und für Immunreaktionen wie die Akutphase-Reaktion, aber auch für allgemeine Körperreaktionen wie Schlaf etc. mitverantwortlich sein. Nach traumatischen, infektiösen oder degenerativen ZNS-Läsionen sind sie im ZNS nachweisbar. Potentiell könnte die Bekämpfung entsprechender Zytokine (mit Antikörper oder Rezeptorantagonisten) entsprechende Zytokin-induzierte Reaktionen blockieren.

NGF. Abk. für »*nerve growth factor*«, s. Wachstumsfaktoren, »growth factors«.

Nicholas, George Richard Rich (Majorca/Vic-Australia 1884–1960). Australischer Pharmazeut, entwickelte Verfahren zur Herstellung von Acetylsalicylsäure. Gründer der Smiths, Nicholas & Co. (1915), später Nicholas Proprietary Ltd.

Nicolau-Syndrom. Typische Hautveränderungen nach akzidenteller intra- oder periarterieller Injektionstechnik mit Nekrosen, ähnliches ist nach i.m.-Applikationen bekannt (s. Buch Applikation).

nichtsaure Pyrazolone. Ein Isomer der Kernsubstanz Imidazol ist Pyrazol, das durch eine Oxo- bzw. Ketogruppe zum Pyrazolon wird, aus dem sich die Analgetika → Phenazon sowie → Metamizol (Aminophenazol) ableiten lassen.

Niere und Prostaglandinsystem. Das renale Prostaglandinsystem (COX-1 und COX-2) ist mitbeteiligt an der *Autoregulation*, d. h. am Selbstschutz der Nieren, die renale Perfusion, tubuläre Transportmechanismen, renale Hormonausscheidung umfassend. Im Nierenkortex werden offenbar v. a. Prostaglandine (PGE2, PGI2) zur dortigen Glomeruli- und Arteriolenregulation sowie Reninherstellung synthetisiert. Die renale Reninsekretion wird über Katecholamine und Prostaglandine reguliert. Im Nierenmarkbereich scheint das PGE2 eine wichtige Rolle zu spielen (Markperfusion, Elektrolytreabsorption, Arginin-Vasopressin-Synthese). Hormone wie Renin, Angiotensin, Noradrenalin und Vasopressin induzieren über die systemische durch diese Hormone ausgelöste Vasokonstriktion eine kompensatorische Erhöhung von renalen vasodilatierenden PG über den Phospholipaseweg. Eine iatrogene Hemmung durch PG-Hemmer kann die Nierenfunktion beeinträchtigen, v. a. bei Vorliegen begünstigender Kofaktoren wie (prä-, peri- oder postoperative) Hypovolämie, Hypotension, vorliegender Nierenschaden bei Hypertension, Arteriosklerose, Alter etc., s. auch → Prostaglandinrezeptoren.

Nikolski-Zeichen. Pathognomisches Zeichen toxischer Hautreaktionen im Rahmen von UAW (s. Lyell-Syndrom, s. Tabelle Pathognomie kutane UAW, Buch E). Auf seitlichen Fingerdruck kann im Bereich der gesunden Haut die Hautschicht bzw. oberste Epidermislagen (Akantholyse) abgelöst werden. Nach dem russischen Hautarzt P. N. Nikolski (1858–1940) benannt.

Nikotinrezeptoren. Neben der Muskarinklasse eine Hauptrezeptorenfamilie des cholinergen Rezeptorsystems mit Subtypen für Muskel- sowie neuronale Funktionen.

NIPS. Engl. Abk. für »*Neonatal Infant Pain Score*« Im kanad. Ontario entwickelter Schmerzerfassungsskore (→ PIPP) für Neugeborene anhand von Gesichtsausdruck, Weinen, Atmung, Haltung der Arme und Beine und Gemütszustand.

Nissl, Franz (1860–1919). Bedeutender dt. Neurologe: Neuropathologie, Neurozytologie etc., thalamokortikale Verbindungen etc.

NK. Abk. für *Neurokine*.

NMDA-Antagonisten. Wirkstoffe, die kompetitiv NMDA-Rezeptoren besetzen und den natürlichen exzitatorischen Neurotransmitter (Glu) verdrängen und somit eine Sensibilierung bzw. Depolarisation der Postsynapse verhindern. Siehe → Ketamin, → Dextromethorphan und Dextrorphan, Felbamat, → Amantadin und Memantin.

NMDA-Rezeptor. Abk. für *N-Methyl-D-A*spartat-Rezeptor, bestehend aus Untereinheiten NR1, NR2A–D. Funktion: postsynaptischer Ca^{2+}-Ionenkanal mit Bindungsstellen für Glutamat und Glycin (s. Buch A). Im depolarisierten Ruhezustand durch Mg^{2+}-Ionenkanäle geblockt. Eine Membrandepolarisierung entfernt die Mg-Kanalblockade und erlaubt den Einstrom von Ca^{2+}-Ionen (abhängig auch von Zn^{2+}-Ionen). Ein Kationenfluss kann durch eine im Kanal befindliche Phencyclidinandockstelle geblockt werden. Eine Bindung zu dieser Andockstelle ist gesteigert bei aktiviertem Kanal (z. B. durch Ketamin, einen offenen Kanalblocker bzw. NMDA-Antagonisten). Andere Rezeptorstellen interferieren mit dem NO-System etc.

NO. *Syn.:* Stickstoffmonoxid, Stickoxid, multifunktionelles nitroses Biogas, früher als Koregulator des Dialogs zwischen Endothel und glatten Gefässmuskelzellen als EDRF (»endothelium-derived-relaxing-factor«) bezeichnet. Funktionen: Regulation von Vasodilatation/Vasokonstriktion, Hemmung von Plättchenaggregation und -adhäsion, Plättchenaktivation, wobei NO sowohl vom Endothel als auch von Plättchen synthetisiert wird, Leukozytenaktivierung, Proliferation glatter Muskelzellen, Neurotransmitter. Biosynthese: aus L-Arginin via konstitutive und induktive NO-Synthase bzw. via O_2- Aufnahme und Rezyklierung über L-Citrullin. Das NO-System kann Ca-abhängig oder Ca-unabhängig aktiviert werden, beispielsweise kann das Gefässendothel über entsprechend aktivierte Acetylcholin- oder Bradykininrezeptoren einen Kalziumioneninflux induzieren, eine erhöhte intrazelluläre Ca-Konzentration stimuliert die konstitutive NO-Synthase, die über L-Arginin NO de novo in Picomolquantitäten freisetzt und in glatten Muskelzellen die lösliche Guanylatezyklase (SGC) mit entsprechender Erhöhung des zyklischen Guanosinmonophosphats (aus GTP) stimuliert – mit dem Ergebnis einer Muskelrelaxation. Kalziumunabhängig können Endothel und glatte Muskelzellen durch zellmembranagierende Zytokine mit einer kontinuierlichen NO-Synthaseproduktion reagieren. Diese Reaktion ist durch Kortikosteroide hemmbar – zytokininduzierter septischer Schock – und kann entsprechend über kontinuierliche Aktivierung der löslichen Guanylatzyklase kontinuierlich eine längerdauernde Relaxation induzieren. Diese Reaktionen können durch NO-abgebende Wirkstoffe imitiert werden. Das endogene Nitrosystem umfasst verschiedene NO-Formen, so mit freiem Elektron (NO^-), Nitrosoniumion (NO^+): → Redoxfunktionen. Endogene Nitrate wie NO_3^- werden mehr ausgeschieden als eingenommen. Bei Fieber beispielsweise ist die renale Ausscheidung von endogenen Nitraten vervielfacht. *Link Immunsystem*: stimulierte Makrophagen produzieren Nitrite, NO_3^-, N-Nitrosamine, wobei das Intermediärprodukt NO zytotoxische Eigenschaften aufweist. *Link Nozizeptionssystem*: bei starker synaptischer Nozitransmission bzw. Aktivierung der postsynaptischen NMDA-Rezeptoren erfolgt ein intrazellulärer Kalziumionenstrom. Eine intrazelluläre Kalziumionenkonzentrationserhöhung aktiviert die konstitutive NO-Synthase der Sekundärafferenz; das aus L-Arginin postsynaptisch gebildete NO rediffundiert nun als »retrograder Transmitter« in die Präsynapse der Primärafferenzen, wo es die Freisetzung des rapiden Transmitters → Glutamat fördert. Somit schaukelt sich eine pronozizeptiver synaptischer Nozitransmissionsmechanismus auf. NO ist möglicherweise für zelluläre Lernfunktionen sowie → Plastizität des nozizeptiven Systems mitverantwortlich. Therapeutisch sind NO-Donatoren wie Trinitrate einsetzbar (z. B. »chemische Sphinkterotomie«, s. Buch F und G). Ebenfalls in Diskussion sind → Hemmer der iNO-Synthase. Für die Entdeckung des NO-Systems erhielten 1998 die amerikanischen Forscher Robert F. Furchgott, Ferid Muard und Louis J. Ignarro den Nobelpreis für Medizin.

NOA. In Deutschland gebräuchliche Abk. für »Nicht-Opioidanalgetika ohne *a*ntiphlogistische Eigenschaft«, betrifft nichtsaure antipyretische Analgetika, wie → Paracetamol, → Metamizol, → Phenazon und → Propyphenazon.

NOAM. Abkürzung für in Deutschland gebräuchliche Bezeichnung »*N*icht-*O*pioidanalgetika ohne *a*ntiphlogistische sowie *m*uskelrelaxierenden Eigenschaften«, s. → Flupirtin (Wirkstoffprofil Buch B).

Nobelpreis. Für Physiologie und Medizin vom schwedischen Industriellen Alfred Nobel (1833–1896) eingeführter Wissenschaftspreis. In seinem Testament von 1895 sind Richtlinien für die Preisverleihung zu finden. Nobel, unter dem damaligen Zeiteindruck der »Physiologie als Fundament der Medizin«, beschäftigte sich als Amateur u. a. mit physiologischen Experimenten zur Bluttransfusion. Aus dieser Sichtwarte ist der Preis und die bezeichnende Namengebung »für die bedeutendste Entdeckung im Bereich von Physiologie oder Medizin« zu verstehen. Nobel war mit der österreichischen Pazifistin Bertha von Suttner (geb. Gräfin Kinsky Prag 1843–1914 Wien; s. auch Henri Dunant) befreundet, die ihn zur Stiftung eines Friedensnobelpreises bewegen konnte, den sie selbst 1905 für ihre weltbekannten pazifistischen Aktionen erhielt. Ihr Buch »*Die Waffen nieder*« (Dresden 1889) wurde auf »Bücherverbrennungen«, so am 10.05.1933 – durchgeführt durch dem nationalsozialistischen deutschen Studentenbund »Wider den undeutschen Geist« (Originalzitat) - bzw. vom 30.04.1938 nach dem Anschluss auf dem Salzburger Residenzplatz mit einem Grossteil der deutschen Literatur (Heine, Mann, Zweig, Remarque, Roth, Tucholsky, Renn, von Ossietzsky etc.) eingeäschert.

NO-Synthethase. Enzym, dass die Konversion von L-Arginin, NADPH und Sauerstoff zu Citrullin, NO und NADP$^+$ im Beisein von Kalziumionen katalysiert.

Noceboeffekt. 1961 durch Kennedy beschriebener Konditionsreflex, der durch negative Erwartungen aktivier wird und Antagonist zum → Placeboeffekt ist. Nocebostimuli wie Angst, Misstrauen, Zweifel können aversive, paradoxe Effekte auslösen, Hyperalgesie statt Analgesie. Als extremer Noceboeffekt gilt der bei Primitiven durch Angst auslösbarer Voodoo-Tod. In der modernen Gesellschaft wird der Noceboeffekt an Bedeutung gewinnen: soziopolitische »Aufklärung« gegenüber »allem Chemischen« vs. »nichtchemische Heilkraft des zunehmenden Schamanentums« im Kontext der Umweltveränderung etc. Der Kopfwehtest bei Probanden (Schweiger u. Parducci 1981: s. → negativer Placeboeffekt) wird regelmäßig in der Presse beschrieben im Kontext »elektrisch-magnetischer« Schäden und Gefahren in der Nähe von Hochspannungsleitungen (elektromagnetische Pollution).

Nociception. Lat. Nocere, noceo: schädigen, noxa, noxae: der Schaden und capere: erfassen, Syn. Nozizeption. Das Warn- und Abwehrsystem der thermischen, chemischen und mechanischen Schadenerfassung (s. auch Schmerz, Buch A).

Nociceptin. *Syn.:* Nozizeptin, s. Buch B, endogener Peptidligand für → Orphan-ähnlichen Opioidrezeptor. Noda Hiroharu (Kyoto/Japan 1936–1991 Indiana/USA) bedeutender Neurophysiologe (ZNS).

Nonresponder. Patient, der auf einen Wirkstoff »nicht anspricht« (z. B. langsamer Verstoffwechsler metabolisiert Prodrug Kodein nicht zu Morphin mit dem Resultat: keine Analgesiewirkung, s. auch Checklisten zentrale Schmerzmittel Buch C).

Noradrenalin. Norepinephrin INN; Abk. NA. Formel: $(HO)_2C_6H_3$-CH(OH)-CH$_2$NH$_2$. Hormon des Nebennierenmarks, peripherer Neurotransmitter (postganglionär adrenerge bzw. sympathische Synapsen), zentraler Neurotransmitter im ZNS (s. Buch A: retikuläres Systemm, Hypothalamus, Locus coeruleus). Die NA-Synthese erfolgt über Tyrosin (Hydroxylase) ⇒ DOPA (Decarboxylase) ⇒ Dopamin (Dopamin-β-Hydroxylase) ⇒ Noradrenalin (N-Methyltransferase) ⇒ Adrenalin. Die NA-Speicherung erfolgt in synaptischen Vesikeln; die Freisetzung und der »Reuptake« über aktive Transportsysteme (abhängig von Mg^{2+}, ATP) in Quanten bei Eintreffen eines Aktionspotential in Anwesenheit von Ca^{2+}-Ionen. Die physiologische NA-Wirkung ist kurz und wird durch »Reuptake« (ca. 80%) durch postanglionäre Nervenendigung oder (zu einem kleinen Teil) enzymatischen Abbau (→ MAO und → COMT) beendet. Die NA-Elimination erfolgt in einer täglichen Menge von 2–4 g renal in der Form der Vanillinmandelsäure. NA wie Adrenalin ermöglichen die sympathischen Kampf- und Fluchtfunktionen mit entsprechend erhöhter Herzleistung (positive Ino- und Chronotropie, Hypertension), erhöhtem Glykogen-

bzw. Energieumsatz, Bronchodilatation, Perfusionsänderung zuungunsten der Peripherie, zugunsten der Muskulatur. Der Ire Robert Ford Whelan (Belfast 1922–1984) infundierte sich in einem Selbstexperiment eine Mischung von Noradrenalin und Adrenalin 1949 mit der Folge von irren Kopfschmerzen, BD 235/150 mmHg, Hirnödem, schweren Abdominal- und Thoraxkrämpfen, die zur Notfalleinweisung führten. Die Kopfschmerzattacken hielten noch 12 Tage an.

Nordenboos, N. (?–?). Bedeutender holländischer Schmerzphysiologe, beschrieb die polysynaptische Afferenzbahn Tractus spinothalamicus und verwies auf die Möglichkeit der Signalmodulation an Synapsen: »*Pain: problems pertaining to the transmission of nerve impulses which give rise to pain*« (1959).

NOS. Abk. für *NO*-Syntethase, der ultrakurze, multipotente, ubiquitäre gasförmige Neurotransmitter → NO wird u.a. im schmerzverarbeitenden Hinterhorn u.a. postsynaptisch über eine konstitutionelle sowie induktive (i) NOS produziert (s. Buch A, sowie Buch F).

Noskapin. *Syn.:* Noscapin, Narkotin, → Opiumalkaloide (Buch B/C).

Nosomanie. Wahn und Angst, an einer körperlichen. Erkrankung zu leiden.

Nosophobie. Pathologische Angst vor Erkrankung (z.B. Beispiel: Karzinophobie = Angst vor Krebs).

Nostalgie. Griech.: nóstos: Heimkehr, durch den Basler Arzt J. Hofer in seiner »*Dissertatio medica de Nostalgia oder Heimweh*« 1678 beschriebener seelischer Schmerz der Sehnsucht nach Heimat.

Notalgie. Rückenschmerz.

Notker Balbulus (ca. 840–912). »Der Stammler«, Benediktiner im Kloster St. Gallen (das mit dem Kloster der Insel Reichenau einen engen Kulturaustausch pflegte), Lehrer, Bibliothekar, Dichter und Vorgänger der heutigen Schmerz-Tod-Philosphie.

»Media vita in morte sumus«.

Nozizeption. Lat. nocere: Schaden zufügen, capere: erfassen. Schadenerfassung, neurophysiologischer Begriff, der alle Mechanismen, mit denen schädigende Reize erkannt und verarbeitet werden, bezeichnet. Als Antinozizeption wird die Unterdrückung der Prozessierung von noziven Reizen durch körpereigene Mechanismen (s. Endorphinsystem) oder iatrogen (pharmakologische Antinozizeption: → Antinozizeptiva) beschrieben.

Nozizeptor. Ein → Sensor (Nozisensor), der schädigende Reize erkennen und in ein spezifisches Nervensignal transduzieren kann (A_δ-, C- Nozisensoren, s. Buch A).

Nozizeptorschmerz. Schmerz, der durch Stimulation von → Nozizeptoren entsteht. (s. →Schmerzeinteilung Buch A).

NSAID. Abk. für »*non*-steroidal *anti-inflammatory drugs*«, s. → saure antipyretische Analgetika (sAA).

NSAR. Abk. für *nicht*-steroidale *Antirheumatika* → saure antipyretische Analgetika (sAA) mit antiphlogistischer Eigenschaft bezeichnet (s. Buch D/E/F).

NT. Abk. für *Neurotrophine*.

Nucleus accumbens. Kernsystem des Mittelhirns, »Zentrum für das sogenannte Belohnungssystem«, s. Buch A.

Nussbaum, Felix (Osnabrück 1904–verschollen). Bedeutender Maler, Ausbildung in Hamburg und Berlin, wo er die Malerin Felka Platek kennenlernt, Arbeiten in Rom (Villa Massimo, als Studiengast der Deutschen Akademie), Paris, Ostende, Brüssel, wo er 1940 verhaftet wurde. Internierungslager Saint Cyprien (s. auch A. → Schweitzer). Flucht über Bordeaux nach Brüssel. Im Juli 1944 zusammen mit seiner Frau Felka verhaftet und über das Sammellager Mechelen zum KZ Ausschwitz gebracht, dort wo auch sein Bruder sowie seine Eltern hingeführt worden waren. Verschollen bzw. 1946 aus dem belgischen Judenregister gestrichen. 1998 wurde in Osnabrück ein von Daniel Libeskind konzipiertes Felix-Nussbaum-Museum als Raum gegen das Vergessen eröffnet.

Nussbaum, Johann Nepomuk (1829–1890). Chirurgieprofessor in München; führte in Deutschland die chirurgische Antisepsis sowie Prämedikation ein, indem er durch die Gabe von 1 g Morphinacetat den perioperativen Chloroformbedarf verringern konnte.

Nyktalgie. Nur nachts auftretende Schmerzen.

Obdormition. Parästhesie im Sinne des »Einschlafens« von Extremitäten.

Oberflächenanästhesie. Ausschalten der Schmerzempfindung an Oberflächen (Hautorgan, Schleimhäute).

Oberflächenschmerzen. An Hautoberfläche empfundene Schmerzen (vgl. → Tiefenschmerzen).

Oberflächensensibilität. Thermische und mechanische Sensibilität an der Hautoberfläche (Berührungssinn, Wärmesinn).

Oberst, M.A. (1849–1925). Nach ihm wird die Oberst-Leitungsanästhesie an Finger und Zehen benannt.

ODA. Abk. für »*on demand analgesia*«.

Okzipitalneuralgie. Hinterhauptsneuralgie (z.B. als Folge einer Zervikalspondylose).

Okzipitalstich. Ältere Bezeichnung für Zugang zur zerebellomedullären Zisterne, z.B. für supraspinale intrathekale Wirkstoffapplikation.

Ommaya-Reservoir. Nach A.K. Ommaya und R.A. Ratcheson, 1968, sowie A.K. Ommaya 1984:«*Implantable devices for chronic access and drug delivery to the central nervous system*» im Bereich des ZNS stereotaktisch implantierbares Reservoir, das als therapeutisches System (früher hauptsächlich zur Liquordrainage) eingesetzt werden kann.

Omodynie. *Syn.:* Omalgie, Schmerzen im Schulterbereich.

Onkogen. »Geschwulst erzeugend«, Gensequenzen die zur Eiweißbiosynthese von Proteinen führen. Protoonkogene wie c-fos, c-jun sind zuerst im Tierversuch mit Retroviren nachgewiesen worden, sie werden zu den sog. Transskriptionsfaktoren gezählt. Protoonkogene sind instabil und werden über multiple proteolytische Abbauwege degradiert.

Opioid-rotating. Wechsel von einem Opioid auf ein anderes Opioid gleicher Dynamik innerhalb der gleichen Stufentherapie, Indikation: bei unzureichender Analgesie nach einer gewissen Zeit, wegen Vorkommen einer inkompletten Kreuztoleranz, wird in der Regel die Dosis des Zweitopioids um ca. 30–50% reduziert und entsprechend mögliche Analgesielücken durch nichtretardierte, raschwirksame Opioide geschlossen (s. Buch C).

Opiat. Natürliche Wirkstoffe, die eine selektive Affinität zu Opioidrezeptoren aufweisen.

Opiattrias. Opiattypische Nebenwirkungen: Atemdepression, Koma, Miosis.

Opioidligand. Ligand mit hoher, selektiver Affinität zu einem der Opioidrezeptoren. Man kann zwischen natürlichen (Opiat) sowie synthetischen Endo- und Exoliganden unterscheiden.

Opioidrezeptoren. Rezeptoren, die eine pharmakologische Affinität zu opioidergen Exo- und Endoliganden haben. Man unterscheidet 3 Subtypen, nämlich μ-Rezeptor (MOR bzw. Opioidrezeptor-3), κ-Rezeptor (KOR bzw. Opioidrezeptor-2) und δ-Rezeptor (DOR bzw. Opioidrezeptor-1). Daneben werden putative Rezeptoren wie Orphan-like-OR diskutiert (s. Buch B).

Opium. Eingetrockneter Milchsaft der unreifen Früchte von Schlafmohn. Besteht zu ca. 75% aus inerten Stoffen (Kautschuk, Pektin, Harze, Wachse etc.) und zu 25% aus Alkaloiden, die an organische Säuren (insbesondere Mekonsäure) gebunden sind. Von den Alkaloiden können 2 Gruppen unterschieden werden: die Gruppe der → Phenanthrene (auch Morphinanreihe genannt: Morphin, Codein, Thebain; s. Buch B) sowie die Gruppe der nicht analgetisch, aber spasmolytisch wirkenden Benzylisochinoline (Papaverin, Narcotin). Wahrscheinlich aus Zypern während der 18. Dynastie (1551–1436 v. Chr.)

nach Ägypten importiert (aufgefunden wurden u.a. Töpfe mit Papaver-somniferum-Samen) und damit im Mittelmeerraum verwendet.

Opium concentratum. Opiumkonzentrat (enthält ca. 50% Morphin).

Opium crudum. Rohopium.

Orchialgie. Testikuläre akute oder chronische primäre und sekundäre Schmerzzustände.

Organon. Durch durch Salomon van Zwanenberg und Professor Ernst Laqueur 1923 in Oss, Niederlande, gegründetes pharmazeutisches Unternehmen. Der Organonforscher Tausk arbeitete u.a. mit T. → Reichstein zusammen.

Organum vasculosum laminae terminalis. Syn.supraoptische Krete, prächiasmatische Drüs. Zirkumventrikuläres Organ mit fenestrierten Kapillaren, weitem, flüssigkeitsgefülltem Perivaskularraum und Neuronen mit Projektion in supraoptische Kerngebiete. Putative Funktion: Sensorfunktion für das ZNS, z.B. Detektion im Blut zirkulierender Immunsignale wie IL-1 und sekundäre Aktivatierung des zentralen induzierbaren präoptischen COX-2 Systems (z.B. Fieberreaktion).

OROS. Abk. für *orale osmotische Systeme* (→ therapeutische Systeme).

orphan drugs. Umsatzschwache, deshalb in den USA durch einen Spezialstatus unterstützte, oft lebensrettende Medikamente, die im Rahmen der von Markenherstellern getätigten Forschung anfallen, bezeichnenderweise nie von sogenannten (forschungsfremden) Generikaherstellern.

Orphan-like-Rezeptor. In die Koregulation der Freisetzung von Methionin-Enkephalin involviert, bei Aktivierung kann eine Naloxon-unabhängige Hyperalgesie (wahrscheinlich über G-Protein-aktivierte K+-Kanäle) bis opioid-abhängige Hypoalgesie induziert werden. Da seine Affinität für die 3 klassischen Opioidrezeptoren μ-/κ-/δ- niedrig ist, gilt er nicht als eigentlicher Opioidrezeptor (s. Buch B). Protein von 370 Aminosäuren, G-Protein-gekuppelt, 7 Membrandomainen, strukturmässig mit Dynorphin A verwandt. Im ZNS v.a. im limbischen System (Mandelkern, Hippocampus, Septum, Habenula) sowie Hypothalamus und Rückenmark nachweisbar. Endoligand → Nociceptin, hohe Affinität auch für → Etorphin und → Lofentanil.

Ossietzky, Carl von (Hamburg 1889–1938 Berlin). Einer der engagiertesten deutschen Republikaner (»*Das freie Volk*«) und Pazifisten (»*Deutsche Friedensgesellschaft*«, 1919). Publizist der Weltbühne, als Nachfolger von Siegfried Jacobsohn und Kurt Tucholsky. 1933 durch die Gestapo verhaftet und im KZ Sonnenburg inhaftiert. Wegen seiner Nomination zum Friedensnobelpreis auf

Anweisung Hitlers 1936 entlassen. An den Folgen der KZ-Haft frühzeitig in Berlin verstorben.

Ostealgie. Knochenschmerz.

Osteodynie. Knochenschmerz.

Osteopathia idiopathica Albright-Reifenstein-Forbes. Generalisierte, schubweise auftretende Knochenschmerzen unbekannter Genese (Hyperkalziurie, Hyperkalzämie, Asthenie).

Otalgie. *Syn.:* Otagra, Otodynie, Schmerzzustände im Ohrbereich.

OTC. Engl. Abk. für »*Over the counter*« (»Über die Theke«), nicht der Rezeptpflicht oder aus der Rezeptpflicht entlassene Arzneimittel zur Selbstmedikation.

Overton, C.E. (Cheshire 1865–1933 Lund). In England als ferner Verwandter Darwins geborener und im schwedischen Lund verstorbener Universalforscher (Botanik, Anästhesiologie, Pharmakologie, Physiologie). Veröffentlichte 1899 u.a.: »*Über die allgemeinen osmotischen Eigenschaften der Zelle: ihre vermutlichen Ursachen und ihre Bedeutung für die Physiologie*«, Zürich, sowie Monographie 1901 »*Studien über die Narkose, zugleich ein Beitrag zur allgemeinen Pharmakologie*«, Jena, heute Grundlage der sogenannten → Overton-Meyer-Narkosetheorie. Overton zitiert im Einführungsteil seiner schon im Aufbau beispielhaften Schrift u.a. die Odyssee, wo Helena dem Telemachus einen Leiden und Schmerz vergessenden Trank zubereitet und verweist auf das Interesse von Berichten über Opium- und Cannabis-indica-Erlebnissen und zitiert schlussendlich den Beginn der Narkoseära mit Horace Wells sowie Humphrey Davies. U.a. verweist Overton auf die Arbeiten der bedeutenden frz. Schule (A. Dastre, R. Dubois, P. Bert), v.a. Claude → Bernard (»*Lecons sur les effets des substances toxiques et medicamenteux*«, 1857), die versuchte, zwischen Anästhetika und Narkotika zu unterscheiden und entsprechende Tierversuche mit Chloroform oder Morphin unternahm. In Overtons Narkosestudien wurden u.a. methodisch die Wirkstoffe → Antipyrin, → Nikotin, → Morphin und → Thebain auf ihre Wirkung am Frosch untersucht. Auch erwähnte der Autor in seinen Schlussfolgerungen die Möglichkeit, durch direkte Applikation am Nerven eine reversible Transmissionshemmung erzeugen zu können. Overton unterschied spezifische und unspezifische Narkotika. Er beschrieb die transzelluläre Passage dieser Stoffe und die passive Elimination, sobald die Wirkstoffkonzentration in der extrazellulären Flüssigkeit abnimmt. Er postulierte eine reversible chemische Interferenz dieser Stoffe mit der neuronalen Lipidmembran und beschrieb die Relation zwischen Partitionskoeffizient und Potenz sowie die Relationen zwischen chemischen Struktureigenschaften und Wirkung. Im Appendix

beschrieb er mögliche Detoxifikationsverfahren mittels Dialyse: in aufsteigender Konzentration wird die Intoxikationsphase am Versuchstier induziert, danach durch Eintauchen in Lösungen bzw. Lösungskammern entgiftet. Die präzisen Versuchsanordnungen führten zur Erweiterung dieser Methode (Peritonäalspülungen, Intestinalspülungen etc.). Overton weist u.a. auf die Bedeutung der Serumkonzentration des Wirkstoffes, auf die Ionenzusammensetzung der Spülflüssigkeit, auf die Relation Ionisierung und Membranpenetrationsfähigkeit, auf die künstliche Ansäuerung und forcierte Diurese als Eliminationsmechanismus etc. hin.

Owen, Wilfred (1893–1918). Brit. Literat, mehrfach verwundet, starb 1 Woche vor Kriegsende in einem Gefecht.

OWS. Abk. für »*opiate withdrawal syndrome*«.

P.ae. Abk. für »*partes aequales*«: zu gleichen Teilen.

Pacchionische Granulationen. Nach dem röm. Anatomen A.P. Pacchioni (1665–1726) benannte arachnoidale Granulationen zur Liquorresorption.

Pacini, F. (1812–1883). Florenzer Anatom, veröffentlichte 1849 in Pistoia Arbeiten u.a. über die Corpuscula lamellosa (Vibrationsrezeptoren): »*Nuovi organi scoperti nel corpo umano*«.

PAG. Abk. für *periaquäduktales Grau*. Die elektrische Stimulation des PAG, die eine zentrale Analgesie auslöst, wurde 1969 durch D.V. Reynolds zum ersten Mal beschrieben (s. Buch A).

Pagés, Miravé Fidel (Huesca 1886–1923 Autounfall). Span. Chirurg, gründete 1919 »*Revista Espanola de Cirurgía*«, sowie »*Anestesia metamérica*« (1921). Ihm (und nicht → Dogliotti) wird von span. Seite die Begründung der Epiduralanästhesie zugeschrieben.

Pagni, Carlo Alberto (La Spezia *1931). Professur/Direktion des Departementes für Neurochirurgie der Universität Torino (Turin/Piemont). Publizierte 1969 mit Cassinari: »*Central pain. A neurosurgical survey*«, Harvard Univ.-Press, Cambridge/Mass. Weitere Buchpublikationen u.a. mit → Bonica und → Ventafridda 1974 »*Recent advances on pain. Pathophysiology and clinical aspects*« (Thomas, Springfield Ill) und 1982 »*Advances in pain research and therapy*« (Vol. 4, Raven Press, New York). Gründungsmitglied → IASP sowie AISD (Italian Association for the Study of Pain).

Pain. Das englische Wort hat seinen Ursprung im lateinischen Wort poena und im griechischen Wort poine. Poena kann mit Strafe übersetzt werden, das griechische Wort poine lässt sich mit Pein umschreiben. Penalty, dt. Strafstoss (s. Buch H-I).

Pain. Publikationsorgan der → IASP (1975).

Painful-arm-and-moving-fingers-Syndrom. Sehr seltenes Schmerzsyndrom mit kontinuierlichen unwillkürlichen (schmerzhaften) Kontrakturen der Handmuskeln.

Pallästhesie. Vibrationsgefühl, Tiefensensibilität, kann bei Polyneuropathien verändert sein.

palliativ. Lat. pallium, dt. der Mantel. Im Gegensatz zu »kurativ« (lat. curare, dt. heilen) nur symptombehandelnd, z.B. Befreiung und Linderung von lebensvergällenden Symptomen wie Schmerz, Angst, Nausea und Emesis etc.

Panizza, Oskar (Bad Kissingen 1853–1921 Würzburg). Studium der Medizin, Philosophie und Literatur. Nach Promotion Arzt in einer Münchner Irrenanstalt. Wurde wegen »Vergehens wider die Religion« zu einem Jahr Gefängnis verurteilt. Verfiel im späteren schweizer Exil dem Wahnsinn. 1886 »*Düstere Lieder*«, 1893 »*Die unbefleckte Empfängnis der Päpste*«.

Papez, James (1883–1958). Bedeutender am. Neurologe. »*Comparative neurology*« (1929). Postulierte Funktionskreise zwischen Hippocampus → Thalamus ⇔ Kortex ⇔ Cingulatum ⇔ Hippocampus (s. Buch A).

Pappelsalbe. Enthält Salicin, Populin, Gerb- und Aromastoffe etc. In der Volksmedizin als antiphlogistisch-analgetische Salbe verwendet.

Paracelsus, Philipp Theophrastus Bombastus von Hohenheim (1493–1541). Arzt und Naturforscher; schrieb über Opium:

> »Ich habe ein Arcanum, heiße ich Laudanum, ist über alle, wo es zum Tode weichen will«.

Paracelsus erwähnte als erster die Sage der Wassernymphe Undine (s. Buch B: → *Undines Fluch*).

paradoxe Analgesie. Das Phänomen, dass durch minimale Gabe von spezifischen Opioidantagonisten (Naloxon) ein analgetischer Effekt ausgelöst werden kann.

Parästhesie. Missempfindungen, z.B. Kribbeln, Ameisenlaufen etc.

Paré, Ambroise (ca. 1510–1590). Barbier, Königs- und Kriegschirurg. Behandelte als erster Schusswunden mit kühlenden Salben (statt siedendem Öl) und erfand lokale Nervenkompression zu Analgesiezwecken. Beschrieb nach peripherer Nervenläsion auftretende (neuropathische) Schmerzzustände von brennendem Charakter bei König Charles IV.

Parenteralia. Arzneimittel für parenterale Anwendung, Iniectabilia (Injektionsflüssigkeiten), Infundibilia (Infusionsflüssigkeiten). Zu den Parenteralia werden auch entsprechende Injektionspulver (Pulveres solvendi parenterales) und Injektionstabletten (Compressi solvendi) gerechnet, die entsprechend fachgerecht (steril, blutverträglich etc.) in Lösungen aufgelöst werden müssen.

Parese. Unvollständige Paralyse.

Parkinson, James P. (1755–1824 Hoxton/England). Chirurg, postulierte, dass Kenntnisse in den klassischen Sprachen, Philosophie sowie Stenographie Voraussetzungen für das Arzstudium seien. Daneben auch Sozialkritiker, Hobby-Geologe und Paläontologe. Nach ihm wird der Morbus Parkinson sowie das Parkinson-Syndrom benannt. 1817: »*An essay of the shaking palsy*« (ebenfalls nach P. Ausdruck: Paralysis agitans). Als Parkinsonoid wird die medikamentös (s. Dopaminantagonisten) induzierte Symptomatik mit Rigor, Tremor, Akinese etc. bezeichnet.

paroxysmal. In Anfällen auftretend.

PASS. Abk. für »*Pain Anxiety Symptoms Scale*« (s. Buch A).

Pastae Pasten, hochkonzentrierte Suspensionen, die aus unlösliche Pulvern, flüssigen oder salbenartigen Vehikeln bestehen.

Pasternak, Gavril W. (Brooklyn/New York *1947). Ausbildung und später Lehre und Forschung in Neurologie, Pharmakologie, Chemie, Algesiologie an führenden Instituten (Johns Hopkins University, Memorial Sloan-Kettering Cancer Center, Cornell University, The New York Hospital), mehr als 270 wissenschaftliche Publikationen und Bücher: »*Analgesics: neurochemical, behavioral and clinical perspectives*« zusammen mit J.M. Kuhar (Raven Press, New York 1984); »*The opiate receptors*« (Raven Press, New York 1988), editoriale Tätigkeiten (u.a. Life Sciences, Molecular Pharmacology, J Pharmacol Exp Ther, Cell Mol Neurobiol, Synapse, Neuropharmacol etc.). Erhielt diverse akademische Ehrungen.

Pathos. Griech. seelischer Schmerz (→ Tschaikowski hat Pathos musikalisch in seiner 6. Sinfonie, der »Pathétique«, zum Ausdruck gebracht bzw. »übersetzt«).

Patterntheorie. Nach G.C. Weddell (1955) benannte Theorie, nach der die Qualität einer Schmerzempfindung nicht von der Aktivierung spezifischer Rezeptoren und damit spezifischer Fasern abhängt, sondern von zeitlichen Erregungsmuster (engl.: »pattern«) in einer Faser und von der räumlichen Erregungsverteilung in mehreren Fasern. Dagegen spricht, dass spezifische Nozizeptoren, d.h. Rezeptoren, die auf bestimmte Reize eine niedrige Reizschwelle besitzen, nachgewiesen wurden.

Pauling, Linus (Portland/Oregon 1901–1994). Sohn eines eingewanderten dt. Apothekers, Studium der Mathematik, Physik und Chemie. Nobelpreis 1954 für Chemie für die »Molekularstruktur der Proteine«. Aktivist gegen Atomtests, 1958 Übergabe einer – u. a. auch von Pablo Casals, Bertrand Russel und Albert Schweitzer – unterzeichneten Liste von 13.000 Wissenschaftern an die »Vereinten Nationen«. Nobelpreis für Frieden 1962, nachträglich, nachdem das Moskauer Atomteststopabkommen 1963 unterzeichnet worden war. Pauling erarbeitete persönliche Ideen über Zusammenhänge zwischen Wirkstoffen und Krankheiten (z. B. Vitamin C und Krebs). Pauling schuf und definierte den, unterdessen leider von vielen, alternativen Quacksalbern missbrauchten, Begriff einer »orthomolekularen Medizin« in den Jahren 1967/68 wie folgt:

> »Orthomolecular medicine is the preservation of health and the treatment of disease by the provision of the optimum molecular constitution of the body, especially the optimum concentration of substances that are normally present in the human body and are required for life. The adjective orthomolecular is used to express the idea of the right molecules in the right concentration.«

Pawlow, I.P. (1849–1936). Nobelpreis für Medizin 1904, bedeutender russischer Forscher in der Herzphysiologie, Verdauung, ZNS und Psychophysiologie. Militanter Gegner des Kommunismus. Nach ihm wird der bedingte Pawlow-Reflex (1911) benannt.

PBU. Abk. für *psychobiologische Untersuchung.*

PCA. Engl. Abk. für »*patient-controlled-analgesia*«, *Syn.* »on-demand analgesia«.

PCINA. Abk. für *patientenkontrollierte intranasale Analgesie* (s. Buch Kinetik).

PDP. Abk. für *Pachydermoperiostosis,* einer primär hypertrophischen Osteoartropathie mit Klumpfinger, Arthritis und Pachydermie. Ein seltenes Krankheitsbild, das mit erheblichen Gelenkschmerzen verbunden ist. → Colchicin (Buch F und G).

Peak. Engl., Kinetik: der Gipfel; Plasmakonzentrationsmaximum.

Péguy, Charles (1873–1914). Bedeutender frz.-katholischer Literat (»Jeanne d'Arc«) und Poet von hoher Moralität (unterstützte Dreifus, sozialistische Manifeste für eine bessere Welt etc.).

Pelipathia vegetativa. *Syn.:* Plexalgia dolorosa, Beckenneuralgie etc. Unklar definierte schmerzhafte Unterleibsbeschwerden.

Periaquäduktales Grau. → PAG, Syn. Höhlengrau, Substantia grisea centralis, Substantia grisea, PNA.

Perikaryon. Im Gegensatz zum Zytoplasma der Fortsätze der um den Zellkern herumgelagerte Zellleib.

Periodisches familiäres Mittelmeerfieber. Intermittierende periodische Anfälle von Fieber, Ödeme, Arthralgie, Magenschmerzen, Nausea und Emesis → Colchicin (Buch F und G).

perkutane Chemonukleolyse. Gezielt dosierte neurolytische therapeutische Schädigung über transkutan applizierte chemische Stoffe, z. B. des Ganglion Gasseri.

perkutane Mikrokompression. Gezielte mechanische therapeutische Nervenschädigung durch Kompression, z. B. mittels perkutan unter Bildwandlerkontrolle eingeführten Ballonkatheters im Cavum Meckeli.

perkutane Thermonukleolyse. *Syn.:* Thermoläsion, z. B. gezielte und dosierte Thermoläsion über Radiofrequenzsonde bei Erkrankungen des Ganglion Gasseri.

Perthes, Georg (Moers/Rheinland 1869–1927 Arosa). Medizinstudium in Freiburg, Berlin und Bonn. Assistent von Friedrich von Trendelenburg. Pionier der Lokalanästhesie mittels elektrischer Stimulation. Erfand die Perthes-Staubinde (»Kompressor«) zur künstlichen Blutleere, eine bipolare Elektrode zur intraoperativen Nervenstimulation, Absaugpumpen und schrieb 1912: »Über Leitungsanästhesie unter Zuhilfenahme elektrischer Reizung« (entspricht der modernen peripheren Nervenstimulation).

Pertussistoxin. Aus Bordetella pertussis gewonnnes biologisch aktives, toxisches, in der Forschung eingesetztes Protein.

Perzeption. Wahrnehmung bzw. »Translation zentraler neuronaler Aktivitätsmuster in die bewusste Empfindung und Wahrnehmung« (z. B. Nozitranslation, Buch A).

PET. Abk. für *Positronenemissionstomographie* (s. Buch A). Unter Verwendung kurzlebiger Radioisotope kann über die Quantifizierung der damit verbundenen γ-Strahlung die Lokalisation, Blutflussänderungen wie rCBF, »regional cerebral blood flow«, die Aktivierung von Hirnabschnitten bei experimentellen Reizen, die Kinetik von zentralgängigen Wirkstoffen etc. ermittelt werden.

Pfeffer, Wilhelm (Grebenstein 1845–1920 Leipzig). Botaniker und Apotheker. 1877 Grundlagenforschung über osmotische Untersuchungen, 1881 »*Pflanzenphysiolo-*

gie«. Nach ihm wird die sog. Pfeffersche Zelle für Osmobestimmungsmessungen genannt.

Pfotentests. Die experimentelle Reizung der Pfote von Versuchstieren mit Entzündungsmediatoren (Freunds Adjuvans, Irländisches Moos etc.), mechanischen oder thermischen Reizen.

Phantomschmerz. Nach Amputation auftretende → neuropathische Schmerzen, die im Bereich des amputierten Gliedes empfunden werden, entsprechend auch Phantomsensationen, s. Buch A.

Pharmakopoe. Siehe Arzneibuch.

Pharmakopoenamen. Je nach nationaler Pharmakopoe von der INN-Nomenklatur abweichende, nationale Namengebung für Wirkstoffe.

Phase I, II, III, IV. Die 4 Phasen der klinischen Prüfung eines neuen Wirkstoffs, wobei die Phase I vereinfacht ein Toleranztest an gesunden Probanden, die Phase II ein Test auf diee Therapiewirkung an stationären Patienten, die Phase III eine klinische Prüfung in Bezug auf Interaktionen, Langzeitanwendung und die Phase IV die Nachprüfung eines registrierten und klinisch eingeführten Wirkstoffs auf auffällige Nebenwirkungen bei Langzeiterfahrung im Sinne des sogenannten → »drug safety monitoring« umfasst.

Phenacetin-Niere. Spezifische Schädigung der Nieren (Kapillarsklerose) durch jahrelangen Abusus von Phenacetin-haltigen Arzneimitteln in hohen Dosen. Der Begriff »Phenacetin-Niere« wurde zur »Analgetika-Niere« verallgemeinert, obwohl es nach neuesten Ergebnissen keine überzeugende Evidenz dafür gibt, dass die Einnahme von antipyretischen Analgetika in Form von Mono- oder Kombinationsanalgetika (mit und ohne Coffein) zu einer chronischen Nierenerkrankung vom Typ einer »Phenacetin-Niere« führen kann.

Phencyclidin. Chem. 1-(1-Phenylcyclohexyl)-piperidin, ein Halluzinogen (als Anästhetikum in der Veterinärmedizin eingesetzt), mit → Ketamin verwandt, ähnliche klinische Wirkungen, NMDA-Antagonist, Katecholamin-uptake-Hemmer, σ- Wirkungen. Als PCP und Angel Dust in der Drogenszene missbraucht.

PHI. Abk. für *peptide histidin isoleucin*, ein 27 Aminosäurenpeptid mit Histidin am N-Terminal bzw. Isoleucin am C-Terminal. Im GI-Trakt sezerniert aber an multiplen bioaktiven neuronalen Prozessen beteiligt, peripher kardiovaskulären, im GI- und Atemwegsystem sowie ZNS). Genaue biologische Funktion unklar.

Phosphorylierung. Die Veresterung von Ortho- und Pyrophosphorsäure mit organischen Verbindungen, die OH-Gruppen enthalten. Der »Phosphorylierungstrick« erlaubt, die Funktion von Rezeptoren und Messenger zu verändern; z.B. Untereinheiten der → ACh-Rezeptoren

– durch Enzymsysteme (cAMP-abhängige Proteinkinase A und Proteinkinase C) phosphoryliert – verändern ihre intrinsische Aktivität, d. h. die Regulation der Sensitivität.

Piko. Abk. pn, dezimales Vielfaches in der Ordnung 10^{-12}= 0,000.000.000.001.

PIPS. Schmerzpraxis, engl. Abk. für *premature infant pain score*. Schmerzindex, der den Gesichtsausdruck das Weinen, die Atmung, die Haltung der Arme und Beine sowie den Gemütszustand des Frühgeborenen berücksichtigt.

Piria, Raffaele (1815–1865). In Turin und Pisa tätig, stellte 1838 Salicylsäure aus dem natürlichen Glykosid Salicin der Weidenbaumrinde (Salix) dar (s. Wirkstoffprofil Salicylsäure Buch E).

Piriformis-Syndrom. Schmerzhaftes Syndrom nach Traumatisierung des M. piriformis.

pK_a-Wert. Gibt den pH-Wert an, bei welchem der Wirkstoff zur Hälfte ionisiert ist. Bei schwachen Säuren induziert eine pH-Erhöhung (gegen die basische Seite) eine logarithmische Zunahme des Ionisationsgrads ab dem wirkstoffeigenen sog. pK_a-Wert. Im sauren Magenmilieu sind schwache Säuren (z.B. antipyretische Analgetika) weniger ionisiert und werden deshalb besser resorbiert, im Gegensatz zu basischen Wirkstoffen. Aspirin (tiefer pK_a-Wert 3,4) wird im Dünndarm (pH basisch) schlechter als im Magen resorbiert. Diese Resorptionseinbusse wird quantitativ durch die viel größere Dünndarmresorptionsoberfläche wettgemacht.

Placebo. *Auch:* Plazebo, wirkstofffreies, vom Original äußerlich nicht unterscheidbares Falsumpräparat (lat. »Ich werde zufrieden sein«). Placebopräparate sind seit uralter Zeit beschrieben, so die von Thomas Jefferson (1743–1826) beschriebenen gefärbten Wassertropfen, Brotkrümelpillen oder Hickoray-Holz-Pülverchen, die bei vielen Patienten eine gute Wirkung ergaben und sozusagen einen »pious fraud« darstellten. Ähnliches berichtete Richard Cabot (1868–1939). Die systematische Auswertung solcher Erfahrungen wurde erst nach dem 2. Weltkrieg im Rahmen epidemiologischer Überlegungen Routine. Siehe auch → Blindversuch, → Nocebo, → Henry K Beecher, → Cochranebewegung, → Statistik.

Placeboeffekt. Durch Placebogabe auslösbarer suggestiver Effekt (kann bis 40% ausmachen, deshalb offene Studien weniger aussagefähig als → geblindete oder → doppelt geblindete). Der Placeboeffekt gleicht einer Pawlowschen Konditionierung bzw. psychischen Aktivierung verschiedenster endogener Schmerzsysteme. Ein solcher Placeboeffekt kann durch Naloxon antagonisiert werden, wobei aber Gracely und Dubner auch bei naloxongeblindeten Probanden – bei Blockierung les endogenen Opioidsystem – den Placeboeffekt auslösen konnten. Die exakten chemophysischen wie auch psychosozialen Wirkmechanismen sind noch nicht vollständig erforscht. Gegenteil: → Noceboeffekt, entsprechend dem negativen Placeboeffekt. Beispiel: $^2/_3$ von Probanden entwickelten milde Kopfwehschmerzen, wenn ihnen gesagt wurde, (nichtexistierende) elektrische Ströme würden auf dem Kopf appliziert.

Pleurodynie. Bei der Bornhomer Krankheit auftretende heftige, muskuläre Schmerzen in der unteren Thoraxgegend.

Pohl, Julius (Prag 1861–??). Studium und Promotion der Medizin 1884, Assistent Hofmeisters in Prag. Habilitation 1892 für experimentelle Pharmakologie. Ab 1911 Direktor des pharmakologischen Instituts der Universität Breslau. Beschrieb schon 1915 den Einsatz des, heute als partiellen Antagonisten eingeteilten und nicht mehr verwendeten, N-Allyl-Codein bei Morphinvergiftung.

Polymyalgia rheumatica. Ein Krankheitssyndrom bei älteren, v.a. weiblichen, kaukasischen Patienten mit Muskel- und Gelenkschmerzen, hoher Blutsenkung und spontanem Ausheilen. Klinisch und pathophysiologisch mit Horton-Syndrom in Zusammenhang gebracht.

Polyneuritis. Entzündliche Erkrankung mehrerer Nerven.

Populin. Das 5-Benzoylderivat des Salicin. In der Rinde von Pappelarten enthalten. Als Extrakt in Pappelsalbe enthalten.

Port. Implantierbare, in der Regel subkutan, mit dem entsprechenden rückenmarknahe Katheter fest verbundene Injektionskammern für kontinuierliche sowie Bolusgabe im Sinne einer mittelfristigen Therapie (s. auch Pumpen). Der Wirkstoff wird über atraumatische, nichtstanzende Huber-Nadeln zugefügt. Je nach Hersteller verfügen Ports über Partikelfilter (Porendurchmesser ~ 50 µm) sowie eigentliche Bakterienfilter (Porendurchmesser 15–20 µm), um das Einspülen von Partikeln (Kautschukabrieb, Kunststoffspäne etc.) bzw. Bakterien zu vermindern. Diese Filter sind in der Regel am Reservoirausgang angebracht. Als sog. side-port wird der vor dem Filter gelegene Apparatabschnitt bezeichnet, der vor iatrogenen Infektionen wenig geschützt ist.

Port-Pumpen. Port mit in der Regel zentralem Pumpenseptum, einem zentralen Pumpenreservoir sowie durch Ventile untereinander getrennten kleinen Injektionskammern, die über Druckknopf eine definierte Wirkstoffmenge an das anschliessende Kathetersystem abgeben. Möglichkeit von Repetitionsdosen, aber kein kontinuierliche Abgabe. Wegen einfacher Bauweise sind Port-Pumpen preisgünstig und klein, keine Energiequelle notwendig etc.

Potenzen. Nach → Hahnemann, da nach → Avogadro in Verdünnungen >C12 oder >D23 kein Molekül des ursprünglichen Arzneistoffes mehr vorhanden sein kann, wird postuliert, die »Information des Heilmittels« werde auf den Trägerstoff »übertragen« (Potenzierung bzw. »Dynamisierung«).

Potenzierung. Nach dem Homöopatischen Arzneibuch (1978) die stufenweise Verdünnung fester oder flüssiger Zubereitungen nach der jeweils angegebenen Vorschrift. Das Zeichen »D« kennzeichnet Verdünnungen im Verhältnis 1:10; »C« im Verhältnis 1:100. Die Angaben »im Verhältnis 10:10« bedeutet das Verarbeiten von 1 Teil mit 9 Teilen; die Angabe »im Verhältnis 1:100« das Verarbeiten von 1 Teil mit 99 Teilen. Eine den Zeichen D oder C hinzugefügte Zahl kennzeichnet in der Regel die Anzahl der Verdünnungsschritte. Zur Potenzierung wird nach der jeweiligen Vorschrift verdünnt und jedesmal mindestens 10-mal kräftig geschüttelt. Beim Einsatz mechanischer Schüttelmaschinen ist darauf zu achten, dass »der Bewegungsablauf der manuellen Verschüttelung hinsichtlich Frequenz und Strecke entspricht«. In der schweiz. Ärztezeitung werden homöopatische Mittel auch mit dem Prädikat »handgeschüttelt« angeboten.

Prädiktoren. Zum Beispiel Schmerzprädikatoren, die Wahl einer minimalinvasiven Technik ist ein Prädiktor. Aus der Statistik entlehnter Begriff: ein »predictive value« ist ein Vorhersagewert.

präsystemische Biotransformation. Die Biotransformation auf dem Weg des Applikationsortes zum Zielorgen (z. B. Darmwand, erste Leberpassage, Pulmonalpassage etc.). Die präsystemische Biotransformation kann die Bioverfügbarkeit eines Wirkstoffes erheblich reduzieren, eine präsystemische Biotransformation kann auch ausgenutzt werden, um eine Prodrug in die aktive Form zu überführen.

Pravaz, Charles Gabriel (Le Pont-de-Beauvoisin 1791–1853 Lyon). Französischer Chirurg (Orthopädie, Aneurysmenchirurgie), verbesserte 1853 die → Woodsche Hohlnadel, publiziert 1855: »*Sur un nouveau moyen d'opérer la coagulation du sang dans les artères applicable à la guérison des anévrismes*«.

pre-emptive analgesia. Im engeren Sinne die therapeutische spinale, spezifische und komplette Barrage vor jeglichem nozizeptivem Influx (s. Buch A). Präemptive antiemetische Therapie: die spezifische therapeutische Gabe von Antiemetika vor der emetogenen Exposition reduziert das Auftreten antizipatorischer Nausea und Emesis.

Prix-Galien. Durch Roland Mehl 1970 in Frankreich begründeter Preis für Verdienste im Bereich der Pharmazeutik. 1995 z. B. für die Entwicklung von → EMLA;

in Deutschland 1985 als Claudius-Galenus-Preis, heute Galenus-von-Pergamon-Preis gegründet (Stifter ist die »Ärzte-Zeitung«).

Procacci, Paolo (Florenz *1932). Professor für Innere Medizin der Universität Florenz. Schüler von Ugo → Teodori. Eminenter Schmerzforscher mit Tätigkeit in England, Schweden, Frankreich und USA. »*A survey of modern concepts on pain. Handbook of clinical neurology. Vol. 1*« (North Holland Publishing Company, 1969), »*Rhythmic changes of the cutaneous pain threshold in man*« (1974), »*Pain threshold measurement in man*« (1974), »*Cutaneous pain threshold changes after sympathetic block in reflex dystrophies*« (1975), »*Clinical approach to visceral sensation*« (1986) sowie Mitarbeit an Bonicas »*The management of pain*« (1992, Lea & Febiger, Philadelphia) und Wall und Melzacks »*Textbook of pain*« (1994, Churchill Livingstone, Edinburgh). Gründungsmitglied der IASP sowie deren italienischer Branche.

Prodrug. *Syn.*: Propharmakon, Vorstufe, inaktive Vorstufen von Wirkstoffen, die in der Regel dann nach Resorption entweder spontan (pH-abhängig) oder durch Biotransformation in die aktive Wirkstoffform überführt werden.

Proktalgie. Neuralgische Schmerzen im Analbereich.

Proktodynie. Chronische Schmerzen im rektoanalen Bereich, auch paroxysmal-akut als → Proctalgia fugax beschrieben.

Proopiomelanocortin. Im vorderen Hypophysenlappen, Hypothalamus, ZNS und peripheren Geweben synthetisiertes Präkursorprotein (MW 30.000), das u.a. die Aminosäurensequenz von ACTH, β-Lipotropin (→ Endorphine, Metenkephalin, β- Endorphin; s. Buch B) und α-MSH enthält.

Propionsäure. CH_3-CH_2-COOH. Propionsäurederivate sind → Flurbiprofen, → Ibuprofen etc. (Wirkstoffprofile s. Buch E).

Prosopalgie. Gesichtsnervenneuralgie.

Prostadynie. Persistierende, klinisch und äthiologisch unklare Beschwerden im Zusammenhang mit Urinlassen inkl. perinäalen Schmerzsymptomen (exkl. akute Prostatitis).

Prostaglandine. Abk. PG, nach → von Euler benannter ungenauer Sammelbegriff für aus Arachidonsäure stammenden Gewebshormone (heute → Prostanoide). Für die Entdeckung der PG erhielten 1982 Bengt Ingemar Bergstrom, John Robert Vane und Sune K. Bergstrom den Nobelpreis.

Prostaglandinismus. Pathologisch vermehrte Prostaglandinbildung beim → Bartter-Syndrom.

Prostaglandinrezeptoren. Zelloberflächenrezeptoren mit hochspezifischer Affinität für die entsprechenden endogenen Prostaglandin-Populationen PGD2, PGE2, PGF2α, PGI2 (Prostacyclin) und TXA2. PGD2-Rezeptor (DP-Rezeptoren), PGE2-Rezeptoren (mit Subtypen EP1,EP2,EP3, EP4), PGF2-α (FP-Rezeptor) sowie Prostacyclin-Rezeptor (IP-Rezeptoren). Schmerzklinik: EP-1 Rezeptor (schmerzvermittelnd); EP-3 Rezeptor (gastrische Homöoastase, s. sAA).

Prostanoide. Sammelbegriff für die Gruppe der →Arachidonsäureabkömmlinge (Prostaglandine, Endoperoxide, Prostacycline, Thromboxane; s. Buch A und D/E; früher Synonym für Prostaglandine).

Protein. Peptid mit mehr als 50 Aminosäuren.

Proteinkinasen. Enzyme, die an bestimmten Aminosäuren von Proteinen gezielt ein Phosphatatom ankoppeln und damit deren Funktion beeinflussen.

Protein-Tyrosin-Kinase-Rezeptor. Eine zytoplasmatische Rezeptordomaine für Wachstums- und Ausdifferenzierungsfaktoren. Siehe auch NGF, Buch A.

protopathisch. In der Physiologie »zur vitalen Sphäre gehörend«. Protopathische Schmerzen signalisieren »vitale Signale«, s. auch → epikritische Schmerzen.

Pruritus *Syn.*: Juckreiz, man unterscheidet zwischen *Pruritus cum materia*, Juckreiz bei klar definierten Hauterkrankungen: entzündliche Dermatosen, Ektoparasitosen, Infektionen etc., und *Pruritus sine materia* bei Niereninsuffizienz, Cholestase, Malignomen, Diabetes, Depression, s. auch → zentraler Pruritus UAW Opioide.

PSART. Engl. Abk. für »*Quantitative Sudomotor Axon Reflex Test*«, ein Testverfahren, um das autonome Nervensystem bei Schmerzkranken zu testen (s. auch ARS).

Pseudotumor cerebri. Seltenes Syndrom mit Kopfschmerzen, erhöhtem intrakraniellem Druck, Nausea und Emesis, Papillenödem. Vorkommen in 90% bei Frauen mit Obesitas im Alter von 20–44 Jahren, auslösende Faktoren u.a. sAA, Fallberichte bei Patienten mit → Bartter-Syndrom und Therapie mit Indometacin, Ketoprofen.

Psycholeptika. Älterer Sammelbegriff für psychotrope Wirkstoffe, heute Psychopharmaka.

Psychopharmaka Der relativ neue Begriff Psychopharmaka wird verschieden definiert, Psychopharmaka sind im weiteren Sinne: Hypnotika, Sedativa, Antiepileptika, Psychostimulanzien; Psychopharmaka im engeren Sinne: → Neuroleptika, → Tranquilizer, Antidepressiva. Eine weitere Unterteilung definiert Psychopharmaka als psychotrope Substanzen mit den Untergruppen 1. Ataraktika (minor tranquilizer, z.B. Benzodiazepine), 2.

Neuroleptika, 3. Antidepressiva, 4. Lithiumsalze, 5. Psychostimulanzien, 6. Psychotomimetika (Wirkstoffe, die beim Gesunden abnorme Zustände hervorrufen).

Ptyalismus. Salivation.

Pulveres. Pulver, trockene, feste Teilchen von Wirkstoffen, die je nach Applikation als sog. Pulveres adspergendi (Streupulver), Pulveres perorales sowie Pulveres solvendi parenterales eingesetzt werden können.

Pumpen. Wirkstoffreservoirs, auch implantierbare, je nach Hersteller 40–200 g Gewicht, 1,5–2,85 cm Höhe, 6,5–10 cm Durchmesser ergibt ein Volumina von 20–50 ml. Sie erlauben über Ventil- oder Durchflusssysteme dank Gasdruck (Konstantfluss) oder elektrischmechanischem Minirollerpumpensystem (steuerbarer, programmierbarer und telemetrisch beeinflussbarer Fluss) einen Konstantfluss aus der Medikamentenkammer in das Kathetersystem. Für das s.c.-Kompartiment oder rückenmarknahe Kompartimente, nicht alle Pumpen sind für intrathekale Systeme zugelassen. Pumpeneigene Nebenwirkungen können durch Verstopfung des Systems – durch Ampulle/Spritze/Nadel eingeschleuste Stanzen, Glaspartikel – mechanische Fehlfunktionen, elektrische Fehlfunktionen oder Batterieerschöpfung sowie Programmierfehler, Leckagen, aber auch durch externe Faktoren, z. B. Luftdruckveränderungen während langer Flugzeugreisen, Temperaturveränderungen während Hitzeexposition bedingt sein.

Pyrazol. Isomer von Imidazol, einer in natürlichen und synthetischen Stoffen vorkommenden Kernsubstanz (Histamin, Histidin, Pilocarpin). Aus Pyrazol entstehen durch Reduktion Pyrazoline. Ein weiteres Derivat von Pyrazol ist das Pyrazolon, aus dem die nichtsauren Pyrazolone sowie Farbstoffe gewonnen werden.

PZN. Abk. für *postzosterische Neuralgie*.

Q.s. Rezeptur, lat. Abk. für *quantum satis*, soviel wie notwendig ist.

QSART. Engl. Abk. für »*Quantitative Sudomotor Axon Reflex Test*«: ein Testverfahren zur Prüfung des autonomen Nervensystems bei Schmerzkranken (s. auch ARS).

Questionnaire. Fragebogen, z. B. → Schmerzskalenfragebogen.

Queckenstedt, Hans Heinrich (1876–1918). Bedeutender dt. Neurologe (Liquor, Queckenstedt-Test bei Intrathekalanästhesie, Rostock).

Quincke, Heinrich (1842–1922). Bedeutender dt. Neurologe, Schüler → von Kölliker, Helmholtz, Virchow, führte die diagnostische (paramediane) Lumbalpunktion ein (1891), beschrieb u. a. die Möglichkeit unterhalb L$_2$ zu punktieren, um das Mark nicht zu verletzen. Nach

ihm wird das Quincke-Ödem (angioneurotisches Ödem) benannt. Arbeiten über zentrale Thermoregulation. Sein Bruder G.H. Quincke (1834–1924) war Physiker (Erfinder des Quincke-Rohrs) und erforschte Oberflächenspannungen, in diesem Zusammenhang Arbeiten über → Zelltheorie.

Quisqualat. Chem. α-Amino-3,5-dioxo-1,2,4-oxadiazolidin-2-propansäure. Ein experimentell eingesetzter Agonist von spezifischen Subrezeptoren der EAA-Rezeptoren (s. Buch A). Die Substanz wird aus einer Pflanze (Quisqualis chinensis) gewonnen.

Rai, Phulchand Prithvi (Bagri Sajjanpur/Indien *1931). Nach Schulbesuch in Madras Medizinstudium mit Promotion (1958 Mysore), Weiterbildung in Chirurgie (v. a. orthopädische Chirurgie), ab 1964 Anästhesiologie (Texas, Norwegen, England). Professuren an führenden amerikanischen Anästhesieabteilungen, ab 1991 Weiterbildung Schmerzmedizin, v. a. diagnostische und therapeutische Lokalanästhesie. Vielfältige Ehrungen, an mehreren führenden Editorials beteiligt, Autor und Koautor hervorragender schmerzmedizinischer Büchern. Kodirektor der Schmerzdienste der technischen Universität Houston/Texas.

Räder-Syndrom. *Syn.:* paratrigeminale Neuralgie (s. → Clusterkopfschmerz).

Ramon y Cajal (Santiago 1852–1934). Bedeutender spanischer Neurohistologe (Valencia, Barcelona, Madrid, Arbeiten über Nervendegeneration und -regeneration, Einführung von Färbedarstellungstechniken etc.). Mit Camillo → Golgi Nobelpreis 1904 für die Einführung der Silberchromatfärbung von Nervenzellen. Daneben auch Einführung von Goldchlorid-Quecksilber-Färbungen von Astrozyten.

Ramsay-Hunt-Syndrom. Neuralgie, ausgelöst durch Erkrankung des Ganglion geniculi (N. facialis-Knie mit peripheren Fortsätzen u. a. zu den Geschmackszellen der Papillae fungiformes). Siehe → Melkersson-Rosenthal-Syndrom.

Randomisierung. Aufteilung einer homogenen Patientenpopulation in Untergruppen (Behandlungsgruppen) nach dem Zufallsprinzip.

RANTES. Abk. für »*regulated on activation, normal T-cell expressed and secreted*«, chemokiner und zytokiner Faktor für Eosinophile und → Lymphozyten.

Ranvier-Schnürringe. Nach dem Lyoner Anatomen Louis-Antoine Ranvier (1835–1922) im Jahre 1871 beschriebene Abschnitte der Schwannschen Scheide, wo in einer Länge bis 5 µm und einem Abstand von 1–3 mm die Myelinisolationsschicht unterbrochen ist. Dies ermöglicht das Phänomen der »Saltation«.

Rating scale. Engl. Schätzskala.

Rauschgift. Substanz, die Rauschzustände hervorruft.

Rawal, Narinder (Risalpur/Indien *1940) Anästhesist am Örebro Medical Center, Schweden. Setzt sich erfolgreich für die Organisation von akuten Schmerzservicen sowie die Qualitätskontrolle ein (Schmerzmessung, Schmerzdokumentation).

»Make pain visible.«

reaktive Sauerstoffverbindungen. Beispiel: O^{2-}, werden durch neutrophile Leukozyten am Entzündungsort zur Zerstörung exogener Mikrorganismen bzw. im Rahmen der Körperabwehr hergestellt. Die gleichen reaktiven Moleküle greifen aber auch körpereigene Zellen bzw. Gewebe oder chemische noziceptive Verbindungen an (z. B. HOCl bzw. Hypochlorsäure). Als protektiver Gegenmechanismus unterhält der Körper gewebeschützende Makromoleküle (z. B. Protease-Inhibitor Alpha$_1$-Trypsin). Siehe auch Radikalfänger bzw. Scavengereffekt (Buch A).

Reck-Malleczewen, Friedrich (Gut Malleczewen/Ostpreussen 1884–1945 KZ Dachau). Arzt und Verfasser von Jugenderzählungen und Romanen. Wegen »staatsfeindlicher Gesinnung« eliminiert.

Reclus, P. (1847–1914). Frz. Chirurg, führte 1890 (unabhängig von Schleich) die → Infiltrationsanästhesie ein. Sein Bruder E. Reclus (1830–1905) war Begründer der modernen Geographie mit seinem zum Klassiker gewordenen Lehrbuch »*Géographie universelle*«.

Reflexbogen. Impulsweg bei Reflexen vom peripheren Signalrezeptor über zentripetale Afferenzen in zentrale Umschaltstellen und via zentrifugale Efferenzen zum Effektororgan.

Reflexdystrophie *Syn.*: RSDS, chronisches, komplexdeskriptives Schmerzsyndrom der Extremitäten, das aufgrund klinischer Anamnese und Diagnostik gestellt wird. Auftreten in der Regel nach Gewebeschädigung- oder Immobilisation, aber auch nach viszeralen Erkrankungen, ohne offensichtliche Nervenschädigung. Im Vordergrund stehen kontinuierliche Schmerzen oder → Allodynie oder → Hyperalgesie, Störungen der oberflächlichen und tiefen Gewebetrophik, Ödem- und Erythembildung, Perfusionsänderungen und abnorme Schweißfunktion.

Regeneration. In der Biologie benutzter Ausdruck für die Wiederbildung bzw. Ergänzung verlorengegangener Zellen. Die über 10^{13} Zellen des menschlichen Körpers sind in über 200 Zelltypen differenziert und bilden Funktionseinheiten wie Nervensystem, Immunsystem, endokrines System, Lokomotionssystem, Herz-Kreislauf-System, Verdauungssystem und Urogenitalsystem.

Regenerationssystem. Nach Taban u. Cathieni (1993) postuliertes physiologisches System mit der Aufgabe – im Rahmen der genetisch zellulären Gegebenheiten – der Zellerneuerung bzw. Wiederherstellung und Ergänzung verlorengegangener Zellen. Dieses Regenerationssystem erkennt das Ausmaß der Regeneration, delegiert und mobilisiert Regenerationszellen, stimuliert deren Arbeit sowie die mitotische Vermehrung, reorganisiert die durch die Regeneration wiederhergestellten Zellfunktionen und stoppt schlussendlich den Regenerationsprozess nach Wiedergutmachung des Zell- bzw. Gewebeschadens.

Registrierte Handelsnamen. *Syn.* Registrierte Warenzeichen. Engl. »Registered trade names«, Handelsnamen, die nur von dem Hersteller genutzt werden dürfen, der dieses Warenzeichen besitzt. Registrierte Warenzeichen sind durch das Symbol ® gekennzeichnet.

REM-Schlaf. Engl. Abk. für »*Rapid-eye-movement*«-Schlaf (Aserinski u. Kleitman, 1953).

Resorption. Engl. absorption: Aufnahme, Übertritt (passiv, aktiv) eines Wirkstoffes von einem extrakorporellen Applikationsort in ein korporelles Kompartiment. Die Resorptionsphase kann quantitativ durch ihre Geschwindigkeit (T_{max}, C_{max}) und qualitativ durch ihre Komplettheit (→ Bioverfügbarkeit in % der Dosis) beschrieben werden (s. auch → AUC). Die Resorptionsrate kann durch → präsystemische Biotransformation (z. B. durch die Intestinalschleimhaut) reduziert sein.

Retardformen. Orale therapeutische Systeme, die durch eine gesteuerte Wirkstofffreisetzung an einem Bestimmungsort (Magen, Dünndarm), um über längere Zeit eine annähernd konstante Blutkonzentration zu erreichen. Bei Retardkapseln beispielsweise löst sich die Kapselhülle im Magen mit Freisetzung von wirkstoffgefüllten Perlen, die Perlwand hat Mikroporen und lässt Wasser durch. Im Inneren der Perlen geht der Wirkstoff in Lösung. Der gelöste Wirkstoff wird nun entsprechend der Perlenmembranporen während ca. 24 h kontinuierlich abgegeben.

Rexed-Schichten. Nach dem skand. Neuropathologen Bror Rexed (1952, Uppsala) benannte zytoarchitektonische Unterteilung des Rückenmarks in Schichten bzw. Laminae (s. Buch A).

Reye-Morgan-Baral-Syndrom. »Hepatozerebrales Syndrom«, schwerste, oft tödliche Allgemeinerkrankung v. a. bei Kindern im Rahmen einer viralen Erkrankung und der Einnahme von Salicylaten mit Hyperpyrexie, Enzephalopathie (diffuse ZNS-Dysfunktion mit profusem Erbrechen, Bewusstseinstörungen, Irritabilität, Agitation, Konfusion etc.) und akuter Leberverfettung, Gerinnungsstörungen. Sporadisch seit 1929 (Brain et al.) bekannt, als klinisch-pathophysiologische Einheit

.963 angenommen (Reye et al.). Klinische Prodromalia .ind leicht übersehbar (z.B. Erbrechen und Kopf-.chmerz, Ursache möglicherweise intrakranielle Druck-.rhöhung durch toxisches Hirnödem). Labor: Leber-.ransaminasen ↑, Harnstoffwerte ↑, Hypoglykämie, .netabolische Azidose, Gerinnungsstörungen. Nach .ymptomfreiem Intervall schwere, oft letale Hepatoen-.ephalopathie. Diskutierte Kofaktoren sind: viraler ▌nfekt – Kind – Salicylat. Inzidenz ca. 0,7 Kind/pro ▌00000 behandelte Kinder, Mortalität: 10–41%. Wirk-.toffwahl beim grippösen Kind → Paracetamol, Wirk-.toffwahl schwierig bei Kindern unter antiphlogistisch-.analgetischer Langzeittherapie (z.B. chronisch-rheu-.matoide Arthritis) und akuter Grippe (keine Empfeh-.lungen aufgrund fehlender Daten und Fakten). Seit der Assoziation mit der Einnahme von Salicylaten ist die Anzahl der jährlichen Fälle drastisch zurückgegangen (USA: Übersicht vorher ca. >500 Fälle/Jahr, nachher < 36 Fälle/Jahr, Belay et al. 1999). In diesen letzten Fäl-len war das Kind zu 93% vorher erkrankt (Atemwegser-krankungen, Varizellen, Diarrhö, Rash), in 82% wurden im Blut Salicylate nachgewiesen, die Mortalitätsrate betrug ca. 30%, wobei v.a. Kinder unter 5 Jahren gefähr-det sind (Kofaktoren: Serumharnstoff > 26 µmol/l bzw. > 45 µg/dl, Diarrhö, Hypoglukosämie). Nach der NRSSS (US-am. »National Reye Syndrome Surveillance System«) unterscheidet man folgende klinische Stadien:

0 = wach, munter.

1 = schläfrig, schwierig zu wecken, lethargisch.

2 = delirös, motorische ungezielte Unruhe, angriffig.

3 = nicht weckbar, v.a. motorische Flexorreflexe, dekor-
   tikales Stadium.

4 = nicht weckbar, v.a. motorische Extensorreflexe,
   dezebriertes Stadium.

5 = nicht weckbar, flazzide Paralyse, Areflexie, Pupillen-
   starre.

6 = Patient nicht klassifizierbar (weil z.B. unter Muskelrelaxation).

Rezept. Anweisung zur Herstellung oder Abgabe einer Arznei (Magistralrezept, Offizinalrezept, Spezialitäten-rezept).

Rezeptor: *Pharmakologie:* spezifische Proteinstruktuen der Zellmembran, auch intrazellulär vorkommend (z.B. intrazelluläre Steroidrezeptoren), mit hoher Affinität zu spezifischen Molekülen bzw. Liganden. Zellober-flächenrezeptoren binden Signalmoleküle mit hoher Affinität und induzieren durch die reversible Rezeptor-Ligand-Bindung intrazelluläre Reaktionen. Die Zell-membranrezeptoren enthalten typische transmem-branöse und zytosolische Bestandteile (z.B. extrazel-luläres N-Terminal, 7 hydrophobe, transmembrane Aminosäurenhelices etc.). Die reversible Rezeptor-Ligand-Bindung induziert eine sog. Konformationsän-derung (z.B. ionotropische Rezeptoren: K^+, Cl^-, Na^+, Ca^{2+}), Ionenkanalaktivitätsänderungen, metabotropi-

sche Rezeptoren über zwischengeschaltete Proteinsy-steme (G-Protein) bzw. Aktivierung von intrazellulären Effektorsystemen. Rezeptorenpopulationen können sich quantitativ und qualitativ verändern (Populatio-nengröße: »up-« und »down-regulation« etc.). Zu den Charakteristika von Nervenzellen gehört u.a. ihre Rezeptordichte sowie ihre Rezeptorreserve. Gewisse Krankheiten (z.B. Myasthenia gravis) sind auf immunologische Zerstörung entsprechender Rezeptor-populationen zurückzuführen.

Physiologie: Zellempfangseinrichtung für spezifische Reizaufnahme (z.B. → Nozizeptoren). Heute durch die Bezeichnung Sensor (z.B. Nozisensor) abgelöst, um den Begriff von Membranrezeptoren zu unterscheiden.

Rezeptorfunktionen. Erkennung – physikalisch-rever-sible Bindung eines Signalstoffes – einer Konforma-tionsänderung, diese führt zu Transducer- oder Um-wandlerfunktionen (z.B: Öffnung eines Ionenkanals).

Rhizolyse. Operative Demyelinisierung von Spinalner-venwurzelfasern z.B. durch thermische Schädigung (Thermorhizolyse).

Rhizotomie. *Syn.:* für Radikulotomie.

Richet, C.R. (1850–1935). Nobelpreis 1913 für die Erklärung der Anaphylaxie.

Rigidität. Rigor: gesteigerter Grundtonus der querge-streiften Muskulatur bis zur Muskelstarre. Typische UAW von schnell i.v.-applizierten potenten µ-Agonisten (z.B. Anilinopiperidine).

Robinson, V. Anästhesist schrieb 1946: »*Victory over pain*« (Schumann, New York), eines der ersten Bücher über Schmerzmanagement.

Robiquet, P.J. (1780–1840). Isolierte 1832 Codein aus Opium.

Rolando, L. (1809–1829). Professor im sardinischen Sas-sari, untersuchte u.a. histologische Schichten des ZNS, die er mit Volta-Batterie-Schichten verglich. Nach Rolando bezeichnet die (Rexed)-Lamina II (wegen ihrer Schnittfläche auch als gallertig-gelatinös bezeichnet) mit Synapsen Primäfferenz und Zweitneuron sowie Interneurone (s. Buch A).

Romberg, Moritz Heinrich (1795–1873). Nach dem aus Thüringen stammenden und in Berlin wirkenden Ana-tomen und Neurologen werden u.a. der M. Romberg, das Romberg-Parry-Syndrom, das Rombergsche Zei-chen sowie der Rombergsche Versuch (Gleichgewichts-sinn-Prüfung) bezeichnet, der Begriff »Tabes dorsalis« stammt ebenfalls von ihm. Zwischen 1840 und 1846 beschreibt er in seinem Werk u.a. Sensibilitätsstörun-gen (Dysästhesien, Hyperästhesien, Neuralgien etc.). Beschreibt 1853 den sog. Kremasterreflex und bestätigt Prichards Konzept der epileptischen »Aura«.

Rosenberg, Isaac (1890–1918). Brit. Poet russisch-jüdischer Abstammung.

Rote Liste. Arzneimittelverzeichnis in Deutschland; jährlich herausgegeben durch den BPI (Bundesverband der Pharmazeutischen Industrie).

Roussy-Cornil-Zeichen. Beim Ischiassyndrom durch Rumpfvor- oder Seitwärtsbeugen auslösbare Ischialgie mit gleichzeitiger Entlastungsbeugung des Unterschenkels auf der kranken Seite.

Rovsings-Zeichen. Chirurgisches Zeichen, nach dem Kopenhagener Chirurgieprofessor Niels Thorkild Rovsing 1862–1927. Bei Appendicitis acuta kann mit manuellem Druck auf die linke Fossa iliaca (bzw. Colon descendens) ein Schmerz in der rechten Fossa iliaca ausgelöst werden. Grund: wahrscheinlich wird Koloninhalt retrograd auf die entzündete Appendixstelle verschoben.

Rp. Abk. Rezeptur, recipe (lat.: »nimm«) auch für »rezeptpflichtig«. Früher »sinnvoller« Weise mit dem Anhängsel »cum Deo« angewandt.

RSDS. Engl. Abk. für »*reflex sympathetic dystrophy syndrome*« Siehe → Reflexdystrophie.

RSO. Engl. Abk. für »*resting sweat sudomotor output*«. Test des autonomen NS bei Schmerzkranken (Typ → CRPS) in Bezug auf die Sudomotorfunktion, z. B. durch intradermale iontophoretische ACh-Applikation, wobei der Neurotransmitter zuerst antidromal an das postganglionäre Terminal und dann wieder orthodromal an den betroffenen autonomen Hautnerven transportiert wird und dort eine Sudomotorreaktion (pathologisch vermindert oder pathologisch erhöht) auslösen sollte.

RCT. Engl. Abk. für »*randomised controlled trials*«, randomisierte kontrollierte Studien. → Austin Bradford Hill.

Rückenmark-Querschnittsläsionen. Schnelldiagnose (nach American Spinal Injury Assocation, 1992), Thermosensationsprüfung mit Äthertupfern: C_5 = Bizeps, $C6$ = Extensor carpi radialis. $C7$ = Trizeps, $C8$ = Flexor digitorum profundus, T_1 = Abductor digiti minimi, L_2 = Iliopsoas, L_3 = Quadrizeps, L_4 = Tibialis anterior, L_5 = Extensor hallucis longus, S_1 = Gastrocnemius soleus.

Ruffini-Körperchen. Nach dem Physiologen und Histologen Angelo Ruffini (1864–1929 Siena) benannte Hautrezeptoren für nichtnozizeptive Wärmeempfindung. Als Ruffinirezeptoren werden Mechanozeptoren der Gelenke für Lage- und Bewegungssinn bezeichnet.

Ruhemembranpotential. Bioelektrische Potentialdifferenz zwischen dem intrazellulären und extrazellulären Milieu von elektrisch erregbaren Zellen (z. B. Nervenzellen) im unerregten Zustand (ca.-60 mV). Diese Potentialdifferenz wird unter Energieaufwand (z. B. Ionenpumpen) aktiv aufrechterhalten.

SAAD. Abk. für »*slow-acting antirheumatic drug*« in der angelsächsischen Literatur, Bezeichnung für gewisse Antirheumatika vom Typ Basistherapeutika (siehe → DMARD, Buch F und G).

Sacher, Paul (1906–1999 Basel). Nach abgeschlossenem Musikstudium im Alter von 20 Jahren (1926) Gründer des Basler Kammerorchesters, seit 1927 Chefdirigent des Basler Sinfonieorchesters, Gründer 1933 der Schola Cantorum Basiliensis. Heirat 1934 mit Maja Sacher-Stehlin (1896–1989; Witwe des jung bei einem Verkehrsunfall verunglückten Dr. Emmanuel Hoffmann, Sohn von Fritz → Hoffmann und Begründerin 1933 der Emmanuel-Hoffmann-Stiftung für junge Künstler), 1938–1996 Verwaltungsrat, Ehrendirektor des im Familienbesitz befindlichen weltweiten Pharmaunternehmens → Hoffmann-LaRoche. Mäzen (u. a. Auftraggeber zeitgenössischer Komponisten), unzählige Ehrungen, so u. a. 1997 Maecenal-Preis (Laudatio Rolf Hochhuth). Die 1986 gegründete Paul-Sacher-Stiftung gehört weltweit zu den bedeutendsten Sammlungen der Musik unseres Jahrhunderts. Geistiger Vater des von Mario Botta geschaffenen Jean-Tinguély-Museums in Basel.

Sachs, Leonie Nelly (Berlin 1891–1970). Einzelkind der Berliner Familie William und Margarete Sachs. Unterhielt schon mit 15 Jahren (auf schwedisch) eine (lebenslängliche) Korrespondenz mit Selma Lagerlöf. Von Stefan Zweig gefördert. Dank der Hilfe Lagerlöfs Flucht aus Berlin nach Schweden. Bedeutende Übersetzerin, Schriftstellerin, »*In den Wohnungen des Todes*« (1946), »*Und niemand weiß weiter*« (1957), »*Zeichen im Sand*« (1962) etc. 1966 Nobelpreis für Literatur zusammen mit S.Y. Agnon (Buczacz 1888–1970, auf dem Olivenberg begraben; grosser jiddisch-deutsch-hebräischer Schriftsteller).

Safar, Peter (Wien *1924). Nach dem Abitur Medizinstudium (1948), danach Ausbildung in Pathologie, Onkologie, Chirurgie (Wien), Emigration 1949 und Weiterbildung an der Yale Universität (1949/1950), Ausbildung in Anästhesiologie bei R.D. Dripps (1950–1952, Universität von Pennsylvania). Initiierte in der Folge akademische Anästhesieabteilungen am Nationalen Krebsinstitut Lima (1952–1953 Peru), Baltimore City Hospital (1955–1961, 1958 erste »Intensive Care Unit«, 1960 Mitbegründer der »American Heart Association«) und Universität Pittsburgh (1961–1978, 1962 erste multidisziplinäre Ausbildungsstelle für Critical Care Medicine). Mitarbeit an der John Hopkins Universität und der Universität Maryland. 1994 wurde das von ihm gegründete »International Resuscitation Research Center« IRRC in »Safar Center for Resuscitation and Research« SCRR umgetauft (s. auch ABC-Maßnahmen). Safar gilt als der Vater der modernen Wiederbelebung (z. B. induzierte

Hypothermie), vielfältige Ehrungen, so Dr. med. h.c. mult. (Johannes-Gutenberg-Universität Main 1971, Universität Campinas/Brasilien 1996, Universität Magdeburg 1997), 3 mal zusammen mit Vladimir Negovsky (Moskau) zum Nobelpreis vorgeschlagen (1990, 1992, 1994). 1998 Österreichisches Ehrenkreuz für Wissenschaft und Kunst erster Klasse.

Sahli, Hermann (1857–1933) Leiter der Medizinischen Universitätsklinik Bern, befasste sich intensiv mit Opium- und Morphintherapien. Auf Anregung von ihm entwickelte Carl Schaerges, erster Forschungsleiter in der Geschichte der Firma Hoffmann-LaRoche, das Medikament → Pantopon.

SAIS. Abk. für »State Anxiety Inventory Scale«, s. Buch A.

Sakralanästhesie. Epiduralanästhesie mit sakralem Zugang.

Salat, Hans (Sursee/Luzern 1498–1561 Freiburg im Uechtland). Reisläufer, Chronist und Wundarzt.

Salicin. Natürliches Glykosid, aus Weidenbaumrinde extrahiert; chem. 2-(Hydroxymethyl)phenyl-beta-D-Glucopyranose. Weidenbaumrindenextrakt wurde früher als topisches antiphlogistisches Analgetikum eingesetzt. 1838 isolierte R. Piria aus dem Salicin die Salicylsäure. Der im alten Ägypten bekannte Weidenbaum wurde vom schwedischen Botaniker Pehr Forsskal nach seinem arabischen Namen »safsaf« Salix safsaf genannt. Die in nassen Gegenden heimische Pflanze wurde im arabisch-hebräischen Sprachraum (»safsafa«, fließend) mit Flüssen in Verbindung gebracht. Wie im Wirkstoffprofil Buch E im Abschnitt Salicylsäure erwähnt, später als die Wirkung von Weidenbaumrinde wiederentdeckt.

Salizylismus. Toxisches Multiorganerscheinungsbild bei akuter oder subakuter Salicylatvergiftung. Mit neurotoxischen Symptomen wie Kopfweh, Schwindel, Seh- und Hörstörungen (Tinnitus), zentraler Hyperventilation und Hyperpyrexie, Durst, Konfusion, Koma; mit allergisch-toxischen Manifestationen wie Urtikaria, Hautausschläge, Petechien, Gerinnungsstörungen, Thrombozytopenie, Wasser- und Elektrolytstörungen, pH-Homöostaseentgleisung sowie gastrointestinalen Beschwerden wie Emesis, Diarrhö. Siehe auch Cinchonismus.

Sandoz. 1886 wurde an der Gasstrasse die chemische Fabrik Kern & Sandoz mit Ziel der Anilinfarbenproduktion gegründet. 1921 wurde die Fabrik mit der Produktion von Pharmazeutika und 1937 von Schädlingsbekämpfungsmitteln ausgebaut.

Sandoz, Edouard (1853–1928). Aus dem Neuenburgischen stammender Kaufmann, gründete mit Alfred Kern die chemische Fabrik Kern & Sandoz, nachmalig

Sandoz (jetzt zu Novartis fusioniert). Sein Sohn Edouard Marcel Sandoz (1881–1971) wurde Maler und Bildhauer (heute noch zu sehen im ehemaligen Familiengut des »Parc Denantou« in Lausanne).

Sandoz-Institut für Medizinische Forschung. Abk. SIMR, 1985 eröffnetes Institut für präklinische Forschung der Mechanismen und Bekämpfung von Schmerzen. Das SIMR arbeitet eng mit dem University College of London zusammen. Forschungsmittelpunkte sind: Bradykinin, Tachykinine, Nervenwachstumsfaktoren.

SANZ. Abk. für Schweizerische Arzneimittel-Nebenwirkungszentrale. Beruht auf einer Stiftung, die Ende 1979 von der Verbindung der Schweizer Ärzte (FMH) sowie der Schweizerischen Gesellschaft für Chemische Industrie (SGCI) gegründet wurde. Bezweckt in Zusammenarbeit auch mit Apothekern, → IKS (Interkantonale Kontrollstelle für Heilmittel der Schweiz) die Einrichtung und den Betrieb einer Sammel- und Dokumentationsstelle für in der Schweiz beobachtete, im Zusammenhang mit einer medikamentösen Therapie aufgetretene Nebenwirkungen, die auch als Auskunftsstelle funktioniert. Eigene Publikation: »Streiflichter«. Sitz der SANZ ist Chur (CH).

SAPHO. Abk. für schmerzhafte Synovitis, Akne, palmoplantäre Pustulosis, Hyperostosis oder Thorax-Arthro-Osteitis und multifokaler aseptischer Osteomyelitis bzw. muskulo-skeleto-kutane Symptomgruppe, seit 1987 als klinische Einheit zusammengefasst (Kahn et al.).

SAS. Abk. für Smiley-Analogskala, eine für Kinder bestimmte, mehrstufige Schmerzschätzskala mit Gesichtern, andere Namen für Gesichterskala: »Oucher Scale«, »Faces Rating Scale«.

Sättigungsdosis. *Syn.:* Initialdosis, Loading-dosis, Priming, die als Bolus zugefügte Dosis, die mit minimal effektiver Wirkstoffkonzentration (MEAC) eine optimale Wirkung induziert. Dies entspricht einer entsprechenden Auffüllung im bestperfundierten Kompartiment (Herz, ZNS, Nieren). Die sog. Erhaltungsdosis gleicht Eliminationsverluste aus, entsprechend entspricht die Sättigungsdosis dem Produkt von initialem Verteilungsvolumen Vd initial * MEAC und die Erhaltungsdosis dem Produkt Clearance * MEAC (s. auch Buch B und K).

Sauerstoffradikale. Sauerstoffatome mit freien Elektronen (Quelle: Mitochondrien). Sauerstoffradikale sind hoch zytotoxisch und greifen v.a. Lipidstrukturen an. S. auch → Entzündungskaskade-Arachidonsäureabbau.

Saunders, Dame Cicely (geb. 1918; geadelt 1980) Nach Schulbildung in Oxford, Schwesternausbildung am St. Thomas's Hospital Nightingale School (1944), Bachelor of Medicine 1957. Gründerin der modernen Hospizbewegung, die auf mittelalterliche karitative Instutionen zurückgeführt werden kann, und der Palliativmedizin und Sterbebegleitung (St. Christopher's Hospice 1967–1985). Dame Saunders wurde beeinflusst durch das irische Hospiz der Mutter Mary Aikenhead (mit Erzbischof Murray Mitgründerin der Irish Sisters of Charity, 1811 in Dublin). Order of Merit 1989.

> Dame Cicely Saunders: »You matter to the last moment of your life, and we will do all we can, not only to help you die peacefully, but to live until you die.«

SBT. Abk. für *Schmerzbewältigungstraining.*

SCARED. Abk. für »*Scale of Child Anxiety-Related Emotional Disorders*«, s. Buch A.

Schaible, Hans-Georg (Rottweil *1952). Nach Abitur (1971 Schwenningen) Studium der Humanmedizin (Tübingen, Hamburg); 1978 Promotion Dr. med. (Universität Tübingen); wissenschaftliche Weiterbildung in Physiologie (Uni Kiel, Würzburg) mit Habilitation 1986. 1988–1991 Heisenberg-Stipendiat der DFG am Department of Preclinical Veterinary Sciences der Universität Edinburgh (→ Ainsley Iggo), danach Professuren in Würzburg und Jena (ab 1997). Erforschung neurobiologischer Grundlagen von Nozizeption und Schmerz, Gelenkschmerz, Entzündungsschmerz, synaptische Übertragung im Rückenmark, Neuropeptidrezeptoren, zentralnervöse Wirkmechanismen von Analgetika. Autor von Kapiteln über Nozizeption und Schmerz in mehreren Lehrbüchern. 1986 Verleihung des ersten deutschen Förderpreises für Schmerzforschung und Schmerztherapie.

Scharrer-Vogel, Berta (München 1906–1995 N.Y.) und Scharrer Ernst Albert (1905–1965 Florida). Forscherehepaar (Zoologen), Begründer der Neuroendokrinologie. Ernst Scharrer wies 1928 an der Universität München neurosekretorische Prozesse von Neuralzellen am Fisch nach; bis dato galt die Regel, dass eine Zelle entweder nur elektrische, aber nicht zugleich sekretorische Funktionen haben könne. Berta Scharrer, Schülerin des späteren Nobelpreisträgers Karl von Frisch, pflegte mit beiden Händen mit Dokumenten belastet Hörsäle etc. zu betreten, um den »Heil-Hitler-Gruss« zu vermeiden. Beide emigrierten 1937 aufgrund politischen Protests in die USA. Ernst Scharrer starb 1965 bei einem Schwimmunfall in Florida. Viele akademische Ehren.

Schaumann, Otto (Innsbruck 1891–1977). Chemie-Studium an der Universität Wien mit Promotion 1914, 1921–1945 Leiter des pharmakologischen Labors der IG Farbenindustrie Höchst. Habilitation 1941. Miterfinder von → Pethidin. Wies auf die Zusammenhänge zwischen Schmerz und Krankheit bzw. optimaler Analgesie und optimalen Heilvorgängen hin (→ »Heilanalgesie«). In Innsbruck als Professor für »Pharmakognosie« publizierte er Arbeiten über Ephedrin, Lokalanästhetika, Hypophysenhormone und Analgetika, so 1956 eine Monographie über Morphin und morphinähnliche Verbindungen.

Schenzinger, Karl Aloys (Neu-Ulm 1886–??). Arzt und Schriftsteller (»*Anilin*«, *Atom*«, »*Hitlerjunge Quex*«).

Schild-Regression. Pharmak. Schild-Plot-pA_2-Wert, ein Maß für die Rezeptoraffinität eines Antagonisten bzw. der negative dekadische Logarithmus der Bindungskonstante K_B(= Konzentration des Antagonisten, bei der das Konzentrationsverhältnis = 2 ist, d. h. ein Agonist in doppelter Konzentration eingesetzt werden muss, um die gleiche Wirkung auszulösen, wie in Abwesenheit des Antagonisten).

Schlafzentrum. Von → W.R. Hess 1931 postulierte Region an der Wand des 3. Ventrikels und Aquaeductus Sylvii (Regio subthalamica), bei der im Tierexperiment durch elektrische Stimulation Schlaf ausgelöst werden kann.

Schleich, Carl Ludwig (1859–1922). Begründer der Infiltrationsanästhesie. »*Die Infiltrations-Anästhesie (lokale Anästhesie) und ihr Verhältnis zur allgemeinen Narkose (Inhalationsanästhesie)*« (1892). Schleich wurde 1892 von den anwesenden Chirurgen, die nicht an schmerzlose Eingriffe ohne Narkose glauben konnten, die Tür gewiesen.

Schleicher, Mattias Jacob (Hamburg 1804–1881 Frankfurt). Jurist, Botaniker, russischer Staatsrat in Dorpat. Mit → Schwann zusammen Begründer der Zelltheorie.

Schlesischer Bote (Angelus Silesius, Johannes Scheffler, Breslau 1624–1677). Medizinstudium in Straßburg und Leyden. Franziskanermönch, Hofmedikus zu Breslau, bedeutender Barockmystiker u. a. »*Die heilige Seelenlust oder geistliche Hirtenlieder der in ihrem Jesum verliebten Psyche*«.

Schmerz. Im engl. »*smart*« erahnbar, skandinavisch »*smjaerte*«, die *subjektive* Empfindung des Schmerzsinnes. Schmerz wird im Gegensatz zu anderen allgemeinen affektiven oder körperlichen Gefühlen wie Traurigkeit, Hunger, Durst oder Hitzegefühl in einer speziellen Körperregion als solcher wahrgenommen und erlitten (Kopfschmerzen, Bauchschmerzen – es gibt keine »allgemeinen Schmerzen«). Schmerz wird als »unangenehmes Sinnes- und Gefühlserlebnis, das mit aktueller oder potentieller Gewebeschädigung verknüpft ist oder mit den Begriffen einer solchen Schädigung beschrieben wird« definiert (nach Mersky; IASP; Buch A).

Schmerzchirurgie. Älterer, schlecht definierter Begriff chirurgischer Interventionen im Bereich des ZNS (z. B.

Unterbrechung von Schmerzbahnen wie Chordotomie etc., s. auch: zentraler Schmerz, Buch A).

Schmerzdermatom. Umschriebener Hautbezirk der entsprechenden Hautnerven (scharf begrenzt, keine Überlappung) bzw. Spinalnerven (unscharf begrenzt, überlappend entsprechend der Umbündelung peripherer Nerven).

Schmerzkomponenten. Die Schmerzen beschreibende sensorische, affektive (z.B: Unlust), vegetative (z.B. Nausea) und motorische (z.B. Muskelabwehrspannung) Komponenten.

Schmerzkorrelat. Auf Schmerz kann ein Proband mit einer Blutdruckerhöhung reagieren. Diese durch Messung objektivierbare Reaktion kann in der objektiven Algesimetrie sowie der Nozizeptiometrie als ein Schmerzkorrelat interpretiert werden (s. Buch A).

Schmerzpunkte. Nervendruckpunkte, nach dem frz. Neurologen und Pädiater F.L.I. Valleix (1807–1855) benannte umschriebene Hautregionen, die auf Druckreiz mit heftigen Schmerzen reagieren können (1841 »Traité des névralgies«).

Schmerzsinn. Schmerz als Sinn wurde aufgrund von Tierversuchen von M.S. Schiff (1823–1896) erkannt.

Schmerztherapieführer. Von der → »Gesellschaft zum Studium des Schmerzes« erarbeitete praktische Richtlinien für die Schmerztherapie.

Schmidt, Robert Franz (Ludwingshafen *1932). Nach Gymnasium (Frankenthal/Pfalz) Studium der Humanmedizin (Promotion 1959, Heidelberg), danach Forschungsassistent in Physiologie an der Australian National University Canberra 1960–1962 unter → Sir John C. Eccles mit Abschluss 1963 (Ph.D.), sowie am Physiologie-Institut Heidelberg (1962–1966 unter W. Trautwein) mit Habilitation 1964. 1971–1982 Professur und Leitung des Physiologischen Instituts der Universität Kiel. Gastprofessuren in Buffalo, Galveston (Texas, unter W.D. Willis), Tokio (unter Akio Sato), Kensington (New South Wales, unter Mark Rowe). Mehrere »Editorial Boards« in namhaften Physiologie-, ZNS-Forschungs- sowie Schmerz-Journals. Vielfache Ehrungen wie Hartmann-Müller-Preis, Max-Planck-Forschungspreis (zusammen mit Akio Sato), Deutscher Schmerzpreis, Dr. med. h.c. Universität New South Wales (Sidney) etc.

Schmiedeberg, Oswald (Laidsen/Kurland 1838–1921 Baden-Baden). Promotion 1866 in Dorpat (heute: Tartu/Estland), Habilitation und Ordinarius für Pharmakologie.

Schnitzler, Arthur (Wien 1862–1931). Sohn einer Medizinerfamilie, gab seine Praxis auf, um im Kreis des »Jungen Wien« als freier Schriftsteller zu arbeiten.

Schullern, Heinrich von (Innsbruck 1865–1949 Innsbruck). Medizinstudium, bis 1918 Generalstabsarzt, Schriftsteller (historische Romane), Herausgeber des »Musenalmanach Jungtirol« (1899).

Schwangerschaftskategorie. In der Schweiz gemäß Richtlinien der → IKS (Interkantonale Kontrollstelle für Heilmittel der Schweiz) eingeführte Klassifizierung von Wirkstoffen in die von der → FDA erstellten Kategorien A, B, C, D und X (s. unten). In Deutschland werden entsprechende Risikoklassen → Gr (Abk. für Gravidität) 1–11 und Stillzeitklassen → La (Abk. für Laktation) 1–5 definiert (s. unten). In Österreich sind zzt. keine gesetzlichen Bestimmungen in Bezug auf Schwangerschaftskategorien eingeführt. *FDA-Schwangerschaftskategorien: A:* aufgrund von kontrollieren Studien keine fetalen Risiken in Bezug auf das erste Trimenon, keine Anzeichen für fetale Schädigung für Trimenon II und III. *B:* aufgrund von Tierversuchen keine Anhaltspunkte für fetale Schädigungen; jedoch: kontrollierte Studien bei schwangeren Frauen nicht vorhanden oder Tierversuche haben eine gewisse Toxizität ergeben, welche durch kontrollierte Studien an Schwangeren jedoch nicht bestätigt worden sind. *C:* Im Tierversuch sind teratogene oder embryotoxische Effekte an Feten beobachtet worden oder keine kontrollierten Tier- oder Humanversuche vorhanden. *D:* Eindeutige Hinweise für fetales Schädigungsrisiko vorhanden. Evt. indiziert für vitale Indikationen bei der Mutter (relative Kontraindikation). *X:* wie D, wobei aber diese Risiken mögliche therapeutische Effekte bei der Mutter nicht kompensieren können (formelle Kontraindikation). *Graviditätsrisikoklassen: Gr 1:* Bei umfangreicher Anwendung am Menschen kein Verdacht auf eine embryotoxische/teratogene Wirkung, im Tierversuch keine Hinweise auf eine solche Wirkung. *Gr 2:* Bei umfangreicher Anwendung am Menschen kein Verdacht auf eine embryotoxische/teratogene Wirkung. *Gr 3:* Wie Gr 2, im Tierversuch jedoch Hinweise auf eine embryotoxische/teratogene Wirkung. *Gr 4:* Keine ausreichenden Erfahrungen beim Menschen. Tierversuche: keine Hinweise auf embryotoxische/teratogene Wirkungen. *Gr 5:* Keine ausreichenden Erfahrungen beim Menschen. *Gr 6:* Wie Gr 5; jedoch Hinweise auf embryotoxische/teratogene Wirkungen im Tierversuch. *Gr 7:* Embryotoxisches/teratogenes Risiko Trimenon I. *Gr 8:* Fetotoxisches Risiko Trimenon II/III. *Gr 9:* Risiko perinataler Komplikationen oder Schädigungen. *Gr 10:* Risiko homonspezifischer UAW beim Menschen. *Gr 11:* Risiko mutagener/karzinogener Wirkungen besteht. *Laktationsrisikoklassen: La 1:* translaktale Passage unbekannt. *La 2:* Translaktale Passage, bislang keine Daten über Schädigungen des Säuglings. *La 3:* translaktale Passage, in Abhängigkeit der Dosis, Art der Anwendung, Dauer sind UAW beim Säugling möglich. *La 4:* translaktale Passage, in Abhängigkeit der Dosis etc. sind ernsthafte UAW beim Säugling zu erwarten. *La 5*: Milchproduktion geschädigt.

Schwann, Theodor (Neuss 1810–1882 Köln). Anatom, Physiologe, Forschung über Verdauung, Muskeln, Nerven. Entdeckte 1836 Pepsin sowie das nach ihm benannte Neurolemm. Erkannte das Prinzip der pflanzlichen und menschlichen Zelle, mit → Schleicher Begründer der modernen Zelltheorie.

Schweitzer, Albert (Kaysersberg 1875–1965 Lambarene). Jugend in Günsbach, Studium der Philosophie (1898 erstes Staatsexamen), Theologie (1900 Promotion), Musiktheorie (großer Orgelinterpret mit Konzertreisen in ganz Europa; Buch über J.S. Bach etc), 1902 Professur der Theologie in Strassburg, 1905–1913 Studium der Medizin mit Promotion:

Schon seit meinen ersten Universitätsjahren hatte ich angefangen, der Meinung, dass die Menschheit in einer sicheren Entwicklung zum Fortschritt begriffen sei, mit Bedenken zu begegnen. Bei so und so viel Gelegenheiten musste ich feststellen, dass die öffentliche Meinung öffentlich kundgegebene Inhumanitätsgedanken nicht mit Entrüstung ablehnte, sondern hinnahm. Jetzt wütete der Krieg als Ergebnis des Niedergangs der Kultur.« (1915, *Ehrfurcht vor dem Leben*)

Ausreise nach Lambarene. Als feindlicher Ausländer nach Kriegsausbruch 1914–1917 in Lambarene (Westafrika), danach in Lagern von Garaison (Pyrenäen) und St. Rémy (Provence) mit seiner Frau interniert. Rückkehr ins Elsaß 1918. 1928 Goethe-Preis der Stadt Frankfurt a.M., 1952 Friedensnobelpreis, als Aktivist gegen Atomwaffentests (u. a. 1957: »*Appell an die Menschheit*«) von bürgerlicher Seite heftig kritisiert. 1965 Tod in Lambarene. Schweitzer war seit 1912 verheiratet mit der in Berlin als Tochter des Historikers Harry Bresslau und seiner Frau Caroline (*Isay) 1879 geborenen Helene Bresslau, viel gereiste Lehrerin und eine der ersten Waiseninspektorinnen der Stadt Strassburg, die 1957 verstarb. Zu Weihnachten 1957 predigte Schweitzer:

Was wir um uns sehen, ist das Chaos der neuen Welt. Aber dieses Chaos wandelt, klärt und formt sich, wenn die wirkenden Kräfte da sind. Darum ist das Wort aus dem vierten Evangelium ein rechtes Weihnachtswort: »Bleibt in meiner Liebe« [Joh. 15,9]. Es heißt: Seid wirkende Kräfte in der Welt- und Menschheitserneuerung durch die Liebe. Fühlt ihr das Gebieten und Fle-

hen, das darin liegt? Ohne wirkende Kräfte, in denen die Liebe Jesu fortlebt, bleibt das Chaos Chaos. Wenn aber Kräfte da sind, mag es noch so trostlos erscheinen, es wandelt sich, es gärt und arbeitet darin.

Schweizerische Rezeptpflicht. Grundsätze über die Abgrenzung der Rezeptpflicht der Heilmittel von 10.06.1960: unterschieden werden die Kategorien A, B, C, D, E. Kategorie *A*: verschärfte Rezeptpflicht. Kategorie *B*: ärztliches Rezept notwendig. Kategorie *C*: Apotheke, ohne ärztliches Rezept. Kategorie *D*: Apotheken, Drogerien: »erleichterte« Selbstmedikation. Kategorie *E*: freie Selbstmedikation, ohne erforderliche Beratung keine »Heilanpreisungen« enthaltend.

Scopoli, J.A. (1723–1788). Ital. Arzt (heutiges Slowenien) nach ihm benannt wurde das Nachtschattengewächs »Scopolia« sowie das von Schmidt 1892 identifizierte Scopolamin (L-Hyoscin).

Score. Engl. numerisches Bewertungssystem, das den Zustand eines Patienten (z.B. Schmerzzustand) mittels Punktwerten für ausgewählte Kriterien und einer daraus resultierenden Gesamtpunkzahl zu einem bestimmten Zeitpunkt beschreiben soll.

Scott-Huskisson-VAS (Schmerzmessung nach Huskisson 1983). Numerisch auswertbare visuelle Analogskala, bestehend aus einem 10 cm langen Strich mit vorgegebenen/markierten Endpunkten.

SCI. Engl. Abk. für »*specific cyclooxygenase inhibitors*«, von der WHO 1998 neu vorgeschlagene Wirkstoffgruppe der spezifischen COX-2-Hemmer. Im Gegensatz zu den selektiven COX-2-Hemmern haben die SCI in therapeutischer Dosierung keine Wirkung auf die COX-1 (s. Buch F und G).

SCS. Engl. Abk. für »*spinal cord stimulation*«, therapeutische, invasive, neuromodulatorische Rückenmarkstimulation bei → Stumpfschmerzen, → CRPS-Typ-II-Schmerzen, Mischschmerzen (z.B. »failed back surgery syndrome«, FBSS), therapieresistenter Angina pectoris (Klasse III-IV der New York Heart Association) und → Syndrom X (s. Buch A).

Seeger, Alan (1888–1916, Belloy-en Santerre). Bedeutender am. Poet (Klassenkamerad von T.S. Eliot an der Harvard-Universität). Starb als Freiwilliger der frz. Fremdenlegion (»I have a rendez-vous with death...«).

Sekundenphänomen. Bei Injektion in ein »Störfeld« im Laufe einer Neuraltherapie auftretende plötzliche, reproduzierbare Besserung; ähnliche Phänomene werden auch unter Akupunktur beobachtet.

Selbstmedikation. Die Selbstversorgung des Patienten mit rezeptfreien Arzneimitteln, die dieser entweder in

Apotheken (bei apothekenpflichtigen) oder außerhalb z. B. in Reformhäusern – bei nicht-apothekenpflichtigen) erwerben kann (OTC' = over the counter, engl., ähnlicher Begriff).

Selectine. Bei Entzündungen ad hoc gebildete Haftmoleküle des Gefäßendothels, sie erlauben die Leukozytenmigration (Extravasation). Selectinhemmer sind putative antiinflammtorische Therapeutika.

Sellheim, Hugo (Biblis 1871–1936 Leipzig). Professur für Gynäkologie 1902–1905 Freiburg, Tübingen (1907–1917), Halle und Leipzig. Führte 1905 zum ersten Mal einen thorakalen Paravertebralblock durch. Diese Technik wurde vom Leipziger Arthur → Läwen weiter zu einem therapeutischen (chirurgische Anästhesie, Analgesietechnik per se) und differentialdiagnostischen (!) Werkzeug ausgebaut.

Selye, Hans Janos (Komarno 1907–1982 Kanada). Studium in Wien und Prag, Psychologe und Biochemiker. Emigration. Ab 1934 McGill Universität in Montreal, beobachtete 1936, dass die Injektion eines Ovarialextraktes beim Versuchstier eine Hypertrophie der Nebennieren, eine Atrophie des thymolymphatischen Gewebes sowie gastroduodenale Ulzerationen induziert und allgemein auf verschiedenste Reize Abwehrkräfte mobilisiert. Selye benutzte 1950 den Ausdruck »general adaptation syndrome«, »Eustress« und definierte sogenannte Stressfaktoren. U. a. auch: »The stress of life« (1956). Siehe auch: W.B. → Cannon. Selye ist Begründer der Theorie des Stresses (s. auch Buch H-J).

Seneca, Lucius Annaeus (Cordoba 4 v. Chr. bis 65 n. Chr.). Röm. Politiker, Philosoph, Dichter, u. a. Erzieher von Nero.

> Senecas Trias: Triae haec in omni morbo gravia sunt:.
> 1. Metus mortis (die Todesfurcht).
> 2. Dolor corporis
>   (der körperliche Schmerz).
> 3. Intermissio voluptatum (das Nachlassen der Lebenslust).

Sensibilisierung. Nozizeption, vereinfacht kann die Nozitransduktion durch Veränderung des peripheren Milieus im Sinne von Entzündungsreaktionen gefördert werden (= periphere Sensibilisierung, s. Buch A); eine zweite wichtige Ebene der Sensibilisierung stellt das spinale synaptische Netzwerk dar, hier wird der physiologische noxische Input in der Regel durch deszendierende, opioiderge und monoaminerge Systeme gefiltert. Bei erhöhtem noxischem Input kann dieses Hemmsystem überfordert werden, und es kommt zur Enthemmung des Zweitafferenz (= zentrale Sensibilisierung; s. auch Buch A).

Sensorik. Funktion des sensorischen Systems. Beinhaltet die →Transduktion, → Transmission, → Modulation und → Perzeption der gesamten neuralen Signale aus der Umwelt im Sinne einer Sensibilität, d. h. physiologischen Fähigkeit des Nervensystems, äußerliche Reize aufzunehmen und zu interpretieren.

Sequentialanalgesie. Auch Sequentialanästhesie, die partielle Antagonisierung von μ-Agonisten durch Wirkstoffe mit agonist-agonistischem Dynamikprofil mit dem theoretischen Ziel, gewisse μ-inhärente UAW (z. B. Atemdepression) zu minimalisieren (nach De Castro u. Viars 1968, s. Buch B).

Serotonin 5-Hydroxytryptamin, 5-HT. 1948 aus Rinderblut (»Sero-tonin«) isoliert und durch Rapport M.M., Green A.A. und Page I.H. dargestellt. Serotonin ist ein aus L-Tryptophan biosynthetisiertes Monoamin; durch Mastzellen, enterochromaffine Zellen und Thrombozyten freigesetzt. Je nach Aktivierung der multiplen 5-HAT-Subrezeptoren induziert Serotonin verschiedenste Wirkungen, im ZNS Neurotransmitter und involviert in die → serotoninerge zentrale Schmerzmodulation (s. Buch A). In der Peripherie u. a. verantwortlich für die→ periphere Transduktion emetogener Reize (5-HT3-R). Entsprechende serotoninerge Therapeutika sind Antiemetika (→ Setronreihe). → Migränetherapeutika (Triptane). Serotoninsubrezeptoren: 5-HT-$1_{A,B,D}$; 5-HT-$2_{A,B}$ + 5-HT$_{1C}$; 5-HT-3; 5-HT-4. Ligandengated Ionenkanäle: 5-HT$_3$-Rezeptoren. Übrige: G-proteingekuppelte Rezeptoren. Bedeutende Serotoninforscher waren: Page, Nachmansohn, Erspamer (»Enteramin«).

Sertürner, F.W.A. (1783–1841). Untersuchte als Pharmazeut das Opium und beschrieb das Morphin: »*Darstellung der reinen Mohnsäure nebst einer chemischen Untersuchung des Opiums mit vorzüglicher Hinsicht auf einen darin neu entdeckten Stoff und die dahingehörenden Bemerkungen*« (1817).

SES. Abk. für Schmerzempfindlichkeitsskala.

Setrone. Wirkstoffgruppe mit 5-HT3-antagonistischem Wirkprofil (Antiemetika): Ondansetron, Granisetron, Dolasetron etc.

Sham. Engl. die Täuschung, Scheinoperation in der Experimentalmedizin. Die Kontrollgruppe, an der zu Vergleichszwecken bis zur testender Intervention die gleiche Operation, das gleiche Prozedere etc. durchgeführt wird.

Sherrington, Charles Scott Sir (London 1857–1952 Eastbourne). Hervorragender engl. Physiologe (Schwerpunkt: ZNS; beeinflusst u. a. durch → Langley), stellte 1906 die Theorie der ordnenden Wirkung des ZNS auf »The integrative action of the central nervous system«. Er postulierte, dass Rezeptoren die Schwelle für einen bestimmten physikalischen Reiz erniedrigen und für andere erhöhen können. Damit werde eine spezifische Erregung möglich. Die Bezeichnung Nozizeptor ist nach Sherrington benannt. Siehe auch → Spezifitätstheorie und René Descartes. 1922 geadelt und 1932 zusammen mit → E.D. Adrian Nobelpreis für Medizin/Physiologie erhalten.

SIA. Engl. Abk. für »stress-induced-analgesia« (s. Buch A).

SIA. Engl. Abk. für »algology für suckling-induced-analgesia«, Beobachtung, dass Neugeborene durch Saugen insbesondere zuckerhaltiger Flüssigkeiten weniger Schmerzen erleiden bzw. weniger Schmerzkorrelate wie Weinen, Grimassieren etc. aufweisen, implizieren scheinen Geschmacksfunktionen (offenbar opioiderg gesteuert) sowie orotaktile Mechanismen (nichtopioiderg) zu sein.

Signaltransduktionskette. Die nach kompetitiver und reversibler Ligand-Rezeptor-Bindung auslösbare Reaktionskette (vgl. metabotrope Rezeptoren).

Signatura. Die ärztliche Rezepturanweisung.

signetur. Rezeptur, es möchte bezeichnet werden.

Simon, Eric (Wiesbaden *1924). Besuch des Gutenberg-Gymnasium bis zur Wiesbadener Kristallnacht am 9./10.11.1938, Emigration im Dezember 1938. Gymnasium in Cleveland zu Ende geführt, danach Studium der Naturwissenschaften am Institute of Technology (B.S. 1944). Weiterbildung an der Universität Chicago (M.S. 1947; Ph.D. in organischer Chemie 1951). Biochemie mit David Shemin an der Columbia Universität. 1953 am Cornell Medical College in der Arbeitsgruppe über Muskeldystrophie, hier Entdeckung der nach Simon benannten Vitamin-E-Metaboliten Tocopheronolactone und Tocopheronsäure. Seit 1959 Fakultät New York University Medical School. Arbeiten über Coenzymsysteme, über Vitamin-E-Metabolismus, über Muskelstoffwechsel, über Cholintransport. Opioide, 1973 zusammen mit Edelman und Hiller Nachweis stereospezifischer Opioid-Bindungen bzw. -Rezeptoren (H3-Etorphin) in Hirnhomogenaten, parallel zu Pert und Snyder sowie Lars Terenius. Vielfältige Ehrungen (u.a. Dr. med. h.c. Sorbonne, Paris).

Simpson, James Young (bei Edinburg 1811–1870). Pionier der Chloroformnarkose (1847), geburtshilflicher Ätheranästhesie (1847), daneben hochgeehrter Antiquar und Archäologe.

Sirupi. Sirupe, dickflüssige, gesüßte und aromatisierte Arzneipräparate, die Wirkstoffe in Form von Lösungen, Emulsionen oder Suspensionen enthalten. Der Wirkstoffgehalt wird meistens pro 10 ml = 1 Kaffeelöffel angegeben.

Sluder-Neuralgie. Durch Beteiligung des Ganglion sphenopalatinum bedingte Gesichts-/Gaumenschmerzen.

Smiley-Analog-Skala. Abk. SAS, Analogschmerzskala für Kinder im Alter von 5–7 Jahren (»Gesichterabbildungen«).

Snow, John (York 1813–1858). Epidemiologe (1958: »On the mode of communication of cholera«) und Anästhesist (1847: »On the inhalation of chloroform and ether« und 1849: »On the inhalation of vapour of ether in surgical operations«). Als Privatanästhesist der Königin Victoria applizierte Snow für die Geburt von Prinz Leopold eine analgetische Chloroforminhalation (gemäß anonymem Zeitungsartikel in der Times vom 8.04.1853, S. 5 »Birth of a prince« – im Lancet heftig kritisiert!), die geburtshilfliche Analgesie (»à la reine«) war geboren.

Solutio. Lösung.

Solvay, Ernest (1838–1922). Begründete 1863 mit einer Sodafabrik im belgischen Couillet eine heute weltumfassende Industriegruppe (Alkali, Kunststofferzeugung und -verarbeitung, Peroxide, Arzneimittel, Kali-Chemie, Duphar, Giulini, Lyssia).

Somatostatin. Ein peripher und zentral synthetisiertes biologisch aktives 14-Aminosäuren-Polypeptid mit verschiedensten Funktionen (s. Buch A, F).

Somnolenz. Pathologische Schläfrigkeit.

Sonophorese. Einschleusung von Wirkstoffen ins Gewebe mittels Ultraschall.

Sorge, Reinhard Johannes (1892–1916). Dt. Literat.

SP. Abkürzung für Substanz P. → Neuropeptid, Tachykinin.

Spannungskopfschmerz. → Buch A. Früher Muskelkontraktionskopfschmerz, engl. tension type headache. Kopfschmerzen, die – dumpfdrückend bis ziehend, nicht pulsierend – ohne Prodrome, bilateral, variabel in Bezug auf Schmerzcharakter, Rhythmus – episodisch bzw. seltener als 180 Tage/Jahr oder chronischer dann häufiger als 180 Tage/Jahr – und Dauer – Stunden bis Tage dauernd – und mit Begleitsymptomen – Angst, Nausea, Erschöpfung – assoziiert sind (gemäß HS' Klassifikation). Es werden zzt. 2 Gruppen unterschieden: mit oder ohne Störung der perikranialen Muskeln, bzw. episodisch oder chronisch. Ursache: zentrale Faktoren – Dysfunktion serotoninerger Relais Kortex, Raphekerne, PAG – und periphere Faktoren – Dysfunktion quergestreifter perikranialer und oromandibulärer Muskulatur, myofasziale Sensibilität mit »tenderness«, »hardness« im Bereich M. trapezius, Nackenmuskeln.

Spantide. In der Physiologie eingesetzte Substanz, P-Antagonist.

Spasmoanalgesie. In Deutschland v.a. von Urologen gebrauchter Ausdruck für die Kombination von Analgetika mit Spasmolytika zur Spasmolyse und Dämpfung viszeroviszeraler Reflexe.

Species. Teemischungen, Gemenge von entsprechend zerkleinerten Arzneidrogen, die fakultativ Drogenextrakte, ätherische Öle oder Wirkstoffe enthalten.

Spemann, Hans (1869–1941). Nobelpreis 1935 für embryologische Forschung. Pionier der → Ontogenetik.

Spencer, Herbert (Derby 1820–1903 Brighton). Philosoph und Soziologe.

Spiersäure. Von dem dt. Pharmazeuten Löwig in Zürich aus der Sumpfmädesüß (*Spier*stande) gewonnener Stoff, den Dumas 1839 als identisch mit der Salicylsäure identifizierte.

Spinalanästhesie. Von Corning 1885 eingeführt: »spinal anaesthesia and local medication of the cord«. Corning führte den Wirkstoff allerdings nicht in den intrathekalen Raum ein, sondern subkutan in das interligamentäre Gewebe der unteren thorakalen Wirbelfortsätze – in der vagen Hoffnung, den Wirkstoff über Gefäßabsorption kleinster Gefäße direkt dem Gefäßsystem des Rückenmarks zuzuführen (vgl. auch: → Bier).

Spinalnerven. *Syn.*: Nervi spinales, Rückenmarknerven, symmetrisch aus dem Rückenmark austretende Nervenpaare (Nn cervicales C_1-C_8, Nn thoracici Th_1-Th_{12}, Nn lumbales L_1-L_5, Nn sacrales S_1-S_5) sowie der hochgradig rückgebildete N. coccygeus. Man unterscheidet eine Radix dorsalis und Radix ventralis, die aus Bündeln (Fila radicularia) bestehen. Die dorsale Radix enthält das Ganglion spinale. Die Wurzelfila treten durch die Pia mater in das Cavum subarachnoidale. Auf Höhe des Austritts aus dem Wirbelkanal kommen sie durch die Arachnoidea und Dura. Distal vom Ganglion spinale bilden die beiden Radices den Spinalnervenstamm, bevor sie sich in die dorsalen, ventralen und rückläufige meningealen Äste (Rami) aufteilen. Die Spinalnerven sind gemischte Nerven und enthalten somatomotorische (efferente), afferente und autonome Fasern.

Spitexbewegung. Behandlung im angestammten Raum (also: zu Hause) von chronisch Kranken (inklusive Schmerzklinikpatienten) durch mobile Einrichtungen (spezialisierte Krankenschwestern, speziell eingerichtete Ambulanzen etc.) zur Kostensenkung und zur Wahrung des sozialen Umfelds der Kranken. Schweizerisches Korrelat zur National Hospice Association.

Spörry, Anne (Mülhausen 1918–1999 Nairobi; in Lamu begraben). Aus Mülhauser Industriellen-Familie, Medizinstudium in Paris, als Mitglied der »Résistance« (Mitglied des S.O.E. Special Operation Executive) 1943 in Paris verhaftet und ins Frauen-KZ Ravensbrück gebracht, durch die Intervention des schwedischen Roten Kreuzes bzw. durch Graf Bernadotte entlassen. 1948 Promotion in Medizin (Sorbonne, Paris) und Emigration nach Ostafrika (Äthiopien, Kenya)., wo sie als fliegende »Mama Daktari« seit 1964 dem vom Chirurgen Michael Wood gegründeten AMREF (»African medical and research foundation«, im Rahmen der »Flying Doctors«, erste und suksessive erfahrenste Pilotin) angehörte und bei der einheimischen, verarmten Bevölkerung ein Begriff für menschliche Hilfe und Mitleiden wurde. Nachzulesen auch ihre Biographie 1994/1997 »*Mama Daktari*« (éditions Jean-Claude-Lattès) bzw. »*Man nennt mich Mama Daktari*« (Quellverlag, Stuttgart).

Spritzen. Technische Voraussetzung für invasive Wirkstoffanwendung (Ausnahme: in klinischem Versuch befindliche nadel- und spritzenfreie Hochdruckinjektoren). Als Vorläufermodelle können die schon im 17. Jh. in Frankreich auch zur invasiven Wirkstoffanwendung benutzten Klistiere (die in jeder Komödie von Molière vorkommen) gelten. Verbesserungen erzielten u.a. der Ire Francis Rynd (Hohlnadel; Dublin 1845: für Morphinanwendung!), Ferguson in England bis Alexander Wood (1817–1884; Morphinanwendung 1855: »A new method of treating painful neuralgias by the direct application of opiates to painful points«), der die von C.-G. Pravaz (1791–1853) erfundenen Glaskörper mit einer anschraubbaren Hohlnadel kombinierte. Vor der Erfindung der Hohlnadel durch Francis Rynd wurden Akupunkturnadeln verwendet, der Wirkstoff floss entlang der Nadel zum Einsatzort. Die Ganzglasspritze wurde durch Luer entwickelt. Der Lausanner Erfinder Max Roth entwickelte 1915 erste kompakte Injektionsspritzen »Tubunics« mit spritzfertigem Medikament, diese (erste Einwegspritzen) wurden von der Firma Hoffmann-LaRoche u.a. auch als Pantopon-Tubunic ab 1918 auf den Markt gebracht und hatte sofort einen riesigen kommerzialen Erfolg, indem beispielsweise die Schweizer Armee im Herbst 1918 wegen der grassierenden Grippe 120.00 Tubunics bestellte.

Sprotte, Günther (Heigenbrücken *1945). Nach humanistischem Gymnasium in Wertheim, Studium der Medizin in Würzburg. Nach Medizinalassistentenausbildung in verschiedenen klinischen Fächern 1971 Promotion und 1982 Habilitation in Anästhesiologie: »Klinische Studie zum Differentialblock«. Ludwig-Schleich-Preisträger 1982. Leiter der Schmerzambulanz der Klinik für Anästhesiologie Universität Würzburg seit 1989. Sprotte hat die nach ihm benannte Sprotte-Nadel für intrathekale und epidurale Techniken entwickelt.

SRD. Abk. für *s*ympathische *R*eflex*d*ystrophie.

Stadler, Ernst Maria Richard (Colmar/Elsass 1883–1914 Ypern/Belgien). Prof. Dr., Schriftsteller, international berühmter Literaturkritiker, Expressionist, Kunstkreis

»Jüngstes Elsaß« (u. a. Georges Ritling, Otto Flake, Hermann Wendel, Hans Koch, Bernd Semann, Otto Dressler, Salomon Grumbach, Hanns Holzschuher, Fritz Höpfinger und Franz Arp). Verfechter einer frz.-deutschen Freundschaft.

STAI. Abk. für Spielberger *State Trait Anxiety Inventory* (s. Buch A).

stalked cells. Nach engl. Stalk: Stiel, Halm. Im Rückenmark (Hinterhorn Laminae-II–III, Dendritenbaum bis III–IV) von S. Gobel 1978 beschriebene Neurone mit halmartig verästelten Dendriten, deren Funktion nicht klar ist (je nach Forscher Exzitation oder Hemmung).

startle reaction. Eine komplexe, unwillkürliche Antwort auf nichterwartete starke (auditorische) Stimuli.

Statistik. Das zahlenmäßige, analytische Erfassen von Masseneinheiten zur Erkennung von Regelhaftigkeiten. Ausgangspunkt waren Arbeiten von → Bayes und Marquis de Laplace (1749–1827). Etwa 1820 Pierre-Charles-Alexandre Petit (Charité, Paris) erste Arbeiten wie »analyse« und »méthode numérique«. 1840 »Principes généraux de statistique médicale« sowie »arithmetische Observationen« (Jules Gavarret). → Billroth Theodor (1829–1894) schrieb das vielzitierte Bonmot:

> »So ist die Statistik wie ein Weib, ein Spiegel reinster Tugend und Wahrheit, oder eine Metze für Jeden, zu Allem zu brauchen«.

Selten zitiert ist jedoch seine über Statistik in einer retrospektiven Arbeit über Pyämie, Wundfieber gemachten Aussage (Band IX, Archiv für klinische Chirurgie, Rechenschaftsbericht Zürcher Chirurgie 1860–1867).

> »Ich hätte viel lieber andere Dinge gearbeitet, doch ich habe mir eingebildet, es sei meine Pflicht, als Lehrer zu meiner eigenen Belehrung mich aufzuklären, wie ich mit meiner Erfahrung stehe.«

Der dt. Chirurg Ernst Julius Gurlt publizierte schon 1895 eine »Zur Narkotisirungsstatistik« von 78 deutschen Krankenhäusern bzw. mehr als 50.000 Allgemeinanästhesien. Sir A.B. Hill publizierte 1952 im British Medical Journal die erste »RCT« (randomised controlled trial), d. h. die heute noch gültige Form zur Effektivitätsprüfung. Die Bedeutung klarer Konzepte durch wissenschaftliche Effektivitätsprüfungen wurde durch die Publikationen von A.L. → Cochrane (Nuffield, 1972) verbreitet:

> »It is surely a great criticism of our profession that we have not organised a critical summary, by specialty or subspecialty, adapted periodically, of all relevant randomised controlled trials«.

Publikation 1972 von »Effectiveness and Efficiency: Random Reflections on Health Services« → Cochrane-Bewegung.

Steady state. Fließgleichgewicht, bei repetierter Wirkstoffzufuhr der Moment, wo sich Zufuhr und Elimination die Waage halten und eine konstante Plasmakonzentration erreicht ist. Ziel einer optimalen Dosierung und Applikation ist es, den Wirkstoff in ein ziemlich konstantes Fließgleichgewicht im sog. therapeutischen Fenster zu halten.

Sternbach, A. Richard (New York *1930). Zeitgenössischer Psychologe und Schmerzforscher in La Jolla (Kalifornien), betonte die Eigenständigkeit chronischer Schmerzsyndrome als eigenständige Krankheit (→ Leriche, René). Mitbegründer der → IASP.

Stevens-Johnson Syndrom *Syn.:* Ectodermosis pluriorificalis, Typ-IV-Reaktion bzw. UAW nach Gabe u. a. von antipyretischen Analgetika. Fiebrige Allgemeinerkrankung mit dermatologischen Manifestationen im Sinne von landkartenartigem Hautexanthem mit blasigen Schleimhaut-Effloreszenzen. Typisch sind Cheilitis, Stomatitis, Konjunktivitis, Vulvitis, Urethritis und Proktitis.

stimulation produced analgesia. Durch Stimulation von Hirnabschnitten auslösbare zentrale Analgesie (Reynolds 1969, s. Buch A). Therapeutische → Neurostimulation kann mittels partiell- (radiofrequenzgesteuerte) oder vollimplantierte (telemetrische) Systeme erfolgen.

Stöckel, W. (1871–1961). Hervorragender dt. Gynäkologe und Geburtshelfer, führte die Sakralanästhesie zur geburtshilflichen Analgesie ein: »*Über sakrale Anästhesie*« (1909).

Stoll, Arthur (Schinznach 1887–1971). Industrieller und bedeutender Forscher: nach seinem Studium der Chemie an der ETH Zürich und 1909 auf Einladung R. → Willstätters Zusammenarbeit über Chlorophyllase. Folgte danach Willstätter nach Berlin und München mit dem Forschungsziel der Isolierung und Reindarstellung hochwirksamer Naturstoffe (Digitalis, Sennoside etc.). Ab 1917 Eintritt in die Fa. → Sandoz.

Storm, Theodor (Husum 1817–1888 Hademarschen). Bedeutenden Novellist (»*Der Schimmelreiter*«). Erkrankte an einem Magenkarzinom und schrieb das folgende Gedicht – ohne die Krankheit, deren Diagnose ihm nicht eröffnet worden war, zu kennen:

> Ein Punkt nur ist es, kaum ein Schmerz,
> nur ein Gefühl empfunden eben,
> und dennoch spricht es stets darein,
> und dennoch stört es Dich zu leben.
>
> Wenn Du es andern klagen willst,
> so kannst Du es nicht in Worte fassen,
> Du sagst Dir selber, es ist nichts.
> Und dennoch will es Dich nicht lassen.
>
> So seltsam fremd wird Dir die Welt.
> Und leis' verlässt Dich alles Hoffen,
> bis Du es endlich, endlich weißt,
> daß Dich des Todes Pfeil getroffen.

Stramm, August (Münster 1874–1915 bei Gorodec). Bedeutender Literat (Gedichte).

Stress. Von lat. stringere, drücken, pressen. Zuerst von → Selye (1950) benutzter Ausdruck für die körperliche und psychische Anpassung an die Integrität des Organismus bei Überbeanspruchung durch »attakkierende« körperliche, geistige oder seelische Reize.

Stress-induzierte Analgesie. Von den Autoren M.D. Trickleband und G. Curzon in ihrem Buch »Stress induced analgesia« (Wiley, New York 1984) gebrauchter Ausdruck für die v. a. von Feldchirurgen und Feldanästhesisten im 2. Weltkrieg (→ Beecher; aber auch schon während des Russlandfeldzugs von Napoleon!) beschriebenen Erfahrungen, dass gestresste Menschen oder Tiere weniger Schmerz verspüren, wahrscheinlich über stressinduzierte Aktivation endogener antinozizeptiver Abwehrsysteme (→ Endorphinsystem).

Stricker, S. (??–??). Führte 1876 an der Berliner Charité die Salicylsäure als spezifisches Therapeutikum (Antirheumatikum) für die Behandlung akuter rheumatischer Gelenkerkrankungen ein.

Substitutionsprogramme. Kostenlose kontrollierte Abgabe von Ersatzdrogen (z. B. Methadon, Heroin) und Instrumenten (Injektionsmaterialien) mit dem Zweck der Entkriminalisierung und Risikoverminderung (gleiche Qualität, keine Streckmittel, Verminderung der Infektionskrankheiten wie Hepatitis, Aids).

Sucht. → Substanzabhängigkeit (s. Buch B).

Sudeck, P. (1866–1945). Chirurg in Hamburg-Eppendorf, befasste sich u.a. auch mit Narkosetechniken (Publikationen 1902 und 1909 über »Ätherrausch«; entwickelte u. a. Masken mit Exspirationsventil). Lehrer von → Ernst von der Porten. Beschrieb 1900 das nach ihm benannte Dystrophiesyndrom (heute: → »Complex regional pain syndrome Typ I«, »Reflex sympathetic dystrophy«, RDS, Algodystrophie, Sudecks Dystrophie), die Osteoporose (1900) sowie 1909 das Narkosestadium »Stadium analgeticum«.

SUNCT-Syndrom. Klinisches Kopfschmerzensyndrom mit einseitigen neuralgieformen Kopfschmerzattaken sowie autonomer Symptomatik: Konjunktivitisreaktion, Tränenfluss, Rhinorrhö. Nach engl. Abk. *s*yndrome of *u*nilateral *n*euralgiform headache attacks, with *c*onjunctival injection, *t*earing and rhinorrhöa).

Sunderland, Sidney (Brisbane 1910–1993). Schon als Schüler hervorragend und Gewinner verschiedenster Preise und Ehrenstipendien, die ihm das Medizinstudium im weiten Melbourne erlaubten (Promotion 1935). Weiterbildung in Anatomie inklusive Hirn- und Nervenforschung, mit 27 Jahren Professur für Anatomie an der Universität Melbourne (1938). Studienreisen u. a. in die USA sowie nach Oxford (Neurochirurgie mit Sir Hugh Cairns): Anfänge seiner neuroanatomischen Studien. Freundschaft mit dem politischen Flüchtling Pio del Rio-Hortega (einem Schüler von → Ramon y Cajal), der ihm in die Geheimnisse von Nervenfärbungen einführte. Kurze Zusammenarbeit in Montreal mit dem Nobelpreisträger Wilder Penfield, dem Pionier der kortikalen Reizung am wachen Patienten (Lokalanästhesie; Patienten mit Hirntumoren etc.). Während des Krieges Untersuchungen von im Weltkrieg verwundeten australischen Soldaten (Nervenläsionen, Nervenregeneration, neuropathische Schmerzzustände ... mit Mitchell vergleichbar! etc.), vielfache Ehrungen; u. a. Sidney Sunderland Gesellschaft.

Suppositorien. Suppositoria, galenisch so zubereitete Wirkstoffpräparate, dass sie bei Einführung ins Rektum bzw. bei Körpertemperatur schmelzen, zerfallen oder sich lösen. Ebenfalls: Rektaltabletten, Rektalgelatinekapseln, Rektallyophilisate.

Suspensiones. Suspensionen, »disperse« galenische Systeme, bestehend aus Vehikel (Flüssigkeit) und darin zerteilter Phase (unlösliche Wirkstoffpulver). Bei sog. Trockensuspensionen (»Suspensiones siccae«) werden entsprechende Wirkstoffpulver nach Schütteln mit dem in Bezug auf Volumen, Gewicht definierten Vehikel kurzfristig in Suspensionen übergeführt.

Sweet, William (Kerriston/Washington *1910). Harvard Medical School mit MD 1936, bedeutender Neurochirurg, schrieb mit James C. White das Standardwerk: »Pain and the neurosurgeon« (1955, 1969). Gründungsmitglied IASP. Mit Gordon Brownell Miterfinder der »Positron Emission Tomographie«, PET. Begründer der endovaskulären Chirurgie für a.v.-Malformationen, entdeckte die antikonvulsive Wirkung von Diphenylhydantoin (1937) und führte 1958 osmotische Diuretika zur Behandlung des Hirnödems ein.

SWS-Schlaf. Engl. Abk. für »slow wave sleep«, Langsame-Wellen-Schlaf.

Sydenham, T. (1624–1689). Beschrieb die Gicht und Gichtschmerzen, entdeckte die Wirkung der Chinarinde gegen Malaria, nach ihm wird die Chorea minor oder Veitstanz benannt (1686) Er erfand die Safranopiumtinktur (Tinctura opii crocata), eine mit Safran- und Gewürznelken optisch und geschmacklich verbesserte Opiumtinktur, ein Vorläufer des → Brompton Cocktails. Schrieb über Opium:

> »Among the remedies which it has pleased Almighty God to give man to relieve his sufferings none is so universal and so efficacious as opium«.

Sympsychalgie. Schmerzexazerbation durch psychische Reize.

Synalgie. Mitempfinden von Schmerzen in einem nicht erkrankten Körperteil.

Synapse. Kontaktstelle zwischen Neuronen und Neuronen (interneuronale Synapsen, vgl. auch interzelluläre Informationssysteme) oder Neuronen und Nicht-Neuronen mit speziellen Organellen (Transmittervesikeln, Membrane, Rezeptoren etc.) zur (chemischen) Erregungsübertragung. Die Namengebung Synapse erfolgte durch → Sir Charles Scott Sherrington (1897). Vgl. auch interzelluläre Informationssysteme oder Neuronen und Nicht-Neuronen mit speziellen Organellen (Transmittervesikeln, Membrane, Rezeptoren etc.) zur (chemischen) Erregungsübertragung der spinalen → Nozitransformation.

Synapsine. Proteinfamilie, die synaptische Funktionen (Transmittervesikel; Freisetzung von Neurotransmittern etc.) koreguliert. Synapsine können reversibel → phosphoryliert bzw. moduliert werden.

Synaptosom. Für biologische Untersuchungen aus homogenisiertem Tierhirn (Ratte) gewonnene Synapse bzw. Nervenendigung.

Synästhesalgie. Das Auftreten von Schmerzen in der erkrankten Extremität durch Berührung der gesunden kontralateralen Extremität (Klinik der → Kausalgie).

Synästhesie. Begleitempfindung, abnorme Missempfindung eines Sinnesorganes bei Reizung eines anderen (z. B. Synalgesie, Schmerzempfindung fern vom Krankheitsherd).

synergistisch. Potenzierend, Zusammenwirken von Substanzen mit Wirkungsverstärkung.

Tachykinine. Biologisch aktive, weitverbreitete Peptidfamilie mit gemeinsamem C-Terminal: -Phe-X-Gly-Leu-Met-NH$_2$, zu denen die Substanz P, die Neurokinine A (NKA) und B (NKB) gezählt wird. Die verschiedenen biologischen Wirkungen dieser Peptide werden über 3 Rezeptorsubtypen, nämlich NK$_1$-R (SP), NK$_2$-R (NKA) sowie den NK$_3$-R, vermittelt (s. Buch A).

Tachyphylaxie. Pharmakologisch rasch auftretende Wirkungsabschwächung (s. akute Toleranz, Buch B).

Tagesklinik. Zuerst in der Psychiatrie (oberitalienische Psychiatrieschule), jetzt zunehmend auch in chirurgischen Kliniken geübte ambulante Behandlung zur Kostendeckung und zur Aufrechterhaltung der sozialen Kontakte; s. auch Spitex.

tail-electric-stimulation-test. Von Caroll und Lim 1960 eingeführt. Am Schwanz des Versuchstiers werden elektrische Elektroden befestigt und mit einer zunehmenden, standardisierten elektrischen Reizung die Anzeichen von Schmerzen (motorische Spinalreflexe, Vokalisation während und nach Reizung) beobachtet.

tail-flick-test. Von d'Amour und Smith 1941 eingeführt, ein thermisch fokaler Stimulus der auf die Schwanzbasis des Versuchstiers gerichtet wird und die nach Reizung beobachtbaren Schwanzreaktion aufzeichnet (Tail-flick-Analgesimeter).

taktile Hyperästhesie. Störung der Oberflächensensibilität mit Überempfindlichkeit gegenüber taktilen Stimuli, auch oft mit dysästhetischem Charakter, Berührung wird als »unangenehm« empfunden.

Talalgie. Fersenbeinneuralgie.

Tarsalgie. Schmerzen im Tarsus, Fusswurzel.

Taxonomie. Systematische, standardisierte Klassifikation mit Beschreibung und Einteilung der klinischen Schmerzphänomene.

TCI. Engl. Abk. für »*t*arget-*c*ontrolled *i*nfusion«, zielkontrollierte Infusion, das Ziel eine Plasmakonzentration X mit dem Wirkstoff optimal und konstant zu halten. Wird mit computergesteuerten Pumpen, prozessierte pharmakokinetische Daten zur optimalen Infusion, erreicht. Die TCI-Technik geht auf Arbeiten um J. Schüttler, H. Schwilden und H. Stoeckel zurück (1983).

Teichopsie. »Zackensehen«, Prodromie bei Migräneattacken.

Telae. Verbandgazen.

TENS. Abk. für »*t*ranskutane *e*lektrische *N*ervenstimulation«, daneben auch SCS, »spinal cord stimulation«, sowie DBS, »deep brain stimulation«, über invasive Elektrodensysteme.

Tension Type Headache. Engl. Bezeichnung für → Kopfschmerz vom Spannungstyp → Buch A.

Teodori, Ugo (1911–1993). Gründer der modernen florentinischen Schmerzschule. Ehrenmitglied der IASP. Mit R. Galletti zusammen »Il dolore nelle affezioni degli organi interni del torace« (Pozzi, Roma 1962). Herausgeber 1982 von«Fisiopatologia e terapie medica del dolore«(Pozzi, Roma). Lehrer von → Paolo Procacci.

Tera. Abk. T, dezimales Vielfaches in der Ordnung 10^{12}.

terminale Krankheit. Endphase einer normalerweise tödlich verlaufenden Krankheit.

Tetrodotoxin. Ein ultrapotentes Fischtoxin der Klasse Aminoperhydrochinazolin, u.a. aus dem japanischen (gastronomisch geschätzten) Kugelfisch ($\rightarrow$ Fugu) gewonnen. Tetrodotoxin blockiert relativ selektiv Na+Ionenkanäle und wird deshalb experimentell in der Rezeptorforschung eingesetzt. Tetrodotoxin wird auch in der tierexperimentellen Anästhesiologie/Schmerzforschung als ultralangwirksames Lokalanästhetikum diskutiert, »therapeutisches Fenster« minimal, s. Buch F.

Teutschländer-Syndrom. *Syn.:* Lipoidocalcinosis progrediens, »Lipoidkalkgicht«, nach dem Heidelberger Pathologen Otto Teutschländer (1874–1950) bezeichnete Erkrankung mit schubweise auftretenden, schmerzhaften Gewebe-Nekrosen, -Kalzinosen.

Teweldeberhan, Kessete (Harien/Eritrea *1946). Nach dem Abitur Ausbildung in Krankenpflege in Asmara. Ausbildung zum Anästhesiepfleger 1974–1976 Addis Abeba. Danach engagierter Leiter dieser einzigen, offiziellen 1974 (durch den Autoren) gegründeten Anästhesiepflegerschule Äthiopiens, die den gesamten Landesbedarf an Anästhesiepflegepersonal liefert. Weiterbildung in Pittsburg. Wegen seiner eritreischen Abstammung im Herbst 1998 als äthiopischer Staatsbürger verhaftet und nach Eritrea deportiert.

TGF-α, $\beta_{1,2}$ Abk. für »*t*ransforming *g*rowth *f*actor«, werden in verschiedenen Geweben und Zellen synthetisiert. Multiple Funktionen: phänotypische Transformation, embryonale Entwicklung, Zelldifferenzierung, Hormonsekretion, Immunfunktionen etc.

Thalamus. Ganglienanhäufung zu beiden Seiten des 3. Ventrikels im Dienzephalon, die Verbindung mit dem Hypothalamus beschrieb 1895 William His. Der Thalamus funktioniert als eine Art Umschaltstation, indem er spinale und andere Afferenzen in die entsprechenden kortikalen Gebiete umlenkt. Endstation des Tractus spinothalamicus. Kann bei inkurablen Schmerzzuständen stereotaktisch angegangen werden. Bei Erkrankung der thalamischen Region kann es zu schweren, zentralen Schmerzzuständen kommen, dem Schmerzsyndrom »Déjérine-Roussy« 1906, s. Buch A.

Thebain. Paramorphin. $C_{19}H_{21}NO_3$, Bestandteil von $\rightarrow$ Opium zu nur 0,2%. Das konvulsiv und ähnlich wie Strychnin toxisch wirkende Thebain kann therapeutisch nicht genutzt werden, ist aber Ausgangspunkt therapeutisch eingesetzten Opioiden wie $\rightarrow$ Oxycodon, $\rightarrow$ Naloxon, $\rightarrow$ Nalbuphin, $\rightarrow$ Etorphin (s. Buch C).

Theophrastus ([Tyrtamo] Eresos ~ 372–287 Athen). Schüler von Plato (~428–348) und Aristoteles (384–322), Philosoph und Botaniker, er beschrieb u.a. Alraune- und Mohnsaft in seinem ausführlichen Werk über Natur- und Kulturpflanzen.

Theorell, Hugo (1903–1982). Schwed. Nobelpreisträger 1956, Erforschung oxidativer Enzymsysteme.

therapeutische Breite (therapeutischer Index). Relation zwischen $\rightarrow$ DL_{50} und $\rightarrow$ DE_{50}. Bei gewissen Stoffen wie i.v.-Barbituraten ist sie niedrig (ca. 7), bei anderen hoch (BZ-Antagonist Flumazenil >200.000). Die therapeutische Breite wird im Tierversuch bestimmt, speziesgegebene Eigenheiten, wie z.B. relative Absenz von tödlicher opioidinduzierbarer Atemdepression im Tierversuch, relativieren diesen Wert.

therapeutisches System. Siehe A. Zaffaroni, eine arzneistoffenthaltende Vorrichtung oder Darreichungsform, die einen Arzneistoff oder mehrere in vorausbestimmter Rate kontinuierlich über einen festgelegten Zeitraum an einen festgelegten Anwendungsort abgibt (s. Buch K).

Thermalgesie. Polymodal durch extreme thermische Reize ausgelöster Schmerz.

Theta-Wellen. EEG: F: ca. 4–7/s. Unter Schlaf- (Kinder) und Narkosebedingungen vorkommend.

Thomas, Edward (1878–1917). Brit. Literat, ließ sich mit 37 Jahren noch als Freiwilliger anwerben (weil – verheirateter Vater mit 2 Kindern – er nicht abseits stehen wollte).

Thoracic-outlet-Syndrom. Nervenkompressionssyndrom des Plexus brachialis, oft mit Kompression der subklavischen Gefässe verbunden mit verschiedenster Äthiologie: erste Rippe, M. scalenus, Tumoren, SAPHO etc.

Thudichum, Johann Ludwig (1829–1901). Bedeutender dt. Forscher, gilt als Begründer der Neurochemie.

Timofeev, Dimitry (Penza/Russland 1859–~1915). Medizinstudium an der Universität Kasan, wo 10 Jahre später auch Lenin studierte; Embryologe und Histologe; 1897–1898 in Bonn (Zusammenarbeit mit Schifferdecker) und Tübingen (Lenhossek), beschrieb 1894 » Zur Kenntis der Nervenendigungen in den männlichen Geschlechtsorganen« und 1896 »Über eine besondere Art von eingekapselten Nervenendigungen in den männlichen Geschlechtsorganen bei Säugetieren«, die heute noch in Frankreich als das Timofeev-Organ bezeichnet werden und möglicherweise mit freien C-Faserendigungen identisch sind.

Tincturae. Tinkturen, dünnflüssige Wirkstoffpräparate.

TIVA. Abk. für »*T*otal(e) *i*ntravenous (intravenöse) *A*naesthesia (Anästhesie)«, die gänzliche i.v.-Narkoseführung. Der Begriff wird fälschlicherweise leider oft gebraucht, wenn neben Luft/Sauerstoff/Heliumgasgemischen auch zusätzlich N_2O verwendet wird.

TMD. Abk. für die in Deutschland gesetzlich festgelegte Tagesmaximaldosis.

TNF. Abk. für »*Tumor necrosis factor*$_{\alpha\ u.\ \beta}$«, Tumornekrosefaktor, ein von aktivierten Makrophagen und Monozyten synthetisiertes Glykoprotein (MG > 70.000.000) mit gegenüber Tumor- und Fremdzellen (Transplantaten) nekrotisierenden, endotoxischen Eigenschaften. Durch Lipopolysaccharide aktivierte Makrophagen setzen TNF frei. TNF-Rezeptoren sind ubiquitär, über 55.000- und 75.000-Rezeptoren werden multiple Reaktionen induziert (Apoptosis, Tumorzelllysis, T-Zellproliferation, Gewebenekrosen, Fieber etc.). Eine massive TNF-Freisetzung führt zu Koagulopathie, Aktivierung von Leukozyten mit Freisetzung proinflammatorischer Zytokine sowie kardiovaskulärem Schock. Die chronische Freisetzung von TNF wird mit chronischen Entzündungen, Knochenresorptionen, Anämie etc. in Verbindung gebracht. In der Rheumatologie sind Anti-TNF-Therapeutika in der klinischen Prüfung (s. Buch F und G, Antirheumatika).

TNF-Rezeptor-Familie. Verwandte Rezeptoren, die immunologisch Zellproliferation und Zelltod steuern (55.000-TNF-Rezeptor, 75.000-TNF-Rezeptor, Lymphotoxinrezeptor, »Nerve growth factor receptor« etc.).

Toleranz. In der Pharmakologie auch Gewöhnung, Wirkungsabschwächung. Wirkstoffe (z. B. Morphin) können nach repetierten Dosen eine akute (akute Toleranz; Tachyphylaxie) oder langsam auftretende Wirkungsabnahme aufweisen. Der Patient muss die Dosis erhöhen, um die gleiche Wirkung zu erzielen.

Toller, Ernst (Samotschin bei Bromberg/preussische Provinz Posen 1893–1939 New York, Exil und Suizid). Zunächst begeisterte Teilnahme als Freiwilliger am ersten Weltkrieg, dann allmählich Pazifist (»Die Wandlung«). 1917 Bekanntschaft mit Kurt Eisner. Festungshaft in Bayern wegen Beteiligung an der Münchner Räterepublik 1919–1924, während der er bedeutende dramatische Werke der dt. Literatur schuf (»*Requiem den gemordeten Brüdern*« 1920, »*Gedichte der Gefangenen*« 1921 etc.). 1933 Zwangsemigration. Kommentierte in London die olympischen Spiele 1936: »Der Diktator, der den Frieden von heute preist, tut es, um den Krieg von morgen vorzubereiten.« Rastlose Tätigkeit: Pazifismus, Hilfsprojekte für die vom spanischen Bürgerkrieg betroffene Zivilbevölkerung. Nahm sich 1939 in New York aus Verzweiflung das Leben. Siehe auch Günther Weisenborn.

Tourette-Syndrom. Nach dem Pariser Neurologen G.G. de la Tourette (1857–1904) benanntes seltenes Krankheitsbild, das sich u.a. mit motorischer Dysfunktion (Tics etc.) manifestiert und möglicherweise durch eine pathologische Funktion zentraler Neurotransmittersysteme bedingt ist (DA, 5-HT, NA; Opioidrezeptoren).

Tourniquettest. Durch Tourniquet (z. B. Blutdruckmanschette) durchführbare Prüfung von Schmerzschwelle (ischämischer Schmerz).

totale Spinal- bzw. Epiduralanästhesie. In der Regel »akzidentell«, historisch gesehen aber auch therapeutisch induzierte rückenmarknahe Anästhesie im gesamten Bereich des Rückenmarks (s. Buch Kinetik).

Tragusschmerz. Bei Mastoiditis etc. auftretender Schmerz der mit Borstenhaaren besetzten äußeren Gehörgangsregion.

Tranquanalgesie. v.a. in Skandinavien gebräuchliches Modewort für Kombination von Analgetikum (v.a. auch Ketamin) und Tranquilizer (v.a. Diazepam). Siehe auch → Ataranalgesie.

Tranquilizer. Nach dem engl. »to tranquil(l)ize«, beruhigen; Syn. Ataraktika (griech. ataraxia = Seelenruhe). Hypnotikafreie Psychopharmaka im engeren Sinne, ohne antipsychotisch-antischizophrene Wirkung. Hauptgruppe: Benzodiazepine, durch Forschungsgruppen um Sternbach und Haefely (Roche) zum ersten Mal synthetisiert.

Transduktion. Phys. die Umwandlung körperfremder chemischer, thermischer, mechanischer etc. Energie in eine spezifische neuronale Signalsprache.

Transskription. Lat. transscribere. Molekularbiologie: die Kopie einer einsträngigen Ribonukleinsäure (RNA) entlang der Mutter-DNA innerhalb des Zellkern durch RNA-Polymerasen. Der Transskriptionsvorgang läuft an der Seite des abzulesenden DNA-Strangs. Die Transskriptionskaskade nach extrazellulärer Signalstimulation wird in der molekularen Schmerzforschung mehr und mehr als Diskussionsgrundlage für die Entstehung pathologischer chronischer Schmerzleiden diskutiert (s. Genablesung, Buch A).

Transskriptionsfaktor. Zelluläres Proteinsystem, das die Transskription induziert, stimuliert und beendet (z. B. NFAT = *n*uclear *f*actor of *a*ctivated *T*-cells).

Translation. Aus der Genetik übernommener Ausdruck der »Übersetzung« einer neuronalen Information ins Bewusste (Perzeption).

Transmission. Die neuronale Erregungsübertragung, z. B. Nozitransmission, die neuronale Übertragung von schädlichen Signalen.

Transmitter. Engl.-lat. Überträgerstoff.

transplazentäre/diaplazentäre Barriere. Folgende histologische Barrieren trennen das mütterliche vom intervillösen Blut des Feten: Synzytiotrophoblast, plazentäres Bindegewebe, fetales Kapillarendothelium (mütterlichwärts und fetalwärts), Kapillarbett im terminalen fetalen Villus.

Traum. Unwillkürliche seelische Tätigkeit, Phantasieerebnisse während des Schlafs (vgl. Forschungsarbeiten z. B. von C.G. Jung).

Trendelenburg, Friedrich (Berlin 1844–1924 Berlin). Bedeutender Chirurg (Rostock, Bonn, Leipzig), Sohn des Philosophen Trendelenburg (Kritiker des Hegelschen Systems). Führte 1869 Chloroformnarkosen über selbst entwickelte Tracheotomie-Tubus-Sets (bestehend aus Tubus mit Blockmanschette und Narkosetrichter) durch, erste ähnliche Versuche am Kaninchen gehen auf John → Snow 1858 zurück. Nach Trendelenburg wird die Trendelenburg-Lagerung (Becken-Bein-Hochlagerung beim Schock etc.) und die sog. Trendelenburg-Operation, erstmals 1924 durchgeführt, benannt.

Trichlorethylen. Trilene®, früher in der Anästhesie gebrauchtes flüssiges Anästhetikum mit niedriger Verdampfungsdruck. Das heute als Reinigungsmittel in der Industrie eingesetzte Trichlorethylen wird zum »Sniffling« (»Schnüffeln«) missbraucht.

Triggerpunkte. Körperpunkte, die spontan oder auf Reizung, z. B. durch Druck, Schmerzen, eingeschränkte Muskeldehnbarkeit, autonome Gewebsfehlregulation etc. auslösen können. Cornelius publizierte 1926 (Thieme, Leipzig) ein Lehrbuch über »Die Nervenpunktlehre«.

Triptane. Wirkstoffgruppe mit 5-HT$_1$-agonistischer Wirkung, Migränemittel: z. B. Sumatriptan, Naratriptan, Zolmitriptan etc. (s. Buch F).

Troxler, Ignaz Vitalis Paul (Münster/Luzern 1780–1866 Aarau). Wird zu den führenden → Ärzteanthropologen gezählt. Versuchte in seiner »Anthroposophie« empirisch geistige Wirkprinzipien – als Pendant zu den materiellen Prinzipien in der Naturwissenschaft – zu erforschen. Unbequemer, »störender« und engagierter »Frühdemokrat«. Geschichtslehrer am Luzerner Lyzeum, aus politischen Gründen nach kurzer Zeit aus verschiedenen Lehraufträgen entlassen (vgl. moderne »Berufsverbote«), bis er endlich 1834–1850 eine Professur an der Universität Bern erhielt.

Tyrosinkinase. Eine Rezeptordomäne (sog. β-Einheit), die auf multiplen Rezeptoren der Wachstumsfaktoren-Familie vorhanden ist. Die über diese Domäne induzierbaren Signaltransduktionen betreffen Effektorreaktionen der Mitogenese, Zelldifferenzierung und des Zellwachstums.

Tschaikowski, Pyotr Il'yich (1840–1893; s. auch → Pathos). Nach Ansicht moderner Musikologen soll Tschaikowksi nicht an Cholera gestorben sein (orthodoxe Todesversion), sondern auf Druck eines zaristischen Ehrenkommitees, das ihm am 31.10.1893 seine Aufwartung machte und ihn zwang, Arsen zu nehmen.

Grund dafür waren homosexuelle Beziehungen Tschaikowskis, so zu seinem Neffen Vladimir Davidov, der seinerseits später (1906) im Hause von Tschaikowski in Klin Selbstmord verübte.

Tschechow, Anton Pawlowitsch (Taganrog 1860–1904 [während eines Tbc-Kuraufenthaltes in Badenweiler/Schwarzwald]). Arzt, danach bedeutenden Schriftsteller, 1890 Reise nach Sachalin, 1895 »Russlands Schreckeninsel«.

TST. Engl. Abk. für »*t*hermoregulatory *s*weat *t*est«, Testverfahren bezüglich des autonomen peripheren Nervensystems in Bezug auf die Sudomotorfunktion. Der Patient wird in einer Infrarotwärmekammer auf eine erhöhte Kerntemperatur aufgeheizt und hinsichtlich einer entsprechenden Schweißreaktion (Hypo/Anhidrosis bis Hyperhidrosis) im Gebiet des neuropathisch geschädigten Nerven (fokal, distal von der Schädigung, segmental, regional, global etc.) getestet. Ähnliche, aber auf einzelne Nerven gerichtete Testverfahren sind der QSART bzw. stimulierter postganglionärer Sudomotortest.

Tuffier, T. (1867–1929). Frz. Chirurg, publizierte fast zeitgleich mit → A. Bier 1891 Arbeiten über Spinalanästhesie. Wandte 1899 intrathekales Kokain zur Schmerzlinderung bei therapieresistenden Malignomschmerzen an. Nach ihm wurde die von ihm für die lumbale Spinalpunktion vorgeschlagene Linie zwischen den Darmbeinkämmen benannt. Er betonte, dass der Wirkstoff niemals intrathekal anzubringen sei, ohne dass über die Punktionsnadel Liquor abgeflossen sei.

Tuohy, E.B. Entwickelte spezielle Nadelschliffe für kontinuierliche Spinal- und Epiduralanästhesien mittels Kathetern, damals Ureterkatheter; 1944/45.

Tussis. Lat. Husten, daher werden z. B. Hustenmittel als Antitussiva bezeichnet.

UAW. Abk. für *u*nerwünschte Arzneimittel*w*irkungen.

UCS. Engl. Abk. für »*u*nconditioned *s*timulus«, im Gegensatz dazu s. auch → CS.

Ullmann, Viktor (Teschen 1898–1944 Ausschwitz). Aus großbürgerlicher Familie der Donaumonarchie stammend, Musikstudium, 1917–1918 wegen Tapferkeit an der italienischen Front zum Leutnant der Reserve geschlagen, erfasste musikalisch in seiner Oper »Der Sturz des Antichrist« (1936) die Schrecklichkeit des nationalsozialistischen Totalitarismus im Voraus. 1942 ins KZ Theresienstadt zur »Arbeitsgruppe Freizeitgestaltung« überführt, wo er die Oper »Der Kaiser (Hitler) von Atlantis« zusammen mit Petr Kein, seinem Librettisten, komponierte. Beide, Ullmann und Kein, wurden 1944 im KZ Auschwitz ermordet. Die Oper »Der Kaiser von Atlantis« wurde 1992 in Saarbrücken uraufgeführt.

UNFDAC. Abk. für »UN fund for drug abuse control« bzw. Internationaler Suchtstoff-Kontrollfond der UN.

Unguenta. Salben, thixotrope Gele zur Anwendung von Wirkstoffen auf Haut oder Schleimhäute.

Untertunnelung. Rückenmarknahe Langzeitkatheter können durch subkutane Untertunnelung in Bezug auf Fixationsqualität sowie Infektionsgefahr geschützt werden (s. → rückenmarknahe Techniken).

UROD. Engl. Abk. für »*u*ltra*r*apid *o*piate *d*etoxification«, dt. → AINOS, s. Buch B).

USP. Abk für »*The United States Pharmacopeia*«.

Valleix-Druckpunkte. Siehe Schmerzpunkte.

Vanilloidrezeptoren. Abk. VR-Rezeptoren, die Wirkstoffe wie → Capsaicin erkennen. Subtypen: VR-R1 und VR-R2 (s. Buch A).

Vanzetti-Zeichen. Nach dem ital. Chirurgen T. Vanzetti (1809–1888) benannt, die reflektorisch-entlastende Skoliosehaltung beim Ischiassyndrom.

Varolio, Costanzo (Bologna 1543–1575 Rom). Medizin-(Anatomie) und Philosphiestudium in Bologna (1567), entwickelte neue Hirndissektionstechniken. Danach in Rom Arzt (nicht belegbar, ob er der päpstlicher Hausarzt war). Publizierte 1573: »*De nervis opticis*« und posthum: »*Anatomiae libri*« (1591). Entdecker der »Pons«.

VAS. Engl. Abk. für »*Visual Analogue Scale*«.Visuelle Analog-Skalen.

Velpeau, Louis (La Brèche 1795–1867). Frz. Chirurg, schrieb 1840 einen viel zitierten Unsinn: »Éviter la douleur par des moyens artificiels est une chimère!«. Velpeau – beeindruckt durch die Fortschritte der Äthernarkose – revidierte dieses Zitat aber innerhalb weniger Jahre.

Ventafridda, Vittorio (*1927). Medizinstudium in Pavia mit Abschluss 1952. Weiterbildung in Anästhesiologie 1953–1958 Research and Educational Hospital University of Illinois (Chicago). In Mailand Anästhesist am nationalen Krebszentrum, ab 1970 Direktor des dortigen Schmerztherapie-Rehabilitationszentrums. Mitgründer der IASP. 1984 Vater der WHO-Schmerztherapiepromotion (»Dreistufentherapie«). 1987 Gründer der italienischen Gesellschaft für Palliativmedizin. 1988 Gründer der »European Association for Palliative Care« (EAPC). Über 250 Publikationen über Schmerzkontrolle, Messung der Lebensqualität sowie Palliativmedizin. Vielfältige Tätigkeiten als Herausgeber, Autor etc., Direktor des »WHO Collaborating Centre in Cancer Control and Palliative Care« (European Institute of Oncology, Milano). Präsident der italienischen Schule für Palliativmedizin.

Verfügbarkeit. Bioverfügbarkeit, der Anteil eines Wirkstoffes, der am Zielorgan (Zielrezeptor) zur Verfügung steht.

Verschreibungspflicht. Syn. → Rezeptpflicht verschreibungspflichtig. Syn. → rezeptpflichtig.

Verteilungsvolumen. Fiktives kinetisches Volumen. Vd = Gesamtmenge des Wirkstoffs im Körper/Plasmakonzentration. Es wird unterschieden zwischen initialem Verteilungsvolumen und Verteilungsvolumen im Gleichgewicht ($Vd_{steady\ state}$). Das Verteilungsvolumen wird wie folgt ermittelt: nach i.v.-Gabe eines radioaktiv markierten Wirkstoffs werden laufend Konzentrationsmessungen vorgenommen. Verbleibt der Wirkstoff im intravasalen Kompartiment, wird eine entsprechend hohe Konzentration gemessen. Sein Verteilungsvolumen entspricht demjenigen des Intravasalvolumens und ist extrem klein. Verteilt sich der Wirkstoff weiter auf das extrazelluläre Kompartiment (15–27%/KG bzw. ca. 15 l) oder sogar in das intrazelluläre Volumen (60%/KG oder ca. 42 l), wird die entsprechend i.v. oder i.a. gemessene Wirkstoffkonzentration fallen. Da das Verteilungsvolumen nur indirekt über Plasmakonzentrationsmessungen ermittelt wird, ist es »fiktiv«. So können Wirkstoffe ein Verteilungsvolumen aufweisen, das einem Mehrfachen des Körpergewichts entspricht. Das initiale Verteilungsvolumen (entspricht dem Intravasalvolumen) kann multipliziert werden mit der Größe der »minimalen effektiven Wirkstoffkonzentration« (→ MEAC). Das Produkt dieser 2 Größen ergibt rein rechnerisch die sog. Sättigungsdosis (bei i.v. applizierten Wirkstoffen; D = Vd * C).

vertigo. Lat. Schwindel.

Verum. Lat. »das Wahre«, Gegenteil → Placebo, → Nocebo.

Vicq d'Azyr, Felix (1748–1794). Beschrieb zum ersten Mal den Locus coeruleus (1786).

Vidianus, Guido (1500–1569). Arzt und Anatom in Florenz, Pisa und Paris. Nach ihm wird der Canalis pterygoideus (Vidianuskanal) sowie die Vidianus-Sluder-Neuralgie (Gesichtsneuralgie infolge Reizung des Ganglion pterygopalatinum) benannt.

Vincent, Clois (1879–1947). Mit → de Martel Begründer der frz. Neurochirurgie.

VIP. Engl. Abk. für »*v*asoactive *i*ntestinal *p*eptide«, s. → Apudzellen.

Virchow, Rudolf (1821–1902). Schüler des Sinnesphysiologen Johannes Müller (1801–1858), Begründer der Zellpathologie (Cellularpathologie 1858), lehnte allerdings Louis Pasteurs (1822–1895) revolutionäre Theorien der Keime bzw. Infektionen ab. In späteren Lebensjahren ırchäologische Tätigkeiten und Freundschaft mit ßchliemann (Ausgrabungen von Troya!).

Viszeralneuralgie. Älterer und ungenauer Ausdruck von neuralgieformen Schmerzen aus dem Viszeralbereich.

Vogt, Oscar (Husum 1870–1959). Studium der Medizin und Naturwissenschaften in Kiel und Jena mit Promotion in Medizin 1894. Klinische Ausbildung in Psychiatrie, Neurologie, Neuropathologie, Hirnpathologie, Psychotherapie, Neurobiologie unter Ernst Häckel, Otto Binswanger, Theodor Ziehen (Jena), August Forel (Zürich), Pierre Marie (Paris). In Paris lernte er die 23-jährige Medizinstudentin Cécile → Mugnier kennen, mit der ihn über 60 Jahre gemeinsamen Lebens und engster wissenschaftlicher Zusammenarbeit verbinden sollte. Als 28-jähriger Gründer der privaten, eigenen »Neurologischen Zentralstation«, die 1902 der Universität Berlin angeschlossen wurde. Auf Initiative von Vogt wurde 1914 das Kaiser-Wilhelm-Institut für Hirnforschung gegründet. Vogt war u. a. einer der führenden Hirnmorphologen der Wissenschaft (u. a. Einführung von Serienschnitten etc.). Unter anderem: 1924 in Moskau zur Untersuchung des Gehirns des am 21.01.1924 verstorbenen Lenin zusammen mit → Otfried Förster, Oswald Bumke, Klemperer, Borchardt, Nonne, Minkowski, Strümpell. Aufbau – als indirekte Konsequenz des Rapallo-Vertrages – eines sowjetischen Hirnforschungsinstitut (1926 eröffnet). Nach Hitlers Machtübernahme vom »Der Stürmer« diffamiert und vom Kaiser-Wilhelm-Institut entlassen. Als Protégé u. a. der Industriellen-Familie Krupp in Neustadt (Schwarzwald) privates Hirnforschungsinstitut, ab 1937 (s. oben → Mugnier Cécilie). »Sitz und Wesen der Krankheiten« (1937, 1938), »Thalamusstudien« (1941), »Die Sondergestaltung verschiedener Hirnbezirke« (1941), »Morphologische Gestaltungen« (1942), »Überfunktionelle und genetische Harmonien« und »Die anatomische Vertiefung der menschlichen Hirnlokalisation« (1951). Viele Ehrungen so Dr. med. h.c. Universität Freiburg, Porto, Kiel, Wilna, Zürich, Jena etc. Eine Arbeitshypothese von Vogt war u. a. »Jungbleiben durch geistige Tätigkeit«. Im Vogtschen Institut am Neustädter Dennenberg war auch damals die größte Hummel- und Laufkäfersammlung der Welt untergebracht. Nach Vogts Tod siedelte das Institut nach Düsseldorf über. Aus dem Neustädter Institut wurde eine nach Vogt benannte Fachklinik für Kinder- und Jugendpsychiatrie.

Volkmann, Richard (Pseudonym Richard Leander, Leipzig 1830–1889 Jena). Generalarzt der preussischen Armee, Lyriker und bedeutender Märchenerzähler.

Vomitio. Syn.: Vomitus (lat.), Erbrechen. Als Vomitivum wurde früher ein Brechmittel bezeichnet. Vom Kliniker differenzierte Bezeichnungen sind u. a. Vomitus biliosus (»Galle-Erbrechen«), V. cruentus (»Bluterbrechen«, Hämatemesis«), V. faeculentus oder stercoralis (»Miserere«), V. gravidarum (Schwangerschaftserbrechen), V. infantinus (Pädiatrie), V. matutinus (morgendliches Erbrechen), Vomito negro (blutiges Erbrechen bei Gelbfieber).

Von der Porten, Ernst (Hamburg 1879–1940 Südfrankreich). Praktischer Arzt, Anästhesist, Pionier der modernen interdisziplinären Schmerztherapie bzw. Algesiologie (s. Buch A, Einführung). Sein Bruder P.M. war während des 1. Weltkrigs dt. Militärarzt an der Ostfront. Ein andrer Bruder, Richard, fiel 1916 in Russland. Seine Schwester, A.J., heiratete den Hamburger Staatsrat für Finanzdeputation Dr. Leo Lippmann, beide schieden als Verfolgte des Naziterrors 1943 aus dem Leben. Zuerst chirurgischer Medizinalassistent unter → Sudeck (der die »Eppendorfer Narkosemaske« entwickelte und in Deutschland die sog. N_2O/O_2-Narkose sowie das Kreissystem einführte). Während des 1. Weltkrieges beschäftige sich von der Porten als Sanitätsoffizier mit der Schmerztherapie, forderte Narkoseunterricht, entsprechende Fachprüfungen für Medizinstudenten, sowie eine Facharztausbildung und -titel für Narkoseärzte. Von der Porten unternahm 1923 Studienreisen in England zur Erlernung neuer Narkoseverfahren und besuchte als einziger nichtangelsächsischer Teilnehmer den 1. Internationalen »Narkosekongress« in Nottingham. Treffen und Informationsaustausch mit dem amerikanischen Anästhesisten F.H. McMehan (seit 1922 Herausgeber der Zeitschrift Curr Res Anesth Analg) sowie H.M. Cohen (seit 1923 Herausgeber des Br J Anaesth). Zusammen mit dem Würzburger Ordinarius C.J. Gauß und dem Heidelberger Lehrstuhlinhaber für Pharmakologie H. Wieland gab von der Porten 1928 Der Schmerz – Deutsche Zeitschrift zur Erforschung des Schmerzes und seiner Bekämpfung heraus (zugleich Zentralorgan für Narkose und Anästhesie). Diese Fachzeitschrift fusionierte mit Killians Narkose und Anästhesie 1929 zu Schmerz, Narkose und Anästhesie. Aufgrund der sog. »Reichsverordnung« des Naziregimes erhielt von der Porten 1938 Berufsverbot, wurde 1939 noch im »International Directory of Anesthetists« als »Certified as specialist in anesthesia and fellow in the international college of anesthetists« erwähnt (eine Spezialistenbezeichnung, die nur 7 von damals 16 führenden deutschen »Narkose-Ärzten« teilten!). Flucht vor dem Naziterror über Belgien, interniert und nach Südfrankreich verschleppt. Dort nahm sich von der Porten zusammen mit seiner Frau Josphine, die auf beschwerlichen Umwegen zum ihm gelangt war, am 13.12.1940 das Leben. Der »Berufsverband Deutscher Anästhesisten« würdigte den Pionier durch die Stiftung der »Ernst-von-der-Porten-Medaille« (1987).

Von-Frey-Haare. Nach dem Würzburger Physiologen Max von → Frey 1852–1921 feine Haare/Borsten, numeriert je nach Kraftanwendung N°1 (0,98 mN) bis N°7 (221 mN), mit denen man Druckpunkte der Haut aufsuchen und sie auf Schmerzschwellenwerte untersuchen kann. In der Klinik als Pinsel verwendet zur klinischen Prüfung der Hautsensibilität.

Von Heyden. Schüler des Marburger Gelehrten Kolbé, entwickelte Syntheseverfahren zur billigen Großherstellung von → Salicylsäure und gründete 1874 bei Radebeul (Dresden) die chemischen Werke Heyden, die nach dem 2. Weltkrieg nach München und Regensburg verlegt wurden. Seit 1956 in Verbindung mit der Fa. Squibb, seit 1989 mit Bristol-Myers-Squibb.

vulnus. Vulnera, die Wunde(n).

Vulvodynie. Chronische, dysästhetische Sensationen in der Vulvagegend (International society for the study of vulvar disease task force, 1984), multifaktoriell bedingt (z. B. zyklische Vulvovaginitis, Vestibulitis, Dermatosis, Papillomatosis etc., aber auch »essentiell«).

Wachstumsfaktoren. *Syn.:* Wuchsstoffe, engl. »growth factors«, Superfamilie von Signalmolekülen, die das Zellwachstum und die Zelldifferenzierung steuern.

Wadell-Tests. Unspezifische Schmerztests (Ablenkmanöver etc.) zur Differenzierung von spezifischen und unspezifischen Rückenschmerzen (Wadell 1980).

Waldeyer, W. (1836–1921). Anatom, begründete die sog. Neuronentheorie, s. auch → Cajal/Golgi.

Wall, Patrick (Nottingham *1925). Engl. Schmerzforscher, »Bachelor of Medicine« 1948. Ausbilder in Anatomie, Physiologie, Biologie (Yale, Chicago, Mass. Inst. of Technology), Anatomielehrstuhlinhaber der Universität London bis 1990. Mit → Melzack Erarbeitung der → Gate-control-Theorie. Mitgründer der → IASP. Seit 1975 Herausgeber des Schmerzjournals »Pain«. Von ihm stammt:

> »So long as one person remains in pain and we cannot help, our knowledge of pain remains inadequate.«

Wallenberg, Adolf (1862–1949). Bedeutender dt. Neurologe, erforschte u. a. die Blutversorgung des verlängerten Marks (nach ihm benannt Wallenberg-Syndrom [1895], s. → neurogene Schmerzen, Buch A).

Walthers-Ganglion. *Syn.:* »Ganglion impar«, auf Höhe Sakrokokkyks gelegenes Ganglion des paravertebralen Sympathikusstrangendes mit Funktion der Innervation des Beckens und Perineums. Möglicherweise involviert bei neurogenen Schmerzbildern dieser Regionen.

Wang, S.C. Erforschte zusammen mit → Borison den Zusammenhang zwischen klinischer Nausea und Erbrechen und entsprechenden Regionen des ZNS

(1949, 1952), s. → Chemotriggerzone Area Borison und Wang.

Warburg, Otto Heinrich (Freiburg 1883–1970). Aus der deutschjüdischen »Warburg-Dynastie« stammend (die Warburgs waren über Italien im 16. Jahrhundert in Norddeutschland, v. a. bei »Cassel« und in »Warburg« Zuflucht findende Ashkenazis). Chemiestudium bei Emil Fischer in Berlin und Promotion in Medizin in Heidelberg 1911. Im 1. Weltkrieg als Preussischer Kavallerist kriegsverletzt und mit dem »Eisernen Kreuz« ausgezeichnet. Forschung im Kaiser-Wilhelm-Institut (später Max-Planck-Institut) Berlin, gegenüber dem Naziregime eigentümlich blind (wahrscheinlich einziger »Warburg«, der in Deutschland verblieb und heil überlebte). 1931 Nobelpreis (Entdeckung der Atmungsenzyme), 1944 2. Nobelpreisvorschlag, den er aber im politischen Umfeld Hitlers refusieren musste. Schüler von Warburg waren u. a. die Nobelpreisträger Otto Meyerhof und Hans Adolf Krebs; nach Besetzung Berlins durch die sowjetische Armee kurzer Aufenthalt in den USA, wo er sich offenbar mit seinen nächsten Verwandten zerstritt, zurück nach Berlin, wo er 1970 verstarb. *Zu lesen:* Sir Siegmund G. Warburg (1902–1982) »*Un homme d'influence*« von Jacques Attali (Fayard, Paris 1985). In diesem faszinierenden Buch wird Otto Warburg am Rande erwähnt. *Zu besuchen:* das »dem guten Europäer gewidmete«, 1995 wiedereröffnete Warburg-Haus in Hamburg (Aby-Warburg-Stiftung).

Wartenberg-Syndrom. Neurol. nach dem amer. Neurologen Wartenberg (1887–1956) benanntes Syndrom einer im Schlaf auftretenden, auf Bewegung abnehmenden Akroparästhesie im ellenseitigen Handbereich (Syn. nokturnale idiopathische Brachialgie).

Waters, Ralph Milton (N Bloomfield/Ohio 1883–1979). Am. Anästhesist, Inhaber einer eigenen Privatklinik mit Tageschirurgietätigkeit, führte 1928 an der Universitätsklinik Wisconsin erste Kurse in Anästhesiologie ein. Nach ihm wird das »To-and-fro-System« benannt. Erster Lehrstuhl der Anästhesiologie in Madison 1938. Lehrer u. a. von → Gordh, → Apgar, Neff, Rovenstine etc. Waters prägte zusammen mit Rovenstine und → Guedel die amerikanische Anästhesie in der ersten Hälfte des Jahrhunderts massgeblich.

Weber-Fechner-Gesetz. Nach dem Leipziger Anatomen und Physiologen Weber 1795–1878 und G.T. Fechner – der 1880 Webers Arbeiten von 1843 sowie eigene Arbeiten in einem Gesetz zusammenfasste – benannt. Das Gesetzt formuliert mathematisch den Reiz-Sinnesempfindungs-Zusammenhang. Die Änderung der Empfindungsstärke (ΔE) = logarith.-proport. Reizstärkenverhältnisse. Das Gesetz wird vielfach in seiner Gültigkeit relativiert. Eine Verbesserung bringt das Gesetz nach Stevens (1970): Empfindungsstärke = k * Reizstärke (in Exponentialfunktion). Anwendbar in der Schmerzfor-

...chung mit dem Ziel, Schmerzreize zu standardisieren ...nd sie anderen Sinnesreizen gegenüber zu vergleichen ...sog. »cross modality matching«) – in der Hoffnung, ...ubjektive Schmerzwahrnehmungen zu quantifizieren.

Wedell, G.C. Postulierte die sog. → Patterntheorie (1955).

Weese, Helmut (München 1897–1954). Bedeutender dt. Anästhesist und klinischer Pharmakologe, Pionier der i.v.-Narkoseeinleitung mit der Einführung von Hexobarbiton 1932 (Evipan) und beim Einsatz vom Plasmaexpander.

Weinstein, Tadeus (Wloclawek 1897–1996 Basel). Studium der Chemie, u.a. als Assistent von Ruzicka (ETH Zürich), ab 1946 Aufbau des Institutes für organische Chemie der Universität Basel. Synthetisierte 1933 das Vitamin C und später Nebennierenhormone (Aldosteron, Cortison). 1950 mit E.C. Kendall (»Compound E« = Cortison) und P.S. → Hench Nobelpreis in der Medizin.

Weisenborn, Günther (Velbert/Rheinland 1902–1969 Berlin). Studium der Germanistik und Medizin. Dramaturg in Berlin. Seine Bücher wurden 1933 verboten und verbrannt. Emigration nach den USA, 1938 in den deutschen Untergrund zurück (u.a. Flugblätter für »Rote Kapelle«), 1942–1945 im Gestapogefängnis. Schrieb u.a. »*Der lautlose Aufstand: Berichte über die Widerstandsbewegung des deutschen Volkes 1933–1945* (basierend auf einer von Ricarda Huch [Braunschweig 1864–1947 Schönberg im Taunus, als erste Frau mit Doktorat der Philosophie, Mitgründerin der Kleistgesellschaft und 1926 als erste Frau in die Preußische Akademie der Künste berufen – aus der sie 1933 demonstrativ austrat] angelegten Sammlung von Dokumenten). Mitbegründer des Hebbel-Theaters. Mitherausgeber des »Uhlenspiegels«.

Weiss, Ernst (Brünn 1884–1940 Paris). Nach dem Studium der Medizin weltreisender Schiffsarzt und Schriftsteller, Flucht 1933 nach Österreich, 1938 nach Prag, 1939 nach Paris. 1940 beim Einzug der deutschen Truppen bzw. der Gestapo Selbstmord.

Weisse Rose. Vornehmlich aus Medizinstudenten wie Hans Scholl (Forchtenberg, später Ludwigsburg, dann Ulm 1918–1943), Sophie Scholl (1921–1943, Biologie und Philosophiestudentin, Schwester von Hans), Christoph Probst (1919–1943), Alexander Schmorell (1917–1943), Willi Graf (1918–1943) sowie dem Philosphieprofessor Karl Huber (1893–1943) gegründete Widerstandsgruppe gegen den totalitären Geist des »Dritten Reiches«. Die meisten Mitglieder erkannten progressiv, zuerst als Mitglieder der Hitlerjugend, dann als Eingezogene einer Studentenkompanie an der Ostfront den wahren Charakter des Nazitotalitarismus (z.B. Sophie, die vom Vergasen »unwerten Lebens« durch SS-Mitglieder erfuhr;

Hans an der Ostfront, Massenhinrichtungen). Hans und Sophie wurden vom Hausmeister der Universität, Herrn Jakob Schmid, bei einer Flugblattaktion ergriffen und »ordnungsgemäss« der Gestapo übergeben. Eintägiges, nicht öffentliches »Gerichtsverfahren« unter dem eigens aus Berlin eingeflogenen »Volksgerichtspräsidenten« Roland Freisler. Hans, Sophie und Christoph wurden im Vollstreckungsgefängnis München-Stadelheim durch die Guillotine hingerichtet und heimlich auf dem Perlacher Friedhof beerdigt. Alexander, Willi und Karl Huber wurden einige Tage später verhaftet und hingerichtet. Heute u.a. »Geschwister-Scholl-Platz« vor der Ludwig-Maximilians-Universität in München. Ebenfalls seit 1980 »Geschwister-Scholl-Preis«, Preisträger bislang: Rolf Hochhuth 1980, Reiner Kunze 1981, Franz Fühmann 1982, Walter Dirks 1983, Anja Rosmus Wenninger 1984, Jürgen Habermas 1985, Cordelia Edvardson 1986, Christa Wolf 1987, Grete Weil 1988, Helmuth J. Moltke 1989, Lea Rosh/Eberhard Jäckel 1990, Georges-A. Goldschmidt 1991, Barbara Distel/ Wolfgang Benz 1992, Wolfgang Sofsky 1993, Heribert Prantl 1994, Victor Klemperer 1995, Hans Deichmann 1996, Ernst Klee 1997 (»Auschwitz, die NS-Medizin und ihre Opfer«), Saul Friedländer 1998.

Wells, Horace (Hartford/Vermont 1815–1848). Führte im Januar 1845 die analgetische Wirkung von N_2O zum Zahnziehen an der Harvard Medical School im Beisein von → Morton und → Charles T. Jackson vor, nachdem er bei einer öffentlichen »Lachgas-Budenshow« zu einem Eintrittspreis von 25 Cents des unbekannt gebliebenen »Prof.« Colton am 10.12.1944 den analgetischen Effekt hatte beobachten können. Der Versuch war aber ein Fiasko und Wells wurde aus dem Saal gebuht. Wells publizierte noch 1847 »A history of the discovery of the application of nitrous oxide gas, ether, and other vapours to surgical operations«, verkraftete aber seinen Misserfolg nie, gab seinen Zahnarztberuf auf und verkam regelrecht »im Sumpf«, wurde eingekerkert, nachdem er eine Prostituierte mit Schwefelsäure attackiert hatte, und nahm sich dann das Leben durch Aufschlitzen der Femoralarterie.

Weltschmerz. Sog. existentieller Pessimismus, der das seelische Leiden beschreibt, ausgelöst durch Verzweiflung, Negierung am Sinn der Welt und Resignation.

Wenner-Gren, Axel Leonard (Uddevalla 1881–1961). Schwed. Industrieller (Gründer des Electrolux-Konzerns), rief die bedeutende Wenner-Gren-Foundation ins Leben (→ Zotterman).

Werner, Alfred (Mülhausen/Elsass 1866–1919). Bedeutender Chemiker, Nobelpreis 1913, Arbeiten über Stereokonfigurationen.

Wernicke, Carl (1848–1904). Bedeutender dt.-poln. Forscher u.a. über sensorische Aphasie, zentrale Poliomyelitis, Erkrankungen der inneren Kapsel etc.

Westphal, Alexander (1863–1941 Neurologe, Greifswald und Bonn). Siehe Edinger-Westphal-Kern.

WHYMPI. Engl. Abk. für »*West Haven-Yale muldidimensional pain inventory*«, ein in der Schmerzpraxis eingesetztes psychometrisches Testverfahren nach Kern et al. (1985).

Widal-Syndrom. *Syn.:* »ASS-Trias«, Acetylsäureintoleranzsyndrom, s. → »Aspirin-induced asthma« (AIA).

Wiesenfeld-Hallin, Zsuzsanna (Budapest *1946). Ungar.-schwed. Schmerzforscherin, nach Ausbildung in Physiologie in Cambridge sowie Arbeiten an der Cornell Universität Professur am → Karolinska Institut für »Basic and Clinical Neurophysiology«.

Willer, Jean-Claude (Toulouse *1944). Medizinstudium in Paris mit Promotion 1970, danach Studium der Physiologie mit Promotion (Dr. sci ès nat. 1982) unter der Leitung von → Denise Albe-Fessard. Forschung in Nozizeption und Schmerz; zusammen mit → Daniel Le Bars Konzept der → DNIC. Viele internationale Ehrungen. Gegenwärtig Direktor des Instituts für Physiologie und Neurophysiologie, Chefarzt der Abt. für Neurophysiologie des Service d'Explorations Fonctionnelles Neurologiques am berühmten Krankenhaus Pitié-Salpetrière in Paris.

Willstätter, Richard (1872–1942 Locarno/Exil). Eminenter dt. Chemiker in München, v. a. Erforschung von Naturstoffen, synthetisierte 1901 Atropin und 1902 das Hauptalkaloid Kokain, 1859 durch Albert Niemann rein dargestellt. Nobelpreis 1915 für Forschungen im Bereich Anthocyane und Chlorophyll. Aus Protest wegen des zunehmenden Antisemitismus an der Münchner Universität Demission 1924. Entzog sich seiner Verhaftung durch NS-Schergen durch Emigration in die Schweiz.

»wind-up«-Phänomen. Mendell 1966: »Uhrmäßiges Aufziehen der nozizeptiven Vorgänge auf zentraler (→ spinaler) Ebene » (s. Buch A, s. auch → »preemptive-analgesia«). Zu hoher spinaler nozizeptiver C-Input induziert über Freisetzung pronozizeptiver Neurotransmitter wie Substanz P (via NK-1 Rezeptoren) und Glutamat (via NMDA-Rezeptor) eine erhöhte, tonische Exzitabilität der Zweitafferenz (erhöhte Spontanaktivität, progressive Erhöhung der evozierbaren Potentiale, Nachentladungen, Vergrößerung der rezeptiven Felder, Geninduktion etc.) im Sinne einer »spinalen Sensibilisierung« (s. auch »periphere Sensibilisierung« bzw. Mikromilieu, Buch A).

Winnie, A.P. Bedeutender am. zeitg. Anästhesist. Gründer der amerikanischen Gesellschaft für Lokoregionalanästhesie 1976. Entwickelte u. a. den interskalenischen Zervikalplexusblock (1975).

Wintergrünöl. In der älteren Volksmedizin für rheumatische Beschwerden empfohlenes Öl, den 1843 aus der Gaultheria procumbens isolierten toxischen → Salicylsäuremethylester enthaltend.

Wittgenstein, Ludwig Josef Johann (Wien 1989–195? Cambridge). Eminenter Denker. Repräsentant der nie mehr erreichten Blüte großbürgerlich-deutschjüdischer Kultur. Palais Wittgenstein an der früheren Alleegasse, heute: Argentinergasse, die Wittgensteins gaben musikalische Familienabende mit Brahms, Mahler, Bruno Walter, unterstützten Klimt (Portrait Madame Wittgenstein!), Moser, Rodin etc. Ludwigs Bruder Karl verlor während des 1. Weltkriegs an der Ostfront seinen rechten Arm, für ihn komponierte Maurice Ravel u. a. das »Konzert für die linke Hand«. Nach 1929 in Cambridge, nachdem er schon 1908 in Manchester Flugtechnik(!) lernte. Seit 1911 war er Protégé und Gesprächspartner von Bertrand Russel, publizierte u. a. Tractus logicophilosophicus.

Wittmaack-Ekbom-Syndrom. Nach dem dt. Arzt T. Wittmaack und dem schwed. Neurologen Ekbom benanntes Syndrom unklarer Genese mit v. a. nachts auftretenden schmerzhaften Dys- und Parästhesien in den Beinen.

WLM. Abk. für *Wood Library Museum* of Anesthesiology, nach Paul M. Wood ([1894–1963] im Staate Illinois 1987 gegründetes Anästhesiologie-Museum, organisierte u. a. Pavillon am Chicagoer Flughafen: »Sieg über den Schmerz« (»Conquest of Pain«).

Wood, John. Miterfinder der Hohlnadel (1853). Die Erfindung der Hohlnadel sowie der Glasspritze durch Pravaz ergab die technische Voraussetzung der → invasiven Anwendung – engl. »circumneural application« – von Schmerzmitteln. Die Publikation im Edinburgher Chirurgie-Journal von 1985 »New method of treating neuralgia by the direct application of opiates to the painful points« stellt historisch auch die erste Publikation einer peripheren Applikationsweise von Opioiden zu analgetischen Zwecken dar.

Wolfskehl, Karl (Darmstadt 1869–1948 Auckland/NZ). Alias »Schwabinger Zeus«, Lyriker um den Kreis von Stefan George, musste 1933 emigrieren.

Wright. Stellte Heroin durch Semisynthese aus Morphin dar (1874).

Writhing-Test. (Koster 1959) Nach i.p.-Applikation von Formalin wird die Schmerzantwort (Kontraktionen der Abdominalmuskulatur bei ausgestreckten Pfoten) aufgezeichnet (writhing, sich winden).

Wunderlich, K.R.A. (Sulz/Neckar 1815–1877 Leipzig). Internist, Mitbegründer einer physiologisch-orientierten Medizin. Hauptwerk: »Arbeiten über klinische Thermometrie« (1868).

Wundstupor. Kurzdauernde, temporäre Schmerzlosigkeit im Bereich einer Wunde.

Wundt, Wilhelm (Neckarau 1832–1920). Nach Gymnasium in Bruchsal Medizinstudium in Tübingen (u.a. Hirnanatomie unter Leitung seines Onkels Friedrich Arnold) mit Abschluss 1855 in Heidelberg. Nach einem Berliner Jahr ab 1857 Dozent für Physiologie in Heidelberg (Helmoltzs Assistenz). In Leipzig 1879/1880 Leiter des ersten Forschungslaboratoriums für experimentelle Psychologie, wo auch – wahrscheinlich zum ersten Mal überhaupt – psychophysikalische Apparate eingesetzt wurden.

Wurzelneuralgie. *Syn.:* Radikulalgie, neuropathische, segmentär in entspechende Dermatome ausstrahlende Schmerzsymptomatik bei Schädigung/Reizung (hinterer) Spinalnervenwurzeln.

Wüsten, Johannes (Heidelberg 1896–1942 Gollnow/Pommern). Kupferstecher, Literat. Aus politischem Protest Emigration nach Prag, dann Paris, wo er an Tuberkulose erkrankt, verarmt und der Gestapo in die Hände fiel. Vom Volksgerichtshof zu 15 Jahren Zuchthaus verurteilt. Genaues Todesdatum unbekannt.

Xenoliganden. Körperfremde Liganden, Gegenteil: Endoliganden.

Xerosalgie. Schmerzverstärkung bei trockener Haut.

Xerostomie. Trockenheit der Mundschleimhaut bei anticholinergischer Medikation oder Opioidmedikation, die bei chronischen Schmerzzuständen den Patienten schwer beeinträchtigen kann, u.a. orale Nahrungsaufnahme wegen beeinträchtigter Schluckfunktion usw.

Yaksh, Tony L. (San Angelo/Texas *1944). Bedeutender am. Schmerzforscher, 1966 Diplom der angewandten Psychologie am Georgia Institute of Technology, Doktorat in Neurobiologie. Erforschte u.a. Neurotransmitter und spinale Schmerzmodulation (Yaksh u. Rudy 1976), was zur Einführung der rückenmarksnahen Opioidapplikation, zur »selective spinal analgesia« führte (1979 durch die australische Arbeitsgruppe um Cousins). Zusammenarbeit u.a. mit Patrick D. → Wall, Th. Jessel und W.L. Kerr an den Mayo-Kliniken. Seit 1988 Professor und Vizevorsitzender Anästhesieuniversitätsinstitut San Diego. Erster Nichtanästhesist als → ASA-Preisträger (1994).

Zaffaroni, Alejandro (Montevideo/Urugay *1941). Studierte Biochemie in Rochester. 1951 zu Syntex, einer damals kleinen chemischen Firma in Mexico (Forschungsssschwerpunkt Steroide), wurde Präsident der Syntexgruppe, die er 1968 verliess, um seine eigene Firma ALZA zu gründen. Entwickelte neue Verfahren, so u.a.→ therapeutische Systeme. Mehrfach ausgezeichnet. Gründete auch die Firma DNAX (Forschungsschwerpunkte Immunologie, Gentechnologie, Makromoleküle), die er 1982 an Schering-Plough verkaufte. Gründete 1988 die Firma Affymax und 1991 Affymetrix, um in kleinen dynamischen Firmen neueste Ideen zu verwirklichen, die er für 533 Mio US$ an Glaxo verkaufte.

Zange-Kindler-Syndrom. Nach dem Grazer Arzt J. Zange (1880–1969) benanntes Syndrom mit Hinterhauptschmerzen, Nausea und Emesis, Schwindel, Ataxie, Dysdiadochokinese etc. bei raumfordernden Prozessen der hinteren Schädelgrube.

Zellmembran. Zellschutzhülle, bestehend aus einer Thapholipiddoppelmembran (Lecithine, Sphingomyeline, Aminophospholipide) sowie Proteinstrukturen wie Mikrotubuli (Strukturproteine), Ionenkanäle und aktive Ionenpumpen (Transportproteine, Kanalproteine), Rezeptoren (Rezeptorproteine) sowie katalysatorische Enzymsysteme.

Zellorganellen. Definierte intrazelluläre Strukturen mit spezifischen Funktionen (Mitochondrien, endoplasmatisches Retikulum, Lysosomen, Nukleolus, Zentriolen, Golgi-Apparat).

Zelltheorie. Der dt. Apotheker und Botaniker W. Pfeffer (1845–1920; nach ihm wird die Pfeffer-Zelle für osmotische Messungen benannt) schuf mit seiner Grundlagenforschung über »Osmotische Untersuchungen« (1877) sowie »Pflanzenphysiologie« (1881) Voraussetzungen für die Zelltheorie. M.J. Schleicher (1804–1881), Jurist und Botaniker »Beiträge zur Phytogenese« 1838 und »Die Pflanze und ihr Leben« 1848, erkannte die pflanzliche Zelle als Funktionseinheit. T. Schwann (1810–1882) Anatom, Physiologe – entdeckte u.a. das Verdauungsferment Pepsin sowie das nach ihm benannte Neurilemm – erkannte das Prinzip der pflanzlichen und tierischen Zelle. Schleicher und Schwann gelten als die Begründer der Zelltheorie. Georg → Quincke, Pfeffer sowie → Overton erarbeiteten Grundlagen zur Definition der Zellmembran, die 1935 endlich als Bilipidschicht (Danielli u. Davson) bestätigt wurde. Singer u. Nicholson veröffentlichten 1972 das jedem Anästhesisten und Neurologen geläufige Konzept der Lipiddoppelschicht der axonalen Membran, die prinzipiell wie jede Zellmembran aufgebaut ist.

Zelltod. Neben Nekrose ist der biologische Mechanismus der → Apoptose beim Zelltod involviert.

Zenti. Abk. c, dezimales Vielfaches in der Ordnung $10^{-2} = 0,01$.

zentraler Schmerz. Schmerz, der mit einer Läsion des zentralen Nervensystems assoziiert ist.

zentrales autonomes Nervensystem. Ein zentrales autonomes Netzwerk, der zentrale Teil des autonomen Nervensystems, hauptsächlich repräsentiert durch folgende Kernregionen: Insula, medianer präfrontaler Kortex, Hypothalamus, Amygdala, ventrolaterale Medulla oblongata, Nucleus tractus solitarii, Nucleus parabrach-achialis, PAG, sowie den zirkumventrikulären Organen (→ Buch A).

zentripetal. Zum Zentrum führend, z. B. die orthodrome neuronale Signalmeldung ist zentripetal; die antidrome neuronale Ausschüttung von Mediatoren wie Substanz P ist zentrifugal, d. h. vom Nervenganglion peripherwärts gerichtet.

Zenz, Michael (Minden *1945). Direktor der Universitätsklinik für Anästhesiologie, Intensiv- und Schmerztherapie, Klinikum Bergmannsheil, Ruhr-Universität Bochum, mehrfach ausgezeichnet, vielfältige wissenschaftliche Publikationen, Mitherausgeber von Büchern.

Zephalgia. *Syn.:* Cephalgia, Kopfschmerz.

Ziliarneuralgie. Neuralgie im Bereich der Ziliarnerven, → Charlin-Syndrom.

Zimmermann, Manfred (Herxheim bei Landau, Pfalz *1933). Prof. Dr.-Ing., Dr. med. h.c. (Universität Siena), nach Studien in Physik und Neurophysiologie (Karlsruhe, Heidelberg 1953–1964) Professur für Physiologie an der Universität Heidelberg 1973. Zahlreiche wissenschaftliche Publikationen über das ZNS, periphere und zentrale Schmerzmechanismen, im besonderen Plastizität, Transskriptionsmechanismen etc.. 1973 Gründungsmitglied der → IASP; Gründungsmitglied 1975/76 der → DGSS (urspr. Gesellschaft zum Studium des Schmerzes für Deutschland, Österreich und der Schweiz) und bis jetzt Vorstandsmitglied – unter seiner Präsidialzeit 1985–1996 Einführung von Lehreinheiten wie »Therapie chronischer Schmerzen« ins Medizinstudium, Erleichterung des → BtM-Gesetzes sowie Einführung der ärztlichen Zusatzbezeichnung »Spezielle Schmerztherapie«. Gründungsmitglied der ENA (European Neuroscience Association), Gründungsvorsitzender 1989–1992 der ENC (European Neuropeptide Club), vielfältige internationale Editorialaufgaben (Neuroscience Letters, Pain, Human Neurobiology, The Clinical Journal of Pain, Der Schmerz). Autor und Herausgeber des ersten deutschsprachigen Textbuches über Schmerz: »*Schmerz – Konzepte und ärztliches Handeln*« (Springer 1984). Viele internationale Ehrungen (u. a. René-Leriche-Preis), Gastprofessuren in China, Australien, Italien. Seit 1996 Präsident der »European Federation of IASP Chapters« – EFIC.

Zipf, Hans Friedrich (Oberkirch/Baden 1911–1969 Köln). Lehrstuhl für veterinäre Pharmakologie FU Berlin (1954–1959), danach Lehrstuhl für Pharmakologie Universität Köln (1959–1969), Pionier der sog. »Endo-Anästhesie« (1953) bzw. systemische i.v.-Verabreichung von Lokalanästhetika zu Analgesie- bzw. Anästhesiezwecken (→ Buch F).

zirkadianer Rhythmus. *Syn.:* 24-h-Biorhythmus.

zirkumventrikuläre Organe. In unmittelbarer Nachbarschaft von Hirnventrikel befindliche, erstaunlicherweise noch sehr schlecht erforschte Organe mit alterierter Blut-Hirn-Schranke, u. a. durch fenestrierte Kapilaren. Putative Funktion: ZNS-Sensoren für → zentrales autonomes Nervensystem bzw. für im Blut zirkulierende Substanzen bzw. potentielle Toxine, → Chemotrigger zone Area postrema (Blutsensor für Toxine usw.), Glandula pinealis (ca.diane Rhytmik inkl. Nozizeption-Antinozizeption), Neurohypophyse, Eminentia mediana des Hypothalamus, → Organum vasculosum laminae terminalis (Blutsensor für pyrogene IL-Immunsignale → Buch E/D).

Zönästhesie Abnorme, oft bizarre, fremdartige, oft umschriebene (z. B. Eingeweidebereich), vom Patienten nicht einfühlbare Körperempfindungen – auch: Zönästhesiopathie –, die oft mit psychotischen Erkrankungen in Zusammenhang gebracht werden, aber durchaus somatischen Ursprungs sein können, z. B. neuropathische Zönästhesie bei Malignomen oder Entzündungen. Nicht zu verwechseln mit Zonästhesie = Gürtelgefühl.

Zona algetica. »Schmerzzone«

Zona ignea. Herpes zoster.

Zonästhesie. »Gürtelgefühl«

Zoster. *Syn.:* Herpes Zoster, virale, neurotrope Erkrankung – generalisiert inkl. ZNS oder regionalisiert z. B. im Bereich von Spinalnerven – mit entsprechenden Hautmanifestationen, sowie oft schweren Formen von (postherpetischen) → neuropathischen Schmeren.

Zotterman, Yngve Gulle (Vadstena/Oster Gottland 1898–1982). In Cambridge 1925–1926 Arbeiten mit Adrian, u. a. »The impulses produced by sensory nerve endings. Part III. Impulses set up by touch and pressure« (J. Phys. 1926; 61: 465–483.). Medizinstudium mit Abschluss 1933 am → Karolinska Institut, von 1946–1965 Professur für Physiologie und Pharmakologie an der Kung. Vet. Hogskolan (königl. Veterinäre Hochschule) in Stockholm. Zotterman wies spezifische nozizeptive Funktionen der A_δ- und C-Fasern nach (»*Touch, pain and tickling: An electrophysiological investigation on cutaneous sensory nerves*«, 1939). Später Arbeiten für die Wenner-Gren-Foundation in Stockholm.

Zweihundert Ärzte. Nahmen schätzungsweise an der nationalsozialistischen Medizin (Pflichtfach: Volkshygiene) teil. So wurden am anatomischen Institut der Universität Strassburg »jüdisch-bolschewistische« Schädel von KZ-Inhaftierten »wissenschaftlich« ausgemessen (→ Phrenologie). Die folgenden 7 Ärzte wurden am Nürnberger Gericht wegen Verbrechen an der Menschheit zu Tode verurteilt und 1948 in Landsberg durch den Strang hingerichtet: Karl Brandt, Karl Gebhardt, Rudolf Brand, Joachim Mrugowsky, Wolfgang Sievers, Waldmar Hoven, Viktor Brack. Der Todesengel von Auschwitz, Dr. Joseph Mengele – berüchtigt für seine »medizinische Forschung an Kindern« – wanderte unbehelligt über die Schweiz – zur gleichen Zeit beherbergte der Schweizerische Geheimdienstchef Masson Herrn Schellenberg –, wo sein Stiefsohn im mondänen Waadtländer Kurort Montreux-Territtet das Abitur machte, nach Südamerika aus.

Zweikompartimentmodell. Kinetisches Denkmodell, wonach ein Wirkstoff auf 2 Körperkompartimente, ein peripheres (schlechtperfundierte Gewebe und Organe) und ein zentrales (Intravasalvolumen, bestperfundierte Organe wie Herz, ZNS, Leber, Nieren), verteilt wird. Nach i.v.-Applikation eines Wirkstoffes, ist ein rascher Anstieg der Wirkstoffkonzentration im bestperfundierten Kompartiment, z. B: ZNS – entspricht der Einschlafphase bei i.v.-Bolusgabe von Barbituraten – festgestellt. Gefolgt von einem durch den Verteilungsprozess bedingten raschen Konzentrationsabfall, z.B. ZNS – entspricht der Aufwachphase bei einmaliger i.v.- Barbituratgabe – = α-Phase, sowie der gleichzeitig anlaufenden Eliminationsphase (β-Phase). Das Zweikompartimentmodell kann mit einer biexponentiellen Kurve (Plasmakonzentration vs. Zeitachse) mit entsprechender → α-(Verteilungs-) sowie → β-(Eliminations)phase dargestellt werden.

Zytokine. Heterogene Familie von bioaktiven Polypeptiden (Immunologie, Entzündungsprozesse), die von T-, B-Zellen, Monozyten etc. synthetisiert werden. →Interleukine IL, → Chemokine (NAP-I, NAP-2, Abk. für »neutrophil attractant protein«), MIP-I α und β, Abk. für »macrophage inflammatory protein«, MCAF/MCP-1, Abk. für »monocyte chemotactic and activating factor«/«monocyte chemoattractant protein«, MGSA, Abk. für »melanoma growth stimulating activity«, RANTES, Abk. für »regulated upon activation normal T expressed and secreted«, → Tumor-Nekrosis-Faktoren (TNF-α und -β), → Interferone (INF-α,β,γ), → Colony-stimulating-Faktoren (G-CSF, M-CSF, GM-CSF, IL-3 etc.), → Wachstumsfaktoren (EGF, FGF, PDGF, TGF-α und -β, ECGF), → Neuropoietine (MIF, Abk. für »migration inhibitory factor«, CNTF, Abk. für »ciliary neurotrophic factor«, OM, Abk. für »human oncostatin M«, IL-6), → Neurotrophine (BDNF, NGF, NT-3-NT-6, GDNF). Zytokine wie IL-Iβ (partiell über → Bk_1-Rezeptoren), IL-8, TNF-α haben hyperalgetische, proinflammatorische Eigenschaften, andere wiederum antiinflammatorische (z. B. IL-4, IL-10, IL-13). Zytokine funktionieren auch als »Botschafter« zwischen Immunsystem und ZNS (z. B. periphergeneriertes IL-1 induziert über den zentralen Sensor OVLT die Aktivierung der iCOX-2 bzw. eine zentrale pyrogene Reaktion (→ Buch D/E).

Zytokinsturm, posttraumatischer. Beim multiplen Organdysfunktionssyndrom (MODS, Abk. für »multiple organ dysfunction syndrome«, chirurgische Großeingriffe, ausgedehnte Verbrennungen, Sepsis) auftretend. Postulierte Wirkmechanismen sind: makrophageninduzierte Zytokinkaskade (TNF-α, IL-1) ⇒ Zytokine IL-6, IL-8 etc. ⇒ Wachstumsfaktoren, Adhäsionsmoleküle, Komplementreaktionen, NO, Eikosanoide etc. mit Resultat einer entgleisten generalisierten Entzündungsreaktion mit Organversagen.

> Noch nie haben wir soviel gewusst ... aber sind wir dadurch weiser geworen? Vielleicht bescheidener, nachdenklicher? Dem Patienten wär's zu gönnen!.

Postscriptum

Das vorliegende Glossar soll informieren und irritieren. Die hier bewusst auch fremden Akzente sind in völliger Unabhängigkeit und Abgeschiedenheit gesetzt worden und so soll jegliche Kritik nur und ausschließlich den Glossarverfasser treffen.

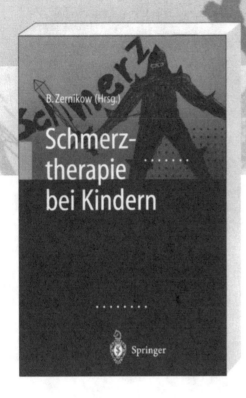
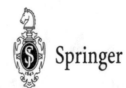

H.H. Waldvogel
Analgetika Antinozizeptiva
Adjuvanzien, 2. Auflage
ISBN 3-540-65796-7

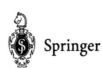 Springer

ERRATUM

Leider ist uns bei der Drucklegung des Werkes ein Fehler unterlaufen. Auf Seite 221, Tabelle B-3 wurde die Erläuterung zur Tabelle weggelassen. Nachstehend finden Sie die Tabelle vollständig dargestellt.

Tabelle B-3. Die Diagnosen der verschiedenen Substanzklassen

	Abhängigkeit	Mißbrauch	Intoxikation	Entzug	Intoxikationsdelir	Entzugsdelir	Demenz	Amnestische Störung	Psychotische Störungen	Affektive Störungen	Angststörungen	Sexuelle Funktionsstörungen	Schlafstörungen
Alkohol	X	X	X	X	I	E	P	P	I/E	I/E	I/E	I	I/E
Amphetamine	X	X	X	X	I				I/E	I/E	I	I	I/E
Cannabis	X	X	X		I				I		I		
Halluzinogene	X	X	X		I				I*	I	I		
Inhalantien	X	X	X		I		P		I	I	I		I
Koffein		X	X								I		I
Kokain	X	X	X	X	I				I	I/E	I/E	I	I/E
Nikotin	X			X									
Opiate	X	X	X	X	I				I	I	I	I	I/E
Phencyclidine	X	X	X		I				I	I	I		
Sedativa, Hypnotika oder Anxiolytika	X	X	X	X	I	E	P	P	I/E	I/E	E	I	I/E
Multiple Substanzen	X												
Andere	X	X	X	X	I	E	P	*P	I/E	I/E	I/E	I	I/E

* Auch Persistierende Wahrnehmungsstörung im Zusammenhang mit Halluzinationen (Flashbacks).

Beachte: X, I, E, I/E oder P zeigen an, daß diese Kategorie im DSM-IV berücksichtigt wird. Zusätzlich zeigt I an, daß die Zusatzcodierung Mit Beginn Während der Intoxikation bei dieser Kategorie (Ausnahme ist das Intoxikationsdelir) ergänzt werden kann. E zeigt an, daß die Zusatzcodierung Mit Beginn Während des Entzugs für diese Kategorie (mit Ausnahme des Entzugsdelirs) verwendet werden kann. I/E zeigt an, daß bei dieser Kategorie die Zusatzcodierung Mit Beginn Während der Intoxikation oder Mit Beginn Während des Entzugs gewählt werden kann. P zeigt an, daß es sich um eine persistierende Störung handelt.

Printed in the United States
By Bookmasters